TRATADO DE PSIQUIATRIA

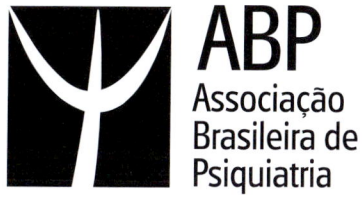

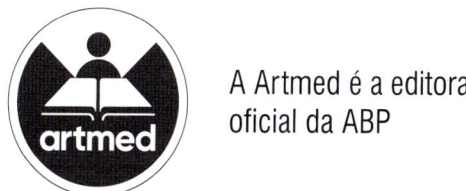

A Artmed é a editora oficial da ABP

NOTA

A medicina é uma ciência em constante evolução. À medida que novas pesquisas e a própria experiência clínica ampliam o nosso conhecimento, são necessárias modificações na terapêutica, onde também se insere o uso de medicamentos. Os autores desta obra consultaram as fontes consideradas confiáveis, num esforço para oferecer informações completas e, geralmente, de acordo com os padrões aceitos à época da publicação. Entretanto, tendo em vista a possibilidade de falha humana ou de alterações nas ciências médicas, os leitores devem confirmar estas informações com outras fontes. Por exemplo, e em particular, os leitores são aconselhados a conferir a bula completa de qualquer medicamento que pretendam administrar, para se certificar de que a informação contida neste livro está correta e de que não houve alteração na dose recomendada nem nas precauções e contraindicações para o seu uso. Essa recomendação é particularmente importante em relação a medicamentos introduzidos recentemente no mercado farmacêutico ou raramente utilizados.

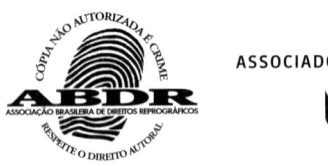
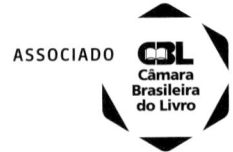

T776   Tratado de psiquiatria da Associação Brasileira de Psiquiatria / Organizadores, Antonio Egidio Nardi, Antônio Geraldo da Silva, João Quevedo. – Porto Alegre : Artmed, 2022.
xxii, 962 p. ; 28 cm.

ISBN 978-65-5882-033-8

1. Psiquiatria. I. Nardi, Antonio Egidio. II. Silva, Antônio Geraldo III. Quevedo, João.

CDU 616.89(035)

Catalogação na publicação: Karin Lorien Menoncin – CRB 10/2147

ANTONIO EGIDIO NARDI
ANTÔNIO GERALDO DA SILVA
JOÃO QUEVEDO
(ORGS.)

TRATADO DE PSIQUIATRIA

DA ASSOCIAÇÃO BRASILEIRA
DE PSIQUIATRIA

Reimpressão

Porto Alegre
2022

© Grupo A Educação S.A., 2022.

Gerente editorial: *Letícia Bispo de Lima*

Colaboraram nesta edição:

Coordenadora editorial: *Cláudia Bittencourt*

Capa: *Paola Manica | Brand&Book*

Preparação de originais: *Marcela Bezerra Meirelles*

Leitura final: *Paola Araújo de Oliveira*

Ilustrações: *Gilnei da Costa Cunha* (Figuras 32.5, 32.6, 41,2 e 41,3)

Projeto gráfico e editoração: *Tipos – Design editorial e fotografia*

Reservados todos os direitos de publicação ao GRUPO A EDUCAÇÃO S.A.
(Artmed é um selo editorial do GRUPO A EDUCAÇÃO S.A.)
Rua Ernesto Alves, 150 – Bairro Floresta
90220-190 – Porto Alegre – RS
Fone: (51) 3027-7000
SAC 0800 703 3444 – www.grupoa.com.br
É proibida a duplicação ou reprodução deste volume, no todo ou em parte,
sob quaisquer formas ou por quaisquer meios (eletrônico, mecânico, gravação,
fotocópia, distribuição na Web e outros), sem permissão expressa da Editora.

IMPRESSO NO BRASIL
PRINTED IN BRAZIL

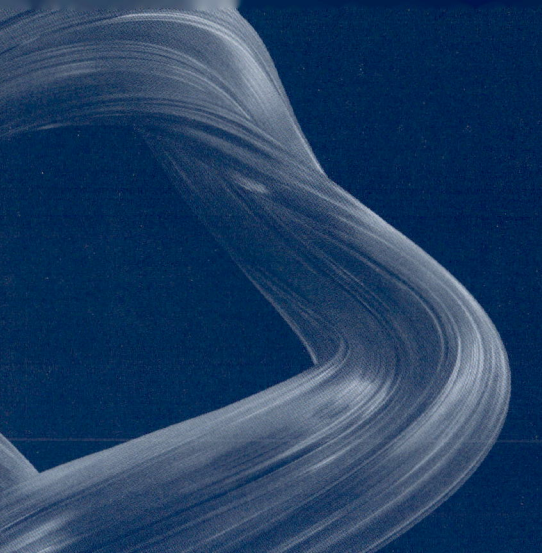

AUTORES

ANTONIO EGIDIO NARDI
Psiquiatra. Professor titular da Faculdade de Medicina – Instituto de Psiquiatria (IPUB) – da Universidade Federal do Rio de Janeiro (UFRJ). Membro titular sênior da Associação Brasileira de Psiquiatria (ABP). Membro titular da Academia Nacional de Medicina (ANM) – cadeira número 03 – e da Academia Brasileira de Ciências (ABC). *International fellow* da American Psychiatric Association (APA). Fundador e coordenador do Laboratório de Pânico & Respiração e do Ambulatório de Depressão Resistente do IPUB/UFRJ. Professor convidado da Università Degli Studi di Cagliari e da Università Degli Studi di Firenze, Itália. Editor-chefe do *Brazilian Journal of Psychiatry* e editor associado de inúmeras revistas científicas internacionais. Membro da Câmara Técnica de Psiquiatria do Conselho Regional de Medicina do Estado do Rio de Janeiro (Cremerj). Pesquisador do Nosso Estado pela Fundação de Amparo à Pesquisa do Estado do Rio de Janeiro (Faperj) para os períodos 2016-2019 e 2019-2022. Livre-docente em Psiquiatria pela Universidade Federal do Estado do Rio de Janeiro (Unirio). Bolsista 1A em Produtividade pelo Conselho Nacional de Desenvolvimento Científico e Tecnológico (CNPq).

ANTÔNIO GERALDO DA SILVA
Presidente da Associação Brasileira de Psiquiatria (ABP). Presidente da Associação Psiquiátrica da América Latina (APAL – 2018-2020). Psiquiatra e psiquiatra forense. Membro da Academia de Medicina de Brasília. Membro correspondente da Academia de Medicina de Minas Gerais. Membro da Câmara Técnica de Psiquiatria dos Conselhos Regionais de Medicina do Distrito Federal (CRM/DF), Minas Gerais (CRMMG), do Rio de Janeiro (Cremerj) e do Conselho Federal de Medicina (CFM). Doutoramento em Bioética pela Universidade do Porto, Portugal. Diretor científico do Programa de Atualização em Psiquiatria (Propsiq). *Associate editor for public affairs da BJP – Brazilian Journal of Psychiatry* e *review editor* da *Frontiers*. Editor sênior da revista *Debates in Psychiatry*.

JOÃO QUEVEDO
Psiquiatra. Professor titular de Psiquiatria do Faillace Department of Psychiatry and Behavioral Sciences da McGovern Medical School, The University of Texas Health Science Center at Houston (UTHealth), Houston, Texas, Estados Unidos (EUA). Vice Chair for Faculty Development and Outreach, diretor do Translational Psychiatry Program e da Treatment-Resistant Depression Clinic. Professor titular de Psiquiatria e coordenador do Laboratório de Psiquiatria Translacional da Universidade do Extremo Sul Catarinense (Unesc). Especialista em Psiquiatria, *fellow* em Psicofarmacologia e Doutor em Ciências Biológicas: Bioquímica pela Universidade Federal do Rio Grande do Sul (UFRGS).

ACIOLY LUIZ TAVARES DE LACERDA
Psiquiatra. Professor adjunto Livre-docente do Departamento de Psiquiatria da Universidade Federal de São Paulo (Unifesp). Doutor em Ciências Médicas pela Universidade Estadual de Campinas (Unicamp). Pós-doutorado em Neuroimagem e Neuroquímica Cerebral na University of Pittsburgh, EUA.

ADRIANO RESENDE LIMA
Psiquiatra e psicanalista. Médico e preceptor do Centro Alfa da Unifesp. Mestre e Doutor em Ciências pela Unifesp. Membro associado da Sociedade Brasileira de Psicanálise de São Paulo (SBPSP).

AUTORES

ALCINA J. S. BARROS
Psiquiatra, psiquiatra forense e psicoterapeuta. Título de Psiquiatra e Psiquiatra Forense pela ABP/Associação Médica Brasileira (AMB). Doutora em Psiquiatria e Ciências do Comportamento pela UFRGS.

ALEXANDER MOREIRA-ALMEIDA
Psiquiatra. Professor associado de Psiquiatria e diretor do Núcleo de Pesquisas em Espiritualidade e Saúde (Nupes) da Faculdade de Medicina da Universidade Federal de Juiz de Fora (UFJF). Especialista em Psiquiatria e Terapia Cognitivo-comportamental pelo Instituto de Psiquiatria (IPq) do Hospital das Clínicas (HC) da Faculdade de Medicina (FM) da Universidade de São Paulo (USP). Doutor em Psiquiatria pela FMUSP.

ALEXANDRE PAIM DIAZ
Psiquiatra. Mestre e Doutor em Ciências Médicas pela Universidade Federal de Santa Catarina (UFSC). *Postdoctoral Research Fellow* pela UTHealth.

ALEXANDRE VALENÇA
Psiquiatra. Professor associado do Departamento de Psiquiatria e Saúde Mental da Universidade Federal Fluminense (UFF). Professor do Programa de Pós-graduação (PPG) do IPUB/UFRJ. Especialista em Psiquiatria e Psiquiatria Forense pela ABP/AMB. Mestre e Doutor em Psiquiatria e Saúde Mental pelo IPUB/UFRJ.

ALMIR TAVARES
Psiquiatra e médico do sono. Professor da Faculdade de Medicina da Universidade Federal de Minas Gerais (UFMG).

AMAURY CANTILINO
Psiquiatra. Professor associado de Psiquiatria do Centro de Ciências Médicas da Universidade Federal de Pernambuco (UFPE). Especialista em Psicoterapia pela ABP/AMB. Mestre em Neuropsiquiatria pela UFPE. Doutor em Neuropsiquiatria e Ciências do Comportamento pela UFPE. Coordenador do Departamento de Psicoterapia da ABP.

ANA CECILIA PETTA ROSELLI MARQUES
Psiquiatra. Especialista em Saúde Pública pela Universidade Estadual Paulista "Júlio de Mesquita Filho" (Unesp). Doutora em Ciências pela Unifesp. Coordenadora da Comissão de Dependência Química da ABP.

ANA PAULA P. S. RIBEIRO
Psiquiatra. Especialista em Psicoterapia com ênfase em Transtornos Relacionados ao Uso de Álcool e Outras Drogas pelo Programa de Estudos e Assistência ao Uso Indevido de Drogas (Projad) da UFRJ. Mestranda no PPG em Psiquiatria e Saúde Mental (Propsam) da UFRJ.

ANDRÉ BARCIELA VERAS
Psiquiatria.

ANDRÉ LUIZ DE CARVALHO BRAULE PINTO
Psicólogo hospitalar do Hospital de Pronto Socorro (HPS) João Lúcio Pereira Machado. Especialista em Avaliação Psicológica pela Faculdade Martha Falcão (FMF). Mestre em Processos Psicológicos e da Saúde pela Universidade Federal do Amazonas (UFAM). Doutor em Psicologia em Saúde e Desenvolvimento pela USP.

ANDRE RUSSOWSKY BRUNONI
Psiquiatra. Professor associado Livre-docente da FMUSP. Especialista em Neuromodulação Não Invasiva pela FMUSP. Doutor em Neurociências pelo Instituto de Psicologia (IP) da USP.

ANDRÉ ZUGMAN
Psiquiatra. Doutor em Psiquiatria pela Unifesp.

ANDREA P. JACKOWSKI
Bióloga. Professora associada de Psiquiatria da Unifesp. Mestra em Ciências Biológicas pela UFRGS. Doutora em Ciências Médicas pela UFRGS.

ANTÓNIO ALVIM-SOARES
Psiquiatra. Professor adjunto do Departamento de Saúde Mental da Faculdade de Medicina da UFMG. Especialista em Psiquiatra da Infância e Adolescência pelo Hospital das Clínicas da UFMG. Mestre e Doutor em Medicina Molecular pela UFMG. Oficial médico da Polícia Militar de Minas Gerais (PMMG).

ANTONIO CARLOS LOPES
Psiquiatra. Professor colaborador do Departamento de Psiquiatria do IPq-HCFMUSP. Médico assistente da Divisão Médica e da Unidade de TOC Refratário do IPq-HCFMUSP. Mestre em Psiquiatria pelo Departamento de Psiquiatria da Unifesp. Doutor em Psiquiatria pela FMUSP.

ANTÓNIO PALHA
Psiquiatra. Professor de Psiquiatria e Saúde Mental da Faculdade de Medicina da Universidade do Porto (FMUP). Especialista em Psiquiatria e Saúde Mental pela FMUP.

ANTONIO PEREGRINO
Psiquiatra. Professor adjunto de Psiquiatria da Faculdade de Ciências Médicas (FCM) da Universidade de Pernambuco (UPE). Mestre em Neuropsiquiatria pela UFPE. Doutor em Medicina Tropical: Imunologia em Psiquiatria pela UFPE. Membro titular da Academia Pernambucana de Medicina.

AUTORES

ARTHUR CAYE
Psiquiatra. Especialista em Psiquiatra da Infância e Adolescência pelo Hospital de Clínicas de Porto Alegre (HCPA) da UFRGS. Doutor em Psiquiatria pela UFRGS.

ARY GADELHA
Psiquiatra. Professor e vice-chefe do Departamento de Psiquiatria da Escola Paulista de Medicina (EPM), Unifesp. Coordenador do Programa de Esquizofrenia da EPM/Unifesp (Proesq). Pesquisador do Laboratório de Neurociências Integrativas (LINC-EPM/Unifesp) e do Instituto Nacional de Psiquiatria do Desenvolvimento (INPD).

BRUNO MARANHÃO AFFONSO
Psiquiatra. Membro da equipe de psiquiatria dos hospitais Vila Nova Star e São Luiz Itaim. Coordenador médico da Unidade Recomeço Helvetia (URH) da Associação Paulista para o Desenvolvimento da Medicina (SPDM). Colaborador do Ambulatório de Álcool e Drogas do Centro de Atenção Integrada à Saúde Mental (Caism) da Unidade de Pesquisa em Álcool e Drogas (Uniad) da Unifesp. Especialista em Gestão em Saúde pelo Serviço Nacional de Aprendizagem Comercial (Senac).

BRUNO MENDONÇA COÊLHO
Psiquiatra. Pesquisador do Núcleo de Epidemiologia Psiquiátrica do IPq-HCFMUSP. Especialista em Psiquiatria da Infância e Adolescência pela ABP. Doutor em Ciências pela USP.

BRUNO PAZ MOSQUEIRO
Psiquiatra. Especialista em Psicoterapia de Orientação Analítica pelo Centro de Estudos Luís Guedes (Celg) da UFRGS. Mestre em Ciências Médicas: Psiquiatria pela UFRGS. Doutor em Psiquiatria e Ciências do Comportamento pela UFRGS. Vice-coordenador da Comissão de Espiritualidade e Saúde Mental da ABP. Secretário eleito da Seção de Psiquiatria e Espiritualidade da Associação Mundial de Psiquiatria (WPA).

CAMILA MAGALHÃES SILVEIRA
Psiquiatra. Doutora em Psiquiatria pela AMB/ABP.

CARLOS GUILHERME FIGUEIREDO
Psiquiatra.

CARMITA H. N. ABDO
Psiquiatra. Livre-docente de Psiquiatria da FMUSP. Doutora em Direito e em Psiquiatria pela FMUSP.

CLÁUDIO JERÔNIMO DA SILVA
Psiquiatra. Professor afiliado da Unifesp. Especialista em Dependência Química pela Unifesp. MBA em Gestão da Saúde pelo Instituto de Ensino Superior (Insper). Doutor em Ciências pela Unifesp.

CRISTIANE F. CARNAVALE
Psicóloga.

CRISTÓBAL ABARCA BROWN
Sociólogo. Especialista em Migração, Integração e Diversidade Cultural pela Universidad Alberto Hurtado (UAH), Chile. Mestre em Saúde Coletiva pela Unifesp.

DEBORA MARQUES DE MIRANDA
Pediatra. Professora associada de Pediatria da UFMG. Especialista em Desenvolvimento Infantil pela UFMG. Mestra e Doutora em Ciências Biológicas pela UFMG.

DENISE MATHEUS GOBO
Psiquiatra. Médica colaboradora do Programa de Transtorno Obsessivo-compulsivo (Protoc) do IPq-HCFMUSP. *Fellowship* em Cefaleia na Unifesp.

DENNISON CARREIRO MONTEIRO
Psiquiatra. Professor assistente da Faculdade de Ciências Médicas da FCM/UPE. Mestre em Neuropsiquiatria e Ciências do Comportamento pela UFPE.

DOUGLAS TEIXEIRA LEFFA
Médico. Doutor em Ciências Médicas pela UFRGS.

EDUARDO PONDÉ DE SENA
Psiquiatra. Professor associado de Farmacologia da Universidade Federal da Bahia (UFBA). Professor permanente do PPG em Processos Interativos dos Órgãos e Sistemas da UFBA. Especialista em Psiquiatria pelo Hospital Psiquiátrico Juliano Moreira. Mestre e Doutor em Medicina e Saúde pela UFBA.

ELIE CHENIAUX
Psiquiatra. Professor titular de Psiquiatria da Universidade do Estado do Rio de Janeiro (UERJ). Professor do Propsam do IPUB/UFRJ. Mestre e Doutor em Psiquiatria e Saúde Mental pelo IPUB/UFRJ.

ELTON DINIZ
Psiquiatra. Mestrando em Psiquiatria e Psicologia Médica na Unifesp.

ERICA ROSANNA SIU
Bacharel em Ciências Biológicas (modalidade médica). Especialista em Dependência Química pelo Programa do Grupo Interdisciplinar de Estudos de Álcool e Drogas (Grea) da FMUSP. Mestra e Doutora em Ciências pelo Departamento de Farmacologia da Unifesp, com período sanduíche na Rockefeller University, Nova York, EUA.

EURIPEDES CONSTANTINO MIGUEL
Psiquiatra. Professor titular do Departamento de Psiquiatria da FMUSP e professor associado adjunto da Faculdade de Medicina da Yale University, EUA.

EVANDRO SILVA FREIRE COUTINHO
Médico. Professor associado de Epidemiologia do Instituto de Medicina Social da UERJ. Mestre em Saúde Pública e Epidemiologia pela Fundação Oswaldo Cruz (Fiocruz) e London School of Hygiene and Tropical Medicine, Reino Unido. Doutor em Saúde Pública pela UFBA. Pesquisador aposentado da Fiocruz e pesquisador I-A do CNPq.

FABIO LUIS DE SOUZA DURAN
Pesquisador científico do Laboratório de Neuroimagem em Psiquiatria do HCFMUSP. Doutor em Ciências pela USP.

FABRÍCIO HENRIQUE ALVES DE OLIVEIRA E OLIVEIRA
Psiquiatra e homeopata. Especialista em Dependência Química pela Unifesp. Mestre em Saúde pela UFJF. Doutorando em Saúde na UFJF.

FELIPE KENJI SUDO
Psiquiatra. Professor da Pós-graduação em Ciências Médicas do Instituto D'Or de Pesquisa e Ensino. Especialista em Psicogeriatria pela ABP. Mestre e Doutor em Psiquiatria pelo IPUB/UFRJ.

FELIPE SZABZON
Psicólogo. Pesquisador do Núcleo de Epidemiologia Psiquiátrica do IPq-HCFMUSP. Mestre em Saúde Pública pela USP. Doutor em Dinâmicas de Saúde e Bem-estar Social pela Escola Nacional de Saúde Pública de Lisboa e École des hautes études en sciences sociales, França.

FLÁVIO KAPCZINSKI
Psiquiatra. Professor titular do Departamento de Psiquiatria e Medicina Legal da UFRGS. Diretor do Neuroscience Graduate Program e do Centre for Clinical Neuroscience da McMaster University, Canadá.

FLORINDO STELLA
Professor e médico. Professor adjunto Livre-docente do Instituto de Biociências da Unesp, *campus* Rio Claro. Pesquisador do Laboratório de Neurociências e professor visitante do Departamento de Psiquiatria e do IPq-HCFMUSP.

FRANCISCO B. ASSUMPÇÃO JR.
Psiquiatra da infância e da adolescência. Professor associado do IPUSP. Mestre e Doutor em Psicologia pela Pontifícia Universidade Católica de São Paulo (PUC-SP). Pós-doutorado em Psicologia na PUC-SP. Livre-docente pelo IPq-HCFMUSP.

FRANCISCO DIEGO RABELO-DA-PONTE
Psicólogo. Mestre em Psiquiatria e Ciências do Comportamento pela UFRGS. Doutorando em Psiquiatria e Ciências do Comportamento na UFRGS.

GEILSON LIMA SANTANA JR.
Psiquiatra. Pesquisador do Núcleo de Epidemiologia Psiquiátrica do IPq-HCFMUSP. Título de Psiquiatra Geral e Certificado de Atuação em Psiquiatria da Infância e Adolescência pela ABP. Doutor em Ciências pelo Departamento de Psiquiatria da FMUSP.

GERALDO BUSATTO FILHO
Psiquiatra.

GILBERTO SOUSA ALVES
Psiquiatra. Professor da Universidade Federal do Maranhão (UFMA). Especialista em Psiquiatria Geriátrica pela AMB. Mestre e Doutor em Psiquiatria e Saúde Mental pelo Propsam do IPUB/UFRJ. Doutor em Psiquiatria e Saúde Mental pelo Propsam do IPUB/UFRJ, com período sanduíche na Universidade Goethe, Frankfurt am Main, Alemanha. Pós-doutorado em Psiquiatria na Universidade Goethe, Frankfurt am Main, Alemanha.

GUILHERME V. POLANCZYK
Psiquiatra. Professor associado do Departamento de Psiquiatria da FMUSP. Especialista em Psiquiatria da Infância e Adolescência pelo HCPA/UFRGS. Mestre e Doutor em Psiquiatria pela UFRGS. Pós-doutorado no Institute of Psychiatry, King's College London, Reino Unido, e na Duke University, EUA. Livre-docente em Psiquiatria da Infância e Adolescência pela USP.

HENRIQUE FARIA
Psiquiatra. Professor assistente de Psiquiatria da FCM/UPE. Preceptor das Residências de Psiquiatria do Hospital Ulysses Pernambucano (HUP) e do Instituto de Medicina Integral Professor Fernando Figueira (IMIP). Coordenador do Serviço de Psiquiatria do IMIP. Especialista em Terapia Cognitivo-comportamental pela Faculdade Frassinetti do Recife (Fafire). Aperfeiçoamento em Psicogeriatria pelo Programa Terceira Idade (Proter) do IPq-HCFMUSP. Mestre em Neuropsiquiatria e Ciências do Comportamento pela UFPE.

HEYDRICH LOPES VIRGULINO DE MEDEIROS
Psiquiatra. Professor adjunto de Psiquiatria da Universidade Federal da Paraíba (UFPB). Mestre e Doutor em Neuropsiquiatria e Ciências do Comportamento pela UFPE.

HOMERO VALLADA
Professor e psiquiatra. Professor associado Livre-docente do Departamento de Psiquiatria da FMUSP.

IVES CAVALCANTE PASSOS
Psiquiatra. Professor do Departamento de Psiquiatria e Medicina Legal da Faculdade de Medicina da UFRGS e do HCPA. Doutor em Psiquiatria pela UFRGS. Pós-doutorado na University of Texas, EUA.

AUTORES

IZIO KLEIN
Médico-assistente no Serviço Interdisciplinar de Neuromodulação (SIN) do IPq-HCFMUSP. Diretor médico do Instituto Brasileiro do Cérebro (Inbracer).

JOEL RENNÓ JR.
Psiquiatra. Professor colaborador do Departamento de Psiquiatria da FMUSP. Diretor do Programa de Saúde Mental da Mulher do Departamento de Psiquiatria e do IPq-HCFMUSP (ProMulher). Doutor em Ciências pela FMUSP. Coordenador da Comissão de Saúde Mental da Mulher da ABP.

JONAS JARDIM DE PAULA
Psicólogo. Professor adjunto de Psicologia e Medicina da Faculdade de Ciências Médicas de Minas Gerais (FCMMG). Mestre em Neurociências pela UFMG. Doutor em Medicina Molecular pela UFMG.

JOSÉ ALEXANDRE DE SOUZA CRIPPA
Psiquiatra. Professor titular de Psiquiatria do Departamento de Neurociências e Ciências do Comportamento da Faculdade de Medicina de Ribeirão Preto (FMRP) da USP. Doutor em Saúde Mental pela FMRP-USP. Pós-doutorado em Neuroimagem no Instituto de Psiquiatria de Londres, da London University, King's College, Inglaterra.

JOSE CARLOS APPOLINARIO
Psiquiatra. Professor do Propsam do IPUB/UFRJ. Coordenador do Grupo de Obesidade e Transtornos Alimentares (GOTA) do IPUB/UFRJ e Instituto Estadual de Diabetes e Endocrinologia do Rio de Janeiro. Mestre e Doutor em Psiquiatria pelo Propsam do IPUB/UFRJ. Coordenador da Comissão de Transtornos Alimentares da ABP.

JULIA CUNHA LOUREIRO
Psiquiatra. Pesquisadora do Laboratório de Neurociências (LIM-27) do IPq-HCFMUSP. Especialista em Psiquiatria Geriátrica pela Unicamp. Doutoranda na FMUSP.

LAIANA A. QUAGLIATO
Psiquiatra. Pesquisadora do Laboratório de Pânico e Respiração do IPUB/UFRJ. Especialista em Psiquiatria da Infância e Adolescência pela AMB. Mestra em Psiquiatria pela UFRJ. Doutoranda em Psiquiatria na UFRJ.

LAIS B. RAZZA
Neuropsicóloga.

LAÍS FONSECA
Psiquiatra.

LAURA HELENA SILVEIRA GUERRA DE ANDRADE
Psiquiatra. Coordenadora do Núcleo de Epidemiologia Psiquiátrica do IPq-HCFMUSP. Doutora em Psiquiatria pela USP.

LEANDRO F. MALLOY-DINIZ
Neuropsicólogo. Professor da Faculdade de Medicina da UFMG e da Universidade da Fundação Mineira de Educação e Cultura (Fumec). Doutor em Farmacologia Bioquímica e Molecular pela UFMG.

LEONARDO AFONSO DOS SANTOS
Psiquiatra do IPq-HCFMUSP e do Instituto Bairral de Psiquiatria (IBP). Mestrando em Psiquiatria na USP.

LEONARDO BALDAÇARA
Psiquiatra. Professor da Universidade Federal do Tocantins (UFT). Mestre e Doutor em Psiquiatria e Psicologia Médica pela Unifesp. Diretor da Regional Centro-Oeste da ABP e coordenador da Comissão de Emergências Psiquiátricas da ABP.

LEONARDO CAIXETA
Psiquiatra. Professor titular de Neurologia e Neuropsiquiatria da Faculdade de Medicina da Universidade Federal de Goiás (UFG). Coordenador do Centro de Referência em Neuropsiquiatria (Cerne) do Hospital das Clínicas da UFG. *Fellow* pela The University of Manchester, Inglaterra. Mestre e Doutor em Medicina pela FMUSP.

LEONARDO CARDOSO SARAIVA
Médico.

LEONARDO F. FONTENELLE
Psiquiatra. Professor adjunto da Faculdade de Medicina da UFRJ. Doutor em Psiquiatria e Saúde Mental pela UFRJ.

LETÍCIA MAMERI-TRÉS
Psiquiatra e médica do trabalho. Professora da Pós-graduação da Universidade de Vila Velha (UVV). Especialista em Perícia Oficial em Saúde pelo Centro Universitário de Lins (Unilins). MBA em Gestão em Saúde pela Fundação Getúlio Vargas (FGV). Doutoranda em Bioética na FMUP.

LILIANE VILETE
Psiquiatra. Mestra e Doutora em Saúde Pública: Epidemiologia pela Escola Nacional de Saúde Pública (ENSP) da Fiocruz.

LISIEUX E. DE BORBA TELLES
Psiquiatra e psiquiatra forense. Professora adjunta de Psiquiatria da UFRGS. Especialista em Psiquiatra Forense pela ABP/AMB. Mestra em Psiquiatria Forense pela Universidad Nacional de La Plata (UNLP), Argentina. Doutora em Medicina pela UNLP. Coordenadora do Departamento de Ética e Psiquiatria Forense da ABP.

LUIS AUGUSTO ROHDE
Psiquiatra. Professor titular de Psiquiatria da UFRGS. Especialista em Psiquiatria da Infância e Adolescência pelo HCPA/UFRGS. Mestre e Doutor em Clínica Médica pela UFRGS. Livre-docente em Psiquiatria pela Unifesp.

LUIS CARLOS FARHAT
Médico.

LUIZ KOBUTI FERREIRA
Psiquiatra da Enfermaria de Psiquiatria Geriátrica do Hospital de Nacka, Psiquiatria do Sul de Estocolmo, Suécia. Pesquisador associado da Division of Clinical Geriatrics, Center for Alzheimer Research, Department of Neurobiology, Care Sciences and Society, Karolinska Institutet, e do Centre for Psychiatry Research, Department of Clinical Neuroscience, Karolinska Institutet, & Stockholm Health Care Services, Region Stockholm, Psykiatri Sodra Stockholm, Suécia. Especialista em Psiquiatria pelo HCFMUSP. Doutor em Psiquiatria pela FMUSP.

LUIZ HARDT
Médico. Especialista em Psiquiatria pela Irmandade da Santa Casa de Misericórdia de São Paulo (ISCMSP).

MARCEL VELLA NUNES
Psiquiatra e psicogeriatra. Pesquisador do Centro de Pesquisa BR TRAILS. Especialista em Dependência Química pela Uniad/Unifesp. Especialista em Psiquiatria e Psicogeriatria pela ABP. Mestre em Ciências: Psiquiatria e Psicologia Médica pela Unifesp.

MARCELO CAMARGO BATISTUZZO
Psicólogo. Pesquisador do Protoc do IPq-HCFMUSP. Especialista em Neuropsicologia pelo Conselho Federal de Psicologia (CFP). Professor do Curso de Psicologia da Faculdade de Ciências Humanas e da Saúde da PUC-SP.

MARCELO F. MELLO
Psiquiatria. Mestre em Psiquiatria pelo Hospital do Servidor Público Estadual Francisco Morato de Oliveira (HSPE-FMO). Doutor em Psiquiatria pela EPM/Unifesp.

MARCELO PINHEIRO MACHADO ADELINO
Psiquiatra. Pesquisador do Centro de Pesquisa BR TRAILS. Mestre em Psiquiatria e Psicologia Médica pela Unifesp.

MARCELO PIO DE ALMEIDA FLECK
Psiquiatra. Professor titular do Departamento de Psiquiatria e Medicina Legal da UFRGS. Especialista em Psiquiatria e Psicoterapia pela UFRGS. Doutor em Ciências Médicas pela UFRGS. Pós-doutorado na McGill University, Canadá.

MARCELO Q. HOEXTER
Psiquiatra. Professor adjunto do Departamento de Psiquiatria da EPM/Unifesp.

MARCIO GEKKER
Psiquiatra. Professor do Departamento de Psiquiatria e Medicina Legal da Faculdade de Medicina da UFRJ. Especialista em Psiquiatria pela UERJ. Mestre em Psiquiatria pela UFRJ. Doutorando em Psiquiatria na UFRJ.

MARCIO ZANINI
Psiquiatra. Supervisor da Residência Médica em Psiquiatria do Instituto de Assistência Médica ao Servidor Público Estadual de São Paulo (IAMSPE). Certificado de Área de Atuação em Medicina do Sono pela ABP/AMB. Mestre em Ciências pela Unifesp.

MARCO ANTONIO CALDIERARO
Psiquiatra. Professor do PPG em Psiquiatria e Ciências do Comportamento da UFRGS. Mestre e Doutor em Psiquiatria pela UFRGS. Pós-doutorado em Transtornos do Humor no Massachusetts General Hospital/Harvard Medical School, EUA.

MARCO ANTONIO NOCITO ECHEVARRIA
Psiquiatra. Doutorando na FMUSP.

MARCO AURÉLIO ROMANO-SILVA
Psiquiatra. Professor titular de Psiquiatria da Faculdade de Medicina da UFMG. Doutor em Bioquímica pela UFMG. Livre-docente em Psiquiatria pela FMUSP.

MARCOS JOSE CAMPELLO BAPTISTA
Médico do trabalho. Pesquisador associado do Núcleo de Epidemiologia Psiquiátrica do IPq-HCFMUSP. Especialista em Medicina do Trabalho pela Associação Nacional de Medicina do Trabalho (ANAMT)/AMB. MBA executivo em Saúde pela FGV e em Recursos Humanos pela Fundação Instituto de Administração (FIA). Mestre em Ciências pelo IPq-HCFMUSP.

MARCOS VASCONCELOS PAIS
Psiquiatra. Pesquisador e doutorando no HCFMUSP.

MARCOS VINÍCIUS SOUSA DE OLIVEIRA
Psiquiatra.

MARCUS V. ZANETTI
Psiquiatra. Docente do Instituto de Ensino e Pesquisa do Hospital Sírio-Libanês. Doutor em Ciências pela FMUSP.

MARIA CONCEIÇÃO DO ROSÁRIO
Médica. Professora associada do Departamento de Psiquiatria da Unifesp. Mestra em Medicina pela FMUSP. Doutora em Psiquiatria pela USP. Pós-doutorado na Yale University, EUA.

MARIA PAULA MAZIERO
Aluna do Curso de Medicina na Universidade Cidade de São Paulo (Unicid). Pesquisadora do IPq-HCFMUSP.

AUTORES

MARIANA PIRES LUZ
Psiquiatra. Pesquisadora do Laboratório Integrado de Pesquisa sobre o Estresse (Linpes) da UFRJ. Doutora em Psiquiatria pela UFRJ.

MARIO LOUZÃ
Psiquiatra e psicanalista. Médico assistente do IPq-HCFMUSP. Especialista em Psiquiatria Geral pela ABP. Formação em Psicanálise pelo Instituto de Psicanálise da SBPSP. Doutor em Medicina pela Universidade de Würzburg, Alemanha.

MAURÍCIO SERPA
Psiquiatra. Pesquisador associado do Institute of Psychiatry, Psychology and Neuroscience, King's College London, Inglaterra. Professor colaborador do Departamento de Psiquiatria do IPq-HCFMUSP. Doutor em Ciências pela FMUSP. Pós-doutorado no King's College London.

MAURO V. MENDLOWICZ
Psiquiatra. Professor titular da Faculdade de Medicina da UFF. Doutor em Psiquiatria pela UFRJ. Pós-doutorado na University of California at San Diego, EUA.

ORESTES V. FORLENZA
Psiquiatra. Professor associado, Livre-docente e chefe do Departamento de Psiquiatria da FMUSP. Especialista em Psiquiatria Geriátrica pelo Instituto de Psiquiatria de Londres, University of London, Inglaterra. Mestre e Doutor em Medicina pelo PPG em Psiquiatria da FMUSP.

OSVALDO LUIZ SAIDE
Professor associado Livre-docente de Psiquiatria da UERJ. Coordenador do Curso de Especialização em Psiquiatria da UERJ.

PAULO MATTOS
Psiquiatra. Pesquisador do Instituto D'Or de Pesquisa e Ensino. Especialista em Psiquiatria pela UFRJ. Mestre e Doutor em Psiquiatria e Saúde Mental pela UFRJ.

PEDRO GOMES PENTEADO ROSA
Psiquiatra. Membro do corpo clínico do Hospital Israelita Albert Einstein e do Hospital Sírio-Libanês. Doutor em Neurociências pelo IPq-HCFMUSP.

PEDRO SUDBRACK-OLIVEIRA
Médico neurologista e neurofisiologista.

PAULA SQUARZONI DA SILVEIRA
Psicóloga. Especialista em Neuropsicologia pelo Centro de Diagnóstico Neuropsicológico (CDN)/Unifesp. Mestra e Doutora em Ciências pela USP.

RACHEL EMY STRAUS TAKAHASHI
Psiquiatra.

RAQUEL MENEZES GONÇALVES
Psicóloga. Mestra em Psicologia pela UFRJ. Doutora em Saúde Mental pela UFRJ. Pós-doutoranda em Ciências Biomédicas na UFF.

RENAN ROCHA
Psiquiatra. Mestre em Ciências da Saúde pela Unesc. Membro da Câmara Técnica de Psiquiatria do Conselho Regional de Medicina do Estado de Santa Catarina (CRM-SC).

RENATA NAYARA SILVA FIGUEIREDO
Psiquiatra.

REUEL TERTULIANO FERREIRA
Psiquiatra.

RICARDO HENRIQUE-ARAÚJO
Psiquiatra. Professor adjunto de Psiquiatria da Faculdade de Medicina Nova Esperança (Famene). Psiquiatra assistente do Hospital Universitário Lauro Wanderley da UFPB e do Complexo Hospitalar de Doenças Infectocontagiosas Clementino Fraga da Secretaria de Estado da Saúde da Paraíba (SES-PB). Especialista em Dependência Química pela Uniad/Unifesp. Mestre e Doutor em Processos Interativos dos Órgãos e Sistemas pelo Instituto de Ciências da Saúde (ICS) da UFBA.

RICARDO RIYOITI UCHIDA
Psiquiatra. Professor assistente da FCMSCSP. Mestre e Doutor em Saúde Mental pela FMRP-USP.

RITELE HERNANDEZ DA SILVA
Psiquiatra. Professora do Curso de Medicina da UFSC, Araranguá. Mestra em Ciências da Saúde pela Unesc.

RODRIGO R. C. BOAVISTA
Psicólogo clínico. Pesquisador do Protoc do IPq-HCFMUSP. Especialista em Clínica Analítico-comportamental pelo Centro Paradigma de Ciências do Comportamento. Mestre em Psicologia Experimental: Análise do Comportamento pela PUC-SP.

RONALDO LARANJEIRA
Psiquiatra. Professor titular de Psiquiatria da Unifesp. Coordenador da Uniad/Unifesp. Diretor-presidente da SPDM. PhD em Psiquiatria pela London University, Inglaterra.

ROSELI GEDANKE SHAVITT
Psiquiatra. Coordenadora do Protoc do IPq-HCFMUSP. Especialista em Transtornos do Espectro Obsessivo-compulsivo pelo IPq-HCFMUSP. Pós-doutorado no Departamento de Psiquiatria da FMUSP.

SÉRGIO DE PAULA RAMOS
Psiquiatra. Diretor da Villa Janus. Doutor em Medicina pela Unifesp. Vice-presidente da Academia Sul-Rio-Grandense de Medicina.

TAIANE DE AZEVEDO CARDOSO
Psicóloga. Mestra e Doutora em Saúde e Comportamento pela Universidade Católica de Pelotas (UCPel). Pós-doutoranda em Psiquiatria e Ciências do Comportamento na McMaster University, Canadá.

TAÍS W. TANAMATIS
Bacharel em Ciências Biomédicas pela USP.

TANIA C. T. FERRAZ ALVES
Psiquiatra e psicogeriatra. Doutora pelo Departamento de Psiquiatria da FMUSP. Diretora das Unidades de Internação do IPq-HCFMUSP.

VALENTIM GENTIL
Psiquiatra. Professor emérito de Psiquiatria da FMUSP. PhD pela London University, Inglaterra. Livre-docente e ex-professor titular de Psiquiatria da FMUSP.

VICTOR BARIANI
Psiquiatra voluntário do Departamento de Saúde Mental da Faculdade de Ciências Médicas da ISCMSP. Especialista em Psiquiatria Geral pela ISCMSP.

WAGNER M. MORAES BUSATO
Psiquiatra. Assistente voluntário do IPq-HCFMUSP. Especialista em Psiquiatria Geral pela USP.

WILLIAM BERGER
Psiquiatra. Professor adjunto de Psiquiatria da UFRJ. Mestre e Doutor em Psiquiatria pela UFRJ.

YUAN-PANG WANG
Psiquiatra. Pesquisador na área de Epidemiologia Psiquiátrica e Psicometria. Professor permanente do PPG do Departamento de Psiquiatria da FMUSP. Doutor em Psiquiatria pelo Departamento de Psiquiatria da FMUSP.

MENSAGEM DOS ORGANIZADORES

A Associação Brasileira de Psiquiatria (ABP) reconhece com júbilo o crescimento da pesquisa e do ensino da psiquiatria nas últimas décadas no Brasil. Esse crescimento pode ser atestado de diferentes maneiras: na excelência dos programas de pós-graduação em psiquiatria espalhados pelo nosso país, no sucesso dos psiquiatras brasileiros em parcerias com centros de pesquisas internacionais, no brilhantismo do Congresso Brasileiro de Psiquiatria, anual e cada vez maior, no orgulhoso e sempre crescente fator de impacto do *Brazilian Journal of Psychiatry*.

Dessa forma, a diretoria da ABP observou que já era o momento de termos uma obra que reunisse o que há de melhor na psiquiatria brasileira, oferecendo conteúdo atualizado aos estudantes e profissionais da área. Assim surgiu o *Tratado de psiquiatria da Associação Brasileira de Psiquiatria*. Este livro traz 46 capítulos escritos por autores de diferentes estados, pesquisadores e profissionais de cada subespecialidade da psiquiatria, escolhidos por sua produção científica e qualificação profissional.

Além das versões impressa e eletrônica, o Tratado também é acompanhado de um *hotsite* em que o leitor poderá acessar casos clínicos e *quizzes* para testar seus conhecimentos. Temos certeza de que este livro será referência para cursos, provas e um motivo de orgulho para a ABP e para todos os psiquiatras brasileiros.

ANTONIO EGIDIO NARDI
ANTÔNIO GERALDO DA SILVA
JOÃO QUEVEDO
(ORGANIZADORES)

APRESENTAÇÃO

O presente *Tratado de psiquiatria* foi organizado por uma força-tarefa da Associação Brasileira de Psiquiatria (ABP) em parceria com a Artmed. Seus organizadores, Antonio Egidio Nardi, Antônio Geraldo da Silva e João Quevedo, são três psiquiatras de escol da ABP. Este é o primeiro grande Tratado da ABP, que fornecerá aos novos e velhos psiquiatras do Brasil conhecimentos para uma boa prática da psiquiatria.

A minha geração, formada há mais de 50 anos, teve de, por sua conta, buscar em inúmeros tratados o conhecimento da psiquiatria e de sua práxis. Assim, buscamos em Kraepelin, Bleuler, Conrad, Schneider, Henry Ey, Leonhard, Ajuriaguerra, Kolb, Talbot, Nobre de Melo, todos grandes tratadistas, os conhecimentos para pavimentar a nossa prática clínica.

Passando os olhos por este novo *Tratado de psiquiatria da Associação Brasileira de Psiquiatria*, é possível verificar que suas quase mil páginas apresentam uma ampla abordagem da área, passando pelo diagnóstico, a epidemiologia, o tratamento, os exames complementares, a neuroimagem, etc. Tendo em vista a máxima de que quem não conhece a história está fadado a repetir erros, apresenta em seu primeiro capítulo como Kraepelin, que nasceu em 1856, três meses antes de Freud, com a sua notável capacidade de observação clínica, construiu os grandes pilares da psiquiatria que seguimos até hoje.

O livro mostra, também, a evolução da ABP ao longo dos últimos anos. Aqui estão contempladas suas cinco áreas de atuação, como ética e forense, psiquiatria da infância e adolescência, psicogeriatria, psicoterapia e medicina do sono. Igualmente suas diversas comissões de estudo estão representadas, como as de Emergências, Religiosidade e Espiritualidade, Diagnóstico e Classificação, Sexualidade, Uso de Substâncias, Interconsultas, etc. Como base para pesquisas, temos os capítulos orientados para estatística, genética, instrumentos de avaliação e avaliação neuropsicológica. Os estudos de neuroimagem abrangem conhecimentos recentes das últimas décadas.

Para a formação de um psiquiatra, Jaspers, em 1913, escreveu seu notável *Tratado de psicopatologia geral*, em que, baseando-se na fenomenologia, mostrou a importância de sempre observar os sintomas que o paciente apresenta, fenomenologicamente, sem preconceitos, de forma sistemática, e o Tratado da ABP não esqueceu desse fato.

Finalmente, este Tratado contempla tudo o que a ABP vem fazendo em campanhas contra a psicofobia e o estigma nos transtornos mentais. Enfim, em um resumo, traz um conhecimento sólido, adquirido pela psiquiatria brasileira, que contribuirá, de forma decisiva, para a formação dos novos psiquiatras, bem como para a atualização dos demais. A psiquiatria, a assistência psiquiátrica, os psiquiatras e os pacientes agradecem.

ITIRO SHIRAKAWA
Professor titular, Doutor em Psiquiatria e
Professor Emérito pela Unifesp –
Escola Paulista de Medicina

PREFÁCIO

As relações do Grupo A com a psiquiatria brasileira são maduras, tendo iniciado com a amizade do seu fundador, Henrique Kiperman, com o médico e escritor Cyro Martins. Por insistência de Cyro, Henrique publicou seu primeiro livro na área médica: *Perspectivas da relação médico-paciente* (1981) e, depois deste, muitos e muitos mais. O crescimento do Grupo A foi extraordinário, e as relações com o mundo psiquiátrico e psicanalítico se estreitaram. Desde então, muitos psiquiatras publicaram seus textos pelo Grupo A, agora liderado pelos filhos do Sr. Henrique, Adriane e Celso, que estabeleceram uma sólida relação com a Associação Brasileira de Psiquiatria (ABP), liderada por Antônio Geraldo da Silva.

A Associação foi fundada em 1966 e teve um início modesto. Sem recursos, utilizava uma sala emprestada no antigo Sanatório Botafogo. Suas primeiras correspondências eram financiadas por sua diretoria, e seu primeiro funcionário era emprestado por um dos diretores. Hoje tem sede própria no Rio de Janeiro, subsedes em Brasília e São Paulo e quase 7 mil associados. É inegável o impulso que tomou desde 2010, quando uma nova geração assumiu seu destino. Os organizadores deste Tratado têm larga experiência no ramo editorial e dois foram e são editores da revista da ABP, que leva o nome de *Brazilian Journal of Psychiatry* e apresenta um índice de impacto em crescimento, atualmente, em 3, um dos mais expressivos nas publicações brasileiras.

Juntos, ABP e Grupo A estão editando este *Tratado de psiquiatria da Associação Brasileira de Psiquiatria*. São 46 capítulos de grande valor científico e atualizados com o que há de melhor na pesquisa em psiquiatria em geral, escritos por pesquisadores de importantes centros de formação psiquiátrica do País.

Os organizadores, Antonio Egidio Nardi, Antônio Geraldo da Silva e João Quevedo, conseguiram reunir um grande grupo de cientistas brilhantes e inovadores, e será um prazer a leitura e o estudo para psiquiatras estabelecidos, psiquiatras em formação, estudantes de medicina e todos os demais interessados nas áreas de psiquiatria e psicologia.

A psiquiatria brasileira deve receber com entusiasmo esta obra, produto das suas melhores inteligências. A eles, nosso agradecimento!

WALMOR J. PICCININI
Psiquiatra
Editor da *Psychiatry online Brasil*
Historiador da ABP

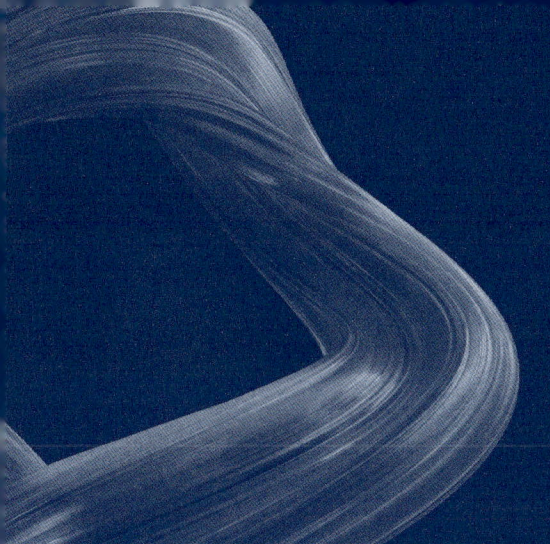

SUMÁRIO

APRESENTAÇÃO xv
ITIRO SHIRAKAWA

PREFÁCIO xvii
WALMOR J. PICCININI

PARTE 1 ▶ FUNDAMENTOS

1 UMA BREVE HISTÓRIA DO CONHECIMENTO PSIQUIÁTRICO E DE SUAS IMPLICAÇÕES PARA A PRÁTICA 3
MAURO V. MENDLOWICZ
MARCIO GEKKER
ANTONIO EGIDIO NARDI

2 ÉTICA NA PSIQUIATRIA 21
CARLOS GUILHERME FIGUEIREDO
RENATA NAYARA SILVA FIGUEIREDO

3 RELIGIOSIDADE, ESPIRITUALIDADE E TRANSTORNOS MENTAIS 27
BRUNO PAZ MOSQUEIRO
FABRÍCIO HENRIQUE ALVES DE OLIVEIRA E OLIVEIRA
ALEXANDER MOREIRA-ALMEIDA

4 ASPECTOS EPIDEMIOLÓGICOS DOS TRANSTORNOS MENTAIS 43
LAURA HELENA SILVEIRA GUERRA DE ANDRADE
BRUNO MENDONÇA COÊLHO
CAMILA MAGALHÃES SILVEIRA
CRISTÓBAL ABARCA BROWN
ERICA ROSANNA SIU
FELIPE SZABZON
GEILSON LIMA SANTANA JR.
MARCOS JOSE CAMPELLO BAPTISTA
YUAN-PANG WANG

5 FUNDAMENTOS E ANÁLISE ESTATÍSTICA DE DESENHOS EXPERIMENTAIS EM PSIQUIATRIA 68
EVANDRO SILVA FREIRE COUTINHO

6 A PSIQUIATRIA NO SISTEMA DE SAÚDE 91
VALENTIM GENTIL

7 O ESTIGMA DOS TRANSTORNOS MENTAIS 111
ANTÔNIO GERALDO DA SILVA
LETÍCIA MAMERI-TRÉS
LEANDRO F. MALLOY-DINIZ
LEONARDO BALDAÇARA
ALEXANDRE PAIM DIAZ
ANTÓNIO PALHA

8 **DESENVOLVIMENTO NORMAL DA CRIANÇA E DO ADOLESCENTE** 132
ANTÔNIO ALVIM-SOARES

9 **ASPECTOS GENÉTICOS EM PSIQUIATRIA** 150
DEBORA MARQUES DE MIRANDA
HOMERO VALLADA
MARCO AURÉLIO ROMANO-SILVA

10 **NEUROANATOMIA FUNCIONAL** 163
ANDRÉ ZUGMAN
ANDREA P. JACKOWSKI

PARTE 2 ▶ DIAGNÓSTICO

11 **HISTÓRICO DO DIAGNÓSTICO E CLASSIFICAÇÕES ATUAIS** 177
MARCEL VELLA NUNES
MARCELO PINHEIRO MACHADO ADELINO
ACIOLY LUIZ TAVARES DE LACERDA

12 **ENTREVISTA PSIQUIÁTRICA, EXAME CLÍNICO E EXAME DO ESTADO MENTAL** 194
ANTONIO PEREGRINO
DENNISON CARREIRO MONTEIRO
HENRIQUE FARIA
REUEL TERTULIANO FERREIRA

13 **PSICOPATOLOGIA GERAL** 220
ELIE CHENIAUX

14 **INSTRUMENTOS DE AVALIAÇÃO EM PSIQUIATRIA** 235
ANDRÉ LUIZ DE CARVALHO BRAULE PINTO
JONAS JARDIM DE PAULA
ALEXANDRE PAIM DIAZ
ANTÔNIO GERALDO DA SILVA
LEANDRO F. MALLOY-DINIZ

15 **AVALIAÇÃO NEUROPSICOLÓGICA EM PSIQUIATRIA** 246
PAULO MATTOS
LEANDRO F. MALLOY-DINIZ

16 **EXAMES DE LABORATÓRIO EM PSIQUIATRIA** 254
LUIZ HARDT
VICTOR BARIANI
RICARDO RIYOITI UCHIDA

17 **ESTUDOS DE IMAGEM EM PSIQUIATRIA** 268
GERALDO BUSATTO FILHO
FABIO LUIS DE SOUZA DURAN
PEDRO GOMES PENTEADO ROSA
LUIZ KOBUTI FERREIRA
MARCUS V. ZANETTI
MAURÍCIO SERPA
PAULA SQUARZONI DA SILVEIRA
PEDRO GOMES PENTEADO ROSA
TANIA C. T. FERRAZ ALVES

PARTE 3 ▶ TRANSTORNOS PSIQUIÁTRICOS

18 **TRANSTORNOS DO NEURODESENVOLVIMENTO E TRANSTORNO DO ESPECTRO AUTISTA** 289
LUIS CARLOS FARHAT
GUILHERME V. POLANCZYK

19 **ESPECTRO DA ESQUIZOFRENIA E OUTROS TRANSTORNOS PSICÓTICOS** 305
ELTON DINIZ
LAÍS FONSECA
ARY GADELHA

20 **TRANSTORNO BIPOLAR** 321
FRANCISCO DIEGO RABELO-DA-PONTE
TAIANE DE AZEVEDO CARDOSO
IVES CAVALCANTE PASSOS
FLÁVIO KAPCZINSKI

21 **TRANSTORNOS DEPRESSIVOS** 340
MARCO ANTONIO CALDIERARO
BRUNO PAZ MOSQUEIRO
MARCELO PIO DE ALMEIDA FLECK

SUMÁRIO

22 SUICÍDIO: EPIDEMIOLOGIA, RISCO E PREVENÇÃO 365
ALEXANDRE PAIM DIAZ
LEANDRO F. MALLOY-DINIZ
ANTÔNIO GERALDO DA SILVA

23 TRANSTORNOS DE ANSIEDADE 383
LAIANA A. QUAGLIATO
JOSÉ ALEXANDRE DE SOUZA CRIPPA
ANTONIO EGIDIO NARDI

24 TRANSTORNO OBSESSIVO-COMPULSIVO E TRANSTORNOS RELACIONADOS 400
MARCOS VINÍCIUS SOUSA DE OLIVEIRA
MARCO ANTONIO NOCITO ECHEVARRIA
ANTONIO CARLOS LOPES
LEONARDO CARDOSO SARAIVA
MARCELO CAMARGO BATISTUZZO
MARIA PAULA MAZIERO
TAÍS W. TANAMATIS
MARCELO Q. HOEXTER
MARIA CONCEIÇÃO DO ROSÁRIO
RODRIGO R. C. BOAVISTA
CRISTIANE F. CARNAVALE
DENISE MATHEUS GOBO
EURIPEDES CONSTANTINO MIGUEL
ROSELI GEDANKE SHAVITT

25 TRANSTORNOS RELACIONADOS A TRAUMA E A ESTRESSORES 420
LILIANE VILETE
MARIANA PIRES LUZ
MAURO V. MENDLOWICZ
RAQUEL MENEZES GONÇALVES
WILLIAM BERGER

26 TRANSTORNOS ALIMENTARES 443
JOSE CARLOS APPOLINARIO

27 TRANSTORNOS SOMATOFORMES, DISSOCIATIVOS E FACTÍCIO 466
LAIANA A. QUAGLIATO
ANTONIO EGIDIO NARDI

28 TRANSTORNOS MENTAIS SECUNDÁRIOS A DOENÇAS ORGÂNICAS 477
ANTONIO EGIDIO NARDI
ANDRÉ BARCIELA VERAS
LAIANA A. QUAGLIATO

29 TRANSTORNO POR USO DE ÁLCOOL 483
ANA CECILIA PETTA ROSELLI MARQUES
SÉRGIO DE PAULA RAMOS

30 TRANSTORNOS POR USO DE SUBSTÂNCIAS 516
CLÁUDIO JERÔNIMO DA SILVA
RONALDO LARANJEIRA
BRUNO MARANHÃO AFFONSO

31 DISFUNÇÕES SEXUAIS, PARAFILIAS E TRANSTORNOS PARAFÍLICOS E DISFORIA DE GÊNERO 540
CARMITA H. N. ABDO

32 TRANSTORNOS DO SONO-VIGÍLIA 584
ALMIR TAVARES
MARCIO ZANINI

33 TRANSTORNOS DO CONTROLE DE IMPULSOS 605
ANA PAULA P. S. RIBEIRO
LEONARDO F. FONTENELLE

34 TRANSTORNOS NEUROCOGNITIVOS E DEMÊNCIAS 617
MARCOS VASCONCELOS PAIS
JULIA CUNHA LOUREIRO
FLORINDO STELLA
ORESTES V. FORLENZA

35 TRANSTORNO DE DÉFICIT DE ATENÇÃO/HIPERATIVIDADE 647
ARTHUR CAYE
DOUGLAS TEIXEIRA LEFFA
GUILHERME V. POLANCZYK
LUIS AUGUSTO ROHDE

36 TRANSTORNOS DA PERSONALIDADE 663
MARIO LOUZÃ

37 INTERCONSULTA PSIQUIÁTRICA 691
WAGNER M. MORAES BUSATO
RACHEL EMY STRAUS TAKAHASHI
HOMERO VALLADA

38 EMERGÊNCIAS PSIQUIÁTRICAS 707
LEONARDO BALDAÇARA

PARTE 4 ▶ TRATAMENTOS

39 PSICOFARMACOLOGIA 733
RICARDO HENRIQUE-ARAÚJO
HEYDRICH LOPES VIRGULINO DE MEDEIROS
EDUARDO PONDÉ DE SENA

40 TERAPIAS DE ESTIMULAÇÃO CEREBRAL NÃO INVASIVA 809
LAIS B. RAZZA
PEDRO SUDBRACK-OLIVEIRA
LEONARDO AFONSO DOS SANTOS
IZIO KLEIN
ANDRE RUSSOWSKY BRUNONI

41 TERAPIAS DE ESTIMULAÇÃO CEREBRAL INVASIVA 830
RITELE HERNANDEZ DA SILVA
ALEXANDRE PAIM DIAZ
JOÃO QUEVEDO

42 PSICOTERAPIAS 846
AMAURY CANTILINO
ADRIANO RESENDE LIMA
OSVALDO LUIZ SAIDE
MARCELO F. MELO

PARTE 5 ▶ CUIDANDO DE POPULAÇÕES ESPECIAIS

43 TRANSTORNOS PSIQUIÁTRICOS E MULHERES 875
JOEL RENNÓ JR.
RENAN ROCHA
ANTÔNIO GERALDO DA SILVA

44 PSIQUIATRIA DA INFÂNCIA E ADOLESCÊNCIA: PRINCÍPIOS GERAIS 892
FRANCISCO B. ASSUMPÇÃO JR.

45 TRANSTORNOS COGNITIVOS E DEMENCIAIS ASSOCIADOS AO ENVELHECIMENTO 913
GILBERTO SOUSA ALVES
LEONARDO CAIXETA
FELIPE KENJI SUDO

46 PSIQUIATRIA FORENSE 936
LISIEUX E. DE BORBA TELLES
ALEXANDRE VALENÇA
ALCINA J. S. BARROS

ÍNDICE 955

PARTE 1
FUNDAMENTOS

1

UMA BREVE HISTÓRIA DO CONHECIMENTO PSIQUIÁTRICO E DE SUAS IMPLICAÇÕES PARA A PRÁTICA

MAURO V. MENDLOWICZ
MARCIO GEKKER
ANTONIO EGIDIO NARDI

Muitos médicos mais jovens podem ficar com impressões infundadas sobre a história da psiquiatria: que esta começou para valer com a publicação da 3ª edição do *Manual diagnóstico e estatístico de transtornos mentais* (DSM-III), em 1980,[1] que tudo que aconteceu antes seria parte de uma pré-história de interesse muito restrito, ou que os inibidores seletivos da recaptação de serotonina (ISRSs) e os antipsicóticos atípicos estiveram disponíveis desde sempre. Mas, se o que William Faulkner escreveu para o terceiro ato de *Requiem for a nun*, "[...] O passado nunca está morto. Ele sequer é passado [...]", for verdade, vale sempre a pena rever a história e procurar no seu entendimento as raízes dos fatos atuais, e, por que não, das tendências futuras.[2]

Uma breve história da psiquiatria deve aspirar a brevidade e concisão. Isso nem sempre é possível. Os relatos que compõem a história da psiquiatria não estão organizados linearmente e tendem a ser dominados por uns poucos personagens proeminentes. O destaque no relato não deve ser confundido com a questão da primazia. Não se trata de identificar quem "descobriu" a esquizofrenia ou o transtorno bipolar (TB). Os autores citados neste capítulo representam, em nossa proposta, marcos históricos maiores, que influenciaram significativamente o desenvolvimento do conhecimento e da atuação psiquiátrica. Sua proeminência pode ter sido reforçada, por exemplo, por estarem atuando em centros mais avançados e com maior acesso à publicação, como a França e a Alemanha do século XIX e início do século XX. Pesquisadores brilhantes em centros menores podem ter sido – e muitos de fato foram – relegados a um esquecimento injusto. Relatos históricos distintos poderiam ter sido escritos se tivéssemos dado um peso diferente à atuação notável de vários autores que nem sequer mencionamos. Seja como for, saber situar os nomes e conhecer as ideias de alguns dos principais autores/atores da saga psiquiátrica, mesmo que esta seja apresentada de forma abreviada, só pode contribuir para tornar os bons psiquiatras melhores ainda.

MODELOS MÉDICO--FILOSÓFICOS DOS TRANSTORNOS MENTAIS

Há um consenso entre os historiadores da medicina de que o primeiro modelo médico a se constituir foi o hipocrático, na Grécia do século V A.E.C. A novidade trazida por esse modelo consistiu na naturalização da doença, não mais concebida como o resultado da ação mágica de deuses e demônios. Esse entendimento está inserido em um contexto filosófico mais amplo de certas correntes do pensamento pré-socrático. Esses pensadores rejeitaram a concepção divina do Universo em favor de uma concepção naturalista: o cosmo era sujeito a leis que regiam seu funcionamento, as quais não davam margem à intervenção caprichosa dos deuses e podiam ser conhecidas por meio da razão humana.

Para a escola hipocrática, o homem era um microcosmo, regido por leis físicas semelhantes às do universo, do macrocosmo. Assim, por exemplo, existiriam no Universo, quatro elementos fundamentais: ar, água, terra e fogo. Segundo Empédocles, a esses quatro elementos corresponderiam quatro humores: o sangue, a pituíta, a bílis amarela e a bílis negra. Segundo Hipócrates, o corpo humano seria constituído de partes sólidas e desses quatro humores. Qualquer predominância desses humores romperia o equilíbrio (crase) para gerar a doença (discrasia), agora tida como um fato natural. Esse desequilíbrio poderia levar à morte, ou, por uma tendência natural do organismo, à restauração do equilíbrio. A medicina seria a arte de favorecer o retorno ao equilíbrio. Ela seria uma ciência constituída pela acumulação de observações empíricas sobre os sinais do corpo, cujo conhecimento crítico permitiria ao médico formular um diagnóstico e um prognóstico. A doença mental faria parte dessas rupturas do equilíbrio do organismo. A epilepsia, por exemplo, perdeu seu *status* de doença sagrada para se transformar no resultado da invasão da cabeça por fluxo de pituíta. O frenesi, marcado pela excitação e pelo comprometimento da inteligência, resultaria da obstrução das membranas do cérebro e consequente refluxo da bílis amarela.

A teoria hipocrática introduziu uma ordem racional na patologia, que passou a ser explicada de acordo com leis físicas e a basear-se em observações sistemáticas. Contudo, ela apresentava duas fraquezas fundamentais: em primeiro lugar, a escassez de conhecimentos científicos, e, em segundo lugar, a dependência excessiva de doutrinas filosóficas, o que a predispunha a analogias e interpretações espúrias, distanciando-a da ênfase clínica. Na obra hipocrática, contudo, a sistematização das doutrinas estava em equilíbrio com um verdadeiro culto à observação clínica, culto esse que desapareceu por trás do sistema galênico.

Essas tendências deletérias se acentuaram quando da adoção das principais teses hipocráticas pelas escolas médicas que a sucederam: a escola dogmática alexandrina (que insistia nas relações com a filosofia de Platão), a escola latina [cujo principal expoente foi Galeno (131-211 E.C.)] e, com o desaparecimento do Império Romano, com as escolas árabe-persa de Avicena e árabe-judaica de Maimônides. A partir do século X, concepções clássicas hipocráticas foram reintroduzidas na Europa ocidental a partir das fontes islâmicas, principalmente por intermédio das escolas médicas de Salerno e Montepellier, como a doutrina dos humores, o primado da observação clínica, etc.

É difundida a crença de que a Idade Média europeia considerava os loucos como heréticos ou endemoniados. Para São Tomás de Aquino, por exemplo, a loucura correspondia à perda da alma espiritual, sede da razão que permitia ao homem se desprender da materialidade e atingir o conhecimento de Deus. Embora as concepções populares medievais enfatizassem o papel dos espíritos na gênese da loucura, a caça às bruxas teve início paradoxalmente com o advento do Renascimento. O marco principal da concepção demonológica da loucura foi a publicação por Sprenger e Kramer, dois dominicanos, em 1486, do *Malleus maleficarum*, um autêntico manual de caça às bruxas. Contra essa concepção, se levantaram médicos e humanistas, como o belga Jean Wier [De *l'imposture et tromperie des diables* (1570)] e o italiano Zacchas, que defenderam a assimilação da loucura à medicina.[3]

O SURGIMENTO DA NOÇÃO MODERNA DE DOENÇA

Nos séculos XVI e XVII, a orientação hipocrático-galênica começou a sofrer a competição de outras concepções, como a iatroquímica e iatromecânica, inspiradas nas filosofias de Descartes e Leibniz. Foi, contudo, o médico inglês Sydenham (1624-1689) quem estabeleceu a primeira versão moderna do conceito operatório de doença e condenou, de forma definitiva, a medicina hipocrática à obsolescência. Para Sydenham, a doença corresponderia a um agrupamento típico de sinais correlacionados entre si, a síndrome, que evolui de forma característica e previsível e que se mantém mais ou menos idêntica de um paciente para outro. Com base nesses princípios, Sydenham foi capaz de individualizar doenças, como a gota e a coreia, que leva o seu nome. Seu conceito de doença era completamente independente das questões fisiológicas, etiológicas e anatomopatológicas. Ele se apoiava exclusivamente na coesão dos sinais clínicos (concepção sintomatológica).[3]

Um novo conceito de doença emergiu, no decorrer do século XVIII, a partir de pesquisas realizadas em cadáveres. Para Morgani, uma doença seria definida pela coerência entre seus sinais clínicos e alterações nos órgãos internos observadas nas necrópsias (ou seja, alterações anatomopatológicas). Com o uso de microscópio, Bichat concluiu que os sinais clínicos devem estar relacionados com alterações a nível tissular (ou seja, alterações histopatológicas). Já no século XIX, coube a Virchow radicalizar a proposta de seus antecessores; para ele, a patologia celular, e não a tissular, como propôs Bichat, era o fundamento da medicina (concepção anatomoclínica).[4]

Claude Bernard foi o criador da fisiologia, para ele, a ciência da vida, em oposição à medicina, que seria a ciência das doenças. Essa separação, contudo, não era radical, já que entre as doenças e o estado normal existiria apenas uma diferença de grau. Assim, ele pôde, a partir de estudos sobre o papel do fígado e do pâncreas na regulação da glicemia, criar um modelo experimental do diabetes (modelo fisiopatológico).[3]

Por fim, a partir das pesquisas de Pasteur e Koch sobre o papel dos microrganismos na gênese das doenças, demonstrando que agentes infecciosos diferentes produziam patologias distintas, criou-se uma mentalidade etiológica: para cada doença existiria apenas uma causa (modelo etiológico).[5]

Na segunda metade do século XX, novos conceitos operatórios de doença emergiram. Poderíamos citar, entre outros, a concepção bioquímica, segundo a qual a doença seria o resultado de uma alteração bioquímica específica (p. ex., a doença de Parkinson, cujo substrato patológico seria a deficiência de dopamina nos núcleos da base, parcialmente sanável com a reposição exógena dela) e a concepção gênica, segundo a qual um gene específico seria responsável, em última instância, pelas anormalidades clínicas, anatomopatológicas e bioquímicas observadas (p. ex., na demência de Huntington).

A CONSTITUIÇÃO DO CONHECIMENTO PSIQUIÁTRICO

No final do século XVIII, não só na França como também em diversos países da Europa ocidental, uma série de eventos modificou o perfil das instituições médicas e de sua prática:

1 Os hospitais perderam seu caráter exclusivamente caritativo para voltar-se para funções clínicas e terapêuticas.
2 Os hospitais perderam a autonomia financeira que tinham e se tornaram dependentes das funções públicas.

3   A medicina tornou-se clínica e anatomoclínica.
4   As medidas privativas de liberdade cessaram gradualmente de depender das autoridades administrativas para passarem a emanar de um poder judiciário crescentemente autônomo.
5   As medidas de prevenção e tratamento dos doentes mentais saíram da esfera jurídica, levando à criação de novos arranjos.

OS ALIENISTAS

Na tradição liberal francesa, Philippe Pinel (1745-1826) é apresentado como o filantropo que garantiu aos loucos de Bicêtre um tratamento humanitário. Foucault denunciou os hospitais franceses da Idade Clássica como sendo instrumentos de controle social dos desviantes de todo gênero, inclusive os loucos. O papel de Pinel, sob o patrocínio da Revolução Francesa, teria sido o de tornar os hospitais um espaço medicalizado, destinado exclusivamente à coerção da loucura. Em contrapartida, essa coerção deixaria de ser exclusivamente física para se tornar predominantemente moral.

Pinel foi considerado, em seu tempo, não um psiquiatra ou alienista, mas uma das maiores autoridades em classificação de doenças. Nesse sentido, ele foi um dos que constituíram a clínica médica como uma observação e análise sistemática dos fenômenos perceptíveis das doenças. O sistema classificatório de todas as doenças proposto por Pinel, na *Nosografia filosófica*, baseava-se exclusivamente "no estudo aprofundado dos sintomas".[6]

Pinel adotou inicialmente em sua *Nosografia filosófica*, de 1798, a classificação etiopatogência do médico escocês William Cullen (1710-1790), que considerava a existência de quatro grupos de doenças, um dos quais, as neuroses (termo cunhado pelo próprio Cullen em 1769), que decorriam do envolvimento global de um órgão sem lesões anatômicas reconhecíveis. As neuroses compreendiam os comas, as adinamias, os espasmos e as vesânias.[7]

Já no *Tratado sobre a alienação mental*, de 1802, Pinel foi além da classificação de Cullen. Em primeiro lugar, adotou o termo "alienação mental", pois considerava "vesania" um termo vago e impreciso. Em segundo lugar, ele se sentiu compelido a dividir a alienação mental em quatro espécies: melancolia, mania, demência e idiotismo. É importante realçar que Pinel não descreveu quatro entidades. Existia uma única entidade, a alienação mental, com quatro modos de expressão, tanto que o título do seu tratado se refere a uma única "alienação mental".

Essa entidade pineliana não tem caráter ontológico, ela seria uma síndrome clínica de etiologia desconhecida.[3]

Na definição de alienação mental proposta por Pinel, pode-se reconhecer o que hoje corresponderia aos transtornos mentais de proporções psicóticas. Isso é coerente com sua atitude pragmática: ele lidava exclusivamente com pacientes psicóticos cuja intensidade do quadro demandava internação, e seu modelo visava ao manejo clínico desses pacientes. No *Tratado*, Pinel desvinculou completamente a alienação mental das neuroses de Cullen, que incluíam, entre muitas outras entidades, a hipocondria e a histeria. Ao fazê-lo, ele separou quase completamente os quadros psiquiátricos maiores, a alienação mental e, posteriormente, as psicoses, dos transtornos menores, as neuroses, que ficaram, assim, afastadas do domínio da psiquiatria. Em consequência, muitos quadros que hoje conhecemos como transtornos de ansiedade e de somatização foram inicialmente descritos, analisados e classificados por não psiquiatras. Assim, por exemplo, devemos ao médico francês Paul Briquet (1796-1881) descrições e análises apuradas sobre o transtorno de sintomas somáticos e sobre a histeria, sendo que os conhecimentos sobre esta foram enriquecidos sobremaneira pelos estudos de neurologistas, como Jean-Martin Charcot (1825-1893) e Sigmund Freud (1856-1939). Descrições pioneiras de ataque de pânico foram feitas pelo otorrinolaringologista húngaro Maurice Krishaber (1836-1883) e pelo médico militar norte-americano Jacob Mendes Da Costa (1833-1900). Os primeiros relatos e análises das consequências psicológicas dos eventos traumáticos são atribuídos ao cirurgião anglo-dinamarquês John Eric Erichsen (1818-1896) e ao neurologista inglês John Russel Reynolds (1828-1896). Essas entidades foram gradualmente incorporadas às classificações psiquiátricas oficiais.

Pinel foi influenciado pelas ideias do filósofo Cabanis (1757-1808), que defendia a existência de uma influência recíproca entre o moral e o físico, um assim chamado materialismo psicofísico. Dessa forma, ele acreditava que a alienação mental podia ser determinada tanto por causas físicas quanto por fatores como hereditariedade, educação, estilo de vida, diversas paixões, etc. É importante reenfatizar que a patogenia e a etiologia não tinham o menor papel na definição da alienação mental. Aliás, Pinel opôs-se frontalmente às teorias que explicavam a loucura como lesão material do cérebro (em um sentido mais amplo, ele opunha-se ao movimento anatomopatológico inaugurado por Bichat). Como para Pinel a loucura não comprometia o cérebro, mas apenas o funcionamento da mente, a curabilidade da loucura era o corolário natural da sua concepção nosológica.[8]

O tratamento proposto por Pinel era coerente com os fundamentos filosóficos que adotava. No que tange aos aspectos físicos, ele era adepto do não intervencionismo hipocrático: a função do médico era a de favorecer a reação do organismo do qual a doença fazia parte. Já para o notório tratamento moral, Pinel baseava-se no sensualismo do Condillac, que acreditava que a vida psíquica se formava a partir dos sentidos. Se isso era verdade, era possível restabelecer o espírito perturbado controlando as sensações nas quais ele estava imerso. Isso só poderia ser feito no ambiente rigidamente controlado do asilo.[8]

Jean-Etienne Esquirol (1772-1840) foi o discípulo mais fiel e ortodoxo de Pinel. Sua obra consiste basicamente na aplicação, na ilustração e no aprofundamento das ideias de Pinel. A grandeza do trabalho de Esquirol reside na acurácia de suas descrições clínicas, muito superiores às de Pinel. Contudo, do ponto de vista doutrinário, sua obra pouco trazia de original. Entre suas principais contribuições, podemos citar:[8]

- do ponto de vista semiológico, Esquirol diferenciou alucinações de ilusões;
- do ponto de vista clínico, Esquirol diferenciou o retardo mental (congênito) da demência (adquirida);
- Esquirol tentou distinguir a mania, caracterizada pelo delírio total, das monomanias, que envolveriam diversos tipos de delírios parciais, comprometendo seletivamente algumas funções psíquicas. Por exemplo, o que chamamos de transtorno obsessivo-compulsivo (TOC) seria, para Esquirol, uma monomania comprometendo o pensamento ou a vontade.

Até 1854, ano em que Jean-Pierre Falret (1794-1870) publicou sua obra *De la non existence de la monomanie*, a psiquiatria francesa admitiu, de modo geral, que ela tinha como objeto de estudo, único e específico, a alienação mental.

A PSIQUIATRIA ALEMÃ DA PRIMEIRA METADE DO SÉCULO XIX

Os ambientes sócio-político-culturais nos quais se desenvolveram as escolas psiquiátricas francesa e alemã do início do século XIX eram radicalmente distintos. A escola francesa situava-se na sequência do Iluminismo. Esse movimento pregava a luta pela liberdade, a valorização da razão e o combate à ignorância e à superstição; vista dessa perspectiva, a loucura podia ser comparada a um transtorno da razão. Já a escola alemã surgiu no contexto do Romantismo. Esse movimento, oposto em muitos aspectos ao ideário iluminista, valorizava a individualidade, os sentimentos, a natureza e a irracionalidade. Seria a empatia, mais do que a razão, o que permitiria que se conhecessem os fundamentos de um indivíduo e a sua visão do mundo. Na primeira metade do século XIX, duas escolas disputavam a primazia, os *psiquistas* e os *somatistas*, com vantagem inicial para a primeira. Em comum, as duas escolas tinham o fato de se basearem em sistemas explicativos fechados e completos, dos quais deduziam sua abordagem dos problemas concretos. A psiquiatria alemã da primeira metade do século XIX era, portanto, pré-pineliana, por não ter adotado ainda a concepção clínica, fato que só iria ter lugar com o advento da obra de Griesinger, que impôs o predomínio da escola somatista. Outra característica comum às duas escolas era a crença na existência de uma psicose única, *Einheit-psychose*.

A escola psiquista considerava a loucura uma doença da alma, uma perda do seu equilíbrio harmonioso e natural. A nosologia por ela proposta consistia na dedução de formas a partir de uma construção racional *a priori* do espírito humano. Os principais psiquistas foram:

J. C. Reil (1759-1813) ▶ Além de ser um anatomista, foi um dos precursores da psicoterapia, como ele propôs em sua obra *Rapsódia sobre a aplicação dos métodos de terapêutica psíquica aos transtornos mentais* (1803). Foi o criador do termo "psiquiatria".[3]

J. C. Heinroth (1883-1843) ▶ Introduziu a noção de conflito interno nas doenças mentais. Ele propôs que os processos psicológicos se desenvolviam em três níveis distintos: um inferior, das forças instintivas e do magnetismo; um nível da consciência (*bewusstsein*) e do Eu (*Ich*), em que predominariam a inteligência e a autoconsciência; e um nível superior, o da consciência moral (*Gewissen*). Influenciado pela religiosidade luterana, Heinroth acreditava que a consciência do pecado chocaria o senso moral, gerando conflito e levando a um nível de funcionamento inferior. Ele também concebia o corpo e a psique como dois aspectos do um só ser e criou o termo "psicossomática".[3]

K. W. Ideler (1795-1860) ▶ Concebia as doenças mentais como resultado das circunstâncias da vida emocional e passional, inclusive dos impulsos sexuais insatisfeitos, muitas vezes remontando aos primórdios da infância.[3]

H. W. Neumann (1814-1849) ▶ Acreditava que as pulsões (*Triebe*), principalmente as sexuais, quando não satisfeitas, podiam entravar o equilíbrio psíquico e se manifestar sob a forma de angústia.[3]

F. E. Beneke (1798-1845) ▶ Propôs que ideias pudessem ser simbolizadas em reações psicossomáticas.[3]

E. von Feuchtersleben (1806-1849) ▶ Cunhou o termo "psicose", significando transtorno mental em geral.[3]

A psiquiatria psiquista alemã foi, de certa forma, um prenúncio das descobertas psicanalíticas. Ela se opunha às escolas empiristas e racionalistas da França e da Inglaterra ao enfatizar as particularidades do indivíduo em busca de um equilíbrio em meio ao conflito com suas fontes pulsionais irracionais. Contudo, apesar das intenções terapêuticas como as de Reil, ela não chegou a qualquer realização prática, e a reação somática a condenou a um papel marginal na história oficial da psiquiatria.

A escola somatista considerava as doenças mentais como sendo sempre sintomáticas de uma afecção orgânica. Ela também partia de uma opção metafísica: a inalienabilidade da alma, criada por Deus à sua imagem, daí resultando que somente as desordens do cérebro é que podiam enlouquecer o espírito. Carl Wigand Maximilian Jacobi (1775-1858), seu representante mais prestigioso, atribuía um caráter meramente secundário ao quadro clínico, concentrando todos os seus esforços na pesquisa etiológica.[3]

A polêmica entre psiquistas e somatistas foi superada com a obra de Wilhelm Griesinger (1817-1888), que adotou e desenvolveu uma concepção então prevalente na psiquiatria alemã. O psiquiatra belga Joseph Guislain (1797-1860), um discípulo de Esquirol, havia sugerido, em seu *Tratado sobre as frenopatias* (1835), que todos os aspectos da alienação mental não eram senão reações subsequentes a uma alteração fundamental, a "dor moral", ou "frenalgia". Ernst Albrecht von Zeller (1804-1877), o mestre de Griesinger, havia combinado essa noção com a da monopsicose, ou psicose única, sistematizada por Heinrich Neumann (1814-1884), e proposto que essas reações sintomáticas se apresentavam em uma dada sequência.[4]

Para Griesinger, doença mental era uma afecção material do cérebro, embora não necessariamente apreensível pelos recursos da época. Para ele, todas as formas clínicas de doença mental não eram senão fases de um mesmo processo, que se iniciava com a frenalgia e culminava com uma demência terminal completa.[9] Assim, teríamos:

1. melancolia, que seria a extensão e a sistematização da frenalgia inicial;
2. estados de exaltação mental, constituindo uma reação de defesa contra a frenalgia inicial;
3. delírio sistematizado, com enfraquecimento mental e deformação do eu;
4. demência agitada, mantendo, apesar do déficit, certo nível de atividade mental;
5. demência apática, com abolição de toda a atividade mental.

Essas etapas podiam fixar-se, progredir ou regredir, possibilidade esta que se tornava mais remota com a aproximação do estágio terminal. Podemos, então, observar que uma das contribuições originais de Griesinger à nosologia foi a introdução de um novo critério clínico, a evolução, que se revelaria, como veremos, muito importante na obra de Kraepelin.

OS MODELOS ORGANICISTAS NA PSIQUIATRIA

Como vimos anteriormente, a posição de Pinel e, consequentemente, a de Esquirol, era a da defesa intransigente da concepção clínica, em oposição à força crescente da concepção anatomoclínica. Seus discípulos, recém-saídos das escolas médicas, viam-se expostos à tentação de aplicar as concepções anatomoclínicas à alienação mental. Duas correntes se esboçaram entre os alienistas: os anatomistas buscavam (sem sucesso) uma base anatomopatológica para a alienação mental; os funcionalistas, como François Leuret (1797-1851), comparavam o distúrbio funcional da alienação mental ao dos sonhos, que "leva às falsas convicções de indivíduos razoáveis e excita os instintos e as paixões".[3]

Étienne-Jean Georget (1795-1828), em *De la folie* (1820), delineou uma posição intermediária entre anatomistas e funcionalistas ao utilizar a organicidade, de forma pioneira, como um princípio diferenciador no conceito global de insanidade. Georget admitiu, como postulado geral, que qualquer patologia da mente implicava uma participação do cérebro, mas ele se propôs a distinguir entre dois tipos qualitativamente diferentes de alienação mental. O primeiro, o *"délire aigú"*, seria apenas um sintoma (diríamos, hoje, uma síndrome) que expressa a reação cerebral a uma agressão física ou tóxica direta ou indireta. A segunda, loucura propriamente dita, incluiria as espécies de alienação mental de Pinel e Esquirol, mania, melancolia, idiotia e demência, acrescidas de um estado confusional curável, a estupidez. Percebe-se claramente na obra de Georget o esboço da distinção válida, ainda hoje, entre as psicoses orgânicas e as funcionais. Embora, pelos conceitos modernos, a idiotia e a demência estivessem mais bem situadas no primeiro grupo, o respeito pela obra de Esquirol impediu Georget de operar esse deslocamento.[4]

Antes de revermos as contribuições de Antoine Laurent Bayle (1799-1858), convém abordarmos sucintamente a história da sífilis. O primeiro registro histórico dessa doença foi feito em 1495, na cidade de Nápoles, então ocupada por tropas francesas. Os napolitanos a denominaram de "mal francês"; os franceses a denominaram de "mal napolitano". Alguns acreditam que ela tenha sido trazida do Caribe pelos marinheiros de Colombo três anos antes da epidemia napolitana. Outros acreditam que se tratava de um mal antigo, até então em estado dormente. Os mercenários a disseminaram por toda a Europa. Ainda em 1495, chegou a Paris, e o Parlamento decretou a expulsão de todos os sifilíticos estrangeiros e a reclusão domiciliar dos locais, sob pena de enforcamento. Em 1530, Erasmo utilizou pela primeira vez o termo sífilis para se referir à doença, baseando-se no poema popular, escrito pelo médico italiano Fracastoro, sobre um pastor grego iconoclasta, de nome Sífilis, que fora punido pelo deus Sol com chagas disseminadas por todo o corpo.[3]

No final do século XIX, a sífilis parecia representar uma nova Peste Negra; cerca de 20% da população parisiense estava contaminada. Sucumbiram às complicações da sífilis compositores, como Schubert, Schumann e Donizetti, escritores, como Maupassant e Keats, pintores, como Manet, e filósofos, como Nietzsche. Somente em 1905, Fritz Schaudin identificou o agente etiológico, o *Treponema pallidum*. Em 1910, Paul Ehrlich descobriu o primeiro tratamento eficaz, o 606, um composto de arsênico. Em 1943, a descoberta da penicilina trouxe o tratamento definitivo para essa condição.[9]

Embora Esquirol já houvesse reconhecido as características clínicas da paralisia geral progressiva, ele a havia tomado por um estado terminal de certas formas de alienação mental. Foi apenas em 1879 que Fournier reconheceu a etiologia sifilítica da paralisia geral progressiva, embora tenha sido apenas em 1913 que Noguchi identificou treponemas no cérebro de pacientes com esse quadro.[3]

Assim, em 1822, muito antes de a relação entre a paralisia geral progressiva e a sífilis ser suspeitada, Bayle defendeu uma tese denominada *Recherches sur les maladies mentales*, na qual sustentava que a insanidade era, algumas vezes, o sintoma de uma inflamação crônica da aracnoide, uma das membranas meníngeas que envolvem o cérebro. Entre as causas de alienação sintomática (vide Georget), figuraria a paralisia geral progressiva. Esta evoluiria em três fases: (1) um delírio monomaníaco, com exaltação; (2) um delírio maníaco geral, com agitação, logorreia e, às vezes, furor; e (3) uma fase demencial com incoerência e amnésia. A descrição de Bayle foi um marco na história da psiquiatria. Pela primeira vez, uma entidade foi isolada e caracterizada clinicamente por sintomas específicos, com um curso clínico definido, e patologicamente, por uma lesão precisa no sistema nervoso central (SNC). Esse esquema correspondia perfeitamente ao conceito anatomopatológico de doença que vinha sendo desenvolvido na ocasião.

Em 1826, Bayle publicou o primeiro e único volume do seu *Traité sur les maladies mentales*, onde defendeu o ponto de vista de que seu modelo poderia ser também aplicado à alienação mental "idiopática". A reação unânime do *establishment* alienista foi tão intensa que Bayle abandonou a psiquiatria.[10] Foram necessários 20 anos para que sua descoberta começasse a ser reconhecida e contribuísse, por fim, para a derrocada final do modelo alienista.

BÉNÉDICT-AUGUSTIN MOREL E A TEORIA DA DEGENERESCÊNCIA

Em 1857, em sua obra *Traité des dégénérescences physiques, intellectuelles e morales de l'espèce humaine*, Morel (1809--1873) introduziu a ideia de que grande parte da alienação mental era a expressão de uma alteração funcional, talvez lesional, do SNC, produzida por um processo de degeneração.[11] Influenciado pelas ideias de Darwin sobre a evolução das espécies, e pelas de Lamarck sobre a transmissão hereditária das modificações adaptativas dos órgãos, Morel acreditava que causas tóxicas (álcool), climáticas, ecológicas (deficiência de iodo), morais e sociais (miséria) podiam produzir no organismo um desvio patológico do estado originalmente perfeito da humanidade, e que esses desvios podiam ser transmitidos hereditariamente à descendência. Já que essas influências nocivas eram, em geral, permanentes, elas tinham um efeito cumulativo, e a gravidade das alterações degenerativas aumentava com a sucessão de gerações da família afetada. As desordens mentais, expressão sintomática do processo etiológico degenerativo, podiam ser classificadas hierarquicamente, das formas mais leves (o "temperamento nervoso") às formas mais severas (a "idiotia"). Em última instância, a família gravemente acometida caminharia para a extinção. As ideias de Morel tiveram ampla repercussão, inclusive fora dos domínios da psiquiatria, tendo inspirado neurologistas, como Beard (neurastenia), escritores, como Zola e os Goncourt (noção do atavismo), e criminologistas, como Lombroso (noção do criminoso nato).[9]

A teoria da degenerescência de Morel pode e deve ser criticada por vários motivos. Apoiada em noções religiosas e fazendo uso equivocado de conceitos científicos, podia se prestar à depreciação do paciente e até a usos políticos. Contudo, alguns pontos peculiares, ou mesmo positivos, devem ser registrados. Em primeiro lugar, trata-se do primeiro sistema classificatório em psiquiatria de base puramente etiológica. Em segundo lugar, as doenças mentais de Morel extrapolaram os limites estreitos da alienação mental de Pinel. As manifestações leves de degeneração incluíam o que hoje chamaríamos de transtornos da personalidade e neuroses, que foram assim reintegradas ao corpo da psiquiatria. Por último, diferentemente da maioria dos alienistas, Morel atuou profissionalmente na cidade de Rouen e atentou para a importância dos fatores do meio. Assim, embora a noção de degenerescência pudesse ter resvalado para um niilismo terapêutico, tratava-se de uma noção dinâmica que levava em consideração a evolução das doenças e a importância dos fatores do meio. Morel propôs tratamentos morais e educativos, capazes de, se não fizerem regredir a condição degenerativa, ao menos sustarem seu desenvolvimento, e medidas eugenistas, que poderiam impedir a transmissão da condição à descendência de pacientes gravemente acometidos.

EMIL KRAEPELIN E A DEMÊNCIA PRECOCE

As escolas psiquiátricas tinham chegado a uma situação de impasse no início da segunda metade do século XIX. A escola alemã, por um lado, representada naquele momento pelas concepções de Griesinger, não conseguia superar a noção da psicose única. A escola francesa, por outro lado, livre, afinal, da noção unitária da alienação mental, mas ainda sustentando a primazia da clínica defendida por Pinel, produzia inúmeras descrições clínicas que levavam à fragmentação quase total do campo da nosologia, sem qualquer perspectiva de se produzir uma visão de conjunto. Coube a Emil Kraepelin (1856-1926) criar a visão de conjunto que ainda hoje embasa nossa concepção de psicose. Na quinta edição do seu tratado, datada de 1896, ele anunciou que, dali por diante, adotaria uma perspectiva exclusivamente clínica, que ele elaborou no seu "conceito de doença" (*krankheitsbegriff*).[7]

Para Kraepelin, existiriam, na psiquiatria, categorias finitas, as doenças. Se todos os fatos científicos estivessem à nossa disposição, essas categorias poderiam ser definidas com base em critérios clínicos, patogênicos ou etiológicos, o que levaria a três sistemas de classificações que, contudo, seriam idênticos, refletindo uma perfeita correspondência entre os três níveis postulados. Como, naquele momento, os conhecimentos sobre as causas e mecanismos das doenças eram ainda insuficientes, caberia ao estudo dos sintomas, de suas condições de aparecimento, de sua natureza e de sua evolução constituir a base para uma classificação das doenças. Assim, Kraepelin favorece uma abordagem clínica, não aquela de Sydenham ou Pinel, mas sim referenciada à patogenia e à etiologia, que não se esgotavam na própria clínica. Mais ainda, o aspecto evolutivo ganhou uma proeminência especial.[7]

Essa ênfase clínico-evolutiva permitiu a Kraepelin reagrupar e redividir as psicoses endógenas sem lesões cerebrais aparentes. Ele colocou, de um lado, a insanidade maníaco-depressiva, descrita por Falret com o nome de loucura circular (mas já conhecida das descrições feitas por Areateus da Capadócia, no século I E.C.) e caracterizada pela alternância de fases de exaltação e euforia com fases depressivas, sem que, ao longo da evolução da doença, a personalidade do paciente exibisse deterioração. À insanidade maníaco-depressiva, Kraepelin contrapôs a demência precoce, termo em uso corrente desde que Morel o utilizou para descrever o estado terminal de certos quadros psicóticos manifestados em pacientes jovens. A demência precoce, nossa atual esquizofrenia, poderia se manifestar sob três formas distintas, duas das quais haviam sido descritas anteriormente como entidades clínicas autônomas, a saber: a hebefrenia (descrita por Ewald Hecker em 1871), a catatonia (ou loucura da tensão muscular, descrita por Karl Ludwig Kahlbaum em

1874) e a demência paranoide (descrita pelo próprio Kraepelin). As três formas podiam se alternar entre si, mas a tendência principal era a da evolução na direção de um estado deficitário terminal. É importante frisar que Kraepelin utilizou o termo demência em um sentido diferente do que é empregado atualmente. Na concepção moderna, demência corresponde habitualmente a uma síndrome apresentada, em geral, por pacientes idosos e caracterizada pela perda progressiva das capacidades cognitivas e intelectuais sob a ação de um grupo variado de lesões cerebrais. Na "demência" de Kraepelin, a inteligência, a memória e a orientação permaneciam intactas; as funções comprometidas eram a afetividade (principalmente na hebefrenia), a vontade (principalmente na catatonia) e o julgamento (na demência paranoide), levando, no estado terminal, a um comprometimento profundo e global da personalidade do paciente normalmente jovem. Essa divisão do quadro das psicoses endógenas (ou seja, não orgânicas) em duas entidades com quadros clínicos e evoluções distintas constitui o legado mais duradouro de Kraepelin, tendo sido incorporado a praticamente todos os sistemas classificatórios modernos.[7]

EUGEN BLEULER E "AS ESQUIZOFRENIAS"

Eugen Bleuler (1857-1939) foi diretor do Hospital de Burghölzli, em Zurique. Suas observações clínicas o levaram a criticar a concepção kraepeliniana de demência precoce, que, para ele, não correspondia a uma demência verdadeira e nem sempre era precoce no desenrolar do processo patológico. A partir de 1906, Bleuler passou a fazer uso do termo "as esquizofrenias" (no plural) para designar demência precoce. O termo "esquizofrenia" correspondia a uma síntese da concepção psicopatológica de Bleuler, delineada em sua obra *A demência precoce ou o grupo das esquizofrenias*, de 1911. Essa concepção se originou da aplicação das teorias freudianas à demência precoce, intermediadas por Jung, na época, assistente de Bleuler e amigo e discípulo de Freud.[7]

Para Bleuler, a demência precoce não deveria ser definida pela debilitação psíquica ou pelo curso clínico deteriorante, mas por um distúrbio fundamental, um transtorno das associações entre as diversas funções psíquicas. Esse transtorno poderia afetar a passagem de uma ideia para outra no pensamento e na fala, ou a coordenação entre os processos emocionais, volitivos e cognitivos. Esse distúrbio da associação seria claramente perceptível no que Bleuler denominou sintomas primários da esquizofrenia: os distúrbios do afeto, da associação do pensamento, a ambivalência e o autismo (correspondendo a um afastamento do indivíduo do mundo real em direção a seu mundo interno). Os sintomas primários da esquizofrenia refletiriam diretamente o processo mórbido. Os demais sintomas, como delírios, alucinações e sintomas catatônicos, corresponderiam a uma tentativa secundária de reorganização do psiquismo. O conteúdo dos sintomas, este sim, poderia ser compreendido à luz da psicologia dos complexos esboçada por Jung e dos mecanismos (condensação, deslocamento, simbolização, etc.) evidenciados por Freud em seu estudo dos sonhos e dos atos falhos.[7]

Como causa desse distúrbio associativo fundamental foi sugerida a ação de uma hipotética toxina, tendo Bleuler recusado as sugestões de Jung no sentido de que o evento inicial poderia ser de natureza psicológica, a fixação no complexo ideoafetivo levando à liberação dessa suposta toxina.

Uma consequência lógica da concepção bleuleriana é o fato de que delírios e alucinações deixaram de ser considerados requisitos necessários para se fazer o diagnóstico da esquizofrenia. Coerentemente, Bleuler acrescentou um quarto grupo aos três descritos por Kraepelin, a esquizofrenia simples, caracterizada pela presença de indícios do distúrbio fundamental desacompanhada de sintomas produtivos. O resultado desse acréscimo foi a ampliação do domínio diagnóstico da esquizofrenia, que se tornou muito mais extenso (e impreciso) do que o da demência precoce. É importante enfatizar que, na concepção de Bleuler, a demência precoce deixou de ser uma entidade mórbida com um curso clínico definido para se transformar em um complexo sintomático, em uma síndrome definida unicamente pela presença dos sintomas fundamentais.

A PSICOPATOLOGIA DE KURT SCHNEIDER

Kurt Schneider (1887-1967), professor de psiquiatria em Heidelberg, foi um dos pensadores mais lúcidos e originais em psicopatologia. Apoiando-se no que ele chamou de dualismo empírico, Schneider dividiu a psiquiatria em dois domínios separados, correspondendo o primeiro deles às "doenças" ou "enfermidades", e o segundo, às "variações anormais", não existindo qualquer transição entre eles.

O primeiro domínio é subdividido, a título provisório, em duas seções, *psicoses orgânicas*, cuja etiologia biológica é conhecida, por exemplo, como traumatismos cranianos, demências, malformações, etc., e *psicoses endógenas*, basicamente, a esquizofrenia e o transtorno maníaco-depressivo, cuja origem biológica, jamais evidenciada, é afirmada em tese. Como a etiologia dessas duas últimas entidades é ainda desconhecida, elas são consideradas síndromes psicopatológicas de etiologia ainda por esclarecer. Como não podem ser definidas senão a nível clínico, Schneider sugeriu uma série daquilo que ele denominou de "sintomas de primeira ordem", que teriam um valor especial no diagnóstico da esquizofrenia:

- pensar alto (sonorização ou eco do pensamento);
- ouvir vozes que dialogam entre si;
- ouvir vozes que acompanham a própria atividade com comentários;
- roubo ou inserção do pensamento;
- transmissão do pensamento;
- vivências de controle externo;
- vivências de influxo corporal (sensação de que o corpo é um receptáculo passivo de sensações corporais impostas de fora);
- percepção delirante.

Embora as pesquisas tenham relativizado o valor dos "sintomas de primeira ordem" de Kurt Schneider para o diagnóstico da esquizofrenia, foi dado a eles um peso especial nos critérios diagnósticos da *Classificação internacional de doenças* (CID-10) para essa condição.

Diferentemente das "doenças", as variações anormais representam variações apenas quantitativas do normal, com o qual confluem gradualmente. Estas incluem:

- disposições anormais da inteligência;
- personalidades anormais;
- reações vivenciais anormais.

Como as variações anormais apresentam uma continuidade com a normalidade (definida estatisticamente), Schneider propôs que o critério para a existência de patologia fosse a presença de sofrimento para o indivíduo ou a sociedade ("personalidades psicopáticas são aquelas que sofrem com a sua anormalidade ou que assim fazem sofrer a sociedade").[9]

Kurt Schneider propôs, em 1923, uma tipologia assistemática, incluindo 10 tipos de personalidades psicopáticas, que são os hipertímicos, depressivos, inseguros de si, fanáticos, necessitados de valorização, instáveis de ânimo, explosivos, frios de sentimentos, abúlicos e astênicos.[7] Embora a maior parte desses tipos de personalidade tenha caído no esquecimento, a proposta de uma tipologia assistemática continua a fundamentar a classificação dos transtornos da personalidade no capítulo II do DSM-5.[12] Já as contestações recentes ao modelo schneideriano dominante podem ser encontradas no modelo alternativo do DSM-5 (o modelo híbrido, no capítulo III)[12] e na proposta da CID-11 (modelo dimensional).[13]

A grande percepção de Schneider foi reconhecer que, em termos dos conhecimentos da época, não era possível propor um modelo psicopatológico único para todo o campo da psiquiatria. Em sua concepção, coexistem doenças (definidas em termos anatomopatológicos, patogenéticos ou etiológicos), síndromes (definidas sintomatologicamente) e variações anormais (correspondendo, em essência, a variações quantitativas de uma normalidade definida estatisticamente).

A CORRENTE FENOMENOLÓGICA

No século XVII, o termo "fenômeno" era empregado para denotar os fenômenos físicos. No final do século XVIII, sob a influência de Kant, ele passou a significar as manifestações mentais conscientes. Este conceito foi elaborado adicionalmente nos trabalhos dos filósofos Brentano e Husserl. Este último desenvolveu o conceito de fenomenologia descritiva, que foi introduzida na psiquiatria por Karl Jaspers (1883-1969) como um instrumento para a pesquisa psicopatológica. Nesse sentido, ela consiste exclusivamente na descrição, pelos próprios pacientes, de suas atividades conscientes. A avaliação ou explicação dessas descrições fenomenológicas se situariam fora dos domínios da fenomenologia. Caberia às várias escolas psicológicas estudar as associações causais das experiências conscientes descritas fenomenologicamente, estabelecer suas justificativas, seus desvios da normalidade e sua possível psicopatologia.

Baseando-se nesses princípios, Jaspers elaborou a sua monumental obra *Psicopatologia geral* (1913), na qual ele organizou os princípios sobre os quais se assenta a semiologia psiquiátrica atualmente utilizada.[14]

Outros psiquiatras lançaram mão de fenomenologia descritiva para caracterizar o mundo experiencial do obsessivo (Von Gebsattel), o mundo experiencial do maníaco (Binswanger) e as vivências temporais (Minkowski). Outra linha de desenvolvimento da corrente fenomenológica, mais inspirada no pensamento existencialista de Heidegger, foi a análise existencial, criada por Ludwig Binswanger (1881-1966). Os resultados das análises e reflexões desses pensadores não deram origem a um sistema organizado – o que seria contrário ao espírito da fenomenologia –, já que favoreciam uma singularização na compreensão dos casos clínicos e no seu tratamento.

O MODELO FREUDIANO

Sigmund Freud (1856-1938) inventou a psicanálise em uma abordagem clínica, por meio de sucessivos questionamentos exigidos pelos fatos observados. As principais influências sofridas por Freud foram:

- o movimento romântico alemão, cujas ideias já abordamos sucintamente;
- o positivismo médico de escola de Viena, onde Freud foi discípulo do notável fisiologista Ernst Wilhelm von Brücke (1819-1892). Um dos autores que mais influenciou Freud foi Gustav Theodor Fechner (1801--1887), que, combinando a filosofia romântica da natureza com os princípios da psicologia experimental, teorizou sobre os princípios do prazer, da estabilidade e da repetição, que vieram a ocupar um papel de destaque na formulação metapsicológica freudiana;
- os estudos clínicos franceses sobre as relações entre histeria e hipnose (principalmente os da escola neurológica) de Charcot em Paris (que admitia um fundamento orgânico para ambos os fenômenos) e, mais ainda, por Ambroise-Auguste Liébeault (1823-1904) e Hippolyte-Marie Bernheim (1840-1919), da escola de Nancy, que se opunha à anterior para defender que a hipnose era apenas um fenômeno da atenção;
- a psicologia dinâmica de Johann Friedrich Herbart (1776-1841), que descreveu o processo de passagem das ideias entre o consciente e o inconsciente de acordo com seu nível de energia.

A psicanálise, obviamente, é muito mais do que uma teoria psicopatológica. Ela corresponde a um método de investigação, que permite colocar em evidência as significações inconscientes produzidas pela livre associação, um método psicoterapêutico, o tratamento psicanalítico e um conjunto de teorias fornecidas por esses métodos. Como está além de nossas possibilidades sintetizar todo esse conjunto, nos limitaremos a descrever aqueles pontos de contato nos quais a teoria psicanalítica interagiu com as principais correntes psicopatológicas e por intermédio dos quais Freud se tornou um interlocutor dos psicopatologistas.

No momento em que Freud começou a desenvolver sua obra, o termo "neurose" estava enfrentando o seu momento de maior decadência desde que Pinel o excluiu do âmbito do alienismo. Freud logrou reabilitar o termo, dando-lhe uma consistência que só foi oficialmente questionada no DSM-III.

A principal preocupação de Freud era evidenciar os mecanismos psicogênicos de uma série de afecções. O eixo de sua classificação passava entre as neuroses atuais, em que a etiologia era procurada em uma disfunção somática da sexualidade, e as psiconeuroses, em que o conflito psíquico é o determinante.

A expressão "neurose atual" apareceu na obra *A sexualidade na etiologia das neuroses* (1898)[15] para designar a neurose de angústia e a neurastenia. Contudo, a noção da especificidade dessas afecções ante outras neuroses data das publicações de 1894-1896 e da correspondência com Fliess. A oposição entre as neuroses atuais e as psiconeuroses é etiológica e patogênica. A causa é sexual nos dois tipos de neuroses, mas, nas neuroses atuais, ela deve ser procurada nas desordens da vida sexual atual, enquanto, nas psiconeuroses, ela residiria em acontecimentos importantes da vida passada. A etiologia é somática nas neuroses atuais e psíquica nas psiconeuroses. Na neurose de angústia, o fator causal seria a ausência de uma descarga da excitação sexual, enquanto, na neurastenia, o apaziguamento da excitação sexual é inadequado (p. ex., masturbação). O mecanismo de formação dos sintomas seria somático e não simbólico. Estariam ausentes em sua formação a mediação encontrada na formação dos sintomas das psiconeuroses. Do ponto de vista terapêutico, isso implica que as neuroses atuais nada têm a ver com a psicanálise, pois os sintomas não procedem de uma significação a elucidar.

O grupo das psiconeuroses, cujos sintomas seriam a expressão simbólica de um conflito psíquico, foi dividido por Freud, em *Lições introdutórias à psicanálise* (1917),[16] em neuroses de transferência e neuroses narcísicas. As neuroses de transferência se caracterizaram pelo fato de a libido ser sempre deslocada para os objetos reais ou imaginários, em lugar de se retrair sobre o ego. Por esse motivo, elas seriam mais acessíveis ao tratamento analítico, uma vez que permitiram o aparecimento da transferência, o elemento propulsor do tratamento psicanalítico. Elas compreenderiam a neurose de ansiedade, a histeria de conversão e a neurose obsessiva. A histeria de conversão é caracterizada pela conversão da excitação psíquica em inervação física, resultando no aparecimento de alterações das funções motora ou sensitiva (conversão histérica). A neurose de ansiedade, caracterizada pela ocorrência de sintomas fóbicos, resultaria do deslocamento de um afeto conflitante para um objeto ou situação fora do sistema do ego. A neurose obsessiva havia sido descrita anteriormente por JP Falret, entre outros, como *folie de la doute*, e por Morel como *delire emotif*.[9] Seus principais sintomas, as obsessões e as compulsões, resultariam, segundo Freud, do manejo dos conflitos psíquicos por meio de mecanismos específicos, a saber: deslocamento do afeto, isolamento, anulação retroativa, etc.

As neuroses narcísicas caracterizariam, no plano teórico, a retração da libido sobre o ego, o que implica, no plano terapêutico, em dificuldades ou mesmo na impossibilidade do desenvolvimento da transferência. Originalmente, as neuroses narcísicas corresponderiam às psicoses, mas, em *Neurose e psicose* (1924),[17] Freud restringiu o uso da expressão às afecções do tipo melancólico, diferenciando-as tanto das neuroses de transferência quanto das psicoses.

A partir do esquema classificatório elaborado por Freud, pode-se constatar que a finalidade básica dele era a de permitir a identificação das afecções potencialmente tratáveis por meio da psicanálise. De saída, são distinguidas as condições de origem somática e as de origem psíquica. Em seguida, são identificadas as afecções nos tratamentos das quais a transferência pode se desenvolver e aquelas nas quais a transferência não se desenvolve. As diversas formas clínicas de neuroses – histeria de conversão, histeria de angústia e neurose obsessiva – corresponderiam a mecanismos diferentes de manejo de conflitos internos, que seriam representados simbolicamente pelos sintomas apresentados pelos pacientes.

A PARTICIPAÇÃO DO BRASIL NA HISTÓRIA DA PSIQUIATRIA

O marco inicial da instituição da psiquiatria no Brasil foi a inauguração do Hospício de Pedro II, em 1852. Este foi inspirado no modelo de alienismo de Pinel e Esquirol, considerado a modalidade de tratamento mais avançada para doenças mentais à época. Antes desse evento histórico, os pacientes com transtornos mentais eram deixados aos cuidados de suas famílias, nas ruas ou recolhidos à Santa Casa da Misericórdia. Durante as primeiras quatro décadas de atividade, porém, o Hospício de Pedro II funcionou com um asilo europeu pré-pineliano: uma instituição ainda anexada à Santa Casa de Misericórdia, administrada por religiosas e destinada ao acolhimento de doentes, órfãos e desafortunados de toda espécie. A atuação médica era relativamente secundária nesse contexto.

Essa situação precária não se corrigiu espontaneamente. O médico fluminense João Carlos Teixeira Brandão (1854-1921) tornou-se o primeiro docente universitário de psiquiatria na Escola de Medicina do Rio de Janeiro, então a capital federal, ensinando o alienismo francês a um grupo talentoso de alunos, publicando livros e artigos e se empenhando no plano administrativo e legislativo pela melhora das condições de assistência aos doentes no Brasil. Contudo, foi apenas em 1890, um ano após a Proclamação da República, que o Asilo Nacional dos Alienados (nome republicano do Hospício de Pedro II) foi desvinculado da Santa Casa da Misericórdia.

Uma geração depois, coube ao médico soteropolitano radicado na cidade do Rio de Janeiro, Juliano Moreira (1872-1933), alinhar a psiquiatria brasileira ao que de mais avançado havia no exterior. Uma personalidade extraordinária, filho de escrava, nascido ainda durante a era sombria da escravidão, Juliano Moreira, graças a seu talento e determinação, não apenas logrou formar-se em medicina, como se tornou diretor do Asilo Nacional dos Alienados entre 1903 e 1930. Sua longa gestão na instituição foi marcada por atuação humanista e científica. Fluente em alemão, francês, inglês e espanhol, introduziu no Brasil a psiquiatria alemã, em especial as ideias de Kraepelin sobre classificação dos transtornos mentais e psiquiatria transcultural. Criou o primeiro laboratório no Asilo Nacional dos Alienados, onde eram realizados exames de líquor para o diagnóstico e tratamento da paralisia geral progressiva. Foi um dos fundadores dos Arquivos Brasileiros de Psiquiatria, Neurologia e Ciências Afins. Juliano Moreira lutou para humanizar o tratamento psiquiátrico, inclusive mandando retirar as barras das janelas do Asilo Nacional dos Alienados. Fez construir o Pavilhão Seabra, destinado a reabilitação, ensino artístico e treinamento vocacional dos pacientes hospitalizados. Albert Einstein, em sua vinda ao Brasil, em 1925, visitou, a convite de Juliano Moreira, o Asilo Nacional dos Alienados e admirou-se com as atividades lá desenvolvidas pelos internos. Juliano Moreira foi o primeiro psiquiatra brasileiro a receber reconhecimento internacional, sendo, entre outras honrarias, eleito presidente honorário do 4º Congresso Internacional de Assistência ao Insano. Juliano Moreira foi um infatigável inimigo do racismo. À época, vozes influentes afirmavam que os problemas psiquiátricos no Brasil decorriam da miscigenação racial. Para Juliano Moreira, os problemas mentais eram causados por fatores físicos e ambientais, como pobreza e falta de educação.

A contribuição da psiquiatria brasileira à mundial não estaria completa sem mencionarmos a obra de José Leme Lopes (1904-1990), catedrático do Instituto de Psiquiatria da Universidade do Rio de Janeiro. Em 1954, em um momento histórico no qual o diagnóstico psiquiátrico encontrava-se no nadir do seu prestígio, o professor Leme Lopes publicou seu estudo fundamental, chamado *As dimensões do diagnóstico psiquiátrico: contribuições para sua sistematização*.[18] No livro, além de realizar uma avaliação sistemática da importância e do alcance do diagnóstico psiquiátrico, o professor Leme Lopes articulou uma proposta pioneira que teria amplíssima repercussão, a concepção de uma classificação multiaxial, que acabou sendo incorporada ao DSM-III e ao DSM-IV.

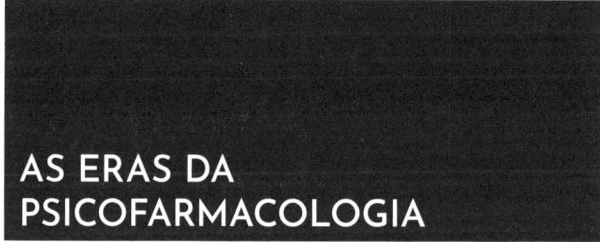

AS ERAS DA PSICOFARMACOLOGIA

A humanidade vem fazendo uso empírico de substâncias psicoativas desde os seus remotos primórdios para fins recreativos, espirituais e terapêuticos. A psicofarmacologia científica, porém, é filha direta da química moderna, e só viu a luz do sol na segunda metade do século XIX, inaugurando a pré-história da moderna terapêutica psiquiátrica. Mesmo assim, o arsenal terapêutico das instituições asilares da segunda metade do século XIX era bastante restrito, limitando-se a substâncias sedativas com baixa margem de segurança, como hidrato cloral, paraldeído e opiáceos e, posteriormente, os barbituratos. Tratamentos farmacológicos seletivos para quadros psicóticos, ansiedade, depressão e mania eram, então, pouco mais que distantes miragens.

O evento que logrou transformar uma dessas miragens em realidade palpável, marcando, assim, o início da chamada Era de ouro da psicofarmacologia, foi a comprovação das propriedades deliriolíticas do composto Rhône-Poulenc 4560, por Deniker e Delay, no Centre Hospitalier Sainte-Anne, em 1952. Esse composto, que se tornaria conhecido sob o nome clorpromazina, foi sintetizado por Paul Charpentier a partir do núcleo fenotiazínico originalmente empregado na produção de corantes orgânicos. Apenas quatro anos depois, quatro milhões de norte-americanos estavam sendo medicados com esse fármaco, um primeiro passo que propiciaria a mudança irreversível do cenário do tratamento dos quadros psicóticos do meio asilar para o comunitário. A manipulação química do núcleo fenotiazínico levou à criação de várias moléculas com propriedades comparáveis, como tioridazina, flufenazina e trifluoperazina. Outros compostos, como a butirofenona haloperidol, desenvolvida por Paul Janssen em 1958, na Bélgica, revelaram-se igualmente efetivos.

Do mesmo modo impactante foi o desenvolvimento pioneiro dos antidepressivos. Em 1955, a companhia Geigy criou o composto iminodibenzil, para competir com a clorpromazina. O psiquiatra suíço Roland Kuhn, contudo, demonstrou que o principal efeito dessa substância não era antipsicótico, mas antidepressivo, o que levou à sua comercialização para esse fim sob o nome de imipramina, em 1957. Em 1960, Frank Ayd demonstrou que a amitriptilina, sintetizada pela Merck para ser antipsicótico, compartilhava dos efeitos antidepressivos apresentados pela imipramina.

O primeiro ansiolítico moderno a ser comercializado foi o meprobamato, em 1955. A demanda reprimida por esse tipo de medicação era enorme: em 10 anos, foram vendidos 14 bilhões de comprimidos de meprobamato. A despeito do inegável entusiasmo do Laboratório Wyeth, dos médicos prescritores e dos próprios consumidores, o meprobamato, contudo, compartilhava muitas das limitações e riscos dos barbitúricos, e deveria, ocasionalmente, vir a ser substituído. Leo Sternbach, pesquisando nos laboratórios Hoffmann-LaRoche uma alternativa ao meprobamato entre as benzoheptoxdiazinas, criou o Ro-5-0690. Esse composto, que ficou conhecido como clordiazepóxido, foi o primeiro benzodiazepínico sintetizado. Sternbach criou, ainda, entre outros, o diazepam, o flurazepam e o clonazepam. Os benzodiazepínicos tornaram-se a medicação de escolha para os quadros ansiosos por conta de sua relativa seletividade de efeitos e segurança de uso.

Já a história do lítio como psicofármaco tem suas raízes no passado remoto. Desde a Antiguidade, os médicos vêm recomendando o consumo de águas provenientes de determinadas fontes para o tratamento da melancolia. Não surpreendentemente, tais águas seriam ricas em lítio. A mais conhecida dessas fontes medicinais fica em Mineral Wells, no Texas. William Hammond, em Nova York, e Frederik Lange, em Copenhagen, descreveram o tratamento bem-sucedido dos transtornos do humor com brometo de lítio ainda no final do século XIX, mas essas referências ficaram esquecidas. Em 1949, John Cade voltou a publicar, na Austrália, sobre as propriedades terapêuticas, mas também, nesse caso, as repercussões foram limitadas. Foi apenas em 1954, quando Mogens Schou, de Risskov, Dinamarca, demonstrou, em um dos primeiros ensaios clínicos randomizados, que o lítio era comparável à eletroconvulsoterapia no tratamento da mania aguda, que esse metal foi incorporado definitivamente à farmacopeia psiquiátrica. A introdução do espectrofotômetro de chama, em 1958, tornou mais prática a dosagem dos níveis sanguíneos do lítio e facilitou sobremaneira seu uso clínico.

Assim, no início dos anos 1960, o arsenal terapêutico básico psiquiátrico já estava delineado. No intervalo exíguo de uma década, condições clínicas previamente tidas como intratáveis revelaram-se amplamente manejáveis. As repercussões sociais, conceituais e científicas desses eventos foram imensas. A mais importante das consequências sociais foi a abertura da perspectiva de desinstitucionalização psiquiátrica. Por exemplo, o número de pacientes internados em longo prazo nos hospitais psiquiátricos estaduais norte-americanos atingiu seu máximo em 1955 – 558.922 – e declinou abruptamente nos anos e décadas seguintes, caindo para 21.573 em 1974. A efetividade dos antidepressivos tricíclicos (ADTs) abalou a clássica diferenciação de origem psicanalítica entre depressões psicóticas e neuróticas e colocou em xeque a noção de que estas deveriam ser tratadas exclusivamente com psicoterapia. A especificidade do lítio no tratamento dos transtornos do humor proveu respaldo empírico sólido à contraposição kraepeliniana entre esquizofrenia e TB. O campo das neurociências também foi radicalmente afetado pelos frutos da Era de ouro da psicofarmacologia. As pesquisas de Arvid Carlsson, no final dos 1950 e no início dos anos 1960, demonstraram que a clorpromazina exerce seus efeitos antipsicóticos por meio do bloqueio da ação do neurotransmissor dopamina no SNC, dando origem à hipótese dopaminérgica da esquizofrenia. Similarmente, em 1965, Schildkraut e Bunney e Davies propuseram a hipótese monoaminérgica da depressão, baseada nos supostos mecanismos de ação dos ADTs.

À era de ouro da psicofarmacologia, seguiu-se um intervalo comparativamente estéril de 20 anos, no qual nenhum medicamento com perfil radicalmente novo foi gestado. Na verdade, uma sequência obscura de eventos acabaria tendo repercussões importantes nas décadas seguintes. Em 1958, o laboratório suíço Wander criou um composto tricíclico derivado da imipramina com propriedades antipsicóticas, que veio a se chamar clozapina. Hippius, nos anos 1960, demonstrou que a clozapina não produzia os indesejáveis efeitos adversos extrapiramidais, que, até então, acreditava-se serem indissociáveis da ação terapêutica dos agentes antipsicóticos. Em 1975, porém, a revista *Lancet* publicou um artigo sobre a ocorrência de 16 casos de agranulocitose, sendo nove deles fatais, em pacientes finlandeses tratados com clozapina. Esse relato acarretou virtual banimento do uso do fármaco e truncou o desenvolvimento de uma promissora linha de pesquisa pelo laboratório Sandoz, então detentor da sua patente.

O potencial da clozapina, contudo, era muito grande para ser ignorado e, por fim, em 1988, Kane e seus colaboradores demonstraram que a substância era superior à clorpromazina no tratamento de pacientes com esquizofrenia refratária, não produzia efeitos extrapiramidais e podia ser usada com segurança, desde que a leucometria fosse monitorada a intervalos regulares.

As propriedades extraordinárias da clozapina, reconhecidas sob a denominação de atipia, pareciam desafiar a explicação científica. Várias tentativas foram feitas para reproduzir suas qualidades em medicamentos que não manifestassem seus efeitos colaterais, principalmente o risco de agranulocitose. Dessa empreitada, resultaram diversos antipsicóticos ditos atípicos, como a risperidona, a olanzapina e a quetiapina, todos efetivos, mas nenhum deles compartilhando da "magia" da clozapina.

No final dos anos 1960, as pesquisas começaram a identificar um papel importante também para o neurotransmissor serotonina na gênese da depressão. A companhia Ely Lilly começou a investigar o potencial antidepressivo de ligandos que inibissem seletivamente a recaptação da serotonina pelos transportadores desse neurotransmissor, aumentando sua concentração na fenda sináptica e potencializando sua ação sobre os receptores pós-sinápticos. Em 1974-1975, demonstrou-se que o composto LY110140, a fluoxetina, se encaixava nesse perfil, e, em 1988, ela foi lançada no mercado com o nome de Prozac. O sucesso clínico, comercial e midiático do Prozac levou à criação de novos ISRSs, como sertralina (1991), paroxetina (1992) e citalopram (1998). Outros paradigmas de ação antidepressiva foram identificados em seguida e materializados sob a forma de novos medicamentos, como os inibidores da recaptação de dopamina e noradrenalina (bupropiona), os inibidores seletivos da recaptação de serotonina e noradrenalina ([ISRSNs] venlafaxina, duloxetina, milnaciprano) e, mais recentemente, os antidepressivos multimodais (vortioxetina). A facilidade de uso, a grande tolerabilidade por parte dos pacientes e a elevada margem de segurança dos ISRSs e da nova leva de antidepressivos contribuíram para que estes alcançassem uma popularidade entre médicos (psiquiatras ou não) e usuários que os ADTs nunca poderiam aspirar. Assim, em 1988, ano do lançamento comercial da fluoxetina, 40 milhões de norte-americanos estavam sendo medicados com um antidepressivo. Em 2011, esse número subiu para 264 milhões, em grande parte com prescrições de médicos não psiquiatras.

Dessa forma, os anos 1990 e a primeira metade da década inicial do século XXI ficaram marcados por uma perspectiva otimista em relação ao tratamento da esquizofrenia e dos transtornos do humor. O arsenal terapêutico psiquiátrico havia passado por mudanças revolucionárias. Um conjunto de medicamentos radicalmente novos trazia confiança renovada aos psiquiatras e esperanças inéditas aos pacientes. Se não pudermos caracterizar essa época como uma segunda Era de ouro da psicofarmacologia, não seria injusto qualificá-la como uma Era de prata da psicofarmacologia.

Os estudos subsequentes, contudo, demonstraram que os antipsicóticos atípicos, apesar de seu perfil mais benigno em termos de efeitos colaterais, não se mostraram globalmente superiores aos antipsicóticos convencionais, com a importante exceção da clozapina. A despeito das inegáveis qualidades dos ISRSs, estima-se que 30% dos pacientes deprimidos não atinjam remissão dos seus sintomas mesmo após quatro tentativas de tratamento com medicamentos de perfis diferentes. Igualmente preocupante é o fato de que vários grandes laboratórios cessaram ou limitaram seus investimentos em pesquisa psicofarmacológica. A serendipidade esteve por trás de muitos dos principais avanços na psicofarmacologia. Os grandes progressos recentes no entendimento dos mecanismos genéticos, moleculares e enzimáticos das doenças em geral não parecem estar se estendendo ao campo dos transtornos mentais, em particular. É natural que os departamentos de pesquisa farmacológica optem por "cortar a natureza em suas juntas", buscando novas modalidades de tratamento com base no conhecimento preciso dos mecanismos patogênicos fundamentais.

Até que conheçamos melhor as etapas críticas no desenvolvimento dos transtornos mentais, a criação de novas modalidades terapêuticas continuará a depender fundamentalmente da capacidade de observação clínica e de muita sorte. Uma nova e, esperamos, definitiva "Era de ouro da psicofarmacologia" dependerá, em grande medida, do esclarecimento dos mecanismos patogênicos subjacentes aos transtornos mentais.

A ERA DAS CLASSIFICAÇÕES

Os seres humanos são habitualmente tentados a buscar a ordem em meio ao caos. Classificar é, portanto, um impulso natural para impor uma ordem à natureza e tentar identificar associações ocultas. As doenças, em geral, e os transtornos mentais, em particular, não são uma exceção a esta regra. Os países e as organizações internacionais também precisam de classificações das doenças, mas, por razões operacionais, principalmente para criar um vocabulário unificado acerca das condições de saúde e doença que possibilite a comunicação universal. A primeira classificação internacional a incluir os transtornos mentais foi a *Classificação internacional das doenças, lesões e causas de morte* da Organização Mundial da Saúde (OMS), de 1949, a CID-6.[19] A American Psychiatric Association (APA) optou por criar a sua classificação, o DSM-I,[20] que refletia as tradições psiquiátricas locais. A CID-8[21] e o DSM-II[22] se caracterizaram por tentarem harmonizar os sistemas classificatórios.

Em 1980, o DSM-III,[1] no entanto, revolucionou os sistemas classificatórios previamente existentes na psiquiatria. Em primeiro lugar, refinou[1] as definições operacionais mais vagas empregadas até então, introduzindo conjuntos precisos de critérios. Estes foram derivados de instrumentos utilizados em pesquisa, os critérios de Feighner e os Research Diagnostic Criteria (RDCs), os quais pressupunham que os transtornos mentais correspondiam a entidades diagnósticas independentes e bem delimitadas entre si, uma perspectiva que foi denominada de neokraepeliniana. Esse rótulo também implicava que os pesquisadores admitiam implicitamente que, para a maior parte dos transtornos mentais, o que se conhecia era o quadro clínico e a evolução; os mecanismos patogenéticos e a etiologia permanecem quase tão desconhecidos como o eram à época do próprio Kraepelin.

Em segundo lugar, a publicação do DSM-III[1] coincidiu com uma perda acelerada de prestígio na psicanálise nos Estados Unidos. Até então, termos e conceitos de origem psicanalítica norteavam as classificações psiquiátricas, particularmente no que diz respeito à ansiedade e à depressão. Por exemplo, depois de 200 anos de uso, a expressão "neurose" foi expurgada pelo DSM-III.[1] Longe de implicar apenas uma mudança terminológica, essa alteração refletia uma contestação do paradigma freudiano, no qual as neuroses eram consideradas como tendo etiologia psicodinâmica. No DSM-III,[1] elas também se transformaram em síndromes de etiologia desconhecida. O manual não apenas suprimiu esses termos como também se declarou "ateórico", embora deixasse entrever pouco disfarçado organicismo de base.

Por fim, o DSM-III[1] empurrou a questão da classificação para o primeiro plano da psiquiatria. Para a psicanálise, o mais importante era a singularidade de cada paciente, e acreditava-se que os esforços classificatórios limitariam e empobreceriam essa característica. Em última instância, o DSM-III[1] ia além do esforço para criar uma linguagem comum e continha uma aposta no futuro do conhecimento psiquiátrico. Se os critérios diagnósticos propostos conseguissem delimitar com precisão um transtorno mental, as pesquisas clínica, epidemiológica, genética e dos marcadores laboratoriais acabariam por validar a existência daquele transtorno mental, isto é, provar sua existência independente e separada de outros transtornos mentais. Cada transtorno descrito no DSM-III[1] estaria, portanto, à espera dos esforços de validação. Como os critérios diagnósticos estavam sujeitos a reformulações, e novas entidades eram continuamente propostas, ele foi sucedido pelo DSM-III-R,[23] pelo DSM-IV[24] e, recentemente, pelo DSM-5.[12] O DSM-III[1] e seus sucessores também coincidiram com um crescimento quantitativo e qualitativo da pesquisa psiquiátrica e se tornaram a sua inseparável linguagem científica. Nessa perspectiva, as diferentes edições do manual passaram a acumular as funções de vocabulário unificado da psiquiatria e de seu projeto científico central, papel este que a CID-10[25] não tinha condições de exercer, pois enfatizava primordialmente a facilitação de comunicação em níveis nacional e internacional. A publicação de cada nova versão do DSM era, portanto, saudada com entusiasmo, como um passo a mais em direção a uma classificação cientificamente embasada dos transtornos mentais.

A popularidade e a influência do DSM-III[1] e de seus sucessores foram um fenômeno sem precedentes na história da psiquiatra. O foco maior do interesse coletivo foi deslocado dos nomes dos grandes psiquiatras e até dos transtornos mentais mais importantes para a classificação em si. Não que esse sistema seja imune a críticas. Além das esperadas críticas externas, pesquisadores de renome apontaram, desde o início, problemas, como a alta prevalência de comorbidades, a ocorrência de casos não classificáveis de acordo com os critérios e a incapacidade persistente em validar as categorias diagnósticas propostas. Outra crítica bem fundamentada diz respeito à sobrevalorização dos critérios diagnósticos em detrimento da psicopatologia, levando a um empobrecimento relativo do conhecimento e da utilização da semiologia psiquiátrica pelas gerações de psiquiatras treinados no período pós-1980.

O modelo de proposta classificatória instituído pelo DSM-III[1] acabou vitimado por uma grave crise de confiança por ocasião da publicação do DSM-5, em 2013.[12] Uma das principais manifestações dessa perda de confiança foi a publicação, nesse mesmo ano, pelo National Institute of Mental Health – a principal agência de fomento científico dos Estados Unidos na área de psiquiatria – dos *Research Domain Criteria* (RDoCs),[26] que buscariam fundamentar a classificação psiquiátrica em medidas laboratoriais objetivas, e não mais nas categorias diagnósticas do DSM. O sistema DSM continua, atualmente, a ocupar papel central na clínica e na pesquisa psiquiátricas, mas seu direito à exclusividade nesta última, antes aceito sem contestação, é agora objeto de questionamento.

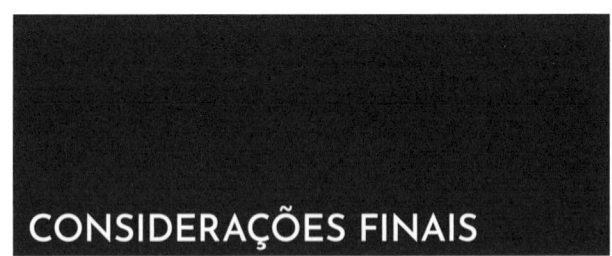

CONSIDERAÇÕES FINAIS

Nosso breve relato do desenvolvimento histórico do conhecimento psiquiátrico ilustrou o processo pelo qual a psiquiatria emergiu a partir de um alienismo incipiente e se tornou uma especialidade médica de grande impacto clínico e social, com fundamentação científica considerável. A maior barreira que se encontra à frente da psiquiatria, atualmente, é o relativo desconhecimento sobre os mecanismos patogênicos que subjazem os transtornos mentais. Para que possa haver progresso real em direção a uma nosografia e a uma nosologia, com sólidas bases científicas, e a um tratamento radicalmente efetivo dos transtornos mentais, é preciso alcançar um patamar mais elevado de conhecimento nessa empreitada.

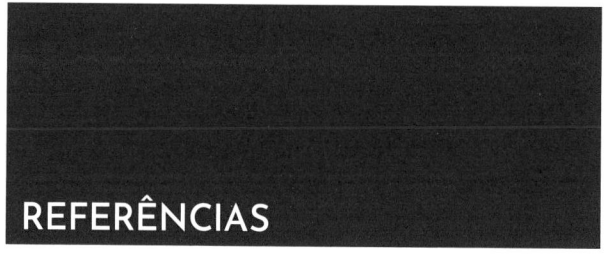

REFERÊNCIAS

1. American Psychiatric Association. Manual diagnóstico e estatístico de transtornos mentais: DSM-III. 3. ed. Porto Alegre: Artmed; 1980.

2. Faulkner W. Requiem for a nun. New York: Vintage International; 2011.

3. Berrios G, Porter R. A history of clinical psychiatry: the origin & history of psychiatric disorders. London: The Athlone; 1995.

4. Bentall RP. Madness explained: psychosis and human nature. London: Penquin Books; 2004.

5. Torrey EF, Miller J. The invisible plague: the rise of mental illness from 1750 to the present. New Jersey: Rutgers University; 2001.

6. Pinel P. Compendio de la nosografía filosófica del dr. Pinel. Los Angeles: Hard; 2019.

7. Shorter E. A history of psychiatry: from the era of the asylum to the age of Prozac. New York: John Wiley & Sons; 1997.

8. Foucault M. Histoire de la folie à l'âge classique. Paris: Gallimard; 1972.

9. Micale MS, Porter R. Discovering the history of psychiatry. New York: Oxford University; 1994.

10. Bayle ALJ. Traité des maladies du cerveau et de ses membrane: maladies mentales. Paris: Gabon; 1826.

11. Morel BA. Traité des dégénérescences physiques, intellectuelles et morales de l'espèce humaine et des causes qui produisent ces variétés maladives. Paris: Chez J. B. Baillière; 1857.

12. American Psychiatric Association. Manual diagnóstico e estatístico de transtornos mentais: DSM-5. 5. ed. Porto Alegre: Artmed; 2014.

13. World Health Organization. ICD-11 for mortality and morbidity statistics [Internet]. 11th ed. Geneve: WHO; 2021 [capturado em 19 jun. 2021]. Disponível em: https://icd.who.int/browse11/l-m/en.

14. Jaspers K. Psicopatologia geral. Rio de Janeiro: Atheneu; 1987.

15. Freud S. Sexuality in the aetiology of the neuroses. Worcestershire: Read Books Limited; 2014.

16. Freud S. Lições Introdutórias à Psicanálise. In: Freud S. Edição standard das obras completas. Rio de Janeiro: Imago; 1976.

17. Freud S. Neurosis and psychosis. In: Freud S. The standard edition of the complete psychological works of Sigmund Freud. London: Hogarth; 1924. p. 147-154.

18. Leme Lopes J. As dimensões do diagnóstico psiquiátrico (contribuição para sua sistematização). Rio de Janeiro: Agir; 1954.

19. World Health Orhanization. Manual of the international statistical classification of diseases, injuries and causes of death: CID-6. Geneva: WHO; 1949.

20. American Psychiatric Association. Diagnostic and statistical manual of mental disorders: DSM-I. Washington: APA; 1952.

21. Organização Mundial da Saúde. Manual da classificação internacional de doenças, lesões e causas de óbito: CID-8. Washington: OMS; 1969.

22. American Psychiatric Association. Diagnostic and statistical manual of mental disorders: DSM-II. Washington: APA; 1968.

23. Associação Americana de Psiquiatria. Manual de diagnóstico e estatística de distúrbios mentais: DSM-III-R. São Paulo: Manole; 1989.

24. American Psychiatric Association. Diagnostic and statistical manual of mental disorders: DSM-IV. Washington: APA; 1994.

25. Organização Mundial da Saúde. Classificação de transtornos mentais e de comportamento da CID-10: descrições clínicas e diretrizes diagnósticas. Porto Alegre: Artmed; 1993.

26. The National Institute of Mental Health Information Resource Center. Research Domain Criteria (RDoC) [Internet]. Bethesda: The National Institute of Mental Health Information Resource Center; 2021 [capturado em 27 jun. 2021]. Disponível em: https://www.nimh.nih.gov/research/research-funded-by-nimh/rdoc/.

LEITURAS RECOMENDADAS

Aftab A, Ryznar E. Conceptual and historical evolution of psychiatric nosology. Int Rev Psychiatry. 2020;1-14.

Beauchesne H. Histoire de la psychopathologie. Paris: Presses Universitaires de France; 1986. v. 97.

Bercherie P. Os fundamentos da clínica: história e estrutura do saber psiquiátrico. Rio de Janeiro: Jorge Zahar; 1989

Braslow JT, Marder SR. History of psychopharmacology. Ann Rev Clin Psychol. 2019;15:25-50.

Brisset C. Les modèles médicaux et la psychiatrie. L'Évolution Psychiatrique. 1982;47(2):499-520.

Clark LA, Cuthbert B, Lewis-Fernández R, Narrow WE, Reed GM. Three approaches to understanding and classifying mental disorder: ICD-11, DSM-5, and the National Institute of Mental Health's Research Domain Criteria (RDoC). Psychol Sci Public Interest. 2017;18(2):72-145.

Fontenelle LF, Mendlowicz MV. Manual de psicopatologia descritiva e semiologia psiquiátrica. Rio de Janeiro: Thieme Revinter; 2017.

Jaspers K. The phenomenological approach in psychopathology. Br J Psychiatry. 1968;114(516):1313-23.

Lantéri-Laura G. La connaissance clinique: histoire et structure en médicine et en psychiatrie. L'évolution Psychiatrique. 1982;47(2):423-69.

Mathias C, Nardi AE. João Carlos Teixeira Brandão, the first Brazilian professor of psychiatry. Arq Neuro-Psiquiatr. 2018;76(10):713-5.

Nardi AE. Sixty years (1954-2014) of José Leme Lopes's fundamental book: as dimensões do diagnóstico psiquiátrico. Rev Bras Psiquiatr. 2014;36(1):1-2.

Nardi AE, Carta MG, Shorter E. The remarkable Juliano Moreira (1872-1933): an Afro-Brazilian psychiatrist, scientist, and humanist in an environment of slavery and racism. Braz J Psychiatr. 2020.

Pichot P. Nosological models in psychiatry. Br J Psychiatry. 1994;164(2):232-40.

Shorter E. The history of nosology and the rise of the diagnostic and statistical manual of mental disorders. Dialogues Clin Neurosci. 2015;17(1):59-67.

Taylor FK. The role of phenomenology in psychiatry. Br J Psychiatry. 1967;113(500):765-70.

Para *quizzes* sobre o conteúdo do livro e casos clínicos complementares, acesse:

https://apoio.grupoa.com.br/tratadopsi/

2

ÉTICA NA PSIQUIATRIA

CARLOS GUILHERME FIGUEIREDO
RENATA NAYARA SILVA FIGUEIREDO

Como profissionais, os médicos lidam com diferentes questões éticas em sua prática diária. Na psiquiatria, dilemas éticos são frequentes, e o treinamento para lidar com eles deve fazer parte da formação desses especialistas. Reconhecer questões éticas quando surgirem e basear suas condutas em padrões éticos universalmente promovidos são princípios fundamentais da atuação do psiquiatra.

ÉTICA

Diversas são as concepções sobre ética. A depender da abordagem, podemos descrevê-la como estudo ou análise acerca das ações e comportamentos do ser humano, seus princípios orientadores e a interpretação sobre bem e mal, certo e errado.

Atualmente, há uma clara tendência na diferenciação conceitual entre ética e moral, sendo esta um código de conduta e conjunto de valores que fundamentam o agir de determinado grupo em determinada localidade ou tempo relacionada com a cultura e os costumes. A ética é universal e permanente, ao passo que a moral é temporária, vinculada a um grupo, subordinada aos costumes e sua permanente transformação.

ÉTICA MÉDICA

A profissão médica exige como característica central um comportamento ético. A observância de preceitos éticos e a prática da medicina são fenômenos indissociáveis. Na psiquiatria, situações complexas e peculiares envolvendo ética são comuns e nem sempre facilmente identificáveis, demandando do profissional um alto nível de responsabilidade. A natureza das doenças mentais (que pode envolver, inclusive, a perda da capacidade de autodeterminação) e todo o estigma relacionado a elas são alguns dos fatores que contribuem para essa maior complexidade. Assim, questões éticas desprovidas de maiores conflitos em outras especialidades encontram na psiquiatria um campo fértil para dúvidas, críticas e discussões.

O papel poderoso e íntimo desempenhado pelo psiquiatra na vida de seus pacientes confere uma importância ainda maior à ética na área. Essa relação estreita exige do médico conhecimento e vasto treinamento em medicina, psicologia e ética. Identificar situações com potenciais conflitos éticos e adotar medidas para esclarecer e, quando possível, solucioná-los, são habilidades essenciais para exercer os diferentes e complexos papéis de um psiquiatra.

CÓDIGOS DE ÉTICA

Os códigos de ética apresentam diretrizes e normas para guiar e disciplinar a conduta dos médicos, explicitando os direitos e deveres desses profissionais. Esses manuais tornam mais acessível a avaliação de procedimentos adotados na prática médica, definem parâmetros de relacionamentos e ajudam o profissional na tomada de decisões éticas. Em geral, resultam de uma seleção de regras de comportamento moral, que se mostraram necessárias e eficazes para regular a profissão ao longo do tempo. No exercício de sua profissão, o médico deve orientar sua conduta pela observância das leis em vigor e dos princípios éticos que norteiam a prática da medicina. Os códigos de ética médica, no entanto, não são capazes de abranger tantas variabilidades e especificidades inerentes ao tema, e os médicos frequentemente não detêm conhecimento dos campos jurídico e filosófico.

PRINCÍPIOS ÉTICOS ESSENCIAIS

Os princípios éticos essenciais devem ser conhecidos e considerados pelos psiquiatras em seu trabalho. Isso ajuda a evitar os conflitos éticos, que podem ser definidos como tensão entre o que se deseja e o que eticamente deve ser feito, e a refletir sobre os dilemas éticos, que são os conflitos entre os valores éticos. Esses princípios do comportamento moral de alta relevância para a ética médica incluem autonomia, beneficência, não maleficência, justiça e conceitos associados de privacidade e sigilo.[1]

■ AUTONOMIA

O princípio da autonomia, ou respeito à autonomia, é o direito da pessoa de deliberar sobre seu tratamento ou demais atos médicos. Para isso, é fundamental que o indivíduo receba informações de forma clara, entenda os benefícios, riscos e custos envolvidos no processo e as demais opções viáveis ao caso. Requer do paciente capacidade de entendimento e de autodeterminação. Opiniões de amigos, familiares e de outros profissionais podem contribuir na tomada de decisão, mas para que seja autônoma, pressupõe-se que seja livre de qualquer tipo de coerção, subordinação ou intimidação. Em casos em que o entendimento esteja prejudicado ou a autonomia de decisão reduzida ou ausente em consequência da doença, os representantes legais tornam-se responsáveis pelas decisões quanto à assistência médica.

■ BENEFICÊNCIA

A beneficência é o princípio norteador da ação do médico. É a obrigação de potencializar o benefício e atenuar o prejuízo, ou seja, não é suficiente não prejudicar, é preciso promover o bem. O profissional deve assegurar que as técnicas aplicadas sejam benéficas ao paciente. A relação de confiança estabelecida entre o psiquiatra e os pacientes exige que o profissional esteja atento aos interesses do paciente, mesmo em detrimento dos seus.

■ NÃO MALEFICÊNCIA

O princípio da não maleficência (*primum non nocere* – em primeiro lugar, não causar dano) estabelece que a ação do médico não deve causar danos ou deve causar o menor prejuízo ou agravos à saúde do paciente. O treinamento adequado e criterioso e a cautela para tomar decisões são fundamentais para evitar criar riscos aos pacientes por meio de uma ação ou pela falta dela.

■ JUSTIÇA

O princípio da justiça estabelece como condição fundamental um tratamento justo, conforme o que é moralmente correto e adequado, garantindo distribuição de recursos equilibrada e que possa abranger, de maneira eficaz, o maior número de pessoas. Pressupõe atuação médica imparcial, evitando que aspectos econômicos, sociais, culturais, religiosos ou outros interfiram na relação médico–paciente.

■ SIGILO MÉDICO

O sigilo profissional é uma das premissas éticas mais tradicionais da prática médica. Na psiquiatria, a confidencialidade adquire importância ainda maior, sendo uma das grandes responsáveis pelo papel poderoso e íntimo dos psiquiatras na vida dos seus pacientes. O segredo profissional apenas poderá ser revelado por motivo justo ou dever legal.

PSIQUIATRIA FORENSE

A psiquiatria forense talvez seja a área da psiquiatria com mais dilemas éticos, ou seja, a área em que mais dúvidas surgem ao determinar se as ações do psiquiatra estão de acordo com os conceitos éticos, os ditames morais e os preceitos legais. A prática da psiquiatria forense inclui atividades periciais, assistenciais, consultorias e de ensino e pesquisa, envolvendo, principalmente, pessoas com problemas na esfera criminal e/ou cível, inclusive algumas conflitantes entre si.

O psiquiatra que atua como perito, assistente técnico ou médico assistente é preliminarmente um médico, e deve atuar guiado pela capacitação técnica, honestidade e veracidade no exercício de suas funções. O psiquiatra como perito tem compromisso com a isenção/imparcialidade e com a sociedade. Por estar a serviço do juízo, não tem o dever de preservar as informações dadas em confiança (confidencialidade/sigilo). Por conseguinte, o médico, ao atuar como perito, precisa informar ao periciando (e reiterar sempre que necessário) essa mudança de compromisso profissional. Informações que esclareçam a situação que motivou o ato pericial devem ser levadas à autoridade, mesmo que em detrimento do sigilo. Outra diferença importante que se deve ressaltar é que, tanto do ponto de vista ético-deontológico (é vedado ao médico ser perito ou auditor do próprio paciente, de pessoa de sua família ou de qualquer outra com a qual tenha relações capazes de influir em seu trabalho ou de empresa em que atue ou tenha atuado) quanto cível e criminal, o médico não pode, em hipótese alguma, atuar como perito de seu paciente. Nessa relação de médico-paciente, não pode haver interposição de qualquer outro interesse, sob pena de se macular a confiança mútua.

Sob outra perspectiva, encontra-se o assistente técnico, que não está sujeito a impedimento ou suspeição, não tem compromisso com a imparcialidade por estar vinculado a parte que o contratou e pela própria essência do seu trabalho. Todavia, é bom evitar que o psiquiatra forense assuma, simultaneamente para com uma mesma pessoa, o duplo papel de terapeuta e assistente técnico. Essa relação é, com frequência, denominada duplo agenciamento, e traz consigo, de forma intrínseca, a discussão sobre conflitos de interesses. A rigor, ela se refere à caracterização de potenciais conflitos entre interesses primários e secundários no exercício da prática profissional.

Quando o psiquiatra forense prestar serviços como médico assistencialista, o sigilo deve ser resguardado, salvo em situações excepcionais, em que, por motivo justo ou dever legal, existe a possibilidade de se compartilhar informações que sejam estritamente necessárias para prevenir danos ao próprio paciente e a terceiros.

ÉTICA E EMERGÊNCIA PSIQUIÁTRICA

Uma emergência é qualquer situação com risco de vida atual e significativo e que demanda intervenção imediata. Emergências psiquiátricas são mudanças de comportamento que colocam o paciente ou outras pessoas em risco e requerem intervenção terapêutica imediata para a prevenção de danos. Entre as emergências mais prevalentes, estão comportamento suicida, episódios depressivos ou maníacos graves, automutilação, falta de crítica, incapacidade grave de autocuidados, intoxicação ou abstinência de substâncias e agitação psicomotora. Esses casos podem evoluir para internações e contenções mecânicas e/ou farmacológicas.

Entre as emergências psiquiátricas, o comportamento suicida é o que mais enseja dilemas éticos. A avaliação de pessoas que apresentam pensamentos e ações suicidas é a principal responsabilidade do psiquiatra em situações de emergência. Mais de 95% das ocorrências de suicídio têm ligação com alguma patologia mental e, portanto, seriam evitáveis caso houvesse acompanhamento e tratamento da doença de fundo. No conflito entre os princípios de respeito à autonomia e ao sigilo do paciente e de beneficência e não maleficência do médico, como no contraste entre o desejo de morrer do paciente e o imperativo médico para preservar a vida, este último deve prevalecer, sendo impositiva a intervenção do psiquiatra nas tentativas de suicídio, seja prevenindo-as ou interrompendo-as, tendo em vista o princípio da inviolabilidade da vida previsto na Constituição Federal de 1988.[2] Ainda sobre a mitigação da autonomia do paciente, o Código Penal[3] vigente no Brasil dispõe de duas possibilidades em que a intervenção médica pode ocorrer à revelia do paciente, sem que isso caracterize constrangimento ilegal: o ato médico realizado em caso de iminente risco de morte e a ação voltada para evitar o suicídio.

Outra faceta que provoca reflexão sobre o comportamento ético diz respeito aos casos de internação. Constantes tensões entre a observância dos princípios da autonomia, da beneficência e da não maleficência ocorrem na hipótese de hospitalização de alguém que padece com transtorno psiquiátrico. Muitos pacientes, em função de sua condição psíquica, podem realizar atos prejudiciais a si próprios e/ou a terceiros, além de se exporem social, financeira e/ou sexualmente. Nesses casos, as restrições da autonomia são eticamente permissíveis, apresentando-se como medida proporcional e razoável quando cotejada com os potenciais riscos.

As internações determinadas em decorrência de doença mental são previstas na Lei nº 10.216/2001,[4] dividindo-se em: voluntária, isto é, com o consentimento do paciente; involuntária, realizada sem seu consentimento, sendo suficiente a indicação médica, devendo, contudo, ser minuciosamente registrada em prontuário, bem como comunicada ao Ministério Público; e, por fim a compulsória, quando determinada pela Justiça.

Apesar da inexistência de menção expressa na Lei, a Portaria MS/GM nº 2.391/2002[5] trata da internação voluntária que se torna involuntária, que ocorre quando o paciente hospitalizado voluntariamente – e, portanto, com o direito de receber alta no momento em que a solicitasse – opõe-se a continuar hospitalizado. Entretanto, em face da presença dos riscos que autorizariam uma internação involuntária, será mantido hospitalizado contra a sua vontade. A comunicação de internação psiquiátrica voluntária que se torna involuntária (IPVI) deverá ser feita ao Ministério Público em até 72 horas após a caracterização da involuntariedade da permanência do paciente no hospital.

Mencione-se, ainda, que atualmente, a internação em decorrência do abuso de substâncias psicoativas está tratada em norma própria, Lei nº 13.840/2019,[6] que trata das internações voluntária e involuntária, sendo de igual modo reservada àquelas hipóteses em que as outras espécies de intervenção se mostrarem insuficientes.

Outro ponto que pode gerar dilemas éticos na emergência psiquiátrica é a contenção mecânica. Esse procedimento é muito estigmatizado e recriminado pelo público leigo, podendo ser indicado quando medidas verbais falham e como último recurso. Por envolver riscos psicológicos e físicos significativos, deve ser realizado por pessoas bem treinadas no manejo da agitação psicomotora e não como medida punitiva ou forma de disciplinar. Não se pode deixar de conter um paciente quando o procedimento está claramente indicado (como na proteção do próprio paciente, de outros pacientes e da equipe médica), já que, nesses casos, os benefícios superam os riscos. O tempo de contenção deve ser estritamente o necessário para cessação dos riscos, mantendo o paciente em condições humanas e sob cuidado e supervisão dos membros qualificados da equipe.

Uma grande ressalva ética que deve ser considerada no atendimento de emergências é que nenhum estabelecimento de hospitalização ou de assistência médica em geral, público ou privado, pode recusar atendimento médico sob a alegação de que o indivíduo tem doença mental. Não deve o paciente psiquiátrico ser tratado de forma diferente dos demais. Uma atitude frequente é sobrepor a doença mental perante outras doenças e queixas físicas, muitas vezes o real motivo da busca pelo atendimento.

ÉTICA EM PSIQUIATRIA DA INFÂNCIA E ADOLESCÊNCIA

Os psiquiatras que atuam com infância e adolescência enfrentam desafios éticos ainda mais complexos. Conflitos a respeito de autonomia, beneficência, não maleficência, privacidade e sigilo fazem parte da clínica diária desses profissionais. Além do psiquiatra e do paciente, demandas surgem dos pais, familiares, escola e de outros profissionais que atuam com esse público.

O conceito de infância e adolescência mudou ao longo do tempo. Considerando a ética como o campo do conhecimento e da prática que se refere ao que é justo, correto, ela deve ser avaliada dentro de uma história e cultura. As questões éticas envolvidas no tratamento de crianças e adolescentes devem considerar o respeito à individualidade desses pacientes, tendo como referenciais sua capacidade cognitiva, seus valores pessoais, o grupo social em que estão inseridos e a legislação e normas vigentes.

O profissional que atua com infância e adolescência tem o dever ético de conhecer os estágios de desenvolvimento e as habilidades cognitivas, a fim de avaliar a compreensão desses indivíduos sobre qualquer situação e a capacidade para participar nas decisões de tratamento, garantindo sua autonomia. A beneficência concentra-se em promover o melhor bem-estar, funcionamento e desenvolvimento dos jovens, baseando-se em sólidos conhecimentos científicos e bom senso. Evitar toda e qualquer ação que possa ser prejudicial ao desenvolvimento adequado de crianças e adolescentes é parte do princípio da não maleficência.

O respeito à confidencialidade e à privacidade é essencial na prática médica e deve ser mantido no atendimento a crianças e adolescentes. Mesmo nos casos em que o sigilo precisa ser quebrado, por motivo justo ou dever legal, informar ao paciente sobre a obrigação de fazer a denúncia ou notificação pode trazer bons resultados na aliança terapêutica.

ÉTICA NA RELAÇÃO COM A INDÚSTRIA FARMACÊUTICA

As relações dos médicos com as indústrias de medicamentos, aparelhos médicos, álcool e outras drogas, são alvos de frequentes críticas e discussões éticas. A tentativa de influência exercida por essas empresas na conduta profissional geralmente se dá mediante fornecimento de brindes e propagandas massivas, financiamento de viagens, estadias, inscrições em eventos médicos e até pesquisas e publicações científicas. Com essas vantagens, o médico pode ser induzido, inclusive de forma inconsciente, a prescrever medicamentos, indicar produtos ou defender a indústria fomentadora. Nesses casos, surgem os conflitos de interesse, em que por interesse próprio, o médico pode ser levado a agir contra os princípios da medicina, tomando uma decisão inapropriada ou deixando de cumprir algumas de suas responsabilidades profissionais. O julgamento do profissional pode estar distorcido em favor de outros interesses, que inicialmente podem não ser ilegítimos, mas que assumem papel central nas decisões e práticas profissionais e se tornam antiéticos.

A falta de conhecimento das normatizações muitas vezes é usada como justificativa para a relação questionável com a indústria, apesar da alegação não consistir em escusa para o seu não cumprimento. Isso reforça a necessidade de instituir o estudo da ética médica precocemente na formação acadêmica.

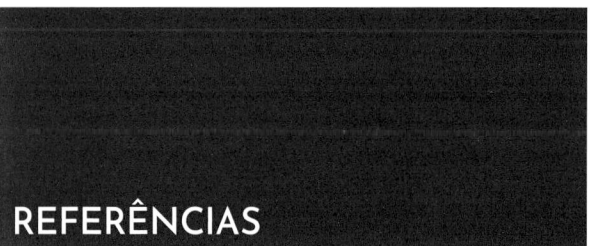

REFERÊNCIAS

1. Beauchamp TL, Childress JF. Principles of biomedical ethics. 5th ed. New York: Oxford University Press; 2001.

2. Brasil. Constituição da República Federativa do Brasil de 1988. Brasília: Presidência da República; 1988.

3. Brasil. Decreto-Lei nº 2.848, de 7 de dezembro de 1940. Código penal. Brasília: Presidência da República; 1940.

4. Brasil. Lei nº 10.216, de 6 de abril de 2001. Dispõe sobre a proteção e os direitos das pessoas portadoras de transtornos mentais e redireciona o modelo assistencial em saúde mental. Brasília: Presidência da República; 2001.

5. Brasília. Ministério da Saúde. Portaria GM/MS nº 2.391, de 26 de dezembro de 2002. Regulamenta o controle das internações psiquiátricas involuntárias (IPI) e voluntárias (IPV) de acordo com o disposto

na Lei 10.216, de 6 de abril de 2002, e os procedimentos de notificação da Comunicação das IPI e IPV ao Ministério Público pelos estabelecimentos de saúde, integrantes ou não do SUS. Brasília: MS; 2002.

6. Brasil. Lei nº 13.840, de 5 de junho de 2019. Altera as Leis nos 11.343, de 23 de agosto de 2006, 7.560, de 19 de dezembro de 1986, 9.250, de 26 de dezembro de 1995, 9.532, de 10 de dezembro de 1997, 8.981, de 20 de janeiro de 1995, 8.315, de 23 de dezembro de 1991, 8.706, de 14 de setembro de 1993, 8.069, de 13 de julho de 1990, 9.394, de 20 de dezembro de 1996, e 9.503, de 23 de setembro de 1997, os Decretos-Lei nos 4.048, de 22 de janeiro de 1942, 8.621, de 10 de janeiro de 1946, e 5.452, de 1º de maio de 1943, para dispor sobre o Sistema Nacional de Políticas Públicas sobre Drogas e as condições de atenção aos usuários ou dependentes de drogas e para tratar do financiamento das políticas sobre drogas. Brasília: Presidência da República; 2019.

7. Taborda JGV, Baron ALD, Pesseto Neto L. Aspectos ético-legais nas emergências psiquiátricas. In: Quevedo J, Schmitt R, Kapczinski F, organizadores. Emergências psiquiátricas. 2; ed. Porto Alegre: Artmed; 2008. p. 75-92.

8. Roberts LW, Geppert CMA, Bailey R. Ethics in psychiatric practice: essential ethics skills, informed consent, the therapeutic relationship, and confidentiality. J Psychiatr Pract. 2002;8(5):290-305.

LEITURAS RECOMENDADAS

Alves LCA, coordenador. Ética e psiquiatria. 2. ed. São Paulo: CREMESP; 2007.

American Medical Association Judicial Council. Principles of medical ethics. Chicago: AM; 1957.

American Psychiatric Association. Ethics primer of the American Psychiatric Association. Washington: APA; 2001.

American Psychiatric Association. Opinions of the ethics committee on the principles of medical ethics. Washington: APA; 2001.

American Psychiatric Association. The principles of medical ethics with annotations applicable to psychiatry. Washington: APA; 2006.

Assumpção Jr. FB, Kuczynski E. Tratado de psiquiatria da infância e da adolescência. 3. ed. São Paulo: Atheneu; 2017.

Bloch S, Pargiter R. Codes of ethics in psychiatry. In: Bloch S, Chodoff P, Green as, editors. Psychiatric ethics. 3rd ed. New York: Oxford University Press; 1999.

Charney DS. The national bioethics advisory commission report: the response of the psychiatric research community is critical to restoring public trust. Arch Gen Psychiatry. 1999;56(8):699-700.

Cohen C, Marcolino JAM. Aspectos éticos. In: Cordas TA, Moreno RA, editores. Condutas em psiquiatria. 4. ed. São Paulo: Lemos; 2001. p. 47-66.

Conselho Federal de Medicina. Código de ética médica: resolução nº 2.217, de 27 de setembro de 2018, modificada pelas Resoluções CFM nº 2.222/2018 e 2.226/2019. Brasília: CFM; 2019.

Faden RR, Beauchamp TL. Decision-making and informed consent: a study of the impact of disclosed information. Soc Indic Res. 1980;7(1-4):313-36.

Faden RR, Beauchamp TL, King N. A history and theory of informed consent. New York: Oxford University Press; 1986.

Fulford KWM, Bloch S. Psychiatric ethics: codes, concepts, and clinical practice skills. In: Gelder M, Lopez-Ibor JJ, Andreasen N, editors. New Oxford textbook of psychiatry. Cambridge: Oxford University Press; 2003. p. 27-32.

Gabbard GO. Boundary violations. In: Bloch S, Chodoff P, Green AS, editors. Psychiatric ethics. 3rd ed. New York: Oxford University Press; 1999. p. 141-60.

Jonsen AR, Siegler M, Winslade WJ. Clinical ethics. 4th ed. New York: McGraw-Hill; 1998.

Lo B. Resolving ethical dilemmas: a guide for clinicians. Philadelphia: J. B. Lippincott; 2005.

Meleiro A, coordenadora. Psiquiatria: estudos fundamentais. Rio de Janeiro: Guanabara Koogan; 2018.

Roberts LW, Dyer AR, editors. Concise guide to ethics in mental health care. Washington: APP; 2004.

Roberts LW, Miller MN. Ethical issues in clinician health, in concise guide to ethics. In: Roberts LW, Dyer AR, editors. Mental health care. Washington: APP; 2004. p. 233-42.

Roberts LW, Roberts B. Psychiatric research ethics: an overview of evolving guidelines and current ethical dilemmas in the study of mental illness. Biol Psychiatry. 1999;46(8):1025-38.

Roberts LW, Geppert CM, Brody JL. A framework for considering the ethical aspects of psychiatric research protocols. Compr Psychiatry. 2001;42(5):351-63.

Roberts LW, Warner TD, Hammond KAG, Geppert CMA, Heinrich T. Becoming a good doctor: perceived need for ethics training focused on practical and professional development topics. Acad Psychiatry. 2005;29(3):301-9.

World Medical Association. Declaration of Helsinki: ethical principles for medical research involving human subjects. Ferney-Volatire: WMA; 1964.

World Medical Association. International code of medical ethics. World Med Assoc Bull. 1949;1(3):109-11.

World Psychiatric Association. Declaration of Hawaai. Br Med J. 1977;2:1204-5.

Para *quizzes* sobre o conteúdo do livro e casos clínicos complementares, acesse:

https://apoio.grupoa.com.br/tratadopsi/

3

RELIGIOSIDADE, ESPIRITUALIDADE E TRANSTORNOS MENTAIS

BRUNO PAZ MOSQUEIRO
FABRÍCIO HENRIQUE ALVES
DE OLIVEIRA E OLIVEIRA
ALEXANDER MOREIRA-ALMEIDA

Nas últimas décadas, tem havido crescente reconhecimento da importância e das implicações da religiosidade e espiritualidade (R/E) para a saúde, em especial para a saúde mental. Na atualidade há milhares de pesquisas sobre essa relação, bem como dados mostrando que a maior parte da população mundial tem alguma forma de R/E. Com base nessa importância, ciações médicas nacionais e internacionais recomendam que a R/E seja levada em consideração no ensino, na pesquisa e na prática clínica em psiquiatria. No entanto, a falta de treinamento e o desconhecimento dos estudos recentes sobre o tema limitam a tradução das melhores evidências e das recomendações existentes para o atendimento dos pacientes. Este capítulo fornece um amplo, mas conciso, panorama do estado da arte dos estudos em R/E e saúde mental, bem como aborda as diretrizes fundamentais para que o tema seja integrado à prática clínica de modo ético e baseado em evidências.

de mútua ajuda, como o Alcoólicos Anônimos (AA) e o Narcóticos Anônimos (NA), que se baseiam fortemente na espiritualidade.[5] Neste capítulo, serão discutidos diversos outros modos de interface entre R/E e psiquiatria.

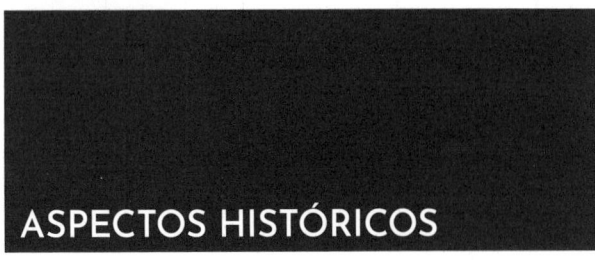

ASPECTOS HISTÓRICOS

Um dos obstáculos a uma abordagem efetiva e adequada da R/E na psiquiatria vem de uma compreensão inadequada das relações históricas da R/E com a ciência e a psiquiatria em particular. Por influência de pensadores como Ludwig Feuerbach, Karl Marx, Sigmund Freud e Auguste Comte, ao longo do século XX predominou no ambiente acadêmico uma visão de um necessário e inevitável conflito entre ciência e religião, de que a R/E seria vestígio de irracionalidade do passado e que, com o avanço da ciência, a humanidade seria totalmente secularizada, levando ao desaparecimento ou perda de relevância da R/E.[1] Essa perspectiva influenciou muitos dos principais autores nas áreas da psiquiatria e da psicologia. Assim, as crenças e práticas de R/E eram frequentemente consideradas sintomas ou causas de transtornos mentais, sendo associadas a imaturidade da personalidade, pensamento mágico ou falta de instrução. Vale mencionar que o mesmo período testemunhou autores com visões mais positivas da R/E, como William James, Carl Jung, Victor Frankl, Wilfred Bion, Ulysses Pernambucano e Osório Cesar.[2]

Estudos de melhor qualidade e rigor realizados nas últimas décadas têm mostrado a inadequação dessa visão simplista de predominante oposição entre R/E e ciência e saúde mental. Já se aceita que a ideia de um eterno e necessário conflito entre R/E e ciência é um mito histórico, assim como outros, por exemplo, de que a Idade Média foi a "idade das trevas", ou de que a Igreja Católica ensinava que a Terra era plana. Essas relações têm sido muito mais complexas e, frequentemente, mais positivas do que se pensava.[3]

No que tange à história das relações entre R/E e psiquiatria e/ou assistência aos transtornos mentais, o panorama que tem emergido é também muito mais rico do que se imaginava. Ao contrário do que muitas vezes se assume, na Idade Média surgiram, por exemplo, sob iniciativa da Igreja Católica, as primeiras instituições de cuidado aos doentes mentais. Também no Brasil, grande parte dos hospitais gerais e dos psiquiátricos filantrópicos foi construída por grupos religiosos.[4] Nos Estados Unidos, milhões de pessoas se recuperaram de problemas relacionados ao uso de substâncias a partir de grupos

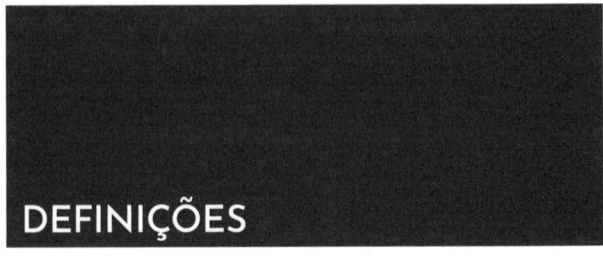

DEFINIÇÕES

Não existem definições únicas para religião e R/E. Em seu sentido etimológico, a palavra religião, ou *religio*, vem do latim *religere* (atenção escrupulosa, disposição à escuta, respeito), passando, mais adiante, na tradição cristã, a apresentar o sentido de *religare* (união, vínculo ou conexão entre o homem e Deus).[6]

A distinção entre R/E, entretanto, é recente e remonta ao início do século XX.[7] Buscando sintetizar as conceituações propostas por grande parte dos principais pesquisadores na área de R/E, recentemente foi proposto que espiritualidade é "[...] a relação ou contato com um aspecto *transcendente* da realidade que é considerado *sagrado*, a realidade ou verdade últimas [...]".[8] Assim, a ideia de transcendente, que vai além do mundo material, é crucial ao conceito de espiritualidade. Essa dimensão e seres espirituais (Deus, deuses, almas, anjos, ancestrais, orixás, etc.) são característicos das vivências e tradições espirituais ao longo da história e das culturas. Essa espiritualidade, frequentemente vivenciada de modo privado e pessoal, em geral também assume uma forma compartilhada com outras pessoas. Assim, religião seria "[...] o aspecto institucional ou comunitário da espiritualidade, expresso como um conjunto compartilhado de crenças, experiências e práticas relacionadas ao transcendente e ao sagrado [...]".[8]

Embora, na maioria das vezes, a espiritualidade esteja ligada a uma religião, grupo ou comunidade, ela também pode ser vivenciada individualmente, sem a afiliação a um grupo religioso.[8,9]

De toda forma, há consenso de que a R/E deve ser compreendida de forma multidimensional.[10,11] Considerando a proximidade dos conceitos, é comum o uso de definições mais amplas de R/E. Vale destacar que considerar apenas a denominação religiosa, embora muito relevante, em geral é insuficiente para compreender os diversos aspectos da R/E e de seus impactos sobre a saúde, especialmente no Brasil, onde muitos indivíduos referem frequentar simultaneamente grupos religiosos diversos ou apresentar crenças muitas vezes divergentes das de sua denominação religiosa.[12,13]

Nesse sentido, investigar o quanto os indivíduos frequentam um grupo religioso (*religiosidade organizacional*), o quanto práticas religiosas individuais, como preces, meditação e leitura de textos religiosos, estão presentes no seu cotidiano (*religiosidade não organizacional ou privada*) e especialmente explorar o quanto a religiosidade e a fé são centrais em sua vida (*religiosidade intrínseca*), e de que forma a R/E auxilia no enfrentamento de adversidades (*coping religioso-espiritual* [CRE]), por exemplo, podem ser mais úteis para compreender de que forma diferentes tipos de envolvimento com a R/E podem influenciar a saúde.

EPIDEMIOLOGIA E IMPACTO DA RELIGIOSIDADE E ESPIRITUALIDADE

Estudos internacionais identificam que a maior parte da população mundial (84%) refere pertencer a uma religião. Entre aqueles que não relatam afiliação a grupos religiosos (16%), a maioria refere crenças ligadas à espiritualidade.[14] No Brasil, particularmente, a maior parte das pessoas declara que a religião é algo muito importante em sua vida (83,8%), inclusive entre os adolescentes: a maioria relata que a religião é algo muito importante (73,3%), e mais de um terço (35,5%) diz frequentar grupos ou encontros religiosos ao menos uma vez por semana, sendo a atividade social mais frequente mesmo nessa faixa etária (após a escola).[12]

Estudos demonstram que a maior parte dos pacientes gostaria de ser questionada sobre R/E em seus atendimentos de saúde, mas alega nunca ter sido indagada sobre o tema.[15] A diferença de níveis de R/E entre profissionais da saúde mental e seus pacientes (*religious gap*) tem sido levantada como um dos motivos que podem explicar o hiato existente entre o interesse dos pacientes e o quanto a temática é integrada aos atendimentos de saúde. Aspecto interessante é que a abordagem da espiritualidade na prática clínica pode aumentar a satisfação dos pacientes com os tratamentos recebidos.[16]

Em um estudo com 484 psiquiatras de todo o Brasil, a maior parte dos profissionais reconhece a importância de integrar a R/E nos atendimentos (76,8%). Entretanto, apenas 45,5% deles frequentemente perguntam sobre o tema aos pacientes.[17] Entre os principais motivos ou barreiras para explicar as dificuldades em abordar o tema na prática clínica, encontram-se (1) receios de ultrapassar limites éticos e o papel de médico nos atendimentos (30,2%), (2) falta de treinamento sobre o tema (22,3%) e (3) falta de tempo para abordar a temática nas consultas (16,3%).[17,18]

Tendo em vista a alta prevalência da R/E na população mundial e seu impacto sobre a saúde mental, a World Psychiatric Association (WPA) publicou um *Position Statement* direcionado aos mais de 250 mil psiquiatras no mundo, enfatizando a necessidade e dando diretrizes para a integração da R/E no treinamento, na pesquisa e na prática clínica em psiquiatria (**Quadro 3.1**).[19]

Visando preencher a lacuna de diretrizes e programas de treinamento sobre R/E e saúde mental, recentemente foi publicada uma proposta curricular baseada nas melhores evidências disponíveis para ser implementada e testada em diferentes programas de residência médica em psiquiatria do Brasil.[20]

RAZÕES PARA ABORDAR A ESPIRITUALIDADE

É preciso enfatizar que, ao se falar da importância da R/E na saúde mental, não se está negligenciando os fatores biológicos, sociais e psicológicos. O que se propõe é uma abordagem que compreenda o paciente como um todo, que integre todas as suas dimensões, uma abordagem bio-psico-socio-espiritual.[21] Entre as principais razões para integrar a R/E na prática clínica, podemos destacar:[8]

- A maioria da população possui R/E e com muita frequência utiliza recursos desse campo para lidar com o estresse e o adoecimento (CRE).
- O impacto da R/E na saúde física e mental.
- A abordagem da R/E influencia a avaliação do paciente quanto à qualidade do atendimento recebido e ao prognóstico.
- A maioria dos pacientes deseja que a R/E seja abordada nos atendimentos clínicos.
- Faz parte de avaliação abrangente do paciente, bio-psico-socio-espiritual.

QUADRO 3.1
DIRETRIZES DA WPA PARA A ABORDAGEM DA R/E EM PSIQUIATRIA*

1. Uma consideração cuidadosa das crenças e práticas religiosas dos pacientes, bem como da sua espiritualidade, deveria ser feita rotineiramente, sendo, por vezes, um componente essencial da coleta da história psiquiátrica.
2. A compreensão da R/E e sua relação com o diagnóstico, etiologia e tratamento de transtornos psiquiátricos devem ser consideradas componentes essenciais tanto da formação psiquiátrica como do contínuo desenvolvimento profissional.
3. São necessárias mais pesquisas sobre R/E em psiquiatria, especialmente sobre suas aplicações clínicas. Esses estudos devem abranger uma ampla diversidade de contextos culturais e geográficos.
4. A abordagem de R/E deve ser centrada na pessoa. Psiquiatras não devem usar sua posição profissional para fazer proselitismo de visões de mundo seculares ou espirituais. Devem sempre respeitar e ser sensíveis às crenças e às práticas de seus pacientes, assim como das famílias e cuidadores deles.
5. Os psiquiatras, sejam quais forem suas crenças pessoais, devem estar dispostos a trabalhar com líderes/membros de comunidades religiosas, capelães e agentes pastorais, bem como outros membros da comunidade, em suporte ao bem-estar de seus pacientes, incentivando seus colegas multidisciplinares a fazerem o mesmo.
6. Os psiquiatras devem demonstrar consciência, respeito e sensibilidade quanto ao importante papel que a R/E pode desempenhar, para muitos funcionários e voluntários, na formação de uma vocação para trabalhar no campo dos cuidados em saúde mental.
7. Os psiquiatras devem estar cientes do potencial tanto benéfico quanto prejudicial das práticas e visões de mundo religiosas, espirituais e seculares, e devem estar dispostos a compartilhar essas informações de forma crítica e imparcial com a comunidade em geral, em apoio à promoção da saúde e do bem-estar.

Position Statement da WPA sobre religiosidade, espiritualidade e psiquiatria versão em português.

Fonte: Moreira-Almeida e colaboradores.[19]

- É recomendada por associações médicas nacionais e internacionais.

No entanto, ainda há uma importante lacuna na tradução desse conhecimento e nas diretrizes para a prática clínica. Entre os principais fatores explicativos estão:[16,17]

- Desconhecimento das evidências do impacto da R/E sobre a saúde.
- Falta de treinamento em como abordar a R/E de modo apropriado.
- Influência de autores ou teorias que desqualificam ou "patologizam" a R/E.
- Mitos históricos de um conflito perene entre ciência/medicina e religião.
- Tendência de os profissionais da saúde mental (especialmente os treinados há mais tempo) terem menos R/E que a população em geral.
- Rivalidades institucionais entre medicina e religiões, sobre quem deveria lidar com o sofrimento humano.

MECANISMOS DE AÇÃO

A compreensão da forma pela qual a R/E pode influenciar, positiva ou negativamente, a saúde mental é de grande relevância. Diversos aspectos têm sido estudados como possíveis mecanismos de ação. Embora certamente exista interação dinâmica entre múltiplos fatores, de forma didática, pode-se dividi-los em quatro grupos principais.

FATORES INDIVIDUAIS

A presença de sentido ou propósito existencial a partir de visões de mundo religiosas ou espirituais, e de um senso de coerência diante da vida, representa um dos principais fatores com possíveis efeitos protetores para a saúde mental, especialmente diante de estressores e adversidades.[22,23]

A R/E também pode apresentar efeitos positivos a partir do desenvolvimento de fatores capazes de promover saúde mental e recuperação dos transtornos mentais, incluindo uma diversidade de emoções, sentimentos, pensamentos, valores, virtudes e características positivas, como resiliência, propósito, compaixão, gratidão, esperança, fé, bem-estar e otimismo.[24,25]

As estratégias de CRE constituem um dos principais mecanismos estudados para compreensão dos efeitos da R/E na saúde mental. A R/E oferece uma variedade de estratégias ou métodos de *coping*, abrangendo comportamentos, emoções, cognições e relações, contrariando estereótipos de que seriam apenas defensivos, passivos ou focados na negação. Os objetivos do CRE podem incluir a busca de significado, controle, conforto espiritual, intimidade com Deus e transformação de vida. O CRE pode apresentar efeitos adaptativos (CRE positivo) ou prejudiciais para a saúde mental (CRE negativo).[26,27]

FATORES COMPORTAMENTAIS

Um dos principais mecanismos de ação para explicar os efeitos da R/E sobre a saúde se refere à menor exposição a comportamentos de risco, com menor uso de álcool, cigarro e outras substâncias, e maior presença de hábitos e comportamentos saudáveis. Outros efeitos positivos podem ser decorrentes de práticas religiosas individuais, incluindo preces, práticas contemplativas, meditação e leitura de escrituras e livros religiosos.[28]

Boa parte dos estudos e evidências reforça os efeitos comportamentais positivos da frequência regular a encontros religiosos, que podem fortalecer aspectos positivos individuais e comunitários relacionados a R/E.[29]

FATORES SOCIAIS E INTERPESSOAIS

A participação em grupos ou comunidades religiosas constitui um dos fatores mais estudados e que pode explicar como a R/E pode impactar na saúde mental, proporcionando sentimentos de pertencimento, amparo, além da convivência e suporte social nos grupos religiosos.[30,31] Outros fatores sociais relacionados à R/E com efeitos potencialmente protetores para a saúde mental incluem participação em atividades voluntárias e integração comunitária.[32,33]

Estudos relatam que indivíduos com maior R/E também podem apresentar aspectos distintivos na qualidade de interação interpessoal, com busca de interações mais afetuosas, positivas e voltadas ao outro, características que podem ocasionar maior bem-estar, menos conflitos interpessoais, menor isolamento e maior suporte social.[34]

FATORES BIOLÓGICOS

Além dos fatores psicológicos, sociais e comportamentais, diferentes marcadores biológicos em grupos de indivíduos com maior religiosidade (p. ex., interleucina-6, BNDF, padrões de conectividade e ativação de vias neuronais em estudos de neuroimagem e predisposições genéticas) têm sido estudados como possíveis mecanismos pelos quais a R/E poderia impactar a saúde.[35–40]

PANORAMA ATUAL DAS PESQUISAS SOBRE RELIGIOSIDADE E ESPIRITUALIDADE E TRANSTORNOS MENTAIS

Ao longo das últimas décadas, um crescente número de publicações científicas tem investigado os efeitos da R/E sobre a saúde. Uma revisão sistemática identificou mais de 3.300 estudos originais publicados até 2010, investigando as relações entre R/E e saúde, sendo que a maior parte se referiu à saúde mental.[9] Um fato digno de nota é que o Brasil é o quinto país que mais produz artigos científicos em R/E e saúde, sendo a psiquiatria a área que mais publica.[41]

Há entendimento de que a R/E tem efeito protetor abrangente para a saúde em geral, em especial, a mental.[32,42] Embora menos frequente, há também o uso negativo da R/E, como o CRE negativo e a recusa a tratamentos médicos e psicológicos.[9]

A seguir, serão apresentados dados e evidências sobre o impacto da R/E nos principais grupos de transtornos mentais.

TRANSTORNOS DEPRESSIVOS

Evidências consistentes identificam que pacientes com maior religiosidade apresentam menor incidência de depressão ao longo do tempo, melhora mais rápida e maior remissão de sintomas depressivos com tratamento.[43–45] Os efeitos positivos da religiosidade se mantêm e parecem ser ainda maiores em pacientes mais graves em internação psiquiátrica, com maior risco de suicídio e sintomas resistentes ao tratamento.[40,45] Uma revisão sistemática, por exemplo, incluindo 147 estudos sobre depressão e religiosidade (n = 98,975), demonstra correlação inversa entre religiosidade e sintomas depressivos (r = -0,096). Os efeitos da religiosidade se mostram mais intensos quando utilizada avaliação mais específica sobre a R/E, como religiosidade intrínseca (r = -0,17) e para pacientes em situações de estresse e adversidade (r = -0,15).[46]

Em revisão mais recente sobre o tema, incluindo 152 estudos prospectivos sobre R/E e depressão (n = 232.867), 49% dos estudos identificaram associação de maior religiosidade com menos depressão, 10% dos estudos com mais depressão e em 41% dos estudos não houve associação entre as variáveis. A correlação geral entre religiosidade e depressão foi inversa e moderada (d = -0,18), apresentando maior efeito protetor para grupos de pacientes psiquiátricos (d = -0,37) e deletério quando avaliado o efeito do CRE negativo (d = 0,30).[47]

SUICÍDIO

Estudos recentes confirmam um significativo efeito protetor da religiosidade em relação ao risco de suicídio.[48] Dados provenientes de estudo prospectivo ao longo de 14 anos, com alto rigor metodológico avaliando 89.708 mulheres nos Estados Unidos, por exemplo, trazem uma das evidências mais consistentes sobre o efeito protetor da R/E na prevenção ao suicídio. O estudo identificou que maior frequência de encontros religiosos foi relacionado a risco 84% menor de suicídio ao longo do período de seguimento (OR = 0,16), mesmo controlando-se o efeito para variáveis importantes, como aspectos sociodemográficos, sintomas depressivos e suporte social.[49]

TRANSTORNO BIPOLAR

Reconhecidamente, sintomas com conteúdo místico-religioso têm sido descritos em pacientes durante episódios maníacos, e a religiosidade do indivíduo parece ser elemento importante a ser abordado para adequada adesão ao tratamento. As evidências existentes, entretanto, confirmam um predomínio de aspectos positivos da R/E, especialmente no seguimento ambulatorial e para recuperação plena de pacientes.[50] Um estudo realizado na Nova Zelândia, por exemplo, identificou que 94% dos pacientes com transtorno bipolar referiam alguma forma de envolvimento com R/E, e um quinto declarou conflitos entre suas crenças de R/E e o tratamento medicamentoso para esse transtorno.[51]

Um estudo realizado no Brasil identificou que a religiosidade intrínseca e o CRE positivo estavam associados a menor sintomatologia depressiva e maior qualidade de vida em 168 pacientes com transtorno bipolar em acompanhamento ambulatorial. Em contrapartida, 30% dos pacientes referiam alguma forma de conflito entre o tratamento psiquiátrico e sua religião, fator de grande relevância para a prática clínica.[51] Em seguimento de dois anos do mesmo grupo de pacientes, o CRE positivo foi fator preditor de maior qualidade de vida, ao passo que o CRE negativo foi associado a maior sintomatologia maníaca e o principal preditor de pior qualidade de vida.[53]

TRANSTORNOS POR USO DE SUBSTÂNCIAS

Uma das evidências mais consistentes na literatura científica diz respeito aos efeitos protetores da R/E nos transtornos por uso de substâncias, presente em mais de 80% dos estudos sobre o tema.[32] A religiosidade representa efeito protetor, diminuindo o consumo de álcool e drogas na adolescência e ao longo da vida. Programas de tratamento para dependência química comumente incluem a espiritualidade em grupos terapêuticos e programas de doze passos.[54]

Estudos realizados no Brasil confirmam associações entre religiosidade, autoeficácia e tempo de abstinência ao longo da vida em pacientes com dependência de *crack*, e efeito protetor do envolvimento religioso durante a adolescência, que se mostrou associado a menor risco de uso de *crack* antes dos 18 anos de idade.[55,56]

TRANSTORNOS DE ANSIEDADE

Existem menos evidências sobre o impacto da R/E nos transtornos de ansiedade, e os resultados são menos consistentes.[57] Um estudo realizado nos Estados Unidos, por exemplo, identificou maior ansiedade em adolescentes de 11 a 12 anos que apresentaram aumento na frequência a encontros religiosos ao longo de quatro anos, efeito explicado por pensamentos de culpa.[58] Diversos outros estudos, por sua vez, demonstram efeitos positivos da R/E, como pesquisa recente realizada no Canadá (n = 2.128), em que estratégias de *coping* de R/E foram fatores preditores de remissão de sintomas e melhor saúde mental em pacientes com transtorno de ansiedade generalizada (TAG).[59] Uma revisão de 499 estudos quantitativos sobre o tema demonstrou predomínio de efeitos positivos da R/E nos transtornos de ansiedade em 49% dos estudos, com efeitos negativos em 11% deles.[32] A revisão destaca a existência de 41 ensaios clínicos, demonstrando menor ansiedade em 71% dos estudos com intervenções de R/E integradas à psicoterapia.[32]

ESQUIZOFRENIA

Delírios com conteúdo religioso ou místico podem ser identificados com frequência em pacientes com quadros psicóticos. Estudos existentes, entretanto, de forma geral, não confirmam efeitos diretos positivos ou negativos da R/E no início ou persistência de sintomas psicóticos.[32] Evidências de estudos prospectivos, por sua vez, reforçam efeitos positivos da R/E na recuperação, qualidade de vida e integração social de pacientes com esquizofrenia em remissão dos sintomas em manutenção do tratamento.[60] Programas de tratamento abordando a R/E de pacientes com transtornos mentais graves durante a internação psiquiátrica também têm se mostrado efetivos, com potencial de melhorar a satisfação dos pacientes e a adesão aos tratamentos.[61]

FATORES POSITIVOS, BEM-ESTAR E QUALIDADE DE VIDA

Além dos efeitos protetores para diversos transtornos mentais, um crescente número de publicações tem estudado os efeitos da R/E na sua prevenção e na promoção de saúde mental ao longo da vida. De forma geral, maior R/E tem sido associada a maior estabilidade nas relações familiares, indicadores positivos de parentalidade, suporte social e medidas de bem-estar psicológico, satisfação com a vida e qualidade de vida.[25,32,62]

COMO ABORDAR RELIGIOSIDADE E ESPIRITUALIDADE NA PRÁTICA CLÍNICA

ASPECTOS ÉTICOS

Como princípios gerais, a prática clínica e a abordagem da R/E do paciente devem ser abertas, respeitosas, sem imposições ou proselitismos (religiosos ou antirreligiosos), com atenção a aspectos contratransferenciais a favor ou contra visões religiosas ou espirituais do mundo.[16] Diretrizes clínicas, nesse sentido, reforçam a importância de abordagens baseadas em evidências, centradas no paciente, sensíveis a diversidade cultural e de crenças de R/E.

Os aspectos éticos que possam surgir na interface da prática clínica com a R/E de cada paciente estarão geralmente inseridos dentro do grande escopo do debate entre interesse pessoal e altruísmo e passíveis de serem analisados de acordo com os princípios éticos da *autonomia, beneficência, não maleficência* e *justiça*.[63]

HISTÓRIA ESPIRITUAL

O modo mais consensualmente estabelecido para integrar a R/E na prática clínica é a coleta da história espiritual. Ela tem por objetivo conhecer aspectos centrais das crenças e comportamentos R/E do paciente que possam ser úteis na formulação do caso, auxiliando, por exemplo, no diagnóstico diferencial e na identificação de fatores protetores e de risco a serem levados em consideração no planejamento de intervenções individualizadas.[21,64]

Um bom momento para coletar a história espiritual é quando a história social do paciente apurada, abordando-se seus hábitos, lazeres e vínculos sociais. A exploração da R/E também pode ser feita no momento da entrevista, em que o paciente espontaneamente faça alguma menção ao tema. Uma coleta inicial da história espiritual pode ser feita em poucos minutos. Um dos instrumentos mais simples e úteis nessa tarefa é o FICA[65] (ver **Quadro 3.2**). Roteiros mais detalhados podem ser utilizados para o aprofundamento nas questões R/E de acordo com a necessidade de cada caso[66] (ver **Quadro 3.3**).

Deve-se, ao mesmo tempo, considerar que, muitas vezes, apenas um *screening* inicial contempla as necessidades básicas de uma anamnese espiritual e que os tópicos sugeridos anteriormente acabam sendo contemplados de forma indireta a partir do relato espontâneo do próprio paciente, cabendo ao clínico apenas aprofundar algum aspecto que tenha ficado pendente ou que necessite de maior esclarecimento. Além disso, apenas o fato de o paciente perceber a abertura do seu médico para lidar com aquele tema pode deixá-lo mais à vontade para retomar aquele assunto em outro momento da consulta ou mesmo em outra consulta, posteriormente, quando ele sentir necessidade de tratar de forma específica alguma questão aliada à sua R/E.

QUADRO 3.2
O INSTRUMENTO FICA

F	*Fé e crença* Você se considera uma pessoa religiosa ou espiritual/espiritualizada?	Se o paciente responde "sim", o clínico deve continuar com as outras perguntas. Se o paciente responde "não", o clínico deve perguntar: "O que dá sentido/significado à sua vida?". Os pacientes podem responder assuntos relacionados a carreira, família ou natureza, por exemplo.
I	*Importância e influência* Qual importância a fé tem em sua vida? Suas crenças têm influenciado a forma como você cuida de si mesmo ou de sua doença? Qual o papel de suas crenças na recuperação de sua saúde?	—
C	*Comunidade* Você faz parte de alguma comunidade religiosa ou espiritual? Ela é fonte de suporte para você? Como? Existe algum grupo de pessoas que você realmente ama e que são importantes para você?	Comunidades, como igrejas, templos, sinagogas, podem servir como forte sistema de suporte para alguns pacientes.
A	*Abordagem no cuidado* Como você gostaria que eu abordasse esses aspectos no seu plano de tratamento?	—

Fonte: Puchalski e Romer.[65]

COPING RELIGIOSO-ESPIRITUAL

O CRE é considerado "[...] o uso de crenças e comportamentos religiosos para facilitar a solução de problemas e prevenir ou aliviar as consequências emocionais negativas de circunstâncias de vida estressantes [...]".[26] Assim como outros tipos de *coping*, o CRE é uma das formas e estratégias de resolução de problemas, conflitos e manejo de estresse utilizado pelas pessoas em geral, e pode ter dois focos distintos. O primeiro é voltado para a autorregulação, ou seja, regulação emocional. O segundo, por sua vez, voltado para o ambiente, para a resolução de problemas externos.[27]

O uso de CRE é muito frequente na população em geral para lidar com estressores, e entre pacientes e cuidadores para lidarem com o adoecimento. O CRE considerado é classificado como *positivo* ou *negativo*, de acordo com suas consequências. Os estudos indicam que o CRE positivo é utilizado com frequência bem maior que o negativo. Entretanto, o CRE negativo, quando presente, pode ter um efeito substancial. No **Quadro 3.4**, pode-se ter alguns exemplos da manifestação de CREs positivo e negativo.[26,27]

DIÁLOGO COM COMUNIDADES E LIDERANÇAS RELIGIOSAS

Existem recomendações formais de diferentes associações psiquiátricas incentivando a colaboração com lideranças religiosas.[19] Destaca-se o trabalho, nesse sentido, da American Psychiatric Association (APA), que tem realizado diferentes iniciativas visando fortalecer e consolidar essa aproximação.[68] A partir dos achados da literatura, existem diferentes razões pelas quais os profissionais da saúde mental devem dialogar com as lideranças e comunidades religiosas: 1) promoção do respeito à diversidade cultural e combate e prevenção ao estigma e preconceitos com transtornos mentais; 2) ensino e capacitação em ambientes compartilhados; 3) integração clínica; 4) cuidados em saúde mental de religiosos; e 5) pesquisa, avanço e inovação.

QUADRO 3.3
GUIA DE ENTREVISTA PARA ABORDAGEM APROFUNDADA DA R/E

I. História do desenvolvimento

1. Descreva a sua primeira experiência religiosa ou crença.
2. Você tem memórias religiosas de infância?
3. Descreva o seu treinamento ou educação religiosa.
4. Descreva as crenças e práticas religiosas e espirituais de seus pais.
5. Seus pais se comportam de maneira consistente em relação às crenças que eles expressam?
6. As suas crenças são semelhantes às do seus pais? Elas se diferem? De que maneira?
7. Existiram outras pessoas importantes para as suas experiências religiosas? Quem?
8. Você teve alguma experiência religiosa que você sentiu que foi traumática?
9. Você teve alguma experiência em que você mudou a sua visão espiritual ou religiosa (p. ex., conversão)?
10. Você deseja desenvolver a sua espiritualidade? De que forma?

II. Comunidade

1. Você participa da vida religiosa de uma comunidade agora (igreja, sinagoga, etc.)?
2. Você mudou de igreja depois de adulto? Por quê?
3. Qual o suporte mais significativo que você já recebeu de uma comunidade religiosa?
4. Você tenta trazer outras pessoas para fazer parte de sua comunidade religiosa?

III. Deus

1. Você acredita na existência de Deus? O que leva você a essa crença?
2. Você não acredita na existência de Deus? O que leva você a essa crença?
3. Descreva as características de Deus.
4. Como acreditar em Deus afeta a sua experiência pessoal?
5. O que Deus é para você: uma força, uma pessoa ou uma ideia?
6. Como você experimenta Deus? Deus fala com você? Você já teve experiências especiais com Deus?

IV. Crenças

1. Qual a sua crença religiosa mais importante?
2. Quais das suas crenças religiosas você mais questiona ou duvida?
3. Quais crenças religiosas você duvida menos?
4. Você está preocupado com o mal ou o sofrimento no mundo? O que os causa?
5. Para você, o que é vida com propósito?

V. Rituais e práticas

1. O que orar/rezar significa para você?
2. Se você ora/reza, você ora/reza para quê?
3. Com que frequência você ora/reza? Você ora/reza sozinho ou com terceiros?
4. Você se engaja em outras práticas religiosas privadas (p. ex., rituais ou estudo das escrituras)? Com que frequência?
5. Com que frequência você participa de serviços religiosos ou espirituais?

VI. Experiências espirituais

1. Você teve experiências que poderia descrever como espirituais?
2. Essas experiências mudaram a direção de sua vida?
3. Você contou para outras pessoas sobre essas experiências?
4. Quão importante é a experiência espiritual para a sua vida diária?

Fonte: Josephson e Peteet.[66]

QUADRO 3.4
ESTRATÉGIAS DE CRES POSITIVO E NEGATIVO

CRE positivo	CRE negativo
Tentei encontrar um ensinamento de Deus no que aconteceu.	Duvidei de que Deus se importava comigo.
Fiz o melhor que pude e coloquei o resto nas mãos de Deus.	Apenas esperei que Deus resolvesse meus problemas.
Pedi a Deus que encontrasse um novo propósito para minha vida.	Questionei se até Deus tem seus limites.
Ofereci conforto espiritual a outras pessoas.	Não lidei com a situação, apenas esperei que Deus levasse minhas preocupações embora.
Procurei em Deus conforto e orientação.	Culpei Deus pela minha situação.
Juntei-me a outros com a mesma fé.	Senti rejeição pelo meu grupo religioso.
Busquei ajuda espiritual para superar mágoas e ressentimentos.	Convenci-me de que forças do mal atuaram para isso acontecer.

Fonte: Stroppa e Moreira-Almeida.[67]

A promoção de iniciativas de ensino em ambiente compartilhado que favoreçam a formação e a educação continuada em comum entre profissionais da saúde mental e profissionais religiosos pode ser recurso interessante para facilitar a aproximação entre profissionais e líderes religiosos, já existindo trabalhos que apresentam relatos de caso e algumas reflexões a respeito dessas propostas.[20,64]

DIAGNÓSTICO DIFERENCIAL COM PSICOPATOLOGIA

Um problema que muitas vezes ocorre na prática clínica é o diagnóstico diferencial entre uma experiência espiritual saudável e um transtorno mental com sintomas de conteúdo religioso. De modo habitual, essa distinção pode ser feita sem dificuldades, mas há várias situações que geram dúvidas. Por exemplo, ouvir vozes e ter visões atribuídas a entidades espirituais ou sentir-se chamado por Deus para uma missão podem ser sintomas psicóticos. Dúvidas sobre a fé ou repetições de pensamentos ou atos religiosos podem ser sintomas obsessivos e compulsivos.

Há o risco de dois extremos indesejáveis: considerar patológica uma experiência saudável (o que geraria intervenções iatrogênicas) ou normalizar sintomas de transtornos mentais (resultando em abandono ou retardo no início do tratamento necessário). Um marco, nesse sentido, foi a inclusão, em 1994, no DSM-IV (e mantida no DSM-5) da categoria "Problemas Religiosos e Espirituais".[69] Nela, enfatiza-se que as experiências R/E geralmente não são patológicas e que vivências envolvendo-as podem gerar sofrimento e busca de atendimento (p. ex., questionamento da fé ou dificuldades em entender e dar sentido a uma experiência de quase-morte) sem que necessariamente se configure um transtorno mental (ver **Quadro 3.5**).

Outro avanço muito significativo foi propiciado pelo aumento dos estudos das chamadas "experiências psicóticas" na população geral. Até recentemente, o conhecimento científico sobre essas vivências se restringia basicamente ao estudo de pacientes psiquiátricos, muitas vezes internados por quadros psicóticos.[70] A maior inves-

QUADRO 3.5
PROBLEMAS RELIGIOSOS E ESPIRITUAIS

Problemas religiosos

- Perda ou questionamento da fé
- Mudanças nas práticas, crenças e afiliação religiosa
  - Intensificação da crença
  - Experiências de conversão
- Novos movimentos religiosos e cultos
- Doenças terminais e com risco de vida

Problemas espirituais

- Experiências místicas
- Experiências de quase-morte
- Experiências psíquicas
- Experiências de abdução por alienígenas
- Experiências relacionadas a práticas espirituais e meditação
- Experiências de possessão

Fonte: Josephson e Peteet.[66]

---

tigação já realizada sobre a prevalência de experiências psicóticas na população geral foi realizada pela Organização Mundial da Saúde (OMS) e entrevistou mais de 250 mil pessoas em 52 países.[71] Um total de 12,5% da população referiu ter tido pelo menos uma experiência psicótica no último ano, excluindo as que ocorreram sob efeito de substâncias ou na transição sono-vigília, e menos de um décimo desse grupo tinha um diagnóstico de esquizofrenia. Esses achados vão na linha de diversos outros estudos, indicando que "experiências psicóticas" são bastante prevalentes na população geral e que geralmente não são sintomas de transtornos mentais, muito menos de uma psicose. Ou seja, o próprio ato de chamar essas experiências de "psicóticas" deve ser questionado, pois, na maioria das vezes, não se relacionam com psicoses. Por isso, muitos autores preferem reservar o termo "sintomas psicóticos" para quando essas experiências são manifestações de transtornos mentais e usar o termo "experiência psicótica" para quando não o sejam. Como alternativa, alguns autores propõem usar o termo "experiência anômala" nesses casos.[70,72]

Um ponto relevante para essa discussão é que essas experiências anômalas são muito frequentes em contextos R/E. Por exemplo, no Brasil, situações envolvendo ouvir vozes, ter visões, ou mesmo sintomas de primeira ordem de Schneider, como inserção de pensamentos ou sentimentos percebidos como de origem externa (p. ex., de Deus ou outras entidades espirituais) são muito comuns entre católicos carismáticos, evangélicos pentecostais, espíritas e praticantes da umbanda, apenas para listar as maiores religiões do Brasil. Estudos indicam que as experiências anômalas nesses contextos religiosos, além de não serem patológicas, podem, inclusive, estar relacionadas a melhores níveis de saúde mental.[73,74]

Com o intuito de auxiliar na distinção, o **Quadro 3.6** indica diversos fatores sugestivos de que a experiência anômala não seria patológica.[70] Nenhum desses critérios é absoluto, mas servem de apoio ao raciocínio clínico. Por exemplo, a ausência de sofrimento ou incapacitação relacionados à experiência é um importante fator a ser levado em conta quando se julga a relevância clínica de qualquer evento relatado por um paciente. No entanto, deve-se considerar que experiências anômalas não patológicas podem gerar preocupações e sofrimento, caso a pessoa que as vivencie não possua um enquadre cognitivo (crenças e interpretações) e um grupo social que a ajude a compreender e dar sentido à vivência.[75] Por exemplo, um caso em que uma pessoa desde a infância tinha experiências alucinatórias, premonitórias e de transe, que eram interpretadas por ela e seus familiares como indicadores de loucura ou de influência demoníaca, o que, naturalmente, resultava em dúvidas, medos e isolamento social. Posteriormente, na vida adulta, começou a frequentar um grupo de umbanda onde obteve explicações e apoio, integrando, de modo saudável, suas experiências. Em seguida, se tornou uma líder religiosa respeitada em sua comunidade e sem evidências de transtorno mental.[76]

Um dos critérios mais importantes parece ser a ausência de outros sintomas sugestivos de um transtorno mental, além das experiências anômalas em questão.[77] Nessa linha, cada vez mais o diagnóstico de esquizofrenia se baseia menos nos sintomas positivos (por serem muito inespecíficos) e mais nos negativos e de desorganização cognitiva. Dessa forma, para julgar se uma experiência de visão de uma entidade espiritual seria indicativa de um transtorno mental, é essencial avaliar se ela vem acompanhada de outros sintomas de síndromes psiquiátricas não ligadas à R/E, como na mania (exaltação do humor, pensamento acelerado, irritabilidade, aumento da libido, etc.) ou na esquizofrenia (delírios persecutórios, embotamento afetivo, desorganização cognitiva, marcante perda do pragmatismo, etc.).[74]

QUADRO 3.6
DIRETRIZES PARA A AVALIAÇÃO DO SIGNIFICADO CLÍNICO DE EXPERIÊNCIAS ESPIRITUAIS, PSICÓTICAS OU DISSOCIATIVAS

- Ausência de sofrimento psicológico: não se sente incomodado com a experiência vivida.
- Ausência de incapacitações sociais ou ocupacionais: a experiência não prejudica os relacionamentos e as atividades do indivíduo.
- A experiência tem curta duração, acontece poucas vezes e não tem caráter invasivo sobre a consciência e atividades cotidianas do indivíduo. Algumas experiências podem ser de longa duração, mas podem ser vistas como um estágio dentro do desenvolvimento espiritual prévio da pessoa.
- Discernimento com relação à experiência, incluindo a capacidade de perceber sua natureza anômala/incomum e que ela pode não ser compartilhada por outros.
- Compatibilidade com alguma tradição religiosa: as experiências podem ser compreendidas dentro dos conceitos e práticas de algum grupo cultural ou religioso estabelecido, ainda que não façam parte das tradições locais.
- Ausência de comorbidades psiquiátricas: ausência de outros transtornos ou sintomas mentais indicativos da presença de transtornos mentais além daqueles relacionados com as experiências espirituais. Quanto às experiências psicóticas, embora possa haver relatos de alucinações ou crenças incomuns, não se observam sintomas negativos ou desorganização.
- Controle sobre a experiência: o indivíduo é capaz de limitar a ocorrência de suas experiências ao local e momento adequados (p. ex. durante um ritual e não no trabalho ou na escola).
- A experiência promove crescimento pessoal ao longo do tempo: melhorias na vida pessoal, social e profissional. As experiências são dirigidas para a autointegração e o auxílio aos outros.

Fonte: Moreira-Almeida e Cardeña.[70]

PSICOTERAPIA INTEGRADA À ESPIRITUALIDADE

A psicoterapia integrada à espiritualidade constitui estratégia terapêutica que integra a R/E dos pacientes diretamente no processo de psicoterapias convencionais. Modelos para a abordagem da espiritualidade em psicoterapia têm sido descritos para terapia cognitivo-comportamental (TCC), psicoterapia interpessoal e psicoterapia de orientação analítica (ver **Quadro 3.7**).[78,79] Uma revisão sistemática de ensaios clínicos controlados encontrou eficácia similar de modelos de TCC integrada à R/E comparados a modelos convencionais de TCC, com benefícios adicionais esperados na adesão e bem-estar para pacientes interessados pelo tema.[80]

A integração da R/E na psicoterapia pode contribuir: (1) para melhor entendimento da cultura, identidade e recursos dos pacientes; (2) na identificação de estratégias de *coping* não adaptativas, conflitos R/E e fortalecimento de estratégias de *coping* positivas; (3) como elemento facilitador de formas de tratamento, por exemplo, frequência a encontros religiosos como recurso de ativação comportamental no tratamento da depressão, reinserção social em pacientes com esquizofrenia e uso de conteúdos R/E no questionamento de pensamentos disfuncionais na TCC; (4) como perspectiva mais ampliada no processo psicoterápico, entendendo a espiritualidade como parte do *self* e desenvolvimento da relação do indivíduo com sua espiritualidade de forma construtiva, criativa e madura.[79]

QUADRO 3.7
EXEMPLOS DE INTERVENÇÕES RELACIONADAS À R/E EM PSICOTERAPIA

Psicoterapia	Exemplos
Terapia cognitivo-comportamental	Uma das formas de integração da R/E na TCC incluiu o uso de conteúdos religiosos dos pacientes na psicoeducação, motivação, e diretamente como recurso de reestruturação cognitiva, estratégia de *coping* ou prática comportamental, integrados a meditação, preces ou atividades religiosas dos pacientes. Conteúdos provenientes de textos religiosos podem ser utilizados para trabalhar crenças e pensamentos disfuncionais. Por exemplo, para um paciente cristão com pensamentos de culpa, exigência pessoal e autocrítica excessiva: "Vede quão grande amor nos tem concedido o Pai, que fôssemos chamados filhos de Deus" (João, 3:1); ou para pacientes com preocupações excessivas com diagnóstico de TAG: "Não vos inquieteis, pois, pelo dia de amanhã, porque o dia de amanhã cuidará de si mesmo. Basta a cada dia o seu mal" (Mateus 6:34).
Terapia interpessoal	A R/E do paciente pode ser contemplada em diversos momentos da psicoterapia interpessoal. Para um paciente, por exemplo, que possui uma afiliação religiosa, pode ser considerado o estímulo à participação em seu grupo religioso, integração em atividades voluntárias e maior interação com os membros da comunidade que participa, de forma a permitir interação interpessoal com benefícios para psicoterapia. A espiritualidade do paciente e a interação com a comunidade da qual participa também pode ser importante recurso para dar sentido a momentos de mudança, diante do luto ou conflitos interpessoais significativos.
Psicoterapia de orientação analítica	Uma compreensão mais ampliada da espiritualidade do paciente em tratamento analítico pode ser fator importante no tratamento e processo de vínculo à psicoterapia. Além dos aspectos possivelmente relacionados a conflitos internos e defesas, classicamente abordados na teoria psicanalítica, aspectos positivos da espiritualidade podem ser contemplados a partir de formulações teóricas de autores, como Wilfred Bion, que considerava a *religiosidade ou mística* um dos vértices capazes de permitir a compreensão e desenvolvimento do pensamento e do psiquismo, assim como a ciência e a arte. A abordagem dos momentos *sagrados* em psicoterapia de forma aberta, sem julgamentos e sensível à experiência trazida pelo paciente pode ser relevante em muitos momentos no processo analítico, favorecendo o vínculo e a compreensão do paciente.
Terapias contextuais	Terapias contextuais, como a terapia comportamental dialética (DBT) ou a terapia de aceitação e compromisso (ACT), têm aspectos direta ou indiretamente ligados à espiritualidade na abordagem dos pacientes. Destacam-se abordagens ligadas ao *mindfulness*, que, embora atualmente não tenha vinculação com religião alguma, pode ser relacionado em seus princípios com formulações religiosas ou meditação que podem auxiliar durante o tratamento de muitos pacientes. A terapia focada na compaixão pode ser recurso útil para pacientes com excessiva autocrítica e vergonha, relembrando que a *compaixão* e *amor ao próximo* constituem princípios fundamentais em diversas tradições religiosas, como judaísmo, islamismo, cristianismo, religiões de origem africana, e orientais, como taoísmo, hinduísmo e budismo.

REFERÊNCIAS

1. Stark R. Secularization, R.I.P. Soc Relig. 1999;60(3):249-73.

2. Almeida AAS. Uma fábrica de loucos: a história da loucura espírita no Brasil (1900-1950). REVER. 2020;20(2):219-37.

3. Numbers RL, Kaehler A. Terra plana, Galileu na prisão e outros mitos sobre ciência e religião. Rio de Janeiro: Thomas Nelson Brasil; 2020.

4. Schumann C, Stroppa A, Moreira-Almeida A. The contribution of faith-based health organisations to public health. Int Psychiatry. 2011;8(3):62-4.

5. Kelly JF, Bergman B, Hoeppner BB, Vilsaint C, White WL. Prevalence and pathways of recovery from drug and alcohol problems in the United States population: Implications for practice, research, and policy. Drug Alcohol Depend. 2017;181:162-9.

6. Azevedo C. A procura do conceito de religio: entre o relegere e o religare. Religare. 2010;7(1):90-6.

7. King MB, Koenig HG. Conceptualising spirituality for medical research and health service provision. BMC Health Serv Res. 2009;9:116.

8. Moreira-Almeida A, Bhugra D. Religion, spirituality and mental health: setting the scene. In: Moreira-Almeida A, Mosqueiro BP, Bhugra D, editors. Spirituality and mental health across cultures. London: Oxford University Press. 2021.

9. Koenig HG, King DE, Carson VB. Handbook of religion and health. 2nd ed. New York: Oxford University Press; 2012.

10. Kendler KS, Liu XQ, Gardner CO, McCullough ME, Larson D, Prescott CA. Dimensions of religiosity and their relationship to lifetime psychiatric and substance use disorders. Am J Psychiatry. 2003;160(3):496-503.

11. McClintock CH, Anderson M, Svob C, Wickramaratne P, Neugebauer R, Miller L, et al. Multidimensional understanding of religiosity/spirituality: relationship to major depression and familial risk. Psychol Med. 2019;49(14):2379-88.

12. Moreira-Almeida A, Pinsky I, Zaleski M, Laranjeira R. Religious involvement and sociodemographic factors: a Brazilian national survey. Rev Psiquiatr Clin. 2010;37(1):12-5.

13. Maraldi EO, Toniol RF, Swerts DB, Lucchetti G, Leão FC, Peres MFP. The dynamics of religious mobility: investigating the patterns and sociodemographic characteristics of religious affiliation and disaffiliation in a Brazilian sample. Int J Lat Am Relig. 2020.

14. Pew Research Center. The changing global religious landscape [internet]. Washington: Pew Research Center; 2017 [acesso em 28 fev. 2021]. Disponível em: https://www.pewforum.org/2017/04/05/the-changing-global-religious-landscape/.

15. Mosqueiro BP, Messinger M, Bauer F, Barcelos W, Uequed M, Possebon G, et al. Interest in religion, spirituality, and spiritually integrated psychotherapy among Brazilian depressed patients. Psychoter Psychosom. 2019;88 suppl 1:89-90.

16. Moreira-Almeida A, Koenig HG, Lucchetti G. Clinical implications of spirituality to mental health: review of evidence and practical guidelines. Rev Bras Psiquiatr. 2014;36(2):176-82.

17. Menegatti-Chequini MC, Gonçalves JPB, Leão FC, Peres MFP, Vallada H. A preliminary survey on the religious profile of Brazilian psychiatrists and their approach to patients' religiosity in clinical practice. BJPsych Open. 2016;2(6):346-52.

18. Lee E, Baumann K. German psychiatrists' observation and interpretation of religiosity/spirituality. Evid Based Complement Alternat Med. 2013;2013:280168.

19. Moreira-Almeida A, Sharma A, Van Rensburg BJ, Verhagen PJ, Cook CCH. Posicionamento da Associação Mundial de Psiquiatria sobre espiritualidade e religiosidade em psiquiatria. Rev Debates Psiquiatria. 2018;8(2):6-8.

20. Oliveira FHAO, Peteet JR, Moreira-Almeida A. Religiosity and spirituality in psychiatry residency programs: why, what, and how to teach? Braz J Psychiatry. 2020. Epub ahead of print.

21. Oliveira FHAO, Pinto AR. Psiquiatria e espiritualidade: em busca da formulação bio-psico-socio-espiritual do caso: aplicações práticas. HU Rev. 2018;44(4):447-54.

22. Anyfantakis D, Symvoulakis EK, Linardakis M, Shea S, Panagiotakos D, Lionis C. Effect of religiosity/spirituality and sense of coherence on depression within a rural population in Greece: the Spili III project. BMC Psychiatry. 2015;15:173.

23. Aquino TAA, Dantas CTAC, Medeiros IF, Moraes IOAL, Melo MO, Nascimento NMC, et al. Estilos de fé e sentido da vida. Psicol Argum. 2013;31(75):665-76.

24. Jeste DV, Palmer BW, Rettew DC, Boardman S. Positive psychiatry: its time has come. J Clin Psychiatry. 2015;76(6):675-83.

25. Vaillant GE. Psychiatry, religion, positive emotions and spirituality. Asian J Psychiatr. 2013;6(6):590-4.

26. Panzini RG, Bandeira DR. Coping (enfrentamento) religioso/espiritual. Rev Psquiatr Clin. 2007;34 suppl 1:126-35.

27. Pargament KI, Koenig HG, Perez LM. The many methods of religious coping: development and initial validation of the RCOPE. J Clin Psychol. 2000;56(4):519-43.

28. Anderson JW, Nunnelley PA. Private prayer associations with depression, anxiety and other health conditions: an analytical review of clinical studies. Postgrad Med. 2016;128(7):635-41.

29. Li S, Okereke OI, Chang SC, Kawachi I, VanderWeele TJ. Religious service attendance and lower depression among women: a prospective cohort study. Ann Behav Med. 2016;50(6):p. 876-84.

30. Ai AL, Huang B, Bjorck J, Appel HB. Religious attendance and major depression among Asian Americans from a national database: the mediation of social support. Psychol Relig Spiritual. 2013;5(2):78-89.

31. Corrêa AAM, Moreira-AlmeidaI A, Meneze PR, Vallada H, Scazufca M. Investigating the role played by social support in the

association between religiosity and mental health in low income older adults: results from the São Paulo Ageing & Health Study (SPAH). Rev Bras Psiquiatr. 2011;33(2):157-64.

32. Koenig HG, Al-Zaben F, VanderWeele TJ. Religion and psychiatry: recent developments in research. BJPsych Advances. 2020;26(5):262-72.

33. VanderWeele TJ, McNeely E, Koh HK. Reimagining health: flourishing. JAMA. 2019;321(17):1667-8.

34. Jordan KD, Masters KS, Hooker SA, Ruiz JM, Smith TW. An interpersonal approach to religiousness and spirituality: implications for health and well-being. J Pers. 2014;82(5):418-31.

35. Miller L, Bansal R, Wickramaratne P, Hao X, Tenke CE, Weissman MM, et al. Neuroanatomical correlates of religiosity and spirituality: a study in adults at high and low familial risk for depression. JAMA Psychiatry. 2014;71(2):128-35.

36. Mosqueiro BP, Fleck MP, Rocha NS. Increased levels of brain-derived neurotrophic factor are associated with high intrinsic religiosity among depressed inpatients. Front Psychiatry. 2019;10:671.

37. Anderson MR, Miller L, Wickramaratne P, Svob C, Odgerel Z, Zhao R, et al. Genetic correlates of spirituality/religion and depression: a study in offspring and grandchildren at high and low familial risk for depression. Spiritual Clin Pract. 2017;4(1):43-63.

38. Rim JI, Ojeda JC, Svob C, Kayser J, Drews E, Kim Y, et al. Current understanding of religion, spirituality, and their neurobiological correlates. Harv Rev Psychiatry. 2019;27(5):303-16.

39. Svob C, Wang Z, Weissman MM, Wickramaratne P, Posner J. Religious and spiritual importance moderate relation between default mode network connectivity and familial risk for depression. Neurosci Lett. 2016;634:94-7.

40. Mosqueiro BP, Rocha NS, Fleck MP. Intrinsic religiosity, resilience, quality of life, and suicide risk in depressed inpatients. J Affect Disord. 2015;179:128-33.

41. Damiano RF, Costa LA, Viana MTSA, Moreira-Almeida A, Lucchetti ALG, Lucchetti G. Brazilian scientific articles on spirituality, religion and health. Arch Clin Psychiatry. 2016;43(1):11-6.

42. Koenig HG, Peteet JR, VanderWeele TJ. Religion and psychiatry: clinical applications. BJPsych Advances. 2020;26(5):273-81.

43. Miller L, Wickramaratne P, Gameroff MJ, Sage M, Tenke CE, Weissman MM. Religiosity and major depression in adults at high risk: a ten-year prospective study. Am J Psychiatry. 2012;169(1):89-94.

44. Koenig HG, George LK, Peterson BL. Religiosity and remission of depression in medically ill older patients. Am J Psychiatry. 1998;155(4):536-42.

45. Mosqueiro BP, Caldieraro MA, Messinger M, Costa FBP, Peteet JR, Fleck MP. Religiosity, spirituality, suicide risk and remission of depressive symptoms: a 6-month prospective study of tertiary care Brazilian patients. J Affect Disord. 2021;279:434-42.

46. Smith TB, McCullough ME, Poll J. Religiousness and depression: evidence for a main effect and the moderating influence of stressful life events. Psychol Bull. 2003;129(4):614-36.

47. Braam AW, Koenig HG. Religion, spirituality and depression in prospective studies: a systematic review. J Affect Disord. 2019;257:428-38.

48. Chen Y, VanderWeele TJ. Spirituality, religion and suicide. In: Rosmarin DH, Koenig HG, editors. Handbook of spirituality, religion, and mental health. 2nd ed. Durham: Academic Press; 2020.

49. VanderWeele TJ, Li S, Tsai AC, Kawachi I. Association between religious service attendance and lower suicide rates among US women. JAMA Psychiatry. 2016;73(8):845-51.

50. Mosqueiro BP, Pinto AR, Moreira-Almeida A. Spirituality, religiosity, and mood disorders. In: Rosmarin DH, Koenig HG, editors. Handbook of spirituality, religion, and mental health. 2nd ed. Durham: Academic Press; 2020.

51. Mitchell L, Romans S. Spiritual beliefs in bipolar affective disorder: their relevance for illness management. J Affect Disord. 2003;75(3):247-57.

52. Stroppa A, Moreira Almeida A. Religiosity, mood symptoms, and quality of life in bipolar disorder. Bipolar Disord. 2013;15(4):385-93.

53. Stroppa A, Colugnati FA, Koenig HG, Moreira-Almeida A. Religiosity, depression, and quality of life in bipolar disorder: a two-year prospective study. Braz J Psychiatry. 2018;40(3):238-43.

54. Beraldo L, Gil F, Ventriglio A, Andrade AG, Silva AG, Torales J, et al. Spirituality, religiosity and addiction recovery: current perspectives. Curr Drug Res Rev. 2019;11(1):26-32.

55. Rezende-Pinto A, Moreira-Almeida A, Ribeiro M, Laranjeira R, Vallada H. The effect of religiosity during childhood and adolescence on drug consumption patterns in adults addicted to crack cocaine. BJPsych Open. 2018;4(5):324-31.

56. Ely A, Mosqueiro BP. Religiosity/spirituality, motivation and self-efficacy in the treatment of crack users. Arch Clin Psychiatry. 2021. In press.

57. Rasic D, Robinson JA, Bolton J, Bienvenu OJ, Sareen J. Longitudinal relationships of religious worship attendance and spirituality with major depression, anxiety disorders, and suicidal ideation and attempts: findings from the Baltimore epidemiologic catchment area study. J Psychiatr Res. 2011;45(6):848-54.

58. Peterman JS, LaBelle DR, Steinberg L. Devoutly anxious: the relationship between anxiety and religiosity in adolescence. Psychol Relig Spiritual. 2014;6(2):113-22.

59. Fuller-Thomson E, Ryckman K. Achieving complete mental health despite a history of generalized anxiety disorders: findings from a large, nationally representative Canadian survey. J Affect Disord. 2020;265:687-94.

60. Huguelet P, Binyet-Vogel S, Gonzalez C, Favre S, McQuillan A. Follow-up study of 67 first episode schizophrenic patients and their involvement in religious activities. Eur Psychiatry. 1997;12(6):279-83.

61. Rosmarin DH, Salcone S, Harper D, Forester BP. Spiritual psychotherapy for inpatient, residential, and intensive treatment. Am J Psychother. 2019;72(3):75-83.

62. Panzini RG, Mosqueiro BP, Zimpel RR, Bandeira DR, Rocha NS, Fleck MP. Quality-of-life and spirituality. Int Rev Psychiatry. 2017;29(3):263-82.

63. Braghetta CC, Lucchetti G, Leão FC, Vallada C, Vallada H, Cordeiro Q. Aspectos éticos e legais da assistência religiosa em hospitais psiquiátricos. Arch Clin Psychiatry. 2011;38(5):189-93.

64. Peteet JR, Lu FG, Narrow WE, editors. Religious and spiritual issues in pscyhiatric diagnosis: a research agenda for DSM-V. Washington: American Psychiatry Publishing; 2010.

65. Puchalski C, Romer AL. Taking a spiritual history allows clinicians to understand patients more fully. J Palliat Med. 2000;3(1):129-37.

66. Josephson AM, Peteet JR. Handbook of spirituality and worldview in clinical practice. Washington: American Psychiatric Publishing; 2004.

67. Stroppa A, Moreira-Almeida A. Religiosidade e saúde. In: Salgado MI, Freire GT, organizadores. Saúde e espiritualidade. Belo Horizonte: Inede; 2008. v. 1. p. 427-43.

68. American Psychiatric Association. Mental health and faith community partnership [internet]. Washington: APA; 2018 [acesso em 28 fev. 2021]. Disponível em: www.psychiatry.org/psychiatrists/cultural-competency/engagement-opportunities/mental-health-and-faith-community-partnership.

69. Turner RP, Lukoff D, Barnhouse RT, Lu FG. Religious or spiritual problem. A culturally sensitive diagnostic category in the DSM-IV. J Nerv Ment Dis. 1995;183(7):435-44.

70. Moreira-Almeida A, Cardeña E. Differential diagnosis between non-pathological psychotic and spiritual experiences and mental disorders: a contribution from Latin American studies to the ICD-11. Rev Bras Psiquiatr. 2011;33 suppl 1:s21-8.

71. Nuevo R, Chatterji S, Verdes E, Naidoo N, Arango C, Ayuso-Mateos JL. The continuum of psychotic symptoms in the general population: a cross-national study. Schizophr Bull. 2012;38(3):475-85.

72. Cardeña E, Lynn SJ, Krippner S. Varieties of anomalous experience: examining the scientific evidence. 2nd ed. Washington: APA. 2014.

73. Moreira-Almeida A, Lotufo Neto F, Greyson B. Dissociative and psychotic experiences in Brazilian spiritist mediums. Psychother Psychosom. 2007;76(1):57-8.

74. Peters E, Ward T, Jackson M, Morgan C, Charalambides M, McGuire P, et al. Clinical, socio-demographic and psychological characteristics in individuals with persistent psychotic experiences with and without a need for care. World Psychiatry. 2016;15(1):41-52.

75. Wüsten C, Schlier B, Jaya ES, Genetic Risk and Outcome of Psychosis (GROUP) Investigators, Fonseca-Pedrero E, Peters E, Verdoux H, et al. Psychotic experiences and related distress: a cross-national comparison and network analysis based on 7141 participants from 13 countries. Schizophr Bull. 2018;44(6):1185-94.

76. Delmonte R, Lucchetti G, Moreira-Almeida A, Miguel Farias. Can the DSM-5 differentiate between nonpathological possession and dissociative identity disorder? A case study from an Afro-Brazilian religion. J Trauma Dissociation. 2016;17(3):322-37.

77. Peters E, Ward T, Jackson M, Woodruff P, Morgan C, McGuire P, et al. Clinical relevance of appraisals of persistent psychotic experiences in people with and without a need for care: an experimental study. Lancet Psychiatry. 2017;4(12):927-36.

78. Lomax JW, Kripal JJ, Pargament KI. Perspectives on "sacred moments" in psychotherapy. Am J Psychiatry. 2011;168(1):12-8.

79. Captari LE, Hook JN, Hoyt W, Davis DE, McElroy-Heltzel SE, Worthington Jr EL. Integrating clients' religion and spirituality within psychotherapy: a comprehensive meta-analysis. J Clin Psychol. 2018;74(11):1938-51.

80. Anderson N, Heywood-Everett S, Siddiqi N, Wright J, Meredith J, McMillan D. Faith-adapted psychological therapies for depression and anxiety: systematic review and meta-analysis. J Affect Disord. 2015;176:183-96.

Para *quizzes* sobre o conteúdo do livro e casos clínicos complementares, acesse:

https://apoio.grupoa.com.br/tratadopsi/

4

LAURA HELENA SILVEIRA
GUERRA DE ANDRADE
BRUNO MENDONÇA COÊLHO
CAMILA MAGALHÃES SILVEIRA
CRISTÓBAL ABARCA BROWN
ERICA ROSANNA SIU
FELIPE SZABZON
GEILSON LIMA SANTANA JR.
MARCOS JOSE CAMPELLO BAPTISTA
YUAN-PANG WANG

ASPECTOS EPIDEMIOLÓGICOS DOS TRANSTORNOS MENTAIS

Este capítulo apresenta e atualiza aspectos históricos, conceituais e práticos sobre a epidemiologia psiquiátrica, sobretudo seus desenvolvimentos mais recentes no Brasil. Aqui, o leitor encontrará uma cuidadosa revisão sobre a constituição do campo da epidemiologia psiquiátrica, seus desdobramentos e achados científicos mais atuais. São apresentadas reflexões acerca das limitações da pesquisa epidemiológica em saúde mental e potenciais caminhos de desenvolvimento futuro.

HISTÓRICO

A palavra *epidemiologia* deriva do grego antigo ἐπί (epí; sobre), δῆμος (démos; população) e λόγος (lógos; conhecimento) – o conhecimento sobre o que acomete a população. A despeito da grande variedade de definições, pode-se entender a epidemiologia como "[...] o estudo da ocorrência e distribuição de eventos, estados e processos relacionados à saúde em determinadas populações, incluindo o estudo dos determinantes que influenciam tais processos e a aplicação desse conhecimento para controlar problemas relevantes de saúde [...]".[1] A epidemiologia cobre um amplo espectro de tópicos científicos, desde estudos descritivos populacionais, nos quais hipóteses de associação são testadas, até a epidemiologia clínica moderna, mais analítica, muito semelhante à medicina experimental, sempre focando em grupos de pessoas, em contraste com a medicina clínica, que foca no indivíduo.

A epidemiologia científica aplicada a grandes massas populacionais se consolidou no século XIX pelo estudo de epidemias e infecções que afetavam a população europeia, obtendo grande destaque o trabalho de John Snow sobre as epidemias de cólera em Londres (1849-1854). Poucas décadas depois, foram publicadas duas obras importantes sobre questões relacionadas à saúde mental das populações: a de Daniel Hack Tuke, em 1894, demonstrando que a "suposta epidemia de insanidade" que varria a Inglaterra vitoriana devia-se ao crescente número de insanos que passaram a viver e ser tratados em asilos, sem qualquer aumento na ocorrência de "insanidade" na população em geral; e a publicação, na França, de *Le suicide: étude de sociologie*, de Émile Durkheim, em 1897, que avaliou quantitativamente as variações temporais e regionais das taxas de suicídio na Europa, oferecendo uma explicação socioantropológica para elas. Esses estudos deram origem ao que se tornou uma disciplina por si mesma, a *epidemiologia psiquiátrica*.

Foi no século XX que a epidemiologia psiquiátrica floresceu. Dohrenwend e Dohrenwend,[2] ao descrever as três gerações, nos ajudam a ter um panorama histórico. Na primeira geração, entre 1930 e 1960, predominaram estudos baseados em estatísticas hospitalares anuais sobre características dos pacientes. Diagnósticos feitos pelos clínicos, sem qualquer padronização, eram usados como numeradores para fornecer dados de prevalência e incidência, quando dados do censo estivessem disponíveis. Um exemplo clássico dessa fase é o estudo feito por Faris e Duham[3] em Chicago. Os estudos populacionais da época também utilizavam o diagnóstico feito por psiquiatras, acreditando-se que a sua formação clínica assegurava confiabilidade e validade.

Com o fim da Segunda Guerra Mundial, surgiu o interesse por transtornos mentais que não levassem à hospitalização, tanto por sua menor gravidade como por não chegarem a receber tratamento. Trata-se do período chamado de segunda geração da epidemiologia psiquiátrica. Ademais, o pós-guerra trouxe um interesse pelo estudo do estresse como uma causa de transtornos mentais. A tecnologia para pesquisas populacionais com amostragem probabilística e as entrevistas de pesquisa social surgiram com força, possibilitando grandes estudos para determinar a prevalência de transtornos mentais na população geral. Um exemplo clássico desse período é o Midtown Manhattan Study,[4] no qual foi usada uma escala de 30 itens para determinação de caso. Três fatos levaram à terceira geração dos estudos epidemiológicos: o trabalho do casal Dohrenwend[2] de revisão da literatura científica durante a década de 1960, em que verificaram que transtornos específicos teriam perfis específicos de fatores de risco; a rejeição da teoria psicanalítica, com o gradual interesse pelas teorias biológicas como causa dos transtornos mentais; e o surgimento de novos psicofármacos para o tratamento desses transtornos, tornando necessária a seleção de pacientes para testá-los em ensaios clínicos. Nesse contexto, surgiram as escalas de avaliação e as entrevistas diagnósticas estruturadas, as quais foram desenvolvidas para a identificação e quantificação da gravidade de sintomas-chave para o diagnóstico de depressão, mania e esquizofrenia. O interesse pelo estudo de diagnósticos específicos moveu o campo da psiquiatria para a chamada revolução neokraepeliniana, sobretudo com a operacionalização de critérios diagnósticos. Considera-se, ainda, que os resultados do estudo US-UK[5] também contribuíram para a terceira fase do desenvolvimento metodológico da epidemiologia psiquiátrica. Esse estudo demonstrou uma grande discrepância entre os diagnósticos realizados pelos psiquiatras dos dois lados do Atlântico: os norte-americanos identificaram mais casos de esquizofrenia do que os ingleses, sugerindo que os limites da síndrome esquizofrênica eram mais amplos nos Estados Unidos. Vários grupos de pesquisa passaram, então, a investigar meios de melhorar a reprodutibilidade dos diagnósticos por meio de critérios explícitos, criando diagnósticos operacionais para pesquisa, que foram incorporados à 3ª edição do *Manual diagnóstico e estatístico de transtornos mentais* (DSM-III). A operacionalização dos critérios diagnósticos possibilitou o desenvolvimento de entrevistas diagnósticas estruturadas, que conferiram maior reprodutibilidade. Por sua vez, a estruturação das entrevistas diagnósticas atingiu tal ponto de objetividade que entrevistadores leigos poderiam ser treinados para aplicá-las, o que permitiu seu uso em grandes estudos na população geral.

Pode-se dizer que uma quarta geração da epidemiologia psiquiátrica já está em curso. Nos últimos anos, tem-se observado importantes avanços nas investigações sobre fatores causais, possibilitados pela crescente cooperação entre grupos internacionais e pelos desenvolvimentos nos desenhos dos estudos e nas estratégias de análise estatística. Outra importante inovação para as pesquisas em busca de maior entendimento sobre fatores etiológicos dos transtornos se deu pelo surgimento da epidemiologia genética, com o estudo de famílias, de gêmeos e de indivíduos adotados, e tem permitido maior compreensão da herdabilidade e da interação gene-ambiente nos transtornos psiquiátricos. Estudos prospectivos têm contribuído para compreender a psicopatologia do desenvolvimento dos transtornos mentais.

A aproximação entre a epidemiologia populacional, a epidemiologia clínica e a ciência básica tem promovido a incorporação de marcadores biológicos nas pesquisas no campo, levando ao desenvolvimento da epidemiologia translacional e sua abordagem "multiômica" (genômica, transcriptômica, proteinômica, metabolômica e epigenética). Novas tecnologias de coleta de dados, como a avaliação ecológica momentânea (EMA, do inglês *ecologic momentary assessment*), permitem recolher informações sobre os sujeitos de pesquisa em seus ambientes naturais em tempo real. Por meio de *smartphones*, é possível, por exemplo, pedir que informem sobre o seu estado emocional naquele instante, que respondam a escalas psicopatológicas curtas, ou mesmo que enviem uma fotografia do local onde se encontram ou uma gravação dos sons do ambiente. Por meio de *smartphones* ou *smartwatches*, também é possível coletar dados eletrofisiológicos ou de geolocalização. Desse modo, pode-se avaliar, em tempo real, a influência de fatores socioambientais sobre o estado mental dos sujeitos de pesquisa. Além disso, o uso combinado de métodos tradicionais de coleta de dados, de tecnologias translacionais-multiômicas e da avaliação ecológica momentânea pode enriquecer a investigação sobre a influência e a interação de múltiplos fatores de risco psicológicos, comportamentais, biológicos e socioambientais sobre a saúde mental. Além de dispendiosos, tais estudos requerem amplas amostras e técnicas estatísticas sofisticadas, com o uso de inteligência artificial e *machine learning* para analisar grandes volumes de informação.

Entretanto, vale ressaltar que todos esses avanços na epidemiologia analítica não ofuscam a permanente importância dos estudos descritivos. Continua-se precisando estimar a ocorrência e a distribuição populacional dos transtornos psiquiátricos e do sofrimento psicológico, identificar os grupos sob maior risco, mensurar o impacto dos quadros psicopatológicos, avaliar o uso de serviços de saúde e detectar as necessidades não atendidas das pessoas com transtornos mentais. Conjugando metodologias descritivas e analíticas, talvez seja possível avançar não só em conhecimento, mas também em tratamento e prevenção dos transtornos psiquiátricos e, por que não, na promoção da saúde mental.

PRINCIPAIS ESTUDOS EPIDEMIOLÓGICOS

Os últimos 40 anos representam um período de crescimento sem precedentes para a epidemiologia psiquiátrica descritiva e analítica. Desde o estudo Epidemiologic Catchment Area (ECA), realizado no início dos anos 1980 em cinco centros nos Estados Unidos, grandes pesquisas sobre transtornos mentais em adultos, na população geral, foram desenvolvidas em vários países em todo o mundo. O ECA foi lançado para avaliar a prevalência de transtornos mentais e por uso de substâncias nos Estados Unidos, bem como o uso de serviços de saúde mental. Ele foi possível a partir da operacionalização do diagnóstico psiquiátrico do DSM-III e do desenvolvimento da Diagnostic Interview Schedule (DIS), uma entrevista diagnóstica estruturada aplicada por leigos, com o objetivo de obter dados de grandes amostras da população geral. Como dito anteriormente, a premissa era obter, a partir de diagnósticos confiáveis e válidos, a estimativa da prevalência de transtornos mentais em uma comunidade.[6] O ECA, desenhado como um estudo longitudinal com três ondas, foi realizado em cinco áreas de captação em cinco cidades norte-americanas, somando uma amostra total de mais de 20 mil adultos. Ele trouxe à luz informações importantes, só possíveis em estudos populacionais de larga escala, como a alta prevalência de transtornos depressivos, fobia social e transtorno obsessivo-compulsivo (TOC), bem como a alta prevalência de comorbidades entre transtornos do DSM-III, em um momento da psiquiatria em que se acreditava em hierarquias de diagnóstico e entidades nosológicas puras. A amostra da área de captação da Johns Hopkins University, na cidade de Baltimore, foi seguida por 22 anos, revelando informações importantes, como associação entre neuroticismo e declínio cognitivo; personalidade antissocial e mortalidade precoce; e depressão e desesperança e hipertensão.[6]

Nos anos 1990, a Organização Mundial da Saúde (OMS), em colaboração com a US Alcohol, Drug Abuse, and Mental Health Administration Task Force on Psychiatric Assessment Instruments, elaborou uma nova entrevista estruturada baseada em critérios diagnósticos para pesquisa da CID-10. O Composite International Diagnostic Interview (CIDI) foi elaborado a partir de itens da DIS e da entrevista semiestruturada Present State Examination,[7] com o objetivo de criar um instrumento que pudesse ser utilizado em vários países e culturas, e disponibilizado em 1990.[8] Grandes levantamentos epidemiológicos usando o CIDI foram realizados em diversos países, como o estudo norte-americano National Comorbidity Survey (NCS),[9] com amostra representativa daquela população de 15 a 54 anos de idade. As taxas de prevalência, no ano anterior à entrevista, de transtornos mentais e por abuso/dependência de substâncias relatadas nesses estudos chegam a 30%, e em torno de 50% ao longo da vida.

Dois estudos brasileiros, realizados em São Paulo e Minas Gerais, se destacam entre os que utilizaram as primeiras versões do CIDI, gerando diagnósticos com base no DSM-III-R e CID-10. O Estudo de Área de Captação São Paulo Epidemiológica (ECA-SP) foi realizado na área de captação do Hospital das Clínicas da Faculdade de Medicina da Universidade de São Paulo (USP) com o objetivo de conhecer a prevalência de transtornos psiquiátricos na população adulta residente na área e a associação de alguns fatores de risco para esses transtornos. Além disso, verificou a ocorrência de doenças físicas crônicas e o uso de serviços de saúde, para posterior reestruturação dos atendimentos médico e psiquiátrico da região. Foram entrevistadas 1.464 pessoas, sendo a prevalência de pelo menos um transtorno ao longo da vida, e, em 12 meses, de 33,1 e 18,5%, respectivamente.[10] Já o Bambuí Health and Aging Study, realizado em uma pequena cidade de Minas Gerais, avaliou 1.041 adultos residentes da região,[11] tendo como principal achado a alta prevalência na vida de depressão maior 12,8% (17% entre mulheres e 7,3% entre homens). Esses estudos usaram procedimentos de amostragem rigorosos, porém, seus resultados não foram generalizáveis para proporções maiores da população em geral, já que o ECA-SP foi limitado a bairros socioeconômicos médios e altos e a pesquisa de Bambuí, a uma pequena cidade em área rural.

Em 1997, Ronald C. Kessler, idealizador do National Comorbidity Survey, teve a iniciativa de reunir os estudos feitos em vários países utilizando o CIDI. Sob auspício da OMS, foi criado o Consórcio Internacional em Epidemiologia Psiquiátrica (ICPE), para coordenar a análise comparativa de dados de levantamentos que utilizaram o CIDI. Dez países integraram esse consórcio, entre eles, o Brasil, com o ECA-SP. Nos vários artigos publicados, ficou evidente a alta prevalência de transtornos mentais comuns, como depressão ao longo da vida, variando de 8 a 12%.[12] No entanto, não há, na versão do CIDI utilizada, medida de incapacitação. Naquele momento, as estimativas e projeções das cargas dos transtornos mentais eram amplamente baseadas em revisões de literatura e estudos limitados e isolados, em vez de pesquisas epidemiológicas em vários países e culturas. Um novo consórcio foi criado, World Mental Health Survey Initiative (WMHS),[13] reunindo os participantes do ICPE e outros pesquisadores de diferentes países interessados em realizar pesquisas representativas nacional ou regionalmente. O WMHS iniciou pesquisas com a população geral para estimar as prevalências de transtornos mentais, avaliar os fatores de risco que permitissem intervenções direcionadas, além de identificar padrões de barreiras ao uso de serviços e validar estimativas da carga de doenças internacionalmente. Para alcançar esses objetivos, uma nova versão do CIDI foi desenvolvida. O WMH-CIDI[14] foi projetado para ir muito além da mera avaliação de transtornos mentais, incluindo uma ampla gama de medidas sobre vários correlatos. Ademais, a Escala de Incapacidade de Sheehan foi incorporada ao WMH-CIDI, de forma a ser administrada exatamente da mesma maneira para cada transtorno mental avaliado. O WMH-CIDI também incluiu, para cada transtorno, perguntas específicas sobre idade de início dos sintomas, diversos fatores de risco (como adversidades na infância), morbidades físicas, uso de serviços de saúde geral e de saúde mental.

Os principais transtornos avaliados nas pesquisas WMH são transtornos de ansiedade (transtorno de pânico, fobias, transtorno de ansiedade generalizada [TAG], transtorno de estresse pós-traumático [TEPT]), transtornos do humor (transtorno depressivo maior [TDM], transtorno distímico, transtorno bipolar [TB]), transtornos comportamentais disruptivos (transtorno de déficit de atenção/hiperatividade [TDAH], transtorno da conduta, transtorno de oposição desafiante [TOD], transtorno explosivo intermitente [TEI]) e transtornos por uso substâncias (álcool e dependência de drogas). O Brasil participou desse consórcio mundial com o estudo São Paulo Megacity Mental Health Survey (SPMHS),[15] que avaliou uma amostra probabilística da população geral adulta residente na região metropolitana de São Paulo (RMSP), composta por 39 municípios. Foram realizadas 5.037 entrevistas entre os anos de 2005 e 2007.

Os objetivos do SPMHS foram fornecer estimativas de prevalência ao longo da vida e de 12 meses para uma ampla gama de transtornos mentais na população em geral; identificar correlatos de morbidade psiquiátrica, bem como sua gravidade e prejuízo associado; determinar os padrões de uso dos serviços de saúde; e estimar a carga global de transtornos mentais na cidade. Foram obtidas informações abrangentes sobre cada transtorno avaliado, como idade de início, duração e número de episódios, gravidade dos sintomas, deficiência, tratamento, história familiar, ampla gama de fatores de risco, além de dados sociodemográficos, como nível de migração e adversidades na infância. Informações sobre comorbidades física e mental, uso de serviços e identificação de barreiras para acessá-los, custos de tratamento, carga familiar, exposição a violência e eventos traumáticos, além de referências geográficas para avaliar o impacto da situação socioeconômica e da infraestrutura social na saúde mental, forneceram dados para embasar uma resposta adequada aos problemas locais.[15]

Esse foi um dos primeiros estudos realizados em uma megacidade e um dos poucos da iniciativa realizados no Sul Global, o que permitiu explorar questões relativas à urbanidade e estabelecer medidas comparativas com países do Norte Global e outros locais com similaridades e diferenças sociais, econômicas e culturais. A seguir, serão apresentados os principais resultados do SPMHS e do WMHS.[15]

O SPMHS mostra um panorama preocupante da saúde mental na maior região metropolitana do País.[15] Cerca de 30% dos entrevistados apresentaram algum transtorno mental no ano anterior à entrevista, sendo que 70% destes eram casos moderados e graves. Na análise comparativa com outros 14 países do WMHS, a RMSP apresentou a maior prevalência de casos ativos, sendo que nos outros países as taxas variaram de 4,3%, em Xangai, a 26,4%, nos Estados Unidos. No caso de São Paulo, uma porcentagem pequena de casos graves recebeu tratamento nos últimos 12 meses: 30% em São Paulo, taxa similar à de outros países de renda média participantes do consórcio, mas bem mais baixa do que à de países de renda alta.[16] Os transtornos de ansiedade (20%) foram os mais prevalentes, seguidos pelos transtornos do humor (11%) e transtornos relacionados ao uso de álcool e outras substâncias (3,6%). Adiciona-se a esse cenário a ocorrência comum de comorbidades – indivíduos com um tipo de transtorno mental frequentemente desenvolvem outros tipos de transtornos mentais ao longo da vida. Uma análise de dados de 27 países do WMHS[17] mostrou que cada transtorno mental prévio ao longo da vida foi associado a risco aumentado de aparecimento subsequente de outro transtorno mental. As associações foram mais proeminentes entre os tipos de transtorno mental intimamente relacionados (p. ex., bulimia nervosa e transtorno de compulsão alimentar subsequente), bem como nos primeiros um a dois anos após o início do transtorno anterior (em comparação com intervalos mais longos). Embora as associações diminuam com o tempo desde o surgimento do transtorno anterior, um risco significativamente elevado de comorbidade subsequente persistiu por pelo menos 15 anos, o que reforça a hipótese de que um amplo espectro de transtornos mentais apresenta histórico de fator de risco compartilhado (fatores genéticos e não genéticos).

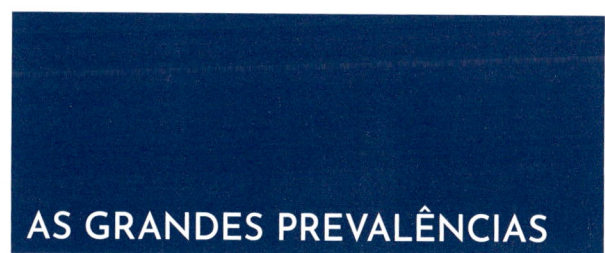

AS GRANDES PREVALÊNCIAS

DEPRESSÃO

A depressão foi o transtorno mais comum, com prevalência para TDM, de acordo com o DSM-IV, na amostra total de 18,3% ao longo da vida, 10,4% no ano anterior e 4,7% nos 30 dias anteriores à entrevista. Essas estimativas são equivalentes às projeções populacionais de 1,1-1,4 milhões de pessoas com um episódio ativo de depressão nos últimos 12 meses.[18]

As mulheres tiveram aproximadamente duas vezes mais chance de ter um episódio de depressão na vida e no ano anterior em relação aos homens, e quase três vezes mais no mês anterior à entrevista. A razão entre a prevalência de 12 meses e a prevalência ao longo da vida (indicador indireto de persistência) é de 57%, a mesma em homens e mulheres, sugerindo que a depressão é um transtorno crônico nessa amostra.[18]

As curvas de Kaplan-Meier para idade de início foram geradas para quatro grupos de coortes de nascimento (**Fig. 4.1**), definidas pela idade na entrevista (18-29, 35-49, 50-64 e ≥ 65 anos). As curvas são significativamente diferentes entre si ($\chi^2 = 12,6$; $p = 0,006$), com idades de início anteriores e declives mais acentuados para coortes sucessivamente mais recentes. A incidência é baixa na infância e no início da adolescência, aumentando de forma quase linear ao longo da vida. As coortes mais jovens tiveram idade de início menor. O número médio de anos com pelo menos um episódio depressivo foi de aproximadamente cinco anos, sem diferença entre homens e mulheres.

A comorbidade com transtornos de ansiedade alta, principalmente com TAG, com razão de chance (RC) de 7,8 (intervalo de confiança [IC] 95% 5,2-11,7). Considerando os transtornos por uso de substâncias e do controle

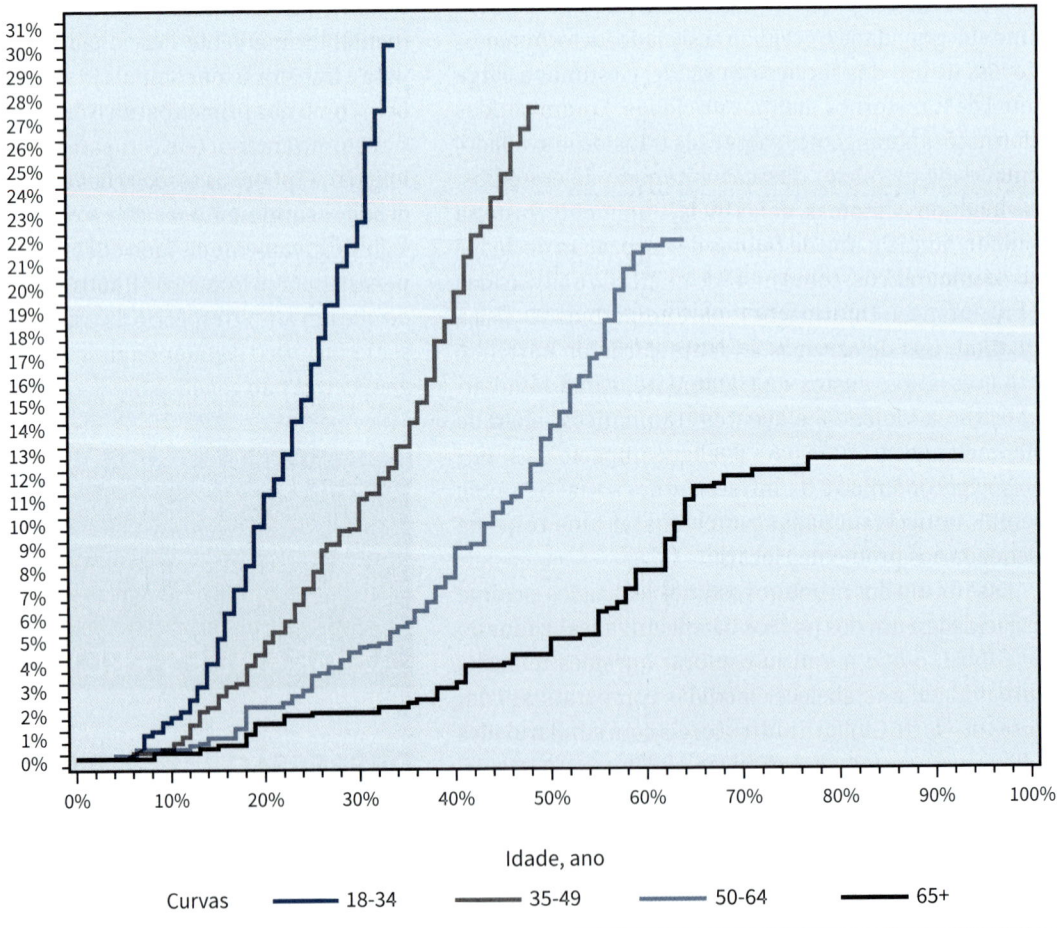

FIGURA 4.1

Curvas de Kaplan-Meier para idade de início de TDM de acordo com CIDI/DSM-IV, por coortes de nascimento.
Fonte: Silveira e colaboradores.[23]

de impulsos, embora a proporção de respondentes com essas comorbidades tenha sido menor, a força de associação é alta, sendo a RC em torno de 3 para qualquer substância e 5 para transtornos do controle de impulsos. A comorbidade com condições físicas foi frequente com doenças cardiovasculares e dor crônica.

Entre os entrevistados que apresentavam depressão nos últimos 12 meses, 15% relataram ideação suicida; 5,7%, planejamento suicida; e 2,9%, tentativas de suicídio ao longo da vida.[18]

Em relação à gravidade dos casos medida pela Escala de Incapacidade de Sheehan, aproximadamente um terço foi considerado grave ou muito grave (32,4 a 36,6% nos quatro domínios), sem diferenças de sexo.[18]

ANSIEDADE

Em relação aos transtornos de ansiedade, esse grupo representou 3,9% da prevalência de todas as doenças no mundo, de acordo com a última edição da carga global de doenças (GBD, do inglês *global burden of diseases*) de 2016.[19] Os líderes na prevalência dos transtornos de ansiedade no mundo foram: Holanda (6.823 casos/100 mil habitantes), Irã (6.403/100 mil habitantes), Nova Zelândia (6.390/100 mil habitantes), Brasil (6.212/100 mil habitantes) e Noruega (6.141/100 mil habitantes). A Europa e a América foram os continentes em que a ansiedade foi mais prevalente. No grupo de países de alta renda, observou-se que a ansiedade foi responsável por 5,4% do total de prevalência de todas as doenças investigadas, enquanto a mesma taxa foi de apenas 3,1% nos países de baixa renda.[19]

Embora os transtornos psiquiátricos em geral e a ansiedade especificamente não sejam fatais ou importantes responsáveis por anos perdidos devido à morte prematura (YLL, do inglês *years of life lost*), esses quadros são incapacitantes e contribuem substancialmente para a carga global de anos de vida perdidos ajustados por incapacidade (DALYs, do inglês *disability-adjusted life year*). Em termos mundiais, a ansiedade foi o segundo transtorno mental mais incapacitante, correspondendo a 3,3% dos anos perdidos devido a incapacidade (YLDs, do inglês *years lost due to disability*), ficando atrás somente dos transtornos do humor. Portanto, uma parcela significativa das cargas das doenças no mundo é atribuível aos quadros de ansiedade. Essa observação é corroborada por vários estudos epidemiológicos no Brasil (599,9 DALYs/100 mil habitantes) que constataram os transtornos de ansiedade como quadros prevalentes e incapacitantes.

Os resultados do SPMHS indicaram que a ansiedade foi o transtorno psiquiátrico mais comum na população geral, com prevalências estimadas de 28,1% ao longo da vida e 19,9% no ano anterior à entrevista.[15] A fobia específica foi o transtorno mais prevalente entre todos os diagnósticos, atingindo 10,6 e 12,4%, respectivamente, no último ano e ao longo da vida. Outros quadros bastante frequentes foram fobia social e TOC, ambos com taxas de 3,9% nos últimos 12 meses. Essas taxas altas ainda mostraram que esses transtornos iniciam de forma precoce e são altamente persistentes, apresentando pouca remissão ao longo do tempo.

O SPMHS avaliou alguns determinantes sociodemográficos da ansiedade na RMSP. Nesse estudo, foi estimado que as mulheres apresentaram maior chance de ter transtornos de ansiedade, quando comparadas aos homens (RC = 2,2). As faixas etárias mais jovens apresentaram, também, chance aumentada de ansiedade quando comparadas com os idosos (maiores de 65 anos). Em relação ao estado marital, o grupo dos indivíduos separados, viúvos ou divorciados teve maior probabilidade de ansiedade (RC = 1,5) em comparação com aqueles indivíduos casados ou vivendo em coabitação. Em relação ao nível educacional, indivíduos com escolaridade abaixo da educação primária também apresentaram maior chance de transtornos de ansiedade (RC = 1,5), quando comparados com indivíduos com grau de escolaridade elevado.

TRANSTORNOS DO CONTROLE DE IMPULSOS

O SPMHS foi um dos primeiros estudos populacionais brasileiros a fornecer informações sobre transtornos do controle de impulsos. Entre eles, o TEI, caracterizado por episódios de agressão não premeditada, como destruição de propriedade, desproporcionais ao evento estressor, foi o mais prevalente, com prevalência na vida de 4,9% (erro padrão [EP] = 0,3) e de 3,1% (EP = 0,3) nos 12 meses anteriores à entrevista. Diferentemente de estudos em outras populações, a maioria dos indivíduos com TEI era do sexo feminino (57,5%).[20] Quase 80% dos entrevistados com TEI apresentaram outra comorbidade psiquiátrica, com razões de prevalência maiores para transtorno de pânico de 4,6; TB de 4,8; e transtorno da conduta e TOD de 4,8. O transtorno comórbido mais comum nesse grupo foi o por abuso de álcool, presente em 20,3% dos entrevistados com TEI, em contraste com 8,8% daqueles sem o transtorno. O abuso de drogas foi mais de três vezes mais prevalente em indivíduos com TEI do que naqueles sem TEI na amostra. O componente de impulsividade presente nesses transtornos pode estar relacionado a essa associação. Na busca por variação de subgrupos propensos a transtorno do controle de impulsos na amostra do SPMHS, foram encontradas algumas evidências de que o subgrupo de mulheres nascidas e criadas na RMSP tem três vezes maior probabilidade de ser afetado por esse trantorno, sobretudo as que vivem em situação de alta privação social, em comparação àquelas que viviam em regiões de baixa privação social.

As prevalências de TDAH foram calculadas para respondentes com idades entre 18 e 44 anos. Aproximadamente 6% da amostra apresentou TDAH na idade adulta.[21] Casos do transtorno na infância totalizaram 2,5%, além de 7% de casos subclínicos (4-5 em vez de 6+ sintomas de déficit de atenção e/ou hiperatividade, além de outros critérios exigidos). Aproximadamente três em cada quatro casos de TDAH persistem na idade adulta (76,2%) e 60% dos casos são subclínicos. O TDAH em adultos foi significativamente relacionado a ser homem, casado e com baixa escolaridade. Em todos os países integrantes do consórcio WMHS, o TDAH em adultos foi altamente comórbido com ansiedade, transtornos do humor e transtornos por uso de substâncias, causando incapacitação importante, com perdas de dias de trabalho, cognição prejudicada e dificuldades nas relações interpessoais. A busca por tratamento foi baixa e direcionada principalmente para as comorbidades, em vez de para o TDAH. Esses resultados mostram que esse transtorno em adultos é prevalente, trazendo prejuízos graves, sendo altamente comórbido, mas muito pouco reconhecido e tratado em todos os países e culturas.

TRANSTORNOS POR USO DE ÁLCOOL

O uso de álcool impacta a sociedade de três maneiras: pela intoxicação direta; pela elevação do risco de doenças, direta ou indiretamente influenciadas pelo álcool; e pelos transtornos mentais relacionados com o álcool. Esses desfechos são fortemente influenciados por fatores sociodemográficos, como sexo, idade de início do uso, desigualdade social, aspectos culturais, legislação e diversos contextos e ambientes nos quais as pessoas bebem.

Aproximadamente metade da população brasileira faz uso de álcool em algum momento da vida, e essa proporção parece permanecer estável.[22] Entretanto, é preocupante o aumento da frequência e da quantidade com que o álcool vem sendo consumido no Brasil, em especial quando se considera o beber pesado episódico (BPE), definido como o uso, em um período aproximado de duas horas, de cinco ou mais doses de bebidas alcoólicas por homens e quatro ou mais por mulheres, sendo que uma dose de bebida alcoólica no Brasil tem em média 14 g de álcool, o que equivale a uma lata de cerveja de 350 mL (5%), uma taça de vinho de até 150 mL (12%) ou uma dose de destilado de até 45 mL (40%). Esse padrão, que leva à intoxicação, é associado a uma série de consequências negativas, como infarto agudo do miocárdio, sexo desprotegido, suicídio, além de lesões ou danos não intencionais, como acidentes e violência.

No SPMHS, verifica-se as prevalências condicionais para uso de álcool nos 12 meses anteriores ao estudo. Entre os 46% de indivíduos que referiram uso de álcool, 70% beberam pelo menos 12 doses no último ano (chamados de usuários regulares), e, entre estes, 71% consumiam álcool em um padrão não pesado (até quatro doses para mulheres ou cinco doses para homens por ocasião de beber), 20% bebiam no padrão pesado de baixa frequência (BPBF: BP até três vezes por mês) e 9% bebiam no padrão pesado e frequente (BPF: BP três vezes ou mais por mês). Foram encontrados 8% de indivíduos com diagnóstico de abuso, 3,8% com diagnóstico de dependência, e, se usados os critérios do DSM-5 para transtornos por uso de substâncias, 8,1% de bebedores nesse padrão.[22]

Quando consideradas as probabilidades de transição entre as etapas de uso de álcool, 66%[2,3] transitam para o uso regular, passando a consumi-lo 12 vezes ou mais por ano; entre os usuários regulares, 19%[2,4] transitam para o abuso; e, entre os indivíduos com diagnóstico de abuso, um terço transita para a dependência.[23]

No estudo ECA-SP, quando comparados homens e mulheres, os primeiros foram duas vezes mais propensos ao uso pesado de álcool (26% dos homens e 10% das mulheres), entretanto, houve semelhança entre a proporção e os tipos de problemas decorrentes do uso (como problemas interpessoais, danos não intencionais, prejuízos sociais e uso continuado apesar dos problemas) na medida em que o consumo do álcool se tornava mais pesado.[24] No SPMHS, por sua vez, não foram observadas diferenças entre homens e mulheres nos padrões de consumo estudados (padrões não pesado, BPBF e BPF) e no volume de álcool consumido.

No que tange aos aspectos sociodemográficos, homens com idade entre 18 e 35 anos tiveram mais chance de BPE e de ter diagnóstico de abuso. Quanto menor a renda, maior foi o consumo do álcool no padrão BPBF. Mulheres de 18 a 53 anos, uma ampla faixa etária, tiveram maior chance de BPAF; quanto menor a renda e o fato de estar desempregada aumentaram a chance de BPBF; e o diagnóstico de dependência foi maior entre aquelas com menor nível educacional. Quando a privação social foi estudada, homens residentes em áreas de média privação social tiveram duas vezes mais chance de BPAF e de ter dependência, enquanto mulheres residentes em regiões de média privação tiveram duas vezes mais chance de BPAF, mulheres residentes em regiões de alta ou muito alta privação social tiveram duas vezes mais chance de BPAF e três vezes mais chance de ter um diagnóstico de abuso.[22] Tais achados mostram que os usuários de álcool apresentam prejuízos relacionados ao consumo de modo mais frequente quando residem em locais de maior desvantagem social, onde estão individualmente mais expostos a estresse e violência, e há alta densidade de bares e menos ferramentas de enfrentamento.

A idade de início precoce para uso de álcool também tem sido relacionada ao envolvimento em situações de risco, assim como a comprometimento do desenvolvimento do sistema nervoso central e manifestações de transtornos relacionados ao uso de álcool e outras drogas na vida adulta. No SPMHS, a idade de início para uso de álcool observada foi de aproximadamente 17 anos, a idade de início para o uso regular esteve na faixa de 25 a 26 anos, mais de 50% dos indivíduos desenvolveram abuso em torno dos 24 anos de idade e a maioria iniciou a dependência por volta dos 35 anos (**Fig. 4.2**), o que mostra que políticas de prevenção devem focar em adolescentes e adultos jovens.[23] Indivíduos do sexo masculino e estudantes foram os que mais transitaram para o abuso de álcool, já a transição do abuso para a dependência se deu entre aqueles com baixa escolaridade. Quanto antes na

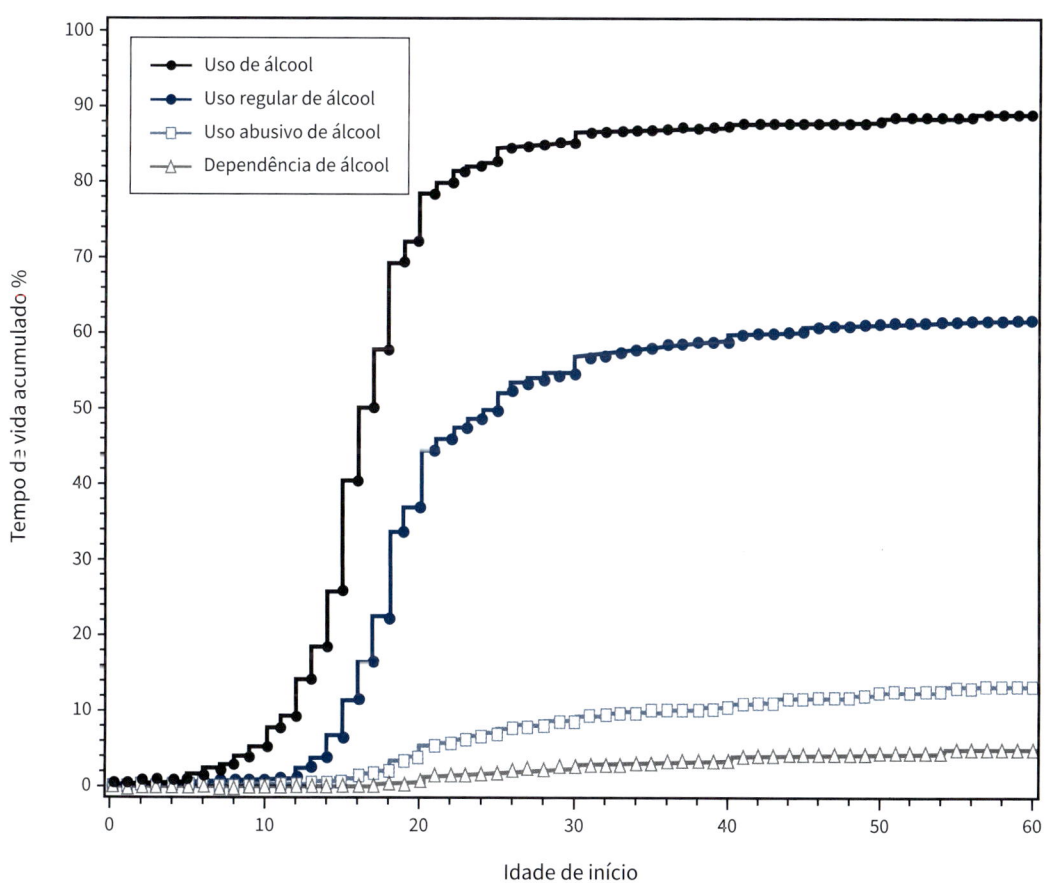

FIGURA 4.2

Curvas de Kaplan-Meier para idade de início de uso de álcool, uso regular, abuso e dependência.
Fonte: Silveira e colaboradores.[23]

vida teve início o uso de álcool, maior foi a transição para o abuso dessa substância. Tais achados reforçam a necessidade de políticas públicas que foquem nos indivíduos mais jovens, independentemente de serem homens ou mulheres, e que reforcem a importância de se postergar a idade de início do uso de álcool na nossa população.

Procurando-se subtipos de usuários por meio de análise de classes latentes usando os critérios do DSM-5 para uso de álcool, foram encontradas três classes latentes diferentes de usuários entre aqueles que beberam pelo menos uma vez por semana nos 12 meses anteriores à pesquisa: a maioria estava na "classe não sintomática" (quase 70%), com menos de 1% dos entrevistados nessa classe recebendo um diagnóstico de transtorno por uso de álcool (TUA) do DSM-5.[25] Em contraste, as duas classes sintomáticas representaram bem a dimensionalidade dos novos critérios para TUA do DSM-5. A "classe de uso em grandes quantidades" refletiu o nível menos grave desse transtorno, com mais de 90% sendo capturado pelo TUA DSM-5 (o que representou os níveis leve e moderado do TUA do DSM-5). No nível superior do espectro, está a "classe de sintomas moderados-altos", representando o TUA DSM-5 grave. A diferença entre essas duas classes foi em relação à probabilidade (baixa *versus* moderada-alta, respectivamente) de endossar todos os critérios, com exceção do critério que diz respeito a beber em maior quantidade ou tempo mais prolongado do que pretendia, que se mostrou alto em ambas as classes. Esse fator se mostrou muito importante para a definição de classes latentes e deve ser explorado na medida em que se cuida de pessoas que referem uso de álcool, a fim de se delimitar um padrão compulsivo de uso de substâncias e prevenir o risco de o indivíduo transitar para a dependência. Menor nível de escolaridade e desemprego foram associados à "classe sintomática alta-moderada", da mesma forma, não houve associação com sexo nas duas classes latentes de uso mais problemático no estudo SPMHS, mostrando uma tendência perigosa na convergência de beber, estando de acordo com análises já descritas para as transições entre as etapas do uso de álcool.[23]

TRANSTORNOS POR USO DE DROGAS

No Brasil, as estimativas do GBD 2019 mostraram que o uso de drogas representou 2,32% de todos os DALYs, e estudos recentes o apontaram como um importante problema social e de saúde no País, sobretudo entre os jovens.[26]

Verificou-se que a prevalência dos transtornos relacionados ao uso de substâncias nos últimos 12 meses na RMSP foi de 3,6% pelo DSM-IV, sendo 0,6% a taxa de abuso e 0,5% a taxa de dependência de drogas.[15]

TRANSTORNOS DA PERSONALIDADE

A epidemiologia dos transtornos da personalidade (TPs) na população geral era pouco clara e eminentemente especulativa até os anos 1990. Esse cenário começou a mudar com a adoção de critérios diagnósticos explícitos pelo DSM-III, com o surgimento de entrevistas clínicas estruturadas e com o emprego de técnicas representativas de amostragem.

Os estudos realizados a partir de então encontraram uma variação marcante nas estimativas de prevalência, o que pode ter ocorrido por variação randômica, divergências metodológicas ou diferenças transculturais. Outra importante lacuna na literatura de então (e que persiste até hoje) é a escassez de dados provenientes de países de baixa e média rendas.

A fim de permitir comparações diretas, os países participantes do WMHS adotaram os mesmos procedimentos metodológicos para estimar TPs de acordo com o DSM-IV. Essa versão do manual diagnóstico prevê 10 subtipos de TPs, reunidos em três agrupamentos definidos a partir de semelhanças fenomenológicas. O *Cluster* A (indivíduos estranhos ou excêntricos) abrange os TPs paranoide, esquizoide e esquizotípica; o *Cluster* B (indivíduos dramáticos, emotivos ou imprevisíveis) envolve os TPs antissocial, *borderline*, histriônica e narcisista; e o *Cluster* C (indivíduos ansiosos ou medrosos) compreende os TPs esquiva, dependente e obsessivo-compulsiva.[27]

Em uma análise incluindo a população adulta de 13 países de baixa, média e alta rendas, representando todas as regiões da OMS, a prevalência de algum TP foi estimada em 6,1%. O *Cluster* A foi o mais prevalente (3,6%), seguido pelos *Clusters* C e B (2,7 e 1,5%, respectivamente). O sexo masculino foi significativamente associado a maiores chances de algum TP e dos *Clusters* A e C. Já a idade foi significativamente associada a menores chances de algum TP e dos *Clusters* A e B.[27]

No Brasil, também são escassas as estimativas sobre a ocorrência de TPs na população geral. A prevalência estimada pelo SPMHS de algum TP na população adulta residente na Grande São Paulo foi de 6,8%. O *Cluster* C foi o mais frequente (4,6%), seguido pelos *Clusters* A e B (4,3 e 2,7%, respectivamente). O sexo masculino foi significativamente associado a maiores chances de algum TP e do *Cluster* A (RC = 6,8), enquanto a idade não se associou significativamente aos TPs.[28]

Esses quadros são frequentemente coocorrentes com outros transtornos mentais. Na Grande São Paulo, 63,4% das pessoas com um TP apresentaram algum outro transtorno mental nos 12 meses anteriores, o que representa um aumento de seis vezes na chance de ter um ou mais transtornos coocorrentes. A força das associações respeitou um gradiente dose-resposta (RCs para exatamente um, dois e três ou mais transtornos foram 3,1, 6,9 e 17,1, respectivamente). O *Cluster* B teve associação mais forte com alguma comorbidade (RC = 16). O *Cluster* A foi mais associado a transtornos do controle de impulsos (RC = 6,08); o *Cluster* B, com transtornos por uso de substâncias (RC = 32); e o C, com transtornos de ansiedade (RC = 8,1).[28]

Os TPs foram associados a comprometimento funcional significativo, mas essas associações foram atenuadas após controle por sexo, idade e outros transtornos mentais. Algum TP e o *Cluster* B permaneceram significativamente associados a comprometimento funcional global e dos domínios cognitivo e de interação social da Escala de Avaliação de Incapacidades da OMS (WHODAS). O *Cluster* C, por sua vez, se associou a comprometimento cognitivo, do papel produtivo e das interações sociais.[28]

Apenas 20% dos portadores de algum TP receberam tratamento para problemas emocionais ou por uso de substâncias, sendo a procura por cuidados especializados em saúde mental maior que a de cuidados médicos gerais ou fora do sistema de saúde. O tratamento foi mais prevalente no *Cluster* C, seguido pelos *Clusters* B e A, em todas as modalidades.[28]

Apesar de sofrerem limitações funcionais independentemente de outros transtornos mentais, os indivíduos com TPs procuram tratamento quase que exclusivamente para os outros quadros psicopatológicos. Várias barreiras podem explicar essa situação, como a falta de conhecimento sobre os TPs. Além disso, esses quadros são frequentemente egossintônicos, e muitas pessoas desconhecem seus próprios traços patológicos. Com frequência, os familiares também não entendem as alterações psicopatológicas como sintomas, mas como parte do "gênio difícil" daquela pessoa. Outra barreira importante ao tratamento é o estigma, ainda hoje presente, inclusive entre os profissionais da saúde, em grande parte desatualizados sobre os tratamentos eficazes para TPs surgidos nos últimos anos. Entre os clínicos, é quase lugar-comum considerar a avaliação dos TPs como demorada, difícil e não baseada em critérios específicos, e esses pacientes são frequentemente rotulados como difíceis, não aderentes e refratários.[28]

PRINCIPAIS FATORES DE RISCO

ADVERSIDADES NA INFÂNCIA, TRANSTORNOS PSIQUIÁTRICOS E COGNIÇÕES SUICIDAS

O estudo SPMHS também demonstrou que relatos de experiências adversas na infância (EAIs) foram frequentes entre os adultos que moram na RMSP.[29] Mais da metade (53,6%) dessa população referiu ao menos alguma dessas experiências, e as mais frequentes foram morte parental (16,1%), abuso físico (16%), violência familiar (12,1%), psicopatologia parental (11,8%) e negligência (11,3%). Tais experiências tendem a se agregar, o que sugere determinados contextos sociofamiliares abusivos. Quase metade da população relatou duas ou mais EAIs (48,4%), e as mais coocorrentes foram abuso sexual, adversidade econômica e criminalidade parental.[29]

Além de frequentes, as EAIs são preditoras de transtornos psiquiátricos e cognições e comportamentos suicidas ao longo do ciclo de vida. Em modelos multivariados ajustados para o tipo e o número de EAIs, foram avaliados os efeitos específicos de cada adversidade sobre os transtornos mentais. A psicopatologia parental foi a única adversidade associada às quatro classes de transtornos mentais consideradas: transtornos de ansiedade, externalizantes, do humor e por uso de substâncias. Os transtornos de ansiedade foram associados com violência familiar, abuso sexual, doença física e adversidade econômica. Os transtornos externalizantes foram associados a divórcio parental, violência familiar, abuso físico e adversidade econômica, e os do humor a criminalidade parental e abuso sexual. Já os transtornos por uso de substâncias foram associados ao maior número de EAIs: morte parental, divórcio parental, outra perda parental (p. ex., crescer em um colégio interno), psicopatologia parental, criminalidade parental, violência familiar, abuso físico e adversidade econômica.

Em relação ao período de ocorrência dos transtornos mentais, a psicopatologia parental (RCs = 1,99 a 2,27) e a violência familiar (RCs = 1,55 a 1,99) estavam associadas a transtornos mentais em todas as faixas etárias. Doença física foi associada a psicopatologia em menores de 13 anos de idade (RCs = 2,45). Adversidades econômicas (RCs = 2,71 a 3,30) e criminalidade parental (RCs = 1,72 a 1,77) foram associadas a psicopatologia após os 13 anos de idade. Abuso sexual predisse psicopatologia apenas nos indivíduos maiores de 25 anos de idade (RC = 2,65); e divórcio parental associou-se a transtornos com início entre os 13 e os 24 anos de idade (RC = 16,1).[29]

Cerca de dois terços (63,4%) das pessoas com TPs relataram alguma adversidade, e um quarto (25,6%), três ou mais adversidades. Entre os diferentes Clusters, o relato de múltiplas adversidades foi mais frequente no Cluster B (32,9%) e menos frequente no Cluster A (24,5%). As experiências mais comuns foram abuso físico (22,9 a 35,6%), psicopatologia parental (23,8 a 34,5%) e violência familiar (21,9 a 26,5%).[29]

Após o ajuste para sexo e idade, abuso físico na infância foi significativamente associado a algum TP e aos Clusters B e C; psicopatologia parental, a algum TP e aos Clusters A, B e C; criminalidade parental, aos Clusters A e B; violência familiar, a algum TP e aos Clusters A, B e C; e adversidade econômica, a algum TP e ao Cluster C.[30]

Além das associações com tipos de EAIs, também foi significativo o efeito cumulativo das adversidades, sendo que, quanto maior o número de EAIs, maior a força da associação. O relato de duas EAIs, em comparação a nenhuma, foi significativamente associado a aumento da chance de TP do Cluster C. Já o relato de três ou mais adversidades associou-se a maiores chances de algum TP e dos Clusters A, B e C, indicando um gradiente dose-resposta entre relatos de EAIs e TP na vida adulta.[30]

No caso dos comportamentos e cognições suicidas, após o ajuste simultâneo das EAIs, poucas permaneceram associadas à suicidalidade, indicando que a maior parte do efeito das adversidades nesses graves comportamentos se deve ao efeito indireto mediado pelas psicopatologias.[31]

O abuso físico foi a EAI mais relevante, sendo associado a ideação suicida e tentativas de suicídio (RCs = 2,2 e 2,1, respectivamente). Adversidade econômica e violência familiar predisseram ideação suicida (RCs = 3,8 e 1,7, respectivamente). Entre os respondentes com ideação suicida e planejamento, morte parental e outra perda parental mantiveram-se associadas a planejamento suicida (RCs = 1,5 e 2, respectivamente).[31]

Entre os 13 e os 19 anos de idade, apenas o abuso físico foi relevante, associando-se a ideação suicida e tentativas de suicídio (RCs = 2,4 e 2,5, respectivamente). Entre os indivíduos com ideação suicida, nenhuma EAI foi associada a planejamento ou tentativas de suicídio.[31]

Entre pessoas de 20 a 29 anos de idade, apenas o divórcio parental foi associado a tentativas de suicídio (RC = 2,8). Entre aqueles com ideação suicida, a probabilidade de planos de suicídio associou-se a abuso sexual (RC = 3,7).[31]

Por fim, nos indivíduos com 30 anos ou mais, abuso sexual, violência familiar e adversidade econômica (RCs = 2,1 a 9,8) foram associados a ideação suicida; e doença física e adversidade econômica foram associadas a tentativas de suicídio (RCs = 7,1 e 5,7, respectivamente).[31]

INFLUÊNCIA DE DETERMINANTES CONTEXTUAIS NA OCORRÊNCIA DOS TRANSTORNOS PSIQUIÁTRICOS NA REGIÃO METROPOLITANA DE SÃO PAULO

Existe uma vasta literatura sobre o impacto da vida nas cidades sobre a saúde mental de seus residentes. O desenho amostral do SPMHS permitiu que as características da vizinhança do local de residência fossem estudadas como determinantes de transtornos mentais. Foram analisados a exposição a eventos traumáticos relacionados ao crime urbano, a exposição durante os primeiros anos do curso de vida ao ambiente urbano (urbanicidade) e o nível de privação social do bairro, variável criada pelo Centro de Estudos da Metrópole atribuída a cada unidade censitária a fim de refletir as condições sociais no espaço geográfico da RMSP usando dados do Censo de 2000. Esse índice representa uma combinação da dimensão de privação socioeconômica (renda, escolaridade, tamanho da família e percentual de famílias chefiadas por mulheres com baixa escolaridade) e a estrutura etária da população.[15]

Todos os eventos traumáticos relacionados a crime examinados foram associados a pelo menos um transtorno (p < 0,05). Esses eventos foram: testemunhou alguém sendo ferido ou morto, ou viu corpo morto inesperadamente (vivenciado por 35,7% dos entrevistados), sendo assaltado ou ameaçado com uma arma (34%), sendo perseguido (5,5%), vendo uma pessoa próxima sendo sequestrada, torturada e estuprada (5,2%), testemunhando atrocidades ou carnificina (3,5%) e sendo sequestrado ou mantido em cativeiro (0,5%). Foi encontrada uma relação dose-resposta da exposição a crime e probabilidades elevadas de transtornos do humor, de ansiedade e do controle de impulsos.[15]

A exposição ao ambiente urbano nos primeiros anos de vida foi associada a maior chance de apresentar transtornos do controle de impulsos. Aproximadamente um terço da amostra residia em bairros com níveis mais elevados de privação social (31,3%; EP: 1,3), o que esteve associado a ter transtorno por uso de substâncias, com RC duas vezes maior (RC = 1,8; IC 95% 1,1-3) se comparados àqueles residentes em regiões com nenhuma privação social, controlando para as variáveis sociodemográficas do entrevistado, incluindo renda e educação. Houve uma associação modesta entre a gravidade do transtorno e viver em áreas de nível médio ou superior de privação social da RMSP, com RC de 1,3 (p = 0,04) em relação a residir em área de nenhuma/baixa privação social. Ser migrante teve um leve efeito protetor, fenômeno conhecido como *healthy migrant effect*: são os migrantes mais saudáveis que procuram os grandes centros urbanos em busca de trabalho.[15]

Foi estudada também a desigualdade de renda medida pelo coeficiente de Gini, para testar a "hipótese de renda relativa", que afirma que a desigualdade local leva a comparações sociais adversas associadas a sofrimento psicológico, levando a maior propensão a doenças e mortalidade. De acordo com essa teoria, a desigualdade de renda *"get under the skin"*, afeta a saúde mental e corrói a confiança social. De fato, residentes em locais com alto nível de desigualdade na RMSP têm mais chance de apresentar pelo menos um transtorno mental ativo e, especificamente, depressão.[32] O mesmo resultado não foi encontrado para transtornos de ansiedade. A hipótese para esses achados é de que a desigualdade de alta renda leva a angústia e outros problemas psicológicos devido a sentimentos negativos de fracasso no trabalho e na vida, ao se fazer comparações com outras pessoas da vizinhança. Segundo a "hipótese da renda relativa", originalmente estabelecida por Wilkinson,[33] a má distribuição de renda em uma área, ou seja, a diferença de renda entre seus residentes, pode ter efeito adverso independente na saúde, acima e além do efeito da privação de renda absoluta.

IMPACTO DOS TRANSTORNOS MENTAIS

O conceito de GBD tem contribuído muito para a mensuração do impacto dos transtornos mentais na saúde da população.[34] O indicador DALYs permite comparar diferentes populações e condições de saúde ao longo do tempo com uma mesma métrica. O DALYs corresponde à soma dos YLLs e YLDs, em razão de condições específicas de saúde.[35]

Nesse contexto, destaca-se a transição epidemiológica que vem ocorrendo nas últimas décadas em países de média renda, com a diminuição de doenças transmissíveis e aumento de doenças não transmissíveis e causas externas, além de deslocamento da carga de morbimortalidade de faixas etárias dos mais jovens aos mais idosos. A carga associada a transtornos mentais, como depressão, dependência de substâncias e esquizofrenia, antes era subestimada porque apenas eram considerados os indicadores de mortalidade, e não o YLD e a YLL. Ressalta-se, ainda, que diversos fatores são responsáveis pela alta carga exercida pelos transtornos mentais. É comum que eles comecem em uma idade precoce, sejam bastante persistentes ao longo da vida e frequentemente tenham efeitos adversos substanciais no funcionamento do indivíduo.

O WMHS tornou-se uma das principais fontes para elucidar a carga global dos transtornos mentais ao abranger em seu instrumento várias dimensões: impacto ao longo da vida, funcionamento da produtividade e desempenho, e estado geral de saúde. O impacto é estimado tanto em nível individual (impacto médio sobre uma pessoa com um transtorno) como em nível populacional (impacto sobre a comunidade após calcular a média de todas as pessoas com transtornos e de todas as outras sem). Ainda, por meio do WMHS, foi possível expandir o conhecimento sobre o nível da gravidade de transtornos mentais ao impacto da doença.

Transtornos por uso de substâncias e transtornos do controle de impulsos precoces foram associados a menor chance de completar o ensino regular, enquanto transtornos do humor e alguns transtornos de ansiedade representam impacto no ensino secundário (antes da universidade). Indivíduos com um transtorno mental grave (definido por preencher critérios para TB tipo I ou ter um diagnóstico de 12 meses com evidência de grave desempenho) recebiam remuneração, em média, um terço menor do que o salário médio. Tais perdas são equivalentes a 0,3 a 0,8% do total nacional de salários. Entrevistados com transtornos mentais em idade de concluir os estudos tinham mais chance de apresentar incapacidades em áreas como trabalho e vida familiar, com impacto também nos rendimentos do cônjuge, além de menor probabilidade de emprego, de casamento e de ter um cônjuge empregado.[34]

A partir de análises do GBD de 2016, Rehm e Shield[36] destacam que os transtornos mentais e por uso de substâncias afetaram mais de 1 bilhão de pessoas em todo o mundo naquele ano, sendo responsáveis por 7% de toda a carga global de doenças medida em DALYs e por 19% de todos os anos vividos com incapacidade. Cerca de dois terços dos DALYs associados a transtornos mentais e por uso de substâncias foram relacionados a depressão, transtorno de ansiedade e por uso de álcool e drogas. A depressão foi associada à maioria dos DALYs para ambos os sexos, com taxas mais altas em mulheres, como outros transtornos internalizantes, enquanto transtornos por uso de substâncias, por exemplo, tiveram taxas mais altas em homens. Segundo os autores, a proporção relativa da carga de doenças desses transtornos aumentou nas últimas décadas, em parte devido ao estigma e à falta de tratamento. Em termos de mortalidade, apesar de os transtornos mentais e por uso de substâncias não serem exatamente listados como causas principais de óbitos, eles estão associados de modo relevante à mortalidade por lesões e outras doenças crônicas, sendo ainda subestimado seu impacto na saúde global.

CUSTOS INDIRETOS E IMPACTOS LABORAIS

Transtornos mentais estão associados a custos diretos (recursos usados diretamente no cuidado à saúde) e indiretos (relacionados a perda ou redução da capacidade produtiva em virtude do adoecimento), os quais são relevantes para governos, indivíduos e empresas.[37] Os transtornos psiquiátricos são uma das principais causas de afastamento do trabalho no Brasil e no mundo, e a duração média da incapacidade laboral é maior se comparada com a de outras doenças,[37,38] tornando o impacto social e econômico desse grupo de patologias considerável.

Alonso[34] avaliou os dados da WMHS de 24 países e verificou que a presença de um transtorno mental esteve associada a 31,3 dias com limitação total nos últimos 12 meses, superior aos 23,7 dias observados em doenças físicas. Os transtornos mentais associados a mais dias de incapacidade foram TB, TEPT, transtorno de pânico, TAG e fobia social. No Brasil, os dias perdidos por transtornos mentais e doenças físicas comuns foram estudados em uma amostra censitária da população da RMSP. Os resultados mostraram que, apesar de a prevalência de doenças físicas ser mais de duas vezes superior à dos transtornos mentais, estes estavam associados a 50% mais dias perdidos. A presença de algum transtorno mental esteve associada a 30,1 dias adicionais com limitação total por ano, muito superior aos 19,8 dias associados à presença de alguma doença física. Os transtornos de ansiedade e do humor estavam significativamente associados a dias perdidos e foram responsáveis por cerca de um terço do impacto total para a sociedade.[39]

Em trabalhadores brasileiros, utilizando dados do WMHS, Baptista e colaboradores[37] estudaram a prevalência e a associação de transtornos mentais e doenças físicas comuns com absenteísmo (dias de trabalho perdidos) e presenteísmo (redução da produtividade causada por alguma patologia mesmo com o trabalhador comparecendo ao trabalho). Os autores observaram que a prevalência de transtornos mentais entre trabalhadores no País é alta e uma das mais elevadas do mundo. O número de dias perdidos por absenteísmo e presenteísmo por transtornos mentais foi consistentemente superior à média de dias perdidos por doenças físicas nos diferentes grupos de patologias, assim como a comorbidade mental em comparação com a física. De forma geral, o impacto, tanto das doenças físicas quanto dos transtornos mentais, foi maior em dias perdidos por presenteísmo do que por absenteísmo. Nos últimos 30 dias, a presença de algum transtorno mental estava associada a 2,1 dias perdidos por absenteísmo, a 3,4 dias perdidos por presenteísmo e a um total de 4,2 dias perdidos considerando absenteísmo e presenteísmo. Os transtornos do humor estavam significativamente associados a absenteísmo e presenteísmo.

Além dos custos indiretos, outro impacto laboral negativo dos transtornos mentais é o desemprego ou a exclusão do mercado de trabalho, provavelmente por uma associação bidirecional, com os transtornos mentais sendo tanto causa quanto consequência da perda ou ausência de um vínculo laboral. Esse impacto foi estudado no Brasil por França e colaboradores,[38] com dados do WMHS, tendo sido observado que a presença de algum transtorno mental, sobretudo transtornos do humor, estava significativamente associada a desemprego e exclusão do mercado de trabalho entre homens e à exclusão do mercado de trabalho entre mulheres, nas quais apenas os transtornos por uso de álcool e drogas estavam associados a estar desempregado. A presença de comorbidade psiquiátrica estava significativamente associada a desemprego e exclusão do mercado de trabalho entre homens.

Gastos incrementais com saúde foram consistentemente associados com depressão, ansiedade e quaisquer transtornos mentais. A depressão foi associada a um gasto anual incremental de R$ 308,28 (IC 95%: R$ 194,05-R$ 422,50), ou US$ 252,48 em termos de paridade de poder de compra (PPC). Ansiedade e quaisquer transtornos mentais foram associados a uma despesa anual incremental menor, mas também estatisticamente significativa (R$ 177,82, IC 95%: 79,68-275,97; e R$ 180,52, IC 95%: 91,13-269,92, ou US$ 145,64 e US$ 147,85 em termos do PPC, respectivamente). A maior parte dos custos incrementais de saúde associados aos transtornos mentais veio de medicamentos. A depressão foi independentemente associada a maiores gastos incrementais com saúde do que as duas doenças crônicas mais prevalentes encontradas no SPMHS (hipertensão e diabetes). O fato de pessoas com transtornos mentais apresentarem consistentemente maiores gastos em saúde chama a atenção, já que o Brasil possui um sistema universal de saúde e medicamentos gratuitos.[40]

Pelo exposto, podemos observar que os transtornos mentais, além de representarem um custo significativo para toda a sociedade, podem ocasionar um conjunto complexo de desvantagens laborais para os pacientes, fatos que deveriam ser considerados prioridade no Brasil, levando ao necessário desenvolvimento e implantação de iniciativas para sua mitigação, como detecção precoce e acesso a tratamentos adequados.[37,38]

EPIDEMIOLOGIA DO TRATAMENTO DOS TRANSTORNOS PSIQUIÁTRICOS

Somente uma pequena parcela daqueles identificados como indivíduos com transtornos mentais recebe tratamento, seja por falta de equipamentos e profissionais da saúde, dificuldades de acesso a tratamento ou manutenção da terapêutica, seja por questões individuais, como preconceito, estigma e baixa percepção de necessidade. Segundo dados do WMHS, mesmo em países desenvolvidos, somente uma pequena proporção daqueles com transtornos ativos recebe tratamento.[16] Em uma análise feita com uma amostra de mais de 60 mil indivíduos em 14 países participantes do WMHS, a proporção de entrevistados que recebeu tratamento para problemas emocionais ou de uso de substâncias durante os 12 meses anteriores à entrevista variou amplamente (de 0,8% na Nigéria a 15,3% nos Estados Unidos), com uma relação dose-resposta entre gravidade do transtorno e probabilidade de tratamento em praticamente todos os países avaliados. Embora nos países desenvolvidos mais pessoas com transtornos mentais recebam tratamento do que nos menos desenvolvidos, uma grande parcela de casos graves não recebe tratamento (49,7-64,5% nos países desenvolvidos versus 14,6-23,7% nos menos desenvolvidos). A situação é ainda pior nos países menos desenvolvidos, em que 76,3 a 85,4% dos casos graves não receberam tratamento.[16]

Além da dificuldade de acesso, a falta de adesão e o abandono do tratamento são muito comuns. Na mesma amostra do WMHS,[41] na qual a distribuição do tratamento entre os diversos setores de serviços (psiquiatras, outros especialistas em saúde mental, medicina geral, serviços sociais e de direitos humanos e medicina complementar e alternativa) foi semelhante em países de alta e baixa/média rendas (tratados por psiquiatras [30,8 e 32,9%, respectivamente], por outros profissionais de saúde mental que não psiquiatras [22,2 e 19,4%] ou tratados exclusivamente por médico geral [47 e 47,7%, respectivamente]), o abandono do tratamento de transtornos mentais chegou a quase 30% em países de alta renda e 45% em países de baixa renda. O abandono é maior quando o atendimento é feito por médicos generalistas do que no setor especializado em saúde mental (quase 60 versus 20% em ambientes de baixa renda), sendo mais alto em quadros leves e moderados do que nos graves. O abandono do tratamento foi mais baixo entre pessoas tratadas por psiquiatra (países de renda alta 17,2 versus 18,5% renda baixa/média), intermediária entre aqueles tratados por outros profissionais da saúde mental (19,9 versus 44,2%) e mais alta entre aqueles atendidos exclusivamente no setor médico geral (43,2 versus 57,2%). Dificuldade financeira foi uma das principais causas de abandono por aqueles com quadros mais leves tratados em serviços psiquiátricos e nos quadros mais graves tratados por médicos generalistas, em especial em ambientes de baixa renda.

As razões para não procurar tratamento também foram estudadas nessa mesma amostra.[42] Uma parcela importante daqueles identificados nos estudos populacionais como apresentando um transtorno mental ativo não reconhece a necessidade de tratamento, sendo essa a principal barreira para a busca de tratamento em todo o mundo, independentemente do nível socioeconômico do país. Globalmente, o não reconhecimento da necessidade de tratamento pelos entrevistados foi a barreira mais comumente relatada (entre 56,4 e 99,3%), sendo menor entre aqueles com transtornos graves do que entre os com transtornos moderados ou leves. Fatores culturais, estigma e crenças sobre transtornos mentais e seus tratamentos são os fatores mais comumente apontados como as principais causas para esse baixo reconhecimento de necessidade de tratamento.

Para aqueles que reconheceram a presença de um problema, o motivo para não buscar tratamento mais comumente relatado foi querer lidar com o problema por conta própria, sendo 63,8% no geral (variando entre 57,9 e 66,5% em subgrupos definidos pela gravidade do transtorno). O desejo de lidar com a situação era um pouco menos provável nos entrevistados com transtornos graves do que naqueles com quadros moderados ou leves. Aqui, a questão do estigma do outro e o medo de ser discriminado no ambiente de trabalho são frequentemente descritos como motivos para não procurar ajuda. Como os transtornos mentais ainda são altamente estigmatizados, fatores sociais e culturais podem contribuir para percepções tendenciosas de necessidade, assim como um julgamento enviesado por conta dos próprios transtornos.[42]

As barreiras estruturais não estiveram entre as mais comumente relatadas nos diversos países, mesmo levando em conta a diversidade entre os seus sistemas de saúde (entre 0,7 e 44% dos casos graves). Entre as barreiras estruturais, dificuldades financeiras e falta de disponibilidade de serviços foram as mais mencionadas. Dificuldade de transporte, seguro de saúde, recursos para o transporte e para a compra de medicamentos foram comumente relatados em casos graves que reconheciam a necessidade de tratamento.[42]

Por fim, a baixa percepção da necessidade de tratamento foi mais comum em idades mais avançadas, entre os homens e entre os casos mais leves. Entre aqueles que percebiam a necessidade de tratamento, as barreiras estruturais foram mais comumente relatadas pelos entrevistados mais jovens do que pelos mais velhos.

EPIDEMIOLOGIA DO TRATAMENTO PSIQUIÁTRICO NO BRASIL

A avaliação das necessidades de serviços de saúde mental e psiquiatria é tradicionalmente realizada a partir de estudos com dados de contextos, sendo os estudos ECA-SP e SPMHS desenhados de forma a se obter essas informações. A desigualdade no acesso aos serviços para cuidado de transtornos mentais foi evidenciada no estudo ECA-SP, realizado em meados da década de 1990, ainda nos primórdios do sistema único de saúde (SUS): na amostra total, aqueles com plano de saúde tiveram maior chance de usar algum serviço de saúde por qualquer motivo. Naqueles com transtornos mentais ativos (presentes nos 12 meses anteriores à entrevista), os de menor renda tiveram menor chance de receber tratamento.[43]

No SPMHS, realizado em meados da década de 2010, a prevalência de uso de serviços para aqueles com transtorno mental ativo (presente nos 12 meses anteriores à entrevista) foi baixa, com menos de 10% da amostra, conforme demonstrado na **Tabela 4.1**,[44] recebendo algum tratamento para transtornos mentais nos 12 meses anteriores à entrevista, sendo 28% daqueles com transtorno ativo e 4,8% sem diagnóstico psiquiátrico.

Quase 90% daqueles em tratamento o obtiveram no setor de saúde (87,1%), e, entre estes, 62,4% receberam tratamento por profissionais da saúde mental. Naqueles em tratamento, aproximadamente 40% o faziam com psiquiatras, 33,3% com outros profissionais da saúde mental e 33% com clínicos gerais. A maior adesão ao tratamento ocorreu com o uso de medicina alternativa e complementar (92,3%), sendo que a adesão entre os tratamentos convencionais foi maior entre os pacientes tratados por psiquiatras. Em contraste, a interrupção prematura do tratamento ocorreu de forma diferente entre os grupos, sendo mais comum naqueles acompanhados por médicos gerais (44,3%) ou por outros profissionais da saúde mental (36,4%) e menos prevalente entre aqueles que recebem atenção do serviço social (13,4%) e na medicina alternativa e complementar (5,7%).[44]

Como nos estudos internacionais, o motivo mais comum para não receber tratamento no Brasil foi a baixa necessidade de tratamento percebida pelos entrevistados (56%). Essa prevalência foi significativamente maior naqueles com transtornos leves comparados com aqueles com quadros moderados e graves (70,1 versus 52,3%), não havendo diferença entre os moderados e graves (40,3%). As "barreiras psicológicas" (39,7%) foram as mais citadas para não procurar tratamentos. Entre elas, a mais frequente foi o "desejo de lidar com o transtorno por conta própria" (29,4%). Há uma relação dose-resposta entre a frequência dos relatos de "barreiras estruturais" (14,2%) e a gravidade, sendo mais comuns nos casos graves, seguidos pelos moderados. As "barreiras financeiras" (10,9%) e as "de disponibilidade de serviços" (9,9%) foram as mais frequentemente relatadas pelos que apresentavam um transtorno mental grave.[44]

Entre os indivíduos que reconhecem a necessidade de tratamento, os principais motivos para o não tratamento foram as "barreiras psicológicas" (90,2%). Embora a baixa necessidade percebida seja esperada em casos leves, um número substancial de casos graves acha que não precisa de ajuda para se tratar. Entre os que reconhecem a necessidade de tratamento, se destacam o "desejo de lidar com o transtorno por conta própria" (66,7%) e a "percepção da ineficácia do tratamento" (16,3%), ambos

TABELA 4.1
TRATAMENTO RECEBIDO E SUA SITUAÇÃO ENTRE INDIVÍDUOS QUE RECEBERAM ATENDIMENTO DE SAÚDE MENTAL NOS ÚLTIMOS 12 MESES, POR TIPO DE TRATAMENTO (N = 2.942)

	Em tratamento			No momento da entrevista[a]								
				Término prematuro*			Tratamento completo*			Ainda em tratamento*		
	N[b]	%	EP	N[b]	%	EP	N[b]	%	EP	N[b]	%	EP
Na amostra total	2.942	10	(0,6)									
Entre os profissionais												
Psiquiatra	198	38,5	(2,8)	37	19,6	(3,7)	26	13,8	(3,1)	135	66,6	(3,7)
Outro profissional da saúde mental	133	33,3	(2,1)	40	36,4	(4,9)	21	20,5	(3,4)	72	43,1	(4,9)
Clínico geral	174	33,0	(2,6)	81	44,3	(5,1)	26	20,3	(5,2)	67	35,4	(5,3)
Assistente social	63	14,8	(2,5)	10	13,4	(5,4)	7	7,7	(3,6)	46	78,9	(7,9)
MAC	56	13,8	(2,2)	4	5,7	(3,7)	3	2,0	(1,3)	49	92,3	(3,9)
Qualquer tratamento[c]	473	100	(0)	138	29,5	(2,5)	63	14,4	(2,3)	272	56,1	(2,5)

MAC: medicina alternativa e complementar; EP: erro padrão.
* Os testes de significância foram feitos entre os tipos de profissionais (4 graus de liberdade) e entre os tipos de profissionais excluindo MAC (com 3 graus de liberdade, já que, devido à baixa taxa de abandono, em uma segunda análise, a MAC não foi incluída nessa análise). Exceto no caso do tratamento completo entre os profissionais excluindo MAC (cuja significância foi $p < 0,05$), todas as demais análises tiveram significâncias $p < 0,0001$.
[a] As três proporções em cada linha somam 100%. As porcentagens são ponderadas para ajustar para: a) diferenças nas probabilidades de seleção, b) não resposta diferencial, c) sobreamostragem dos casos da parte II, e d) diferenças residuais nas variáveis sociodemográficas entre a amostra e a população.
[b] Número não ponderado de entrevistados que receberam tratamento no setor.
[c] O número mediano de visitas para qualquer setor representa a mediana em todos os setores, não dentro de cada setor, entre pacientes tratados em um ou mais setores. O número de desistentes relatado nessa linha representa aqueles que desistiram de todos os setores. Pacientes tratados em vários setores durante o período de 12 meses que ainda estavam em tratamento em qualquer um deles no momento da entrevista foram classificados como ainda em tratamento. Aqueles que não estavam mais em nenhum tratamento (relataram tê-lo concluído em pelo menos um setor) foram classificados como tendo completado o tratamento.

Fonte: Coêlho e colaboradores.[44]

sem diferença entre os níveis de gravidade. Nesses indivíduos, as "barreiras financeiras" (24,7%) e as "de disponibilidade" (22,5%) foram as "barreiras estruturais" mais comuns (32,3%) (**Tab. 4.2**).[44]

A respeito dos fatores relacionados a não procura de tratamento, a gravidade do transtorno foi associada a todos os grupos de barreiras, sendo negativamente associada a "barreira de necessidade" (RC = 0,4) e positivamente associada a "barreira estrutural" (RC = 2,5) e "barreira psicológica" (RC = 2,5). O sexo feminino associou-se positivamente apenas com "barreiras estruturais" (RC = 2,1). Em relação aos fatores demográficos para abandono do tratamento entre aqueles com qualquer gravidade, idade (RC = 1,1) e escolaridade (RC = 1,5) foram associadas a "barreiras psicológicas".[44]

DETERMINANTES INDIVIDUAIS E CONTEXTUAIS DO USO DE SERVIÇOS

O estudo dos determinantes do uso de serviços de saúde é essencial para a identificação de grupos populacionais sem acesso, ou com acesso limitado, a esses serviços e pode ajudar a desenvolver políticas públicas de saúde. Embora a RMSP tenha uma das maiores concentrações de equipamentos de saúde em nosso país, determinantes contextuais, como violência e desigualdade de renda medida pelo índice Gini, podem interferir no acesso a serviços. Chiavegatto-Filho e colaboradores[45] investigaram o papel dos determinantes individuais e contextuais na utilização de serviços de saúde da RMSP. Os resultados apontaram os fatores individuais (sexo, escolaridade e ter um seguro de saúde) como determinantes para ver um médico regularmente e para o uso de serviços de saúde nos 12 meses anteriores. As mulheres, os indivíduos mais velhos, aqueles com maior escolaridade, ter plano de saúde e ter doença cardiovascular tiveram maior associação com ter um médico de referência nos modelos multivariados avaliados. As características contextuais do local de residência não foram barreiras para o uso de serviços de saúde ($p > 0,05$), exceção feita à desigualdade de renda, visto que morar em regiões altamente desiguais associou-se a menor probabilidade de ver um médico regularmente (RC = 0,77; IC 95% 0,60-0,99).[45]

Em relação ao uso de serviços especificamente para tratamento de transtornos mentais, entre os pacientes com transtorno ativo, apenas 40,5% receberam tratamento considerado minimamente adequado, sendo que a chance de recebê-lo foram maiores quando o indivíduo era tratado por um especialista, se comparado com os tratados por um médico generalista (54,6 *versus* 23,2%). Entre os preditores para receber tratamento adequado, ser do sexo feminino, ter seguro de saúde, apresentar transtornos de ansiedade ou do humor e ter níveis de gravidade maiores foram associados ao maior uso de qualquer modalidade de tratamento (RC entre 1,5 e 6,4). A probabilidade de receber tratamento minimamente adequado foi associada a disponibilidade de seguro de saúde, transtornos de ansiedade e do humor e transtornos graves (RC entre 1,8 e 7).[46]

Quando as variáveis contextuais das áreas de residência foram adicionadas ao modelo, ter seguro de saúde, apresentar transtorno de ansiedade ou do humor e doença de maior gravidade foram preditores significativos para o recebimento de tratamento minimamente adequado (RC entre 1,8 e 7,1).

Diante do exposto, é necessário considerar que uma revisão do conceito de Mental Health GAP[47] se faz necessária. Geralmente, assume-se a ideia de que as barreiras para o tratamento seriam sobretudo estruturais. Entretanto, as pesquisas epidemiológicas aqui descritas apontam para a importância das barreiras psicológicas e para as próprias concepções acerca da natureza dos problemas de saúde mental por parte da população em geral. Nesse sentido, uma reflexão mais ampla deve ser feita sobre que tipos de serviços poderiam ser prestados e como o tema da saúde mental poderia ser abordado a partir de outra lógica, mais culturalmente adaptada e alinhada com as crenças e visões de mundo da população geral.

EPIDEMIOLOGIA DO USO DE PSICOFÁRMACOS PRESCRITOS PARA TRATAMENTO DE TRANSTORNOS MENTAIS

A prevalência do uso de psicofármacos prescritos para tratamento de transtornos mentais na amostra do SPMHS no ano anterior à entrevista[48] foi de 6,2%, índice comparável ao da Alemanha e Holanda, mas menor que em diversos outros países, como Itália, Espanha, Bélgica e França.[49] Essa prevalência foi aproximadamente metade da relatada em São Paulo na década de 1990,[50] diferenças que poderiam decorrer do predomínio de psicopatologias, da utilização de serviços de saúde ou de mudanças nas leis sobre medicamentos prescritos, com maior regulamentação. Mulheres usam mais que os homens (52,8 *versus* 47,2%), casados mais que solteiros ou divorciados/viúvos (59,8 *versus* 16,4 *versus* 23,9%) e empregados/estudantes

TABELA 4.2
MOTIVOS PARA NÃO RECEBER TRATAMENTO ENTRE AQUELES QUE RECONHECERAM A NECESSIDADE, MAS NÃO RECEBERAM TRATAMENTO, NOS ÚLTIMOS 12 MESES, POR GRAVIDADE

Motivos	Qualquer gravidade			Casos graves			Casos moderados			Casos leves	
	%	EP	p†	%	EP	p††	%	EP	p†††	%	EP
(n)	(457)			(179)			(160)			(118)	
Barreiras estruturais											
Financeira	24,7	3,4	**	32,2	4,7	NS	24,4	4,9	*	14,7	4,6
Disponibilidade	22,5	2,4	NS	30,6	4,3	NS	19,3	3,2	NS	15,2	4,4
Transporte	9,7	1,5	**	16	3,1	NS	8,2	3,4	NS	3	1,3
Inconveniente	7,7	1,5	*	13,4	3,5	NS	6	2,3	NS	2	1,2
Qualquer barreira estrutural	32,3	3,7	*	42,1	4,9	NS	29,2	5,4	NS	22,5	5,4
Barreiras psicológicas											
Querer lidar por si só	66,7	2,8	NS	65,5	7,5	NS	66,9	6,1	NS	68,2	5,5
Ineficiência percebida	16,3	2,4	NS	19,7	4,8	NS	14,3	3,9	NS	14,1	5,8
Estigma	7,5	1,1	*	12,1	2,4	NS	6,3	1,7	NS	2,7	1,3
Pensamento de que ficaria bem	6,5	1,1	*	12	2,4	NS	6,9	1,7	*	2,3	0,7
Problema não era grave	6,4	1,1	NS	9	2,1	NS	7,2	1,9	NS	4	1,5
Qualquer barreira psicológica	90,2	1,9	NS	89	3	NS	92,3	3	NS	89,2	3,9

EP: erro padrão; NS: não significante; *: $p < 0,05$; **: $p < 0,01$; †: p entre todos os grupos; ††: p entre grave e moderado; †††: p entre moderado e leve.
Fonte: Coêlho e colaboradores.[44]

(66,3%) mais do que desempregados/aposentados (8,5%) e que donos/donas de casa (13,2%).[50]

Entre os medicamentos usados, hipnóticos/benzodiazepínicos foram a classe mais prescrita (3,7%), seguidos por antidepressivos (3,5%), antipsicóticos (0,7%) e estabilizadores do humor (0,7%). O uso exclusivo de apenas uma classe de psicofármaco foi relatado por 3,7% dos entrevistados, sendo hipnóticos/benzodiazepínicos e antidepressivos as prescrições mais comuns, em monoterapia ou em combinação (1,5%). As mulheres eram mais propensas do que os homens a receber prescrição (RC = 3), principalmente antidepressivos (RC = 4) e hipnóticos/benzodiazepínicos (RC = 3,7). Com relação à faixa etária, a chance de receber uma prescrição aumenta com a idade, sendo a RC = 4,8 no grupo maior que 64 anos.[50]

Esses resultados confirmam necessidades não atendidas em relação a atendimento psiquiátrico e acesso a psicofármacos. Políticas que melhoram o acesso apropriado a medicamentos para os mais necessitados são urgentes.

HOUVE UM AUMENTO NA OCORRÊNCIA DE TRANSTORNOS MENTAIS NAS ÚLTIMAS DÉCADAS?

Um tema controverso presente em meios de comunicação, conversas e debates na população em geral e mesmo nos meios científicos é a possibilidade de um aumento na prevalência de transtornos mentais, intensificando-se, em meados do século XX, decorrente principalmente da aceleração das mudanças sociais. Uma metanálise com 42 estudos conduzidos entre 1978 e 2015, controlando uma estrutura hierárquica de dados, encontrou um modesto aumento geral da prevalência global de transtornos mentais na RC de 1,18 (IC 95%: 1,065-1,305),[51] índice modesto, em parte decorrente da heterogeneidade dos estudos do ponto de vista metodológico. De fato, há alguma semelhança de seus resultados com os mais recentes do GBD. Este último relatou um aumento de 13,5% no total de YLD por causa de transtornos mentais (excluindo transtornos por uso de substâncias) entre 2007 e 2017; no entanto, quando padronizado para a idade, tal aumento desapareceu, havendo um decréscimo de 1,1%.[52]

Existe a possibilidade de a prevalência de transtornos mentais comuns estar aumentando modestamente nas últimas décadas devido ao envelhecimento e ao crescimento da população. Entretanto, o aumento na oferta de serviços de saúde mental e de prescrições de psicofármacos não modificou a prevalência anual desses transtornos nessas décadas, possivelmente por dificuldade de acesso ou baixa qualidade dos serviços.

É provável que essa percepção se deva a múltiplos fatores: aumento do ônus dos transtornos mentais referido pela população nas últimas décadas, aumento da carga de estresse à qual somos expostos, ou, ainda, ressignificação do sofrimento por circunstâncias da vida como sintoma de transtorno mental. Além disso, há a gradual diminuição do estigma associado a transtornos mentais, fazendo as pessoas acometidas procurarem mais os serviços de saúde, com um aumento no número de sujeitos diagnosticados e da população de tratados. Paradoxalmente, nos Estados Unidos, enquanto a prevalência de tratamento aumentou cerca de 50% em um período de 11 anos, não houve qualquer mudança significativa na prevalência dos transtornos mentais.[53] Esse fenômeno pode estar relacionado à recente diminuição do estigma associado aos transtornos mentais. Hoje, fala-se cada vez mais abertamente sobre os sofrimentos psicológicos, usando-se termos clínicos como depressão e ansiedade para se referir a sofrimento emocional, criando, no imaginário coletivo, a ideia de que os transtornos mentais têm se tornado cada vez mais comuns.

Em períodos de grande crise econômica, social e/ou sanitária, pode haver um aumento na ocorrência não apenas de transtornos mentais comuns, mas também daqueles mais graves e de suicídio, tanto em países desenvolvidos[54] quanto naqueles em desenvolvimento. O Brasil apresentou um aumento da ocorrência de suicídio durante a crise econômica mundial, entre 2008 e 2013, e durante a crise econômica e política brasileira, entre 2008 e 2014.[55]

LIMITES E FUTURO DA EPIDEMIOLOGIA PSIQUIÁTRICA

Estamos em um momento de transição na epidemiologia psiquiátrica. O panorama atual pode ser considerado uma continuação da terceira geração e a transição para a quarta fase da epidemiologia psiquiátrica, em que se observa crescente aplicação de desenhos analíticos complexos, como coorte histórico e estudos de gêmeos, para entender a causalidade dos transtornos mentais.

Paralelamente, levantamentos abrangentes são conduzidos com o objetivo de atingir uma cobertura global, incorporando medidas de marcadores biológicos e discriminando a interação entre o gene e o ambiente. Apesar dos recentes avanços, há diversos desafios preliminares que persistem dentro da especialidade, propondo novas reflexões, questões e oportunidades de pesquisa.

Os motivos desse constante ajuste metodológico são múltiplos. Não há um único modelo teórico capaz de abranger toda a relação entre os indivíduos e o seu meio. A participação do ambiente, a cultura e o momento sócio-histórico são importantes determinantes da variação das taxas encontradas entre os diferentes locais. As mudanças na forma de organização dos agrupamentos humanos, catástrofes naturais e conflitos civis impõem novos sofrimentos humanos, nem sempre descritos e compreendidos em sua plenitude. Discutir as dificuldades e os limites dessa disciplina epidemiológica, bem como os possíveis caminhos para superar os complexos impasses da relação doença-saúde, é fundamental para impulsionar o avanço da epidemiologia psiquiátrica.

A enorme quantidade de dados coletados em grandes levantamentos transnacionais trouxe consigo um novo problema: como analisar as inúmeras informações com técnicas estatísticas coerentes? Um epidemiologista poderia facilmente se perder nessa infinidade de resultados e encontrar tantas associações espúrias quanto os dados permitirem. Persiste um velho problema dos epidemiologistas: quais seriam as perguntas científicas mais relevantes a serem exploradas? Frequentemente, o volume de dados disponíveis chega à casa de *terabytes* e *petabytes*, e eles podem estar armazenados em diferentes formatos e programas eletrônicos, difíceis de se integrarem. A velocidade de aquisição e a mutabilidade das informações são fatores que os cientistas devem considerar quando produzem e analisam esses bancos de dados. Modelos preditivos sofisticados, técnicas de inteligência artificial, como *machine learning*, psiquiatria de precisão, entre outras recentes estratégias, foram propostas para lidar com os *big data* acumulados ao longo de décadas. No âmbito dessa "revolução" de informações, o epidemiologista é desafiado a aproveitar a disponibilidade de dados e alcançar uma coerência nos resultados.

Uma das maiores dificuldades da epidemiologia psiquiátrica é avançar para além de modelos descritivos a fim de desenvolver modelos causais dos transtornos mentais. O projeto do DSM-5 é um dos maiores exemplos dos limites da epidemiologia psiquiátrica.[56] Depois de uma década de trabalho, a força tarefa da American Psychiatric Association concluiu, com desapontamento, que os dados existentes ainda não permitem propor modelos causais na psiquiatria. Os dados biológicos, definidos a partir de marcadores biológicos, material genético e grandes biobancos de tecido cerebral, visavam integrar os fenótipos psiquiátricos com as suas características e marcadores biológicos. Porém, essa tarefa ainda aguarda respostas robustas para consolidar os modelos causais. Técnicas altamente complexas de neuroimagem estrutural e funcional pouco contribuíram para compreender as "potenciais" etiologias particulares do sofrimento mental. Observamos, portanto, o interesse crescente de investigar as dimensões físicas e psíquicas do adoecimento mental.

Igualmente problemática, a interpretação dos dados epidemiológicos para aplicabilidade em políticas de saúde constitui um desafio. Dados observacionais coletados em grandes consórcios e estocados em repositórios públicos podem ser acessados para o planejamento de saúde. Entretanto, há um flagrante fracasso em integrar os achados recentes e o desempenho dos serviços de saúde dentro de uma política pública baseada em evidências. Por exemplo, apesar do aumento substancial de serviços especializados de saúde mental e da disponibilidade de antidepressivos, não houve redução da prevalência dos transtornos do humor e de ansiedade entre 1990 e 2015, conforme análise conjunta de dados dos Estados Unidos, Canadá, Austrália e Inglaterra.[57] Especula-se que a qualidade do tratamento fornecido não atinja os padrões mínimos preconizados em diretrizes clínicas e medidas preventivas sejam insuficientes para identificar e tratar os casos na comunidade.

De olho no futuro, os fenômenos da globalização e do deslocamento de agrupamentos humanos indicam inegável necessidade de a epidemiologia considerar as variações culturais. A migração rural-urbana e a imigração intercontinental transformaram drasticamente o cenário mundial. Atualmente, mais da metade da população mundial vive em grandes centros urbanos. Todo esse rearranjo antecipa o papel crescente da epidemiologia psiquiátrica no debate sobre as consequências da migração humana, seja no delineamento de estudos, mensuração, ou métodos de análise. Recentemente, a experiência de isolamento social durante a pandemia de covid-19 trouxe profundas repercussões e aprendizados importantes sobre a nossa capacidade de enfrentamento a um evento catastrófico. O epidemiologista psiquiátrico tem papel decisivo em descrever e interpretar as novas experiências vividas, reveladas durante diferentes cenários de agrupamento, deslocamento e isolamento, e seu impacto na saúde mental das populações.

Efetivamente, uma linha crítica de pensamento sobre a epidemiologia psiquiátrica deve reconhecer que os conceitos de doença e de sintomas mentais se configuram dentro de contextos sociais e históricos específicos, que resultam das relações entre poderes e saberes de cada época. As definições do que é normal e patológico estruturam, dessa forma, as maneiras nas quais se identificam e nomeiam os comportamentos que são reconhecidos como sintomas ou distúrbios. Essa dinâmica se ampara em um quadro epistemológico, que define como os sintomas e distúrbios são construídos e detectados, e em um quadro ontológico, que estabelecerá como são definidos e em que consistem esses sintomas e distúrbios na prática.

Um dos pilares fundamentais da epidemiologia psiquiátrica é, portanto, a sua relativa dependência de construtos nosológicos que garantam que aquilo que está sendo medido reflete, fielmente, o que se procura aferir. Para tanto, um passo fundamental tem sido o esforço de estabelecer parâmetros de confiabilidade e de validade dos instrumentos utilizados na realização das pesquisas epidemiológicas. No caso específico da psiquiatria, essa questão se torna central pela própria natureza subjetiva do sofrimento e da manifestação da doença mental.

Desde os primeiros ímpetos epidemiológicos no campo da psiquiatria, alguns autores da antropologia médica já apontavam para as dificuldades de estabelecimento de critérios de validade e padronização dos instrumentos em pesquisas epidemiológicas comparativas. Isso se deu principalmente pela dificuldade de incluir no quadro conceitual da pesquisa epidemiológica o papel desempenhado pelos contextos locais na maneira como os sintomas e distúrbios se apresentam diante dos instrumentos de pesquisa e dos pesquisadores em diferentes realidades ao redor do globo ou, ainda, no interior de uma mesma sociedade que contemple realidades sociais e culturais diversas.

Ainda que protocolos tenham sido criados para garantir a validade dos instrumentos, com processos rigorosos de tradução e retrotradução, o problema da heterogeneidade de contextos socioculturais, por exemplo, persiste mesmo dentro de países com uma mesma língua ou referência sociocultural.

Diante desse desafio, diversas alternativas teóricas e disciplinares têm sido utilizadas para endereçar a dificuldade de incluir aspectos sociais e culturais na pesquisa epidemiológica. Uma das primeiras escolas de pesquisa nessa área foi a da psiquiatria transcultural e da etnopsiquiatria.[58] A ela se seguiram outras abordagens que vêm recorrendo a temas como a medicina social, sobretudo a partir de uma perspectiva latino-americana, e a antropologia médica. No Brasil, temos visto uma emergente abordagem dos problemas psicológicos e transtornos psiquiátricos a partir da ótica da saúde coletiva e da própria psicanálise.

Apesar das diferentes propostas teóricas e disciplinares, há uma intenção comum entre essas abordagens de reconhecer as experiências subjetivas vivenciadas pelas pessoas, de ouvir as vozes das comunidades e dos usuários dos serviços de saúde mental. Dessa forma, a etnografia tem assumido grande protagonismo como ferramenta metodológica para trabalhar, de forma ativa e participativa, em conjunto com os sujeitos e as comunidades locais. A inserção na rotina dos sujeitos, a aprendizagem de seus modos de vida, de suas próprias linguagens e significados, de seus saberes locais e de suas práticas e discursos permite compreender seu contexto material e simbólico, colocando sua subjetividade em relação dinâmica com um espaço histórico e cultural específico.

Esse corpo teórico tem possibilitado a criação de novos conceitos que permitem situar as experiências vividas em diferentes contextos socioculturais, muitas delas com histórias de precariedade e violência, e compreender as diferenças dentro de um contexto mais amplo do que se tem chamado de "Saúde Mental Global".[59] Essa abordagem é importante, sobretudo, para contemplar uma dimensão mais complexa das desigualdades e relações de poder que persistem entre o Norte e o Sul Global ou no interior de sociedades marcadas por diferentes tipos de desigualdades. Entre esses conceitos, podemos referir as ideias de "sofrimento social",[60] *local idioms of distress*,[61] *structural competency*[62] e *structural vulnerability*,[63] quase todas ainda sem uma tradução definitiva em português.

Esse esforço conceitual e teórico tem sido movido por um desejo de consolidar novas possibilidades de abordar a relação entre o espaço social e o adoecimento mental de uma perspectiva mais compreensiva e plural. Nesse sentido, os diferentes aportes das pesquisas etnoculturais e qualitativas que reexaminam a subjetividade poderiam apontar um possível caminho da epidemiologia psiquiátrica no futuro, sejam eles em termos epistemológicos ou metodológicos. As ciências sociais e humanas em saúde têm buscado compreender o lugar da diferença, muitas vezes invisível e silenciada, em que se manifestam as diversas expressões de mal-estar, desconforto, sofrimento e angústia. É importante que a epidemiologia psiquiátrica consiga manter um diálogo com essas outras abordagens em seus estudos, tornando o seu instrumental metodológico e conceitual mais diversificado e interdisciplinar.

CONSIDERAÇÕES FINAIS

Sem dúvida, as contribuições da epidemiologia psiquiátrica nas últimas décadas têm expandido o conhecimento sobre as características da distribuição dos transtornos mentais em diferentes populações. Este capítulo apresentou alguns princípios metodológicos da epidemiologia psiquiátrica e exemplos integrativos dos resultados acumulados. Ao fornecer a sustentação teórica para diferentes campos de pesquisa, essa disciplina contribui com diversos avanços para compreender o sofrimento humano: do biológico ao social, da comunidade à clínica e da descrição à intervenção terapêutica. Graças à sua rápida evolução e sua consolidação como disciplina científica integrativa em direção a uma saúde mental global, a epidemiologia psiquiátrica está, mais do que nunca, repleta de oportunidades.

REFERÊNCIAS

1. Porta MS, Greenland S, Hernán M, Silva IS, Last JM, Burón A, editors. A dictionary of epidemiology. 6th ed. Oxford: Oxford University Press; 2014.

2. Dohrenwend BP, Dohrenwend BS. Perspectives on the past and future of psychiatric epidemiology. The 1981 Rema Lapouse Lecture. Am J Public Health. 1982;72(11):1271-9.

3. Faris REL, Dunham HW. Mental disorders in urban areas: an ecological study of schizophrenia and other psychoses. Chicago: University Chicago Press; 1939.

4. Gruenberg EM. A review of mental health in the metropolis: the midtown Manhattan study. Int J Psychiatry. 1965;1:77-86.

5. Kendell RE, Cooper JE, Gourlay AJ, Copeland JR, Sharpe L, Gurland BJ. Diagnostic criteria of American and British psychiatrists. Arch Gen Psychiatry. 1971;25(2):123-30.

6. Robins LN, Helzer JE, Croughan J, Ratcliff KS. National Institute of Mental Health diagnostic interview schedule: its history, characteristics, and validity. Arch Gen Psychiatry. 1981;38(4):381-9.

7. Wing JK, Cooper JE, Sartorius N. Measurement and classification of psychiatric symptoms: an instruction manual for the PSE and Catego Program. Cambridge: Cambridge University Press; 1974.

8. Robins LN, Wing J, Wittchen HU, Helzer JE, Babor TF, Burke J, et al. The composite international diagnostic interview: an epidemiologic instrument suitable for use in conjunction with different diagnostic systems and in different cultures. Arch Gen Psychiatry. 1988;45(12):1069-77.

9. Kessler RC, Anthony JC, Blazer DG, Bromet E, Eaton WW, Kendler K, et al. The US National Comorbidity Survey: overview and future directions. Epidemiol Psichiatr Soc. 1997;6(1):4-16.

10. Andrade L, Walters EE, Gentil V, Laurenti R. Prevalence of ICD-10 mental disorders in a catchment area in the city of São Paulo, Brazil. Soc Psychiatry Psychiatr Epidemiol. 2002;37(7):316-25.

11. Vorcaro CMR, Lima-Costa MF, Barreto SM, Uchoa E. Unexpected high prevalence of 1-month depression in a small Brazilian community: the Bambuí study. Acta Psychiatr Scand. 2001;104(4):257-63.

12. Andrade L, Caraveo-Anduaga JJ, Berglund P, Bijl RV, De Graaf R, Vollebergh W, et al. The epidemiology of major depressive episodes: results from the International Consortium of Psychiatric Epidemiology (ICPE) surveys. Int J Methods Psychiatr Res. 2003;12(1):3-21.

13. Harvard Medical School. The world mental health survey initiative [Internet]. Boston: Harvard Medical School; 2005 [capturado em 1 maio 2021]. Disponível em: https://www.hcp.med.harvard.edu/wmh/.

14. Kessler RC, Ustün TB. The World Mental Health (WMH) Survey Initiative version of the World Health Organization (WHO) Composite International Diagnostic Interview (CIDI). Int J Methods Psychiatr Res. 2004;13(2):93-121.

15. Andrade LH, Wang YP, Andreoni S, Silveira CM, Alexandrino-Silva C, Siu ER, et al. Mental disorders in megacities: findings from the São Paulo megacity mental health survey, Brazil. PLoS One. 2012;7(2):e31879.

16. Demyttenaere K, Bruffaerts R, Posada-Villa J, Gasquet I, Kovess V, Lepine JP, et al. Prevalence, severity, and unmet need for treatment of mental disorders in the World Health Organization World Mental Health Surveys. JAMA. 2004;291(21):2581-90.

17. McGrath JJ, Lim CCW, Plana-Ripoll O, Holtz Y, Agerbo E, Momen NC, et al. Comorbidity within mental disorders: a comprehensive analysis based on 145 990 survey respondents from 27 countries. Epidemiol Psychiatr Sci. 2020;29:e153.

18. Bromet E, Andrade LH, Hwang I, Sampson NA, Alonso J, Girolamo G, et al. Cross-national epidemiology of DSM-IV major depressive episode. BMC Med. 2011;9:90.

19. World Health Organization. Depression and other common mental disorders: global health estimates. Geneva: WHO; 2017.

20. Pereira DCS, Coutinho ESF, Corassa RB, Andrade LH, Viana MC. Prevalence and psychiatric comorbidities of intermittent explosive disorders in metropolitan São Paulo, Brazil. Soc Psychiatry Psychiatr Epidemiol. 2021;56(4):687-94.

21. Fayyad J, Sampson NA, Hwang I, Adamowski T, Aguilar-Gaxiola S, Al-Hamzawi A, et al. The descriptive epidemiology of DSM-IV adult ADHD in the World Health Organization World Mental Health Surveys. Atten Defic Hyperact Disord. 2017;9(1):47-65.

22. Silveira CM, Siu ER, Anthony JC, Saito LP, Andrade AG, Kutschenko A, et al. Drinking patterns and alcohol use disorders in São Paulo, Brazil: the role of neighborhood social deprivation and socioeconomic status. PLoS One. 2014;9(10):e108355.

23. Silveira CM, Viana MC, Siu ER, Andrade AG, Anthony JC, Andrade LH. Sociodemographic correlates of transitions from alcohol use to disorders and remission in the São Paulo megacity mental health survey, Brazil. Alcohol Alcohol. 2011;46(3):324-32.

24. Silveira CM, Siu ER, Wang YP, Viana MC, Andrade AG, Andrade LH. Gender differences in drinking patterns and alcohol related problems in a community sample in São Paulo, Brazil. Clinics. 2012;67(3):205-12.

25. Castaldelli-Maia JM, Silveira CM, Siu ER, Wang YP, Milhorança IA, Alexandrino-Silva C, et al. DSM-5 latent classes of alcohol users in a population-based sample: results from the São Paulo megacity mental health survey, Brazil. Drug Alcohol Depend. 2014;136:92-9.

26. Institute for Health Metrics and Evaluation. GBD compare [Internet]. Seattle: University of Washington; 2021 [capturado em 1 maio 2021]. Disponível em: https://vizhub.healthdata.org/gbd-compare/.

27. Huang Y, Kotov R, Girolamo G, Preti A, Angermeyer M, Benjet C, et al. DSM-IV personality disorders in the WHO World Mental Health Surveys. Br J Psychiatry. 2009;195(1):46-53.

28. Santana GL, Coelho BM, Wang YP, Chiavegatto Filho ADP, Viana MC, Andrade LH. The epidemiology of personality disorders in the Sao Paulo megacity general population. PLoS One. 2018;13(4):e0195581.

29. Coêlho BM, Andrade LH, Santana GL, Viana MC, Wang YP. Association between childhood adversities and psychopathology onset throughout the lifespan: findings from a large metropolitan population. J Psychiatr Res. 2021;135:8-14.

30. Santana Júnior GL. A influência da afetividade sobre a associação entre adversidades na infância e patologia da personalidade na vida adulta [tese]. São Paulo: Universidade de São Paulo; 2017.

31. Coêlho BM, Andrade LH, Borges G, Santana GL, Viana MC, Wang YP. Do Childhood adversities predict suicidality? Findings from the general population of the metropolitan area of São Paulo, Brazil. PLoS One. 2016;11(5):e0155639.

32. Chiavegatto Filho ADP, Kawachi I, Wang YP, Viana MC, Andrade LHSG. Does income inequality get under the skin? A multilevel analysis of depression, anxiety and mental disorders in São Paulo, Brazil. J Epidemiol Community Health. 2013;67(11):966-72.

33. Wilkinson RG. Unhealthy societies: the afflictions of inequality. London: Routledge; 1996.

34. Alonso J. Burden of mental disorders based on the world mental health surveys. Rev Bras Psiquiatr. 2012;34(1):7-11.

35. Murray CJL, Lopez AD, editors. The global burden of disease: a comprehensive assessment of mortality and disability from diseases, injuries, and risk factors in 1990 and projected to 2020: summary. Geneva: WHO; 1996. v. 1.

36. Rehm J, Shield KD. Global burden of disease and the impact of mental and addictive disorders. Curr Psychiatry Rep. 2019;21(2):10.

37. Baptista MC, Burton WN, Nahas AK, Wang YP, Viana MC, Andrade LH. Absenteeism and presenteeism associated with common health conditions in Brazilian workers. J Occup Environ Med. 2019;61(4):303-13.

38. França MH, Barreto SM, Pereira FG, Andrade LHSG, Paiva MCA, Viana MC. Mental disorders and employment status in the São Paulo metropolitan area, Brazil: gender differences and use of health services. Cad Saúde Pública. 2017;33(9):e00154116.

39. Andrade LH, Baptista MC, Alonso J, Petukhova M, Bruffaerts R, Kessler RC, et al. Days out-of-role due to common physical and mental health problems: results from the São Paulo megacity mental health survey, Brazil. Clinics. 2013;68(11):1392-9.

40. Chiavegatto Filho ADP, Wang YP, Campino ACC, Malik AM, Viana MC, Andrade LH. Incremental health expenditure and lost days of normal activity for individuals with mental disorders: results from the São Paulo megacity study. BMC Public Health. 2015;15:745.

41. Fernández D, Vigo D, Sampson N, Hwang I, Aguilar-Gaxiola S, Al-Hamzawi A, et al. Patterns of care and dropout rates from outpatient mental healthcare in low-, middle- and high-income countries from the World Health Organization's World Mental Health Survey Initiative. Psychol Med. 2020;1-13.

42. Andrade LH, Alonso J, Mneimneh Z, Wells JE, Al-Hamzawi A, Borges G, et al. Barriers to mental health treatment: results from the WHO World Mental Health surveys. Psychol Med. 2014;44(6):1303-17.

43. Andrade LH, Viana MC, Tófoli LFF, Wang YP. Influence of psychiatric morbidity and sociodemographic determinants on use of service in a catchment area in the city of São Paulo, Brazil. Soc Psychiatry Psychiatr Epidemiol. 2008;43(1):45-53.

44. Coêlho BM, Santana GL, Viana MC, Wang YP, Andrade LH. I don´t need any treatment: barriers to mental health treatment in the general population of a megacity. Braz J Psychiatry. 2021:1-9.

45. Chiavegatto Filho ADP, Wang YP, Malik AM, Takaoka J, Viana MC, Andrade LH. Determinants of the use of health care services: multilevel analysis in the metropolitan region of Sao Paulo. Rev Saúde Pública. 2015;49(1):1-12.

46. Wang YP, Chiavegatto Filho ADP, Campanha AM, Malik AM, Mogadouro MA, Cambraia M, et al. Patterns and predictors of health service use among people with mental disorders in São Paulo metropolitan area, Brazil. Epidemiol Psychiatr Sci. 2017;26(1):89-101.

47. Dua T, Barbui C, Clark N, Fleischmann A, Poznyak V, van Ommeren M, et al. Evidence-based guidelines for mental, neurological, and substance use disorders in low- and middle-income

48. Campanha AM, Siu ER, Milhorança IA, Viana MC, Wang YP, Andrade LH. Use of psychotropic medications in São Paulo metropolitan area, Brazil: pattern of healthcare provision to general population. Pharmacoepidemiol Drug Saf. 2015;24(11):1207-14.

49. Alonso J, Angermeyer MC, Bernert S, Bruffaerts R, Brugha TS, Bryson H, et al. Psychotropic drug utilization in Europe: results from the European Study of the Epidemiology of Mental Disorders (ESEMeD) project. Acta Psychiatr Scand Suppl. 2004;(420):55-64.

50. Mari JJ, Almeida-Filho N, Coutinho E, Andreoli SB, Miranda CT, Streiner D. The epidemiology of psychotropic use in the city of Sao Paulo. Psychol Med. 1993;23(2):467-74.

51. Richter D, Wall A, Bruen A, Whittington R. Is the global prevalence rate of adult mental illness increasing? Systematic review and meta-analysis. Acta Psychiatr Scand. 2019;140(5):393-407.

52. James SL, Abate D, Abate KH, Abay SM, Abbafati C, Abbasi N, et al. Global, regional, and national incidence, prevalence, and years lived with disability for 354 Diseases and Injuries for 195 countries and territories, 1990-2017: a systematic analysis for the Global Burden of Disease Study 2017. Lancet. 2018;392(10159):1789-858.

53. Kessler RC, Demler O, Frank RG, Olfson M, Pincus HA, Walters EE, et al. Prevalence and treatment of mental disorders, 1990 to 2003. N Engl J Med. 2005;352(24):2515-23.

54. Huikari S, Miettunen J, Korhonen M. Economic crises and suicides between 1970 and 2011: time trend study in 21 developed countries. J Epidemiol Community Health. 2019;73(4):311-6.

55. Spiecker EM, Barbanti PCM, Egger PA, Carvalho MDB, Pelloso SM, Souza MR, et al. Influence of the global crisis of 2008 and the Brazilian political oscillations of 2014 on suicide rates: an analysis of the period from 2002 to 2017. SSM Popul Heal. 2021;13:100754.

56. Kupfer DJ, First MB, Regier DA, editors. A research agenda for DSM-V. Washington: APA; 2002.

57. Jorm AF, Patten SB, Brugha TS, Mojtabai R. Has increased provision of treatment reduced the prevalence of common mental disorders? Review of the evidence from four countries. World Psychiatry. 2017;16(1):90-9.

58. Kirmayer LJ. Ethno and cultural psychiatry. In: Callan H, editor. The international encyclopedia of anthropology. Hoboken: Wiley; 2018. p. 1-11.

59. Patel V, Prince M. Global mental health: a new global health field comes of age. JAMA. 2010;303(19):1976-7.

60. Kleinman A, Das V, Lock MM. Social suffering. California: University of California Press; 1997.

61. Nichter M. Idioms of distress revisited. Cult Med Psychiatry. 2010;34(2):401-16.

62. Metzl JM, Hansen H. Structural competency: theorizing a new medical engagement with stigma and inequality. Soc Sci Med. 2014;103:126-33.

63. Bourgois P, Holmes SM, Sue K, Quesada J. Structural vulnerability: operationalizing the concept to address health disparities in clinical care. Acad Med. 2017;92(3):299-307.

Para *quizzes* sobre o conteúdo do livro e casos clínicos complementares, acesse:

https://apoio.grupoa.com.br/tratadopsi/

5
FUNDAMENTOS E ANÁLISE ESTATÍSTICA DE DESENHOS EXPERIMENTAIS EM PSIQUIATRIA

EVANDRO SILVA FREIRE COUTINHO

Experimento é definido, de modo mais amplo, como um conjunto de observações feitas sob circunstâncias controladas, em que o investigador avalia o efeito produzido pela manipulação das condições. Em epidemiologia, o termo costuma ser usado para os estudos nos quais o pesquisador controla a exposição aplicada a diferentes grupos.[1]

Os estudos denominados ensaios clínicos controlados ou randomizados são um tipo de desenho experimental considerado padrão-ouro para a investigação de intervenções terapêuticas ou profiláticas. Essas intervenções podem ser de diversas naturezas, como medicamentosas, psicoterápicas, psicoeducativas, entre outras. As principais características dos ensaios clínicos controlados são a **randomização** – alocação aleatória dos participantes nos grupos a serem comparados – e o **controle da intervenção** por parte do investigador – o participante deve receber a intervenção dirigida ao grupo no qual foi alocado. Esses dois aspectos constituem a principal diferença entre os ensaios clínicos controlados e os estudos longitudinais observacionais (p. ex., estudo de coortes).

A randomização tem por objetivo criar grupos comparáveis de participantes, que diferem apenas quanto à intervenção recebida. Um estudo realizado em 1946 pelo Medical Research Council do Reino Unido, que investigou a eficácia da estreptomicina para o tratamento da tuberculose pulmonar, é considerado um marco no delineamento desse tipo de investigação.[2] Desde então, o número de ensaios clínicos controlados não parou de crescer. Considerando apenas o *site* clinicaltrials.gov, há 20 anos havia cerca de dois mil estudos registrados. Hoje, são mais de 350 mil.[3]

Neste capítulo, serão abordadas as diferentes estratégias de elaboração dos ensaios clínicos controlados, os procedimentos mais comuns em sua condução, algumas das principais medidas de efeito estimadas e os conceitos estatísticos fundamentais para interpretar seus achados. Muitos exemplos apresentados neste capítulo baseiam-se em medicamentos usados há várias décadas, mas essa escolha em detrimento de tratamentos mais novos teve como motivação o aspecto didático na apresentação dos conceitos e métodos estatísticos empregados nos ensaios clínicos controlados.

Em 1901, o cirurgião Walter Whitehead, da Manchester Royal Infirmary, publicou um artigo no prestigioso *The British Journal of Medicine*.[4] Na primeira frase do artigo, o autor afirma: "Durante os últimos anos, eu nunca tive um insucesso ao tratar os casos mais graves de enxaqueca inserindo um pedaço de gaze sob a pele na parte posterior do pescoço".[4] Segundo Whitehead,[4] por meio de um procedimento simples e rápido (menos de 1 minuto), um pedaço de gaze com 4 polegadas deveria ser introduzido sob a pele, cabendo ao paciente movimentá-lo de um lado para o outro todos os dias, por pelo menos três meses. É de se supor que o tratamento proposto não tenha alcançado o sucesso esperado. Tendo transcorrido mais de um século desde a publicação do artigo, o método de Whitehead não consta entre os recursos terapêuticos para lidar com a enxaqueca, um problema de saúde que compromete, sobremaneira, a qualidade de vida de muitos indivíduos.

O psicólogo Daniel Kahneman, vencedor do Prêmio Nobel de Economia de 2002, e o físico Leonard Mlodinov demonstram como nossos sentidos costumam ser enganados quando tentamos atribuir causalidade aos diferentes eventos da vida. Enquanto Kahneman explora os dois modos de pensar do ser humano em seu livro *Rápido e devagar: duas formas de pensar*,[5] Mlodinov apresenta o papel do acaso sobre os eventos observados em seu livro *O andar do bêbado*.[6] Os pontos de vista apresentados por esses autores aplicam-se integralmente às conclusões que tiramos sobre possíveis efeitos benéficos de intervenções em saúde, incluindo os tratamentos para transtornos mentais.

Uma dessas armadilhas é denominada *regressão à média*.[7] Trata-se de um fenômeno estatístico que pode fazer uma variação natural em dados repetidos parecer uma mudança real produzida por uma intervenção. A **Figura 5.1a** apresenta dados hipotéticos em que a gravidade dos sintomas depressivos de uma paciente é avaliada no momento imediatamente anterior ao início do tratamento. Observa-se uma queda na intensidade dos sintomas nas duas avaliações subsequentes, o que sugere que a medicação reduziu a gravidade dos sintomas. No entanto, se fosse possível conhecer o curso natural dos sintomas da paciente (**Fig. 5.1b**), ficaria claro que a intervenção medicamentosa não teve qualquer efeito sobre a gravidade dos sintomas depressivos. Nesse exemplo fictício, o que

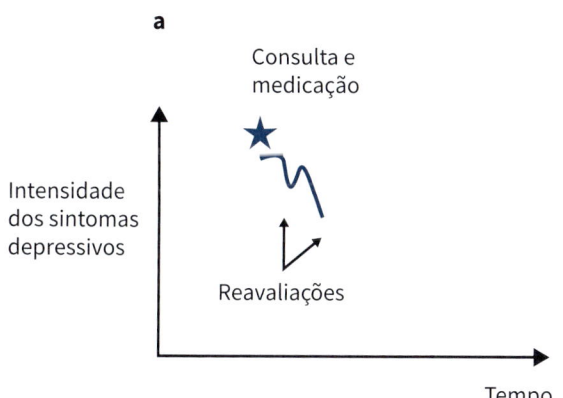
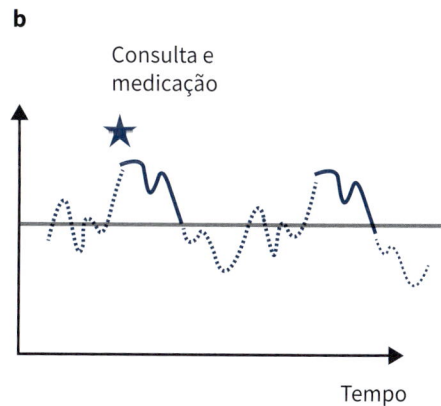

FIGURA 5.1

Exemplo hipotético de regressão à média (simulação pelo autor).

se verifica é o fenômeno de regressão à média. Existe um curso de oscilação natural de altos e baixos na intensidade dos sintomas em torno de um ponto médio. Como é de se esperar, a busca por auxílio psiquiátrico se deu quando os sintomas apresentavam maior intensidade, mas, depois de certo tempo, estes foram "atraídos" pela média, dando a falsa impressão de eficácia do tratamento. Esse é um dos problemas de estudos experimentais cuja comparação se baseia em períodos anteriores e posteriores a um tratamento (estudos do tipo "antes e depois").

O QUE SÃO ENSAIOS CLÍNICOS CONTROLADOS OU RANDOMIZADOS

No processo de desenvolvimento de um medicamento, os ensaios clínicos controlados (ECCs) ou randomizados (ECRs) são comumente referidos como estudos de fase III. Na fase I, os participantes são voluntários sadios, e o foco do estudo está no conhecimento da toxicidade e da farmacocinética da droga. Na fase II, são avaliados os benefícios e a segurança em curto prazo, mas ainda com base em um pequeno número de pacientes.

Cabe ressaltar que os ECCs não estão necessariamente restritos à avaliação de tratamentos medicamentosos. Esses estudos podem e devem ser utilizados para comparar os benefícios e riscos de outras formas de intervenção. Por exemplo, abordagens psicoterápicas, estratégias de socialização de pacientes psiquiátricos, intervenções familiares, entre outras.

Os ECCs são considerados o padrão-ouro para a investigação do efeito de uma *intervenção* sobre um ou mais *desfechos*. Esses estudos apresentam duas características básicas: controle da intervenção e randomização.

CONTROLE DA INTERVENÇÃO

A intervenção nos ECCs é feita ativamente pelo investigador, não sendo uma escolha do paciente ou do profissional responsável pelo seu tratamento. Essa característica os diferencia dos estudos chamados *observacionais*, em que a exposição a um dado fator não é controlada pelo investigador. Por exemplo, se desejamos comparar o excesso de risco de infarto do miocárdio em fumantes e não fumantes, os participantes estão expostos ou não ao tabaco, independentemente da intervenção do pesquisador. Este "observa" a exposição, mas não intervém sobre ela para conhecer seus possíveis efeitos.

RANDOMIZAÇÃO

A alocação do paciente nos grupos que estão sendo comparados é feita a partir de um processo aleatório, denominado randomização. Em outras palavras, a alocação nos grupos se dá como se fosse por meio de um sorteio.

O propósito da randomização é minimizar os riscos de que os grupos constituídos para o estudo não sejam comparáveis e, assim, não se possa atribuir as diferenças observadas aos diferentes tratamentos recebidos. Essa é uma ideia antiga, e escritos de vários pesquisadores médicos no século XVIII já apontavam para a necessidade de comparar *like with like*, isto é, grupos semelhantes de pacientes.[2,8]

Em uma formulação contemporânea mais explícita, o que se deseja com a randomização é formar grupos de pacientes que, na ausência da intervenção, apresentariam a mesma resposta, ou seja, em que a diferença observada nos desfechos (p. ex., óbito, reinternação, remissão) possa ser inteiramente atribuída à intervenção. Por exemplo, se o tempo de doença é capaz de influenciar a resposta ao uso de neurolépticos, os grupos em comparação devem ter perfis semelhantes de duração da doença. Ou, ainda, se a intensidade do evento traumático pode influenciar a resposta ao tratamento de pacientes com transtorno de estresse pós-traumático (TEPT), os grupos de pacientes que formam os braços do estudo devem ser semelhantes quanto a essa característica.

O problema é que, mesmo que o pesquisador procure estabelecer o equilíbrio dessas variáveis nos dois grupos por meio de métodos, como o pareamento durante a inclusão e alocação dos participantes, seria necessário que ele conhecesse e controlasse todos os fatores que influenciam o desfecho, para assim garantir a comparabilidade entre os grupos.* No entanto, não é possível assegurar que todos os elementos que influenciam certo desfecho tenham sido comtemplados, pois isso depende do estágio do conhecimento no momento do estudo. O uso da

---

* Existem métodos mais eficientes do que o pareamento, como o uso de modelos de regressão multivariada na análise dos dados (p. ex., regressão logística, regressão de Poisson, etc.). No entanto, esses métodos também são dependentes das variáveis que o pesquisador incluiu para o ajuste.

randomização tem como propósito aumentar a chance de que os grupos do estudo sejam semelhantes quanto a todas as características que influenciam o desfecho, sejam elas conhecidas ou não.

Vamos imaginar um cenário em que se queira comparar dois tratamentos (T1 e T2) para uma doença "D". Vamos, ainda, supor a existência de uma alteração específica de um gene "G" que influencie negativamente o prognóstico de D. Para comparar adequadamente os efeitos dos tratamentos T1 e T2 sobre D, os dois grupos deveriam ter a mesma proporção de indivíduos com o gene G. No entanto, se o papel desse gene sobre a progressão de D for desconhecido por ocasião do estudo, o pesquisador não se preocupará em empregar estratégias para garantir o seu balanceamento entre os grupos (p. ex., pareamento). A falta de comparabilidade entre os grupos quanto à presença do gene poderá distorcer o verdadeiro resultado. Se o grupo T1 tiver uma proporção maior de portadores do gene G do que o grupo T2, seus integrantes poderão apresentar pior resposta, mesmo que os dois tratamentos tenham efeitos iguais.

A randomização minimiza esse risco, porque os participantes têm a mesma probabilidade de pertencer a qualquer um dos grupos. Isso tende a formar grupos semelhantes quanto às características dos indivíduos. Porém, por se tratar de uma alocação equivalente a um sorteio, o seu sucesso na formação de grupos comparáveis aumenta em função do tamanho da amostra. Quanto maiores forem os grupos, maior será a chance de eles serem semelhantes em todos os aspectos (conhecidos ou não) que influenciam o desfecho de interesse.

A randomização é eticamente aceita quando há dúvida sobre qual o melhor tratamento, qual o mais seguro. Isso é conhecido como *equipoise*, que significa a existência de uma discordância honesta e profissional entre os médicos especialistas sobre o tratamento preferido.[9]

MÉTODOS DE RANDOMIZAÇÃO E OCULTAMENTO

RANDOMIZAÇÃO SIMPLES

No caso de um ECC com dois grupos, o processo mais simples seria lançar uma moeda não viciada para cada participante incluído e formar os grupos com base nos resultados de cara ou coroa.[10] Ainda que correto, ele não é utilizado na prática, pois existem programas estatísticos que geram sequências de números aleatórios sobre os quais o pesquisador pode promover a randomização. Em um estudo com dois grupos, o pesquisador pode produzir uma sequência aleatória de números como 5, 4, 8, 7, 3, 2, ..., que determinará em qual grupo alocar o paciente (p. ex., número par na intervenção e número ímpar no controle).

RANDOMIZAÇÃO POR BLOCOS PERMUTADOS

Se o número de pacientes do estudo não for muito grande, há o risco de se terminar com grupos de tamanhos diferentes ao se adotar a randomização simples. Imagine um estudo com 24 pacientes em que a sequência aleatória gerada foi: I, P, I, P, I, I, P, I, I, P, I, I, P, P, I, I, P, I, I, P, I, P, P, I, sendo P um número par e I um número ímpar. Teríamos 14 pacientes em um grupo e 10 no outro. Esse desbalanceamento em uma investigação com uma amostra pequena comprometerá a precisão das estimativas de eficácia e o poder do estudo.*

Uma solução para esse problema é criar blocos dentro dos quais sempre teremos a mesma quantidade de números pares e ímpares. Nesse caso, podemos criar quatro blocos de seis números e utilizar os números 1, 2, 3, 4, 5 e 6 para produzir as sequências aleatórias (equivalente a um sorteio) dentro de cada conjunto. Por exemplo, os quatro blocos com sequências obtidas aleatoriamente poderiam ser:

| 1,2,4,3,5,6 | 6,3,4,5,1,2 | 1,5,6,4,2,3 | 3,2,6,4,5,1 |

Note que, assim, a cada seis participantes selecionados (bloco), sempre teremos três números pares e três números ímpares, garantindo o equilíbrio numérico nos grupos de tratamento. Isso também é importante no caso de o estudo ter que ser interrompido precocemente e analisado com o total de participantes pequeno.[10]

O pesquisador pode escolher outros tamanhos de blocos. Por exemplo, seis blocos de quatro números, usando 1, 2, 3 e 4 para produzir sequências aleatórias dentro de

---

* Poder do estudo é a probabilidade de detectar uma diferença entre os tratamentos, caso essa diferença seja real, e não ao acaso. Esse conceito será abordado mais adiante neste capítulo.

cada bloco. Nesse caso, a cada quatro participantes selecionados (bloco), sempre teremos dois números pares e dois números ímpares.

Quando a amostra é muito grande, não há diferença relevante entre o método de randomização simples ou em blocos, pois os grupos tendem a ficar com tamanhos balanceados conforme o número de indivíduos sorteados aumenta.

RANDOMIZAÇÃO ESTRATIFICADA

Suponha que, em um ECC com pacientes com esquizofrenia, você queira garantir *exatamente* a mesma quantidade de indivíduos que já tenham sido previamente internados em cada grupo que está sendo comparado (intervenção *versus* controle). No procedimento de randomização estratificada, quando o paciente for aceito no estudo, ele será classificado em dois estratos: (i) sem internação prévia e (ii) com internação prévia. O processo de sorteio deverá ocorrer de forma independente para cada estrato, garantindo que, ao final, haja exatamente a mesma proporção de pacientes com e sem internação prévia em cada grupo do estudo (ver **Fig. 5.2**).

RANDOMIZAÇÕES ADAPTATIVAS

Existem outras estratégias de randomização, denominadas adaptativas, cuja probabilidade de sorteio e alocação nos grupos varia segundo:[10]

- a quantidade de participantes em cada grupo no momento da alocação de um novo paciente;
- a resposta do participante anterior à intervenção recebida.

Essas formas de alocação demandam programas de computação especiais e não podem ser aplicadas em qualquer situação. Por serem bem menos usuais, não serão objeto deste capítulo.

OCULTAMENTO DA RANDOMIZAÇÃO

O sucesso da randomização está intimamente ligado ao ocultamento do mecanismo pelo qual a sequência de alocação é definida. É fundamental que, no momento da inclusão de um novo participante no estudo, os pesquisadores encarregados da alocação não tenham como saber antecipadamente o grupo no qual ele será incluído. Ainda que isso pareça óbvio, não é raro que os encarregados do processo de alocação sintam-se tentados a direcionar o paciente para o grupo que eles acreditam (ainda que sem embasamento teórico) ser o mais benéfico para ele. Esse ato de "boa-fé" pode comprometer todo o processo de randomização e a consequente comparabilidade entre os grupos. Por exemplo, uma tendência a desviar os pacientes mais graves para o tratamento novo na premissa, nem sempre verdadeira, de que o "novo é melhor".

Para que o processo gerador da sequência de randomização se mantenha oculto e com baixa chance de

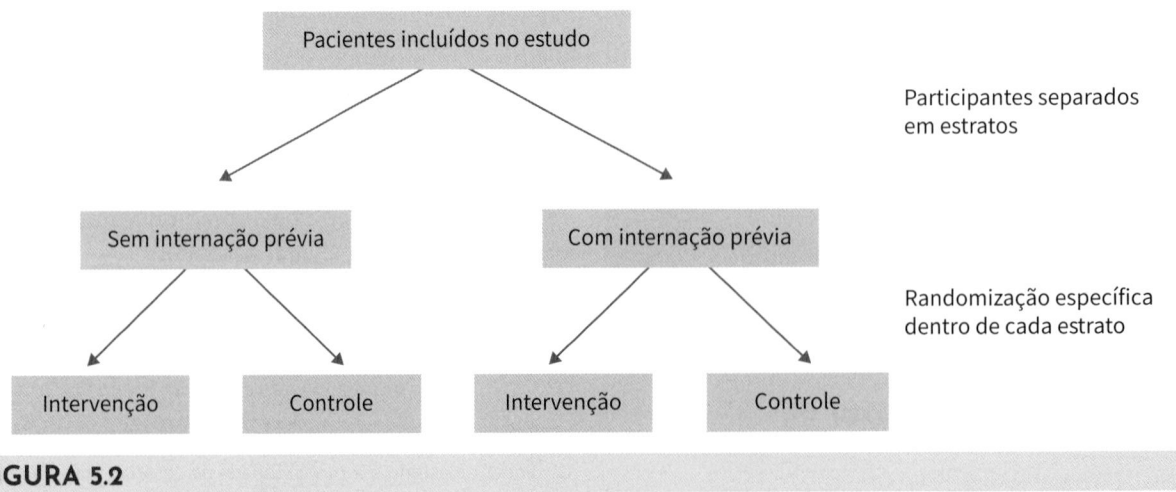

FIGURA 5.2

Fluxograma de randomização estratificada.

manipulação, não devem ser empregados métodos com alocação previsível, como:

- alternância na ordem de chegada;
- dias da semana;
- dias pares ou ímpares;
- dia do nascimento (par ou ímpar).

Portanto, sequências numéricas geradas aleatoriamente e mantidas em segredo são o método mais seguro para minimizar o risco de manipulação do processo de alocação aleatória dos participantes. Isso pode ser implementado por meio de fichas em envelopes opacos fechados, numerados previamente, ou a partir de uma central de randomização, que é acionada a cada vez que um novo participante é incluído.

■ MASCARAMENTO/CEGAMENTO

Quando o paciente e o avaliador dos desfechos desconhecem o grupo ao qual o paciente pertence (tratamento ou controle), esses estudos são denominados *duplos-cegos*.[10,11] Esse procedimento visa garantir um julgamento mais isento dos desfechos, sobretudo quando são subjetivos. No caso dos desfechos em psiquiatria, muitos carecem de objetividade, como é o caso da gravidade de sintomas investigada por escalas.

A terminologia de *simples-cego* (*single blind*) geralmente significa que o avaliador ou o participante (em geral este) não tem conhecimento do grupo ao qual pertence. No caso dos estudos *triplos-cegos*, temos um ensaio duplo-cego que estende esse procedimento ao responsável pela análise de dados.

Estudos sem mascaramento costumam ser referidos na literatura como *abertos*, ou *open label*. Embora o mascaramento seja importante para reduzir o risco de viés, os procedimentos para a sua implementação podem ser caros e de execução mais complexa. Argumenta-se, inclusive, que os benefícios do mascaramento são menos evidentes no caso de desfechos denominados "duros" (objetivos), como morte, resultado de uma dosagem sérica, entre outros.

Algumas comparações são, por natureza, impossíveis de serem mascaradas. É o caso da comparação entre psicoterapia presencial e psicoterapia a distância, ou terapia de grupo e terapia individual.

DESENHOS BÁSICOS DE ENSAIOS CLÍNICOS CONTROLADOS

ENSAIOS CLÍNICOS CONTROLADOS COM GRUPOS PARALELOS

A **Figura 5.3** apresenta um modelo de ECC com dois grupos paralelos. Observa-se que os pacientes são alocados aleatoriamente em dois grupos (risperidona ou haloperidol) e acompanhados com o objetivo de comparar o desfecho (redução ≥ 50% no The Positive and Negative Syndrome Scale [PANSS]) ao final do período de seguimento.

ENSAIO CLÍNICO CONTROLADO FATORIAL

Esta estratégia permite, em um só estudo, investigar os efeitos isolados ou combinados (interação) de dois ou mais tratamentos. Na **Figura 5.4**, o impacto tanto do celecoxibe quanto da minociclina sobre a gravidade dos sintomas de depressão (Hamilton Depression Rating Scale) pode ser comparado isoladamente ou em associação.

ENSAIO CLÍNICO CONTROLADO COM CRUZAMENTO DE GRUPOS (CROSSOVER TRIAL)

Neste desenho, os pacientes são randomizados inicialmente para um dos grupos (p. ex., lamotrigina ou placebo). Após o primeiro período de acompanhamento, os dois grupos são comparados quanto ao desfecho. Aguarda-se um período de *washout* para o fim do efeito residual do medicamento e o retorno da condição clínica ao seu estágio inicial. Passado esse período, os pacientes trocam de grupo e um novo acompanhamento é feito para comparar os desfechos nessa nova condição (**Fig. 5.5**).

É importante não confundir esse tipo de ECC com os estudos "antes e depois" citados anteriormente. Naquela

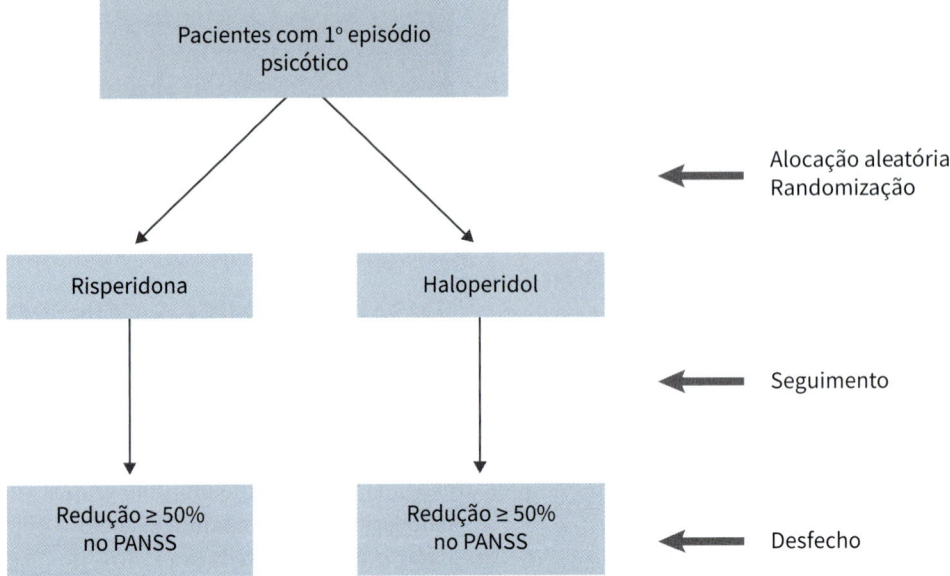

FIGURA 5.3

Exemplo de ECC com grupos paralelos.
Fonte: Elaborada com base em Emsley.[12]

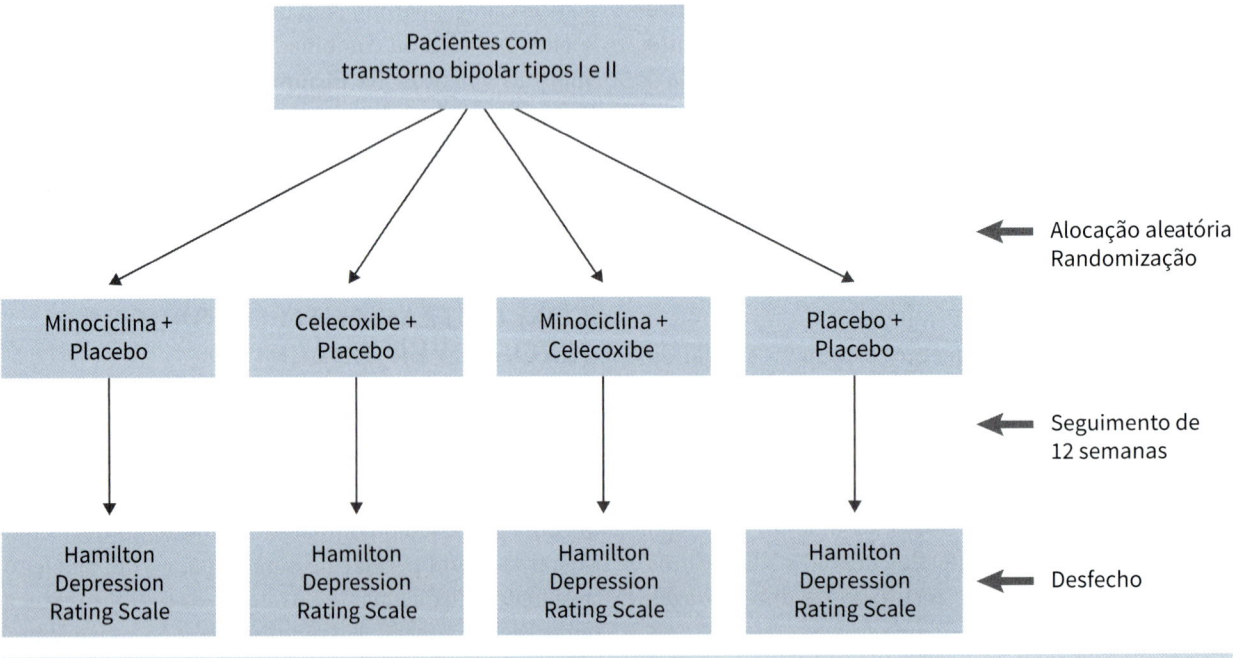

FIGURA 5.4

Exemplo de ECC fatorial.
Fonte: Elaborada com base em Husain e colaboradores.[13]

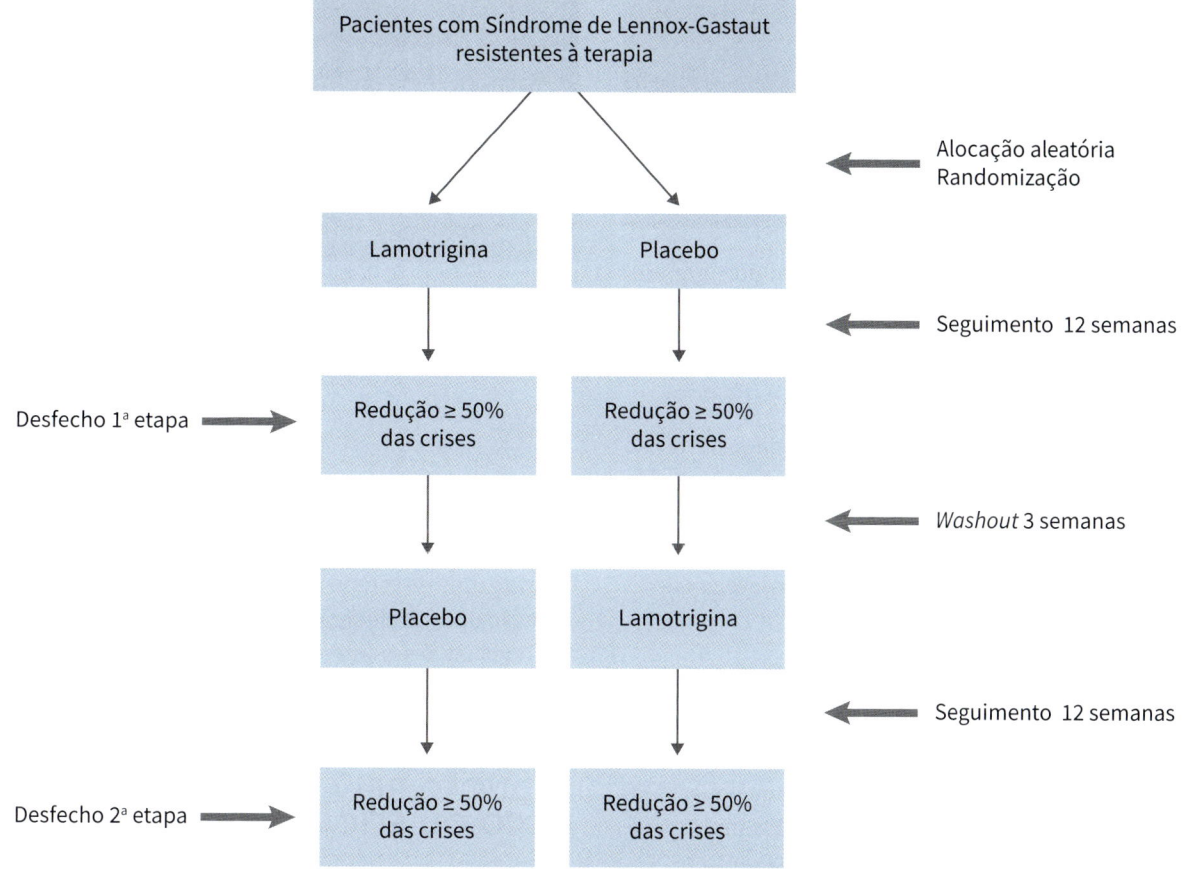

FIGURA 5.5

Exemplo de ECC com *crossover*.
Fonte: Elaborada com base em Eriksson e colaboradores.[14]

situação, os mesmos pacientes eram comparados quanto aos sintomas no período anterior e posterior a um só tratamento. Nos ECCs com cruzamento de grupos, existem dois grupos de comparação, e todos os pacientes passam por ambos. Metade dos pacientes começa em um grupo (tratamento A) e a outra metade começa em outro grupo (tratamento B). Depois de algum tempo, esses grupos são invertidos (A→B ou B→A). A escolha dos participantes que começam por A ou por B é feita aleatoriamente.

Uma vantagem importante desse desenho é a redução do tamanho da amostra, pois os mesmos pacientes participam dos dois grupos. Se o cálculo do tamanho amostral indicou, por exemplo, a necessidade de 250 pacientes em cada grupo, não é preciso incluir 500 pacientes, pois os mesmos 250 participarão de ambos os grupos. Além disso, a comparabilidade entre os grupos é maior, pois se trata dos mesmos indivíduos sendo comparados entre si.

Apesar dessas vantagens, esse tipo de ECC demanda algumas condições para ser implementado, como:

- a intervenção no primeiro período não interfere nos resultados do segundo (ausência de efeito residual);
- o efeito não varia dentro dos períodos do estudo (ausência de efeito de período), isto é, o medicamento funciona igualmente quando é utilizado em primeiro ou em segundo lugar;
- o desfecho não pode ser definitivo ou fatal, pois isso impede a troca de grupos.

MEDIDAS DE EFEITO MAIS COMUNS EM ENSAIOS CLÍNICOS CONTROLADOS

Os desfechos podem ser mensurados em dois grandes grupos de variáveis: qualitativas e quantitativas.[15] As qualitativas não podem ser mensuradas numericamente. São elas:

- categórica ou nominal – as categorias da variável não podem ser hierarquizadas ou ordenadas. Exemplo: internado *versus* não internado, óbito *versus* não óbito.
- ordinal – as categorias da variável têm uma ordenação natural. Exemplo: déficit cognitivo leve, moderado e grave.

Já as variáveis quantitativas são numericamente mensuráveis. São elas:

- contínua ou intervalar – pode assumir qualquer valor entre seus limites inferior e superior. Exemplo: pressão arterial, dosagem sérica de lítio.
- discreta – pode assumir valores inteiros, contagem. Exemplo: número de recaídas, número de crises convulsivas.

As medidas de efeito que serão apresentadas a seguir dependem do tipo de variável utilizada.

RISCO RELATIVO

A **Tabela 5.1** representa a comparação entre uma intervenção e um controle com relação a um dado desfecho categórico (p. ex., recaída).

O risco (probabilidade) de ocorrer o desfecho no grupo que sofreu a intervenção (R_I) é calculado como $R_I = \frac{a}{N_I}$ (proporção de indivíduos que apresentaram o desfecho no grupo de intervenção). No caso do grupo-controle, o risco de ocorrer o desfecho (R_C) é calculado como $R_C = \frac{c}{N_C}$ (proporção de indivíduos que apresentaram o desfecho no grupo-controle).

A razão entre esses dois riscos $\frac{R_I}{R_C}$ é denominada risco relativo (RR). Quando não há diferença entre a proporção do desfecho nos dois grupos, o RR é igual a 1 (ausência de efeito). Se houver uma redução na frequência do desfecho no grupo de intervenção, o RR será menor que 1. Na situação oposta, ele será maior do que 1. Uma representação visual dessa interpretação está na **Figura 5.6**. A amplitude de valores vai de zero a infinito.

TABELA 5.1
FREQUÊNCIA DE RECAÍDA POR MEDICAMENTO RECEBIDO

Tratamento	Desfecho – recaída		Total
	Sim	Não	
Intervenção	a	b	N_I
Controle	c	d	N_C

REDUÇÃO RELATIVA DO RISCO OU EFICÁCIA

A *redução relativa do risco (RRR)*, ou *eficácia*, é uma medida de efeito baseada no RR. Nesse caso, a eficácia é calculada como:

$$RRR\ (Eficácia) = (1 - RR) \times 100$$

Considere a **Tabela 5.2**, mais adiante, que apresenta os dados de recaída em pacientes com esquizofrenia alocados para risperidona (intervenção) ou haloperidol (controle).

Seguindo-se as fórmulas apresentadas, o risco de recaída no grupo da risperidona foi 0,254 ou 25,4%, enquanto no grupo do haloperidol foi 0,399 ou 39,9%. O RR é:

$$RR = \frac{0{,}254}{0{,}399} = 0{,}637,$$

indicando uma redução da recaída no grupo da risperidona (ver **Fig. 5.6**).

Com base nos dados da Tabela 5.2, a RRR, ou eficácia, é calculada como:

$$RRR\ (Eficácia) = (1 - 0.637) \times 100 = 36{,}3\%$$

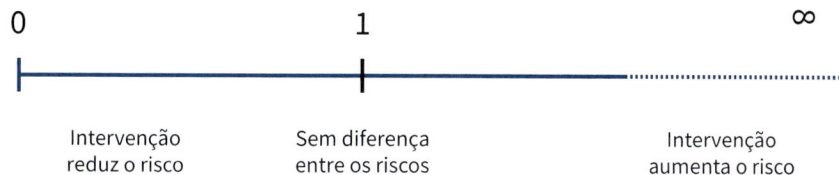

FIGURA 5.6

Interpretação dos valores do risco relativo.

Se quisermos trabalhar com os valores já em percentuais, não há necessidade de multiplicar por 100.

$$RRR\ (Eficácia) = (100 - 63,7) = 36,3\%$$

Portanto, o uso da risperidona evitou cerca de 36% das recaídas observadas no grupo-controle (haloperidol).

A RRR, ou eficácia, pode ser interpretada visualmente, conforme a **Figura 5.7**. A primeira coluna (em azul) representa o total de 39,9% de recaídas no grupo do haloperidol. A segunda coluna (também em azul) representa os 25,4% de recaídas observadas no grupo da risperidona. A parte em cinza acima da segunda coluna azul mostra a diferença nas proporções de recaída entre os dois grupos, isto é, a parte que foi evitada pelo uso da risperidona.* Em termos relativos, a parte evitada de recaídas (14,5%) representa 36,6% (cerca de um terço) do total de recaídas do grupo com haloperidol. Em outras palavras, 14,5 representam 36,3% de 39,9.

Outra maneira visual de compreendermos a RRR, ou eficácia, obtida com base no RR é apresentada na **Figura 5.8**.

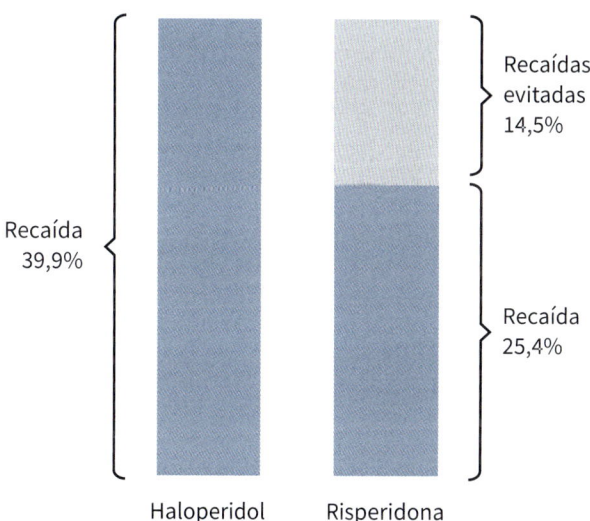

FIGURA 5.7

Proporção de recaídas nos grupos alocados para haloperidol e risperidona.

REDUÇÃO ABSOLUTA DO RISCO E NÚMERO NECESSÁRIO PARA TRATAR

A *redução absoluta do risco* (RAR) é calculada como a diferença $R_C - R_I$. No exemplo da Tabela 5.2, a RAR é 0,399 − 0,254 = 0,145. Se quisermos usar os valores em percentagem, teríamos 39,9% − 25,4% = 14,5%, que representa o quanto se subtraiu das recaídas com o uso da risperidona.

O *número necessário para tratar* (NNT) representa o número de pacientes que devem receber a intervenção (em vez do controle) para que se consiga evitar a ocorrência de 1 desfecho. Ele é calculado como o inverso da RAR:

$$NNT = \frac{1}{R_C - R_I}$$

No caso de usarmos os valores em percentagem, a fórmula sofre uma pequena mudança no numerador:

$$NNT = \frac{100}{R_C - R_I}$$

---

* Essa interpretação só é possível se assumirmos que os dois grupos são semelhantes com relação a todas as suas características, com exceção do medicamento utilizado. Isso significa inferir que o grupo que usou risperidona teria a mesma proporção de recaídas do grupo-controle caso fizesse uso de haloperidol. Esse pressuposto de comparabilidade se dá pelo uso da randomização na alocação dos participantes. (Ver seção "Randomização".)

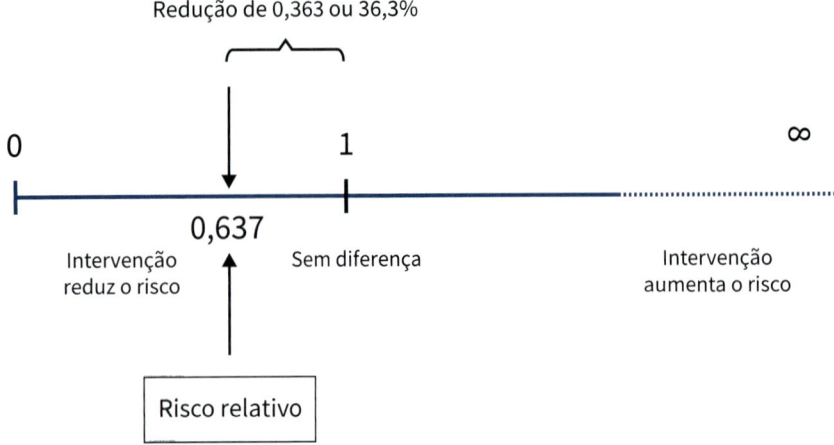

FIGURA 5.8

Interpretação visual da RRR (eficácia) com base no risco relativo.

No exemplo apresentado na Tabela 5.2, o NNT é

$$\frac{1}{0,399 - 0,254} = 6,9.$$

Arredondando o valor encontrado, concluímos que a cada sete pacientes tratados com risperidona (em vez de haloperidol), evitou-se uma recaída. Quanto menor o NNT, melhor, pois o benefício é alcançado com um menor número de pacientes tratados. Contudo, é importante mencionar que, para uma mesma eficácia, o tratamento terá um NNT tanto menor quanto mais frequente for o desfecho (**Quadro 5.1**).

Quando se está avaliando efeitos adversos, o NNT costuma ser referido como número necessário para produzir um dano (*number needed to harm*).

RAZÃO DE RISCOS INSTANTÂNEOS

A *razão de riscos instantâneos* (HR, do inglês *hazard ratio*) trata-se de uma medida de efeito que faz uso do método de análise conhecido como análise de sobrevida. Apesar do nome, esse tipo de análise não lida apenas com óbitos.

Diferentemente do que vimos na seção "Risco relativo", na análise de sobrevida os riscos de desfecho nos grupos de tratamento e controle não são contabilizados apenas no final do seguimento dos participantes. Aqui, os riscos dos grupos são contrastados a cada ponto (instantâneo) do seguimento. A **Figura 5.9**, também chamada de *curva de Kaplan-Meier*, apresenta uma análise de sobrevida em que foram comparadas duas condutas para reduzir o risco de transtorno depressivo maior (TDM) em indivíduos com depressão subclínica: (i) intervenção com autoajuda guiada com base na *web* e (ii) controle psicopedagógico baseado na *web*.[17]

Primeiro, é importante notar que, no início do seguimento, não há casos de TDM em ambos os grupos. No eixo Y da Figura 5.9, 100% dos participantes não têm diagnóstico de TDM. Ainda com base na figura, observa-se que, ao longo de todo o seguimento, a proporção de indivíduos sem TDM cai mais acentuadamente no grupo-controle do que no grupo de intervenção. A HR expressa um valor médio do que ocorre durante o seguimento. Nesse caso, a HR de 0,59 significa que, a cada momento do seguimento, a chance de um participante do grupo de intervenção apresentar TDM equivale a 0,59 vezes a chance de o grupo-controle apresentar TDM, isto é, uma redução de 41%.*

O significado da área sombreada ao redor das curvas (intervalo de confiança – IC95%) e o P-valor presentes na Figura 5.9 serão tratados na seção "Intervalo de confiança, valor de p e teste de hipóteses" deste capítulo.

RAZÃO DE CHANCES

Embora em nosso cotidiano utilizemos as palavras *risco* e *chance* como sinônimos, em epidemiologia e estatística

---

* Assim como fizemos no caso da redução relativa do risco ou eficácia (seção "Risco relativo"): (1-0,59) x 100 = 41%.

QUADRO 5.1
VARIAÇÃO DO NÚMERO NECESSÁRIO PARA TRATAR COM A FREQUÊNCIA DO DESFECHO, MANTENDO-SE A EFICÁCIA FIXA

Grupo	R_I	R_C	Eficácia	NNT
Situação 1	5%	10%	50%	20
Situação 2	20%	40%	50%	5

esses termos têm interpretações diferentes. Em inglês, eles são referidos como *risk* e *odds*, respectivamente.

A definição e o cálculo de risco foram apresentados na seção "Risco relativo" deste capítulo. Trata-se de uma proporção, de uma probabilidade. No caso da **Tabela 5.2**, o risco de recaída no grupo de intervenção foi de 45 casos em 177 pacientes (0,254 ou 25,4%). Quando calculamos a chance, ou *odds*, esta é de 45 recaídas para 132 não recaídas. A seguir, apresentamos as chances nos grupos de intervenção e controle.

$$\text{Chance}_{\text{intervenção}} = \frac{45}{132} = 0,341$$

$$\text{Chance}_{\text{controle}} = \frac{75}{113} = 0,664$$

Nesse caso, a medida de efeito, chamada *razão de chances* – ou *odds ratio* – é obtida pela razão das chances de recaída nos grupos de intervenção e controle. Se não houver diferença entre os tratamentos, seu valor será de 1 (chances iguais nos dois grupos).

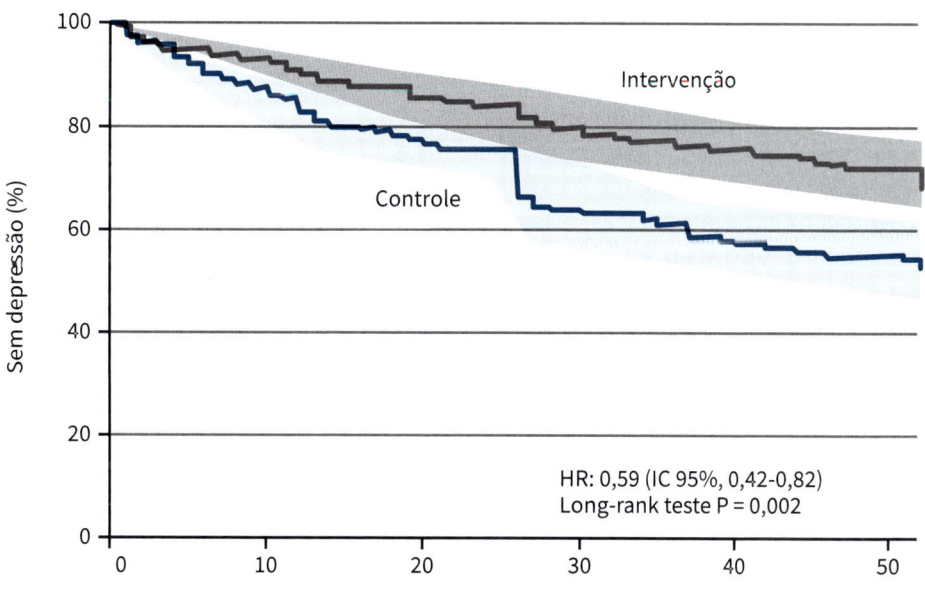

FIGURA 5.9
Estimativas de Kaplan-Meier do tempo até o início do transtorno depressivo, por grupo de estudo.
HR: *hazard ratio*; IC: intervalo de confiança.
Fonte: Buntrock e colaboradores.[17]

TABELA 5.2
FREQUÊNCIA DE RECAÍDA POR MEDICAMENTO RECEBIDO

Tratamento	Recaída N (%)		Total
	Sim	Não	
Risperidona	45 (25,4)	132 (74,6)	177
Haloperidol	75 (39,9)	113 (60,1)	188
Total	120	245	365

Fonte: Csernansky e colaboradores.[16]

$$\text{Razão de chances} = \frac{0{,}341}{0{,}664} = 0{,}514$$

Nesse exemplo, obtivemos uma redução de 0,486* ou 48,6% na chance de recaída pelo uso da risperidona.

DIFERENÇA ENTRE MÉDIAS

No caso de variáveis quantitativas, como ocorre nos escores de escalas, a eficácia costuma ser investigada a partir da comparação da variação das médias nos grupos de intervenção e controle.

A **Tabela 5.3** apresenta dados do estudo de Liebowitz e colaboradores,[18] em que foram comparadas as variações nos escores de transtorno de ansiedade social, medidos pela Liebowitz Social Anxiety Scale (LSAS). Observamos que, para as três dosagens de paroxetina, a média da diferença entre escores iniciais e finais foi superior à observada para o placebo.

A diferença entre médias também costuma ser apresentada em sua forma padronizada, chamada em alguns textos de *tamanho do efeito padronizado* (*standardized effect size*). Uma forma comum dessa medida é o *d-Cohen*, em que a diferença entre as médias é dividida pelo desvio padrão. Nesse caso, a diferença entre as médias de dois grupos não é apresentada na métrica da escala original, mas como a diferença da quantidade de desvios padrão.

Metanálises de ECCs costumam fazer uso dessa medida padronizada quando os estudos a serem combinados utilizam escalas com amplitudes diferentes para medir um mesmo construto. Se os escores da escala A variam de 0 a 100 e os escores da escala B variam de 0 a 10, não há como comparar a magnitude dos efeitos encontrados nos dois estudos. Por exemplo, cinco pontos de variação na escala A não equivalem a cinco pontos de variação na escala B. Ao transformar essa diferença em número de desvios padrão, a comparação se torna possível. É como se estivéssemos convertendo preços de diferentes países em uma mesma moeda.

O **Quadro 5.2** qualifica as diversas magnitudes do d-Cohen, de acordo com a proposta de Cohen.[19]

INTERVALO DE CONFIANÇA, VALOR DE P E TESTE DE HIPÓTESES

Na seção "Medidas de efeito mais comuns em ensaios clínicos controlados", apresentamos diversas medidas de efeito utilizadas nos ECCs para comparar intervenções terapêuticas ou profiláticas. Essas estimativas são geralmente referidas como estimativas pontuais, pois não trazem informação sobre sua precisão e o papel do acaso nos achados.

Para interpretar corretamente esses conceitos, é necessário distinguir entre *parâmetro* e *estimativa*.[15] O objetivo dos ECCs é conhecer o que chamamos de *parâmetro* na população. Por exemplo, qual a eficácia de um antidepressivo para controlar sintomas em revivescência/ruminação em indivíduos com TEPT. No entanto, quando incluímos uma amostra dessa população em um ECC, o resultado que obtemos é uma *estimativa* do *parâmetro*. Isto é, o achado não tem necessariamente o mesmo valor que encontraríamos se avaliássemos todos os pacientes da população de interesse. Mais do que isso, se fizermos diversas amostras aleatórias da população de interesse e nelas replicarmos a investigação, encontraremos diferenças nos resultados entre os estudos. Isso é o que se denomina *erro amostral*, ou *erro aleatório* (ao acaso).

A má notícia é que sempre haverá uma margem de erro aleatório em resultados obtidos a partir de amostras. A boa notícia é que se o desenho do estudo foi conduzido corretamente, a estatística dispõe de ferramentas para se

---

* O cálculo é similar ao da RRR. Redução relativa da chance = (1 − OR) × 100.

TABELA 5.3
DIFERENÇA ENTRE ESCORES INICIAIS E FINAIS DA LSAS PARA TRÊS DOSAGENS DE PAROXETINA E PLACEBO

Etapa	Paroxetina (doses)			Placebo
	20 mg Média	40 mg Média	60 mg Média	Média
Início do seguimento	79,8	77,5	76,9	73,3
Final do seguimento	48,4	53,0	51,7	58,3
Diferença: final – inicial	– 31,4	– 24,5	– 25,2	– 15,0

Fonte: Elaborada com base em Liebowitz e colaboradores.[18]

QUADRO 5.2
VALORES DE D-COHEN E TAMANHO DE EFEITO

Efeito	d-Cohen
Pequeno	0,20
Médio	0,50
Grande	0,80

conhecer a margem de erro da estimativa. Essa margem de erro é avaliada por meio do *intervalo de confiança (IC)*.

INTERVALO DE CONFIANÇA

O conceito de IC está presente em nossa vida, ainda que a maioria de nós não o reconheça por esse nome. Nos períodos pré-eleitorais, a mídia informa que a pesquisa ouviu 2 mil eleitores, e que o percentual de intenção de votos dos candidatos A e B é de X e Y%, sendo a margem de erro da pesquisa de 2%. Ou, ainda, que os candidatos A e B estão "tecnicamente empatados".

Formalizando-se o conceito, um IC de 95% é o intervalo de valores em torno de uma *estimativa* (resultado obtido na amostra do estudo), que tem uma probabilidade de 95% de incluir o valor do *parâmetro* que se deseja conhecer (valor na população de interesse).

No caso da **Tabela 5.4**, o RR estimado no estudo de Vichaya foi 0,69, com um IC de 95% de 0,54 a 0,89. Isso quer dizer que há uma probabilidade de 95% de que esse intervalo contenha o valor do parâmetro populacional que se quer conhecer.

Olhando agora para o estudo de Howard na Tabela 5.4, temos o mesmo valor de RR, mas com um IC de 95% mais amplo de 0,40 a 1,18, que inclui o valor que representa ausência de diferença entre tratamentos (RR = 1). Nesse caso, estamos diante de uma situação em que o RR estimado pode indicar proteção da intervenção (RR <1), aumento do risco pela intervenção (RR >1) ou ausência de efeito (RR = 1) (ver **Fig. 5.6**). Como explicar tal discrepância entre dois estudos que obtiveram a mesma estimativa de RR?

O IC informa a precisão com que uma estimativa foi obtida. Estudos com amostras pequenas têm menor precisão, o que se expressa por ICs mais amplos. O estudo de Howard tem 30 participantes, enquanto o de Vichaya tem 58. Com isso, o IC de 95% ao redor da estimativa do RR foi mais amplo no caso do primeiro, incorporando valores de RR tanto abaixo quanto acima de 1. Essa falta de precisão faz os achados do estudo de Howard serem inconclusivos quanto aos possíveis benefícios ou danos da intervenção. A ampliação do tamanho amostral reduz a margem de incerteza do estudo, aumentando a probabilidade de se encontrar uma diferença entre os grupos caso ela exista (*poder do estudo*).

TABELA 5.4
FREQUÊNCIA DE MELHORA DOS SINTOMAS DE ACORDO COM O TRATAMENTO RECEBIDO, EM DOIS ESTUDOS

Tratamento	Melhora		Total	Tratamento	Melhora		Total
	Não	Sim			Não	Sim	
Haloperidol	9	8	17	Haloperidol	20	9	29
Placebo	10	3	13	Placebo	29	0	29
RR = 0,69 (0,40 – 1,18)				RR = 0,69 (0,54 – 0,89)			
Eficácia = 31%				Eficácia = 31%			
IC de 95%: -18 a 60%				IC de 95%: 11 a 46%			
p-valor = 0,18				p-valor = 0,001			

Fonte: Howard[20] e Vichaiya.[21]

VALOR DE P

Antes de definirmos *valor de P* (ou *p-valor*), é preciso trazer outro conceito: *hipótese nula* (H_0). A H_0, como o nome sugere, é de que não existe diferença entre os grupos que estão sendo comparados quanto ao desfecho de interesse. No caso analisado na Tabela 5.4, a H_0 é de que não existe diferença entre os grupos (haloperidol e placebo) quanto à ocorrência de melhora clínica. A definição de p-valor começa com o pressuposto de que a H_0 é verdadeira. Assim, ele expressa a probabilidade de o estudo encontrar uma diferença entre os tratamentos igual ou maior do que a observada na amostra, quando a H_0 é verdadeira (ou seja, não existe diferença real entre os tratamentos). Na Tabela 5.4, o p-valor do RR (e da eficácia) do haloperidol no estudo de Vichaiya[21] foi 0,001 ou 0,1%. Isso quer dizer que, se não houvesse diferença entre haloperidol e placebo quanto à probabilidade de melhora, o estudo de Vichaiya[21] teria uma probabilidade de 0,1% de ter observado uma eficácia de 31% ou mais.

A interpretação do p-valor contém sutilezas que, não raramente, levam à sua interpretação equivocada. Ainda fazendo uso dos dados de Vichaiya[21] na Tabela 5.4:

- **interpretação errada** – a probabilidade de que não exista diferença na melhora clínica no grupo que recebeu haloperidol, comparada ao placebo, é de 0,1%. Portanto, a probabilidade de existir diferença é de 99,9%;
- **interpretação correta** – mesmo que não exista diferença entre os grupos na proporção de pacientes que melhoraram (H_0), ainda assim existe uma probabilidade ao acaso de 0,1% de que o estudo encontre uma eficácia igual ou maior do que a observada em sua amostra (estimativa).

Essas duas assertivas não são iguais. Note-se que, na interpretação correta, a probabilidade de 0,1% de ter encontrado a diferença ao acaso está condicionada aos efeitos serem iguais nos dois grupos (H_0).

Uma das dificuldades de interpretação correta do p-valor é que ele não responde diretamente à pergunta na qual os pesquisadores estão interessados: "Qual a probabilidade do meu resultado ser falso ou verdadeiro?".

Dada essa restrição, como usar a informação do p-valor? Valores pequenos de p indicam que a probabilidade de o estudo ter encontrado, ao acaso, uma diferença que de fato não existe é muito baixa. Ou, ainda, que a probabilidade de um achado falso-positivo é baixa. Portanto, diante de um p-valor baixo, é muito provável que tal diferença seja real.

O p-valor do estudo de Vichaiya[21] informa que existe uma probabilidade de 0,1% de se estimar uma eficácia de 31% ou mais a favor do haloperidol, mesmo que não exista diferença entre os tratamentos. Sendo a probabilidade de observar esse efeito muito baixa quando não há diferença real, opta-se pela rejeição da H_0. Em outras palavras, seria altamente improvável ter encontrado tal diferença se ela não existisse.

Já no estudo de Howard,[20] também se observou uma eficácia de 31%, mas o p-valor foi de 18%, bem maior do que no estudo de Vichaiya.[21] O que o p-valor está nos dizendo é que, com a amostra de 30 pacientes, existiria uma probabilidade ao acaso de 18% de se encontrar essa eficácia, mesmo que de fato o haloperidol e o placebo não tivessem efeitos diferentes sobre a melhora clínica desses pacientes. Resumindo, esse exemplo ilustra o fato de que, mesmo quando um dos tratamentos é superior, na presença de amostras pequenas, o pesquisador costuma ter maior dificuldade em rejeitar a H_0. Por esse motivo, o cálculo do tamanho amostral de um ECC é de extrema importância.*

TESTE DE HIPÓTESES

Na leitura dos resultados dos ECCs, é comum encontrarmos expressões, como "os resultados foram estatisticamente significativos". Ou, ainda, "nossos achados não alcançaram significância estatística". O que o autor quer dizer com isso?

O termo *significativo* pode gerar interpretações errôneas, pois aqui ele não tem o seu uso habitual – "importante/relevante". Esse tipo de conclusão faz uso do linguajar técnico do que se denomina *teste de hipóteses*, que tem como objetivo a tomada de decisão diante dos resultados de um ECC. Face a um achado na sua amostra, o pesquisador deseja concluir se a intervenção é superior ou não ao controle.

Como dissemos na seção anterior, os testes estatísticos são feitos sob o que se denomina H_0, isto é, de que não há diferença nos grupos de intervenção e controle quanto ao desfecho no qual estamos interessados. Essa hipótese será "desafiada" no estudo, podendo ser ou não rejeitada. Para isso, o pesquisador define um ponto de corte no valor de p. O valor é chamado de nível de *significância* do teste, também referido como α (*alfa*) ou *erro tipo I*. Ainda que de modo arbitrário, esse valor costuma ser fixado em 5% (p ≤ 0,05).** Isso corresponde ao erro máximo que o pesquisador aceita cometer ao rejeitar a H_0 e concluir pela existência de diferença entre os tratamentos.

Voltando ao estudo de Vichaiya,[21] o autor encontrou um p-valor de 0,001. Assumindo-se o nível de significância de 0,05, a probabilidade de rejeitar equivocadamente a H_0 está muito abaixo dos 5% aceitáveis. Assim, o pesquisador rejeitará a H_0 (pois a probabilidade de erro está abaixo do limite que ele preestabeleceu) e concluirá pela superioridade do haloperidol.

No caso do estudo de Howard,[20] com uma amostra menor, a H_0 não foi rejeitada para um nível de significância de 5% (p ≤ 0,05), pois o p-valor foi 0,18. Portanto, com esse tamanho amostral, a probabilidade de erro ao rejeitar a H_0 e assumir que o haloperidol é superior está acima do limite preestabelecido. Porém, é importante assinalar que não rejeitar uma H_0 não é o mesmo que afirmar que os grupos são iguais. O teste de hipóteses nunca conclui que a H_0 é verdadeira. Ele apenas considera se há evidência suficiente para rejeitá-la ou não. No caso de resultados que não alcançam significância estatística, outros fatores devem ser considerados na interpretação dos achados, como tamanho da amostra, precisão da estimativa, poder do teste, além do estágio do conhecimento teórico e consistência com outros estudos.

O **Quadro 5.3** procura sintetizar o que foi discutido nos parágrafos anteriores.

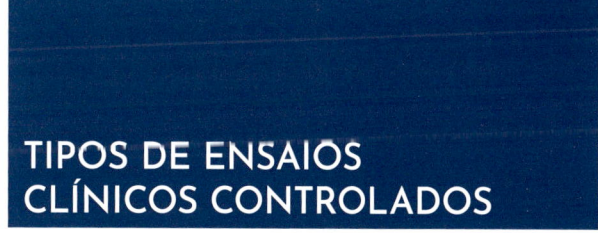

TIPOS DE ENSAIOS CLÍNICOS CONTROLADOS

ENSAIOS CLÍNICOS CONTROLADOS DE SUPERIORIDADE

Os ECCs de superioridade são desenhados para detectar uma diferença entre dois ou mais tratamentos. O objetivo é mostrar que um novo tratamento é melhor do que um controle ativo ou placebo. Nesse caso, a H_0 é que não existe diferença entre os tratamentos. O estudo de

---

* O cálculo do tamanho de amostra leva em conta diversos fatores, e sua implementação foge ao escopo deste capítulo. Livros de estatística estão disponíveis e tratam dos diversos tipos de ECCs.[22]

** A rigidez no valor de 0,05 é alvo de crítica por alguns autores. Alguns buscam minimizar esse problema, propondo níveis de significância estatística "limítrofes", por exemplo, entre 0,06 e 0,10.

QUADRO 5.3
SÍNTESE DA INTERPRETAÇÃO DO TESTE DE HIPÓTESES APLICADO AOS ACHADOS DA TABELA 5.4

Desfecho	Estudo Vichaiya[21]	Estudo Howard[20]
Melhora do quadro clínico.		
Hipótese nula (H_0) Tratamentos são iguais.	Efeito do haloperidol = placebo	Efeito do haloperidol = placebo
Nível de significância definido pelo pesquisador: Probabilidade de erro aceita pelo pesquisador para resultado falso-positivo.	0,05 (5%)	0,05 (5%)
P-valor encontrado no estudo	0,001	0,18
Avaliação	P-valor do estudo é inferior à probabilidade de erro aceito de resultado falso-positivo.	P-valor do estudo é superior à probabilidade de erro aceito de resultado falso-positivo.
Conclusão	Rejeita (H_0) e conclui pela superioridade do haloperidol.	Não rejeita (H_0) e o estudo é inconclusivo.

superioridade busca rejeitar essa hipótese e mostrar uma diferença estatisticamente significativa (p-valor baixo) em favor do novo tratamento.

Vamos imaginar um novo tratamento para transtorno de ansiedade generalizada (TAG), aqui referido como tratamento novo (TN), sendo comparado com um tratamento padrão (TP). O desfecho é a redução nos sintomas de ansiedade avaliados por uma escala qualquer de ansiedade aqui genericamente denominada escala de sintomas de ansiedade (ESA). A medida de desfecho seria a diferença entre as médias* dos escores final e inicial entre os grupos TN e TP. Caso essa variação seja a mesma nos dois grupos, a diferença é zero.

Na **Figura 5.10**, temos as estimativas (esferas em azul) de três ECCs de superioridade e ICs de 95% representados pelas linhas horizontais. O valor nulo está representado pela seta vertical, e seu valor depende da medida de efeito que estamos utilizando. Como estamos trabalhando com diferença de médias, se os tratamentos tiverem efeitos idênticos, o valor nulo será zero. No caso do estudo A, haveria melhor resposta no TN, enquanto no estudo B, haveria uma melhor resposta no TP. Note-se que nos dois estudos, o IC de 95% não inclui o valor nulo (ausência de diferença entre os tratamentos). O p-valor desses estudos foi menor do que 0,05. No caso do estudo C, o resultado é inconclusivo, pois o IC inclui as três possibilidades: o valor nulo, TN melhor e TP melhor. Nesse estudo, o p-valor foi maior do que 0,05.

ENSAIOS CLÍNICOS CONTROLADOS DE EQUIVALÊNCIA

Nesse caso, os ECCs são projetados para mostrar que a resposta a um tratamento não difere da resposta ao tratamento padrão. Para isso, o pesquisador deve estabelecer uma região de equivalência clínica (Δ), e a equivalência será rejeitada caso a diferença estimada exceda essa margem.

Vamos agora considerar que um novo tratamento foi proposto para TAG, com menor perfil de efeitos adversos do que o tratamento padrão. O interesse dos autores é mostrar que o TN tem a mesma eficácia do TP, utilizando a escala de ansiedade ESA. Para isso, é necessário criar

---

* Média [escore final TN-escore inicial TN] – média [escore final TP-escore incial TP].

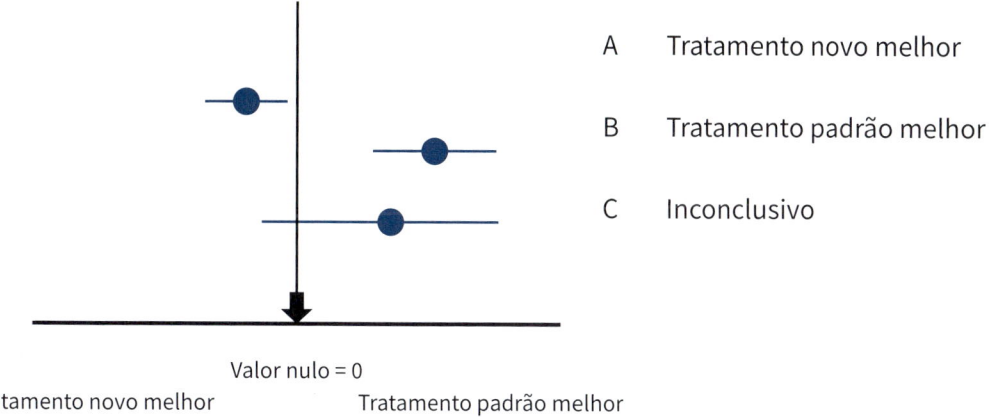

FIGURA 5.10

Exemplo com três ECCs de superioridade e respectivos intervalos de confiança de 95%. Valor nulo = ausência de efeito.

uma região de equivalência na qual as respostas dos dois tratamentos são consideradas iguais.

A **Figura 5.11** apresenta as estimativas (esferas em azul) de três ECCs de equivalência e ICs de 95% representados pelas linhas horizontais. Novamente, a ausência de diferença entre os tratamentos está representada pela seta vertical (diferença zero entre as melhoras obtidas pelos dois tratamentos). No entanto, é preciso definir uma região de equivalência que represente a diferença das médias considerada sem relevância clínica entre os grupos. Nesse exemplo fictício, essa região estaria situada entre -0,5 e +0,5 pontos na ESA.

No caso do estudo A, a estimativa da diferença de médias entre os tratamentos obtida em sua amostra, assim como o IC de 95%, está dentro da região de equivalência, levando à conclusão pela equivalência dos tratamentos. No estudo B, nada se pode concluir, pois, ainda que a estimativa da diferença das médias entre os tratamentos esteja dentro da região de equivalência, seu IC inclui valores que extrapolam esses limites. Por fim, no caso do estudo C, a equivalência não foi demonstrada, pois tanto a estimativa quanto os valores do IC estão fora da região de equivalência.

ENSAIOS CLÍNICOS CONTROLADOS DE NÃO INFERIORIDADE

Nesses ECCs, o objetivo é mostrar que um novo tratamento não é menos eficaz do que um tratamento existente. Ele pode ser mais eficaz ou pode ter um efeito semelhante, mas não inferior. Aqui, é necessário preestabelecer uma zona de não inferioridade. O limite inferior do IC não deve exceder o limite preestabelecido de inferioridade.

A **Figura 5.12** apresenta três ECCs de não inferioridade. Observe que, no caso do estudo A, tanto a estimativa da diferença de médias entre os tratamentos quanto os limites do seu IC estão abaixo da zona de não inferioridade. Já no estudo B, valores contidos em seu IC estão além do limite de não inferioridade. Por fim, no estudo C, o tratamento novo é inferior, pois seu IC está fora dos limites de não inferioridade.

PERDAS DE SEGUIMENTO E NÃO ADESÃO EM ENSAIOS CLÍNICOS RANDOMIZADOS

PERDAS DE SEGUIMENTO

Um problema comum nos ECCs, sobretudo os de longa duração, são as perdas de seguimento. No caso dos estudos com medidas repetidas, em que ocorrem perdas de seguimento, alguns autores fazem uso do método denominado *Last observation carried forward* (LOCF). Esse procedimento atribui os valores encontrados na última observação realizada antes da perda às medidas faltantes

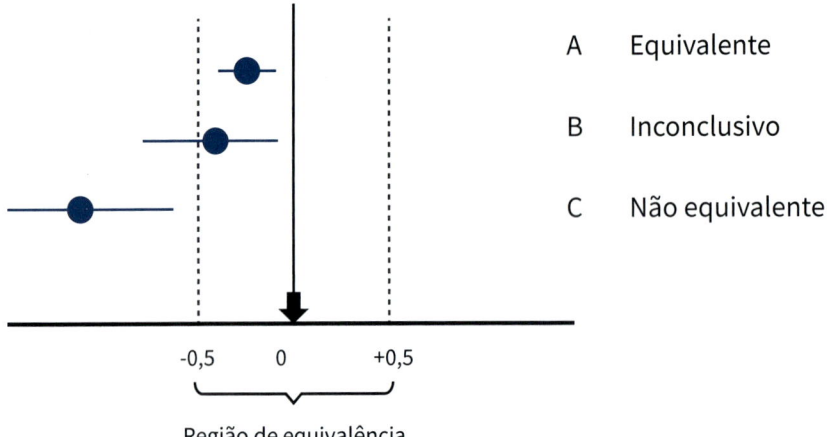

FIGURA 5.11

Exemplo com três ECCs de equivalência e respectivos intervalos de confiança de 95%.

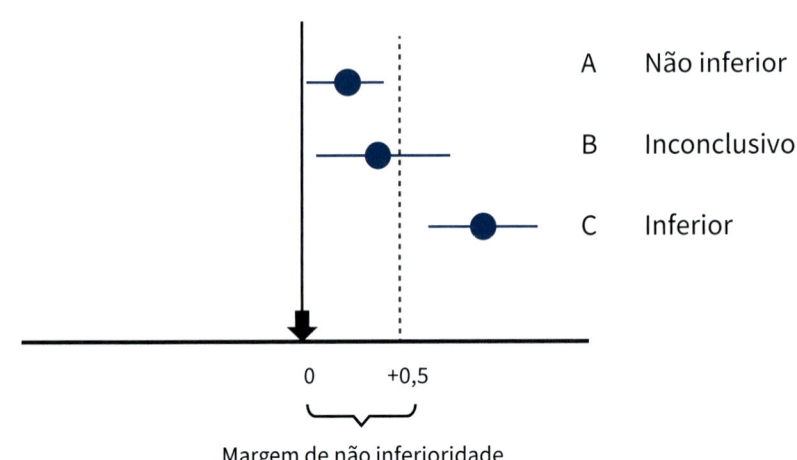

FIGURA 5.12

Exemplo com três ECCs de não inferioridade e respectivos intervalos de confiança de 95%.

subsequentes. A LOCF assume que os valores iniciais representam adequadamente os dados faltantes, o que nem sempre é plausível, sobretudo para doenças graves progressivas.[23] Essa situação é apresentada na **Figura 5.13**, na qual se representam as medidas obtidas em quatro avaliações sucessivas de três pacientes. Os indivíduos e suas mensurações são representados por três figuras: estrela, triângulo e círculo.

No caso do paciente representado pelo círculo, os círculos cheios representam as mensurações de fato obtidas, enquanto as duas últimas (círculos vazios) são valores perdidos e substituídos pela última medida observada (LOCF). O que chama a atenção é que, se houver uma tendência crescente dos valores, sobretudo no final do seguimento, essa tendência não será detectada nesse paciente pela utilização do método LOCF.

Outras estratégias também criticáveis para tratamento das perdas são a restrição da análise apenas aos que chegaram ao final do seguimento ou, ainda, atribuir o pior desfecho aos participantes perdidos. Métodos com menor risco de viés são a imputação múltipla, a ponderação por probabilidade inversa, entre outros, mas esses métodos não fazem parte do escopo deste capítulo, dada a maior complexidade.[24]

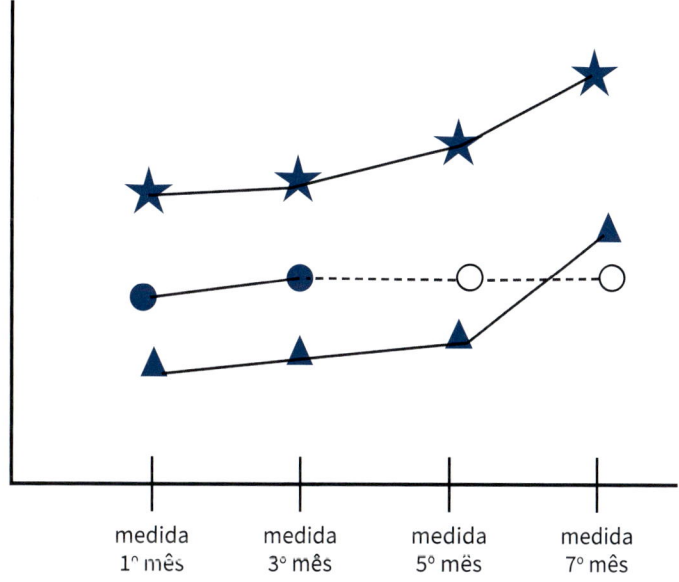

FIGURA 5.13

Medidas repetidas em três pacientes.

NÃO ADESÃO AO PROTOCOLO

No caso de não adesão dos participantes ao protocolo, três abordagens são propostas.

Análise por intenção de tratamento (ITT, do inglês *intention-to-treat analysis*) ▶ Essa abordagem é muito frequente nas publicações. Nesse caso, os dados são analisados considerando o tratamento para o qual o paciente foi alocado, e não o tratamento de fato recebido. Essa estratégia visa não quebrar a randomização original do ECC, mas introduz um viés de classificação, pois a exposição ao tratamento não é corretamente classificada nesses indivíduos.

Análise por protocolo (*per protocol analysis*) ▶ Outra forma de tratar os pacientes sem adesão é incluir na análise apenas aqueles que cumpriram o protocolo, isto é, os que fizeram uso do tratamento para o qual foram alocados. A análise por protocolo pode quebrar a comparabilidade dos grupos que havia sido alcançada pelo processo de randomização inicial. Assim, o ECC se transforma em um estudo observacional, ou seja, não randomizado.

Análise por tratamento recebido (*as treated analysis*) ▶ Leva em conta o tratamento de fato utilizado pelo paciente (e não aquele para o qual ele foi alocado). Como no caso anterior, a comparabilidade pode ser perdida, pois a randomização inicial é desfeita, fazendo o estudo também adquirir as características de estudo observacional (não randomizado).

As três propostas têm problemas, o que leva certos autores a fazerem uso e reportarem mais de uma abordagem em suas análises. Autores voltados para o tema da causalidade têm chamado a atenção para a limitação do uso de análise por intenção de tratamento, e propõem métodos estatísticos mais sofisticados para lidar com o problema da não adesão.[25] Esses métodos estatísticos são altamente complexos e fogem do escopo deste capítulo.

ENSAIOS CLÍNICOS EXPLANATÓRIOS, PRAGMÁTICOS E ADAPTATIVOS

Schwartz e Lellouch[26] foram os primeiros autores a formalizar a distinção entre *ensaios clínicos explanatórios* e *pragmáticos*. Ensaios explanatórios teriam como objetivo entender precisamente os efeitos de dois tratamentos alternativos quando administrados sob condições ideais. A intenção seria estabelecer uma base científica rigorosa para cada intervenção terapêutica. Ensaios pragmáticos seriam conduzidos em condições menos rígidas, mais próximas àquelas encontradas na prática, com o objetivo de estabelecer uma base científica adequada para a tomada de decisão.

Essa distinção nos objetivos do estudo resulta em diferenças no desenho e na análise dos ECCs.[27] Nos ensaios explanatórios, os participantes tendem a formar um grupo mais homogêneo, seguindo critérios de inclusão mais estritos e esquemas terapêuticos rígidos. Já os ensaios pragmáticos incorporam uma população mais heterogênea, como acontece na vida real, sendo os regimes de tratamento mais flexíveis, acomodando, assim, as necessidades individuais dos pacientes. Dessa forma, os ECCs pragmáticos buscam uma representação mais próxima das características dos pacientes e do modo como a intervenção se dará na prática. No que tange aos desfechos, os ensaios clínicos explanatórios enfatizam medidas de significado mais biológico, como redução do tamanho tumoral ou alterações bioquímicas, enquanto a abordagem pragmática enfatiza medidas práticas, como capacidade funcional, redução de sintomas, tempo de sobrevida, entre outras.[28]

Essas duas estratégias não são completamente distintas, e muitos ECCs situam-se entre os dois extremos. O PRECIS-2[29] é uma ferramenta proposta com nove domínios para projetar ensaios clínicos em um *continuum* de atitude explicativa (situação ideal) para uma atitude mais pragmática (cuidado habitual). Cada domínio é pontuado em uma escala Likert de 5 pontos (a partir de 1 = muito explicativo ["sob condições ideais"] até 5 = muito pragmática ["condições habituais de cuidado"]). São eles:[29]

- **Elegibilidade** – Quem é selecionado para participar do ensaio clínico?
- **Recrutamento** – Como os participantes são recrutados para o ensaio clínico?
- **Ambiente** – Onde o ensaio clínico está sendo realizado?
- **Organização** – Quais conhecimentos e recursos são necessários para realizar a intervenção?
- **Flexibilidade: realização** – Como a intervenção deveria ser realizada?
- **Flexibilidade: adesão** – Quais medidas estão em vigor para a garantia de adesão dos participantes à intervenção?
- **Acompanhamento** – Quão próximo os participantes estão sendo acompanhados?
- **Desfecho primário** – Qual a relevância desse desfecho para os participantes?
- **Análise primária** – Até que ponto todos os dados foram incluídos?

Ainda que os ECCs sejam considerados por muitos a ferramenta mais adequada para responder qual a melhor intervenção, a maioria desses estudos na psiquiatria foi concebida para responder a um conjunto relativamente restrito de perguntas, com predomínio dos tratamentos medicamentosos. Ruggeri e colaboradores[30] apontam as dificuldades do seu uso para avaliar intervenções psicológicas e sociais, que apresentam maior complexidade.

Um aspecto importante ao se considerar os ECCs pragmáticos é que muitos estudos são conduzidos em serviços de atenção secundária, cujos pacientes diferem em vários aspectos daqueles vistos nos serviços primários de saúde, e que podem ser a maioria dos casos. Ainda, segundo Hotopf,[31] é importante considerar a heterogeneidade dos pacientes encontrados na prática clínica, cabendo minimizar os critérios de exclusão.

Outra opção para lidar com os problemas decorrentes da rigidez e distanciamento dos ECCs das condições reais em que a prática clínica se dá são os chamados *desenhos adaptativos* ou *flexíveis*.[32] Nesse caso, os resultados acumulados ao longo do estudo servem para modificar seu curso de acordo com regras preestabelecidas. Na visão daqueles que defendem essa proposta, os ECCs com um desenho adaptativo são frequentemente mais eficientes, informativos e éticos por fazerem melhor uso de recursos, como o tempo e o dinheiro, e exigirem menos participantes. No entanto, as decisões de adaptação devem levar em conta os riscos e benefícios para os potenciais ganhos científicos e éticos. Mais detalhes sobre esses desenhos podem ser obtidos em Chow[33] e Thorlund e colaboradores.[34]

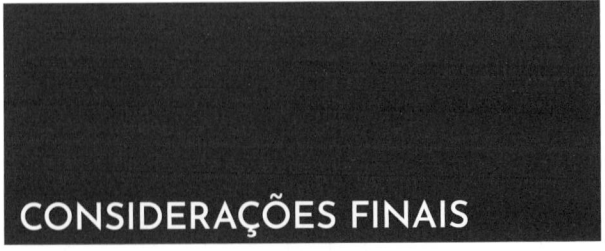

CONSIDERAÇÕES FINAIS

Os ECCs bem conduzidos ocupam um dos pontos mais altos na lista de estudos capazes de produzir evidências sobre intervenções terapêuticas ou profiláticas. No entanto, a sua realização nem sempre é simples, podendo acarretar procedimentos operacionais complexos e de alto custo, além de envolver questões éticas nem sempre consensuais. Problemas como representatividade, vieses decorrentes de perdas de acompanhamento e não adesão ao protocolo continuam a ser um desafio para a obtenção de resultados fidedignos do papel de intervenções sobre a saúde.

REFERÊNCIAS

1. Rothman KJ, Greenland S, Lash TL. Types of epidemiologic studies. In: Rothman KJ, Greenland S, Lash TL. Modern epidemiology. 3rd ed. Philadelphia: Lippincott Williams & Williams; 2008.

2. Chalmers I. Why the 1948 MRC trial of streptomycin used treatment allocation based on random numbers. J R Soc Med. 2011;104(9):383-6.

3. National Institutes of Health. Trends, charts, and maps [Internet]. Bethesda: NIH; 2020 [acesso em 6 mar. 2021]. Disponível em: https://clinicaltrials.gov/ct2/resources/trends.

4. Whitehead W. The surgical treatment of migraine. Br Med J. 1901;1(2093):335-6.

5. Kahneman D. Rápido e devagar: duas formas de pensar. Rio de Janeiro: Objetiva; 2012.

6. Mlodinow L. O andar do bêbado. Rio de Janeiro.: Zahar; 2011.

7. Barnett AG, van der Pols JC, Dobson AJ. Regression to the mean: what it is and how to deal with it. Int J Epidemiol. 2005;34(1):215-20.

8. Chalmers I, Dukan E, Podolsky S, Smith GD. The advent of fair treatment allocation schedules in clinical trials during the 19th and early 20th centuries. J R Soc Med. 2012;105(5):221-7.

9. Weijer C, Shapiro SH, Glass KC. For and against: clinical equipoise and not the uncertainty principle is the moral underpinning of the randomised controlled trial. BMJ. 2000;321(7263):756-8.

10. Friedman LM, Furberg CD, DeMets DL, Reboussin DM, Granger CB. Fundamentals of clinical trials. 5th ed. New York: Springer; 2015.

11. Schulz KF, Grimes DA. Blinding in randomised trials: hiding who got what. Lancet. 2002;359(9307):696-700.

12. Emsley RA. Risperidone in the treatment of first-episode psychotic patients: a double-blind multicenter study. Risperidone Working Group. Schizophr Bull. 1999;25(4):721-9.

13. Husain MI, Chaudhry IB, Khoso AB, Husain MO, Hodsoll J, Ansari MA, et al. Minocycline and celecoxib as adjunctive treatments for bipolar depression: a multicentre, factorial design randomised controlled trial. Lancet Psychiatry. 2020;7(6):515-27.

14. Eriksson AS, Nergårdh A, Hoppu K. The efficacy of lamotrigine in children and adolescents with refractory generalized epilepsy: a randomized, double-blind, crossover study. Epilepsia 1998;39(5):495-501.

15. Motulsky H. Intuitive biostatistics: a nonmathematical guide to statistical thinking. 3rd ed. New York: Oxford University Press; 2013.

16. Csernansky JG, Mahmoud R, Brenner R, Risperidone-USA-79 Study Group. A comparison of risperidone and haloperidol for the prevention of relapse in patients with schizophrenia. N Engl J Med. 2002;346(1):16-22.

17. Buntrock C, Ebert DD, Lehr D, Smit F, Riper H, Berking M, et al. Effect of a web-based guided self-help intervention for prevention of major depression in adults with subthreshold depression: a randomized clinical trial. JAMA. 2016;315(17):1854-63.

18. Liebowitz MR, Stein MB, Tancer M, Carpenter D, Oakes R, Pitts CD. A randomized, double-blind, fixed-dose comparison of paroxetine and placebo in the treatment of generalized social anxiety disorder. J Clin Psychiatry. 2002;63(1):66-74.

19. Cohen J. A power primer. Psychol Bull. 1992;112(1):155-9.

20. Howard JS, 3rd. Haloperidol for chronically hospitalized psychotics: a double-blind comparison with thiothixene and placebo; a follow-up open evaluation. Dis Nerv Syst. 1974;35(10):458-63.

21. Vichayia V. Clinical trial of haloperidol in schizophrenia. J Psychiatr Assoc Thai. 1971;16(1):31-43.

22. Julious SA. Sample sizes for clinical trials. Boca Raton: Taylor & Francis; 2010.

23. Jakobsen JC, Gluud C, Wetterslev J, Winkel P. When and how should multiple imputation be used for handling missing data in randomised clinical trials: a practical guide with flowcharts. BMC Med Res Methodol. 2017;17(1):162.

24. Dziura JD, Post LA, Zhao Q, Fu Z, Peduzzi P. Strategies for dealing with missing data in clinical trials: from design to analysis. Yale J Biol Med. 2013;86(3):343-58.

25. Hernán MA, Hernandez-Díaz S, Robins JM. Randomized trials analyzed as observational studies. Ann Intern Med. 2013;159(8):560-2.

26. Schwartz D, Lellouch J. Explanatory and pragmatic attitudes in therapeutical trials. J Chronic Dis. 1967;20(8):637-48.

27. Dal-Ré R, Janiaud P, Ioannidis JPA. Real-world evidence: how pragmatic are randomized controlled trials labeled as pragmatic? BMC Med. 2018;16(1):49.

28. Armitage P. Attitudes in clinical trials. Stat Med. 1998;17(23):2675-83.

29. Loudon K, Treweek S, Sullivan F, Donnan P, Thorpe KE, Zwarenstein M. The PRECIS-2 tool: designing trials that are fit for purpose. BMJ. 2015;350:h2147.

30. Ruggeri M, Lasalvia A, Bonetto C. A new generation of pragmatic trials of psychosocial interventions is needed. Epidemiol Psychiatr Sci. 2013;22(2):111-7.

31. Hotopf M. The pragmatic randomised controlled trial. Adv Psychiatr Treat. 2002;8(5):326-33.

32. Pallmann P, Bedding AW, Choodari-Oskooei B, Dimairo M, Flight L, Hampson LV, et al. Adaptive designs in clinical trials: why use them, and how to run and report them. BMC Med. 2018;16(1):29.

33. Chow SC. Adaptive clinical trial design. Annu Rev Med. 2014;65:405-15.

34. Thorlund K, Haggstrom J, Park JJ, Mills EJ. Key design considerations for adaptive clinical trials: a primer for clinicians. BMJ. 2018;360:k698.

Para *quizzes* sobre o conteúdo do livro e casos clínicos complementares, acesse:

https://apoio.grupoa.com.br/tratadopsi/

6

A PSIQUIATRIA NO SISTEMA DE SAÚDE

VALENTIM GENTIL

As relações entre psiquiatria e sistema de saúde incluem questões históricas da assistência aos doentes mentais, infrações de direitos humanos, conflitos políticos e ideológicos do século XX e o desenvolvimento e progresso nos conhecimentos médico-científicos, hoje indispensáveis para o atendimento em redes multidisciplinares/multiprofissionais de saúde, tanto geral quanto mental, sem dissolução das respectivas identidades e responsabilidades dos profissionais que nelas trabalham. Casualidade, falta de previsão e ausência de avaliação foram algumas das características do modelo adotado no Brasil desde os idos de 1970, que se cristalizou como mais um "experimento social malsucedido" de desinstitucionalização forçada e imprevidente. Um modelo mais eficiente, abrangente e balanceado de atenção à saúde mental está sendo tentado desde fins de 2017, procurando melhorar o acesso a tratamentos eficazes e humanitários, em obediência à Lei nº 10.216/01.

O campo da psiquiatria se expande ou se contrai conforme as necessidades e demandas sociais, a disponibilidade de conhecimentos técnicos e a descoberta de intervenções com possibilidades terapêuticas. Esta é uma das fases históricas com maior expansão dos conhecimentos dessa área, como mostra o Sumário deste livro. Será abordada neste capítulo a interação entre a psiquiatria como especialidade médica dedicada a doenças e transtornos mentais e do comportamento, o sistema de saúde e os movimentos políticos intervenientes nessa relação muitas vezes conflituosa.

OS DIREITOS HUMANOS E A SAÚDE

A *Declaração universal dos direitos humanos* diz, em seu Artigo 1º: "Todas as pessoas nascem livres e iguais em dignidade e direitos. São dotadas de razão e consciência e devem agir em relação umas às outras com espírito de fraternidade".[1] Uma implicação dessa Declaração é que a restituição da razão ou da consciência, perdidas ou comprometidas por agravos à saúde, é um direito humano inalienável. Negligenciar isso pode configurar o crime de "omissão de socorro".

No preâmbulo da Constituição da Organização Mundial da Saúde (OMS), a saúde é definida como "um estado de completo bem-estar físico, mental e social, e não apenas como a ausência de doenças".[2] A OMS (2003) diz que "Todas as pessoas com transtornos mentais têm o direito de receber cuidado e tratamento de alta qualidade por meio de serviços de saúde correspondentes. Elas devem ser protegidas contra qualquer forma de discriminação e tratamento desumano",[3] e reafirma isso ao dizer que "[...] de acordo com as leis internacionais de direitos humanos, os governos são obrigados a garantir que suas políticas e práticas se coadunam com normas que incluem a proteção de pessoas com transtornos mentais".[3]

O Artigo 196 da Constituição Federal do Brasil, de 1988, reza: "A saúde é direito de todos e dever do Estado, garantido mediante políticas sociais e econômicas que visem a redução do risco de doença e de outros agravos e ao acesso universal e igualitário às ações e serviços para sua promoção, proteção e recuperação".[4]

SISTEMAS E REDES DE ATENÇÃO À SAÚDE

Em 1920, Charles Edward Winslow[5] definiu saúde pública como:

> A arte e a ciência de prevenir a doença, prolongar a vida, promover a saúde e a eficiência física e mental mediante o esforço organizado da comunidade. Isso abrange o saneamento do meio, o controle das infecções, a educação dos indivíduos nos princípios de higiene pessoal, a organização de serviços médicos e de enfermagem para o diagnóstico precoce e pronto tratamento das doenças e o desenvolvimento de uma estrutura social que assegure a cada indivíduo na sociedade um padrão de vida adequado à manutenção da saúde.

Sistema de saúde é o conjunto articulado de recursos humanos e materiais dedicado à prestação de serviços de saúde. Atualmente, ele se estrutura em redes, e a área da saúde mental tem a sua Rede de Atenção Psicossocial (RAPS). Uma discussão sobre conceitos e terminologia utilizados em saúde pública e no Sistema Único de Saúde (SUS) pode ser encontrada em artigo de Lígia Giovanella,[6] e será usada neste capítulo.

Atenção e prevenção[6]

Atenção básica ou **primária**:

A Atenção Primária à Saúde (APS) é o primeiro nível de atenção em saúde e se caracteriza por um conjunto de ações, nos âmbitos individual e coletivo, que abrange a promoção e a proteção da saúde, a prevenção de agravos, o diagnóstico, o tratamento, a reabilitação, a redução de danos e a manutenção da saúde com o objetivo de desenvolver uma atenção integral que impacte positivamente na situação de saúde das coletividades. Trata-se da principal porta de entrada do SUS e do centro de comunicação com toda a Rede de Atenção do SUS [...].⁷

Na Portaria do Ministério da Saúde nº 648/2006,⁸ o termo utilizado é **atenção básica**. Ela tem a saúde da família como estratégia prioritária, de acordo com os preceitos do SUS, e é entendida como o primeiro nível da atenção à saúde. Emprega tecnologia de baixa densidade, que inclui um rol de procedimentos mais simples e baratos, capazes de atender à maior parte dos problemas comuns de saúde da comunidade. Não confundir com prevenção primária, que são *os recursos e estratégias usados para evitar a incidência de doenças e transtornos mentais.*

Atenção secundária, "ou de média complexidade [...] é formada pelos serviços especializados em nível ambulatorial e hospitalar, com densidade tecnológica intermediária entre a atenção primária e a terciária".⁹

A média complexidade ambulatorial é composta por ações e serviços que visam atender aos principais problemas e agravos de saúde da população, cuja complexidade da assistência na prática clínica demande a disponibilidade de profissionais especializados e a utilização de recursos tecnológicos, para o apoio diagnóstico e tratamento.¹⁰

A **prevenção secundária** consiste na detecção precoce e no tratamento efetivo de doenças e transtornos mentais e do comportamento, visando o restabelecimento da saúde individual e a prevenção de complicações e sequelas, e deve ser feita em todos os níveis de serviços de atenção à saúde.

Atenção terciária, ou de alta complexidade, "é o conjunto de procedimentos que, no contexto do SUS, envolve alta tecnologia e alto custo [...] propiciando acesso a serviços qualificados, integrando-os aos demais níveis de atenção à saúde (atenção básica e de média complexidade)".⁶ Assim, o que diferencia os locais de atendimento é a complexidade, mas a **prevenção terciária** abrange intervenções de mais longa duração para tratamentos de manutenção, prevenção de recaídas, redução de sequelas e incapacitação. Parte disso poderia ser denominada **prevenção quaternária**, por não necessitar dos recursos médicos complexos e envolver outras competências profissionais, principalmente das áreas relacionadas com a reabilitação física e psicossocial, mas esse termo também foi utilizado para representar a prevenção de excessos do uso de intervenções e procedimentos médicos.

Assim, a reabilitação psicossocial é prevenção terciária, mas deve ser iniciada durante os procedimentos de prevenção secundária quando os tratamentos não promovem remissão imediata e os pacientes têm risco de evolução protraída ou impedimento para o pleno retorno às suas condições pré-mórbidas.

A PSIQUIATRIA E A ASSISTÊNCIA AOS DOENTES MENTAIS

Desde a Antiguidade, cuidados humanitários foram oferecidos a doentes mentais por médicos e leigos, notadamente os ligados a instituições religiosas ou de benemerência. Na medicina ocidental, as descrições, hipóteses causais e abordagens terapêuticas estão registradas há mais de 2.500 anos. As atividades assistenciais de equipes multiprofissionais e leigas, com o apoio de voluntários, familiares, organizações filantrópicas e doadores, passaram a ser concentradas em instituições que ofereciam moradia, proteção e cuidados de saúde e recuperação, conhecidas como "asilos". Um dos hospitais psiquiátricos mais respeitados e o mais antigo em funcionamento no mundo, o Bethlem Royal Hospital, de Londres, remonta suas origens ao ano de 1247, com cuidados oferecidos pelas freiras da Ordem da Estrela de Belém.*

---

* Esse antigo hospital asilar foi modernizado e, hoje, abriga, entre outros serviços, a National Psychosis Unity (NPU), que recebe pacientes do país e do exterior com quadros graves de esquizofrenia e outras psicoses que não responderam a nenhum tratamento. Em 2015, a NPU tinha 24 leitos, e um dos seus líderes era Sir Robin Murray. Sua missão é "curar os incuráveis".¹¹

Muitos dos ataques aos hospitais asilares desconsideram suas origens e contribuições. Antes deles, "Os alienados eram enviados para o asilo de mendigos [...] Em regra geral, esses infelizes ficavam ao abandono, ou eram reclusos nas cadeias públicas".[12] Edward Shorter[13] argumentou que:

> [...] os que elogiavam a história da psiquiatria defendiam o surgimento do asilo como um progresso consistente no alívio da miséria humana [...] Depois, os filhos dos anos 60 insistiram que os psiquiatras e suas instituições não nos conduziram a um "progresso" mas a um pesadelo histórico – o "grande confinamento" de pessoas cuja única ofensa era sua pobreza, sua rebeldia, ou seu modo de vida não convencional [...] Os próximos capítulos objetivam confrontar diretamente seu revisionismo [...].

John Wing,[14] eminente professor de Psiquiatria Social da Universidade de Londres, destacava que:

> Muitas das funções dos grandes hospitais psiquiátricos eram as de asilo. Quando a estrutura dos serviços mudou e o papel dos grandes hospitais diminuiu, a necessidade de continuar a cobrir suas funções tendeu a ser negligenciada [...] as funções de asilo sempre foram de refúgio e de recuperação [...].

A presença de pacientes e profissionais da saúde em hospitais e asilos permitiu a sistematização dos conhecimentos e práticas terapêuticas e resultou no advento da psiquiatria como uma especialidade médica. Aubrey Lewis[15] definiu psiquiatria como "[...] o estudo do comportamento anormal do ponto de vista médico [...]". O nome é recente e foi proposto em 1808 por Johann Christian Reil, conhecido como "Pinel Alemão" – ele considerava que essa deveria ser uma especialidade a ser exercida apenas pelos melhores médicos, capazes de uma abordagem integrativa mente-corpo, e se opunha à "[...] tendência de filósofos de transformar a doença mental em uma forma de psicologia filosófica [...]".[16]

Como especialidade médica, o objetivo da psiquiatria é prevenir, diagnosticar e tratar pacientes com enfermidades mentais e do comportamento. As doenças e transtornos mentais não são as únicas causas de sofrimento psíquico e, por isso, os psiquiatras não têm a incumbência precípua de cuidar de pessoas com sofrimento psíquico que não decorra de transtornos mentais. Desrespeitar esse limite pode gerar desvio de recursos, sobrecarga do sistema de saúde e desassistência.

Após um início auspicioso no fim do século XIX, com a abertura de hospitais asilares modelares em várias capitais, a assistência psiquiátrica foi se deteriorando e, desde a década de 1950, ficou muito ruim no Brasil. Embora a transformação dos velhos asilos nos centros desenvolvidos estivesse em andamento na década de 1970, a atenção à saúde mental jamais atingiu a prioridade devida no País. Atribuir à psiquiatria a culpa desses desvios e a responsabilidade pelas péssimas condições dos asilos e hospitais para doentes mentais é injusto. De fato, a psiquiatria foi, ela mesma, vítima de abusos em diferentes contextos e épocas. Os exemplos mais gritantes incluem o que ocorreu no regime nazista alemão e em países comunistas no século passado.

Na época da Assembleia Nacional Constituinte, os direitos humanos foram um dos principais focos de atenção, e algumas das questões da saúde mental, notadamente as internações, mereceram destaque. Em 1984, os jornais noticiaram a visita da Comissão Teotônio Vilela de Direitos Humanos, da Câmara dos Deputados, ao Hospital de Franco da Rocha. Seu relatório foi contundente: ausência de atendimento médico, poucos funcionários, 927 mulheres no pavilhão, duas funcionárias fazendo a ronda noturna, a escuridão, o medo, a angústia, a ansiedade e as lutas, deixam as mulheres mais desesperadas à noite, a comida é de má qualidade, ficam 14 horas sem alimentação entre o jantar e o desjejum, falta sabão para o banho, falta escova de dente, faltam roupas íntimas, roupas e calçados, quando não estão nuas, estão cobertas de camisão.[17]

Condições desumanas obviamente intoleráveis como essas não podem ser atribuídas aos psiquiatras que ali tentavam tratar os pacientes, pois refletem o desinteresse da sociedade pelos seus doentes mentais.

A PSIQUIATRIA E OS PROFISSIONAIS DA SAÚDE

Psiquiatras podem exercer diferentes papéis em um sistema de saúde, atuando em atendimento, supervisão, ensino e treinamento, coordenação, gerenciamento, administração, formulação de políticas e pesquisa.

Entretanto, é fundamental preservar sua identidade profissional, que é singular. Conhecimentos técnicos de psiquiatria devem fazer parte da formação de toda a equipe multiprofissional de saúde, mesmo as não especializadas em saúde mental. Isso é particularmente relevante para médicos não psiquiatras que atuem na atenção primária e nos serviços de emergência. A alta prevalência dos transtornos mentais, principalmente nos pacientes atendidos em hospitais gerais (HGs), justifica que a psiquiatria seja inserida no currículo das escolas médicas entre as grandes áreas da medicina.

A enfermagem psiquiátrica, também herdeira de tradição milenar, desempenha papel fundamental na assistência, no ensino e na pesquisa em saúde mental. Por isso, é indispensável que receba informação atualizada e tenha familiaridade com as teorias e práticas psiquiátricas, sobretudo os seus tratamentos.[18] Psicólogos, com formação ampla em ciências humanas, têm variados papéis nos sistemas de saúde e, principalmente quando participam do atendimento a pacientes psiquiátricos, devem ter conhecimentos e competências suficientes para bem exercer suas funções. Os demais integrantes das equipes multiprofissionais de saúde mental têm papéis complementares, e seus conhecimentos de psiquiatria devem ser proporcionais às suas atribuições. Equipes multiprofissionais devem trabalhar de forma harmoniosa, respeitando as respectivas competências e responsabilidades técnicas e legais. Entretanto, por razões políticas, ideológicas, pessoais e/ou corporativas, tentou-se promover a difusão das identidades profissionais nas equipes de saúde mental no Brasil, com prejuízos para a qualidade e a eficiência dos sistemas de saúde.

BASAGLIA E A SAÚDE MENTAL NO BRASIL

A Reforma Sanitária, um movimento político internacional em prol da saúde pública, teve papel importante na reestruturação do sistema de saúde no Brasil, com destacado protagonismo na época da última Assembleia Nacional Constituinte, que resultou na criação do SUS. O SUS deve oferecer:

> I – universalidade de acesso aos serviços de saúde em todos os níveis de assistência;

> II – integralidade de assistência, entendida como conjunto articulado e contínuo das ações e serviços preventivos e curativos, individuais e coletivos, exigidos para cada caso em todos os níveis de complexidade do sistema [...][19]

Infelizmente, a integralidade da assistência ainda não chegou à saúde mental no Brasil.

Amarante[20] detalha os fundamentos ideológicos subjacentes ao que se resolveu chamar de Reforma Psiquiátrica Brasileira.* Ele conta que:

> A partir de 1985 [...] uma parte significativa dos postos de chefia de programas estaduais e municipais de saúde mental, assim como a direção de importantes unidades hospitalares públicas – inclusive algumas universitárias – estão sob a condução de fundadores e ativistas do MTSM.[20]

Esse Movimento Nacional dos Trabalhadores em Saúde Mental transformou-se no Movimento Nacional da Luta antimanicomial (MNLA) para incluir pacientes, familiares e simpatizantes das suas propostas. O MNLA foi instrumento importante da Coordenação de Saúde Mental do Ministério da Saúde (CORSAM/MS) para a implantação de um "projeto basagliano".

Nos anos 1960, antes do desenvolvimento dos tratamentos atuais e da expansão do campo da psiquiatria, líderes da antipsiquiatria diziam que doença mental não existe e é um subterfúgio para catalogar formas divergentes de viver. Em 1978 foi promulgada, na Itália, a Lei nº 180, conhecida como "Lei Basaglia".[21] Naquele ano, Franco Basaglia, médico falecido em 1980, aos 56 anos, líder carismático que coordenara experiências de desospitalização nas cidades de Gorízia e Trieste, veio ao Brasil para um congresso do Instituto Brasileiro de Psicanálise, Grupos e Instituições, entidade que logo foi extinta.

Em vez de defender a modernização das instituições asilares e manicomiais deterioradas e inadequadas para o exercício da psiquiatria, os "basaglianos" propunham negar a psiquiatria. O Artigo 6º da Lei nº 180 reza:

---

* A "Reforma Psiquiátrica" foi uma alcunha copiada da Reforma Sanitária. Pode-se fazer uma "reforma" da política e do sistema de saúde, do modelo assistencial ou de uma rede de atenção, mas não de uma especialidade médica.

É proibido construir novos hospitais psiquiátricos, utilizar os atualmente existentes como divisões especializadas de Psiquiatria dos hospitais gerais, criar divisões ou seções psiquiátricas em hospitais gerais e utilizar como tais as divisões ou seções neurológicas ou neuropsiquiátricas.[21]

Assim, a "Lei Basaglia" proíbe não apenas os manicômios, asilos e hospitais, mas também o atendimento psiquiátrico nos HGs. "O lema 'por uma sociedade sem manicômios' [...] propositadamente utiliza a expressão manicômio [...] para denunciar que não existem diferenças entre este e um hospital psiquiátrico qualquer."[20]*

Desde o início, o modelo basagliano foi criticado internacionalmente. Manfred Bleuler[23] disse que "[...] não é difícil reduzir o número de internados em hospitais se não se tiver que garantir o bem-estar dos pacientes crônicos que receberem alta [...]". Segundo Palermo,[24] entre 1978 e 1983, a Itália teve aumento de 57,6% no número de internações em manicômios judiciários, 43,5% de mortes, sendo 19% por suicídio, devido a transtornos mentais. Para Lamb,[25]

> [...] nada é mais difícil para muitas pessoas com doenças mentais crônicas do que se tornarem e se manterem independentes... a desinstitucionalização somente deve ser implementada na medida em que cada paciente possa ser adequadamente alojado e tratado na comunidade [...].

Outros autores alertaram que o que ocorria na Itália também acontecia em outras partes do mundo. Jones e colaboradores[26] identificaram "[...] a mesma mistura de serviços locais bem-sucedidos (frequentemente instalados como esquemas-piloto e parte de um programa de pesquisas) e o mesmo fracasso em larga escala [...] na Grã-Bretanha, nos Estados Unidos e na Austrália [...]".

Desinstitucionalizar pessoas com limitações graves de autonomia é praticamente impossível. Doentes mentais graves têm dificuldade em entender e seguir regras sociais, leis e regulamentos, são vítimas de estigma e de predadores, o que agrava sua condição de saúde e vulnerabilidade social. Na era Kennedy, os Estados Unidos fecharam dezenas de milhares de leitos psiquiátricos, sem a abertura de serviços comunitários com competência para substituí-los. A desassistência resultou em aumento da frequência de doentes mentais graves no sistema penal, que passou a ter mais doentes do que os hospitais psiquiátricos: 284 mil presos com esquizofrenia e transtorno bipolar, outros 550 mil em liberdade condicional, além de 200 mil "loucos pelas ruas" (expressão usada por Franco Rotelli, basagliano em visita ao Brasil em 1979). Para Torrey,[27] a "Desinstitucionalização de indivíduos com doenças mentais graves [...]" foi "[...] o experimento social mais fracassado do século XX [...]". O mesmo ocorreu na Grã-Bretanha, onde o fechamento dos hospitais psiquiátricos causou problemas semelhantes: "[...] atualmente há mais de 4.500 homens com transtornos psicóticos em prisões [...]".[28]

Leis libertárias talvez não sejam o mais humanitário para doentes mentais graves. Psicóticos não podem ser tratados involuntariamente nos Estados Unidos, a não ser que ofereçam perigo para si mesmos ou para os outros. Entretanto, se entendem as consequências dos seus atos, eles podem ser presos. A enfermeira Andrea Yates ficou tristemente célebre ao ser condenada à prisão perpétua por ter afogado seus cinco filhos pequenos durante uma psicose pós-parto não tratada com eletroconvulsoterapia (ECT), então proibida no Texas. Mike, personagem real de um livro publicado no Brasil com o título *Loucura: a busca de um pai no insano sistema de saúde americano*, foi preso na Flórida após invadir uma casa para tomar banho, em uma fase de mania.[29] Quando a tentativa de desinstitucionalização não resulta em abandono ou prisão, a transinstitucionalização, inclusive para os serviços comunitários de saúde, pode ser o melhor para muitos pacientes.

Obedecendo às normas do regime político italiano, a Lei nº 180 não foi acatada em todas as regiões do país. Graças a isso, foi possível manter as hospitalizações necessárias e contar com mais leitos psiquiátricos na Itália do que no Brasil em 2007, apesar de sua população ser muito menor.[30]

---

* **Manicômio**. (De mani- + -cômio.) S.m. Hospital de doidos. Doido. Adj. 1. Louco, alienado, demente. 2....
Asilo. (Do gr. Ásylos, pelo lat. Asylu.) S.m. 1. Casa de assistência social onde são recolhidas, para sustento ou também para educação, pessoas pobres e desamparadas, como mendigos, crianças abandonadas, órfãos, velhos, etc. 2. Lugar onde ficam isentos da execução das leis os que a ele se recolhem: Os revoltosos vencidos escolheram para asilo a embaixada do México. 3. Guarida, abrigo, proteção.
Hospital. Do (Do lat. Hospitale, "hospedaria".) S.m. 1. Estabelecimento onde se internam e tratam doentes; nosocômio.
Hospício. (Do lat. Hospitiu.) S.m. 1. Casa onde se hospedam e/ou tratam pessoas pobres ou doentes, sem retribuição; asilo. 2. Asilo de loucos, com retribuição ou sem ela; manicômio.[22]

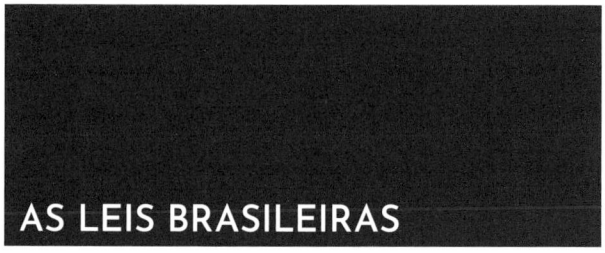

AS LEIS BRASILEIRAS

Apesar das evidências científicas e pela influência de confrontos político-ideológicos da época, as propostas basaglianas encontraram terreno fértil na América Latina. Em junho de 1987, durante a Assembleia Nacional Constituinte, o Relatório Final da I Conferência Nacional de Saúde Mental (I CNSM), organizada pela Divisão Nacional de Saúde Mental (DINSAM/MS), explicitou uma forma atenuada da diretriz basagliana:[31]

> A partir desta Conferência, o setor público não credenciará nem instalará novos leitos psiquiátricos em unidades psiquiátricas hospitalares *tradicionais*, reduzindo, *progressivamente*, os leitos existentes nesse último tipo de serviço e *substituindo-os por leitos psiquiátricos em hospitais gerais* públicos, ou por serviços inovadores alternativos à internação psiquiátrica [...] Será proibida a construção de novos hospitais psiquiátricos *tradicionais* [...] Em regiões onde houver necessidade de novos leitos psiquiátricos, estes deverão estar necessariamente localizados em *hospitais gerais* [...] (grifos nossos).

Não foi o que fizeram no Brasil.

Em setembro de 1989, Paulo Delgado, sociólogo ligado ao MNLA, então deputado federal pelo Partido dos Trabalhadores de Minas Gerais, submeteu o Projeto de Lei nº 3.657, com a Ementa: "Dispõe sobre a extinção progressiva dos manicômios e sua substituição por outros recursos assistenciais e regulamenta a internação psiquiátrica compulsória".[32] Seu Artigo 1º era radical: "Fica proibida, em todo território nacional, a construção de novos hospitais psiquiátricos públicos e a contratação ou financiamento, pelo setor governamental, de novos leitos em hospital psiquiátrico".[32] Em 1990, o "PL Delgado" foi rapidamente aprovado por acordo de lideranças na Câmara dos Deputados, mas tramitou por 10 anos no Senado Federal.[32] Em 2001, um Substitutivo, que não contém a proibição das internações hospitalares, foi promulgado como Lei nº 10.216. As propostas, os argumentos e a tramitação do "PL Delgado" foram discutidas em número especial da *Revista USP*.[32]

Em 1990, a eficácia dos novos tratamentos e os avanços nos conhecimentos científicos já proporcionavam bons resultados no atendimento ambulatorial e no prognóstico de grande parte dos doentes mentais. Naquele ano, São Paulo dispunha de 19 ambulatórios de saúde mental, equipes de saúde mental em centros de saúde e se pretendia levar essas equipes para as Unidades Básicas de Saúde (UBSs). Um novo "Programa Ambulatorial de Intensidade Máxima" deveria atender pacientes recém-saídos dos hospitais. Entretanto, as instituições e serviços hospitalares continuaram deterioradas e com superlotação.

Um livro de Benedetto Saraceno, que viria a ocupar a direção da Divisão de Saúde Mental e Abuso de Substâncias da OMS, foi utilizado em cursos da CORSAM/MS e do MNLA. Intitulado *Libertando identidades: da reabilitação psicossocial à cidadania possível*,[33] ele afirma que:

> A principal característica da psiquiatria é ser um "entretenimento" do doente [...] um sistema de tratamentos que são administrados com um grau notável de casualidade, de falta de previsões, de ausência de avaliações, "à espera de" que a doença passe sozinha ou que o doente morra doente, ou enfim, de que o doente piore [...] é a hipótese deste livro que a psiquiatria clínica e a terapêutica psiquiátrica constituem um conjunto de pleonasmos (entretenimentos) ou danosos ou indiferentes, raramente úteis [...]

Entretenimento, de fato, foi o programa de rádio conhecido por "Radio Tan-Tan", organizado por colaboradores de Saraceno em Santos (SP). Casualidade, falta de previsão e ausência de avaliação foi uma das características do projeto basagliano, como descrito a seguir.

Informações importantes para a compreensão da intervenção basagliana no Brasil estão na bibliografia daquele livro. Um artigo do mesmo autor, publicado em revista de baixa circulação internacional, conta a história da muito citada, mas mal conhecida "Declaração de Caracas". No idioma original:

> Il progetto è stato realizzato in gran parte con la collaborazione dell'Ufficio Regionale della Organizzazione Mondiale della Sanità (Organización Panamericana de la Salud) e

il principale prodotto di tale collaborazione è consistito nella organizzazione della conferenza di Caracas sugli ospedali psichiatrici nel continente latino americano e nella costituzione di un Consorzio Europeo di assistenza tecnica all'America Latina nel campo della salute mentale.³⁴*

Consta que, a partir de 1984, "um convênio com a América Latina" foi estabelecido pelo Laboratório de Epidemiologia e Psiquiatria Social do Instituto de Pesquisa Farmacológica Mario Negri, de Milão, onde Saraceno trabalhava. Seus resultados mais relevantes seriam "[...] a conferência de Caracas sobre os hospitais psiquiátricos da América Latina e a constituição de um consórcio europeu para a cooperação técnica em saúde mental na América Latina".³⁵ Diz o artigo que a maior parte dessas atividades foi feita em cooperação com o Ofício Regional da OMS, a Organização Pan-americana da Saúde (OPAS). Em 1986, sete anos depois da Revolução Sandinista, haviam sido construídos 15 centros comunitários de saúde mental na Nicarágua, o que estaria levando ao abandono progressivo do hospital psiquiátrico de Manágua. "A qualidade dos cuidados analisada por meio de amostra de 342 pacientes consecutivos vistos em um mês confirmou a orientação positiva do sistema que parecia dar bons cuidados de saúde, seguindo essa nova perspectiva da desinstitucionalização".³⁵

Naquele ano, Ana Maria Pitta, então na área de Saúde Mental do Governo Montoro (SP), visitou a Nicarágua. Em artigo no *Jornal Brasileiro de Psiquiatria*,³⁶ ela conta que:

> Centro de Atenção Psicossocial, ou CAPS, foi uma denominação encontrada na Manágua revolucionária de 1986 onde, a despeito de todas as dificuldades materiais, de uma economia de guerra, se cuidava com responsabilidade de pessoas com problemas psiquiátricos importantes, utilizando-se de líderes comunitários, profissionais, materiais improvisados e sucatas, para desenvolver uma criativa experiência de reabilitar ou habilitar pessoas excluídas dos circuitos habituais da sociedade, por portar algum transtorno mental.

Inspirado nisso, em 1987 foi criado o CAPS Professor Luiz da Rocha Cerqueira, o "CAPS Itapeva", precursor de toda a rede de CAPS implantada no Brasil.³⁶

A reunião em Caracas foi extraoficial. Ela poderia ter sido de elevado nível técnico-científico ou poderia representar o pensamento das autoridades sanitárias dos países da América Latina. Se tivesse sido oficial, poderia ter resultado em um documento como a Declaração de Alma-Ata, fruto da Conferência Internacional Sobre Cuidados Primários de Saúde, realizada pela Organização das Nações Unidas/Fundo das Nações Unidas para a Infância (ONU/Unicef) no Cazaquistão, URSS, em setembro de 1978. Os participantes poderiam ter sido representantes dos seus governos e poderiam assinar suas deliberações. O que não ocorreu. Embora funcionários da OPAS tenham dito³⁷ que a Declaração de Caracas foi aclamada por 200 participantes de 11 países latino-americanos e representantes de instituições norte-americanas e europeias, da OPAS e da OMS, os Anais³⁸ informam que eles não representavam seus países. Diferentemente do que se dizia e constou de documentos oficiais no Brasil, nenhum país assinou a Declaração de Caracas.

A Declaração de Caracas³⁸

DECLARAM:

Que a reestruturação da atenção psiquiátrica ligada à Atenção Primária de Saúde no contexto dos Sistemas Locais de Saúde permite a promoção de modelos alternativos fundamentados nas comunidades e em suas redes sociais;

Que a reestruturação da atenção psiquiátrica na Região implica a revisão crítica do papel hegemônico e centralizador do hospital psiquiátrico na prestação de serviços;

Que os recursos, cuidados e tratamentos fornecidos devem:

- salvaguardar, invariavelmente, a dignidade pessoal e os direitos humanos e civis;

---

* Em tradução livre: O projeto foi realizado em grande parte com a colaboração do Escritório Regional da Organização Mundial da Saúde (Organização Pan-americana da Saúde), e o principal produto dessa colaboração consistiu na organização da conferência de Caracas sobre hospitais psiquiátricos no continente latino-americano e no estabelecimento de um Consórcio Europeu para assistência técnica à América Latina no campo da saúde mental.

- basear-se em critérios racionais e tecnicamente adequados;
- propender à manutenção do doente em seu meio comunitário.

Que as legislações dos países devem ajustar-se de maneira a:

- assegurar o respeito dos direitos humanos e civis dos doentes mentais;
- promover uma organização de serviços comunitários que garantam seu cumprimento.

Que a capacitação de recursos humanos em saúde mental e em psiquiatria deve ser feita de acordo com um modelo de serviço de saúde comunitária que recomenda a internação psiquiátrica – quando necessária – em hospitais gerais, de acordo com os princípios básicos que fundamentam esta reestruturação.

Que as organizações, associações e demais participantes desta Conferência se comprometem conjunta e solidariamente a advogar e desenvolver, nos distintos países, programas que promovam a reestruturação da atenção psiquiátrica e a defesa e vigilância dos direitos humanos dos doentes mentais, de acordo com as legislações nacionais e os compromissos internacionais respectivos.

Para o que CONCLAMAM

Os Ministérios da Saúde e da Justiça, os Parlamentos, a Previdência Social e outros prestadores de serviços, as organizações profissionais, as associações de usuários, as universidades e outros centros de formação, e os meios de comunicação a apoiar a reestruturação da atenção psiquiátrica de forma a assegurar o sucesso de seu desenvolvimento em benefício das populações da região.

Exceto quando propõe que "[...] a capacitação de recursos humanos em saúde mental e em psiquiatria deve ser feita de acordo [...] com os princípios básicos que fundamentam esta reestruturação",[38] não há o que opor à Declaração de Caracas. Vale notar que ela não contém a essência do projeto que foi implantado no Brasil: não há menção a fechamento de hospitais ou proibição de ambulatórios.

Dois anos depois da reunião de Caracas, uma versão mais radical dominou a II CNSM, realizada, em Brasília, pela CORSAM/MS em parceria com o MNLA. Frustrados em suas expectativas de aprovação imediata do "PL Delgado" no Senado, inconformados com a crescente oposição da sociedade às suas propostas, desconsiderando a epidemiologia dos transtornos mentais e o sucesso das terapêuticas então disponíveis, os basaglianos passaram a cumprir, aqui, a Lei nº 180, de uma forma que nem a Itália fez. Por meio de Leis Estaduais e Portarias, proibiram ou asfixiaram financeiramente os serviços psiquiátricos, fechando dezenas de milhares de leitos, a maioria dos hospitais e quase todos os ambulatórios psiquiátricos públicos, sem abrir leitos ou unidades psiquiátricas nos HGs.[39]

Projetos idênticos entre si e ao "PL Delgado" foram promulgados como leis no Rio Grande do Sul (1992), no Distrito Federal (1992), no Ceará (1993), em Pernambuco (1994), no Paraná (1995), em Minas Gerais (1995) e no Rio Grande do Norte (1995).[39] O mais radical, submetido à Assembleia Legislativa de São Paulo (ALESP) em 1992, dizia:

> Ficam proibidas, no território do Estado de São Paulo, a construção e ampliação de hospitais psiquiátricos e similares, públicos ou privados, e a contratação e financiamento pelo setor público de novos leitos nesses estabelecimentos [...] Ficam desautorizados a funcionar no território estadual todos os Hospitais Psiquiátricos ou similares existentes, após cinco anos da data da promulgação desta Lei.[40]

Se fosse cumprida, tal Lei resultaria no fechamento de todas as clínicas, hospitais psiquiátricos e seus similares no Estado, inclusive o Instituto de Psiquiatria A. C. Pacheco e Silva, do Hospital das Clínicas da Faculdade de Medicina da Universidade de São Paulo (IPq-HCFMUSP). A reação do Departamento de Psiquiatria[41] e de diversos setores da sociedade foi grande, o PL nº 366 jamais foi colocado em votação e o IPq foi modernizado (**Fig. 6.1**).[42]

O relatório da I CNSM prescreveu uma intervenção explícita na Autonomia Universitária: "É da responsabilidade do Estado a questão da formação dos recursos humanos, que deverão ser adequados ao contexto de novas políticas [...]".[31] Isso seria repetido na Emenda nº 14 ao PL nº 366, submetido, mas jamais votado na ALESP:

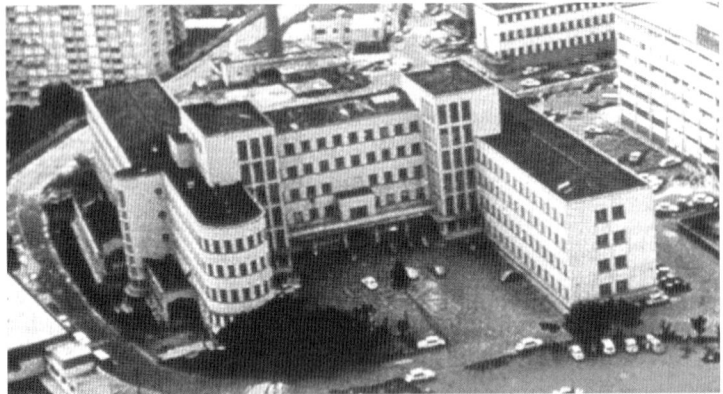 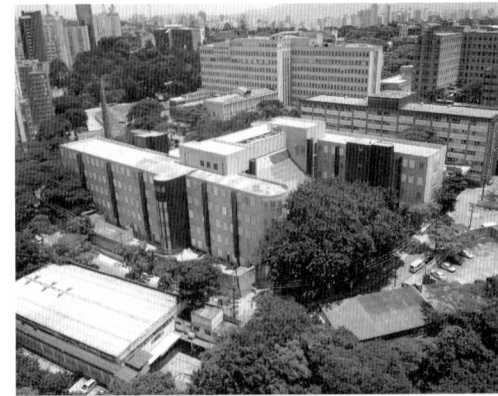

1970   2020

FIGURA 6.1

A "Reforma Psiquiátrica" do IPq-HCFMUSP (1996-2006).
Fonte: Acervo de imagens do IPq.

[...] as instituições educacionais formadoras de Recursos Humanos e, especialmente, aquelas que habilitam os profissionais das equipes multidisciplinares de atendimento às pessoas portadoras de sofrimento mental reorientarão seus currículos quanto aos conteúdos teóricos e práticos, para adequá-los às necessidades da reforma psiquiátrica e aos princípios desta lei [...].[40]

Consonante com essa diretriz, a partir de 2002, a CORSAM/MS passou a financiar o Programa Permanente de Formação de Recursos Humanos para a Reforma Psiquiátrica, por meio de cursos anuais conveniados para 1.500 profissionais de saúde mental e 6 mil trabalhadores de diferentes níveis de escolaridade, em 15 estados.[43] O conteúdo programático do concurso para seleção de psiquiatras, publicado em 23 de setembro de 2006 pela Coordenação de Saúde Mental da Prefeitura Municipal de Belo Horizonte (MG), sugere que seu objetivo era aparelhar a Rede. Os temas incluíam: "A história das relações entre sociedade e loucura [...] a Grande Internação [...] o saber e o poder psiquiátricos na constituição do conceito de doença mental [...] As Reformas Psiquiátricas [...] as experiências em ruptura com o modelo psiquiátrico tradicional (a antipsiquiatria, a psiquiatria democrática) [...] as experiências brasileira e italiana".[44] A bibliografia recomendada era restrita a Foucault e ao movimento basagliano, com exceção de dois livros básicos de psiquiatria e alguns artigos de Freud e de outros autores sobre psicanálise.

A geração de 1968 ocupou grandes espaços na formulação das políticas e na CORSAM/MS. Lembranças e depoimentos autobiográficos de alguns dos seus líderes constam de um livro organizado pelo falecido Prof. João Ferreira da Silva Filho e permitem aquilatar suas principais ambições e expectativas. Pedro Gabriel Godinho Delgado, irmão do deputado Paulo Delgado, teve papel importante e dirigiu a CORSAM/MS por mais de 10 anos. Segundo ele:[45] "Como política pública, a Reforma Psiquiátrica se baseia na incorporação dos avanços tecnológicos da psiquiatria, da contribuição da psicanálise, da matriz de reabilitação psicossocial, das ferramentas da epidemiologia e do planejamento". Tudo poderia ter sido melhor, se isso fosse obedecido.

A Lei nº 10.216[46] foi promulgada em 6 de abril de 2001, com a ementa: "Dispõe sobre a proteção e os direitos dos portadores de transtornos mentais e redireciona o modelo assistencial de saúde mental". Seu Artigo 2º diz ser direito da pessoa com transtorno mental "[...] ter acesso ao melhor tratamento do sistema de saúde consentâneo às suas necessidades [...] ser tratada, preferencialmente, em serviços comunitários de saúde mental".[46] O Artigo 4º diz: "A internação, em qualquer de suas modalidades, só será indicada quando os recursos extra-hospitalares se mostrarem insuficientes".[46] Proteção contra internações indevidas foi atribuída à fiscalização das internações involuntárias pelo Ministério Público. As internações compulsórias são indicadas por médicos e determinadas pela Justiça, ouvido o Ministério Público. Assim, estão resguardados os direitos individuais, mas é reconhecida a necessidade de atendimento médico hospitalar quando os recursos extra-hospitalares não são suficientes.

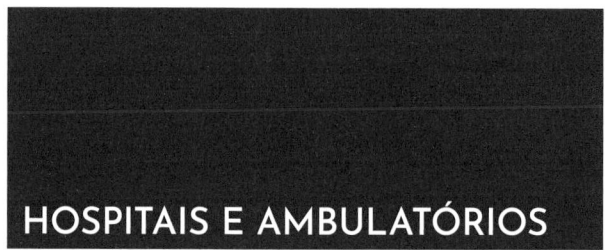
HOSPITAIS E AMBULATÓRIOS

Em afronta à Lei Federal, os basaglianos promoveram amplo desmonte da assistência psiquiátrica. Desde Caracas, a Rede implantada no Brasil foi completamente desequilibrada, voltada para a desospitalização, centrada nos CAPS, um equipamento cuja eficácia era duvidosa mesmo em países desenvolvidos, sem atendimento ambulatorial eficiente ou internação psiquiátrica. Logo ficou patente que os CAPS não podiam ocupar a função central que lhes foi atribuída. Além disso, pacientes com transtorno bipolar, depressão, transtorno esquizoafetivo, transtorno obsessivo-compulsivo, transtorno de pânico, agorafobia, transtorno de estresse pós-traumático e transtornos alimentares raramente precisam de atendimento em CAPS.

O SUS passou a descredenciar leitos após desocupação por morte, transferência, ou alta hospitalar e promoveu o sufoco financeiro do setor. Segundo a "Justificação" do "PL Delgado", o Brasil tinha "quase 100 mil leitos remunerados pelo setor público e 20 mil leitos estatais" em 1989, para uma população de 145 milhões de habitantes. Em 2002, esse número havia caído para 51.393 leitos[46] e, em 2020, restaram cerca de 25 mil leitos[47] para 210 milhões de pessoas – uma redução de mais de 80 mil leitos. Levando em conta o crescimento populacional, se os dados oficiais forem fidedignos, mais de 80% dos leitos psiquiátricos foram fechados desde o "PL Delgado". A maior parte dos leitos remanescentes continuou ocupada por pacientes sem condições de alta hospitalar devido a incapacitação, organicidade e desamparo, impedindo seu uso para internação de pessoas com quadros agudos. Poucos hospitais de boa qualidade existem hoje no Brasil, a maioria dos quais mantidos por entidades filantrópicas, como o Instituto Bairral de Psiquiatria, em Itapira (SP).

Os leitos psiquiátricos nos HGs, mencionados no Relatório da I CNSM[31] e no "PL Delgado",[32] não mereceram prioridade alguma. Além do bloqueio ideológico, eles são economicamente desvantajosos, pois não geram procedimentos equivalentes aos das demais especialidades médicas. Por isso, as tentativas de instalar Unidades Psiquiátricas em HGs (UPHG) têm sido raras ou efêmeras no Brasil. De qualquer forma, tais unidades, por melhores que sejam, não dão conta dos casos de evolução protraída, como os que requerem os serviços de um hospital psiquiátrico. Mais efetivas e com menores riscos de iatrogenia, as Unidades Psiquiátricas Especializadas em HGs (UPEHG) para internação de pacientes com problemas afins existem há algumas décadas em centros universitários, como a Western Psychiatric Institute and Clinic do Centro Médico da Universidade de Pittsburgh, Estados Unidos, e, desde 2006, no IPq-HCFMUSP. Em um país com as dimensões e características do Brasil, centros de excelência como esses poderiam estar localizados em regiões com maior demanda de atenção terciária e disponibilidade de recursos, reduzindo o deslocamento de pacientes e seus acompanhantes e a demanda reprimida existente em algumas regiões para casos que requerem atendimento de alta complexidade, a um custo menor. Além disso, a existência da UPHG contraria a Lei Basaglia e o projeto seguido pelos seus adeptos no Brasil: "[...] a proliferação dos serviços psiquiátricos nos hospitais gerais ou a territorialização (sic) dos ambulatórios psiquiátricos (muitas vezes vendida como psiquiatria comunitária) tem representado o álibi para abandonar o front da transformação do hospital psiquiátrico".[34]

Em julho de 2000, Portaria do Ministério da Saúde[48] mencionou a existência de "[...] cerca de 2.000 leitos para assistência à saúde mental em hospitais gerais [...]". Em 2007, informações obtidas junto à CORSAM/MS e ao Cadastro Nacional de Estabelecimentos de Saúde/Departamento de Informática do SUS (CNES/DATASUS) davam como sendo 2.392 o número de leitos psiquiátricos em HGs[49] As planilhas, porém, mostraram que 412 desses leitos estavam em 224 hospitais com menos de cinco leitos (122 hospitais tinham apenas um leito credenciado para saúde mental). Leitos isolados em HGs não têm estrutura para atender pacientes psiquiátricos de alguma gravidade. Outros HGs tinham 30 ou mais leitos psiquiátricos, sugerindo problemas nesse credenciamento. De qualquer forma, esses dados mostram que o mandado de fechar as possibilidades de internação, mesmo que em HGs, estava sendo obedecido pela CORSAM/MS e pelo SUS.

A explosão no consumo de *crack* pressionou politicamente o Governo Federal às vésperas da eleição de 2010, e leitos de psiquiatria em HGs passaram a ser mais bem remunerados em 2009, por meio do Plano Emergencial para a Atenção Integral a Usuários de Álcool e Outras Drogas no SUS,[50] e, em 2014, já havia 4.620 leitos psiquiátricos cadastrados pelo SUS em HGs, pediátricos e maternidades. Não foi informado quantos deles eram isolados nem quantos estavam em uma UPGH.[46] De qualquer forma, esse foi um aumento significativo em relação aos 20 anos anteriores.

Para quem nega as doenças e acha que os tratamentos psiquiátricos são ineficazes, o ambulatório especializado não seria mesmo necessário, mas as justificativas para seu fechamento foram absurdas: "[...] o modelo hospitalocêntrico (e também o dos ambulatórios de especialidades), por ser concentrador de recursos e de baixa cobertura, é incompatível com a garantia da acessibilidade";[51] ou "[...] em geral (o ambulatório) tem baixa resolutividade e um funcionamento pouco articulado à rede de atenção à saúde mental [...]".[43] Para inviabilizar os ambulatórios, foi usado o arrocho financeiro: o SUS pagava R$ 10,00 por uma consulta psiquiátrica em 2010 e o mesmo valor em julho de 2020. Ambulatórios estaduais foram fechados. Foi proposto que o atendimento ambulatorial deveria ser feito nos CAPS e nas UBSs, apoiados por "matriciamento".

Na falta de atendimento psiquiátrico efetivo, aumentam as emergências e muitos recorrem aos prontos-socorros. Em 2005, mais de 40% dos pedidos de internação não foram atendidos no município de São Paulo, por falta de leitos. Sem condições estruturais ou técnicas e sem alternativa para encaminhar os pacientes, esses serviços lotados reproduzem as condições dos manicômios, com pacientes agitados contidos em macas, ou no chão, durante dias ou semanas. As filas por consultas estavam nos jornais. A maior parte do atendimento ambulatorial passou a ser feito pelas instituições universitárias, apesar da insustentabilidade financeira, drenando recursos de outros serviços. O IPq-HCFMUSP faz cerca de 500 atendimentos ambulatoriais por dia para pacientes com todo o espectro de transtornos ou doenças mentais e do comportamento, em todas as faixas etárias. Pouquíssimos pacientes são internados nas enfermarias do IPq ou encaminhados para internação em outros serviços do SUS. Essa é a regra nos serviços de melhor qualidade do SUS em todo o País, notadamente os ligados a instituições universitárias e filantrópicas, demonstrando a eficácia da prevenção secundária da psiquiatria atual.

A efetividade de ambulatórios semelhantes aos universitários na rede SUS foi testada por iniciativa pioneira da Sociedade Paulista para o Desenvolvimento da Medicina (SPDM), ligada à Universidade Federal de São Paulo (Unifesp). Em parceria com a Secretaria da Saúde do Estado, a SPDM criou, em 2010, o Ambulatório Médico de Especialidades para Psiquiatria (AME-Pq), na Vila Maria, bairro de classe média na zona norte da capital. Suas equipes multidisciplinares atendem pacientes com transtornos mentais de maior prevalência, com protocolos dedicados a cada tipo de problema. Os resultados dos 10 primeiros anos desse trabalho foram publicados em 2020.[52] Uma análise de custo-efetividade do AME-Pq inserido na RAPS talvez convença o SUS a adotar esse equipamento modelar de prevenção secundária em nosso sistema de saúde.

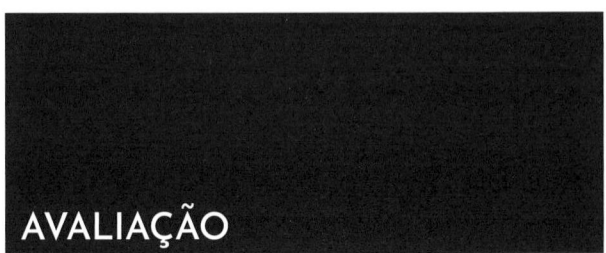

AVALIAÇÃO

Políticas de saúde mental devem ser fundamentadas, abrangentes, hierarquizadas, priorizadas, flexíveis, ágeis, resolutivas, custo-efetivas, viáveis, justas e humanitárias. Elas devem ser estabelecidas de forma democrática e participativa, respeitando os anseios de toda a população, e podem ser modificadas ou reformuladas de acordo com a experiência, insucessos, avanços nos conhecimentos e na viabilidade de seu aperfeiçoamento. Para isso, é fundamental que sejam avaliadas com frequência.

Infelizmente, nas últimas décadas, quando se fez alguma avaliação, seu objetivo, em geral, foi apenas o de desqualificar, descredenciar ou fechar serviços, em vez de tentar melhorá-los. O instrumento mais usado para isso foi o PNASH-Psiquiatria, parte do Programa Nacional de Avaliação do Sistema Hospitalar, de 2002. Nada semelhante foi feito para os outros equipamentos da rede SUS. O PNASH foi usado para reduzir a remuneração e descredenciar hospitais. Por exemplo, o IPq-HCFMUSP foi classificado no mesmo nível de um hospital manicomial da periferia de São Paulo, porque pacientes em agitação psicomotora podiam estar fisicamente contidos por curto tempo e porque o IPq oferece ECT, seguindo normas internacionais reconhecidas pelo Conselho Federal de Medicina (CFM) e protocolos usados nos melhores serviços médicos do mundo. Pelo PNASH, "hospital psiquiátrico excelente" atende quem? Para quê, se não precisa de unidades como essas?

PNASH-Psiquiatria

A avaliação dos serviços hospitalares e extra-hospitalares é, sem dúvida, fundamental, mas publicações da CORSAM/MS em 2002 davam conta de que ele foi "Concebido com base no trabalho de pesquisa de satisfação do cliente externo já realizada no Grupo Hospitalar Conceição, desenvolvido pela Fundatec, um órgão vinculado à Universidade Federal do Rio Grande do Sul". Entretanto, em 2006, o jornal *Zero Hora*, de Porto Alegre (RS), informou que "o Grupo Hospitalar Conceição está debatendo a saúde mental comemorando o 1º ano da criação de um centro de atenção psicossocial e que pretende encaminhar a iniciativa de criação de uma linha de cuidados em saúde mental". Fica a dúvida: se a base metodológica do PNASH é uma pesquisa de satisfação do cliente externo no Grupo Hospitalar Conceição, três anos antes de abrirem seu primeiro CAPS e quatro anos antes de criarem uma linha de cuidados em saúde mental, qual a validade da opinião desses clientes externos sobre "contenção ao leito, [...] eletroconvulsoterapia, tempo médio de internação que não ultrapasse 15 dias, o significado de sinais de sedação"?[53,54]

Dados quantitativos, como o número de leitos, de tipos de equipamentos hospitalares ou comunitários, número de profissionais, número de pacientes atendidos, etc., podem servir a propósitos burocráticos, administrativos ou políticos, como fazem os relatórios Saúde Mental em Dados, da CORSAM/MS. Nada disso informa sobre a qualidade e a efetividade dos procedimentos e serviços prestados e não permite aferir a eficiência da Rede ou a adequação da política de saúde. Lloyd-Evans e colaboradores[55] ensinam que "[...] o conteúdo do atendimento pode ser mais crucial do que o estilo, o *setting* ou a organização [...]" desses serviços. Deve-se determinar a qualidade, o custo, o benefício e a relevância dos serviços prestados: "[...] o que é feito, onde, para quem, por quê, como, a que custo e com quais resultados".[55]

O Tribunal de Contas da União (TCU) tentou auditar a Rede de Saúde Mental em 2005, com dados fornecidos pela CORSAM/MS, e concluiu que o Sistema tem:

> [...] grave deficiência gerencial, falta de base de dados específicos e de indicadores de desempenho que permitam uma avaliação adequada do progresso e da evolução da prestação de serviços a longo tempo, aliada à falta de avaliação do Ministério da Saúde e das secretarias estaduais e municipais da Saúde sobre estas ações de atenção à saúde mental [...].[56]

A análise dos investimentos financeiros e dos gastos mostrou-se impossível, por falta de bases de dados. Surpreendentemente, o TCU recomendou que o MS investisse mais na área da saúde mental e divulgasse mais os seus programas.[56]

A CORSAM/MS se descuidou do que era feito nos CAPS, cuja maioria absoluta ficou muito longe da qualificação do CAPS-Itapeva. Em 2010, uma avaliação[57] de 85 dos 230 CAPS em funcionamento no Estado de São Paulo evidenciou falta de retaguarda para internação psiquiátrica (42% dos CAPSs) e para emergências psiquiátricas (31%) ou emergência médicas (25%), falta de pessoal (70%), ausência de responsável médico (17%) ou registro no Cremesp (66%). Muitos CAPSs-III (24 horas) não faziam atendimento depois das 17 horas ou nos fins de semana, faltava articulação com outros serviços de saúde, assim como não exerciam atividades de capacitação, e 64% deles não faziam supervisão técnica para a rede básica. A conclusão foi que as falhas encontradas em funções essenciais dos CAPS, como o "matriciamento" da rede básica e a "regulação" do Sistema de Saúde Mental, indicavam que eles eram incapazes de corresponder aos objetivos para os quais foram criados. Em 2017, uma nova gestão na CORSAM/MS encontrou graves problemas no gerenciamento da RAPS, incluindo ausência de registro dos atendimentos em mais de 15% dos CAPS e nenhuma ocupação registrada em metade dos leitos credenciados para internação psiquiátrica nos HGs. Milhões de reais foram adiantados para "iniciativas de desinstitucionalização" que não foram concretizadas.[58]

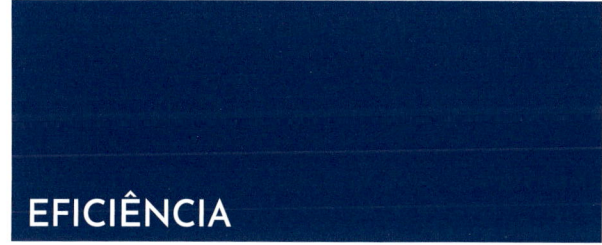

EFICIÊNCIA

Em uma época em que a prevenção secundária no sistema público de saúde mental poderia atingir níveis comparáveis aos das demais áreas da medicina, a desassistência ficou cada vez maior. O SUS dificulta o acesso a tratamentos indispensáveis para quadros psiquiátricos complexos. O exemplo mais gritante é o da ECT. Em 28 de junho de 2007, respondendo a questionamento do Ministério

Público Federal do Paraná sobre a possibilidade de inclusão da ECT na tabela do SUS, a CORSAM/MS respondeu que, apesar de eficaz em situações como as depressões graves com risco de suicídio – tema de um livreto dessa época, publicado pela Universidade Estadual de Campinas (Unicamp) com apoio da CORSAM –, "seria necessária uma maior discussão sobre a regulamentação dessa prática", por haver manifestações contrárias, "inclusive uma moção de repúdio no Relatório da III CNSM. Para isso será necessária (sic) a criação de um Grupo de Trabalho para essa discussão na saúde pública e para a análise da possibilidade de inclusão do procedimento na tabela do SUS".[59] Em 2009, com os mesmos argumentos, a CORSAM/MS novamente se posicionou contra o Projeto de Lei nº 3.553, do deputado Germano Bonow, com a Ementa que inclui a ECT entre os procedimentos disponibilizados pelo SUS. Em fevereiro de 2021, a ECT ainda não é remunerada pelo SUS, nem coberta pela Saúde Suplementar.

Assim como em outros países atingidos por esse "experimento social", as prisões brasileiras têm mais doentes mentais graves do que as instituições psiquiátricas. Andreoli e colaboradores[60] encontraram alta prevalência de transtornos mentais graves nas prisões do Estado de São Paulo. Extrapolando para o Brasil, a estimativa foi de quase 60 mil presos com doenças mentais graves, quando o País tinha apenas 32 mil leitos psiquiátricos. Os serviços de psiquiatria e saúde mental no sistema prisional, quando existem, são precários, e os direitos humanos não são respeitados.[60]

Devido a sequelas irreversíveis, múltiplas patologias psiquiátricas requerem atendimento médico e psicossocial por toda a vida e a prevenção terciária, pouco resolutiva, consome recursos que poderiam ser mais bem utilizados caso elas tivessem sido evitadas. Apesar das limitações no conhecimento das causas e da fisiopatologia da maioria dos transtornos mentais, um número significativo de componentes causais que atuam em conjunto com outros fatores, mesmo que insuficientes isoladamente, merecem esforços de prevenção primária, mas pouco se faz disso aqui e no mundo, com exceção de alguns quadros infecciosos, metabólicos e traumáticos congênitos e perinatais. A iniciativa mais exitosa da prevenção primária das consequências do uso e abuso de álcool e drogas psicoativas, em especial por adolescentes, foi a desenvolvida na Islândia. Segundo o *site* Scandinavian Way,[61]

> [...] em 20 anos, o programa conseguiu reduzir de 42% para 7% o consumo de álcool entre jovens de 15 e 16 anos. No período de 1998 a 2018, a redução no uso de cigarros foi de 23% para 6%, e o de maconha foi de 17% para 7%... a abordagem islandesa já foi levada a outros 28 países, entre eles Chile, Austrália, Portugal, Espanha, França, Itália, Holanda, Bulgária e Lituânia.

Uma experiência semelhante tem sido o Projeto Periscópio, desenvolvido pela Unifesp em parceria com a Prefeitura Municipal de Tarumã (SP). Ele foi apresentado pela Profa. Ana Cecília Marques no *workshop* estratégico *Pesquisas sobre prevenção primária do uso de substâncias psicoativas: foco nos canabinoides*, realizado pela Pró-reitoria de Pesquisa da USP, em parceria com o Instituto de Estudos Avançados e a Academia de Ciências do Estado de São Paulo, em maio de 2018.[62]

Vários estudos demonstram que a quantidade de recursos economizados em um sistema de saúde depende da efetividade das estratégias de prevenção, detecção precoce e tratamento. Entretanto, a prevenção secundária tende a ser ineficiente, inclusive em países mais desenvolvidos. Conforme o World Mental Health Survey, entre 35 e 50% dos casos graves de transtornos mentais não recebem atendimento em um período de 12 meses. Nos países menos desenvolvidos, esse índice pode chegar a mais de 85% dos casos.[63]

Atribuir a prevenção secundária à Rede Básica, com ou sem "matriciamento", só faria sentido se as equipes que atuam nesses serviços tivessem melhor formação e recursos para atender os pacientes que acorrem a eles. Para isso, médicos, enfermeiros, psicólogos e demais membros das equipes multiprofissionais de saúde, particularmente quando têm responsabilidades significativas sobre o atendimento a crianças e adolescentes, devem receber informações consistentes e atualizadas, se possível baseadas em evidências, sobre a psiquiatria atual, desde a graduação, com o aprofundamento necessário nas fases de aprimoramento profissional e educação continuada.

Doenças mentais graves e potencialmente lesionais se iniciam de forma precoce. Daí a importância da detecção de pródromos e das primeiras manifestações psicopatológicas de formas de esquizofrenia e de transtorno bipolar, que se iniciam na infância e merecem o mais pronto diagnóstico e tratamento. Transtornos fóbico-ansiosos e obsessivo-compulsivos podem surgir na infância. A adolescência é uma das fases de maior risco de morte por suicídio e de anorexia nervosa. Avaliações psiquiátricas devem ser feitas na rotina da RAPS. Por falta de tratamento efetivo, milhares de autorizações de internação hospitalar (AIH) são feitas anualmente para depressão bipolar e mania no Estado de São Paulo. Elas podem ser evitadas por prevenção secundária efetiva.

Como não há recursos suficientes para atender a toda a demanda, a OMS recomenda dar prioridade aos quadros mais graves e para os quais haja tratamentos eficazes. Shah e Jenkins[64] ensinam que "[...] devem ser feitas escolhas entre os diferentes tratamentos, diferentes ambientes terapêuticos e entre as doenças a tratar, para que se possa fazer um uso racional de recursos limitados". Levando em conta a sobrecarga causada pelas doenças em termos dos custos diretos (dos tratamentos) e indiretos (de incapacitação e comorbidades), a existência de tratamentos eficazes e a relação custo-efetividade para as diferentes doenças e transtornos mentais, Andrews e colaboradores[65] propuseram que o investimento lógico na Austrália seria destinar 37% ao tratamento dos transtornos do humor, 29% às esquizofrenias, 14% aos transtornos de ansiedade, 12% a álcool e drogas e 8% aos demais transtornos mentais.

A falta de serviços públicos de qualidade resultou na busca por atendimento particular. Os pacientes passaram a pagar por internações, psiquiatras, psicólogos e demais profissionais, pois, até recentemente, os planos de saúde não davam cobertura para psiquiatria e saúde mental. Desde os anos 1980, poucas especialidades médicas oferecem tantas oportunidades para jovens profissionais. As residências em psiquiatria e as multiprofissionais em saúde mental, além da pós-graduação senso estrito, se consolidaram e são muito procuradas. Congressos profissionais são bastante concorridos. Como em outros experimentos sociais, quem mais sofreu foram os mais pobres. Paradoxalmente, o modelo antipsiquiátrico contribuiu com isso.

INTERSETORIALIDADE

Contrariando as evidências médico-científicas, as realidades epidemiológicas e os estudos econômicos, o modelo basagliano drenou recursos da assistência psiquiátrica para custear uma RAPS centrada em CAPS, que inclui centros de convivência e cultura, habitação, cooperativas sociais, iniciativas de geração de trabalho e renda. Obviamente, essas não são necessidades apenas dos doentes mentais. Gilson Carvalho, sanitarista e defensor do SUS, disponibilizou informações sobre o destino das verbas para a área de saúde mental em 2007.[66] De um total de 760 milhões de reais destinados à área extra-hospitalar, os CAPS receberam a maior quantia (33,2%), seguidos dos medicamentos excepcionais (27,5%), muitos dos quais não são mais eficazes dos que os ditos "essenciais" (6,1%) e do acompanhamento de deficiência mental e autismo (13,8%). As psicoterapias individuais e em grupo (6,2%) custaram mais do que 42,8 milhões de consultas psiquiátricas ambulatoriais (5,6%) remuneradas a R$ 10,00 cada. O restante (7,6%) foi destinado a outras iniciativas. Tais números revelam prioridades peculiares e pulverização dos recursos oriundos do fechamento dos leitos hospitalares.[66]

As necessidades dos pacientes com limitação de autonomia devido a retardo mental, autismo, doenças mentais crônicas e quadros sequelares extrapolam o atendimento médico e incluem até assistência patrimonial e financeira. Investimentos sociais de natureza intersetorial são importantes, mas deveriam ser financiados conjuntamente pelas áreas de habitação, educação, trabalho, justiça, cultura, lazer e bem-estar social, sem drenar recursos da saúde. Esse tema pautou a IV CNSM de 2010, organizada pela CORSAM/MS, em Brasília.

PSIQUIATRIA HOSPITALAR OU COMUNITÁRIA?

A eficácia do modelo assistencial depende de uma rede abrangente que não pode ser centralizada em hospitais, nem CAPS-cêntrica. A necessidade de reformulação levou a Associação Brasileira de Psiquiatria (ABP) a criar uma comissão, que elaborou Diretrizes para uma Rede de Atenção Integral à Saúde Mental.[67] O CFM, anteriormente alinhado aos basaglianos, referendou essa proposta.[68]

Diretrizes da ABP para um modelo integral de saúde mental no Brasil, 2010.

Atenção primária: Médicos clínicos do Programa de Saúde da Família e de UBSs capazes de

> identificar, tratar ou encaminhar aos serviços especializados os doentes mentais em sistema de referência/contrarreferência.
>
> **Atendimento de emergência:** Pronto-socorro para crises, local de "passagem" de curtíssima permanência.
>
> **Atenção secundária:** Ambulatórios especializados e Centros de Atenção Médica e Psicossocial (CAMPES).
>
> **Atenção terciária:** Hospital-dia, Hospital-noite, Centro de Atenção Integrada à Saúde Mental (CAISM), Unidade Psiquiátrica em Hospital Geral e Hospital Psiquiátrico Especializado.
>
> **Proteção social:** Residência Terapêutica I e II e Centro de Convivência.

Mari e Thornicroft, professor de Psiquiatria Comunitária no King's College de Londres, ensinam que:

> [...] o planejamento em saúde mental deve ser cuidadoso e acompanhado por uma sequência racional de eventos para evitar o fechamento dos leitos hospitalares antes que os serviços de cuidados comunitários estejam solidamente instalados. Nenhum sistema de saúde mental pode funcionar sem o provimento de um número suficiente de leitos em enfermarias de agudos para atender pessoas em crise.[69]

Thornicroft e Tansella, professora de Psiquiatria da Universidade de Verona e responsável por um projeto de assistência e pesquisa integrativo, equilibrado, bem financiado e bem-sucedido, arguiram que os "acalorados debates" entre defensores da atenção hospitalar e os que pretendem substituí-la pela atenção comunitária devem se conciliar, pois o mais eficiente é um modelo abrangente e balanceado de atenção à saúde mental que inclua ambas as abordagens.[70]

Por falta de leitos psiquiátricos, casos graves ficam tempo demais nos serviços de emergência. A dificuldade de acesso a tratamento hospitalar foi associada a maior risco de suicídio, mortalidade precoce, desabrigo, crimes violentos, prisão e transinstitucionalização para o sistema de justiça criminal. Devido a isso, tem havido clara inversão nas políticas de saúde mental de países desenvolvidos, com investimentos em modernos hospitais e UPHG. Seguindo a orientação do Royal College of Psychiatrists, o Governo do Estado da Austrália do Sul aumentou os leitos para pacientes em crise, estados agudos e instituições forenses, a fim de reduzir a pressão sobre os serviços de emergência.[70]

INVESTIR MAIS PARA O MESMO?

Durante a tramitação do "PL Delgado", foi prometido que o modelo comunitário seria "[...] mais eficiente, mais humano [...] mais barato [...]" (Relatório do Sen. L. Alcântara, de 11/1995) e que os recursos financeiros oriundos da desospitalização seriam "[...] redirecionados para outras formas de cuidado, mais baratas e certamente revolucionárias em seu objetivo de inclusão social dos pacientes psiquiátricos [...]" (Relatório do Sen. S. Rocha, de 12/1998).[32] Entretanto, é óbvio que os CAPS, tanto quanto os Centros de Saúde Mental dos Estados Unidos, requerem estrutura e recursos humanos mais caros do que os ambulatórios e as UBSs.

O Ministério Público Federal e os Ministérios Públicos Estaduais têm tentado contribuir para melhorar a atenção à saúde, defender os direitos humanos e o cumprimento das leis. Infelizmente, não raro eles têm interpretado Portarias da CORSAM/MS como se fossem Leis. Em 2019, o Conselho Federal de Psicologia publicou achados de uma "Inspeção Nacional em 40 Hospitais Psiquiátricos, localizados em dezessete estados nas cinco regiões do país [...]", realizada em dezembro de 2018, em parceria com a Procuradoria Federal dos Direitos do Cidadão e o Ministério Público Federal.[71] Foram encontradas instalações precárias e sinais evidentes de maus-tratos e desrespeito aos direitos humanos. Nada disso é aceitável, nem é novidade. O vídeo *Omissão de socorro*, de Olívio Tavares de Araújo, documentou o sofrimento perpetuado pela falta de atenção à saúde mental.[72]

Em 23 de agosto de 2019, o Conselho Nacional dos Direitos Humanos do Ministério da Mulher, da Família e dos Direitos Humanos publicou Resolução que "Dispõe sobre soluções preventivas de violação e garantidoras de direitos aos portadores de transtornos mentais e usuários problemáticos de álcool e outras drogas".[73] Várias das suas recomendações coincidem com o que a ética médica determina. Entretanto, essa Resolução reproduz quase todas as desinformações mencionadas neste capítulo, tanto do ponto de vista terminológico quanto do conceitual, acabando por postular a manutenção de um modelo de atenção ineficiente como se fosse adequado e compatível com o direito constitucional à saúde. Talvez novos enfoques possam ser dados aos Termos de Ajuste de Conduta (TAC) firmados entre o Ministério Público e os Governos, em vez de perpetuar um modelo ineficiente, obrigando-os a gastar mais para o mesmo.[63] Poderá ser melhor investir em modernizar hospitais do que os substituir por algo ineficaz. Isso foi feito em centros universitários, filantrópicos e privados no Brasil e em países desenvolvidos.

UMA REDE DE CUIDADOS INTEGRAIS

Depois de 30 anos, uma reforma do modelo basagliano foi iniciada em dezembro de 2017, com a Portaria MS nº 3.588, que determinou ampliação significativa da RAPS para "[...] tornar o acesso a tratamento mais efetivo [...] em todas as modalidades de tratamento [...] seguindo o estabelecido pela Lei nº 10.216 [...]".[74] A Comissão Tripartite do SUS, composta por representantes da União, Estados e Municípios, acatou a proposta da nova Coordenação Geral de Saúde Mental, Álcool e Outras Drogas do Ministério da Saúde (CGMAD/MS), e a RAPS passou a incluir Unidade de Acolhimento e CAPS IV (para dependentes de álcool e drogas), unidade psiquiátrica em hospital geral, hospital psiquiátrico, hospital-dia, ambulatório multiprofissional e unidades ambulatoriais especializadas, comunidades terapêuticas para dependentes de álcool e drogas, atendimento psiquiátrico na atenção básica, urgência e emergência.[74] Em junho de 2020, segundo o CNES/DATASUS, o número de leitos em HGs havia subido para 5.417. Apesar de a ECT continuar fora da lista de procedimentos remunerados pelo SUS, os aparelhos para ECT passaram a constar da lista do Sistema de Informação e Gerenciamento de Equipamentos e Materiais do Fundo Nacional de Saúde, facilitando a compra por serviços credenciados. A falta desse tratamento em muitos estados brasileiros restringe o uso da ECT a pacientes que possam ser encaminhados a centros de maior nível técnico, hoje existentes em alguns serviços universitários, filantrópicos ou privados, pois exigem, além dos aparelhos para ECT e anestesia, uma equipe multiprofissional capacitada.[75]

As residências terapêuticas, antes usadas apenas como instrumento de desospitalização, passaram a receber até 10 moradores, preferencialmente ainda os egressos de internações prolongadas, mas também "[...] *moradores de rua e egressos de unidades prisionais comuns com transtornos mentais graves* [...]" (grifos nossos), que serão tratados e acompanhados por profissionais dos CAPS e dos ambulatórios, conforme suas necessidades.[74]

CONSIDERAÇÕES FINAIS

A nação tem direito a uma política de saúde mental ágil e moderna, com programas atualizados, eficientes e flexíveis nos vários níveis de prevenção, com prioridades definidas a partir de evidências médico-científicas e sociais, adaptadas às competências de uma rede diversificada e integrada, com cuidados primários, secundários, terciários e contemplando procedimentos eficazes de reabilitação, além de equipamentos sociais, sem usar os recursos da saúde para gastos injustificados.

O Brasil pode ter uma rede eficiente, apoiada por centros universitários e por serviços públicos e privados qualificados, de acordo com as realidades e características de suas diferentes regiões. Em vez de perpetuar os mesmos erros, os brasileiros merecem que seja feita ampla e profunda reavaliação do que é necessário, o que pode ser feito, como viabilizar, auditar, garantir perenidade e as devidas atualizações periódicas; uma política de estado para a saúde mental, implementada com máxima urgência, responsabilidade, equidade e consideração para com todos os direitos humanos e de cidadania.

Não existirá saúde sem saúde mental e não existirá saúde mental sem a moderna psiquiatria. Quatro décadas depois da promulgação da "Lei Basaglia" e 30 anos desde sua exportação para a América Latina, o Brasil está agora tentando fazer uma reformulação "mais psiquiátrica" do modelo de atenção à saúde mental. Resta saber se isso se consolidará e se, desta vez, o direito constitucional à saúde será respeitado para quem tem transtornos mentais.

REFERÊNCIAS

1. Organização das Nações Unidas. Declaração Universal dos Direitos Humanos [Internet]. Paris: ONU; 1948 [capturado em 3 abr. 2021]. Disponível em: https://www.unicef.org/brazil/declaracao-universal-dos-direitos-humanos.

2. Organização Mundial da Saúde. Constituição da Organização Mundial da Saúde (OMS/WHO). Nova Iorque: OMS; 1946.

3. World Health Organization. WHO resource book on mental health: human rights and legislation. Geneva: WHO; 2005.

4. Brasil. Constituição da República Federativa do Brasil de 1988. Brasília: Presidência da República; 1988.

5. Kemper SC. C-E.A. Winslow, who launched public health at Yale a century ago, still influential today [Internet]. New Haven: YaleNews; 2015 abr. 2021]. Disponível em: https://news.yale.edu/2015/06/02/public-health-giant-c-ea-winslow-who-launched-public-health-yale-century-ago-still-influe.

6. Giovanella L. Atenção básica ou atenção primária à saúde? Cad Saúde Pública. 2018;34(8):e00029818.

7. Brasil. Ministério da Saúde. O que é Atenção Primária? Brasília: MS; 2020.

8. Brasil. Ministério da Saúde. Portaria nº 648, de 28 de março de 2006. Aprova a Política Nacional de Atenção Básica, estabelecendo a revisão de diretrizes e normas para a organização da Atenção Básica para o Programa Saúde da Família (PSF) e o Programa Agentes Comunitários de Saúde (PACS). Brasília: MS; 2006.

9. Belo Horizonte. Secretaria de Estado de Saúde. SUS [Internet]. Belo Horizonte: Secretaria de Estado de Saúde; 2021 [capturado em 25 abr. 2021]. Disponível em: https://www.saude.mg.gov.br/sus.

10. Rio Grande. Secretaria da Saúde. SUS [Internet]. Rio Grande: Secretaria da Saúde; 2021 [capturado em 25 abr. 2021]. Disponível em: https://www.riogrande.rs.gov.br/saude/media-e-alta-complexidade/.

11. Langford A. The national psychosis unit: curing the incurable. Lancet Psychiatry. 2015;2(11):965-6.

12. Brandão JCT. Elementos fundamentais de psiquiatria clínica e forense. Rio de Janeiro: Leite Ribeiro & Maurillo; 1918.

13. Shorter E. A history of psychiatry: from the era of the asylum to the age of prozac. New York: John Wiley & Sons; 1997.

14. Wing JK. The functions of asylum. Br J Psychiatr. 1990;157:822-7.

15. Lewis A. Empirical or rational? The nature and basis of psychiatry. Lancet. 1967;2(7505):1-9.

16. Kaplan RM. Johann Christian Reil and the naming of our specialty. Australas Psychiatry. 2012;20(2):157-8.

17. Mesquita Neto P, Affonso P, Azevedo BS. Segundo Relatório Nacional sobre os Direitos Humanos no Brasil [Internet]. São Paulo: Comissão Teotônio Vilela de Direitos Humanos; 2002 [capturado em 9 maio 2021]. Disponível em: http://www.observatoriodeseguranca.org/files/II%20Relat%C3%B3rio%20Nacional%20de%20Direitos%20Humanos.pdf

18. Stefanelli MC, Arantes EC, organizadores. Enfermagem psiquiátrica em suas dimensões assistenciais. Barueri: Manole; 2008.

19. Brasil. Ministério da Saúde. Lei nº 8.080, de 19 de setembro de 1990. Brasília: MS; 1990.

20. Amarante P, coordenador. Loucos pela vida: a trajetória da reforma psiquiátrica no Brasil. 2. ed. Rio de Janeiro: FIOCRUZ; 1998.

21. Italia. Legge nº 180, 13 maggio 1978. Accertamenti e trattamenti sanitari volontari e obbligatori. Gazzetta Ufficiale, Roma, n. 33, 16 maggio 1978.

22. Ferreira ABH. Dicionário Aurélio de língua portuguesa. 5. ed. Curitiba: Positivo; 2010.

23. Bleuler M. Personal background and professional experience. In: Shepherd M, editor. Psychiatrists on psychiatry. London: Cambridge University Press; 1982.

24. Palermo GB. The 1978 Italian mental health law: a personal evaluation: a review. J R Soc Med. 1991;84(2):99-102.

25. Lamb HR. Lessons learned from deinstitutionalisation in the US. Br J Psychiatr. 1993;162:587-92.

26. Jones K, Wilkinson G, Craig TKJ. The 1978 Italian mental health law: a personal evaluation: a review. Br J Psychiatry. 1991;159:556-61.

27. Torrey EF. Jails and prisons: America's new mental hospitals. Am J Public Health. 1995;85(12):1611-3.

28. Birmingham L. Between prison and the community. Br J Psychiatr. 1999;174:378-9.

29. Earley P. Loucura: a busca de um pai no insano sistema de saúde. Porto Alegre: Artmed; 2009.

30. Girolamo G, Bassi M, Neri G, Ruggeri M, Santone G, Picardi A. The current state of mental health care in Italy: problems, perspectives, and lessons to learn. Eur Arch Psychiatry Clin Neurosci. 2007;257(2):83-91.

31. Brasil. Ministério da Saúde. I conferência nacional de saúde mental: relatório final. Brasília: Centro de Documentação do Ministério da Saúde; 1988.

32. Gentil V. Uma leitura anotada sobre o projeto brasileiro de reforma psiquiátrica. Rev USP. 1999;(43):6-23.

33. Saraceno B. Libertando identidades: da reabilitação psicossocial a cidadania possível. Belo Horizonte: Te Cora; 1999.

34. Saraceno B. Il progetto dell'Istituto Mario Negri: salute mentale in America Latina. Epidem Psichiatr Soc. 1994;3:49-58.

35. Kraudy E, Liberati A, Asioli F, Saraceno B, Tognoni G. Organization of services and pattern of psychiatric care in Nicaragua: result of a survey in 1986. Acta Psychiatr Scand. 1987;76(5):545-51.

36. Pitta AMF. Os centros de atenção psicossocial: espaços de reabilitação? J Bras Psiquiatr. 1994;12(43):647-54.

37. Levav I, Restrepo H, Guerra de Macedo C. The restructuring of psychiatric care in Latin America: a new policy for mental health services. J Public Health Policy. 1994;15(1):71-85.

38. Organização Mundial da Saúde. Anais da Conferência Regional para a Reestruturação da Atenção Psiquiátrica na América Latina no Contexto dos Sistemas Locais de Saúde (SILOS). Caracas: OMS; 1990.

39. Gentil V, Taborda JGV, Abdalla-Filho E. Reforma psiquiátrica no Brasil. In: Abdalla-Filho E, Chalub M, Telles LEB, editors. Psiquiatria forense de Taborda. 3. ed. Porto Alegre: Artmed; 2015. p. 654-76.

40. São Paulo. Projeto de Lei nº 366/1992. Dispõe sobre a promoção da saúde e da reintegração social das pessoas portadoras de sofrimento mental [Internet]. São Paulo: Assembleia Legislativa; 1992 [capturado em 26 abr. 2021]. Disponível em: https://www.al.sp.gov.br/propositura/?id=5148&tipo=1&ano=1992.

41. Manifestação sobre as propostas de reformulação da política de saúde mental. Rev Psiquiatria Clín. 1993;20:33-42.

42. Serra GG. Espaço construído, arquitetura e psiquiatria. In: Miguel EC, Gentil V, Gattaz WF, editor. Clínica psiquiátrica. Barueri: Manole; 2011. p. 1962-9.

43. Brasil. Ministério da Saúde. Reforma psiquiátrica e política de saúde mental no Brasil: conferência regional de reforma dos serviços de saúde mental: 15 anos depois de Caracas [Internet]. Brasília: MS; 2005 [capturado em 26 abr. 2021]. Disponível em: https://bvsms.saude.gov.br/bvs/publicacoes/Relatorio15_anos_Caracas.pdf.

44. Belo Horizonte. Prefeitura Municipal. Edital 01/2006 – Anexo III – Cargo Médico – Psiquiatria – Conteúdo Programático [Internet]. Belo Horizonte: Prefeitura Municipal; 2006 [capturado em: 9 maio 2021]. Disponível em: https://arquivo.pciconcursos.com.br/prefeitura-de-belo-horizonte-mg-1212-vagas/1048943/db436bb110/anexo_iii_programas_de_provas.pdf.

45. Delgado PG. Os determinantes de 1968 para as políticas de saúde mental. In: Silva Filho JF, organizador. 1968 e a saúde mental. Rio de Janeiro: Contra Capa; 2008.

46. Brasil. Lei nº 10.216, de 6 de abril de 2001. Dispõe sobre a proteção e os direitos das pessoas portadoras de transtornos mentais e redireciona o modelo assistencial em saúde mental. Brasília: Presidência da República; 2001.

47. Brasil. Ministério da Saúde. Saúde mental em dados 12. Brasília: MS; 2015.

48. Brasil. Ministério da Saúde. Leitos psiquiátricos em hospitais gerais no Brasil. Brasília: MS; 2007.

49. Brasil. Ministério da Saúde. Portaria nº 799/GM/MS, 19 de julho de 2000. Brasília: MS; 2000.

50. Gentil V. More for the same? Rev Bras Psiquiatr. 2007;29(2):188-99.

51. Brasil. Ministério da Saúde. Portaria nº 1.190, de 4 de junho de 2009. Institui o Plano Emergencial de Ampliação do Acesso ao Tratamento e Prevenção em Álcool e outras Drogas no Sistema Único de Saúde – SUS (PEAD 2009-2010) e define suas diretrizes gerais, ações e metas. Brasília: MS; 2009.

52. Brasil. Ministério da Saúde. Saúde mental em dados 7. Brasília: MS; 2010.

53. Saúde: Conceição debate saúde mental. Zero Hora. 12 set. 2006.

54. Brasil. Ministério da Saúde. Portaria nº 251/gm, em 31 de janeiro de 2002. Estabelece diretrizes e normas para a assistência hospitalar em psiquiatria, reclassifica os hospitais psiquiátricos, define e estrutura, a porta de entrada para as internações psiquiátricas na rede do SUS e dá outras providências [Internet]. Brasília: MS; 2002 [capturado em 26 abr. 2021]. Disponível em: https://portalarquivos2.saude.gov.br/images/pdf/2015/marco/10/PORTARIA-251-31-JANEIRO-2002.pdf.

55. Lloyd-Evans B, Johnson S, Slade M. Assessing the content of mental health services: a review of measures. Soc Psychiatry Psychiatr Epidemiol. 2007;42(8):673-82.

56. Brasil. Tribunal de Contas da União. Acórdão TCU nº 654/2005. Brasília: TCU; 2005.

57. Conselho Regional de Medicina do Estado de São Paulo. Avaliação dos Centros de Atenção Psicossocial (CAPS) do Estado de São Paulo: uma contribuição do CREMESP para a saúde mental nas comunidades. São Paulo: CREMESP; 2010.

58. Cancian N. Governo suspeita de irregularidades no uso de verbas para saúde mental [Internet]. Folha de São Paulo. 2017 [capturado em 3 abr. 2021]. Disponível em: https://www1.folha.uol.com.br/cotidiano/2017/08/1914699-governo-suspeita-de-irregularidades-no-uso-de-verbas-para-saude-mental.shtml.

59. Brasil. Ministério da Saúde. Ofício nº 214/2007/-SAÚDE/PR. Brasília: MS; 2007.

60. Andreoli SB, Santos MM, Quintana MI, Ribeiro WS, Blay SL, Taborda JGV, et al. Prevalence of mental disorders among prisoners in the state of Sao Paulo, Brazil. PLoS One. 2014;9(2):e88836.

61. Scandinavian Way. Lição no Senado: como a Islândia tem tirado os jovens das drogas [Internet]. São Paulo: Scandinavian Way; 2019 [capturado em 3 abr. 2021]. Disponível em: https://scandinavianway.com.br/licao-no-senado-como-a-islandia-tem-tirado-os-jovens-das-drogas.

62. Universidade de São Paulo. Workshops estratégicos: prevenção primária dos efeitos adversos dos canabinóides. São Paulo: USP; 2018.

63. Demyttenaere K, Bruffaerts R, Posada-Villa J, Gasquet I, Kovess V, Lepine JP, et al. Prevalence, severity, and unmet need for treatment of mental disorders in the World Health Organization World Mental Health Surveys. JAMA. 2004;291(21):2581-90.

64. Shah A, Jenkins R. Mental health economic studies from developing countries reviewed in the context of those from developed countries. Acta Psychiatr Scand. 2000;101(2):87-103.

65. Andrews G, Issakidis C, Sanderson K, Corry J, Lapsley H. Utilizing survey data to inform public policy: comparison of the cost-effectiveness of treatment of ten mental disorders. Br J Psychiatr. 2004;184:526-33.

66. Carvalho G. O financiamento da reforma psiquiátrica no pós constitucional: avanços e entraves. São Paulo: IDISA; 2010.

67. Associação Brasileira de Psiquiatria. Diretrizes para um modelo de assistência integral em saúde mental no Brasil. Rio de Janeiro: ABP; 2006.

68. Conselho Federal de Medicina. Resolução CFM nº 1.952/2010. Adota as diretrizes para um modelo de assistência integral em saúde mental no Brasil e modifica a Resolução CFM nº 1.598, de 9 de agosto de 2000. (Revoga as Resolução CFM nº 1407/1998 e 1408/1998. Brasília: CFM; 2010.

69. Mari JJ, Thornicroft G. Principles that should guide mental health policies in low-and middle-income countries. Rev Bras Psiquiatr. 2010;32(3):212-3.

70. Thornicroft G, Tansella M. The balanced care model: the case for both hospital- and community-based mental healthcare. Br J Psychiatry. 2013;202(4):246-8.

71. Conselho Federal de Psicologia. Hospitais psiquiátricos no Brasil: relatório de inspeção nacional. Brasília: CFP; 2019.

72. Araújo OT. Omissão de socorro [vídeo]. 2007.

73. Brasil. Ministério da Mulher, da Família e dos Direitos Humanos. Conselho Nacional dos Direitos Humanos. Resolução nº 8, de 14 de agosto de 2019. Dispõe sobre soluções preventivas de violação e garantidoras de direitos aos portadores de transtornos mentais e usuários problemáticos de álcool e outras drogas. Brasília: MMFDH; 2019.

74. Brasil. Ministério da Saúde. Portaria nº 3.588, de 21 de dezembro de 2017. Altera as Portarias de Consolidação no 3 e nº 6, de 28 de setembro de 2017, para dispor sobre a Rede de Atenção Psicossocial, e dá outras providências. Brasília: MS; 2017.

75. Brasil. Ministério da Saúde. Cadastro Nacional de Estabelecimentos de Saúde [Internet]. Brasília: MS; 2021 [capturado em 26 abr. 2021]. Disponível em: http://cnes.datasus.gov.br/pages/profissionais/consulta.jsp.

LEITURAS RECOMENDADAS

Allison S, Bastiampillai T, Licinio J, Fuller DA, Bidargaddi N, Sharfstein SS. When should governments increase the supply of psychiatric beds? Mol Psychiatry. 2018;23(4):796-800.

Brasil. Ministério da Saúde. Nota técnica nº 11/2019-CGMAD/DAPES/SAS/MS. Esclarecimentos sobre as mudanças na Política Nacional de Saúde Mental e nas Diretrizes da Política Nacional sobre Drogas. Brasília: MS; 2019.

Santos AHG, Bortolon CB, Amino D, Laranjeira R. Ambulatório médico de psiquiatria: 30.151 casos. Rev Debates Psiquiatria. 2020:16-22.

Para *quizzes* sobre o conteúdo do livro e casos clínicos complementares, acesse:

https://apoio.grupoa.com.br/tratadopsi/

7

O ESTIGMA DOS TRANSTORNOS MENTAIS

ANTÔNIO GERALDO DA SILVA
LETÍCIA MAMERI-TRÉS
LEANDRO F. MALLOY-DINIZ
LEONARDO BALDAÇARA
ALEXANDRE PAIM DIAZ
ANTÓNIO PALHA

O termo estigma tem origem na língua grega antiga e, em particular, no verbo στίβω, que significa esculpir, marcar como sinal de vergonha, punição ou desgraça. A estigmatização é provocada pela presença de uma característica socialmente indesejável, que sinaliza diferença. Quando essa característica se torna evidente durante uma interação social, pode atuar de forma desqualificadora para a identidade de quem a possui. O estigma relacionado à saúde descreve um processo sociocultural em que grupos sociais são desvalorizados, rejeitados e excluídos com base em condição de saúde socialmente desacreditada. O estigma pode ser entendido em termos das diferentes formas como se manifesta nos níveis individual, social e estrutural.

O impacto do estigma na vida das pessoas é enorme, ele afeta o curso da doença mental, atrapalha a busca por ajuda profissional, ocasiona baixa autoestima e baixa adesão ao tratamento. O estigma é associado a pior desempenho no trabalho, aumento do desemprego e aumento do risco de suicídio.

O estigma mata. Estima-se que o preconceito e a discriminação que traduzem o estigma da doença mental podem resultar em uma redução na expectativa de vida. E é importante frisar que a psicofobia, que é o preconceito contra as pessoas que têm transtornos e deficiências mentais, caminha, no Brasil, para ser enquadrada como ato criminoso.

A identificação de fatores associados pode melhorar o direcionamento e o desenho das campanhas de redução do estigma, pois ele tem implicações para o tratamento clínico e social de pessoas com transtornos mentais graves, além de constituir um problema importante e urgente de desigualdade de saúde pública que precisa ser abordado.

O ESTIGMA PELAS VISÕES BIOPOLÍTICA E SOCIAL

Na Grécia antiga, os escravos eram uma propriedade valiosa e, para evitar sua fuga e garantir o retorno dos fugitivos, os gregos os "tatuavam". O instrumento pontiagudo usado para esse propósito deixava uma marca chamada "estigma" (em grego, *éstig*, que significa "picar"). Hoje, o uso da palavra "estigma" denota uma marca de desaprovação, é a própria desgraça que está marcada.[1]

O estigma caracteriza a presença de um atributo que desacredita seu possuidor, por essa razão, varia com o tempo e o lugar. O estigma e a estigmatização envolvem necessariamente uma narrativa das relações sociais: um atributo que envergonha os portadores de uma conjuntura espaço-temporal pode não ser vexatória em outro espaço-tempo.

O estigma existe quando um atributo pessoal é visto de forma negativa na sociedade, e quando o indivíduo afetado é marcado por ele de tal forma que há ciência do potencial ou real julgamento negativo de outros. Assim, o indivíduo é moldado pelo senso de julgamento externo, e a vergonha se torna um ponto central. O primeiro grande trabalho sobre estigma, publicado em 1963 por Erving Goffman, intitulado *Stigma: notes of management of spoiled indentity*,[2] diferencia três tipos de estigma ou "diferença indesejada", que distinguem os indivíduos dos "normais", sendo o primeiro tipo as "abominações do corpo", como as deformidades; o segundo, as "manchas de caráter individual"; e, por fim, o "estigma tribal de raça, nação e religião".

Outro tipo de distinção refere-se a pessoas "desacreditadas" e "desacreditáveis", que seriam as seguintes: os desacreditados têm um atributo intrusivo que não podem esconder, sendo seu principal desafio administrar as impressões (estereotipadas) que os outros têm e trazem para o relacionamento com eles; por sua vez, os desacreditáveis têm um atributo ou condição potencialmente vergonhoso, mas que é imperceptível para eles, assim, o desafio é gerenciar as informações que os outros têm sobre eles (a quem contar, quando e com quais consequências). O papel do "normal" e o papel do "estigmatizado" são partes do mesmo complexo; não questionar essa premissa e admitir essa realidade e a severidade de alguns tipos de estigma significa simplesmente aceitar essa dinâmica como inevitável e onipresente, o que é eticamente questionável.[2]

O estigma é, portanto, um agente biopolítico, e, ao abordarmos esse tema, adentramos em uma das mais complexas e intrigantes esferas da bioética.

Embora, para alguns, a designação "doença" possa oferecer aos afetados acesso à compaixão e a uma espécie de "desestigmatização", outra perspectiva sugere que apenas reforça o estigma. Dessa forma, o estigma pode ser tratado como politicamente produtivo, e a estigmatização como um processo biopolítico performativo, em

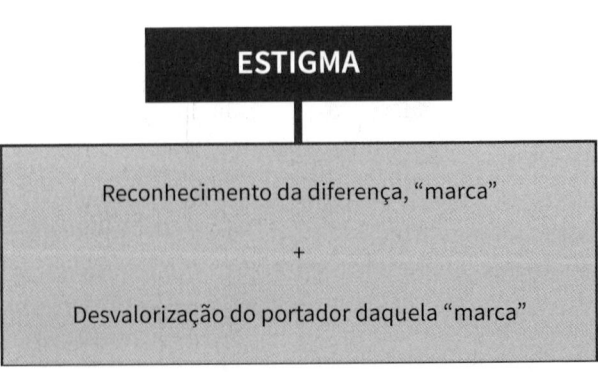

FIGURA 7.1

A construção social do estigma.
Fonte: Ronzani e colaboradores.[3]

vez de um marcador estável de algum tipo de diferença anterior, o que nos permite considerar não apenas como a "doença" pode ser desestigmatizada, ou mesmo se a própria "doença" é estigmatizante, mas se a própria problematização do adoecimento mental, em primeiro lugar, constitui um processo de estigma.[4]

Para a estigmatização ocorrer, "o poder deve ser exercido", pois depende inteiramente dos poderes social, econômico e político – é preciso poder para estigmatizar.[5] O estigma funciona "no ponto de intersecção entre cultura, poder e diferença", então, a análise do estigma e da resistência deve se tornar um exame da subjetividade e da negociação das relações de poder que estruturam o mundo social.[6]

A construção social da subjetividade, quando usada para informar a pesquisa do estigma, ilustra efetivamente os aspectos estruturais da estigmatização. O controle social é atualizado dentro de instituições regidas pelo conhecimento nas mãos de especialistas e por meio do biopoder: estratégias políticas/discursivas que constituem o sujeito como conhecível e criam as condições para a subjetividade.[7,8]

O estigma pode ser categorizado de diferentes formas, a partir de como se manifesta nos níveis individual, social e estrutural. O autoestigma é definido como um processo subjetivo caracterizado por sentimentos negativos sobre si mesmo, comportamento desadaptativo, endosso de estereótipo resultante de experiências, percepções ou antecipação de reações sociais negativas de um indivíduo, com base em um estigmatizado *status* social ou em uma condição de saúde. O estigma social descreve o fenômeno de grandes grupos sociais, endossando estereótipos e agindo contra um grupo. O estigma estrutural refere-se a regras, políticas e procedimentos de instituições que restringem os direitos e as oportunidades para membros de grupos estigmatizados.[9]

As evidências convergentes indicam que crenças estereotipadas e atitudes discriminatórias contra pessoas com doença mental prevalecem em todo o mundo. Enquanto isso, a gravidade da doença, os resultados terapêuticos insatisfatórios, os distúrbios na expressão emocional dos pacientes durante uma interação social, os incidentes de comportamentos violentos ou perigosos e a rotulagem demonstraram influenciar o estigma público. Em relação aos correlatos de estigma público, observa-se que indivíduos leigos, do sexo masculino, com idade avançada, *status* socioeconômico inferior, menor nível de escolaridade e residência em áreas semiurbanas ou rurais têm sido associados a atitudes desfavoráveis em relação às pessoas com transtornos mentais.[10]

Crucial para a compreensão científica do estigma é a nossa capacidade de observar e de mensurar esse fenômeno. Estudos apontam que é possível distinguir entre cinco focos ou abordagens de mensuração, conforme apresentados no **Quadro 7.1**.[11]

O estigma é fundamentalmente um fenômeno social enraizado nas relações sociais e moldado pela cultura e pela estrutura da sociedade. Se o estigma emana das relações sociais, a solução para a compreensão e a mudança deve, da mesma forma, estar embutida nas mudanças nas relações sociais e nas estruturas que as moldam.[12]

Existem muitas circunstâncias estigmatizadas, e os processos estigmatizantes podem afetar vários domínios da vida das pessoas, pois esse processo, provavelmente, tem uma influência dramática na distribuição das oportunidades em áreas como renda, moradia, envolvimento no crime, saúde e a própria vida.[5]

Na Grécia antiga, a loucura era considerada um sinal de ligação direta entre os homens e os deuses. Os loucos eram capazes de profetizar o futuro e conheciam todos os mistérios da vida. Eram especiais e admirados.

QUADRO 7.1
MEDINDO O ESTIGMA RELACIONADO À SAÚDE

1. Pesquisas de atitudes em relação a pessoas com certas condições de saúde conduzidas com amostras do público ou de subpopulações, como cuidadores.
2. Avaliações e auditorias de práticas discriminatórias e estigmatizantes:
   - na comunidade, na casa ou no ambiente de trabalho;
   - na assistência médica;
   - em estatutos legais ou jurídicos;
   - na mídia;
   - em materiais educacionais nas escolas.
3. Entrevistas com pessoas afetadas por certas condições de saúde sobre suas reais experiências de discriminação e estigmatização.
4. Entrevistas com pessoas afetadas por certas condições de saúde sobre estigma percebido ou sentido.
5. Entrevistas com pessoas afetadas por certas condições de saúde sobre estigma próprio ou internalizado, incorporando sentimentos de perda de autoestima e dignidade, medo, vergonha, e assim por diante.

Fonte: Elaborado com base em van Brakel.[11]

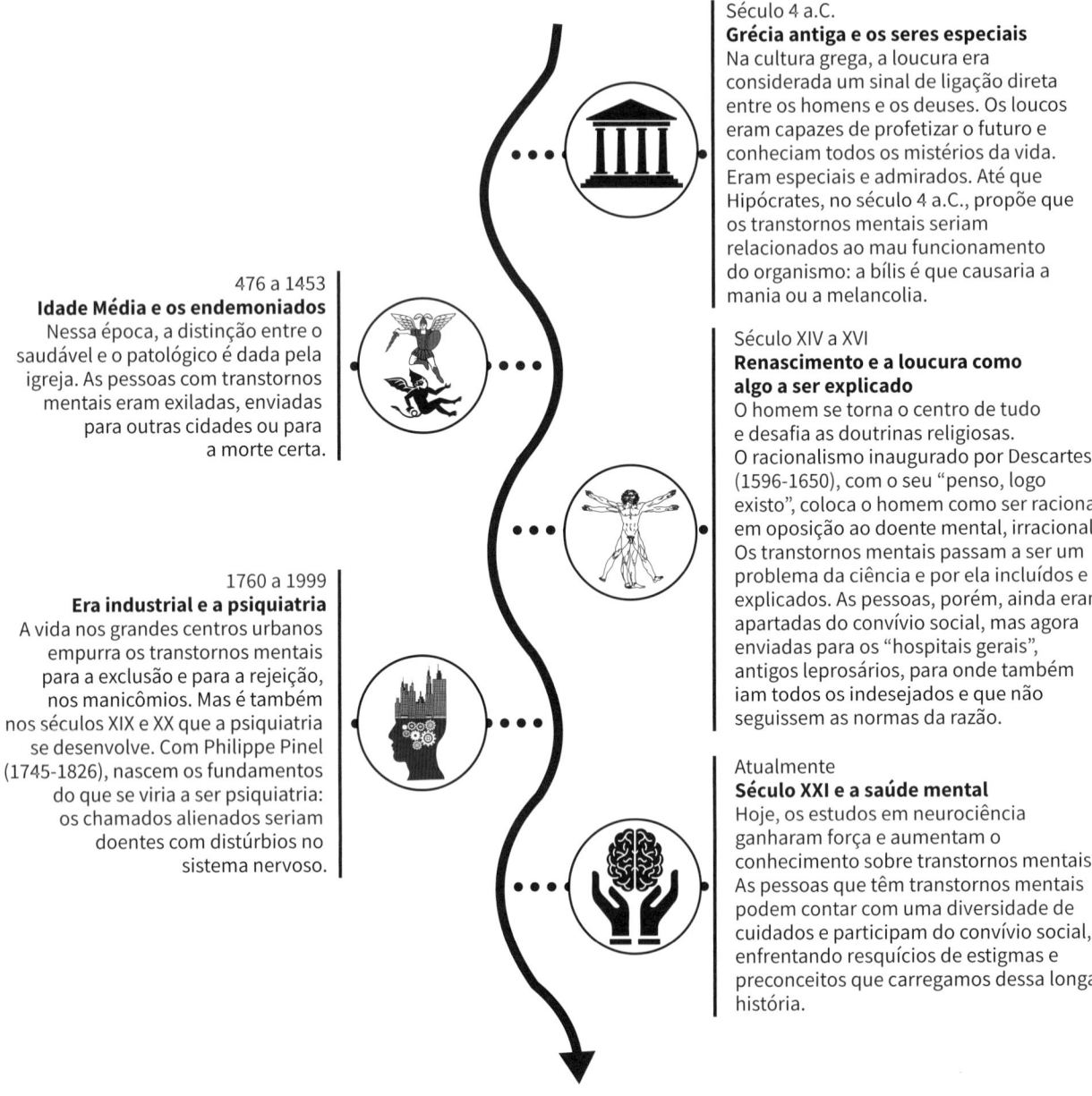

FIGURA 7.2

O estigma e a saúde mental no tempo.

A visão da loucura como algo ruim começa com Hipócrates, que, no século 4 a.C., propõe que os transtornos mentais seriam relacionados ao mau funcionamento do organismo: a bílis é que causaria a mania ou a melancolia.

Na Idade Média, a distinção entre o saudável e o patológico é dada pela Igreja. Na Bíblia, encontramos algumas passagens que fazem alusão ao adoecimento mental: "O espírito do homem o sustenta na doença; mas, o espírito deprimido, quem o levantará?" Provérbios 18:14; "Dizendo-se sábios, tornaram-se loucos." Romanos 1:22; "Porque a ira destrói o louco; e o zelo mata o tolo." Jó 5:2; "Os sábios herdarão honra, mas os loucos tomam sobre si vergonha." Provérbios 3:35; e "A mulher louca é alvoroçadora; é simples e nada sabe." Provérbios 9:13. Tais passagens agravam ainda mais a visão da loucura como algo ruim e relacionado aos "endemoniados".

Na Idade Média, as manifestações dos transtornos mentais eram compreendidas em uma perspectiva sobrenatural, sendo o enfermo considerado, muitas vezes, como agindo sob influência de maus espíritos. Portanto, a purificação via punição era a forma de abordar tais manifestações. No mesmo período, fora da Europa, o persa Avicena descreveu diversas condições em saúde, entre as quais, muitas condições de patologias mentais. Essa tentativa de naturalizar os transtornos mentais não era a regra nesse período, tendo sido retomada na transição para o Renascimento.

No Renascimento, o homem se torna o centro de tudo e desafia as doutrinas religiosas. O racionalismo inaugurado por Descartes (1596-1650), com o seu "penso, logo existo", coloca o homem como ser racional em oposição ao doente mental, irracional. Os transtornos mentais passam a ser um problema da ciência e por ela incluídos e explicados. As pessoas, porém, ainda eram apartadas do convívio social, mas agora enviadas para os "hospitais gerais", antigos leprosários, para onde também iam todos os indesejados e os que não seguissem as normas da razão.

As pessoas com transtornos mentais eram exiladas, enviadas para outras cidades ou para a morte certa. Quando a exclusão ainda era a regra, um livreiro chamado João Cidade (que posteriormente, canonizado, se tornou João de Deus), na Portugal de 1500, tem um surto maníaco e é levado para o pátio de uma igreja onde ficavam os chamados alienados. Um dia, depois de um sonho, ele pede para que lhe tirem as correntes e passa a tratar dos doentes. Ele funda a ordem religiosa das Irmãs Hospitaleiras do Sagrado Coração de Jesus.

É uma época de referências relevantes na literatura. William Shakespeare (1564-1616) escreve sobre três célebres "loucos", que marcaram sua obra e o imaginário humano: Hamlet, um obsessivo que flerta com a ideia do suicídio; Macbeth, que alucina tomado pela culpa; e Falstaff, um alcoolista intenso e descontrolado. Ainda no século XVII, o espanhol Miguel de Cervantes, com seu *Dom Quixote* (1600), propôs um brilhante diálogo entre a razão e a loucura.

Durante o Iluminismo, nos anos 1700, os doentes mentais foram finalmente libertados de suas correntes, e instituições foram estabelecidas para ajudar os que sofriam de doenças mentais.

Na era industrial, a vida nos grandes centros urbanos empurra os transtornos mentais para a exclusão e para a rejeição nos manicômios. Porém, é também nos séculos XIX e XX que a psiquiatria se desenvolve. Com Philippe Pinel (1745-1826), nascem os fundamentos do que viria a ser a psiquiatria: os chamados alienados seriam doentes com distúrbios no sistema nervoso.

No Brasil, Machado de Assis publica, em 1882, o conto *O alienista*, em que Simão Bacamarte, o alienista, fala de sua iniciativa:[13]

> Trata-se de coisa mais alta, trata-se de uma experiência científica. Digo experiência, porque não me atrevo a assegurar desde já a minha ideia; nem a ciência é outra coisa, Sr. Soares, senão uma investigação constante. Trata-se, pois, de uma experiência, mas uma experiência que vai mudar a face da Terra. A loucura, objeto dos meus estudos, era até agora uma ilha perdida no oceano da razão; começo a suspeitar que é um continente.

No entanto, a estigmatização e a discriminação atingiram um pico lamentável durante a ascensão nazista na Alemanha (1933-1945), quando centenas de milhares de pessoas com doenças mentais foram assassinadas ou esterilizadas.

Nos anos 1960, a contracultura faz nascer a antipsiquiatria e a luta antimanicomial. Dois nomes foram importantes nesse momento: o médico italiano Franco Basaglia (1924-1980) e, no Brasil, a médica Nise da Silveira (1905-1999). Se, por um lado, esse movimento expôs os abusos dos manicômios e humanizou o tratamento, por outro, alimentou a ideia de que o transtorno mental não deve ser tratado por médicos, não demandando medicações, tampouco internação.

Nos anos 1990, a psiquiatria volta a se estabelecer como capaz de tratar o sofrimento de quem tem transtornos mentais, com o advento da neurociência e o aumento do conhecimento sobre as doenças, melhorando a diversidade de cuidados e a participação no convívio social. A partir desse momento, torna-se possível avaliar o impacto da antipsiquiatria e das políticas públicas de saúde implementadas no estigma.

Com o fechamento dos manicômios e a mudança da política de saúde mental, era esperado que houvesse uma diminuição do estigma e uma melhoria da assistência à saúde mental no Brasil, porém, o que vemos atualmente passa muito longe disso. Com a ausência de um local adequado para o tratamento desses pacientes, eles são encontrados vagando pelas ruas ou nas cadeias e cemitérios, final mais trágico ainda, ficando claro como a biopolítica influencia a vida das pessoas com transtornos mentais e estimula a perpetuação do estigma.

ESTIGMA E SAÚDE MENTAL

Segundo Carl Jung, "a singularidade de um indivíduo não deve ser compreendida como uma estranheza de sua substância ou de suas componentes, mas sim como uma combinação única" de seus elementos universais.[14]

Muito mais do que qualquer outro tipo de doença, os transtornos mentais estão sujeitos a julgamentos negativos e estigmatização. Muitos pacientes não apenas têm de lidar com os efeitos frequentemente devastadores de sua doença, mas também sofrem com a exclusão social e os preconceitos.

A estigmatização da doença mental ainda é uma questão social importante. A população em geral desconhece esse problema, e o medo dos doentes mentais continua a prevalecer. Embora não prendamos, queimemos ou matemos os doentes mentais como antigamente, nossos padrões e atitudes sociais são indignos dos modernos estados de bem-estar. A discriminação estrutural dos doentes mentais ainda é generalizada, seja na legislação, seja nos esforços de reabilitação.[15]

Os processos sociais influenciam o quão bem ou mal uma pessoa pode viver com uma doença mental, o estigma não é um sintoma de doença mental, mas uma expressão de como a sociedade lida com ela. A estigmatização ocorre em maior ou menor grau, dependendo de quão bem ou mal nós, como sociedade, podemos lidar com a doença mental.

A psiquiatria está intimamente ligada ao fenômeno do estigma: por um lado, porque o diagnóstico e o tratamento psiquiátrico podem resultar em rotulagem, que pode contribuir para o processo de estigmatização; por outro, porque estigma público, autoestigma e discriminação estrutural afetam nosso bem-estar, afetam os pacientes, influenciam negativamente o curso de doenças psiquiátricas e, muitas vezes, atrapalham a busca por ajuda profissional.[16] O estigma não afeta apenas aqueles que vivem com condições de saúde estigmatizadas. Suas ramificações repercutem externamente, nas comunidades, e internamente, nas unidades de saúde, nas políticas e procedimentos que orientam o cuidado, e na equipe encarregada de fornecê-lo[17] (**Fig. 7.3**).

O estigma da doença mental pode se manifestar de várias maneiras. A maioria das pesquisas tem se concentrado em atitudes em relação a outras pessoas com doenças mentais e diferentes fatores que podem estar associados a variadas formas de estigma. Estudos anteriores identificaram uma gama de variáveis potencialmente associadas ao estigma e se concentraram amplamente no estigma em relação à depressão (como um transtorno mental comum) e à esquizofrenia (como um transtorno menos prevalente, mas altamente estigmatizado).[18,19]

UM CONCEITO ABRANGENTE DE ESTIGMA

Embora existam diferentes pontos de vista no que diz respeito à conceituação teórica do estigma da doença mental, há um consenso de que se trata de um conceito multifacetado, incluindo crenças estereotipadas e atitudes negativas (ou seja, preconceito), bem como tendências comportamentais (ou seja, discriminação) geralmente expressas por meio de evasão ou distância social. Alguns trabalhos destacam que pessoas preconceituosas não apenas endossam estereótipos e atitudes negativas, mas também têm reações emocionais negativas em relação a pessoas com problemas de saúde mental. Por exemplo, o medo é sugerido como um fator importante subjacente às atitudes negativas em relação às pessoas com doença mental, levando a um comportamento de esquiva e discriminação.

O estigma pode ser descrito em três níveis conceituais: cognitivo, emocional e comportamental, o que nos permite separar meros estereótipos de preconceito e discriminação. Entende-se nível conceitual cognitivo como a razão; o emocional, como a emoção; e o comportamental, como o ato, o comportamento ante algo ou alguém que desperta o estigma. De forma mais simples, seria como o ser humano processa, sente e age diante das pessoas com doença mental, produzindo e processando o estigma. Estereótipos referem-se a opiniões e atitudes preconcebidas em relação a membros de certos grupos, por exemplo, étnicos ou religiosos, brancos e negros, europeus e latino-americanos, judeus e muçulmanos e doentes mentais. Os estereótipos mais proeminentes que cercam os doentes mentais pressupõem periculosidade, imprevisibilidade e falta de confiabilidade. Os pacientes com esquizofrenia são os mais afetados por esses pontos de vista.[18,19]

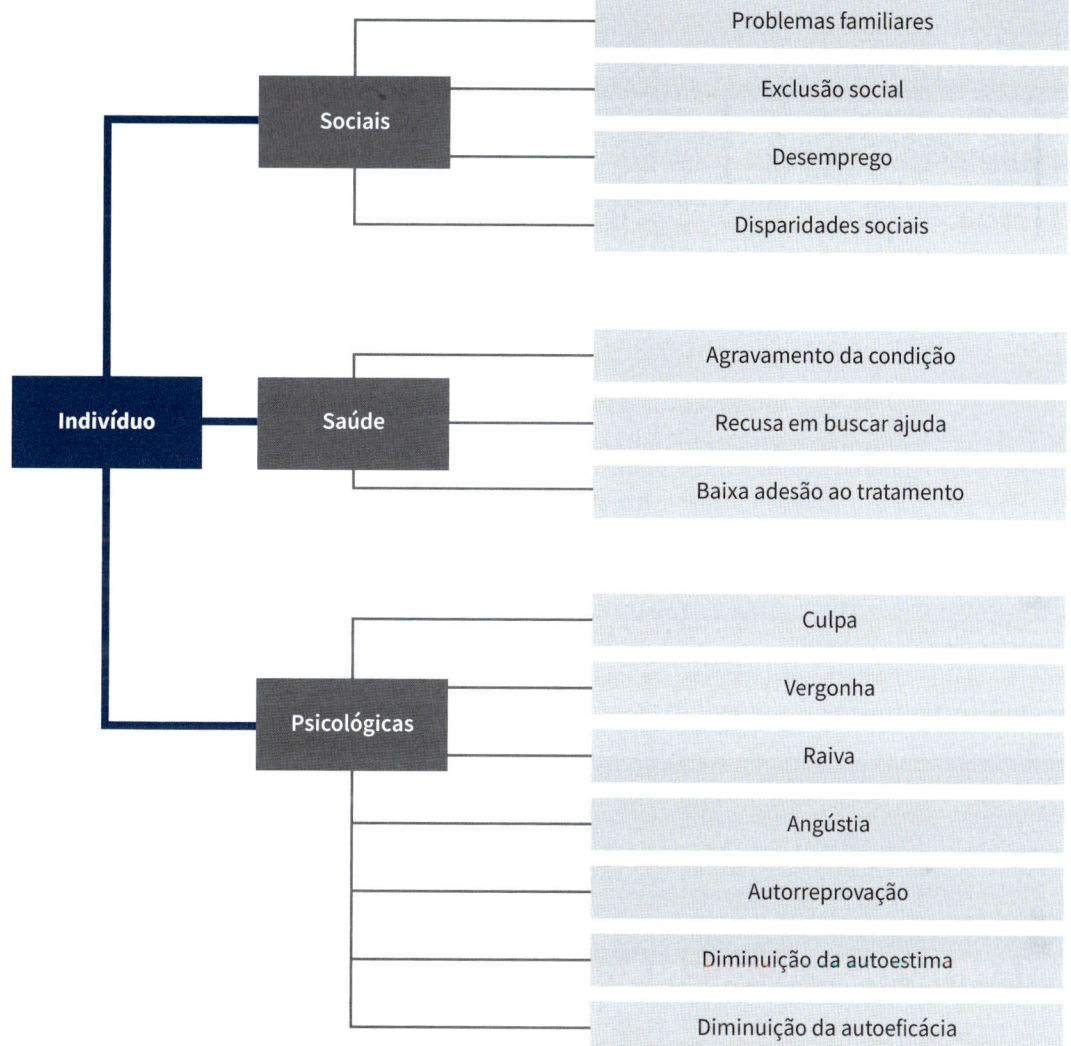

FIGURA 7.3
Consequências do estigma internalizado para os indivíduos usuários de drogas.
Fonte: Ronzani e colaboradores.[3]

Os estereótipos não são necessariamente errados ou negativos, pois podem nos ajudar a fazer julgamentos rápidos sobre pessoas que compartilham características específicas. Assim, eles nos permitem lidar ou nos adaptar a uma situação específica sem precisarmos de mais informações sobre as pessoas envolvidas.

Um julgamento justo e racional sobre os indivíduos, entretanto, exigiria mais informações do que simplesmente invocar estereótipos. Em casos de doença mental, os estereótipos podem, portanto, tornar-se disfuncionais, porque normalmente ativam padrões de resposta generalizados em vez de personalizados; informações contraditórias podem até reforçar os estereótipos de "exceções comprovam a regra". No caso dos doentes mentais, só podemos determinar se uma pessoa é realmente perigosa, imprevisível ou não confiável se nos esforçarmos para conhecê-la melhor.

Estereótipos e preconceitos podem, subsequentemente, levar à discriminação de indivíduos ou de um grupo inteiro como uma resposta comportamental: "Os doentes mentais devem ser trancados porque são perigosos e imprevisíveis" ou "Não podemos empregar pessoas com doença mental porque elas não são confiáveis".[18,19]

TABELA 7.1
TIPOS DE ESTIGMA AVALIADOS PELOS ESTUDOS

Tipo de estigma	Definição	n (%)
Público	Consiste em processos de estereotipagem, preconceito e discriminação nos quais o público em geral estigmatiza os indivíduos com doença mental.	12 (46,2)
Institucional	Práticas institucionais que trabalham em desvantagem do grupo ou pessoa estigmatizados.	0 (0)
Próprio	Quando o indivíduo assume estereótipos publicamente reconhecidos e mantidos pela sociedade e os aplica a si mesmo.	7 (26,9)
Familiar	Quando o estigma é experimentado entre aqueles que são ligados por parentesco com indivíduos rotulados.	3 (11,5)
Múltiplo		4 (15,3)

Fonte: Mascayano e colaboradores.[20]

O TAMANHO DO PROBLEMA

O estigma associado à doença mental é onipresente. Embora seja universal, a experiência da pessoa estigmatizada é influenciada pela cultura. Por exemplo, o papel das explicações sobrenaturais, religiosas ou mágicas da doença mental ainda prevalece em muitos países não ocidentais.

Uma revisão sistemática de estudos sobre o estigma da doença mental na América Latina e no Caribe concluiu que o estigma, além de ter formas poderosas que são compartilhadas entre as culturas, se expressa com importantes diferenças locais, que têm significado em contextos latino-americanos específicos.[20] Assim, uma abordagem eficaz na região exigirá investimento global combinado (econômico, social, educacional e político) tanto de partes interessadas poderosas quanto da comunidade em geral, bem como a incorporação de dimensões em futuras avaliações e intervenções de estigma. O desenvolvimento dessas novas abordagens deve incluir estratégias adequadas para incorporar características culturais relevantes para cada comunidade. Foi observada também a influência das questões de gênero, bem como o poder da família e seu duplo papel – como agente protetor, mas também discriminatório.[21]

A literatura existente destacou a importância das influências culturais na expressão do estigma da doença mental e identificou consistentemente diferenças culturais em termos de crenças e atitudes estigmatizantes em relação às pessoas com doença mental em diferentes países, assim, as intervenções desenvolvidas cultural e contextualmente são fundamentais.[22]

A "Declaração de Caracas", de 1990, representou uma mudança marcante na política de saúde mental na América Latina, por meio da qual várias reformas na área foram implementadas em diferentes países da região. A política dessas reformas tinha três objetivos principais: 1) ancorar a saúde mental na atenção primária; 2) desenvolver serviços comunitários de saúde mental; e 3) reduzir o estigma associado à doença mental.[23]

Infelizmente, não vimos durante as últimas décadas, na prática, o resultado esperado na qualidade do atendimento e na redução do estigma, sendo a cultura um fator-chave que o molda. Não se promove uma mudança cultural dessa magnitude só com boas ideias, é de fundamental importância investimento político e social, o que não ocorreu. Os fatores culturais podem ser vistos como chave na determinação das capacidades fundamentais que moldam a estigmatização entre diferentes populações, e talvez seja importante a reflexão sobre como atuar de forma eficaz nessa modificação cultural necessária para a redução do estigma.[20]

ESTIGMA NO AMBIENTE LABORAL

Outra área importante diz respeito ao emprego e ao local de trabalho. Até o momento, pouco se sabe sobre os efeitos do estigma da saúde mental nos ambientes laborais. Porém, o que sabemos já torna essa problemática de suma importância, pois se sabe que é comum e que as pessoas com transtornos mentais têm mais probabilidade de ficar desempregadas do que pessoas sem transtornos. Como a prevalência global de transtornos mentais ao longo da vida é de 29%, as altas taxas de desemprego de pessoas afetadas constituem um problema importante e urgente de desigualdade de saúde pública.[4]

O estigma pode ser uma barreira para o acesso a intervenções eficazes e acomodações de trabalho para pessoas com doenças mentais. O medo do preconceito e da discriminação concomitantes ao estigma pode inibir os trabalhadores a reconhecer sua doença e pedir ajuda. Portanto, pode ser importante desenvolver intervenções eficazes para lidar com o estigma nesse ambiente.

Uma pesquisa realizada para avaliação do impacto do estigma com relação ao trabalho evidenciou que alguns funcionários decidiram não divulgar seu medicamento habitual de consumo para seus empregadores porque estavam preocupados se seriam julgados e se perderiam seus empregos. Acreditavam ser avaliados em seu trabalho não com base no desempenho, mas no julgamento que fariam deles.[24]

Novamente, o estigma opera como uma tecnologia biopolítica que permite certas legitimidades de alguns sujeitos e não de outros, desacreditando a pessoa com transtornos mentais, rotulando-as como incapazes e "não empregáveis". Como vimos no contexto do sistema de saúde, um dos efeitos é tornar o estigma no ambiente de trabalho um tabu, reforçando a ideia de que ter um transtorno mental e realizar um trabalho produtivo são incompatíveis.

Existem quatro áreas problemáticas quanto ao estigma e o ambiente laboral: 1) superiores hierárquicos têm atitudes negativas em relação às pessoas com doenças mentais ou problemas de saúde mental, o que diminui as chances de elas serem contratadas ou apoiadas; 2) tanto a revelação quanto a não revelação de doenças mentais ou problemas de saúde mental podem levar à perda do emprego; 3) discriminação antecipada, autoestigma e o efeito "por que tentar" podem levar a motivação e esforço insuficientes para manter ou encontrar emprego, o que resulta em desemprego; e 4) é uma barreira para a busca de cuidados de saúde.[4]

Por exemplo, para promover a inclusão profissional do indivíduo esquizofrênico (a esquizofrenia é um dos transtornos mentais mais estigmatizados), algumas medidas devem ser consideradas, como: buscar mais informações sobre a doença; incentivar novas formas de compreensão do transtorno e do estigma preexistente, bem como sobre o modo de lidar com o indivíduo estigmatizado; compreender o impacto do transtorno na aquisição e retenção do conhecimento para o trabalho e promover o engajamento do indivíduo na rotina laboral; buscar a percepção de como o estresse ocupacional interfere na evolução do transtorno e a consideração da especificidade e combinação de escolhas envolvidas no trabalho. Por fim, a utilização de conceitos da psiquiatria positiva, como o *recovery* e o auxílio do psiquiatra do trabalho na reinserção ao ambiente laboral, pode ter caráter definidor de êxito. Diante de tais condições, pode-se argumentar que o desenvolvimento de estratégias de tratamento que possibilitem a participação social, normalizem o *status* social e defendam esses indivíduos é de suma importância.[25]

Em 2009, o Brasil ratificou a Convenção da Organização das Nações Unidas (ONU) sobre os Direitos das Pessoas com Deficiência[26] e, em 2015, com base na Convenção, foi promulgada a Lei nº 13.146[27] como a Lei Brasileira de Inclusão de Pessoa com Deficiência (LBI), que ainda precisa melhorar. Até então, a avaliação da deficiência era voltada apenas para os critérios médicos, de acordo com os Decretos nº 3.298/99[28] e nº 5.296/2004.[29]

O Estatuto da Pessoa com Deficiência expõe, em seu art. 2º, que:[27]

> [...] considera-se pessoa com deficiência aquela que tem impedimento de longo prazo de natureza física, mental, intelectual ou sensorial, o qual, em interação com uma ou mais barreiras, pode obstruir sua participação plena e efetiva na sociedade em igualdade de condições com as demais pessoas.

Esse Estatuto é reforçado pela Lei de Cotas, que garante a reserva de vagas para profissionais com deficiência em empresas com 100 ou mais funcionários.

Com a LBI, é proposto um modelo biopsicossocial, em que a pessoa com deficiência (PcD) deve ser avaliada no contexto em que vive, para compreender até que ponto o impedimento funcional se torna deficiência por limitar suas atividades de participação na sociedade, em função das barreiras existentes e da falta de apoios.[27] Os médicos especialistas em medicina do trabalho e psiquiatria do trabalho estão preparados para esta avaliação. Sob essa perspectiva, a deficiência não é apenas uma alteração no corpo, e, sim, um reflexo das barreiras da sociedade e do ambiente em que a pessoa está inserida.

A inclusão vai além da caracterização como PcD, pois a legislação brasileira é inclusiva com o princípio da equidade, dando oportunidade de trabalho àqueles que, sem proteção legal, teriam mais dificuldade de conseguir emprego. Porém, o estigma faz as pessoas com doenças mentais raramente serem alocadas nessas vagas, o que passa a ser um reforço negativo na esfera discriminatória, deixando bem claro que a luta contra o estigma também tem caráter social e faz parte do contexto biopolítico em que vivemos.

ESTIGMA E SUICÍDIO

O suicídio é um dos maiores problemas de saúde mental no mundo. Estima-se que um milhão de suicídios são cometidos por ano, e que, após cada suicídio, seis pessoas do entorno sofrem ou desenvolvem grandes mudanças em sua vida. Após o suicídio, os sobreviventes correm maior risco de desenvolver importantes mudanças psicológicas e ideação suicida. Ao passarem pelo complicado processo de luto, que é especificamente caracterizado pelos sentimentos de culpa, vergonha, negação e raiva, os sobreviventes do suicida, mais frequentemente do que em outras causas de morte, experimentam um luto mais prolongado e complexo, o que representa um estado muito favorável para perceber o estigma.

No suicídio, falaremos sobre estigma público e autoestigma. Ambas as formas de estigma podem causar, por si só, o isolamento social, a desmoralização e o sentimento de desesperança.

O suicídio e o estigma estão relacionados em duas direções, o que significa que o suicídio pode causar estigma, mas o estigma também pode levar a pensamentos suicidas. Muitas pessoas que tentaram suicídio foram estigmatizadas por colegas, equipes médicas e sua rede social.[30]

As taxas de suicídio aumentam entre indivíduos desempregados, e o estigma da doença mental pode contribuir para o desemprego e o suicídio. Existem evidências de associação entre aspectos do estigma da doença mental e suicídio, mas ainda não se sabe como os diferentes componentes interagem e contribuem para a ideação suicida.[30]

Em contrapartida, um fenômeno preocupante vem sendo observado. Um estudo publicado, realizado com 152 respondentes, predominantemente jovens e com boa educação formal, encontrou uma perspectiva do suicídio esmagadoramente não estigmatizante, passando pela visão de fuga e até a ato heroico.[31]

A estigmatização do suicida, assim como do suicídio ou sua tentativa, com certeza é um processo danoso para a sociedade, mas a banalização dessas atitudes também é.

Com o objetivo de prevenir o suicídio, maiores esforços devem ser feitos para combater as persistentes atitudes estigmatizantes em relação aos transtornos mentais e ao próprio suicídio. De fato, o papel do estigma como fator de risco para o suicídio deve motivar e estimular esforços mais coordenados para combater o estigma público e apoiar aqueles que sofrem de estigma percebido ou internalizado.[33]

CONTRIBUIÇÃO NEGATIVA COM O ESTIGMA

Muitos procuram aprender sobre doenças mentais na mídia de massa, incluindo filmes e redes sociais. O que se vê molda a maneira como se pensam as doenças mentais em geral. Infelizmente, o retrato da mídia sobre a doença mental é bastante negativo, o que torna o estigma social especialmente problemático. Uma vez que surtos psicóticos, suicídios e situações agravantes podem ser mostrados de maneiras distorcidas ou mesmo cômicas, a gravidade das situações de emergência envolvendo doença mental pode não ser reconhecida.

Desde que a base teórica do estigma foi lançada, a partir dos anos 1960, houve uma explosão na pesquisa empírica. Como é impossível fornecer até mesmo uma visão geral aproximada dessa pesquisa, destacam-se aqui três perspectivas de particular interesse: o nível macro, que compreende a sociedade como um todo e os meios de comunicação de massa; o nível intermediário, que abrange os profissionais da saúde; e o nível micro, que inclui a pessoa com transtorno mental, que também contribui para esse processo por meio da autoestigma-

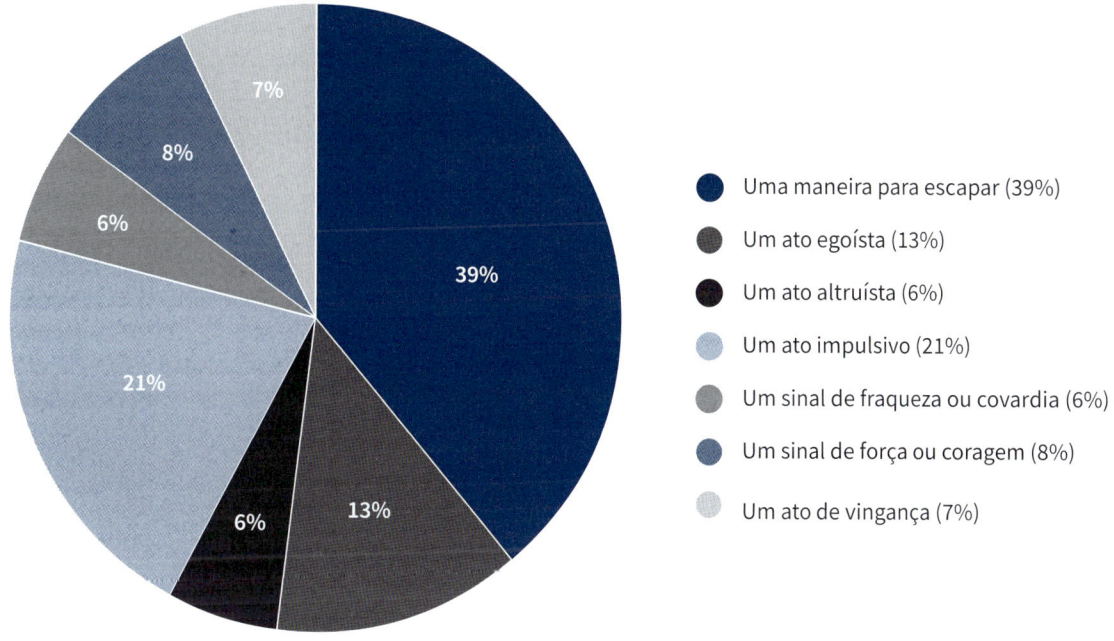

FIGURA 7.4

Gráfico ilustrativo de opiniões sobre o suicídio.
Fonte: Nathan e Nathan.[32]

tização. Parte do nível micro inclui os cuidadores, que sofrem de múltiplas formas com o estigma.

Um importante contribuinte para os estereótipos falsamente aplicados são os meios de comunicação de massa. A cobertura das doenças mentais pela mídia tem sido consistente e esmagadoramente negativa e imprecisa. Notícias de televisão e programas de entretenimento, filmes e jornais desempenham um papel central na disseminação de informações tendenciosas sobre doenças mentais e fortalecem estereótipos negativos. Relatos sensacionalistas de violência e crimes cometidos por indivíduos com esses transtornos recebem considerável atenção. Isso cristaliza uma imagem tendenciosa de pacientes com transtornos mentais como pessoas ameaçadoras que põem a sociedade em perigo.

O termo "esquizofrenia" é com frequência usado metaforicamente, em geral denotando atributos pobres. Como consequência, o próprio rótulo "esquizofrênico" está associado a conotações negativas. As investigações revelaram que uma caracterização negativa é muito mais frequente quando o termo diagnóstico esquizofrenia é aplicado em vez de outro, como depressão.

Especialistas e sociedades científicas devem formar uma aliança com a mídia em um esforço para promover uma mudança marcante na percepção da sociedade sobre questões de saúde mental e como o estigma pode resultar em consequências graves.

O ESTIGMA ENTRE OS PROFISSIONAIS DA SAÚDE

Embora a qualidade e a eficácia do tratamento e dos serviços de saúde mental tenham melhorado nos últimos 50 anos, as revoluções terapêuticas em psiquiatria ainda não foram capazes de reduzir seu estigma.[34] O estigma relacionado à doença mental, incluindo aquele existente no sistema de saúde e entre os prestadores de saúde, foi identificado como uma grande barreira para o tratamento e a recuperação, resultando em pior qualidade do cuidado para pessoas com doenças mentais.[35,36] O estigma também afeta o comportamento de busca de tratamento dos próprios profissionais da saúde e medeia negativamente seu ambiente de trabalho.[35,36]

Em teoria, seria de se esperar que os profissionais da saúde mental tivessem atitudes pelo menos neutras em relação aos pacientes com doença mental. No entanto, eles exibem crenças e atitudes negativas pelo menos iguais ou, em alguns casos, até mais fortes do que as pessoas da população em geral.

Pesquisas apontam que algumas questões que contribuem para o estigma em saúde impactam direta ou indiretamente no acesso e na qualidade dos cuidados para pessoas com doenças mentais. Os profissionais da saúde devem estar preparados para lidar com a doença mental agravada e qualquer estigma relacionado.[37]

A explicação mais provável para esse comportamento é que os profissionais da saúde mental costumam ser confrontados com pacientes que relutam em se submeter ao tratamento. É difícil construir um relacionamento terapêutico forte com esses indivíduos. Porém, quanto melhor for a relação entre paciente e profissional da saúde e quanto mais voluntário for o tratamento, por exemplo, em regime de ambulatório, menos os profissionais estigmatizam seus pacientes.

Em estudo feito no Brasil com psiquiatras, havia mais subgrupos de crenças estigmatizantes sobre transtornos psicóticos, e características individuais, como aquelas relacionadas à ansiedade, podem estar associadas a um alto estigma em relação à esquizofrenia. As intervenções para reduzir o estigma em relação aos doentes mentais devem considerar não apenas o esclarecimento dos conceitos errôneos sobre os transtornos psiquiátricos, mas também que as características individuais podem ter um papel nas crenças estigmatizantes.[38]

Em contrapartida, a natureza generalizada do estigma é tal que a estigmatização também se estende àqueles que trabalham na área da saúde mental em geral e aos psiquiatras em particular, incluindo a psiquiatria como uma disciplina acadêmica e prática. Pesquisas mostram que, dentro da profissão médica, a psiquiatria é vista como carente de base científica e médica suficiente. Cada vez mais os profissionais da saúde, incluindo médicos e estudantes de medicina, são identificados como fontes significativas de preconceito e discriminação. Os estudantes de medicina, em particular, em sua maioria, veem as pessoas com doenças mentais como imprevisíveis, perigosas e intratáveis, expressando atitudes de distanciamento em relação a elas.[39]

O estigma entre os profissionais da saúde está relacionado com idade, menor contato profissional com pessoas que sofrem de transtornos psiquiátricos e presença de um familiar com transtorno mental.[40]

A opinião pública muitas vezes tem a ideia de que a psiquiatria não produz resultados e pode até ser prejudicial, e que os psiquiatras são médicos de baixo *status* que usam muitos medicamentos psicotrópicos. A mídia apresenta a psiquiatria como uma especialidade sem formação, representando os psiquiatras como loucos, curandeiros ou mesmo charlatães. Estudantes de medicina e outras áreas da saúde veem a psiquiatria sob uma luz fraca, o que desencoraja muitos deles a seguirem uma carreira em saúde mental.[41-43]

AUTOESTIGMA E ESTIGMA DE CORTESIA

As pessoas com doença mental podem internalizar o estigma público e estrutural vivenciado em sua vida diária, levando à autoestigmatização (**Fig. 7.5**).

O autoestigma geralmente descreve um processo no qual um indivíduo com doença mental internaliza o estigma e, em seguida, experimenta uma diminuição da autoestima e da autoeficácia, limitando as perspectivas de recuperação. Esse processo pode começar antes mesmo de a pessoa sofrer de uma doença mental, porque é durante esse período que ela geralmente aprende e internaliza estereótipos culturalmente disseminados sobre essas doenças.

Assim, quando esse indivíduo tem o primeiro episódio, aqueles estereótipos comumente aceitos tornam-se proeminentes e relevantes para o *self*. Nesse caso, a categorização se refere a uma característica de personalidade assumida, como "mentalmente doente, tem um caráter fraco, portanto, eu também tenho um caráter fraco", seguida de uma aprovação emocional que resulta em baixa autoestima: "Não consigo alcançar nada na minha vida". A resposta comportamental é, por exemplo, a falta de iniciativa na hora de procurar um emprego ou um apartamento: "Não preciso tentar, porque não tenho chance de qualquer maneira". Consequentemente, os indivíduos reduzem suas redes sociais em antecipação à rejeição relacionada ao estigma e se isolam.

A noção de "estigma de cortesia" transfere o estigma de uma pessoa já estigmatizada para indivíduos conectados por meio de relações profissionais ou familiares. O estigma familiar é um caso especial que se aplica a pais,

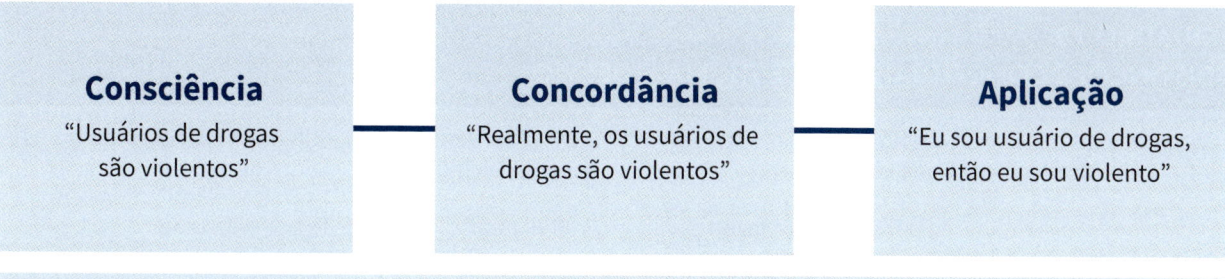

FIGURA 7.5

O processo da internalização do estigma.
Fonte: Ronzani e colaboradores.[3]

irmãos, cônjuges, filhos e outros parentes. Por exemplo, os pais foram acusados de criar um ambiente patológico que poderia favorecer o aparecimento de doenças mentais, como a "mãe esquizofrênica" que induziu esquizofrenia em seu filho devido ao seu estilo de comunicação disfuncional. Embora essa atitude fosse muito mais forte décadas atrás, essas ideias ainda persistem. Além disso, se o público assume uma base biológica subjacente para os transtornos mentais, o estigma da cortesia é muito mais pronunciado.[18]

Assim como as pessoas afetadas internalizam o estigma público em autoestigma, os membros da família também sentem vergonha e culpa, por, de alguma forma, contribuir com a doença. O estigma da família em relação à doença mental pode contribuir para o aumento na frequência de readmissões de seus familiares com transtornos psiquiátricos.[44]

Essas reações podem variar de angústia emocional ao estresse de lidar com um comportamento perturbado e uma interrupção nas rotinas domésticas. O estigma familiar também pode restringir as atividades sociais ou levar a dificuldades econômicas. Compartilhar uma casa com alguém que está mentalmente doente está ainda associado a pior saúde física autorreferida, atividades cada vez mais limitadas e maior utilização de serviços públicos.[45]

A alfabetização em saúde mental, o conhecimento de um indivíduo sobre sua condição, é uma consciência dos sintomas típicos, fatores de risco e tratamentos disponíveis. Aqueles com níveis mais altos de conhecimento geralmente mostram níveis mais baixos de estigma pessoal, bem como podem demonstrar menor estigma percebido. História anterior de doença mental ou exposição a indivíduos diagnosticados como doentes mentais também estão associados a estigma pessoal mais baixo.

Fatores demográficos, como idade e sexo, também foram identificados como possíveis preditores de estigma. Da mesma forma, os homens em geral relatam um estigma pessoal mais alto, enquanto as mulheres tendem a relatar um estigma percebido mais alto. Algumas pesquisas sugerem que os indivíduos podem ficar mais relutantes em procurar ajuda à medida que experimentam o aumento dos sintomas de transtornos mentais. Alguns estudos descobriram que a sintomatologia depressiva não tem efeito sobre os níveis de estigma percebido e relataram que sintomas de depressão mais elevados prediziam um autoestigma mais alto, sugerindo que aqueles com depressão mais elevada têm visões mais estigmatizadas de si mesmos. Também há evidências de que maior sofrimento psicológico geral está associado a maior estigma percebido e maior estigma pessoal.[46]

Um estudo feito na Ásia fornece evidências sobre o nível de estigma e seus fatores associados em uma grande amostra de indivíduos com transtorno depressivo maior. Esses achados sugerem que pacientes jovens, com alto grau de psicoticismo, baixa qualidade de vida relacionada à saúde e baixo apoio social têm maior percepção do estigma relacionado ao transtorno depressivo maior, sugerindo que seriam a população-alvo para intervenções de estigma.[47]

Exemplificando a definição multifacetada do estigma, existem minorias que rejeitaram qualquer sensação de "caráter de vítima". Cargas de estigma e desvio, mesmo quando niveladas, nem sempre são internalizadas ou acomodadas. As noções de estigma e desvio de "projeto" foram introduzidas nas relações de estigma e doenças, sendo que o estigma e o desvio do projeto se referem à rejeição consciente das atribuições de vergonha e culpa, respectivamente. Eles significam resistência e/ou desafio. Essas distinções são descritas no **Quadro 7.2**.[21]

QUADRO 7.2
DISTINÇÕES CONCEITUAIS PARA ESTIGMA E DESVIO

Estigma: uma deficiência ontológica, refletindo infrações contra as normas da vergonha.	*Desvio:* um déficit moral, refletindo infrações contra as normas de culpa.
Promulgado: discriminação por outros em razão de "ser imperfeito".	*Promulgado:* discriminação por outros de comportamento imoral.
Sentido: sensação de vergonha internalizada e antecipação paralisadora do estigma promulgado.	*Sentido:* sensação de vergonha internalizada e antecipação paralisadora do desvio promulgado.
Projeto: estratégia e práticas planejadas para evitar ou combater o estigma promulgado sem cair no estigma sentido.	*Projeto:* estratégia e práticas planejadas para evitar ou combater o desvio promulgado sem cair no desvio sentido.

Fonte: Modificado de Scambler.[1]

O IMPACTO DO SENSO COMUM

Conceitos leigos sobre transtornos mentais podem ser facilmente dicotomizados como tendo causas biológicas ou psicossociais. No que diz respeito à depressão, a maioria da população acredita que ela é a responsável por problemas de relacionamento, estresse no trabalho, dificuldades financeiras ou eventos traumáticos. Isso não é tão claro com a esquizofrenia, em que a maioria indica que as causas biológicas estão em jogo, além das causas psicossociais. As pessoas que acreditam em um modelo biológico para o adoecimento mental, creem no tratamento com psicofármacos, mas os que acreditam que o adoecimento mental advém de uma crise na vida têm maior tendência a desacreditar nos tratamentos indicados pelos psiquiatras e a preferir a ideia do tratamento comunitário.[18]

Curiosamente, esses conceitos leigos influenciam o desejo do público de colocar distância social entre ele e um paciente com doença mental. O desejo por mais distância social aumenta com o grau de intimidade. Em relação às pessoas com transtorno mental, tem sido medida em algumas situações (p. ex., no trabalho, entre vizinhos e no casamento).

Ideias distorcidas sobre a doença mental também contribuem para a perpetuação de imagens negativas e imprecisas. Os transtornos alimentares e o abuso de álcool e drogas são frequentemente vistos como causados e mantidos pelo próprio paciente. Pessoas com quadros de adição, assim como indivíduos com ansiedade e depressão, são vistos, muitas vezes, como apenas precisando mudar seus hábitos e se acalmar. Esses pontos de vista raramente são entendidos como doenças, como câncer ou doenças cardíacas. Situações de emergência, como dependência severa, síndrome de abstinência, delírio e psicose induzida, podem não ser tratadas corretamente devido ao estigma. Além disso, a percepção de que os pacientes serão tratados de forma negativa pode fazer com que eles, ou mesmo familiares, evitem a procura por tratamento.[48]

Entre outras visões distorcidas, está a ideia de que os problemas de saúde mental não são comuns, que as pessoas afetadas têm pouca probabilidade de se recuperar e que o tratamento não traz resultados.[49-51]

Enquanto partes da população estão cientes da doença mental, outras ainda desconhecem alguns diagnósticos, suas causas e seu impacto. A ignorância sobre aspectos da doença mental e da discriminação tem influência no adiamento do tratamento.[52]

Sem as informações adequadas dos familiares, os próprios pacientes podem ter dificuldade em reconhecer uma piora de sua condição e, quando o fazem, têm dificuldade em decidir onde procurar ajuda. Estudos têm mostrado que o receio de conversar sobre suicídio com pessoas que tentaram o ato, por medo de servir como um incentivo, é infundado, e conversas sobre tendências suicidas podem até reduzir os sintomas.

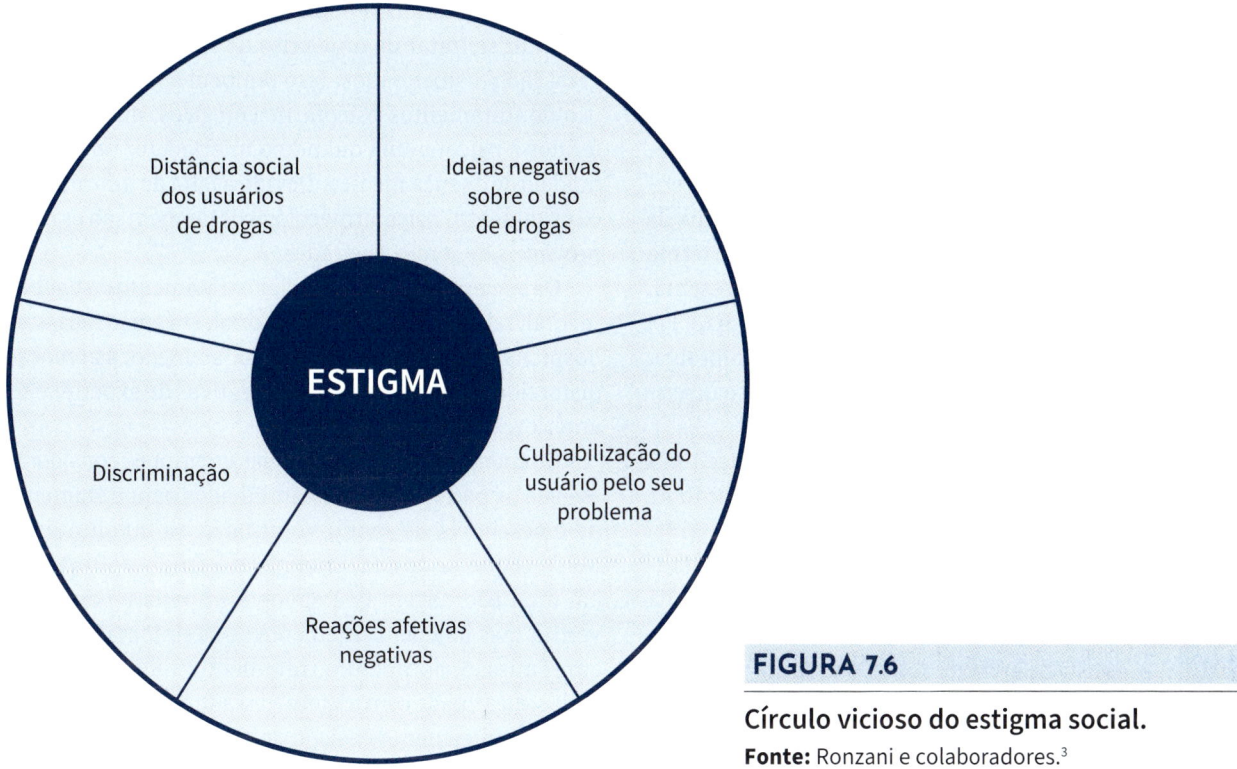

FIGURA 7.6

Círculo vicioso do estigma social.
Fonte: Ronzani e colaboradores.[3]

O reconhecimento de que o comportamento suicida é sério e que a busca por tratamento geralmente requer ajuda torna mais fácil para os familiares e outros cuidadores trazerem os pacientes para tratamento de emergência antes que uma fatalidade ocorra.[53,54]

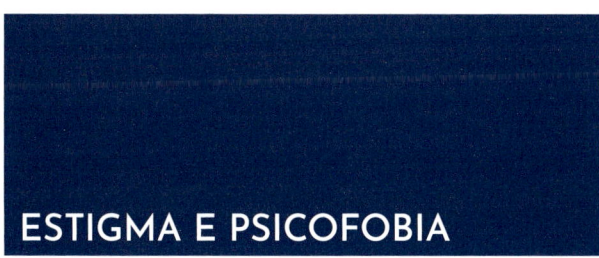

ESTIGMA E PSICOFOBIA

A saúde mental ganhou holofotes globais no cenário atual, no qual a população vive em isolamento social, *home office* e restrições de lazer. Mesmo antes da pandemia de covid-19, o Brasil já liderava alguns *rankings* de transtornos mentais. Dados da Organização Mundial da Saúde (OMS) colocam o País na primeira posição em prevalência de ansiedade, com mais de 18 milhões de pessoas sofrendo do problema. Isso equivale a 9,3% da população brasileira. Os números são alarmantes. Em um estudo realizado recentemente pela Associação Brasileira de Psiquiatria (ABP), os médicos associados perceberam um aumento de até 25% nos atendimentos psiquiátricos e de 82,9% no agravamento dos sintomas de seus pacientes após o início da pandemia.[55]

Paralelo ao aumento dos casos de doenças mentais, é notório o preconceito com quem sofre de algum tipo de transtorno mental. O estigma afeta de diferentes formas a pessoa ou o grupo sobre o qual recai. Discriminação será, portanto, uma forma de fazer distinção em nível social, e o preconceito, uma avaliação pejorativa da pessoa pelo fato de ser percebida como pertencente a um grupo. A palavra "preconceito" é definida no dicionário como ato de julgar algo ou alguém antes de obter o conhecimento a respeito. Denominamos esse preconceito em relação às pessoas com doenças mentais de psicofobia.

O significado original do termo psicofobia é o de medo exagerado e irracional da mente. No entanto, tem sido um termo usado em sentido não clínico no Brasil, podendo, neste contexto, ser definido como o preconceito ou a discriminação contra pessoas com transtornos mentais ou deficiências intelectuais. Nesse aspecto, o sufixo "fobia" não é usado de forma clínica, mas no sentido de atitude negativa ou preconceituosa, tendo seu uso difundido em iniciativas antidiscriminatórias. Aqui, usamos a palavra psicofobia como um neologismo.

O termo psicofobia é um neologismo criado pelo então presidente da ABP, Antônio Geraldo da Silva, em parceria com o mestre do humor brasileiro Chico Anysio, que chamou a atenção da sociedade para a falta de um nome para descrever esse preconceito, assim como existe para homofobia, transfobia, entre outros.

Ainda em parceria com o humorista, ficou estabelecido o dia 12 de abril como o Dia Nacional de Enfrentamento à Psicofobia, sendo uma homenagem ao dia de nascimento de Chico Anysio. Essa campanha fez o termo ser popularizado, assim como a causa que ele representa.

Está tramitando no Senado Federal o Projeto de Lei que torna a psicofobia crime, assim como é a homofobia, o racismo e as outras atitudes preconceituosas e discriminatórias.[56]

A forma mais viável de combater o preconceito às pessoas com transtornos mentais é a disseminação da informação. Durante o ano de 2020, a saúde mental foi pauta na mídia e nas redes sociais, atingindo uma grande massa. Também ganhou visibilidade com o tema da redação do Exame Nacional do Ensino Médio (Enem) de 2020. A proposta de escrever sobre "o estigma associado às doenças mentais na sociedade brasileira" levou adolescentes a refletirem sobre exclusões e conceitos distorcidos sobre os transtornos mentais.

A situação da saúde mental da população brasileira é grave, a possível piora desse quadro deve-se à epidemia de covid-19 e ao descaso. Essas ações educativas dão voz às pessoas que sofrem com esse preconceito, bem como conscientizam toda a sociedade, portanto, são ferramentas eficientes no combate a esse estigma.

Para avaliar o estigma internalizado, há uma escala denominada Escala de Estigma Internalizado para Transtorno Mental (ISMI-BR), que, embora não permita uma classificação direta, pode ser uma importante ferramenta na compreensão desse fenômeno. A escala é de fácil aplicação e apresenta bons índices de confiabilidade e validade (**Fig. 7.7**).

RECOMENDAÇÕES DE TRATAMENTO

As variáveis culturais definitivamente influenciarão as ideias públicas sobre o tratamento quando diferentes serviços médicos estiverem disponíveis. Se um paciente é descrito pelo interlocutor como tendo uma doença médica de causa biológica, médicos de família e psiquiatras podem ser preferidos, enquanto no caso de o interlocutor acreditar se tratar de uma crise de vida, psicólogos em geral são recomendados. Isso também é verdade para o uso de tratamentos psicofarmacológicos, que são preferidos à psicoterapia quando o interlocutor possui um modelo de doença médica. Devido à falta de informação, os tratamentos psicofarmacológicos também são os mais prováveis de serem rejeitados.[18]

Os pacientes podem associar o tratamento da doença mental, seja em regime ambulatorial, em enfermarias de hospitais ou em terapia intensiva, ao medo, às crenças distorcidas e até às memórias negativas de experiências anteriores.

Quando se fala de experiências anteriores, considera-se que os pacientes são encaminhados para tratamento de emergência de modo voluntário ou involuntário. Mesmo que se tenha iniciado de modo voluntário, em uma abordagem que envolve empatia e persuasão verbal, mas independentemente de os sintomas estarem em remissão, ao final do tratamento, todo o processo pode ser lembrado com tristeza, ressentimento e vergonha.

Os medicamentos psicotrópicos também podem ser vistos como estigmatizantes, e alguns deles podem causar efeitos colaterais desagradáveis e dar aos pacientes a sensação de que não estão mais no controle de sua vida.

A contenção física, que também está associada ao tratamento psiquiátrico de emergência, pode agravar o estigma do paciente e, consequentemente, influenciar a adesão ao tratamento médico.[57]

ESTRATÉGIAS DE INTERVENÇÃO

O estigma e a recuperação "de" e "na" doença mental estão associados de várias maneiras. Enquanto a recuperação dá oportunidades, fortalece a pessoa, dá sentido e propósito à sua vida e leva à inclusão social, o estigma reduz as oportunidades, a autoestima e a autoeficácia, bem como a crença nas próprias habilidades e contribui para a exclusão social por meio da discriminação. A recuperação de uma pessoa com transtorno mental significa obter e manter a esperança, compreender as próprias possibilidades e impossibilidades, viver de forma ativa, ser autônoma, ter identidade social e dar sentido à própria vida.

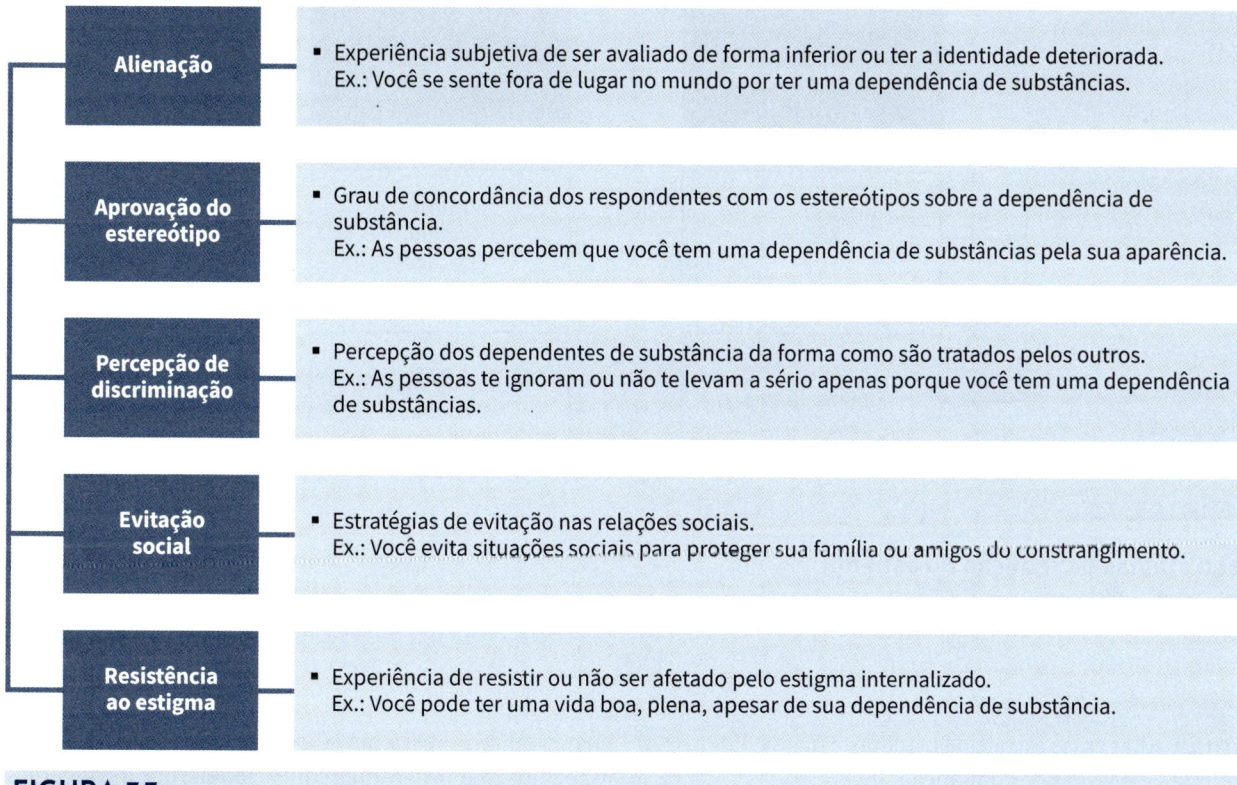

FIGURA 7.7

Fatores que compõem a ISMI-BR.
Fonte: Ronzani e colaboradores.[3]

ESTRATÉGIAS DE REDUÇÃO DO ESTIGMA SOCIAL

Protesto ▶ Refere-se à mobilização social sobre aspectos relacionados ao adoecimento mental, entre eles, o uso de linguagem pejorativa por meio da qual a mídia exerce um papel de divulgação de imagens negativas.

Contato ▶ Promover o contato com doentes mentais pode ajudar a diminuir opiniões negativas a respeito deles, a partir da troca de experiências, bem como da possibilidade de testar algumas crenças errôneas.

O sistema de atenção, voltado para a recuperação, oferece ajuda e apoio às pessoas com transtornos mentais em sua recuperação, o que contribui para a redução do autoestigma, para a eliminação de atitudes e crenças estigmatizantes nos serviços de saúde mental e, consequentemente, podem ter um reflexo positivo na redução do estigma da doença mental na comunidade.

É importante olhar para o estigma e para a recuperação sob a ótica da experiência individual de cada pessoa com doença mental em processo de recuperação. O apoio ao conceito de recuperação e o desenvolvimento de um sistema de cuidados orientado para a recuperação deve ser um dos segmentos-chave de qualquer estratégia de combate ao estigma da doença mental.[58]

Várias estratégias de intervenção foram testadas para lidar com o estigma e a discriminação contra os doentes mentais. Algumas não abordaram transtornos, enquanto outras foram direcionadas a transtornos como esquizofrenia ou depressão, ou a grupos específicos de pessoas, como policiais, professores e profissionais da saúde. A maioria desses programas relatou resultados mais ou menos favoráveis.

Em princípio, existem três abordagens gerais que podemos usar para reduzir o estigma e a discriminação: informação/educação sobre doença mental; protesto contra descrições injustas de doença mental; e contato direto com os doentes mentais. Três "canais" são usados

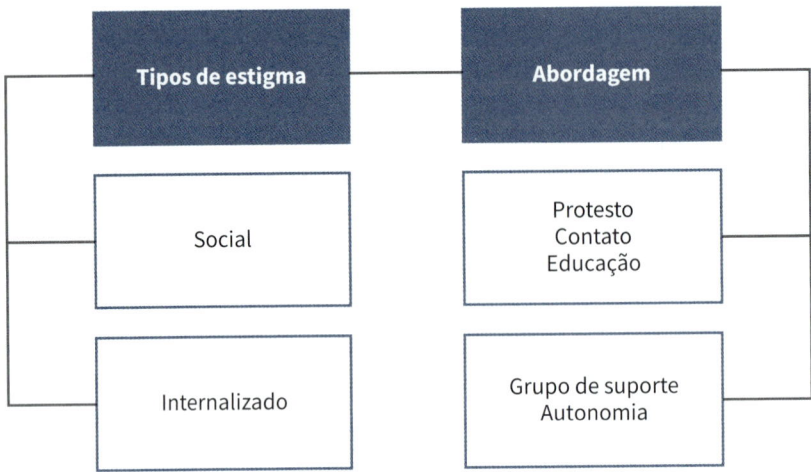

FIGURA 7.8

Estratégias de redução do estigma.
Fonte: Ronzani e colaboradores.[3]

para mediar essas estratégias: mídia de massa, líderes de opinião e pessoas de confiança.

Usar a mídia de massa pode ser difícil, porque ela tende a transmitir principalmente informações negativas e está inclinada a usar termos psiquiátricos de maneira metafórica, principalmente negativa. Por exemplo, uma manchete comum diria que os políticos adotam uma política esquizofrênica ou que a economia está em depressão. No entanto, mesmo que a mídia se abstenha de usar esses termos – porque é evidente que eles são politicamente incorretos –, isso não garante de forma alguma que as atitudes sejam mudadas. Em vez disso, deve-se aplicar o modelo de crise de vida dos transtornos mentais, pois tem o potencial de criar proximidade e ajudar as pessoas a se identificarem empaticamente com os doentes mentais para que sejam considerados mais como "um de nós".[18]

A campanha contra a psicofobia citada exemplifica a influência de figuras conhecidas pela população, que, com forte credibilidade e respeitabilidade, estão em uma posição poderosa para influenciar a percepção pública da doença mental e do estigma relacionado. Pessoas influentes podem ter uma credibilidade muito alta, e, ao assumir que elas mesmas foram afetadas por essas doenças e relatando experiências em primeira mão, além de comentar sobre tratamentos, podem receber mais atenção do público em geral.

Por fim, muitos estudos[59] demonstraram que o canal menos espetacular, mas presumivelmente mais eficaz para reduzir o estigma, é por meio do "contato". Nós sabemos, por programas educacionais, que alcançamos o melhor efeito quando os doentes mentais falam sobre seus transtornos para alunos e estudantes. Considerando o número de pessoas afetadas em nossas sociedades – cerca de 31 a 50% da população brasileira apresenta durante a vida pelo menos um episódio de algum transtorno mental, e 20 a 40% necessita, em decorrência desses transtornos, de algum tipo de ajuda profissional[60] –, é provável que todos conheçam alguém que sofre ou já sofreu de tais doenças. Se estivermos mais atentos aos pacientes em nossa vida diária, teremos uma imagem muito mais realista da doença mental, o que nos ajuda a examinar nossos estereótipos e nos adaptar à realidade.

Muitas abordagens são usadas para diminuir o estigma e a discriminação, mas apenas uma combinação de diferentes medidas terá mais sucesso em longo prazo. Na maior parte, é o trabalho cotidiano e os contatos que ajudam a diminuir o estigma e a discriminação contra os doentes mentais.[23]

A prevenção é provavelmente uma das etapas mais importantes para lidar com o fardo associado a problemas de saúde mental, mas pouca atenção tem sido dada até agora às medidas preventivas entre subpopulações de risco. A lacuna entre a pesquisa e a prática deve, idealmente, ser abordada por estudos de implementação, que poderiam, então, informar novas políticas e fornecer um roteiro para desenvolver e expandir os serviços.[61]

CONSIDERAÇÕES FINAIS

A OMS reconheceu que os países de alta renda costumam abordar a discriminação contra pessoas com problemas de saúde mental, mas que os países de baixa/média renda costumam ter lacunas significativas em sua abordagem a esse assunto – em como medem o problema em estratégias, políticas e programas para preveni-la. Dadas as rápidas mudanças/dinâmicas demográficas globais e a falta de evidências que demonstrem o progresso em direção à saúde mental positiva globalmente, é hora de considerar abordagens alternativas e transformadoras que abranjam diversas culturas e sociedades e se alinhem aos Objetivos de Desenvolvimento Sustentável das Nações Unidas (ODS), especificamente ODS 3 da ONU (boa saúde e bem-estar). Fica clara a necessidade de mudanças, e as positivas podem ser alcançadas por meio da educação transnacional inclusiva e desestigmatizante da saúde mental.[4]

Paralelamente a isso, temos um outro movimento que pode estar nos aproximando do "fim do estigma". As pessoas com doenças crônicas estão cada vez mais se recusando a ser definidas por suas condições e estão encontrando sua própria voz. Este tipo de "contra-ataque" foi definido como "estigma do projeto", com referência à vergonha e ao "desvio do projeto" em relação à culpa, já citado anteriormente nesse capítulo. Temos a tese sobre três "desafios" ao estigma. Em primeiro lugar, o desafio "tecnológico" está cada vez mais sendo enfrentado, com o resultado de que muitos sintomas são mais bem controlados e menos perceptíveis. Em segundo lugar, o desafio "pessoal" – ou seja, construir uma narrativa projetando um *self* positivo – está agora sendo abordado de forma mais aberta e eficaz. E terceiro, o desafio da "organização" também se tornou senso comum: há uma resistência crescente a níveis político e social à noção de que aqueles que estão doentes seriam "inferiores". Certamente, há mais atenção agora sendo dada ao papel das estruturas macrossociais e econômicas na produção e reprodução do estigma, e um contexto biopolítico favorável deve ser desenvolvido.

REFERÊNCIAS

1. Scambler G. Health-related stigma. Sociol Health Illn. 2009;31(3):441-55.

2. Goffman E. Stigma: notes on the management of spoiled identity. Englewood Cliffs: Prentice-Hall; 1963.

3. Ronzani TM, Noto AR, Silveira OS. Reduzindo o estigma entre usuários de drogas: guia para profissionais e gestores. Juiz de Fora: UFJF; 2015.

4. Fraser S, Pienaar K, Dilkes-Frayne E, Moore D, Kokanovic R, Treloar C, et al. Addiction stigma and the biopolitics of liberal modernity: a qualitative analysis. Int J Drug Policy. 2017;44:192-201.

5. Link BG, Phelan JC. Conceptualizing stigma. Ann Rev Sociol. 2001;27:363-85.

6. Parker R, Aggleton P. HIV and AIDSrelated stigma and discrimination: a conceptual framework and implications for action. Soc Sci Med. 2003;57(1):13-24.

7. Foucault M. Vigiar e punir. Petrópolis: Vozes; 1977.

8. Foucault M. História da sexualidade: a vontade de saber. Rio de Janeiro: Graal; 1988.

9. Livingston JD, Milne T, Fang ML, Amari E. The effectiveness of interventions for reducing stigma related to substance use disorders: a systematic review. Addiction. 2012;107(1):39-50.

10. Economou M, Bechraki A, Charitsi M. The stigma of mental illness: a historical overview and conceptual approaches. Psychiatriki. 2020;31(1):36-46.

11. Van Brakel WH. Measuring health-related stigma: a literature review. Psychol Health Med. 2006;11(3):307-34.

12. Pescosolido BA. The public stigma of mental illness: what do we think; what do we know; what can we prove? J Health Soc Behav. 2013;54(1):1-21.

13. Assis M. O alienista. A Estação. 1982.

14. Jung CG. Obras completas. Petrópolis: Vozes; 2011.

15. Piatt EE, Munetz MR, Ritter C. An examination of premature mortality among decedents with serious mental illness and those in the general population. Psychiatr Serv. 2010;61(7):663-8.

16. Schomerus G, Riedel-Heller S. Das stigma psychischer krankheit im fokus. Nervenarzt. 2020;91(9):777-8.

17. Nyblade L, Stockton MA, Giger K, Bond V, Ekstrand ML, Lean RM, et al. Stigma in health facilities: why it matters and how we can change it. BMC Med. 2019;17(1):25.

18. Rössler W. The stigma of mental disorders: a millennia-long history of social exclusion and prejudices. EMBO Rep. 2016;17(9):1250-3.

19. González Uzcátegui R, Levav I. Reestructuración de la atención psiquiátrica: bases conceptuais e guías para su implementación. Washington: OPS; 1991.

20. Mascayano F, Tapia T, Schilling S, Alvarado R, Tapia E, Lips W, et al. Stigma toward mental illness in Latin America and the Caribbean: a systematic review. Braz J Psychiatry. 2016;38(1):73-85.

21. Ong WJ, Shahwan S, Goh CMJ, Tan GTH, Chong SA, Subramaniam M. Daily encounters of mental illness stigma and individual strategies to reduce stigma: perspectives of people with mental illness. Front Psychol. 2020;11:590844.

22. Brouwers EPM. Social stigma is an underestimated contributing factor to unemployment in people with mental illness or mental health issues: position paper and future directions. BMC Psychol. 2020;8:36.

23. Yang LH, Kleinman A, Link BG, Phelan JC, Lee S, Good B. Culture and stigma: adding moral experience to stigma theory. Soc Sci Med. 2007;64(7):1524-35.

24. Martini LC, Barbosa Neto JB, Petreche B, Fonseca AO, Santos FV, Magalhaes L, et al. Schizophrenia and work: aspects related to job acquisition in a follow-up study. Braz J Psychiatry. 2018;40(1):35-40.

25. Kučukalić S, Kučukalić A. Stigma and suicide. Psychiatr Danub. 2017;29(Suppl 5):895-9.

26. Brasil. Decreto nº 6.949, de 25 de agosto de 2009. Promulga a Convenção Internacional sobre os Direitos das Pessoas com Deficiência e seu Protocolo Facultativo, assinados em Nova York, em 30 de março de 2007. Brasília: Presidência República; 2009.

27. Brasil. Lei nº 13.146, de 6 de julho de 2015. Institui a Lei Brasileira de Inclusão da Pessoa com Deficiência (Estatuto da Pessoa com Deficiência). Brasília: Presidência da República; 2015.

28. Brasil. Decreto nº 3.298, de 20 de dezembro de 1999. Regulamenta a Lei no 7.853, de 24 de outubro de 1989, dispõe sobre a Política Nacional para a Integração da Pessoa Portadora de Deficiência, consolida as normas de proteção, e dá outras providências. Brasília: Presidência da República; 1999.

29. Brasil. Decreto nº 5.296 de 2 de dezembro de 2004. Regulamenta as Leis nos 10.048, de 8 de novembro de 2000, que dá prioridade de atendimento às pessoas que especifica, e 10.098, de 19 de dezembro de 2000, que estabelece normas gerais e critérios básicos para a promoção da acessibilidade das pessoas portadoras de deficiência ou com mobilidade reduzida, e dá outras providências. Brasília: Presidência da República; 2004.

30. Oexle N, Waldmann T, Staiger T, Xu Z, Rüsch N. Mental illness stigma and suicidality: the role of public and individual stigma. Epidemiol Psychiatr Sci. 2018;27(2):169-75.

31. Carpiniello B, Pinna F. The reciprocal relationship between suicidality and stigma. Frontiers Psychiatry. 2017;8:35.

32. Nathan NA, Nathan KI. Suicide, stigma, and utilizing social media platforms to gauge public perceptions. Front Psychiatry. 2019;10:947.

33. Shrivastava A, Johnston M, Bureau Y. Stigma of mental illness-1: clinical reflections. Mens Sana Monogr. 2012;10(1):70-84.

34. Henderson C, Noblett J, Parke H, Clement S, Caffrey A, Gale-Grant O, et al. Mental health-related stigma in health care and mental health-care settings. Lancet Psychiatry. 2014;1(6):467-82.

35. Knaak S, Mantler E, Szeto A. Mental illness-related stigma in healthcare: barriers to access and care and evidence-based solutions. Healthc Manage Forum. 2017;30(2):111-6.

36. Wallace JE. Mental health and stigma in the medical profession. Health. 2012;16(1):3-18.

37. Silva AG, Loch AA, Leal VP, Silva PR, Rosa MM, Bomfim OC, et al. Stigma toward individuals with mental disorders among Brazilian psychiatrists: a latent class analysis. Braz J Psychiatry. 2020.

38. Fino E, Agostini A, Mazzetti M, Colonnello V, Caponera E, Russo P. There is a limit to your openness: mental illness stigma mediates effects of individual traits on preference for psychiatry specialty. Front Psychiatry. 2019;10:775.

39. Oliveira AM, Machado D, Fonseca JB, Palha F, Silva MP, Sousa N, et al. Stigmatizing attitudes toward patients with psychiatric disorders among medical students and professionals. Front Psychiatry. 2020;11:326

40. Bink AB. Stigma and discrimination in behavioral and physical healthcare settings. Washington: Committee on the Science of Changing Behavioral Health Social Norms; 2015.

41. Sartorius N, Gaebel W, Cleveland HR, Stuart H, Akiyama T, Arboleda-Florez J, et al. WPA guidance on how to combat stigmatization of psychiatry and psychiatrists. World Psychiatry. 2010;9(3):131-44.

42. Gaebel W, Zaske H, Cleveland HR, Zielasek J, Stuart H, Arboleda-Florez J, et al. Measuring the stigma of psychiatry and psychiatrists: development of a questionnaire. Eur Arch Psychiatry Clin Neurosci. 2011;261 Suppl 2:S119-23.

43. Loch AA. Stigma and higher rates of psychiatric re-hospitalization: São Paulo public mental health system. Braz J Psychiatry. 2012;34(2):185-92.

44. Barros REM, Del-Ben CM. Rates of psychiatric readmission and public mental health policies. Braz J Psychiatry. 2012;34(3):352-5.

45. Grant JB, Bruce CP, Batterham PJ. Predictors of personal, perceived and self-stigma towards anxiety and depression. Epidemiol Psychiatr Sci. 2016;25(3):247-54.

46. Sun Y, Chen G, Wang L, Li N, Srisurapanont M, Hong JP, et al. Perception of stigma and its associated factors among patients with major depressive disorder: a multicenter survey from an Asian population. Front Psychiatry. 2019;10:321.

47. Crisp A, Gelder M, Goddard E, Meltzer H. Stigmatization of people with mental illnesses: a follow-up study within the Changing Minds campaign of the Royal College of Psychiatrists. World Psychiatry. 2005;4(2):106-13.

48. Silva AG, Baldaçara L, Cavalcante DA, Fasanella NA, Palha AP. The impact of mental illness stigma on psychiatric emergencies. Front Psychiatry. 2020;11:573.

49. Haddad P, Haddad I. Mental health stigma [Internet]. Cambridge: BAP; 2015 [capturado em 27 jun. 2021]. Disponível em: https://www.bap.org.uk/articles/mental-health-stigma/.

50. National Academies of Sciences, Engineering, and Medicine, Division of Behavioral and Social Sciences and Education. Board on Behavioral, Cognitive, and Sensory Sciences, Committee on the Science of Changing Behavioral Health Social Norms. Ending discrimination against people with mental and substance use disorders: the evidence for stigma change (2016). Washington: National Academies; 2016.

51. Henderson C, Evans-Lacko S, Thornicroft G. Mental disease stigma, help buscando e programas de saúde pública. Am J Public Health. 2013;103(5):777-80.

52. Dazzi T, Gribble R, Wessely S, Fear NT. Does asking about suicide and related behaviours induce suicidal ideation? What is the evidence? Psychol Med. 2014;44(16):3361-3.

53. Oexle N, Rüsch N. Stigma: risikofaktor und konsequenz suizidalen verhaltens: implikationen für die suizidprävention. Nervenarzt. 2018;89(7):779-83.

54. Psicofobia [Internet]. Rio de Janeiro: ABP; 2021 [capturado em 27 jun. 2021]. Disponível em: https://www.psicofobia.com.br/.

55. Silva AG. BBB: preconceito contra transtornos mentais está enraizado na sociedade. Veja Saúde [Internet]. 2021 [capturado em 27 jun. 2021]. Disponível em: https://saude.abril.com.br/blog/com-a-palavra/bbb-preconceito-contra-transtornos-mentais-esta-enraizado-na-sociedade/.

56. Brasil. Projeto de Lei nº 2.071, de 2019. Cria o programa nacional de combate à psicofobia. Brasília: Câmara dos Deputados; 2019.

57. Avdibegović E, Hasanović M. The stigma of mental illness and recovery. Psychiatr Danub. 2017;29(Suppl 5):900-5.

58. Soares CN. Implementing changes in mental health among at-risk groups: a decade-long Brazilian roadmap. Braz J Psychiatry. 2020;42(4):335-36.

59. Souza F. Estudo do estigma como barreira ao tratamento dos transtornos mentais no contexto de uma intervenção psicossocial [tese]. Rio de Janeiro: Universidade Federal do Rio de Janeiro; 2020.

60. Dalgalarrondo P. Psicopatologia e semiologia dos transtornos mentais. Porto Alegre: Artmed; 2000.

61. Illingworth P. How do we engage global communities in the de-stigmatisation of mental illness? Br J Nurs. 2021;30(3):184-7.

Para *quizzes* sobre o conteúdo do livro e casos clínicos complementares, acesse:

https://apoio.grupoa.com.br/tratadopsi/

8
DESENVOLVIMENTO NORMAL DA CRIANÇA E DO ADOLESCENTE

ANTÔNIO ALVIM-SOARES

O conceito de desenvolvimento engloba, segundo Nagel, dois componentes essenciais: a noção de um sistema com estrutura definida e um conjunto específico de capacidades preexistentes; e a noção de um conjunto sequencial de mudanças nesse sistema, as quais produzem incrementos novos e relativamente permanentes, não apenas na estrutura, mas também nos modos de operação.[1]

Pesquisas nos últimos anos têm aumentado de forma significativa nosso conhecimento acerca dos fatores subjacentes aos processos de neurodesenvolvimento, tendo sido possível avançar na compreensão da complexa interação entre genes e ambiente e sua relação com o desenvolvimento de transtornos mentais.[2]

A psiquiatria da infância e adolescência, em seu modelo atual, definiu sua nosologia e conceitos de saúde e doença baseando-se na psiquiatria de adultos. De fato, os atuais sistemas de classificação de doenças (a *Classificação internacional de doenças* [CID] e o *Manual diagnóstico e estatístico de transtornos mentais* [DSM]) não levam em conta a idade ou os aspectos do desenvolvimento para a definição fenomenológica dos transtornos. Empregam-se a mesma nomenclatura e as mesmas suposições acerca de fatores de risco, curso e prognóstico.[3]

Dessa forma, o exame psiquiátrico de uma criança e/ou adolescente deve ser feito sob o filtro do desenvolvimento. Este capítulo, ainda que não pretenda esgotar o tema, contém discussões acerca dos marcos de desenvolvimento de crianças e adolescentes que serão de grande utilidade aos leitores que, em sua prática diária, necessitam avaliar o funcionamento cognitivo, social e emocional da população pediátrica.

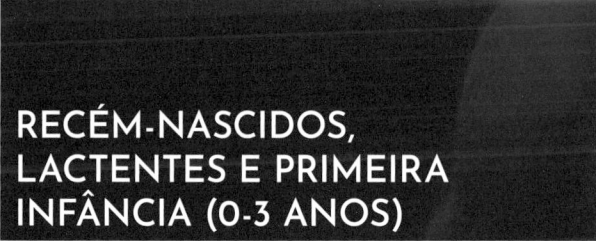

DESENVOLVIMENTO MOTOR

Sabe-se hoje que o desenvolvimento motor tem início meses antes do nascimento, o feto já tem a oportunidade de exercitar partes do corpo ainda na vida intrauterina. Um dos aspectos principais do desenvolvimento motor se dá na progressão de funções subcorticais para aquelas corticais, com a habilidade de engajar-se em movimentos coordenados e voluntários.

Os reflexos básicos são movimentos involuntários, estereotipados e automáticos, mediados pelo tronco cerebral e pela medula. Têm início já por volta da 25ª semana de gestação, e são desencadeados em resposta a estímulos sensoriais específicos. Em geral, tais reflexos ocorrem nos primeiros seis meses, e gradualmente diminuem em crianças com desenvolvimento típico. Sua persistência ou seu reaparecimento podem indicar atrasos no desenvolvimento ou mesmo injúrias ao sistema nervoso central[4] (**Quadro 8.1**).

Aos 3 meses, os bebês atingem o sustento cefálico, permitindo que os olhos e a cabeça se movam juntos. E, a partir daí, novos marcos motores surgem em resposta ao aumento do controle postural e melhor domínio da força. Eles começam a alcançar e agarrar objetos (4 meses), além de serem capazes de sentar sem apoio (por volta dos 6 meses), engatinhar (por volta dos 9 meses) e, ao final do 1º ano, dar os primeiros passos, inicialmente com suporte e, depois, sozinhos.[6]

Após dominarem a postura ereta, outros componentes das habilidades motoras fina e grossa vão gradualmente melhorando, possibilitando a ampliação do repertório de movimentos. A preensão de itens pequenos evolui para uma preensão em pinça. Caminhadas evoluem para corridas, saltos e pulos.[7]

DESENVOLVIMENTO CEREBRAL

Ao nascimento, o cérebro tem apenas um quarto do tamanho do cérebro de um adulto, mas, ao término do 1º ano, já terá atingido cerca de três quartos do peso do cérebro adulto.

A formação dos sulcos e giros cerebrais se dá nas primeiras 32 semanas de gestação. A partir da 33ª semana, há uma aceleração desse processo, levando à formação dos sulcos e giros maiores e mais profundos. A taxa de maturação da substância branca é reflexo da mielinização dos axônios, possibilitando um processamento de informações mais eficiente.[8]

Ao nascimento, o tronco cerebral já está mielinizado, permitindo a sobrevivência fora do útero. Nas primeiras semanas de vida, tem-se início a mielinização da base do cérebro (ponte e pedúnculos cerebelares) e, por volta dos 3 meses, a da radiação óptica posterior e do esplênio do corpo caloso. No 6º mês, a parte anterior da cápsula interna e o joelho do corpo caloso tornam-se mielinizados. Entre o 8º e o 12º mês, inicia-se a mielinização dos lobos frontal, parietal e occipital.

O desenvolvimento sensorial tem início ainda no 3º mês de gestação, com o desenvolvimento do sistema tátil. Por sua vez, os sistemas vestibular e auditivo tornam-se funcionais na 25ª e 27ª semanas de gestação, ao passo que o sistema visual não se encontra funcionalmente maduro até o 6º mês após o nascimento.[4]

O vínculo emocional entre mãe e filho começa a se estabelecer mesmo antes do nascimento, e o recém-nascido é capaz de reconhecer a voz de sua mãe. Tais reações emocionais são desencadeadas por estruturas do sistema límbico, como a amígdala, que já se encontra operacional em infantes. À medida que áreas cerebrais superiores se conectam a esses centros, as emoções tornam-se mais organizadas e capazes de inibir determinadas respostas físicas.

QUADRO 8.1
REFLEXOS NEONATAIS

Reflexo	Estímulos desencadeadores	Resposta	Curso do desenvolvimento
Moro	Sons altos, movimentos súbitos, perda de sustentação	Extensão dos antebraços e dedos, com retorno ao peito	Desaparece por volta do 3º mês
Preensão palmar	Pressão na base dos dedos	Flexão dos dedos	Desaparece entre o 4º e o 6º mês
Preensão plantar	Pressão na base dos artelhos	Flexão dos dedos	Desaparece por volta do 10º mês
Marcha	Postura ereta e pés tocando a superfície	Movimento de marcha	Desaparece por volta do 2º mês
Tônico-cervical assimétrico	Rotação da cabeça	Extensão do membro superior ipsilateral à rotação e flexão do membro superior contralateral	Desaparece por volta do 3º mês
Sucção	Estimulação dos lábios	Sucção vigorosa	Desaparece entre o 4º e o 6º mês
Busca	Estimulação da face ao redor da boca	Rotação da cabeça na busca do objeto	Desaparece entre o 4º e o 6º mês

Fonte: Elaborado com base em Bjorklund e Blasi.[5]

DESENVOLVIMENTO SOCIAL

As interações recíprocas com os cuidadores são fundamentais para o desenvolvimento de habilidades como empatia e imitação. Entre a 4ª e a 8ª semana de vida, tem início o sorriso social, em decorrência da mielinização dos núcleos da base. No 4º mês, em consequência de uma maior atividade do cíngulo anterior, inicia-se a protoconversação (em geral, pequenos gritos, em revezamento com seus cuidadores).

Entre o 6º e o 8º mês, à medida que se inicia a mielinização do córtex frontal, a criança é capaz de diferenciar-se de seus pais, tornando-se um ser distinto destes. Nessa época, os neurônios espelho já se encontram mielinizados, e muitos lactentes são capazes de iniciar uma ação social e não apenas reagir a atos de terceiros. Brincadeiras, como jogos de esconder,* fortalecem os laços entre pais e filhos.

Por volta do 1º ano, iniciam-se alguns comportamentos pró-sociais, como cooperação em brincadeiras e empatia. Entre 12 e 36 meses, as crianças buscam formas de reafirmação de sua independência e frequentemente se tornam possessivas, com o uso do "não" para se imporem. Aos 2 anos, crianças demonstram satisfação em ajudar os adultos em pequenas tarefas do lar e em imitar o comportamento deles. Com 3 anos, demonstram compreender conceitos como sexo, idade e raça, e demonstram atos de proteção para com crianças mais novas.

DESENVOLVIMENTO EMOCIONAL

Nos primeiros 6 meses, o recém-nascido já é capaz de expressar algumas emoções passíveis de interpretação por seus pais, como medo, interesse, surpresa, alegria, tristeza e afeição. O bebê é também capaz de reconhecer alguns desses sentimentos e responde com a imitação de algumas expressões faciais. Para a alegria dos pais, surgem os sorrisos, ainda que nesse período eles sejam

---

* Chamadas em algumas regiões do Brasil como "Puti... achou".

apenas uma ação motora involuntária e não uma emoção sentida pelo córtex frontal.[9]

A partir do 6º mês, estruturas límbicas superiores começam a funcionar, possibilitando o desenvolvimento de um apego inicial com os cuidadores. À medida que aumenta a atividade do lobo frontal, infantes começam a perceber as emoções, o que se evidencia pelas expressões de alegria ao ver um adulto que lhe é familiar.

Entre 12 e 18 meses, o córtex límbico segue seu processo de maturação, tornando o apego ainda mais forte. Conforme as áreas cerebrais responsáveis pela linguagem se desenvolvem, os infantes são capazes de nomear alguns de seus sentimentos.[9]

Aos 3 anos, o fortalecimento das conexões entre as estruturas límbicas inferiores e o córtex frontal possibilita o início da regulação emocional, ainda que crises de birra continuem a ser vistas até os anos da pré-escola.[4,6]

O temperamento é definido como a base fisiológica para diferenças individuais na reatividade e autorregulação, incluindo motivação, afeto, atividade e atenção. Trata-se de uma característica com forte base genética e estabilidade ao longo da vida. Há evidências convincentes de que o temperamento infantil atual como moderador da relação entre pais e filhos desempenha papel importante no desenvolvimento social e emocional das crianças, predizendo problemas comportamentais futuros.[10]

O Estudo Longitudinal de Nova Iorque foi pioneiro na investigação do temperamento, acompanhando bebês até a idade adulta. Thomas e Chess consideram o desenvolvimento como uma interação complexa entre a criança e o ambiente. Para eles, o temperamento é mais bem compreendido quando é descrito no contexto do ambiente de uma criança. Três categorias de temperamentos foram identificadas: *fácil, difícil* e *de aquecimento lento* (**Quadro 8.2**).[11]

Medos se manifestam na infância como parte do desenvolvimento típico. Na primeira infância e em pré-escolares, as crianças têm medo de ameaças imediatas e concretas do ambiente. Conforme amadurecem cognitivamente, esses medos começam a incorporar eventos e estímulos antecipatórios de natureza imaginária ou abstrata (**Fig. 8.1**). Assim, os medos dependem da idade e provavelmente são transitórios, mas podem, eventualmente, estar associados a sintomas psicopatologicamente relevantes.[13]

DESENVOLVIMENTO DA LINGUAGEM

A exposição a um ambiente rico em estimulações verbais é fundamental para o desenvolvimento da linguagem. O recém-nascido tem preferência pela voz materna.[14] Por volta dos 2 meses, começa a fase do balbucio, presente mesmo em crianças surdas. Inicialmente, ele é composto sobretudo por vogais, mas, por volta dos 5 meses, por sons produzidos pelos lábios e língua (ou seja, /m/, /d/) já estão presentes.[14]

A compreensão do significado das palavras já é evidente por volta dos 10 meses e, aos 12 meses, o balbucio já tem uma entonação semelhante à da língua nativa.[15] É esperado que, com 1 ano, a criança seja capaz de compreender aproximadamente 70 palavras, sobretudo nomes de pessoas e objetos.[16]

Por volta do 2º ano de vida, o vocabulário da criança aumenta de forma proporcional ao desenvolvimento das áreas cerebrais relacionadas à linguagem, especialmente a área de Broca. A mielinização da área de Wernicke já está praticamente completa aos 2 anos.[17] Em paralelo ao aumento do vocabulário, ocorre a aquisição da sintaxe. Inicialmente, as crianças utilizam "frases de uma palavra", acompanhadas de gestos, que evoluem para frases telegráficas, com duas ou três palavras. A partir do 3º ano de vida, à medida que a área de Broca matura, frases mais longas, com o uso de substantivos, verbos e regras de concordância passam a ser empregadas.

DESENVOLVIMENTO COGNITIVO

Os desenvolvimentos emocional, social e da linguagem são fundamentais para o desenvolvimento cognitivo. Nos primeiros meses de vida, os infantes respondem aos estímulos sensórios recebidos. Fatores como objetos em movimento, formas geométricas simples, cores contrastantes, sons, cheiros e o toque despertam a atenção dos bebês.

Ao nascimento, o comprimento focal óptico é de aproximadamente 25 cm. Os bebês procuram estímulos e respondem mais ativamente quando eles mudam. A partir dos 2 meses, tem início a exploração sensorial proposital do próprio corpo, ao olhar para suas mãos e ao alcançar e tocar partes de seu corpo. Aos 6 meses, tem início o desenvolvimento do conceito de permanência do objeto, e, por volta dos 9 meses, surgem sintomas de ansiedade de separação e a ansiedade diante de estranhos.[18]

A partir de 1 ano, com a melhora das habilidades motoras, a criança pode explorar brinquedos para fazê-los funcionar. Surgem novas habilidades de jogo. Ela imita gestos e sons, e surge uma brincadeira de faz de conta egocêntrica.[19] Por volta de 18 meses, as crianças são capazes de imitar gestos vistos na televisão, e, aos

QUADRO 8.2
OS TEMPERAMENTOS DA CRIANÇA

Criança fácil	Criança difícil	Criança de aquecimento lento
• Humor oscila entre brando e moderado, sendo geralmente positivo.	• Expressa humor intenso e habitualmente negativo. Chora com frequência. Ri com estardalhaço.	• Reações intensas tanto positivas quanto negativas.
• Responde bem à mudança e à novidade. Rapidamente desenvolve horários regulares de sono e alimentação.	• Não responde bem a novidade e mudanças. Dorme e se alimenta de maneira irregular.	• Responde lentamente a novidades. • Dorme e se alimenta com menos regularidade do que uma criança fácil, mas melhor que uma criança difícil.
• Sorri para estranhos. • Ingere novos alimentos com facilidade.	• Desconfia de estranhos. • Dificuldade para aceitar novos alimentos.	• Resposta inicial a novos estímulos é moderadamente negativa.
• Facilmente se adapta a novas situações.	• Adapta-se lentamente a novas situações.	
• Aceita a maior parte de suas frustrações sem muito estardalhaço.	• Reage à frustração de forma furiosa.	
• Rapidamente se adapta a novas rotinas e regras de novas brincadeiras.	• Lentamente se adapta a novas rotinas.	• Gradualmente aceita novos estímulos, requerendo repetidas exposições.
• Presente em 40% das crianças.*	• Presente em 10% das crianças.*	• Presente em 15% das crianças.*

* Cerca de 35% das crianças apresentam uma combinação desses três temperamentos.
Fonte: Thomas e colaboradores[11] e Papalia e Feldman.[12]

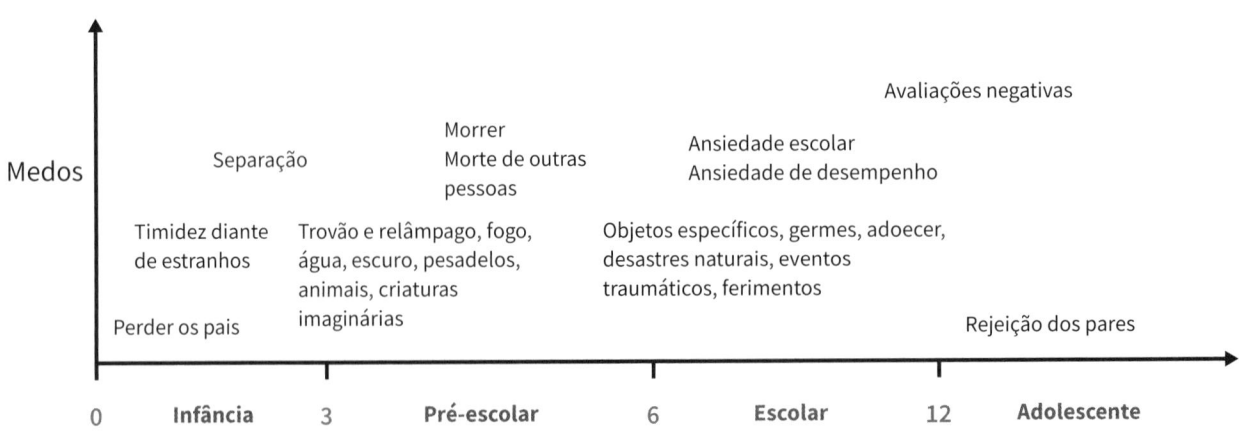

FIGURA 8.1

Os medos ao longo da infância e adolescência.
Fonte: Elaborada com base em Beesdo-Baum e Knappe.[13]

24 meses, a habilidade de brincadeira simbólica já está desenvolvida (**Quadro 8.3**).[4]

PRÉ-ESCOLARES (3-5 ANOS)

Nessa etapa da vida, o crescimento físico desacelera. São esperados crescimentos de cerca de 6 cm e 2 kg ao ano. Há um declínio na gordura corporal, dando uma aparência mais alta e magra à criança.[20]

DESENVOLVIMENTO CEREBRAL

Aumentos na densidade sináptica, poda sináptica e mielinização são fenômenos responsáveis pelo desenvolvimento cerebral nessa faixa etária. Contudo, os picos desses fenômenos variam conforme a região cerebral.[21] Por exemplo, a poda sináptica no córtex visual se estabiliza nessa etapa do desenvolvimento, ao passo que a densidade sináptica tem seu pico por volta dos 4 anos de idade.[22]

Nesse período, observam-se melhoras em habilidades cognitivas, como atenção e memória, bem como na regulação emocional, reflexos do processo de mielinização cerebral.[23]

DESENVOLVIMENTO MOTOR

O desenvolvimento motor apresenta relações com o desenvolvimento cognitivo e de habilidades na comunicação e na interação social. De fato, o desenvolvimento motor permite à criança manipular objetos de novas formas, mover-se pelo ambiente, descobrindo objetos e situações a explorar. E é essa exploração que permite o desenvolvimento de conceitos de propriedades dos objetos, como peso, textura e tamanho.[24]

Observa-se melhora substancial nas habilidades motoras nessa etapa da vida, com ganhos na coordenação motora especialmente para andar e correr, mas também para subir escadas, jogar e agarrar objetos. Contudo, os maiores avanços dão-se nas habilidades motoras finas, tornando as crianças capazes de se vestirem e se alimentarem sozinhas. Há melhoras também em habilidades como desenhar, escrever e no uso de tesouras, preparando as crianças para futuras atividades escolares.[25]

Até os 5 anos de idade, a criança já terá desenvolvido a lateralidade, ou a preferência pelo uso de um lado do corpo sobre o outro (o hemisfério cerebral contralateral a essa parte do corpo é o dominante).[26]

DESENVOLVIMENTO SOCIAL

Em decorrência do desenvolvimento cognitivo, a característica principal do desenvolvimento social nessa faixa etária é a melhora na compreensão do *self*. Aos 2 anos, a criança se reconhece como um ser distinto dos demais e, entre os 3 e 5 anos, desenvolve o *autoconceito*, as crenças e os sentimentos sobre si própria.[27]

Inicialmente, isso envolve características concretas e observáveis, como a aparência ou atividades, mas, por volta dos 4 anos, traços psicológicos começam a ser empregados. Em geral, os julgamentos acerca de si próprio e suas habilidades tendem a ser demasiadamente positivos e otimistas. Não há nessa fase comparações sociais, o que leva o pré-escolar a tentar tarefas mais difíceis, aumentando suas chances de sucesso.[27]

Nessa faixa etária, a criança considera os membros de sua família as pessoas de maior importância dentro do seu grupo social. A expressão de afeto torna-se mais evidente, com frequentes tentativas de agradar às pessoas do convívio social, mas são também frequentes as cobranças por atenção, aprovação e reafirmação.[28]

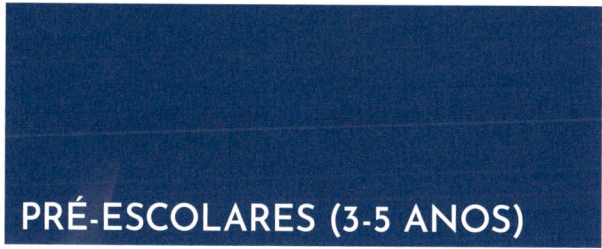

QUADRO 8.3
SINAIS DE ALERTA NO DESENVOLVIMENTO

Idade	Sinal de alerta
2 meses	Ausência de fixação do olhar
4 meses	Ausência de rastreamento visual
6 meses	Não se virar para som ou voz
9 meses	Não balbuciar sons consonantais
24 meses	Não utilizar palavras isoladas
36 meses	Não falar sentenças de três palavras

Fonte: Elaborado com base em Wilks e colaboradores.[16]

O relacionamento com outras crianças oferece oportunidades para melhorias na capacidade de resolução de problemas, no uso da linguagem e no pensamento criativo. Crianças com idades entre 3 e 5 anos tendem a brincar com aquelas do mesmo sexo, e há um aumento nas brincadeiras mais comuns a cada sexo.[26]

DESENVOLVIMENTO EMOCIONAL

A regulação emocional é definida por Thompson como "[...] os processos extrínsecos e intrínsecos responsáveis por monitorar, avaliar e modificar as reações emocionais, especialmente suas características intensivas e temporais, para cumprir seus objetivos [...]".[26]

Se o infante necessita do apoio de seus cuidadores para a regulação das emoções, por meio de conforto físico ou distrações, o pré-escolar tem ampliada suas estratégias para aliviar por si próprio o estresse. Melhoras na linguagem, na atenção e aumento da capacidade de postergar a gratificação contribuem para tanto.[25]

DESENVOLVIMENTO COGNITIVO

Crianças com 3 anos necessitam de objetos realísticos para brincadeiras de faz de conta. Já aquelas com 4 anos, em virtude do aumento das habilidades representacionais, são capazes de utilizar objetos não realistas (como blocos ou pedras) para a brincadeira simbólica. Nessa faixa etária, elas já são capazes de relatar explicitamente que o que acontece em um jogo de faz de conta não é real.[29]

A chamada "teoria da mente" é uma habilidade cognitiva social fundamental, com implicações em muitos dos aspectos de funcionamento das crianças, como competência social e aceitação pelos pares. Ela envolve a compreensão da criança de sua própria mente e da de outros.[30] Brincadeiras simbólicas, por exemplo, envolvem algum tipo de representação do estado mental do parceiro, sem a qual a brincadeira se tornaria inviável e vista como absurda. Também a compreensão das crenças e atitudes de terceiros é dependente da teoria da mente.[29]

Função executiva é um termo genérico que se refere a um grupo heterogêneo de processos que permite aos indivíduos regular pensamentos e comportamentos para se envolverem, com sucesso, em ações intencionais, dirigidas a um propósito e orientadas para o futuro.[31] Nessa etapa do desenvolvimento, há melhora substancial na atenção e na memória operacional, bem como nas capacidades de inibição de determinadas respostas e flexibilidade cognitiva.[25]

Por *autorregulação*, entende-se o comportamento socioemocional em que a criança consegue suprimir uma resposta imediata dominante a fim de atingir um objetivo, agindo de forma socialmente adequada.[26] O desenvolvimento do planejamento permite a capacidade de ser flexível quanto ao pensamento e envolve a noção do que é um problema e a previsão de interações e consequências, bem como das estratégias necessárias para sua obtenção.[26]

Aos 3 anos, as crianças se engajam na chamada *superimitação*, copiando não apenas os aspectos relevantes para a realização de determinada tarefa, mas também os irrelevantes. Ao imitar um modelo, elas acreditam que tal ação é o que se deve fazer, e irão corrigir um boneco, por exemplo, por pular ações irrelevantes. A superimitação é uma etapa importante para a aprendizagem cultural e a melhoria das habilidades de resolução de problemas.[32]

DESENVOLVIMENTO DA LINGUAGEM

Estima-se que, entre os 2 e os 4 anos de idade, o vocabulário de uma criança se expanda consideravelmente, reflexo dos processos chamados *mapeamento rápido* (aprendizagem de novas palavras após uma curta exposição) e *bootstrapping sintático* (capacidade de compreender o significado de determinadas palavras com base no seu uso gramatical nas sentenças). Há melhora no uso de normas gramaticais, e as crianças são capazes de manter o tópico da conversação por maiores períodos.[25]

Fatores sociais como pobreza e escolaridade materna exercem um grande impacto na riqueza de vocabulário expressa pela criança, sendo a linguagem uma das áreas do desenvolvimento de maior suscetibilidade ao ambiente (**Tab. 8.1**).[26]

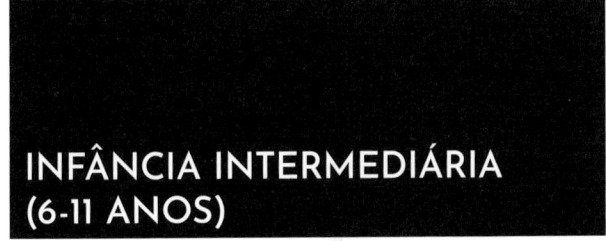

INFÂNCIA INTERMEDIÁRIA (6-11 ANOS)

É na infância intermediária que se tem o refinamento de inúmeros domínios do desenvolvimento que contribuirão para os desfechos funcionais em longo prazo.

TABELA 8.1
DESENVOLVIMENTO PÓS-NATAL HUMANO

Idade	Funções motora e visual	Peso cerebral médio*	Grau de mielinização
Nascimento	Reflexos de sucção, busca, marcha, preensão e Moro; pisca em resposta à luz.	350	Raízes motoras +++, raízes sensoriais ++, lemnisco medial ++, pedúnculo cerebelar superior ++, trato óptico ++, trato geniculocalcarino ±
6 semanas	Estende e vira o pescoço quando deitado; olha o rosto da mãe, segue os objetos.	410	Trato óptico ++, trato geniculocalcarino +, pedúnculo cerebral médio ±, trato piramidal +
3 meses	Reflexos de preensão e sucção modificados pela vontade; sustento cefálico; volta-se para objetos apresentados no campo visual; pode responder ao som.	515	Raízes sensoriais +++, trato óptico e geniculocalcarino +++, trato piramidal ++, cíngulo +, trato frontopontino +, pedúnculo cerebelar médio +, corpo caloso ±, formação reticular ±
6 meses	Segura objetos com ambas as mãos, coloca o peso nos antebraços ou nas mãos quando deitado; rola; senta-se brevemente.	660	Lemnisco medial +++, pedúnculo cerebelar superior +++, pedúnculo cerebelar médio ++, trato piramidal ++, corpo caloso +, formação reticular +, trato geniculotemporal +, áreas associativas ±
9 meses	Senta-se sozinho; preensão polegar-indicador; engatinha.	750	Cíngulo +++, fórnix ++
12 meses	Capaz de soltar objetos; passeios e caminhadas com auxílio de adulto (dando uma mão); reflexo de Babinski em 50% das crianças.	925	Lemnisco medial +++, tratos piramidais +++, trato frontopontino +++, fórnix +++, corpo caloso +, neurópilo intracortical ±, áreas associativas ±, trato geniculotemporal ++
24 meses	Desce escadas (dois pés por degrau), se inclina e pega objetos sem cair; gira botões; reflexo de Babinski em 100% das crianças.	1.065	Trato geniculotemporal +++, corpo caloso ++, áreas associativas +, radiação talâmica ++
36 meses	Sobe escadas (um pé por degrau); pedala triciclo; consegue vestir-se, exceto cadarços, cinto e botões; acuidade visual 20/20 OU	1.140	Pedúnculo cerebelar médio +++
5 anos	Salta; amarra cadarços; copia o triângulo; fala a idade corretamente.	1.240	Radiação talâmica +++, formação reticular ++, corpo caloso +++, neurópilo intracortical ++, áreas associativas ++
Adulto	—	1.400	Neurópilo intracortical +++, áreas associativas +++

± Quantidades mínimas, + leve, ++ moderada, +++ intensa.
* Peso em gramas.
Fonte: Elaborada com base em Kolb.[21]

DESENVOLVIMENTO MOTOR

Ainda que o crescimento físico na infância intermediária seja menos marcante do que o dos anos pré-escolares, ele é um processo contínuo. Paralelo a ele, melhorias na habilidade motora são percebidas nesse período.

A cada ano, as crianças tornam-se capazes de correr de forma mais rápida e de pular maiores alturas. Há melhoria também nos movimentos motores finos, possibilitando o emprego de ferramentas, como chave de fenda ou mesmo controles de *videogames*, com menor esforço e maior eficiência. O tempo de reação também se torna mais rápido. Dessa forma, ao término desse período, as habilidades motoras estão próximas às de um adulto.[33]

DESENVOLVIMENTO SOCIAL

Diferentemente do pré-escolar, crianças de 6 anos de idade já começam a comparar-se a outras pessoas. Por volta dos 8 anos, começam a se descrever de forma mais detalhada em seus atributos psicológicos, enfatizando características como crenças e sentimentos. Conforme crescem, são capazes de se autoavaliar e às características que acreditam ter, o que possibilita o desenvolvimento da autoestima.[34]

Crianças menores de 7 anos descrevem seus pares de maneira mais concreta, em geral referindo-se a atributos físicos. A partir de tal idade, já são capazes de incluir qualidades não observáveis na descrição de outras pessoas. Entre os 6 e os 10 anos de idade, a capacidade de inferir os estereótipos de um indivíduo (ou seja, grupos étnicos, religiosos, entre outros) amplia-se consideravelmente.[34]

A família permanece sendo o principal grupo de influência da criança nessa faixa etária. Nesse aspecto, as características comportamentais e afetivas envolvidas na criação dos filhos impactam sobremaneira o desenvolvimento da criança. Baumrind propôs um modelo teórico de classificação dos pais em três estilos que impulsionou o estudo dos estilos parentais.[35] Posteriormente, o modelo foi ampliado por outros autores para englobar quatro estilos.

Pais *autoritativos* tendem a mostrar alta aceitação e controle comportamental, bem como alta capacidade de resposta e cordialidade para com seus filhos. Eles são conceituados como afetuosos, encorajadores e controladores, de uma forma que promove a autonomia da criança. Por sua vez, pais *autoritários* combinam alto controle com baixos níveis de envolvimento afetivo, apoio e compromisso emocional com seus filhos – eles são rejeitadores, altamente exigentes, fortemente comandantes, controlando psicologicamente e de forma dominadora.[36]

O estilo *permissivo* (ou indulgente) é resultado de baixo controle e alta responsividade. Ao contrário dos autoritários, não estabelecem regras ou limites, sendo excessivamente tolerantes, satisfazendo as demandas que a criança apresenta. Já o estilo *negligente* é fruto de baixo controle e baixa responsividade. Não são nem afetivos, nem exigentes, demonstrando pouco envolvimento na socialização da criança, estando focados em seus próprios interesses (**Fig. 8.2**).[37]

Crianças com pais autoritativos apresentam maiores competências sociais e cognitivas, com maiores níveis de criatividade e altruísmo. Já aquelas cujos pais têm pouco envolvimento emocional ou alto grau de hostilidade apresentam pior desfecho acadêmico e social.[33]

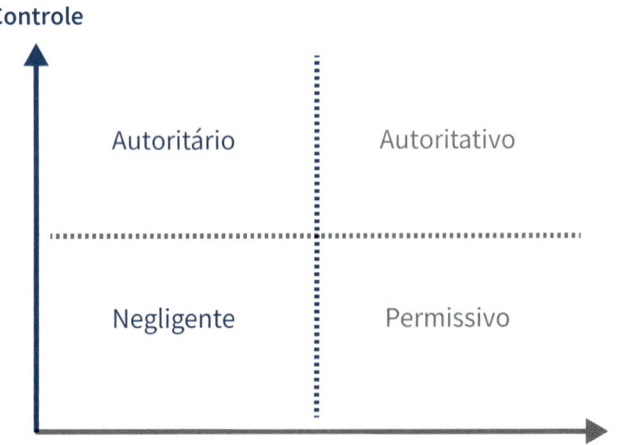

FIGURA 8.2

Modelo bidimensional de estilos parentais.
Fonte: Elaborada com base em Alonso-Stuyck.[37]

Os irmãos também desempenham um papel importante, funcionando como companheiros de brincadeiras e até mesmo cuidadores. Irmãos com idades mais próximas tendem a apresentar mais conflitos do que aqueles com idades mais distantes. Por sua vez, as amizades vão ganhando espaço ao longo dos anos. Na infância intermediária, tais relacionamentos tendem a ser estáveis, apesar de o número de amigos que uma criança caracteriza como tal reduzir-se com a aproximação da adolescência.[33]

DESENVOLVIMENTO DA LINGUAGEM

Ainda que a maior parte dos avanços no desenvolvimento da linguagem se dê nos anos pré-escolares, refinamentos continuam a ocorrer nos anos da infância intermediária, bem como um aumento significativo do vocabulário, que se deve em parte à alfabetização. É nessa época que a criança é capaz de perceber que uma mesma palavra pode apresentar mais de um significado e que palavras com sons semelhantes podem ter significados diversos. Essa habilidade permite à criança compreender e empregar metáforas e charadas.[33]

DESENVOLVIMENTO COGNITIVO

Um dos principais marcos do desenvolvimento cognitivo nessa faixa etária é a melhora das habilidades de memorização e de aprendizagem. Elas não apenas aprendem mais facilmente, como também melhoram a organização do conhecimento, otimizando seu uso.[33] Do mesmo modo, as competências para resolução de problemas tornam-se mais efetivas e eficientes, incluindo a formulação e a testagem de hipóteses.[38]

O córtex pré-frontal, em especial o dorsolateral, torna-se mais eficiente em virtude da poda de sinapses e do aumento da mielinização. Tal região está intimamente relacionada ao desenvolvimento das funções executivas.[39]

Um aspecto de grande relevância nessa fase é a aquisição da leitura. Nesse processo, as crianças tornam-se capazes de compreender as relações entre letras e sons, aprendem exceções a regras comuns e passam a reconhecer palavras inteiras com base nas letras que as constituem.[40] À medida que a leitura se consolida, a criança muda do "aprender a ler" para o "ler para aprender".[41]

O sucesso na leitura é fundamental para o desenvolvimento cognitivo e a melhora do desempenho acadêmico.[28] Infelizmente, em nosso país, em virtude da influência do construtivismo na educação, os fonemas não são ensinados às crianças, e espera-se que elas venham a descobrir como ler sem ensiná-las a decodificar.[42] O **Quadro 8.4**, a seguir, apresenta o desenvolvimento pós-natal das funções básicas sociais e de linguagem de crianças de zero a 12 anos.

ADOLESCÊNCIA (12-18 ANOS)

Na adolescência se dá o amadurecimento das habilidades emocionais e cognitivas necessárias para o funcionamento independente na vida adulta. Trata-se de um período crítico para a maturação dos processos cerebrais que fundamentam as funções cognitivas superiores e os comportamentos social e emocional.[43] Em diversas espécies de mamíferos, o indivíduo em desenvolvimento passa por um período de transição entre o estado de dependência da infância e a relativa independência e maturidade sexual do adulto. Inúmeros comportamentos típicos da adolescência são observados em adolescentes de diferentes espécies, indicando uma base genética altamente conservada.[44,45]

Esse período é marcado por um aumento da capacidade de leitura das pistas sociais e emocionais e maior valorização das relações interpessoais. Melhorias na velocidade de processamento e funcionamento intelectual também são evidentes, especialmente no desenvolvimento das funções executivas, incluindo pensamento abstrato, organização, tomada de decisão e planejamento e inibição de resposta.[43]

A família desempenha um papel imprescindível no desenvolvimento saudável do adolescente. As pesquisas sobre o desenvolvimento do adolescente em seu contexto familiar concentram-se basicamente nas relações entre estes e seus pais ou padrastos. Pouco se sabe acerca das relações com irmãos ou outros membros da família. As transformações mais importantes nas relações familiares costumam ocorrer durante a adolescência inicial, e apenas na adolescência intermediária ou final se dará um novo equilíbrio.

Em geral, três dimensões da relação da criança com seus pais são alteradas durante a adolescência: (1) autonomia (até que ponto o adolescente está sob o controle

QUADRO 8.4
DESENVOLVIMENTO PÓS-NATAL DAS FUNÇÕES BÁSICAS SOCIAIS E DE LINGUAGEM

Idade aproximada	Funções de linguagem e sociais
Nascimento	Consolado pelo som da voz humana, sorri em reflexo. Os sons mais comuns são gritos de desconforto e fome e sons vegetativos; no final do 1º mês, os gritos se diferenciam; emite sons semelhantes à fala não chorosa, geralmente durante a alimentação.
6 semanas	Contato visual com a mãe; sorriso espontâneo. Acalma-se com a voz humana ou quando segurado; faz ruídos de prazer; chora para obter ajuda.
2 meses	Começa a distinguir diferentes sons da fala; sons emitidos tornam-se mais guturais; anima-se ao ver pessoas; sorriso social não seletivo.
3 meses	Discrimina entre alguns indivíduos; reconhece a mãe; sorriso social seletivo; orienta a cabeça para vozes; resposta vocal à fala dos outros; inicia a fase do "balbucio", caracterizada pela produção "espontânea" de sons e que pode durar até os 15 meses.
4 meses	Atenção seletiva aos rostos; prefere olhar para expressões felizes em vez de expressões irritadas; localiza sons; pode discriminar faces individuais; sorri para outros bebês; varia o tom de vocalizações; imita tons.
6 meses	Gargalhadas; transmite satisfação e insatisfação pela prosódia; sorri para si mesmo no espelho; "ecolalia" se inicia nessa época. A imitação da prosódia ocorre muito antes da dos segmentos articulados da fala.
9 meses	Dá tchau; brinca de adoleta; faz padrões entonacionais distintos; gestos sociais.
12 meses	Manda beijos a pedido; pode ter um vocabulário de 5 a 10 palavras, que dobrará nos próximos seis meses.
24 meses	Vocabulário de aproximadamente 200-300 palavras; nomeia objetos mais comuns do dia a dia.
36 meses	Vocabulário de 900-1.000 palavras; frases de construção simples com 3 a 4 palavras (sujeito-verbo); pode seguir comandos de duas etapas; xingamentos.
4 anos	Vocabulário de mais de 1.500 palavras; faz inúmeras perguntas; frases tornam-se mais complexas.
5 anos	Vocabulário de aproximadamente 1.500-2.200 palavras; discute sentimentos; espera-se que entre os 5 e os 7 anos tenha adquirido a habilidade de leitura, lenta, mas fluente; escrita provavelmente também será lenta; pode-se esperar que o domínio do sistema ortográfico se estenda por mais vários anos.
6 anos	Vocabulário expressivo de cerca de 2.600 palavras; vocabulário receptivo de 20.000-24.000 palavras; usa todas as classes gramaticais.
12 anos	Vocabulário superior a 50 mil palavras.

Fonte: Elaborado com base em Kolb.[21]

dos pais); (2) conflito (até que ponto a relação pais-adolescente é contenciosa ou hostil); e (3) harmonia (até que ponto a relação pais-adolescente é afetuosa, envolvente e emocionalmente próxima).[46]

Apesar do senso comum de que os conflitos entre pais e filhos são a regra durante esse período, a literatura demonstra que brigas frequentes e raivosas são a exceção. A maioria dos adolescentes compartilha com seus pais valores e crenças referentes a importância do trabalho, aspirações acadêmicas, bem como crenças políticas e religiosas.[47] De fato, a maior parte das discussões entre pais e adolescentes ocorre por eventos do dia a dia, como arrumação do quarto e respeito a horários.

Adolescentes passam mais tempo com seus pares se comparados às crianças. As amizades e os relacionamentos com colegas desempenham papel importante no desenvolvimento ao fornecem ao jovem informações do mundo exterior à família, oferecendo bases de comparação. Se na infância os relacionamentos são marcados pelo compartilhamento de atividades, na adolescência, a amizade é caracterizada pela intimidade, com o compartilhamento de sentimentos e opiniões. Adolescentes veem os amigos como os recursos e as influências extrafamiliares mais importantes, e tais relacionamentos estão consistentemente implicados em variações no bem-estar do adolescente.[46]

PUBERDADE

A puberdade é um processo biológico de desenvolvimento, com enormes implicações sociais, que se desenvolve ao longo de aproximadamente 8 a 10 anos. É resultado de uma série de eventos neuroendócrinos que culminam com o desenvolvimento dos caracteres sexuais secundários e a maturidade reprodutiva. Inclui dois processos independentes: adrenarca e gonadarca.

A *adrenarca* é o despertar das glândulas suprarrenais e se inicia por volta dos 6 anos de idade. É responsável pelo aumento dos andrógenos adrenais (especialmente a de-hidroepiandrosterona [DHEA] e sua forma sulfatada, o sulfato de de-hidroepiandrosterona [DHEA-S], bem como a androstenediona), responsáveis pelo surgimento de pelos axilares e pubianos, bem como por alterações cutâneas (maior oleosidade) e no odor axilar e corporal.

A *gonadarca* tem início com a reativação dos neurônios hipotalâmicos produtores do hormônio liberador de gonadotrofinas (GnRH), que, por sua vez, estimula a secreção do hormônio folículo estimulante (FSH) e do hormônio luteinizante (LH) pela adeno-hipófise. Essas duas gonadotrofinas são responsáveis por regular a secreção gonadal dos esteroides sexuais, testosterona e estrogênios. A gonadarca é responsável pelo surgimento das características sexuais secundárias, como o desenvolvimento das mamas e a menstruação nas mulheres e o aumento do tamanho do pênis e do volume testicular nos homens.[48]

DESENVOLVIMENTO COGNITIVO

Além das mudanças físicas, a adolescência é um período de grande desenvolvimento cognitivo. Se, durante a infância, o pensamento tende a ser concreto, na adolescência ele se torna mais abstrato e relativista, dotando o indivíduo da capacidade de se apaixonar, pensar sobre espiritualidade e resolver exercícios de matemática mais avançada. O raciocínio dedutivo e indutivo emerge, permitindo ao adolescente explorar uma gama completa de possibilidades inerentes a uma situação, pensar hipoteticamente e usar um processo de pensamento lógico.[49]

Nesse período, o indivíduo também desenvolve a capacidade de introspecção, o que pode levar ao que Elkind chamou de *egocentrismo*.[50] Esse egocentrismo explica duas características importantes do comportamento adolescente. A primeira é a chamada *audiência imaginária*, ou a crença de que os outros estão observando ou pensando no adolescente. O segundo fenômeno é a *fábula pessoal*, que envolve sentimentos de invencibilidade e singularidade.[51]

Uma perspectiva que tem ganhado atenção refere-se ao processamento de informações e tomada de decisão. Além do lento desenvolvimento do controle dos impulsos, os adolescentes também mostram preferência por decisões que proporcionam uma recompensa imediata. Como esperado, o contexto social influencia a tomada de decisão dos adolescentes, já que eles se tornam mais propensos a correr riscos com os colegas, um contexto de alta emoção, no qual a recompensa potencial é a aprovação dos demais.[52]

DESENVOLVIMENTO CEREBRAL

O córtex cerebral sofre mudanças em sua espessura desde a infância até o início da idade adulta; observa-se uma diminuição da espessura associada à idade que é global, mas também regional. As mudanças padronizadas na espessura cortical exibem um gradiente têmporo-espacial. No início da adolescência, o maior adelgaçamento cortical se dá no lobo temporal. Em contraste, ao término da adolescência, o lobo frontal é a região com maior adelgaçamento cortical.[53]

O desenvolvimento cerebral na adolescência tipicamente demonstra redução da substância cinzenta cortical e aumento da substância branca. Sabe-se que esse aumento da substância branca se deve ao aumento da mielinização e ocorre de forma linear durante o desenvolvimento, ao passo que a substância cinzenta aumenta durante a pré-adolescência, atinge o pico no córtex frontal durante a adolescência, mas depois diminui no início da vida adulta, o que decorre, em parte, da perda das conexões sinápticas entre os neurônios, um processo mediado pelas experiências a que o adolescente se submete.[45]

Diversos sistemas cerebrais sofrem mudanças marcantes durante essa fase, especialmente o dopaminérgico. Embora o desenvolvimento de tal sistema seja um processo complexo, há evidências de que a ativação de projeções dopaminérgicas mesolímbicas para regiões como o estriado dorsal, o núcleo *accumbens* e a amígdala, bem como de projeções dopaminérgicas mesocorticais para o córtex pré-frontal, atinja seu pico durante a adolescência.[45] Estudos de neuroimagem funcional demonstram que, em resposta a recompensas, adolescentes apresentam maior atividade nas vias mesolímbica e mesocortical, se comparados a adultos. Acredita-se que tal fato seja o responsável por aumentar a busca por experiências novas e arriscadas nessa etapa,[54] assim como pelo direcionamento do comportamento em busca de tais recompensas.[55]

Outra possível explicação para o envolvimento do adolescente em assumir riscos é a maturação prolongada do córtex pré-frontal, que só alcança seu estado adulto no final da adolescência, em contraste com a maturação mais precoce de regiões límbicas (como o núcleo *accumbens* e a amígdala), essenciais para o processamento de estímulos emocionais e de recompensa.[56]

Aspectos importantes do comportamento adolescente também podem ser explicados pelas alterações no sistema límbico. Mudanças nos níveis de serotonina e dopamina contribuem para a emocionalidade elevada evidente nessa faixa etária, bem como para a maior vulnerabilidade a depressão e outros transtornos mentais.[57]

Por volta dos 6 aos 13 anos de idade, há um crescimento significativo da substância branca nas áreas que conectam os lobos temporais e parietais e em regiões especializadas para funções de linguagem, sensório-espaciais e auditivas. Esse crescimento diminui consideravelmente a partir dos 12 anos de idade, coincidindo com o final de um período crítico para a aprendizagem de novas línguas.[58] A **Figura 8.3** ilustra o impacto da puberdade na atenção e motivação durante a adolescência.

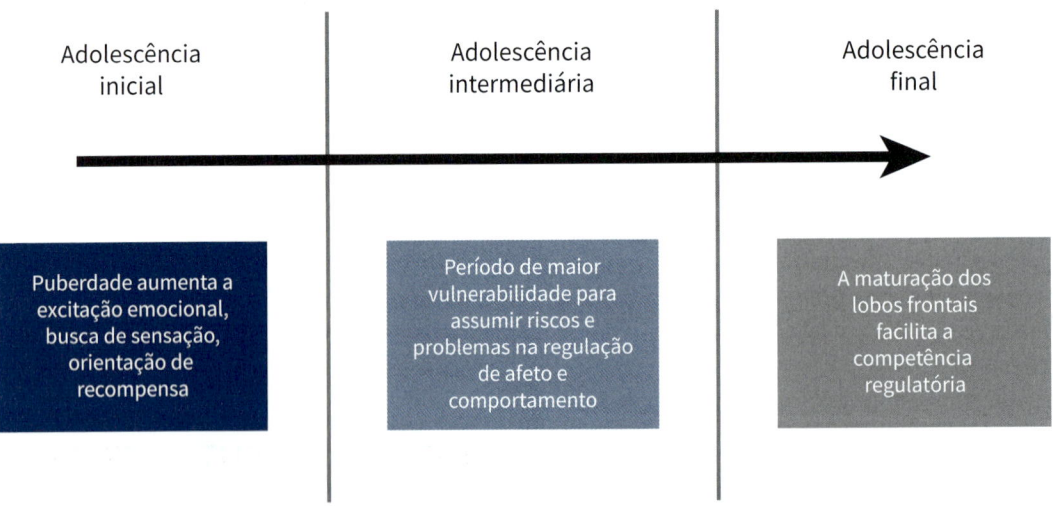

FIGURA 8.3

O impacto da puberdade na atenção e motivação ocorre antes que a maturação dos lobos frontais esteja completa, ocasionando maior vulnerabilidade a problemas na regulação de afeto e comportamento.

Fonte: Elaborada com base em Steinberg.[57]

ALGUNS AUTORES ESPECIAIS

ERIKSON

Erik Erikson desenvolveu uma teoria abrangente acerca do desenvolvimento psicossocial, permitindo conhecer como se forma a identidade do indivíduo. Baseando-se inicialmente na teoria do desenvolvimento psicossexual de Freud, Erikson a expandiu ao incluir a influência da dinâmica social (enfatizando o papel da família, da sociedade e da cultura) e estendeu o desenvolvimento psicossocial até a idade adulta.[59]

Erikson propôs oito "estágios" ao longo da vida, que surgem à medida que os indivíduos crescem e enfrentam novas decisões. Cada estágio de desenvolvimento é desencadeado ou iniciado por uma "crise", um ponto de mudança no ciclo vital, que permite ver a vida sob uma nova perspectiva. Em cada estágio, há um par de tendências psicológicas opostas que precisam ser equilibradas. É a integração bem-sucedida dessas tendências opostas que originará uma virtude que contribuirá para a resolução da crise em determinado estágio e será empregada para a resolução das etapas seguintes. Em contrapartida, o oposto é verdadeiro com a adoção da qualidade mal desenvolvida.[60]

Cada estágio de crescimento ocorre em um ambiente social e em um ambiente intergeracional em que, por exemplo, os pais fornecem as condições de crescimento para seus filhos, que, por sua vez, endossam virtudes paternas. Em certo sentido, cada indivíduo está passando por um estágio que tem um impacto no desenvolvimento de outro indivíduo (**Tab. 8.2**).

KOHLBERG

O desenvolvimento moral denota os pensamentos, sentimentos e comportamentos relacionados a padrões de

TABELA 8.2
ESTÁGIOS DE DESENVOLVIMENTO PSICOSSOCIAL DE ERIKSON

Estágios	Tendência sintônica × tendência distônica	Virtude/tendência adaptativa	Tendência mal-adaptativa-tendência perversa
Nascimento aos 12-18 meses	Confiança básica x desconfiança básica	Esperança	Desajuste sensorial-introversão
12-18 meses aos 3 anos	Autonomia × vergonha-dúvida	Vontade	Obstinação-compulsão
3-6 anos	Iniciativa × culpa	Propósito	Ausência de empatia-inibição
6 anos-puberdade	Diligência × inferioridade	Habilidade	Virtuosismo estreito-inércia
Puberdade ao adulto jovem	Identidade × confusão de papéis	Fidelidade	Fanatismo-repúdio
Adulto jovem	Intimidade × isolamento	Amor	Promiscuidade-exclusividade
Vida adulta intermediária	Generatividade × estagnação	Cuidado	Sobrecarga-rejeitividade
Vida adulta tardia	Integridade do ego × desespero	Sabedoria	Presunção-desdém

Fonte: Elaborada com base em Knight.[60]

certo ou errado. Kohlberg baseia sua teoria do desenvolvimento moral, tendo a autonomia como característica fundamental na tomada de decisão.[61]

Suas pesquisas categorizam as etapas do desenvolvimento moral do indivíduo. Em cada um dos três níveis distintos de raciocínio moral, existem dois estágios.[62]

Os estágios pré-convencionais (pré-morais) são baseados em comportamentos obedientes ou desafiadores e são influenciados por autoridade, promessa de recompensa ou ameaça de punição. Já os estágios convencionais são aqueles de aceitação dos padrões da sociedade, ao passo que a moralidade pós-convencional é aquela baseada em princípios universais de justiça, igualdade, respeito e dignidade da vida humana.[61]

Para Kohlberg, tais estágios não são produtos do crescimento, mas emergem quando pensamos sobre os problemas morais, e as experiências sociais promovem o desenvolvimento apenas ao estimular os processos mentais. Segundo ele, as crianças sempre passam pelos estágios em uma sequência invariável, sem pulá-los, ainda que nem todas atinjam aqueles mais elevados (**Quadro 8.5**).[63]

PIAGET

Jean Piaget é um dos estudiosos mais influentes da psicologia, tendo conduzido inúmeros estudos cuja influência se expandiu também para a área da educação. Piaget reconheceu que qualquer explicação sobre o desenvolvimento cognitivo das crianças é baseada em suposições sobre como conhecemos a realidade. Para ele, a própria criança é agente de seu desenvolvimento.

Em sua teoria, três conceitos são fundamentais: esquema, assimilação e acomodação. Um *esquema* é um padrão de ação que pode ser repetido, como a sucção ou pegada do bebê. A *assimilação* é o processo de resposta a objetos ou eventos em termos de esquemas preexistentes. Já *acomodação* seria toda modificação dos esquemas de assimilação sob a influência de situações exteriores ao quais se aplicam.[64]

Ele procurou descrever formas de pensamento por meio das quais as crianças progridem, dividindo o desenvolvimento cognitivo em quatro estágios, definidos não tanto pela idade, mas pela estrutura do pensamento. Para ele, tais estágios necessariamente seguem uns aos outros em sequência, pois se constroem um sobre o outro.

À primeira fase do desenvolvimento cognitivo, Piaget deu o nome de estágio *sensório-motor*. Tal fase engloba o nascimento até por volta dos 2 anos de idade e serve como uma ponte entre os níveis biológico e psicológico de funcionamento. Esse estágio é centrado na própria atividade do bebê em relação ao mundo. Piaget descreveu o foco inicial dos bebês em seu próprio corpo como *egocentrismo*, formado por seis subestágios. O primeiro, chamado de *atividade reflexa*, envolve padrões gerais de ação, como sugar e chorar. O segundo, das *reações circulares primárias*, envolve ciclos de movimentos que inicialmente ocorrem

QUADRO 8.5
NÍVEIS E ESTÁGIOS DO DESENVOLVIMENTO MORAL

Nível	Estágio
1. Moralidade pré-convencional (pré-moral)	• Orientado por punição e obediência • Hedonismo instrumental ingênuo
2. Moralidade convencional	• Manutenção de boas relações e obtenção de aprovação dos outros • Moralidade mantida por autoridade
3. Moralidade pós-convencional (por princípios)	• Moralidade por contrato e por lei democraticamente aceita • Princípios individuais de consciência

Fonte: Elaborado com base em Kurtines e Greif.[62]

ao acaso, mas são posteriormente repetidos. Nas *reações circulares secundárias*, o foco está nos objetos e nas consequências de uma ação. No quarto subestágio, chamado de *coordenação de esquemas secundários*, há um objetivo claro que antecede a ação. Nas *reações circulares terciárias*, o infante descobre novas formas de ação, experimentando-as. Por fim, no último subestágio, das *combinações mentais*, a criança parece resolver problemas por meio de esquemas de coordenação mental antes de agir, em vez de agir apenas por tentativa e erro.[64]

A segunda fase é nomeada de estágio *pré-operatório* do desenvolvimento cognitivo e engloba crianças com idades entre 2 e 7 anos, aproximadamente. Nesse estágio, as crianças podem representar objetos que não estão presentes, não se limitando a pensar naquilo que está à sua frente. Há um crescente entendimento das noções de espaço, causalidade, identidade, categorização e número. Há na criança uma visão de que o universo se centraliza nela, ao que Piaget chamou de *egocentrismo*. Nessa faixa etária, as crianças ainda não são capazes de entender o conceito de conservação.[12]

Por volta dos 7 anos, as crianças, segundo Piaget, atingirão o estágio *operacional-concreto*. Nessa fase, elas se utilizam de operações mentais para resolver problemas reais, concretos. Há melhor entendimento dos conceitos de causalidade e conservação, com avanços também no raciocínio indutivo e dedutivo e na categorização. Elas conseguem contabilizar os vários aspectos de um contexto, mesmo que a maneira de pensar seja limitada.[12,64]

Por fim, o estágio *operatório-formal* aborda as habilidades no processamento de informação e os desenvolvimentos linguístico e moral. Em vez de operar sobre objetos concretos, o pensamento é sobre classes ou formas lógicas. O raciocínio hipotético-dedutivo exemplifica essa forma de inteligência para Piaget. Essa forma de pensamento está envolvida no raciocínio científico, em que todas as possibilidades são consideradas e avaliadas. Nessa etapa, os adolescentes são capazes de pensar de forma abstrata, entendendo melhor os conceitos de tempo e espaço. Lançam mão de símbolos na aprendizagem de álgebra e cálculo, apreciam melhor as metáforas e as alegorias. As implicações imaginativas atingem também as emoções.[12,64]

Ainda que muito respeitada, a teoria de Piaget não é isenta de críticas. De fato, ela subestima a competência das crianças e despreza os fatores sociais no desenvolvimento, além de ignorar o desenvolvimento pós-adolescência.

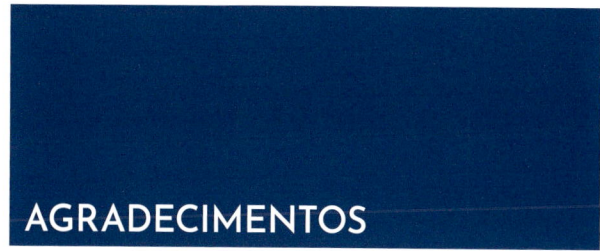

AGRADECIMENTOS

O autor agradece à Prof.ª Dr.ª Débora Marques de Miranda e à Dr.ª Patrícia de Araújo Pereira pelas valorosas sugestões e contribuições para este capítulo.

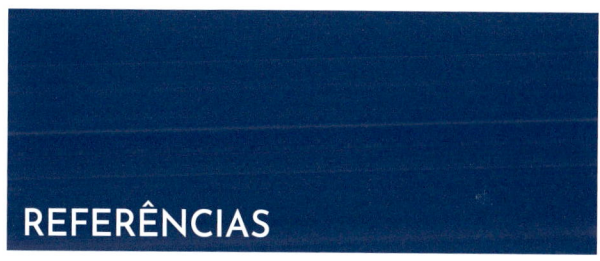

REFERÊNCIAS

1. Nagel E. Determinism and development. In: Harris DB, editor. The concept of development. Minneapolis: University of Minnesota Press; 1957. p. 15-24.

2. Knapp P, Mastergeorge AM. Clinical Implications of current findings in neurodevelopment. Psychiatr Clin North Am. 2009;32(1):177-97.

3. Angold A, Costello EJ. Developmental epidemiology. Epidemiol Rev. 1995;17(1):74-82.

4. Bergen D, Woodin M. Neuropsychological development of newborns, infants, and toddlers (0 to 3 years old). In: Davis AS, editor. Handbook of pediatric neuropsychology. New York: Springer; 2011. p. 15-30.

5. Bjorklund DF, Blasi CH. Child and adolescent development: an integrated approach. Independence: Cengage Learning; 2011.

6. Hopkins B, Geangu E, Linkenauger S. The Cambridge encyclopedia of child development. Cambridge: Cambridge University; 2020.

7. Gerber RJ, Wilks T, Erdie-Lalena C. Developmental milestones: motor development. Pediatr Rev. 2010;31(7):267-77.

8. Yu P, Han X, Ségonne F, Pienaar R, Buckner RL, Golland P, et al. Cortical surface shape analysis based on spherical wavelet transformation. In: Conference on Computer Vision and Pattern Recognition Workshop (CVPRW'06); 2006, New York, United States.

9. Marshall PJ. The development of emotion. Wiley Interdiscip Rev Cogn Sci. 2010;1(3):417-25.

10. Kiff CJ, Lengua LJ, Zalewski M. Nature and nurturing: parenting in the context of child temperament. Clin Child Fam Psychol Rev. 2011;14(3):251-301.

11. Thomas A, Chess S, Birch HG. Temperament and behavior disorders in children. Oxford: New York University Press; 1968.

12. Papalia D, Feldman R. Desenvolvimento humano. 12. ed. Porto Alegre: AMGH; 2013.

13. Beesdo-Baum K, Knappe S. Developmental epidemiology of anxiety disorders. Child Adolesc Psychiatr Clin N Am. 2012;21(3):457-78.

14. Berken JA, Gracco VL, Klein D. Early bilingualism, language attainment, and brain development. Neuropsychologia. 2017;98:220-7.

15. Blair C, Raver CC. Child development in the context of adversity: experiential canalization of brain and behavior. Am Psychol. 2012;67(4):309-18.

16. Wilks T, Gerber RJ, Erdie-Lalena C. Developmental milestones: cognitive development. Pediatr Rev. 2010;31(9):364-7.

17. Silver E, Korja R, Mainela-Arnold E, Pulli EP, Saukko E, Nolvi S, et al. A systematic review of MRI studies of language development from birth to 2 years of age. Dev Neurobiol. 2020;81(1):63-75.

18. Malik F, Marwaha R. Cognitive development. In: StatPearls. Treasure Island: StatPearls Publishing; 2021.

19. Jones S. Can newborn infants imitate? Wiley Interdiscip Rev Cogn Sci. 2017;8(1-2):1-13.

20. Tanner JM. Physical development. Br Med Bull. 1986;42(2):131-8.

21. Kolb B. Brain development during early childhood. In: Hupp S, Jewell JD, editors. The encyclopedia of child and adolescent development. Hoboken: Wiley; 2020.

22. Huttenlocher PR, Dabholkar AS. Regional differences in synaptogenesis in human cerebral cortex. J Comp Neurol. 1997;387(2):167-78.

23. Whitfield-Gabrieli S, Wendelken C, Nieto-Castañón A, Bailey SK, Anteraper SA, Lee YJ, et al. Association of intrinsic brain architecture with changes in attentional and mood symptoms during development. JAMA Psychiatry. 2020;77(4):378-86.

24. Holloway JM, Long TM. The interdependence of motor and social skill development: influence on participation. Phys Ther. 2019;99(6):761-70.

25. Fletcher K. Neuropsychology of early child development (ages 3 to 5). In: Davis AS, editor. Handbook of pediatric neuropsychology. New York: Springer; 2011. p. 31-6.

26. Thompson RA. Emotion regulation: a theme in search of definition. Monogr Soc Res Child Dev. 1994;59(2-3):25-52.

27. Pinto A, Gatinho A, Fernandes C, Veríssimo M. Efeitos de idade e sexo no autoconceito de crianças pré-escolares. Psicol Reflex Crit. 2015;28(3):632-8.

28. Sparrow J, Brazelton TB. A developmental approach for the prevention of common behavioral problems. In: McInerny T, Adam H, Campbell D, Kamat D, Kelleher K, editors. Pediatric primary care. 5th ed. Itasca: American Academy of Pediatrics; 2006. p. 10-6.

29. Weisberg DS. Pretend play. Wiley Interdiscip Rev Cogn Sci. 2015;6(3):249-61.

30. Carlson SM, Koenig MA, Harms MB. Theory of mind. Wiley Interdiscip Rev Cogn Sci. 2013;4(4):391-402.

31. Sonuga-Barke EJS, Cortese S, Fairchild G, Stringaris A. Annual research review: transdiagnostic neuroscience of child and adolescent mental disorders: differentiating decision making in attention-deficit/hyperactivity disorder, conduct disorder, depression, and anxiety. J Child Psychol Psychiatry Allied Discip. 2016;57(3):321-49.

32. Bjorklund DF. A metatheory for cognitive development (or "Piaget is dead" revisited). Child Dev. 2018;89(6):2288-302.

33. Bauer PJ, Lukowski AF, Pathman T. Neuropsychology of middle childhood development (6 to 11 years old). In: Davis AS, editor. Handbook of pediatric neuropsychology. New York: Springer; 2011. p. 37-46.

34. Gest SD, Rulison KL, Davidson AJ, Welsh JA. A reputation for success (or failure): the association of peer academic reputations with academic self-concept, effort, and performance across the upper elementary grades. Dev Psychol. 2008;44(3):625-36.

35. Baumrind D. Child care practices anteceding three patterns of preschool behavior. Genet Psychol Monogr. 1967;75(1):43-88.

36. Delvecchio E, Germani A, Raspa V, Lis A, Mazzeschi C. Parenting styles and child's well-being: the mediating role of the perceived parental stress. Eur J Psychol. 2020;16(3):514-31.

37. Alonso-Stuyck P. Parenting and healthy teenage lifestyles. Int J Environ Res Public Health. 2020;17(15):5428.

38. Newcombe NS. Cognitive development: changing views of cognitive change. Wiley Interdiscip Rev Cogn Sci. 2013;4(5):479-91.

39. Lenroot RK, Giedd JN. Brain development in children and adolescents: Insights from anatomical magnetic resonance imaging. Neurosci Biobehav Rev. 2006;30(6):718-29.

40. Hirsch ED. Reading comprehension requires knowledge of words and the world: scientific insights into the fourth-grade slump and the Nation's stagnant comprehension scores. Am Educ. 2003;27:10-29.

41. Sobel DM, Finiasz Z. How children learn from others: an analysis of selective word learning. Child Dev. 2020;91(6):e1134-61.

42. Haase VG, Costa AJ, Silva JBL. Por que o construtivismo não funciona? Evolução, processamento de informação e aprendizagem escolar. Psicol Pesq. 2015;9(1):62-71.

43. Yurgelun-Todd D. Emotional and cognitive changes during adolescence. Curr Opin Neurobiol. 2007;17(2):251-7.

44. SPEAR LP. Adolescent brain development and animal models. Ann N Y Acad Sci. 2004;1021(1):23-6.

45. Spear LP. Effects of adolescent alcohol consumption on the brain and behaviour. Nat Rev Neurosci. 2018;19(4):197-214.

46. Collins WA, Steinberg L. Adolescent development in interpersonal context. In: Damon W, Lerner RM. Handbook of child psychology. 6th ed. Hoboken: John Wiley & Sons; 2007. p. 1003-49.

47. Knafo A, Schwartz SH. Parenting and adolescents' accuracy in perceiving parental values. Child Dev. 2003;74(2):595-611.

48. Dai J, Scherf KS. Puberty and functional brain development in humans: convergence in findings? Dev Cogn Neurosci. 2019;39:100690.

49. Sanders RA. Adolescent psychosocial, social, and cognitive development. Pediatr Rev. 2013;34(8):354-9.

50. Elkind D. Egocentrism in adolescence. Child Dev. 1967;38(4):1025-34.

51. Ryan RM, Kuczkowski R. The imaginary audience, self-consciousness, and public individuation in adolescence. J Pers. 1994;62(2):219-38.

52. Blakemore SJ, Robbins TW. Decision-making in the adolescent brain. Nat Neurosci. 2012;15(9):1184-91.

53. Parker N, Patel Y, Jackowski AP, Pan PM, Salum GA, Pausova Z, et al. Assessment of neurobiological mechanisms of cortical thinning during childhood and adolescence and their implications for psychiatric disorders. JAMA Psychiatry. 2020;77(11):1127-36.

54. Hoogendam JM, Kahn RS, Hillegers MHJ, van Buuren M, Vink M. Different developmental trajectories for anticipation and receipt of reward during adolescence. Dev Cogn Neurosci. 2013;6:113-24.

55. Doremus-Fitzwater TL, Spear LP. Reward-centricity and attenuated aversions: an adolescent phenotype emerging from studies in laboratory animals. Neurosci Biobehav Rev. 2016;70(1):121-34.

56. Casey BJ, Jones RM. Neurobiology of the adolescent brain and behavior: implications for substance use disorders. J Am Acad Child Adolesc Psychiatry. 2010;49(12):1189-201.

57. Steinberg L. Cognitive and affective development in adolescence. Trends Cogn Sci. 2005;9(2):69-74.

58. Thompson PM, Gledd JN, Woods RP, MacDonald D, Evans AC, Toga AW. Growth patterns in the developing brain detected by using continuum mechanical tensor maps. Nature. 2000;404(6774):190-3.

59. Orenstein GA, Lewis L. Eriksons stages of psychosocial development. In: StatPearls. Treasure Island: StatPearls Publishing; 2021.

60. Knight ZG. A proposed model of psychodynamic psychotherapy linked to Erik Erikson's eight stages of psychosocial development. Clin Psychol Psychother. 2017;24(5):1047-58.

61. McLeod-Sordjan R. Evaluating moral reasoning in nursing education. Nurs Ethics. 2014;21(4):473-83.

62. Kurtines W, Greif EB. The development of moral thought: review and evaluation of Kohlberg's approach. Psychol Bull. 1974;81(8):453-70.

63. Crain WC. Kohlberg's stages of moral development. In: Theories of development. Saddle River: Prentice Hall; 1985. p. 118-36.

64. Carpendale JIM, Lewis C, Müller U. Piaget's theory. In: Hupp S, Jewell JD, editors. The encyclopedia of child and adolescent development. Hoboken: Wiley; 2020.

Para *quizzes* sobre o conteúdo do livro e casos clínicos complementares, acesse:

https://apoio.grupoa.com.br/tratadopsi/

9

ASPECTOS GENÉTICOS EM PSIQUIATRIA

DEBORA MARQUES DE MIRANDA
HOMERO VALLADA
MARCO AURÉLIO ROMANO-SILVA

Resultados de pesquisas dos últimos 30 anos demonstraram que a hipótese anterior simples da existência de genes de grande efeito, que causam diretamente doenças psiquiátricas, era falsa. Os dados apontam para o envolvimento de múltiplas variantes de genes como os fatores responsáveis de risco genético, que agem e interagem uns com os outros e com o ambiente, em uma complexa "dança" de desenvolvimento para produzir indivíduos com alto e baixo risco de doença. É esse tipo de complexidade que os pesquisadores procuram abordar agora.

> We require that our theories harmonize in detail with the very wide range of phenomena they seek to explain. And we insist that they provide us with useful guidance rather than with rationalizations.*
>
> John R. Pierce

Desde a Antiguidade, observa-se que as doenças psiquiátricas acometiam famílias. O estudo da hereditariedade humana, consistindo na coleta, organização e descrição de dados de herança biológica, antecedeu a genética acadêmica em cerca de um século, em instituições sociais e de saúde. Os asilos/manicômios incorporaram essas práticas de maneira bastante precoce. No entanto, as práticas e o conhecimento adquirido foram contaminados pelas ideias eugênicas do início do século XX. Muitos criticaram a falta de evidências e a má interpretação dos dados, no entanto, continuou-se a coleta e a formação de enormes bancos de dados psiquiátricos e "genéticos". Infelizmente, naquela época, a ciência assumia a herança mendeliana de muitas características, como a inteligência ou a criminalidade. A análise de dados permaneceu pobre, permitindo que políticos e extremistas usassem as informações para justificar seus pontos de vista. Em seu livro *Genetics in the madhouse*, Porter[1] argumenta que o surgimento dos manicômios, as primeiras instituições que investigaram e registraram as famílias de seus pacientes em busca de traços e características hereditárias, foi crucial na história da genética humana.

Na era do DNA recombinante e da genômica, pesquisadores continuaram a prometer a descoberta do gene ou genes que codificam grandes habilidades e doenças graves, tendo a doença mental como um foco de interesse particular. Há duas décadas, acreditava-se que as variantes genéticas seriam simples, com alguns genes principais sendo associados a transtornos psiquiátricos. Estudos genômicos cada vez maiores, com poder de detecção próximo de 100%, não encontraram evidências que sustentassem essa hipótese.

Em alguns casos, uma única variante genética é suficiente para causar a doença diretamente. No entanto, condições comuns têm etiologia multifatorial, influenciada por fatores genéticos e não genéticos. Estudos de GWAS (*genome-wide association studies*) mostraram que doenças comuns são poligênicas, ou seja, milhares de variantes de DNA contribuem para o risco, sendo que a maioria delas com efeito muito pequeno. Considerando que um indivíduo carrega duas versões de cada cromossomo, em cada localização de variante do DNA pode-se ter duas variantes associadas ao risco (alelos), duas variantes de proteção ou um de cada (em que risco e proteção são termos relativos). Quando nos referimos a doenças poligênicas, significa que temos algumas variantes de risco em nosso DNA para todas elas, mas aqueles com uma carga maior de variantes têm risco aumentado para uma doença específica, ou são mais vulneráveis ao desenvolvimento de uma condição no contexto de outros fatores de risco ou mesmo ao acaso. É esperado que variantes raras contribuam mais para o risco de doença do que variantes comuns. No entanto, variantes raras são mais difíceis de identificar com confiança, pois são tantas que o teste de associação aumenta enormemente a carga de testes múltiplos; portanto, amostras muito grandes são necessárias para identificar aquelas associadas à doença. Por terem poder estatístico insuficiente, as primeiras abordagens metodológicas, como análises de ligação e estudos de associação de genes candidatos, não obtiveram, essencialmente, nenhum resultado,[2-5] refletindo a complexidade dos transtornos psiquiátricos, que envolvem a contribuição de muitos genes. Quando inúmeros *loci* contribuem para a etiologia da doença, é provável que cada pessoa tenha uma combinação única de variantes de risco que, somada à experiência de vida individual, gera apresentação variável e curso que caracterizam as condições comuns, como transtornos mentais, doenças cardíacas, diabetes melito tipo 2, câncer, doenças imunológicas, etc. O predomínio é de variantes genéticas comuns e efeitos individualmente pequenos, em geral localizadas em regiões não codificantes do DNA. Nos transtornos mentais, variantes com efeito maior estão presentes, mas em amostras muito menores, de pacientes com quadros de início precoce e/ou mais graves.[6]

Atualmente, há muitos consórcios em curso para a decodificação genética das doenças psiquiátricas, como o Consórcio de Genômica Psiquiátrica (PGC, do inglês *Psychiatric Genomics Consortium*), adicionando, frequentemente, aspectos interessantes e relevantes na genética psiquiátrica, em especial para os transtornos mais frequentes, com amostras amplamente caracterizadas e representativas, em particular da população caucasiana do mundo desenvolvido. Após amplo uso

---

* Tradução livre: "Exigimos que nossas teorias se harmonizem em detalhes com a ampla gama de fenômenos que procuram explicar. E insistimos que elas nos forneçam uma orientação útil, em vez de racionalizações".

de *microarrays* e dos exomas, identificaram-se o risco genético de nucleotídeos únicos, de pequeno tamanho de efeito, e contribuições raras. Pela própria frequência e contribuição das alterações gênicas, ficou claro que apenas amostras compostas por várias etnias, populações e condições seriam capazes de permitir a identificação de variantes de baixa frequência. Contudo, ainda agora, mais de dois terços das populações estudadas em GWAS são de descendência europeia e originárias dos Estados Unidos, Reino Unido e Islândia.[7]

Os grandes estudos de genoma tornaram claro o substrato genético dos transtornos psiquiátricos, incluindo correlações psiquiátricas entre diversas categorias diagnósticas, deixando dúvidas quanto à categorização dos transtornos e da variação dos fenótipos na população.[8] Dúvidas persistem também quanto à validade dos diagnósticos diante do substrato biológico das categorias diagnósticas, abrindo espaço para iniciativas que visam aprimorar a avaliação de sintomas e comprometimentos. Entre essas iniciativas, destaca-se o Research Domain Criteria (RDoC), cujo objetivo é obter diagnósticos menos empíricos, mais embasados nos mecanismos fisiopatológicos dos transtornos, deixando as caracterizações mais fenotípicas e associadas à estratificação de sintomas e características. Na medida em que biomarcadores e diagnósticos estiverem amparados pelos mecanismos fisiopatológicos, o potencial de uso mais amplo e acurado será expandido.[9]

Mesmo com todo o conhecimento genético alcançado, algumas perguntas ainda estão sem respostas claras, como o fato de famílias com registros de casos psiquiátricos apresentarem conjuntos de doenças psiquiátricas distintos dos de outras famílias afetadas. Outro ponto relevante é o fato de que as diversas patologias frequentemente compartilham genes, como a herança compartilhada entre esquizofrenia e transtorno bipolar (0,68), esquizofrenia e transtorno depressivo maior (TDM) (0,43), entre muitos outros.[8] Variantes comuns sugerem que aspectos da biologia dos transtornos são compartilhados, abrindo espaço para a compreensão de que vias comuns determinam muito da expressão das doenças. Um dos desafios à frente será compreender como a interação entre genes e ambiente desencadeia o mecanismo por trás dos múltiplos riscos genéticos acumulados. Sobre os estudos de genética psiquiátrica, fica a dúvida dos limites entre saúde e doença e entre condições clínicas e subclínicas. Agora, são necessárias novas estratégias para compreender o alcance da utilidade clínica e as medidas para dirimir os efeitos genéticos.

Uma das tendências atuais é de aumento das amostras para genomas de doenças psiquiátricas, com o objetivo de detectar variantes raras e embasar inferências quanto às vias envolvidas e possíveis diagnósticos associados à neurobiologia da patologia. Considerando a frequência das comorbidades e a sobreposição dos transtornos, espera-se que haja refinamentos diagnósticos que ultrapassem as categorizações do *Manual diagnóstico e estatístico de transtornos mentais* (DSM) ou da *Classificação internacional de doenças* (CID).[8]

TIPOS DE VARIAÇÃO GENÉTICA

Há vários tipos de variações ou anormalidades genéticas que podem ocorrer em um indivíduo, podendo levar a alterações de comportamento, as quais podem envolver um ou mais genes. A seguir, apresentamos um breve relato das principais alterações encontradas ao longo do genoma.

- Alterações de perda ou ganho de um cromossomo (aneuploidia), que ocorre durante a divisão celular na fase embrionária (p. ex., síndrome de Down, trissomia do 21) ou de Turner (p. ex., monossomia do X).
- Variantes estruturais genômicas (SVs), que são fragmentos cromossômicos deslocados (p. ex., inversão, translocação).
- Deleções e duplicações observadas em SVs, que são chamadas de variações do número de cópias (CNVs) e arbitrariamente definidas como sequências maiores que mil nucleotídeos (1.000 nt). Essas variações são numerosas e existem ao longo do genoma de qualquer pessoa, podendo causar doenças de acordo com a sua localização (duplicação ou deleção de fragmento de DNA), como em algumas formas de transtorno do espectro autista (TEA).
- Variações de repetições de sequências específicas (ou "blocos") de DNA em geral, com tamanho de algumas centenas de nucleotídeos, que são chamadas de variações do número de repetições (VNTRs, do inglês *variable number tandem repeats*), em que cada "bloco" a ser repetido pode ser constituído de 7 a 100 nucleotídeos. Já as repetições de sequências curtas (STRs,

do inglês *short tandem repeats*) apresentam sequências específicas entre 2 e 6 nucleotídeos. Por exemplo, na doença de Huntington, as pessoas afetadas apresentam 28 ou mais repetições do trinucleotídeo CAG no gene HTT localizado no cromossomo 4 (a sequência CAG aparece repetida em, no máximo, 27 vezes em pessoas não afetadas).
- *Indels* (inserção/deleção), que são fragmentos de DNA variando entre 1 e 50 nucleotídeos, expandindo (inserção) ou contraindo (deleção) o genoma.
- Variante de nucleotídeo único (SNV, do inglês *single nucleotide variants*), que é a menor unidade de variação genética e a mais usada em estudos genéticos. Os SNVs, que são comuns na população geral, são chamados de polimorfismo de nucleotídeo único (SNP).

Essas são as variantes utilizadas nos *microarrays* e em estudos envolvendo milhares de participantes, como o PGC.[10]

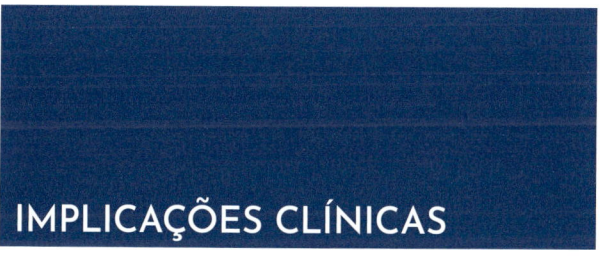

IMPLICAÇÕES CLÍNICAS

Uma direção promissora da genética para implicações clínicas é adicionar dimensões longitudinais à psicopatologia descritiva. Por exemplo, no caso do transtorno bipolar (TB), há indicação de que as características do curso clínico são altamente familiares entre os pais e seus filhos afetados e se correlacionam fortemente com a resposta dos pais ao tratamento.[11] Essas observações clínicas podem ser confirmadas em estudos prospectivos de longo prazo.

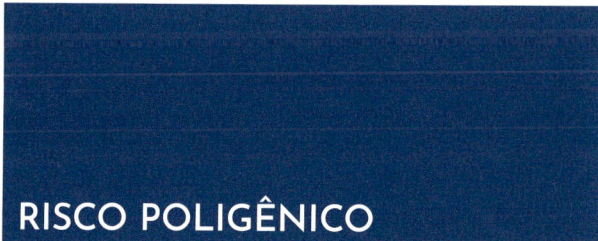

RISCO POLIGÊNICO

Risco poligênico, também chamado de avaliação do risco poligênico (PRS, do inglês *polygenic risk score*), é um número resultante do efeito estimado de muitas variantes genômicas no fenótipo de um indivíduo, normalmente calculado como uma soma ponderada de alelos associados a traços. Em outras palavras, o risco poligênico reflete a predisposição genética estimada de um indivíduo para uma determinada característica e pode ser usado como um preditor para essa característica. Em doenças complexas, como os transtornos mentais, muitas variantes genéticas estão envolvidas, cada uma conferindo um pequeno efeito no risco geral.

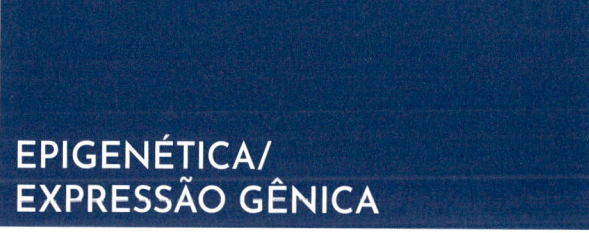

EPIGENÉTICA/ EXPRESSÃO GÊNICA

Embora a sequência do genoma tenda a ser bastante estável, a expressão do gene pode mudar em decorrência de idade, sexo, dieta, estação do ano, hora do dia, uso de drogas e medicamentos, bem como em virtude da exposição a uma ampla variedade de estímulos ambientais. Os eventos epigenéticos, cujos mecanismos incluem a metilação de genes e modificações químicas das histonas (moléculas proteicas que fazem parte da estrutura dos cromossomos) que interagem com os genes influenciando a expressão deles, são efeitos que podem ser passageiros ou persistir ao longo da vida, podendo, em alguns casos, até mesmo ser transmitidos para a próxima geração. Os psiquiatras devem estar cientes da diferença entre variação genética e mudanças epigenéticas.

PLEIOTROPIA

Os estudos genético-epidemiológicos de família e de gêmeos observaram não só aumento de frequência do transtorno psiquiátrico estudado em indivíduos geneticamente semelhantes, mas também aumento da frequência de outros fenótipos psiquiátricos, o que passou a ser chamado de transtornos do espectro da doença psiquiátrica estudada. Por exemplo, as personalidades esquizoide e paranoide, o transtorno esquizoafetivo e a psicose atípica são considerados transtornos do espectro da esquizofrenia.[12,13] Há também estudos investigando traços e transtornos psiquiátricos dentro de um conceito mais amplo, em que todos fazem parte de um grande contínuo, no qual o espectro inclui não só várias doenças mentais, mas também traços ou sintomas psiquiátricos.[14] É interessante salientar que na própria prática clínica observa-se com frequência comorbidades psiquiátricas em um mesmo paciente, sugerindo, em parte, possíveis substratos fisiopatológicos comuns (p. ex., depressão e ansiedade ou transtorno de déficit de atenção/hiperatividade [TDAH] e transtorno bipolar [TB]).

Além disso, como já mencionado brevemente neste capítulo, muitos dos pacientes com transtornos psiquiátricos em tratamento apresentam também comorbidades com outros transtornos mentais, indicando que os diferentes fenótipos possam também compartilhar, dentro da complexa etiopatogenia dos transtornos psiquiátricos, genes comuns entre si, isto é, genes de vulnerabilidade para transtorno mental "senso lato". Em uma revisão,[15] foi relatada a existência de 241 *loci* com associação positiva para 10 transtornos mentais, sendo 22 desses *loci* comuns a dois ou mais desses transtornos. Embora a maioria desses *loci* seja específica de doenças, muitos *loci* aumentam o risco de transtornos múltiplos.

Assim, chamamos de pleiotropia um fenômeno observado em determinadas variantes de genes que conferem um risco aumentado para desenvolver um transtorno e afetam também o risco para outros transtornos.

INTERAÇÃO GENE-AMBIENTE

Nos últimos anos, tem-se utilizado estratégias para incluir efeitos ambientais nas análises genético-moleculares de transtornos psiquiátricos. O estudo de interação gene-ambiente em todo o genoma identificou vários genes candidatos interagindo com o Índice de Privação de Townsend (TDI, do inglês Townsend Deprivation Index), fornecendo novas pistas para a compreensão do mecanismo biológico de associações entre o TDI e transtornos psiquiátricos. Por exemplo, um estudo de 2020 observou associação entre os índices de privação socioeconômica e transtornos psiquiátricos em análises de interação gene-ambiente.[16]

FARMACOGENÉTICA/ FARMACOGENÔMICA

O sistema enzimático do citocromo P450 (CYP) influencia o metabolismo de vários medicamentos, incluindo antidepressivos e antipsicóticos. Atualmente, várias empresas têm comercializado testes que utilizam diversos marcadores genéticos refletindo o estado dessas enzimas metabólicas. Essas empresas e alguns laboratórios acadêmicos de testes genéticos desenvolveram algoritmos para prever o efeito combinado dessas variantes na resposta ao medicamento e aos efeitos colaterais. A eficácia desses perfis farmacogenômicos requer ainda mais investigação em estudos controlados.

TESTAGEM/ ACONSELHAMENTO GENÉTICO

Apesar de já haver várias empresas oferecendo testagem genética para transtornos psiquiátricos, tanto no Brasil como no exterior, as recomendações clínicas são ainda bastante limitadas. A International Society of Psychiatric Genetics (ISPG)[17] tem procurado periodicamente avaliar e atualizar suas recomendações para o uso clínico de testes genéticos em doenças mentais. O **Quadro 9.1** apresenta um resumo das recomendações da ISPG.

TESTES GENÉTICOS PARA AUXILIAR DIAGNÓSTICO OU CARACTERIZAR RISCO

Existe uma história de uso bem-sucedido de testes genéticos para a identificação de doenças do neurodesenvolvimento e neurodegenerativas que frequentemente manifestam sintomas psiquiátricos.[18] Os exemplos incluem fenilcetonúria (PKU), síndrome do X frágil, síndrome de Down (trissomia do 21), doença de Huntington e algumas formas raras da doença de Alzheimer ou outras demências.[19,20] Dependendo da condição, tais testes podem ser

QUADRO 9.1
RESUMO DAS RECOMENDAÇÕES DA ISPG

1. Variantes genéticas comuns, por si só, não são suficientes para causar transtornos psiquiátricos, como depressão, TB, dependência de substâncias ou esquizofrenia. Os genótipos de um grande número de variantes comuns podem ser combinados para produzir um escore de risco genético geral, que pode identificar indivíduos com maior ou menor risco, mas, no momento, não está claro se isso tem valor clínico.
2. Há evidências crescentes de que variantes raras e patogênicas com grandes efeitos na função cerebral desempenham um papel causal em uma minoria significativa de indivíduos com transtornos psiquiátricos e podem ser uma das principais causas de doença em algumas famílias. A identificação de variantes patogênicas conhecidas pode ajudar a diagnosticar condições raras que têm implicações médicas e psiquiátricas importantes para pacientes individuais e pode informar o aconselhamento familiar. A identificação de mutações *de novo* e CNVs também pode ter um lugar no tratamento de transtornos psiquiátricos graves. O teste de CNV pode ser útil para pessoas que solicitam aconselhamento sobre risco familiar. Embora o Comitê não tenha chegado a um consenso sobre o uso disseminado de testes de CNV em transtornos de início na idade adulta, a maioria concordou que esses testes podem ter valor em casos que se apresentam de forma atípica ou no contexto de DI, TEA, transtornos da aprendizagem ou certos problemas médicos e síndromes.
3. O aconselhamento profissional pode desempenhar um papel importante na decisão de se submeter ao teste genético e na interpretação dos resultados. Recomenda-se que o diagnóstico ou o teste genético de todo o genoma inclua aconselhamento por um profissional com experiência em saúde mental e interpretação de testes genéticos. A consulta com um geneticista médico é recomendada, se disponível, quando um distúrbio genético reconhecido é identificado ou quando os resultados têm implicações reprodutivas ou outras implicações gerais para a saúde.
4. Sempre que o teste de todo o genoma é realizado, a possibilidade de descobertas incidentais (secundárias) deve ser comunicada de maneira clara e aberta. Os procedimentos para lidar com tais achados devem ser explicitados e previamente acordados com o paciente ou participante do estudo. A autonomia de indivíduos competentes quanto às preferências de notificação de achados incidentais deve ser respeitada.
5. Os resultados de testes genéticos, como todos os registros médicos, são dados privados e devem ser protegidos contra divulgação não autorizada, com criptografia avançada e sistemas de segurança de computador.
6. Defende-se o desenvolvimento e a disseminação de programas de educação e currículos para aumentar o conhecimento da medicina genética entre os estagiários e profissionais da saúde mental, aumentar a conscientização pública sobre genética e testes genéticos e reduzir o estigma.
7. Esforços de pesquisa expandidos são necessários para identificar genes relevantes e esclarecer o papel adequado dos testes genéticos e sua utilidade clínica no tratamento psiquiátrico.
8. Os testes farmacogenéticos devem ser vistos como ferramenta de apoio à decisão para auxiliar na implementação cuidadosa de bons cuidados clínicos. O teste de HLA-A e HLA-B é recomendado antes do uso de carbamazepina e oxcarbazepina, em alinhamento com agências regulatórias e grupos de especialistas. Evidências para apoiar o uso generalizado de outros testes farmacogenéticos, no momento, ainda são inconclusivas, mas quando os resultados dos testes farmacogenéticos já estão disponíveis, os provedores são encorajados a integrar essas informações em sua seleção de medicamentos e decisões de dosagem. A informação genética para CYP2C19 e CYP2D6 seria provavelmente mais benéfica para indivíduos que experimentaram uma resposta inadequada ou reação adversa a um ensaio anterior de antidepressivo ou antipsicótico.

Fonte: International Society of Psychiatric Genetics.[17]

usados para triagem de indivíduos em risco antes do início dos sintomas ou diagnóstico clínico, fornecendo, assim, informações críticas para prevenção primária, ensaios clínicos de novos tratamentos, aconselhamento genético e planejamento de vida em longo prazo, bem como para o estabelecimento de um diagnóstico molecular após o aparecimento dos sintomas. Os testes amplamente usados para essas condições estabeleceram claramente sua validade analítica e clínica, bem como sua utilidade clínica. Embora ainda não haja cura para essas doenças, a modificação da dieta é eficaz para PKU, e o diagnóstico molecular pode fornecer ao paciente, à família e ao médico informações úteis sobre prognóstico, planejamento de cuidados de longo prazo e risco para parentes. Com relação à doença de Alzheimer de início tardio, variantes comuns do gene APOE podem ter efeitos substanciais sobre o risco, mas a magnitude desses efeitos não é tal que o teste possa ser usado para prever ou confirmar o diagnóstico.

Muitas causas genéticas de deficiência intelectual (DI) e TEA foram identificadas. São conhecidas, agora, várias centenas de genes em que o número de cópias e as variantes de um único gene com grandes efeitos na função cerebral causam DI e/ou TEA sindrômico ou não sindrômico. O teste molecular do X frágil e a análise de microarranjos cromossômicos (CMA), que detecta CNVs em todo o genoma, há muito tempo são considerados o padrão de cuidado para a avaliação etiológica de atraso de desenvolvimento global, DI e/ou TEA. Se esses testes falharem em estabelecer um diagnóstico, um painel de genes direcionados ou sequenciamento completo do exoma (WES) pode ser indicado. Embora as recomendações de consenso aguardem publicação, o WES está disponível clinicamente em muitos países, podendo ser cada vez mais usado como teste de primeiro nível para a avaliação de DI ou TEA. Vários estudos demonstraram que uma combinação de CMA e WES fornece um diagnóstico genético em pelo menos 25% dos pacientes com essas condições. Um diagnóstico molecular pode ter implicações clínicas importantes e utilidade pessoal para os pacientes, bem como ajudar a informar o planejamento de vida, o acesso a benefícios públicos e a avaliação do risco de recorrência em parentes.[21,22]

ASPECTOS ASSOCIADOS AO NEURODESENVOLVIMENTO

A herança genética que constitui cada indivíduo passa a interagir com o ambiente a partir da fecundação, antes mesmo da primeira divisão celular, processo que permanece até a morte. Assim, é importante considerar a equação genético-ambiental de maneira ampla, ao longo do ciclo vital. Variantes que no início da vida têm grande importância podem perder o seu efeito ao longo do desenvolvimento, assim como outras adquirem relevância com o envelhecimento. Nunca é demais frisar que a herança genética é determinante apenas em um número ínfimo de casos, como na doença de Huntington. De modo geral, o arcabouço geneticamente determinado é plástico, moldado por fatores ambientais, sociais, econômicos, escolares, laborais, clínicos, entre outros. Modificações epigenéticas do genoma podem alterar o fenótipo do indivíduo sem alterar a sequência de DNA. A supernutrição ou subnutrição materna, o cuidado durante a infância, a negligência, os abusos e muitos outros aspectos podem afetar o epigenoma, com efeitos observados ao longo da vida.[23-25]

Portanto, a seguir, abordaremos os aspectos genéticos associados aos transtornos mentais, tendo como perspectiva a trajetória dos indivíduos ao longo do ciclo vital.

INFÂNCIA E ADOLESCÊNCIA

Os fenótipos físico, comportamental e cerebral estão sujeitos a mudanças ao longo da vida, e tal transformação é especialmente marcada durante a vida fetal, a infância e a adolescência. Cerca de 75% dos transtornos psiquiátricos aparecem na infância, adolescência ou início da vida adulta (por volta dos 20 anos).[26] Muitos dos transtornos relacionados à infância são amplamente moldados pelo ambiente, mas têm grande herdabilidade frequentemente não bem conhecida. Pode-se dizer que a pesquisa de fatores de risco e proteção, assim como a elaboração de programas de prevenção e intervenção precoce, devem começar muito cedo na vida. A idade de pico da incidência de muitos transtornos psiquiátricos coincide com a transição da infância/adolescência para a vida adulta. A divisão em psiquiatria infantil/adolescente e adulta é, portanto, inútil, e pode ser uma barreira para a adoção de uma abordagem baseada na continuidade do desenvolvimento humano.[27]

Um dos transtornos mais comuns da infância é o TDAH, que se mostra de grande herdabilidade (entre 70 e 80% dos estudos de gêmeos). Contudo, tradicionalmente se acreditava em herança de variantes de base única, mas sabe-se, hoje, que essas respondem apenas por 22% da herdabilidade. Os estudos de genomas de grande número de indivíduos foram capazes de explicar pequena parcela da variância. Os escores de risco poligênico podem ajudar a compreender os fenótipos heterogêneos do TDAH e as características clínicas decorrentes. Alguns desafios são compreender a que se deve a parcela genética ainda não identificada, a genética das comorbidades tão frequentes no TDAH e a participação de diagnósticos diferenciais, cujos limites são geralmente tênues.[28]

Assim como muitas doenças neuropsiquiátricas, o TDAH também foi investigado, até o fim dos anos 2000, quanto a seus aspectos genéticos, em suas possíveis associações com genes monoaminérgicos. A escolha dessa via decorreu de mecanismos da resposta farmacológica aos estimulantes. Esses genes não foram confirmados posteriormente por meio dos estudos de GWAS, que encontraram genes relacionados a plasticidade neuronal (como caderina), estrutura e adesão cerebral (como ADGRL3, LPHN3), ou, ainda, proteínas que regulam a neurotransmissão de dopamina (como *DUSP6*). Um grande estudo de GWAS demonstrou forte correlação entre fenótipo e genótipo do TDAH na infância e persistência de sintomas na vida adulta, sugerindo ser um quadro relacionado ao mesmo quadro clínico e substrato biológico ao longo da vida.[29]

Parte da herdabilidade ainda não explicada pode ser decorrente de variantes raras, como aquelas relacionadas às síndromes e doenças genéticas, que conjuntamente podem responder por um quarto da herdabilidade. A maior classe de variantes raras é composta por variantes de nucleotídeos únicos e CNVs. Estas são aproximadamente 10% das variantes do genoma, havendo associações com TDAH já descritas. Mesmo entre as CNVs, existem grandes CNVs (> 500 kb) cuja frequência pode ser detectada apenas com amostras suficientemente grandes.[28] Grandes estudos com populações variadas, ou estudos de famílias, podem elucidar essa segregação de alterações pouco frequentes. Os achados de genética do TDAH demonstraram que o transtorno é muito mais do que "catecolaminérgico", mas um transtorno de crescimento de neuritos, de mudança de plasticidade cerebral e de transmissão de sinal glutamatérgico. A compreensão da sua complexidade e de seu substrato biológico aumentou, de maneira que a genética poderá ser traduzida e aplicada nas definições clínicas e no desenvolvimento de melhores estratégias baseadas nesses substratos biológicos.[28]

O TEA, outro transtorno comum na infância, acomete por volta de 1% da população infantil. Em termos genéticos, sua herdabilidade reconhecida varia de ~40 a 90%.[30] Os primeiros genes associados com TEA foram condições monogenéticas. Geralmente, o TEA é discutido como sindrômico e não sindrômico, referindo-se à presença de sintomas associados à causa genética. Mas nele, assim como em outras doenças de início precoce, as mutações *de novo* em regiões codificantes são mais frequentes do que observado nos transtornos de início mais tardio. Aqui também as variantes genéticas associadas têm múltiplas mutações, mais como regra do que exceção, havendo mais de 100 genes identificados como associados ao transtorno. Assim, um possível reconhecimento dos pacientes, em grupos com fenótipos complementares, é observado e pode ajudar a compreender as altas taxas de comorbidades psiquiátrica, cognitiva e somática, potencialmente informando quanto às etiologias compartilhadas e definindo os fenótipos observados. A existência de causas monogênicas para o TEA permite que o transtorno tenha um grande potencial de tratamento com edição gênica.[30]

ADULTOS

■ ESQUIZOFRENIA

A esquizofrenia é um transtorno psiquiátrico complexo e heterogêneo que se apresenta clinicamente com sintomas positivos (delírios e alucinações) e negativos (apatia, afeto embotado, isolamento social e anedonia), sendo associado com frequência à presença de déficits cognitivos. Sua prevalência na população geral é estimada em 1%, e o componente genético apresenta valores entre 70 e 80% do total da variância para desenvolver o transtorno. Além disso, é relativamente comum as pessoas com diagnóstico de esquizofrenia apresentarem comorbidades com outros transtornos mentais, como abuso de substâncias (30-40%), quadros depressivos (30-50%) e transtornos de ansiedade (15-30%) – ver Capítulo 19, "Espectro da esquizofrenia e outros transtornos psicóticos".

Apesar do importante componente genético da esquizofrenia observado em estudos genético-epidemiológicos, a identificação dos genes e seus mecanismos ainda não é totalmente compreendida, embora algum progresso recente pareça estar confirmando a presença de uma fisiopatologia complexa subjacente. É consenso afirmar que a esquizofrenia é um transtorno poligênico, com estudos recentes sugerindo a participação de vários genes em seu desenvolvimento. Um importante estudo, realizado em 2014, confirmou o caráter poligênico ao identificar 108 *loci* de vulnerabilidade para desenvolver esquizofrenia ao longo de todo o genoma. Publicações mais recentes também têm descrito que alguns genes associados ao transtorno são sinápticos, isto é, estão envolvidos no processo da sinapse neuronal, como a participação de mecanismos envolvendo a poda sináptica. Um exemplo seria o gene que codifica o "complemento

C4", que é uma proteína também envolvida no intrincado sistema de complemento, originário do sistema de antígeno leucocitário, sugerindo novamente a complexa etiopatogenia da esquizofrenia.[31,32] Isso se confirmando, abriria a possibilidade do desenvolvimento da terapêutica no direcionamento de proteínas sinápticas.

Nos últimos anos, os estudos genético-moleculares em esquizofrenia têm necessitado de um número muito grande de participantes, levando à criação de parcerias com vários grupos de pesquisa nessa área ao redor do mundo. Portanto, a criação do PGC possibilitou o estudo de 2014,[33] mencionado anteriormente, uma das primeiras iniciativas do Grupo de Trabalho em Esquizofrenia do consórcio, no qual participaram quase 37 mil pacientes com esquizofrenia e 113 mil indivíduos-controle. Calcula-se que, no momento, a somatória de todos os pacientes psiquiátricos do PGC chegue a quase meio milhão de pessoas. A previsão para 2025 é atingir mais de dois milhões de pacientes.[6] É realmente impressionante, pois há apenas 20-30 anos, os estudos relatavam os resultados de investigações com apenas algumas dezenas ou centenas de pacientes.

■ TRANSTORNO BIPOLAR

O TB é uma condição psiquiátrica hereditária marcada por episódios alternados de mania e depressão. Sua prevalência é de 1-3%, e a herdabilidade pode chegar a 80%. O TB é, de forma semelhante a outros transtornos psiquiátricos, uma enfermidade complexa e geneticamente heterogênea. Em um estudo de 2019, envolvendo quase 30 mil pacientes com TB e mais de 160 mil indivíduos sem TB, identificou-se 30 *loci* associados a maior risco de desenvolver o transtorno.[34] Portanto, esse estudo ajuda a confirmar o caráter poligênico do componente genético e, de forma semelhante à esquizofrenia, a presença de uma complexa etiopatogenia subjacente. Além disso, o TB apresenta comorbidades com outros transtornos psiquiátricos, como transtornos de ansiedade (25-45%), abuso de álcool e drogas (30-40%) e TDAH (10%).[34]

■ TRANSTORNO DEPRESSIVO MAIOR

O TDM é caracterizado por humor deprimido prolongado ou perda de interesse ou prazer em quase todas as atividades, juntamente com outras alterações em áreas como sono, apetite e atividade psicomotora. Sua prevalência encontra-se por volta de 8-12%, afetando mais mulheres do que homens, na proporção de 2-3:1. Comorbidades com outros transtornos psiquiátricos também estão presentes, sendo mais comum com quadros ansiosos (20-30%). (Ver Cap. 21, "Transtornos depressivos".)

O componente genético dos quadros depressivos encontra-se por volta de 30-40%, mas a identificação desses genes de suscetibilidade tem se mostrado bastante desafiadora. Provavelmente, um dos principais fatores seria a grande heterogeneidade etiológica, pois enfermidades com prevalências altas como depressão devem apresentar um substrato etiológico muito variado e complexo. Um importante estudo molecular envolvendo centenas de milhares de pacientes com sintomas ou história clínica de depressão identificou 15 *loci* associados a transtornos depressivos (informações coletadas por uma empresa de genética que oferta serviços direto ao consumidor).[35] Embora os estudos genéticos do transtorno ainda não tenham apresentado resultados suficientemente robustos para uso na prática clínica, novas abordagens e estratégias vêm sendo incorporadas, como as investigações em bioinformática e em expressão gênica de diferentes *loci*. Bian e colaboradores,[36] por exemplo, identificaram cinco genes-chave na rede de interação proteína-proteína e 10 genes na rede regulatória de fatores de transcrição, sugerindo novas e alternativas vias moleculares relevantes de investigação tanto para identificação de biomarcadores para o diagnóstico como para alvos terapêuticos no transtorno depressivo.

IDOSOS

Os resultados da pesquisa em envelhecimento e longevidade refletem efeitos genéticos e ambientais. A análise desses efeitos é desafiadora, especialmente quando se toma uma perspectiva de longevidade. A compreensão de como as variantes genéticas e os ambientes se relacionam com o envelhecimento bem-sucedido é fundamental para a saúde pública, bem como para os esforços de intervenção. Um grande número de estudos tem mostrado que transtornos psiquiátricos, assim como outros fenótipos complexos, podem ser modulados por interações genético-ambientais complexas.[37,38] Por exemplo, o impacto das interações gene-estresse nas síndromes neuropsiquiátricas, em idades avançadas, poderia ser mediado por seus efeitos duradouros em regiões e circuitos críticos do cérebro em envelhecimento. A interação gene-ambiente poderia influenciar a estrutura e a função das regiões cerebrais envolvidas na regulação emocional e cognitiva.[39]

Observações de que o cérebro envelhecido responde com plasticidade aos desafios ambientais e vulnerabilidade aos estressores psicossociais enfatizam a importância das estratégias de prevenção ou intervenções, que podem melhorar o estresse contínuo em idosos, bem como o fortalecimento do apoio social e a promoção da resiliência, que comprovadamente influenciam as trajetórias de envelhecimento. Os estudos de interação gene-ambiente, até agora, sugerem que tais intervenções poderiam ter um impacto mais profundo quando adaptadas para idosos com risco genético. Essa hipótese deverá ser testada em investigações no futuro.[40,41]

A genética desempenha um papel significativo na etiologia das doenças neurodegenerativas, como as doenças de Alzheimer (DA) e de Parkinson e a demência frontotemporal. Parte do risco individual dessas doenças pode ser rastreada décadas antes do início dos sintomas. Há estudos que mostraram associações plausíveis da apolipoproteína E (APOE), um marcador genético para a DA, com achados cognitivos e de neuroimagem no início da vida.

A DA é um processo neurodegenerativo lento e irreversível, progressivo, complexo e multifatorial, que representa a causa mais comum de demência em populações mais velhas, além de ser um problema mundial de saúde.[42] O risco de desenvolver DA aumenta significativamente após os 65 anos de idade, podendo chegar a 30% em indivíduos com mais de 85 anos.[43] Sendo o envelhecimento o principal fator de risco, sua prevalência aumenta com a longevidade.[44] Cerca de 95% dos pacientes hospitalizados com DA apresentam a forma esporádica, conhecida como DA de início tardio (DAIT).[45] A patologia da DAIT é multifatorial e resulta da interação de fatores biológicos, genéticos, epigenéticos e ambientais. A herdabilidade estimada de DAIT é de 60-80%,[46,47] com variantes da APOE sendo o mais forte fator de risco genético. A APOE tem três variantes, E2, E3 e E4, com a APOE4 aumentando o risco de desenvolver DAIT. Além da APOE, mais de 20 genes de risco LOAD envolvidos no metabolismo lipídico, na imunidade inata e na endocitose foram identificados pelos estudos de GWAS.[46,48] Existem formas que se manifestam antes dos 65 anos, denominadas DA de início precoce (DAIP). Uma das formas de DAIP, muito rara, é a autossômica dominante, associada a mutações nos genes que codificam para APP, presenilina-1 (PSEN1) e PSEN2.[46] Essas mutações explicam apenas uma pequena parte (5-10%) dos casos, deixando a maioria dos genótipos autossômicos dominantes inexplicado.[49,50]

Evidências atuais sugerem que alterações epigenéticas podem ser detectadas com sucesso, não apenas no sistema nervoso central, mas também no líquido cerebrospinal (LCS) e na periferia, contribuindo para o seu potencial de identificação de biomarcadores e alvos terapêuticos.[51] Diferentes mecanismos epigenéticos desempenham papéis cruciais na DA e, assim, têm um grande potencial como marcadores de doença ou abordagem no seu tratamento, podendo ser usados para monitorar sua progressão, sendo, ao mesmo tempo, indicadores para os estágios iniciais da doença.[52,53]

Alterações na sinalização de microRNA (miRNA) estão relacionadas à epigenética e à genética dos processos neurobiológicos associados à fisiopatologia da DA. Esses achados abrangem a quantidade de miRNAs alterados e a complexidade em regiões anatômicas envolvidas na doença, incluindo padrões de expressão de miRNA, circulação sistêmica, líquido extracelular (LEC) e LCS. Os miRNAs, devido ao seu envolvimento em várias vias de sinalização cerebrais, têm sido investigados como candidatos a biomarcadores para diagnóstico, previsão, prognóstico e terapêutica da DA.

Mesmo que individualmente raras, as CNVs e sequência de variantes perfazem uma proporção significativa de DI, TEA e esquizoetiologias. O estabelecimento de um diagnóstico genético tem importante utilidade médica e pessoal para os indivíduos com essas condições e suas famílias, abrindo oportunidades de pesquisa em transtornos raros que vão induzir avanços na medicina de precisão e no tratamento dos transtornos psiquiátricos.

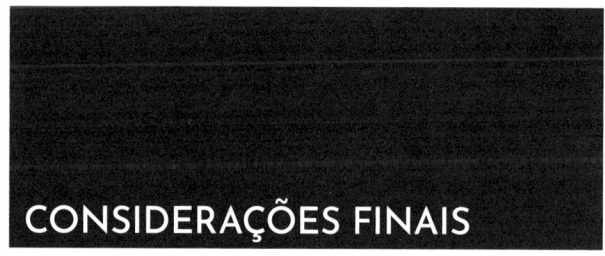

CONSIDERAÇÕES FINAIS

Nosso conhecimento atual da genética psiquiátrica vem de dois campos de pesquisa, ambos dinâmicos. Em primeiro lugar, a epidemiologia genética pergunta se há risco aumentado nos parentes de pacientes com transtorno mental e, se houver, se o risco excessivo é atribuível aos fatores genéticos ou aos ambientes que eles compartilham. Além de simplesmente estimar a herdabilidade, a epidemiologia genética evoluiu para abordar questões mais sofisticadas, como se os genes de risco têm os mesmos efeitos ao longo da vida, como podem influenciar vários transtornos e como podem interagir com os riscos ambientais.

A epidemiologia genética dos fenótipos psiquiátricos e comportamentais têm demonstrado consistentemente que: i) os fatores de risco genéticos são, em conjunto, componentes etiológicos importantes; ii) essa "carga genética" é apenas parte do risco observado, o que significa que esses fenótipos, em geral, apresentam características multifatoriais, com a participação também importante de fatores não genéticos (ou ambientais); e iii) os alelos de risco parecem ter tamanho de efeito pequeno e ocorrer em um grande número de genes. Os fenótipos psiquiátricos e comportamentais são influenciados por inúmeros fatores de risco, que individualmente estão dentro da faixa de variação humana normal e produzem aumentos individuais modestos no risco.

Com base nos resultados e conhecimentos da epidemiologia genética psiquiátrica, a genética molecular procura identificar os genes que influenciam esses fenótipos, bem como as variantes de risco específicas dentro deles. As técnicas de investigação molecular na identificação de genes de vulnerabilidade têm sido cada vez mais eficientes e rápidas devido ao grande e rápido avanço tecnológico, entretanto, os resultados ainda são limitados ou inconclusivos.

Como visto, fatores de risco genéticos e não genéticos, bem como as interações e correlações entre eles, contribuem para a etiologia dos fenótipos psiquiátricos e comportamentais. A epidemiologia genética apoia consistentemente o envolvimento de genes na etiopatogenia dos transtornos psiquiátricos. Entretanto, os estudos de genética molecular têm sido até o momento menos bem-sucedidos na identificação de genes de risco, apesar do importante progresso tecnológico e de análise. Coletivamente, os resultados são complexos e ainda inconclusivos e, às vezes, aparentemente inconsistentes.

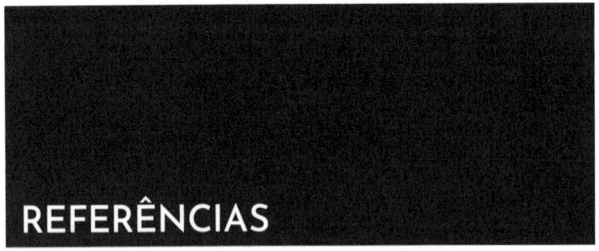

REFERÊNCIAS

1. Porter TM. Genetics in the madhouse: the unknown history of human heredity. Princeton: Princeton University Press; 2018.

2. Border R, Johnson EC, Evans LM, Smolen A, Berley N, Sullivan PF, et al. No support for historical candidate gene or candidate gene-by-interaction hypotheses for major depression across multiple large samples. Am J Psychiatry. 2019;176(5):376-87.

3. Farrell AM, Carter A, Rogasch NC, Fitzgerald PB. Regulating consumer use of transcranial direct current stimulation devices. Med J Aust. 2018;209(1):8-9.

4. Sullivan PF. Spurious genetic associations. Biol Psychiatry. 2007;61(10):1121-6.

5. Sullivan PF. Questions about DISC1 as a genetic risk factor for schizophrenia. Mol Psychiatry. 2013;18(10):1050-2.

6. Sullivan PF, Kendler KS. The state of the science in psychiatric genomics. Psychol Med. 2021:1-3.

7. Peterson RE, Kuchenbaecker K, Walters RK, Chen CY, Popejoy AB, Periyasamy S, et al. Genome-wide association studies in ancestrally diverse populations: opportunities, methods, pitfalls, and recommendations. Cell. 2019;179(3):589-603.

8. Smoller JW, Andreassen OA, Edenberg HJ, Faraone SV, Glatt SJ, Kendler KS. Psychiatric genetics and the structure of psychopathology. Mol Psychiatry. 2019;24(3):409-20.

9. Nardi AE, Kapczinski F, Quevedo J, Hallak JEC, Freire R, Romano-Silva MA. The quest for better diagnosis: DSM-5 or RDoC? Braz J Psychiatry. 2013;35(2):109-10.

10. Psychiatric Genomics Consortium [Internet]. Chapel Hill: UNC School of Medicine; 2021 [acesso em 3 abr. 2021]. Disponível em: https://www.med.unc.edu/pgc/.

11. Duffy A, Alda M, Kutcher S, Cavazzoni P, Robertson C, Grof E, et al. A prospective study of the offspring of bipolar parents responsive and nonresponsive to lithium treatment. J Clin Psychiatry. 2002;63(12):1171-8.

12. Bigdeli TB, Bacanu SA, Webb BT, Walsh D, O'Neill FA, Fanous AH, et al. Molecular validation of the schizophrenia spectrum. Schizophr Bull. 2014;40(1):60-5.

13. Lemvigh CK, Brouwer RM, Pantelis C, Jensen MH, Hilker RW, Legind CS, et al. Heritability of specific cognitive functions and associations with schizophrenia spectrum disorders using CANTAB: a nation-wide twin study. Psychol Med. 2020:1-14.

14. Taylor MJ, Martin J, Lu Y, Brikell I, Lundström S, Larsson H, et al. Association of genetic risk factors for psychiatric disorders and traits of these disorders in a Swedish population twin sample. JAMA Psychiatry. 2019;76(3):280-9.

15. Sullivan PF, Geschwind DH. Defining the genetic, genomic, cellular, and diagnostic architectures of psychiatric disorders. Cell. 2019;177(1):162-83.

16. Ye J, Wen Y, Sun X, Chu X, Li P, Cheng B, et al. Socioeconomic deprivation index is associated with psychiatric disorders: an observational and genome-wide gene-by-environment interaction analysis in the UK biobank cohort. Biol Psychiatry. 2020;S0006-3223(20)32080-1.

17. International Society of Psychiatric Genetics. Genetic testing statement [Internet]. Brentwood: ISPG; 2021 [acesso em 3 abr. 2021]. Disponível em: https://ispg.net/genetic-testing-statement/.

18. Finucane BM, Ledbetter DH, Vorstman JA. Diagnostic genetic testing for neurodevelopmental psychiatric disorders: closing the gap between recommendation and clinical implementation. Curr Opin Genet Dev. 2021;68:1-8.

19. Sorbi S, Hort J, Erkinjuntti T, Fladby T, Gainotti G, Gurvit H, et al. EFNS-ENS Guidelines on the diagnosis and mana-

gement of disorders associated with dementia. Eur J Neurol. 2012;19(9):1159-79.

20. Cohn-Hokke PE, Elting MW, Pijnenburg YAL, van Swieten JC. Genetics of dementia: update and guidelines for the clinician. Am J Med Genet B Neuropsychiatr Genet. 2012;159B(6):628-43.

21. Vissers LELM, Gilissen C, Veltman JA. Genetic studies in intellectual disability and related disorders. Nat Rev Genet. 2016;17(1):9-18.

22. Ilyas M, Mir A, Efthymiou S, Houlden H. The genetics of intellectual disability: advancing technology and gene editing. F1000Res. 2020;9:F1000 Faculty Rev-22.

23. Plunk EC, Richards SM. Epigenetic modifications due to environment, ageing, nutrition, and endocrine disrupting chemicals and their effects on the endocrine system. Int J Endocrinol. 2020;2020:9251980.

24. Lewis SJ, Arseneault L, Caspi A, Fisher HL, Matthews T, Moffitt TE, et al. The epidemiology of trauma and post-traumatic stress disorder in a representative cohort of young people in England and Wales. Lancet Psychiatry. 2019;6(3):247-56.

25. van Dongen J, Hagenbeek FA, Suderman M, Roetman PJ, Sugden K, Chiocchetti AG, et al. DNA methylation signatures of aggression and closely related constructs: a meta-analysis of epigenome-wide studies across the lifespan. Mol Psychiatry. 2021 Jan 8.

26. Kessler RC, Berglund P, Demler O, Jin R, Merikangas KR, Walters EE. Lifetime prevalence and age-of-onset distributions of DSM-IV disorders in the national comorbidity survey replication. Arch Gen Psychiatry. 2005;62(6):593-602.

27. Thapar A, Riglin L. The importance of a developmental perspective in psychiatry: what do recent genetic-epidemiological findings show? Mol Psychiatry. 2020;25:1631-9.

28. Grimm O, Kranz TM, Reif A. Genetics of ADHD: what should the clinician know? Curr Psychiatry Rep. 2020;22(4):18.

29. Rovira P, Demontis D, Sánchez-Mora C, Zayats T, Klein M, Mota NR, et al. Shared genetic background between children and adults with attention deficit/hyperactivity disorder. Neuropsychopharmacology. 2020;45(10):1617-26.

30. Lord C, Brugha TS, Charman T, Cusack J, Dumas G, Frazier T, et al. Autism spectrum disorder. Nat Rev Dis Primers. 2020;6(1):5.

31. Sekar A, Bialas AR, Rivera H, Davis A, Hammond TR, Kamitaki N, et al. Schizophrenia risk from complex variation of complement component 4. Nature. 2016;530(7589):177-83.

32. Woo JJ, Pouget JG, Zai CC, Kennedy JL. The complement system in schizophrenia: where are we now and what's next? Mol Psychiatry. 2020;25(1):114-30.

33. Schizophrenia Working Group of the Psychiatric Genomics Consortium. Biological insights from 108 schizophrenia associated genetic loci. Nature 2014;511(7510):421-7.

34. Stahl EA, Breen G, Forstner AJ, McQuillin A, Ripke S, Trubetskoy V, et al. Genome-wide association study identifies 30 loci associated with bipolar disorder. Nat Genet. 2019;51(5):793-803.

35. Hyde CL, Nagle MW, Tian C, Chen X, Paciga SA, Wendland JR, et al. Identification of 15 genetic loci associated with risk of major depression in individuals of European descent. Nat Genet. 2016;48(9):1031-6.

36. Bian Q, Chen J, Wu J, Ding F, Li X, Ma Q, et al. Bioinformatics analysis of a TF-miRNA-lncRNA regulatory network in major depressive disorder. Psychiatry Res. 2021;299:113842.

37. Gottesman II, Gould TD. The endophenotype concept in psychiatry: etymology and strategic intentions. Am J Psychiatry. 2003;160(4):636-45.

38. Halldorsdottir T, Binder EB. Gene × environment interactions: from molecular mechanisms to behavior. Annu Rev Psychol. 2017;68:215-41.

39. Pagliaccio D, Luby JL, Bogdan R, Agrawal A, Gaffrey MS, Belden AC, et al. Stress-system genes and life stress predict cortisol levels and amygdala and hippocampal volumes in children. Neuropsychopharmacology. 2014;39(5):1245-53.

40. Moore RC, Eyler LT, Mausbach BT, Zlatar ZZ, Thompson WK, Peavy G, et al. Complex interplay between health and successful aging: role of perceived stress, resilience, and social support. Am J Geriatr Psychiatry. 2015;23(6):622-32.

41. Zannas AS. Gene-environment interactions in late life: linking psychosocial stress with brain aging. Curr Neuropharmacol. 2018;16(3):327-33.

42. Hampel H, Vergallo A, Perry G, Lista S, Alzheimer Precision Medicine Initiative (APMI). The alzheimer precision medicine initiative. J Alzheimers Dis. 2019;68(1):1-24.

43. Hickman RA, Faustin A, Wisniewski T. Alzheimer disease and its growing epidemic: risk factors, biomarkers, and the urgent need for therapeutics. Neurol Clin. 2016;34(4):941-53.

44. Hou Y, Dan X, Babbar M, Wei Y, Hasselbalch SG, Croteau DL, et al. Ageing as a risk factor for neurodegenerative disease. Nat Rev Neurol. 2019;15(10):565-81.

45. Abbott A. Dementia: a problem for our age. Nature. 2011;475(7355):S2-4.

46. Van Cauwenberghe C, Van Broeckhoven C, Sleegers K. The genetic landscape of Alzheimer disease: clinical implications and perspectives. Genet Med. 2016;18(5):421-30.

47. Carmona S, Hardy J, Guerreiro R. The genetic landscape of alzheimer disease. Handb Clin Neurol. 2018;148:395-408.

48. Perkovic MN, Pivac N. Genetic markers of alzheimer's disease. Adv Exp Med Biol. 2019;1192:27-52.

49. Wingo TS, Lah JJ, Levey AI, Cutler DJ. Autosomal recessive causes likely in early-onset alzheimer disease. Arch Neurol. 2012;69(1):59-64.

50. Ayodele T, Rogaeva E, Kurup JT, Beecham G, Reitz C. Early-onset alzheimer's disease: what is missing in research? Curr Neurol Neurosci Rep. 2021;21:4.

51. Perkovic MN, Paska AV, Konjevod M, Kouter K, Strac DS, Erjavec GN, et al. Epigenetics of alzheimer's disease. Biomolecules. 2021;11(2):195.

52. Mattsson N. CSF biomarkers in neurodegenerative diseases. Clin Chem Lab Med. 2011;49(3):345-52.

53. Johansson P, Mattsson N, Hansson O, Wallin A, Johansson JO, Andreasson U, et al. Cerebrospinal fluid biomarkers for Alzheimer's disease: diagnostic performance in a homogeneous mono-center population. J Alzheimers Dis. 2011;24(3):537-46.

54. Blueprint Genetics. Dementia panel [Internet]. Seattle: Blueprint Genetics; 2021 [acesso em 4 abr. 2021]. Disponível em: https://blueprintgenetics.com/tests/panels/neurology/dementia-panel/.

55. Stoychev KR, Stoimenova-Popova M, Chumpalova P, Ilieva L, Swamad M, Kamburova-Martinova Z. A clinical case of patient carrying rare pathological PSEN1 gene mutation (L424V) demonstrates the phenotypic heterogenity of early onset familial AD. Front Psychiatry. 2019;10:857

Para *quizzes* sobre o conteúdo do livro e casos clínicos complementares, acesse:

https://apoio.grupoa.com.br/tratadopsi/

10

NEUROANATOMIA FUNCIONAL

ANDRÉ ZUGMAN
ANDREA P. JACKOWSKI

O sistema nervoso central (SNC) é responsável pela comunicação, recepção, interpretação e transporte de informações do corpo humano. O neurônio constitui a unidade funcional do SNC e faz conexões, denominadas sinapses, com os demais neurônios, estabelecendo, assim, vias de comunicação entre as diferentes estruturas cerebrais. As sinapses químicas são as mais abundantes no SNC e utilizam mediadores químicos, denominados de neurotransmissores, para a transmissão do sinal. A disfunção das vias mediadas por neurotransmissores monoaminérgicos está relacionada com alguns dos transtornos psiquiátricos e neurológicos.

O SNC pode ser dividido de diferentes formas, com base em critérios relacionados ao seu desenvolvimento, anatomia e função. O desenvolvimento do SNC é dinâmico, e alguns dos processos só são finalizados no final da infância, adolescência ou, ainda, na vida adulta. Em termos de componentes do SNC, destacamos os corticais (giros que compõem os lobos cerebrais) e os subcorticais (núcleos da base e elementos subcorticais do sistema límbico). Este último é responsável pelo processamento central das emoções, pelas funções de aprendizagem e da memória.

O sistema nervoso é formado por dois componentes principais: os neurônios e os vários tipos de células da glia, que os sustentam, participam da atividade neural, da nutrição dos neurônios e dos processos de defesa do SNC.[1]

As funções mais básicas dos neurônios incluem:

- detectar, transmitir, analisar e utilizar as informações processadas pelos estímulos sensoriais representados por calor, luz, energia mecânica e modificações químicas dos ambientes interno e externo;
- coordenar e organizar, de forma direta ou indireta, o funcionamento de quase todas as funções motoras, viscerais, endócrinas e psíquicas.

Existe uma segregação entre os corpos celulares dos neurônios e seus prolongamentos, o que faz dois compartimentos distintos serem reconhecidos no encéfalo e na medula espinal: a substância cinzenta e a substância branca. No SNC, os corpos celulares dos neurônios encontram-se apenas na substância cinzenta, enquanto no sistema nervoso periférico, os corpos celulares (compostos pelo núcleo e pelo citoplasma perinuclear) são encontrados em gânglios e em alguns órgãos sensoriais, como na mucosa olfatória. Já a substância branca apresenta os prolongamentos dos neurônios, denominados axônios, ricos em mielina.

O neurônio constitui a unidade funcional do SNC e estabelece conexões por meio de contato de seu axônio com os dendritos ou pericárdio de outros neurônios. Esses pontos de contato são chamados de sinapse. O complexo juncional de uma sinapse é composto por uma terminação pré-sináptica, geralmente de um axônio, e uma membrana pós-sináptica, ou receptora, separada pela fenda sináptica. As sinapses podem ser químicas ou elétricas, sendo as elétricas mais rápidas que as químicas. Nas sinapses elétricas, as células nervosas unem-se por junções comunicantes, que permitem a passagem de íons de uma célula para outra, promovendo a sua conexão elétrica e transmissão de impulsos. Já nas sinapses químicas, as terminações sinápticas têm numerosas vesículas sinápticas, que apresentam em seu interior substâncias denominadas de neurotransmissores, que são responsáveis pela transmissão do impulso nervoso por meio das sinapses. Os neurotransmissores são liberados na fenda sináptica e aderem a moléculas receptoras da membrana pós-sináptica, promovendo a condução do impulso nervoso por meio do intervalo sináptico. As membranas das vesículas sinápticas que se incorporam à membrana pré-sináptica sofrem um processo de endocitose nas regiões laterais do terminal axônico e são reutilizadas para formar novas vesículas. As sinapses químicas podem ser excitatórias ou inibitórias, de acordo com o tipo de sinal que conduzem. Se o sinal produzido na membrana pós-sináptica for a despolarização, inicia-se o potencial de ação de uma denominada sinapse excitatória, que promove a entrada de cátions. Já nas sinapses inibitórias, há uma hiperpolarização na membrana pós-sináptica, promovendo uma saída de cátions e uma entrada de ânions.[2]

Neste capítulo, descreveremos os principais neurotransmissores, bem como as vias de projeção.

Em termos de divisão, o sistema nervoso pode ser segmentado de várias formas, de acordo com diferentes critérios de classificação.[1]

1 **Critérios anatômicos:** divide o sistema nervoso em SNC (encéfalo e medula espinal) e sistema nervoso periférico (nervos, gânglios e terminações nervosas).
2 **Critérios embriológicos:** divide o sistema nervoso em prosencéfalo (originando o telencéfalo e o diencéfalo, que compõem o cérebro), mesencéfalo (origina o mesencéfalo) e rombencéfalo (que dá origem ao metencéfalo [originando o cerebelo e a ponte] e o mielencéfalo [que dá origem ao bulbo]).
3 **Segmentação ou metameria:** divide o sistema nervoso em sistema nervoso somático (componentes aferentes e eferentes) e sistema nervoso visceral (dividindo-se em sistema nervoso autônomo simpático e parassimpático).

Neste capítulo, serão descritos os principais componentes que constituem o SNC e suas respectivas funções utilizando-se os critérios anatômicos.

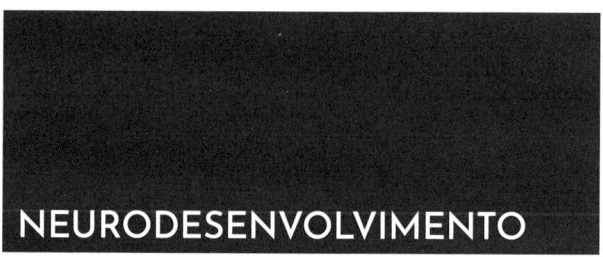

NEURODESENVOLVIMENTO

O neurodesenvolvimento, ou seja, a formação do sistema nervoso, é um processo dinâmico e orquestrado que envolve interações gene-ambiente, resultando em mudanças em curto e longo prazos na expressão gênica, interações celulares, formação de circuitos cerebrais, estruturas neurais e comportamento ao longo do tempo. Muitos desses processos iniciam-se e terminam durante o período gestacional, enquanto outros se estendem para o período pós-natal. O SNC é originado do folheto embrionário mais externo, a ectoderme, e é formado a partir da constituição do tubo neural, que ocorre na segunda semana gestacional. A formação do tubo neural é regulada pela carga genética e modulada por fatores ambientais. Entre a quarta e a quinta semana gestacional, o tubo neural fecha-se completamente, iniciando o processo de proliferação neuronal. As células que se encontram no interior do tubo neural originam as zonas proliferativas ventricular e subventricular, que darão origem aos neurônios. Aproximadamente na 12ª semana de gestação, o número de neurônios atinge seu pico máximo. Os neurônios, então, diferenciam-se e são levados à sua camada cortical de destino principalmente via migração radial ou tangencial, com o auxílio das células da glia. As células neuronais originadas na zona ventricular que migram radialmente originam as células piramidais. As células originadas na zona subventricular dão origem aos interneurônios corticais.[3]

A sinaptogênese tem início a partir da 22ª semana gestacional. O número de sinapses aumenta de forma progressiva e, nos primeiros anos de vida, o seu crescimento é acelerado. Sinapses redundantes ou desnecessárias serão eliminadas por meio de um processo denominado de apoptose, que ocorre até o início da adolescência.[4] Já a mielinização, processo que torna as conexões cerebrais mais eficientes por intermédio do envolvimento do axônio com uma bainha de mielina, se estende até a vida adulta em algumas regiões cerebrais. Alterações em qualquer fase do neurodesenvolvimento podem, potencialmente, resultar em lesões mais ou menos focais, dependendo da extensão e do tipo de defeito envolvido. Já o processo de mielinização tem início no final da gestação e persiste até a vida adulta.[5]

É importante salientar que tanto o processo de maturação cortical quanto o de mielinização seguem uma trajetória muito específica e de forma organizada. O processo de maturação cortical inicia-se nas regiões cerebrais dorsais no sentido posterior-anterior (parietal-frontal) e inferior-superior.[6]

A literatura demonstra que a maioria das regiões do cérebro apresenta um declínio linear monotônico da espessura cortical, ou seja, uma trajetória de maturação cortical linear.[7] Estudos mais recentes na área, em que a maturação cortical foi avaliada por exames de imagem por ressonância magnética (RM) de mais 17 mil sujeitos saudáveis, demonstraram que a maioria das medidas de espessura cortical regional atinge o seu pico de maturação entre 3 e 10 anos de idade, apresentando diminuição entre a segunda e terceira décadas de vida e uma inclinação acentuada ou platô.[8] A espessura cortical é um marcador de poda neuronal, ou seja, quanto mais delgado o córtex nessa fase de desenvolvimento, mais maduro ele se encontra. Em contrapartida, os córtices entorrinal e temporopolar apresentam uma relação de "U" invertido em relação à idade, enquanto o córtex cingulado anterior apresenta uma forma de "U" mais atenuada.

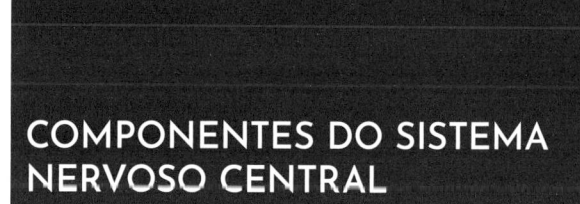

COMPONENTES DO SISTEMA NERVOSO CENTRAL

De acordo com as divisões anatômicas, o SNC pode ser segmentado em encéfalo (cérebro + tronco cerebral) e medula espinal. A seguir, descreveremos mais detalhadamente os lobos cerebrais, os principais componentes do sistema límbico, alguns componentes do diencéfalo e suas respectivas funções.[1]

LOBOS FRONTAIS

Os lobos frontais encontram-se nas porções mais anteriores do cérebro e estão envolvidos no controle motor voluntário, no processamento e na expressão da linguagem, na motivação e nas funções executivas (tomada de decisões, planejamento, solução de problemas e raciocínio). O seu córtex pode ser dividido em córtex pré-frontal (funcionalmente separado em dorsolateral, ventromedial, orbitofrontal e córtex medial), responsável pelas funções superiores, córtex pré-motor, córtex motor primário, área de Broca no hemisfério cerebral dominante – responsável pela expressão da linguagem – áreas de Brodmann 44 e 45. Lesões na área de Broca causam distúrbios da expressão da fala (afasia de expressão, motora ou de Broca), mas mantendo intacta a compreensão em geral.

O córtex pré-frontal ventromedial apresenta eferências para o hipotálamo e a substância cinzenta periaquedutal, circuito relacionado ao controle autonômico ligado às emoções, para o sistema límbico, mais especificamente para a amígdala, em circuitos que envolvem o processamento do medo, e para a região ventral do estriado, em circuitos envolvidos no sistema de recompensa.

Já o córtex pré-frontal dorsolateral inclui as regiões média e superior dos giros frontais e a parte lateral dos lobos frontais, apresentando conexões com o córtex orbitofrontal, com o tálamo, com os núcleos da base, mais especificamente com a porção dorsal do núcleo caudado, com o hipocampo e com os córtices pré-motor, somestésico e regiões associativas temporoparietais e occipitais.

Enquanto o córtex pré-frontal ventromedial está implicado nas funções "emocionais" ou "afetivas", ou seja, na produção e controle das emoções, o córtex pré-frontal dorsolateral está envolvido nas funções "executivas", associadas a aprendizagem, memória e execução de atividades. As evidências demonstram, no entanto, que em alguns transtornos mentais, como na depressão maior e na esquizofrenia, há presença de sintomas cognitivos e comportamentais, sugerindo um padrão de interação entre essas duas regiões pré-frontais.[9,10]

As lesões dos lobos frontais variam de acordo com suas sub-regiões e podem levar a alterações comportamentais, conduta social inadequada e dificuldades na tomada de decisões, dificuldade para planejar o início das ações, alterações do humor, dificuldades em expressão da fala e ainda podem levar a paralisias motoras, comportamento desinibido, irritabilidade e comportamento explosivo, além de alterações da personalidade. Na esquizofrenia, no transtorno bipolar (TB) e no transtorno de déficit de atenção/hiperatividade (TDAH), observam-se disfunções localizadas nos lobos frontais.[5,11,12]

Estudos recentes baseados em várias evidências na área de neuroimagem estrutural,[13] funcional[14] e metabólica,[15] demonstram um envolvimento importante do córtex pré-frontal no processo de aparecimento dos sintomas comportamentais, presentes em grande parte dos transtornos psiquiátricos.[16,17] Os principais achados destacam que existem diferentes acometimentos das principais sub-regiões funcionais do córtex pré-frontal (ventromedial e dorsolateral), principalmente em consequência de variados padrões de conexão.[18,19]

LOBOS TEMPORAIS

As funções dos lobos temporais estão relacionadas, principalmente, à memória, à audição, ao processamento e percepção de informações sonoras, reconhecimento de faces e objetos, capacidade de entender a linguagem (área de Wernicke, área 41 de Brodmann), ao processamento visual de ordem superior e regulação das reações emocionais. No córtex temporal, encontramos áreas como o córtex auditivo primário e a área de Wernicke. No lobo temporal, encontramos componentes corticais e subcorticais do sistema límbico, responsável pelas emoções. Entre os componentes corticais, destacamos o giro para-hipocampal (que contém o córtex entorrinal), a formação hipocampal, o subiculum, o giro denteado e o rudimento pré-hipocampal. O hipocampo está envolvido no processamento da memória de longo prazo e é subdividido em três campos ou regiões, designadas pelas letras CA (de Corno de Amon) e em um número que varia de 1 a 3 (CA1 a CA3). A principal eferência do hipocampo se faz por meio do fórnix.[1]

O comprometimento da área de Wernicke causa distúrbios de compreensão que prejudicam a audição, a leitura e a organização da expressão verbal, que se mostra confusa e desconexa (afasia de compreensão, recepção, sensorial ou de Wernicke). Lesões unilaterais restritas ao giro temporal transverso anterior, giro de Heschl e parte do giro temporal superior (área auditiva primária – áreas 41 e 42 de Brodmann) não causam déficit auditivo significativo, entretanto, lesões bilaterais podem causar agnosia auditiva, também conhecida como surdez verbal.

A síndrome de Korsakoff (síndrome amnéstica confabulatória) pode ocorrer como sequela de encefalopatia de Wernicke, comumente associada ao alcoolismo e à deficiência de vitamina B1. Essa síndrome é caracterizada por perda grave da memória, sem alterações da consciência e tendência a confabulação.

Na esquizofrenia, há descrição de disfunção do lobo temporal em pacientes crônicos, na fase aguda, já evidentes no primeiro episódio psicótico, e até mesmo em familiares saudáveis.[20]

LOBOS PARIETAIS

Os lobos parietais estão relacionados com o processamento visuoespacial, atenção e orientação espacial, representação numérica, percepção e integração da informação somatossensorial (tato, pressão, temperatura e dor). No córtex parietal, encontram-se o córtex somestésico (áreas 3, 1, 2 de Brodmann) e os lóbulos parietais superior e inferior.[1]

Lesões da área somestésica (3, 1, 2 de Brodmann) causam comprometimento contralateral do tato e da pressão, caracterizando, assim, o fenômeno de extinção da estimulação pertinente ao hemicorpo contralateral à lesão, bem como da noção proprioceptiva contralateral. Comprometimentos de porções parietais posteriores relacionam-se particularmente com o conhecimento do próprio corpo (somatognosia), em virtude da integração de experiências proprioceptivas, cinestésicas e sensoriais. As lesões do giro supramarginal do hemisfério dominante (área 40 de Brodmann) podem causar agnosias táteis e proprioceptivas, distúrbios de discriminação esquerda-direita, do próprio esquema corporal e, em alguns casos, quadros apráxicos mais complexos. A lesão dos lobos parietais pode levar a perda da habilidade em localizar e reconhecer objetos e partes do corpo (heminegligência), dificuldade em discriminar informação sensorial, desorientação e falta de coordenação.

LOBOS OCCIPITAIS

São os únicos lobos aos quais podem ser atribuídas funções específicas (visão da cor, do movimento, da profundidade, da distância). Apresenta como principais estruturas as áreas visuais (primária e secundária). Sua lesão pode levar a cegueira, alucinações, inabilidade em ver cores e sinestesia.[1]

LOBO DA ÍNSULA

O lobo da ínsula é constituído por uma superfície cortical invaginada sob os seus opérculos frontal, frontoparietal e temporal. Fica coberto por partes dos lobos temporal, frontal e parietal, e só é visualizado quando se afasta os lábios do sulco lateral.[1]

Suas principais funções são fazer parte do sistema límbico e coordenar quaisquer emoções, além de ser responsável pelo paladar.

Alterações da ínsula podem levar à perda do paladar. Estudos recentes de neuroimagem estrutural e funcional envolvendo pacientes com transtorno obsessivo-compulsivo (TOC), depressão maior e esquizofrenia observaram alterações na ínsula e nas suas conexões com o córtex frontal, confirmando seu envolvimento nos processos emocionais.

SISTEMA LÍMBICO

É constituído por um grupo de estruturas corticais e subcorticais que podem ser divididas em quatro categorias básicas: olfação, memória, emoções e comportamento e homeostasia.

Em 1937, James Papez propôs uma teoria para explicar o mecanismo da emoção envolvendo as estruturas do lobo límbico, do hipotálamo e tálamo, formando um circuito conhecido como circuito de Papez.[5] Essas estruturas são responsáveis pelo processamento subjetivo da emoção e de sua expressão. O circuito de Papez une algumas estruturas cerebrais já mencionadas anteriormente e, provavelmente, segue esta direção predominante dos impulsos nervosos: giro do cíngulo, giro para-hipocampal, hipocampo e fórnix > corpo mamilar > fascículo mamilotalâmico > núcleos anteriores do tálamo > cápsula interna > giro do cíngulo. Esse circuito relaciona-se não somente com as emoções, mas também com a memória, que depende principalmente do hipocampo. O sistema límbico recebe informações sensoriais, somáticas e viscerais de praticamente todos os órgãos sensoriais. Ainda, os núcleos da base têm um papel relevante na modulação e no processamento de informações relacionadas com o sistema límbico por meio de circuitos pré-frontais, cíngulo, núcleos da base e tálamo. Constitui-se em um importante sítio de ação das medicações psiquiátricas, por possuir sinapses de vários circuitos neuronais envolvidos nos transtornos psiquiátricos (noradrenérgicos, serotonérgicos e dopaminérgicos, entre outros). Alterações no sistema límbico têm sido evidenciadas na maioria dos estudos de neuroimagem estrutural e funcional envolvendo pacientes com transtornos psiquiátricos.[21,22]

As principais estruturas que compõem o sistema límbico são:

Amígdala ▶ Um complexo de núcleos em formato de amêndoa, situado na porção dorsomedial do lobo temporal. Os núcleos da amígdala dividem-se em dois grandes grupos: medial e lateral. As conexões da amígdala incluem aquelas com o hipotálamo e núcleos viscerais do tronco encefálico, além de áreas corticais. Essas conexões são essenciais para organização dos componentes visceral, autonômico, somatossensorial e somatomotor do comportamento afetivo, como defesa ou fuga. Está envolvida no processamento do medo, das emoções, da aprendizagem, da recompensa e na resposta de fuga ou luta. Sua lesão pode levar a agressividade, irritabilidade, perda do controle emocional, disfunção da memória de curto prazo e dificuldade em reconhecer emoções. Sua disfunção já foi observada em diversos transtornos, entre eles: depressão, TB, transtorno do estresse pós-traumático (TEPT), demências, transtorno do espectro autista (TEA) e transtorno da personalidade *borderline*.[9]

Hipocampo ▶ O hipocampo, conforme já mencionado, está localizado na porção medial do lobo temporal. É contíguo ao subículo, pré-subículo e para-subículo, repousando sobre o córtex entorrinal e giro para-hipocampal. O giro denteado e as regiões do hipocampo (Corno de Amon 1-3) possuem uma organização interna trilaminada, composta por dois tipos de células principais: as células granulares do giro denteado e as células piramidais do Corno de Amon. Cada uma das regiões do hipocampo (CA1-CA3) mantém um padrão organizado de conexões intrínsecas e extrínsecas, sendo que a principal aferência para ele origina-se no córtex entorrinal. O hipocampo apresenta como funções principais o armazenamento da memória recente, a formação da memória de longo prazo e a orientação espacial. A lesão dessa estrutura leva a prejuízo da memória e desorientação. Nas fases iniciais de algumas doenças neurodegenerativas, especialmente a doença de Alzheimer, há uma perda neuronal mais acentuada dos neurônios colinérgicos da substância inominada (núcleo basal de Meynert), com consequente redução da modulação estimulatória da acetilcolina sobre o córtex cerebral e estruturas hipocampais relacionadas à formação de memória, que também sofrem perda neuronal, levando ao prejuízo progressivo da memória recente. Essa perda de atividade colinérgica na doença de Alzheimer é a base da teoria colinérgica. A redução do volume hipocampal é um dos marcadores mais precoces para o declínio cognitivo na doença de Alzheimer. Alterações estruturais e funcionais da amígdala foram observadas na esquizofrenia e no TB.[9]

Giro do cíngulo ▶ O cíngulo situa-se profundamente no córtex do giro do cíngulo e forma um feixe de fibras associativas que interligam regiões adjacentes do neocórtex dos lobos frontal, parietal e temporal e a área septal, estriado ventral e pálido ventral com o giro para-hipocampal do lobo temporal. Suas funções incluem o processamento da dor, emoções, memória e autorregulação e lesões no cíngulo estão associadas a emoções inapropriadas, falta de medo, prejuízo da sensação de dor e prejuízo da aprendizagem. O cíngulo encontra-se envolvido na fisiopatologia do autismo, TB, depressão, TOC, TEPT e esquizofrenia.

Hipotálamo ▶ Faz parte do diencéfalo, apresenta uma complexa estrutura anatômica e pouca definição de seus núcleos de tamanho reduzido. De maneira geral, as manifestações parassimpáticas estão relacionadas com o hipotálamo anterior, enquanto o hipotálamo posterior coordena as funções simpáticas. O hipotálamo tem como principais funções a manutenção da homeostasia (o controle sobre o sistema nervoso autônomo, incluindo a termorregulação, a regulação da sede, a regulação da ingesta de alimentos, o relógio biológico, o comportamento sexual e a reprodução, além da regulação do comportamento). O hipotálamo integra informação de diversas áreas em resposta a variados estímulos, como a luz, que regula o ciclo circadiano. Os principais sintomas da lesão do hipotálamo podem estar relacionados a agressividade, estresse, hipotermia, hipersonia, letargia, automutilação, ganho ou perda de peso, aumento ou diminuição do desejo sexual. Alterações funcionais dessa estrutura já foram relacionadas a depressão, TB, esquizofrenia e TEPT. Os neurônios presentes na região tuberal, logo acima da hipófise, produzem dopamina, que é liberada no sistema hipofisário. Podemos encontrar, ainda, células produtoras de hormônio adrenocorticotrófico (ACTH), betaendorfina (um análogo da morfina, que tem papel importante no controle da dor e liberado durante a realização de exercícios físicos prolongados, bem como durante o tratamento por acupuntura), além de outros hormônios. Faz parte do chamado eixo hipotálamo-hipófise-adrenal, atualmente bastante investigado pela estreita relação existente entre sintomas psiquiátricos e disfunções endócrinas.

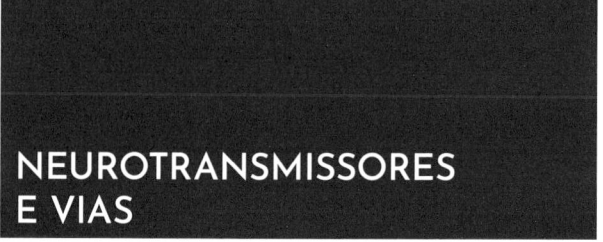

NEUROTRANSMISSORES E VIAS

Neurotransmissores são substâncias químicas produzidas e liberadas pelos neurônios, utilizadas para a transferência de informações entre eles (função biossinalizadora). Quimicamente, os neurotransmissores são moléculas relativamente pequenas e simples.[2]

Os principais neurotransmissores são:

- Aminoácidos ácido gama-aminobutírico (GABAs), glutamato (Glu), glicina (Gly) e aspartato (Asp).
- Aminas: dopamina, noradrenalina, serotonina, acetilcolina, histamina e adrenalina.
- Purinas: adenosina e adenosina trifosfato (ATP).

Já os principais neuromoduladores são:

- Peptídeos: gastrinas, hormônios da neuro-hipófise (vasopressina, ocitocina), insulina, opioides (encefalinas, endorfinas, entre outros).
- Gases: óxido nítrico e monóxido de carbono.

A seguir, descreveremos as principais vias monoaminérgicas, suas projeções e funções.

DOPAMINA

Existem quatro principais vias dopaminérgicas que têm origem principalmente na área tegmentar ventral e na substância negra, e se projetam para diferentes áreas cerebrais conforme descrito a seguir.[1]

Via nigroestriatal ▶ Os núcleos dos neurônios dopaminérgicos projetam-se da substância negra para o núcleo estriado. Sabe-se que a doença de Parkinson está relacionada com a escassez de dopamina nessa via.

Via mesolímbica ▶ Os neurônios dopaminérgicos projetam-se da área tegmentar ventral para as regiões mesolímbicas (estriado ventral). Sabe-se que essa via é alterada na esquizofrenia, apresentando hiperatividade dopaminérgica. Está relacionada a sintomas emocionais e ao sistema de recompensa.

Via túbero ▶ Infundibular: os neurônios dopaminérgicos projetam-se para a região hipotalâmica túbero-infundibular, na qual a dopamina inibe a prolactina. Sabe-se que na depressão pós-parto ocorre uma diminuição da dopamina.

Via mesocortical ▶ Na qual os neurônios dopaminérgicos projetam-se da área tegmentar ventral para várias regiões corticais, principalmente para o córtex pré-frontal. Está envolvida em aspectos de motivação, resposta emocional e tomada de decisões (**Fig. 10.1**).

NORADRENALINA

Os corpos celulares dos neurônios noradrenérgicos têm origem principalmente do *locus ceruleus* no tronco encefálico, e se projetam para o córtex cerebral, tálamo, hipotálamo, bulbo olfatório, cerebelo, mesencéfalo e medula espinal. Estão relacionados com a atenção, alerta, sono-vigília, regulação do humor, ansiedade, cognição e outras funções (**Fig. 10.2**).

SEROTONINA

Os corpos celulares dos neurônios serotonérgicos têm origem nos núcleos da rafe no tronco encefálico e se projetam para as mesmas regiões que os neurônios noradrenérgicos, como o córtex cerebral, hipotálamo, tálamo, núcleos da base, medula espinal, entre outras. Estão relacionados com a regulação do humor, sono, dor, temperatura corporal e apetite (**Fig. 10.3**).

ACETILCOLINA

Seus corpos celulares encontram-se no tronco encefálico, núcleo estriado, núcleo basal de Meynert, núcleo septal medial e banda diagonal de Broca (presente no córtex frontal basal). Projetam-se para o córtex pré-frontal, córtex frontal basal, hipotálamo, amígdala e hipocampo. Estão relacionados com a cognição, principalmente com a memória (**Fig. 10.4**).

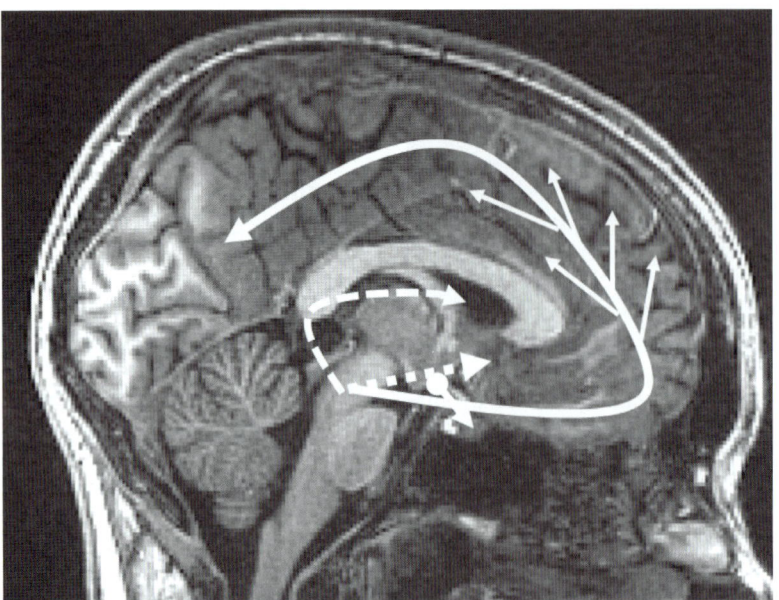

FIGURA 10.1

Principais vias dopaminérgicas.
Tracejada: via nigrostriatal. Pontilhada: via mesolímbica. Seta com bola: via túbero-infundibular. Em branco: via mesocortical.

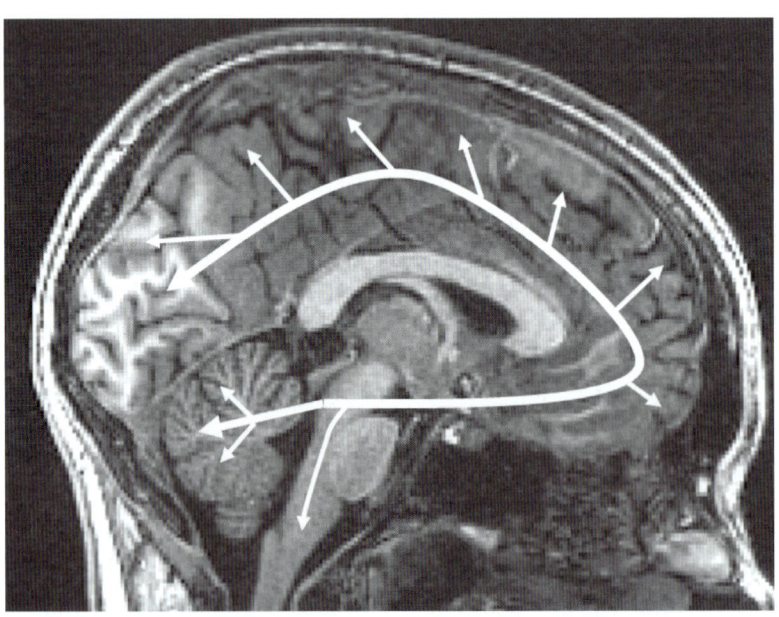

FIGURA 10.2

Principais vias noradrenérgicas.

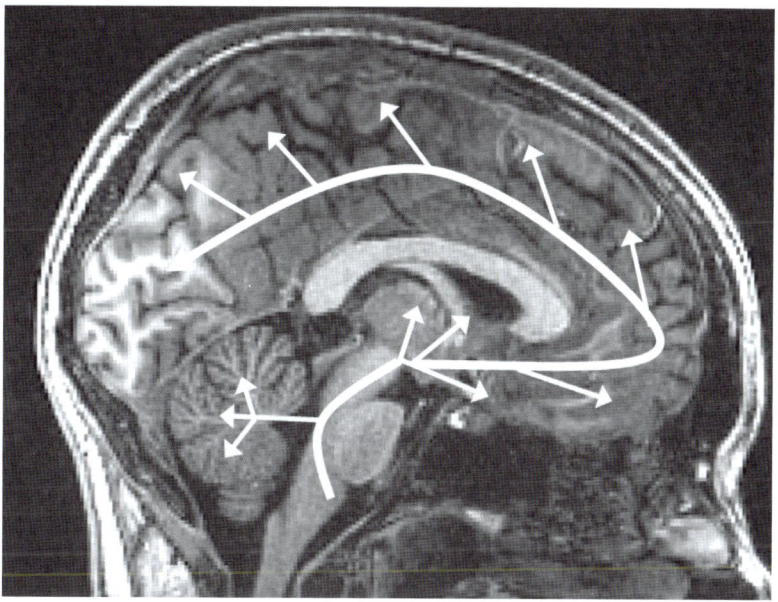

FIGURA 10.3

Principais vias serotonérgicas.

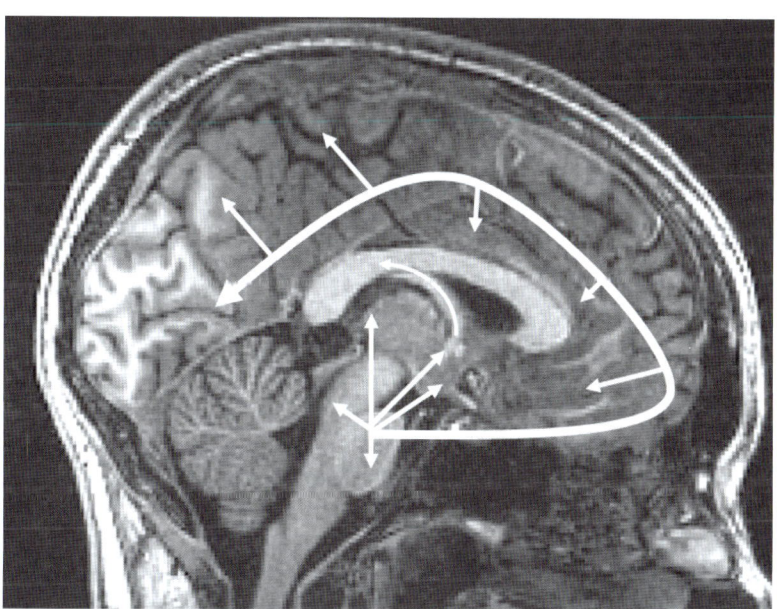

FIGURA 10.4

Principais vias colinérgicas.

HISTAMINA

Os corpos celulares dos neurônios histaminérgicos têm origem no hipotálamo caudal e vias ascendentes do hipotálamo posterior, e se projetam para núcleos da base, região frontal, amígdala, hipocampo, tálamo e medula espinal. Estão relacionados com o despertar, o estado de vigília e o sono (embora seus efeitos no sono sejam limitados) (**Fig. 10.5**).

ÁCIDO GAMA-AMINOBUTÍRICO (GABA)

O GABA representa o mais importante sistema inibitório de neurotransmissão do SNC. O GABA e seus receptores não estão somente envolvidos em inúmeros outros processos, mas também na geração do sono NREM (do inglês *non-rapid eye movement*) e no mecanismo de ação dos hipnóticos. Estão presentes na maioria dos circuitos.

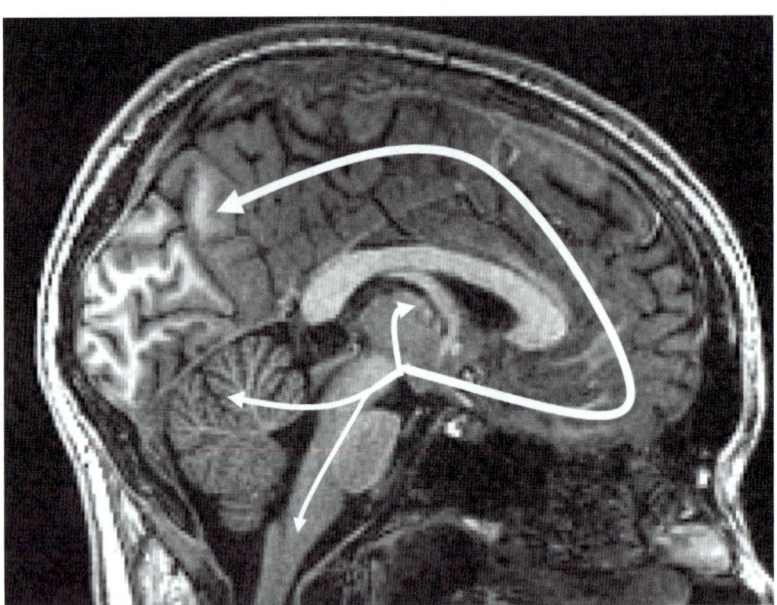

FIGURA 10.5

Principais vias histaminérgicas.

GLUTAMATO

Principal neurotransmissor excitatório, presente em todo o SNC.

REFERÊNCIAS

1. Meneses MS. Neuroanatomia aplicada. 3. ed. Rio de Janeiro: Guanabara Koogan; 2011.

2. Stahl SM. Stahl's essential psychopharmacology: neuroscientific basis and pratical applications. 3rd ed. Cambridge: Cambridge University Press; 2008.

3. Giedd JN, Blumenthal J, Jeffries NO, Castellanos FX, Liu H, Zijdenbos A, et al. Brain development during childhood and adolescence: a longitudinal MRI study. Nat Neurosci 1999;2(10):861-3.

4. Jernigan TL, Trauner DA, Hesselink JR, Tallal PA. Maturation of human cerebrum observed in vivo during adolescence. Brain. 1991;114(Pt 5):2037-49.

5. Marsh R, Gerber AJ, Peterson BS. Neuroimaging studies of normal brain development and their relevance for understanding childhood neuropsychiatric disorders. J Am Acad Child Adolesc Psychiatry. 2008;47(11):1233-51.

6. Sowell ER, Thompson PM, Leonard CM, Welcome SE, Kan E, Toga AW. Longitudinal mapping of cortical thickness and brain growth in normal children. J. Neurosci. 2004;24(38):8223-31.

7. Ducharme S, Albaugh MD, Nguyen TV, Hudziak JJ, Labbe A, Evans AC, et al. Trajectories of cortical thickness maturation in normal brain development: the importance of quality control procedures. Neuroimage. 2016;125:267-379.

8. Frangou S, Modabbernia A, Williams SCR, Papachristou E, Doucet GE, Agartz I, et al. Cortical thickness across the lifespan: data from 17,075 healthy individuals aged 3-90 years. Hum Brain Mapp. 2021.

9. Lacerda ALT, Quarantini LC, Miranda-Scippa A, Del Porto já, organizadores. Depressão: do neurônio ao funcionamento social. Porto Alegre: Artmed; 2009.

10. Sadock BJ, Sadock VA, Ruiz P. Compêndio de psiquiatria: ciências do comportamento e psiquiatria clínica. Porto Alegre: Artmed; 2016.

11. Hardan AY, Girgis RR, Lacerda AL, Yorbik O, Kilpatrick M, Keshavan MS, et al. Magnetic resonance imaging study of the orbitofrontal cortex in autism. J Child Neurol. 2006;21(10):866-71.

12. Jacobsen LK, Rapaport JL. Research update: childhood-onset schizophrenia: Implications of clinical and neurobiological research. J Child Psychol Psychiatry. 1998;39(1):101-13.

13. Feurer C, Suor JH, Jimmy J, Klumpp H, Monk CS, Phan KL, et al. Differences in cortical thinning across development among individuals with and without anxiety disorders. Depress Anxiety. 2021;38(3):372-81.

14. McTeague LM, Rosenberg BM, Lopez JW, Carreon DM, Huemer J, Jiang Y, et al. Identification of common neural circuit disruptions in emotional processing across psychiatric disorders. Am J Psychiatry. 2020;177(5):411-21.

15. Takahashi H. PET neuroimaging of extrastriatal dopamine receptors and prefrontal cortex functions. J Physiol Paris. 2013;107(6):503-9.

16. Lacerda AL, Keshavan MS, Hardan AY, Yorbik O, Brambilla P, Sassi RB, et al. Anatomic evaluation of the orbitofrontal cortex in major depressive disorder. Biol Psychiatry. 2004;55(4):353-8.

17. Cao B, Mwangi B, Passos IC, Wu MJ, Keser J, Zunta-Soares GB, et al. Lifespan gyrification trajectories of human brain in healthy individuals and patients with major psychiatric disorders. Sci Rep. 2017;7(1):511.

18. Ray RD, Zald DH. Anatomical insights into the interaction of emotion and cognition in the prefrontal cortex. Neurosci Biobehav Rev. 2012;36(1):479-501.

19. Koenings M, Grafman J. The functional neuroanatomy of depression: distinct roles for ventromedial and dorsolateral prefrontal cortex. Behav Brain Res. 2009;201(2):239-43.

20. Jarskog LF, Lieberman JA. Neuroprotection in schizophrenia. J Clin Psychiatry. 2006;67(9):e09.

21. Pfefferbaum A, Mathalon DH, Sullivan EV, Rawles JM, Zipursky RB, Lim KO. A quantitative magnetic resonance imaging study of changes in brain morphology from infancy to late adulthood. Arch Neurol. 1994;51(9):874-87.

22. Paus T, Keshavan M, Giedd JN. Why Do many psychiatric disorders emerge during adolescence? Nat Rev Neurosci. 2008;9(12):947-57.

Para *quizzes* sobre o conteúdo do livro e casos clínicos complementares, acesse:

https://apoio.grupoa.com.br/tratadopsi/

PARTE 2
DIAGNÓSTICO

11

HISTÓRICO DO DIAGNÓSTICO E CLASSIFICAÇÕES ATUAIS

MARCEL VELLA NUNES
MARCELO PINHEIRO MACHADO ADELINO
ACIOLY LUIZ TAVARES DE LACERDA

A magnitude do crescente custo socioeconômico associado aos transtornos mentais é, pelo menos em parte, um reflexo do conhecimento limitado que temos acerca da fisiopatologia dessas doenças e, por consequência, de uma classificação diagnóstica com validade robusta. Isso se torna mais complicado porque as manifestações psicopatológicas apresentam considerável sobreposição entre diferentes categorias diagnósticas, ao passo que se mostram amplamente variáveis entre pacientes com o mesmo diagnóstico.[1]

De forma geral, o conceito contemporâneo de morbidade psiquiátrica está relacionado à presença de perturbação na experiência pessoal, comportamento social e função corporal. Duas variedades de doenças psiquiátricas, de modo algum mutuamente excludentes, podem ser individualizadas: aquelas produzindo intensa deterioração comportamental e prejuízo funcional, como quadros demenciais e psicoses, e aquelas envolvendo alterações comportamentais e prejuízo funcional comparativamente mais leves, como transtornos de ansiedade e do ajustamento.[2]

As últimas cinco décadas foram marcadas por uma mudança dramática em pelo menos duas áreas da psiquiatria: a tecnologia de pesquisa sobre doenças mentais e a disponibilização de serviços de saúde mental para a comunidade.[3] Previamente dissociados, esses dois aspectos passaram a aparecer conectados como áreas de "*upstream*" e "*downstream*" de um fluxo comum de desenvolvimento. O "*upstream*", a aplicação da neurociência cognitiva e molecular para o estudo da função, estrutura e desenvolvimento cerebral, impactará na forma como as doenças psiquiátricas são diagnosticadas e tratadas nas próximas décadas. Técnicas sofisticadas de neuroimagem têm se destacado como ferramenta poderosa para examinar alterações subjacentes a manifestações psicopatológicas específicas.[4] A genética molecular também tem se mostrado útil na identificação de genes que desempenham um papel na suscetibilidade de doenças neuropsiquiátricas, assim como na predição de resposta a tratamentos específicos.[5]

O "*downstream*", a tendência de maior disponibilidade de serviços de saúde mental, tem sido uma das mais marcantes mudanças na assistência médica, representada pela substituição de um modelo de assistência baseado em hospitais para atendimentos comunitários. Esses avanços têm sido acompanhados por crescente pressão para o uso de tratamentos "baseados em evidência" e um perfil favorável ao seu custo-efetividade. Persiste, porém, um grande desafio: o estreitamento da lacuna entre o conhecimento científico de ponta e a prática clínica, especialmente em países em desenvolvimento. Muito tem sido investido para que a prática clínica seja determinada por intervenções cientificamente embasadas. Contudo, assim como ocorreu em outras especialidades médicas, a imprecisão do paradigma sindrômico de diagnóstico e consequente heterogeneidade das categorias nosológicas representa importante barreira para a personalização do tratamento, estratégia fundamental para o desenvolvimento de protocolos clínicos com melhor perfil de custo-efetividade. Mais do que nunca, é esperado que a classificação e o diagnóstico de doenças psiquiátricas desempenhem papel crucial na missão de diminuir a distância entre pesquisa e clínica que persiste na área.

Para qualquer especialidade médica, o modelo diagnóstico passa por estágios sequenciais, que são amparados pela evidência científica crescente relacionada ao conhecimento da natureza das doenças em questão. No primeiro estágio (pré-sindrômico), o mais "primitivo", o diagnóstico é baseado na presença ou na ausência de um sintoma-chave. Sua presença confirma e sua ausência descarta a doença em questão. No estágio II (sindrômico), o diagnóstico é determinado a partir da presença de um conjunto de sintomas que se agregam em síndromes, as quais apresentam uma história natural conhecida. No estágio III (fisiopatológico), há uma fisiopatologia subjacente detectável para cada entidade nosológica proposta. Por fim, no estágio IV (etiológico), além de um simples entendimento dos aspectos fisiopatológicos, a etiologia também é conhecida.[6,7]

Poucas especialidades médicas se encontram no estágio IV, o mais avançado paradigma diagnóstico – a maioria se encontra no paradigma fisiopatológico. Dada a complexidade do cérebro, o órgão primariamente afetado nas doenças psiquiátricas, a psiquiatria ainda encara importantes desafios no desenvolvimento diagnóstico, a despeito de consideráveis avanços no entendimento de diversos mecanismos neurobiológicos envolvidos tanto em processos fisiológicos quanto em processos patológicos, que são acompanhados de manifestações psicopatológicas.[6,7] A psiquiatria como especialidade médica vivencia, nesse momento, o tremendo desafio de transição de paradigma diagnóstico, com diversos esforços destinados ao desenvolvimento de ferramentas e identificação de marcadores biológicos que possibilitem reconhecer grupos diagnósticos mais homogêneos do ponto de vista biológico. O almejado "salto" para o estágio fisiopatológico de diagnóstico terá implicações definitivas no tratamento das doenças psiquiátricas, cujos pacientes passarão a se beneficiar dos importantes avanços tecnológicos registrados nas últimas décadas.

EVOLUÇÃO DOS SISTEMAS DE CLASSIFICAÇÃO

Como qualquer campo da ciência, a psiquiatria tenta nomear os fenômenos da sua área de pesquisa e classificá-los de acordo com diferentes aspectos, de modo a permitir sua investigação sistemática, assim como a comunicação e a comparação de resultados de observação.

De forma genérica, a classificação compreende dois aspectos:

- A subdivisão de diversidade (várias populações, características de casos) em um sistema organizado de acordo com classes (classificação). O termo "classes" então descreve um conjunto de elementos com características comuns.
- A especificação de características individuais ou casos para a classe de tal sistema (diagnóstico).

Mais do que qualquer outra disciplina médica, a psiquiatria enfrenta importantes desafios práticos e conceituais. A história convencional da psiquiatria moderna, em geral, é descrita nas sociedades anglo-europeias dos séculos XVIII e XIX. A história da tradição médica ocidental revela que os transtornos psiquiátricos já eram reconhecidos na Grécia antiga e, em especial, nas sociedades helenística e romana da região do Mediterrâneo. Uma interpretação médica de tais manifestações comportamentais é o achado histórico dominante e recorrente, embora interpretações religiosas, espirituais e demoníacas tenham predominado em sociedades cristãs e islâmicas da era medieval, competindo com interpretações seculares, realísticas. Nessa época, equipamentos ambulatoriais, com médicos bem treinados de centros acadêmicos conviviam com a atuação de curandeiros, tratamentos em hospícios, hospitais e instituições religiosas, cada um utilizando intervenções orientadas a partir do seu próprio entendimento acerca da natureza das doenças mentais.[2]

Desde a Antiguidade, inúmeras tentativas, com o intuito de descrever e classificar estados mentais alterados e possíveis doenças subjacentes, foram feitas por diversos estudiosos e filósofos da medicina que se preocupavam em sistematizar e compilar os dados encontrados empiricamente por meio da observação do padrão de sinais e sintomas que apareciam sistematicamente nos pacientes. É de suma importância o conhecimento dessa evolução histórica do diagnóstico na psiquiatria, uma vez que os atuais sistemas classificatórios são, em parte, a junção teórica de vários contextos e momentos históricos da especialidade.[8]

No século V a.C., Hipócrates, considerado o pai da medicina moderna ocidental, em seu tratado *Corpus Hippocraticum*, descreveu, de maneira bastante detalhada, algumas das principais síndromes neuropsiquiátricas: grande doença (epilepsia), frenite (doença aguda acompanhada de febre), mania (doença mental crônica sem agitação nem febre), melancolia (doença mental crônica sem agitação nem febre) e paranoia (delírio acompanhado de febre alta). Nesse contexto, foi sugerida uma base etiológica de origem cerebral para cada doença, bem como um mecanismo fisiopatológico embasado na teoria dos humores (sangue, fleuma, bílis amarela e bílis negra). Os transtornos psiquiátricos deixaram de carregar, portanto, um tom metafísico, oriundos de forças místicas e/ou demoníacas, e passaram a se aproximar das ciências naturais, sendo tratados de maneira mais racional e médica.[9]

Ao longo dos séculos subsequentes, a psiquiatria e, consequentemente, seus sistemas de classificação se aproximariam ou se afastariam das ciências naturais conforme os momentos histórico, político e religioso. Um exemplo bem marcado de um período em que houve afastamento da psiquiatria e dos problemas mentais do modelo médico naturalista é a Idade Média, cuja explicação para os problemas psiquiátricos se fundamentava em possessão demoníaca, e em que os doentes mentais eram exorcizados, sofriam perseguições, eram condenados às fogueiras, além de diversas outras crueldades. No final da Idade Média e início da Idade Moderna, surgem os manicômios como locais de internação de pacientes com patologias psiquiátricas, mudando o paradigma de perseguição para um modelo de isolamento e alienação.[10]

Os estudiosos que tentaram vincular a psiquiatria novamente à medicina e esboçaram sistemas classificatórios de transtornos psiquiátricos em meados do século XVIII foram o francês Boissier de Sauvages, com o livro *Nosologia methodica*, influenciado pelo botânico Carl von Linnaeus e seu sistema taxonômico, e o escocês Willian Cullen, com o livro *First lines in the practice of physics*, influenciado por Willys, Sydenham e Whytt. Ambos os autores, em suas respectivas obras, apresentaram um sistema nosográfico bastante extenso e baseado em compilações de trabalhos de seus predecessores. Porém, Cullen, em virtude de uma tradição de estudo diferente das doenças psiquiátricas, contribuiu de maneira duradoura com a introdução do conceito de neurose e a adoção de processos etiopatogênicos como critérios principais para o processo diagnóstico.[11]

Nesse momento histórico, emerge a figura de Philippe Pinel, renomado médico generalista e professor de medicina francês, que se utilizou dos referenciais nosográficos de Cullen e Sauvages, e lançou duas grandes contribuições à nosologia psiquiátrica: *Nosographie philosophique* e *Traité médico-philosophique sur l'aliénation mentale: ou la manie*.

Do ponto de vista nosológico, Pinel abandonou a necessidade de um mecanismo etiopatogênico e focou mais no estudo minucioso dos sintomas. Uma de suas principais contribuições, além do desenvolvimento da epistemologia psiquiátrica, foi fazer os doentes mentais voltarem a ser objeto de estudo da medicina, restituindo-lhes a dignidade. Esse período foi alcunhado como a Primeira Revolução Psiquiátrica, e a escola francesa, influenciada por Pinel, formou diversos nomes influentes na psiquiatria, como Esquirol, Falret, Moreau de Tours, Lasègue, Bayle, os quais contribuíram de forma significativa com o avanço da psiquiatria e seus sistemas classificatórios.[12,13]

Uma nova corrente de ideias surgiu na Alemanha no final do século XIX, e figuras como Kahlbaum, Hecker e, principalmente, Kraepelin mudaram a concepção do modelo nosológico psiquiátrico, que, desde o século XVIII, era mais focado em um diagnóstico sindrômico, retomando o conceito de etiopatogenia, influenciados pelas teorias de doenças bacterianas e da síndrome de paralisia geral progressiva. Estabeleceu-se, então, a Segunda Revolução Psiquiátrica, com uma nosologia baseada no curso natural dos sintomas e na evolução da doença. Outras importantes contribuições de Kraepelin, considerado o pai da psiquiatria moderna, foram a formulação de como vemos a psiquiatria atualmente, enfatizando não só a observação clínica cuidadosa, mas também salientando os limites dessa observação por acreditar em uma etiologia multifatorial das doenças psiquiátricas de causas internas e externas. Além disso, ele separou as psicoses em duas entidades diferentes: demência precoce (hoje em dia, conhecida como esquizofrenia) e insanidade maníaco-depressiva (conhecida atualmente como transtorno bipolar [TB]).[14,15] Há mais de um século, Kraepelin fundamentou a primeira classificação sistemática de todos os transtornos psiquiátricos. A sua sistematização se baseou em descrições fenomenológicas de clínicos famosos do século XIX. Formado na escola organicista e neuropatológica alemã do século XIX, Kraepelin defendia que as doenças psiquiátricas se enquadravam no campo das ciências naturais, em contraposição à visão freudiana predominante na época. O método kraepeliniano se baseava na observação e na descrição detalhada de fenômenos clínicos, buscando agrupá-los em síndromes que apresentavam uma história natural específica. Havia, desse modo, um destaque para a observação longitudinal dos agrupamentos sintomatológicos. De forma visionária, Kraepelin argumentava que essa seria uma etapa nosológica e classificatória inicial, e que avanços científicos futuros dariam explicação científica aos fenômenos psicopatológicos descritos.[12]

As classificações diagnósticas vigentes (CID-10, CID-11 e DSM-5) ainda se apropriam conceitualmente da visão kraepeliniana do ponto de vista nosológico. Uma característica observada desde o final do século XIX até os dias atuais, crítica inclusive salientada por Kraepelin em um de seus artigos, é a dificuldade de se definir um limite preciso entre doença e saúde, além dos diagnósticos psiquiátricos nos dias atuais serem definidos principalmente em critérios sindrômicos, carentes de base fisiopatológica e etiopatogênica subjacentes, que aguardam pela terceira revolução da psiquiatria para a mudança desse paradigma nosológico para outro modelo classificatório com maior validade diagnóstica.[16,17]

ESQUEMAS CLASSIFICATÓRIOS DA PSIQUIATRIA MODERNA (SÉCULO XX)

Apesar de Kraepelin ser um referencial teórico importante para a psiquiatria do século XX, norteando os principais sistemas classificatórios de doenças psiquiátricas, a psicanálise de Sigmund Freud e a visão psicobiológica de Adolf Meyer incrementam esse cabedal de conhecimento, ao incluir a visão psicossocial e salientar a história pessoal de cada indivíduo na cadeia causal de compreensão clínica, fazendo a psiquiatria adquirir um tom mais humanístico.[10] Assim como essa visão das raízes históricas apresentadas anteriormente, é de suma importância salientar os conceitos fundamentais que permeiam as classificações atuais, com o intuito de elencar as principais vulnerabilidades e pontos fortes desses princípios organizadores.

A distinção entre orgânico *versus* funcional, por exemplo, é um desses conceitos fundamentais. O primeiro termo se refere a qualquer patologia cerebral ou sistêmica demonstráveis e que produzem sintomas psiquiátricos (p. ex., *delirium*, demência e outras síndromes neuropsiquiátricas); já o segundo é um termo padrão utilizado para todos os outros transtornos psiquiátricos. Duas principais implicações surgem quando utilizamos essa ótica dicotômica: uma de cunho mais filosófico, que remeteria mais ao dualismo mente e corpo e suas implicações extremas, como a "ausência" de patologia cerebral nas doenças funcionais e a influência limitada dos fatores psicossociais nos transtornos orgânicos; e a outra implicação, mais prática, uma vez que o termo orgânico define a etiologia do transtorno, e, em contrapartida, todos os outros transtornos (funcionais) são, por padrão, baseados em grupamentos de sinais e sintomas (puramente descritivo).

Os outros conceitos fundamentais são categorias, dimensões e eixos. O diagnóstico categorial define o indivíduo como pertencente ou não a um grupo que apresenta determinado padrão de sintomas. Os principais sistemas classificatórios de referência atualmente (DSM-5, CID-10 e CID-11) são categoriais e operacionais, ou seja, se utilizam de critérios diagnósticos (sintomas essenciais, sintomas associados e critérios de exclusão) somados a definições operacionais (descrição objetiva, fenomenológica de um sintoma, quantitativa e/ou qualitativamente) e a um glossário.

O diagnóstico dimensional define o ponto em que o indivíduo se encontra dentro de um *continuum* de variação de determinada propriedade que tem em comum com os outros indivíduos, ou seja, há um *continuum* entre indivíduos saudáveis e aqueles com transtornos psiquiátricos formalmente diagnosticados. Já o diagnóstico multiaxial contempla diferentes perspectivas ou lógicas de diagnóstico em associação, fornecendo diferentes tipos de informação necessários ao tratamento, muito utilizado ainda na psiquiatria da infância e adolescência, cujos eixos descreveriam o nível intelectual, o prejuízo funcional e as adversidades psicossociais.[8]

A despeito de todas essas novas ideias, termos e conceitos utilizados na nosologia psiquiátrica moderna e suas consequentes revisões e evoluções nos sistemas classificatórios de doenças, pouco se avançou no paradigma principal de categorização, acarretando lacunas inerentes a essa defasagem de modelo em que a nosologia psiquiátrica se embasa, uma vez que os critérios diagnósticos são essencialmente sindrômicos e, se comparado com outras especialidades médicas, muito pouco ainda se sabe sobre as bases fisiopatológicas e etiopatogênicas dos transtornos psiquiátricos. Avanços futuros na nosologia são necessários para que haja maior integração entre manifestações psicopatológicas e disfunções cerebrais subjacentes, processos patológicos e alterações genéticas, além de se identificarem grupos mais homogêneos (que compartilham mecanismos fisiopatológicos similares) e subcategorias de condições que possam atender à prática clínica e à pesquisa.[18]

CLASSIFICAÇÃO BASEADA EM SINTOMAS (PARADIGMA SINDRÔMICO DE DIAGNÓSTICO)

Atualmente, a classificação diagnóstica em psiquiatria é baseada na avaliação psicopatológica, extraída por meio da entrevista clínica psiquiátrica, ou seja, os critérios diagnósticos atuais advêm de um conjunto de sinais e sintomas característicos e discriminativos de determinada doença. Segue, portanto, uma lógica mais indutiva, uma vez que o quadro sindrômico identificado, reconhecido e consagrado empiricamente ao longo de seu curso, bem como validado estatisticamente por apresentar certa estabilidade de apresentação clínica, evolução e prognóstico, norteia a base da nosologia psiquiátrica atual. As demais especialidades médicas, em sua maioria, buscam o entendimento das doenças por intermédio de uma lógica mais dedutiva, já que a etiologia se configura como o cerne da classificação e, a partir daí, se estudam os mecanismos fisiopatológicos subjacentes, sua apresentação clínica, os marcadores biológicos e, após o diagnóstico, institui-se o tratamento.[9]

A grande crítica que ocorre é justamente essa ausência de mecanismos etiopatogênicos e fisiopatológicos bem estabelecidos, associada à falta de marcadores biológicos, o que implica uma fragilidade da validade do diagnóstico em psiquiatria. Um diagnóstico específico como a depressão, por exemplo, pode apresentar grande variabilidade de expressões fenotípicas, bem como predições prognósticas bastante imprecisas. Além disso, não existe sinal ou sintoma patognomônico de cada doença, apenas típicos ou inespecíficos, que acabam adquirindo certa correlação estatística, e o seus agrupamentos em determinada síndrome, portanto, se justificariam.[19]

Os exames complementares são utilizados com o intuito de avaliar comorbidades e diagnósticos diferenciais e a pesquisa de fatores de risco, como história familiar, são fatores que podem corroborar uma hipótese diagnóstica. Em virtude dessas lacunas e carências que a nosologia psiquiátrica atual possui, puramente embasada em sinais e sintomas, fez-se mister a operacionalização dos critérios diagnósticos para maior uniformidade da linguagem médica e das pesquisas científicas. Vale lembrar, principalmente na psiquiatria, que a experiência do médico que realiza esse diagnóstico também é de suma importância, visto que há uma linha muito tênue entre as apresentações psicopatológicas do que é normal e do que é patológico, e só por meio de uma entrevista clínica psiquiátrica bem conduzida que a tradução do sofrimento do paciente, muitas vezes subjetivo, será codificada em sinais e sintomas e critérios diagnósticos correspondentes. Nota-se, desse modo, uma grande variabilidade de diagnóstico entre clínicos e serviços de saúde, problema que foi significativamente atenuado com o estabelecimento de critérios operacionais bem delimitados, que melhoraram de forma significativa a confiabilidade diagnóstica.[20]

Em resumo, as classificações de diagnósticos psiquiátricos então vigentes trouxeram uma grande contribuição tanto no que se refere à uniformização de linguagem entre clínicos e pesquisadores quanto em relação à comunicação e sistematização de achados de pesquisa, particularmente os oriundos de ensaios clínicos avaliando a eficácia de diferentes estratégias terapêuticas. A despeito dessas inegáveis contribuições e do marcante avanço em relação à confiabilidade do diagnóstico psiquiátrico nas quatro últimas décadas, trata-se de uma área que ainda carece de validade, cujo almejado parâmetro só será atingido quando tivermos melhor entendimento dos processos fisiopatológicos subjacentes às diferentes categorias diagnósticas ou às diversas dimensões psicopatológicas que são comumente compartilhadas por diferentes diagnósticos.[21]

PARADIGMA FISIOPATOLÓGICO PARA O DIAGNÓSTICO PSIQUIÁTRICO: ONDE ESTAMOS

Conforme já abordado, o diagnóstico psiquiátrico ainda é baseado em categorias definidas somente em critérios sindrômicos. Embora de valor inquestionável para a prática e pesquisa em psiquiatria, as classificações atuais ainda apresentam pontos fracos importantes, levando em consideração apenas a presença e a variação dos sintomas ao longo do tempo, com aplicação de um ponto fixo entre o normal e o patológico que nem sempre é precisa, dificultando a decisão sobre o diagnóstico, a necessidade de tratamento e uma predição confiável do curso das doenças.[22]

A psiquiatria continua buscando uma nova nosologia que possa relacionar as manifestações clínicas e as disfunções cerebrais associadas, processos que envolvam fatores genéticos e patológicos. Um grande obstáculo para elucidar a base psicobiológica dos transtornos psiquiátricos é a heterogeneidade na apresentação das manifestações clínicas e sua fraca correlação com mecanismos neurobiológicos.[23] As vantagens da mudança de um modelo de diagnóstico sindrômico para um paradigma fisiopatológico têm sido cada vez mais realçadas na psiquiatria. É quase unânime a percepção de que a estagnação vivida pela psicofarmacologia, no que se refere ao desenvolvimento de tratamentos mais eficazes desde o lançamento dos primeiros psicotrópicos, tem, nessa limitação do diagnóstico, o seu principal motivo.

A própria natureza dos transtornos mentais, determinados a partir de uma interação complexa entre diferentes fatores etiológicos, incluindo aspectos biológicos, psicológicos e socioambientais, associada à complexidade do órgão primariamente afetado nas doenças metais (o cérebro), impõe imensos desafios para o "salto de paradigma diagnóstico", tão importante para a especialidade. É, desse modo, premente a necessidade do desenvolvimento de uma classificação que proporcione a identificação de grupos mais homogêneos, do ponto de vista fisiopatológico, e de categorias que impliquem avanços no manejo clínico e nas pesquisas nesse campo científico.[18] Portanto, para melhor compreender tal complexidade, devemos passar de classificações dicotômicas de doenças para aquelas que refletem mecanismos biológicos subjacentes que podem mostrar semelhanças entre grupos de sintomas distintos. Nesse contexto, a chamada medicina de precisão traz uma nova abordagem para estabelecer uma individualização tanto do diagnóstico quanto do tratamento,[24] o que já virou realidade em outras áreas médicas, como no tratamento de neoplasias.[25]

Nesse contexto, os investimentos na identificação de biomarcadores específicos têm sido priorizados de forma crescente na medicina, inclusive na psiquiatria, com potencial de influenciar de forma decisiva o diagnóstico, o tratamento, o manejo de aspectos de tolerabilidade e a predição do curso das doenças.[26,27] São vários os exemplos de biomarcadores extensivamente explorados nas últimas décadas e que têm despontado como candidatos à incorporação na clínica psiquiátrica:

- neuroimagem (funtional, anatômica e molecular);
- inflamatórios (proteína C-reativa, interleucinas);
- neurotróficos (fator neurotrófico derivado do cérebro [BDNF, do inglês *brain-derived neurotrophic factor*]);
- epigenéticos (análises do campo da genômica, proteômica e transcriptômica);
- neurotransmissores (metabólitos periféricos de serotonina, noradrenalina, dopamina);
- farmacogenéticos (enzimas da família do citocromo P450);
- eletrofisiológicos (frequência cardíaca, frequência respiratória, temperatura corporal, eletroencefalograma);
- microbiota intestinal.

CONFIABILIDADE E VALIDADE DO DIAGNÓSTICO PSIQUIÁTRICO

Para o desenvolvimento de critérios diagnósticos em psiquiatria, são primordiais os conceitos de validade e confiabilidade. O termo "válido" é originado do latim *validus*, definido como "bem fundamentado e aplicável", ou seja, capacidade de um diagnóstico avaliar o que se propõe. O termo "confiabilidade", por sua vez, pode ser interpretado como a probabilidade de diferentes profissionais chegarem ao mesmo diagnóstico.[15,28] A adoção de critérios diagnósticos operacionais, a partir da década de 1980, melhorou de forma significativa a confiabilidade do diagnóstico psiquiátrico. Porém, este ainda carece de validade. Tal situação é evidenciada pela elevada prevalência de comorbidades psiquiátricas, que se configuram mais como regra do que exceção no diagnóstico das doenças mentais, segundo o paradigma vigente.

Com o intuito de melhorar a validade do diagnóstico psiquiátrico, diferentes procedimentos foram propostos ao longo dos anos. Na década de 1970, Robins e Guze[29] descreveram um programa que incluía dados clínicos, laboratoriais, delimitação de outros transtornos, estudos de seguimento e estudos de familiares. Posteriormente, em 1980, houve a inclusão de agregação familiar, personalidade pré-mórbida, fatores precipitantes, validadores, como testes psicológicos, taxas de recaída/recuperação e resposta ao tratamento.[30] Após 15 anos, em 1995, Andreasen[31] propôs a inclusão da genética, aspectos da neurociência, como neuroquímica, neurofisiologia, neuroanatomia e cognição, buscando-se confirmar que os diagnósticos psiquiátricos propostos pelas classificações vigentes são entidades verdadeiramente distintas.

No entanto, há evidências crescentes de sobreposição de vulnerabilidade genética entre diferentes transtornos psiquiátricos, como entre a esquizofrenia e o TB. É igualmente provável que os mesmos fatores ambientais possam contribuir para várias síndromes diferentes. Por exemplo, histórico de trauma na infância é um importante preditor para apresentar eventualmente qualquer doença psiquiátrica, em vez de aumentar o risco de patologias específicas. Tomadas conjuntamente, tais evidências reforçam a hipótese de que as manifestações psicopatológicas podem ser mais bem entendidas a partir da definição de dimensões sintomatológicas transdiagnósticas, em contraposição à proposição de um conjunto de categorias distintas, com mecanismos fisiopatológicos próprios.[32]

Apesar de falhas e limitações, tanto o DSM-5 quanto a CID-10 são importantes e úteis para a prática clínica, independentemente de terem ou não validade, pois fornecem elementos mínimos em relação às categorias diagnósticas, como probabilidade de recuperação, recaída, deterioração e funcionamento social, orientam as decisões de tratamento e a pesquisa sobre a etiologia da síndrome, e descrevem, também, os perfis de sintomas, ainda que de forma insuficiente para que possamos nos beneficiar dos importantes avanços tecnológicos registrados na medicina nas últimas décadas.[33]

Nesse contexto, seria prematuro abandonar as categorias atuais, mesmo em um contexto primário de pesquisa, já que não dispomos de uma classificação alternativa que nos possibilite sistematizar os achados de estudos controlados. Em contrapartida, o estudo da fisiopatologia e de novos tratamentos é negativamente influenciado por um modelo diagnóstico sindrômico que reúne sob a mesma classificação casos extremamente heterogêneos, tanto do ponto de vista fisiopatológico quanto etiológico. Esse é um dilema de grande magnitude que, de certa forma, explica a relativa morosidade no avanço dos tratamentos psiquiátricos registrada nas últimas décadas.[33]

HIERARQUIA DE DIAGNÓSTICOS

Sistemas de diagnósticos categoriais geralmente incluem uma hierarquia implícita de categorias. Convencionalmente, porém, nem sempre de maneira clara e objetiva. Se dois ou mais transtornos psiquiátricos estão presentes, deve-se assumir que um deles tem precedência sobre o outro e deverá ser considerado principal para fins de tratamento e registros. Os transtornos mentais orgânicos, por exemplo, são precedentes à esquizofrenia se os dois quadros se encontram presentes no mesmo indivíduo, e a esquizofrenia precede os transtornos afetivos e de ansiedade.

Esse tipo de conjectura pode ser justificado por haver alguma evidência clínica para uma hierarquia de importância intrínseca entre os transtornos mentais. Por exemplo, os sintomas de ansiedade são muito comuns em síndromes depressivas e, muitas vezes, se configuram como um dos principais sintomas. Se apenas a ansiedade é tratada sintomaticamente, pouca melhora ocorre na depressão. Em contrapartida, se a depressão é tratada, geralmente ocorre considerável melhora dos sintomas de ansiedade, além dos depressivos.

Esses pontos podem adquirir importância prática para estratificar a ordem do tratamento a ser utilizada e qual transtorno escolher para registro estatístico quando apenas um diagnóstico é requerido. Porém, isso não deve minimizar a importância de registro e intervenção em todos os transtornos e sintomas subjacentes ao quadro e à evolução destes ao longo do tempo, e após a instituição de algum tratamento.[8]

Recentemente, o conceito da hierarquia de diagnósticos tem sido substituído pela ideia de comorbidade (também conhecida pela expressão "patologia dual"). Considera-se comorbidade a ocorrência de dois ou mais transtornos psiquiátricos que fecham critérios diagnósticos específicos para cada entidade diferente. O termo não deve ser usado em condições cujos sintomas de diversos transtornos se apresentam concomitantemente, porém, não preenchem critérios para nenhum diagnóstico. Esse termo serve para designar duas circunstâncias diferentes: a primeira são transtornos que atualmente são considerados distintos, mas têm forte relação causal, como insônia e depressão; a segunda são transtornos que não têm relação causal, por exemplo, um paciente que sempre apresentou quadro de ansiedade generalizada durante a vida adulta e demenciou na fase senil.

Alguns argumentos sustentam essa mudança de perspectiva, entre os quais destacamos que a comorbidade é bastante comum em transtornos psiquiátricos, torna o psiquiatra mais atento a vários transtornos que podem ocorrer concomitantemente, com necessidade de instituir não apenas um, mas diversos alvos para tratamento. Além disso, os atuais sistemas classificatórios diagnósticos permitem que sejam realizados múltiplos diagnósticos.[34]

A ERA DOS CRITÉRIOS DIAGNÓSTICOS OPERACIONAIS (DSM E CID)

Os diagnósticos operacionais mais relevantes para a psiquiatria surgiram na segunda metade do século XX, com o intuito de unificar e padronizar as categorias de doenças para que diferentes demandas pudessem ser atendidas: clínicas, terapêuticas, acadêmicas, legais, financeiras, administrativas, entre outras. Nos Estados Unidos, a American Psychiatric Association (APA) criou um sistema de diagnóstico unificado, o DSM, em 1952; no restante do mundo, a CID, especificamente em sua sexta revisão (1950), organizada e estruturada pela Organização Mundial da Saúde (OMS), se configurava como o principal sistema classificatório de referência. Antes desse período, os sistemas classificatórios tinham um viés mais estatístico/epidemiológico ou focado mais em doenças como causas de morte, com pouca ênfase dada ao sofrimento ou à incapacidade que elas poderiam ocasionar.[35,36]

DSM-I (1952)

Sob a influência do então presidente da APA, Adolf Meyer, psiquiatra suíço, esse manual foi dividido em duas sessões principais: Transtornos mentais orgânicos e Funcionais (termos já descritos e discutidos em tópico anterior), estes últimos ainda subdivididos em transtornos de psicose, psiconeurose e de personalidade. Meyer era contrário às divisões propostas por Kraepelin e baseou a etiologia na "racionalidade diagnóstica centrada em tipos de reação e no pressuposto sintético da história de vida e das moções determinantes das doenças mentais" ("reação depressiva", "reação esquizofrênica"), evidenciando implicações claramente de causalidade psicodinâmica.[21,37]

DSM-II (1968)

Essa revisão foi realizada para uma tentativa de uniformização de linguagens entre o DSM e a CID, que estava em sua oitava revisão. As sessões foram expandidas de duas para 10, com a inclusão de uma seção para infância e adolescência. A noção de "reação" foi suprimida, propiciando direcionamento mais ateórico para as futuras versões, embora a nomenclatura e a classificação baseadas em etiologia se mantivessem as mesmas do DSM-I.[21]

DSM-III (1980) E DSM-III-R (1987)

Essa versão do DSM é considerada um marco para a psiquiatria, uma vez que, além de aproximar cada vez mais os termos com a CID, o paradigma de critérios diagnósticos psiquiátricos mudou radicalmente, a fim de que a psiquiatria se legitimasse e se consolidasse cada vez mais como especialidade médica, por meio da operacionalização formal do diagnóstico e do fornecimento de um novo sistema diagnóstico hierárquico e multiaxial com a presença de critérios de exclusão.

Quem liderou a força-tarefa para a elaboração da terceira versão foi o psiquiatra Robert Spitzer, que se baseou nos critérios de Feighner para criar novos critérios de diagnóstico de pesquisa (RDC), com um número expandido de diagnósticos. Essa adoção de um modelo baseado em evidências conseguiu trazer ao diagnóstico psiquiátrico confiabilidade e alguma validade, fundamentando o campo da pesquisa empírica-experimental. Os critérios eram ateóricos e agnósticos, e os termos psicodinâmicos foram substituídos, restando apenas o termo "neurose", como concessão aos profissionais que se utilizavam de uma abordagem com viés mais psicodinâmico.[21]

Outra novidade foi o surgimento de entidades, como o transtorno de estresse pós-traumático (TEPT) e os transtornos da personalidade *borderline* e narcisista, diagnósticos que persistem até as classificações atuais. Nessa edição, há a exclusão da categoria "homossexualidade".

A revisão dessa versão, o DSM-III-R, aprimorou os critérios de valor utilitário, por meio da opinião de especialistas clínicos e pesquisadores. A hierarquia diagnóstica foi removida e foi dada maior ênfase às comorbidades (termos já discutidos em tópico anterior).

DSM-IV (1994) E DSM-IV-TR (2000)

Apresentou poucas mudanças substanciais, e sua principal motivação foi a publicação da décima revisão da CID (1993). Uma das principais alterações foi o acréscimo da expressão "prejuízo ou sofrimento clinicamente significativo" em todos os diagnósticos. A histeria foi desmembrada em síndromes: dissociação, dismorfismo corporal, ansiedade, depressão e fibromialgia. O DSM-IV excluiu os psicodinamismos da etiologia conversiva e os substituiu pelo enfoque neo-organicista. Além disso, foram incluídos os diagnósticos transtorno de estresse agudo, TB tipo II e transtorno de Asperger.[37]

A versão do ano 2000, DSM-IV-TR, foi lançada com o intuito de atualizar a literatura científica da década de 1990, embora os critérios operacionais tenham se mantido os mesmos em sua essência.

DSM-5 (2013)

Ainda fundamentado no modelo categorial, como nas versões anteriores desde o DSM-III, bem como na manutenção do paradigma conceitual empírico, ateórico e agnóstico etiologicamente. Porém, sabendo das limitações desse enfoque, os revisores do DSM-5 incorporaram uma tentativa de avaliação mais dimensional. Em diversos quadros, pode-se analisar se o sintoma é considerado leve, moderado ou grave. Uma mudança fundamental foi a supressão do sistema multiaxial, por ser pouco utilizado e não haver um limite claro entre diagnósticos clínicos e psiquiátricos, pelo uso inadequado do eixo IV (problemas psicossociais e ambientais) e validade pobre do ponto de vista psicométrico do eixo V (avaliação global do funcionamento).[38]

Embora essa revisão do DSM tenha mudado em alguns aspectos fundamentais, não houve sucesso na inclusão de critérios genéticos ou neurobiológicos, um dos principais pontos que David Kupfer, neurocientista de Pittsburgh, que liderou essa quinta revisão, havia determinado como uma das prioridades dessa nova versão.

CID-10 (1992)

Trata-se da versão vigente utilizada pela OMS. Dos 21 capítulos, o capítulo V é aquele dedicado à psiquiatria. Os transtornos mentais foram incluídos pela primeira vez na CID em 1948, em sua sexta revisão, porém, apenas em sua nona revisão, publicada em 1978, foi utilizada de maneira satisfatória e ampla.

Quando foi concebida, a CID-10 deveria atender aos seguintes propósitos: ser apropriada para comunicação internacional sobre estatísticas para morbimortalidade; ser padrão de referência para outras classificações psiquiátricas; ser aceitável e útil para uma ampla gama de usuários em diferentes culturas; ajudar do ponto de vista acadêmico.

Todos os códigos diagnósticos começam com a letra "F" e incluem 10 divisões maiores (F0 a F9), e cada uma delas pode ser dividida em 10 subdivisões, e assim por diante. A CID-10 é basicamente uma classificação descritiva, e, de maneira empírica, observamos a etiologia como um critério definidor em apenas algumas das principais categorias (orgânicas, relacionadas ao uso de substâncias e relacionadas ao estresse).[8]

Apesar de possuir diversos formatos, inclusive uma versão específica para pesquisa (DCR-10), o DSM é utilizado mais amplamente para pesquisa em psiquiatria.

CID-11 (2018)

Concluída em 2018, deve entrar em vigor em janeiro de 2022. Originalmente, a intenção seria de que a CID-11 fosse contemporânea ao DSM-5, e com maior correlação, se comparada a suas antecessoras. Os princípios fundamentais e as propriedades da CID-11 permanecem os mesmos, se comparados à CID-10 (intenção de que possa ser utilizada por diversos grupos profissionais em todas as culturas e sistemas de saúde), porém, algumas mudanças ocorreram substancialmente:

- Os transtornos de sono-vigília e condições relacionadas à sexualidade e às disfunções terão seus próprios capítulos.
- Para a esquizofrenia, os sintomas de primeira ordem não terão tanta importância, e os subtipos foram omitidos.
- Retardo mental será renomeado para transtorno do desenvolvimento intelectual.
- Nos transtornos do humor, o TB tipo II será uma entidade distinta (como no DSM).
- Duas novidades aparecem no campo das síndromes de dependência: o transtorno de acumulação e o transtorno pelo uso de eletrônicos (*gaming disorder*).
- Foram excluídos a reação de estresse agudo e o luto não complicado.

É importante ressaltar que as duas classificações, DSM e CID, são complementares, em vez de estarem em competição. A CID é resultado de uma força-tarefa internacional e foi desenhada para uso em todos os países, com suas culturas variadas, necessidades profissionais e tradições. O DSM é uma classificação nacional (Estados Unidos) e reflete as prioridades profissionais, educacionais e financeiras da APA. Notadamente, mesmo nos hospitais dos Estados Unidos, os registros são feitos por meio da CID e não do DSM.[8]

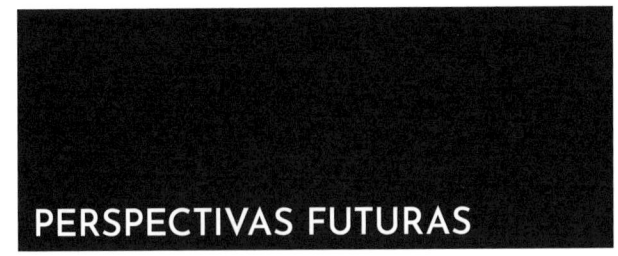

PERSPECTIVAS FUTURAS

A ERA RDOC E SUA CONTRIBUIÇÃO PARA A NOSOLOGIA PSIQUIÁTRICA

As representações dimensionais das doenças psiquiátricas demonstraram melhorar substancialmente a validade modesta (muitas vezes, questionável) do diagnóstico em psiquiatria, para além das medidas categoriais, como da CID e do DSM.[9]

Os Critérios de Domínios de Pesquisa (RDoC, do inglês *Research Domain Criteria*) foram elaborados, em 2009, pelo National Institute of Mental Health (NIMH), e propõem identificar novos alvos terapêuticos, determinar subgrupos biologicamente homogêneos, com o intuito de individualizar o tratamento e melhorar a comunicação entre a pesquisa e as decisões clínicas.[39] Têm como premissas fundamentais que os transtornos mentais são doenças cerebrais, resultantes de disfunções de circuitos neuronais específicos, anormalidades que são passíveis de serem identificadas por exames, como de neuroimagem e neurofisiologia. Preveem a utilização de biomarcadores para o refinamento diagnóstico e direcionamento da prática clínica, sem necessariamente abandonar ou substituir as classificações categoriais.[40]

Nesse modelo estrutural, o RDoC compartilha e atualiza o modelo anteriormente descrito de Robins e Guze[29] que já incluía descrição clínica, avaliação laboratorial, delimitação, avaliações de seguimento e estudos genéticos. No âmbito da pesquisa, o RDoC tem o objetivo de conseguir reunir especialistas clínicos e das ciências básicas, buscando identificar componentes comportamentais fundamentais correlacionados aos transtornos mentais; aumentar o conhecimento sobre os níveis de funcionamento patológico e fisiológico; desenvolver medidas válidas e confiáveis para a prática clínica;

incorporar o conhecimento da genética, neurobiologia, comportamento, ambiente e fenomenologia associados aos transtornos mentais.[41]

O conceito do RDoC reúne tanto as funções psíquicas (sistemas e valências) e as análises biológicas, como genética, circuitos neuronais, fisiologia, comportamento, mecanismos celulares e moleculares quanto o autorrelato do paciente (classes de variáveis ou construtos). O sistema RDoC é composto por seis domínios principais, descritos a seguir.[42]

■ SISTEMAS DE VALÊNCIA NEGATIVA

Estão relacionados principalmente às reações a situações ou circunstâncias aversivas, como medo, perda e ansiedade. Têm grande importância no estudo de determinados diagnósticos, como nas subcategorias do espectro autista.[43]

■ SISTEMAS DE VALÊNCIA POSITIVA

Envolvidos em resposta nas situações positivas, como na busca de recompensa, na construção da recompensa/hábito. Abrangem os mecanismos associados à impulsividade, presentes em categorias como transtorno explosivo intermitente, cleptomania e outros diagnósticos caracterizados por comportamentos compulsivos.[44]

■ DIVERSOS PROCESSOS MENTAIS (SISTEMAS COGNITIVOS)

Nesses sistemas, estão envolvidas diversas habilidades cognitivas,[45] incluindo:

- **Atenção**: refere-se à capacidade de processar as informações limitadas e, grande parte das vezes, controladas intencionalmente.[46]
- **Percepção**: está envolvida nos processos de codificação dos dados sensoriais, construindo e transformando representações, fazendo predições do ambiente externo. Estão envolvidas as percepções visual, auditiva, olfativa e somatossensorial.[47]
- **Memória declarativa**: pode ter grande influência de outros domínios, como a regulação emocional e a manutenção da consciência.[48]
- **Linguagem**: pode ser definida como processo de compartilhamento de representações simbólicas. Suas alterações podem ocorrer em vários quadros neuropsiquiátricos, e está bastante relacionada com outros domínios cognitivos, afetivos e sociais.[49]
- **Controle cognitivo**: sistema que funciona como modulador de outros sistemas cognitivos e emocionais. Estão incluídos nesse processo a seleção de objetivo, seleção de resposta e monitoramento de desempenho.[50]
- **Controle inibitório**: envolvido na inibição ou supressão de informações ou de ações, com o objetivo de selecionar a melhor resposta que possa ser emitida.[50]
- **Memória operacional**: diretamente ligada a manutenção e atualização de informações mais relevantes, como conceitos, estratégias ou objetivos. Nessa função, estão envolvidos manutenção ativa, atualização flexível e controle de interferência.[40]

■ PROCESSOS SOCIAIS

Esses sistemas medeiam as respostas em situações interpessoais, tanto percepção quanto interpretação das ações das outras pessoas, incluindo afiliação e vinculação, comunicação social, percepção e compreensão do *self* e percepção dos outros.[51] Esse domínio tem sido bastante estudado, tanto em indivíduos saudáveis como em diversas clínicas, incluindo os transtornos do espectro autista e da personalidade.[52]

■ SISTEMAS REGULATÓRIOS E VIGÍLIA

São relacionados à homeostase das funções ligadas ao equilíbrio de energia e do ciclo sono-vigília. Domínio frequentemente afetado em quadros depressivos, quando há alteração de apetite, do sono e sensação de perda de energia.[53]

■ SISTEMAS SENSÓRIO-MOTORES

Responsáveis pelo controle e execução dos comportamentos motores e seu desenvolvimento durante o processo de aprendizagem. Subdivido por ações motoras, agência e propriedade, hábitos e padrões inatos. Foi incluído no RDoC em 2019, abrangendo áreas de disfunções motoras, como planejamento, aprendizagem e movimentos involuntários presentes em diferentes transtornos mentais.[54] No **Quadro 11.1**, são sumarizados os domínios e seus respectivos construtos.

O projeto RDoC representa uma mudança importante na estratégia de pesquisa, adotando abordagem mais integrativa, adicionando medidas comportamentais às fisiológicas. Também aborda dimensionalmente as funções cognitivas e motivacionais, contribuindo para a compreensão das manifestações funcionais, sem restrição das categorias diagnósticas, tampouco em relação aos conceitos de normal e patológico. O resultado esperado é organizar as pesquisas sobre esses sistemas e processos, correlacionando com os diferentes níveis ou unidades de análise, com o objetivo geral de implementar uma medicina de precisão na prática clínica psiquiátrica.[55]

No estágio em que se encontra, apesar de bastante promissor, o RDoC ainda não é destinado ao uso na prática clínica. Tem potencial de construir um novo panorama em pesquisa, contribuindo para novas descobertas e abordagens que sejam viáveis em futuras versões das classificações da nosologia psiquiátrica, colaborando para a prática clínica, uma vez que pode potencialmente melhorar anamneses convencionais, diagnósticos e planejamento de tratamento dos pacientes.[55]

TAXONOMIA HIERÁRQUICA DA PSICOPATOLOGIA

O Hierarchical Taxonomy Of Psychopathology (HiTOP), ou consórcio taxonomia hierárquica da psicopatologia, foi formado por nosologistas psiquiátricos com o intuito de se desenvolver um consenso de classificação dimensional clinicamente mais informativa do que os sistemas de diagnóstico tradicionais (DSM e CID).[56]

Esse grupo revisou estudos sobre a estrutura da psicopatologia e desenvolveu um modelo consensual.[57] O sistema resultante oferece resolver problemas de limites e falta substancial de validade dos diagnósticos tradicionais, caracterizando a psicopatologia em termos de dimensões, em vez de categorias. O sistema resolve pelo menos parcialmente o problema de heterogeneidade dentro das categorias diagnósticas, construindo dimensões com base na covariação observada de sintomas e identificando construtos mais coerentes. Também

QUADRO 11.1
RESUMO DOS DOMÍNIOS E SEUS RESPECTIVOS CONSTRUTOS

Sistemas de valência negativa	Sistemas de valência positiva	Sistemas cognitivos	Processos sociais	Sistemas regulatórios e vigília	Sistemas sensório-motores
Medo	Motivação	Atenção	Afiliação e vínculo	Energia (excitação)	Ações motoras
Ansiedade	Resposta inicial de recompensa	Percepção	Comunicação social	Ritmos biológicos	Agência e propriedade
Ameaça sustentada	Resposta sustentada de recompensa	Memória de trabalho	Percepção e compreensão do *self*	Ciclo sono-vigília	Hábito
Perda	Aprendizagem de recompensa	Memória declarativa	Percepção e compreensão dos outros		Padrões motores inatos
Frustração	Hábito	Linguagem			
		Controle cognitivo			

Fonte: Cuthbert e Insel.[42]

aborda as comorbidades dentro de diferentes ordens de hierarquia, resume os padrões de comorbidade e permite que os profissionais estudem e tratem as características comuns a várias condições clínicas.[57]

A hierarquia HiTOP inclui cinco níveis. Combina sintomas, sinais e comportamentos desadaptativos com sintomas coesos (p. ex., insônia) e traços desadaptativos (p. ex., labilidade emocional). Estes, por sua vez, são combinados com componentes/características intimamente relacionados em síndromes dimensionais, como depressão com sintomas neurovegetativos (que incluem insônia, retardo psicomotor, fadiga e perda de apetite).[58]

Síndromes semelhantes são combinadas em subfatores, como a dimensão da angústia, que inclui depressão, ansiedade generalizada, TEPT e alguns traços de personalidade *borderline*. Constelações maiores de síndromes formam um amplo espectro, como uma dimensão de internalização que consiste em angústia, medo, distúrbio alimentar e problemas sexuais. Por fim, os espectros podem ser agregados em superespectros extremamente amplos, como o fator geral da psicopatologia, que reflete características compartilhadas por todos os transtornos mentais.[58]

O HiTOP organiza a psicopatologia de acordo com evidências de modelos estatísticos e estudos de validação. Porém, consiste em um modelo essencialmente fenotípico e não incorpora diretamente a etiologia.[57] Suas vantagens têm ao menos duas razões: primeiro, os fenótipos dimensionais podem encontrar maior confiabilidade e associações com validações mais fortes do que diagnósticos categóricos, indicando que as descrições dimensionais são mais informativas; segundo, dimensões têm se mostrado mais úteis na pesquisa clínica. Assim, o HiTOP se alinha muito melhor que os sistemas de diagnóstico tradicionais com a arquitetura genética dos transtornos mentais e com os efeitos de fatores de risco ambientais, como maus-tratos na infância.[57] As dimensões HiTOP também podem explicar quase toda a cronicidade de longo prazo da psicopatologia,[59] além de superar os sistemas tradicionais na avaliação do comprometimento funcional,[58] além de ajudar a explicar por que transtornos de classes diferentes respondem ao mesmo tratamento, como uso de antidepressivos para transtornos de ansiedade.[60]

Até o momento, o sistema HiTOP não foi usado clinicamente, ainda sendo um trabalho em andamento. Ele fornece uma estrutura para conceituar fenótipos de pesquisa e pacientes individuais dimensionalmente. Em última análise, espera-se que o HiTOP ofereça um roteiro para pesquisadores e médicos, sendo mais informativo do que propriamente um sistema de diagnóstico tradicional.[60]

PSIQUIATRIA COMPUTACIONAL

Com o objetivo de melhorar a qualidade do diagnóstico, a predição de prognóstico e individualizar o tratamento, a psiquiatria tem buscado se adequar cada vez mais ao conceito de medicina de precisão ou dentro da especialidade chamada psiquiatria de precisão. Para cumprir tal meta, é essencial que sejam validados modelos neurobiológicos para a classificação dos transtornos mentais.[61] Nesse contexto da psiquiatria de precisão, métodos computacionais têm sido aplicados em dois grandes aspectos da pesquisa. O primeiro compreende o modelo computacional, que valida as relações entre a atividade cerebral e vários aspectos do comportamento, em um desenho paramétrico de experimentos que normalmente envolvem operações funcionais semelhantes (muitas vezes idênticas) aos construtos do RDoC.[62]

O segundo aspecto abrange o uso de técnicas computacionais para identificar fenótipos baseados em dados independentes sobre diagnósticos tradicionais, inspirados em grande parte pela estrutura RDoC.[1,63] Esta tem se mostrado uma área promissora para estudo, embora seja algo recente. Resultados encorajadores têm sido descritos no que se refere ao tratamento e à avaliação clínica, com crescente consistência na literatura.[64,65]

Nesse sentido, recentemente foi empregado em uma ampla variedade de medidas, para analisar a heterogeneidade em uma grande amostra de pacientes com diagnóstico de esquizofrenia, transtorno esquizoafetivo ou TB com sintomas psicóticos, sendo realizado em várias etapas, revelando três grupos (biotipos) que foram definidos por avaliação cognitiva e respostas eletrofisiológicas a diferentes estímulos. A análise conjunta dessas medidas indicou que os biotipos abrangiam mais agrupamentos biologicamente válidos do que as categorias de diagnóstico, podendo ter implicações significativas para a precisão do tratamento.[66]

Nesse universo, inclui-se o conceito de *big data*, em que uma combinação de vários dados de inúmeros níveis tem como objetivo produzir padrões relevantes e com utilidade na prática clínica, podendo apresentar diagnósticos mais sofisticados, prognóstico mais preciso e consequente melhor escolha do tratamento.[67] Estratégias de *big data* incluem outros conceitos importantes, como a velocidade em que os dados são gerados, o volume de dados, que é cada vez maior, a variedade de dados, que são coletados de diferentes fontes e modelos, a veracidade dos dados, que corresponde a confiabilidade e conceito de valor, ou seja, de importância que esses dados terão na prática clínica.[68] Os dados inseridos podem ser variados, como clínicos, biomarcadores, neuroimagem, demográficos, relatos de pacientes, inclusive fornecidos por aparelhos eletrônicos, como *smartphones*.[69]

Dando continuidade a esse conceito, aparecem as técnicas de *machine learning* e inteligência artificial (IA) como ferramentas auxiliares na busca de conseguir relacionar um grande conjunto de dados, que integram medidas comportamentais, sintomatológicas e biológicas.[70] A IA consiste em uma técnica que habilita o computador a mimetizar a inteligência humana. *Machine learning* se origina do campo da IA, usando modelos matemáticos para identificar padrões, com base em um banco de dados. A técnica de *machine learning* já é amplamente utilizada no cotidiano, como exemplo das redes sociais, como o Facebook, e serviços de *streaming*, como a Netflix.[71]

No âmbito da psiquiatria, a técnica de *machine learning* pode ser facilmente incorporada na prática clínica, como algoritmos de análise de dados da interação do paciente com os *smartphones*, auxiliando na detecção precoce de adoecimento mental.[72] Em relação ao diagnóstico e diagnóstico diferencial, as classificações atuais podem demandar bastante tempo para se chegar a um diagnóstico preciso. Um exemplo clássico na psiquiatria clínica é a diferenciação das depressões unipolar e bipolar, erro que pode chegar próximo de 50-60% dos casos.[73] Nesse processo de diagnóstico, Redlich e colaboradores[74] desenvolveram um modelo de *machine learning* com uso de algoritmo, utilizando dados de neuroimagem de pacientes com diagnóstico de depressão unipolar, depressão bipolar e controles saudáveis, chegando a uma acurácia de 69%.

A mesma técnica também pode ser utilizada na definição de prognóstico, grande problema, principalmente em estágios iniciais de doença. Em estudo recente, Mechelli e colaboradores[75] utilizaram algoritmo de *machine learning* para avaliar a transição de pacientes com alto risco de desenvolver quadro psicótico para episódio psicótico franco. Foram utilizados dados clínicos para o desenvolvimento do modelo, chegando a apresentar acurácia de 64% na predição para o desenvolvimento de psicose franca.

Uma das consequências da adoção de um diagnóstico puramente sindrômico é de que o tratamento farmacológico em psiquiatria ainda se baseia no método da tentativa e erro, o que infelizmente pode aumentar o risco de conduta iatrogênica. Mesmo utilizando metodologias bem estabelecidas pela medicina baseada em evidência, como diretrizes ou metanálises, há ainda marcante dificuldade em individualizar o tratamento das doenças psiquiátricas.[76] Na busca de melhor predição de resposta ao tratamento da esquizofrenia, Cao e colaboradores[77] exploraram algoritmos de *machine learning* em pacientes em seu primeiro episódio psicótico utilizando risperidona e sem tratamento farmacológico prévio. Análises utilizando dados de neuroimagem funcional possibilitaram uma acurácia de 82,5% na predição de resposta ao tratamento.

Com o uso crescente da tecnologia computacional, é reforçado o potencial de mudança de paradigma diagnóstico, identificação mais precisa do prognóstico e tratamento dos transtornos mentais, tanto na prática clínica quanto na pesquisa. Porém, podemos considerar algumas limitações e obstáculos, como a proporção do alcance da tecnologia em serviços de saúde, profissionais e pacientes. Também, as dificuldades e problemas na coleta fidedigna de dados, além do problema recorrente da validade precária do diagnóstico psiquiátrico.[69]

Além das questões funcionais em relação ao método, outra questão importante envolvida são as implicações éticas, como o acesso aos dados dos pacientes, para evitar exposição inadequada.[69] Apesar de parecer algo distante, agências reguladoras já estão considerando ativamente o processo de aprovação dessas técnicas, como se tem observado no desenvolvimento de dispositivos médicos.[70]

REFERÊNCIAS

1. Stephan KE, Bach DR, Fletcher PC, Flint J, Frank MJ, Friston KJ, et al. Charting the landscape of priority problems in psychiatry, part 1: classification and diagnosis. Lancet Psychiatry. 2016;3(1):77-83.

2. Shorter E. A history of psychiatry. New York: John Wiley & Sons; 1997.

3. Thornicroft G, Tansella M. Components of a modern mental health service: a pragmatic balance of community and hospital care: overview of systematic evidence. Br J Psychiatry. 2004;185:283-90.

4. Aydin O, Aydin PU, Arslan A. Development of neuroimaging-based biomarkers in psychiatry. Adv Exp Med Biol. 2019;1192:159-95.

5. Smoller JW, Andreassen OA, Edenberg HJ, Faraone SV, Glatt SJ, Kendler KS. Psychiatric genetics and the structure of psychopathology. Mol Psychiatry. 2019;24(3):409-20.

6. Othmer E, Othmer JP, Othmer SC. Brain functions and psychiatric disorders: a clinical view. Psychiatr Clin North Am. 1998;21(3):517-66.

7. van Praag HM. Over the mainstream: diagnostic requirements for biological psychiatric research. Psychiatry Res. 1997;72(3):201-12.

8. Harrison P, Cowen P, Burns T, Fazel M. Shorter oxford textbook of psychiatry. 7th ed. Oxford: Oxford University; 2017.

9. Meleiro AMAS. Psiquiatria: estudos fundamentais. 2. ed. Rio de Janeiro: Guanabara Koogan; 2018.

10. Louzã Neto MRL, Elkis H, organizadores. Psiquiatria básica. 2. ed. Porto Alegre: Artmed; 2007.

11. Pichot P. Nosological models in psychiatry. Br J Psychiatry. 1994;164(2):232-40.

12. Berrios GE. The history of the mental symptoms. Cambridge: Cambridge University; 1996.

13. Berrios GE. Classifications in psychiatry: a conceptual history. Aust N Z J Psychiatry. 1999;33(2):145-60.

14. Kendler KS, Jablensky A. Kraepelin's concept of psychiatric illness. Psychol Med. 2011;41(6):1119-26.

15. Jablensky A. Psychiatric classifications: validity and utility. World Psychiatry. 2016;15(1):26-31.

16. Kendler KS, Engstrom EJ. Kahlbaum, Hecker, and Kraepelin and the transition from psychiatric symptom complexes to empirical disease forms. Am J Psychiatry. 2017;174(2):102-9.

17. Compton WM, Guze SB. The neo-Kraepelinian revolution in psychiatric diagnosis. Eur Arch Psychiatry Clin Neurosci. 1995;245(4-5):196-201.

18. Lacerda AL, Sassi RB, Soares JC. Classification of mood disorders: implications for psychiatric research. In: Soares JC, Gershon S, editors. Handbook of medical psychiatry. New York: Taylor & Francis; 2003. p. 79-87.

19. Möller HJ. Problems associated with the classification and diagnosis of psychiatric disorders. World J Biol Psychiatry. 2005;6(1):45-56.

20. Leff J. International variations in the diagnosis of psychiatric illness. Br J Psychiatry. 1977;131:329-38.

21. Lacerda AL, Sarin LM. Análise crítica da classificação diagnóstica em psiquiatria. In: Meleiro AMAS, editor. Psiquiatria: estudos fundamentais. 2. ed. Rio de Janeiro: Guanabara Koogan; 2018.

22. Casey BJ, Craddock N, Cuthbert BN, Hyman SE, Lee FS, Ressler KJ. DSM-5 and RDoC: progress in psychiatry research? Nat Rev Neurosci. 2013;14(11):810-4.

23. North CS, Suris AM. Advances in psychiatric diagnosis: past, present, and future. Behav Sci. 2017;7(2):27.

24. Schumann G, Binder EB, Holte A, Kloet ER, Oedegaard KJ, Robbins TW, et al. Stratified medicine for mental disorders. Eur Neuropsychopharmacol. 2014;24(1):5-50.

25. Friedman AA, Letai A, Fisher DE, Flaherty KT. Precision medicine for cancer with next-generation functional diagnostics. Nat Rev Cancer. 2015;15(12):747-56.

26. Singh I, Rose N. Biomarkers in psychiatry. Nature. 2009;460(7252):202-7.

27. Dean B. Dissecting the syndrome of schizophrenia: progress toward clinically useful biomarkers. Schizophr Res Treat. 2011;2011:614730.

28. Brown L, editor. The shorter oxford English dictionary on historical principles. 3rd ed. Oxford: Clarendon P.; 1978.

29. Robins E, Guze SB. Establishment of diagnostic validity in psychiatric illness: its application to schizophrenia. Am J Psychiatry. 1970;126(7):983-7.

30. Kendler KS. The nosologic validity of paranoia (simple delusional disorder): a review. Arch Gen Psychiatry. 1980;37(6):699-706.

31. Andreasen NC. The validation of psychiatric diagnosis: new models and approaches. Am J Psychiatry. 1995;152(2):161-2.

32. Widiger TA, Clark LA. Toward DSM-V and the classification of psychopathology. Psychol Bull. 2000;126(6):946-63.

33. Sullivan PF, Kendler KS. Typology of common psychiatric syndromes: an empirical study. Br J Psychiatry. 1998;173:312-9.

34. Kessler RC. The epidemiology of dual diagnosis. Biol Psychiatry. 2004;56(10):730-7.

35. American Psychiatric Association. DSM history [Internet]. Washington: APA; 2021 [capturado em 19 jun. 2021]. Disponível em: https://www.psychiatry.org/psychiatrists/practice/dsm/history-of-the-dsm.

36. Alarcon GRD, Freeman AM. Rutas ontológicas de la nosología psiquiátrica: ¿Cómo se llegó al DSM-5? Rev Neuropsiquiatr. 2015;78(1):35-45.

37. Dunker CIL, Kyrillos Neto F. A psicopatologia no limiar entre psicanálise e a psiquiatria: estudo comparativo sobre o DSM. Vínculo. 2011;8(2):1-15.

38. Kress VE, Minton CAB, Adamson NA, Paylo MJ, Pope V. The removal of the multiaxial system in the DSM-5: implications and practice suggestions for counselors. Prof Couns. 2014;4(3):191-201.

39. Insel T, Cuthbert B, Garvey M, Heinssen R, Pine DS, Quinn K, et al. Research domain criteria (RDoC): toward a new classification framework for research on mental disorders. Am J Psychiatry. 2010;167(7):748-51.

40. Miguel EC, Lafer B, Elkis H, Forlenza OV. Clinica psiquiátrica: os fundamentos da psiquiatria. 2. ed. Barueri: Manole; 2021.

41. Morris SE, Cuthbert BN. Research domain criteria: cognitive systems, neural circuits, and dimensions of behavior. Dialogues Clin Neurosci. 2012;14(1):29-37.

42. Cuthbert BN, Insel TR. Toward the future of psychiatric diagnosis: the seven pillars of RDoC. BMC Med. 2013;11:126.

43. Hennessey T, Andari E, Rainnie DG. RDoC-based categorization of amygdala functions and its implications in autism. Neurosci Biobehav Rev. 2018;90:115-29.

44. Brooks SJ, Lochner C, Shoptaw S, Stein DJ. Using the research domain criteria (RDoC) to conceptualize impulsivity and compulsivity in relation to addiction. Prog Brain Res. 2017;235:177-218.

45. Hedges D, Farrer TJ, Bigler ED, Hopkins RO. The brain at risk: associations between disease and cognition. New York: Springer; 2019.

46. Hedges D, Janis R, Mickelson S, Keith C, Bennett D, Brown BL. P300 amplitude in alzheimer"s disease: a meta-analysis and meta-regression. Clin EEG Neurosci 2016;47(1):48-55.

47. Silverstein SM, Elliott CM, Feusner JD, Keane BP, Mikkilineni D, Hansen N, et al. Comparison of visual perceptual organization in schizophrenia and body dysmorphic disorder. Psychiatry Res. 2015;229(1-2):426-33.

48. Pliszka SR. Neuroscience for the mental health clinician. 2nd ed. New York: Guilford; 2016.

49. Cohen AS, Le TP, Fedechko TL, Elvevag B. Can RDoC help find order in thought disorder? Schizophr Bull. 2017;43(3):503-8.

50. Badcock JC, Hugdahl K. A synthesis of evidence on inhibitory control and auditory hallucinations based on the research domain criteria (RDoC) framework. Front Hum Neurosci. 2014;8:180.

51. Gur RC, Gur RE. Social cognition as an RDoC domain. Am J Med Genet B Neuropsychiatr Genet. 2016;171B(1):132-41.

52. Koudys JW, Traynor JM, Rodrigo AH, Carcone D, Ruocco AC. The NIMH research domain criteria (RDoC) initiative and its implications for research on personality disorder. Curr Psychiatry Rep. 2019;21(6):37.

53. Gunzler D, Sehgal AR, Kauffman K, Davey CH, Dolata J, Figueroa M, et al. Identify depressive phenotypes by applying RDOC domains to the PHQ-9. Psychiatry Res. 2020;286:112872.

54. Walther S, Stegmayer K, Wilson JE, Heckers S. Structure and neural mechanisms of catatonia. Lancet Psychiatry. 2019;6(7):610-9.

55. Yager J, Feinstein RE. Potential applications of the national institute of mental health's research domain criteria (RDoC) to clinical psychiatric practice: how RDoC might be used in assessment, diagnostic processes, case formulation, treatment planning, and clinical notes. J Clin Psychiatry. 2017;78(4):423-32.

56. Helzer JE, Kraemer HC, Krueger RF, Wittchen HU, Sirovatka PJ, Regier DA. Dimensional approaches in diagnostic classification: refining the research agenda for DSM 5. Arlington: APP; 2008.

57. Kotov R, Krueger RF, Watson D, Achenbach TM, Althoff RR, Bagby RM, et al. The hierarchical taxonomy of psychopathology (HiTOP): a dimensional alternative to traditional nosologies. J Abnorm Psychol. 2017;126(4):454-77.

58. Waszczuk MA, Kotov R, Ruggero C, Gamez W, Watson D. Hierarchical structure of emotional disorders: from individual symptoms to the spectrum. J Abnorm Psychol. 2017;126(5):613-34.

59. Vollebergh WA, Iedema J, Bijl RV, Graaf R, Smit F, Ormel J. The structure and stability of common mental disorders: the NEMESIS study. Arch Gen Psychiatry. 2001;58(6):597-603.

60. Andrews G, Goldberg DP, Krueger RF, Carpenter WT, Hyman SE, Sachdev P, et al. Exploring the feasibility of a meta-structure for DSM-V and ICD-11: could it improve utility and validity? Psychol Med. 2009;39(12):1993-2000.

61. Fernandes BS, Williams LM, Steiner J, Leboyer M, Carvalho AF, Berk M. The new field of 'precision psychiatry'. BMC Med. 2017;15(1):80.

62. Frank M. Computational cognitive neuroscience approaches to deconstructing mental function and dysfunction. In: Redish A, Gordon J, editors. Computational psychiatry: new perspectives on mental illness. Cambridge: MIT; 2016. p. 101-20.

63. Adams RA, Huys QJ, Roiser JP. Computational psychiatry: towards a mathematically informed understanding of mental illness. J Neurol Neurosurg Psychiatry. 2016;87(1):53-63.

64. Drysdale AT, Grosenick L, Downar J, Dunlop K, Mansouri F, Meng Y, et al. Resting-state connectivity biomarkers define neurophysiological subtypes of depression. Nat Med. 2017;23(1):28-38.

65. Wolfers T, Doan NT, Kaufmann T, Alnæs D, Moberget T, Agartz I, et al. Mapping the heterogeneous phenotype of schizophrenia and bipolar disorder using normative models. JAMA Psychiatry. 2018;75(11):1146-55.

66. Clementz BA, Sweeney JA, Hamm JP, Ivleva EI, Ethridge LE, Pearlson GD, et al. Identification of distinct psychosis biotypes using brain-based biomarkers. Am J Psychiatry. 2016;173(4):373-84.

67. Ozomaro U, Wahlestedt C, Nemeroff CB. Personalized medicine in psychiatry: problems and promises. BMC Med. 2013;11:132.

68. Passos IC, Ballester PL, Barros RC, Librenza-Garcia D, Mwangi B, Birmaher B, et al. Machine learning and big data analytics in bipolar disorder: a position paper from the International Society for bipolar disorders big data task force. Bipolar Disord. 2019;21(7):582-94.

69. Passos IC, Mwangi B, Kapczinski F. Big data analytics and machine learning: 2015 and beyond. Lancet Psychiatry. 2016;3(1):13-5.

70. Food and Drug Administration. Proposed regulatory framework for modifications to artificial intelligence/machine learning (AI-ML)-based software as a medical device (SaMD) [Internet]. Silver Spring: FDA; 2019 [capturado em 19 jun. 2021]. Disponível em: https://www.fda.gov/media/122535/download.

71. Jordan MI, Mitchell TM. Machine learning: trends, perspectives, and prospects. Science. 2015;349(6245):255-60.

72. Hariman K, Ventriglio A, Bhugra D. The future of digital psychiatry. Curr Psychiatry Rep. 2019;21(9):88.

73. Fajutrao L, Locklear J, Priaulx J, Heyes A. A systematic review of the evidence of the burden of bipolar disorder in Europe. Clin Pract Epidemiol Ment Health. 2009;5:3.

74. Redlich R, Almeida JJ, Grotegerd D, Opel N, Kugel H, Heindel W, et al. Brain morphometric biomarkers distinguishing unipolar and bipolar depression. A voxel-based morphometry-pattern classification approach. JAMA Psychiatry. 2014;71(11):1222-30.

75. Mechelli A, Lin A, Wood S, McGorry P, Amminger P, Tognin S, et al. Using clinical information to make individualized prognostic predictions in people at ultra high risk for psychosis. Schizophr Res. 2017;184:32-8.

76. Passos IC, Mwangi B. Machine learning-guided intervention trials to predict treatment response at an individual patient level: an important second step following randomized clinical trials. Mol Psychiatry. 2020;25(4):701-2.

77. Cao B, Cho RY, Chen D, Xiu M, Wang L, Soares JC, et al. Treatment response prediction and individualized identification of first-episode drug-naive schizophrenia using brain functional connectivity. Mol Psychiatry. 2020;25(4):906-13.

Para *quizzes* sobre o conteúdo do livro e casos clínicos complementares, acesse:

https://apoio.grupoa.com.br/tratadopsi/

12

ENTREVISTA PSIQUIÁTRICA, EXAME CLÍNICO E EXAME DO ESTADO MENTAL

ANTONIO PEREGRINO
DENNISON CARREIRO MONTEIRO
HENRIQUE FARIA
REUEL TERTULIANO FERREIRA

Eurípedes, poeta grego do século V a.C., escritor de clássicas tragédias, dizia que "um mau começo leva a um mau final".[1]

Nessa máxima baseia-se este capítulo, que se direciona exatamente para o início – e ponto basilar – da psiquiatria como especialidade médica: a entrevista psiquiátrica, o exame clínico e o exame do estado mental.

Trata-se dos elementos fundamentais que permitirão ao psiquiatra diagnosticar e elaborar um adequado plano terapêutico para seu paciente, sendo o pilar para o bom desenvolvimento de todo o processo de acompanhamento médico.

CONTATOS ANTERIORES À CONSULTA MÉDICA

O início do atendimento psiquiátrico, na verdade, ocorre antes mesmo do atendimento médico propriamente dito, havendo alguns aspectos que precisam ser planejados previamente para otimização da consulta.

Trata-se de preparativos anteriores ao primeiro encontro médico-paciente e são inerentes tanto ao médico quanto à sua assessoria de atendimento.

O PRIMEIRO CONTATO PARA AGENDAR UMA CONSULTA

Habitualmente, o primeiro contato para agendamento de um atendimento psiquiátrico é feito por telefonema (ou, hoje, por uma mensagem de texto via *e-mail*, SMS ou aplicativos de mensagens). Em geral, trata-se de agendamento de consulta eletiva, e os procedimentos básicos serão realizados pelo atendente.

Em certas ocasiões, todavia, o atendente pode identificar alguém agudamente perturbado, confuso ou exprimindo ideação suicida, sendo, então, necessária a orientação pelo médico ou outro profissional da saúde mental a respeito de qual o melhor encaminhamento para resolução de curto prazo.[2] Nessas situações emergenciais, o médico atenderá a ligação, pedirá para falar com alguém que esteja junto ao paciente e indicará pronto-socorro psiquiátrico ou oferecerá outra orientação emergencial conforme necessário.

Às vezes, a forma prévia de contato para marcação de consulta resulta de solicitação de parecer em serviço de interconsulta ou provém de autoridade legal em psiquiatria forense. O médico também pode ter sido contatado por familiares para iniciar atendimento de paciente internado em hospital psiquiátrico.

SALA DE RECEPÇÃO SÓBRIA E CONFORTÁVEL

Uma sala de recepção sóbria e confortável significa um ambiente tranquilo e pouco poluído no sentido de sobriedade, com poucos fatores de distratibilidade, com temperatura agradável, sem aglomeração de pessoas e com mobiliário cômodo para uma espera sentado. Esse ambiente poderá ser um ambulatório, um consultório privado ou a recepção de um serviço de atendimento em ambiente hospitalar, e os cuidados de conforto e sobriedade devem sempre constar como item de planejamento em sua instalação.

CUMPRIMENTO DE HORÁRIO

É muito importante que o horário previamente agendado seja cumprido pelo médico. A falta de pontualidade denotará um profissional pouco atento ou respeitoso, além disso, esperas prolongadas provocam irritação e dificuldades no relacionamento interpessoal, tão necessárias para uma boa entrevista clínica.

SALA DE ATENDIMENTO MÉDICO ACOLHEDORA, SILENCIOSA E COM PRIVACIDADE

É fundamental que o ambiente de atendimento médico ofereça privacidade e nível de conforto semelhante ao descrito para o ambiente da recepção, ou seja, tranquilo e silencioso, com mobiliário confortável e com temperatura ambiente agradável.

Será absolutamente necessária a atenção ao paciente e seu discurso, sem interrupções por telefonemas, entrada de pessoas na sala ou outros fatores de dispersão.[3]

Muitas vezes, em ambientes de maior movimentação – como em serviços ambulatoriais ou hospitalares – ocorrem intermitências na consulta por batidas na porta ou entrada de pessoas durante a entrevista. Tais situações devem ser evitadas ao máximo, e o médico deve solicitar e ratificar que não haja interrupção, sobretudo em uma primeira consulta.[4,5]

Embora a privacidade seja essencial, há ocasiões nas quais é necessária a presença de outra(s) pessoa(s). Um exemplo é o local de atendimento de serviços de emergência psiquiátrica ou de intercorrências psiquiátricas em hospital geral, quando a entrevista pode ocorrer com a presença de atendentes/auxiliares e, ainda, com porta entreaberta ou com uma segunda porta existente, por questão de segurança em situação de agitação psicomotora e/ou agressividade.[2,6]

TEMPO DE DURAÇÃO DA CONSULTA

O paciente deverá ter conhecimento prévio sobre o tempo disponível para a consulta. Esse tempo terá certo nível de variação, a depender das características do serviço e possibilidades do médico, bem como das necessidades do paciente.[4] Em geral, compreendem em torno de 45 minutos a uma hora (para uma entrevista inicial, esse tempo poderá ser de 45 a 90 minutos). Em caso de pacientes confusos ou com quadros psicóticos agudos e com dificuldade de concentração, tempos menores podem ser indicados.[2]

Seja qual for a duração determinada, todavia, o paciente deverá ser informado de quanto tempo dispõe para que ambos, paciente e psiquiatra, possam direcionar seu uso de forma mais equilibrada e proveitosa.

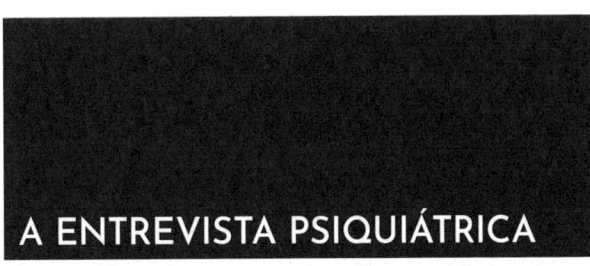

A ENTREVISTA PSIQUIÁTRICA

Seja qual for sua natureza, uma entrevista representa um diálogo verbal e não verbal entre dois participantes, que interagem entre si. Um deles (entrevistador) elabora perguntas para alcançar um objetivo específico, enquanto o outro (entrevistado) assume o papel precípuo de responder aos questionamentos, embora também usufrua de objetivos próprios e ampla possibilidade de se expressar. Uma entrevista traduz um processo de investigação colaborativa.[7,8]

A entrevista médica psiquiátrica se reveste de algumas características distintas, especiais e singulares, comparada ao exame clínico não psiquiátrico. Isso se deve à própria natureza do fato e do sofrimento mental e, pelas peculiaridades do exame, o psiquiatra tem sido descrito como um especialista em relações interpessoais.[7]

O psiquiatra exercerá uma atitude de compreensão empática (o sofrer *com* o paciente) para que seja possível a real identificação do fenômeno psicopatológico. Essa prática encerra o princípio básico da psicopatologia fenomenológica, que propicia ao médico observar o fenômeno mental buscando ao máximo apreendê-lo e o mais plenamente descrevê-lo.

Durante todo o tempo do exame, o psiquiatra buscará informações detalhadas, claras, confiáveis e passíveis de descrição em termos psicopatológicos.[9] A boa identificação do fenômeno mental é que ensejará a possibilidade de sumarizá-lo em sua conceituação maior, o diagnóstico clínico.[10]

Além da observação e da descrição fenomenológica, de maneira muito ampla, a entrevista psiquiátrica tem finalidades para além das diagnósticas. Desde seu início, abriga uma atitude terapêutica, estabelecendo-se, logo ao primeiro encontro, as bases nas quais será edificado o vínculo entre profissional e paciente.[3,8]

A habilidade para se empreender uma entrevista eficiente dependerá, em grande grau, da aprendizagem e do treinamento das técnicas de comunicação médica, em comparação a um "talento" inato do entrevistador. Isso não significa, entretanto, que o temperamento e as características de personalidade do profissional não sejam importantes – eles têm forte influência no "estilo" da entrevista.[11]

ENTREVISTA INICIAL

O primeiro encontro entre o médico e o seu paciente é, provavelmente, o momento mais significativo para todo o desenvolvimento do processo diagnóstico/terapêutico, bem como para o estabelecimento de uma boa relação de confiança.

Habitualmente, a primeira consulta é extensa e requer que o profissional esteja atento aos mínimos detalhes. Todas as informações disponibilizadas podem conter valor diagnóstico e, portanto, devem ser levadas em consideração.

Da perspectiva do médico, as primeiras impressões percebidas sobre o paciente – às vezes, aquelas que ocorrem ainda na sala de espera – já podem suscitar ideias sobre o quadro mental e terão importância na condução da entrevista.[12]

De forma semelhante, o contato inicial do paciente com seu médico costuma ter significativo efeito em seus pensamentos, sentimentos e comportamentos durante o exame. Se o médico aparenta afabilidade, acolhimento e atitudes confiáveis, as tensões iniciais serão minimizadas. Em contrapartida, se o entrevistador demonstra postura mais rígida, muito séria/sisuda, pouco acolhedora, o entrevistado pode assumir atitude mais defensiva e sentir dificuldade para expressar sua condição mental.[12,13]

Uma entrevista psiquiátrica costuma assemelhar-se mais a uma "conversa" do que a um interrogatório médico *stricto sensu*. Entrevistadores mais experientes podem desenvolver a capacidade de conduzir uma avaliação de forma leve e natural, obtendo informações relevantes e confiáveis ao utilizar suas técnicas de forma sutil e discreta, embora seguindo os princípios básicos para a identificação da psicopatologia.

Tem sido descrito que "a habilidade do entrevistador se revela pelas perguntas que formula, por aquelas que evita formular e pela decisão de como e quando falar ou apenas calar".[14]

Apesar de não ficar evidente para o paciente, o psiquiatra deve ter em mente um roteiro para a condução da entrevista. Se não o fizer, correrá o risco de não investigar questões relevantes e não conseguir obter as informações necessárias no tempo disponível.

Esse roteiro semiestruturado divide a entrevista psiquiátrica, didaticamente, em três fases principais: a) fase de abertura; b) corpo da entrevista; e c) fase de fechamento.[11,12]

FASE DE ABERTURA

Os primeiros minutos da entrevista (5 a 10 minutos) têm significativa influência sobre todo o seu andamento. Recomenda-se iniciar com o cumprimento habitual, seguindo-se de uma breve apresentação do médico. Em algumas situações, pode ser necessário fazer um resumo, esclarecendo sobre o motivo da entrevista/consulta, como em uma interconsulta ou perícia judicial.

É adequado que a primeira pergunta seja abrangente, permitindo ao paciente falar livremente sobre seus problemas por alguns minutos.[3,15] Nesse momento, as primeiras hipóteses diagnósticas já poderão surgir para o médico, o que implica certo direcionamento de seu raciocínio clínico. Esses momentos iniciais determinarão conforto e sensação de tranquilidade, que já poderão atenuar o sofrimento do paciente, além de instituir um bom vínculo com o profissional.[13]

Um exemplo prático, em poucas linhas, da fase de abertura de uma consulta psiquiátrica, poderia ser:

> **Médico (M):** Bom dia, João, seja bem-vindo! Meu nome é José e sou psiquiatra (sorri de forma simpática). Vou, inicialmente, registrar seus dados de identificação – nome, endereço, etc. – e, em seguida, vamos ver em que posso ser útil para você.
> **Paciente (P):** Bom dia, doutor José (sorri reciprocamente). Está certo.
> **M (após registro dos dados de identificação):** Em que posso ajudá-lo? O que ocorre com você, João?
> **P:** Doutor, vim para esta consulta hoje por indicação do meu cardiologista. Desde que fui assaltado, há alguns meses, tenho passado mal quase todos os dias. Tem sido muito difícil sair de casa desde então, tenho sentido muita ansiedade, medo...

CORPO DA ENTREVISTA

O corpo da entrevista, em geral, tem duração média de 30-40 minutos. Nessa fase, são coletados os dados necessários para compor a história clínica, podendo ser direcionada de acordo com o contexto da avaliação (emergência psiquiátrica, interconsulta, consulta ambulatorial, evolução em serviço de internamento, perícia judicial).

O médico lançará mão de diferentes habilidades técnicas como um guia para essa fase da entrevista, permitindo a obtenção de informações confiáveis, válidas e úteis.[9]

Ao mesmo tempo em que "conversa" com seu paciente, o entrevistador observa seus comportamentos e reações emocionais, estando atento ao que é dito, como é dito e o que parece estar sendo evitado de ser dito. Nessa fase, o profissional manterá sua atenção muito mais focada no paciente do que no registro/anotação de dados – poderá escrevê-los ou digitá-los, porém, a sugestão é que o faça de maneira resumida, como tópicos para anotações mais detalhadas *a posteriori*. Isso o deixará livre para a manutenção do exame atento, que permitirá a identificação do quadro clínico do paciente e seu sofrimento mental.[13]

FASE DE FECHAMENTO (FINALIZAÇÃO)

Nos 5 a 10 minutos finais da entrevista, é importante que o médico assuma uma postura mais didática, oferecendo *feedback* de suas impressões sobre os sintomas descritos, as hipóteses diagnósticas e as opções terapêuticas para o paciente.

Quando indicado o uso de algum medicamento, torna-se imprescindível esclarecer os efeitos esperados, o tempo para resposta, possíveis efeitos colaterais e como proceder, caso eles se manifestem. Diante de indivíduos com significativo comprometimento cognitivo ou do juízo crítico, é adequado transmitir as informações para um terceiro (familiar, responsável legal, equipe de enfermagem em serviços hospitalares ou de casas de moradia coletiva do tipo "pensão protegida").

ENTREVISTAS POSTERIORES

Os encontros subsequentes seguem moldes semelhantes aos da entrevista inicial, objetivando o aprofundamento da investigação diagnóstica, a verificação dos resultados de exames complementares, o acompanhamento da evolução das manifestações psicopatológicas, assim como o monitoramento da adesão e a resposta às estratégias terapêuticas implementadas.

A depender do contexto e da necessidade, o intervalo entre as consultas pode variar de uma vez por mês, em casos leves ou moderados de seguimento ambulatorial, até duas ou três vezes por semana, quando existem sintomas graves (ideação suicida, agressividade, psicose) ou durante internamento.

Uma particularidade na psiquiatria é que, não raramente, os pacientes seguem em tratamento com o mesmo profissional ao longo de anos e até décadas, criando uma relação de confiança e intimidade, às vezes mais sólida do que aquelas que expressa com amigos e familiares.

TÉCNICAS DE ENTREVISTA PSIQUIÁTRICA

■ TÉCNICAS DE VÍNCULO

O vínculo é um dos fatores de maior influência na relação médico-paciente. Por isso, deve ser ativamente construído, solidificado e aprofundado ao longo da entrevista. Em algumas ocasiões, porém, essa tarefa não é tão fácil, como ocorre no caso de pacientes encaminhados para atendimento contra sua vontade ou aqueles que não percebem a necessidade de ajuda quanto ao seu estado mental.

Existem estratégias para criar ou fortalecer um bom relacionamento na entrevista. São chamadas técnicas de vínculo, que podem ser descritas como: a) vínculo de autenticidade; b) vínculo de empatia; c) vínculo de conhecimento; e d) aliança terapêutica.[9]

VÍNCULO DE AUTENTICIDADE

Apresentar-se de forma simples e empática, como "pessoa comum", no sentido de "tão pessoa" quanto o paciente, tenderá a abrir um bom canal de comunicação e reduzirá a tensão inicial da entrevista.

A mensagem transmitida é justamente "eu sou como você". Uma estratégia interessante para isso seria iniciar a entrevista falando sobre algo casual, sem aparente relação com o motivo do encontro.[9,11]

> **M:** Bom dia, João. Vi que você é de Salvador, na Bahia. Quando estive por lá, ano passado, experimentei o famoso acarajé e gostei muito.
> **P:** Bom dia, doutor José. Que bom que gostou. Nosso acarajé é o melhor do Brasil mesmo!

VÍNCULO DE EMPATIA

Empatia é a habilidade de reconhecer a perspectiva emocional do outro, enquanto mantém a sua própria.[16]

Traduz-se pela expressão "sentir a dor do outro" e em genuinamente demonstrar compreensão acerca do sentimento, não significando, contudo, sofrer da mesma forma como o outro, o que comprometeria a possibilidade de ajuda.

O médico expressa empatia de maneira implícita por meio do olhar, da expressão facial e da postura corporal, mas, em algumas situações, afirmações empáticas também podem ser úteis. Apesar de, em parte, assentar-se em uma característica inata do indivíduo, a empatia pode ser aprimorada por meio de estudo e treinamento das habilidades sociais do entrevistador. A mensagem aqui é "eu compreendo o que você está sentindo".

> **P:** Doutor, eu sinto muita tristeza, muito desânimo, não consigo mais gostar das coisas que antes me traziam prazer (diz o paciente, chorando).
> **M:** Imagino como isso deve estar sendo difícil para você e como deve estar querendo voltar a sentir-se alegre, dinâmico... (afirmativa empática).

VÍNCULO DE CONHECIMENTO

Ao procurar assistência psiquiátrica, o paciente – ou quem o acompanha – pressupõe que o profissional tenha conhecimento e preparo técnico necessários para atendê-lo, diagnosticar corretamente o seu quadro e empreender adequado tratamento.[16]

O entrevistador fortalece esse tipo de vínculo quando valida os sintomas trazidos pelo paciente e elabora perguntas pertinentes ao seu quadro, passando a mensagem de que "eu conheço seu problema".

Outro momento de reforço do vínculo de conhecimento dá-se no fechamento da entrevista, quando o médico discorre sobre o provável diagnóstico e o tratamento indicado. Deve-se evitar, entretanto, explicações excessivamente prolixas e com muitos termos técnicos, adaptando-se a linguagem à capacidade de entendimento do entrevistado.[9]

P: Desde que meu pai faleceu, há cinco meses, sinto-me triste todo o tempo, tenho acordado quase todos os dias angustiada e sem vontade de sair de casa.

M: A senhora tem percebido, além disso, perda de interesse e prazer nas coisas para as quais antes se sentia motivada? Tem notado que parece haver um ritmo de piora do humor em determinado período do dia? Ocorrem alterações no seu sono e perda de apetite?

P: Sim, doutor! Não sinto fome e já perdi quase 5 kg nos últimos 30 dias. Geralmente, já acordo mal; parece ser pior pela manhã. Desperto na madrugada e não volto a dormir; não tenho interesse pelas coisas que antes me traziam prazer, como sair para compras, cinema, etc. (respostas a perguntas que suscitam perceber que o médico tem conhecimento sobre o quadro clínico que apresenta).

ALIANÇA TERAPÊUTICA

A aliança terapêutica é o sentimento de confiança criado ao longo da entrevista e que constitui elemento fundamental para sua eficiência. Cortesia, sensibilidade e acolhimento são características importantes para formar uma aliança sólida.[12]

A mensagem percebida é "estou com você e quero lhe ajudar". Como resposta, o paciente deverá ter uma mensagem complementar e em sintonia, do tipo "estou pronto a ajudá-lo a me ajudar".

A aliança com o paciente aumentará substancialmente a probabilidade de adesão ao processo terapêutico. Da mesma forma, se não firmada uma relação de confiança e cooperação mútua, o paciente poderá se sentir relutante ao expor seus sentimentos e pouco motivado para retornar a uma segunda consulta ou seguir as orientações terapêuticas.[16]

■ TÉCNICAS PARA PERGUNTAS

PERGUNTAS ABERTAS

Recomenda-se o uso de perguntas abertas para estimular o paciente a se expressar, contar sua história, sem direcionamento a um tema específico.

São indagações que não podem ser respondidas com um simples "sim" ou "não". Frequentemente, são elaboradas no início da entrevista.[2]

M: "Como posso ajudá-lo?" ou "O que fez o senhor procurar um psiquiatra?"

PERGUNTAS FOCADAS

São usadas para exploração de alguns tópicos específicos, embora ainda sem grandes restrições às possibilidades de resposta do paciente. São casos em que o médico pode elaborar questões abertas sobre um tema mais direcionado a investigar.[17]

M: Como está seu sono ultimamente?

PERGUNTAS FECHADAS

Apesar de poderem suscitar respostas tendenciosas, as perguntas fechadas são importantes para explorar sintomas ainda não discutidos ao longo da entrevista (p. ex., na revisão dos tratamentos já realizados pelo paciente).

Elas restringem a possibilidade de resposta para "sim" ou "não" (p. ex., "O senhor fez uso de algum medicamento para dormir?") ou para poucas alternativas elencadas pelo entrevistador (p. ex., "Qual é a sua principal dificuldade no sono: demora para adormecer, acorda várias vezes durante a noite ou desperta muito cedo?").

Essa estratégia pode auxiliar também no caso de entrevista com pessoas demasiadamente prolixas, com discurso circunstancial ou elevada demanda por falar.[12,17]

■ TÉCNICAS PARA TRANSIÇÃO

TRANSIÇÃO SUAVE

Para mudar de tópico de forma discreta e elegante, o entrevistador pode "aproveitar" algo que o paciente acaba de mencionar, e que tenha alguma relação com o assunto a ser investigado.[7]

P: Tenho discutido bastante com meus pais, porque eles não entendem que não estou conseguindo me concentrar nos estudos. Eles me cobram demais em relação às notas da escola, que estão péssimas.

M: Por falar em família, você sabe se mais alguém da sua família faz, ou já fez, tratamento psiquiátrico ou psicológico?

TRANSIÇÃO REFERIDA

Nessa estratégia, o médico faz referência a alguma citação feita *anteriormente* pelo paciente para retomar a exploração de outras questões relevantes.[12]

> **P:** Minhas amigas não me convidam mais para sair com elas e acho que estão me excluindo porque sou uma pessoa "problemática".
> **M:** Você também mencionou que se sentia *irritadiça, afastada das pessoas*. Isso vem ocorrendo com intensidade e frequência?

TRANSIÇÃO ANUNCIADA

Para abordar um novo tópico sem causar uma quebra abrupta no andamento da entrevista, o profissional pode utilizar uma sentença como a que segue.

> **M:** Agora gostaria de mudar um pouco de assunto e saber como está seu sono...[12]

■ TÉCNICAS FACILITADORAS

INCENTIVOS NÃO VERBAIS

Por meio da linguagem corporal, é possível estimular o paciente a continuar falando, sem interromper seu relato. Certas "pistas" não verbais sinalizam que o entrevistador está atento e interessado naquilo que está sendo dito, como manter o contato visual, sorrir discretamente, assentir com a cabeça ou um leve movimento de inclinação do corpo.[13]

INCENTIVOS VERBAIS

Algumas intervenções verbais, aparentemente simples, demostram que o entrevistador está acompanhando e registrando o que está sendo relatado pelo paciente. Existem diversas formas de incentivo verbal, sendo as mais usuais: a) *expressões reforçadoras* ("entendo", "continue", "compreendo", "prossiga", "hã-hã!"); b) *escuta reflexiva*, quando se repete as últimas palavras do paciente, como uma interjeição ou interrogação, transformando-as em um questionamento; c) *solicitação de mais informações* ("Conte-me mais sobre isso"); d) *elaboração de um breve resumo*, ou seja, fazer uma pequena revisão do assunto explorado, a fim de que o paciente esclareça algum ponto que deseje ou, ainda, para ajudar na transição para outro tema.[2,13]

> **Exemplo de escuta reflexiva:**
> **P:** O que mais tem me angustiado são essas vozes.
> **M:** Vozes?
> **P:** Sim, vozes que escuto e que ficam na minha cabeça, dizendo coisas ruins sobre mim.

TÉCNICAS DE MEMÓRIA

As pessoas costumam relembrar mais facilmente vivências passadas quando conseguem correlacioná-las a outros acontecimentos significativos de sua vida (ingresso na faculdade, período de formatura, casamento, nascimento de filhos) ou mesmo eventos históricos. O entrevistador pode utilizar esses "marcos" para estimular a memória do paciente e organizar cronologicamente os dados da história clínica.[16]

CLARIFICAÇÃO DE TERMOS

Diversos termos técnicos, como "mania", "bipolar", "depressão", "paranoia", "compulsão", "esquizofrenia", "obsessão", "pânico", têm sido comumente empregados na cultura popular – não médica – com significados muito diferentes da sua conceituação técnica psicopatológica (muitas vezes, até de forma oposta à sua conceituação). Quando o paciente usar algum termo técnico, é recomendável que o profissional esclareça o que de fato ele está querendo expressar.[16]

> **P:** Doutor, acho que sou bipolar.
> **M:** OK, mas preciso ver uma coisa. Talvez o que você entenda como "bipolar" não seja exatamente o mesmo que a psiquiatria. O transtorno bipolar é caracterizado por fases de alteração do humor, que podem durar dias, semanas ou até meses. Na fase chamada depressiva, a pessoa sente-se profundamente triste, desmotivada, com pouca energia e tem alterações de sono e apetite; já na fase de mania, há uma elevação do humor, com euforia, irritabilidade, desinibição, impulsividade, aceleração do pensamento,

gastos excessivos e falta de crítica. Já teve algo assim?

P: Não, doutor, não é assim! Apenas eu noto que posso ficar um pouco diferente nos dias. Às vezes, passo um dia bem, e em outros, estou mais triste; mas não é como o senhor descreveu.

MOTIVAÇÃO

Uma das finalidades da entrevista psiquiátrica, especialmente a primeira, é motivar o paciente. Devem ser exploradas crenças disfuncionais, preconceitos, estigmas relacionados a transtornos mentais e seus tratamentos. Não raro, a própria doença faz o indivíduo estar mais pessimista e desesperançado, sendo papel do profissional ajudá-lo a perceber que existem caminhos que poderão ser percorridos conjuntamente para alcançar a melhora.[13]

■ TÉCNICAS PARA TEMAS SENSÍVEIS

NORMALIZAÇÃO

Esta é uma estratégia comumente empregada por psiquiatras para investigar a presença de sintomas potencialmente constrangedores. Uma possibilidade é introduzir a pergunta com afirmação "normalizadora", sugerindo que o comportamento é compreensível – ou até esperado – no contexto vivenciado. De modo alternativo, o entrevistador pode citar outros pacientes com problemas semelhantes.[12]

Exemplo 1:
M: Algumas pessoas, quando estão vivenciando um intenso sofrimento emocional, pensam em tirar a própria vida. Já aconteceu alguma vez com você?

Exemplo 2:
M: Muitos pacientes com depressão que acompanho já me relataram pensamentos de suicídio. Em algum momento, isso já passou pela sua cabeça?

EXPECTATIVA DE SINTOMAS

Se a ocorrência de um comportamento é suposta como muito provável, o profissional pode questionar o paciente, dando a entender que já espera uma resposta afirmativa. É preciso cuidado e sensibilidade para não usá-la "fora do contexto" do paciente, que a fará ser percebida como inapropriada ou ofensiva.[12]

M: Como é sua participação com amigos para se divertir?
P: Eu curto muito ir com eles para festas *raves*.
M: E quantas "balas" (*ecstasy*) você toma em uma festa dessas?
P: Nem sei, doutor! Duas ou três, talvez.

EXAGERO DE SINTOMAS

Quando o paciente acredita que determinado comportamento poderá ser "mal visto" por seu médico, tende a minimizá-lo, por receio de julgamento negativo. Para esclarecer a gravidade de sintomas já identificados, pode-se sugerir uma intensidade mais elevada do que realmente se espera, facilitando a possibilidade de obter informações mais precisas.[16]

M: Qual é sua bebida alcoólica de preferência? (Paciente com história de uso abusivo de álcool.)
P: Gosto mais de bebidas destiladas, principalmente uísque.
M: E quanto de uísque o senhor toma por dia? Um litro, dois?
P: Não, doutor, bebo "apenas" meia garrafa por dia.

REDUÇÃO DA CULPA

Para identificar comportamentos que possam gerar vergonha e culpa, pode-se elaborar a pergunta de modo a expressar que não será feito juízo de valor sobre as ações do paciente.[12]

M: Você me falou que se desentendeu com seu amigo e que ele chegou a ficar irritado, agressivo ou violento com você.
P: Sim, ele perdeu o controle algumas vezes, e até já ameaçou me bater.
M: E você revidou? Bateu nele?
P: Tive que me defender, e o empurrei contra a parede.

A **Figura 12.1** resume os tipos de técnicas na entrevista psiquiátrica.

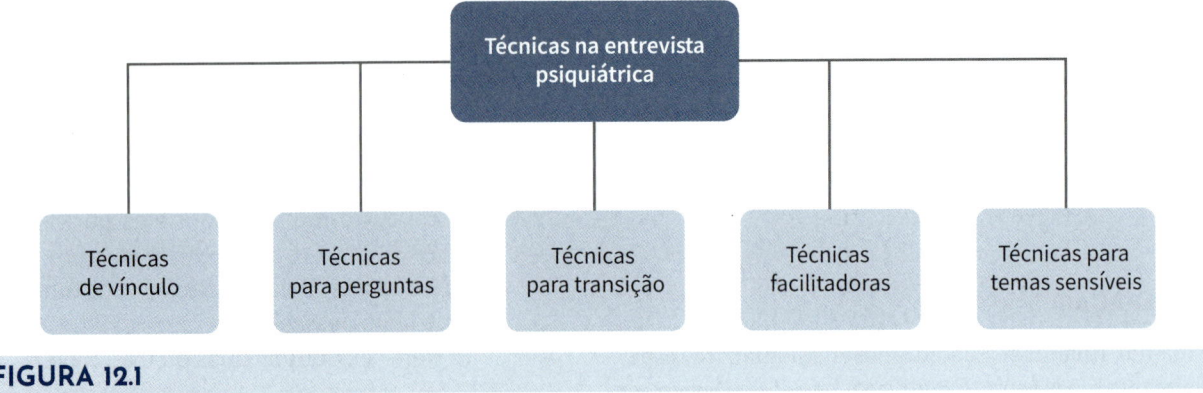

FIGURA 12.1
Técnicas na entrevista psiquiátrica.

ATITUDES QUE DEVEM SER EVITADAS NA ENTREVISTA PSIQUIÁTRICA

Algumas atitudes do profissional podem ser pouco produtivas, ou mesmo inadequadas, comprometendo a formação de vínculo com o paciente, a obtenção de informações válidas e a adesão ao tratamento. De forma geral, deve-se evitar as atitudes apresentadas a seguir.

■ POSTURAS RÍGIDAS OU INFLEXÍVEIS

O entrevistador deve se destituir de preconceitos e crenças individuais, não fazendo julgamentos morais sobre o paciente ou seu ambiente e circunstâncias de vida.

Não raramente, o médico tem diante de si uma pessoa com cultura, valores e linguagens completamente diferentes dos seus. No entanto, ele deve procurar se adequar à situação descrita e ao contexto do paciente, possibilitando, assim, o bom desenvolvimento do diálogo/entrevista e da captação eficiente das queixas apresentadas.[14]

■ DISTANCIAMENTO AFETIVO EXCESSIVO

Alguns profissionais poderiam supor que uma atitude com certa "frieza" e distanciamento emocional evitaria "contaminação" pelo sentimento do paciente, o que poderia prejudicar sua objetividade. Essa conduta, todavia, costuma ter efeito contrário: o paciente perceberia o entrevistador como alguém que não se importa com seu sofrimento, que não tem genuíno interesse em ajudá-lo. Com isso, pode deixar de fornecer certas informações ou transmiti-las vagamente, omitindo detalhes que poderiam ser fundamentais.[16]

M: Bom dia, Sr. João! É a primeira vez que vem a um psiquiatra?
P: Bom dia, doutor! Na verdade, fiz uma consulta no mês passado com outro profissional, mas não me senti muito bem durante a consulta. Fiquei falando dos meus problemas, mas ele mal olhou para mim... pouco falou comigo. Nem cheguei a comprar a medicação que ele me prescreveu.

■ FAZER MUITAS ANOTAÇÕES ENQUANTO O PACIENTE ESTÁ FALANDO

Alguns pacientes podem se sentir desconfortáveis ao perceber que seu médico faz anotações demais no momento da consulta. Essa atitude pode dar a entender que, intrinsecamente, o médico está mais preocupado com o registro das informações do que com os sintomas e sofrimento vivenciados pelo paciente. Ao mesmo tempo, pode haver pouca segurança para informar sobre aspectos mais íntimos de sua vida pessoal ou sobre pessoas do seu círculo próximo. Pacientes psicóticos podem, inclusive, sentir-se mais desconfiados e reticentes ao perceberem muitas anotações, omitindo dados que presumem vir a "ser usados contra ele", devido a possíveis pensamentos delirantes persecutórios e autorreferentes.

Além disso, enquanto faz anotações, o entrevistador deixa de observar os comportamentos não verbais do seu paciente (postura, expressão facial) e pouco consegue expressar empatia.[3] Alguns profissionais optam por fazer registros apenas dos detalhes mais relevantes (nomes de pessoas, lugares, medicamentos e suas doses, datas, etc.) durante a entrevista e, ao seu término, organizar o relato mais completo da consulta. Outros profissionais, com maior facilidade de memorização, chegam a deixar para fazer todos os registros após a consulta.[13]

ATITUDE DE IRRITAÇÃO E "REVIDE"

Deparar-se com pacientes que demonstram comportamento agressivo ou violento costuma ser uma situação desafiadora mesmo para profissionais mais experientes. Entretanto, é fundamental que o entrevistador se mantenha sereno, com tom de voz mais baixo do que o do paciente, mesmo quando for preciso um discurso firme e diretivo. Deve-se manter o controle da situação, porém, sem revidar às agressões.[14]

Em situações extremas, o médico informará que não está sendo possível, naquele momento, um diálogo tranquilo, pelo fato de o paciente estar muito irritado/agitado, e que será preferível, primeiro, que possa melhorar do quadro para que retornem à entrevista (será possivelmente uma situação em que precisará ser medicado para atenuar a excitação, sendo a entrevista retomada mais adiante).[13]

REAÇÕES EXAGERADAMENTE EMOTIVAS

A empatia é uma habilidade essencial para o desenvolvimento da entrevista, porém, isso não significa que o profissional deva expressar suas emoções de forma "exarcerbada". Situações nas quais vivencia intensamente os sentimentos do paciente, em geral, comprometem a objetividade do médico e o exaurem emocionalmente.[2]

ASPECTOS PSICODINÂMICOS DA ENTREVISTA

A relação entre entrevistador e entrevistado é permeada por fatores psicodinâmicos que têm forte influência sobre as reações emocionais, tanto do paciente quanto do médico. É relevante seu reconhecimento e manejo ao longo do processo terapêutico.

A *transferência* compreende um conjunto complexo de sentimentos (e pensamentos) que o paciente direciona ao médico. Esses sentimentos ocorrem de forma automática e inconsciente, supostamente sendo originários de relacionamentos e experiências vivenciados no passado, sobretudo durante a infância, em relação a figuras significativas de sua vida (em especial, os pais). Essas emoções deslocadas podem ser positivas (admiração, afeição, confiança) ou negativas (raiva, competitividade, insegurança) e estarão relacionadas, em parte, às características físicas do profissional (sexo, idade, estatura, timbre de voz), e, intensamente, às suas características de personalidade e modo de agir. De maneira similar, a *contratransferência* é o sentimento inconsciente que o médico desloca para o paciente, também intimamente ligado às suas experiências de vida e às suas características de personalidade.[18,19]

ENTREVISTA EM "SITUAÇÕES DIFÍCEIS"

COMPORTAMENTO HOSTIL OU VIOLENTO

Conduzir uma entrevista com um paciente hostil ou potencialmente violento é, sem dúvida, uma das situações mais desafiadoras da prática psiquiátrica. Nesse contexto, torna-se imprescindível o reconhecimento de alguns sinais de alerta, como tom de voz aumentado, discurso ameaçador, inquietude, tensão e expressão facial de raiva. As razões subjacentes a tais comportamentos são inúmeras, sendo as mais frequentes ausência de crítica em relação ao adoecimento e necessidade de tratamento; deslocamento de emoções negativas (transferência); "encobrir" determinados sentimentos (medo, ansiedade, frustração); tentativa de controle sobre o outro; ou mesmo por falha de empatia do psiquiatra.[13]

O profissional deve ser cauteloso para não se deixar "contaminar" com a hostilidade, devendo manter uma postura serena e entendendo o comportamento do paciente como manifestação de sua doença. Pode ser necessário confrontar as emoções do paciente, comunicando-lhe que compreende seus sentimentos e que é seu papel tentar ajudá-lo. Se, apesar dos esforços, não houver alívio das tensões, pode ser necessário interromper a consulta e retomá-la em outro momento.[12,13]

PACIENTES PSICÓTICOS

Entrevistar um indivíduo com juízo de realidade comprometido por vivências delirantes e alterações de sensopercepção não é tarefa fácil. Pacientes com delírios persecutórios podem se apresentar desconfiados e reticentes quanto ao propósito da consulta, negando-se a fornecer informações.

O entrevistador deve assumir postura acolhedora, evitando contestar diretamente o conteúdo delirante embora atentando para não endossá-lo.

O endosso de crenças delirantes não tem valor clínico – seria o "delirar com o paciente" e tende, na verdade, a deteriorar o vínculo.

Em contrapartida, demonstrar empatia pelo seu sofrimento (real) e interesse genuíno para entender o que se passa terá impacto positivo na relação terapêutica.[2]

> **P:** Sei que estão querendo "acabar com a minha vida", porque acham que sou uma pessoa enviada por Deus para salvar a Terra.
> **M:** Deve ser difícil lidar com "tudo isso". Pode me explicar melhor sobre "essa questão"? (As expressões "tudo isso" ou "essa questão" não representam validação do pensamento delirante, mas antes, a declaração de que o profissional entende ser muito difícil a vivência descrita e que está tentando entender o que ocorre com o paciente).

IDEAÇÃO SUICIDA

Boa parte dos pacientes que apresenta algum transtorno mental, sobretudo depressão, esquizofrenia e dependência de substâncias, apresenta pensamentos suicidas em algum momento da evolução da doença. Por essa razão, é imperativo que a ideação suicida seja ativamente investigada durante a entrevista.[16]

Caso esses conteúdos não sejam referidos espontaneamente, o médico pode questioná-los de forma mais direta ("Alguma vez você chegou a pensar em tirar a própria vida") ou mais sutil ("Já pensou que a vida não vale a pena?", "Já teve pensamentos de fazer algo para se machucar?"). Com as informações fornecidas, é importante estabelecer o risco de comportamento suicida do paciente, explorando a existência de algum planejamento, disponibilidade de meios (e sua letalidade) e, sobretudo, história de tentativas anteriores.[13]

POPULAÇÕES ESPECIAIS

CRIANÇAS E ADOLESCENTES

Para entrevistar crianças, são imprescindíveis certas adequações e adaptações técnicas, como o uso de estratégias não verbais (desenhos) ou lúdicas (com brinquedos). Quanto menor a idade, maior a dificuldade de comunicar os sentimentos com clareza. Outra peculiaridade nas crianças é que, quase sempre, são levadas à consulta involuntariamente, por seus pais.[17] As queixas que com maior frequência motivam a avaliação psiquiátrica de crianças estão relacionadas a questões de comportamento ou aprendizagem, e se torna mandatório obter informações de diferentes fontes, como pais, familiares e professores.

Adolescentes tendem a minimizar, e até negar, seus problemas para um profissional, sendo necessária a entrevista com os pais, separadamente. A participação destes é fundamental ao longo do acompanhamento, uma vez que, muito frequentemente, conflitos do paciente envolvem sua dinâmica familiar. Outro desafio é a formação de vínculo com o adolescente, que pode estar desconfiado e perceber o médico como "cúmplice" dos pais. Para estreitar o vínculo, o entrevistador pode demostrar curiosidade sobre assuntos de interesse do adolescente (p. ex., música, séries, esportes, livros, etc.).[12]

IDOSOS

A condição de idoso não constitui, necessariamente, um estado de fragilidade; entretanto, muitas vezes, idosos são tidos como indivíduos "frágeis, confusos e que não escutam bem". Com isso, é preciso atenção do clínico para bem ouvi-los e compreendê-los, não negligenciando, inclusive, questões como vida sexual ou uso de álcool ou outras substâncias.[13] Com frequência, a entrevista com idosos pode exigir maior disponibilidade de tempo, pois há uma longa história de vida e, possivelmente, múltiplas comorbidades clínicas.

Devem ser feitos questionamentos claros e objetivos, e o médico precisará de paciência, especialmente quando existem limitações da acuidade auditiva, visual e na cognição do idoso. Não raramente, haverá necessidade de participação de familiares ou cuidadores.[17]

CONFIABILIDADE DOS DADOS DA ENTREVISTA

As informações obtidas na entrevista podem ser pouco verossímeis devido a uma atitude deliberada do entrevistado. A *simulação* é caracterizada pela criação voluntária e consciente de sintomas, sinais ou vivências inverídicas, com finalidade de obter algum benefício, como aposentadoria, dispensa do trabalho ou esquiva de alguma obrigação legal. Em psiquiatria, as simulações costumam ser esdrúxulas e inconsistentes, com exagero de manifestação que o indivíduo julga serem "típicas" de adoecimento mental. Na *dissimulação*, o indivíduo tenta esconder ou negar suas alterações psicopatológicas, com receio de ser medicado, internado ou taxado como "louco".[12,14]

HISTÓRIA CLÍNICA (ANAMNESE)

■ DADOS DE IDENTIFICAÇÃO

Em uma entrevista psiquiátrica, os primeiros elementos registrados são os pré-clínicos, e deles é possível extrair informações relevantes sobre a patologia apresentada pelo paciente. Trata-se dos dados de identificação, como nome, sexo biológico, cor da pele, data de nascimento/idade atual, grau de escolaridade, estado civil, profissão, credo/prática religiosa, endereço e forma de contato (telefone, *e-mail*, etc.).[11]

Tais dados devem ser sempre coletados pelo próprio médico, tanto por questões de privacidade quanto pelo fato de elementos da psicopatologia já poderem ser antecipados.

> **Exemplo (em entrevista com paciente de 65 anos de idade, casado, aposentado, residindo com esposa e filhos):**
> **M:** O senhor tem que idade?
> **P:** 22 anos (a esposa corrige informando a idade correta).
> **M:** Qual o seu estado civil?
> **P:** Solteiro (corrigido para "casado" pela acompanhante).
> **M:** O senhor mora com quem?
> **P:** No interior, com meus pais (mora na capital).
> **M:** O senhor está aposentado?
> **P:** Não, trabalho como funcionário público ainda (corrigido para "aposentado").

Com esses elementos errôneos colhidos nos dados de identificação, já está iniciado o exame e, mesmo, pressuposição diagnóstica – o profissional identificaria comprometimento da cognição, área de memória e orientação auto e alopsíquica, intuindo sobre possível processo demencial.

■ QUEIXA PRINCIPAL E DURAÇÃO

Na clínica médica ou nas áreas cirúrgicas, a queixa principal e duração (QPD) torna-se mais fácil de ser identificada e registrada (p. ex., dor em hipocôndrio direito há 12 horas; cefaleia súbita há 3 horas, etc.).

Na psiquiatria, pela complexidade das queixas e por se tratar geralmente de síndromes mais complexas e com tempo de duração menos bem determinado, nem sempre é possível um sumário muito preciso nesse item.[3]

Em certas ocasiões, é possível descrever a QPD de forma clara e concisa (p. ex., "humor deprimido há cerca de seis meses"), porém, em diversos casos, quando há um conjunto mais amplo de sintomas e comportamentos e imprecisão no tempo de início, o registro psiquiátrico pode ser iniciado pela história da doença atual (HDA), na qual a QPD estará inserida.

■ HISTÓRIA DA DOENÇA ATUAL

Para elaboração da HDA, habitualmente queixas, sintomas, sinais, comportamentos são coletados diretamente com o paciente. Entretanto, o psiquiatra pode necessitar do auxílio de acompanhantes, sobretudo quando se tratar de pacientes confusos, com processos demenciais, deficiência intelectual ou quadros psicóticos em que a patologia lhes comprometa a capacidade de perceber os próprios sintomas ou lhes faça interpretar a consulta de forma delirante e prejudicial para si. Também é impossível obter a HDA com o indivíduo em casos de grande lentificação ou agitação psicomotora.

O profissional deve, então, coletar a história clínica com informes de acompanhantes, que podem ser parentes próximos ou responsáveis pelo enfermo, bem como assistentes sociais, líderes comunitários, acompanhantes terapêuticos (p. ex., acompanhantes de idosos, acompanhantes de pacientes com deficiência intelectual), corpo de enfermagem (em caso de pacientes internos), etc.[15]

Em toda a HDA, é importante seguir a ordem cronológica de aparecimento dos sinais e sintomas, partindo-se do mais antigo até o mais recente.

Indagar sobre início agudo ou insidioso, sobre possíveis fatores psicossociais ocorridos antes (e quanto) do aparecimento do transtorno, sobre eventos que tenham agravado ou melhorado a sintomatologia ao longo do tempo, sobre a ocorrência ou não de ritmos circadianos (p. ex., variação dos sintomas ao longo do dia, dos meses/anos ou, no caso das mulheres, relação com período pré-menstrual, com a menarca ou com a menopausa).[19]

Também é fundamental o registro de tratamentos previamente ensaiados e sua eficácia. Nesse aspecto, o psiquiatra tentará obter informações que lhe permitam conhecer sensibilidades do paciente a medicamentos, efeitos adversos que tenham sido experimentados e, fundamental, obter informações sobre a adesão a tratamentos prévios e sobre a concepção do paciente a respeito das doenças e suas terapêuticas, além de determinar seu nível de *insight* ou percepção sobre o fato de estar enfermo.[4]

■ HISTÓRIA PATOLÓGICA PREGRESSA

A investigação sobre doenças clínicas pregressas faz-se importante tanto no raciocínio diagnóstico quanto para decisões terapêuticas.[3] Traumatismos craniencefálicos, convulsões, disfunções tireoidianas, infecções do sistema nervoso central (SNC), por exemplo, estão particularmente relacionados a diversas síndromes psiquiátricas.

Ademais, conviver com doenças crônicas ou debilitantes (câncer, dor persistente, processos neurodegenerativos) pode ser fator precipitante para transtornos mentais.

O uso de medicações "não psiquiátricas" deve ser averiguado pormenorizadamente, sobretudo quando em uso contínuo, por possibilidade de participação etiopatogênica nas alterações mentais ou por seu potencial de interação farmacológica. Também é importante indagar sobre alergias, cirurgias e internações anteriores.[2]

■ HISTÓRIA FAMILIAR

A probabilidade de um indivíduo ser acometido por transtorno mental aumenta substancialmente quando há outros casos em familiares, sobretudo em parentes de primeiro grau. Conhecer os antecedentes familiares, portanto, pode trazer informação clínica relevante ao psiquiatra.[2] Informações a respeito do uso de psicofármacos por familiares também são relevantes, tendo em vista possíveis similaridades genéticas quanto a resposta e tolerabilidade.[11]

Eventualmente, membros da família, mesmo acometidos por transtorno mental, podem nunca ter sido diagnosticados ou tratados, ou o paciente pode desconhecer condições realmente existentes.

Outro aspecto relevante a ser explorado diz respeito ao relacionamento do paciente com seus parentes mais próximos (filhos, pais e cônjuge) e a influência que exerceram em sua formação psicossocial.[2,20]

■ CURVA DE VIDA E PERSONALIDADE PRÉ-MÓRBIDA

Para ampliar o entendimento sobre seu paciente, o médico precisa conhecer ao máximo sua história de vida clínica e psicossocial (biografia).

A história pré-natal pode revelar aspectos psicológicos (p. ex., gravidez planejada, desejada) e obstétricos (infecções, uso materno de medicamentos, doenças gestacionais). Condições de nascimento devem ser esclarecidas (via de parto, índice de Apgar, intercorrências) e neonatais (hipóxia, icterícia, infecções). Desenvolvimento neuropsicomotor e idade aproximada de início da fala e da marcha; efetivação de calendário vacinal; informes sobre socialização e aprendizagem; comportamento ante frustrações emocionais e "limites"; relacionamento com os pais e figuras de autoridade; todos constituem dados importantes da história pessoal. Deve haver atenção às vivências de perdas e separações precoces, bem como para indícios de abuso físico ou sexual.[13,20]

A *personalidade pré-mórbida* diz respeito a como o paciente era antes do adoecimento (temperamento; padrões habituais de comportamento; funcionamento laboral/acadêmico; relacionamentos interpessoais, etc.) e qual é o impacto do transtorno mental em sua trajetória de vida.[11,21]

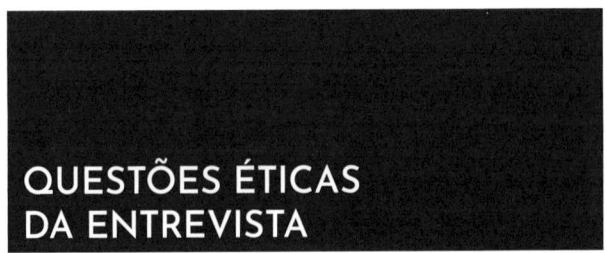

QUESTÕES ÉTICAS DA ENTREVISTA

A *confidencialidade* é um pressuposto ético fundamental da entrevista. Apesar de implícito, deve ser firmado desde o primeiro encontro com o paciente. Destacar de forma clara que os assuntos tratados na consulta serão mantidos em absoluto sigilo faz o paciente se sentir mais confiante para expor seus conteúdos mais íntimos. Certos ambientes, como enfermarias hospitalares, podem comprometer a privacidade, sendo recomendável que o profissional, sempre que possível, proceda à entrevista em uma sala privativa. Algumas ocasiões, todavia, impõem ao médico a ruptura do sigilo – situações éticas de avaliação sobre risco elevado de suicídio ou danos para terceiros, como, por exemplo, ideação homicida.

Em avaliações periciais, em contrapartida, as regras de sigilo não se aplicam, uma vez que as informações poderão ser registradas em documentos legais. Entrevistas com terceiros de forma pessoal, por contato telefônico ou outra forma, devem ocorrer apenas com expresso consentimento do paciente, exceto quando há severo prejuízo da cognição ou do juízo de realidade.[2]

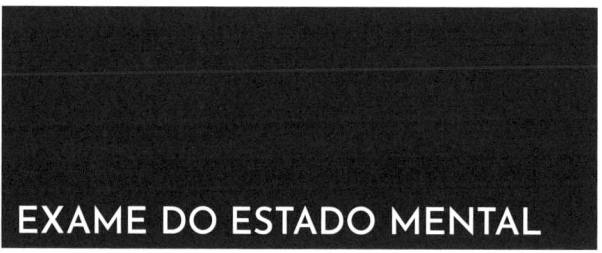

EXAME DO ESTADO MENTAL

O exame do estado mental, exame do estado psíquico ou simplesmente exame mental segue-se à entrevista psiquiátrica, com a qual guarda íntima relação e de onde serão extraídos seus elementos constituintes.

Consiste na avaliação do estado mental *atual* do paciente. Pode ser compreendido como um corte transversal, uma "fotografia" do que é observado durante a entrevista.[14,18]

No exame mental, são descritos de forma sistemática os fenômenos psíquicos, incluindo aqueles considerados normais ou psicológicos e, sobretudo, as alterações psicopatológicas.

Deve ser realizado com atenção e minúcia desde o início da entrevista até a sua fase final, com o objetivo de identificar os elementos que permitirão o diagnóstico clínico psiquiátrico.[14,18,21]

Para que o exame mental ocorra de forma adequada, é imprescindível ao clínico conhecer os fundamentos da entrevista e da semiologia psiquiátricas e, sobretudo, ter domínio de psicopatologia.[5,14]

É importante ter um roteiro predeterminado que servirá de guia para avaliação da sintomatologia. Roteiros preexistentes podem servir de referência, embora muitas vezes o entrevistador possua seu próprio guia, que será válido uma vez que seja claro, facilite o processo de coleta e interpretação dos dados e possibilite flexibilizações de acordo com as situações vividas em cada atendimento, moldando-se às características individuais do entrevistado.[5,21]

O conhecimento da semiologia é condição básica para o diagnóstico, ao ser compreendido que sinais e sintomas funcionam como manifestações de condições patológicas. Na psiquiatria, esses signos são representados por sinais comportamentais ou por sintomas (produtos de vivências subjetivas).

A avaliação psicopatológica no exame mental é facilitada pela compartimentalização das diversas funções psíquicas. Obviamente, essa segmentação assume caráter meramente didático, uma vez que o funcionamento mental existe como um grande sistema que envolve subsistemas intrinsecamente operantes e interdependentes.

A estratégia de seccionar as funções mentais será sempre artificial, e sua utilidade direciona-se para descrição clínica sintomatológica ou sindrômica, estando implícito que não existem funções psíquicas isoladas e alterações psicopatológicas compartimentalizadas em uma ou outra função mental.[5,14]

Com essa concepção básica, o clínico livra-se de enganos, simplificações inadequadas ou estabelecimento de conceitos reducionistas errôneos e confusão para um diagnóstico psiquiátrico rudimentar.[5,22,23] Uma entrevista focada em avaliar o paciente de forma biopsicossocial provisionará informações diagnósticas mais valiosas do que aquelas que salientem puramente sinais e sintomas psiquiátricos estanques com preocupação apenas em relação à descrição exata dos termos psicopatológicos.[18]

Alguns itens que constam no exame mental podem precisar de complemento para além da entrevista clínica – talvez sejam necessários testes neuropsicológicos complementares para auxílio na elucidação de algumas funções mentais. Na avaliação da inteligência – função psíquica complexa e que pode não ser estimada de forma precisa na avaliação do vocabulário e discurso, bem como da capacidade de abstração do paciente –, por exemplo, as dúvidas podem ser mais bem esclarecidas por meio de uma avaliação neuropsicológica complementar.

Nas próximas páginas, discorre-se sobre as bases do exame do estado mental. A descrição detalhada e conceitual de cada uma dessas funções psíquicas e suas respectivas alterações serão aprofundadas no Capítulo 13, "Psicopatologia geral".

O **Quadro 12.1** exibe um roteiro dos principais itens a serem avaliados no exame mental.

ASPECTO GERAL E COMUNICAÇÃO NÃO VERBAL

Descrever o aspecto geral e a comunicação não verbal do paciente constitui o primeiro item do exame mental e guarda importante valor para identificação de aspectos psicológicos, psicopatológicos e psicossociais.[4] Aspectos gerais, como aparência, atitude e postura do sujeito constituem comunicações significativas que o médico deve observar e descrever.

Inicialmente, é reportada a aparência, por meio da higiene e cuidados pessoais (cabelo, barba, cuidados com

QUADRO 12.1
ITENS A SEREM AVALIADOS NO EXAME MENTAL

- Aspecto geral e comunicação não verbal
- Consciência
- Orientação
- Atenção
- Memória
- Sensopercepção
- Pensamento e juízo de realidade
- Linguagem
- Inteligência
- Afetividade
- Volição
- Psicomotricidade
- Crítica em relação ao exame (*insight*)

as unhas, odores), das vestimentas (roupas, sapatos, etc.) e dos acessórios (maquiagem, colares, brincos, *piercing*, tatuagens, queimaduras, etc.).

É indispensável destacar que tais observações levarão em conta os níveis socioeconômico e cultural do indivíduo. O enfoque clínico repousará na *adequação dos cuidados*. Paciente com cabelos grandes, desarrumados, barba por fazer, unhas crescidas, malcheiroso, com uma camisa sobre a outra, etc., aponta para falta de cuidados pessoais, com grande possibilidade de correlação com um transtorno mental (salvo, naturalmente, a situação de um morador de rua por extrema pobreza).

Devem ser avaliados gestos, expressões, mímica facial e direcionamento do olhar. De modo geral, o movimento dos olhos, das sobrancelhas e da região da boca (sorrisos, lábios cerrados, curvatura dos lábios e boca, etc.) podem revelar afetos básicos, como tristeza, raiva, alegria, surpresa, medo ou nojo, indicando o estado afetivo de uma pessoa.[5,14]

A atitude – postura em relação ao entrevistador – é de grande valor no exame. Observação sobre cooperação, oposição, hostilidade, suspicácia, querelância, reivindicação, arrogância, estar evasivo ou invasivo, esquiva, inibição ou desinibição, jocosidade, ironia, lamúria, drama, teatralidade, atitude sedutora, puerilidade, gliscroidia, simulação, dissimulação, indiferença, manipulação, submissão, expansividade, maneirismos, devem ser registrados.[5]

CONSCIÊNCIA

Após a descrição da comunicação não verbal, o próximo item a ser reportado no exame mental é a consciência. Nesse item, deve ser registrado o nível de consciência do paciente, que segue um *continuum* entre o estado de consciência plena, o chamado estado vígil, até o coma.[21]

Determinar o nível de vigília é importante por suscitar hipóteses diagnósticas e também como garantia de confiabilidade aos dados fornecidos, propiciando ajuda sobre como o psiquiatra procederá com todo o exame mental, uma vez que qualquer alteração no nível de consciência repercutirá negativamente no funcionamento global do psiquismo, interferindo no resultado.[12,14]

Em alguns casos, o paciente pode apresentar oscilações no nível de consciência durante a entrevista. Não observando essas variações, o psiquiatra pode ter comprometida toda a sua avaliação.[8,13]

Uma dica na avaliação desse item é verificar a perturbação da consciência por meio da observação de alterações em outros fatores e funções no decorrer da entrevista, como aspecto geral, atenção, orientação, sensopercepção, memória e capacidade de reflexão.[5]

Seguem algumas observações e questionamentos que podem ajudar na avaliação da consciência: observar se a fácies do paciente denota certa sonolência ou fadiga; se o paciente bocejou com frequência durante a consulta; se está perplexo, com dificuldade de integrar coerentemente os estímulos ambientais; se a atenção está diminuída e a concentração prejudicada; questionar sua orientação, indagando sobre o dia da semana, do mês, em que ano estamos e, aproximadamente, que horas são; avaliar se o paciente respondeu adequadamente a todas as perguntas.[5,12,14]

Na súmula psicopatológica do exame mental, devem ser registradas, assim, alterações quantitativas, ou seja, o nível de vigilância (vígil, obnubilado, torporoso, soporoso ou comatoso), porém, também as possíveis perturbações qualitativas (do campo da consciência): estados crepusculares, estado segundo, dissociação da consciência, transe, estado hipnótico.[5,14,22]

ORIENTAÇÃO

O estado de orientação do paciente, definido como a capacidade de *situar-se* em relação a si mesmo (orientação autopsíquica) e quanto ao ambiente (orientação alopsíquica) já será percebido quando da coleta dos dados de identificação (nome, data de nascimento, escolaridade, estado civil, profissão, etc.). Alguns elementos podem ser evidenciados no decorrer da entrevista, quando o paciente comentar sobre seu trabalho, sua vida familiar e mesmo sobre sua percepção ou não a respeito de estar doente.

O médico deve indagar ao paciente sobre a data atual, local onde se encontra e perguntas genéricas sobre seu deslocamento para ir até o local do atendimento, no sentido de identificar o estado de orientação alopsíquica (têmporo-espacial).

Um exemplo comum e não patológico de desorientação temporal é observada em internados em Unidades de Terapia Intensiva (UTIs), onde a falta de informação disponível no ambiente e sobre a sequência de dias de internamento prejudica a orientação temporal.[5,14]

ATENÇÃO

A atenção pode ser definida como a "direção da consciência", como o estado de concentração e seletividade da atividade mental para determinado objeto.

É um construto psicológico complexo referente ao conjunto de processos que torna o ser humano capaz de selecionar, filtrar e organizar as informações em unidades controláveis e significativas.[5,14]

A atenção deve ser examinada a partir da observação da capacidade do paciente estar "focado" no exame, nas perguntas que lhe são dirigidas e a quanto os estímulos do ambiente lhe "desviam o interesse". Indivíduos com atenção dispersa têm sua concentração voltada para diversos estímulos da sala de entrevista, o que compromete ouvir e responder corretamente ao que lhe é indagado.

O paciente pode estar com abolição total da capacidade de atenção (aprosexia), ou sua redução (hipoprosexia). Pode, também, ser observada atenção exacerbada, com tendência a desviar a atenção para diversos objetos com surpreendente infatigabilidade (hiperprosexia).[5,14,22]

Algumas vezes, pode ser observada atenção muito fixada em determinado estímulo, objeto ou tema (hipertenacidade), ou seu oposto (hipotenacidade), quando não se consegue *manter* a atenção para eles.

MEMÓRIA

Na avaliação da memória observam-se suas capacidades de retenção imediata (de curtíssimo prazo), recente (ou de curto prazo) e remota (ou de longo prazo). Será realizada por meio de perguntas direcionadas ao paciente e da aplicação de testes simples.[8]

Na própria coleta de dados de identificação, o psiquiatra já pode observar alterações na memória. O relato da doença atual e de antecedentes pessoais, familiares ou informes sobre o uso de medicações prévias podem servir de material para avaliação mnêmica recente e remota.[13]

Quando da avaliação da orientação, o médico pode ter conclusões quanto à memória: quando o paciente é indagado sobre o dia da semana, a hora aproximada, o local em que está, usa elementos da memória para "buscar" informações corretas.[8,12]

Algumas perguntas que ajudam a avaliar a memória podem ser: "A que horas levantou da cama? O que comeu ontem? E hoje? Trabalhou ontem? E hoje? Assistiu à TV ontem? Assistiu a qual programa? Onde esteve ontem? E há uma semana?".[14,21] Buscar informações autobiográficas, como detalhes da infância, datas importantes ("Onde estudou na infância? Em que ano se casou? Qual a data de aniversário do filho?"), e informações culturais ou históricas, como datas de feriados importantes, nomes de autoridades ou celebridades do passado, são uma forma de verificação da memória de longo prazo.[5,12] Deve-se considerar as respostas de acordo com o grau intelectual e a escolaridade do paciente.

Por fim, o psiquiatra pode solicitar ao paciente que responda a alguns testes ou realize algumas tarefas durante a consulta, como pedir que memorize os nomes de três objetos não relacionados e, após aproximadamente 5 minutos, solicitar que os repita.[12] A aplicação de testes simples, como o Miniexame do Estado Mental (MEEM), pode ser bastante útil para avaliar não só a memória como também a orientação e a atenção.[8]

Em situações mais específicas, como na investigação de quadros demenciais, ainda há a possibilidade de se solicitar uma avaliação mais detalhada, por meio de testes neuropsicológicos.

Ao se observar alterações na memória, deve-se caracterizar o tipo de alteração presente. Nos casos de amnésia, por exemplo, deve-se estabelecer se ela é lacunar, generalizada ou seletiva; de curto, médio ou longo prazo; ou mesmo, se é anterógrada, retrógrada ou retroanterógrada. Da mesma forma, para alguns diagnósticos diferenciais, é importante verificar como o paciente lida com a perda ou abolição da memória: com uma reação de sofrimento ou mesmo catastrófica diante da deficiência? Negando ou tentando não valorizá-la? Preenchendo as lacunas de memória com recordações falsas (confabulação)?

SENSOPERCEPÇÃO

A sensopercepção abrange as experiências sensoriais e perceptivas pelas quais o indivíduo leva à consciência a compreensão sobre o mundo externo.[5,14]

No exame mental, a sensopercepção pode ser avaliada a partir dos relatos espontâneos de percepções alteradas, da observação de comportamentos sugestivos de percepções (p. ex., quando o paciente conversa consigo mesmo, ri sem motivo, olha repentinamente em determinada direção na ausência de estímulo aparente, etc.) ou da formulação de perguntas diretas sobre tais alterações.

As alterações quantitativas e/ou qualitativas podem ser identificadas, sendo estas as mais importantes do ponto de vista psicopatológico. Contudo, as alterações quantitativas não devem ser ignoradas, e podem ser mais bem verificadas por meio do relato do paciente, ocorrendo frequentemente como queixas somáticas, por exemplo, as parestesias, que podem ser confirmadas no exame físico, em particular, no exame neurológico.[14]

Entre as alterações qualitativas, destacam-se as alucinações e as ilusões. As alucinações são as principais alterações da sensopercepção. Perguntas diretas quanto a ouvir vozes ou ter visões podem ajudar, mas têm valor limitado, pois o paciente pode não compreender bem a pergunta, acreditando que o psiquiatra esteja se referindo a vozes ou visões reais do ambiente, que todos ouvem ou veem; além disso, alguns pacientes podem negar a presença das alucinações por diversas razões, como no intuito de receber alta hospitalar ou de negar a doença (dissimulação).[5,8] Talvez, em vez de perguntar "você ouve vozes ou vê coisas?", seja mais conveniente indagar: "Você ouve vozes ou sons quando não há ninguém por perto para produzi-los? Você enxerga coisas que os outros não enxergam?". Ou, ainda: "Tem observado coisas que não consegue explicar? Ouve vozes sem saber de onde vêm? Entende o que elas dizem? São vozes de homens, mulheres ou crianças? As vozes vêm de dentro da cabeça ou de fora do corpo? Tem medo? Por quê? Elas comentam algo sobre você? Ordenam ou proíbem alguma coisa?".[13,14]

Nas ocasiões em que o indivíduo nega a ocorrência de alucinações, mas adquire atitude de escuta ou parece responder verbalmente às "vozes", o clínico pode explorar a manifestação com expressões do tipo: "Estou vendo que você falou baixinho e olhou de lado, como quem está respondendo ou conversando com alguém. Ocorreu de você ouvir alguma voz nesse momento?". Se, ainda assim, o paciente negar o sintoma, o psiquiatra poderá descrever no exame como "possível alucinação auditiva durante o exame por atitude de escuta/resposta".

Assim, pela observação do comportamento do paciente, o psiquiatra terá uma ferramenta significativa para identificar um sinal de provável ocorrência de alucinação, às vezes mais fidedigno que o relato. Podem ser considerados indícios observáveis de atividade alucinatória: atenção comprometida (o sujeito parece prestar atenção em outra coisa que não as perguntas do examinador); mudanças súbitas da posição da cabeça; fisionomia de terror ou de beatitude; proteção dos ouvidos, olhos ou narinas com as mãos; falar sozinho, dar respostas incoerentes ou apresentar risos imotivados (alucinações auditivas); olhar fixo em determinada direção, desvios súbitos do olhar ou movimentos defensivos com as mãos (visuais); e recusa de alimentos (gustativas e olfativas).[5]

PENSAMENTO E JUÍZO DE REALIDADE

Uma das avaliações mais complexas e extensas do exame mental é a do pensamento. Pode ser difícil para o examinador pouco experiente e com menos conhecimentos sobre psicopatologia. Além disso, outra dificuldade que ocorre advém do fato de que a avaliação do pensamento se dá em conjunto com a do juízo de realidade e a da linguagem, funções que são totalmente inter-relacionadas e que muitas vezes se sobrepõem, sendo a segmentação uma questão meramente didática.

Deve-se entender que a linguagem verbal, ou seja, a fala e o discurso do paciente, representa uma expressão do pensamento. Assim, o psiquiatra deve observar atentamente o relato do paciente, fazer questionamentos, verificar as respostas e as reações do paciente (verbais ou não) ao longo de toda a consulta, tentando decifrar todos os aspectos relacionados ao pensamento.

É importante destacar se a fala foi espontânea ou não, se apenas respondeu aos questionamentos e se as respostas foram coerentes ou não. Quando a fala não é espontânea, deve-se estimular o paciente a fazê-lo.[13]

Um ponto inicial na avaliação do pensamento é por meio do processo de pensar, cujos componentes são: o curso (ou fluxo), a forma (ou estrutura) e o conteúdo (ou temática).[5,14]

O curso é o modo como o pensamento flui, cabendo ao psiquiatra avaliar sua velocidade e seu ritmo ao longo da consulta.[14,23] Basicamente, quanto ao fluxo, o pensamento pode ser acelerado ou lentificado. Alterações como bloqueio ou roubo do pensamento são menos frequentes, mas também podem ocorrer e geralmente estão associadas à esquizofrenia.[14]

Avaliar a forma do pensamento (o chamado pensamento formal) significa observar sua estrutura básica ou arquitetura. Um exemplo de alteração formal é a chamada fuga de ideias. Quanto às alterações relacionadas às associações, o chamado afrouxamento das associações pode ser percebido por meio do afrouxamento dos enlaces associativos, embora ainda tenha alguma concatenação lógica entre as ideias (p. ex., "mais vale um pássaro na mão que dois na gaiola"); na dissociação do pensamento, o psiquiatra perceberá um afrouxamento mais acentuado, agora perdendo a sequência lógica; e na desagregação do pensamento, percebe-se uma perda profunda dos enlaces associativos e, consequentemente, do seu sentido. Outro achado pode ser o descarrilamento, em que o pensamento passa a se extraviar de seu curso normal, mas que eventualmente retorna ao seu curso original.[14]

Quanto ao conteúdo, muitos autores costumam classificar os delírios como suas principais alterações, causando confusão no momento da avaliação e da redação do exame mental. De modo geral, como o conteúdo do pensamento é aquilo que preenche a estrutura do pensar – a temática do pensamento –, não se pode falar propriamente em alterações patológicas, mas em tipos de conteúdo que acompanham o pensamento. O tipo predominante de conteúdo do pensamento do paciente é identificado por meio da observação cuidadosa do psiquiatra, sendo os principais: persecutórios; depreciativos; de poder, riqueza, grandeza ou missão; religiosos ou místicos; eróticos, sexuais, de ciúmes; de culpa; e hipocondríacos.[5,14]

Um segundo aspecto na avaliação do pensamento abrange os seus componentes fundamentais: os conceitos, os juízos e o raciocínio.[3,14]

Quanto aos conceitos, o psiquiatra deve procurar alterações como a desintegração (os conceitos se desfazem, diferindo do seu significado original) ou a condensação (dois ou mais conceitos são fundidos, formando um novo conceito).[22]

No juízo, o psiquiatra deve avaliar algum grau de comprometimento na elaboração, levando a juízos simplistas, concretos e sujeitos à influência social; são consequências de conceitos inconsistentes e de raciocínio pobre, situações possíveis na deficiência intelectual naqueles com empobrecimento cognitivo, devendo ser descrito no exame como juízo deficiente ou prejudicado. Perguntas como "qual a diferença entre água e gelo? E entre gato e leão? Qual a semelhança entre carro, trem e avião?" ou pedir para se interpretar um ditado popular, podem demonstrar a capacidade de abstração, de generalização, de sofisticação.[14]

Outra característica a ser avaliada no juízo e de grande importância para a psiquiatria, sobretudo nos quadros psicóticos, é o denominado juízo de realidade ou de existência, sendo sua principal alteração os delírios. O delírio é uma crença fixa e falsa da realidade. No exame, o psiquiatra deve testar a força da crença, o quanto ela é inabalável, utilizando-se de perguntas como: "Será que isso que está acontecendo não decorre do fato de você se sentir muito nervoso ultimamente? Tem certeza disto?". Identificado o delírio, perguntas mais amplas devem ser formuladas: "Há quanto tempo está acontecendo isso? Como isso aconteceu? O que você tem feito? O que você pensa em fazer? Por que você acha que isto está acontecendo?". Identificar a temática ou conteúdo do delírio e se este é congruente ou não com o humor são os próximos passos a serem investigados, devendo ser registrados com riqueza de detalhes na súmula do exame.[13] Os principais conteúdos temáticos do delírio são: persecutório (o mais frequente); de referência (ou autorreferência); de influência (ou controle); de grandeza; religioso (ou místico); de ciúmes; erotomaníaco; de culpa; de infestação.[5,14,22]

Outra característica do pensamento a ser avaliada é aquela que alguns autores denominam de tipos alterados de pensamento.[14] Nesse ponto, a avaliação incluirá a coerência do pensamento e sua facilidade de expressão e clareza – se as associações estão adequadas, se há pensamentos prolixos, circunstanciais, e se o paciente consegue ser objetivo. Os principais tipos alterados são: pensamento mágico; derreístico; inibido; vago; prolixo (onde pode haver tangencialidade ou circunstancialidade; concreto; desagregado (correspondente à chamada "salada de palavras" na linguagem); ruminativo (ou perseverativo).[14,22]

LINGUAGEM

A linguagem pode ser definida como o principal instrumento de comunicação e socialização dos seres humanos, fundamental na elaboração e na expressão do pensamento e das emoções.[5,14] Como comentado anteriormente, a linguagem é avaliada em conjunto com o pensamento. Nesse item, porém, o foco será na avaliação da linguagem verbal, já que a não verbal foi abordada no primeiro item do exame mental, sobre aspecto geral e comunicação não verbal.

A avaliação da linguagem deve ser realizada por meio da observação do discurso espontâneo do paciente e complementada por perguntas a ele direcionadas.

É importante descrever as características da fala: espontânea ou não; se falou o mínimo necessário com respostas monossilábicas ou muito sucintas; o volume da fala; e se ocorreu algum defeito na verbalização, como disartria, gagueira ou rouquidão.[21] Igualmente importante será avaliar a qualidade da linguagem, conclusão que o examinador terá quando considera sobre "as respostas do paciente terem sido coerentes ou não; sobre o discurso ter sido compreensível; se gramaticalmente correto; sobre vocabulário pobre; se usou palavras estranhas ou bizarras; se utilizou repetições estereotipadas".[14]

O examinador também pode utilizar alguns testes simples, como o MEEM, para avaliar a cognição e que pode ajudar na investigação de possíveis alterações na linguagem ao serem testadas compreensão, fluência verbal, repetição, leitura, escrita e nomeação.[8]

Didaticamente, as alterações da linguagem podem ser as de causas neurológicas (orgânicas), como as afasias, as agrafias, as alexias, as disartrias e as parafasias,[14] ou estarem associadas mais diretamente a transtornos mentais. Inicialmente, deve-se observar a produção e velocidade da fala, a fluência verbal, onde o paciente pode apresentar situações de aumento, como acontece na logorreia e na loquacidade e na "pressão para falar" (pressão incoercível para falar sem parar).[13,14] Já o mutismo, também considerado alteração da volição, constitui ausência de resposta oral e que ocorre de forma passiva ou ativa. Pacientes psicóticos podem apresentar eventualmente alterações de linguagem, como mussitação (produção repetitiva de uma voz muito baixa, murmurada), e neologismos (criação de alguma palavra inteiramente nova, com sentido próprio). Outros achados importantes são os chamados fenômenos de eco, motivo de muita confusão pelos clínicos, são eles: a perseveração verbal (repetição automática de palavras ou trechos de frases, de modo estereotipado e sem sentido); a ecolalia (repetição da última ou das últimas palavras que o entrevistador ou alguém no ambiente pronunciou); palilalia (repetição automática e estereotipada pelo paciente de suas próprias palavras ou frases); e a logoclonia (repetição automática e involuntária das últimas sílabas pronunciadas).[5,14,22]

INTELIGÊNCIA

A inteligência pode ser definida como o conjunto das habilidades cognitivas que permitem ao indivíduo compreender o mundo ao seu redor e lidar com suas demandas.[5,14] Depende do neurodesenvolvimento, que, se incompleto ou atrasado, poderá levar aos chamados transtornos do desenvolvimento intelectual ou às deficiências intelectuais.

A avaliação da inteligência terá início quando da coleta de dados de identificação. No item de escolaridade, o médico estará diante do critério psicopedagógico de avaliação da inteligência: havia dificuldade na aprendizagem, já foi reprovado na escola? Chegou a concluir os estudos?[10,14] Da investigação de desenvolvimento psicomotor virão informes sobre idade em que começou a andar, a falar, etc.

Deve-se indagar sobre habilidade com cálculos matemáticos, se sabe lidar com dinheiro, podendo-se simular uma situação de compra durante a consulta; verificar informações e conhecimentos gerais, como o nome da capital do país, do prefeito da cidade; verificar a capacidade de abstração, generalização e sofisticação da inteligência por meio de perguntas como: "Quais pássaros você conhece? O que é maior, a Lua ou o Sol? O que é uma pessoa covarde e uma pessoa corajosa?" – apresentação de provérbios cotidianos são estratégias que podem ajudar o psiquiatra a identificar algum grau de deficiência.[14]

Muitas vezes, torna-se difícil concluir sobre o nível intelectual do paciente apenas pela entrevista clínica, sendo, então, indicada a solicitação de testes neurocognitivos.

AFETIVIDADE

No exame da afetividade, o psiquiatra observará as seguintes vivências afetivas: humor, emoções, sentimentos e afetos.[5,10,14]

A avaliação deve incluir a expressividade, o controle e a adequação das manifestações dos sentimentos, bem como a intensidade, a duração, as flutuações do humor e os seus componentes somáticos. Deve-se considerar o conteúdo verbalizado e a maneira como o paciente relata experimentar os próprios sentimentos. Atenção deve ser dada para as manifestações de autoestima deduzidas do tom de voz, da expressão facial e da postura corporal; também serão descritos os sentimentos despertados no avaliador durante a entrevista.[21]

O *humor* (ou estado de ânimo) consiste no tônus afetivo do indivíduo na maior parte do tempo, ou seja, seu estado emocional basal, encontrando-se alterado, especialmente, nos transtornos do humor, como depressão e transtorno bipolar. Comumente, o humor é identificado pela forma como o paciente diz se sentir e pode ser descrito como deprimido, irritável, disfórico, eufórico e em elação.[11,13]

As *emoções* consistem em reações afetivas momentâneas e intensas, desencadeadas por estímulos significativos, internos ou externos, conscientes ou não e, quase sempre, acompanhadas de sensações somáticas (alegria, tristeza, medo, raiva, nojo). Por sua vez, os *sentimentos* são estados mais estáveis, de menor intensidade e reatividade, pouco associados a respostas fisiológicas (amizade, amor).[14,22,23]

Por *afetos*, entendem-se as qualidades emocionais que acompanham determinado estímulo, ideia ou representação mental. Estão patologicamente alterados, sobretudo, nos transtornos do humor e nas psicoses, como na esquizofrenia.[5,14,23] Seu exame é realizado pela observação das reações emocionais do paciente ao longo da entrevista.[13]

Na hipomodulação do afeto, há incapacidade de "ajustar" a resposta emocional à situação (como um indivíduo deprimido que se mantém hipotímico mesmo quando fala sobre algo que lhe é agradável). Outra alteração afetiva frequentemente observada na esquizofrenia é o embotamento afetivo, traduzido como perda profunda das vivências afetivas (o paciente parece ter emoções "apagadas", mantendo-se com quase nenhuma variação na mímica facial, postura corporal e tom de voz, independentemente do que vivencia). Esta diferencia-se da apatia, que se trata de uma experiência subjetiva, obtida apenas com o relato do paciente.[14,22,23] Nos episódios de mania, pode ocorrer uma marcante labilidade afetiva, na qual se percebe uma mudança abrupta de um estado emocional para outro (o paciente está eufórico, logorreico e com ideias de grandeza, mas, de repente, começa a chorar copiosamente).[3] Outras alterações geralmente observadas na prática clínica são ambivalência afetiva, inadequação do afeto (paratimia), afeto pueril (ou regredido) e incontinência afetiva.[9]

VOLIÇÃO

A vontade, ou volição, é uma dimensão complexa da vida mental relacionada às esferas instintiva, afetiva e intelectiva em conjunto com os valores, princípios, hábitos e normas éticas e socioculturais do indivíduo.[14] Encontra-se intimamente associada à psicomotricidade e, quase sempre, a avaliação de ambas ocorrerá em conjunto.

No exame mental, o médico deverá avaliar todo o processo volitivo, desde sua intencionalidade até a fase de execução do ato motor voluntário (ou ato volitivo). Um exemplo de alteração frequente da volição ocorre nos quadros depressivos, onde há diminuição (hipobulia) ou abolição da vontade (abulia), e que se encontram bastante associados à apatia, à fadiga fácil e à dificuldade de decisão. O psiquiatra pode identificar esses sinais quando o paciente relatar perda de iniciativa, muita indecisão, dificuldade de transformar as decisões em ações, de "não ter vontade para nada", ou que "se sente muito desanimado, sem forças, sem energia". Outro sinal importante de alteração são os chamados atos impulsivos, em que o paciente realiza o ato logo após a sua intenção, sem deliberar os riscos ou tomar a decisão apropriada, ou seja, simplesmente o faz de forma automática, incontrolável e sem planejamento. Negativismo, mutismo (uma forma de negativismo verbal) e obediência automática também podem ser achados no exame e sugerem uma alteração profunda na volição.[5,14]

PSICOMOTRICIDADE

O ato motor é o componente final do ato volitivo, portanto, as alterações da psicomotricidade, frequentemente, constituem uma expressão dos distúrbios da volição. O comportamento e a atividade motora devem ser avaliados desde a marcha do paciente ao adentrar o local da consulta, até mesmo quando sentado ou gesticulando. Inicialmente, o examinador deve observar, de forma global, se o paciente está inquieto, agitado, trêmulo, rígido, se mexe muito com as mãos, se faz algum ato ou gesto repetitivo (p. ex., mexer constantemente na camisa, na chave do carro ou no celular, etc.). Agitação (associada ou não à agressividade) ou lentificação psicomotora, tremores, apraxias, estereotipias, automatismos, maneirismos ou tiques são alguns dos achados que podem estar presentes. Deve-se observar, também, a presença de sinais caraterísticos de catatonia, relacionadas ou não com quadros psicóticos. Sinais como flexibilidade cérea, obediência automática, negativismo, estupor ou catalepsia podem ser sugestivos de quadro psicótico grave.[5,14,22]

Indagações do tipo "como são seus movimentos espontâneos? Seus gestos são lentos e "difíceis" ou rápidos e "fáceis"? Anda de um lado para outro? Esfrega as mãos? Mexe as pernas inquietamente? Como é sua mímica de repouso? Mostra-se hostil, contrariado, agressivo? Parece ter dificuldades em controlar seus impulsos? Parece estar pronto a explodir a qualquer momento? Faz movimentos inadequados? Faz movimentos ou gestos bizarros?" podem servir de roteiro para o psiquiatra se questionar, durante a avaliação, da volição e da psicomotricidade.[14]

Finalmente, como forma de avaliação conjunta volição/psicomotricidade, é importante observar o pragmatismo do paciente. O psiquiatra avaliará a capacidade do indivíduo para colocar em prática, de forma eficaz, aquilo que deseja e planejou. Nesse ponto, o pragmatismo só pode ser alterado "para menos", sendo denominado hipopragmatismo ou apragmatismo.[5] Questionamentos como "o que você tem feito nos últimos dias? Tem sido capaz de trabalhar ou estudar? O que mais tem sido capaz de fazer? Tem tido dificuldade em terminar o que começa?" podem ser esclarecedores quanto ao pragmatismo.

CRÍTICAS EM RELAÇÃO AOS SINTOMAS (INSIGHT)

A capacidade de *insight* é um item importante no exame mental, podendo ser guia auxiliar para diagnóstico e tratamento. Não é uma condição "estática", podendo haver modificação nas consultas subsequentes.[13]

A avaliação deve ser feita a partir de três aspectos: a) consciência do problema: consciência de que algo não vai bem, ou seja, a compreensão de poder estar doente, o que pode ser subdivido em duas condições: 1) consciência apenas de que tem um problema; e 2) consciência de que tal problema pode ser um transtorno mental; b) capacidade de nomear ou renomear os sintomas: são atribuídos significados às suas experiências (p. ex., "o que tenho não é doença, é influência do demônio"); c) adesão aos tratamentos propostos: de modo geral, mas não sempre, pessoas que têm *insight* sobre sua condição psicopatológica aceitam seguir os tratamentos recomendados.[5,14]

Como resultado, o *insight* pode ser descrito como total (ou preservado), parcial ou nulo. *Insight* parcial pode ocorrer, por exemplo, na mania, em que o paciente pode reconhecer que existe algo errado, mas atribui a culpa aos outros, enquanto o *insight* pobre é típico de transtornos cognitivos e de quadros psicóticos.[13]

Questionamentos como "a iniciativa de marcar a consulta foi sua? Qual o motivo? Você acha que há algo errado consigo? Acha que precisa de tratamento? Aceitaria tomar algum medicamento caso fosse preciso?" podem auxiliar no esclarecimento sobre a presença de *insight*.

EXAME CLÍNICO

O adequado domínio da semiologia médica e a aplicação de técnicas de exame físico geral constituem etapas básicas e necessárias à prática psiquiátrica de boa qualidade.

Embora no atendimento psiquiátrico seja reservada maior quantidade de tempo à entrevista e ao exame do estado mental, delimitar alguns minutos para a realização do exame clínico é indispensável a um adequado atendimento, por razões que vão desde a necessidade do diagnóstico diferencial até a averiguação de condições clínicas existentes relevantes para o diagnóstico e indicação terapêutica.

Diante de um eventual questionamento sobre necessidade de avaliação clínica em atendimento psiquiátrico, emerge a resposta que advém do entendimento, há muito superado, de que corpo e mente possam ser compreendidos separadamente.[10]

Muitas vezes, queixas físicas e outras condições de saúde não são relatadas espontaneamente ao psiquiatra por não serem consideradas relevantes para a especialidade. Em outras ocasiões, entretanto, as queixas físicas são supervalorizadas pelo paciente, que se distancia das questões relativas à sua saúde mental.

Ressalta-se, adicionalmente, que a maior parte dos transtornos mentais pode cursar com sintomas físicos, nem sempre aparentando uma relação de causalidade tão clara para o paciente. Por essa razão, o psiquiatra deve questionar ativamente sobre queixas de natureza clínica, bem como realizar o exame físico, que inclui inspeção, palpação, percussão e ausculta.

Questionamentos relacionados ao funcionamento básico do organismo (sono, apetite, funcionamento intestinal, funcionamento sexual) são necessários em qualquer consulta médica. Na psiquiatria, tais funções fisiológicas têm importância destacada, uma vez que podem estar alteradas em muitos dos transtornos mentais.

As síndromes psiquiátricas têm, entre as suas possíveis causas, condições neurofisiológicas, neuroquímicas e neuroanatômicas. Além disso, sintomas psíquicos podem ser indicativos de uma doença sistêmica subjacente (metabólica, infecciosa, autoimune), orientando de forma diferente suas diretrizes terapêuticas.

O exame físico tente a contribuir, também, para estabelecimento de um bom *rapport,* inclusive com aqueles mais negativistas, "desorganizados", ansiosos ou deprimidos.

Não raramente, pacientes psiquiátricos, em virtude da negligência com o autocuidado e pelo estigma sofrido pelo adoecimento, têm acesso dificultado às outras especialidades. Com isso, a consulta pode ser uma oportunidade proveitosa para a identificação de condições clínicas prevalentes na população geral, como diabetes e hipertensão arterial. De certa forma, o psiquiatra funcionará como um médico generalista para seu paciente, fornecendo as orientações e os encaminhamentos adequados. Como exemplo da importância da atenção à saúde global do paciente, já foi descrita baixa assistência médica a pacientes com esquizofrenia no sentido de serem menos submetidos a cateterismos após infarto agudo do miocárdio, menos cuidados no tratamento de diabetes e doenças pulmonares (como doença pulmonar obstrutiva crônica), e menos cuidados preventivos para câncer (25% menos exames pélvicos e 30% menos mamografias) em mulheres esquizofrênicas, além de 22% menos hormonioterapia no pós-menopausa.[24]

Além do exame físico, poderá ser necessária a solicitação e avaliação complementar por meio de exames laboratoriais e de imagem.

ITENS DO EXAME CLÍNICO

Iniciando-se pela aferição de medidas antropométricas e sinais vitais e seguindo-se com a revisão dos sistemas orgânicos, uma sugestão de roteiro para o exame clínico direcionado à prática psiquiátrica é descrito a seguir.

■ ESTADO GERAL (ECTOSCOPIA)

A primeira avaliação clínica descreve estado geral, nível de consciência, orientação, postura, fácies, tegumento, fâneros, tecido subcutâneo, edemas e presença ou não de linfonodomegalias. Descreve-se, ainda, condição de autonomia física ou necessidade de cadeira de rodas, muletas, bengalas ou acompanhamento por terceiros.

O estado geral é a síntese clínica proveniente da observação global do paciente, podendo ser classificado em bom, regular e ruim ou decaído.

A postura – posição adotada pelo paciente – pode ser assumida espontaneamente ou depender de terceiros para modificação; também será observada no sentido de identificar se se trata de uma ação contra desconforto ou dor (postura antiálgica). O grau de autonomia pode revelar-se por meio da necessidade de instrumentos de auxílio à locomoção ou, ainda, do acompanhamento por outra pessoa, devido a prejuízos cognitivos ou desorganização psíquica severa.

A fácies pode apresentar um aspecto considerado normal (atípico) ou característica de alguma patologia (mixedematosa, hipocrática, cushingoide, etc.).

Por meio do exame do tegumento, avaliam-se a coloração e o grau de hidratação da pele e mucosas, bem como o turgor cutâneo, a textura da pele, a perfusão capilar e a presença de lesões elementares. Os sítios de mucosa conjuntiva, mucolabial e lingual devem ser adequadamente examinados em busca de sinais de hipocromia, hiperemia, icterícia e desidratação. A presença de lesões elementares de pele deve chamar a atenção do psiquiatra, especialmente quando são sugestivas de lesões autoinfringidas, como escoriações causadas por comportamento de *skin picking* (escoriar a pele; dermatotilexomania) ou cicatrizes decorrentes de automutilações. Máculas, pápulas, lesões eritematosas e *rash* cutâneo podem sugerir farmacodermia, devendo ser pesquisadas ativamente em pacientes que fazem uso de psicofármacos (efeitos adversos cutâneos são possíveis de ocorrer em aproximadamente 2 a 5% dos pacientes em uso de estabilizadores do humor, antidepressivos ou antipsicóticos).[25]

Além da pele, os fâneros devem ser avaliados em relação a quantidade e distribuição de pelos corporais, bem como a consistência e espessura das unhas. Alopecia pode ser induzida por estabilizadores do humor e outros psicofármacos, assim como pode sugerir comportamento de tricotilomania.

Deve-se, igualmente, pesquisar possíveis edemas e presença de linfonodomegalias por meio da palpação.

A análise das medidas antropométricas constitui-se de particular importância. As medidas de peso corpóreo e altura e o respectivo cálculo do índice de massa corporal (IMC) podem revelar diversas condições médicas. Um IMC abaixo de 18,5 kg/m² pode sugerir recusa alimentar, diminuição de apetite ou, em níveis abaixo de 17 kg/m² e associado a outros sintomas, ser indicativo de anorexia nervosa, sendo usado para especificar sua gravidade e direcionamento terapêutico.[26] A interpretação do IMC também pode influenciar na escolha de agentes terapêuticos, pois, quando há sobrepeso ou obesidade, evitam-se agentes farmacológicos com efeitos colaterais relacionados a ganho ponderal, como alguns antidepressivos e antipsicóticos atípicos. Ao longo do acompanhamento, alterações do IMC podem revelar a ocorrência de alterações do apetite sugestivos de agravamentos/alterações do transtorno mental ou efeito adverso do fármaco usado.

AFERIÇÃO DA PRESSÃO ARTERIAL SISTÊMICA

A aferição da pressão arterial sistêmica (PAS) segue-se como etapa importante do exame clínico.

Pacientes com transtorno de ansiedade, não raro, apresentam comorbidade com hipertensão arterial sistêmica (HAS) e risco cardiovascular mais elevado em relação à população geral.[27] Assim, o adequado controle de níveis pressóricos é mandatório para redução da morbimortalidade.

Alterações de níveis pressóricos e de outros sinais vitais também são observadas em condições graves e potencialmente letais, a exemplo da síndrome neuroléptica maligna associada ao uso de antipsicóticos, sobretudo de primeira geração (neurolépticos), ou da síndrome serotoninérgica correlacionada ao uso de medicamentos que aumentem níveis de serotonina no SNC.

Pacientes em uso de antidepressivos inibidores da monoaminoxidase (IMAOs) podem apresentar picos hipertensivos ao ingerirem alimentos ricos em tiramina ou medicamentos que contenham aminas simpaticomiméticas. Já a venlafaxina, em doses altas, está associada a elevação de níveis pressóricos, especialmente em idosos.[28]

TEMPERATURA, FREQUÊNCIA CARDÍACA E FREQUÊNCIA RESPIRATÓRIA

A aferição da temperatura, da frequência cardíaca e da frequência respiratória completa a avaliação dos sinais vitais.

A medida da temperatura corporal tanto será útil para descartar alterações em doenças infecciosas que cursem com síndromes mentais (geralmente confusionais) como para identificar alterações que podem estar associadas ao uso de alguns psicofármacos. A temperatura corporal geralmente se eleva em quadros de síndrome neuroléptica maligna. É possível, também, haver hipertermia durante o início de uso de clozapina.

É comum haver taquicardia em razão de efeitos anticolinérgicos ou bloqueio alfa-1 adrenérgico de antipsicóticos (especialmente neurolépticos de baixa potência) e dos antidepressivos tricíclicos (ADTs).[28] A síndrome da taquicardia ortostática postural, condição cardiológica caracterizada pelo aumento da frequência cardíaca nos primeiros minutos após se assumir a posição ereta associada a sintomas de intolerância ortostática, deve ter diagnóstico diferencial com sintomas de ansiedade, especialmente crises de pânico.[29]

■ EXAME SUMÁRIO DOS SISTEMAS

A revisão de sistemas é imprescindível. Por meio dela, o psiquiatra identifica problemas não verbalizados inicialmente pelo paciente ou que não fazem parte da queixa principal ou da HDA, mas que podem participar da etiopatogenia e fisiopatologia do quadro.[18]

A revisão de sistemas será feita ao longo da entrevista, com questionamentos prévios de queixas ou sintomas de forma clara e lógica, cabendo ao psiquiatra escolher intercalá-los ao longo do discurso ou separar um momento específico para as indagações.

Ao se deparar com uma queixa clínica específica durante a entrevista, o médico deverá proceder ao exame físico do aparelho relacionado.

Com finalidade didática, a revisão dos sistemas e seu exame físico serão ordenados seguindo uma direção cefalocaudal.

CABEÇA

Queixas relacionadas à cabeça são comuns em condições psiquiátricas como depressão, ansiedade, transtorno de pânico e transtorno obsessivo-compulsivo, que são comorbidades frequentes em indivíduos com enxaqueca e *cefaleia* tensional.[30]

Pacientes com migrânea têm maior prevalência de ansiedade generalizada e/ou depressão maior quando comparados com a população geral, sobretudo em casos de enxaqueca com aura.[31]

Cefaleia também pode ocorrer como queixa frequente, não específica e em geral transitória, em pacientes que utilizam psicofármacos, especialmente antidepressivos.[28]

Quadros atípicos de cefaleia, acompanhados de rebaixamento de nível de consciência, assimetria de reflexos neurológicos, alteração no exame dos pares cranianos (papiledema, anisocoria, distúrbios da motricidade ocular, paresia facial) ou sinais de irritação meníngea devem ser bem investigados, pois podem fazer parte de uma doença clínica potencialmente grave.

É preciso atentar para o fato de que a presença de patologia intracraniana grave é extremamente rara em pacientes com cefaleia e que apresentam exame neurológico *normal*.[32]

Queixas de *tontura* e *vertigem* são frequentes em 20 a 56% da população geral, havendo igualmente alta prevalência em pacientes com transtornos mentais.[33] Podem ocorrer naqueles em uso de ADTs e antipsicóticos típicos de baixa potência, decorrentes de hipotensão postural. A avaliação neurológica da marcha e do equilíbrio costumam ser úteis para a investigação das possíveis causas de tontura.

OLHOS, OUVIDOS, NARIZ E GARGANTA

A presença de glaucoma alerta o médico na escolha de medicações com efeitos anticolinérgicos. Visão borrada ou turva pode ocorrer em pacientes que utilizam antidepressivos tricíclicos, trazodona e clozapina. Zumbidos podem ser induzidos por diversos psicofármacos, bem como podem fazer parte da síndrome de retirada de antidepressivos, como venlafaxina. Movimentos involuntários de língua ou perorais sugerem estágios iniciais de discinesia tardia induzida por antipsicóticos. Afonia pode ser desencadeada por episódios dissociativos.

SISTEMA RESPIRATÓRIO

No trato respiratório, a ausculta é essencial para diferenciar quadros entre doenças pulmonares ou obstruções de vias aéreas e dispneias psicogênicas. Em quadros de depressão e ansiedade, é possível a queixa de "opressão respiratória", um tipo de dispneia geralmente de início repentino, associado a fatores estressantes, e sem a observação de alterações na ausculta respiratória.

SISTEMA CARDIOVASCULAR

Palpitações e taquicardia costumam ser sintomas comuns em indivíduos ansiosos. Queixas intensas nesse sentido são referidas em ataques de pânico. O psiquiatra observará a frequência cardíaca e fará ausculta precordial como itens indispensáveis para avaliar ocorrência ou não de ritmo cardíaco irregular e/ou sopros. A aferição da PAS completará o exame e foi descrita em item específico anteriormente.

TRATO GASTRINTESTINAL

Alterações no paladar, como gosto amargo ou metálico, podem ocorrer concomitantemente ao uso de antidepressivos tricíclicos e lítio. Constipação e diarreia podem ocorrer como efeitos colaterais medicamentosos ou fazendo parte dos sintomas ansiosos. Em alguns casos, o exame abdominal sumário com inspeção, palpação, percussão e ausculta pode ser necessário quando há queixas mais específicas e intensas.

EXAME NEUROLÓGICO

A avaliação neurológica visa identificar topograficamente uma possível lesão ou disfunção no SNC e/ou sistema nervoso periférico.[14]

Embora os transtornos pertencentes à nosologia psiquiátrica não costumem apresentar alterações verificáveis ao exame neurológico, sua realização é de suma importância, a fim de identificar diagnósticos diferenciais ou efeitos colaterais de medicamentos.[32]

Nervos cranianos ▶ O exame detalhado dos pares de nervos cranianos pode ser necessário diante da investigação de quadros de cefaleia e queixas relacionadas a sensopercepção, equilíbrio/postura ou a motricidade ocular, facial, de músculos mastigatórios e da região faríngea e laríngea. Alterações da visão central e periférica podem estar relacionadas à disfunção do nervo óptico; parosmias e alucinações olfativas podem estar associadas a patologias do nervo oftálmico; parageusias e alucinações gustativas podem ser causadas por patologias dos nervos facial e glossofaríngeo ou disartria pode ser causada por disfunção do nervo hipoglosso.

Equilíbrio e marcha ▶ O equilíbrio estático pode ser avaliado por meio das provas dos braços estendidos e do Teste de Romberg. Juntamente com a marcha, deve ser examinado, por exemplo, diante da queixa de tontura. A marcha parkinsoniana, de aspecto enrijecido, em bloco e sem o movimento automático dos braços é de singular importância para o psiquiatra, pois tanto poderá conduzi-lo ao diagnóstico de doença de Parkinson como doença primária ou fazê-lo identificar sua comorbidade com o transtorno mental. Igualmente, pode ser caracterizada como efeito adverso extrapiramidal de medicamentos, especialmente antipsicóticos de primeira geração.

A deambulação em passos muito curtos, com os pés arrastando-se no chão pode ser indicativa de atrofia cortical na síndrome demencial. Marcha atáxica pode ocorrer em patologias cerebelares, intoxicação por álcool ou em quadros agudos e transitórios que podem ser observados, por exemplo, no início do tratamento com carbamazepina.[28]

Motricidade ▶ O exame da motricidade engloba a avaliação de movimentos involuntários, trofismo, tônus e força muscular, bem como a pesquisa de reflexos neurológicos.

Efeitos colaterais extrapiramidais podem provocar movimentos anormais, como tremores de extremidades e da língua, bem como hipertonia extrapiramidal (rigidez), evidenciada pelo sinal da roda denteada (resistência ao estiramento muscular, com interrupções semelhantes às de uma engrenagem com defeito).

A força muscular deve ser avaliada em membros superiores, inferiores, tronco e pescoço, especialmente em busca de possíveis assimetrias.

A pesquisa de reflexos superficiais, proprioceptivos, miotáticos, musculares e profundos é importante. Quando há suspeita de lesão cerebral difusa e encefalopatias, alguns sinais e reflexos primitivos podem estar presentes, a exemplo dos reflexos de preensão, de sucção, orbicular dos lábios e palmomentual.

Coordenação ▶ Deve ser avaliada por meio de provas índex/dedo-nariz e de movimentos alternados. Disfunções na coordenação geralmente indicam patologia neurológica. A incapacidade de executar movimentos rápidos, repetitivos e alternados (disdiadococinesia) pode ocorrer em indivíduos com disfunção cerebelar, bem como em quadros demenciais e na esclerose múltipla.

Sensibilidade ▶ O exame das sensibilidades tátil-térmico-dolorosa, cinético-postural, vibratória e à pressão são fundamentais para diagnóstico diferencial entre afecções neurológicas raquimedulares e alguns transtornos conversivos. A não correspondência topográfica entre um nervo espinal e o dermátomo a ele correspondente sugere alteração de sensibilidade psicogênica. A sensibilidade dolorosa costuma estar aumentada em pacientes deprimidos. Além disso, a comorbidade entre dor crônica e depressão é frequente na prática clínica.[34]

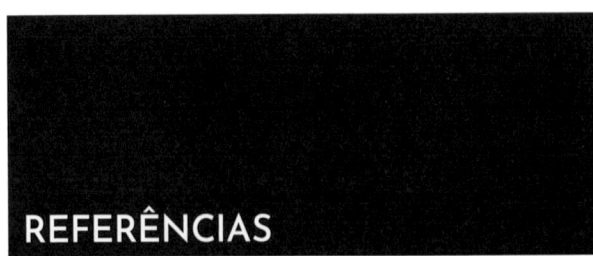

REFERÊNCIAS

1. Day RA. Como escrever e publicar um artigo científico. 5. ed. São Paulo: Santos Livraria Editora; 2001.

2. Sadock BJ, Sadock VA, Ruiz P. Exame e diagnóstico do paciente psiquiátrico. In: Sadock BJ, Sadock VA, Ruiz P. Compêndio de psiquiatria: ciência do comportamento e psiquiatria clínica. 11. ed. Porto Alegre: Artmed; 2017. p. 192-289.

3. Goldbloom DS, editor. Psychiatric clinical skills. Toronto: CAM; 2010.

4. Miranda-Sá Jr LS. Compêndio de psicopatologia e semiologia psiquiátrica. Porto Alegre: Artmed; 2001.

5. Cheinaux E. Manual de psicopatologia. 5. ed. Rio de Janeiro: Guanabara Koogan; 2015.

6. Botega NJ. Prática psiquiátrica no hospital geral: interconsulta e emergência. 3. ed. Porto Alegre: Artmed; 2012.

7. Sullivan HS. A entrevista psiquiátrica. Rio de Janeiro: Interciência; 1983.

8. Shea SC, Mezzich JE. Contemporary psychiatric interviewing: new directions for training. Psychiatry. 1988;51(4):385-97.

9. Meleiro A. Entrevista clínico-psiquiátrica. In: Meleiro A, coordenador. Psiquiatria: estudos fundamentais. Rio de Janeiro: Guanabara Koogan; 2019. p. 118-31.

10. Miranda-Sá Jr LS. O diagnóstico psiquiátrico ontem e hoje. E amanhã? Rio de Janeiro: ABP; 2010.

11. Cantilino A, Monteiro DC. Psiquiatria clínica: um guia para médicos e profissionais de saúde mental. Rio de Janeiro: MedBook; 2017.

12. Carlat DJ. Entrevista psiquiátrica. 2. ed. Porto Alegre: Artmed; 2007.

13. Morrison J. The first interview. 4th ed. New York: The Guilford Press; 2016.

14. Dalgalarrondo P. Psicopatologia e semiologia dos transtornos mentais. 3. ed. Porto Alegre: Artmed; 2019.

15. Gelder M, Gath D, Mayou R, Cowen P. Oxford textbook of psychiatry. 3rd ed. New York: Oxford University Press; 1996.

16. Shea SC. Psychiatric interviewing: the art of understanding. 3rd ed. Edinburgh: Elsevier; 2017.

17. Forlenza OV, Migues EC, editores. Compêndio de clínica psiquiátrica. Barueri: Manole; 2012.

18. Mackinnon RA, Michels R, Bucley PJ. A entrevista psiquiátrica na prática clínica. 2. ed. Porto Alegre: Artmed; 2008.

19. Hales RE, Yudofsky SC, Gabbard GO. Tratado de psiquiatria clínica. 5. ed. Porto Alegre: Artmed; 2012.

20. Poole R, Higgo R. Psychiatric interviewing and assessment. 2nd ed. Cambribge: Cambridge University; 2017.

21. Zuardi AW, Loureiro SR. Semiologia psiquiátrica. Medicina. 1996;29(1):44-53.

22. Paim I. Curso de psicopatologia. 11. ed. São Paulo: E.P.U.; 1993.

23. Cheniaux E. Psicopatologia descritiva: existe uma linguagem comum? Rev Bras Psiquiatr. 2005;27(2):157-62.

24. Folsom DP, Lebowitz BD, Lindamer LA, Palmer BW, Patterson TL, Jeste DV. Schizophrenia in late life: emerging issues. Dialogues Clin Neurosci. 2006;8(1):45-52.

25. Bliss SA, Warnock JK. Psychiatric medications: adverse cutaneous drug reactions. Clin Dermatol. 2013;31(1):101-9.

26. American Psychiatric Association. Manual diagnóstico e estatístico de transtornos mentais: DSM-5. 5. ed. Porto Alegre: Artmed; 2014.

27. Player MS, Peterson LE. Anxiety disorders, hypertension, and cardiovascular risk: a review. Int J Psychiatry Med. 2011;41(4):365-77.

28. Cordioli AV, Gallois B, Isolan L, organizadores. Psicofármacos: consulta rápida. 5. ed. Porto Alegre: Artmed; 2015.

29. Kincaid BB, Muzyk AJ, Kanter RJ, Preud'homme XA. Manifestations of anxiety? Explaining tachycardia and hypertension in a patient with POTS. Fam Med Med Sci Res. 2015;4(1):1-4.

30. Beghi E, Bussone G, D'Amico D, Cortelli P, Cevoli S, Manzoni GC, et al. Headache, anxiety and depressive disorders: the HADAS study. J Headache Pain. 2010;11(2):141-50.

31. Albuquerque AV, Alququerque LHM, Moreira Filho PF. Ansiedade e depressão em pacientes migranosos. Rev Neurocienc. 2013;21(1):22-7.

32. Frishberg BM, Rosenberg JH, Matchar DB, McCrory DC, Pietrzak MP, Rozen TD, et al. Evidence-based guidelines in the primary care setting: neuroimaging in patients with nonacute headache. Minneapolis: AAN; 2000.

33. Teggi R, Manfrin M, Balzanelli C, Gatti O, Mura F, Quaglieri S, et al. Point prevalence of vertigo and dizziness in a sample of 2672 subjects and correlation with headaches. Acta Otorhinolaryngol Ital. 2016;36(3):215-9.

34. Doan L, Manders T, Wang J. Neuroplasticity underlying the comorbidity of pain and depression. Neural Plast. 2015;2015:504691.

Para *quizzes* sobre o conteúdo do livro e casos clínicos complementares, acesse:

https://apoio.grupoa.com.br/tratadopsi/

13

PSICOPATOLOGIA GERAL

ELIE CHENIAUX

Em função de ser ainda muito limitado o conhecimento sobre o funcionamento cerebral e, consequentemente, sobre as causas do adoecimento mental, o diagnóstico nosológico em psiquiatria é realizado com base nos sinais e sintomas do paciente. Assim, é de fundamental importância a psicopatologia geral, que tem um caráter semiológico, isto é, de investigação e identificação dos sinais e sintomas, além de propedêutico, ou seja, introdutório, em relação à psiquiatria clínica.

A psicopatologia é a disciplina científica que se ocupa dos fenômenos psíquicos anormais.[1] Ela nasceu na Europa, em meados do século XIX, com os estudos de Jean-Étienne Esquirol[2] e Wilhelm Griesinger,[3] na França e na Alemanha, respectivamente. De forma ampla, abrange tudo o que envolve o adoecimento mental: causas, alterações anatômicas e fisiológicas, métodos de investigação e manifestações.[4]

Mas o que é a doença mental? Esse é um conceito bastante mal definido. Todos os critérios utilizados para distinguir o normal do patológico em relação à mente e ao comportamento humanos mostram-se altamente falhos. Adotando-se um critério subjetivo, segundo o qual doente é aquele que sofre com os seus sintomas, tem-se a mania eufórica como uma nada rara exceção. Um critério estatístico ou quantitativo, que estabelece que o anormal é raro, é contradito, utilizando um exemplo da odontologia, pela cárie dentária, que acomete mais de 90% da população. Por fim, um critério qualitativo ou de adequação, que diz que o patológico é aquilo que é reconhecido como tal pela sociedade, é muito pouco defensável, já que o que é visto como doença em um determinado local ou época pode ser considerado normal em outro contexto geográfico ou histórico. Um exemplo disso é a homossexualidade, que, em um passado não muito distante, estava incluída entre as categorias diagnósticas nos tratados de psiquiatria.[4,5]

A psicopatologia está relacionada a diversas abordagens e referenciais teóricos. Assim, seria mais correto dizer que existem várias psicopatologias, que podem ser classificadas em dois grupos: explicativas e descritivas. As psicopatologias explicativas investigam a gênese do adoecimento mental e incluem as descobertas e teorias da neurobiologia, da psicanálise e da sociologia, entre outras áreas do conhecimento. As descritivas, por sua vez, limitam-se a caracterizar e categorizar as alterações psicopatológicas, sem se ocuparem de suas causas.[6]

No livro *Psicopatologia geral*, publicado em 1913, o psiquiatra e filósofo alemão Karl Jaspers[1] cria a psicopatologia descritivo-fenomenológica. Nessa obra clássica da literatura psiquiátrica, Jaspers propõe a utilização do método fenomenológico de Edmund Husserl[7] na descrição dos sintomas mentais. A psicopatologia descritivo-fenomenológica não busca explicações teóricas para as manifestações clínicas e tem como foco as vivências subjetivas do paciente. Tais vivências não são diretamente acessíveis por parte de qualquer outra pessoa, porém, de acordo com a abordagem de Jaspers, podem ser captadas pelo examinador, por meio da empatia, em sua própria mente, o que o permite fazer uma "descrição compreensiva" delas. Para Jaspers, esse método é muito mais rico do que a mera observação objetiva do comportamento do paciente.

O exame psíquico faz parte da avaliação psiquiátrica. Da mesma forma que o exame físico, ele não se baseia no relato do paciente, que fornece informações para a história clínica, mas no que é observado pelo examinador durante a entrevista. Portanto, se o paciente conta que costuma ouvir vozes quando ninguém está por perto, isso vai para a "história da doença atual", mas se o psiquiatra vê o paciente falando sozinho e desviando o seu olhar repetidamente para o lado, essa observação deve ser incluída no exame psíquico. Também como o exame físico, o exame psíquico representa um corte transversal, referindo-se apenas ao momento atual. Afinal, uma alteração psicopatológica que estava ausente antes pode estar presente agora e vice-versa. Embora o exame psíquico, na redação da avaliação psiquiátrica, apareça depois da história clínica, ou anamnese, ele é realizado ao mesmo tempo em que se dá a coleta de informações.[8] Na verdade, a observação do paciente já começa antes da formulação das primeiras perguntas, que, em geral, se referem aos dados de identificação.[9]

No exame psíquico, são avaliadas as seguintes funções psíquicas: aparência; atitude; consciência (vigilância); atenção; sensopercepção; memória; linguagem; pensamento; inteligência; imaginação; conação; psicomotricidade; pragmatismo; afetividade; orientação alopsíquica; consciência do eu; prospecção; e consciência de morbidade (ver **Quadro 13.1**).[10] A divisão da atividade mental em funções psíquicas é, até certo ponto, artificial, mas atende a fins didáticos e práticos.[4] Basicamente, essas funções são avaliadas em paralelo, e não uma após a outra. Além da observação desarmada, regularmente são aplicados testes específicos, embora simples, para a avaliação de determinadas funções psíquicas, especialmente as cognitivas, como atenção, memória, orientação alopsíquica e inteligência. Somente o treinamento sob supervisão e a experiência podem promover no estudante ou profissional da saúde mental a capacidade de realizar um bom exame psíquico: saber o que e como observar no comportamento do paciente e como interpretar a observação.[10]

Se, como já referido, a investigação de sinais e sintomas é fundamental para o diagnóstico nosológico em psiquiatria, no que se refere ao diagnóstico sindrômico, isso é ainda mais relevante. Síndrome representa um conjunto coerente de sinais e sintomas, que, de forma

QUADRO 13.1
AS FUNÇÕES PSÍQUICAS

Aparência	
Atitude	
Consciência (vigilância)	
Atenção	
Sensopercepção	
Memória	
Linguagem	
Pensamento	• curso • forma • conteúdo
Inteligência	
Imaginação	
Conação	
Psicomotricidade	
Pragmatismo	
Afetividade	• humor • intensidade • modulação • conteúdo
Orientação alopsíquica	• temporal • espacial • situacional • quanto às outras pessoas
Consciência do eu	• consciência da existência do eu • consciência da atividade do eu • consciência da unidade do eu • consciência da identidade do eu • consciência dos limites do eu
Prospecção	
Consciência de morbidade	

não casual, costumam estar associados.[5] O diagnóstico sindrômico reflete um corte transversal, e, assim, para a sua formulação, as informações que constituem a história clínica são absolutamente desnecessárias, bastando apenas o reconhecimento das alterações psicopatológicas presentes em determinado momento.[10]

As alterações patológicas relativas às funções psíquicas podem ser classificadas em quantitativas e qualitativas. As alterações quantitativas se referem a aumento ou diminuição de determinada função, por exemplo, a agitação e a inibição psicomotora. As qualitativas, por sua vez, consistem em algo novo, em fenômenos não encontrados em uma pessoa normal. Assim, alucinações acústico-verbais são alterações qualitativas, visto que não representam uma exacerbação da audição, e, sim, um ouvir diferente, que prescinde de um estímulo real correspondente.[10]

O estudo da psicopatologia descritiva, contudo, está relacionado a uma dificuldade significativa. Quando são comparados os diversos livros nessa área, observa-se que seus conceitos e termos carecem de universalidade e uniformidade. Nesse sentido, um mesmo termo, dependendo do autor, recebe diferentes significados, como "pseudoalucinação"; um mesmo conceito é designado, por autores diferentes, por termos diferentes, como "jargonofasia", "esquizofasia" e "salada de palavras"; ou determinado conceito é adotado por alguns autores, mas ignorado pelos demais, como "hiperlucidez".[11]

Nas próximas seções, será apresentada uma extensa lista de alterações psicopatológicas, junto de suas respectivas definições, classificadas de acordo com a função psíquica.

ALTERAÇÕES DA APARÊNCIA[12,13]

- **Descuidada:** desleixo em relação à higiene corporal, ou a limpeza e alinho das roupas.
- **Bizarra:** extravagância ou excentricidade; exagero ou desarmonia quanto aos padrões culturais.
- **Exibicionista:** exposição excessiva do corpo, como no uso de roupas muito decotadas ou curtas.

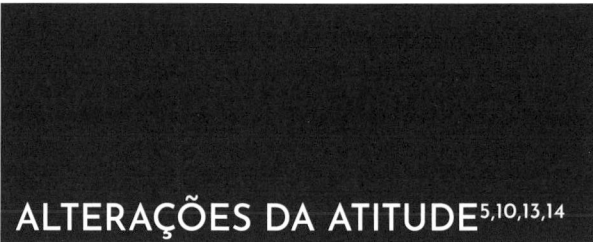

ALTERAÇÕES DA ATITUDE[5,10,13,14]

- **Não cooperante**: ausência de colaboração com o exame.
- **De oposição (ou negativista)**: recusa explícita a participar da entrevista ou a responder às perguntas.
- **Hostil**: ofensas, ameaças ou agressões.
- **De fuga**: com medo, o paciente sai às pressas do local da entrevista.
- **Suspicaz**: desconfiança em relação ao examinador.
- **Querelante**: o paciente se sente prejudicado ou ofendido e discute ou briga com o examinador.
- **Reivindicativa**: solicitações ou exigências apresentadas insistentemente.
- **Arrogante**: o paciente trata os demais como se fossem inferiores a ele.
- **Evasiva**: o paciente evita responder determinadas perguntas, sem que haja uma recusa explícita.
- **Invasiva**: o paciente insiste em abordar aspectos íntimos do examinador ou mexe em seus objetos pessoais sem pedir autorização.
- **De esquiva**: evita o contato social.
- **Inibida**: em função de timidez, o paciente demonstra estar pouco confortável diante do examinador.
- **Desinibida**: perda das inibições sociais do comportamento, com impulsividade.
- **Jocosa**: piadas e brincadeiras em excesso.
- **Irônica**: arrogância e agressividade que se expressam em piadas sarcásticas ou no tom de voz.
- **Lamuriosa**: recorrentes queixas quanto aos próprios problemas ou sofrimento.
- **Dramática**: relatos acompanhados de uma expressão emocional intensa demais.
- **Teatral**: comportamentos ou relatos que expressam fingimento, exagero ou o desejo de chamar a atenção dos outros.
- **Sedutora**: o paciente faz muitos elogios ao examinador ou o provoca sexualmente.
- **Pueril**: o comportamento lembra o de uma criança.
- **Gliscroide**: o paciente é "viscoso", "grudento", e tenta prolongar indefinidamente o contato com o examinador.
- **Simuladora**: o paciente relata ou exibe um sintoma ou doença que de fato não tem.
- **Dissimuladora**: o paciente tenta ocultar ou disfarçar um sintoma ou doença presente.
- **Indiferente**: há um distanciamento afetivo em relação ao examinador ou à situação.
- **Manipuladora**: o paciente tenta impor a sua vontade por meio de ameaças ou chantagem emocional.
- **Submissa**: o paciente aceita passivamente todas ou quase todas as demandas do examinador.
- **Expansiva**: há uma constante busca por contato social, e as demais pessoas são tratadas com excessiva intimidade.
- **Amaneirada**: o comportamento é exagerado, pouco natural, caricatural.
- **Reação de último momento**: após um longo período de total ausência de cooperação, justamente no momento em que o examinador desiste da realização da entrevista, é que o paciente responde pela primeira vez a uma pergunta.

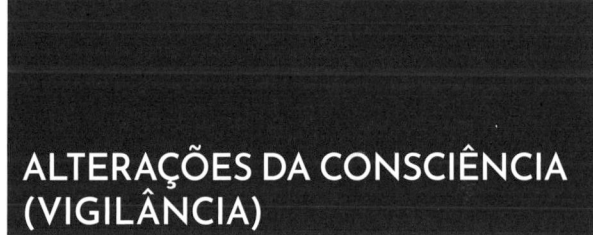

ALTERAÇÕES DA CONSCIÊNCIA (VIGILÂNCIA)

QUANTITATIVAS

- **Rebaixamento da consciência**: nível de consciência verticalmente reduzido, entre a lucidez e o coma. O indivíduo parece estar sonolento e seu comportamento indica alienação ou inadequação em relação ao ambiente.[15]
  - *Obnubilação simples*: rebaixamento do nível da consciência sem sintomas psicóticos, isto é, delírios ou alucinações. Em geral, há inibição da psicomotricidade.[16]
  - *Obnubilação oniroide*: rebaixamento do nível da consciência, que se acompanha de sintomas psicóticos. Em geral, há agitação psicomotora.[12]
- **Coma**: abolição da consciência; não há captação dos estímulos externos ou atividade motora voluntária.[17]

QUALITATIVA

- **Estreitamento da consciência:** diminuição, em uma dimensão horizontal, da amplitude do campo da consciência, a qual fica limitada a um número bastante reduzido de elementos.[18] O indivíduo pode, por exemplo, caminhar, dar respostas verbais simples e realizar movimentos automáticos ou estereotipados, mas ignora praticamente tudo o que está ao seu redor, passando a impressão de que está em um mundo à parte.

ALTERAÇÕES DA ATENÇÃO

QUANTITATIVAS

- **Hipoprosexia:** diminuição global da atenção, afetando, ao mesmo tempo, a capacidade de concentração (tenacidade) e a de desviar a atenção (mobilidade).[19] O indivíduo não parece concentrado em coisa alguma e, ao mesmo, está alheio em relação ao ambiente.
- **Aprosexia:** abolição da atenção.[16] Pode estar associada ao estado de coma.

QUALITATIVAS

- **Rigidez da atenção:** aumento da tenacidade, com redução da mobilidade.[10] Está associada a estreitamento da consciência. A atenção está intensamente aderida a poucos elementos e não se desvia em direção a novos estímulos.
- **Labilidade da atenção:** aumento da mobilidade, com redução da tenacidade.[17] O indivíduo não consegue se concentrar em coisa alguma e desvia continuamente a sua atenção.

ALTERAÇÕES DA SENSOPERCEPÇÃO

QUANTITATIVAS

- **Agnosia:** perda da capacidade de reconhecer objetos na ausência de déficit sensorial. Os estímulos sensoriais de um mesmo objeto não são integrados e, assim, permanecem dissociados; além disso, não há a comparação com o registro na memória de objetos semelhantes anteriormente percebidos.[19] Por exemplo, o indivíduo, diante de um guarda-chuva, consegue descrever seu tamanho, formato, cor etc., mas não sabe dizer para que serve o objeto.
- **Hiperestesia:** aumento global da intensidade na captação de estímulos.[15] As cores ficam mais brilhantes e vívidas; os cheiros, mais intensos; a comida, mais saborosa, etc.
- **Hipoestesia:** diminuição global da intensidade na captação de estímulos.[4] Tudo parece acinzentado, a comida perde o sabor, os sons ficam abafados, etc.
- **Anestesia:** abolição da sensopercepção. Nenhum estímulo é captado.[20]
- **Alucinação negativa:** ausência de percepção de um objeto específico que está presente no campo sensorial do indivíduo.[5] Por exemplo, diante de outra pessoa, o sujeito consegue ver tudo o que está presente no ambiente, exceto aquela pessoa.
- **Macropsia:** visão de um objeto realmente presente com um tamanho maior do que o verdadeiro.[6] Por exemplo, uma formiga é vista com as dimensões de um elefante.
- **Micropsia:** visão de um objeto realmente presente com um tamanho menor do que o verdadeiro.[17] Por exemplo, um elefante é visto com as dimensões de uma formiga.
- **Dismegalopsia:** visão de um objeto realmente presente com o formato distorcido.[21]

QUALITATIVAS

- **Ilusão**: distorção não intencional da percepção de um objeto de fato presente, o que faz outro objeto, ausente porém semelhante, ser percebido no lugar do real; como consequência, há uma falsa identificação do objeto.[15] Por exemplo, diante de uma corda, em vez desse objeto, vê-se uma cobra.
- **Pareidolia**: imagem propositalmente criada a partir de estímulos incompletos e imprecisos, como um carneirinho imaginado com base nas nuvens do céu, mas que em nenhum momento é tida como real pelo indivíduo. Esse fenômeno nunca é patológico.[9]
- **Alucinação**: percepção de um objeto que na verdade não está presente, ou percepção sem os estímulos externos correspondentes.[6] Por exemplo, ouvir vozes quando não há alguém por perto falando.
    - *Alucinação verdadeira*: vivência alucinatória com as mesmas características da imagem perceptiva normal, incluindo corporeidade, ou seja, ter três dimensões, e localização no espaço objetivo externo.[12] Por exemplo, o indivíduo identifica a origem das (falsas) vozes que o ofendem no apartamento acima daquele onde mora.
    - *Pseudoalucinação*: vivência alucinatória com características mais semelhantes às da imagem representativa, especialmente ausência de corporeidade e localização no espaço subjetivo interno.[1] Por exemplo, o indivíduo "vê" o diabo em sua mente, mesmo com os olhos fechados.
    - *Alucinose*: vivência alucinatória localizada no espaço objetivo externo e que é prontamente criticada pelo indivíduo, que a reconhece como algo irreal.[19] Por exemplo, a pessoa que sofre de enxaqueca vê os escotomas cintilantes durante uma crise, mas sabe que essas visões não correspondem a algo real.
- **Sinestesia**: um estímulo de determinada modalidade sensorial é percebido como de outra, por exemplo, ver a cor de um som.[5]

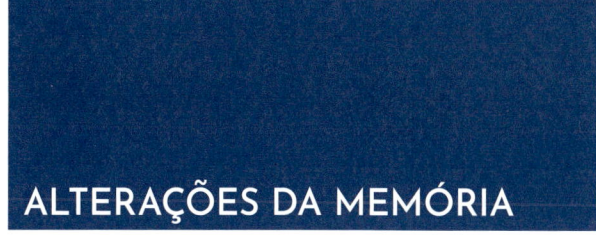

ALTERAÇÕES DA MEMÓRIA

QUANTITATIVAS

- **Quanto ao tempo**
    - *Amnésia/hipomnésia anterógrada (de fixação)*: perda ou diminuição, respectivamente, da capacidade de formar novas memórias de longo prazo, ou seja, adquirir novas informações.[17] Por exemplo, logo depois de ser apresentado ao médico, o paciente não consegue reconhecê-lo ou se lembrar do seu nome.
    - *Hipermnésia anterógrada (de fixação)*: habilidade acima do normal de formar novas memórias de longo prazo.[16] Raras pessoas conseguem realmente decorar a íntegra do texto de um livro após uma única leitura.
    - *Amnésia/hipomnésia retrógrada (de evocação)*: perda ou diminuição, respectivamente, da capacidade de recuperar memórias de longo prazo, que antes haviam sido normalmente fixadas.[15] Por exemplo, o indivíduo, durante muitos anos, sabia de cor a senha de acesso à sua conta bancária e agora não se lembra mais dela.
    - *Hipermnésia retrógrada (de evocação)*: recuperação de um número excessivo de recordações em um curto período ou, alternativamente, a recuperação de uma lembrança específica de forma mais vívida, detalhada e exata do que o habitual.[13,18] Durante um transe hipnótico, por exemplo, pode ocorrer a rememoração muito intensa e com grande riqueza de detalhes de um evento que aparentemente estava esquecido.
    - *Amnésia ou hipomnésia retroanterógrada*: forma mista em que tanto a memória de fixação como a de evocação estão prejudicadas.[15]

- **Quanto à extensão e ao conteúdo**
  - *Amnésia/hipomnésia generalizada*: perda ou diminuição da capacidade de recordar uma grande extensão do passado, eventualmente todo o curso da vida.[14,17] Por exemplo, em quadros de amnésia dissociativa, o indivíduo pode, de uma hora para outra, se esquecer do seu próprio nome e de todos os eventos prévios de sua vida.
  - *Amnésia/hipomnésia lacunar (localizada)*: perda ou diminuição da capacidade de recordar os eventos ocorridos em um período específico de tempo, com limites relativamente bem definidos.[17] Por exemplo, após um episódio de *delirium*, o paciente não se lembra de coisa alguma do que aconteceu enquanto estava com a consciência rebaixada, mas se recorda de tudo aquilo que se deu antes e depois desse período.
  - *Hipermnésia lacunar (localizada)*: recordação exacerbada de eventos ocorridos em um período específico de tempo.[10] Muitos indivíduos que sofrem de transtorno de estresse pós-traumático (TEPT) recordam-se recorrentemente e com grande riqueza de detalhes do evento traumático.
  - *Amnésia/hipomnésia seletiva (sistemática)*: perda ou diminuição da capacidade de recordar informações relacionadas entre si, não quanto ao tempo, mas quanto ao conteúdo e significado afetivo.[17] Por exemplo, uma jovem, após brigar com seu namorado, se esquece completamente dele e de todos os fatos relacionados a ele, ficando preservadas todas as demais memórias.
  - *Hipermnésia seletiva (sistemática)*: recordação exacerbada de informações relacionadas entre si quanto ao conteúdo e significado afetivo.[10,17] Por exemplo, pacientes deprimidos se lembram mais facilmente de episódios negativos e de seus próprios fracassos ou falhas.

QUALITATIVAS

- **Alomnésia**: distorção ou deturpação involuntária da lembrança de um fato.[20] Por exemplo, pacientes em mania eufórica se recordam dos eventos de suas vidas como mais grandiosos, importantes ou bem-sucedidos do que realmente foram.
- **Paramnésia**: recordação de algo que não aconteceu.[22] Por exemplo, um paciente com demência se recorda de ter conversado com a esposa na véspera, embora ela tivesse morrido anos antes.
- **Déjà vu**: sentimento de familiaridade em relação a objeto, local, situação ou pessoa com o qual se tem contato pela primeira vez, representando, assim, um falso reconhecimento.[19] Por exemplo, o indivíduo vê na rua um completo estranho e afirma que ele é o seu pai, que estaria disfarçado.
- **Jamais vu**: ausência de sentimento de familiaridade em relação a objeto, local, situação ou pessoa com o qual já se teve contato anteriormente, ou seja, um falso desconhecimento.[17] Por exemplo, uma paciente internada era regularmente visitada por seu pai, mas acreditava que quem vinha era um sósia, um impostor, que se fazia passar por ele.
- **Criptomnésia**: súbita recordação que não é reconhecida como tal, parecendo à pessoa uma ideia nova, uma criação original.[20] Um exemplo seria o de um indivíduo que compõe uma canção, que lhe parece inédita, e depois descobre que ela já existia, tendo sido anteriormente ouvida por ele, embora não se lembrasse disso.
- **Ecmnésia**: uma recordação tão intensa que faz o indivíduo vivenciar uma situação do passado como se estivesse ocorrendo agora, no presente.[15] Por exemplo, em um estado de transe dissociativo, uma senhora idosa se via na casa onde passou a infância e ficava brincando como uma criança e chamando por seus pais.

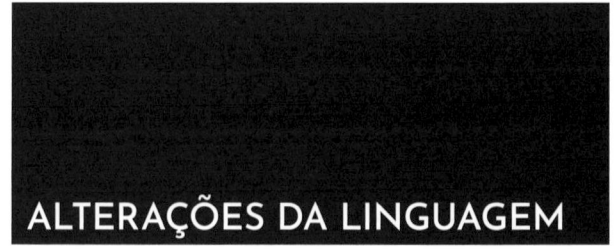

ALTERAÇÕES DA LINGUAGEM

QUANTITATIVAS

- **Afasia**: perda da capacidade linguística, distúrbio adquirido na expressão ou compreensão da linguagem.[4]
  - *Motora (ou expressiva, ou de Broca)*: perda da capacidade de realizar os movimentos musculares para produzir adequadamente os sons das palavras.[1] O indivíduo não consegue falar ou a sua fala fica muito prejudicada.

- *Sensorial (ou receptiva, ou de Wernicke)*: perda da capacidade de compreender a linguagem, de reconhecer as palavras.[4] O indivíduo não consegue entender o que os outros dizem.
- *De condução*: perda da capacidade de repetição das palavras e da nomeação de objetos.[6]
- *Global*: perda da capacidade de expressão, compreensão e repetição das palavras.[23]
- *Transcortical*: perda da capacidade de expressão linguística, mas com preservação da capacidade de repetição.[23]
- *Anômica*: perda da capacidade de nomeação dos objetos.[6]
- **Agrafia**: perda da capacidade de escrever.[4]
- **Alexia**: perda da capacidade de ler.[4]
- **Aprosódia ou hipoprosódia**: perda ou diminuição da modulação afetiva ou musicalidade da fala, que se torna monótona, monocórdica.[24]
- **Hiperprosódia**: exacerbação da modulação afetiva da fala, que se torna enfática, loquaz.[6,10]
- **Mutismo**: ausência da fala.[1]
- **Logorreia (ou verborreia, ou verborragia)**: falar muito.[25]
- **Oligolalia**: falar pouco.[10]
- **Hiperfonia**: falar em um volume alto.[6,10]
- **Hipofonia**: falar em um volume baixo.[10,12]
- **Taquilalia**: falar rápido.[4,10]
- **Bradilalia**: falar devagar.[15]
- **Latência de resposta aumentada**: demora para responder às perguntas.[26]
- **Latência de resposta diminuída**: intervalo bastante curto entre as perguntas e as respostas.[10]

QUALITATIVAS

- **Ecolalia**: repetição imediata, como um eco, das últimas palavras proferidas por outra pessoa.[15] Por exemplo, diante da pergunta "Qual é o seu nome?", o paciente responde "Qual é o seu nome?".
- **Palilalia**: repetição involuntária da última palavra ou últimas palavras proferidas pelo próprio paciente.[4] Por exemplo, o paciente diz "O meu nome é João... é João".
- **Logoclonia**: repetição involuntária da última sílaba ou últimas sílabas proferidas pelo próprio paciente.[5] Por exemplo, o paciente diz "O meu nome é João... ão".
- **Estereotipia verbal (verbigeração)**: frequente repetição de palavras ou frases sem qualquer objetivo de comunicação, de forma invariável, monótona e dissociada de qualquer contexto.[15] Por exemplo, um paciente repetia a frase "É uma coisa" sempre da mesma forma, muitas vezes durante o dia, estivesse sozinho ou acompanhado, não importando se estava na enfermaria, no refeitório ou no pátio do hospital em que estava internado.
- **Mussitação**: falar sozinho, sussurrando, praticamente sem movimentar os lábios.[5]
- **Neologismo**: a criação de palavras novas ou o uso de palavras preexistentes com um novo significado, que só é conhecido pelo paciente.[6] Por exemplo, um indivíduo com esquizofrenia criou a palavra *newvela*, que, segundo ele, significava "uma forma de novela que não tem fim e que passa em três emissoras de TV".[10]
- **Jargonofasia (salada de palavras)**: completa desestruturação do discurso, formado por palavras reconhecíveis, mas emitidas em uma ordem caótica e ilógica, o que faz as frases não terem qualquer sentido, ininteligíveis.[15] Por exemplo: "Casa fazer normal pedra onda João frente".
- **Parafasia**: deformação ou troca de palavras.[6]
  - *Literal (fonêmica)*: uma palavra é substituída por outra de som semelhante, havendo troca de letra ou fonema.[25] Por exemplo, falar "vaca" em vez de "faca".
  - *Verbal (semântica)*: uma palavra é substituída por outra de significado semelhante.[25] Por exemplo, falar "garfo" em vez de "faca".
- **Solilóquio**: falar consigo mesmo.[10]
- **Coprolalia**: usar palavras de baixo calão.[5]
- **Glossolalia**: discurso formado unicamente por palavras inexistentes, que, em função de uma prosódia normal, dão a falsa impressão de representarem um idioma estrangeiro.[4]
- **Maneirismo**: fala rebuscada, pouco natural ou caricatural no que se refere à escolha de palavras ou à prosódia.[4] Pode, por exemplo, ser um discurso com um número excessivo de gírias, de termos técnicos, ou de palavras no diminutivo.
- **Pedolalia**: fala infantilizada no que se refere à escolha de palavras ou à prosódia.[12]
- **Pararresposta**: resposta completamente incoerente em relação à pergunta.[4] Por exemplo, perguntado sobre quem descobriu o Brasil, o paciente responde "feijão com arroz".
- **Resposta aproximada**: resposta intencionalmente errada, porém, coerente com a pergunta, expressando a intenção de parecer mentalmente doente.[6] Por

exemplo, perguntado sobre quem descobriu o Brasil, o paciente responde "Napoleão Bonaparte".

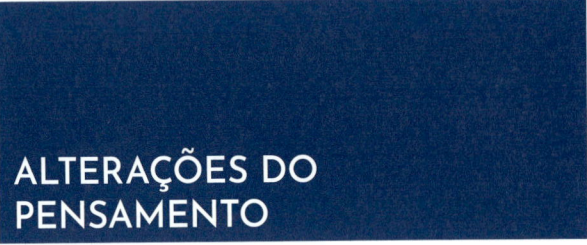

ALTERAÇÕES DO PENSAMENTO

QUANTITATIVAS

- **Curso**
    - *Aceleração do pensamento*: falar rápido.[5]
    - *Alentecimento (ou inibição) do pensamento*: falar devagar.[15]
    - *Interrupção (ou bloqueio) do pensamento*: parada súbita e incompreensível da fala, eventualmente no meio de uma frase ou mesmo de uma palavra.[19]

QUALITATIVAS

- **Forma**
    - *Fuga de ideias*: discurso caracterizado por variação rápida e contínua do tema, muitas vezes influenciado por estímulos do ambiente ou por assonância ou aliteração das palavras, com preservação do nexo lógico na associação entre as ideias.[19] Por exemplo, uma paciente em mania, certa vez falou o seguinte: "Você foi o médico do meu marido. Ele voou pela janela. Minha irmã também se matou. Também pulou pela janela. Ela se tratava com o doutor Pitta. Ele devia se chamar doutor Apita. Aí ele apitava, e todos os doentes pulavam pela janela".[10]
    - *Desagregação (ou dissociação, ou descarrilamento)*: perda do sentido lógico na associação entre as ideias, resultando em um discurso incoerente e incompreensível.[13] Por exemplo: "Pela alma, pode-se viver bem e fazer coisas, mas deixamo-nos abater, logo a seguir. É como um rapto, que Deus imediatamente cura com unguentos, ligaduras e máquinas metidas no coração".[21]
    - *Prolixidade*: discurso repleto de detalhes irrelevantes, que resulta da incapacidade de distinguir o essencial do acessório.[4] Por exemplo, o paciente, quando perguntado sobre onde mora, em vez de dar uma resposta objetiva e simplesmente informar o seu endereço, faz diversos comentários sobre a sua rua, sobre os vizinhos, sobre o clima na região, etc.
    - *Minuciosidade*: discurso extremamente detalhista, que resulta da excessiva preocupação em não se omitir qualquer informação relevante.[9] Por exemplo, um paciente com características obsessivas da personalidade vai ao cardiologista e relata a ele todos os sintomas que teve desde o início de sua doença, todas as datas das ocorrências desses sintomas, todos os medicamentos de que já fez uso e suas respectivas posologias, todos os efeitos colaterais que teve com cada medicamento, etc.
    - *Perseveração*: frequente recorrência a um mesmo tema ou a incapacidade de abandonar um assunto específico.[15] Por exemplo, um paciente com demência, em função de seu déficit de memória, pode repetir muitas vezes o mesmo assunto, pois não se lembra de já tê-lo abordado minutos antes. Uma forma especial de perseveração são as *ideias obsessivas*, que são ideias de conteúdo desagradável, absurdo ou repulsivo, porém, reconhecidas como próprias pelo indivíduo, que são recorrentes ou persistentes, se impõem contra a sua vontade e geram intensa resistência interna.[5] Um tema comum de obsessões é a dúvida. Por exemplo, o indivíduo está no trabalho, mas não consegue se concentrar em suas tarefas porque não sai de sua cabeça o pensamento de que pode ter se esquecido de trancar a porta quando saiu de casa.

- **Conteúdo**
    - *Concretismo (pensamento empobrecido)*: discurso formado por um vocabulário pobre e uso bastante limitado de conceitos abstratos, metáforas e analogias.[4]
    - *Delírio*: segundo Jaspers,[1] é um juízo patologicamente falso, de conteúdo impossível, não influenciável e caracterizado por uma convicção extraordinária. Todavia, na prática psiquiátrica, ideias que não preenchem todos esses critérios são com frequência consideradas delirantes. Assim, por exemplo, alguns delírios poderiam ter um conteúdo possível e, por fim, até coincidir com a verdade.[27] De acordo com uma definição mais ampla, o delírio seria uma ideia ou crença que resulta de um raciocínio ilógico ou que des-

considera em grande parte a realidade. O tema mais comum de delírio é o persecutório[6]: sem justificativa plausível, o indivíduo, por exemplo, acredita que querem matá-lo.
- **Delírio primário (ou ideia delirante)**: delírio que não decorre de outra alteração psicopatológica.[1]
- **Delírio secundário (ou ideia deliroide)**: delírio que decorre de outra alteração psicopatológica.[17] Por exemplo, as ideias de grandeza causadas pelo estado de humor na mania eufórica.
  - *Ideia prevalente*: ideia falsa resultante de forte influência emocional sobre o julgamento dos fatos, que se torna pouco racional, mas que é potencialmente corrigível quando os afetos estão menos intensos e há exposição adequada à realidade.[19] A paixão amorosa, por exemplo, cursa com ideias prevalentes. Quem está apaixonado acredita que o objeto de seu amor é uma pessoa extraordinária e sem defeitos. O tempo e o convívio, contudo, irão corrigir essa distorção da realidade.

ALTERAÇÃO DA INTELIGÊNCIA

QUANTITATIVA

- **Déficit intelectivo**: desempenho intelectivo diminuído, seja em comparação com as demais pessoas, seja em comparação com o usual do próprio indivíduo.[16]

ALTERAÇÕES DA IMAGINAÇÃO

QUANTITATIVAS

- **Exacerbação da imaginação**: aumento da capacidade imaginativa, da criatividade.[5]
- **Inibição da imaginação**: redução da capacidade imaginativa, da criatividade.[5]

ALTERAÇÕES DA CONAÇÃO

QUANTITATIVAS

- **Hipobulia ou abulia**: diminuição ou abolição da atividade mental direcionada à ação, com sensação de falta de energia vital, desânimo, fraqueza, cansaço ou prostração. Na observação objetiva, a hipobulia e a abulia se expressam em inibição ou abolição da psicomotricidade.[4]
- **Enfraquecimento de impulsos específicos**
  - *Anorexia*: perda ou diminuição do apetite.[18]
  - *Diminuição da sede*.[21]
  - *Insônia*: redução do número total de horas de sono.[5]
  - *Diminuição da libido*.[21]
- **Hiperbulia**: exacerbação da atividade mental direcionada à ação, com sensação de aumento da energia vital, força, vigor ou vivacidade. Na observação objetiva, a hiperbulia se expressa em aumento da psicomotricidade.[5]
- **Intensificação de impulsos específicos**
  - *Bulimia*: aumento do apetite.[15]
  - *Potomania*: aumento da sede.[5]
  - *Hipersonia*: aumento do número total de horas de sono ou sonolência diurna.[18]
  - *Satiríase e ninfomania*: aumento da libido, no homem e na mulher, respectivamente.[4]

QUALITATIVAS

- **Ato impulsivo**: ato súbito e incoercível, que decorre da passagem direta da intenção ou propósito para a execução, pulando-se as etapas de deliberação e decisão do processo volitivo.[5] Por exemplo, o indivíduo leva um esbarrão acidental de um desconhecido na rua e, de imediato, dá um soco nele.
- **Ato compulsivo**: ato que o indivíduo se sente compelido a realizar, mas a realização só ocorre após longa

deliberação, em função de intensa resistência interna.⁴ A dependência do álcool, por exemplo, tem um caráter compulsivo. O indivíduo sente vontade de beber, mas, tendo consciência dos efeitos negativos do álcool sobre a sua saúde e sua vida de forma geral, tenta resistir e consegue adiar a ingestão alcoólica. Todavia, acometido pelos sintomas de abstinência, acaba, depois de algum tempo, se rendendo e volta a beber.

- **Comportamentos desviantes em relação aos impulsos**
    - *Automutilação*: ato em que o indivíduo infringe a si próprio lesões corporais.[18] Usar um faca para fazer cortes na pele do braço seria um exemplo.
    - *Comportamento suicida*: pensamentos, planejamento ou ações direcionados a exterminar a própria vida.[18]
    - *Alotriofagia*: ingestão de coisas estranhas ou inadequadas, como animais repugnantes, fezes, objetos perigosos ou substâncias nocivas.[18] Por exemplo, um paciente costumava comer as molas do colchão em que dormia.[10]
    - *Parafilias*: preferência por objetos, pessoas ou situações sexuais não usuais, dos quais depende obrigatoriamente a excitação sexual e o orgasmo. Incluem-se o fetichismo, o sadismo, o masoquismo, o exibicionismo, a escopofilia (*voyeurismo*), a pedofilia, a gerontofilia, a zoofilia, a necrofilia, entre outros.[26]
- **Ambitendência (ambivalência volitiva)**: incapacidade para decidir e para agir em função da coexistência de tendências volitivas opostas, porém, igualmente intensas.[12] Por exemplo, na entrada de uma sala, o indivíduo quer entrar e, ao mesmo tempo, ir embora. Não faz uma coisa nem outra, ficando ali empacado.
- **Negativismo**: recusa incompreensível a atender as solicitações do examinador. No negativismo passivo, o indivíduo simplesmente não faz o que lhe é pedido.[19] Por exemplo, o paciente pode se negar a informar até mesmo seu nome quando está sendo realizada a entrevista psiquiátrica. No negativismo ativo, ele faz o oposto.[19] Por exemplo, pede-se ao paciente para entrar na sala e ele vai embora.
- **Reação do último momento**: suspensão súbita e inesperada do comportamento negativista justamente no momento em que o examinador desiste da entrevista.[18]
- **Sugestionabilidade patológica**: tendência exacerbada a atender as demandas do examinador.[18] Por exemplo, em um transe hipnótico, sintomas podem ser induzidos no paciente como resultado da sugestão exercida pelo hipnotizador.
- **Obediência automática**: cumprimento passivo e imediato, sem deliberação alguma, de qualquer ordem ou solicitação por parte do examinador, mesmo que a ação seja ridícula ou perigosa para o paciente.[19] Assim, se for ordenado ao paciente que bata com a cabeça contra a parede, ele o fará no mesmo instante.

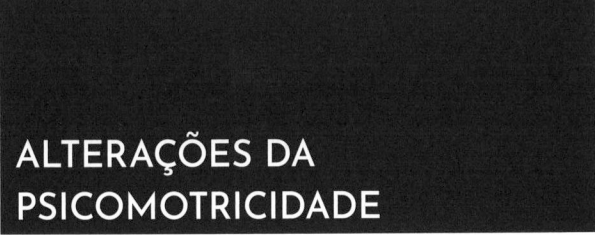

ALTERAÇÕES DA PSICOMOTRICIDADE

QUANTITATIVAS

- **Apraxia**: perda ou diminuição da capacidade de realizar ações motoras anteriormente aprendidas, na ausência de déficit motor ou sensorial ou incoordenação motora.[4] Por exemplo, o paciente não consegue mais amarrar os sapatos.
- **Hipocinesia (ou inibição psicomotora, ou alentecimento psicomotor)**: diminuição generalizada dos movimentos voluntários, que se tornam mais lentos ou menos frequentes.[12]
- **Acinesia (ou estupor)**: abolição dos movimentos voluntários. Quando é acompanhada de rigidez muscular, é chamada de *catalepsia*.[19]
- **Hipercinesia (ou agitação, ou exaltação psicomotora)**: aumento generalizado dos movimentos voluntários, que se tornam mais rápidos e mais frequentes.[12]

QUALITATIVAS

- **Ecopraxia**: repetição imediata, automática e despropositada de movimentos ou gestos realizados por alguém que está diante do paciente.[18] Por exemplo, se a pessoa que está na frente do paciente coça a cabeça, ele, como um espelho, faz o mesmo. Quando a repetição é restrita à expressão facial, chama-se *ecomimia*.[18]
- **Estereotipia**: ação motora sem finalidade aparente, realizada com grande frequência e sempre da mesma forma. Podem ser movimentos, gestos, palavras ou

frases, posturas corporais ou ida a um lugar específico.[19] Por exemplo, o paciente recorrentemente realiza um mesmo movimento rotatório com o braço direito, que parece incompreensível e desconectado de qualquer contexto ou objetivo.

- **Maneirismo**: movimento ou gesto com finalidade adequada – como andar, acenar, sorrir, cumprimentar –, mas realizado de forma exagerada, extravagante, caricatural, afetada ou artificial.[15] Por exemplo, o indivíduo aperta a mão de um amigo sacudindo-a um grande número de vezes e com movimentos excessivamente amplos.
- **Flexibilidade cerácea**: em função de rigidez muscular que é facilmente vencida pelo examinador, este consegue colocar um segmento do corpo do paciente, como um braço, em qualquer posição, que se manterá por longo tempo, mesmo que seja muito incômoda. O corpo do paciente é amoldável como se fosse de cera.[4]
- **Interceptação cinética**: um movimento corporal ou gesto é interrompido, de forma brusca e incompreensível, e o paciente tem a vivência de ter sido influenciado por outra pessoa, a distância, ou por uma força externa, mágica ou sobrenatural, que o impediu de completá-lo.[19]
- **Perseveração motora**: repetição contínua, sem sentido ou propósito, de uma ação motora que, na primeira vez, foi realizada de forma adequada.[5] Por exemplo, solicita-se que o paciente levante os braços, só que ele não realiza o movimento apenas uma vez e parece não conseguir parar de repeti-lo.

ALTERAÇÕES DO PRAGMATISMO

QUANTITATIVA

- **Hipopragmatismo/apragmatismo**: diminuição ou abolição da capacidade de colocar em prática e realizar adequadamente o que se planeja.[26] Por exemplo, tipicamente o paciente em mania quer fazer muitas coisas ao mesmo tempo, mas nada consegue terminar ou executar direito.

ALTERAÇÕES DA AFETIVIDADE

QUANTITATIVAS

- **Intensidade**
  - *Exaltação afetiva*: aumento da intensidade da vivência ou da expressão afetiva, podendo o humor estar alegre, irritado, triste ou ansioso.[5] O afeto é contagiante, e, assim, por exemplo, a observação da tristeza de um deprimido faz o examinador se sentir triste também.
  - *Embotamento afetivo*: diminuição da intensidade da vivência ou da expressão afetiva.[4] Predomina o humor indiferente. O examinador não consegue ter empatia em relação ao afeto do paciente.

QUALITATIVAS

- **Modulação**
  - *Labilidade afetiva*: mudanças súbitas e frequentes do estado de humor.[19] Por exemplo, um paciente em mania se mostra extremamente alegre, mas, quando contrariado, fica logo irritado; em seguida, fica alegre outra vez e, ao se lembrar de um evento negativo, chora copiosamente; daqui a pouco está novamente feliz.
  - *Incontinência afetiva*: as reações emocionais são exageradas e longas, desencadeadas por eventos ou estímulos de pequena intensidade, havendo incapacidade para controlar, conter, a expressão afetiva.[15] Por exemplo, em um quadro de intoxicação alcoólica, o indivíduo, que já estava triste antes de começar a beber, passa horas e horas sem conseguir parar de chorar.
  - *Rigidez afetiva*: perda da flexibilidade da expressão afetiva, ficando o estado de humor longamente inalterado, sem sofrer influência por parte dos eventos.[12] Por exemplo, a tristeza na depressão cursa com autonomia em relação ao ambiente e, assim, se mantém mesmo que fatos positivos ocorram.

- **Conteúdo**
  - *Paratimia*: inadequação da expressão afetiva, que se encontra em desacordo com a situação ou com o que é verbalizado.[5] Por exemplo, o indivíduo ri quando sabe que sua mãe, a quem era muito apegado, morreu, ou, alternativamente, apresenta uma fisionomia triste, mas diz que está alegre.
  - *Ambitimia (ambivalência afetiva)*: estados afetivos opostos, simultâneos e de mesma intensidade, direcionados a mesma pessoa, objeto ou situação.[19] Por exemplo, ao mesmo tempo amar e odiar fortemente alguém.
  - *Neotimia*: estado afetivo extravagante, de alguma forma especial, nunca anteriormente vivenciado. O conteúdo é variável: elação, terror, êxtase, etc.[4]

ALTERAÇÕES DA ORIENTAÇÃO ALOPSÍQUICA

QUANTITATIVAS

- **Desorientação alopsíquica**: incapacidade, parcial ou total, para se situar em relação ao tempo, espaço, situação ou outras pessoas.[21] Ou seja, desconhecimento quanto à data, ao local onde se encontra, ao contexto em que se está inserido, ou ao reconhecimento de outrem.
  - *Desorientação confusional*: decorrente de rebaixamento do nível da consciência.[16]
  - *Desorientação amnésica*: decorrente de prejuízo na memória de fixação.[1]
  - *Desorientação apática*: decorrente de desinteresse, em função de alteração da afetividade ou da conação.[19]
  - *Desorientação delirante*: decorrente de uma crença delirante.[15]
  - *Desorientação por déficit intelectivo*: decorrente de prejuízo na capacidade intelectiva.[18]
  - *Desorientação por estreitamento da consciência*: decorrente de redução da amplitude do campo da consciência.[20]

QUALITATIVAS

- **Falsa orientação alopsíquica**: situar-se erroneamente em relação ao tempo, espaço, situação ou outras pessoas.[21] Por exemplo, o indivíduo, em outubro, acredita estar em julho; está internado no hospital, mas diz que está em sua própria casa; é examinado pelo médico, porém, julga que está sendo torturado ou pensa que o médico é o demônio.
  - *Falsa orientação confuso-oniroide*: decorrente de rebaixamento do nível da consciência com sintomas psicóticos.[1]
  - *Falsa orientação paramnésica*: decorrente de falsas memórias.[10]
  - *Falsa orientação delirante*: decorrente de um delírio.[1]
  - *Falsa orientação por estreitamento da consciência*: decorrente de redução da amplitude do campo da consciência.[10]

ALTERAÇÕES DA CONSCIÊNCIA DO EU

QUANTITATIVAS

- **Consciência da existência do eu**
  - *Consciência da existência do eu diminuída*: vivência de prostração ou desânimo, falta de energia ou de disposição, redução do sentimento de vivacidade.[21] Implica hipobulia.
  - *Consciência da existência do eu abolida*: convicção quanto a não mais existir ou estar morto.[28] Implica delírio niilista ou de negação.
  - *Consciência da existência do eu aumentada*: exacerbação do sentimento de vigor, ânimo, energia ou vivacidade.[17] Implica hiperbulia.
- **Consciência da identidade do eu (orientação autopsíquica)**
  - *Desorientação autopsíquica*: diminuição da capacidade de se situar em relação a si próprio, perda do conhecimento relativo aos próprios dados de

identificação, como nome, idade, local de nascimento, profissão, etc.[19]

QUALITATIVAS

- **Consciência da atividade do eu**
  - *Roubo do pensamento*: vivência de que um pensamento foi literalmente retirado da mente por outra pessoa ou uma força externa. Com frequência, o roubo do pensamento acarreta interrupção do curso do pensamento.[12]
  - *Imposição (ou inserção) do pensamento*: vivência de que um pensamento foi literalmente colocado na mente por outra pessoa ou uma força externa.[19] Para o paciente, um pensamento estranho penetrou a sua mente da mesma forma que um espinho pode atravessar a pele.
  - *Sensações corporais impostas*: sensações localizadas nas vísceras – por exemplo, o coração sendo esmagado –, que são atribuídas a ação ou influência sobre o corpo exercida a distância por outra pessoa ou força externa.[16]
  - *Interceptação cinética*: já mencionada entre as alterações da psicomotricidade (ver anteriormente).
  - *Interceptação da atenção*: incapacidade de manter a atenção em determinado objeto ou estímulo, que é atribuída a ação ou influência direta sobre a mente do indivíduo por parte de outra pessoa ou força externa.[10]
- **Consciência da unidade do eu**
  - *Dupla orientação autopsíquica*: coexistência da orientação autopsíquica verdadeira com uma falsa orientação autopsíquica, que geralmente é de caráter delirante.[29] Por exemplo, o indivíduo diz que é o João, seu nome verdadeiro, e, ao mesmo tempo, Deus.
  - *Dupla orientação alopsíquica*: coexistência da orientação alopsíquica verdadeira com uma falsa orientação alopsíquica, que geralmente é de caráter delirante.[19] Por exemplo, o paciente julga estar no hospital e, ao mesmo tempo, no céu.
  - *Paratimia*: já mencionada entre as alterações da afetividade (ver anteriormente).
  - *Ambivalência afetiva*: já mencionada entre as alterações da afetividade (ver anteriormente).
  - *Ambitendência*: já mencionada entre as alterações da conação (ver anteriormente).

- **Consciência da identidade do eu**
  - *Falsa orientação (autopsíquica) delirante*: substituição da orientação autopsíquica verdadeira por uma falsa orientação autopsíquica, que geralmente é de caráter delirante.[26] Por exemplo, o indivíduo acredita que é Deus.
  - *Despersonalização*: sentimento de estranheza em relação a si mesmo, vivência de transformação do eu psíquico ou corporal. Muitos pacientes repetidamente se olham no espelho tentando identificar o que está se modificando neles.[16]
- **Consciência dos limites do eu**
  - *Transitivismo*: atribuição de vivências subjetivas do indivíduo a outras pessoas.[20] Por exemplo, o paciente se sente triste e acredita que todas as demais pessoas estão tristes também.
  - *Apropriação*: o que acontece com outras pessoas ou com objetos inanimados é experimentado como uma vivência subjetiva.[12] Por exemplo, o paciente vê o galho de uma árvore sendo cortado e sente dor.
  - *Publicação (ou divulgação) do pensamento*: vivência de que os pensamentos são lidos ou ouvidos pelas demais pessoas.[12]

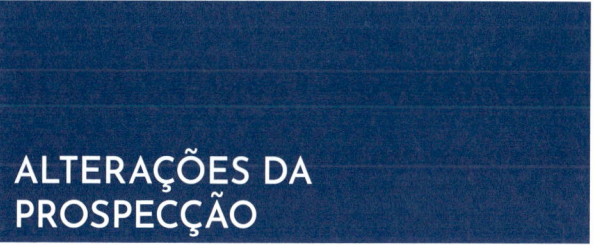

ALTERAÇÕES DA PROSPECÇÃO

QUANTITATIVA

- **Planos ausentes**

QUALITATIVA

- **Planos inadequados ou inexequíveis**: por exemplo, um paciente em mania, ao ser perguntado sobre o que fará após a alta hospitalar, afirma que vai estudar medicina, psicologia, engenharia e direito, tudo ao mesmo tempo.[10]

ALTERAÇÕES DA CONSCIÊNCIA DE MORBIDADE

QUANTITATIVAS

- **Consciência de morbidade ausente:** o paciente não se acha doente e não considera seus sintomas como tais.
- **Consciência de morbidade parcial:** o paciente reconhece alguns sintomas, mas não todos, ou julga que seus sintomas são físicos e não mentais.[10]

REFERÊNCIAS

1. Jaspers K. Psicopatologia geral: psicologia compreensiva, explicativa e fenomenologia. Rio de Janeiro: Atheneu; 1987.

2. Esquirol E. Maladies mentales: considérées sous les rapport médical, hygiénique et médico-légal. Paris: Chez J.-B. Baillière; 1838.

3. Griesinger W. Die pathologie und therapie der psychischen krankheiten, für aerzte und studirende. Stuttgart: Krabbe; 1845.

4. Dalgalarrondo P. Psicopatologia e semiologia dos transtornos mentais. Porto Alegre: Artmed; 2000.

5. Sá Jr LSM. Fundamentos de psicopatologia: bases do exame psíquico. Rio de Janeiro: Atheneu; 1988.

6. Sims A. Sintomas da mente: introdução à psicopatologia descritiva. Porto Alegre: Artmed; 2001.

7. Husserl E. Ideias para uma fenomenologia pura e para uma filosofia fenomenológica. 4. ed. São Paulo: Ideias e Letras; 2012.

8. Mackinnon RA, Yudofsky SC. A avaliação psiquiátrica na prática clínica. Porto Alegre: Artes Médicas; 1988.

9. Lopes JL. Diagnóstico em psiquiatria. Rio de Janeiro: Cultura Médica; 1980.

10. Cheniaux E. Manual de psicopatologia. 6. ed. Rio de Janeiro: Guanabara Koogan; 2020.

11. Cheniaux E. Psicopatologia descritiva: existe uma linguagem comum? Rev Bras Psiquiatr. 2005;27(2):157-62.

12. Abreu JLP. Introdução à psicopatologia compreensiva. 2. ed. Lisboa: Fundação Calouste Gulbenkian; 1997.

13. Vallejo-Nágera A. Propedêutica clínica psiquiátrica. 2. ed. Madrid: Labor; 1944.

14. Ey H, Bernard P, Brisset C. Manual de psiquiatria. 5. ed. Rio de Janeiro: Masson do Brasil; 1988.

15. Paim I. Curso de psicopatologia. 11. ed. São Paulo: EPU; 1993.

16. Alonso-Fernández F. Fundamentos de la psiquiatria actual. Madrid: Paz Montalvo; 1976.

17. Goas MC. Temas psiquiatricos: algunas cuestiones psicopatologicas generales. Madrid: Paz Montalvo; 1966.

18. Delgado H. Curso de psiquiatria. 5. ed. Barcelona: Editorial Científico-Médica; 1969.

19. Nobre de Melo AL. Psiquiatria. Rio de Janeiro: Guanabara Koogan; 1981.

20. Bleuler E. Psiquiatria. 15. ed. Rio de Janeiro: Guanabara Koogan; 1983.

21. Scharfetter C. Introdução à psicopatologia geral. 2. ed. Lisboa: Climepsi Editores; 1999.

22. Hamilton M, editor. Fish's clinical psychopathology: signs and symptoms in psychiatry. Bristol: Wright; 1974.

23. Mattos P. Avaliação neuropsicológica. In: Bueno JR, Nardi AE, organizadores. Diagnóstico e tratamento em psiquiatria. Rio de Janeiro: Medsi; 2000.

24. Bastos CL. Manual do exame psíquico: uma introdução prática à psicopatologia. Rio de Janeiro: Revinter; 1997.

25. Garcia JA. Compêndio de psiquiatria. Rio de Janeiro: A Casa do Livro; 1942.

26. Motta T, Wang Y, Del-Sant R. Funções psíquicas e sua psicopatologia. In: Louzã-Neto MR, Motta T, Pang YW, Elkis H, organizadores. Psiquiatria básica. Porto Alegre: Artes Médicas; 1995.

27. Chalub M. Temas de psicopatologia. Rio de Janeiro: Zahar; 1977.

28. Schneider K. Psicopatologia clínica. São Paulo: Mestre Jou; 1978.

29. Mayer-Gross W, Slater S, Roth M. Psiquiatria clínica. São Paulo: Mestre Jou; 1969.

30. Larson EW, Richelson E. Organic causes of mania. Mayo Clin Proc. 1988;63(9):906-12.

31. American Psychiatric Association. Manual diagnóstico e estatístico de transtornos mentais: DSM-5. 5. ed. Porto Alegre: Artmed; 2014.

Para *quizzes* sobre o conteúdo do livro e casos clínicos complementares, acesse:

https://apoio.grupoa.com.br/tratadopsi/

14

INSTRUMENTOS DE AVALIAÇÃO EM PSIQUIATRIA*

ANDRÉ LUIZ DE CARVALHO BRAULE PINTO
JONAS JARDIM DE PAULA
ALEXANDRE PAIM DIAZ
ANTÔNIO GERALDO DA SILVA
LEANDRO F. MALLOY-DINIZ

Em que pese a soberania da clínica e a necessidade de avaliação de fenômenos cognitivos, comportamentais e emocionais a partir do conhecimento teórico-clínico, recursos para avaliação quantitativa de sintomas e sinais são de grande valia na abordagem do paciente. Roteiros de entrevistas estruturadas/semiestruturadas e instrumentos de relato de processos psicológicos são ferramentas geralmente empregadas em pesquisas.[1] No entanto, elas podem ser extremamente úteis em diferentes contextos da prática clínica. Esses instrumentos raramente são suficientes ou recomendados para obtenção e conclusões taxativas quanto ao diagnóstico ou prognóstico de um paciente, mas, quando associados ao exame clínico e à anamnese em saúde mental, podem fornecer informações importantes sobre um caso e auxiliar a conduta clínica.[2]

---

* Neste capítulo, discutiremos o uso de alguns questionários e escalas no contexto brasileiro. Para facilitar o acesso do leitor ao material de avaliação, privilegiamos a citação das referências brasileiras de cada instrumento, sabendo que nelas poderão ser identificadas as referências originais e materiais complementares, assim como na maior parte dos casos as escalas em si. As referências seguidas por um "*" são de artigos, capítulos, dissertações, teses, livros e manuais que contêm as escalas propriamente ditas. Considerando ainda a heterogeneidade dos leitores deste livro, abordaremos apenas instrumentos que não tenham nenhuma restrição de uso a categorias profissionais específicas, como os testes psicológicos.

Os instrumentos de relato de processos psicológicos podem acessar múltiplas fontes, e o julgamento sobre o informante ideal irá variar de acordo com o objetivo da avaliação. Assim, há instrumentos de autorrelato e de heterorrelato. Esta última categoria abrange o relato feito por familiares e por outros profissionais com quem o paciente apresenta algum tipo de relação (p. ex., cuidadores e professores). A escolha da fonte de informação deve sempre levar em conta aspectos como capacidade de fornecer a informação (p. ex., pacientes com síndromes frontais podem ter menor capacidade de *insight* e auto-observação; informantes com baixa escolaridade podem ter dificuldades em compreender o conteúdo dos itens da escala), desejabilidade social (p. ex., pacientes podem responder o que acham que o clínico deseja que seja respondido) e conflitos de interesse (p. ex., paciente pode se beneficiar com licenças, seguros, etc., caso apresente determinado quadro clínico; um familiar pode ter ganhos financeiros se o paciente apresentar determinado quadro clínico; um professor pode se isentar de responsabilidade atribuindo à criança sintomas cognitivo-comportamentais). Assim, ressalta-se que os instrumentos de relato não substituem, de forma alguma, o raciocínio clínico e, mesmo quando há distorções em seu preenchimento, a identificação de manipulações após minuciosa análise também pode gerar informações preciosas.

No contexto clínico, as escalas, questionários e demais testes padronizados para avaliação de construtos ou fenômenos comuns à saúde mental são geralmente utilizados em duas perspectivas, a categórica/classificatória e a quantitativa/descritiva. Tal distinção reflete duas visões teórico-práticas da psiquiatria e demais áreas associadas à saúde mental, atualmente. Na primeira, qualitativa/classificatória, temos a compreensão dos transtornos mentais como entidades nosológicas únicas, categorias em que um determinado indivíduo poderia ser classificado utilizando-se, para tanto, um conjunto de regras.[3] Esse raciocínio embasa tradicionalmente o modelo biomédico de saúde e facilita o processo de tomada de decisão quanto a diagnóstico, tratamento e prognóstico de determinado caso, uma vez que a literatura científica em geral se organiza com base nele.[4]

A outra perspectiva, dimensional/descritiva, preocupa-se mais com a caracterização de um determinado fenômeno psicológico em relação a sua intensidade ou frequência, independentemente do potencial classificatório dessa medida.[1] Nessa perspectiva, mais representativa dos modelos biopsicossocial de saúde e da saúde individualizada, quantifica-se a expressão de determinado fenômeno da saúde mental em um determinado indivíduo, considerando-se que, em quadros tidos como patológicos, em geral tal expressão é particularmente frequente ou intensa.[5] Dessa forma, caso a hipótese diagnóstica investigada clinicamente envolva a expressão elevada de certo fenômeno, o resultado de um teste ou escala pode ser utilizado como ferramenta para testar tal hipótese. Na 5ª edição do *Manual diagnóstico e estatístico de transtornos mentais* (DSM-5), por exemplo, a maior parte dos transtornos tem, em seu primeiro critério diagnóstico, a expressão elevada, frequente ou disfuncional de um determinado fenômeno psicológico, como disforia, anedonia, ansiedade, impulsividade, compulsão, dificuldades cognitivas, hiperatividade, entre outros.[3] Uma escala padronizada que permite avaliar quanto um paciente expressa desses fenômenos em comparação à população de referência pode ser usada para documentar quantitativamente a presença dos sintomas.

Ressaltamos aqui, contudo, que a presença de sintomas não é suficiente para o diagnóstico em saúde mental, uma vez que se faz necessário documentar o curso clínico, o prejuízo funcional e avaliar o papel de possíveis confundidores ou hipóteses concorrentes para conclusão diagnóstica.[3,6]

USO DE INSTRUMENTOS NA PRÁTICA CLÍNICA

Na prática clínica, os instrumentos de relato são geralmente usados para triagem de sintomas de quadros psiquiátricos, auxiliando no processo de investigação, avaliação da gravidade das manifestações clínicas e monitoramento ao longo do tempo. As escalas ainda apresentam a vantagem de facilitar a comparação de casos clínicos com a literatura, bem como a comunicação entre profissionais que atendem o paciente conjuntamente. Elas apresentam diferentes tipos e finalidades, e a compreensão de sua estrutura teórica e seu propósito é fundamental para seu bom uso. Do ponto de vista do objeto mensurado, esses instrumentos podem avaliar processos psicológicos (p. ex., aspectos da cognição, emoções, personalidade, comportamento), sintomas de transtornos mentais (p.

ex., depressão, ansiedade, desatenção), percepção de qualidade de vida e percepção sobre a funcionalidade.

Os instrumentos podem ser baseados em critérios de diagnóstico, como os da *Classificação internacional de doenças* (CID) ou do DSM como, por exemplo, as escalas MTA-SNAP-IV[7,8*] e ASRS-18.[9,10*] Essas duas escalas foram desenvolvidas no contexto do diagnóstico clínico do transtorno de déficit de atenção/hiperatividade (TDAH), em crianças e adultos, respectivamente, seguindo como base os critérios da CID e do DSM. No caso, cada item da escala foi desenvolvido diretamente com base nos critérios diagnósticos, representando mais diretamente a concepção clínica do quadro. Outras escalas têm como foco a descrição dos sintomas típicos de uma determinada entidade clínica, mas sem necessariamente seguir os critérios diagnósticos preconizados nos manuais diagnósticos, adotando uma perspectiva propriamente dimensional. A Escala Beck de Depressão[11*] documenta a intensidade de sintomas associados à depressão, embora não exatamente como descritos na CID ou no DSM. Outra perspectiva envolve a avaliação de construtos psicológicos relacionados à saúde mental, mas baseados em outros modelos e perspectivas teóricas, como o Inventário de Temperamento e Caráter de Cloninger,[12*] instrumento que descreve as psicopatologias com base em um modelo de traços proposto pelo autor.[13]

Atualmente, temos ainda uma abordagem *data driven* em relação às escalas e aos questionários para avaliação em saúde mental. Nessa perspectiva, oposta ao modelo convencional, inverte-se a lógica inerente à criação dos instrumentos, em que os itens são elaborados em função de um modelo teórico. No caso, a análise de outros instrumentos e dados coletados em populações heterogêneas permite investigar novos modelos conceituais de um fenômeno psicológico e, consequentemente, sua operacionalização em termos de medida. Um exemplo dessa abordagem é a escala UPPS-P para avaliação da impulsividade, desenvolvida por Whiteside e Lynan,[14] e validada no Brasil por Pompeia e colaboradores.[12*] Os autores analisaram o desempenho de uma amostra de adultos em diversos itens de escalas, com o objetivo de avaliar aspectos da impulsividade. Da análise fatorial dos resultados, os autores verificaram a existência de quatro fatores que correspondem a aspectos diferentes da impulsividade: impulsividade por falta de premeditação, por falta de persistência, por busca de sensações e por urgência. Posteriormente, novos estudos dividiram o fator urgência em negativa e positiva. Esse modelo tem sido bastante útil na prática clínica e na pesquisa sobre impulsividade e suas consequências. Assim, vemos que as escalas e os questionários também podem ser úteis à formulação de novas hipóteses e modelos explicativos em psiquiatria.

Alguns critérios e condições, tanto para a seleção quanto para a interpretação dos dados levantados, devem ser considerados pelos profissionais da saúde mental que optem por utilizar escalas e outros instrumentos padronizados em sua prática. Os tópicos a seguir oferecem alguns pontos gerais a serem observados:

- Identificação clara do processo psicológico avaliado em termos de sua definição operacional presente nos artigos originais do instrumento. Por exemplo, uma escala que avalia sintomas depressivos pode focar em sintomas somáticos e outra, em sintomas cognitivos. Compreender o alvo de uma escala facilita o julgamento sobre seu uso, bem como a interpretação de seus resultados.
- Avaliação de sua adequação ao caso clínico ou pesquisa em termos de potenciais vieses de interpretação por parte dos informantes ou dificuldades para preenchimento.
- Avaliação de adequação cultural da escala, verificando se foi desenvolvida na linguagem dos informantes ou adaptada. No caso de adaptações transculturais, é importante ter garantias de que o processo de tradução e adaptação foi realizado de forma correta.
- Avaliação de correspondência entre os construtos avaliados pela versão adaptada e os da versão original. Por exemplo, na versão brasileira da Barrat Impulsiveness Scale,[15] a análise fatorial revelou dois fatores, controle inibitório e não planejamento, ao passo que a versão original[16] descreve três fatores, impulsividade atencional, impulsividade motora e impulsividade por não planejamento.
- Compreensão se a escala é apropriada para uso, tendo como base suas características psicométricas. Esse aspecto requer entender uma série de propriedades das escalas, descritas em seguida neste capítulo.

Abordaremos, a seguir, algumas questões sobre a base teórico-metodológica da construção de instrumentos e as evidências a serem avaliadas acerca de sua validade e confiabilidade. Na última seção deste capítulo, apresentaremos algumas escalas e questionários não comerciais e sem restrição quanto à categoria profissional para uso em clínica ou pesquisa.

PSICOMETRIA E SUA REPERCUSSÃO NO USO CLÍNICO DE TESTES E ESCALAS

Dada a importância que a medição tem em ciências, de maneira geral, e na psicologia, em particular, era esperado que um ramo da ciência psicológica se propusesse a resolver questões sobre a mensuração de processos mentais, devendo esta ser uma questão central para qualquer cientista ou profissional que se interessa por compreender melhor o funcionamento do indivíduo que procura um serviço de saúde mental.[17] A psicometria se desenvolveu como ramo de intersecção entre psicologia e matemática estatística, com o objetivo de desenvolver métodos para avaliação de características psicológicas, e teve importante impacto sobre a sociedade desde sua fundação.[18] Nesse sentido, alguns conceitos fundamentais que foram desenvolvidos, estudados, ampliados e modificados ao longo dos anos são essenciais para a compreensão de quem deseja utilizar métodos seguros para acessar informações clínicas de seus pacientes, sendo atualizados constantemente em *Standards for educational and psychological testing*.[3]

PRECISÃO

A ideia de precisão ou fidedignidade está relacionada à replicabilidade dos resultados de uma avaliação, sendo geralmente indicada pela estimação de algum tipo de *coeficiente de precisão*.[3] Segundo Traub,[19] o interesse no tópico surgiu no âmbito das observações astronômicas e oscilações na mensuração, atribuídas a erro randômico. No campo da psicologia, variações nas medidas de características mentais observadas em uma mesma pessoa podem ser decorrentes tanto de erros de medida quanto de mudanças nos atributos avaliados, e a busca por soluções para quantificar os níveis de erros e dirimi-los se confunde com a própria história da psicometria.[20] Nesse sentido, para os *Standards*,[3] a maior parte dos procedimentos metodológicos utilizados para responder à questão do erro de mensuração presente no ato de medir foi desenvolvida no âmbito da teoria clássica dos testes (TCT), procurando identificar um hipotético escore verdadeiro e livre de erros. Posteriormente, no contexto da teoria da generalizabilidade (*generalizability theory*), buscou-se avaliar a variância de erro atribuível a múltiplas situações de avaliação. Avançou-se consideravelmente com o surgimento da teoria de resposta ao item (TRI), ao buscar estimar a função de informação dos itens e do teste.

Segundo Anastasi e Urbina,[21] que ajudaram a popularizar conceitos psicométricos, a precisão pode ser entendida como a consistência dos escores em diversas repetições, e está intimamente relacionada ao erro de mensuração. Em termos técnicos, a variância observada nos escores é fruto de variações no construto psicológico avaliado mais o erro de medida. Esse erro de medida pode ser tanto randômico quanto sistemático. Erros randômicos, ou aleatórios, estão além das possibilidades do investigador e afetam todos os avaliandos de igual forma. Já erros sistemáticos (p. ex., condições ambientais, estado emocional do avaliando, erros de aplicação, pontuação e interpretação dos instrumentos) podem e devem ser controlados por meio tanto de seu estudo (estudos sobre a fidedignidade) quanto de medidas para evitá-los (padronização da aplicação).

No contexto da TCT, é possível observar a existência de pelo menos cinco métodos de estimação da precisão dos instrumentos psicológicos, relacionados ao tipo de repetição empregada na estimação da precisão:[20] a) *teste-reteste*, em que o sujeito é avaliado em ocasiões diferentes com o mesmo instrumento; b) *formas paralelas*, em que dois testes idênticos em suas características psicométricas são aplicados; c) *duas metades*, em que um único instrumento é dividido em duas partes e espera-se que os resultados de ambas sejam consistentes; d) *consistência interna*, em que se avalia o quanto cada um dos itens do instrumento, considerados repetição do mesmo construto, está relacionado entre si e com o escore geral; e) *avaliação entre juízes*, que busca o consenso entre dois ou mais especialistas que avaliam o desempenho do mesmo indivíduo a partir de critérios previamente estabelecidos.

Considerada um avanço da TCT, a teoria da generalizabilidade utiliza técnicas de análise de variância (ANOVA) para identificar o quanto diferentes situações (facetas) contribuem para o erro de mensuração, permitindo aprimorar o desenvolvimento de instrumentos a partir da identificação de fontes de erro de medida.[22] Nesse sentido, a repetição por meio de diversas situações tem a mesma função que na TCT, mas diferentemente desta, trata o erro de mensuração de maneira mais específica. Já no contexto da TRI, o uso da função de informação do teste permite identificar a precisão entre o escore observado e o *traço latente* do indivíduo.

A primeira forma mais óbvia de avaliar a precisão é reaplicar o instrumento mais de uma vez ao avaliando, também conhecida como *teste-reteste*. De maneira geral, parte da ideia de que a repetição de um instrumento tende a apresentar escores correlacionados e, por isso, inconsistências entre avaliações diferentes incorrem em menor precisão e confiança nos resultados. Entretanto, muitos fatores podem afetar a estimação da precisão, entre elas, mudanças reais no processo psicológico avaliado, por isso, às vezes o teste-reteste é nomeado de *estabilidade temporal*. Além disso, em muitos casos, algumas tarefas podem ser afetadas por processo de aprendizagem, o que modifica o construto avaliado,[23] logo, é importante recorrer à teoria para verificar se a utilização do método é adequada.[24]

Para superar os problemas que a reaplicação pode trazer à avaliação, o desenvolvimento de formas paralelas parece um importante avanço. Dois testes exatamente iguais em suas propriedades psicométricas são aplicados, e a correlação entre os escores é utilizada como um indicador de precisão. Um desafio importante é o desenvolvimento de testes exatamente iguais, que garantam a equivalência da avaliação. Apesar disso, o problema da aprendizagem persiste, sendo difícil distinguir entre flutuações de erro ou pequenas variações durante a construção do instrumento.[18]

Uma possibilidade para evitar a necessidade de construção de dois instrumentos apenas para estimar a precisão de ambos é aplicar um único instrumento e, posteriormente, dividi-lo em duas partes (*split-half*) e estimar sua correlação. Novamente, um desafio é identificar qual conjunto de partes é o ideal para realizar a separação. Além disso, nem todos os instrumentos permitem essa divisão, o que torna seu uso bastante limitado para uma série de necessidades. A consistência interna, na verdade, pode ser considerada uma família de técnicas, das quais o coeficiente alfa de Cronbach é o mais utilizado e conhecido,[18] partindo do princípio da *tau equivalência*, ou seja, pressupondo que todos os itens são igualmente importantes para a avaliação do construto, busca estimar a homogeneidade/heterogeneidade do conjunto de itens do teste. Por não atender a vários dos pressupostos teóricos, o alfa de Cronbach tem sido bastante criticado na literatura especializada,[25,26] e novos indicadores têm sido propostos, como a confiabilidade composta[27] e o ômega de McDonald,[26] estando cada vez mais acessíveis nos principais *softwares* estatísticos, o que facilita seu uso na prática de investigação.

Para situações em que a variabilidade está justamente no avaliador, seja pela necessidade de treinamento específico ou de aplicação de critérios para a pontuação adequada em um teste ou em uma entrevista clínica, o método de avaliação *entre juízes* costuma ser empregado. Por exemplo, dois juízes igualmente treinados podem avaliar a entrevista de um paciente e pontuar quando este preenche critérios diagnósticos para um determinado transtorno, em seguida, é avaliada a consistência entre as pontuações de ambos por meio de concordância/discordância com o coeficiente *kappa* (para dois juízes), *Fleiss kappa* (quando são empregados mais de dois juízes) ou coeficiente de correlação intraclasse (ICC),[28] fornecendo, assim, uma estimativa mais precisa do que seria possível com uma avaliação isolada por um único clínico.

A teoria da generalizabilidade parte do princípio de que os resultados de uma avaliação são provenientes da somatória da característica que se pretende avaliar e das diferentes condições (facetas) em que essa avaliação é realizada (p. ex., itens de um teste, situação de avaliação, pontuação atribuídas por juízes, etc.). Utilizando a análise de variância para extraí-la de cada uma dessas condições, o método permite estimar a contribuição de cada uma delas para o erro de medida. A partir da estimação das variâncias das diferentes condições e seus erros associados, é possível calcular dois tipos de coeficientes de precisão, um que leva em consideração a variância do erro relativo (coeficiente de generalizabilidade – Ep^2) e outro que leva em consideração a variância do erro absoluto (coeficiente de dependabilidade – φ), sendo ambos equivalentes aos indicadores mais conhecidos, como o alfa de Cronbach.[3,29]

O estudo da precisão é de extrema importância para possibilitar decisões a partir do uso de instrumentos.[3,30] Embora não se possa afirmar que a precisão de um instrumento garanta que as inferências realizadas a partir dos seus escores sejam válidas, dado que um teste preciso pode não avaliar o que se propõe a medir,[31] tampouco é possível garantir que o processo de validação estará garantido com um instrumento cuja influência do erro de medida é elevada ou desconhecida. Regra geral, no campo das decisões clínicas, em que o processo terá forte impacto na vida dos sujeitos, altos índices de precisão são de fundamental importância para a escolha dos instrumentos a serem utilizados.[3]

VALIDADE

O tema da validade emergiu desde o surgimento do primeiro teste psicológico desenvolvido por Binet e Simon,[32] e sua definição original em função da preocupação sobre o que o teste realmente estava medindo,[33] e, assim como o conceito de precisão, tem evoluído ao longo do tempo.

Iniciando com o destaque para a *definição operacional* dos construtos avaliados, passando por uma ênfase nas relações teóricas entre construtos em sua *rede nomológica*, chegando a atual posição em que se destaca o papel da *validade das interpretações* dos escores obtidos por meio do processo de avaliação.[20]

A evolução histórica do conceito de validade pode ser mais bem compreendida pela comparação entre seu modelo inicial, conhecido como *teoria tripartite*, no qual a validade é uma característica do teste, dividindo-se em três tipos, e o atual entendimento de validade como um processo cumulativo de evidências científicas que sustentam o uso e a interpretação de um instrumento. No modelo tripartite, a validade de um teste se divide em: a) *validade de conteúdo*, na qual a principal preocupação é o quão bem o fenômeno psicológico está sendo representado pelo teste, seus itens/tarefas; b) *validade de critério*, na qual se busca avaliar o poder preditivo de um teste em relação aos fenômenos aos quais ele está relacionado, por exemplo, espera-se que um teste de depressão diferencie sujeitos com depressão daqueles sem o diagnóstico; por fim, c) *validade de construto*, na qual se busca atestar que o construto proposto está sendo adequadamente avaliado pelo instrumento.

A partir dos trabalhos de Messick,[34] uma virada conceitual se instaurou na teoria da validade. Para o autor, o processo de investigação de validade de critério e de conteúdo, na realidade, trazia informações sobre o construto teórico investigado, assim, a divisão era inapropriada. Além disso, a validade reside no grau em que a teoria suporta as interpretações propostas, dessa forma, não se trata de uma propriedade do instrumento, mas sim das possibilidades interpretativas dos resultados obtidos. Assim, haveria diversas "fontes de evidências de validade", o que torna a investigação mais um processo cumulativo do que um tudo ou nada.

Dessa forma, o atual entendimento de validade pressupõe pelo menos cinco fontes de evidências: a) *baseada no conteúdo*, investiga o grau em que o instrumento avalia aquilo que se propõe (p. ex., os itens de um inventário de ansiedade estão relacionados ao que teoricamente se compreende por ansiedade); b) *baseada na relação com outras variáveis*, avalia o quanto os escores se correlacionam ou predizem outros fenômenos teoricamente relacionados (p. ex., um inventário de depressão relaciona-se com humor negativo, ou prediz prejuízos importantes na funcionalidade do sujeito); c) *baseada na estrutura interna*, analisa se o padrão de dados empíricos se ajusta ao modelo teórico proposto (p. ex., a relação entre os itens de um questionário está adequadamente relacionada ao modelo teórico que a sustenta); d) *baseada no processo de resposta*, investiga os processos mentais e estratégias relacionadas à resolução de uma tarefa (p. ex., pedir para o sujeito explicar o que pensou durante a resolução de um problema); e e) *baseada nas consequências do seu uso*, avalia as repercussões sociais do uso de instrumentos (p. ex., a aplicação de um teste melhora a precisão do diagnóstico ou traz prejuízos para o avaliando?).[3]

Do ponto de vista metodológico, há diversos métodos de investigação para levantar evidências de validade. Fontes de validade baseadas no conteúdo dependem da análise de juízes qualificados, sejam eles especialistas no construto avaliado ou indivíduos da população para a qual o instrumento foi desenvolvido. Por meio de análises de concordância/discordância, como *kappa*, *Fleiss kappa*, ICC[28] ou coeficiente de validade de conteúdo (CVC),[35] são produzidos indicadores que atestam a adequação do instrumento. Já para a relação com outras variáveis, o método de estimação mais utilizado costuma ser a correlação de Pearson. Quando se busca avaliar os resultados junto a outro instrumento que avalia o mesmo construto, costuma-se nomear de *validade concorrente*, para instrumentos que se relacionam aos fenômenos avaliados, mas não necessariamente tratam do mesmo construto, nomeia-se *validade convergente*. Por fim, espera-se que o instrumento não apresente correlação com construtos que teoricamente não estariam relacionados, dando-se o nome de *validade divergente*.

Análise de consistência interna, originalmente pensada como uma forma de análise de precisão, costuma ser bastante utilizada para avaliar evidências de validade baseada na estrutura. Em conjunto com análises fatoriais exploratórias/confirmatórias, dão indicativo de como os diferentes itens ou comportamentos que constituem uma tarefa relacionam-se entre si, apontando, dessa forma, se eles são representativos do construto teórico. A utilização de métodos baseados em regressão, como os Modelos de Equações Estruturais (SEM, do inglês *Structural Equation Models*) tem se tornado bastante popular para a avaliação desse tipo de evidência.[20] Investigações sobre o processo de resposta podem recair sobre a utilização de introspecção, na qual o sujeito relata o que se passava em sua mente durante a tarefa, mas têm aplicações mais amplas com o uso de medidas psicofisiológicas, por exemplo, a utilização de técnicas de imagem por ressonância magnética funcional (fMRI), eletroencefalograma (EEG) ou outros métodos conhecidos como *process tracing methods*,[36] permitindo identificar mais objetivamente como diferentes variáveis, teoricamente associadas a processos já identificados, explicam o desempenho em um instrumento de avaliação.

Por fim, a investigação das consequências sobre os impactos da utilização de medidas psicológicas reflete uma preocupação ética com os produtos da ciência na sociedade. Para alguns autores, esse aspecto é o mais difícil de investigar, dado que o cientista tem pouco controle sobre os usos que um instrumento pode ter após sua criação.[31] Para outros autores, trata-se de uma abrangência conceitual que foge à possibilidade de investigação científica, refletindo uma perda conceitual importante para a teoria da validade.[37] De qualquer forma, os produtos de estudos de validade são importantes, pois garantem a generalização e a extrapolação e sustentam decisões sobre a utilização dos instrumentos.[20]

PADRONIZAÇÃO E NORMATIZAÇÃO

Não há muito consenso na literatura especializada acerca da diferença conceitual dos termos *padronização* e *normatização*.[38] Para Anastasi e Urbina,[21] padronização e normatização são etapas consecutivas de um mesmo processo, enquanto para Pasquali[18] há uma clara distinção conceitual entre ambas. De maneira geral, referem-se à necessidade de uniformizar os procedimentos no uso dos instrumentos de avaliação, isso porque, como dito anteriormente, diversas variáveis podem interferir no processo de mensuração e, com isso, aumentar a quantidade de erro de medida. Dessa forma, a uniformização garante que erros sistemáticos não contaminem o processo de levantamento e interpretação das informações durante a avaliação.

Pode-se dizer que a *padronização* garante a qualidade das informações levantadas para o processo de avaliação,[18] ao mesmo tempo em que garante igualdade de condições durante a aplicação do instrumento, com o objetivo de comparar os resultados de um indivíduo com grupos normativos ou de referência.[38] Geralmente, a padronização engloba as condições físicas do ambiente de avaliação, as instruções da tarefa, o modo de aplicação (se individual ou coletivo), bem como o material de testagem e o modo de interpretação do instrumento. Nesse sentido, há estreita relação entre investigações de validade e os procedimentos de padronização, de maneira que alterações nas instruções de aplicação, por exemplo, podem não garantir que as interpretações daquele instrumento se sustentem, dado que as condições de avaliação foram modificadas. O mesmo pode ser dito acerca da utilização de um instrumento cujas evidências de validade foram investigadas em uma população, por exemplo, hospitalizada, e busca-se avaliar uma pessoa fora desse contexto.[3]

A *normatização*, por sua vez, refere-se especificamente à uniformização dos procedimentos para interpretar os escores obtidos durante a avaliação. Dado que o escore em um teste clínico é apenas um número, é necessário estabelecer critérios de comparação para que ele tenha algum significado e/ou utilidade.[18] Em geral, a normatização permite identificar a quantidade de traço latente que o sujeito apresenta e a comparação com grupos de referência, de maneira que o clínico possa compreender se essa quantidade é aumentada ou rebaixada em relação a indivíduos semelhantes. Nesse sentido, o estabelecimento de um grupo de referência é de fundamental importância para que as interpretações tenham sentido teórico e prático.[38]

Geralmente, a escolha de grupos de referência é um componente crítico para que as interpretações possam ter validade[3] e, segundo Pasquali,[18] as normas de escolha podem ser de três tipos: baseadas no *nível de desenvolvimento*, baseadas em *grupo padrão*, também chamadas de *normas intragrupo*, e baseadas em *critério externo*. O primeiro tipo parte do pressuposto de que o fenômeno avaliado sofre mudanças ao longo do desenvolvimento humano, sendo necessário o cuidado de ter, no grupo normativo, representantes suficientes de cada marco desenvolvimental. Para as normas intragrupo, é estabelecida uma população para a qual o instrumento é construído e posteriormente normatizado. Em geral, tabelas normativas são produzidas de acordo com variáveis que influenciam nos resultados, como sexo, escolaridade, classificação socioeconômica, etc.[38] Por fim, normas baseadas em critério são utilizadas para identificar indivíduos que alcançam um determinado nível no construto avaliado, de maneira a classificá-lo adequadamente, e o estabelecimento de uma nota de corte (*cut score*) serve para indicar se o sujeito fecha ou não critérios para um determinado diagnóstico, por exemplo.

De maneira geral, o uso de normas baseadas em grupo tende a utilizar transformações dos escores para permitir a comparação entre o indivíduo e o grupo normativo, sendo as transformações mais comuns o uso de escore z e posto percentílico.[38] Entretanto, diversos problemas podem surgir no processo de estabelecimento de percentis ou do escore z, especialmente relacionados às dificuldades de uso de uma amostra representativa da população; além disso, nem sempre no contexto da pesquisa de normatização obtém-se indivíduos em todos os níveis de escores possíveis. Desenvolvimentos mais atuais utilizam técnicas de normatização contínua[39,40] e técnicas baseadas em análises de regressão.[41,42]

ALGUNS INSTRUMENTOS DE AVALIAÇÃO EM SAÚDE MENTAL DISPONÍVEIS NO CONTEXTO BRASILEIRO

SRQ-20 ▶ O Self-Reporting Questionnaire 20 é um instrumento breve para avaliação de saúde mental, que registra a presença de sintomas psiquiátricos não psicóticos. Contém 20 perguntas dicotômicas (sim/não) sobre a presença de sintomas ocorridos no último mês, documentando, sobretudo, queixas ligadas a depressão e ansiedade. Possui diferentes estudos psicométricos no contexto brasileiro e oferece boa acurácia quando comparado a entrevistas diagnósticas estruturadas.[43] Um manual do questionário é disponibilizado pela Organização Mundial da Saúde (OMS).[44*]

HAM-D ▶ A Escala de Avaliação de Depressão de Hamilton é um dos instrumentos mais utilizados para a avaliação desse quadro. Desenvolvida na década de 1960, versões revisadas da escala permanecem extremamente úteis para a detecção dos transtornos depressivos e avaliação de sua intensidade, inclusive em contextos de tratamento ou acompanhamento longitudinal. A versão brasileira da escala foi alvo de diferentes estudos, como o trabalho de Freire e colaboradores[45*] sobre a versão reduzida de 17 itens. Tal instrumento está disponível no capítulo correspondente do livro *Instrumentos de avaliação em saúde mental*.[46*]

GDS-15 ▶ A Escala de Depressão Geriátrica é o instrumento para avaliação de sintomas depressivos mais utilizado em pesquisas brasileiras para avaliação da depressão em idosos. Embora existam diferentes versões, a de 15 perguntas binárias (sim/não) é a mais comumente utilizada. Foi desenvolvida de forma a enfatizar os sintomas de disforia e anedonia em detrimento dos sintomas somáticos ou vegetativos, mais inespecíficos na população idosa. A escala apresenta boas evidências de validade e confiabilidade em idosos sem comprometimento cognitivo.[47] Encontra-se disponível no trabalho de Almeida e Almeida.[48*]

NPI ▶ O Inventário Neuropsiquiátrico é uma entrevista estruturada para a caracterização de sintomas comportamentais e psicológicos associados às demências e outros quadros cognitivos. É composto por 12 subescalas, destinadas à caracterização dos sintomas de alucinações, delírios, agitação/agressão, depressão/disforia, relação/euforia, apatia/indiferença, desinibição, irritabilidade/labilidade, comportamento motor aberrante, comportamento noturno/sono e comportamento alimentar/apetite. Cada subescala é composta por uma pergunta de rastreio que deve ser respondida com sim ou não quanto à presença do sintoma avaliado. Caso presente, o entrevistador conduz uma série de perguntas exploratórias sobre o sintoma, para melhor caracterização. Por fim, cada sintoma é cotado com base em sua intensidade e frequência, e a soma da pontuação de todos os sintomas oferece ainda uma medida geral de sintomas neuropsiquiátricos. O NPI possui uma versão direcionada ao acompanhante ou cuidador do paciente, validada por Camozzato e colaboradores.[49]

BIS-11 e ABIS-11 ▶ A Escala Barratt de Impulsividade encontra-se em sua 11ª versão e é uma das medidas mais tradicionais da impulsividade. Contém 30 itens divididos tradicionalmente em três componentes: impulsividade por não planejamento, atencional e motora, embora haja estudos que proponham outras divisões. A BIS-11 foi adaptada ao Brasil por Malloy-Diniz e colaboradores[50*] e encontra-se disponível em português no *site* da International Society for Research on Impulsivity. A ABIS-11 é uma versão reduzida da escala original, contendo apenas 13 itens. Ela foi validada no Brasil por Paula e colaboradores.[51]

WHODAS 2.0 ▶ Escala estruturada para a avaliação da funcionalidade em diferentes domínios, como preconizado na Avaliação Internacional da Funcionalidade proposta pela OMS. Foi adaptada ao Brasil por Silveira e colaboradores,[52] embora existam outros estudos com o mesmo propósito. Inclui 36 itens divididos em seis grandes domínios funcionais: cognição, mobilidade, autocuidado, relações interpessoais, atividades de vida diária e participação. Encontra-se disponível para *download* no *site* da OMS, junto a um manual para uso clínico e de pesquisa.[6*] A escala encontra-se também entre os instrumentos de avaliação contidos no DSM-5.

GADL ▶ A Escala Geral de Atividades de Vida Diária foi criada com base em outras medidas funcionais comumente adotadas no contexto brasileiro e recomendadas pelos órgãos públicos de saúde, sintetizando-as em um único instrumento. A escala inclui 13 itens divididos em três subescalas: atividades de autocuidado/básicas, atividades instrumentais domésticas e atividades instrumentais complexas. Foi desenvolvida por Paula e colaboradores.[53]

WHOQOL-BREF ▶ O Instrumento Abreviado de Avaliação da Qualidade de Vida da OMS é composto por 36 itens, divididos em quatro grandes áreas da qualidade de vida: física, psicológica, social e ambiental. A versão brasileira foi adaptada por Fleck e colaboradores[54*] e encontra-se disponível no *site* do Grupo de Pesquisa QUALIDEP da Universidade Federal do Rio Grande do Sul.

SWLS ▶ A Escala de Satisfação com a Vida é um instrumento breve (cinco itens) para avaliação da satisfação com a vida, construto que reflete o quanto um indivíduo encontra-se satisfeito com sua vida, dia a dia e perspectiva, considerando suas condições atuais, expectativas e história de vida. A SWLS foi adaptada ao Brasil e apresenta boas propriedades psicométricas para avaliação de adolescentes, adultos e idosos. Encontra-se disponível no livro *Avaliação em psicologia positiva*.[55*]

CFQ ▶ O Questionário de Falhas Cognitivas foi desenvolvido na década de 1980 para quantificar queixas cognitivas de natureza subjetiva. O questionário traz 25 perguntas que documentam queixas de esquecimento, desatenção e impulsividade, tendo sido foi validado para o contexto brasileiro por Paula e colaboradores.[51*]

EDPP ▶ Um dos poucos instrumentos para avaliação da depressão pós-parto no Brasil é a Escala de Depressão Pós-parto de Edimburgo, uma escala breve para tal objetivo, validada em diferentes estudos brasileiros. Brancaglion e colaboradores[56] e Malloy-Diniz e colaboradores[57] apresentam dados de validade e confiabilidade, além de pontos de corte para a versão de 10 perguntas e para uma versão reduzida com 6 perguntas. A escala encontra-se disponível no capítulo correspondente do livro *Instrumentos de avaliação em saúde mental*.[46*]

YMRS ▶ A Escala de Avaliação de Mania de Young permite caracterizar a intensidade dos sintomas de mania, sendo um instrumento validado para o uso em adultos no contexto brasileiro. A escala é aplicada como uma entrevista padronizada, em que são abordados 11 aspectos da mania: humor e afeto elevados, atividade motora e energia aumentadas, interesse sexual, sono, irritabilidade, fala, linguagem, distúrbio do pensamento, conteúdo das ideias e crenças, comportamento disruptivo e agressivo, aparência e *insight*. A escala encontra-se disponível no estudo de validade e confiabilidade para o Brasil.[58*]

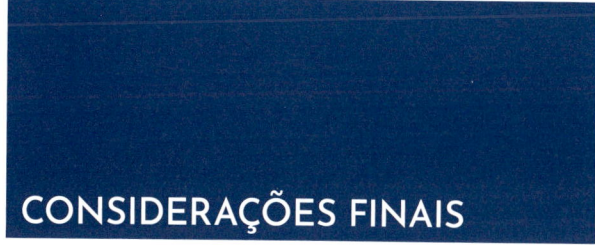

CONSIDERAÇÕES FINAIS

O uso de escalas em saúde mental tem sido bastante popularizado, transcendendo a esfera das pesquisas e atingindo ambulatórios, hospitais e outros contextos de prática clínica. Seu uso, entretanto, requer cautela e conhecimento aprofundado de como elas são construídas, sua adequação, seus aspectos teóricos de sustentação e as formas de interpretação e correção. O uso adequado das escalas pode ampliar o alcance do exame clínico tradicional, auxiliando em questões que vão do diagnóstico ao acompanhamento longitudinal do paciente.

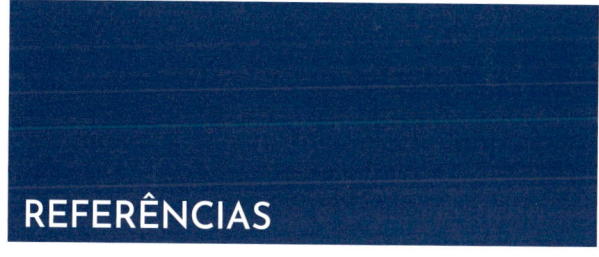

REFERÊNCIAS

1. Cohen RJ, Swerdlik ME, Sturman ED. Testagem e avaliação psicológica: introdução a testes e medidas. 8. ed. Porto Alegre: AMGH; 2014.

2. Urbina S. Essentials of psychological testing. Hobooken: John Wiley & Sons; 2014.

3. American Educational Research Association, American Psychological Association, National Council on Measurement in Education. The standards for educational and psychological testing. Washington: AERA; 2014.

4. Lilienfeld SO, Treadway MT. Clashing diagnostic approaches: DSM-ICD versus RDoC. Annu Rev Clin Psychol. 2016;12:435-63.

5. Hengartner MP, Lehmann SN. Why psychiatric research must abandon traditional diagnostic classification and adopt a fully dimensional scope: two solutions to a persistent problem. Front Psychiatry. 2017;8:101.

6. Organização Mundial da Saúde. Avaliação de saúde e deficiência: manual do WHO disability assessment schedule (WHODAS

2.0) [Internet]. Brasília: OMS; 2015 [capturado em 2 maio 2021]. Disponível em: https://apps.who.int/iris/bitstream/handle/10665/43974/9788562599514_por.pdf;jsessionid=F-46582C108E8EE4F027919AA7CE7447B?sequence=19.

7. Mattos P, Serra-Pinheiro MA, Rohde LA, Pinto D. Apresentação de uma versão em português para uso no Brasil do instrumento MTA-SNAP-IV de avaliação de sintomas de transtorno do déficit de atenção/hiperatividade e sintomas de transtorno desafiador e de oposição. Rev Psiquiatr Rio Gd Sul. 2006;28(3):290-7.

8. Costa DS, Paula JJ, Malloy-Diniz LF, Romano-Silva MA, Miranda DM. Avaliação do instrumento SNAP-IV pelos pais no transtorno de déficit de atenção/hiperatividade: acurácia em uma amostra clínica de TDAH, validade e confiabilidade em uma amostra brasileira. J Pediatr. 2019;95(6):736-43.

9. Mattos P, Segenreich D, Saboya E, Louzã M, Dias G, Romano M. Adaptação transcultural para o português da escala Adult Self-Report Scale para avaliação do transtorno de déficit de atenção/hiperatividade (TDAH) em adultos. Arch Clin Psychiatr. 2006;33(4):188-94.

10. Leite WB. Avaliação das propriedades psicométricas da escala de autorrelato de sintomas do transtorno do déficit de atenção e hiperatividade ASRS-18 [dissertação]. Belo Horizonte: UFMG; 2011.

11. Gorenstein C, Andrade LHSG. Inventário de depressão de Beck: propriedades psicométricas da versão em português. Rev Psiq Clin. 1998;25(5):245-50.

12. Pompeia S, Inacio LM, Freitas RS, Zanini GV, Malloy-Diniz L, Cogo-Moreira H. Psychometric properties of a short version of the impulsiveness questionnaire UPPS-P in a Brazilian adult sample: invariance for effects of age, sex and socioeconomic status and subscales viability. Front Psychol. 2018;9:1059.

13. Cloninger CR, Przybeck TR, Svrakic DM, Wetzel RD. The temperament and character inventory (TCI). In: Zeigler-Hill V, Shackelford TK, editors. Encyclopedia of personality and individual diferences. New York: Springer; 1994.

14. Whiteside SP, Lynam DR. The five factor model and impulsivity: using a structural model of personality to understand impulsivity. Pers Individ Differ. 2001;30(4):669-89.

15. Malloy-Diniz LF, Paula JJ, Vasconcelos AG, Almondes KM, Pessoa R, Faria L, et al. Normative data of the Barratt impulsiveness scale 11 (BIS-11) for Brazilian adults. Rev Bras Psiquiatr. 2015;37(3):245-8.

16. Patton JH, Stanford MS, Barratt ES. Factor structure of the Barratt impulsiveness scale. J Clin Psychol. 1995;51(6):768-74.

17. Krantz DH, Luce RD, Suppes P, Tversky A. Foundations of measurement: additive and polynomial representations. Cambridge: Academic Press; 1971.

18. Pasquali L. Psicometria: teoria dos testes na psicologia e na educação. 4th ed. Petrópolis: Vozes; 2017.

19. Traub RE. Classical test theory in historical perspective. Educ Meas. 1997;16(4):8-14.

20. Boeck P, Elosua P. Reliability and validity: history, notions, methods, and discussion. In: Leong FTL, Bartram D, Cheung FF, Geisinger KF, Iliescu D, editors. The ITC international handbook of testing and assessment. Oxford: Oxford University Press; 2016. p. 408-21.

21. Anastasi A, Urbina S. Testagem psicológica. 7. ed. Porto Alegre: Artmed; 2000.

22. Brennan RL. Generalizability theory: statistics for social science and public policy. New York: Springer-Verlag; 2001. v. 30.

23. Frazen MD. Reliability and validity in neuropsychological assessment. 2nd ed. New York: Springer; 2002.

24. Aldridge VK, Dovey TM, Wade A. Assessing test-retest reliability of psychological measures. Eur Psychol. 2017;22(4):207-18.

25. Maroco J, Garcia-Marques T. Qual a fiabilidade do alfa de Cronbach? Questões antigas e soluções modernas? Lab Psicol. 2006;4(1):65-90.

26. Revelle W, Condon DM. Reliabilit y from α to ω: a tutorial. Psychol Assess. 2019;31(12):1395-411.

27. Raykov T. Estimation of composite reliability for congeneric measures. Appl Psychol Meas. 1997;21(2):173-84.

28. Kassambara A. Inter-rater reliability essentials: practical guide in R. Montpellier: Datanovia; 2019.

29. Webb NM, Shavelson RJ, Haertel EH. Reliability coefficients and generalizability theory. Handbook Statistics. 2006;26(6):81-124.

30. Nunnally JC, Bernstein IH, editors. Psychometric theory. 3rd ed. New York: McGraw-Hill; 1994.

31. Primi R. Psicometria: fundamentos matemáticos da teoria clássica dos testes. Aval Psicol. 2012;11(2):297-307.

32. Binet A, Simon T. Méthodes nouvelles pour le diagnostic du niveau intellectuel des anormaux. L'année Psychologique. 1904;11(1):191-244.

33. Kelley TL. Interpretation of educational measurements. Chicago: World Book Co; 1927.

34. Messick S. Validity of psychological assessment: validation of inferences from persons' responses and performances as scientific inquiry into score meaning. Am Psychol. 1995;50(9):741-9.

35. Cassepp-Borges V, Balbinotti MAA, Teodoro MLM. Tradução e validação de conteúdo: Uma proposta para a adaptação de instrumentos. In: Pasquali L, organizador. Instrumentação psicológica: fundamentos e práticas. Porto Alegre: Artmed; 2010. p. 506-20.

36. Schulte-mecklenbeck M, Kuhberger A, Johnson JG, editors. Handbook of process tracing methods. 2nd ed. London: Routledge; 2019.

37. Pasquali L. Validade dos testes psicológicos: será possível reencontrar o caminho? Psic Teor e Pesq. 2007;23:99-107.

38. Peixoto EM, Ferreira-Rodrigues CF. Propriedades psicométricas dos testes psicológicos. In: Batista MN, editor. Compêndio de avaliação psicológica. Petrópolis: Vozes; 2019. p. 29-39.

39. Lenhard A, Lenhard W, Gary S. Continuous norming of psychometric tests: A simulation study of parametric and semi-parametric approaches. PLoS ONE. 2019;14(9):e0222279.

40. Lenhard A, Lenhard W, Suggate S, Segerer R. A continuous solution to the norming problem. Assessment. 2018;25(1):112-25.

41. Lenhard W, Lenhard A. Improvement of norm score quality via regression-based continuous norming. Educ Psychol Meas. 2021;81(2):229-61.

42. Timmerman ME, Voncken L, Albers CJ. A tutorial on regression-based norming of psychological tests with GAMLSS. Psychol Methods. 2020.

43. Gonçalves DM, Stein AT, Kapczinski F. Avaliação de desempenho do Self-Reporting Questionnaire como instrumento de rastreamento psiquiátrico: um estudo comparativo com o Structured Clinical Interview for DSM-IV-TR. Cad Saúde Pública. 2008;24(2):380-90.

44. World Health Organization. A user's guide to the self reporting questionnaire (SRQ) [Internet]. Geneva: WHO; 1994 [capturado em 2 maio 2021]. Disponível em https://apps.who.int/iris/bitstream/handle/10665/61113/WHO_MNH_PSF_94.8.pdf?sequence=1.

45. Freire MA, Figueiredo VLMD, Gomide A, Jansen K, Silva RAD, Magalhães PVDS, Kapczinski FP. Escala Hamilton: estudo das características psicométricas em uma amostra do sul do Brasil. J Bras Psiquiatr. 2014;63(4):281-9.

46. Gorenstein C, Wang YP, Hungrbühler I, organizadores. Instrumentos de avaliação em saúde mental. Porto Alegre: Artmed; 2016.

47. Paradela EMP, Lourenço RA, Veras RP. Validação da escala de depressão geriátrica em um ambulatório geral. Rev Saúde Pública. 2005;39(6):918-23.

48. Almeida OP, Almeida SA. Confiabilidade da versão brasileira da escala de depressão em geriatria (GDS) versão reduzida. Arq Neuro-Psiquiatr. 1999;57(2B):421-6.

49. Camozzato AL, Godinho C, Kochhann R, Massochini G, Chaves ML. Validity of the Brazilian version of the Neuropsychiatric Inventory Questionnaire (NPI-Q). Arq Neuro-Psiquiatr. 2015;73(1):41-5.

50. Malloy-Diniz LF, Mattos P, Leite WB, Abreu N, Coutinho G, Paula JJD, et al. Tradução e adaptação cultural da Barratt Impulsiveness Scale (BIS-11) para aplicação em adultos brasileiros. J Bras Psiquiatr. 2010;59(2):99-105.

51. Paula JJ, Costa DS, Miranda DM, Romano-Silva MA. Brazilian version of the Cognitive Failures Questionnaire (CFQ): cross-cultural adaptation and evidence of validity and reliability. Braz J Psychiatry. 2018;40(3):312-15.

52. Silveira C, Parpinelli MA, Pacagnella RC, Camargo RS, Costa ML, Zanardi DM, et al. Adaptação transcultural da escala de avaliação de incapacidades da Organização Mundial de Saúde (WHODAS 2.0) para o português. Rev Assoc Med Bras. 2013;59(3):234-40.

53. Paula JJ, Bertola L, Ávila RTD, Assis LDO, Albuquerque M, Bicalho MA, et al. Development, validity, and reliability of the general activities of daily living scale: a multidimensional measure of activities of daily living for older people. Braz J Psychiatry. 2014;36(2):143-52.

54. Fleck M, Louzada S, Xavier M, Chachamovich E, Vieira G, Santos L, Pinzon V. Aplicação da versão em português do instrumento abreviado de avaliação da qualidade de vida" WHOQOL-bref". Rev Saúde Pública. 2000;34(2):178-83.

55. Hutz CS, organizador. Avaliação em psicologia positiva. Porto Alegre: Artmed; 2014.

56. Brancaglion MY, Vasconcellos AG, Malloy-Diniz LF, Nicolato R, Corrêa H. Edinburgh postnatal depression scale for screening antepartum depression in the Brazilian public health system. Clin Neuropsychiatry. 2013;10(2):102-6.

57. Malloy-Diniz LF, Schlottfeldt CGMF, Figueira P, Neves FS, Corrêa H. Escala de depressão pós-parto de Edimburg: análise fatorial e desenvolvimento de uma versão de seis itens. Braz J Psychiatr. 2010;32(3):316-8.

58. Vilela JAA, Crippa JAS, Del-Ben CM, Loureiro SR. Reliability and validity of a Portuguese version of the young mania rating scale. Braz J Med Biol Res. 2005;38(9):1429-39.

LEITURAS RECOMENDADAS

Beck AT, Steer RA, Brown GK. Manual for the Beck depression inventory-II. San Antonio: Psychological Corporation; 1996.

Beck AT, Steer RA, Brown GK. BDI-II-inventário de depressão de Beck. São Paulo: Casa do Psicólogo; 2011.

Cyders MA, Coskunpinar A. The relationship between self-report and lab task conceptualizations of impulsivity. J Res Personality. 2012;46(1):121-4.

Fruyt F, Van De Wiele L, Van Heeringen C. Cloninger's Psychobiological Model of Temperament and Character and the Five-Factor Model of Personality. Pers Individ Differ. 2000;29(3):441-52.

Paula JJ, Costa DS, Miranda DM, Romano-Silva MA. The abbreviated version of the Barratt Impulsiveness Scale (ABIS): psychometric analysis, reliable change indexes in clinical practice and normative data. Psychiatry Res. 2020;291:113120.

Para *quizzes* sobre o conteúdo do livro e casos clínicos complementares, acesse:

https://apoio.grupoa.com.br/tratadopsi/

15

AVALIAÇÃO NEUROPSICOLÓGICA EM PSIQUIATRIA

PAULO MATTOS
LEANDRO F. MALLOY-DINIZ

O exame psíquico pelo psiquiatra compreende a avaliação de diversos domínios da cognição, do comportamento e das emoções, como a inteligência, a atenção, a memória, entre outros. Esse exame é feito, geralmente, de modo assistemático, muitas vezes personalizado e, mais raramente, com o emprego de instrumentos de rastreio que não permitem um aprofundamento. Existem, porém, diversas situações clínicas em que é necessário um exame mais detalhado e extenso, algo pouco viável no contexto de uma consulta médica com tempo limitado.

Queixas cognitivas têm *natureza imaterial* e são fortemente dependentes de variáveis individuais do paciente, como a presença de determinados transtornos (em especial, os transtornos depressivo e de ansiedade), suas crenças sobre o próprio funcionamento e seu perfil de personalidade. Assim, pacientes com queixas cognitivas proeminentes podem não apresentar qualquer déficit em um exame de rastreio, bem como pacientes com déficits clinicamente significativos podem não referir – ou mesmo negar – déficits em seu funcionamento cotidiano. Em casos em que a avaliação pormenorizada da cognição é fundamental para a orientação clínica, seja no tocante a informações complementares para o diagnóstico, seja para fins de orientação e identificação de condutas e alvos terapêuticos, a avaliação neuropsicológica é uma ferramenta extremamente útil.

O exame neuropsicológico permite a caracterização de diferentes aspectos do funcionamento cognitivo de um paciente, tendo como base a noção de que esses diferentes módulos são dependentes da *atividade do sistema nervoso*. Isso é o que diferencia a avaliação neuropsicológica de outros tipos de avaliação cognitiva. No entanto, deve-se ressaltar, neste capítulo, que esse aspecto do exame neuropsicológico abre margem para duas interpretações equivocadas.

A primeira delas é a de que o exame neuropsicológico é usado para identificar "organicidade" em casos psiquiátricos. Obviamente, a separação entre pacientes "orgânicos" e pacientes "funcionais" é um conceito que não se aplica mais à psiquiatria moderna, embora muitos ainda insistam em usar o exame neuropsicológico para esse fim.[1]

A segunda ideia é a de que o exame neuropsicológico é indicado para "localizar" alterações fisiológicas ou morfológicas específicas no sistema nervoso. Tal interpretação não se sustenta, na medida em que diferentes sistemas neurais, potencialmente comprometidos, podem alterar uma mesma função, do mesmo modo que déficits em um mesmo sistema neural podem estar relacionados a múltiplos processos cognitivos. A visão localizacionista em centros funcionais deu lugar, ao longo do tempo, a uma visão em que a localização deve ser conciliada com uma perspectiva *conexionista*,[2] o que substituiu a ideia de centros funcionais. A compreensão de associações anatomofuncionais de cada módulo cognitivo é, por sua vez, crucial para a interpretação de questões relacionadas aos desenvolvimentos típico e atípico da cognição no ciclo vital, bem como para integrar o raciocínio clínico juntamente a outros exames e observações.

Existem duas matrizes de pensamento que orientam o exame neuropsicológico.[3] A primeira é a matriz *nomotética*, que permite a *quantificação objetiva* do desempenho em diferentes domínios cognitivos com o emprego de testes padronizados e normatizados. O psiquiatra pode ter dificuldade em definir a magnitude de um possível déficit – por exemplo, qual o grau de esquecimento tido como normal para um indivíduo com idade de 70 anos? A avaliação *quantitativa* de um determinado domínio cognitivo permite comparar o indivíduo com grupos normativos para sua idade, gênero e escolaridade, neutralizando os potenciais vieses do avaliador. Pacientes podem se queixar de déficits que consideram clinicamente relevantes e, em extenso exame, apresentar desempenho tido como normal. Em contrapartida, pacientes podem apresentar queixas cognitivas proeminentes que foram desconsideradas por diferentes profissionais por conta de exames eletrofisiológicos e de neuroimagem normais – é o caso das alterações secundárias à quimioterapia (*chemo brain*), por exemplo. A segunda matriz é a *idiográfica* e leva em conta a apresentação do quadro do paciente comparando seu desempenho ao longo do tempo, de forma quasi-experimental (p. ex., antes e depois de um tratamento) ou avaliando forças e fraquezas, tendo o próprio indivíduo como base de comparação.

A conciliação das matrizes nomotética e idiográfica é fundamental para o esclarecimento de queixas cognitivas difusas. Na prática clínica, pode ser particularmente difícil distinguir entre domínios que se correlacionam: indivíduos com déficit atencional ou de linguagem podem referir queixas mnésicas muito significativas no cotidiano, mesmo quando a memória se encontra normal. Uma investigação detalhada pode identificar a real natureza do déficit e orientar condutas mais eficientes.

O exame neuropsicológico não compreende a mera administração de testes. Ele apresenta três etapas principais (conceitualização clínica, teste de hipóteses e conciliação de informações), sendo fundamentado em quatro pilares: a entrevista clínica, o uso de inventários, a observação clínica e o emprego de testes.[4] Dependendo do transtorno em investigação, o peso de cada um deles pode ser diferente. O exame é planejado de acordo com as queixas iniciais ou o motivo do encaminhamento, uma vez que a seleção dos testes e dos inventários vai depender da hipótese diagnóstica inicial – existem centenas de inventários (para o paciente, para o informante colateral, para os pais, para as escolas, etc.) e de testes. Por exemplo, o painel de testes e inventários administrado em um adulto que sofreu traumatismo craniencefálico é muito distinto daquele administrado em um adulto com quadro subsindrômico de transtorno do espectro autista; o painel de inventários e testes administrado em uma criança com deficiência intelectual não é o mesmo que o administrado em uma criança com transtorno da comunicação.

A observação do comportamento, por sua vez, traz luz ao caminho que o paciente percorreu até o resultado, seja ele certo ou errado. Essa observação pode ser mais informativa, em muitos casos, do que o próprio escore. As reações do paciente ante frustrações, seu envolvimento, seu comportamento entre os testes e sua organização ao longo de todo o processo também são fontes importantes de informação.

Como qualquer exame complementar, os resultados devem ser ponderados à luz da história clínica do indivíduo e do resultado em outros exames complementares, os quais podem ou não condizer com os achados neuropsicológicos. Por exemplo, um laudo neuropsicológico sugestivo de demência frontotemporal pode coexistir com um exame normal de neuroimagem e ausência de queixas por parte do paciente. Como de costume, a clínica deve sempre ser considerada soberana ao resultado de qualquer medida ou exame isolado.

Um exame, como o neuropsicológico, pressupõe a capacidade de separar traços e estados. Os traços são características de uma pessoa, e os estados, características de uma pessoa em uma determinada situação.[5] Os testes podem ser particularmente influenciados por questões situacionais, e a análise de um resultado deve considerar todas as variáveis externas que possam influenciá-lo. Por exemplo, Blasiman e Was[6] listaram 21 fatores que podem afetar o funcionamento da memória operacional, como desconforto com a temperatura ambiente, sono e fome. Por motivos como esses, a análise clínica deve considerar a possibilidade de existência de artefatos em testes neuropsicológicos, os quais devem ser vistos sempre em conjunto com outras medidas e, quando necessário, repetidos.

Um aspecto importante a ser observado na avaliação é o caráter dinâmico do desenvolvimento neuropsicológico no ciclo vital. Assim, mesmo que uma medida reflita o que a pessoa é na maioria das situações em um determinado período da vida (traço), os resultados de um exame podem não se manter os mesmos ao longo do tempo. Conforme salientado por Shevlin e colaboradores,[7] no caso de crianças e adolescentes, uma hipótese diagnóstica sugerida no momento da avaliação pode sofrer remissão parcial ou completa, manter-se ao longo do tempo ("continuidade homotípica") ou modificar-se para um diagnóstico diferente, porém relacionado ("continuidade heterotípica"). Assim, os resultados de um exame devem ser considerados como temporalmente circunscritos, e a repetição do exame, ao longo do tempo, torna-se uma alternativa para o acompanhamento longitudinal do paciente.

CONTRIBUIÇÕES DO EXAME NEUROPSICOLÓGICO EM TRANSTORNOS PSIQUIÁTRICOS ESPECÍFICOS

As principais aplicações do exame neuropsicológico à psiquiatria estão relacionadas a contribuições para questões de diagnóstico diferencial, estabelecimento de alvos terapêuticos, questões de natureza jurídica e pesquisa.[8]

Para fins de diagnóstico, o exame neuropsicológico é fundamental em quatro situações. A primeira delas é o transtorno do desenvolvimento intelectual (ou deficiência intelectual). Nesses casos, é necessária a determinação do quociente de inteligência (QI) para o estabelecimento do diagnóstico formal. A segunda situação é a do transtorno específico da aprendizagem. Para um diagnóstico formal de dislexia ou discalculia, é necessário avaliar os módulos cognitivos relacionados a leitura, escrita e/ou matemática, comparando com a inteligência do paciente, já que as dificuldades de aprendizagem apresentadas não podem ser explicadas por questões cognitivas globais.

A terceira situação é a dos transtornos neurocognitivos menores. Embora sempre se pense nos quadros de declínio cognitivo do idoso que ainda não tem magnitude para que se fale em demência, esse diagnóstico se aplica a diversas outras etiologias. Por exemplo, tem-se como possíveis causas: traumatismos craniencefálicos, infecções virais do sistema nervoso central (SNC), neurointoxicação por metais pesados, entre outras.

Por último, tem-se os transtornos neurocognitivos maiores, em que o exame neuropsicológico pode documentar, de modo detalhado e objetivo, os déficits apresentados pelo indivíduo, ajudando, inclusive, na diferenciação entre variados quadros demenciais.

Além do uso para fins diagnósticos, o exame neuropsicológico pode trazer elementos decisivos para o raciocínio clínico em diversos grupos clínicos específicos (ver **Quadro 15.1**).

> **QUADRO 15.1**
> **CONDIÇÕES EM QUE O EXAME NEUROPSICOLÓGICO PODE CONTRIBUIR PARA O RACIOCÍNIO CLÍNICO**
>
> **Aplicações na psiquiatria**
>
> - Transtorno do desenvolvimento intelectual
> - Transtorno de déficit de atenção/hiperatividade
> - Transtorno específico da aprendizagem (dislexia, discalculia)
> - Transtornos da comunicação (transtorno da linguagem)
> - Transtorno do espectro autista
> - Déficits adquiridos (meningoencefalites, hipóxia, traumatismos craniencefálicos, acidentes vasculares cerebrais)
> - Sequelas de quimioterapia (*chemo brain*), radioterapia ou neurointoxicação
> - Demências
> - Aplicações especiais – psiquiatria forense

TRANSTORNO DO DESENVOLVIMENTO INTELECTUAL

A determinação do QI é necessária para o diagnóstico. Para isso, empregam-se diferentes baterias, sendo a mais comum a Wechsler, com versões para crianças e para adultos.

TRANSTORNO DE DÉFICIT DE ATENÇÃO/HIPERATIVIDADE - IMPULSIVIDADE

O diagnóstico de transtorno de déficit de atenção/hiperatividade (TDAH) é clínico, e não há exames complementares com valor preditivo positivo ou negativo suficiente para uma recomendação oficial. Entretanto, por diversos motivos, o exame fornece muitas informações relevantes para uma melhor compreensão do quadro clínico, como:

- **Nível de inteligência.** Ele é considerado algo particularmente importante, uma vez que níveis mais baixos, mesmo ainda dentro dos limites de variação da normalidade, irão se associar a maior comprometimento acadêmico,[9] mesmo quando a desatenção não é proeminente.
- **Déficit de memória operacional.** A presença de comprometimento da memória operacional se associa a pior habilidade de leitura e desempenho acadêmico em geral.[10]
- **Déficit de funções executivas.** Indivíduos com TDAH e déficit de funções executivas apresentam maior comprometimento funcional (incluindo acidentes automobilísticos) do que aqueles com o mesmo grau de desatenção e hiperatividade/impulsividade.
- **Diversos outros déficits** descritos em pessoas com TDAH, incluindo processamento de tempo, regulação emocional e sensibilidade a recompensa e punição, para citar alguns exemplos, podem ser particularmente importantes na compreensão de um caso de TDAH específico.[11]

TRANSTORNO ESPECÍFICO DA APRENDIZAGEM E TRANSTORNOS DA COMUNICAÇÃO (TRANSTORNO DA LINGUAGEM)

Para o diagnóstico do transtorno específico da aprendizagem, é necessário que as habilidades de leitura, escrita e matemática encontrem-se discrepantes em relação ao esperado pelo nível de inteligência da criança e do adolescente. Para isso, é necessário não apenas a administração de testes específicos para cada um daqueles domínios, mas também a determinação do nível de inteligência. É fundamental que sejam avaliados também os aspectos da leitura, da escrita e da matemática que estejam mais deficitários em termos qualitativos e quantitativos. Por exemplo, no transtorno específico da aprendizagem com prejuízo na leitura, embora a maioria dos indivíduos tenha dificuldades fonológicas, a apresentação do quadro pode ser heterogênea entre os pacientes.[12]

Os transtornos de leitura, de escrita e de matemática são condições crônicas e, em adultos, podem explicar muitas das dificuldades funcionais acadêmicas e ocupacionais. Avaliar essas habilidades em adultos pode ser fundamental para compreender queixas de baixo rendimento, dificuldades de adaptação à mudança, procrastinação (para assuntos que envolvam as habilidades deficitárias) e até mesmo para o diagnóstico diferencial em relação a quadros como o TDAH.

No caso do transtorno da linguagem, todos os níveis das habilidades linguísticas (fonológico, semântico e pragmático) encontram-se comprometidos, em graus variados, na presença de uma inteligência normal (que deve ser determinada empregando-se testes não verbais de inteligência). A avaliação dos diferentes componentes da cognição em pessoas com esse diagnóstico é fundamental para diferenciar em relação a déficits cognitivos globais, transtorno do espectro autista (TEA) e transtornos específicos da aprendizagem da leitura.

TRANSTORNO DO ESPECTRO AUTISTA

Embora a avaliação neuropsicológica não seja necessária para o diagnóstico do TEA, ela traz contribuições importantes para o entendimento do quadro pelo psiquiatra. Segundo a 5ª edição do *Manual diagnóstico e estatístico de transtornos mentais* (DSM-5),[13] existem dois especificadores do TEA que podem modificar de modo significativo a apresentação clínica, a proposta terapêutica e o prognóstico: a presença de deficiência intelectual e a presença de transtorno da linguagem.

Para a investigação da inteligência, são habitualmente empregadas as baterias padronizadas de acordo com a idade do indivíduo. Para a investigação da linguagem, são empregadas as mesmas tarefas que no exame do transtorno da comunicação, acrescidas de tarefas mais extensas para investigação de *pragmática da linguagem*. Por vezes, o desempenho do indivíduo com TEA encontra-se dentro do esperado em tarefas envolvendo compreensão e expressão orais, leitura e escrita, porém, comprometido quando são investigados atos indiretos de fala, figuras de linguagem e linguagem não literal.

Com frequência, exame neuropsicológico do indivíduo com TEA também emprega tarefas envolvendo a teoria da mente, em seus diversos componentes, além de tarefas de identificação de emoções, de prosódia linguística e emocional. Outras alterações muitas vezes encontradas em crianças com TEA referem-se à coerência central (capacidade de processar e extrair significado de informações globais de um contexto sem focar em detalhes) e às funções executivas. A avaliação desses aspectos é bastante útil na formulação de estratégias terapêuticas para o manejo clínico.

DÉFICITS ADQUIRIDOS (MENINGOENCEFALITES, HIPÓXIA, TRAUMATISMOS CRANIENCEFÁLICOS, ACIDENTES VASCULARES CEREBRAIS), SEQUELAS DE QUIMIOTERAPIA (*CHEMO BRAIN*), RADIOTERAPIA OU NEUROINTOXICAÇÃO

Em diversos casos de déficits adquiridos, seja por etiologia infecciosa, traumática ou vascular, o exame neuropsicológico permite ao médico identificar e documentar, de modo quantitativo, as dificuldades apresentadas pelo paciente. As sequelas cognitivas irão variar de acordo com diversos aspectos que interagem entre si, como idade do paciente, nível estimado de funcionamento cognitivo prévio, local e extensão da lesão, etc.

As chances de alterações comportamentais associadas aos déficits cognitivos são potencialmente maiores quando existe envolvimento de lobos frontais e suas conexões. Nesses casos, o exame pode documentar não apenas os domínios cognitivos comprometidos, como também as alterações comportamentais associadas (p. ex., controle de impulsos). Cumpre observar que quadros comportamentais também podem surgir em lesões localizadas em outras regiões do SNC.

É bem conhecida a associação entre quimioterapia e neurotoxicidade, algo que não é restrito à presença de polineuropatia periférica e ototoxicidade. Os déficits mais comuns são de concentração, memória, linguagem e aprendizagem; eles foram amplamente documentados no tratamento de diversas neoplasias, não apenas aquelas relacionadas ao SNC (como sítio primário ou de implante metastático). Tais déficits podem comprometer significativamente a qualidade de vida dos pacientes, impactando de modo adverso a capacidade laboral, a vida de relação e o lazer.[14]

O perfil cognitivo obtido por meio do exame permite entender de modo mais preciso as dificuldades cognitivas apresentadas pelo paciente e delinear estratégias de intervenção, como a reabilitação.

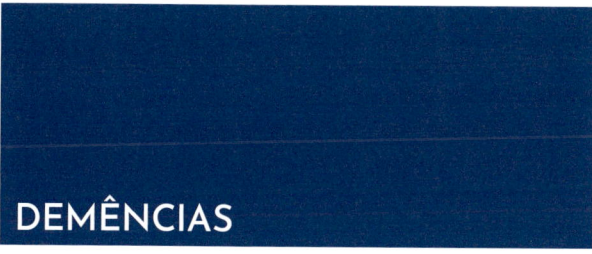

DEMÊNCIAS

Segundo os principais consensos internacionais, o exame neuropsicológico é necessário para o diagnóstico das demências,[15] sendo o uso de testes de rastreio, como o Miniexame do Estado Mental, o Teste do Desenho do Relógio, o MOCA, etc., considerado insuficiente. Esse aspecto é particularmente importante quando se pretende emitir um laudo para fins legais, como é o caso de interdições. Na prática clínica, um teste de rastreio pode revelar escores dentro dos limites de variação da normalidade e, mesmo assim, o indivíduo apresentar um perfil característico de demência ao exame neuropsicológico, o que ocorre com mais frequência em indivíduos com elevado nível pré-mórbido.

O exame neuropsicológico também pode auxiliar, juntamente com a investigação de biomarcadores e neuroimagem, no estabelecimento das hipóteses diagnósticas. Pacientes com degeneração lobar frontotemporal frequentemente apresentarão perfil com déficits de funções executivas, enquanto pacientes com a apresentação clássica da doença de Alzheimer tenderão a apresentar quadro dismnésico característico. Em alguns casos, o exame contribuirá para o diagnóstico de subtipos de demência, como na atrofia cortical posterior (com comprometimento de funções visuoperceptivas e visuoconstrutivas) e na afasia progressiva primária (com comprometimento da linguagem simultâneo à preservação dos demais domínios cognitivos).

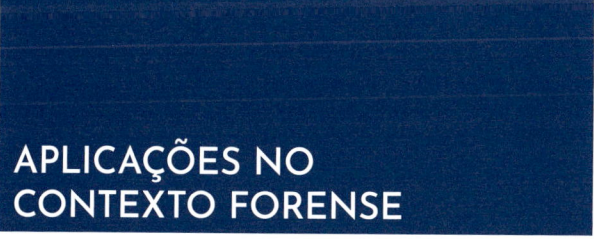

APLICAÇÕES NO CONTEXTO FORENSE

A simulação é definida pelo DSM-5 como a produção intencional de sintomas físicos ou psicológicos falsos, ou grosseiramente exagerados, motivada por incentivos externos, como compensação financeira ou aposentadoria por invalidez. Os déficits cognitivos, incluindo as amnésias, estão entre alguns dos principais sintomas simulados[16] e podem ser mais bem investigados com uma avaliação neuropsicológica para fins legais, por vezes denominada "neuropsicologia forense".

As avaliações forenses, diferentemente das avaliações regulares ou ordinárias, empregam instrumentos específicos para identificar possíveis quadros de simulação, uma vez que seu objetivo primordial é responder a uma questão legal singular (a existência ou não de um déficit e sua magnitude). Mais ainda, avaliações neuropsicológicas forenses também pretendem estabelecer a proporcionalidade entre um déficit existente e o grau de comprometimento da funcionalidade alegado pelo indivíduo periciado. A avaliação para fins legais tanto pode ser solicitada pelo *perito* (profissional indicado pelo juiz de direito), como pelo *assistente técnico* (escolhido pelo próprio indivíduo ou seus familiares, sendo de confiança da parte e não estando sujeito a impedimento ou suspeição). Nesses casos, diferentemente da avaliação neuropsicológica regular, a comunicação dos resultados se dá entre o perito ou o assistente técnico e o neuropsicólogo.[17]

Nos casos de suspeita de simulação, são empregados testes específicos que habitualmente não fazem parte de um exame neuropsicológico regular. É o caso dos testes de *escolha forçada* para investigação de memória, por exemplo, em que o indivíduo precisa identificar, após ter sido apresentado a um estímulo visual (desenho), qual de duas respostas é a correta, isto é, o desenho anteriormente solicitado a ser "memorizado". Como esses testes compreendem muitos estímulos (em torno de cem apresentações), as chances de acerto ao mero acaso oscilam em torno de 50%, e qualquer percentual de resposta muito discrepante disso indica que o indivíduo "sabia" a resposta correta e indicou a errada.

Além disso, na avaliação de simulação são empregados questionários autopreenchidos com diversos sintomas de frequência muito baixa (menos de 5%) e que são frequentemente relatados por simuladores.[18]

O exame para fins legais em casos de suspeita de simulação também se diferencia por uma análise mais criteriosa da incongruência no desempenho durante o curso da avaliação. Discrepâncias entre testes diferentes que endereçam os mesmos domínios cognitivos são fortemente sugestivas de simulação. No contexto de uma possível simulação, também existe uma investigação mais aprofundada e detalhada das queixas do indivíduo no seu funcionamento cotidiano (p. ex., em relação à memória), normalmente acrescida de um ou mais relatos de informantes colaterais. A discrepância entre as queixas e o desempenho observado em testes é extremamente importante para a evidenciação de simulação.

Nos casos de *interdição* – por deficiência intelectual, quadro demencial ou, ainda, déficits cognitivos graves adquiridos (traumatismos craniencefálicos, acidentes vasculares cerebrais graves, etc.) –, o exame neuropsicológico para fins legais é habitualmente necessário ao processo legal. Isso ocorre porque com frequência é difícil estimar a magnitude de um déficit cognitivo global sem o recurso de testes quantitativos e, sem tal estimativa, a mera descrição de dificuldades na funcionalidade do indivíduo pode variar muito, de acordo com os vieses subjetivos de cada avaliador. Isso também ocorre à *capacidade para testar e doar*: nesses casos, o exame neuropsicológico pretende demonstrar a existência de entendimento suficiente para que tais documentos tenham validade jurídica.[19]

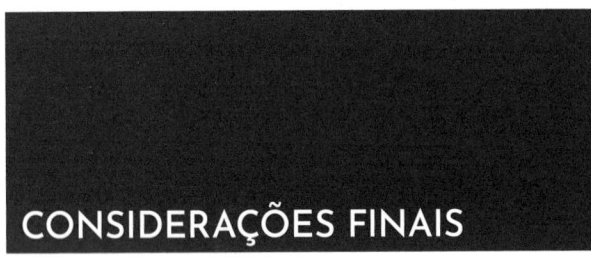

CONSIDERAÇÕES FINAIS

Nos seus primórdios, o exame neuropsicológico era classicamente associado à identificação de "organicidade" e "localização" de lesões do SNC. Na medida em que essas duas aplicações se tornaram obsoletas, muitos psiquiatras deixaram de ter contato com esse exame complementar e, assim, não acompanharam as diversas modificações ocorridas ao longo do tempo. Atualmente, o exame neuropsicológico não apenas é mandatório para a formulação de diversos diagnósticos, como também é considerado ferramenta extremamente útil para a delineação mais detalhada do perfil cognitivo-comportamental do paciente.

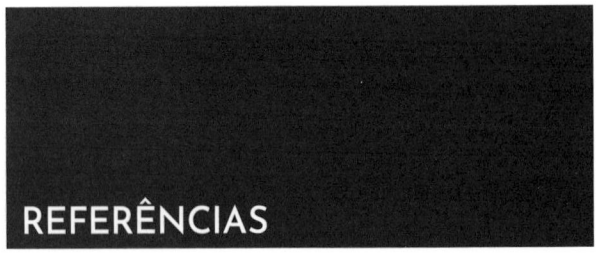

REFERÊNCIAS

1. Kent PL. Evolution of clinical neuropsychology: four challenges. Appl Neuropsychol Adult. 2020;27(2):121-33.

2. Sutterer MJ, Tranel D. Neuropsychology and cognitive neuroscience in the fMRI era: a recapitulation of localizationist and connectionist views. Neuropsychology. 2017;31(8):972-80.

3. Haase VG, Gauer G, Gomes CMA. Neuropsicometria: modelos nomotético e idiográfico. In: Malloy-Diniz LF, Fuentes D, Mattos P, Abreu N, organizadores. Avaliação neuropsicológica. Porto Alegre: Artmed; 2010. p. 31-7.

4. Malloy-Diniz LF, Mattos P, Abreu N, Fuentes D. O exame neuropsicológico: o que é e para que serve. In: Malloy-Diniz LF, Mattos P, Abreu N, Fuentes D, organizadores. Neuropsicologia: aplicações clínicas. Porto Alegre: Artmed; 2016. p. 21-34.

5. Steyer R, Mayer A, Geiser C, Cole DA. A theory of states and traits: revised. Annu Rev Clin Psychol. 2015;11:71-98.

6. Blasiman RN, Was CA. Why is working memory performance unstable? A review of 21 factors. Eur J Psychol. 2018;14(1): 188-231.

7. Shevlin M, McElroy E, Murphy J. Homotypic and heterotypic psychopathological continuity: a child cohort study. Soc Psychiatry Psychiatr Epidemiol. 2017;52(9):1135-45.

8. Paula JJ, Brancaglion M, Sedyiama CY, Nicolato R, Malloy-Diniz LF. Neuropsicologia aplicada à neuropsiquiatria. In: Teixeira AL, Kummer A, organizadores. Neuropsiquiatria clínica. Rio de Janeiro: Rubio; 2012. p. 37-44.

9. Costa DS, Paula JJ, Alvim-Soares Júnior AM, Diniz BS, Romano-Silva MA, Malloy-Diniz LF, et al. ADHD inattentive symptoms mediate the relationship between intelligence and academic performance in children aged 6-14. Rev Bras Psiquiatr. 2014;36(4):313-21.

10. Kofler MJ, Spiegel JA, Austin KE, Irwin LN, Soto EF, Sarver DE. Are episodic buffer processes intact in ADHD? Experimental evidence and linkage with hyperactive behavior. J Abnorm Child Psychol. 2018;46(6):1171-85.

11. Fair DA, Bathulaa D, Nikolase MA, Nigg JT. Distinct neuropsychological subgroups in typically developing youth inform heterogeneity in children with ADHD. Proc Natl Acad Sci U S A. 2012;109(17):6769-74.

12. Compton DL. Focusing our view of dyslexia through a multifactorial lens: a commentary. Learn Disabil Q. 2020:1-6.

13. American Psychiatric Association. Manual diagnóstico e estatístico de transtornos mentais: DSM-5. 5. ed. Porto Alegre: Artmed; 2014.

14. Li M, Caeyenberghs K. Longitudinal assessment of chemotherapy-induced changes in brain and cognitive functioning: a systematic review. Neurosci Biobehav Rev. 2018;92:304-17.

15. Jack Jr CR, Bennett DA, Blennow K, Carrillo MC, Dunn B, Haeberlein SB, et al. NIA-AA research framework: toward a biological definition of Alzheimer's disease. Alzheimers Dement. 2018;14(4):535–62.

16. Thompson Jr JW, LeBourgeois HW 3rd, Black FW. Malingering. In: Simon RI, Gold LH. Textbook of forensic psychiatry. Washington: American Psychiatry Press; 2004. p. 427-48.

17. Serafim AP, Saffi F. Práticas forenses. In: Malloy-Diniz LF, Fuentes D, Mattos P, Abreu N, organizadores. Avaliação neuropsicológica. 2. ed. Porto Alegre: Artmed; 2018. p. 288-92.

18. Taborda JGV, Barros AJS, Mattos P. Simulação. In: Abdala-Filho E, Chalub M, Telles LEB, organizadores. Psiquiatria forense de Taborda. 3. ed. Porto Alegre: Artmed; 2015. p. 567-84.

19. Abdalla-Filho E, Taborda JGV. Avaliações de capacidades civis específicas. In: Abdala-Filho E, Chalub M, Telles LEB, organizadores. Psiquiatria forense de Taborda. 3. ed. Porto Alegre: Artmed; 2015. p. 216-29.

Para *quizzes* sobre o conteúdo do livro e casos clínicos complementares, acesse:

https://apoio.grupoa.com.br/tratadopsi/

16
EXAMES DE LABORATÓRIO EM PSIQUIATRIA

LUIZ HARDT
VICTOR BARIANI
RICARDO RIYOITI UCHIDA

Exames laboratoriais não servem para o diagnóstico psiquiátrico em si, mas colaboram na investigação de comorbidades e organicidades, estruturação do raciocínio clínico, antes e depois da introdução de medicações, e monitoração de níveis séricos de psicofármacos. Não há indicação para a solicitação universal de exames laboratoriais em psiquiatria. A investigação deve ser realizada caso a caso, baseando-se nas evidências disponíveis, em objetivos definidos e na história e exames clínicos dos pacientes.

Os exames laboratoriais são um conjunto extenso de técnicas de análise de material biológico. Tal material, obtido a partir de amostras de urina, sangue, líquido cerebrospinal (LCS), secreções mucosas e serosas, fâneros, tecidos, etc., pode ser submetido a diversos meios diferentes de tratamento, desde análises bioquímicas mais simples até métodos modernos e robustos de imuno-histoquímica, espectrofotometria, cromatografia e biologia molecular. Seus resultados quantificam ou qualificam parâmetros orgânicos, com base em padrões-ouro previamente estabelecidos.

Em geral, os exames laboratoriais não servem diretamente ao diagnóstico psiquiátrico em si, uma vez que não há formas cientificamente certificadas de positivar com as devidas sensibilidade e especificidade a atividade de doença mental por meio de propedêutica armada. No entanto, é necessário e importante que o psiquiatra geral esteja familiarizado com os exames laboratoriais disponíveis atualmente, pois são acessórios indispensáveis no oferecimento de cuidado à saúde mental.[1]

Assim, para fins didáticos, este capítulo pode ser subdividido nas principais situações em que o médico psiquiatra deve solicitar exames laboratoriais:

- **Na avaliação geral do doente psiquiátrico** – fazendo jus ao imperativo de avaliar o funcionamento sistêmico do paciente, a fim de indicar ou contraindicar o uso de medicações, detectar comorbidades que possam alterar o curso da doença psiquiátrica, estabelecer fatores de risco a eventos orgânicos de maior gravidade, etc.
- **No tratamento psiquiátrico medicamentoso** – dando continuidade ao acompanhamento, quando necessário, avaliando a estabilidade orgânica do paciente diante do regime proposto de tratamento, impedindo, por exemplo, que efeitos adversos de medicações causem disfunções ou complicações indesejadas.
- **Na dosagem sérica de medicações em uso** – para casos específicos, garantindo que o regime de tratamento siga seu curso esperado e seguro, dentro de margens terapêuticas, reduzindo a possibilidade de efeitos colaterais.
- **Na realização de diagnósticos diferenciais** – no caso de sintomas psiquiátricos secundários a doenças ou condições organossistêmicas.

Aqui, a ideia central é fornecer um escopo dos principais exames laboratoriais solicitados em psiquiatria, conforme sua utilidade. Diretrizes específicas aprofundam-se em diversos aspectos do tema, separadamente, e devem ser consultadas para guiar as práticas de medicina baseada em evidências. Vale reforçar que a solicitação de exames laboratoriais deve guiar-se, primeiramente, pela avaliação individual do paciente, sua história clínica e exame físico, seu acesso aos dispositivos de saúde, aspectos de urgência e emergência do caso em particular e, sempre, no bom senso e na ética médica.

AVALIAÇÃO GERAL DO PACIENTE PSIQUIÁTRICO

É frequentemente necessário que o médico solicite exames laboratoriais ao prescrever um tratamento para seu paciente em um cenário ambulatorial. Tais exames têm por interesse conhecer globalmente a saúde orgânica do paciente, a fim de estabelecer a segurança do curso do tratamento, sobretudo no tocante à prescrição e ao manejo medicamentosos.

Toda medicação pode oferecer riscos para a saúde. É nesse contexto que os exames laboratoriais aparecem como ferramenta para prevenir danos iatrogênicos, calcular de maneira mais precisa a relação risco-benefício do tratamento e, por fim, oferecer uma oportunidade para que se olhe em um contexto clínico mais amplo para aspectos da medicina preventiva. Entretanto, não há consenso sobre a obrigatoriedade de uma triagem laboratorial padrão para todos os pacientes.

Para fins de organização do raciocínio, discorreremos brevemente sobre os exames comumente solicitados em nossa prática.

HEMOGRAMA COM PLAQUETAS E COAGULOGRAMA

Os exames de hemograma com plaquetas e coagulograma servem para avaliar a saúde de maneira geral e quando há sintomas, como febre, fadiga e fraqueza, entre outros. Ajuda a identificar doenças, como leucemia, anemia e infecções bacterianas ou virais. Alergias e hemorragias também podem ser detectadas no hemograma. Caso o paciente tenha se alimentado de uma dieta leve, não é necessário jejum. Caso contrário, recomenda-se jejum de três horas.

Conhecer o hemograma "basal" do paciente é de extrema importância para iniciar alguns tratamentos de maneira segura. Sabidamente, medicações psiquiátricas podem levar à alteração desse exame. Por exemplo, clozapina levando a agranulocitose e carbamazepina induzindo leucocitose.[2]

De maneira menos frequente, alguns psicofármacos podem alterar a cascata de coagulação, de modo que a avaliação inicial do coagulograma pode trazer mais segurança ao tratamento. Por exemplo, a paliperidona pode alterar os valores séricos dos fatores VIII e IX, levando tanto a tromboembolismos quanto a sangramentos de maneira dose-independente.[3]

FUNÇÕES RENAL E HEPÁTICA

Com exceção de medicações de extensa excreção renal, como lítio, sulpirida e amissulprida, a maioria dos psicofármacos pode ser utilizada sem grandes preocupações, mesmo para doentes renais. Apenas uma minoria de medicações precisa ter sua dose ajustada conforme a função renal do paciente. Mesmo assim, pode ser interessante, em uma avaliação inicial, dosar os níveis de ureia e creatinina do paciente.

Como a maioria das medicações psiquiátricas é metabolizada no fígado (em especial, pelas enzimas do citocromo P450), é necessária uma avaliação laboratorial desse órgão tão importante para a farmacocinética. Quanto ao perfil hepático (em especial, a dosagem de transaminase glutâmica-oxaloacética [TGO] e transaminase glutâmica pirúvica [TGP]), deve-se prestar atenção a dois possíveis cenários:

- **efeitos dos psicotrópicos no nível de funcionamento hepático** – medicações, como valproato de sódio, fenobarbital, clozapina, naltrexona, dissulfiram e agomelatina, podem causar lesão hepática.
- **efeitos de injúria hepática previamente existente na farmacocinética dos psicofármacos** – uma lesão hepática de base limita o uso de medicamentos, como benzodiazepínicos (à exceção do lorazepam) e os fármacos anteriormente listados.

PERFIS LIPÍDICO E GLICÊMICO

Tais exames devem ser inicialmente solicitados, pois existem medicações que direta ou indiretamente aumentam o risco de síndrome metabólica no paciente. Recomenda-se jejum de 12 horas e abstinência de álcool nos três dias que antecedem a coleta do exame de colesterol total e frações. De maneira indireta, muitas medicações psiquiátricas podem causar síndrome metabólica por meio do aumento do apetite, o que leva cronicamente o paciente a uma ingestão maior de calorias e, consequentemente, a uma alteração nos níveis de colesterol e glicemia de jejum. No entanto, em caráter de exceção, existem medicações psiquiátricas que causam síndrome metabólica de maneira direta, como é o caso da olanzapina e da mirtazapina.[4]

De modo geral, o tratamento de pacientes esquizofrênicos com antipsicóticos atípicos gerará ganho ponderal e alterações metabólicas importantes, conforme observado tanto na prática ambulatorial como em diversos estudos. Diante desse cenário, além da avaliação metabólica inicial, deve-se recomendar medidas comportamentais e até farmacológicas para prevenir síndrome metabólica nessa população especial.[5]

ELETRÓLITOS

Recomenda-se uma avaliação dos níveis séricos de sódio e potássio. Via de regra, antidepressivos podem causar uma discreta redução dos níveis plasmáticos de sódio, os quais oscilam dentro dos limites de normalidade. Em alguns casos, pode causar hiponatremia, a qual, em populações especiais (como idosos), pode ser uma causa importante de *delirium*.[6]

Entre todos os antidepressivos, aqueles que mais podem causar hiponatremia são os inibidores seletivos da recaptação de serotonina (ISRSs), inibidores da recaptação de serotonina e noradrenalina (IRSNs) e a mirtazapina. Já a bupropiona foi considerada a mais segura nesse quesito.[7]

FUNÇÃO TIREOIDIANA

Uma avaliação inicial dos níveis séricos de hormônio tireoestimulante (TSH) e fração livre da tiroxina (T4 livre, principal hormônio tireoidiano) pode ser de extrema importância, não apenas para o raciocínio clínico (ver realização de diagnóstico diferencial nos casos de sintomas psiquiátricos em doenças clínicas, mais adiante neste capítulo), mas também para introdução de medicações, como o carbonato de lítio.

Bloqueando a liberação glandular de T3 e T4, estudos apontam que o uso do lítio pode gerar bócio em até 40% dos casos e hipotireoidismo em até 20% dos casos. Desse modo, é importante destacar que o lítio não é propriamente tireotóxico, mas, na maioria dos casos, causa apenas um bloqueio reversível da liberação de T3 e T4, o qual pode ser tratado com levotiroxina (necessária avaliação risco-benefício). No entanto, em casos mais raros, o lítio pode exercer ação tireotóxica e causar tireoidite ou síndrome de Graves, além de, por mecanismos desconhecidos, "ativar" uma autoimunidade preexistente contra a tireoide.[8]

FRAÇÃO BETA DA GONADOTROFINA CORIÔNICA HUMANA

Caso haja possibilidade de gestação, o exame de fração beta da gonadotrofina coriônica humana (beta-hCG) deve ser solicitado para todas as mulheres em idade fértil antes de se iniciar um tratamento com psicofármacos, cuja maioria possui classificação de risco C durante a gestação e a lactação. Para essa categoria, "não há estudos adequados em mulheres; em experiências animais, ocorreram alguns efeitos colaterais no feto, mas o benefício do produto pode justificar o risco potencial durante a gravidez".[9]

Entretanto, sabe-se de medicações classicamente contraindicadas durante a gestação devido a seu potencial teratogênico: carbamazepina, carbonato de lítio e valproato de sódio (lembrar que este último é seguro durante a lactação).

SOROLOGIAS

Como mencionado na introdução deste tópico, solicitar exames laboratoriais em psiquiatria torna-se uma oportunidade de se olhar para o paciente em um contexto clínico amplo, com foco em medicina preventiva. Solicitar sorologias também é uma ação importante para descartar causas orgânicas.

Diante de grupos de risco, história clínica e exame físico sugestivos, mesmo que fracamente, recomenda-se triagens sorológicas, como:

- **HIV**: ELISA anti-HIV (lembrar sempre de dar ciência ao paciente da coleta desse exame);
- **Sífilis**: VDRL e FTA-ABS;
- **Hepatite B**: HBs-Ag e Anti-HBs;
- **Hepatite C**: Anti-HCV.

OUTROS EXAMES

Dosagens de vitaminas do complexo B, como tiamina (B1) e B12 podem ser solicitadas em casos específicos, como em dependentes de álcool ou gastrectomizados. Beribéri, anemia megaloblástica e síndromes disabsortivas têm repercussões psiquiátricas. Mesmo quadros de deficiências leves podem ter consequências mentais e cognitivas. Quadros graves de deficiência de tiamina podem causar quadros agudos relacionados ao metabolismo energético cerebral, como encefalopatia de Wernicke, ou crônicos, como demência de Korsakoff.

Na última década, intensificou-se a solicitação do exame de perfil farmacogenético para pacientes que realizam tratamento psiquiátrico. Tal exame, que ainda não foi inserido em um contexto de rotina, pode trazer dados importantes, como a avaliação da variabilidade genética para a metabolização de certos medicamentos no organismo (principalmente antidepressivos e antipsicóticos). Como exemplo, podemos citar o polimorfismo do gene da enzima metiltetra-hidrofolato redutase (MTHFR). Alta incidência de alelos menos eficientes desse gene está associada a casos de depressão refratária, bem como a diversas condições psiquiátricas e orgânicas. Uma avaliação indireta recai sobre os níveis séricos de homocisteína, os quais tendem a estar elevados, e o tratamento é à base de reposição de metilfolato por via oral.[10]

EXAMES GERAIS DURANTE O TRATAMENTO PSIQUIÁTRICO MEDICAMENTOSO

Uma avaliação inicial laboratorial bem feita, como orientada na seção "Avaliação geral do paciente psiquiátrico", irá traçar o perfil geral do paciente. Conforme resultados individuais, bem como características das próprias medicações prescritas, deve-se traçar uma rotina de monitoração laboratorial de alguns exames, com foco em prevenir efeitos colaterais decorrentes das medicações. Entre tais exames, pode-se citar os apresentados a seguir.

FUNÇÕES RENAL E TIREOIDIANA DURANTE TRATAMENTO COM LÍTIO

Inibindo a liberação de hormônios tireoidianos, o carbonato de lítio pode causar tanto hipotireoidismo quanto bócio. Caso a relação risco-benefício seja favorável à continuação do tratamento, comumente prescreve-se levotiroxina para compensar tal efeito colateral. Apenas no caso de tireoidite, doença de Graves ou outras doenças autoimunes da tireoide, se recomenda a interrupção do carbonato de lítio e sua substituição por outro estabilizador do humor.

Apesar do sucesso do carbonato de lítio como estabilizador do humor, ele tem um potencial nefrotóxico que deve ser levado em consideração não só na introdução, mas também na manutenção do tratamento. Enquanto sua capacidade de gerar diabetes insipidus nefrogênico (que pode afetar 20 a 40% dos pacientes) está bem estabelecida, o mecanismo pelo qual ele pode gerar nefrite tubulointersticial, levando à doença renal crônica e à hipercalcemia, ainda não está totalmente claro. Os fatores de risco para nefrotoxicidade são: duração do tratamento (quanto mais longo, maior o risco), idade avançada do paciente e episódios de intoxicação por lítio durante o tratamento.[11]

Diferentemente do hipotireoidismo, que pode ser compensado com o uso de levotiroxina (quando não há um mecanismo de tireotoxicidade envolvido), a lesão renal causada pelo lítio comumente leva à interrupção do tratamento. É importante destacar que mesmo com a litemia dentro da faixa terapêutica alvo, a lesão renal pode acontecer. Ou seja, o controle da litemia não garante a segurança da função renal. Diante disso, durante o tratamento com carbonato de lítio, recomenda-se a dosagem periódica dos níveis séricos de ureia, creatinina e cálcio.[12]

PROLACTINA DURANTE TRATAMENTO COM ANTIPSICÓTICOS

O bloqueio dopaminérgico tanto dos antipsicóticos típicos quanto dos atípicos ocorre também na via tuberoinfundibular. A dopamina liberada nessa via regula a secreção da prolactina a partir da adeno-hipófise. O bloqueio dopaminérgico (afinidade pelo receptor D2) excessivo causa um aumento nos níveis séricos de prolactina. Enquanto risperidona, paliperidona e amissulprida estão entre os que mais elevam a prolactina, aripiprazol e quetiapina são os mais seguros nesse quesito. Mesmo assim, todos os antipsicóticos podem causar hiperprolactinemia, principalmente no começo do tratamento em mulheres e de maneira dose-dependente.

Hiperprolactinemia pode levar a sintomas, como galactorreia (tanto em homens quanto mulheres), aumento de mamas ou ginecomastia, alterações do ciclo menstrual, infertilidade em ambos os sexos, hipogonadismo, obesidade e diminuição da densidade mineral óssea. O aumento do risco para câncer de mama ainda é controverso.[13] Não há estudos em humanos que comprovem o aumento de prolactina causado por antipsicóticos com aumento direto do risco de surgimento ou recidiva de câncer de mama. Um estudo em modelos animais e *in vitro* comprovaram que há relação proporcional entre os níveis séricos de prolactina e neoplasias mamárias.[14,15] Desse modo, recomenda-se monitoração laboratorial dos níveis de prolactina e cautela na prescrição de antipsicóticos para mulheres com histórico de câncer de mama.

FUNÇÕES METABÓLICAS DURANTE USO DE ANTIPSICÓTICOS ATÍPICOS E ANTIDEPRESSIVOS TRICÍCLICOS

Na manutenção do tratamento com antipsicóticos atípicos, antidepressivos tricíclicos (ADTs) e mirtazapina, é fundamental a avaliação periódica do perfil lipídico, glicemia de jejum, dosagem de hemoglobina glicada e insulinemia, pois, como exposto anteriormente, tais medicações aumentam direta ou indiretamente o risco de síndrome metabólica.[4]

É importante destacar o papel da própria doença psiquiátrica na gênese da síndrome metabólica, de modo que a população que sofre de doenças psiquiátricas (principalmente doenças graves, como esquizofrenia e transtorno bipolar [TB]) está mais exposta a fatores ambientais desfavoráveis, como sedentarismo, tabagismo e dieta não balanceada.

HEMOGRAMA EM CLOZAPINA

Durante a terapêutica com antipsicóticos (tanto típicos quanto atípicos), é necessário monitoração com hemograma para pacientes com baixa contagem de leucócitos ou que já tiveram histórico de leucopenia/neutropenia induzida por fármacos. Alguns psicofármacos em particular, como a clozapina, podem alterar de maneira muito conhecida a contagem total de leucócitos. É sabido que tal substância pode causar agranulocitose e, por esse motivo, existem protocolos que recomendam a observação pragmática do hemograma durante sua introdução e toda a manutenção.[16]

A neutropenia, junto de sua forma mais severa, a agranulocitose (quando a contagem total de neutrófilos é inferior a 500/mm³), é a alteração hematológica mais temida durante o curso do tratamento com a clozapina, e ocorre em 0,38 a 2% dos pacientes. Tal evento tem mais risco de ocorrer nos seis primeiros meses de tratamento, mas demanda monitoração de hemogramas periódicos durante todo o curso da terapêutica.

Agranulocitose não é a única discrasia sanguínea que a clozapina pode causar. Durante o curso do tratamento, pode-se observar eosinofilia, leucocitose, trombocitopenia e anemia. Além disso, a associação da clozapina com outros antipsicóticos pode aumentar o risco de eosinofilia, hipocromia, leucocitose e eritrocitose. Por fim, de maneira dose-dependente, vale lembrar que o valproato de sódio também pode causar neutropenia, principalmente quando em associação com a clozapina.

O **Quadro 16.1**, a seguir, mostra de modo resumido as diretrizes para monitoramento da contagem de neutrófilos durante o tratamento com clozapina.

QUADRO 16.1
MONITORAMENTO RECOMENDADO DA CONTAGEM DE NEUTRÓFILOS ABSOLUTA (CNA) PARA A POPULAÇÃO EM GERAL

Nível da CNA	Recomendação	Monitoramento da CNA
Variação normal (no mínimo 1.500 μL)	• Iniciar tratamento • Se o tratamento for interrompido por < 30 dias, continuar monitorando como antes • Se o tratamento for interrompido por 30 dias ou mais, monitorar como se fosse paciente novo	• Primeiros 6 meses: semanalmente • 6 meses seguintes: a cada 2 semanas • Depois de 1 ano: todos os meses
Neutropenia leve (1.000 a 1.499 μL)	• Continuar o tratamento.	• Confirmar todos os exames iniciais com CNA < 1.500/μL repetindo a medida da CNA dentro de 24 horas • Monitorar 3 vezes/semana até que CNA ≥ 1.500/μL • Depois que CNA ≥ 1.500/μL, retornar ao último intervalo de monitoramento da CNA do paciente na "variação normal"
Neutropenia moderada (500 a 999 μL)	• Interromper o tratamento por suspeita de neutropenia induzida por clozapina • Recomendar consulta hematológica	• Confirmar todos os exames iniciais com CNA < 1.500/μL repetindo a medida da CNA dentro de 24 horas • Monitorar a CNA diariamente até ≥ 1.000/μL E ENTÃO • Monitorar 3 vezes/semana até que a CNA ≥ 1.500/μL • Depois que a CNA ≥ 1.500/μL, verificá-la semanalmente por 4 semanas, depois retornar ao último intervalo de monitoramento da CNA do paciente na "variação normal"
Neutropenia grave (< 500 μL)	• Interromper o tratamento por suspeita de neutropenia induzida por clozapina • Recomendar consulta hematológica • Não fazer novo desafio, a menos que o prescritor determine que os benefícios compensam os riscos	• Confirmar todos os exames iniciais com CNA < 1.500/μL repetindo a medida da CNA dentro de 24 horas • Monitorar CNA diariamente até ≥ 1.000/μL E ENTÃO • Monitorar 3 vezes/semana até que CNA ≥ 1.500/μL • Se o indivíduo for desafiado novamente, retomar o tratamento como se fosse um paciente novo com monitoramento da "variação normal" depois que CNA ≥ 1.500/μL

Fonte: Stahl.[17]

FUNÇÃO HEPÁTICA PARA ANTAGONISTAS OPIOIDES, ANTICONVULSIVANTES, AGOMELATINA E CLOZAPINA

Como exposto anteriormente, alguns psicofármacos podem causar injúria hepática ou agravar uma lesão previamente existente. Mesmo em pacientes sem histórico de doença hepática, recomenda-se a monitoração dos níveis séricos de TGO e TGP durante o tratamento com antagonistas de receptor opioide (como a naltrexona), certos anticonvulsivantes (como valproato de sódio e carbamazepina), agomelatina (agonista de receptor de melatonina) e clozapina.[18] Tais exames devem ser realizados a cada três meses, no primeiro ano de tratamento, e, após, a cada seis meses ou anualmente.

OUTROS EXAMES

Pacientes que fazem uso de ácidos graxos (ômega-3) também devem monitorar os níveis séricos de TGO, TGP e lipoproteína de baixa densidade (LDL, do inglês *low density lipoprotein*). Pacientes que fazem uso de topiramato devem monitorar níveis séricos de bicarbonato devido ao risco de acidose metabólica hiperclorêmica. Pacientes em uso de ADTs e que sejam de risco para desenvolver distúrbios hidreletrolíticos (p. ex., usuários de alguns diuréticos) devem ter os níveis séricos de potássio e magnésio monitorados durante o tratamento.

REALIZAÇÃO DE DIAGNÓSTICO DIFERENCIAL NOS CASOS DE SINTOMAS PSIQUIÁTRICOS EM DOENÇAS CLÍNICAS

O rol de doenças clínicas que podem cursar com sintomas psiquiátricos é vasto. Nele, estão contidos desde erros inatos do metabolismo até neoplasias, passando por patologias infecciosas, autoimunes, metabólicas, endocrinológicas e vasculares, entre outras. Exames laboratoriais, portanto, cumprem um papel de suma importância nesse cenário: o de possibilitar a realização de diagnóstico diferencial e, consequentemente, os preparativos para o tratamento correto a ser oferecido ao paciente.

Tal importância está explícita no contexto da emergência psiquiátrica, em que, com frequência que não pode ser desconsiderada, alterações do comportamento iniciadas agudamente e instalação de primeiros episódios psicóticos cursam com afecções clínicas de base, como encefalite, intoxicação exógena e causas diversas de *delirium*.

Entretanto, é importante reforçar o papel dos diagnósticos diferenciais entre doenças psiquiátricas e clínicas no ambiente de atendimento ambulatorial, principalmente nas ocasiões em que doenças supostamente psiquiátricas apresentam-se com refratariedade aos tratamentos adequados ou com histórias anômalas ou incomuns, seja do ponto de vista evolutivo, seja pela exibição de comemorativos clínicos e epidemiológicos inesperados.

A pesquisa na literatura resulta em diversos exemplos de tentativas de estabelecimento de protocolos unificados para a solicitação de exames laboratoriais a pacientes com queixas ou apresentações psiquiátricas na admissão em serviços de emergência. Contudo, a evidência tem mostrado que não há benefício na realização de exames laboratoriais de maneira protocolar, devendo essa conduta ser direcionada pela avaliação clínica do médico, levando em consideração o perfil do paciente em relação a faixa etária, presença de comorbidades prévias, história clínica da doença, sinais e sintomas atuais, etc.

A seguir, serão elencados alguns dos exames laboratoriais utilizados na realização de diagnósticos diferenciais entre patologias psiquiátricas e clínicas, e suas principais aplicações, para emprego conveniente.

HEMOGRAMA COMPLETO, ELETRÓLITOS, FUNÇÕES RENAL E HEPÁTICA

São numerosos os motivos que podem levar o médico a recorrer à análise laboratorial do sangue, para investigação de aspectos específicos do hemograma, do equilíbrio eletrolítico e do funcionamento renal e hepático. Note-se a importância dessas avaliações na detecção de possível *delirium*, sobretudo em pacientes idosos, situação em que a confusão mental pode se apresentar com elementos que lembram psicose ou alterações do comportamento, como agitação e desorganização, que remetem a quadros do humor e da impulsividade. Situações mais raras, porém, não menos drásticas, são as encefalopatias hepática e urêmica, embora sua ocorrência seja geralmente acompanhada de história conhecida de doença hepática ou renal de base. Além disso, o hemograma completo pode revelar indícios preliminares e inespecíficos para o diagnóstico de neuroinfecção, mas a análise do LCS é o dispositivo laboratorial utilizado para esta finalidade.[19-21]

PROVAS INFLAMATÓRIAS E SOROLÓGICAS

Atividade inflamatória e infecciosa pode precipitar o aparecimento de sintomas psiquiátricos. Destaca-se novamente a incidência de *delirium* como um importante diagnóstico diferencial a ser realizado em pacientes de risco ou predispostos. Ademais, inflamações específicas do sistema nervoso central (SNC) cursam com alterações psiquiátricas proeminentes: desorganização comportamental, amnésia, sintomas psicóticos, agitação, desorientação, etc. Provas inflamatórias, como a dosagem de proteína-C reativa (PCR) e de velocidade de hemossedimentação (VHS), auxiliam de maneira coadjuvante o diagnóstico diferencial, mas são inconclusivas, se avaliadas independentemente de evidências clínicas mais robustas e achados laboratoriais diretivos. O rastreio infeccioso, com sorologias para HIV, sífilis e hepatites pode ser recomendado, por se tratar de comorbidades com possível evolução para neuroinfecção.[19-21]

ANÁLISE DO LÍQUIDO CEREBROSPINAL

A coleta do LCS, com subsequente análise de seus aspectos celulares, bioquímicos, imunológicos e moleculares, é a técnica de escolha para a obtenção de dados que subsidiem o diagnóstico de neuroinfecções, além de permitir avaliações indiretas sobre doenças vasculares e neoplásicas do SNC. A literatura advoga em favor da indicação de análise do LCS em doenças psiquiátricas, sobretudo para quadros graves e de instalação abrupta, casos refratários ao tratamento ou em situações nas quais a avaliação clínica preliminar do paciente levanta possibilidade de patologia neurológica em curso.[22] Atenção especial deve ser dada ao diagnóstico diferencial entre doenças psiquiátricas e encefalites infecciosas (herpes simples, citomegalovírus, toxoplasma, agentes oportunistas em pacientes com HIV/aids, sífilis, *cryptococcus*, entre outras) e autoimunes (encefalite límbica, encefalite anti-NMDAr, entre outras).[23-26]

FUNÇÃO TIREOIDIANA

Está bem consolidado o fato de que doenças tireoidianas podem causar apresentações psiquiátricas de diversas ordens: humor deprimido ou eufórico, abulia, anedonia, apatia, agitação, psicose, comprometimento cognitivo, alterações do comportamento, etc.[27] A avaliação da função tireoidiana, sumariamente realizada pela análise do TSH e da T4 livre no sangue, está entre os exames laboratoriais mais solicitados por médicos na investigação de diagnósticos diferenciais entre doenças clínicas e psiquiátricas. Alterações da função tireoidiana no paciente psiquiátrico podem ser um indicativo de causa endocrinológica para os sintomas aparentes.[27] É importante ressaltar, no entanto, a existência do fenômeno muitas vezes intitulado "síndrome da doença eutireoidiana" como um possível fator de confusão na avaliação da relação entre afecções de tireoide e sintomas psiquiátricos: trata-se da presença de anormalidades na análise dos hormônios da tireoide secundariamente a condições clínicas diversas, entre as quais a doença psiquiátrica e o uso de muitos psicofármacos podem se enquadrar, sem que haja disfunção tireoidiana concomitante.[28]

EXAME TOXICOLÓGICO

O exame toxicológico permite detectar a presença de substâncias específicas em amostras de material biológico, habitualmente urina ou sangue e, menos frequentemente, cabelo ou unhas. É uma ferramenta importante para qualificar casos de intoxicação exógena e definir condutas específicas, além de favorecer o diagnóstico de intoxicação exógena como possível causa de sintomas psiquiátricos.[29] Há estudos que contestam a necessidade de exame toxicológico em casos nos quais a hipótese de intoxicação pode ser aventada a partir de dados de história clínica e exame físico.[30] A análise qualitativa de amostras de urina pode comprovar uso recente das principais drogas de abuso, além de medicações psicotrópicas.[29,31] Esta última característica do teste justifica sua importância nos cenários de tentativa de suicídio por ingesta medicamentosa. Na rotina de cuidados de dependentes químicos em ambiente de internação, é comum o uso de testes toxicológicos para averiguar suspeitas de lapsos e recaídas durante períodos de ressocialização, quando pacientes, após tempo duradouro de internação, retomam contato com suas famílias em visitas domiciliares periódicas.

DOSAGEM SÉRICA DE ÁCIDO FÓLICO

Grande quantidade de estudos tem mostrado relações importantes entre a deficiência de folato (ácido fólico, vitamina B9) sérico e o aumento do risco de doenças mentais, sobretudo a depressão refratária, mas também o declínio cognitivo e a esquizofrenia. A suplementação oral de ácido fólico tem sido uma estratégia para o tratamento da depressão refratária em adultos, crianças e adolescentes. A função biológica do folato está inserida no metabolismo de neurotransmissores, principalmente na produção de serotonina, noradrenalina e dopamina. Além disso, tem papel importante na degradação da homocisteína. A dosagem sérica de ácido fólico pode ser utilizada no sentido de orientar a necessidade de suplementação dessa substância durante o curso do tratamento psiquiátrico. Vale ressaltar que a dosagem sérica normal de ácido fólico não necessariamente reflete a dosagem de folato no SNC. Há estudos que comparam as concentrações séricas e liquóricas de ácido fólico, com relato de múltiplos casos de discrepância.[32] Contudo, a dosagem de folato e seus metabólitos no LCS não é uma prática recomendada no atendimento clínico. É importante lembrar que a suplementação da forma ativa do folato, o metilfolato, tem também sua utilidade no tratamento da depressão refratária, principalmente diante de alelos de baixa atividade do gene do MTHFR, como descrito anteriormente.

DOSAGEM SÉRICA DE OUTRAS VITAMINAS

A exemplo do que já foi colocado anteriormente na seção "Avaliação geral do paciente psiquiátrico", dosagens séricas de componentes do complexo B, principalmente as vitaminas B12 (cobalamina) e B1 (tiamina), também são importantes no diagnóstico diferencial, principalmente em síndromes agudas, como encefalopatia de Wernicke ou no diagnóstico diferencial de demências. Há evidências, ainda, que sustentam relações diretas entre deficiência de vitamina D e instalação de quadros depressivos.[33,34]

OUTROS EXAMES LABORATORIAIS

Outros exames laboratoriais, além daqueles pormenorizados anteriormente, podem ser utilizados de forma menos trivial em psiquiatria, para a investigação de doenças específicas e seu diagnóstico diferencial diante de sintomas psiquiátricos, em situações de tratamento emergencial ou ambulatorial. Provas reumatológicas, marcadores tumorais e dosagens de micronutrientes e anticorpos[33] são alguns exemplos de testes que podem ser realizados em situações restritas, sob indicação, caso haja necessidade de avançar na pesquisa de patologias que melhor expliquem o perfil sintomático do paciente. Como apresentado anteriormente, o escopo de diagnósticos diferenciais na fronteira entre a psiquiatria e as outras especialidades é vasto. O maior aproveitamento das particularidades de cada método laboratorial e sua aplicação diagnóstica deve ser guiado pelo estudo da patologia psiquiátrica.

NEUROIMAGEM

Apesar de não se classificarem como exames laboratoriais propriamente ditos, no contexto da formulação de diagnósticos diferenciais em psiquiatria, os exames de neuroimagem não podem deixar de ser mencionados. Primeiramente, em razão de sua óbvia utilidade, na propedêutica armada, como forma de caracterização de alterações estruturais e vasculares no ambiente do SNC. Sintomas comportamentais podem ser originados a partir de neoplasias em diversas áreas do cérebro. Episódios maníacos e psicóticos na terceira idade relacionam-se muitas vezes com processos isquêmicos em regiões críticas do lobo frontal. O diagnóstico diferencial de demências pode ser sustentado por achados de lesões vasculares e por alterações no tamanho do hipocampo, por exemplo, nas imagens de ressonância magnética (RM) do crânio. O diagnóstico de doenças primariamente psiquiátricas por neuroimagem não se tornou uma realidade até o momento, contudo, o desenvolvimento de biomarcadores baseados em neuroimagem para detecção da atividade de doença mental é um desafio que constitui importante campo das pesquisas psiquiátrica e neurocientífica há tempos.[34]

DOSAGENS SÉRICAS DE MEDICAÇÕES EM USO

A análise laboratorial quantitativa do nível sérico (plasmático) de medicações é uma ferramenta comumente utilizada no curso de tratamentos psiquiátricos. Os dois grandes cenários que costumam requerer a realização desse exame são a suspeita de intoxicação e a necessidade de adequar a dose posológica do medicamento a níveis plasmáticos terapêuticos, caso haja indicação. Lítio, ácido valproico, clozapina, carbamazepina e lamotrigina são os principais fármacos com dosagem plasmática de interesse para o manejo psiquiátrico de pacientes.

LITEMIA

O lítio é um fármaco amplamente utilizado em psiquiatria, embora os mecanismos farmacodinâmicos de sua ação estejam sendo mais bem compreendidos apenas recentemente.[35] Entre suas indicações terapêuticas, encontram-se, com suporte na literatura, sobretudo: TB em todas as suas fases (mania aguda, com ou sem psicose, manutenção do tratamento e no episódio depressivo) e transtorno esquizoafetivo.[18,35-37] Sua utilização também tem sido considerada na potencialização de antidepressivos em casos de transtorno depressivo maior (TDM), principalmente quando há refratariedade às medicações de primeira linha e na diminuição do risco de suicídio.[18] Estudos sugerem, ainda, que a administração continuada de lítio pode retardar a instalação de declínio cognitivo leve e evolução para quadros de demência de Alzheimer na terceira idade.[38]

Por ser quimicamente semelhante ao sódio, o lítio apresenta alta distribuição nos compartimentos do organismo. Sua excreção se dá quase exclusivamente pela via renal, havendo taxa considerável de reabsorção no túbulo proximal, na alça de Henle e no ducto coletor, razão pela qual a intoxicação aguda e o uso crônico de lítio estão relacionados à nefrotoxicidade.[11]

Muitos são os fatores que influenciam a absorção e a excreção do lítio (idade, desidratação, comorbidades, principalmente lesão renal preexistente, interações medicamentosas, etc.), o que torna sua concentração sérica errática ao longo do tratamento.[11,18]

Por isso, a janela terapêutica para o uso de lítio é estreita, e a administração do fármaco em diferentes dosagens deve acompanhar, como parâmetro fundamental, sua concentração sérica (litemia).

A coleta de amostra de sangue para dosagem da litemia deve ocorrer preferencialmente após 12 horas da última tomada, podendo-se aceitar um intervalo entre 6 e 12 horas,[18,39] de acordo com algumas referências. Deve ser solicitada após cinco dias de cada ajuste de dose.[18,39] Em pacientes estáveis, durante a fase de manutenção do tratamento, preconiza-se a dosagem periódica de litemia trimestral ou semestralmente, a depender do caso.[35,37] Deve-se fazer especial menção ao emprego de heparina de lítio como anticoagulante em alguns tubos de coleta laboratorial, o que constitui um possível e importante fator de confusão na análise da amostra.[39]

Existe consenso em grande parte da literatura a respeito da taxa de 1,2 mEq/L como limite superior aceitável e seguro da litemia para a população adulta. Acima disso, há risco progressivamente maior de efeitos colaterais e intoxicação farmacológica com desfechos clínicos desfavoráveis, sobretudo quando a taxa de 1,5 mEq/L é ultrapassada. Atualmente, tende-se a utilizar o lítio, durante fase de manutenção, em intervalos mais baixos de litemia, sendo a taxa de 1 mEq/L considerada muitas vezes o limite superior adequado.[18,35-37,40]

Os limites inferiores de litemia variam entre 0,6 mEq/L, durante a fase de manutenção (podendo chegar a 0,5 mEq/L), e 0,8 mEq/L durante a mania aguda.[18,35-37,40]

Demonstra-se, entretanto, que há grande variação individual da litemia-alvo para ação terapêutica. Além disso, idosos têm menor capacidade de excreção do fármaco, o que os leva a atingir litemia adequada com doses menores de administração.[18,41] Para essa população, indica-se manter a litemia em valores mais próximos do limite inferior.[18,41]

O uso crônico de lítio diminui sua própria meia-vida de eliminação. Assim, a litemia pode variar, ao longo do tempo, para um mesmo paciente que faz uso da mesma dose de medicação.[18]

A importância da dosagem sérica de lítio justifica-se por:

- estabelecimento de litemia dentro da janela terapêutica adequada nas diferentes etapas do tratamento com lítio, possibilitando manejo das doses administradas e evitando precocemente a intoxicação;
- diagnóstico e estratificação da gravidade de intoxicação por lítio.

O **Quadro 16.2**, a seguir, resume os principais parâmetros de análise laboratorial para a litemia.

Os principais órgãos-alvo de lesão por uso crônico de lítio são a tireoide e os rins. Durante o acompanhamento do paciente em uso de lítio, além da litemia, devem ser dosadas periodicamente as funções renal e tireoidiana.[11,18,36,37,39,41,42]

QUADRO 16.2
PRINCIPAIS PARÂMETROS DE ANÁLISE LABORATORIAL PARA LITEMIA

Classificação	Limite inferior	Limite superior	Observações
Janela terapêutica mania aguda	0,8 mEq/L (0,6 mEq/L)	1,2 mEq/L (1 mEq/L)	Em pacientes idosos, considerar uso no limite inferior ou abaixo de 0,6 mEq/L (0,4-0,8 mEq/L em fase aguda).
Janela terapêutica depressão	0,4 mEq/L	0,8 mEq/L	
Janela terapêutica manutenção (ambos os polos)	0,6 mEq/L	1 mEq/L	
Intoxicação leve	1,5 mEq/L	2 mEq/L (2,5 mEq/L)	Náusea, vômitos, diarreia, tremores de extremidades, lentidão, etc.
Intoxicação moderada	2 mEq/L (2,5 mEq/L)	2,5 mEq/L (3,5 mEq/L)	*Delirium*, agitação, taquicardia, rigidez muscular, etc.
Intoxicação grave	2,5 mEq/L (3,5 mEq/L)		Coma, arritmias, parada cardiorrespiratória, óbito. Em valores acima de 4 mEq/L, hemodiálise é uma indicação absoluta.

VALPROATEMIA

O ácido valproico é um anticonvulsivante e estabilizador do humor bastante prescrito em psiquiatria. Possui dois derivados comercializados, o valproato e o divalproato, este último podendo ser de liberação imediata ou prolongada.[18] Seu uso é consagrado no tratamento de TB, em fase maníaca ou depressiva e na manutenção.[18,41] Na formulação de liberação imediata, liga-se extensamente a proteínas plasmáticas, evento que se torna discretamente mais restrito na formulação de liberação prolongada.[18] Há toxicidade descrita no uso em longo prazo da droga ou na intoxicação aguda por ela. A pancreatite aguda hemorrágica é um desfecho grave da intoxicação por ácido valproico.[18] Lesão hepática pode ocorrer na intoxicação ou no uso crônico do medicamento.[18] Para o tratamento da mania aguda, há evidências de relação direta entre o nível sérico de valproato (valproatemia) e melhora clínica,[41,43] preconizando-se ajuste de dose da medicação em função dos parâmetros laboratoriais, mantendo-se a valproatemia acima de 50 mcg/mL (350 mmol/L).[41,44] Taxas superiores a 100 mcg/mL (700 mmol/L) levam à maior chance de eventos adversos e toxicidade.[41,44] Contudo, há referências que aceitam 125 mcg/mL (875 mmol/L) como limite superior da janela terapêutica para tratamento de mania aguda.[43] Na população idosa, é aconselhado manter a valproatemia abaixo do valor de 90 mcg/mL (624 mmol/L).[41]

DOSAGEM SÉRICA DE CLOZAPINA

A clozapina é um antipsicótico atípico tradicionalmente utilizado no tratamento da esquizofrenia refratária, porém, com aplicações em outras patologias, como a discinesia tardia, a psicose e a demência na doença de Parkinson e o TB.[18] O paciente em uso de clozapina deve ser cuidadosamente acompanhado, devido ao risco de efeitos colaterais graves do medicamento. Protocolarmente, o manejo do tratamento com clozapina deve contar com a realização de diversos exames laboratoriais, sobretudo o hemograma completo, como descrito anteriormente.[16,18] O aumento gradual, lento, das doses de clozapina administradas ao paciente é direcionado pela resposta clínica e boa tolerância à medicação, na ausência de elementos que justifiquem a interrupção do uso da droga (p. ex., neutropenia).[16] A dosagem de clozapina plasmática pode ser utilizada durante o tratamento, embora este não seja o principal parâmetro para ajustes posológicos.[16] Entre os laboratórios, há grande variação nos limites superiores e inferiores aceitos como definitivos de uma janela terapêutica para o fármaco. De forma geral, as evidências costumam referir o valor de 350 ng/mL (1.070 nmol/L) como limiar sérico inferior da resposta terapêutica à clozapina.[16] Não há consenso sobre os limites superiores de segurança. Há relatos que trazem 1.000 ng/mL (3.060 nmol/L) como valor de nível de alerta laboratorial,[45] mas especialistas sugerem que a tolerância do paciente e a ausência de critérios de descontinuação do uso de fármaco devam sobrepujar as determinações laboratoriais em relação à taxa máxima de clozapina plasmática.[16]

DOSAGEM SÉRICA DE CARBAMAZEPINA E LAMOTRIGINA

Carbamazepina e lamotrigina são fármacos anticonvulsivantes utilizados em psiquiatria como estabilizadores do humor, sobretudo no tratamento de TB.[18] A dosagem sérica desses medicamentos não costuma ser uma ferramenta protocolar no seguimento de pacientes que deles fazem uso, e a importância desses exames encontrará justificativa no contexto das intoxicações exógenas.[41,46,47] Não há recomendações e normatizações sobre a relação entre o nível plasmático de carbamazepina e sua eficácia terapêutica como estabilizador do humor, embora o mesmo não seja verdadeiro para o uso da droga no tratamento de epilepsia.[41,47] No caso da lamotrigina, há evidências que trazem o nível sérico de 1 a 6 mcg/mL como janela terapêutica para emprego do fármaco no tratamento de TB, embora esteja bem estabelecido que a resposta individual do paciente e sua tolerância à substância sejam os principais fatores determinantes de titulação posológica.[46]

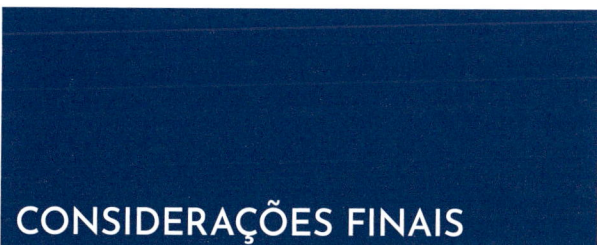

CONSIDERAÇÕES FINAIS

Conforme exposto, a psiquiatria, que, historicamente, dedica-se à análise dos fenômenos mentais de maneira sempre indireta, posto que trabalha essencialmente no campo da imaterialidade, por vezes utiliza-se das técnicas laboratoriais diretas e exatas para garantir a segurança na introdução e curso dos tratamentos, buscar diagnósticos diferenciais que poderiam justificar os fenômenos observados, atuar em aspectos da medicina preventiva e individualizar o tratamento conforme características clínicas de cada paciente.

Ao fazer uma busca rápida em qualquer biblioteca médica digital, pode-se notar um aumento exponencial no número de publicações dedicadas a tal assunto nos últimos anos. Além da expansão quantitativa, os estudos estão apontando qualitativamente para aspectos pioneiros e inovadores na psiquiatria.

Por mais que os exames laboratoriais não sirvam para o diagnóstico psiquiátrico em si, como citado no início deste capítulo, as ferramentas de análise laboratorial ganharão cada vez mais espaço na área. Por exemplo, há estudos correlacionando a microbiota com fatores inflamatórios séricos (interleucinas, leucotrienos, etc.), alterações epigenéticas e doenças mentais.[48]

Na medida em que um instrumento se desenvolve, mais fenômenos o cientista busca observar com ele. Esperamos que a psiquiatria acolha os avanços na área laboratorial sem, no entanto, esquecer-se do instrumento de maior precisão analítica já descoberto: a mente do próprio médico psiquiatra.

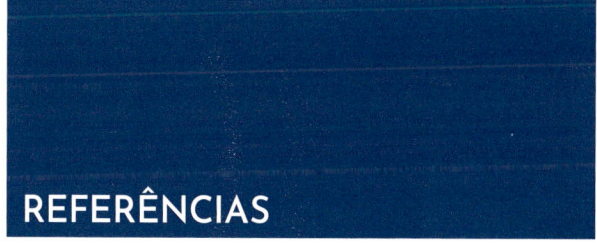

REFERÊNCIAS

1. Aloezos C, Wai JM, Bluth MH, Forman H. Use of the clinical laboratory in psychiatric practice. Clin Lab Med. 2016;36(4):777-93.

2. Murphy JE, Stewart RB, Springer PK. Carbamazepine-induced leukocytosis. Am J Hosp Pharm. 1980;37(4):550-2.

3. Yılmaz ED, Motor S, Sefil F, Pınar N, Kokacya H, Kisa M, et al. Effects of paliperidone palmitate on coagulation: an experimental study. Scientific World Journal. 2014;2014:964380.

4. Hennings JM, Heel S, Lechner K, Uhr M, Dose T, Schaaf L, et al. Effect of mirtazapine on metabolism and energy substrate partitioning in healthy men. JCI Insight. 2019;4(1):e123786.

5. Cerqueira Filho EA, Arandas FA, Oliveira IR, Sena EP. Dislipidemias e antipsicóticos atípicos. J Bras Psiquiatr. 2006;55(4):296-307.

6. Gandhi S, Shariff SZ, Al-Jaishi A, Reiss JP, Mamdani MM, Hackam DG, et al. Second-generation antidepressants and hypo-

natremia risk: a population-based cohort study of older adults. Am J Kidney Dis. 2017;69(1):87-96.

7. Viramontes TS, Truong H, Linnebur SA. Antidepressant-induced hyponatremia in older adults. Consult Pharm. 2016;31(3):139-50.

8. Lazarus JH. Lithium and thyroid. Best Pract Res Clin Endocrinol Metab. 2009;23(6):723-33.

9. Drugs.com. FDA pregnancy categories: FDA pregnancy risk information: an update [Internet]. 2021 [capturado em 3 jul 2021]. Disponível em: https://www.drugs.com/pregnancy-categories.html.

10. Liew SC, Gupta ED. Methylenetetrahydrofolate reductase (MTHFR) C677T polymorphism: epidemiology, metabolism and the associated diseases. Eur J Med Genet. 2015;58(1):1-10.

11. Oliveira JL, Silva Júnior GB, Abreu KL, Rocha NA, Franco LF, Araújo SM, et al. Lithium nephrotoxicity. Rev Assoc Med Bras. 2010;56(5):600-6.

12. Davis J, Desmond M, Berk M. Lithium and nephrotoxicity: a literature review of approaches to clinical management and risk stratification. BMC Nephrol. 2018:3;19(1):305.

13. Peuskens J, Pani L, Detraux J, Hert M. The effects of novel and newly approved antipsychotics on serum prolactin levels: a comprehensive review. CNS Drugs. 2014;28(5):421-53.

14. Asher JM, O'Leary KA, Rugowski DE, Arendt LM, Schuler LA. Prolactin promotes mammary pathogenesis independently from cyclin D1. Am J Pathol. 2012;181(1):294-302.

15. Chan PC, Tsuang J, Head J, Cohen LA, Weisburger JH. Effects of estradiol and prolactin on growth of rat mammary adenocarcinoma cells in monolayer cultures. Proc Soc Exp Biol Med. 1976;151(2):362-5.

16. Meyer JM, Stahl SM. The clozapine handbook. New York, NY: Cambridge University; 2019.

17. Stahl SM. Fundamentos de psicofarmacologia de Stahl: guia de prescrição. 6. ed. Porto Alegre: Artmed; 2019.

18. Cordioli AV. Psicofármacos: consulta rápida. 4. ed. Porto Alegre: Artmed; 2011.

19. Anderson EL, Nordstrom K, Wilson MP, Peltzer-Jones JM, Zun L, Ng A, et al. American Association for Emergency Psychiatry Task Force on Medical Clearance of Adults Part I: introduction, review and evidence-based guidelines. West J Emerg Med. 2017;18(2):235-42.

20. Wilson MP, Nordstrom K, Anderson EL, Ng AT, Zun LS, Peltzer-Jones JM, et al. American Association for Emergency Psychiatry Task Force on Medical Clearance of Adult Psychiatric Patients. Part II: controversies over medical assessment, and consensus recommendations. West J Emerg Med. 2017;18(4):640-6.

21. Thrasher TW, Rolli M, Redwood RS, Peterson MJ, Schneider J, Maurer L, et al. Medical clearance of patients with acute mental health needs in the emergency department: a literature review and practice recommendations. WMJ. 2019;118(4):156-63.

22. Bechter K. CSF diagnostics in psychiatry – present status – future projects. Neurol Psychiatry Brain Res. 2016;22(2):69-74.

23. Arciniegas DB, Anderson CA. Viral encephalitis: neuropsychiatric and neurobehavioral aspects. Curr Psychiatry Rep. 2004;6(5):372-9.

24. Peery HE, Day GS, Dunn S, Fritzler MJ, Prüss H, Souza C, et al. Anti-NMDA receptor encephalitis. The disorder, the diagnosis and the immunobiology. Autoimmun Rev. 2012;11(12):863-72.

25. Ford B, McDonald A, Srinivasan S. Anti-NMDA receptor encephalitis: a case study and illness overview. Drugs Context. 2019;8:212589.

26. Warren N, Swayne A, Siskind D, O'Gorman C, Prain K, Gillis D, et al. Serum and CSF anti-NMDAR antibody testing in psychiatry. J Neuropsychiatry Clin Neurosci. 2020;32(2):154-60.

27. Aslan S, Ersoy R, Kuruoglu AC, Karakoc A, Cakir N. Psychiatric symptoms and diagnoses in thyroid disorders: a cross-sectional study. Int J Psychiatry Clin Pract. 2005;9(3):187-92.

28. Dickerman AL, Barnhill JW. Abnormal thyroid function tests in psychiatric patients: a red herring? Am J Psychiatry. 2012;169(2):127-33.

29. Kroll DS, Smallwood J, Chang G. Drug screens for psychiatric patients in the emergency department: evaluation and recommendations. Psychosomatics. 2013;54(1):60-6.

30. Chennapan K, Mullinax S, Anderson E, Landau MJ, Nordstrom K, Seupaul RA, et al. Medical screening of mental health patients in the emergency department: a systematic review. J Emerg Med. 2018;55(6):799-812.

31. Moeller KE, Lee KC, Kissack JC. Urine drug screening: practical guide for clinicians. Mayo Clin Proc. 2008;83(1):66-76.

32. Abdelmaksoud A, Vojvodic A, Ayhan E, Dönmezdil S, Jovicevic TV, Vojvodic P, et al. Depression, isotretinoin, and folic acid: a practical review. Dermatol Ther. 2019;32(6):e13104.

33. Kaplan HI, Sadock B. Compêndio de psiquiatria. 9. ed. Porto Alegre: Artmed; 2007.

34. Aydin O, Aydin PU, Arslan A. Development of neuroimaging-based biomarkers in psychiatry. Adv Exp Med Biol. 2019;1192:159-95.

35. Zung S, Michelon L, Cordeiro Q. O uso do lítio no transtorno afetivo bipolar. Arq Med Hosp Fac Cienc Med Santa Casa São Paulo. 2010;55(1):30-7.

36. Lithium: drug information [Internet]. Waltham: UpToDate; 2021 [capturado em 27 jun. 2021]. Disponível em: https://www.uptodate.com/contents/lithium-drug-information?search=lithium&source=panel_search_result&selectedTitle=1~148&usage_type=panel&kp_tab=drug_general&display_rank=1.

37. Malhi GS, Gershon S, Outhred T. Lithiumeter: version 2.0. Bipolar Disord. 2016;18(8):631-41.

38. Matsunaga S, Kishi T, Annas P, Basun H, Hampel H, Iwata N. Lithium as a treatment for alzheimer's disease: a systematic review and meta-analysis. J Alzheimers Dis. 2015;48(2):403-10.

39. Hedya SA, Avula A, Swoboda HD. Lithium toxicity. In: StatPearls [Internet]. Treasure Island: StatPearls Publishing; 2021 [capturado em 27 jun. 2021]. Disponível me: https://pubmed.ncbi.nlm.nih.gov/29763168/.

40. Nolen WA, Licht RW, Young AH, Malhi GS, Tohen M, Vieta E, et al. ISBD/IGSLI Task Force on the treatment with lithium. What is the optimal serum level for lithium in the maintenance treatment of bipolar disorder? A systematic review and recommendations from the ISBD/IGSLI Task Force on treatment with lithium. Bipolar Disord. 2019;21(5):394-409.

41. Yatham LN, Kennedy SH, Parikh SV, Schaffer A, Bond DJ, Frey BN, et al. Canadian Network for Mood and Anxiety Treatments (CANMAT) and International Society for Bipolar Disorders (ISBD) 2018 guidelines for the management of patients with bipolar disorder. Bipolar Disord. 2018;20(2):97-170.

42. Nederlof M, Heerdink ER, Egberts ACG, Wilting I, Stoker LJ, Hoekstra R, et al. Monitoring of patients treated with lithium for bipolar disorder: an international survey. Int J Bipolar Disord. 2018;14;6(1):12.

43. Allen MH, Hirschfeld RM, Wozniak PJ, Baker JD, Bowden CL. Linear relationship of valproate serum concentration to response and optimal serum levels for acute mania. Am J Psychiatry. 2006;163(2):272-5.

44. Valproate: drug information [Internet]. Waltham: UpToDate; 2021 [capturado em 27 jun. 2021]. Disponível em: https://www.uptodate.com/contents/valproate-drug-information?search=valproate-drug-&source=panel_search_result&selectedTitle=1~148&usage_type=panel&kp_tab=drug_general&display_rank=1.

45. Clozapine: drug information [Internet]. Waltham: UpToDate; 2021 [capturado em 27 jun. 2021]. Disponível em: https://www.uptodate.com/contents/clozapine-drug-information?search=clozapine&source=panel_search_result&selectedTitle=1~107&usage_type=panel&kp_tab=drug_general&display_rank=1.

46. Lamotrigine: drug information [Internet]. Waltham: UpToDate; 2021 [capturado em 27 jun. 2021]. Disponível em: https://www.uptodate.com/contents/lamotrigine=-drug-information?search-lamotrigine-drug-&source=panel_search_result&selectedTitle=1~131&usage_type=panel&kp_tab=drug_general&display_rank=1.

47. Carbamazepine: drug information [Internet]. Waltham: UpToDate; 2021 [capturado em 27 jun. 2021]. Disponível em: https://www.uptodate.com/contents/carbamazepine-drug-information?search=carbamazepine-&source=panel_search_result&selectedTitle=1~148&usage_type=panel&kp_tab=drug_general&display_rank=1.

48. Alam R, Abdolmaleky HM, Zhou JR. Microbiome, inflammation, epigenetic alterations, and mental diseases. Am J Med Genet B Neuropsychiatr Genet. 2017;174(6):651-60.

Para *quizzes* sobre o conteúdo do livro e casos clínicos complementares, acesse:

https://apoio.grupoa.com.br/tratadopsi/

17

ESTUDOS DE IMAGEM EM PSIQUIATRIA

GERALDO BUSATTO FILHO
FABIO LUIS DE SOUZA DURAN
PEDRO GOMES PENTEADO ROSA
LUIZ KOBUTI FERREIRA
MARCUS V. ZANETTI
MAURÍCIO SERPA
PAULA SQUARZONI DA SILVEIRA
PEDRO GOMES PENTEADO ROSA
TANIA C. T. FERRAZ ALVES

Dentro do forte movimento de aproximação da psiquiatria com as neurociências nas últimas décadas, o campo da neuroimagem tem tido especial destaque em virtude das oportunidades trazidas por técnicas neurorradiológicas para produzir imagens de grande nitidez anatômica, mostrando o cérebro em sua macroestrutura e funcionamento.

Este capítulo descreve os principais tipos de desenho de pesquisa em neuroimagem aplicados à psiquiatria, discorre sobre os achados científicos mais consistentes da neuroimagem psiquiátrica e suas implicações, e discute as principais limitações e desafios metodológicos nesse campo. Por fim, são abordadas as aplicações da neuroimagem à prática clínica em psiquiatria nos dias atuais e na busca de perspectivas mais concretas para o futuro.

PRINCIPAIS MÉTODOS DE NEUROIMAGEM E TIPOS DE DESENHO DE ESTUDO APLICADOS À PSIQUIATRIA

Depois de um período inicial na década de 1970 no qual predominou o uso da tomografia computadorizada (TC) de crânio para avaliações volumétricas cerebrais em pacientes com transtornos mentais, o campo da neuroimagem psiquiátrica passou a ser dominado pelo uso da ressonância magnética (RM) e de métodos de medicina nuclear, como a tomografia por emissão de pósitrons (PET, do inglês *positron emission tomography*). Há vasta literatura descrevendo de forma clara e acessível os princípios básicos dessas tecnologias.[1,2] A **Tabela 17.1** lista as principais modalidades de neuroimagem que podem ser empregadas em psiquiatria usando as técnicas de RM e de medicina nuclear, bem como a ampla gama de características estruturais, funcionais e moleculares que podem ser mapeadas por meio da extração de índices quantitativos em unidades anatômicas cerebrais com resolução espacial da ordem de milímetros. As imagens geradas por meio de algumas dessas modalidades são exemplificadas na **Figura 17.1**.

Informações quantitativas obtidas usando técnicas de neuroimagem em psiquiatria têm sido valiosas para gerar novos conhecimentos sobre a fisiopatologia dos transtornos mentais. A maior parte dessas medidas numéricas é trabalhada em estudos de pesquisa de corte transversal, nos quais um grupo de pacientes (p. ex., sujeitos com transtorno depressivo maior [TDM] diagnosticados de acordo com um sistema de classificação consagrado) é comparado a um grupo-controle (pareado para variáveis demográficas) composto por sujeitos sem histórico de transtornos psiquiátricos. O que se obtém como resultado desses estudos de corte transversal são diferenças estatisticamente significativas entre a média dos índices quantitativos obtidos separadamente em cada um dos dois grupos, sendo tais diferenças consideradas indicativas de que o diagnóstico psiquiátrico em questão está associado à presença de alterações cerebrais. A medida numérica trabalhada estatisticamente varia dependendo da modalidade de neuroimagem usada, mas as testagens estatísticas são feitas invariavelmente de duas maneiras: 1) comparando-se o valor numérico de cada unidade da imagem entre os grupos, por exemplo, ao nível de cada voxel (unidade volumétrica regular) dentro do espaço tridimensional das imagens de RM ou PET; 2) trabalhando-se com o valor combinado de um conjunto de unidades tridimensionais, valor este calculado usando regiões de interesse desenhadas manualmente (ou sobrepostas via métodos computadorizados automáticos) em uma ou mais porções selecionadas do cérebro. Na maior parte dos estudos contemporâneos, programas computacionais de pré-processamento de imagens realizam transformações espaciais de forma a garantir que todos os sujeitos tenham cada voxel do volume cerebral na mesma localização tridimensional, viabilizando, assim, as comparações voxel a voxel de forma fidedigna. Esses processos computacionais de normalização espacial também são fundamentais nos estudos que usam regiões de interesse predefinidas com formato, tamanho e localização fixos. Por fim, é fundamental o uso de métodos estatísticos complementares destinados à correção para comparações múltiplas, minimizando, assim, o risco de resultados falso-positivos; essa estratégia é facilitada pela aplicação prévia de filtros de suavização gaussiana nas imagens (nos casos em que as comparações são realizadas voxel a voxel).

Por meio do uso exaustivo dos métodos de neuroimagem e tipos de desenhos já mencionados, nas últimas décadas vêm sendo acumuladas evidências de que diversos tipos de achados de neuroimagem estão associados a diferentes *clusters* de sintomas ou categorias diagnósticas psiquiátricas, entre os quais alterações cerebrais de volume (usando RM morfológica), metabolismo de glicose (usando PET), atividade funcional (de repouso ou durante tarefas de estimulação, usando RM funcional) e integridade de microestrutura de substância branca (usando métodos de difusão com RM), bem como um excesso de lesões hiperintensas puntiformes em substância branca observadas em imagens ponderadas em T2 de RM (que podem sugerir a presença de focos de desmielinização/lesões microvasculares) (ver detalhes metodológicos sobre todas essas modalidades de neuroimagem na Tabela 17.1). Nos estudos nos quais é feita uma varredura do cérebro inteiro, diferenças entre grupos de pacientes e grupos-controle nesses índices de neuroimagem são invariavelmente detectadas em múltiplas regiões, dando reforço à noção de que os transtornos psiquiátricos são caracterizados por alterações em grandes circuitos e não

TABELA 17.1
RESSONÂNCIA MAGNÉTICA E MÉTODOS DE MEDICINA NUCLEAR APLICADOS À PSIQUIATRIA

Técnicas	Tipos mais comuns de aquisição de imagens/dados	Princípios	Principais medidas de interesse em psiquiatria
RM para imagens anatômicas cerebrais	3D-T1	Imagens de alta resolução espacial, com otimização de contraste entre diferentes tecidos cerebrais usando sequências com TE e TR mais curtos.	Volumes cerebrais regionais. Medidas de área e espessura cortical. Índices de girificação cortical.
RM para detecção de lesões cerebrais	T2, FLAIR	Sequências otimizadas para detecção de anormalidades teciduais usando TE e TR mais longos.	Lesões cerebrovasculares. Hiperintensidades de substância branca. Sinais de desmielinização.
Espectroscopia por RM	Espectroscopia de prótons ou fósforo	Sequências que permitem a construção de gráficos que estimam a presença e concentração local de metabólitos e neurotransmissores específicos.	Concentração de N-acetil-aspartato, colina, creatina total, mio-inositol, glutamato/glutamina, GABA, lactato e lipídeos. Concentração de moléculas fosforiladas envolvidas em síntese de membrana e metabolismo energético: ATP, fosfocreatina, fosfomonoésteres, fosfato inorgânico.
Imagens de RM ponderadas por difusão	DTI, NODDI	Sequências que estimam a magnitude e direcionalidade do movimento de moléculas de água nos tecidos cerebrais.	Integridade da microestrutura de substância branca (DTI). Conectividade estrutural (tractografia). Integridade microestrutural da substância cinzenta ao nível de projeções axonais e dendríticas (NODDI).
RM funcional	Imagens do tipo EPI para detecção de mudanças de contraste BOLD	Sequências otimizadas para detectar mudanças de contraste BOLD que ocorrem a partir de variações entre hemoglobina desoxigenada e oxigenada em função do fluxo sanguíneo e aporte de oxigênio, fornecendo, assim, uma medida da atividade funcional local.	Conectividade funcional de repouso. Mudanças regionais cerebrais de atividade funcional durante tarefas motoras, cognitivas, de sensopercepção e emocionais.
Métodos de medicina nuclear para avaliação de	Imagens tridimensionais após	Mapeamento de processos que refletem atividade funcional regional, incluindo	Anormalidades de atividade cerebral regional de repouso (hipo ou hiperatividade).

TABELA 17.1
RESSONÂNCIA MAGNÉTICA E MÉTODOS DE MEDICINA NUCLEAR APLICADOS À PSIQUIATRIA

Técnicas	Tipos mais comuns de aquisição de imagens/dados	Princípios	Principais medidas de interesse em psiquiatria
atividade funcional cerebral (PET ou SPECT)	administração venosa de compostos marcados com radioisótopos específicos, como flúor-18 (PET) ou tecnécio-99m (SPECT)	metabolismo de glicose ou fluxo sanguíneo cerebral regional. Uso de radioisótopo emissor de pósitrons (flúor-18, no caso das imagens de ^{18}F-FDG PET para avaliar metabolismo de glicose) ou fótons (tecnécio-99m no caso de imagens de fluxo sanguíneo cerebral regional por SPECT após injeção de ^{99m}Tc-HMPAO ou ^{99m}Tc-ECD).	Mudanças de atividade cerebral local durante tarefas.
Neuroimagem molecular por PET ou SPECT	Imagens tridimensionais após administração venosa de moléculas marcadas com radioisótopos específicos, como carbono-11 ou flúor-18 (PET), iodo-123 (SPECT)	Uso de radioisótopo emissor de pósitrons ou fóton único permite a formação de imagens que mapeiam processos de neurotransmissão, transdução intracelular de sinais e acúmulo anômalo de peptídeos, entre outros.	Densidade e afinidade de neurorreceptores e terminais pré-sinápticos. Mapeamento de segundos-mensageiros. Sinais de neuroinflamação. Acúmulo anômalo de moléculas envolvidas em processos de neurodegeneração (p. ex., peptídeo beta-amiloide e proteína tau).

RM: ressonância magnética; T1: tempo 1 de relaxamento; TE: tempo de eco (*echo time*); TR: tempo de repetição (*repetition time*); T2: tempo 2 de relaxamento; FLAIR: recuperação de inversão atenuada por fluido (do inglês *fluid attenuated inversion recovery*); GABA: ácido gama-aminobutírico; ATP: adenosina trifosfato; DTI: imagem por tensor de difusão; NODDI: dispersão de orientação de neurite e imagem de densidade; EPI: imagem eco-planar (do inglês *echo-planar imaging*); BOLD: contraste dependente da oxigenação sanguínea (do inglês *blood oxygen level dependent*); PET: tomografia por emissão de pósitrons; SPECT: tomografia computadorizada por emissão de fóton único; FDG: fluordesoxiglicose; HMPAO: hexametil-propileno-amina-oxima; ECD: etilenodicisteina dietil ester.

em regiões cerebrais isoladas. Quanto aos estudos de neuroimagem molecular usando espectroscopia por RM, PET ou tomografia computadorizada por emissão de fóton único (SPECT, do inglês *single-photon emission computed tomography*) (ver Tabela 17.1), estes, via de regra, já são focados em regiões cerebrais circunscritas, nas quais se sabe que o alvo molecular de interesse é expressado, demonstrando, com frequência, diferenças estatísticas entre grupos nessas regiões específicas.

Além do modelo de estudo de corte transversal já descrito, vários outros desenhos têm sido empregados em pesquisas de neuroimagem psiquiátrica. Por exemplo, usando o desenho de estudo longitudinal, com duas ou mais medidas repetidas ao longo do tempo, obtidas com a mesma técnica de neuroimagem, pode-se: investigar de que forma as alterações cerebrais detectadas inicialmente na comparação do grupo de pacientes com o grupo-controle progridem ou não à medida que o tempo avança;

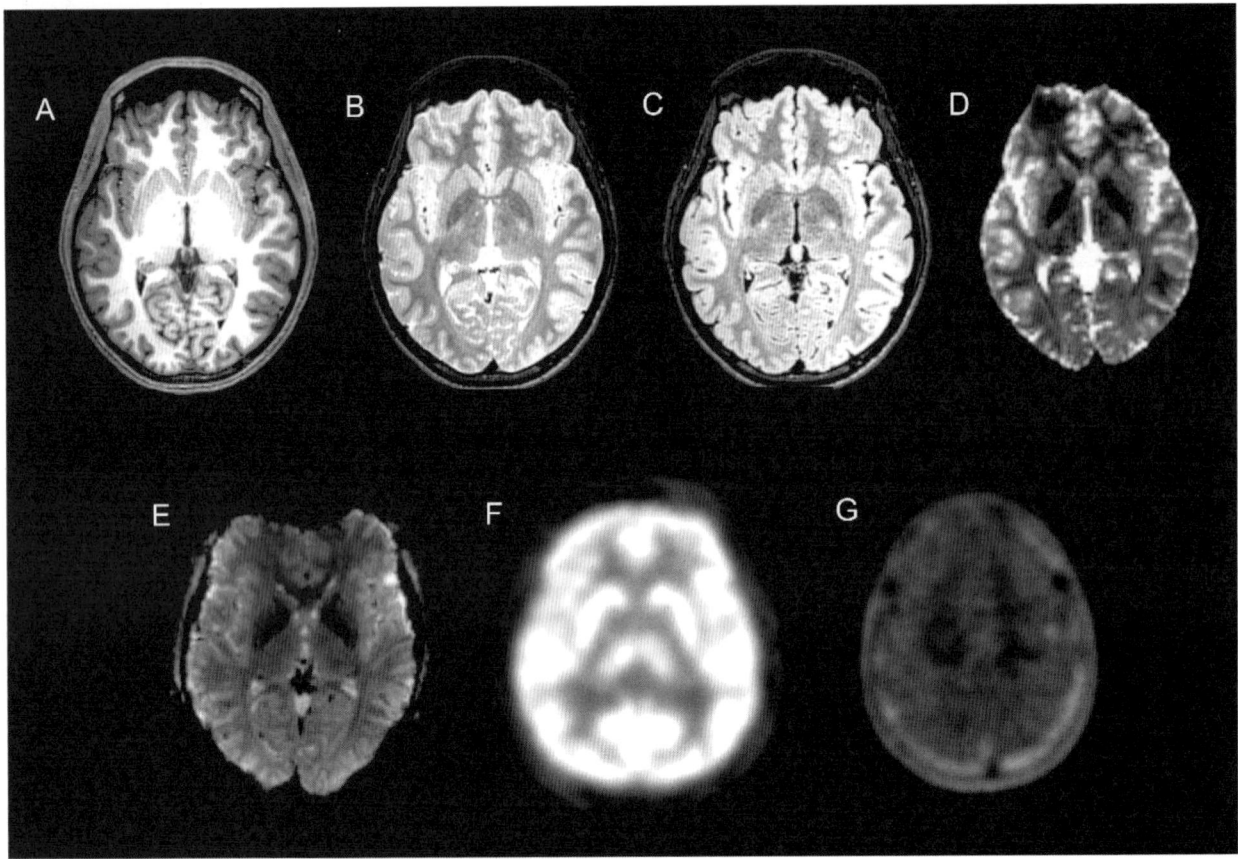

FIGURA 17.1

Várias modalidades de exames de neuroimagem são mostradas em cortes transaxiais do cérebro em casos individuais, com o lado direito de cada corte correspondendo ao lado direito do cérebro. As modalidades citadas nesta legenda e as abreviaturas para os termos empregados estão detalhadas na Tabela 17.1.

(A) Imagem morfológica de RM usando sequência T1 adquirida em equipamento de 3 Tesla. **(B)** Imagem de RM usando sequência T2 adquirida em equipamento de 3 Tesla. **(C)** Imagem de RM usando sequência FLAIR adquirida em equipamento de 3 Tesla. **(D)** Imagem de DTI usando equipamento de RM de 3 Tesla, mostrando tratos de substância branca. **(E)** Imagem de RM funcional de repouso adquirida em equipamento de 7 Tesla (imagem cedida por MSc. Khallil Taverna Chaim). **(F)** Imagem de PET após injeção endovenosa de ^{18}F-FDG para mapeamento de metabolismo de glicose. **(G)** Imagem de PET após injeção endovenosa do radiofármaco ^{11}C-PK11195, que se liga à proteína translocadora 18 kDa nas mitocôndrias de células gliais; em área cortical do hemisfério direito, há um foco circular de captação aumentada do radiofármaco, sugestivo de neuroinflamação (imagem cedida pela Dra. Daniele de Paula Faria e pelo Dr. Carlos Alberto Buchpiguel).

mapear mudanças cerebrais que ocorrem na transição entre estados prodrômicos (p. ex., em indivíduos de alto risco para psicose) para o primeiro episódio de doença propriamente dita; e avaliar possíveis modificações cerebrais depois de intervenções terapêuticas e melhora sintomatológica. Há, também, vários desenhos de estudo que permitem avaliar a relação entre informações clínicas (ou sobre fatores de risco) e variações das medidas de neuroimagem em um dado grupo de pacientes, entre os quais se destacam: estudos de associação estatística entre medidas de neuroimagem e variáveis clínicas de interesse quantificadas na mesma época; estudos de predição de risco, nos quais se investiga se variáveis pré-mórbidas (mensuradas retrospectiva ou prospectivamente) são preditivas de alterações cerebrais manifestadas posteriormente durante a vigência de sintomas mentais; e estudos de predição de desfecho clínico a partir de dados iniciais de neuroimagem, nos quais se investiga se algum padrão de alteração nas imagens detectado em um grupo de pacientes com determinado diagnóstico psiquiátrico pode servir como índice preditivo de resposta a diferentes tipos de tratamentos, ou de evolução mais ou menos favorável da doença em etapas posteriores.

ACHADOS DE NEUROIMAGEM EM PSIQUIATRIA: AS ALTERAÇÕES CEREBRAIS SÃO ESTRITAMENTE DIFERENTES PARA CADA TRANSTORNO MENTAL OU HÁ PADRÕES COMPARTILHADOS?

Nas últimas décadas, à medida que foram sendo acumulados (e metanalisados) os resultados de estudos de neuroimagem usando os desenhos descritos na seção anterior, consolidou-se a noção de que há associações consistentes entre alguns padrões de alteração de neuroimagem e dimensões de sintomas mentais e/ou categorias diagnósticas específicas. Incluem-se nessa lista, entre vários outros, os achados de aumento de atividade funcional e alterações volumétricas em circuitos orbitofrontal-estriado-talamocorticais em pacientes com manifestações obsessivo-compulsivas;[3,4] sinais de hiperatividade dopaminérgica em pacientes com quadros psicóticos agudos, diminuições volumétricas e de espessura cortical em regiões pré-frontotemporais em pacientes com transtornos psicóticos crônicos, e alterações microestruturais nos tratos de substância branca que interconectam essas regiões em diferentes fases de transtornos psicóticos;[5-7] alterações volumétricas e funcionais da porção subgenual do cíngulo anterior, do complexo amígdala-hipocampo e do putame em pacientes com TDM;[8] também em sujeitos com TDM, presença de alterações de conectividade funcional nas redes de modo *default*, de saliência e de controle executivo, bem como aumento de conectividade intrarregional localizada no córtex pré-frontal medial;[9] gravidade de sintomas depressivos em TDM associada a maior variabilidade da conectividade funcional entre o córtex pré-frontal medial e o dorsolateral;[10] hiperatividade funcional da amígdala e da ínsula em associação com ansiedade patológica[11] e também hiperatividade da amígdala em estados patológicos pós-trauma;[12] alterações difusas de integridade da microestrutura de substância branca em pacientes com transtorno de déficit de atenção/hiperatividade (TDAH), e alterações de conectividade funcional em estruturas mediais da rede de modo *default* (pré-cuneo e giro do cíngulo) em adultos com persistência desse quadro clínico;[13,14] diminuições volumétricas de substância cinzenta nos quadros bipolares envolvendo córtex frontal, amígdala, hipocampo e tálamo;[15,16] e aumento da frequência de hiperintensidades de substância branca em pacientes com transtorno bipolar ou TDM (possivelmente de forma mais saliente em quadros de depressão de início tardio).[17,18]

Apesar da replicabilidade frequentemente respeitável de achados, como os descritos (sobretudo em investigações comparando grupos grandes de pacientes e controles), há frequentes inconsistências entre estudos e um grau considerável de sobreposição do tipo e da localização das alterações cerebrais associadas a cada categoria diagnóstica psiquiátrica. Esses padrões de variabilidade e sobreposição de achados impulsionaram uma linha de investigação complementar de neuroimagem, na qual se procura avaliar se há alterações cerebrais que são comuns a diferentes categorias diagnósticas. Essa abordagem transdiagnóstica tem demonstrado que há padrões comuns de conectividade funcional de repouso,[19] de alterações volumétricas e de espessura cortical[20-22] compartilhados entre categorias diagnósticas bastante distintas clinicamente, como aquelas que foram citadas no parágrafo anterior. Esses padrões compartilhados podem explicar até cerca de 50% da variação da diferença que se observa quando cada categoria diagnóstica é comparada a grupos-controle saudáveis.[20] Em uma dessas investigações,[22] foi realizada uma extensa metanálise, incluindo 193 estudos de morfometria cerebral baseada no voxel, totalizando mais de sete mil pacientes distribuídos em seis diferentes grupos diagnósticos (esquizofrenia, transtorno bipolar, depressão, transtorno por uso de substâncias, transtorno obsessivo-compulsivo [TOC] e transtornos de ansiedade). As análises demonstraram que, ao se comparar os sujeitos com esses diversos transtornos mentais com controles saudáveis, há um padrão convergente de redução do volume de substância cinzenta no cíngulo anterior dorsal e na ínsula bilateralmente. Essa metanálise demonstrou, ainda, a ocorrência de poucas diferenças entre grupos diagnósticos, restritas a redução de substância cinzenta no córtex pré-frontal medial, tálamo, amígdala e ínsula em esquizofrenia comparada a transtornos não psicóticos, bem como aumento do corpo estriado e maior perda de substância cinzenta no complexo amígdala-hipocampo em pacientes com depressão na comparação com outros transtornos mentais (à exceção da esquizofrenia).[22]

A constatação de que há padrões comuns de alterações cerebrais que transcendem as fronteiras de categorias diagnósticas, como demonstrado nos estudos revisados anteriormente, é consistente com a noção atual de que uma parcela considerável da influência genética sobre o surgimento de sintomas mentais se dá também de forma transdiagnóstica.[23]

ESTUDOS DE NEUROIMAGEM PERMITEM MAPEAR OS EFEITOS CEREBRAIS DE ESTRATÉGIAS TERAPÊUTICAS EM PSIQUIATRIA?

Um campo de pesquisa adicional de neuroimagem que deve ser discutido é o da investigação de mudanças anatômicas, funcionais e moleculares relacionadas aos tratamentos com psicofármacos. Por exemplo, estudos de RM têm mostrado repetidamente que o uso continuado do carbonato de lítio promove aumento volumétrico do hipocampo, possivelmente mediado por efeitos neurotróficos.[24] Em outro exemplo diretamente relacionado ao TDM, resposta favorável ao uso de antidepressivos tem sido consistentemente associada ao aumento de conectividade funcional entre regiões frontais e límbicas, sugerindo uma otimização da modulação frontal sobre circuitarias relacionadas a processamento emocional.[25] Estudos de neuroimagem têm também fornecido dados consistentes indicando que o uso crônico de medicamentos antipsicóticos modifica padrões de atividade[26] e morfologia do cérebro, por exemplo, aumentando o volume do corpo estriado (em proporção direta ao bloqueio de receptores dopaminérgicos) e diminuindo o volume e a espessura de áreas corticais;[27,28] tais efeitos corticais são mais acentuados com antipsicóticos de primeira geração do que com medicamentos de segunda geração.[29]

A constatação de que o uso de psicofármacos modifica a estrutura e o funcionamento cerebrais levanta a possibilidade de que achados de diminuição volumétrica progressiva detectados por meio de estudos longitudinais em pacientes com transtornos mentais crônicos, como a esquizofrenia, possam ser confundidos pelo tratamento medicamentoso continuado. Tem havido várias estratégias criativas para tentar separar os efeitos da continuidade da doença dos efeitos medicamentosos nesses estudos longitudinais de neuroimagem. Essas investigações dão indicações de que antipsicóticos, de fato, influenciam na continuidade de diminuições cerebrais volumétricas em pacientes com transtornos psicóticos crônicos ao longo do tempo, mas que tal influência explica apenas em parte a ocorrência dessas alterações cerebrais progressivas.[30]

A partir da constatação de que psicofármacos promovem modificações cerebrais como as descritas anteriormente, surgiu, em décadas recentes, um impulso para agregar dados de neuroimagem como biomarcadores adicionais em ensaios clínicos nos quais se avalia a eficácia de estratégias terapêuticas aplicadas aos transtornos mentais. Quando são agregados métodos de espectroscopia por RM ou imagem molecular por PET, ensaios clínicos em psicofarmacologia fornecem informações neurobiológicas diretas que ajudam a explicar os mecanismos de ação celulares e moleculares subjacentes à melhora clínica apresentada pelos pacientes submetidos à intervenção medicamentosa.[31,32] De forma complementar, estudos com esse tipo de desenho também são capazes de documentar a reversão de alterações cerebrais específicas após a remissão de sintomas por meio do tratamento medicamentoso.[33] Por fim, muitas pesquisas importantes documentam mudanças de atividade e anatomia cerebral depois de intervenções eficazes usando estritamente técnicas de psicoterapia para o tratamento de sintomas mentais.[34,35]

Deve-se mencionar, ainda, que o uso da neuroimagem tem fornecido indicações de que diferentes estratégias terapêuticas podem ser eficazes para os mesmos transtornos mentais por meio de mecanismos bastante distintos sobre funcionamento e estrutura cerebral. Estudos desse tipo demostram, por exemplo, que são frequentemente diferentes as modificações provocadas por psicofármacos *versus* psicoterapias sobre a estrutura cerebral,[36] atividade funcional[34] e aspectos moleculares.[37] Resultados de neuroimagem têm sido úteis recentemente, também, para mapear distinções entre os efeitos cerebrais provocados por tratamentos medicamentosos *versus* neuromodulatórios para transtornos afetivos.[38] Essas investigações promovem *insights* adicionais sobre os possíveis mecanismos de ação cerebral dos diferentes tipos de intervenção terapêutica eficazes em psiquiatria.

APLICAÇÕES ATUAIS DE EXAMES DE NEUROIMAGEM NA PRÁTICA CLÍNICA PSIQUIÁTRICA E PERSPECTIVAS FUTURAS

Se nas seções anteriores deste capítulo discutimos estudos nos quais são relatados resultados de médias quantitativas obtidas em grupos que apresentam as mesmas manifestações psiquiátricas, no dia a dia da prática clínica em psiquiatria, o que está em jogo são os eventuais achados de neuroimagem detectáveis em casos individuais.

Um primeiro ponto a ser destacado é o diagnóstico diferencial de manifestações psiquiátricas que podem ser diretamente decorrentes de insultos ao cérebro. Há situações clínicas selecionadas nas quais as manifestações mentais apresentadas pelo paciente podem ter como causa algum tipo de anormalidade cerebral grosseira (como lesões expansivas ou cerebrovasculares), caracterizando, portanto, um transtorno mental orgânico. As principais características clínicas que devem levantar esse tipo de suspeita são listadas no Quadro 17.1. Nesses casos, um exame de neuroimagem (TC, ou preferencialmente RM) pode ter importância como *screening* diagnóstico, para posterior encaminhamento do caso para atenção especializada.[39] Deve-se ressaltar que a lista do Quadro 17.1 exclui os quadros de declínio cognitivo associado ao envelhecimento, que são abordados separadamente em outro capítulo deste livro.

Um segundo ponto relevante diz respeito a quadros de alteração clinicamente relevante do humor, em especial aqueles de início tardio, nos quais é frequente a presença de lesões de substância branca de origem vascular. Essa associação entre depressão de início tardio e presença de doença clínica cerebrovascular deu origem ao conceito de "depressão vascular", que envolve, também, pior resposta à terapêutica antidepressiva e maior probabilidade de desenvolvimento de prejuízos cognitivos associados ao quadro de alteração do humor.[40]

Já com relação aos ditos transtornos psiquiátricos funcionais, continua presente a expectativa de que biomarcadores de neuroimagem poderão, em algum momento futuro, ter aplicabilidade clínica em casos individuais, por exemplo, para corroborar uma hipótese diagnóstica sobre um paciente com início recente de sintomas mentais clinicamente significativos. Em anos recentes, essa ambição tem se mantido viva graças à introdução de métodos de inteligência artificial que trabalham com o reconhecimento de padrões complexos usando como base imagens do cérebro, buscando a classificação automatizada de pacientes com sintomas mentais em nível individual.[41] A técnica de inteligência artificial mais utilizada até hoje em neuroimagem psiquiátrica para reconhecimento de padrões complexos tem sido a de aprendizagem de máquina (ML, do inglês *machine learning*).[42] Por meio do uso de ML, procura-se identificar padrões multivariados, treinando um modelo computacional pelo *input* repetido de imagens de vários pacientes e sujeitos sem sintomas, testando, em seguida, se esse modelo é capaz de fazer predições com acurácia quando são alimentados novos dados de sujeitos de outra amostra, não apresentados antes. Na etapa de aprendizagem computacional, o *software* consolida um padrão multivariado de características morfológicas e/ou funcionais que melhor define os grupos em estudo; em seguida, essa "assinatura neurobiológica" é aplicada individualmente e de forma cega para classificar cada novo indivíduo apresentado ao programa computacional. Além da ambição de gerar informações de valor diagnóstico de forma individual e automatizada, esses métodos de inteligência artificial guardam, também, a promessa de permitir a predição de prognóstico e resposta a diferentes tipos de intervenção terapêutica, ou seja, um "*kit* completo" de apoio a decisões clínicas baseado em informações neurobiológicas confiáveis. Aumentando ainda mais a atratividade desse tipo de abordagem, os sistemas de classificação de ML podem ser ampliados para aumentar a sua acurácia diagnóstica por meio da combinação de dados de várias modalidades de imagem adquiridas nos mesmos sujeitos, com o acréscimo de informações de testes neuropsicológicos, dados clínicos e demográficos, e dados de outros biomarcadores obtidos usando amostras biológicas.[43] O crescimento dessa linha computacional é vertiginoso, e tem sido complementado

QUADRO 17.1
PRINCIPAIS INDICAÇÕES DE EXAMES DE IMAGEM CEREBRAL NA PRÁTICA PSIQUIÁTRICA*

Primeiro episódio psicótico, independentemente da idade.

Transtornos mentais com início fora da faixa etária habitual.

Transtornos afetivos de início tardio (após os 50 anos).

Transtornos mentais que se mostrem resistentes aos tratamentos habituais.

Presença de alucinações visuais ou sintomas catatônicos no curso de qualquer transtorno mental.

Indícios de alteração da personalidade (em adultos).

Presença de dificuldades cognitivas de instalação recente ou não compatíveis com os demais dados de apresentação clínica.

Presença de sintomatologia atípica ou curso não usual (incluindo início abrupto ou mudança abrupta de sintomas).

Pacientes com déficits neurológicos focais, flutuação intensa de sintomas, alterações do nível de consciência (p. ex., *delirium*), crises epilépticas, condições neurológicas preexistentes ou história de traumatismo craniencefálico recente.

Presença concomitante de sintomas sugestivos de condições médicas gerais (p. ex., febre, queda do estado geral, etc.).

Antecedentes familiares de transtornos neuropsiquiátricos de início precoce.

Como parte da avaliação clínica para tratamento com eletroconvulsoterapia, etc.

* Este quadro não aborda as síndromes demenciais/transtornos neurodegenerativos relacionados ao envelhecimento, os quais são tratados separadamente em capítulo específico deste livro.

com a adição de outros métodos de inteligência artificial, como as técnicas de *deep learning*.[44]

Desde as primeiras descrições dos classificadores de inteligência artificial já mencionados, na década de 2000, vários estudos com grupos modestos de imagens de RM morfológica e/ou funcional foram publicados, descrevendo achados promissores para distinguir individualmente pacientes com tipos diferentes de transtornos psiquiátricos *versus* sujeitos sem sintomas mentais, algumas vezes com níveis de acurácia diagnóstica compatíveis com aplicabilidade clínica.[45,46] Apesar de promissores, esses resultados precisam ser replicados em estudos em amostras maiores, de base populacional, e em condições que reflitam a realidade da prática clínica, o que representa um grande desafio ainda não enfrentado com as necessárias profundidade e abrangência; deve-se, inclusive, ressaltar que algumas investigações de ML usando amostras de base populacional de pacientes com transtornos psicóticos atingiram índices de acurácia diagnóstica mais modestos e sugestivos de não utilidade clínica.[42] Isso pode ser explicado pelo fato de que amostras de base populacional incluem como controles os vizinhos dos próprios pacientes ou outros indivíduos que compartilham características sociodemográficas com eles. Dessa forma, obtém-se uma comparação entre pacientes e controles o mais próximo do ideal, e as diferenças entre os grupos tendem a ser reduzidas ao transtorno mental em questão. Em contraste, estudos que não utilizam amostras de base populacional frequentemente selecionam controles de conveniência, como funcionários da instituição de pesquisa. Nessa segunda opção, há um risco maior de que haja diferenças entre grupos (pacientes e controles) que não têm relação direta com o transtorno mental estudado, como disparidades em termos socioeconômicos, de escolaridade e de exposição a diferentes influências ambientais ao longo da trajetória de desenvolvimento dos indivíduos; nessas circunstâncias, pode ser desafiador distinguir quais diferenças cerebrais entre grupos se devem à presença do transtorno mental e quais diferenças são devidas a outras características que se distribuem de forma distinta entre os dois grupos.

Portanto, não se sabe ainda se e quando a promessa de "*kits* de apoio a decisões clínicas" a partir de métodos de inteligência artificial será cumprida para uso em diferentes populações com transtornos psiquiátricos. O que se pode talvez prever, em uma escala de tempo mais próxima, é a aplicabilidade desses métodos para apoio a decisões em situações clínicas difíceis, como a diferenciação se um primeiro episódio psicótico é afetivo (p. ex., mania psicótica) ou primário (p. ex., esquizofrenia), e a escolha terapêutica em casos na interface entre TDAH e transtorno bipolar, entre outros. Vale citar aqui um notável estudo recente vindo da Europa, que traz mais indicações promissoras de aplicabilidade clínica de métodos de inteligência artificial em psiquiatria: em uma investigação multicêntrica envolvendo vários países, sistemas de classificação (usando ML) foram gerados para predizer o surgimento de quadros psicóticos em uma amostra grande de jovens que apresentavam sintomas prodrômicos de psicoses ou sintomas depressivos recentes, levando em conta dados volumétricos cerebrais (extraídos de imagens de RM), resultados de testes cognitivos breves, dados sintomatológicos e de antecedentes obtidos por clínicos, e escore de risco genético para esquizofrenia.[43] O modelo de ML que incluiu informações neurobiológicas teve alta acurácia diagnóstica e se mostrou mais sensível do que o julgamento de clínicos experientes para prognosticar o surgimento de quadros psicóticos.

HÁ CRÍTICAS ÀS LIMITAÇÕES DOS ESTUDOS DE NEUROIMAGEM PSIQUIÁTRICA E ESSAS CRÍTICAS IMPULSIONAM NOVOS DESENVOLVIMENTOS?

Assim como ocorreu em outras áreas das ciências biomédicas, críticas importantes (e, algumas vezes, ferozes) foram se acumulando na literatura especializada ao longo dos últimos anos, colocando em dúvida a validade de resultados de pesquisas de neuroimagem psiquiátrica de forma geral.[47,48]

Do ponto de vista metodológico, as diferentes formas de aquisição de dados (p. ex., usando diferentes protocolos de obtenção de imagens) e a pletora de opções para customização das etapas de pré-processamento e processamento dos dados de neuroimagem levam, muitas vezes, a limitações de comparabilidade e reprodutibilidade dos achados de estudos publicados, consequentemente limitando sua aplicabilidade clínica.[9,25]

Outra crítica diz respeito à grande quantidade de estudos publicados com amostras pequenas, envolvendo grupos de pacientes e controles com não mais do que poucas dezenas de sujeitos. Em um campo como o da neuroimagem, no qual as medidas comumente apresentam grau considerável de variabilidade interindividual, amostras pequenas levam a um poder estatístico baixo para que se detecte um efeito verdadeiro, e dificuldade na replicação de resultados positivos por meio de estudos adicionais usando metodologia similar e, muitas vezes, com amostra de tamanho semelhante ou até menor.[48] Consequências importantes desse problema de tamanho de amostra incluem dificuldades na precisão das estimativas dos tamanhos de efeito (p. ex., tamanho das diferenças entre grupos ou na associação entre variáveis distintas), assim como ocorrência de altas taxas de resultados falso-negativos.[48] Lamentavelmente, também se tornou frequente o uso de métodos estatísticos frágeis ou insuficientemente claros para ajustar resultados para comparações múltiplas, aumentando o risco de achados falso-positivos que acabaram não sendo replicados em estudos subsequentes. Como efeito benéfico direto a partir desse tipo de crítica, nos últimos anos, tem havido uma pressão para que grupos de pesquisa individuais proponham e executem estudos de neuroimagem psiquiátrica com amostras cada vez maiores; e um impulso à constituição de consórcios internacionais, que promovem o compartilhamento de resultados e imagens para viabilizar estudos envolvendo centenas (ou milhares) de sujeitos em cada grupo.[5,14,16,20,49,50] Nesses estudos contemporâneos com amostras mais expressivas, métodos estatísticos inovadores de maior robustez para lidar com o problema de múltiplas comparações estatísticas vêm sendo empregados, como os que envolvem técnicas de permutação.[5] As afirmações feitas neste capítulo são baseadas, em sua maior parte, nos resultados desses estudos contemporâneos, bem como nos de metanálises recentes.

Em resposta à necessidade de bancos de dados cada vez maiores, diversas iniciativas multicêntricas têm sido empreendidas. O consórcio ADHD-200 Preprocessed é um exemplo de iniciativa internacional com o objetivo de disponibilizar à comunidade científica uma grande quantidade de dados de neuroimagem pré-processados, a fim de otimizar a reprodutibilidade de pesquisas nessa área. Ao oferecer à comunidade científica dados de RM estrutural e de RM funcional de repouso de pacientes com TDAH provenientes de oito centros diferentes, essa iniciativa resultou em várias dezenas de publicações.[51] Outro exemplo é o 1000 Functional Connectomes Project, que reúne e disponibiliza dados de RM funcional de repouso oriundos de mais de 30 centros internacionais.[52] O consórcio ENIGMA (Enhancing Neuro Imaging Genetics through Meta-Analysis), cujo objetivo é integrar dados clínicos, genéticos e de neuroimagem, é outra iniciativa internacional de grande porte que envolve não apenas transtornos psiquiátricos, mas também neurológicos, e inclui diferentes modalidades de neuroimagem.[49]

Outra crítica pertinente diz respeito ao fato de que resultados de estudos de neuroimagem psiquiátrica podem ser confundidos por variáveis que não têm relação com os aspectos fisiopatológicos que se pretende mapear, mas que, ainda assim, podem diferir sistematicamente entre grupos de pacientes com transtornos mentais e grupos-controle.[47] De fato, além dos efeitos de psicofármacos discutidos anteriormente neste capítulo, outros fatores, como sobrepeso corporal, alterações metabólicas, tabagismo ou, ainda, consequências secundárias aos transtornos mentais (como privação material, violência, isolamento social e estigma)[53,54] podem levar a variações de anatomia e funcionamento cerebral e confundir os resultados de comparações entre grupos em estudos sobre transtornos psiquiátricos. Em uma outra vertente recente, têm sido documentadas associações entre alterações cerebrais e variáveis ambientais da vizinhança, como o nível de poluição ambiental,[55] inaugurando um amplo e promissor campo de investigação da relação entre variáveis ambientais e transtornos mentais.[56] O mesmo raciocínio de que fatores não relacionados à doença podem influenciar resultados de neuroimagem se aplica a estudos longitudinais – por exemplo, padrões de progressão de alterações cerebrais ao longo do tempo em amostras de pacientes com transtornos mentais podem ser explicados, em parte, por aumento de massa corporal, sedentarismo e surgimento de alterações metabólicas. Esse tipo de fragilidade metodológica tem impulsionado um saudável aumento da multidisciplinaridade nas equipes de pesquisa em neuroimagem para compartilhar *expertises* complementares, e um aumento no rigor para que sejam documentadas cada vez mais variáveis que podem potencialmente confundir resultados, em amostras suficientemente grandes para permitir que se ajustem estatisticamente os resultados para a influência de tais variáveis adicionais.

No campo de conectividade funcional a partir de imagens de RM funcional de repouso, há também a relevante crítica sobre como o movimento do participante durante a aquisição das imagens altera os padrões de conectividade.[57] Participantes com sintomas/transtornos psiquiátricos como esquizofrenia, TDAH e transtorno do espectro autista (TEA)[58-60] tendem a se movimentar mais durante a obtenção de imagens, e isso afeta o sinal coletado, levando a alterações de conectividade que não necessariamente estão relacionadas com os aspectos neurobiológicos subjacentes a esses sintomas/transtornos. Há métodos para diminuir o impacto do movimento sobre a conectividade, mas essa é uma limitação que, muitas vezes, faz os resultados terem de ser interpretados com mais cautela;[57] ao mesmo tempo, o risco de remover de maneira mais agressiva sinais considerados "não neurais" é o de acabar eliminando, também, os sinais de interesse, ou seja, perdendo os aspectos que têm relevância neurobiológica.[57] Por exemplo, em um estudo sobre impulsividade (que está associada a mais movimentos durante aquisição de imagens de RM), os autores notaram que a remoção dos efeitos do movimento sobre os sinais de RM funcional fizeram desaparecer também os sinais de interesse (ou seja, mudanças de conectividade relacionadas à impulsividade), levando a resultados falso-negativos.[59]

Mesmo quando se demonstra que os achados de neuroimagem estão relacionados a sintomas mentais, é necessário cautela na formulação de interpretações referentes à causalidade.[47] Por exemplo, é comum postular que os achados de estudos de corte transversal de neuroimagem que demonstram a presença de alterações funcionais cerebrais em pessoas com sintomas depressivos são reflexo direto de fatores causais (ou seja, alterações neurobiológicas anteriores atuando como fatores de risco que contribuem para o desenvolvimento da síndrome depressiva). Entretanto, uma possibilidade alternativa é a de que esse tipo de achado de neuroimagem pode (da mesma forma que os sintomas apresentados pelos pacientes) ser um fenômeno produzido por outros fatores causais, que ainda não foram identificados. Além disso, uma vez que o TDM é caracterizado por mudanças cognitivo-emocionais, mas também é causa de alterações cognitivo-emocionais, pode ser difícil distinguir em estudos de neuroimagem quais achados são um resultado (e não uma causa) de alterações psicopatológicas.[10] Por fim, pessoas com certos transtornos mentais (como esquizofrenia, TEA e transtornos de ansiedade) podem perceber e reagir diferentemente ao ambiente de RM, e essas reações em si podem potencialmente causar mudanças de funcionamento cerebral que são detectadas pelas análises, mas que não são parte da estrutura causal desses transtornos mentais.[47] Essas relevantes questões podem ser mais bem elucidadas em estudos longitudinais de neuroimagem cujo início da coleta seriada de dados ocorre antes do aparecimento de sintomas, em grandes amostras e usando desenhos de estudo que levem em consideração as limitações aqui discutidas.

Outra vertente de discussão de limitações diz respeito ao fato de que os métodos de neuroimagem usados em pesquisas psiquiátricas não permitem a investigação do cérebro em nível microscópico, onde, de fato, ocorrem os processos relacionados ao funcionamento cerebral.[61] Essa limitação pode vir a ser mitigada pelo desenvolvimento de equipamentos de RM com campos magnéticos ultrapotentes,[62] que têm o potencial de permitir o estudo, por exemplo, do córtex cerebral em suas diferentes camadas – entretanto, não há, ainda, a perspectiva de que esse tipo de equipamento altamente especializado possa ser usado em larga escala no futuro próximo. Enquanto essa possibilidade é aguardada, comemora-se a realização de pesquisas recentes, em que achados de estudos histológicos *post-mortem* têm sido associados com achados de estudos de neuroimagem *in vivo*, ainda que baseados em amostras diferentes de sujeitos.[20] Nesses estudos de histologia virtual, a primeira etapa consiste em reunir uma quantidade grande de imagens de RM para definir com robustez a assinatura neurobiológica que caracteriza os padrões de diferença de um determinado índice (p. ex., espessura cortical) entre uma amostra de pacientes e um grupo-controle ao longo de todo o manto cortical. Técnicas estatísticas são aplicadas, em seguida, para avaliar se a assinatura por meio da qual essa diferença de espessura cortical entre grupos se expressa ao longo do cérebro inteiro se assemelha ao padrão de variações de distribuição normal de algum tipo de célula neural nas diferentes porções do cérebro. O uso recente desse método elegante permitiu, por exemplo, a demonstração de que diminuições de espessura cortical em amostras de pacientes com alguns tipos de transtorno mental têm o mesmo padrão de variabilidade inter-regional que se vê na distribuição de células piramidais, astrócitos e micróglia no cérebro humano normal.[20] Esse tipo de estudo abre perspectivas de novos *insights* sobre mecanismos celulares patológicos subjacentes à presença de sintomas mentais, o que seria completamente impraticável em larga escala usando exclusivamente métodos de neuropatologia *post-mortem*.

Por fim, há também críticas em relação aos modelos biofísicos empregados para examinar dados de imagem cerebral. Por exemplo, no caso das imagens de RM ponderadas em difusão (dMRI, do inglês *diffusion-weighted imaging*), o modelo mais empregado atualmente e conhecido como imagem por tensor de difusão (DTI, do inglês *diffusion tensor imaging*) tende a refletir adequadamente apenas alterações microestruturais ocorrendo em substância branca (ver Tab. 17.1). Características matemáticas específicas ao modelo de DTI o tornam, no entanto, falho para o exame da microestrutura de substância cinzenta; além disso, há controvérsias quanto à interpretabilidade de achados de DTI (ou seja, o que eles de fato representariam biologicamente). Felizmente, devido a esforços da comunidade científica que trabalha com dMRI, métodos de aquisição de imagens e modelos biofísicos mais sofisticados têm proporcionado o desenvolvimento de técnicas para a investigação de áreas/tecidos cerebrais com microestruturas mais complexas, como é o caso da substância cinzenta e de regiões onde ocorrem cruzamentos de fibras de substância branca. Um dos métodos recentes que lida bem com arquiteturas histológicas complexas é conhecido como dispersão de orientação de neurite e imagem de densidade (NODDI, do inglês *neurite orientation dispersion and density imaging*) (NODDI)[63] (ver Tab. 17.1). Como expresso em seu nome, o NODDI é capaz de detectar alterações de densidade e dispersão dos chamados neurites, que são constituídos pelos processos dendríticos e axonais, e que compõem a maior parte da substância cinzenta. Esse método oferece resultados que são mais facilmente interpretáveis do ponto de vista biológico e a oportunidade de detecção de mudanças da microestrutura da substância cinzenta que antes eram acessíveis apenas em estudos neuropatológicos *post-mortem*. Em pacientes com esquizofrenia, por exemplo, estudos recentes empregando o NODDI têm demonstrado alterações da microestrutura da substância cinzenta em regiões frontotemporais-límbicas, sugerindo anormalidades de mielinização e reiterando os achados anteriores de reduções de arborização dendrítica de neurônios piramidais observados em estudos *post-mortem*.[64]

CONTRIBUIÇÃO DOS ACHADOS DE NEUROIMAGEM À ELABORAÇÃO DE MODELOS CAUSAIS PARA OS TRANSTORNOS MENTAIS: RELAÇÃO COM FATORES DE RISCO GENÉTICOS E AMBIENTAIS

O amadurecimento das pesquisas de neuroimagem permite, hoje, que vários tipos de medidas estruturais e funcionais do cérebro sejam vistos como fenótipos bem estabelecidos, cujas relações com variáveis genéticas e ambientais podem ser estudadas com profundidade e contribuir para o aprimoramento de modelos causais para os transtornos psiquiátricos. Um bom exemplo dessa evolução dos fenótipos de neuroimagem diz respeito aos programas computacionais que separam medidas volumétricas do córtex cerebral em seus diferentes componentes, por meio do tratamento dessa porção do cérebro como uma superfície. Essa tecnologia é fundamental, porque a aplicação de análises volumétricas ao manto cortical oferece uma representação ambígua da geometria dessa estrutura, já que ela pode ser decomposta em duas medidas distintas entre si: área de superfície cortical (medida bidimensional da superfície pial) e espessura cortical (medida unidimensional entre a superfície pial e a superfície de substância branca, no limite entre o córtex cerebral e a massa subcortical de substância branca). Outro exemplo dessa ampliação de fenótipos diz respeito à automatização que existe hoje também para avaliar, usando imagens de RM morfológica de alta resolução, o grau de girificação cortical (processo que se inicia durante a vida fetal e continua até a adolescência).[65] Tais decomposições ampliam as perspectivas para que se investigue, separadamente, as relações de cada um desses fenótipos com variáveis ambientais e genéticas em circunstâncias de saúde ou doença, uma vez que é sabido que esses fenótipos se constituem por meio de processos distintos e durante fases separadas do neurodesenvolvimento humano.[65]

A estratégia de investigar a presença de associações significativas entre variáveis ambientais vistas como fatores de risco para transtornos psiquiátricos e fenótipos de neuroimagem mensurados em amostras de sujeitos com transtornos psiquiátricos vem sendo explorada já há alguns anos. Por exemplo, vários estudos têm mapeado a inter-relação entre alterações volumétricas cerebrais na esquizofrenia e histórico de migração e vida em ambientes urbanos;[66,67] outros estudos relacionaram alterações morfológicas e funcionais cerebrais nos transtornos do humor e de ansiedade a antecedentes de abuso na infância.[68]

Na mesma linha, muitos estudos até hoje investigaram a presença de associações entre variantes gênicas supostamente relacionadas a transtornos psiquiátricos e alterações de neuroimagem em grupos de sujeitos apresentando sintomas mentais.[69] Os achados positivos obtidos em algumas dessas investigações reforçam a noção de que características genéticas podem ter influência sobre alterações cerebrais associadas aos transtornos psiquiátricos; entretanto, tem havido pouca replicabilidade de resultados, não só pelas limitações dos estudos de neuroimagem citadas anteriormente, mas também pelo fato de que a totalidade dessas investigações trabalhou com dados sobre variantes gênicas isoladas (sejam polimorfismos de nucleotídeo único ou variações no número de cópias gênicas).

Recentemente, o cenário descrito começou a mudar devido ao desenvolvimento de métodos para estudos de associação genômica ampla (GWAS, do inglês *genome-wide association studies*), os quais permitem extração de escores de risco poligênico que servem como medidas confiáveis de risco genético para os transtornos mentais a serem correlacionadas com fenótipos de neuroimagem. Há dados de GWAS, neuroimagem e sobre sintomas mentais disponíveis hoje em amostras amplas de sujeitos, como o UK Biobank, o consórcio ENIGMA e o Brain Genomics Superstruct Project.[49,70] Isso tem viabilizado estudos com excelente poder estatístico (e já incluindo amostras de replicação) que atestam a herdabilidade de diversos fenótipos de neuroimagem relevantes para os transtornos psiquiátricos (como dados de espessura e área cortical, volume ventricular, microestrutura de substância branca e conectividade funcional de repouso, entre outros). Esse arsenal tem permitido fazer o mapeamento da arquitetura de genes significativamente associados a cada um desses fenótipos cerebrais.[49,71,72] Além disso, graças ao desenvolvimento de métodos computacionais que permitem a definição de assinaturas neurobiológicas que caracterizam transtornos mentais a partir de dados de RM (descritos em seções anteriores deste capítulo), antecipa-se para o futuro próximo a publicação de estudos destinados a delinear a arquitetura genética subjacente a tais assinaturas morfológicas, usando dados de GWAS.

Aproveitando também o desenho de estudo longitudinal para pesquisas de neuroimagem psiquiátrica, tem havido estudos indicando que padrões de progressão de alterações cerebrais (p. ex., em transtornos psicóticos crônicos) podem estar associados à presença de variantes específicas de genes envolvidos em processos de neuroplasticidade e neurotróficos.[30] Há, ainda, dados interessantes indicando que a progressão de achados de diminuição de espessura cortical em sujeitos com transtornos psicóticos ao longo do tempo está relacionada a uma interação entre risco poligênico para esquizofrenia e frequência de uso de maconha durante a adolescência.[73] Este último exemplo demonstra como estudos de neuroimagem podem ser relevantes para mapear de que maneira a inter-relação entre variáveis genéticas e ambientais pode influenciar na presença e evolução de alterações cerebrais subjacentes a sintomas mentais.

ACHADOS DE NEUROIMAGEM AJUDAM A DEFINIR SUBTIPOS DE TRANSTORNOS PSIQUIÁTRICOS?

Dentro do modelo categorial para classificação de transtornos psiquiátricos, várias formas para definir subtipos clínicos são comumente consideradas, seja com base em características psicopatológicas e de curso da doença (como as formas deficitária e não deficitária da esquizofrenia, os tipos I e II do transtorno bipolar, entre tantos outros), seja com base em padrões de comorbidade (como o TOC com ou sem tiques, a combinação de TDAH com transtorno bipolar, etc.). Essas subclassificações clínicas são vistas como relevantes em função das evidências de que subtipos diferentes de transtornos mentais podem apresentar padrões distintos de resposta a diferentes tratamentos, assim como diferenças prognósticas em médio a longo prazos. Há alguns dados de estudos de neuroimagem indicativos da existência de diferença de padrões de alterações cerebrais entre os subtipos de transtornos psiquiátricos exemplificados.[74,75] Além de dar respaldo à valorização dessas subclassificações clínicas, a detecção de diferenças cerebrais entre subtipos clínicos ajuda, também, a explicar por que resultados de pesquisas de neuroimagem com amostras modestas podem gerar resultados tão variáveis (dado que esses estudos de neuroimagem frequentemente combinam pacientes pertencentes a subtipos diferentes da doença em questão).

Outro exemplo que mostra o quanto o uso de dados de neuroimagem associados a análises multivariadas e ML guardam potencial para ampliar o conhecimento sobre subtipos (e, consequentemente, contribuir com a prática clínica) veio de um grande estudo multicêntrico sobre subtipos de depressão.[76] Usando dados de conectividade funcional por meio da RM funcional de repouso, foi possível classificar pacientes com depressão em "biotipos" com diferentes perfis de sintomas (p. ex., um subtipo com mais ansiedade e outro com predominância de anedonia), mas cuja classificação não seria possível apenas por meio dos dados clínicos. Além disso, o mesmo estudo mostrou que pessoas com transtorno de ansiedade generalizada (TAG) têm um padrão de conectividade funcional muito semelhante ao encontrado em associação com quadros de depressão. Investigações como essa reforçam a noção de que os sistemas atuais de classificação diagnóstica em psiquiatria podem estar: 1) agrupando em uma única categoria diagnóstica pessoas que apresentam fenômenos neurobiológicos distintos; e 2) separando em diferentes categorias diagnósticas indivíduos que, na verdade, apresentam a mesma alteração neurobiológica. Além dessa potencial contribuição para o avanço do diagnóstico psiquiátrico, reforça-se por intermédio de estudos como esse, a noção, discutida anteriormente neste capítulo, de que essas assinaturas neurobiológicas advindas das pesquisas de neuroimagem poderão, no futuro, contribuir para escolhas terapêuticas; no estudo aqui citado, foi verificada uma taxa três vezes maior de resposta favorável à estimulação magnética transcraniana (EMT) em um dos subtipos de depressão comparado com os outros.[76]

Recentemente, graças à lógica de realização de estudos de neuroimagem envolvendo grandes amostras e aos métodos computacionais que definem a presença de assinaturas neurobiológicas robustas com base em dados multivariados, tornou-se, também, possível investigar se há diferentes subtipos estritamente neurobiológicos dentro de cada categoria diagnóstica psiquiátrica. Por exemplo, em uma pesquisa recente envolvendo uma amostra relativamente grande de pacientes com diagnóstico de esquizofrenia comparada a controles saudáveis, métodos de ML foram aplicados sobre medidas volumétricas cerebrais com o propósito de avaliar se haveria mais de uma assinatura neuroanatômica capaz de distinguir com alta acurácia os dois grupos.[50] Dois subtipos de assinatura neurobiológica foram identificados em associação com o diagnóstico de esquizofrenia, não explicados por variáveis confundidoras (como uso de antipsicóticos): o subtipo 1, caracterizado por diminuição difusa do volume de substância cinzenta e associado com níveis mais baixos de funcionamento pré-mórbido e duração da doença; e o subtipo 2, caracterizado exclusivamente por aumento de volume dos gânglios da base e com o restante da neuroanatomia estável ao longo do tempo.[50] Esse tipo de metodologia inovadora é aplicável para outros transtornos mentais, para os quais se pressupõe haver heterogeneidade etiológica associada à grande variabilidade fenotípica, e poderá dar um impulso adicional à busca de diagnósticos psiquiátricos que sejam mais precisos no futuro, guiando condutas terapêuticas individualizadas com o apoio de dados neurobiológicos objetivos.

nóstico (refinamento fenotípico), mas também para uma eventual aplicabilidade clínica como ferramenta de apoio a diagnósticos e planejamentos terapêuticos personalizados no futuro.

CONSIDERAÇÕES FINAIS

As pesquisas que aplicam métodos de neuroimagem à investigação de transtornos psiquiátricos cresceram enormemente ao redor do mundo nos últimos anos, e também aqui no Brasil.[41] Lidando com as críticas que constantemente alertam para a necessidade de cautela na interpretação de resultados e incorporando avanços metodológicos de forma contínua, esse campo de pesquisa neurobiológica tem tido uma bela história de transformações positivas e de amadurecimento ao longo das últimas quatro décadas. Como exemplificado neste capítulo, as pesquisas de neuroimagem psiquiátrica têm dado contribuições significativas para a elucidação da fisiopatologia dos transtornos mentais por meio do delineamento de alguns padrões de alterações anatômicas, de atividades funcional e moleculares relacionáveis a sintomas mentais, de forma consistente e replicável. Além disso, essas pesquisas têm ajudado a esclarecer os mecanismos de ação moleculares das diferentes abordagens terapêuticas eficazes para o tratamento de sintomas mentais, bem como os padrões neurobiológicos que podem ser preditivos de melhor resposta a essas intervenções. Por fim, os fenótipos neurobiológicos robustos propiciados pela neuroimagem têm sido também investigados em suas associações com variáveis genéticas e ambientais, e em suas potenciais contribuições para refinar classificações diagnósticas e subtipagem dos transtornos mentais.

Do ponto de vista das aplicações clínicas, hoje, o uso da neuroimagem ainda se restringe quase que exclusivamente à exclusão de causas secundárias de transtornos mentais, a despeito do grande desenvolvimento nos métodos, tanto de aquisição como de análise de dados nas últimas décadas. Porém, os novos modelos estatísticos discutidos neste capítulo, que possibilitam a classificação das informações obtidas por meio da neuroimagem de forma multivariada e em nível individual, juntamente com informações clínicas e neurobiológicas de outras fontes, vêm produzindo resultados promissores, não só no sentido de delinear subtipos diagnósticos e de prog-

REFERÊNCIAS

1. Dale BM, Brown MA, Semelka RC. MRI: basic principles and applications. 5th ed. Hoboken: Wiley Blackwell; 2015.

2. Dierckx RAJO, Otte A, de Vries EFJ, van Waarde A, den Boer já, editors. PET and SPECT in psychiatry. Berlin: Springer; 2014.

3. Menzies L, Chamberlain SR, Laird AR, Thelen SM, Sahakian BJ, Bullmore ET. Integrating evidence from neuroimaging and neuropsychological studies of obsessive-compulsive disorder: the orbitofronto-striatal model revisited. Neurosci Biobehav Rev. 2008;32(3):525-49.

4. van den Heuvel OA, van Wingen G, Soriano-Mas C, Alonso P, Chamberlain SR, Nakamae T, et al. Brain circuitry of compulsivity. Eur Neuropsychopharmacol. 2016;26(5):810-27.

5. van Erp TGM, Walton E, Hibar DP, Schmaal L, Jiang W, Glahn DC, et al. Cortical brain abnormalities in 4474 individuals with schizophrenia and 5098 control subjects via the Enhancing Neuro Imaging Genetics Through Meta Analysis (ENIGMA) consortium. Biol Psychiatry. 2018;84(9):644-54.

6. Kelly S, Jahanshad N, Zalesky A, Kochunov P, Agartz I, Alloza C, et al. Widespread white matter microstructural differences in schizophrenia across 4322 individuals: results from the ENIGMA Schizophrenia DTI Working Group. Mol Psychiatry. 2018;23(5):1261-9.

7. Kraguljac NV, McDonald WM, Widge AS, Rodriguez CI, Tohen M, Nemeroff CB. Neuroimaging biomarkers in schizophrenia. Am J Psychiatry. 2021;appiajp202020030340.

8. Gray JP, Müller VI, Eickhoff SB, Fox PT. Multimodal abnormalities of brain structure and function in major depressive disorder: a meta-analysis of neuroimaging studies. Am J Psychiatry. 2020;177(5):422-34.

9. Brakowski J, Spinelli S, Dörig N, Bosch OG, Manoliu A, Holtforth MG, et al. Resting state brain network function in major depression: depression symptomatology, antidepressant treatment effects, future research. J Psychiatr Res. 2017;92:147-59.

10. Kaiser RH, Whitfield-Gabrieli S, Dillon DG, Goer F, Beltzer M, Minkel J, et al. Dynamic resting-state functional connectivity in major depression. Neuropsychopharmacology. 2016;41(7):1822-30.

11. Etkin A, Wager TD. Functional neuroimaging of anxiety: a meta-analysis of emotional processing in PTSD, social anxiety disorder, and specific phobia. Am J Psychiatry. 2007;164(10):1476-88.

12. Harnett NG, Goodman AM, Knight DC. PTSD-related neuroimaging abnormalities in brain function, structure, and biochemistry. Exp Neurol. 2020;330:113331.

13. Sudre G, Szekely E, Sharp W, Kasparek S, Shaw P. Multimodal mapping of the brain's functional connectivity and the adult outcome of attention deficit hyperactivity disorder. Proc Natl Acad Sci U S A. 2017;114(44):11787-92.

14. van Ewijk H, Heslenfeld DJ, Zwiers MP, Buitelaar JK, Oosterlaan J. Diffusion tensor imaging in attention deficit/hyperactivity disorder: a systematic review and meta-analysis. Neurosci Biobehav Rev. 2012;36(4):1093-106.

15. Ganzola R, Duchesne S. Voxel-based morphometry meta-analysis of gray and white matter finds significant areas of differences in bipolar patients from healthy controls. Bipolar Disord. 2017;19(2):74-83.

16. Hibar DP, Westlye LT, Doan NT, Jahanshad N, Cheung JW, Ching CRK, et al. Cortical abnormalities in bipolar disorder: an MRI analysis of 6503 individuals from the ENIGMA Bipolar Disorder Working Group. Mol Psychiatry. 2018;23(4):932-42.

17. Beyer JL, Young R, Kuchibhatla M, Krishnan KRR. Hyperintense MRI lesions in bipolar disorder: a meta-analysis and review. Int Rev Psychiatry. 2009;21(4):394-409.

18. Wang L, Leonards CO, Sterzer P, Ebinger M. White matter lesions and depression: a systematic review and meta-analysis. J Psychiatr Res. 2014;56:56-64.

19. Doucet GE, Janiri D, Howard R, O'Brien M, Andrews-Hanna JR, Frangou S. Transdiagnostic and disease-specific abnormalities in the default-mode network hubs in psychiatric disorders: a meta-analysis of resting-state functional imaging studies. Eur Psychiatry. 2020;63(1):e57.

20. Patel Y, Parker N, Shin J, Howard D, French L, Thomopoulos SI, et al. Virtual histology of cortical thickness and shared neurobiology in 6 psychiatric disorders. JAMA Psychiatry. 2021;78(1):47-63.

21. Qi S, Bustillo J, Turner JA, Jiang R, Zhi D, Fu Z, et al. The relevance of transdiagnostic shared networks to the severity of symptoms and cognitive deficits in schizophrenia: a multimodal brain imaging fusion study. Transl Psychiatry. 2020;10:149.

22. Goodkind M, Eickhoff SB, Oathes DJ, Jiang Y, Chang A, Jones-Hagata LB, et al. Identification of a common neurobiological substrate for mental illness. JAMA Psychiatry. 2015;72(4):305-15.

23. Lee PH, Feng YCA, Smoller JW. Pleiotropy and cross-disorder genetics among psychiatric disorders. Biol Psychiatry. 2021;89(1):20-31.

24. Zung S, Souza-Duran FL, Soeiro-de-Souza MG, Uchida R, Bottino CM, Busatto GF, et al. The influence of lithium on hippocampal volume in elderly bipolar patients: a study using voxel-based morphometry. Transl Psychiatry. 2016;6(6):e846.

25. Dichter GS, Gibbs D, Smoski MJ. A systematic review of relations between resting-state functional-MRI and treatment response in major depressive disorder. J Affect Disord. 2015;172:8-17.

26. Goozée R, Handley R, Kempton MJ, Dazzan P. A systematic review and meta-analysis of the effects of antipsychotic medications on regional cerebral blood flow (rCBF) in schizophrenia: association with response to treatment. Neurosci Biobehav Rev. 2014;43:118-36.

27. Torres US, Portela-Oliveira E, Borgwardt S, Busatto GF. Structural brain changes associated with antipsychotic treatment in schizophrenia as revealed by voxel-based morphometric MRI: an activation likelihood estimation meta-analysis. BMC Psychiatry. 2013;13:342.

28. Voineskos AN, Mulsant BH, Dickie EW, Neufeld NH, Rothschild AJ, Whyte EM, et al. Effects of antipsychotic medication on brain structure in patients with major depressive disorder and psychotic features: neuroimaging findings in the context of a randomized placebo-controlled clinical trial. JAMA Psychiatry. 2020;77(7):674-83.

29. Vita A, De Peri L, Deste G, Barlati S, Sacchetti E. The effect of antipsychotic treatment on cortical gray matter changes in schizophrenia: does the class matter? A meta-analysis and meta-regression of longitudinal magnetic resonance imaging studies. Biol Psychiatry. 2015;78(6):403-12.

30. Busatto Filho G, Rosa PGP, Fusar-Poli P, DeLisi L. Neuroimaging and the longitudinal course of schizophrenia. In: Galderisi S, DeLisi LE, Borgwardt SJ, editors. Neuroimaging of schizophrenia and other primary psychotic disorders: achievements and perspectives. New York: Springer; 2019. p. 183–218.

31. James GM, Baldinger-Melich P, Philippe C, Kranz GS, Vanicek T, Hahn A, et al. Effects of selective serotonin reuptake inhibitors on interregional relation of serotonin transporter availability in major depression. Front Hum Neurosci. 2017;11:48.

32. Machado-Vieira R, Zanetti MV, Otaduy MC, Sousa RT, Soeiro-de-Souza MG, Costa AC, et al. Increased brain lactate during depressive episodes and reversal effects by lithium monotherapy in drug-naive bipolar disorder: a 3-T 1H-MRS Study. J Clin Psychopharmacol. 2017;37(1):40-5.

33. Serpa MH, Doshi J, Erus G, Chaim-Avancini TM, Cavallet M, van de Bilt MT, et al. State-dependent microstructural white matter changes in drug-naïve patients with first-episode psychosis. Psychol Med. 2017;47(15):2613-27.

34. Marwood L, Wise T, Perkins AM, Cleare AJ. Meta-analyses of the neural mechanisms and predictors of response to psychotherapy in depression and anxiety. Neurosci Biobehav Rev. 2018;95:61-72.

35. van der Straten AL, Denys D, van Wingen GA. Impact of treatment on resting cerebral blood flow and metabolism in obsessive compulsive disorder: a meta-analysis. Sci Rep. 2017;7(1):17464.

36. Hoexter MQ, Duran FLS, D'Alcante CC, Dougherty DD, Shavitt RG, Lopes AC, et al. Gray matter volumes in obsessive-compulsive disorder before and after fluoxetine or cognitive-behavior therapy: a randomized clinical trial. Neuropsychopharmacology. 2012;37(3):734-45.

37. Lehto SM, Tolmunen T, Joensuu M, Saarinen PI, Valkonen-Korhonen M, Vanninen R, et al. Changes in midbrain serotonin transporter availability in atypically depressed subjects after one year of psychotherapy. Prog Neuropsychopharmacol Biol Psychiatry. 2008;32(1):229-37.

38. Beynel L, Powers JP, Appelbaum LG. Effects of repetitive transcranial magnetic stimulation on resting-state connectivity: a systematic review. Neuroimage. 2020;211:116596.

39. Zanetti MV, Ferraz Alves TCT, Busatto Filho G. Exames de imagem cerebral. In: Forlenza OV, Migues EC, editores. Compêndio de clínica de psiquiatria. Barueri: Manole; 2012. p. 361-7.

40. Douven E, Staals J, Freeze WM, Schievink SH, Hellebrekers DM, Wolz R, et al. Imaging markers associated with the development of post-stroke depression and apathy: results of the cognition and affect after stroke: a prospective evaluation of risks study. Eur Stroke J. 2020;5(1):78-84.

41. Busatto Filho G, Rosa PG, Serpa MH, Squarzoni P, Duran FL. Psychiatric neuroimaging research in Brazil: historical overview, current challenges, and future opportunities. Brazilian J Psychiatry. 2021;43(1):83-101.

42. Zanetti MV, Schaufelberger MS, Doshi J, Ou Y, Ferreira LK, Menezes PR, et al. Neuroanatomical pattern classification in a population-based sample of first-episode schizophrenia. Prog Neuropsychopharmacol Biol Psychiatry. 2013;43:116-25.

43. Koutsouleris N, Dwyer DB, Degenhardt F, Maj C, Urquijo-Castro MF, Sanfelici R, et al. Multimodal machine learning workflows for prediction of psychosis in patients with clinical high-risk syndromes and recent-onset depression. JAMA Psychiatry. 2021;78(2):195-209.

44. Durstewitz D, Koppe G, Meyer-Lindenberg A. Deep neural networks in psychiatry. Mol Psychiatry. 2019;24(11):1583-98.

45. Sun D, van Erp TGM, Thompson PM, Bearden CE, Daley M, Kushan L, et al. Elucidating a magnetic resonance imaging-based neuroanatomic biomarker for psychosis: classification analysis using probabilistic brain atlas and machine learning algorithms. Biol Psychiatry. 2009;66(11):1055-60.

46. Sato JR, Araujo Filho GM, Araujo TB, Bressan RA, Oliveira PP, Jackowski AP. Can neuroimaging be used as a support to diagnosis of borderline personality disorder? An approach based on computational neuroanatomy and machine learning. J Psychiatr Res. 2012;46(9):1126-32.

47. Weinberger DR, Radulescu E. Finding the elusive psychiatric "lesion" with 21st-century neuroanatomy: a note of caution. Am J Psychiatry. 2016;173(1):27-33.

48. Button KS, Ioannidis JPA, Mokrysz C, Nosek BA, Flint J, Robinson ES, et al. Power failure: why small sample size undermines the reliability of neuroscience. Nat Rev Neurosci. 2013;14(5):365-76.

49. Thompson PM, Jahanshad N, Ching CRK, Salminen LE, Thomopoulos SI, Bright J, et al. ENIGMA and global neuroscience: a decade of large-scale studies of the brain in health and disease across more than 40 countries. Transl Psychiatry. 2020;10(1):100.

50. Chand GB, Dwyer DB, Erus G, Sotiras A, Varol E, Srinivasan D, et al. Two distinct neuroanatomical subtypes of schizophrenia revealed using machine learning. Brain. 2020;143(3):1027-38.

51. Bellec P, Chu C, Chouinard-Decorte F, Benhajali Y, Margulies DS, Craddock RC. The neuro bureau ADHD-200 preprocessed repository. Neuroimage. 2017;144(Pt B):275-86.

52. Biswal BB, Mennes M, Zuo XN, Gohel S, Kelly C, Smith SM, et al. Toward discovery science of human brain function. Proc Natl Acad Sci U S A. 2010;107(10):4734-9.

53. Rössler W. The stigma of mental disorders: a millennia-long history of social exclusion and prejudices. EMBO Rep. 2016;17(9):1250-3.

54. White SF, Voss JL, Chiang JJ, Wang L, McLaughlin KA, Miller GE. Exposure to violence and low family income are associated with heightened amygdala responsiveness to threat among adolescents. Dev Cogn Neurosci. 2019;40:100709.

55. Bert PP, Mercader EMH, Pujol J, Sunyer J, Mortamais M. The effects of air pollution on the brain: a review of studies interfacing environmental epidemiology and neuroimaging. Curr Environ Health Rep. 2018;5(3):351-64.

56. Yu SY, Koh EJ, Kim SH, Lee SY, Lee JS, Son SW, et al. Integrated analysis of multi-omics data on epigenetic changes caused by combined exposure to environmental hazards. Env Toxicol. 2021.

57. Power JD, Mitra A, Laumann TO, Snyder AZ, Schlaggar BL, Petersen SE. Methods to detect, characterize, and remove motion artifact in resting state fMRI. Neuroimage. 2014;84:320-41.

58. Parkes L, Fulcher B, Yücel M, Fornito A. An evaluation of the efficacy, reliability, and sensitivity of motion correction strategies for resting-state functional MRI. Neuroimage. 2018;171:415-36.

59. Kong XZ, Zhen Z, Li X, Lu HH, Wang R, Liu L, et al. Individual differences in impulsivity predict head motion during magnetic resonance imaging. PLoS One. 2014;9(8):e104989.

60. Pardoe HR, Hiess RK, Kuzniecky R. Motion and morphometry in clinical and nonclinical populations. Neuroimage. 2016;135:177-85.

61. Ronan L, Fletcher PC. From genes to folds: a review of cortical gyrification theory. Brain Struct Funct. 2015;220(5):2475-83.

62. Dumoulin SO, Fracasso A, van der Zwaag W, Siero JCW, Petridou N. Ultra-high field MRI: advancing systems neuroscience towards mesoscopic human brain function. Neuroimage. 2018;168:345-57.

63. Zhang HF, Mellor D, Peng DH. Neuroimaging genomic studies in major depressive disorder: a systematic review. CNS Neurosci Ther. 2018;24(11):1020-36.

64. Nazeri A, Schifani C, Anderson JAE, Ameis SH, Voineskos AN. In vivo imaging of gray matter microstructure in major psychiatric disorders: opportunities for clinical translation. Biol Psychiatry Cogn Neurosci Neuroimaging. 2020;5(9):855-64.

65. Hogstrom LJ, Westlye LT, Walhovd KB, Fjell AM. The structure of the cerebral cortex across adult life: age-related patterns of surface area, thickness, and gyrification. Cereb Cortex. 2013;23(11):2521-30.

66. Haddad L, Schöfer A, Streit F, Lederbogen F, Grimm O, Wüst S, et al. Brain structure correlates of urban upbringing, an environmental risk factor for schizophrenia. Schizophr Bull. 2015;41(1):115-22.

67. Akdeniz C, Tost H, Streit F, Haddad L, Wüst S, Schäfer A, et al. Neuroimaging evidence for a role of neural social stress processing in ethnic minority-associated environmental risk. JAMA Psychiatry. 2014;71(6):672-80.

68. Duarte DG, Neves MC, Albuquerque MR, Souza-Duran FL, Busatto G, Corrêa H. Gray matter brain volumes in childhood-maltreated patients with bipolar disorder type I: a voxel-based morphometric study. J Affect Disord. 2016;197:74-80.

69. Chen J, Zhang J, Liu X, Wang X, Xu X, Li H, et al. Abnormal subcortical nuclei shapes in patients with type 2 diabetes mellitus. Eur Radiol. 2017;27(10):4247-56.

70. Anderson KM, Collins MA, Kong R, Fang K, Li J, He T, et al. Convergent molecular, cellular, and cortical neuroimaging signatures of major depressive disorder. Proc Natl Acad Sci U S A. 2020;117(40):25138-49.

71. Elliott LT, Sharp K, Alfaro-Almagro F, Shi S, Miller KL, Douaud G, et al. Genome-wide association studies of brain imaging phenotypes in UK Biobank. Nature. 2018;562(7726):210-6.

72. Grasby KL, Jahanshad N, Painter JN, Colodro-Conde L, Bralten J, Hibar DP, et al. The genetic architecture of the human cerebral cortex. Science. 2020;367(6484):eaay6690.

73. French L, Gray C, Leonard G, Perron M, Pike GB, Richer L, et al. Early cannabis use, polygenic risk score for schizophrenia and brain maturation in adolescence. JAMA Psychiatry. 2015;72(10):1002-11.

74. Biederman J, Makris N, Valera EM, Monuteaux MC, Goldstein JM, Buka S, et al. Towards further understanding of the co-morbidity between attention deficit hyperactivity disorder and bipolar disorder: a MRI study of brain volumes. Psychol Med. 2008;38(7):1045-56.

75. Galderisi S, Merlotti E, Mucci A. Neurobiological background of negative symptoms. Eur Arch Psychiatry Clin Neurosci. 2015;265(7):543-58.

76. Drysdale AT, Grosenick L, Downar J, Dunlop K, Mansouri F, Meng Y, et al. Resting-state connectivity biomarkers define neurophysiological subtypes of depression. Nat Med. 2017;23(1):28-38.

77. Skaf CR, Yamada A, Akamine S, Busatto Filho G. Meningeoma frontal numa paciente com síndrome depressiva maior crônica. Rev Bras Psiquiatr. 1999;21(2):114-6.

78. Zanetti MV, Cordeiro Q, Busatto GF. Late onset bipolar disorder associated with white matter intensities: a pathophysiological hypothesis. Prog Neuropsychopharmacol Biol Psychiatry. 2007;31(2):551-6.

Para *quizzes* sobre o conteúdo do livro e casos clínicos complementares, acesse:

https://apoio.grupoa.com.br/tratadopsi/

PARTE 3
TRANSTORNOS PSIQUIÁTRICOS

18

TRANSTORNOS DO NEURODESEN-VOLVIMENTO E TRANSTORNO DO ESPECTRO AUTISTA

LUIS CARLOS FARHAT
GUILHERME V. POLANCZYK

Os transtornos do neurodesenvolvimento incluem condições que ocorrem a partir de alterações de processos normais do desenvolvimento do cérebro. São condições que ocorrem a partir de fortes influências genéticas e de exposições ambientais precoces, sendo frequentemente diagnosticadas nos primeiros anos de vida. Apresentam geralmente um curso crônico, com prejuízos variáveis ao longo da vida. Existe significativa sobreposição etiológica e clínica entre esses transtornos, e uma abordagem transdiagnóstica pode ser clinicamente útil, sobretudo nos primeiros anos de vida. O transtorno do espectro autista (TEA) é um dos principais transtornos do neurodesenvolvimento, com manifestações clínicas entre 1 e 2 anos de idade, incluindo prejuízos de habilidades de comunicação social e padrões comportamentais rígidos e repetitivos.

O diagnóstico de transtornos do neurodesenvolvimento é frequentemente realizado na infância, com persistência de sintomas e prejuízos, mas trajetórias variáveis. O tratamento inclui abordagens psicoterápicas amplas, que visam promover o desenvolvimento, e medicações e psicoterapias focais podem ser eficazes para sintomas específicos. Considerando que os transtornos do neurodesenvolvimento são persistentes ao longo da vida e que muitas vezes não são identificados na infância, psiquiatras que tratam adultos devem estar atentos para sintomas e história desenvolvimental dessas condições.

TRANSTORNOS DO NEURODESENVOLVIMENTO

DEFINIÇÃO

Transtornos do neurodesenvolvimento são condições heterogêneas entre si, do ponto de vista etiológico e clínico, que envolvem um desvio do desenvolvimento cerebral normal.[1] Esse conceito amplo pode incluir diferentes condições, desde paralisia cerebral e síndromes genéticas, até o transtorno de déficit de atenção/hiperatividade (TDAH) e TEA. Buscando uma utilidade clínica para o termo, a 5ª edição do Manual diagnóstico e estatístico de transtornos mentais (DSM-5)[2] restringiu o conceito de transtornos do neurodesenvolvimento para TEA, TDAH, deficiência intelectual (DI), transtornos da comunicação, do desenvolvimento motor e da aprendizagem.

Seguindo a definição do DSM-5,[2] os transtornos do neurodesenvolvimento, ainda que apresentem significativa heterogeneidade entre si, mostram similaridades que facilitam uma abordagem transdiagnóstica para sua identificação e tratamento. São doenças complexas do ponto de vista etiológico, sob significativas influências genéticas, afetam com mais frequência meninos e são identificados nos primeiros anos de vida. Principalmente nos momentos iniciais do desenvolvimento, com frequência os prejuízos são amplos e menos específicos, normalmente havendo sobreposições de alterações em diferentes domínios, além daquelas características que definem o transtorno individual. Ao longo do tempo, há alta frequência de comorbidades entre os transtornos do neurodesenvolvimento, bem como surgimento de alterações de comportamento ou de outros transtornos, como transtornos do humor, de ansiedade, síndromes psicóticas, entre outros.

ABORDAGEM CLÍNICA

O diagnóstico e o tratamento de indivíduos com transtornos do neurodesenvolvimento implicam a consideração, por parte dos clínicos, de que, apesar de serem categorias diagnósticas, os traços comportamentais subjacentes a eles são distribuídos de forma dimensional na população. Há evidências consistentes de uma distribuição dimensional para traços como desatenção e hiperatividade, subjacentes ao TDAH, bem como sociabilidade e comportamentos repetitivos, subjacentes ao TEA.[3] Traços subjacentes a diferentes transtornos estão correlacionados entre si em crianças ao redor do mundo[4,5], inclusive no Brasil,[6] indicando a coexistência de prejuízos dimensionais que não necessariamente satisfazem critérios diagnósticos para transtornos individuais e que, por essa razão, muitas vezes não são identificados ou adequadamente abordados.

A consideração dos traços de comportamento subjacentes a transtornos do neurodesenvolvimento sempre implica a definição de limiares clínicos, a partir dos quais o comportamento será foco de intervenção.[7] É fundamental considerar que a expansão de limiares não necessariamente se traduzirá por maiores benefícios aos pacientes. De fato, no processo de avaliação, é fundamental considerar as diferentes dimensões de comportamento e o frequente prejuízo em múltiplas dimensões. No entanto, não é possível, nesse momento, abandonar os diagnósticos categoriais, e as intervenções propostas serão frequentemente definidas a partir das categorias existentes e baseadas em evidências clínicas. Além disso, é fundamental considerar clinicamente que crianças com transtornos do neurodesenvolvimento serão também adultos com tais transtornos. Ainda que existam modificações das manifestações destes ao longo do tempo, as evidências, até o momento, apontam para sua continuidade na adolescência e na idade adulta.

Entre os transtornos do neurodesenvolvimento, o TDAH e o TEA são aqueles que demandam do psiquiatra maior envolvimento no diagnóstico e no tratamento. O TDAH é foco de capítulo individual neste livro. Assim, a seguir, será discutido o TEA.

TRANSTORNO DO ESPECTRO AUTISTA

DEFINIÇÃO

O TEA é um transtorno heterogêneo que tem como características clínicas principais prejuízos qualitativos nas habilidades de comunicação social, incluindo linguagem verbal e não verbal, e em habilidades sociais. Além disso, há anomalias sensoriais, interesses restritos, rigidez em rotinas e hábitos, e comportamentos repetitivos.[8,9] Os sinais são aparentes nos primeiros anos de vida, tendem a diminuir de intensidade com o tempo, mas as incapacidades são persistentes e frequentemente limitam a autonomia e a funcionalidade dos indivíduos. Os prejuízos são amplos e de intensidade variável em múltiplas áreas do funcionamento, como linguagem, aprendizagem e comportamentos adaptativos. Com frequência, há comorbidades com outros transtornos do neurodesenvolvimento, transtornos mentais e neurológicos. Ao longo dos anos, houve diferentes conceitualizações e nomenclaturas; atualmente, o DSM-5 e a *Classificação internacional de doenças* (CID-11) referem-se ao TEA como categoria única, com especificadores e níveis de gravidade. Há um reconhecimento crescente de que o termo "transtorno" é estigmatizante, e muitos indivíduos envolvidos em *advocacy* preferem que sejam descritos com a identidade em primeiro lugar (crianças autistas) e não como pessoa em primeiro lugar (crianças com autismo); o termo autista indica que ser autista é uma parte inerente da identidade da pessoa, como ser judeu ou ser muçulmano.[10] Nesse sentido, neste capítulo, usaremos os termos autismo e autista.

EPIDEMIOLOGIA

Há discussões acerca de um possível aumento da prevalência do autismo na população geral ao longo das últimas décadas. Estudos conduzidos nas décadas de 1960 e 1970 sugeriam que o autismo era uma condição rara, com taxa de prevalência estimada em 1:10.000.[11] Contudo, estudos das décadas seguintes reportaram taxas de prevalência consideravelmente maiores e em crescimento. Por exemplo, estudos da década de 1980 sugeriram taxas de 72:10.000,[11,12] enquanto estudos da década de 2010 sugeriram taxas de 2000:100.000.[13,14]

Importantes diferenças existem entre os estudos ao longo do tempo, no que tange a métodos utilizados e definições de autismo, e isso possivelmente explica os resultados distintos. Houve alterações significativas nos critérios diagnósticos utilizados para operacionalizar o autismo, e, mais recentemente, indivíduos com alterações mais sutis estariam sendo reconhecidos. Em um estudo realizado na Suécia, foi evidenciado que os sintomas de autismo relatados pelos pais, ao longo de 10 anos, permaneceram estáveis. No entanto, as taxas de diagnóstico clínico oficial na população aumentaram.[15] Além da possibilidade de que os estudos têm utilizado estratégias de definição e critérios diagnósticos mais inclusivos, as investigações também empregam metodologias muito distintas entre elas. Por exemplo, podem selecionar indivíduos da população em geral por meio de escolas, ou podem incluir autistas que estão apenas em escolas especiais; podem utilizar instrumentos de rastreamento ou entrevistas diagnósticas estruturadas. De fato, o Global Burden of Disease Study estimou que havia, em 2010, 52 milhões de autistas no mundo, equivalente à prevalência de 0,75%. Após considerar as variações metodológicas entre os estudos, não havia evidências de aumento de prevalência entre as décadas de 1990 e 2010.[16]

Os estudos epidemiológicos apontam que proporcionalmente mais meninos em relação a meninas são autistas (2-3:1).[14,17] É importante ressaltar que estudos antigos mostraram que essa razão diminuía quando os resultados eram estratificados por gravidade, por exemplo, pela presença ou não de DI.[18] Pesquisas que utilizam estratégias de identificação ativa de casos e, portanto, que não são baseadas em dados clínicos também sugerem menor diferença de prevalência entre sexos em adultos autistas, o que é consistente com achados também em relação a meninas com TDAH.[19] Esses dados sugerem que o autismo, no sexo feminino, é subdiagnosticado, portanto, casos com maior nível de sintomas em relação a meninos levam pais a buscarem atendimento e profissionais de saúde mental para realizar o diagnóstico.

ETIOPATOLOGIA

O TEA é um transtorno psiquiátrico com alta herdabilidade, estimada em 74% (70-87%), ou seja, grande parte da variação da distribuição do TEA na população geral é explicada por fatores genéticos.[20] A arquitetura genética do autismo é complexa.[21] São identificadas variantes comuns (polimorfismos de nucleotídeos únicos [SNPs])[22] e raras (variações de número de cópias [CNVs])[23] associadas ao autismo. Variantes comuns explicam a maior parte da variação do fenótipo, mas apresentam tamanho de efeito pequeno em comparação a variantes raras.[24] Em outras palavras, as variantes raras podem apresentar uma associação direta de maior magnitude com o fenótipo e potencialmente causal, enquanto as variantes comuns contribuem para o risco genético em conjunto com inúmeras outras. A maior parte dos polimorfismos de risco para o autismo identificados até o momento envolve estrutura e função sináptica ou modificação de cromatina e regulação da expressão de genes. Embora essas variantes aumentem o risco de autismo, elas não demonstram o efeito causal que é associado com síndromes genéticas monogênicas, também associadas ao autismo, como síndrome do X frágil, síndrome de Angelman, síndrome de Rett e complexo da esclerose tuberosa.[25]

Evidências recentes indicam que fatores genéticos e ambientais contribuíram de maneira similar para autismo em uma amostra de 22 mil pares de gêmeos da Suécia nascidos a partir da década de 1980.[5] Considerando que as variantes genéticas comuns associadas ao autismo estão presentes na população, um estudo robusto mostrou que fatores de risco genéticos para o autismo estão associados a variação típica do comportamento social e funcionamento adaptativo, independentemente do diagnóstico. Esses resultados corroboram a ideia de que o autismo seria o extremo da distribuição de traços comportamentais e desenvolvimentais.[26]

A arquitetura genética do TEA é heterogênea, com múltiplas variantes comuns e raras sendo implicadas.[27] Existem especulações de que ao menos mil genes possam estar envolvidos, e algumas mutações raras *de novo* (espontâneas ou não herdadas) em linhagens germinativas apresentam tamanho de efeito grande, com potencial para causalidade. Importante, as estatísticas dos estudos de associação genômica ampla (GWAS, do inglês *genome-wide association studies*) frequentemente são utilizadas para computar escores de risco poligênico; tal índice permite estimar o grau de risco genético de TEA para cada indivíduo. É possível que no futuro tal ferramenta apresente utilidade clínica diagnóstica e/ou terapêutica, mas, no momento, não há evidência suficiente para que seja utilizada na rotina clínica, sendo necessários estudos adicionais investigando possíveis benefícios e limitações de tal prática.[28]

Ainda que os fatores genéticos desempenhem papel central na etiologia do autismo, o reconhecimento de fatores ambientais associados ao aumento de risco é relevante. É possível que fatores ambientais promovam modificações epigenéticas que potencializem a herdabilidade do autismo. De fato, existe o importante fenômeno da "herdabilidade perdida" à medida que estudos de GWAS demonstram que as variações genéticas comuns não são capazes de identificar grande parte da herdabilidade.[20] É possível que mecanismos epigenéticos elicitados pela interação gene-ambiente contribuam para aumentar a suscetibilidade, ainda que eles não estejam totalmente esclarecidos. Entre os muitos aspectos ambientais já associados com o aumento de risco para autismo, existe evidência convincente ou altamente sugestiva[29] para fatores relacionados: (1) a idade dos pais (idade da mãe ≥ 30 anos; idade do pai > 40 anos); (2) período pré-gestacional (hipertensão materna crônica, sobrepeso materno, uso de antidepressivo materno, doença autoimune materna); e (3) período gestacional (hipertensão, sobrepeso, pré-eclâmpsia, uso de inibidores seletivos da recaptação de serotonina [ISRSs] ou acetaminofeno). É importante ressaltar que a documentação de associação não determina a causalidade entre esses aspectos ambientais e autismo.[30,31] No entanto, o reconhecimento desses fatores de risco é considerado relevante por possibilitar identificar indivíduos de alto risco para autismo e, talvez, guiar medidas de prevenção. Nesse sentido, diferentes fatores de risco ambientais para o autismo com evidência convincente se tornaram mais frequentes com o passar dos anos e com as concomitantes modificações na sociedade.[29]

NEUROBIOLOGIA

A neurobiologia do autismo vem sendo foco de inúmeros estudos, utilizando modalidades como eletroencefalograma e ressonância magnética, e diversas técnicas. Em conjunto, os dados apontam para desbalanço excitatório-inibitório[32] e para alterações em larga escala de interações funcionais de sistemas cerebrais.[9]

Estudos que utilizam desenhos prospectivos, ou seja, avaliam as mesmas crianças ao longo do tempo, apontam para desenvolvimento anormal do cérebro, com início precoce, antes mesmo das manifestações clínicas do autismo.[33] As anormalidades incluem alterações gerais da conectividade entre diferentes áreas do cérebro e não alterações localizadas. Ao longo do desenvolvimento, é natural que exista um processo de redução de sinapses nos primeiros meses de vida, mas estudos mostram, de maneira consistente, que autistas apresentam um padrão oposto de crescimento cerebral nos primeiros meses e anos de vida.[34] Tal desenvolvimento acelerado na infância inicial associa-se a um padrão de conectividade alterado entre os diferentes circuitos cerebrais. Crianças de risco nos primeiros meses de vida, que mais tarde são identificadas como autistas, já apresentam conexões alteradas entre áreas envolvidas em processamento sensorial.[35] Entre os 6 e os 12 meses, crianças apresentam uma expansão da superfície cortical, inicialmente em áreas sensoriais, seguidas por uma expansão global entre os 12 e os 24 meses.[36] Dos 24 aos 48 meses de vida, o volume cerebral de crianças autistas permanece aumentado em comparação ao de crianças não autistas, com alterações marcadas na amígdala e nos córtices frontal e temporal. O volume cerebral de crianças autistas torna-se equivalente ao de controles na idade escolar.[34,37] O conhecimento atual indica que o autismo é associado a alterações em circuitos cerebrais e nos padrões de conexões entre esses diferentes circuitos na idade escolar, adolescência e idade adulta.[38] O cérebro autista é, em geral, caracterizado por pouca conectividade global com certos *hubs* com hiperconectividade, sendo estes, no geral, áreas subcorticais, os córtices frontal ou occipital.[39] Esses dados sugerem que funções de alta ordem necessitando de comunicação entre regiões separadas do cérebro estão reduzidas em favor de circuitos locais, que são difíceis de interromper.[38]

DIAGNÓSTICO

■ RASTREAMENTO E SINAIS PRECOCES

Dada a complexidade diagnóstica do TEA e a importância da intervenção precoce, existe certo debate acerca do rastreamento populacional de TEA como estratégia de saúde pública. A Academia Americana de Pediatria[40] recomenda a realização de rastreamento de rotina em crianças entre 1 e meio e 2 anos de idade. No entanto, é desafiador precisar se essa é uma estratégia eficiente. Estudos existentes mostram que as políticas de rastreamento não contribuíram para identificar casos adicionais; em geral, apenas os casos em que os pais percebem sinais que os preocupam são identificados no rastreamento.[41] Ainda, não existe evidência de estudos longitudinais indicando que o rastreamento nessa idade leva a melhores desfechos do neurodesenvolvimento ou da funcionalidade na infância ou vida adulta. Estudos de custo-efetividade sugerem que o rastreamento universal pode não ser uma medida custo-efetiva em relação ao rastreamento de crianças em alto risco.[42] Assim, o rastreamento parece ter valor quando os pais ou cuidadores já apresentam alguma preocupação em relação ao desenvolvimento da criança.

Apesar de a avaliação diagnóstica de autismo ser padronizada e confiável para crianças a partir de 18-24 meses, é importante ressaltar que crianças podem apresentar sinais de alerta ao longo do primeiro ano de vida, que podem indicar a necessidade de avaliação médica adicional. Por exemplo, atraso ou regressão no desenvolvimento da linguagem, não buscar o contato ocular ou não responder a chamados insistentes do seu nome ou a estímulos sensoriais intensos, dificuldade para deslocar o foco de atenção de algum objeto que seja de interesse, apresentar comportamentos repetitivos (como abrir e fechar portas, enfileirar brinquedos ou objetos) ou fixação em objetivos específicos.[8] Ante esses sinais, faz-se necessária avaliação clínica especializada.

Diferentes profissionais de saúde são capacitados para realizar rastreamento ou avaliação inicial para autismo e, a depender da estrutura do sistema de saúde, as famílias poderão ter acesso a pediatras, psicólogos capacitados ou psiquiatras da infância e adolescência. Tais profissionais podem amparar a avaliação com instrumentos adequados. Existe um grande número de ferramentas apropriadas para diferentes épocas do desenvolvimento infantil.[8,43]

■ AVALIAÇÕES DIAGNÓSTICA E COMPLEMENTAR

Ainda que exista grande variação interindividual na apresentação clínica do autismo, os prejuízos nas habilidades de comunicação social e os comportamentos sensório-motores restritos e repetitivos são reconhecidos como suas duas características principais. Em edições anteriores do DSM e da CID, o autismo, denominado transtorno autista ou autismo infantil, era incluído em uma categoria mais ampla, denominada transtornos globais ou invasivos do desenvolvimento, do qual também faziam parte síndrome de Asperger, autismo atípico, transtornos globais não especificados do desenvolvimento e síndrome de Rett. No DSM-5, a síndrome de Rett foi retirada dessa categoria, considerando as evidências que indicam tratar-se de uma síndrome genética com etiologia conhecida, e os demais quadros foram agrupados em transtorno do espectro autista, dado que há evidências inconclusivas a respeito da validade da distinção de categorias menores.[44] No **Quadro 18.1**, são apresentados os critérios diagnósticos e as principais características clínicas do autismo.

O domínio de habilidades de comunicação social é dividido em três subdomínios, e, para o diagnóstico, é necessário que o indivíduo apresente prejuízo em todos os três. Especificamente, deve haver prejuízos (1) na reciprocidade socioemocional (p. ex., falha em manter uma conversa ou dificilmente compartilha interesses, emoções ou afetos), (2) na comunicação não verbal (p. ex., integra mal a linguagem verbal e não verbal, não mantém contato visual, não entende gestos visuais), (3) no desenvolvimento, manutenção e entendimento das relações (p. ex., tem dificuldade para ajustar o comportamento para diferentes contextos sociais, não consegue dividir brincadeiras imaginativas com outras crianças e apresenta dificuldade para fazer amigos).

O domínio de comportamentos sensório-motores restritos e repetitivos é dividido em quatro subdomínios, e é necessário que o indivíduo apresente ao menos dois. Especificamente, o indivíduo pode apresentar: (1) movimentos motores estereotipados ou repetitivos que podem ou não envolver objetos (p. ex., estereotipias simples com mãos, alinhar ou virar brinquedos); (2) insistência na repetição e adesão inflexível a rotinas ou rituais que podem ser verbais ou não verbais (p. ex., dificuldades com mudança na rotina); (3) interesses fixos e restritos de intensidade importante e fora do usual; (4) hiper ou hiporreatividade a estímulos sensoriais (p. ex., indiferença aparente a temperatura ou respostas adversas a sons ou texturas específicas).

Indivíduos autistas também apresentam grande variedade de condições coocorrentes que não se relacionam aos critérios diagnósticos centrais, mas causam sofrimento e incapacidade e, portanto, devem ser cuidadosamente avaliadas pelo profissional da saúde mental. Em relação a comorbidades psiquiátricas, autistas apresentam risco aumentado, em relação à população geral, de apresentar diagnóstico de DI, TDAH, transtornos de ansiedade, irritabilidade/agressividade, transtornos psicóticos, transtorno obsessivo-compulsivo/tiques; na vida adulta, há importante associação com transtornos depressivos.[45] Em relação a comorbidades clínicas, epilepsia, problemas

QUADRO 18.1
CRITÉRIOS DIAGNÓSTICOS E SUAS CORRESPONDENTES APRESENTAÇÕES CLÍNICAS PARA O AUTISMO, DE ACORDO COM O DSM-5

Critério A. Déficits persistentes na comunicação social e interações sociais em múltiplos contextos

Critério A1: Déficits na reciprocidade socioemocional

Apresentação clínica

- **Aproximação social anormal:** início de interação de forma não usual, como tocar intrusivo (abraçar ou apertar o rosto), lamber o interlocutor, uso dos outros como instrumento.
- **Falha da conversação recíproca:** uso empobrecido da linguagem pragmática/social (como não clarificar se não foi entendido, não fornecer informações necessárias para o entendimento do conteúdo do discurso), falha em responder quando o nome é chamado ou quando falam diretamente consigo, não inicia conversa, conversas unilaterais, monólogos ou tangenciais.
- **Redução em compartilhar interesses:** não compartilha, não mostra, não traz ou aponta objetos de interesse para outras pessoas, prejuízos na atenção compartilhada.
- **Redução em compartilhar emoções e afeto:** falta de sorriso social responsivo, falha em compartilhar felicidade, excitação ou conquistas com outros, falha em responder quando elogiado, não demonstra prazer nas interações sociais, não oferece conforto a outros, indiferença/aversão a contato físico e afeto.
- **Falta de iniciação da interação social:** início limitado de interações, apenas busca interação para obter ajuda.
- **Imitação social empobrecida:** falha em engajar-se em jogos sociais simples.

QUADRO 18.1
CRITÉRIOS DIAGNÓSTICOS E SUAS CORRESPONDENTES APRESENTAÇÕES CLÍNICAS PARA O AUTISMO, DE ACORDO COM O DSM-5

Critério A2: Déficits em comportamentos não verbais de comunicação utilizados nas interações sociais

Apresentação clínica

- Prejuízos no uso social do contato ocular.
- Prejuízo na utilização e entendimento de posturas corporais, como não se direcionar ao interlocutor, permanecer de costas.
- Prejuízo no uso e entendimento de gestos, como apontar, abanar, gestos com cabeça consentindo ou negando.
- Discurso anormal em volume, entonação, ritmo, frequência, ênfases.
- Anormalidades no uso e entendimento do afeto: uso limitado ou exagerado de expressões faciais, falta de expressões de afeto, alegria, conforto dirigido a outros, comunicação limitada do seu próprio afeto, inabilidade para reconhecer e interpretar expressões não verbais dos outros.
- Falha em coordenar comunicação verbal e não verbal, com contato ocular ou linguagem corporal, ou diferentes formas de contato não verbal.

Critério A3: Déficits em desenvolver, manter e entender relacionamentos apropriados ao estágio do desenvolvimento

Apresentação clínica

- Déficits em desenvolver e manter relacionamentos apropriados ao estágio do desenvolvimento: falta de teoria da mente (a partir dos 4 anos).
- Dificuldades em ajustar o comportamento para adequar-se a diferentes contextos sociais: não percebe que outra pessoa não tem interesse na atividade, falta de resposta a dicas contextuais, como solicitando mudança de comportamento, expressão inapropriada de emoções, como gargalhar fora de contexto, não observa convenções sociais ou comportamentos sociais apropriados, perguntas ou falas socialmente inapropriadas, não percebe o desinteresse ou incômodo dos outros, não reconhece quando não é bem-vindo em uma brincadeira ou conversa, reconhecimento limitado de emoções sociais, como piadas a seu respeito ou impacto emocional do seu comportamento sobre outros.
- Dificuldade em compartilhar jogos imaginativos, incluindo jogos de papéis sociais (a partir de 4 anos).
- Dificuldade em fazer amigos: não tenta estabelecer amizades, não tem amigos preferidos, não realiza jogos cooperativos (a partir de 2 anos), apenas brincadeiras paralelas, não brinca em grupo, tem interesse em amizade, mas não entende as convenções da interação social, não responde à abordagem social de outras crianças.
- Ausência de interesse em outros: não tem interesse por pares, mantém-se no seu próprio mundo, não tenta atrair a atenção de outros.

Critério B. Padrões restritos e repetitivos de comportamentos, interesses ou atividades

Critério B1: Movimentos motores ou discurso estereotipado ou repetitivo, ou uso de objetos

Apresentação clínica

- Discurso estereotipado ou repetitivo: discurso pedante ou linguagem formal não usual, ecolalia imediata ou tardia, como palavras, frases ou músicas ou diálogos mais extensos, jargões, linguagem idiossincrática ou metafórica, com sentido apenas para aqueles familiares com o estilo de comunicação do indivíduo, neologismos, reversão pronominal, refere-se a si mesmo pelo nome, linguagem perseverativa, vocalização repetitiva.
- Movimentos motores estereotipados ou repetitivos: movimentos repetitivos com as mãos, movimentos estereotipados ou complexos com todo o corpo, anormalidades de postura, tensão corporal aumentada, expressão facial não usual, ranger de dentes, ação/jogo/comportamento perseverativo.
- Uso estereotipado ou repetitivo de objetos, como brincadeira não funcional com objetos, alinhar objetos ou brinquedos, abre e fecha portas ou liga/desliga luzes repetidamente.

QUADRO 18.1
CRITÉRIOS DIAGNÓSTICOS E SUAS CORRESPONDENTES APRESENTAÇÕES CLÍNICAS PARA O AUTISMO, DE ACORDO COM O DSM-5

Critério B2: Adesão excessiva a rotinas, padrões ritualizados de comportamento verbal ou não verbal ou resistência excessiva a mudanças

Apresentação clínica

- **Adesão excessiva a rotinas**, como sequências específicas não usuais e múltiplas de comportamento (rituais ao adormecer apenas se excessivos ou não usuais), insistência em seguir rigidamente rotinas específicas.
- **Padrões ritualizados de comportamento verbal e não verbal**, como questionamento repetitivo sobre determinado tópico, rituais verbais, compulsões.
- **Resistência excessiva a mudanças**, como dificuldades em transições (atípico para estágio desenvolvimental), reações excessivas a mudanças triviais.
- **Pensamento rígido**, como inabilidade para entender humor, para entender aspectos não literais do discurso, como ironia ou sentido implícito, seguimento excessivamente rígido e inflexível de comportamento ou pensamento.

Critério B3: Interesses altamente restritos e fixos que são anormais em intensidade ou foco

Apresentação clínica

- Interesses que são anormais em intensidade ou com foco muito restrito.
- Foco nos mesmos poucos objetos, tópicos ou atividades.
- Preocupação com números, letras, símbolos.
- Foco excessivo em partes não relevantes ou não funcionais dos objetos.
- Preocupações com eventos históricos, cores, agendas.
- Apego a objetos inanimados não usuais.
- Segura ou leva consigo objetos específicos não usuais.
- Medos não usuais.

Critério B4: Hipo ou hiperreatividade a estímulos sensoriais ou interesse não usual em aspectos sensoriais do ambiente

Apresentação clínica

- Alta tolerância à dor.
- Manipula os próprios olhos.
- **Preocupação com textura ou toque**, como aversão a ter o cabelo cortado ou dentes escovados, ou não gostar de ser tocado com determinados objetos ou texturas.
- **Exploração ou atividade visual não usual**, como inspeção próxima de objetos ou de si próprio sem propósito claro, como segurar objetos em ângulos não usuais, olhar para pessoas ou objetos com o canto do olhar, olhar entreaberto, interesse extremo em assistir o movimento de objetos, como rodas de brinquedo, abrir e fechar de porta, ventilador.

Considerar, em todos os domínios da estimulação sensorial, **respostas não usuais**, como ficar extremamente incomodado a um som atípico, e **foco atípico e/ou persistente**.

- **Exploração sensorial não usual de objetos**, como lamber ou cheirar objetos, apertar objetos ou outras pessoas com testa ou queixo.

Fonte: Elaborado com base em American Psychiatric Association.[2]

com o sono, escolhas alimentares rígidas, obesidade[46] e sintomas gastrintestinais (p. ex., constipação, dor abdominal)[47] são frequentemente reportados.

Portanto, a avaliação diagnóstica do autismo deve ser ampla e baseada em uma perspectiva desenvolvimental. O profissional da saúde mental deve procurar compilar diferentes fontes de informação para construir a história do paciente ao longo dos anos, desde o período pré-gestacional até o momento da consulta. Em entrevista com os cuidadores, é necessário investigar sobre o histórico de saúde dos pais e a exposição a fatores de risco ambientais nos períodos pré-gestacional e gestacional. É fundamental avaliar as habilidades sociocomunicacionais e os comportamentos sensório-motores restritos ao longo do desenvolvimento e em diferentes contextos, por exemplo, em casa, na escola e nas brincadeiras com outras crianças. Em entrevistas com o indivíduo, o profissional deve ser ativo para promover interação e avaliar os possíveis prejuízos da comunicação social. Informações objetivas da escola/trabalho, como desempenho acadêmico ou formulários de desempenho, podem contribuir para fornecer uma visão direta das dificuldades vivenciadas no dia a dia.

Instrumentos diagnósticos validados para mensurar sintomas de autismo podem ser ferramentas importantes na avaliação diagnóstica, com destaque para três: (1) a Entrevista Diagnóstica de Autismo – Revisada (ADI-R, do inglês Autism Diagnostic Interview – Revised); (2) o Instrumento para Observação Diagnóstica do Autismo (ADOS, do inglês Autism Diagnostic Observation Schedule); e (3) a Escala de Autismo Infantil (CARS, do inglês Childhood Autism Rating Scale). Enquanto a ADI-R é uma entrevista estruturada para ser realizada com os cuidadores envolvendo 93 itens, a ADOS e a CARS são escalas baseadas na observação clínica da criança. A aplicação correta desses instrumentos requer treinamento considerável.[8]

A avaliação diagnóstica do autismo é complexa e muitas vezes difícil. A apresentação clínica heterogênea, a variação no nível de prejuízo funcional e sofrimento associado e as condições frequentemente associadas dificultam o seu reconhecimento adequado. O diagnóstico é particularmente difícil em crianças verbais sem DI que apresentam condições coocorrentes, como hiperatividade e/ou ansiedade. De fato, estudos mostram que crianças autistas eventualmente são diagnosticadas de forma errônea como casos de TDAH.[48] É importante que o profissional tenha em mente que as condições associadas podem ou exacerbar ou mascarar as características diagnósticas do TEA, e, portanto, é necessário razoável suspeição clínica a priori, para evitar omissão ou erro diagnóstico.

Ainda, considerando que autistas apresentam um número grande de problemas médicos pediátricos, é importante que um exame físico completo seja realizado. Atenção especial deve ser dada aos exames neurológico, na procura de alterações do perímetro cefálico ou da função motora, e dermatológico, na procura de lesões de pele, como eczema ou manchas hipocrômicas. Na propedêutica armada, o papel do eletroencefalograma e da neuroimagem é muito discutido, pois trazem benefício para excluir causas médicas que podem confundir o diagnóstico do autismo, como epilepsia, lesões intracranianas e doenças metabólicas. Portanto, tais exames complementares devem ser realizados dependendo do quadro clínico e da suspeita do profissional, não havendo indicação para seu uso de rotina. Especificamente em relação à avaliação genética, diretrizes clínicas sugerem a avaliação de todos os indivíduos diagnosticados com TEA para síndrome do X frágil, bem como a realização de CGH *array*.[40,49]

■ INÍCIO DOS SINTOMAS

O autismo foi classicamente conceitualizado como uma condição que se manifesta desde o nascimento. No entanto, estudos de crianças em alto risco para o autismo, que posteriormente foram diagnosticados, mostram, por exemplo, que a trajetória de desenvolvimento do contato ocular é similar a de crianças sem autismo nos primeiros 6 meses, e só a partir de então há uma divergência progressiva.[50] Esses achados coincidem com o relato frequente de pais que descrevem uma trajetória de desenvolvimento sem alterações no primeiro e, muitas vezes, no segundo ano de vida.[51] Ao longo dos primeiros dois anos, uma proporção substancial de crianças diagnosticadas com autismo apresentam declínio gradual em domínios da linguagem e comunicação social, com o surgimento de comportamentos atípicos. Esses achados indicam que o fenômeno de regressão manifesta-se de forma dimensional, desde perdas abruptas de habilidades adquiridas, como palavras que deixam de ser ditas, deixar de atender o chamado do nome, até uma estagnação do desenvolvimento.[52] Em geral, os pais relatam as primeiras preocupações para profissionais da saúde em torno dos 24 meses de vida da criança, mas a idade média do diagnóstico é aos 4-5 anos de idade.[53]

■ DIAGNÓSTICO EM ADULTOS

O diagnóstico de autismo, quando não identificado durante a infância, pode ser particularmente desafiador na adolescência e na idade adulta. Frequentemente há atenuação dos prejuízos centrais ao longo do desenvolvimento, seja por uma evolução favorável, seja porque o indivíduo passa a entender a natureza dos prejuízos e de alguma forma esconde ou compensa as dificuldades. De fato, na literatura, esse fenômeno recebe o nome de camuflagem, em que há a combinação de mascaramento de comportamentos autistas que seriam muito evidentes socialmente e a compensação de dificuldades por meio de comportamentos recrutados, voluntariamente ou não, em busca de maior adequação ao ambiente social. Por exemplo, um indivíduo adulto com interesse restrito entende que não deve focar suas conversas nele e aprende como iniciar uma conversa, com frases padrão, utilizando-as em seus encontros sociais.[54]

Ainda, muitas vezes há diagnósticos diferenciais desafiadores, como ansiedade social, ou o surgimento de comorbidades ao longo do desenvolvimento, como transtornos do humor, de ansiedade, transtorno obsessivo-compulsivo ou síndrome psicótica, que obscurecem as manifestações do autismo. Nessas condições, são frequentes diagnósticos equivocados ou parciais, e há necessidade de treinamento especializado, com elucidação da trajetória de desenvolvimento do indivíduo desde os anos iniciais, além da caracterização precisa de déficits cognitivos e sociais associados às experiências emocionais e comportamentos atuais.

TRATAMENTO

O tratamento do TEA tem como objetivos a promoção de habilidades desenvolvimentais deficitárias e a redução de alterações comportamentais existentes. Promoção de comunicação, de habilidades sociais e funcionais e de aprendizagem são frequentemente metas do tratamento. No entanto, considerando a variabilidade na apresentação clínica, o plano de tratamento deve ser individualizado, definido a partir da caracterização detalhada de habilidades e prejuízos atuais do paciente, com objetivos claros e mensuráveis.

A intervenção deve ser instituída logo que o diagnóstico é realizado, considerando dados clínicos e de pesquisa, que sugerem maior efeito quando realizada precocemente. Além disso, autistas, nos primeiros anos de vida, apresentam muita dificuldade para se comunicar e interagir com outros, restringindo suas oportunidades de aprendizagem. Deve-se levar em conta o momento do desenvolvimento em que o indivíduo se encontra, ajustando as intervenções para as suas habilidades atuais e o que é esperado. Além disso, a aprendizagem dos pais a respeito do autismo, o entendimento sobre as melhores estratégias para otimizar o desenvolvimento dos filhos, é fundamental. Deve-se considerar ainda a natureza crônica do transtorno, o que envolverá avaliações periódicas da resposta ao tratamento, bem como reformulação de metas e, consequentemente, de intervenções ao longo do tempo.

Considerando, ainda, que frequentemente múltiplas áreas do desenvolvimento se encontram afetadas, o tratamento é multidisciplinar e envolve a participação ativa e articulada da família e da escola, além da equipe terapêutica. Muitas vezes, intervenções ocorrem no ambiente natural do paciente (como na sua casa ou escola), tanto com o objetivo de promover adaptação àquelas situações específicas quanto de maximizar aprendizagem e desenvolvimento a partir da intervenção em situações reais, diretamente com o paciente ou com pais e cuidadores.

TRATAMENTOS PSICOLÓGICOS

Inúmeras abordagens psicológicas ou psicossociais foram desenvolvidas para o tratamento do autismo, com diferentes focos de tratamento, técnicas, intensidade e modos de implementação. As evidências científicas que suportam a eficácia das intervenções são variáveis, sendo bastante limitadas para todas as abordagens a partir de ensaios clínicos randomizados bem conduzidos metodologicamente.[55] Abordagens comportamentais foram classicamente desenvolvidas para o tratamento do TEA e conceitualizadas como análise de comportamento aplicada (ABA), frequentemente referido como intervenção comportamental intensiva precoce. ABA implica a análise funcional das relações entre ambiente e comportamento a partir do entendimento de que o comportamento de um indivíduo é determinado pelas contingências ocorridas no passado e eventos ambientais atuais, em interação com suas características específicas. A partir da análise funcional dessas relações, busca alterar o ambiente para produzir mudanças no comportamento, seja promovendo habilidades ou reduzindo sintomas.[8]

A abordagem comportamental busca o desenvolvimento de habilidades sociais, de comunicação e linguagem e de comportamentos adaptativos, sendo implementada por meio de programas estruturados, intensivos e de longo prazo. A intervenção comportamental intensiva precoce parece promover o desenvolvimento de inteligência, comunicação e função adaptativa e, em menor grau, linguagem, habilidades de vida diária e socialização, tendo sido testada por um limitado número de ensaios clínicos.⁵⁶ Recentemente, abordagens comportamentais com foco desenvolvimental em ambientes naturais vêm recebendo crescente preferência, com evidências emergentes.⁵⁷ A definição de estratégias terapêuticas (como aprendizagem por tentativa discreta ou por ensino incidental), intensidade e modalidade de implementação e duração deve ser feita individualmente, a partir das características de cada indivíduo.

Novos modelos desenvolvidos a partir da ABA incluem o Early Start Denver Model (ESDM),⁵⁸ também baseado em princípios comportamentais, mas que prioriza ensino incidental e o relacionamento com a criança, focando em ambientes naturalísticos. Uma abordagem ampla alternativa à ABA é aquela baseada no ensino estruturado originada do modelo Treatment and Education of Autistic and related Communication-handicapped Children (TEACCH). Esse modelo foca em um projeto ambiental estruturado e no automonitoramento, implementado por rotinas de trabalho estruturadas com suporte da apresentação visual de informações. Até o momento, há evidências baixas quanto à sua eficácia.⁸

Domínios comportamentais ou cognitivos específicos podem ser abordados por intervenções focadas, como o desenvolvimento de comunicação alternativa por meio do Picture Exchange Communication System (PECS)⁵⁹ ou outros métodos, de reconhecimento de emoções, teoria da mente, entre outras. Intervenções que buscam promover atenção compartilhada e engajamento de atenção, bem como sincronia social, têm evidências iniciais de eficácia em crianças nos primeiros anos de vida. Em crianças escolares, adolescentes e adultos, intervenções com objetivo de promoção de habilidades sociais, programas que buscam estabelecer independência e autonomia, bem como estabelecimento de atividades profissionais, são promissores.⁶⁰ Intervenções cognitivas e comportamentais para sintomas-alvo, como obsessões, ansiedade e agressão podem ser úteis.⁹,⁶¹,⁶²

Considerando que o tratamento para o autismo é intensivo, de longo prazo, articulado com a família e escola, novas modalidades vem surgindo, que focam nos pais como mediadores do tratamento. Essas modalidades têm a clara vantagem de implementação em ambientes naturais, o que potencializaria a aprendizagem, bem como o fortalecimento das habilidades dos pais e da sua relação com a criança. Essas características levariam à redução de custos e da carga relacionada à terapia tradicional (deslocamento, estigma), principalmente para crianças nos primeiros anos de vida. Intervenções mediadas por pais podem ser amplas, como ESDM, ou podem ser focadas em habilidades específicas, como comunicação social, alvo da intervenção Paediatric Autism Communication Therapy (PACT),⁶³ atenção compartilhada, brincadeira simbólica, engajamento e regulação (JASPER).⁶⁴ As evidências são variáveis para as intervenções específicas.⁶⁵,⁶⁶

■ TRATAMENTOS FARMACOLÓGICOS

O uso de psicofármacos é de caráter secundário no tratamento do autismo, já que eles não são direcionados para as características centrais do transtorno. Estudos randomizados controlados não mostraram benefício confiável de medicações para melhora de prejuízos de comunicação social ou comportamentos sensório-motores restritos e repetitivos. Estudos iniciais com ocitocina intranasal em única dose chegaram a sugerir benefícios no reconhecimento de emoção facial, compreensão de afeto em fala e comportamentos restritos repetitivos,⁶⁷,⁶⁸ mas tal padrão não se repetiu de maneira consistente em estudos randomizados que administraram ocitocina múltiplas vezes em oposição a uma única vez.⁶⁹,⁷⁰

O uso de medicações antipsicóticas para tratamento de comportamentos sensório-motores restritos e repetitivos é questionável. Estudos randomizados demonstram um efeito pequeno a favor de antipsicóticos em relação a placebo.⁷¹ Entretanto, há evidência robusta de que tais medicações apresentam um perfil de efeitos colaterais prejudicial,⁷² e esta deve ser contraposta à evidência restrita de pequeno benefício baseada em ensaios clínicos pequenos. Ainda, os comportamentos sensório-motores restritos e repetitivos frequentemente apresentam característica agradável para o indivíduo, por exemplo, aliviam estresse/ansiedade, com provável função autorregulatória, e é possível que a demanda por tratamento parta do incômodo dos cuidadores. Nesses casos, é prudente dialogar com os cuidadores para decisão compartilhada, tendo como objetivo o benefício da criança. Infelizmente, dados dos Estados Unidos mostram que antipsicóticos são frequentemente utilizados em autistas, mesmo sem indicação adequada.⁷³ Ensaios clínicos randomizados também falharam em demonstrar benefício do uso de ISRSs no manejo de comportamentos repetitivos.⁷¹,⁷⁴,⁷⁵

Assim, o uso de medicações no tratamento do autismo é essencialmente restrito para os sintomas de manifestações frequentemente coocorrentes, como TDAH, transtornos de ansiedade e humor, irritabilidade/agressividade e epilepsia. Para hiperatividade, existem estudos randomizados controlados avaliando a eficácia de medicações tipicamente utilizadas para TDAH no contexto do autismo,[76] mas, em geral, trata-se de evidências limitadas como consequência do menor número de estudos, tamanhos amostrais diminutos e poucos braços terapêuticos por estudo. Profissionais da saúde mental frequentemente têm dúvidas em relação à necessidade de generalizar a evidência robusta do TDAH em geral[77] para a população de autistas, ou limitar-se aos estudos específicos, avaliando o tratamento dessas condições nesse contexto.[78,79] É razoável admitir que o tratamento do TDAH em autistas deve ser feito de maneira similar àquele na população geral.[80] O uso de estimulantes é eficaz, ainda que haja preocupação baseada em dados limitados de que podem estar associados a maiores efeitos colaterais. A atomoxetina e os alfa-agonistas, como guanfacina, também parecem promissores no manejo de hiperatividade no contexto do autismo.[78,79]

Para irritabilidade/agressividade, estudos randomizados controlados apontam para o benefício de medicações antipsicóticas, particularmente risperidona e aripiprazol.[81] Novamente, ambas as medicações apresentam efeitos colaterais relevantes, como sedação, aumento de peso e alterações metabólicas e, portanto, devem ser usadas com cuidado, a partir do melhor julgamento clínico.

O tratamento de condições coocorrentes, como alterações de sono, transtornos de ansiedade e transtornos do humor seguem as diretrizes de tratamento de acordo com a evidência presente para essas condições em geral, considerando que evidências específicas ao TEA são limitadas.

CURSO E PROGNÓSTICO

O diagnóstico de autismo ainda é cercado por muito estigma e conceitos equivocados, em muito influenciados pelo entendimento passado de que se trata de uma condição sempre limitante, associada a prejuízos cognitivos e alterações comportamentais maiores. De fato, o autismo está associado a diversos desfechos negativos, como aumento do risco de morte em relação a pessoas neurotípicas para a mesma faixa etária.[82] Ainda, estudos antigos apontam que 58-78% dos adultos autistas apresentam desfechos funcionais negativos, como pior desempenho acadêmico, pior desempenho laboral e incapacidade de viver de modo independente e de estabelecer relações afetivas com outras pessoas.[83,84]

Contudo, é importante ressaltar que existe variabilidade no curso do autismo na vida de cada indivíduo. Por exemplo, pessoas com linguagem funcional limitada e DI apresentarão desfechos piores em relação a crianças com linguagem funcional e função cognitiva preservada.[85,86] Na maior parte dos indivíduos, há estabilidade dos sintomas a partir dos 2 anos de idade até a adolescência.[87] A trajetória dos sintomas não necessariamente acompanha a trajetória do funcionamento adaptativo, que apresenta melhora progressiva em grande parte dos pacientes.[88] Estudos longitudinais já chegaram a reportar a reversão do diagnóstico, ou seja, a presença de sintomas negligenciáveis de autismo na adolescência.[89] Ainda em uma perspectiva positiva, existe evidência de que o diagnóstico e a intervenção precoce, iniciando aos 2-3 anos, é associada a desfechos positivos na vida adulta, inclusive para indivíduos com comprometimento intelectual.[90] Portanto, é essencial reforçar a importância do diagnóstico e da intervenção precoce no autismo.

PERSPECTIVAS DA COMUNIDADE AUTISTA

A articulação e o engajamento de familiares, profissionais e autistas vêm crescendo em todo o mundo e têm tido importante influência para o financiamento de pesquisas, surgimento de leis que garantem amplos direitos, maior reconhecimento e menor estigma. Isso ganhou força com o movimento da neurodiversidade,[91] que defende que todas as formas de diversidade neurológica têm valor e devem ser respeitadas como forma natural de variação humana. A partir desse modelo, a incapacidade é vista como resultado do desencontro entre as características de um indivíduo e do seu contexto social, e uma pessoa é incapaz não pelo seu prejuízo, mas pela falha do seu ambiente em acomodar as suas necessidades. Assim, algumas pessoas defendem que o ambiente deve ser alterado para melhor receber autistas, enquanto outras desejam que terapias promovam o seu desenvolvimento e mudanças. Do ponto de vista da comunidade científica, é fundamental o respeito pelos autistas, o que inclui considerar a forma como preferem ser nomeados, a sua participação ativa na definição de prioridades de pesquisa e no desenho de estudos, entre outras atividades que buscam reduzir as desigualdades e promover a sua efetiva inclusão social.[9]

CONSIDERAÇÕES FINAIS

O desenvolvimento de pesquisas acerca do autismo tem sido bastante acelerado nas últimas décadas, levando a um rápido conhecimento a respeito das suas primeiras manifestações clínicas, curso, fatores genéticos e do desenvolvimento cerebral subjacentes. Além disso, o entendimento de que o autismo é altamente heterogêneo e caracteriza-se como extremo da distribuição dimensional de comportamentos na população indica que estamos próximos à incorporação de novas estratégias para o seu diagnóstico. A inclusao de conhecimentos a respeito da etiologia e neurobiologia para tratamentos personalizados também é uma perspectiva realista, pelo menos em condições associadas a doenças monogênicas ou a variantes raras. Todos esses avanços na pesquisa têm ocorrido em paralelo a maior participação de autistas na sociedade, e espera-se que possam progressivamente contribuir para o seu benefício e de suas famílias.

REFERÊNCIAS

1. Thapar A, Cooper M, Rutter M. Neurodevelopmental disorders. Lancet Psychiatry. 2017;4(4):339-46.

2. American Psychiatric Association. Neurodevelopmental Disorders. In: American Psychiatric Association. Diagnostic and statistical manual of mental disorders: DSM-5. 5th ed. Washington: APA; 2013.

3. Thapar A, Riglin L. The importance of a developmental perspective in psychiatry: what do recent genetic-epidemiological findings show? Mol Psychiatry. 2020;25(8):1631-9.

4. Ronald A, Larsson H, Anckarsater H, Lichtenstein P. Symptoms of autism and ADHD: a Swedish twin study examining their overlap. J Abnorm Psychol. 2014;123(2):440-51.

5. Taylor MJ, Charman T, Ronald A. Where are the strongest associations between autistic traits and traits of ADHD? evidence from a community-based twin study. Eur Child Adolesc Psychiatry. 2015;24(9):1129-38.

6. Farhat LC, Brentani H, Bastos VT, Shephard E, Mattos P, Baron-Cohen S, et al. ADHD and autism symptoms in youth: A network analysis. J Child Psychol Psychiatry. 2021.

7. Coghill D, Sonuga-Barke EJ. Annual research review: categories versus dimensions in the classification and conceptualisation of child and adolescent mental disorders: implications of recent empirical study. J Child Psychol Psychiatry. 2012;53(5):469-89.

8. Lai MC, Lombardo MV, Baron-Cohen S. Autism. Lancet. 2014;383(9920):896-910.

9. Lord C, Brugha TS, Charman T, Cusack J, Dumas G, Frazier T, et al. Autism spectrum disorder. Nat Rev Dis Primers. 2020;6(1):5.

10. Baron-Cohen S. Editorial perspective: neurodiversity: a revolutionary concept for autism and psychiatry. J Child Psychol Psychiatry. 2017;58(6):744-7.

11. Elsabbagh M, Divan G, Koh YJ, Kim YS, Kauchali S, Marcín C, et al. Global prevalence of autism and other pervasive developmental disorders. Autism Res. 2012;5(3):160-79.

12. Baird G, Simonoff E, Pickles A, Chandler S, Loucas T, Meldrum D, et al. Prevalence of disorders of the autism spectrum in a population cohort of children in south Thames: the special needs and autism project (SNAP). Lancet. 2006;368(9531):210-5.

13. Baio J, Wiggins L, Christensen DL, Maenner MJ, Daniels J, Warren Z, et al. Prevalence of autism spectrum disorder among children aged 8 years – autism and developmental disabilities monitoring network, 11 sites, United States, 2014. MMWR Surveill Summ. 2018;67(6):1-23.

14. Kim YS, Leventhal BL, Koh YJ, Fombonne E, Laska E, Lim EC, et al. Prevalence of autism spectrum disorders in a total population sample. Am J Psychiatry. 2011;168(9):904-12.

15. Lundström S, Reichenberg A, Anckarsäter H, Lichtenstein P, Gillberg C. Autism phenotype versus registered diagnosis in Swedish children: prevalence trends over 10 years in general population samples. BMJ. 2015;350:h1961.

16. Baxter AJ, Brugha TS, Erskine HE, Scheurer RW, Vos T, Scott JG. The epidemiology and global burden of autism spectrum disorders. Psychol Med. 2015;45(3):601-13.

17. Mattila ML, Kielinen M, Linna SL, Jussila K, Ebeling H, Bloigu R, et al. Autism spectrum disorders according to DSM-IV-TR and comparison with DSM-5 draft criteria: an epidemiological study. J Am Acad Child Adolesc Psychiatry. 2011;50(6):583-92.e11.

18. Loomes R, Hull L, Mandy WPL. What Is the male-to-female ratio in autism spectrum disorder? A systematic review and meta-analysis. J Am Acad Child Adolesc Psychiatry. 2017;56(6):466-74.

19. Brugha TS, Spiers N, Bankart J, Cooper SA, McManus S, Scott FJ, et al. Epidemiology of autism in adults across age groups and ability levels. Br J Psychiatry. 2016;209(6):498-503.

20. Smoller JW, Andreassen OA, Edenberg HJ, Faraone SV, Glatt SJ, Kendler KS. Psychiatric genetics and the structure of psychopathology. Mol Psychiatry. 2019;24(3):409-20.

21. Havdahl A, Niarchou M, Starnawska A, Uddin M, van der Merwe C, Warrier V. Genetic contributions to autism spectrum disorder. Psychol Med. 2021;1-14.

22. Grove J, Ripke S, Als TD, Mattheisen M, Walters RK, Won H, et al. Identification of common genetic risk variants for autism spectrum disorder. Nat Genet. 2019;51(3):431-44.

23. Vicari S, Napoli E, Cordeddu V, Menghini D, Alesi V, Loddo S, et al. Copy number variants in autism spectrum disorders. Prog Neuropsychopharmacol Biol Psychiatry. 2019;92:421-7.

24. Martin AR, Daly MJ, Robinson EB, Hyman SE, Neale BM. Predicting polygenic risk of psychiatric disorders. Biol Psychiatry. 2019;86(2):97-109.

25. Dias CM, Walsh CA. Recent advances in understanding the genetic architecture of autism. Annu Rev Genomics Hum Genet. 2020;21:289-304.

26. Robinson EB, St Pourcain B, Anttila V, Kosmicki JA, Bulik-Sullivan B, Grove J, et al. Genetic risk for autism spectrum disorders and neuropsychiatric variation in the general population. Nat Genet. 2016;48(5):552-5.

27. de la Torre-Ubieta L, Won H, Stein JL, Geschwind DH. Advancing the understanding of autism disease mechanisms through genetics. Nat Med. 2016;22(4):345-61.

28. Farhat LC, Brentani H, Polanczyk GV. Editorial: polygenic risk as a biomarker for attention-deficit/hyperactivity disorder. J Am Acad Child Adolesc Psychiatry. 2020;59(8):926-8.

29. Kim JY, Son MJ, Son CY, Radua J, Eisenhut M, Gressier F, et al. Environmental risk factors and biomarkers for autism spectrum disorder: an umbrella review of the evidence. Lancet Psychiatry. 2019;6(7):590-600.

30. Ohlsson H, Kendler KS. Applying causal inference methods in psychiatric epidemiology: a review. JAMA Psychiatry. 2020;77(6):637-44.

31. Phillips ML, Kendler KS. Three important considerations for studies examining pathophysiological pathways in psychiatric illness: in-depth phenotyping, biological assessment, and causal inferences. JAMA Psychiatry. 2021.

32. Sohal VS, Rubenstein JLR. Excitation-inhibition balance as a framework for investigating mechanisms in neuropsychiatric disorders. Mol Psychiatry. 2019;24(9):1248-57.

33. Hazlett HC, Gu H, Munsell BC, Kim SH, Styner M, Wolff JJ, et al. Early brain development in infants at high risk for autism spectrum disorder. Nature. 2017;542(7641):348-51.

34. Courchesne E, Campbell K, Solso S. Brain growth across the life span in autism: age-specific changes in anatomical pathology. Brain Res. 2011;1380:138-45.

35. Lewis JD, Evans AC, Pruett JR Jr, Botteron KN, McKinstry RC, Zwaigenbaum L, et al. The emergence of network inefficiencies in infants with autism spectrum disorder. Biol Psychiatry. 2017;82(3):176-85.

36. Wolff JJ, Gu H, Gerig G, Elison JT, Styner M, Gouttard S, et al. Differences in white matter fiber tract development present from 6 to 24 months in infants with autism. Am J Psychiatry. 2012;169(6):589-600.

37. Redcay E, Courchesne E. When is the brain enlarged in autism? A meta-analysis of all brain size reports. Biol Psychiatry. 2005;58(1):1-9.

38. Di Martino A, Yan CG, Li Q, Denio E, Castellanos FX, Alaerts K, et al. The autism brain imaging data exchange: towards a large-scale evaluation of the intrinsic brain architecture in autism. Mol Psychiatry. 2014;19(6):659-67.

39. Rane P, Cochran D, Hodge SM, Haselgrove C, Kennedy DN, Frazier JA. Connectivity in autism: a review of MRI connectivity studies. Harv Rev Psychiatry. 2015;23(4):223-44.

40. Hyman SL, Levy SE, Myers SM. Identification, evaluation, and management of children with autism spectrum disorder. Pediatrics. 2020;145(1):e20193447.

41. Mandell D, Mandy W. Should all young children be screened for autism spectrum disorder? Autism. 2015;19(8):895-6.

42. Yuen T, Carter MT, Szatmari P, Ungar WJ. Cost-effectiveness of universal or high-risk screening compared to surveillance monitoring in autism spectrum disorder. J Autism Dev Disord. 2018;48(9):2968-79.

43. Tourette's Syndrome Study Group. Treatment of ADHD in children with tics: a randomized controlled trial. Neurology. 2002;58(4):527-36.

44. Lord C, Bishop SL. Recent advances in autism research as reflected in DSM-5 criteria for autism spectrum disorder. Annu Rev Clin Psychol. 2015;11:53-70.

45. Lai MC, Kassee C, Besney R, Bonato S, Hull L, Mandy W, et al. Prevalence of co-occurring mental health diagnoses in the autism population: a systematic review and meta-analysis. Lancet Psychiatry. 2019;6(10):819-29.

46. Hill AP, Zuckerman KE, Fombonne E. Obesity and autism. Pediatrics. 2015;136(6):1051-61.

47. McElhanon BO, McCracken C, Karpen S, Sharp WG. Gastrointestinal symptoms in autism spectrum disorder: a meta-analysis. Pediatrics. 2014;133(5):872-83.

48. Yerys BE, Nissley-Tsiopinis J, Marchena A, Watkins MW, Antezana L, Power TJ, et al. Evaluation of the ADHD rating scale in youth with autism. J Autism Dev Disord. 2017;47(1):90-100.

49. Geschwind DH, State MW. Gene hunting in autism spectrum disorder: on the path to precision medicine. Lancet Neurol. 2015;14(11):1109-20.

50. Jones W, Klin A. Attention to eyes is present but in decline in 2-6-month-old infants later diagnosed with autism. Nature. 2013;504(7480):427-31.

51. Ozonoff S, Iosif AM. Changing conceptualizations of regression: what prospective studies reveal about the onset of autism spectrum disorder. Neurosci Biobehav Rev. 2019;100:296-304.

52. Boterberg S, Charman T, Marschik PB, Bölte S, Roeyers H. Regression in autism spectrum disorder: A critical overview of retrospective findings and recommendations for future research. Neurosci Biobehav Rev. 2019;102:24-55.

53. Zuckerman KE, Lindly OJ, Sinche BK. Parental concerns, provider response, and timeliness of autism spectrum disorder diagnosis. J Pediatr. 2015;166(6):1431-9.e1.

54. Fombonne E. Camouflage and autism. J Child Psychol Psychiatry. 2020;61(7):735-8.

55. Sandbank M, Bottema-Beutel K, Crowley S, Cassidy M, Dunham K, Feldman JI, et al. Project AIM: autism intervention meta-analysis for studies of young children. Psychol Bull. 2020;146(1):1-29.

56. Reichow B, Barton EE, Boyd BA, Hume K. Early intensive behavioral intervention (EIBI) for young children with autism spectrum disorders (ASD). Cochrane Database Syst Rev. 2012;10:CD009260.

57. Schreibman L, Dawson G, Stahmer AC, Landa R, Rogers SJ, McGee GG, et al. Naturalistic developmental behavioral interventions: empirically validated treatments for autism spectrum disorder. J Autism Dev Disord. 2015;45(8):2411-28.

58. Dawson G, Rogers S, Munson J, Smith M, Winter J, Greenson J, et al. Randomized, controlled trial of an intervention for toddlers with autism: the early start denver model. Pediatrics. 2010;125(1):e17-23.

59. Maglione MA, Gans D, Das L, Timbie J, Kasari C. Nonmedical interventions for children with ASD: recommended guidelines and further research needs. Pediatrics. 2012;130 Suppl 2:S169-78.

60. White SW, Simmons GL, Gotham KO, Conner CM, Smith IC, Beck KB, et al. Psychosocial treatments targeting anxiety and depression in adolescents and adults on the autism spectrum: review of the latest research and recommended future directions. Curr Psychiatry Rep. 2018;20(10):82.

61. Pallathra AA, Cordero L, Wong K, Brodkin ES. Psychosocial interventions targeting social functioning in adults on the autism spectrum: a literature review. Curr Psychiatry Rep. 2019;21(1):5.

62. Ung D, Selles R, Small BJ, Storch EA. A systematic review and meta-analysis of cognitive-behavioral therapy for anxiety in youth with high-functioning autism spectrum disorders. Child Psychiatry Hum Dev. 2015;46(4):533-47.

63. Green J, Charman T, McConachie H, Aldred C, Slonims V, Howlin P, et al. Parent-mediated communication-focused treatment in children with autism (PACT): a randomised controlled trial. Lancet. 2010;375(9732):2152-60.

64. Kasari C, Gulsrud A, Paparella T, Hellemann G, Berry K. Randomized comparative efficacy study of parent-mediated interventions for toddlers with autism. J Consult Clin Psychol. 2015;83(3):554-63.

65. Oono IP, Honey EJ, McConachie H. Parent-mediated early intervention for young children with autism spectrum disorders (ASD). Cochrane Database Syst Rev. 2013;(4):CD009774.

66. Rojas-Torres LP, Alonso-Esteban Y, Alcantud-Marín F. Early Intervention with parents of children with autism spectrum disorders: a review of programs. Children. 2020;7(12):294.

67. Hollander E, Novotny S, Hanratty M, Yaffe R, DeCaria CM, Aronowitz BR, et al. Oxytocin infusion reduces repetitive behaviors in adults with autistic and Asperger's disorders. Neuropsychopharmacology. 2003;28(1):193-8.

68. Guastella AJ, Einfeld SL, Gray KM, Rinehart NJ, Tonge BJ, Lambert TJ, et al. Intranasal oxytocin improves emotion recognition for youth with autism spectrum disorders. Biol Psychiatry. 2010;67(7):692-4.

69. Guastella AJ, Gray KM, Rinehart NJ, Alvares GA, Tonge BJ, Hickie IB, et al. The effects of a course of intranasal oxytocin on social behaviors in youth diagnosed with autism spectrum disorders: a randomized controlled trial. J Child Psychol Psychiatry. 2015;56(4):444-52.

70. Dadds MR, MacDonald E, Cauchi A, Williams K, Levy F, Brennan J. Nasal oxytocin for social deficits in childhood autism: a randomized controlled trial. J Autism Dev Disord. 2014;44(3):521-31.

71. Zhou MS, Nasir M, Farhat LC, Kook M, Artukoglu BB, Bloch MH. Meta-analysis: pharmacologic treatment of restricted and repetitive behaviors in autism spectrum disorders. J Am Acad Child Adolesc Psychiatry. 2021;60(1):35-45.

72. Huhn M, Nikolakopoulou A, Schneider-Thoma J, Krause M, Samara M, Peter N, et al. Comparative efficacy and tolerability of 32 oral antipsychotics for the acute treatment of adults with multi-episode schizophrenia: a systematic review and network meta-analysis. Focus. 2020;18(4):443-55.

73. Park SY, Cervesi C, Galling B, Molteni S, Walyzada F, Ameis SH, et al. Antipsychotic use trends in youth with autism spectrum disorder and/or intellectual disability: a meta-analysis. J Am Acad Child Adolesc Psychiatry. 2016;55(6):456-68.e4.

74. Herscu P, Handen BL, Arnold LE, Snape MF, Bregman JD, Ginsberg L, et al. The SOFIA study: negative multi-center study of low dose fluoxetine on repetitive behaviors in children and adolescents with autistic disorder. J Autism Dev Disord. 2020;50(9):3233-44.

75. Reddihough DS, Marraffa C, Mouti A, O'Sullivan M, Lee KJ, Orsini F, et al. Effect of fluoxetine on obsessive-compulsive behaviors in children and adolescents with autism spectrum disorders: a randomized clinical trial. Jama. 2019;322(16):1561-9.

76. Research Units on Pediatric Psychopharmacology Autism Network. Randomized, controlled, crossover trial of methylphenidate in pervasive developmental disorders with hyperactivity. Arch Gen Psychiatry. 2005;62(11):1266-74.

77. Cortese S, Adamo N, Del Giovane C, Mohr-Jensen C, Hayes AJ, Carucci S, et al. Comparative efficacy and tolerability of medications for attention-deficit hyperactivity disorder in children, adolescents, and adults: a systematic review and network meta-analysis. Lancet Psychiatry. 2018;5(9):727-38.

78. Rodrigues R, Lai MC, Beswick A, Gorman DA, Anagnostou E, Szatmari P, et al. Practitioner review: pharmacological treatment of attention-deficit/hyperactivity disorder symptoms in children and youth with autism spectrum disorder: a systematic review and meta-analysis. J Child Psychol Psychiatry. 2021;62(6):680-700.

79. Joshi G, Wilens T, Firmin ES, Hoskova B, Biederman J. Pharmacotherapy of attention deficit/hyperactivity disorder in indi-

viduals with autism spectrum disorder: a systematic review of the literature. J Psychopharmacol. 2021;35(3):203-10.

80. Farhat LC, Bloch MH. Commentary: identifying individualized predictions of response in ADHD pharmacotherapy: a commentary on Rodrigues et al. (2020). J Child Psychol Psychiatry. 2021;62(6):701-3.

81. Fung LK, Mahajan R, Nozzolillo A, Bernal P, Krasner A, Jo B, et al. Pharmacologic treatment of severe irritability and problem behaviors in autism: a systematic review and meta-analysis. Pediatrics. 2016;137 Suppl 2:S124-35.

82. Woolfenden S, Sarkozy V, Ridley G, Coory M, Williams K. A systematic review of two outcomes in autism spectrum disorder: epilepsy and mortality. Dev Med Child Neurol. 2012;54(4):306-12.

83. Howlin P, Moss P, Savage S, Rutter M. Social outcomes in mid- to later adulthood among individuals diagnosed with autism and average nonverbal IQ as children. J Am Acad Child Adolesc Psychiatry. 2013;52(6):572-81.e1.

84. Billstedt E, Gillberg IC, Gillberg C. Autism after adolescence: population-based 13- to 22-year follow-up study of 120 individuals with autism diagnosed in childhood. J Autism Dev Disord. 2005;35(3):351-60.

85. Visser JC, Rommelse NNJ, Lappenschaar M, Servatius-Oosterling IJ, Greven CU, Buitelaar JK. Variation in the early trajectories of autism symptoms is related to the development of language, cognition, and behavior problems. J Am Acad Child Adolesc Psychiatry. 2017;56(8):659-68.

86. Tiura M, Kim J, Detmers D, Baldi H. Predictors of longitudinal ABA treatment outcomes for children with autism: a growth curve analysis. Res Dev Disabil. 2017;70:185-97.

87. Bieleninik Ł, Posserud MB, Geretsegger M, Thompson G, Elefant C, Gold C. Tracing the temporal stability of autism spectrum diagnosis and severity as measured by the autism diagnostic observation schedule: a systematic review and meta-analysis. PLoS One. 2017;12(9):e0183160.

88. Szatmari P, Georgiades S, Duku E, Bennett TA, Bryson S, Fombonne E, et al. Developmental trajectories of symptom severity and adaptive functioning in an inception cohort of preschool children with autism spectrum disorder. JAMA Psychiatry. 2015;72(3):276-83.

89. Fein D, Barton M, Eigsti IM, Kelley E, Naigles L, Schultz RT, et al. Optimal outcome in individuals with a history of autism. J Child Psychol Psychiatry. 2013;54(2):195-205.

90. Anderson DK, Liang JW, Lord C. Predicting young adult outcome among more and less cognitively able individuals with autism spectrum disorders. J Child Psychol Psychiatry. 2014;55(5):485-94.

91. den Houting J. Neurodiversity: an insider's perspective. Autism. 2019;23(2):271-3.

Para *quizzes* sobre o conteúdo do livro e casos clínicos complementares, acesse:

https://apoio.grupoa.com.br/tratadopsi/

19

ESPECTRO DA ESQUIZOFRENIA E OUTROS TRANSTORNOS PSICÓTICOS

ELTON DINIZ
LAÍS FONSECA
ARY GADELHA

O espectro da esquizofrenia abrange um grupo heterogêneo de pacientes, com apresentações e evoluções clínicas extremamente variadas. O diagnóstico ainda é realizado por meio da história psiquiátrica, sendo os sintomas psicóticos – como alucinações, delírios e desorganização – os elementos psicopatológicos centrais para ele. Apesar disso, são as alterações cognitivas e os sintomas negativos que geram os maiores impactos funcionais no decorrer da doença. Os avanços neurobiológicos têm gerado novas formas de compreender os sintomas e o tratamento, mas ainda com repercussões limitadas para a prática clínica. Por fim, sabe-se que a identificação e a intervenção precoces, a prevenção de recaídas e o tratamento integrado, com medidas farmacológicas e psicossociais, evitam a cronificação da doença e promovem melhor qualidade de vida para as pessoas com esquizofrenia.

APRESENTAÇÃO E EPIDEMIOLOGIA

O que é esquizofrenia? É possível uma evolução favorável? Como é feito o diagnóstico diferencial?

Ao longo deste capítulo, buscaremos responder a essas perguntas-chave para a compreensão e o tratamento da esquizofrenia.

As estimativas mais recentes indicam uma prevalência do transtorno entre 0,2 e 0,4% da população em geral, com proporção semelhante entre homens e mulheres, mas começando de forma mais precoce e tendendo a maior gravidade entre os homens.[1] É considerada umas das principais causas de perda de anos de vida saudável entre jovens,[2] pois os primeiros sintomas em geral aparecem entre o final da adolescência e o início da vida adulta, gerando, na maioria das vezes, um prejuízo funcional persistente. As mulheres apresentam um segundo pico por volta dos 40 anos.

As pessoas com esquizofrenia têm grande redução em sua expectativa de vida, entre 10 e 20 anos, que vem se acentuando ao longo dos anos.[3] Estima-se que 10% da mortalidade seja por suicídio.[4] No entanto, a principal causa de excesso de mortalidade nesse grupo são as doenças cardiovasculares. Possivelmente, esse aumento da diferença na expectativa de vida entre a população em geral e as pessoas com esquizofrenia reflete maior exposição a fatores de risco cardiovasculares, como obesidade, tabagismo e diabetes, menor adoção de estilo de vida saudável, como atividade física, e menor acesso aos serviços de saúde.[5]

PSICOPATOLOGIA

Os critérios diagnósticos mais usados são os da American Psychiatric Association (APA) e os da Organização Mundial da Saúde (OMS), respectivamente, o *Manual diagnóstico e estatístico de transtornos mentais* – 5ª edição (DSM-5)[6] e a *Classificação internacional de doenças* – 11ª edição (CID-11).[7] Ambos apresentam estrutura que descreve uma lista de sintomas.

O tempo mínimo de sintomas ativos é de um mês, mas o DSM-5 exige um tempo total de prejuízo no funcionamento de seis meses, incluindo a fase prodrômica – anterior ao início do primeiro episódio psicótico – e sintomas residuais. No DSM-5, exige-se prejuízo claro no funcionamento, enquanto, na CID-11, não. Os subtipos da doença – paranoide, desorganizado/hebefrênico e catatonia – foram retirados de ambas as classificações, sob a justificativa de terem pouca tradução para a clínica, não indicando tratamento ou prognóstico específicos. Atualmente, propõe-se agrupar os sintomas em dimensões, nas quais a intensidade pode variar, não sendo apenas uma questão de apresentar ou não o sintoma, mas de quão intenso ele é. O modelo dimensional mais aceito é composto por cinco dimensões: sintomas positivos, negativos, cognitivos, de desorganização e de humor/ansiedade.[8,9]

A dimensão dos *sintomas positivos* é composta por delírios (alteração do conteúdo do pensamento) e alucinações (alterações da sensopercepção). Os delírios autorreferentes e persecutórios e as alucinações auditivas são as manifestações mais comuns na esquizofrenia. Outros conteúdos podem ocorrer, e o diagnóstico não deve ser realizado exclusivamente pelo conteúdo das experiências psicóticas, mas pelo modo como os sintomas se apresentam em conjunto ("o todo da vida psíquica"). Seguindo ainda a linha proposta inicialmente por Karl Jaspers, um elemento semiológico essencial seria a presença da vivência delirante primária, ou seja, como o todo do comportamento passa a ser direcionado pela vivência psicótica. Isso implica ir além do conteúdo do delírio, entendendo como as ações do paciente são influenciadas pela psicose no seu dia a dia. Essa perspectiva ainda tem valor atual, ao complementar a investigação baseada em sintomas proposta por *critérios* e entrevistas diagnósticas padronizadas, evitando erros de se tomar sintomas isolados pelo todo da vida psíquica. Em última análise, é assim que se configura a ideia de alteração do juízo de realidade, a incapacidade de avaliar e responder às informações contextuais de forma semelhante à da maior parte das pessoas.

A dimensão dos *sintomas negativos* foi assim chamada como um contraponto à ideia de sintomas resultantes da excitação neuronal, princípio que define o termo "positivo". Mais diretamente, esses sintomas dizem respeito à ausência de determinados comportamentos esperados, mais notadamente na expressão do afeto e da vontade. O prejuízo na vontade é apontado, em especial, como o principal preditor de prejuízo funcional nas pessoas com esquizofrenia. De forma mais detalhada, o consenso do National Institute of Mental Health (NIMH)[10] propôs cinco domínios para os sintomas negativos: alogia, alteração do afeto, associabilidade, avolição e anedonia. São aspectos que devem ser explorados, de preferência, com informações de familiares, pois, muitas vezes, os pacientes não têm crítica da sua condição e minimizam seu impacto. Perguntas mais objetivas sobre sair espontaneamente de casa, detalhando frequência na última semana ou mês, ajudam a delinear melhor a gravidade dos sintomas.

Os *sintomas cognitivos* têm ganhado espaço, a ponto de alguns autores sugerirem que a esquizofrenia deveria ser definida como uma doença cognitiva.[11] Praticamente todos os domínios cognitivos podem ser afetados pela doença.[12] Os principais achados apontam para alterações na atenção, na velocidade de processamento, nas funções executivas e na aprendizagem.[13] Além de serem manifestações mais diretamente ligadas às alterações neurobiológicas, junto com os sintomas negativos, são importantes preditores das dificuldades cotidianas dos pacientes. Mesmo quando há a remissão dos sintomas positivos, permanecem dificuldades no planejamento de tarefas, o que pode levar a um grande aumento da ansiedade ao terem que lidar com demandas de maior complexidade, resolução de conflitos ou harmonização de diferentes perspectivas.

Os *sintomas de desorganização* se manifestam no pensamento, sendo observados principalmente no discurso e no comportamento, este último avaliado durante a entrevista e a partir de relatos de familiares. O elemento central é a falta do encadeamento lógico esperado para a conclusão de um raciocínio ou ação. Às vezes, os pacientes conseguem articular uma lógica intrínseca, mas absurda, o que não deixa de denotar também certa desorganização de conceitos. A desorganização pode chegar aos fenômenos da desagregação de pensamento, neologismos e salada de palavras, em que o discurso perde quase que inteiramente o nexo.

Os *sintomas de humor/ansiedade* chamam a atenção para o fato de muitas manifestações da doença se associarem a alterações esperadas no conteúdo emocional. Um exemplo simples seria maior ansiedade ou tristeza provocadas pelo fato de o paciente se sentir perseguido, vítima de um complô. Além dos sintomas que acompanham as alterações psicóticas, os pacientes podem evoluir com sintomas depressivos na fase pós-psicótica, quando entram em contato com a crise e suas consequências. Nesses casos, há a descrição do quadro conhecido como depressão pós-psicótica, mais comum em jovens e em pacientes com maior nível educacional. Esse quadro requer identificação e tratamento precoces, pois pode associar-se a maior risco de suicídio.

Essa psicopatologia ampliada permite melhor compreensão dos fenômenos associados ao construto da esquizofrenia e auxilia no uso mais crítico dos critérios diagnósticos, aumentando sua utilidade clínica.

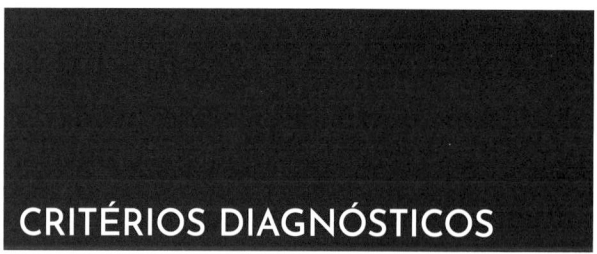

CRITÉRIOS DIAGNÓSTICOS

Um resumo dos principais critérios diagnósticos dos transtornos psicóticos, de acordo com o DSM-5 e a CID-11,[6,7] encontra-se a seguir, no **Quadro 19.1**.

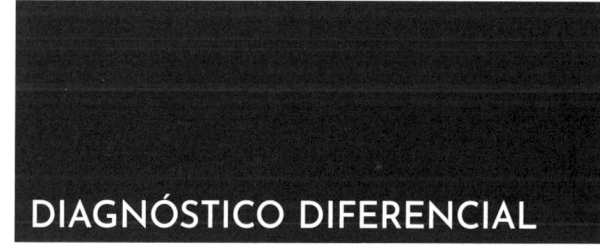

DIAGNÓSTICO DIFERENCIAL

O diagnóstico diferencial começa com a identificação de sintomas psicóticos, e a primeira etapa é investigar se eles seriam mais bem explicados por uso de substância ou uma condição clínica. Essa avaliação deve ser realizada a partir de um histórico detalhado, e exames físico e neurológico devem ser feitos sempre que possível. A obtenção de uma história objetiva com os familiares sobre a origem dos sintomas e possíveis alterações que indiquem organicidade – idades atípicas, rebaixamento do nível de consciência, rápida deterioração cognitiva e alterações focais ao exame neurológico – é sugerida. Muitas vezes, pela própria desorganização ou alteração cognitiva associada à crise psicótica, o paciente não relata adequadamente a evolução dos sintomas, sendo importante entrevistar os familiares.

Os exames complementares devem ser solicitados de acordo com a avaliação clínica e o exame físico. Em caso de dúvidas, exames toxicológicos para uso de substâncias (sempre informados) podem ser úteis.

Excluído que os sintomas sejam secundários ao uso de substâncias ou a uma condição clínica, passa-se ao

QUADRO 19.1
PRINCIPAIS CARACTERÍSTICAS DIAGNÓSTICAS DOS TRANSTORNOS PSICÓTICOS, SEGUNDO O DSM-5 E A CID-11

Diagnóstico	Descrição
Esquizofrenia	Caracterizada por delírios, alucinações, discurso desorganizado, comportamento desorganizado ou catatônico e sintomas negativos. Pelo menos um mês de sintomas ativos e seis meses de prejuízo no funcionamento social, ocupacional ou no autocuidado. ‡ Não exige período de prejuízo no funcionamento social ou ocupacional.
Transtorno esquizoafetivo	Episódios de humor (maníaco ou depressivo) na maior parte da duração total da doença (fase ativa ou residual), com dois períodos distintos de apresentação: um com ocorrência simultânea de episódio de humor e de critérios completos para esquizofrenia, e outro de pelo menos duas semanas de delírios ou alucinações na ausência de episódio de humor. ‡ Pode existir intervalo de poucos dias entre o episódio de humor e a psicose.
Transtorno esquizofreniforme	Mesmos critérios de sintomas da esquizofrenia, porém, com duração entre um e seis meses de sintomas ou prejuízo no funcionamento social/ocupacional. ‡ Não inclui este diagnóstico, sendo classificado atualmente em "Outros transtornos psicóticos primários".
Transtorno psicótico breve	Critérios de sintomas semelhantes aos da esquizofrenia, porém, com menos de um mês de duração de sintomas e retorno completo ao nível de funcionamento anterior ao do transtorno. ‡ Considera que o episódio não se estende além de três meses, mas que a duração comum é de até um mês, com pico de gravidade em duas semanas.
Transtorno delirante	Presença de delírios com duração de um mês ou mais, sem prejuízo significativo no funcionamento (exceto pelos impactos dos delírios) ou comportamento desorganizado. Podem ocorrer alucinações não proeminentes ou episódios de humor breves. ‡ Exige período mínimo de três meses de sintomas, na ausência de episódios de humor.
Transtorno psicótico induzido por substância/medicamento	Presença de delírios e/ou alucinações durante ou logo após a exposição/intoxicação ou abstinência de substância ou medicamento sabidamente capaz de produzir tais sintomas. A perturbação não é mais bem explicada por um transtorno psicótico não induzido por substância e causa prejuízo significativo no funcionamento social, ocupacional ou em outras áreas importantes da vida do indivíduo. ‡ Não incluído no capítulo "Esquizofrenia e outros transtornos psicóticos primários". Caso os sintomas excedam o período de efeito esperado da substância ou do medicamento, deve-se considerar o quadro como um transtorno psicótico primário.
Psicose não orgânica não especificada	Não incluída no DSM-5. ‡ Não inclui este diagnóstico, sendo classificado atualmente em "Outros transtornos psicóticos primários".

O símbolo ‡ indica recursos presentes apenas na CID-11.
Fonte: American Psychiatric Association[6] e World Health Organization.[7]

diagnóstico diferencial entre os transtornos psiquiátricos. Historicamente, esse é o momento de distinguir quadros psicóticos associados a um transtorno do humor dos quadros psicóticos primários. Essa diferenciação deve ser feita de acordo com o histórico de apresentação de sintomas e seu curso. O conteúdo dos sintomas psicóticos (como delírio de ruína na depressão e de grandeza na mania) pode ser útil, mas não deve ser considerado patognomônico, pois pode haver uma sobreposição de diagnósticos considerando apenas esse aspecto.

Descartado se tratar de um quadro de humor, passa-se ao diagnóstico diferencial entre os transtornos psicóticos primários. A diferenciação se faz inicialmente pelo tempo: menos de 30 dias – psicose breve; entre um e seis meses – transtorno esquizofreniforme; mais de seis meses – transtorno delirante persistente e esquizofrenia. O transtorno delirante costuma ser mais tardio e de evolução mais favorável.

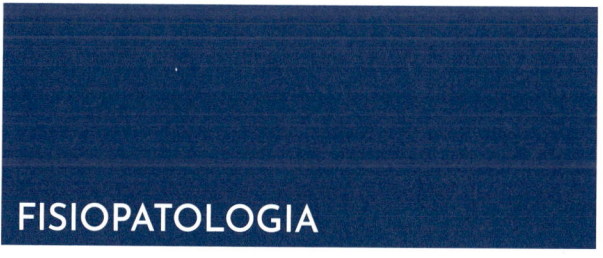

FISIOPATOLOGIA

Ao cunhar o termo demência precoce, Kraepelin deixava claro um raciocínio fisiopatológico.[14] Para ele, a esquizofrenia seria uma apresentação precoce da demência descrita anteriormente por Alois Alzheimer.[14] Essa hipótese foi logo afastada pela ausência de gliose reativa, alteração patológica típica da doença de Alzheimer, mas as repercussões da noção de esquizofrenia como doença neurodegenerativa e de má evolução persistem até hoje, mesmo com os novos dados clínicos e de pesquisa sugerindo a possibilidade de evoluções mais favoráveis.

Entender a fisiopatologia da doença auxilia a fixar conceitos clínicos quanto ao diagnóstico e ao tratamento, bem como a orientar os pacientes. Serão descritas, a seguir, as principais teorias aceitas atualmente para explicar a esquizofrenia.

TEORIA DOPAMINÉRGICA E ALTERAÇÃO DA SALIÊNCIA

A teoria dopaminérgica foi a primeira teoria de neurotransmissores para a esquizofrenia, tendo sido possível graças a compreensão dos mecanismos de ação dos antipsicóticos. Pode-se identificar três formulações para ela. A primeira, na década de 1960, propunha que o aumento dos níveis de dopamina causaria os sintomas típicos da doença.[15] No entanto, os resultados mostraram grande variabilidade entre os pacientes nas medidas disponíveis para investigar a hipótese. A segunda formulação propôs que haveria um aumento dos níveis da dopamina em regiões subcorticais e uma redução em regiões pré-frontais, explicando tanto os sintomas positivos como os negativos. Novamente, os dados mostraram resultados conflitantes para suportar essa hipótese.[16] A terceira formulação, proposta por Kapur,[17] sugere uma perspectiva mais dinâmica, em que haveria uma alteração funcional da transmissão dopaminérgica com liberações de grandes quantidades fora de contexto, o que alteraria um processo cognitivo denominado saliência (a capacidade de atribuir relevância a um objeto ao mudar o foco atencional) – função essencial à sobrevivência e ao convívio social. A liberação excessiva, fora de contexto, levaria a atribuir saliência de forma errática e inadequada. Em contrapartida, não se atribuiria saliência aos estímulos adequados, o que também causaria uma quebra no padrão de comportamento esperado. O bloqueio de receptores dopaminérgicos D_2 pelos antipsicóticos impediria o processo de atribuição aberrante de saliência, mas 1) não reverte os processos que causam a liberação excessiva e fora de contexto; 2) não corrige a redução de atribuição de saliência a estímulos esperados.

OUTRAS TEORIAS DE NEUROTRANSMISSORES

Alterações em vários sistemas de neurotransmissores foram identificadas na esquizofrenia e sugeridas para explicar manifestações específicas da doença.

O sistema glutamatérgico tem se destacado por permitir ligar as evidências que indicam alterações do neurodesenvolvimento encontradas na esquizofrenia e a modulação do sistema dopaminérgico. De fato, em modelos animais, o uso de agentes glutamatérgicos induz não só sintomas positivos, mas também sintomas negativos, enquanto modelos animais com agentes dopaminérgicos mimetizam apenas sintomas positivos.[18] No entanto, até a publicação deste capítulo, nenhum agente glutamatérgico se mostrou eficaz para o controle de sintomas da esquizofrenia.

A teoria serotoninérgica surgiu a partir da observação de que vários agentes alucinógenos apresentavam ação agonista ou agonista parcial em receptores 5-HT_{2A}, como o LSD e a mescalina. Posteriormente, o papel da serotonina foi reforçado, pois a maior parte dos antipsicóticos de segunda geração apresentava importante antagonismo 5-HT_{2A}. Sugeriu-se que essa ação poderia explicar o melhor perfil de efeitos colaterais, em especial, o menor risco de sintomas extrapiramidais (SEPs). Esse efeito seria explicado por interações entre a transmissão dopaminérgica e serotoninérgica.

A teoria serotoninérgica postula que existe excesso de liberação de serotonina pelos receptores 5-HT_{2A} e/ou aumento de sua expressão na região cortical, o que causaria liberação subsequente de glutamato. Por sua vez, o aumento de glutamato em neurônios projetados para a área tegumentar ventral poderia então hiperativar a via mesolímbica, resultando em excesso de dopamina e, por fim, causando delírios ou alucinações auditivas.[19]

Em conjunto, as teorias dopaminérgica, serotoninérgica e glutamatérgica trazem uma compreensão mais integrativa da esquizofrenia.

TEORIA DO NEURODESENVOLVIMENTO

No final dos anos 1980, Weinberger,[20] nos Estados Unidos, e Murray e Lewis,[21] na Inglaterra, propuseram, de modo independente, que a esquizofrenia seria uma doença do neurodesenvolvimento, não neurodegenerativa.

Essa proposta apoiava-se em achados de neuroimagem, genética e epidemiologia. Em resumo, a doença estaria associada a uma vulnerabilidade genética que seria afetada pela exposição precoce ou tardia a fatores ambientais de risco, levando a uma trajetória de desenvolvimento cerebral alterada, propiciando não só o início da psicose, mas a sua persistência, associada a outros prejuízos e sintomas identificados na esquizofrenia.

TEORIA DA DESCONECTIVIDADE

Apesar de o conceito do neurodesenvolvimento representar um avanço em relação à hipótese de que a esquizofrenia seria uma doença neurodegenerativa, os mecanismos envolvidos nesse processo permanecem não completamente elucidados. A teoria da desconectividade, portanto, surge de maneira complementar à teoria do neurodesenvolvimento, propondo um modelo que explique a ligação entre a fisiopatologia molecular e neuronal e o aparecimento dos sintomas e o perfil cognitivo da doença.[22,23]

Assim, sugere-se que a esquizofrenia seria o resultado de falhas integrativas na conectividade neuronal, mais bem explicada em termos funcionais – como alterações na dinâmica de diferentes regiões corticais que afetam, então, a sua efetividade conectiva – do que em termos estruturais ou anatômicos. De fato, diversos estudos com ressonância funcional encontraram alterações de integração entre regiões e entre redes cerebrais específicas nos pacientes com esquizofrenia,[24] apesar de achados robustos indicando um padrão exclusivo não terem sido identificados ainda.

FATORES AMBIENTAIS

Existem fatores de exposição ambiental consistentemente associados à esquizofrenia, como complicações obstétricas, migração, urbanicidade, uso de maconha e exposição a eventos traumáticos.[25] Essa associação também é complexa e varia para cada fator, mas alguns elementos comuns podem ser identificados:

- Não determinam a doença, aumentam o risco. De modo geral, a maior parte das pessoas expostas a esses fatores não desenvolve a doença – por exemplo, indivíduos que migram de um país para outro, ou o conjunto de pessoas que tiveram alguma complicação obstétrica ou mesmo já fizeram uso de maconha. Isso se explica pela baixa incidência da esquizofrenia (1 para 10 mil). Assim, mesmo com um aumento de quatro a cinco vezes no risco para a doença, o risco geral persiste baixo (4 a 5 para 10 mil).
- A exposição e o risco subsequente dependem da fase de desenvolvimento. Assim, no estudo de Caspi e colaboradores,[26] houve uma associação para quem fez uso de maconha antes dos 18 anos, mas não para quem iniciou o uso depois. Dessa forma, parece haver uma janela de desenvolvimento para o efeito de cada fator ambiental.
- Há sobreposição quanto aos fatores de risco, como violência, migração e urbanicidade. Logo, sua interpretação deve ser cuidadosa, mas a adversidade social emerge como um tema comum, assim como insultos diretos ao cérebro, como uso de substâncias e hipóxia.

FATORES GENÉTICOS

A evidência inicial da participação de fatores genéticos na esquizofrenia foi a observação de haver agregação familiar. Ter um parente de primeiro grau aumenta em 10% a chance de ser afetado.[27] Esse padrão se mantém, e verifica-se que, quanto maior o compartilhamento genético, maior o risco de desenvolver esquizofrenia – no caso de um gêmeo monozigótico ser afetado, há uma chance de 40 a 50% de o outro também ser. Ao considerar que a prevalência de esquizofrenia é estimada em 0,2 a 0,4%, é um aumento exponencial de risco.

A herdabilidade é uma estimativa de quanto um fenótipo é explicado por fatores genéticos. A herdabilidade da esquizofrenia é uma das mais altas entre os transtornos psiquiátricos, com estimativas normalmente em torno de 80%.[28]

No entanto, a busca por genes e variantes genéticas especificamente associados à doença tem sido particularmente difícil. Estudos de genes candidatos trouxeram muitas associações, mas com baixa replicação e especificidade. Os estudos de varredura genômica têm identificado grande número de variantes, mas com baixo risco individual. Assim, parece que o melhor modelo para explicar o risco genético da esquizofrenia é de uma doença complexa, com centenas a milhares de variantes, cada uma conferindo um pequeno risco, mas, se uma pessoa herdar uma quantidade de variantes genéticas que componha um risco global que ultrapasse um limiar, passa a ter maior probabilidade de desenvolver o transtorno.[29,30]

Além do grande número de variantes genéticas associadas, a interação com a exposição ambiental ajuda a explicar a complexidade do risco para a esquizofrenia. Ambos os tipos de fatores, genéticos e ambientais, interagindo, sugerem também um processo neurodesenvolvimental.

HIPÓTESE INFLAMATÓRIA

Diversos estudos genéticos, de neuroimagem, com biomarcadores e epidemiológicos, têm apontado evidências sobre o papel da inflamação e da resposta imunológica na esquizofrenia, com mecanismos possivelmente multifatoriais. Assim, variações genéticas no sistema complemento, bem como aumento de citocinas pró-inflamatórias (p. ex., IL-6, TNF-alfa), têm sido identificados em indivíduos com esquizofrenia e naqueles com ultra alto risco (UHR, do inglês *ultra high risk*) para a doença. Outra linha de estudos investiga o desequilíbrio entre a produção de radicais livres de oxigênio e os mecanismos de defesa antioxidantes. O excesso de radicais livres estimula e perpetua a inflamação.

Em linha com a teoria do estresse/vulnerabilidade, exposições pré-natais a agentes infecciosos (p. ex., vírus *influenza*, *Toxoplasma gondii*) parecem ativar o sistema imunológico materno e têm sido associadas a aumento do risco para a esquizofrenia na adolescência e na idade adulta. O mecanismo envolvido seria um aumento da sensibilidade a estímulos (*priming*) da micróglia, que, em resposta ao estresse/trauma na infância e adolescência, se tornaria excessivamente ativada. Isso levaria a um excesso de poda sináptica em uma janela crítica do desenvolvimento e que, em um contexto de inflamação persistente, contribuiria para a patologia cortical e o surgimento da esquizofrenia.[31]

A partir da compreensão de que a dopamina exerce papel apenas parcial na fisiopatologia da esquizofrenia, surgiu a hipótese do ácido quinurênico para a doença. Essa hipótese postula que um desequilíbrio do sistema imunológico com predominância de citocinas pró-inflamatórias (p. ex., IL-6) ativaria a enzima indoleamina 2,3-dioxigenase, que intensifica o metabolismo do triptofano para a via da quinurenina, resultando em um aumento da produção do ácido quinurênico, um antagonista natural do receptor N-metil D-aspartato (NMDA). Em excesso, o ácido quinurênico levaria a uma hipofunção do receptor NMDA, que está envolvida na patologia da esquizofrenia.[32]

Em linha com essa hipótese, estudos utilizando medicações com propriedades anti-inflamatórias e antioxidantes como terapia adjuvante ao tratamento com antipsicóticos têm se mostrado promissores no tratamento da esquizofrenia, porém, ainda com tamanhos de efeito reduzidos e resultados inconsistentes. Entre os agentes mais utilizados, estão anti-inflamatórios não esteroidais (AINEs) não seletivos e seletivos para a COX-2, o ácido acetilsalicílico, a N-acetil cisteína – com propriedades antioxidante e anti-inflamatória –, a minociclina – um antibiótico com propriedades anti-inflamatórias e neuroprotetoras, o ácido graxo ômega-3 e as estatinas. Limitações desses estudos são a curta duração e o uso de amostras pequenas e não estratificadas. Além desses, agentes imunomoduladores têm sido estudados, porém, ainda com pouca evidência de eficácia e segurança.[32]

NEUROIMAGEM

Uma primeira onda de estudos de neuroimagem procurou identificar se haveria alterações no cérebro de pessoas com esquizofrenia. Esses resultados foram muito claros, indicando haver uma redução global do volume cerebral total e de substância cinzenta, evidente pelo aumento do volume ventricular e mais acentuada em regiões frontais e temporais.[33]

A segunda etapa foram estudos voltados para identificar quais regiões seriam as mais afetadas, os quais investigaram diferentes regiões do cérebro. Os achados regionais não foram observados em todos os pacientes, e a maioria não é específica para esquizofrenia. Estudos de neuroimagem funcional, voltados para regiões específicas, também não produziram achados consistentes. Esses resultados sugerem que a esquizofrenia não é uma doença localizada, mas sim produto de uma alteração global do cérebro.[33]

Posteriormente, houve a investigação de redes de conectividade funcional, que não identificou nenhuma rede especificamente afetada em todos os pacientes com esquizofrenia. De modo interessante, verificou-se que há maior chance de regiões associativas, os *hubs* que concentram o fluxo de informação no cérebro.[34] Assim, novamente as evidências sugerem uma alteração do funcionamento global do cérebro, achado que segue o mesmo sentido dos estudos de neuroimagem estrutural.

PRÓDROMO E PRIMEIRO EPISÓDIO PSICÓTICO

O aparecimento de sintomas psicóticos francos marca o início formal do primeiro episódio psicótico, no qual o paciente apresenta uma quebra de contato com a realidade, por meio de sintomas como delírios, alucinações, alterações de psicomotricidade e discurso ou comportamento desorganizados. A avaliação do primeiro surto psicótico é essencialmente clínica e, após a exclusão de causas orgânicas e quadros induzidos pelo uso de substâncias, o paciente deve ser acompanhado longitudinalmente para que sejam estabelecidos diagnóstico nosológico específico e plano terapêutico. Apesar do grande estigma associado aos transtornos psicóticos, vale ressaltar que, após o primeiro episódio, dados de uma revisão sistemática mostram que aproximadamente 60% dos pacientes atingem remissão dos sintomas, com taxas crescentes nos últimos anos.[35]

Anterior à manifestação do primeiro surto, é possível que pacientes apresentem funcionamento pré-mórbido subótimo em graus variados na infância e adolescência[36] e, no período que precede o primeiro episódio (fase prodrômica), sintomas inespecíficos muitas vezes passam despercebidos. Entre as manifestações mais comuns do pródromo, pode-se citar alterações de sono, sintomas depressivos, ansiedade, irritabilidade, oscilações de humor, isolamento social, hipobulia, redução da concentração, sensação de estranhamento com o mundo e consigo mesmo, desconfiança não estruturada e discurso vago.[37]

Nas últimas décadas, houve maior interesse na identificação de tais sinais de maneira prospectiva. Foi proposto o conceito de UHR para identificar síndromes que, quando descobertas, aumentariam o risco de conversão para um transtorno psicótico. Esse termo foi sugerido em substituição ao conceito de pródromo, pois este indicaria uma evolução inevitável para um transtorno psicótico e essas síndromes não se encaixam nessa perspectiva mais restrita. Foram sugeridas três síndromes de UHR:[38] 1) sintomas positivos atenuados; 2) sintomas psicóticos breves e intermitentes; ou 3) risco genético associado a prejuízo funcional, definido por história familiar positiva para transtornos psicóticos em parente de primeiro grau ou personalidade esquizotípica. Em todas as síndromes, deve-se apresentar piora significativa do funcionamento ou funcionamento basal ao longo do último ano, o que enfatiza o caráter progressivo do risco, em contraposição a uma característica já estável.

Populações de UHR apresentam taxas de conversão para a psicose que variam entre 18 (em seis meses de seguimento) e 36% (em três anos),[39] e alguns ensaios clínicos mostram efeito benéfico de intervenções farmacológicas e psicossociais, possivelmente atrasando o aparecimento dos sintomas psicóticos e até mesmo reduzindo as taxas de conversão.[40] Apesar de tais esforços, o custo-benefício do rastreio de pacientes com alto risco em larga escala ainda é questionável pela falta de consistência nesses resultados. Em contrapartida, existem evidências robustas apontando a importância da intervenção precoce no primeiro episódio psicótico, com diversos estudos indicando o tempo de psicose não tratada (DUP, do inglês *duration of untreated psychosis*) como um dos principais fatores modificáveis e de maior impacto na evolução dos quadros de psicose.[41] A identificação rápida e o início imediato do tratamento são, portanto, essenciais para garantir prognósticos mais favoráveis, assim como o seguimento com médico psiquiatra e equipe multidisciplinar.

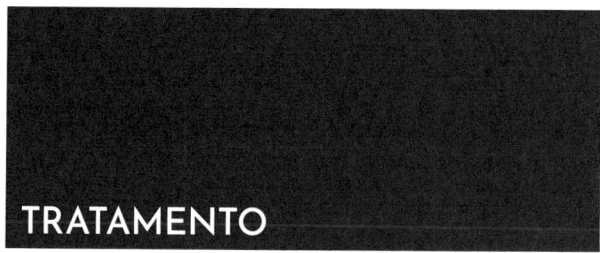

TRATAMENTO

TRATAMENTO FARMACOLÓGICO

Os antipsicóticos representam as medicações de escolha para o tratamento farmacológico da esquizofrenia e devem ser usados tanto na fase aguda, para o controle dos sintomas durante crises, quanto na de manutenção, com o objetivo de prevenir recaídas. Desde a descoberta da clorpromazina, em 1950, diversos antipsicóticos foram sintetizados, com diferentes perfis farmacológicos; porém, até o momento, antipsicóticos antagonistas dopaminérgicos permanecem como o único tratamento aprovado para a esquizofrenia, sendo o bloqueio de receptores dopaminérgicos D_2 em via mesolímbica o seu principal mecanismo de ação.

Os antipsicóticos são agrupados em duas classes: primeira geração (ou típicos) e segunda geração (atípicos). Os antipsicóticos de primeira geração (APGs) têm em comum uma alta afinidade por receptores D_2 e, em relação aos de segunda geração (ASGs), apresentam maior potencial para induzir SEPs (p. ex., tremores, rigidez e bradicinesia), como resultado do bloqueio dopaminérgico em via nigroestriatal. Os ASGs, por sua vez, têm perfis de ligação muito heterogêneos, envolvendo, também, antagonismo serotonérgico ($5-HT_{2A}$, principalmente), entre outros mecanismos, e se associam mais frequentemente com maior ganho de peso e alterações metabólicas.

Em geral, diretrizes e manuais clínicos dão preferência à prescrição de ASGs,[42,43] principalmente nos casos de primeiro episódio psicótico, devido a maior risco de aparecimento de SEPs nesses pacientes. No entanto, a maior recomendação de ASGs em relação à de APGs está ligada a diferenças de tolerabilidade – um importante preditor de adesão ao tratamento medicamentoso – e não à eficácia.[44] Os APGs apresentam menor custo e são as únicas medicações disponíveis em diversos contextos clínicos no Brasil, sendo indicado, nessas situações, o seu uso em doses baixas para reduzir o risco de SEPs. Na **Figura 19.1**, encontra-se o algoritmo de tratamento da esquizofrenia do International Psychopharmacology Algorithm Project (IPAP).[43]

A escolha do medicamento e de sua posologia, portanto, deve ser individualizada de acordo com as características clínicas do paciente, história pregressa, tolerabilidade aos efeitos colaterais, rede de suporte disponível e contexto do tratamento. Antipsicóticos mais sedativos, por exemplo, podem ser utilizados para pacientes com quadros de agitação psicomotora mais intensa, assim como a associação de benzodiazepínicos. Pacientes em primeiro surto psicótico devem receber, inicialmente, doses mais baixas, pois, em geral, apresentam melhora de sintomas com dosagens menores que pacientes com múltiplos episódios. Além disso, antipsicóticos injetáveis de longa duração devem sempre ser considerados para pacientes com histórico de baixa adesão. Na **Tabela 19.1**, encontra-se um resumo com as posologias e principais efeitos colaterais de antipsicóticos específicos.

Preconiza-se a titulação gradual da dose conforme resposta terapêutica, até que a menor dose eficaz seja alcançada. Entretanto, na prática clínica, costuma-se definir uma dose-alvo (valor entre as dosagens mínimas e máximas do antipsicótico) e avaliar resposta e efeitos adversos. Em alguns casos, é possível observar efeitos terapêuticos nos primeiros dias, mas recomenda-se que o antipsicótico seja usado por um período de quatro a seis semanas para determinar se houve resposta satisfatória e avaliar aumento da dose ou troca de medicamento.

Após o controle do quadro agudo, inicia-se a fase de manutenção, na qual é necessário manter a medicação, a fim de garantir a remissão dos sintomas e promover melhora de qualidade de vida e reabilitação funcional e social do paciente. Deve-se monitorar e manejar cuidadosamente os efeitos colaterais. Não existe um consenso sobre o tempo para retirada do antipsicótico após o primeiro episódio, porém, se orienta avaliar caso a caso e manter os medicamentos por um período mínimo de um ano após a remissão dos sintomas.[42] Além disso, é essencial realizar a psicoeducação adequada do paciente e de seus familiares, enfatizando a importância de manter o esquema terapêutico proposto, pois a falta de adesão medicamentosa representa uma das principais causas de recaída psicótica. Os principais motivos para a falta de adesão são efeitos colaterais, falta de eficácia, posologias inconvenientes, custo ou falta de acesso aos medicamentos e o próprio estigma em relação ao uso de medicações psiquiátricas.

Nesse sentido, os antipsicóticos de depósito apresentam uma vantagem importante em relação aos medicamentos orais, visto que proporcionam melhor adesão. De fato, estudos apontam que o uso de antipsicóticos

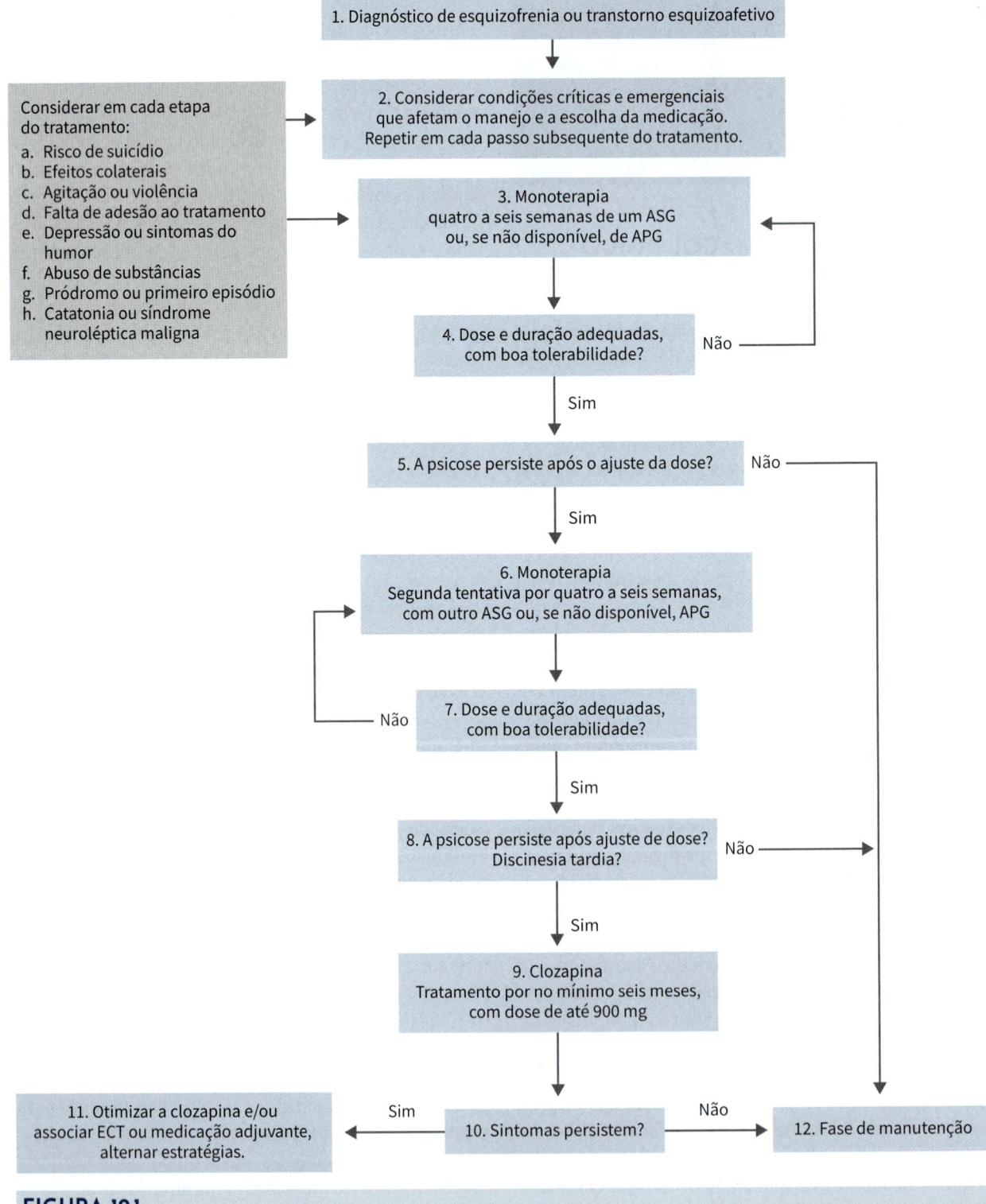

FIGURA 19.1

Algoritmo IPAP para tratamento da esquizofrenia.

APG: antipsicótico de primeira geração; ASG: antipsicótico de segunda geração; ECT: eletroconvulsoterapia.
Fonte: International Psychopharmacology Algorithm Project (IPAP).[43]

TABELA 19.1
DOSES E EFEITOS COLATERAIS DOS ANTIPSICÓTICOS DE PRIMEIRA E SEGUNDA GERAÇÕES

	Dose inicial (oral)	Dose-alvo média (oral)	Dose máxima (oral)	Efeitos colaterais notáveis
APGs				
Clorpromazina	25-100 mg/dia	200-800 mg/dia	1.200 mg/dia	SEPs, aumento de prolactina, sedação, hipotensão, ganho de peso
Haloperidol	2-10 mg/dia	5-20 mg/dia Depósito: 50-200 mg a cada 28 dias	100 mg/dia	SEPs, aumento de prolactina, acatisia, sedação
ASGs				
Amisulprida	200-400 mg/dia	400-800 mg/dia	1.200 mg/dia	Sedação, aumento de prolactina, SEPs
Aripiprazol	10 mg/dia	10-20 mg/dia	30 mg/dia	Acatisia, insônia, náusea
Clozapina	12,5-25 mg/dia	150-600 mg/dia	900 mg/dia	Sedação, ganho de peso, hipotensão, constipação, sialorreia, taquicardia, agranulocitose, convulsão, alterações metabólicas
Lurasidona	40 mg/dia	40-120 mg/dia	160 mg/dia	Acatisia, náusea, sedação
Olanzapina	5-10 mg/dia	5-20 mg/dia	30 mg/dia	Sedação, ganho de peso, alterações metabólicas
Paliperidona	3-6 mg/dia	3-12 mg/dia Depósito: 75-150 mg a cada 28 dias	12 mg/dia	Sedação, hipotensão, SEPs, aumento de prolactina, ganho de peso, acatisia
Quetiapina	25-100 mg/dia	400-800 mg/dia	800 mg/dia	Sedação, ganho de peso, hipotensão, boca seca, alterações metabólicas
Risperidona	1-2 mg/dia	2-6 mg/dia Depósito: 25-50 mg a cada 14 dias	8 mg/dia	SEPs, aumento de prolactina, sedação, ganho de peso, acatisia
Ziprasidona	40-80 mg/dia	40-160 mg/dia	200 mg/dia	Náusea, tontura, agitação

APGs: antipsicóticos de primeira geração; SEPs: sintomas extrapiramidais; ASGs: antipsicóticos de segunda geração.
Fonte: Stahl[47] e UpToDate.[48]

injetáveis de longa duração estão associados a menores taxas de recaídas e internações e prognósticos globais mais favoráveis, mesmo para pacientes nas fases iniciais da doença.[45]

Por fim, sempre que possível, encoraja-se a decisão compartilhada pelo médico e paciente (*shared decision-making*), levando em conta os interesses do paciente, pois uma maior percepção sobre a autonomia do tratamento também pode aumentar a adesão.

Vale ressaltar que os efeitos terapêuticos das medicações antipsicóticas atingem essencialmente os sintomas positivos e, embora o controle de tais sintomas seja indispensável, a ausência de medicamentos eficazes para o tratamento dos sintomas negativos e cognitivos representa um dos maiores desafios no manejo da esquizofrenia. Estudos mostram que os sintomas negativos e o prejuízo cognitivo são preditores importantes para a recuperação funcional dos pacientes,[46] e as intervenções psicossociais têm se mostrado mais promissoras em seu tratamento.

ABORDAGENS PSICOSSOCIAIS

Como exposto anteriormente, a esquizofrenia é um transtorno complexo, que afeta múltiplos domínios da vida do indivíduo. O tratamento medicamentoso é fundamental para aliviar sintomas e prevenir recaídas, porém, não é suficiente para reestabelecer relacionamentos sociais, manter-se no emprego ou viver de forma independente. Nesse sentido, as intervenções psicossociais associadas ao tratamento farmacológico são fundamentais para melhorar a qualidade de vida das pessoas com esquizofrenia e ajudá-las na recuperação dos domínios da vida prejudicados.

Diversas dessas estratégias têm mostrado resultados consistentes no tratamento do indivíduo com esquizofrenia, cada uma delas com indicações específicas. O **Quadro 19.2** resume as principais abordagens psicossociais usadas na esquizofrenia.

ESQUIZOFRENIA RESISTENTE AO TRATAMENTO

DEFINIÇÃO E PREVALÊNCIA

Os antipsicóticos de primeira linha são eficazes em reduzir sintomas positivos na maioria dos indivíduos com esquizofrenia. No entanto, cerca de um quinto daqueles em primeiro episódio psicótico[49] e até metade dos que

QUADRO 19.2
RESUMO SOBRE AS PRINCIPAIS ABORDAGENS PSICOSSOCIAIS USADAS NA ESQUIZOFRENIA

Abordagem	Indicação
Intervenção familiar (psicoeducação, resolução de problemas)	Quando há sintomas proeminentes ou risco de recaída.
Programa de suporte ao trabalho	Quando há estabilidade clínica e desejo de conseguir emprego.
Terapia ocupacional	Para pessoas que têm rotina empobrecida e precisam de suporte para organização e execução de tarefas, como atividades educacionais e retorno ao mercado de trabalho.
Terapia cognitivo-comportamental (TCC)	Associada ao tratamento farmacológico, quando há sintomas psicóticos, ansiosos ou depressivos. Pode ser utilizada em qualquer fase da doença.
Remediação e treinamento cognitivo	Para pessoas com dificuldades relacionadas ao funcionamento cognitivo e/ou cognição social.

estão em fases mais crônicas da doença não apresentam resposta mínima ao tratamento com esses medicamentos.[50] Dizemos, assim, que esses indivíduos apresentam esquizofrenia resistente ao tratamento (ERT).

O consenso mais recente em psicose define a ERT como sendo a falha de resposta após tratamento adequado com pelo menos dois antipsicóticos distintos,[51] de acordo com os critérios resumidos a seguir:

- Ausência de resposta ≥ 20% em sintomas positivos, negativos e/ou cognitivos, medidos por escala validada e padronizada (p. ex., Escala das Síndromes Positiva e Negativa [PANSS] e Escala Breve de Avaliação Psiquiátrica [BPRS]).
- Dois ou mais tratamentos adequados com antipsicóticos diferentes.
- Duração de seis semanas ou mais para cada tratamento com antipsicótico.
- Dose diária ≥ 600 mg equivalentes de clorpromazina.
- Sintomatologia atual pelo menos moderada.
- Prejuízo pelo menos moderado na funcionalidade, medido por escala validada e padronizada (p. ex., Sequential Organ Failure Assessment [SOFAS]).
- Adesão documentada ao tratamento, com pelo menos 80% das doses tomadas de acordo com a prescrição.

Tendo em vista a dificuldade em precisar a adesão ao tratamento, o consenso sugere que idealmente seja feito pelo menos um tratamento com um antipsicótico injetável de longa duração, a fim de se descartar a não adesão como confundidor de resistência. A duração do tratamento deve ser de pelo menos seis semanas após atingido o estado de equilíbrio do antipsicótico (aproximadamente quatro meses).

NEUROBIOLOGIA DA ESQUIZOFRENIA RESISTENTE AO TRATAMENTO

Até o momento, os mecanismos que levam ao surgimento da ERT ainda não foram totalmente compreendidos. Diversas hipóteses, no entanto, tentam explicá-los. Uma das principais seria a teoria da hipersensibilidade dopaminérgica, onde o bloqueio contínuo dos receptores D_2 dopaminérgicos pelo uso de antipsicóticos levaria a um aumento do seu número ou de sua afinidade à dopamina.[52] Tal teoria explicaria a resistência ao tratamento tardia, quando existe melhora sintomática inicial, porém, após algum tempo, a resposta cessa, e o indivíduo se torna resistente.[49] Outra hipótese importante seria a de uma disfunção nos receptores de glutamato em interneurônios GABAérgicos em indivíduos com síntese dopaminérgica normal, o que explicaria por que alguns pacientes já não apresentam resposta mínima ao tratamento com antipsicóticos desde o início da doença. Reforçando essa hipótese, um estudo longitudinal recente mostrou que indivíduos com ERT que tiveram melhora sintomática após 12 semanas de tratamento com a clozapina apresentaram maior redução dos níveis de glutamato no núcleo caudato.[53] Melhor compreensão da neurobiologia da ERT pode ter implicações para tratamentos futuros, como o desenvolvimento de fármacos com ações em alvos não dopaminérgicos.[54]

TRATAMENTO FARMACOLÓGICO DA ESQUIZOFRENIA RESISTENTE AO TRATAMENTO

Para os casos resistentes ao tratamento, a clozapina é considerada a medicação de escolha, tendo eficácia e efetividade superiores aos demais antipsicóticos.[55,56] No entanto, devido ao seu perfil de efeitos colaterais – em especial agranulocitose em cerca de 1% dos indivíduos –, seu uso deve ser reservado para os casos de resistência ao tratamento. Para minimizar o risco de agranulocitose, recomenda-se a introdução da clozapina de forma gradual e o acompanhamento hematológico regular durante todo o tratamento. Além da agranulocitose, outros efeitos colaterais podem surgir durante o tratamento com a clozapina, como sonolência, hipotensão, alterações cardíacas, constipação, sialorreia, outras alterações hematológicas, síndrome metabólica, convulsões ou sintomas obsessivo-compulsivos, devendo cada um deles ser manejado de maneira individualizada. Além disso, o tabagismo pode alterar os níveis séricos da clozapina – pela indução da enzima hepática CYP450-1A2 –, sendo importante atentar para ajustes de doses necessários ou para o surgimento de efeitos colaterais da clozapina em casos de redução/descontinuação do tabagismo.[57]

A identificação precoce da ERT e a introdução da clozapina em tempo hábil podem ser determinantes para o prognóstico do indivíduo no longo prazo.[58] Além disso, não há evidências consistentes para a troca por um terceiro antipsicótico que não a clozapina após falha terapêutica a dois anteriores, para o uso de polifarmácia, para o uso de doses elevadas de antipsicóticos ou para o tratamento por mais tempo do que o recomendado pelos consensos.[59]

ESQUIZOFRENIA SUPER-RESISTENTE AO TRATAMENTO

Considerando aqueles indivíduos com ERT, até 60% deles não apresentam resposta adequada ao tratamento com a clozapina, sendo considerados super-resistentes (esquizofrenia resistente à clozapina).[60] Considera-se um tratamento adequado com a clozapina quando este é realizado em um período de, pelo menos, 12 semanas, na dose mínima de 300 mg[51] e com adesão ao tratamento documentada. Idealmente, devem ser feitas dosagens séricas, que devem ter níveis plasmáticos iguais ou superiores a 350 ng/mL, para descartar não adesão ao tratamento ou interferências em seus níveis séricos relacionados ao tabagismo ou ao sexo.[61] Caso não seja possível uma dosagem sérica da clozapina, sugere-se tentar atingir a dose de 500 mg/dia, conforme tolerância do paciente.[51] Até o momento, não existem dados consistentes na literatura que possam predizer quais indivíduos irão responder ao tratamento com a clozapina.[53]

Nos casos de resistência comprovada à clozapina, recomenda-se estratégias de potencialização. A eletroconvulsoterapia (ECT), concomitante à clozapina, se mostrou superior à clozapina na redução de sintomas psicóticos em estudo de *follow-up* e em metanálise de ensaios clínicos randomizados (ECRs).[62]

Estratégias de combinação de antipsicóticos com a clozapina são frequentemente utilizadas na prática clínica. No entanto, metanálises de ECRs não têm mostrado evidências de qualidade suficientes que as justifiquem.[63] Além disso, uma das metanálises encontrou apenas resultados com estudos de baixa qualidade combinando a clozapina com medicações de outras classes – como estabilizadores do humor, anticonvulsivantes ou agentes glutamatérgicos – ou com estimulação magnética transcraniana, de corrente contínua ou, ainda, com TCC.[63]

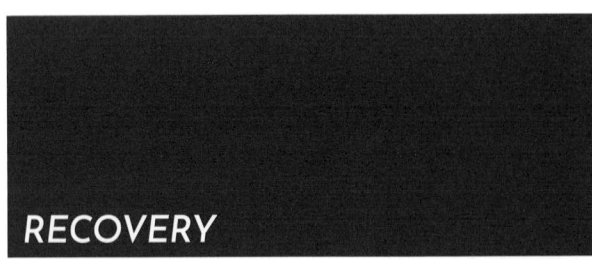

RECOVERY

Como exposto ao longo deste capítulo, a evolução da esquizofrenia pode ser bastante variada, de casos graves que necessitam de múltiplas internações a pacientes que apresentam remissão completa após um único episódio.

Nos últimos anos, o conceito de *recovery* (recuperação) tem se estabelecido como um novo paradigma, ultrapassando a noção de remissão sintomática como desfecho do tratamento. Dessa maneira, entende-se que a recuperação pessoal é considerada o objetivo principal, sendo esta um processo único para cada paciente. O *recovery* engloba a busca pela satisfação pessoal, esperança e contribuição em diversos âmbitos da vida do indivíduo, como social e ocupacional, além do conhecimento próprio, crescimento pessoal e autoaceitação, por meio de um processo gradativo e autogerenciado, que pode contar com o auxílio dos profissionais. Engloba a melhora sintomática e funcional, mas amplia as possibilidades e enfatiza a busca por uma vida plena, aceitando os desafios impostos pela doença.

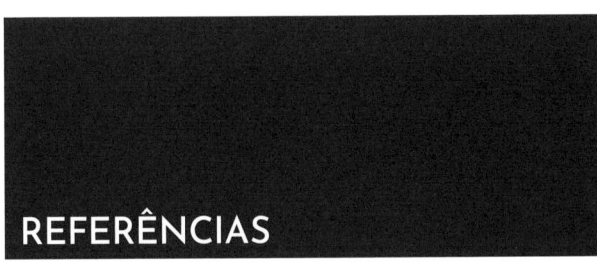

REFERÊNCIAS

1. Saha S, Chant D, Welham J, McGrath J. A systematic review of the prevalence of schizophrenia. PLoS Med. 2005;2(5):e141.

2. Charlson FJ, Ferrari AJ, Santomauro DF, Diminic S, Stockings E, Scott JG, et al. Global epidemiology and burden of schizophrenia: findings from the global burden of disease study 2016. Schizophr Bull. 2018;44(6):1195-203.

3. Hjorthøj C, Stürup AE, McGrath JJ, Nordentoft M. Years of potential life lost and life expectancy in schizophrenia: a systematic review and meta-analysis. Lancet Psychiatry. 2017;4(4):295-301.

4. Siris SG. Suicide and schizophrenia. J Psychopharmacol. 2001;15(2):127-35.

5. Brown S. Excess mortality of schizophrenia: a meta-analysis. Br J Psychiatry. 1997;171:502-8.

6. American Psychiatric Association. Diagnostic and statistical manual of mental disorders: DSM-V. 5th ed. Washington: APA; 2013.

7. World Health Organization. ICD-11 for Mortality and Morbidity Statistics (ICD-11 MMS). Geneva: WHO; 2020.

8. Wallwork RS, Fortgang R, Hashimoto R, Weinberger DR, Dickinson D. Searching for a consensus five-factor model of the positive and negative syndrome scale for schizophrenia. Schizophr Res. 2012;137(1-3):246-50.

9. Higuchi CH, Ortiz B, Berberian AA, Noto C, Cordeiro Q, Belangero SI, et al. Factor structure of the positive and negative syndrome scale (PANSS) in Brazil: convergent validation of the Brazilian version. Rev Bras Psiquiatr. 2014;36(4):336-9.

10. Kirkpatrick B, Fenton WS, Carpenter WT Jr, Marder SR. The NIMH-MATRICS consensus statement on negative symptoms. Schizophr Bull. 2006;32(2):214-9.

11. Kahn RS, Keefe RSE. Schizophrenia is a cognitive illness: time for a change in focus. JAMA Psychiatry. 2013;70(10):1107-12.

12. Sheffield JM, Karcher NR, Barch DM. Cognitive deficits in psychotic disorders: a lifespan perspective. Neuropsychol Rev. 2018;28(4):509-33.

13. Dickinson D, Ramsey ME, Gold JM. Overlooking the obvious: a meta-analytic comparison of digit symbol coding tasks and other cognitive measures in schizophrenia. Arch Gen Psychiatry. 2007;64(5):532-42.

14. Araripe Neto AGA, Bressan RA, Busatto Filho G. Fisiopatologia da esquizofrenia: aspectos atuais. Rev Psiquiatr Clín. 2007;34(suppl 2):198-203.

15. Carlsson A, Lindqvist M. Effect of chlorpromazine or haloperidol on formation of 3-methoxytyramine and normetanephrine in mouse brain. Acta Pharmacol Toxicol. 1963;20:140-4.

16. Davis KL, Kahn RS, Ko G, Davidson M. Dopamine in schizophrenia: a review and reconceptualization. Am J Psychiatry. 1991;148(11):1474-86.

17. Kapur S. Psychosis as a state of aberrant salience: a framework linking biology, phenomenology, and pharmacology in schizophrenia. Am J Psychiatry. 2003;160(1):13-23.

18. Uno Y, Coyle JT. Glutamate hypothesis in schizophrenia. Psychiatry Clin Neurosci. 2019;73(5):204-15.

19. Stahl SM. Beyond the dopamine hypothesis of schizophrenia to three neural networks of psychosis: dopamine, serotonin, and glutamate. CNS Spectr. 2018;23(3):187-91.

20. Weinberger DR. The pathogenesis of schizophrenia: a neurodevelopmental theory. In: Nasrallah HA, Weinberger DR, editors. Handbook of schizophrenia. Amsterdam: Elsevier; 1986. v. 1.

21. Murray RM, Lewis SW. Is schizophrenia a neurodevelopmental disorder? Br Med J. 1987;295(6600):681-2.

22. Friston KJ. The disconnection hypothesis. Schizophr Res. 1998;30(2):115-25.

23. Andreasen NC, Paradiso S, O'Leary DS. Cognitive dysmetria as an integrative theory of schizophrenia: A dysfunction in cortical-subcortical-cerebellar circuitry? Schizophr Bull. 1998;24(2):203-18.

24. Karbasforoushan H, Woodward ND. Resting-state networks in schizophrenia. Curr Top Med Chem. 2012;12(21):2404-14.

25. Stilo SA, Murray RM. Non-genetic factors in schizophrenia. Curr Psychiatry Rep. 2019;21(10):100.

26. Caspi A, Moffitt TE, Cannon M, McClay J, Murray R, Harrington HL, et al. Moderation of the effect of adolescent-onset cannabis use on adult psychosis by a functional polymorphism in the catechol-O-methyltransferase gene: longitudinal evidence of a gene X environment interaction. Biol Psychiatry. 2005;57(10):1117-27.

27. Sullivan P, Kendler K, Neale M. Schizophrenia as a complex trait: evidence from a meta-analysis of twin studies. Arch Gen Psychiatry. 2003;60(12):1187-92.

28. Cardno AG, Marshall EJ, Coid B, Macdonald AM, Ribchester TR, Davies NJ, et al. Heritability estimates for psychotic disorders: the Maudsley twin psychosis series. Arch Gen Psychiatry. 1999;56(2):162-8.

29. Gejman PV, Sanders AR, Kendler KS. Genetics of schizophrenia: new findings and challenges. Annu Rev Genomics Hum Genet. 2011;12:121-44.

30. Henriksen MG, Nordgaard J, Jansson LB. Genetics of schizophrenia: overview of methods, findings and limitations. Front Hum Neurosci. 2017;11:322.

31. Müller N, Weidinger E, Leitner B, Schwarz MJ. The role of inflammation in schizophrenia. Front Neurosci. 2015;9:372.

32. Mongan D, Ramesar M, Föcking M, Cannon M, Cotter D. Role of inflammation in the pathogenesis of schizophrenia: a review of the evidence, proposed mechanisms and implications for treatment. Early Interv Psychiatry. 2020;14(4):385-97.

33. Johnstone EC, Crow TJ, Frith CD, Husband J, Kreel L. Cerebral ventricular size and cognitive impairment in chronic schizophrenia. Lancet. 1976;308(7992):924-6.

34. Crossley NA, Mechelli A, Ginestet C, Rubinov M, Bullmore ET, McGuire P. Altered hub functioning and compensatory activations in the connectome: a meta-analysis of functional neuroimaging studies in schizophrenia. Schizophr Bull. 2016;42(2):434-42.

35. Lally J, Ajnakina O, Stubbs B, Cullinane M, Murphy KC, Gaughran F, et al. Remission and recovery from first-episode psychosis in adults: systematic review and meta-analysis of long-term outcome studies. Br J Psychiatry. 2017;211(6):350-8.

36. Haas GL, Sweeney JA. Premorbid and onset features of first--episode schizophrenia. Schizophr Bull. 1992;18(3):373-86.

37. Schultze-Lutter F, Ruhrmann S, Berning J, Maier W, Klosterkotter J. Basic symptoms and ultrahigh risk criteria: symptom development in the initial prodromal state. Schizophr Bull. 2010;36(1):182-91.

38. Yung AR, Phillips LJ, McGorry PD, McFarlane CA, Francey S, Harrigan S, et al. Prediction of psychosis: a step towards indicated prevention of schizophrenia. Br J Psychiatry Suppl. 1998;172(33):14-20.

39. Fusar-Poli P, Bonoldi I, Yung AR, Borgwardt S, Kempton MJ, Valmaggia L, et al. Predicting psychosis: meta-analysis of transition outcomes in individuals at high clinical risk. Arch Gen Psychiatry. 2012;69(3):220-9.

40. Stafford MR, Jackson H, Mayo-Wilson E, Morrison AP, Kendall T. Early interventions to prevent psychosis: systematic review and meta-analysis. BMJ. 2013;346:f185.

41. Marshall M, Lewis S, Lockwood A, Drake R, Jones P, Croudace T. Association between duration of untreated psychosis and ou-

tcome in cohorts of first-episode patients: a systematic review. Arch Gen Psychiatry. 2005;62(9):975-83.

42. National Institute for Health and Care Excellence. Psychosis and schizophrenia in adults: prevention and management. London: National Institute for Health and Care Excellence; 2014.

43. Jobson KO. The international psychopharmacology algorithm project. IPAP; 2015 [acesso em 3 abr. 2021]. Disponível em: www.ipap.org.

44. Huhn M, Nikolakopoulou A, Schneider-Thoma J, Krause M, Samara M, Peter N, et al. Comparative efficacy and tolerability of 32 oral antipsychotics for the acute treatment of adults with multi-episode schizophrenia: a systematic review and network meta-analysis. Lancet. 2019;394(10202):939-51.

45. Subotnik KL, Casaus LR, Ventura J, Luo JS, Hellemann GS, Gretchen-Doorly D, et al. Long-acting injectable risperidone for relapse prevention and control of breakthrough symptoms after a recent first episode of schizophrenia. JAMA Psychiatry. 2015;72(8):822-9.

46. Carbon M, Correll CU. Thinking and acting beyond the positive: the role of the cognitive and negative symptoms in schizophrenia. CNS Spectr. 2014;19(Suppl 1):38-52.

47. Stahl SM. Prescriber's guide: Stahl's essential psychopharmacology. 5th ed. New York: Cambridge University Press; 2014.

48. UpToDate. Pharmacology of antipsychotics: dosing (adult), formulations, kinetics and potential for drug interactions [Internet]. Waltham: UpToDate; 2021 [acesso em 4 abr. 2021]. Disponível em: https://www.uptodate.com/contents/image?imageKey=PSYCH%2F60624&topicKey=PSYCH%2F14805&source=see_link.

49. Lally J, Ajnakina O, Di Forti M, Trotta A, Demjaha A, Kolliakou A, et al. Two distinct patterns of treatment resistance: clinical predictors of treatment resistance in first-episode schizophrenia spectrum psychoses. Psychol Med. 2016;46(15):3231-40.

50. Essock SM, Hargreaves WA, Dohm FA, Goethe J, Carver L, Hipshman L. Clozapine eligibility among state hospital patients. Schizophr Bull. 1996;22(1):15-25.

51. Howes OD, McCutcheon R, Agid O, Bartolomeis A, van Beveren NJM, Birnbaum ML, et al. Treatment-resistant schizophrenia: treatment response and resistance in psychosis (TRRIP) working group consensus guidelines on diagnosis and terminology. Am J Psychiatry. 2017;174(3):216-29.

52. Oda Y, Kanahara N, Iyo M. Alterations of dopamine D2 receptors and related receptor-interacting proteins in schizophrenia: the pivotal position of dopamine supersensitivity psychosis in treatment-resistant schizophrenia. Int J Mol Sci. 2015;16(12):30144-63.

53. McQueen G, Sendt KV, Gillespie A, Avila A, Lally J, Vallianatou K, et al. Changes in brain glutamate on switching to clozapine in treatment-resistant schizophrenia. Schizophr Bull. 2021;sbaa156.

54. Potkin SG, Kane JM, Correll CU, Lindenmayer JP, Agid O, Marder SR, et al. The neurobiology of treatment-resistant schizophrenia: paths to antipsychotic resistance and a roadmap for future research. NPJ Schizophr. 2020;6(1):1.

55. Kane J, Honigfeld G, Singer J, Meltzer H. Clozapine for the treatment-resistant schizophrenic: a double-blind comparison with chlorpromazine. Arch Gen Psychiatry. 1988;45(9):789-96.

56. Tiihonen J, Mittendorfer-Rutz E, Majak M, Mehtälä J, Hoti F, Jedenius E, et al. Real-world effectiveness of antipsychotic treatments in a nationwide cohort of 29 823 patients with schizophrenia. JAMA Psychiatry. 2017;74(7):686-93.

57. Haring C, Meise U, Humpel C, Saria A, Fleischhacker WW, Hinterhuber H. Dose-related plasma levels of clozapine: influence of smoking behaviour, sex and age. Psychopharmacology. 1989;99(Suppl):S38-40.

58. Yada Y, Yoshimura B, Kishi Y. Correlation between delay in initiating clozapine and symptomatic improvement. Schizophr Res. 2015;168(1-2):585-6.

59. Kane JM, Agid O, Baldwin ML, Howes O, Lindenmayer JP, Marder S, et al. Clinical guidance on the identification and management of treatment-resistant schizophrenia. J Clin Psychiatry. 2019;80(2):18com12123.

60. Siskind D, Siskind V, Kisely S. Clozapine response rates among people with treatment-resistant schizophrenia: data from a systematic review and meta-analysis. Can J Psychiatry. 2017;62(11):772-7.

61. Remington G, Agid O, Foussias G, Ferguson L, McDonald K, Powell V. Clozapine and therapeutic drug monitoring: is there sufficient evidence for an upper threshold? Psychopharmacology. 2013;225(3):505-18.

62. Wang G, Zheng W, Li XB, Wang SB, Cai DB, Yang XH, et al. ECT augmentation of clozapine for clozapine-resistant schizophrenia: a meta-analysis of randomized controlled trials. J Psychiatr Res. 2018;105:23-32.

63. Wagner E, Löhrs L, Siskind D, Honer WG, Falkai P, Hasan A. Clozapine augmentation strategies: a systematic meta-review of available evidence. Treatment options for clozapine resistance. J Psychopharmacol. 2019;33(4):423-35.

Para *quizzes* sobre o conteúdo do livro e casos clínicos complementares, acesse:

https://apoio.grupoa.com.br/tratadopsi/

20

TRANSTORNO BIPOLAR

FRANCISCO DIEGO RABELO-DA-PONTE
TAIANE DE AZEVEDO CARDOSO
IVES CAVALCANTE PASSOS
FLÁVIO KAPCZINSKI

O transtorno bipolar (TB) é umas das 10 principais causas de incapacidade em todo o mundo. Além disso, essa população tem alto risco de morte por suicídio e baixa expectativa de vida quando comparada à população geral. Esse transtorno caracteriza-se pela presença de episódios depressivos e maníacos, que, na maioria das vezes, podem iniciar antes dos 25 anos de idade. Apesar da gravidade do transtorno, o tempo até receber o diagnóstico clínico adequado é, muitas vezes, prolongado para uma parcela grande dos indivíduos, que, se não tratados adequadamente, podem apresentar quadros mais severos, com prejuízos cognitivos e sociais e maior refratariedade ao tratamento.

De acordo com a Organização Mundial da Saúde (OMS), o TB está entre as 10 principais causas de anos de vida ajustados por incapacidade em adultos jovens. Pessoas com esse transtorno têm, aproximadamente, 20 a 30 vezes mais probabilidade de morrer por suicídio quando comparadas à população geral.[1,2] Na verdade, o TB pode responder por um quarto de todos os suicídios. Além disso, foi relatado que a expectativa de vida diminui em nove anos para esses pacientes, em virtude não só do suicídio, mas também por um aumento na taxa de mortalidade relacionada a doenças cardiovasculares. Sabe-se, ainda, que há um atraso médio de 10 anos entre o aparecimento dos primeiros sintomas e o diagnóstico formal, e que apenas 20% dos pacientes que estão vivenciando um episódio depressivo bipolar são diagnosticados corretamente no primeiro ano em que buscam tratamento.[3]

Um estudo prospectivo demonstrou que durante aproximadamente metade do tempo os pacientes se apresentavam sintomáticos (TB tipo I: 46,6%; TB tipo II: 55,8%), sendo que os sintomas depressivos tiveram grande predominância sobre os de mania ou hipomania (a razão foi de 3:1 e de 37:1, respectivamente, para o TB tipo I e o TB tipo II).[4] O curso longitudinal do transtorno é heterogêneo, mas, em média, o risco de recorrência aumenta com o número de episódios anteriores, e uma parcela dos pacientes apresenta trajetória perniciosa associada a prejuízo neurocognitivo e refratariedade ao tratamento. Além disso, o número de episódios está associado a diminuição do limiar para o desenvolvimento de novos episódios e risco aumentado de demência em longo prazo. O curso progressivo da doença em pacientes com episódios múltiplos é chamado de progressão clínica, cuja base biológica é definida como neuroprogressão.

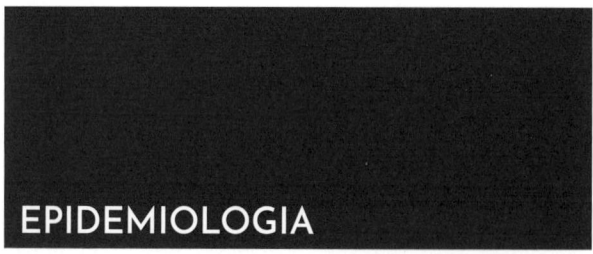

EPIDEMIOLOGIA

De acordo com a World Mental Health Survey Initiative, o TB afeta 2,4% da população mundial ao longo da vida. Entre os subtipos, o tipo I tem prevalência ao longo da vida estimada em 0,6%, já o tipo II, em 0,4%, enquanto 1,4% é referente ao transtorno subsindrômico.[5] De acordo com a mesma fonte, no Brasil, a prevalência é semelhante à observada no restante do mundo, afetando, ao longo da vida, 2,1% da população, sendo 0,9 e 0,2% referentes, respectivamente, aos tipos I e II.[5] Um estudo recente incluindo 6.743 indivíduos com idades entre 12 e 30 anos que buscaram serviço ambulatorial na Austrália verificou que a incidência do TB foi de 4,3% em um acompanhamento médio de 22 meses.[6]

Os primeiros episódios de humor do TB têm início antes dos 25 anos de idade em mais de 70% dos casos.[7,8] Em um estudo incluindo indivíduos com TB tipo I (n = 155) e tipo II (n = 39), com no máximo cinco anos de doença, foi verificado que 69% dos sujeitos tiveram o início do transtorno antes dos 23 anos; 22%, entre 24 e 37 anos; e 9%, depois dos 38 anos.[7]

Cabe destacar que o TB está associado a elevadas taxas de incapacidade, reduzindo o funcionamento psicossocial e aumentando custos econômicos.[9-11]

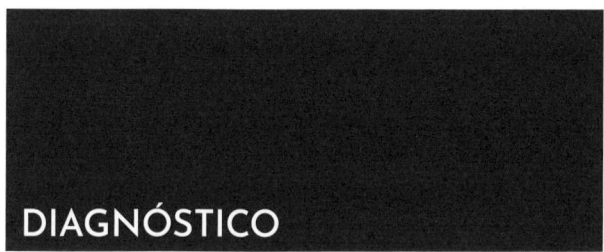

DIAGNÓSTICO

TRANSTORNO BIPOLAR TIPO I

O TB tipo I é caracterizado pela presença de pelo menos um episódio maníaco ao longo da vida. Cabe destacar que esse episódio pode ter sido ou não acompanhado por um episódio depressivo ao longo da vida.

TRANSTORNO BIPOLAR TIPO II

O TB tipo II é confirmado quando há a presença de pelo menos um episódio hipomaníaco e um episódio depressivo ao longo da vida.

TRANSTORNO CICLOTÍMICO

O transtorno ciclotímico é caracterizado por cronicidade e oscilações do humor. O diagnóstico é realizado quando, por um período de pelo menos dois anos (um ano para crianças e adolescentes), o sujeito apresenta vários períodos de sintomas hipomaníacos e depressivos, sem jamais atender a todos os critérios para um episódio de mania, hipomania ou depressão maior.

DIAGNÓSTICO DIFERENCIAL

- Transtorno depressivo maior (TDM) (**Tab. 20.1**).
- Transtorno de déficit de atenção/hiperatividade (TDAH) (**Tab. 20.2**).
- Transtorno da personalidade *borderline*: a *labilidade* do humor e a impulsividade são comuns em ambas as condições. Para o diagnóstico de TB, os sintomas devem representar um episódio distinto e um aumento notável em relação ao comportamento habitual do indivíduo. Não deve ser feito diagnóstico de transtorno da personalidade durante episódio de humor não tratado.
- Transtorno por uso de substâncias: um diagnóstico primário de TB deve ser estabelecido com base nos sintomas que persistem depois que as substâncias não estão mais sendo usadas.

TABELA 20.1
DIFERENÇAS CLÍNICAS QUE AUXILIAM NO DIAGNÓSTICO DIFERENCIAL ENTRE A BIPOLARIDADE E A UNIPOLARIDADE

	Bipolaridade	Unipolaridade
Sintomatologia	- Hipersonia - Hiperfagia ou aumento de peso - Retardo ou agitação psicomotora - Sintomas psicóticos - Culpa patológica - Labilidade do humor - Irritabilidade - Pensamento acelerado	- Insônia inicial/sono reduzido - Perda do apetite ou de peso - Nível de atividade normal - Queixas somáticas
Curso da doença	- Primeiro episódio depressivo com < 25 anos - Múltiplos episódios	- Primeiro episódio depressivo com > 25 anos - Duração longa do episódio atual
História familiar	- História familiar positiva para bipolaridade	- História familiar negativa para bipolaridade

TABELA 20.2
DIFERENÇAS CLÍNICAS QUE AUXILIAM NO DIAGNÓSTICO DIFERENCIAL ENTRE SINTOMAS MANÍACOS E TDAH

Sintoma	Sintomas maníacos	TDAH
Elação	Episódica, prolongada e inapropriada	Se presente, não é episódica
Irritabilidade	Episódica e prolongada	Pode ser um sintoma relacionado
Sono	Necessidade de sono reduzida	Insônia
Grandiosidade	Aumento não característico de confiança ou autoimportância	Não é um sintoma ou característica comum
Hiperatividade e distratibilidade	Episódicas	Fazem parte dos critérios diagnósticos, mas não são episódicas

- Transtorno de ansiedade generalizada (TAG): uma história clínica cuidadosa é necessária para diferenciar TAG de TB, uma vez que ruminações ansiosas podem ser confundidas com pensamentos acelerados, e esforços para minimizar sentimentos de ansiedade podem ser entendidos como comportamento impulsivo. É útil considerar a natureza episódica dos sintomas de bipolaridade nessa diferenciação.
- Outros: transtorno de estresse pós-traumático (TEPT), transtorno de pânico (TP), transtornos com irritabilidade acentuada.

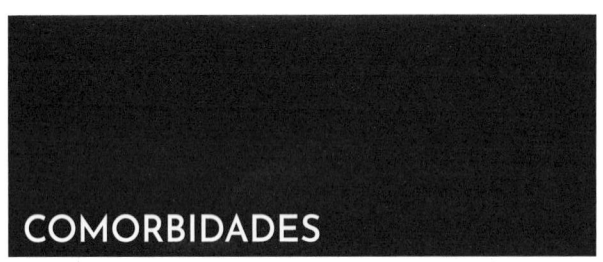

COMORBIDADES

TRANSTORNO BIPOLAR TIPO I

Transtornos mentais comórbidos são comuns, sendo os mais frequentes os transtornos de ansiedade, que ocorrem em cerca de três quartos dos indivíduos. Qualquer transtorno disruptivo, TDAH, transtorno do controle de impulsos ou da conduta, e qualquer transtorno por uso de substâncias ocorrem em mais da metade dos indivíduos com TB tipo I. Síndrome metabólica e enxaqueca são mais comuns entre pessoas com TB do que na população em geral. Mais da metade daqueles cujos sintomas satisfazem os critérios de TB tem um transtorno por uso de álcool, e aqueles com os dois transtornos têm grande risco de tentar suicídio.

TRANSTORNO BIPOLAR TIPO II

Cerca de 60% das pessoas com TB tipo II têm três ou mais transtornos mentais comórbidos; 75% têm transtorno de ansiedade; e 37%, transtorno por uso de substâncias. Crianças e adolescentes com TB tipo II têm taxa superior de transtornos de ansiedade comórbidos comparados àqueles com TB tipo I, e o transtorno de ansiedade ocorre mais frequentemente antes do TB. Cerca de 15% das pessoas com TB tipo II têm pelo menos um transtorno alimentar ao longo da vida, com o transtorno de compulsão alimentar sendo mais comum que bulimia e anorexia nervosas.

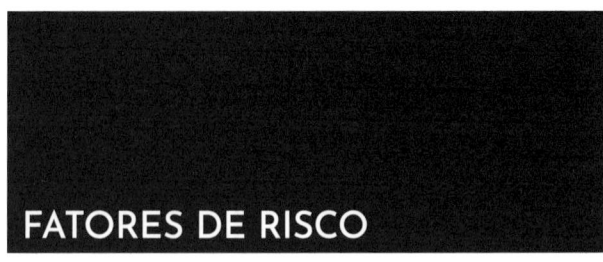

FATORES DE RISCO

GENÉTICOS

A história familiar está entre os fatores de risco mais consistentes. Há, em média, risco 10 vezes maior entre parentes adultos de indivíduos com TB tipo I e TB tipo II. A magnitude do risco aumenta com o grau de parentesco. Um estudo apontou herdabilidade genética de 58%.[12] Outros estudos indicam que a associação entre gêmeos monozigóticos ocorre em 40-80%.[13] A concordância entre gêmeos e hereditariedade indica a importância do componente genético no desenvolvimento do transtorno. A associação entre genótipo e fenótipo nos transtornos psiquiátricos é claramente complexa, mas há estudos que demonstram que eles compartilham uma causa genética comum (p. ex., um grande estudo populacional demonstrou haver uma sobreposição na suscetibilidade genética entre bipolaridade e esquizofrenia).[13,14]

Estudos recentes com uso de associação genômica ampla (GWAS, do inglês *genome-wide association studies*) permitiram progressos com descobertas genéticas sobre a etiologia do TB.[15] Por intermédio dessas pesquisas, diversos genes têm sido identificados como associados ao transtorno, por exemplo, o CACNA1C, que codifica a subunidade alfa do canal de cálcio do tipo L, o NCAN, que codifica a neurocan, uma glicoproteína da matriz extracelular expressada no cérebro, e o ODZ 4, que codifica um membro de uma família de proteínas da superfície celular, as teneurinas.[13] Estimativas por meio de métodos com GWAS sugerem que 38% da variância fenotípica no TB poderia ser explicada pelo impacto cumulativo de vários alelos comuns de efeitos pequenos.[13] Uma metanálise avaliou as vias envolvidas na predisposição genética ao TB, com resultados que incluíram vias da regulação hormonal, dos canais de cálcio, dos sistemas de segundos mensageiros e da sinalização de glutamato, entre outros.[16]

AMBIENTAIS

Além dos fatores genéticos associados ao TB, deve-se, também, levar em consideração os fatores ambientais.

A importância de detectar tais aspectos é crucial para o desenvolvimento de intervenções que modifiquem o início e o curso dessa patologia.[17] O trauma precoce é um fator ambiental que tem sido classicamente estudado no TB. Uma metanálise apontou que pessoas com esse transtorno relatam terem sofrido trauma na infância 2,63 vezes mais que indivíduos saudáveis.[18] Além disso, aqueles com TB que sofreram trauma infantil apresentam primeiro episódio de humor mais precocemente, mais ciclagem rápida e condições mais graves do transtorno quando comparados aos que não vivenciaram trauma infantil.[19] Entre os tipos de trauma precoce, o abuso e a negligência têm associação positiva com a ocorrência e a gravidade de sintomas prodrômicos em sujeitos com TB. Já outros tipos de trauma, como abuso sexual e emocional, afetam a *performance* cognitiva (memória visual e verbal, fluência verbal e flexibilidade cognitiva) em pessoas com TB.[20,21]

Alguns fatores pré-natais e perinatais aumentam o risco de desenvolvimento do transtorno ao longo da vida, como parto cesáreo, infecção materna durante a gravidez, fumo durante a gravidez e elevada idade paterna.[17] Uma metanálise recente apresentou que o tamanho da circunferência da cabeça (< 32 cm) aumenta a chance de desenvolver TB na vida adulta em 5,4 vezes.[22]

O uso e o abuso de substâncias psicoativas é outro fator de risco ambiental relacionado ao TB. Por exemplo, sujeitos com transtorno por uso de álcool apresentam 4,1 vezes mais chances de terem TB quando comparados àqueles sem esse transtorno.[23] Porém, essa chance de desenvolver TB aumenta em cinco vezes entre aqueles que usam qualquer droga ilícita quando comparados com aqueles que não usam.[23] Adicionado a isso, o uso de cocaína se mostrou importante fator de risco para a conversão de TDM para TB em um estudo de coorte, com uma razão de chance de 3,41, comparados aos sujeitos com TB que não usaram cocaína.[24]

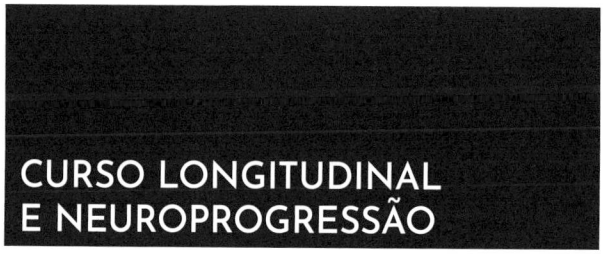

CURSO LONGITUDINAL E NEUROPROGRESSÃO

Antes do surgimento do quadro clínico que caracteriza o TB, os indivíduos podem apresentar alterações fenotípicas específicas. Dessa maneira, há estudos que avaliam como ocorre o TB antes do diagnóstico formal. Duffy e colaboradores[25] propuseram um modelo longitudinal sobre o curso desenvolvimental do TB. No primeiro estágio, há presença de sintomas de ansiedade, problemas de sono, dificuldades de aprendizagem e TDAH. No segundo estágio, são prevalentes sintomas depressivos inespecíficos (p. ex., apatia, anedonia), distimia e ciclotimia. O terceiro estágio é caracterizado pela presença de TDM com episódio único. Nesse estágio, já é clinicamente perceptível o início do declínio funcional dessas pessoas. O quarto estágio apresenta o quadro característico do TB, isto é, um indivíduo com episódios maníacos e/ou hipomaníacos.[26] É interessante observar que os filhos das pessoas com TB que não respondem ao lítio parecem apresentar um quadro clinicamente mais grave e com transtornos do neurodesenvolvimento, diferentemente dos filhos de pessoas com TB que respondem ao lítio.[25,26]

Dados de outras coortes de filhos de sujeitos com TB, como Course and Outcome of Bipolar Youth (COBY) e Pittsburgh Bipolar Offspring Study (BIOS), sugerem que o transtorno tem uma trajetória heterotípica, bem como sintomas prévios desde a infância e adolescência, antes do primeiro episódio maníaco.[27,28] Além disso, indivíduos de alto risco para TB (filhos de pais com o transtorno) apresentaram elevada prevalência de transtornos de ansiedade, transtornos disruptivos do comportamento, TDAH, transtorno por uso de substâncias, bem como maior incidência de episódios maníacos ou hipomaníacos.[27]

Também há modelos sobre o curso do TB após o diagnóstico formal. Eles são baseados em evidências recentes que sugerem que o TB é uma condição com curso clínico progressivo, de modo que maior número de episódios de humor está associado a maior risco de novos episódios agudos, maior gravidade dos sintomas, duração mais longa dos episódios agudos e maiores taxas de refratariedade ao tratamento farmacológico. Além disso, o número de episódios também está associado a prejuízos funcional e cognitivo e pior qualidade de vida. Um desses modelos é o de estadiamento/neuroprogressão, que descreve o transtorno em três estágios clínicos: (i) indivíduos com risco aumentado de desenvolver TB devido a história familiar e certos sintomas subsindrômicos preditivos de conversão para o transtorno; (ii) pacientes com poucos episódios e com funcionamento normal nos períodos interepisódicos; e (iii) pacientes com episódios recorrentes, bem como com declínio no funcionamento e na cognição.[29]

Entretanto, esse curso neuroprogressivo parece não ser comum entre todos os sujeitos com TB – um subgrupo apresenta um curso progressivo caracterizado pela aceleração dos episódios, refratariedade ao tratamento e prejuízo cognitivo e funcional, enquanto outro subgrupo não apresenta tal trajetória perniciosa.[30] Um recente estudo utilizando métodos de aprendizagem de máquina identificou três subgrupos cognitivos de pacientes com TB.[31] Um grupo tinha funcionamento neuropsicológico similar ao dos indivíduos saudáveis, outro apresentava alterações em algumas funções cognitivas e, por fim, um subgrupo tinha prejuízo em todas as funções cognitivas. Porém, o que os diferenciava eram os anos de estudo, seguido do número de hospitalizações e a idade, evidenciando que o TB apresenta uma trajetória clínica heterogênea. As recentes evidências têm apontado para uma sobreposição entre fatores desenvolvimentais e neuroprogressivos do TB.

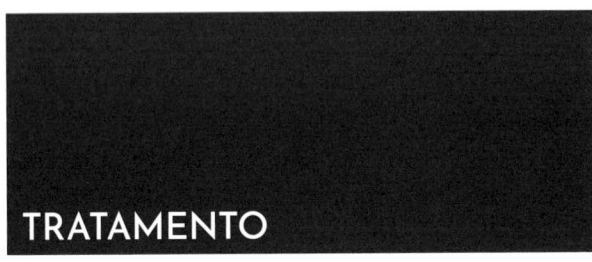

TRATAMENTO

Uma das principais diretrizes para tratamento farmacológico do TB chama-se Canadian Network for Mood and Anxiety Treatments (CANMAT). O CANMAT divide as medicações em quatro linhas, baseando-se no nível de evidência dos estudos. O nível 1 consiste em metanálises com pequeno intervalo de confiança ou estudos duplos-cegos replicados e ensaio clínico randomizado, que inclui placebo ou comparação de controle ativo (n ≥ 30 em cada braço de tratamento ativo). O nível 2 refere-se a metanálises com grande intervalo de confiança ou um ensaio clínico randomizado duplo-cego controlado com placebo ou condição de comparação de controle ativo (n ≥ 30 em cada braço de tratamento ativo). O nível 3 envolve, pelo menos, um ensaio clínico randomizado duplo-cego controlado com placebo ou condição de comparação de controle ativo (n = 10-29 em cada braço de tratamento ativo) ou dados administrativos do sistema de saúde. Por fim, o nível 4 refere-se a ensaios clínicos não controlados, relatos de caso e opinião de especialistas.[32]

Durante a primeira avaliação, o clínico deve identificar em qual fase da doença o paciente se encontra para, a partir disso, decidir qual a melhor medicação. Além disso, nessa etapa, deve-se considerar os exames complementares do paciente (**Quadro 20.1**).

Para a escolha do fármaco para o tratamento do episódio depressivo, primeiramente, o médico deve revisar os princípios gerais do manejo dos sintomas depressivos.

QUADRO 20.1
EXAMES COMPLEMENTARES NA PRIMEIRA AVALIAÇÃO

- Hemograma completo e plaquetas
- Enzimas hepáticas
- Glicemia de jejum e hemoglobina glicada
- Colesterol total, HDL, LDL
- Triglicerídeos
- Eletrólitos e cálcio
- Bilirrubina sérica (direta, indireta e total)
- Tempo de protrombina e tempo de tromboplastina parcial ativada
- Urinálise
- Creatinina sérica (com estimativa de taxa de filtração glomerular)
- TSH
- Outros exames/avaliações:
    - eletrocardiograma (se acima de 40 anos, ou com indicação clínica);
    - exame toxicológico de urina (em suspeita/uso de substâncias);
    - teste de gravidez (mulheres em idade reprodutiva);
    - prolactina (se uso de medicações com esse efeito colateral);
    - avaliação de peso e altura, com cálculo de IMC;
    - avaliação de pressão arterial.
- Nível sérico de medicações (em caso de uso das substâncias abaixo):
    - lítio;
    - ácido valproico/valproato;
    - carbamazepina.

AVALIAR:

- Comportamentos de risco (risco de suicídio, em especial a presença de características mistas, agitação psicomotora e heteroagressividade).
- Grau de *insight*.
- Capacidade de aderir ao tratamento.
- Suporte psicossocial.
- Uso de nicotina, cafeína, álcool e outras substâncias de abuso (os pacientes devem ser estimulados a limitá-lo).
- Reinício de medicamentos se sua descontinuação recente coincidir com uma recaída depressiva.

REVISAR *STATUS* DE MEDICAÇÃO:

- Níveis séricos.
- Adesão ao tratamento.

REVISAR SINTOMAS SECUNDÁRIOS:

- Medicamentos em uso.
- Comorbidades psiquiátricas.
- Uso de substâncias.
- Outras condições médicas.

Após essa revisão, o clínico deve seguir os passos indicados no fluxograma apresentado na **Figura 20.1**. Os medicamentos recomendados pelo CANMAT para o tratamento da depressão em paciente com TB tipo I baseado no nível de evidência constam na **Tabela 20.3**.

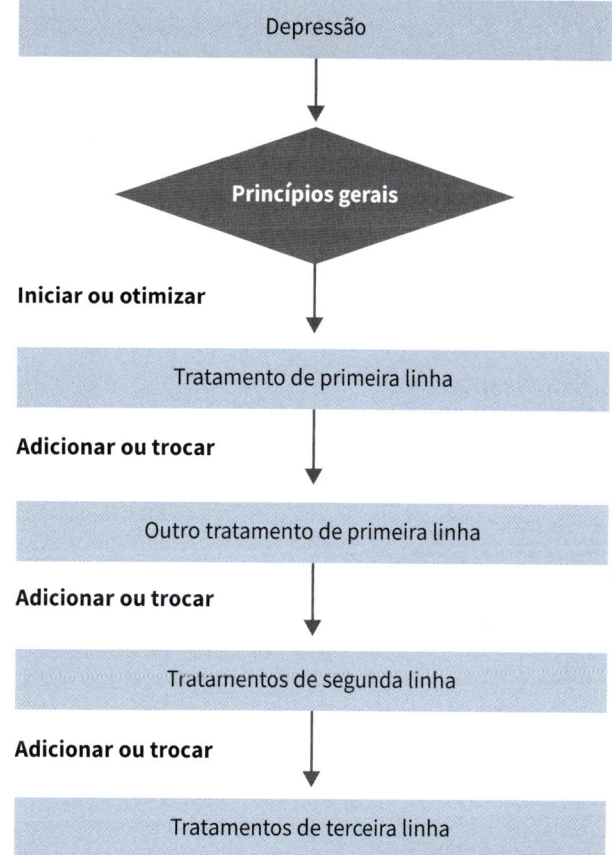

FIGURA 20.1

Fluxograma de escolha medicamentosa para o tratamento de episódios depressivos.
Fonte: Elaborada com base em Yatham e colaboradores.[32]

TABELA 20.3
MEDICAÇÕES PARA O TRATAMENTO DO EPISÓDIO DEPRESSIVO EM PACIENTES COM TRANSTORNO BIPOLAR TIPO I

Medicamentos	Nível de evidência	Observações e efeitos colaterais
Tratamento de primeira linha		
Quetiapina	Nível 1	Tolerabilidade e segurança moderados
Lurasidona + Li/AVP	Nível 1	Cautela em mulheres férteis
Lítio	Nível 2	Tolerabilidade e segurança moderados
Lamotrigina	Nível 2	Medicação bem tolerada
Lurasidona	Nível 2	Medicação bem tolerada
Lamotrigina (adj)	Nível 2	Medicação bem tolerada

TABELA 20.3
MEDICAÇÕES PARA O TRATAMENTO DO EPISÓDIO DEPRESSIVO EM PACIENTES COM TRANSTORNO BIPOLAR TIPO I

Medicamentos	Nível de evidência	Observações e efeitos colaterais
Tratamento de segunda linha		
AVP	Nível 2	Cautela em mulheres férteis
ISRS/Bupropiona	Nível 1	Risco de virada maníaca
ECT	Nível 4	Tolerabilidade moderada
Cariprazina	Nível 1	Medicação bem tolerada
Olanzapina + fluoxetina	Nível 2	Efeitos colaterais de alto impacto
Tratamento de terceira linha		
Aripiprazol (adj)	Nível 4	
Armodafinil (adj)	Nível 4	
Asenapina (adj)	Nível 4	
Carbamazepina	Nível 2	
Ácido eicosapentaenoico (EPA) (adj)	Nível 2	
Cetamina (EV) (adj)	Nível 3	
Terapia de luz +/- terapia de privação de sono (adj)	Nível 3	
Levotiroxina (adj)	Nível 3	
Modafinil (adj)	Nível 2	
N-acetilcisteína (adj)	Nível 3	
Olanzapina	Nível 1	
Pramipexol (adj)	Nível 3	
rTMS (adj)	Nível 2	
IRSN/iMAO (adj)	Nível 2	

AVP: ácido valproico; Li: lítio; ECT: eletroconvulsoterapia; adj: tratamento adjuvante; ISRS: inibidor seletivo da recaptação de serotonina; rTMS: estimulação magnética transcraniana repetitiva; IRSN: inibidor seletivo da recaptação de noradrenalina; iMAO: inibidores da monoaminaoxidase.

A **Tabela 20.4** apresenta as características clínicas que ajudam na escolha do tratamento, enquanto a **Tabela 20.5** apresenta as opções para tratamento da depressão no TB tipo II.

Caso o paciente apresente um quadro com sintomas maníacos, o clínico deve avaliar os seguintes tópicos antes da administração de um fármaco.

AVALIAR:

- Comportamentos de risco (risco de suicídio, em especial a presença de características mistas, agitação psicomotora e heteroagressividade).
- Grau de *insight*.
- Capacidade de aderir ao tratamento.
- Suporte psicossocial.

REVISAR *STATUS* DE MEDICAÇÃO:

- Níveis séricos.
- Adesão ao tratamento.
- Antidepressivos e estimulantes devem ser descontinuados.

REVISAR SINTOMAS SECUNDÁRIOS:

- Medicamentos em uso.
- Comorbidades psiquiátricas.

TABELA 20.4
CARACTERÍSTICAS CLÍNICAS QUE AJUDAM NA ESCOLHA DO TRATAMENTO PARA O EPISÓDIO DEPRESSIVO

Característica	Medicamento sugerido	
Necessidade de resposta rápida	- Quetiapina - Lurasidona - ECT	- Olanzapina + fluoxetina - Cariprazina
Cognição depressiva	- Lamotrigina	- Lurasidona
Ansiedade	- Quetiapina - Olanzapina + fluoxetina	- Lurasidona
Características mistas	- Lurasidona	
Melancolia	- ECT	
Depressão bipolar anérgica	- Tranilcipromina + lítio (ou AVP ou antipsicótico atípico)	
Sintomas psicóticos	- Associação de antipsicótico atípico	- ECT
Ciclagem rápida	- Tratar hipotireoidismo (se presente) - Excluir medicamentos antidepressivos - Tratar uso de substâncias (se presente) - Tratamento com combinações (se necessário)	- Quetiapina - Lítio - AVP - Olanzapina
Casos refratários ou pacientes com prejuízo funcional	- Associar clozapina	

AVP: ácido valproico; ECT: eletroconvulsoterapia.

TABELA 20.5
MEDICAÇÕES PARA O TRATAMENTO DOS EPISÓDIOS DEPRESSIVOS EM PACIENTES COM TRANSTORNO BIPOLAR TIPO II

Recomendação CANMAT 2018	Medicamento	Nível de evidência
Primeira linha	Quetiapina	Nível 1
Segunda linha	Lítio	Nível 2
	Lamotrigina	Nível 2
	Bupropiona (adj)	Nível 2
	ECT	Nível 3
	Sertralina (depressão "pura", sem características mistas)	Nível 2
	Venlafaxina (depressão "pura", sem características mistas)	Nível 2

ECT: eletroconvulsoterapia; adj: tratamento adjuvante.
Fonte: Elaborada com base em Yatham e colaboradores.[32]

- Uso de substâncias.
- Outras condições médicas.

Após essa avaliação, o médico pode seguir os passos apresentados no fluxograma da **Figura 20.2** para a escolha das medicações para o tratamento dos episódios maníacos. Na **Tabela 20.6**, constam os fármacos de primeira a terceira linhas para episódios maníacos.

A **Tabela 20.7** apresenta as características clínicas que ajudam na escolha do tratamento para o episódio maníaco. A **Tabela 20.8** apresenta as características clínicas que ajudam na escolha entre lítio, ácido valproico e carbamazepina no episódio maníaco. A experiência clínica sugere tratamentos de mania como eficazes para quadros de hipomania.

Para a fase de manutenção, é preciso que o clínico esteja atento aos seguintes tópicos para executar o passo a passo do fluxograma de conduta clínica (**Fig. 20.3**; **Tab. 20.9**):

- Avaliar resposta a medicamentos de uso prévio.
- Considerar a predominância da polaridade dos episódios agudos.
- Avaliar comorbidade com uso de substâncias.
- Avaliar comorbidade com transtornos de ansiedade.
- Se um paciente foi tratado para um episódio agudo de humor com um tratamento de manutenção de primeira linha e apresentou boa resposta, recomenda-se continuar esse tratamento para a fase de manutenção.

A **Tabela 20.10** apresenta as características clínicas que ajudam na escolha do tratamento de manutenção. A **Tabela 20.11** apresenta a indicação de tratamento de manutenção para pacientes com TB tipo II.

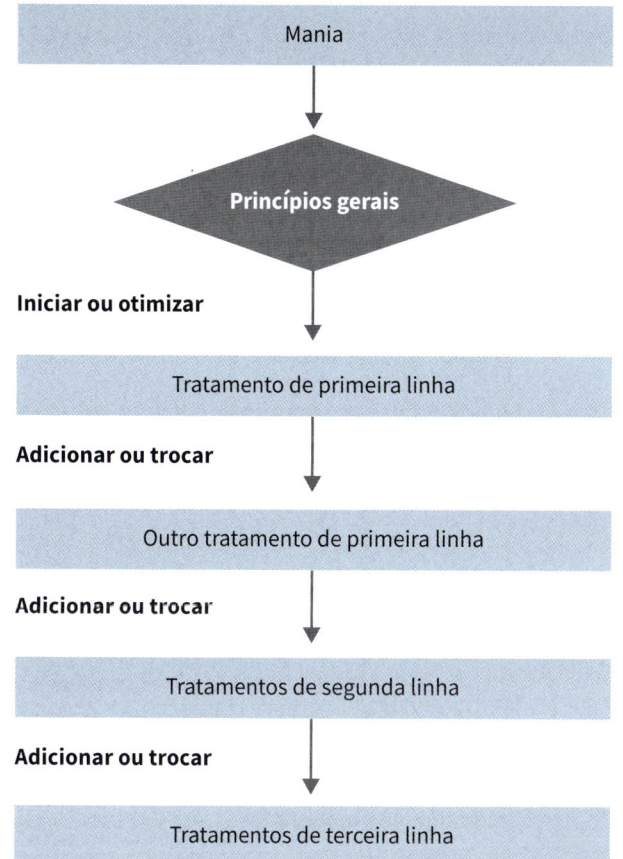

FIGURA 20.2

Fluxograma de escolha medicamentosa para o tratamento de episódios maníacos.
Fonte: Elaborada com base em Yatham e colaboradores.[32]

TABELA 20.6
MEDICAÇÕES PARA O TRATAMENTO DE EPISÓDIOS MANÍACOS

Medicamentos	Nível de evidência	Observações e efeitos colaterais
Tratamento de primeira linha – Monoterapia		
Lítio	Nível 1	Tolerabilidade e segurança moderados
Quetiapina	Nível 1	Tolerabilidade e segurança moderados
AVP	Nível 1	Cautela em mulheres férteis
Asenapina	Nível 1	Boa tolerabilidade e segurança
Aripiprazol	Nível 1	Boa tolerabilidade e segurança
Paliperidona	Nível 1	Tolerabilidade moderada
Risperidona	Nível 1	Tolerabilidade moderada
Cariprazina	Nível 1	Boa tolerabilidade e segurança

TABELA 20.6
MEDICAÇÕES PARA O TRATAMENTO DE EPISÓDIOS MANÍACOS

Medicamentos	Nível de evidência	Observações e efeitos colaterais
Tratamento de primeira linha – Combinação de fármacos		
Quetiapina + Li/AVP	Nível 1	Efeitos colaterais com alto impacto
Aripiprazol + Li/AVP	Nível 2	Tolerabilidade e segurança moderados
Risperidona + Li/AVP	Nível 1	Efeitos colaterais com alto impacto
Asenapina + Li/AVP	Nível 2	Tolerabilidade e segurança moderados
Tratamento de segunda linha		
Olanzapina	Nível 1	Efeitos colaterais com alto impacto
Carbamazepina	Nível 1	Cautela em mulheres férteis
Olanzapina + Li/AVP	Nível 1	Efeitos colaterais com alto impacto
Lítio + AVP	Nível 3	Efeitos colaterais com alto impacto
Ziprasidona	Nível 1	Tolerabilidade moderada
Haloperidol	Nível 1	Efeitos colaterais com alto impacto
ECT	Nível 3	Tolerabilidade moderada
Tratamento de terceira linha		
Carbamazepina/Oxcarbamazepina + Li/AVP	Nível 3	
Clorpromazina	Nível 2	
Clonazepam	Nível 2	
Clozapina	Nível 4	
Haloperidol + Li/AVP	Nível 2	
rTMS	Nível 3	
Tamoxifeno	Nível 2	
Tamozifeno + Li/AVP	Nível 2	

AVP: ácido valproico; Li: lítio; ECT: eletroconvulsoterapia; rTMS: estimulação magnética transcraniana repetitiva.
Fonte: Elaborada com base em Yatham e colaboradores.[32]

TABELA 20.7
CARACTERÍSTICAS CLÍNICAS QUE AJUDAM NA ESCOLHA DO TRATAMENTO PARA O EPISÓDIO MANÍACO

Característica	Medicamento sugerido
Ansiedade	- Ácido valproico - Quetiapina - Olanzapina - Carbamazepina
Características mistas	- Ácido valproico - Antipsicótico atípico
Sintomas psicóticos (presentes em 50% dos pacientes em mania)	- Associação com antipsicótico atípico
Ciclagem rápida (presente em 1/3 dos casos de TB tipo I)	- Tratar hipotireoidismo (se presente) - Excluir presença de medicamentos antidepressivos - Tratar uso de substâncias (se presente) - Tratamento com combinações de fármacos (se necessário)
Casos refratários	- Associar clozapina

TABELA 20.8
CARACTERÍSTICAS CLÍNICAS QUE AJUDAM NA ESCOLHA ENTRE LÍTIO, ÁCIDO VALPROICO E CARBAMAZEPINA NO EPISÓDIO MANÍACO

Lítio	Ácido valproico	Carbamazepina
Mania clássica	Mania clássica, disfórica ou humor predominantemente irritado	História negativa de TB em parentes de primeiro grau
Poucos episódios de humor	Múltiplos episódios de humor	Esquizoafetivo com delírios incongruentes com o humor
História familiar	Comorbidade com transtornos de ansiedade	Comorbidade com transtornos de ansiedade
	Comorbidade com uso de substâncias	Comorbidade com uso de substâncias
	Histórico de traumatismo craniencefálico	Histórico de traumatismo craniencefálico

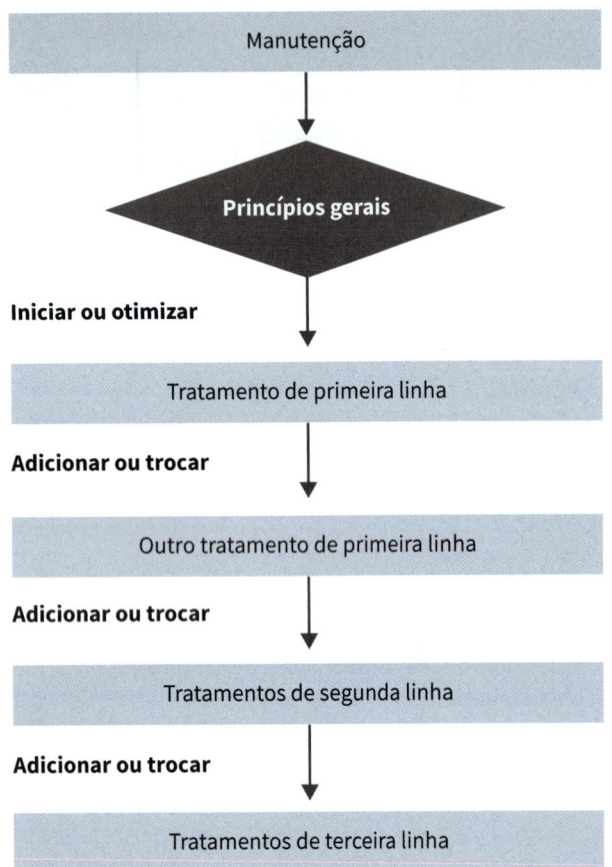

FIGURA 20.3

Fluxograma de escolha medicamentosa para a fase de manutenção.

Fonte: Elaborada com base em Yatham e colaboradores.[32]

| TABELA 20.9 |||
| MEDICAÇÕES PARA O TRATAMENTO DOS PERÍODOS DE MANUTENÇÃO |||

Medicações	Nível de evidência	Observações e efeitos colaterais
Tratamento de primeira linha		
Lítio	Nível 1	Tolerabilidade e segurança moderados
Quetiapina	Nível 1	Tolerabilidade e segurança moderados
AVP	Nível 1	Cautela em mulheres em idade fértil
Lamotrigina	Nível 1	Medicamento bem tolerado
Asenapina	Nível 2	Medicamento bem tolerado
Quetiapina + Li/AVP	Nível 1	Efeitos colaterais de alto impacto
Aripiprazol + Li/AVP	Nível 2	Tolerabilidade e segurança moderados

TABELA 20.9
MEDICAÇÕES PARA O TRATAMENTO DOS PERÍODOS DE MANUTENÇÃO

Medicações	Nível de evidência	Observações e efeitos colaterais
Aripiprazol	Nível 2	Medicamento bem tolerado
Aripiprazol de administração mensal	Nível 2	Medicamento bem tolerado
Tratamento de segunda linha		
Olanzapina	Nível 1	Efeitos colaterais de alto impacto
Risperidona de depósito	Nível 1	Medicamento bem tolerado
Risperidona de depósito (adj)	Nível 2	Medicamento bem tolerado
Carbamazepina	Nível 2	Cautela em mulheres férteis
Paliperidona	Nível 2	Medicamento bem tolerado
Lurasidona + Li/AVP	Nível 3	Efeitos colaterais de alto impacto
Ziprasidona + Li/AVP	Nível 2	Efeitos colaterais de alto impacto
Tratamento de terceira linha		
Aripiprazol + lamotrigina	Nível 2	
Clozapina (adj)	Nível 4	
Gabapentina (adj)	Nível 4	
Olanzapina + fluoxetina	Nível 2	

AVP: ácido valproico; Li: lítio; adj: tratamento adjuvante.
Fonte: Elaborada com base em Yatham e colaboradores.[32]

TABELA 20.10
CARACTERÍSTICAS CLÍNICAS QUE AJUDAM NA ESCOLHA DO MEDICAMENTO PARA A FASE DE MANUTENÇÃO

Lítio	Quetiapina	Lamotrigina	Carbamazepina
História familiar	Episódios com características mistas	Polaridade depressiva predominante	Doença atípica
Sem comorbidades com uso de substâncias ou ansiedade			Transtorno bipolar tipo II
Apresentação clínica típica			Transtorno esquizoafetivo

TABELA 20.11
TRATAMENTO DE MANUTENÇÃO PARA PACIENTES COM TRANSTORNO BIPOLAR TIPO II

Recomendação CANMAT 2018	Medicamento	Nível de evidência
Primeira linha	Quetiapina	Nível 1
	Lítio	Nível 2
	Lamotrigina	Nível 2
Segunda linha	Venlafaxina	Nível 2
Terceira linha	Carbamazepina	Nível 3
	Ácido valproico	Nível 3
	Escitalopram	Nível 3
	Fluoxetina	Nível 3
	Outros antidepressivos	Nível 3
	Risperidona (primariamente para prevenção de hipomania)	Nível 4

CASOS REFRATÁRIOS

A clozapina é uma das poucas opções farmacológicas que pode ser efetiva na mania resistente ao tratamento.[33] Apesar da falta de ensaios clínicos randomizados testando sua eficácia no tratamento do TB, há evidência mostrando que esse medicamento é eficaz em transtornos do humor graves por reduzir sintomas relacionados ao humor e as taxas de reospitalização entre esses pacientes.[34-36] Além disso, duas revisões sistemáticas recentes mostraram que a clozapina foi um tratamento efetivo e relativamente seguro para o TB resistente ao tratamento,[37,38] indicando: (1) melhora nos sintomas de humor e nos sintomas psicóticos; (2) redução do número e duração das hospitalizações; (3) redução no número de medicações psicotrópicas; (4) diminuição do número de consultas no hospital devido a questões somáticas de autolesão/*overdose*; (5) redução de ideação suicida e comportamento agressivo; e (6) melhora no funcionamento social. No entanto, essas revisões sistemáticas ressaltaram algumas limitações dos estudos incluídos, como: (1) tamanho amostral relativamente pequeno; (2) heterogeneidade entre os pacientes incluídos; (3) definições inconsistentes sobre resistência ao tratamento; (4) falta de controle adequado e randomização; e (5) curto período de *follow-up*.

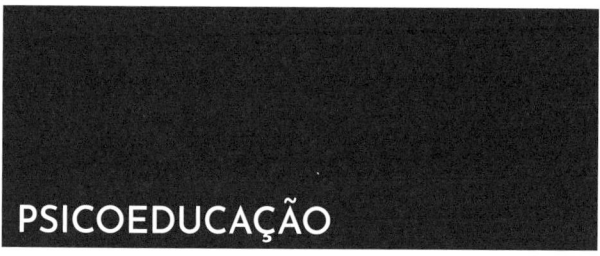

PSICOEDUCAÇÃO

Devido à complexidade no manejo do TB, estratégias de intervenção psicossociais, por exemplo, psicoeducação como um adjunto ao tratamento farmacológico, têm sido testadas. Uma recente revisão sistemática foi conduzida com o objetivo de descrever os dados de ensaios clínicos randomizados controlados sobre a efetividade clínica da psicoeducação (individual, em grupo, familiar, *on-line*) no manejo do TB.[39] Essa revisão encontrou 40 ensaios clínicos randomizados controlados envolvendo 4.507 indivíduos e familiares acompanhados por uma média de 15 meses. A maioria dos estudos (28/40, 70%) focou em psicoeducação em grupo ou psicoeducação familiar. A psicoeducação em grupo foi associada com redução de recorrência, diminuição do número e duração das hospitalizações, aumento do tempo até a recaída, melhor aderência ao tratamento, níveis terapêuticos do lítio elevados e redução do estigma.[39] Na psicoeducação familiar, verificou-se que, além da redução de recorrência e hospitalizações e da melhora na trajetória clínica, também houve melhora no bem-estar e diminuição da sobrecarga dos cuidadores. Em relação à psicoeducação individual ou *on-line*, poucos estudos foram encontrados, e os achados foram inconsistentes ou indicaram falta de demonstrável eficácia.

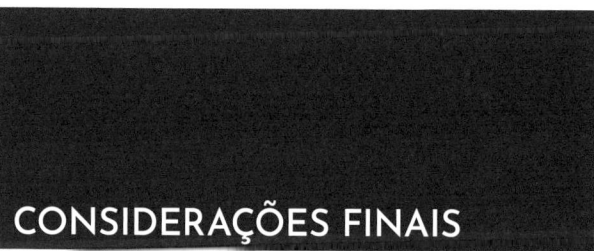

CONSIDERAÇÕES FINAIS

O TB é um transtorno mental crônico, que apresenta um curso clínico bastante heterogêneo. Algumas características clínicas podem auxiliar no diagnóstico diferencial, o que é de suma importância para a prática clínica, considerando que as taxas de erros no diagnóstico inicial são altas e que a demora no diagnóstico correto está associada a um pior prognóstico. Em relação ao tratamento, recentes diretrizes foram estabelecidas, de acordo com o nível de evidência de cada intervenção farmacológica, e o clínico deve identificar em qual fase da doença o paciente se encontra para então decidir o melhor tratamento. Além disso, evidências atuais sugerem que a psicoeducação (familiar ou em grupo) como adjunto ao tratamento farmacológico foi associada com melhor prognóstico.

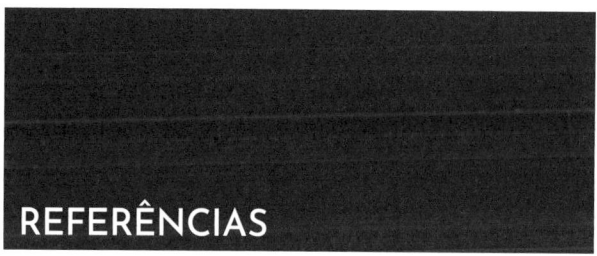

REFERÊNCIAS

1. Dong M, Lu L, Zhang L, Zhang Q, Ungvari GS, Ng CH, et al. Prevalence of suicide attempts in bipolar disorder: a systematic review and meta-analysis of observational studies. Epidemiol Psychiatr Sci. 2019;29:e63.

2. McIntyre RS, Berk M, Brietzke E, Goldstein BI, López-Jaramillo C, Kessing LV, et al. Bipolar disorders. Lancet. 2020;396(10265): 1841-56.

3. Goldberg JF, Harrow M, Whiteside JE. Risk for bipolar illness in patients initially hospitalized for unipolar depression. Am J Psychiatry. 2001;158(8):1265-70.

4. Judd LL, Schettler PJ, Akiskal HS, Maser J, Coryell W, Solomon D, et al. Long-term symptomatic status of bipolar I vs. bipolar II disorders. Int J Neuropsychopharmacol. 2003;6(2):127-37.

5. Merikangas KR, Jin R, He JP, Kessler RC, Lee S, Sampson NA, et al. Prevalence and correlates of bipolar spectrum disorder in the world mental health survey initiative. Arch Gen Psychiatry. 2011;68(3):241-51.

6. Carpenter JS, Scott J, Iorfino F, Crouse JJ, Ho N, Hermens DF, et al. Predicting the emergence of full-threshold bipolar I, bipolar II and psychotic disorders in young people presenting to early intervention mental health services. Psychol Med. 2020; 1-11.

7. Nowrouzi B, McIntyre RS, MacQueen G, Kennedy SH, Kennedy JL, Ravindran A, et al. Admixture analysis of age at onset in first episode bipolar disorder. J Affect Disord. 2016;201:88-94.

8. Moreno C, Laje G, Blanco C, Jiang H, Schmidt AB, Olfson M. National trends in the outpatient diagnosis and treatment of bipolar disorder in youth. Arch Gen Psychiatry. 2007;64(9):1032-9.

9. Frey BN, Vigod S, Cardoso TA, Librenza-Garcia D, Favotto L, Perez R, et al. The early burden of disability in individuals with mood and other common mental disorders in Ontario, Canada. JAMA Netw Open. 2020;3(10):e2020213.

10. Cloutier M, Greene M, Guerin A, Touya M, Wu E. The economic burden of bipolar I disorder in the United States in 2015. J Affect Disord. 2018;226:45-51.

11. Rosa AR, Magalhães PVS, Czepielewski L, Sulzbach MV, Goi PD, Vieta E, et al. Clinical staging in bipolar disorder: focus on cognition and functioning. J Clin Psychiatry. 2014;75(5):e450-6.

12. Song J, Bergen SE, Kuja-Halkola R, Larsson H, Landén M, Lichtenstein P. Bipolar disorder and its relation to major psychiatric disorders: a family-based study in the Swedish population. Bipolar Disord. 2015;17(2):184-93.

13. Craddock N, Sklar P. Genetics of bipolar disorder. Lancet. 2013;381(9878):1654-62.

14. Lichtenstein P, Yip BH, Björk C, Pawitan Y, Cannon TD, Sullivan PF, et al. Common genetic influences for schizophrenia and bipolar disorder: a population-based study of 2 million nuclear families. Lancet. 2009;373(9659):1-12.

15. Ikeda M, Saito T, Kondo K, Iwata N. Genome-wide association studies of bipolar disorder: a systematic review of recent findings and their clinical implications. Psychiatry Clin Neurosci. 2018;72(2):52-63.

16. Nurnberger JI Jr, Koller DL, Jung J, Edenberg HJ, Foroud T, Guella I, et al. Identification of pathways for bipolar disorder: a meta-analysis. JAMA Psychiatry. 2014;71(6):657-64.

17. Vieta E, Berk M, Schulze TG, Carvalho AF, Suppes T, Calabrese JR, et al. Bipolar disorders. Nat Rev Dis Primers. 2018;4:18008.

18. Palmier-Claus JE, Berry K, Bucci S, Mansell W, Varese F. Relationship between childhood adversity and bipolar affective disorder: systematic review and meta-analysis. Br J Psychiatry. 2016;209(6):454-9.

19. Quidé Y, Tozzi L, Corcoran M, Cannon DM, Dauvermann MR. The impact of childhood trauma on developing bipolar disorder: current understanding and ensuring continued progress. Neuropsychiatr Dis Treat. 2020;16:3095-115.

20. Bücker J, Kozicky J, Torres IJ, Kauer-Sant'anna M, Silveira LE, Bond DJ, et al. The impact of childhood trauma on cognitive functioning in patients recently recovered from a first manic episode: data from the Systematic Treatment Optimization Program for Early Mania (STOP-EM). J Affect Disord. 2013;148(2-3):424-30.

21. Savitz JB, van der Merwe L, Stein DJ, Solms M, Ramesar RS. Neuropsychological task performance in bipolar spectrum illness: genetics, alcohol abuse, medication and childhood trauma. Bipolar Disord. 2008;10(4):479-94.

22. Pugliese V, Bruni A, Carbone EA, Calabrò G, Cerminara G, Sampogna G, et al. Maternal stress, prenatal medical illnesses and obstetric complications: Risk factors for schizophrenia spectrum disorder, bipolar disorder and major depressive disorder. Psychiatry Res. 2019;271:23-30.

23. Hunt GE, Malhi GS, Cleary M, Lai HMX, Sitharthan T. Comorbidity of bipolar and substance use disorders in national surveys of general populations, 1990–2015: systematic review and meta-analysis. J Affect Disord. 2016;206:321-30.

24. Cardoso TA, Jansen K, Mondin TC, Moreira FP, Bach SL, Silva RA, et al. Lifetime cocaine use is a potential predictor for conversion from major depressive disorder to bipolar disorder: a prospective study. Psychiatry Clin Neurosci. 2020;74(8):418-23.

25. Duffy A, Vandeleur C, Heffer N, Preisig M. The clinical trajectory of emerging bipolar disorder among the high-risk offspring of bipolar parents: current understanding and future considerations. Int J Bipolar Disord. 2017;5(1):37.

26. Duffy A, Horrocks J, Doucette S, Keown-Stoneman C, McCloskey S, Grof P. The developmental trajectory of bipolar disorder. Br J Psychiatry. 2014;204(2):122-8.

27. Goldstein BI, Shamseddeen W, Axelson DA, Kalas C, Monk K, Brent DA, et al. Clinical, demographic, and familial correlates of bipolar spectrum disorders among offspring of parents with bipolar disorder. J Am Acad Child Adolesc Psychiatry. 2010;49(4):388-96.

28. Axelson D, Goldstein B, Goldstein T, Monk K, Yu H, Hickey MB, et al. Diagnostic precursors to bipolar disorder in offspring of parents with bipolar disorder: a longitudinal study. Am J Psychiatry. 2015;172(7):638-46.

29. Kapczinski NS, Mwangi B, Cassidy RM, Librenza-Garcia D, Bermudez MB, Kauer-Sant'anna M, et al. Neuroprogression and illness trajectories in bipolar disorder. Expert Rev Neurother. 2017;17(3):277-85.

30. Passos IC, Mwangi B, Vieta E, Berk M, Kapczinski F. Areas of controversy in neuroprogression in bipolar disorder. Acta Psychiatr Scand. 2016;134(2):91-103.

31. Rabelo-da-Ponte FD, Lima FM, Martinez-Aran A, Kapczinski F, Vieta E, Rosa AR, et al. Data-driven cognitive phenotypes in subjects with bipolar disorder and their clinical markers of severity. Psychol Med. 2020;1-8.

32. Yatham LN, Kennedy SH, Parikh SV, Schaffer A, Bond DJ, Frey BN, et al. Canadian Network for Mood and Anxiety Treatments (CANMAT) and International Society for Bipolar Disorders (ISBD) 2018 guidelines for the management of patients with bipolar disorder. Bipolar Disord. 2018;20(2):97-170.

33. Poon SH, Sim K, Sum MY, Kuswanto CN, Baldessarini RJ. Evidence-based options for treatment-resistant adult bipolar disorder patients. Bipolar Disord. 2012;14(6):573-84.

34. McElroy SL, Dessain EC, Pope HG Jr, Cole JO, Keck PE Jr, Frankenberg FR, et al. Clozapine in the treatment of psychotic mood disorders, schizoaffective disorder, and schizophrenia. J Clin Psychiatry. 1991;52(10):411-4.

35. Suppes T, Webb A, Paul B, Carmody T, Kraemer H, Rush AJ. Clinical outcome in a randomized 1-year trial of clozapine versus treatment as usual for patients with treatment-resistant illness and a history of mania. Am J Psychiatry. 1999;156(8):1164-9.

36. Chang JS, Ha KS, Lee KY, Kim YS, Ahn YM. The effects of long-term clozapine add-on therapy on the rehospitalization rate and the mood polarity patterns in bipolar disorders. J Clin Psychiatry. 2006;67(3):461-7.

37. Li XB, Tang YL, Wang CY, Leon J. Clozapine for treatment-resistant bipolar disorder: a systematic review. Bipolar Disord. 2015;17(3):235-47.

38. Delgado A, Velosa J, Zhang J, Dursun SM, Kapczinski F, Cardoso TA. Clozapine in bipolar disorder: a systematic review and meta-analysis. J Psychiatr Res. 2020;125:21-7.

39. Soo SA, Zhang ZW, Khong SJ, Low JEW, Thambyrajah VSO, Alhabsyi SHBT, et al. Randomized controlled trials of psychoeducation modalities in the management of bipolar disorder: a systematic review. J Clin Psychiatry. 2018;79(3):17r11750.

Para *quizzes* sobre o conteúdo do livro e casos clínicos complementares, acesse:

https://apoio.grupoa.com.br/tratadopsi/

21

MARCO ANTONIO CALDIERARO
BRUNO PAZ MOSQUEIRO
MARCELO PIO DE ALMEIDA FLECK

TRANSTORNOS DEPRESSIVOS

Dados da Organização Mundial da Saúde (OMS) estimam a existência de mais de 264 milhões de pessoas com depressão no mundo. O estudo *Global Burden of Disease*, por exemplo, estima que a depressão contribui como a terceira principal causa de incapacidade e, diante do envelhecimento da população e das mudanças globais, há perspectivas de que se torne a principal causa de incapacidade até 2030.[1] Por sua condição crônica, grave ou recorrente, a presença de sintomas depressivos ao longo da vida representa fonte de sofrimento psíquico, prejuízos interpessoais e na qualidade de vida de muitas pessoas. Além disso, os transtornos depressivos (TDs) estão associados a piores desfechos das doenças físicas e aumento na morbimortalidade.

Referências históricas identificam relatos de sintomas depressivos e melancolia, desde a Antiguidade, em textos de medicina, filosofia e religião.[2] Descrições clínicas detalhadas de episódios depressivos estão presentes na literatura médica desde o século XIX, tendo se consolidado com a formulação de critérios diagnósticos na psiquiatria com forte influência da 6ª edição do *Tratado de psiquiatria*, de Emil Kraepelin, publicado em 1899 (Fig. 21.1).[3,4]

Entre os muitos desafios atuais que serão discutidos ao longo deste capítulo, seguem relevantes a busca de melhor compreensão da fisiopatologia, diagnóstico e tratamentos mais específicos e personalizados dos TDs. A depressão constitui transtorno mental de grande prevalência e impacto na população mundial, o que aumenta a relevância de estratégias efetivas para prevenção e tratamento dos TDs em saúde pública. Diretrizes reforçam a importância de estratégias terapêuticas com base em evidências, com medidas estruturadas para avaliar a resposta aos tratamentos (*measurement-based care*) e um acompanhamento clínico baseado na avaliação dos pacientes (*patient-centered care*) para maior efetividade na melhora dos seus sintomas e recuperação.

Século XIX
Descrições detalhadas de sintomas depressivos compatíveis com critérios diagnósticos atuais do *Manual diagnóstico e estatístico de transtornos mentais* (DSM). Termo depressão descrito mais intensamente na literatura médica (1860). Destaque para 6ª edição do *Tratado de psiquiatria* de Emil Kraepelin, em 1899, com grande influência na psiquiatria do século XX.

Início do século XX
Formulações psicanalíticas sobre depressão, com destaque para obra *Luto e melancolia*, de Sigmund Freud (1915). Aborgagem descritiva fenomenológica detalhada dos sinais e sintomas da depressão nos Tratados de psiquiatria nas primeiras décadas do século XX. Sem tratamentos efetivos disponíveis.

1930s e 1940s
Criação da eletroconvulsoterapia (ECT) na Itália (1938). Síntese do composto G22355, posteriormente chamado imipramina, na Alemanha (1945). Inclusão dos transtornos mentais na CID-6 (1948). Primeiros estudos de John Cade com lítio (1949).

1950s
Descoberta dos efeitos antidepressivos da isoniazida (1953). Início dos estudos clínicos com a iproniazida, em Nova York, Estados Unidos (1952). Apresentação dos estudos clínicos com a imipramina (1957) e iproniazida (1957). Primeira edição do DSM (1952).

1960s
Surgimento dos novos antidepressivos amitriptilina (1961), nortriptilina (1963), tranilcipromina (1967), e publicação das hipóteses catecolaminérgica (1965) e serotonérgica (1969) da depressão. Desenvolvimento da terapia cognitivo-comportamental (TCC) para depressão por Beck (1954). Segunda edição do DSM (1968).

1980s
Aprovação para uso de diversos inibidores seletivos da recaptação de serotonina (ISRSs), como zimelidina (1982), fluvoxamina (1983), fluoxetina (1986), citalopram (1989), e do antidepressivo bupropiona (1985). Publicação do DSM-III (1980) e DSM-III-R (1987).

1990s
Grande crescimento na prescrição de antidepressivos nos Estados Unidos, conhecido como *Prozac Boom*. DSM-IV (1994). Novos antidepressivos sertralina (1990), paroxetina (1991), venlafaxina (1994), mirtazapina (1996) e início de grandes estudos clínicos internacionais da depressão, como *Global Burden of Disease* (1990). Década do cérebro em pesquisas nos Estados Unidos.

2000s e perspectivas atuais
Busca de novas estratégias terapêuticas para depressão com reinício de estudos sobre a quetamina (2000), terapias somáticas, como estimulação elétrica transcraniana (aprovada em 2008 para depressão grave nos Estados Unidos). Publicação do DSM-5 (2013). Questionamentos sobre diagnóstico, marcadores biológicos e heterogeneidade da depressão com o projeto Research Domain Criteria (2009), uso de novas metodologias de pesquisa, como estudos genéticos de associação genômica ampla (GWAS), e metodologias de análise estatística com múltiplas variáveis e dados (Big Data e Machine Learning).

FIGURA 21.1

Marcos históricos no tratamento dos transtornos depressivos nos séculos XIX e XX.

EPIDEMIOLOGIA

PREVALÊNCIA

Estudos epidemiológicos de grande alcance, especialmente a partir da década de 1990, identificaram a grande prevalência e o impacto da depressão na saúde pública global, destacando a necessidade de prevenção e a busca de tratamentos efetivos e acessíveis para toda a população.

Um dos dados mais consistentes provenientes do estudo *World Health Survey* é a prevalência média de depressão nos últimos 12 meses em torno de 6% entre 18 países avaliados (**Fig. 21.2**). A prevalência de depressão ao longo da vida, por sua vez, foi duas a três vezes maior, variando de 12 a 18%. No Brasil, especificamente, a prevalência de depressão nesse estudo foi de 10,4% nos últimos 12 meses e 18,4% ao longo da vida.[5]

IDADE DE INÍCIO

A idade de início do primeiro episódio depressivo apresenta grande similaridade entre diversos estudos, ocorrendo no começo da idade adulta, entre 24 e 25 anos.[5,6] Curvas epidemiológicas demonstram, por exemplo, que a maior parte dos pacientes começa a apresentar os sintomas no início da idade adulta, com 40% dos indivíduos com o primeiro episódio depressivo ocorrendo antes dos 20 anos.[6] Embora essa seja a faixa etária de maior incidência do primeiro episódio, este pode ocorrer em qualquer faixa etária, desde a infância até a velhice.

FATORES PROTETORES E DE VULNERABILIDADE

Estudos epidemiológicos confirmam uma prevalência de depressão, em geral, duas vezes maior em mulheres, fato que pode ser explicado tanto por fatores individuais biológicos e psicológicos quanto por fatores ambientais e sociais que aumentam a vulnerabilidade.[5,6] Eventos de vida específicos têm sido associados a um risco maior de depressão ao longo da vida, como separação conjugal ou divórcio, menor nível educacional, desemprego e dificuldades financeiras.[7] Histórico de traumas na infância também representam maior risco de depressão ao longo da vida adulta.[8] Eventos adversos durante o desenvolvimento, como morte, separação ou depressão nos pais foram relacionados a um aumento do risco de depressão.[9] Em contrapartida, cuidados parentais positivos apresentam efeitos protetores ao longo da vida.[10]

Evidências confirmam maior prevalência de depressão em populações clínicas, como ambulatórios de especialidades médicas (prevalência entre 17 e 53%, com

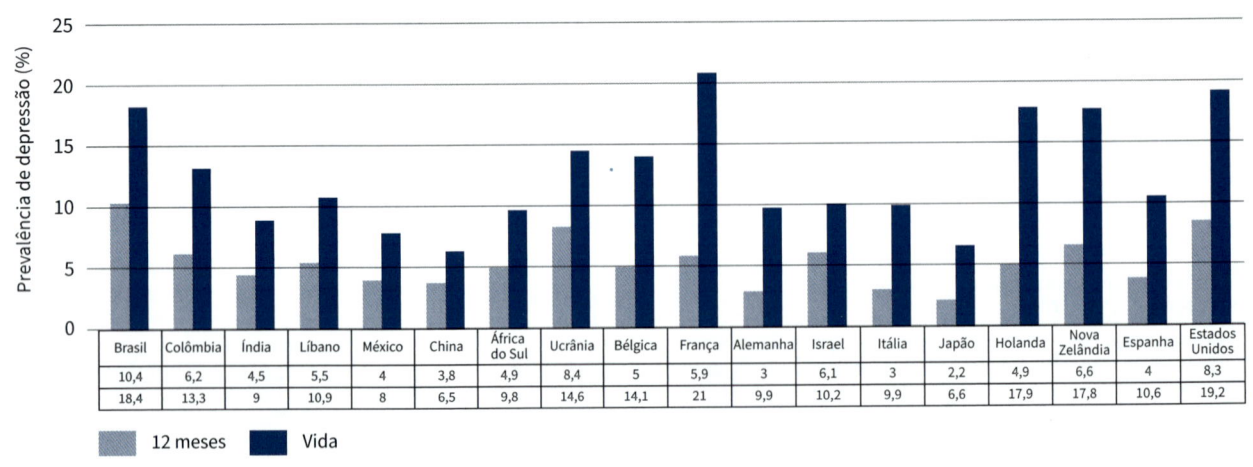

FIGURA 21.2

Prevalência de depressão no *World Health Survey* em 18 países, utilizando critérios do DSM-IV.

média de 27%)[11] ou internações hospitalares (prevalência entre 5 e 34%, com média de 12%).[12] Em países em situação de extrema violência, guerras ou conflitos armados, a prevalência de depressão é também duas a três vezes maior do que em outras populações, com prevalência pontual de 10,8% (8,1 a 14,2%), sendo 2,9% dos casos moderados a graves.[13]

A identificação dos fatores de risco para TDs pode ser importante para indicar a necessidade de *screening* de depressão, especialmente na atenção primária (**Quadro 21.1**).

COMORBIDADES PSIQUIÁTRICAS

Dados provenientes do *National Epidemiological Study*, que entrevistou 36.309 adultos nos Estados Unidos, confirmam grande prevalência de comorbidades psiquiátricas associadas ao diagnóstico de depressão. De grande relevância clínica, os transtornos de ansiedade ocorrem em 30,6% dos indivíduos deprimidos, especificamente: transtorno de ansiedade generalizada (TAG) em 19,9% dos casos, transtorno de pânico (TP) em 11,1% e fobia social em 9,9%. Os transtornos por uso de substâncias, por sua vez, foram identificados em 45,3% dos pacientes com TD, 22,2% com transtornos por uso de álcool, 10,1% por uso de drogas e 32,8% nicotina. Entre os diagnósticos de transtornos da personalidade (TPs), 35,7% dos indivíduos preencheram critérios para transtorno da personalidade *borderline* (TPB) e 18,4% para transtorno da personalidade esquizotípica. Os dados apresentados ressaltam a complexidade diagnóstica do transtorno depressivo maior (TDM) e a grande presença de sintomatologia comórbida com outras condições psiquiátricas, exigindo, certamente, avaliações e acompanhamento psiquiátrico para confirmação dos diagnósticos (em especial, nos TPs) e abordagem terapêutica.[15]

FISIOPATOLOGIA

GENÉTICA

As primeiras evidências de que fatores genéticos estão associados ao desenvolvimento da depressão vêm de

QUADRO 21.1
FATORES DE RISCO INDICATIVOS DE *SCREENING* PARA DEPRESSÃO SEGUNDO O CANADIAN NETWORK FOR MOOD AND ANXIETY (CANMAT)

Condições clínicas

- Histórico de depressão
- História familiar de depressão
- Histórico de outras comorbidades psiquiátricas
- Adversidades e estressores ambientais
- Procura frequente de serviços de saúde
- Doenças crônicas (em especial, cardiovasculares, diabetes e neurológicas)
- Períodos de mudanças hormonais (gestação, puerpério, climatério)

Sintomas

- Sintomas físicos sem explicação
- Dor crônica
- Cansaço
- Fadiga
- Insônia
- Ansiedade
- Uso de substâncias

Fonte: Elaborado com base em Charlson e colaboradores.[14]

estudos realizados há mais de 70 anos, mostrando que familiares de pacientes deprimidos apresentam maior risco de desenvolver depressão quando comparados à população geral. Atualmente, considera-se que a depressão é resultante de uma interação gene *versus* ambiente. Ou seja, o surgimento do transtorno em um indivíduo resulta da combinação de predisposição genética com fatores ambientais. Um estudo clássico realizado por Caspi e colaboradores reforçou a plausibilidade desse modelo na depressão. Os autores identificaram que indivíduos submetidos a múltiplos eventos estressores apresentavam maior probabilidade de desenvolver depressão se fossem portadores do alelo S em um polimorfismo do gene do transportador da serotonina (5-HTTLPR), quando comparados aos homozigotos para o alelo L.[16] Esse achado foi confirmado em uma metanálise recente.[17] É provável que o peso de cada um desses componentes seja diferente de indivíduo para indivíduo. Em alguns casos, os fatores genéticos são mais determinantes, enquanto em outros, o transtorno deve-se principalmente a fatores ambientais. Ainda assim, uma metanálise de estudos familiares estimou que, em média, a herdabilidade do TDM está em torno de 37%, e um familiar de um portador de TDM tem razão de chance (RC) para desenvolver o transtorno de 2,84 em relação à população geral.[18]

Uma das estratégias iniciais para identificar os genes associados à predisposição para o TDM foi o estudo de genes candidatos. Algumas dessas pesquisas mostraram associação entre TDM e polimorfismos em genes de transportadores e receptores de monoaminas, do fator neurotrófico derivado do cérebro (BDNF, do inglês *brain-derived neurotrophic factor*) e de marcadores inflamatórios. Entretanto, mesmo quando estatisticamente significativo, o tamanho do efeito de cada um desses polimorfismos é muito pequeno. Atualmente, entende-se que cada polimorfismo explica uma parte muito pequena desse componente genético, e o efeito cumulativo de muitos polimorfismos (centenas a milhares) é responsável pela suscetibilidade genética para a depressão.

Novas tecnologias, como a varredura genômica e o sequenciamento do DNA, permitem que em um mesmo estudo sejam avaliados algumas centenas de milhares a alguns milhões de polimorfismos, ou mesmo todo o DNA dos participantes. Essas técnicas facilitaram também o desenvolvimento de novas formas de análise dos dados genéticos, como a análise de vias genéticas (*pathway analysis*) e o cálculo de escores poligênicos de risco. A análise de vias genéticas levou à identificação de diversos mecanismos biológicos que medeiam a depressão. Eles podem ser agrupados em alguns grupos principais: desenvolvimento axonal, diferenciação e morfogênese de neurônios, neuroplasticidade, neurotransmissão excitatória, citocinas, resposta imune e regulação da expressão genética.[19] Esses achados sugerem que parte da predisposição genética para a depressão manifesta-se durante o desenvolvimento do cérebro. Entretanto, eles também indicam que a maior parte dessa predisposição está associada a genes envolvidos na plasticidade neuronal e neurotransmissão, que são controlados pelos padrões de expressão gênica e influenciados pela atividade do sistema imune.[20] Além disso, é provável que nem todos os pacientes com TDM tenham a mesma base genética. Diferentes conjuntos de marcadores genéticos e disfunções biológicas podem contribuir em proporções diferentes para as manifestações clínicas observadas em cada paciente.

Apesar dos avanços recentes, a aplicabilidade clínica dos marcadores genéticos ainda é bastante limitada. Não há testes capazes de auxiliar no diagnóstico do TDM, nem de prever o risco individual de desenvolvê-lo. Enquanto a herdabilidade do TDM estimada em estudos de gêmeos é de 37%, a maior metanálise de estudos de varredura genômica foi capaz de estimar apenas 9% de herdabilidade a partir dos polimorfismos identificados nessas pesquisas. Já a variância explicada pelos escores de risco poligênico é de apenas 3% para o TDM.[21] Em relação ao tratamento, ainda não foram identificados genes relacionados à farmacodinâmica e ao efeito dos antidepressivos. Algumas diretrizes apresentam recomendações de prescrição baseadas em polimorfismos dos genes CYP2D6 e CYP2C19, associados à metabolização (farmacocinética) de alguns medicamentos. Embora a informação sobre esses polimorfismos possa ter alguma utilidade em complementar a avaliação clínica, ela explica apenas uma fração das diferenças na resposta antidepressiva devido a variações no seu metabolismo.[19]

Outros fatores genéticos, além da sequência do DNA em si, vêm sendo estudados na depressão. O comprimento dos telômeros (regiões inicial e final dos cromossomos) está associado ao envelhecimento celular. O TDM, assim como outros transtornos psiquiátricos, está associado a um encurtamento dos telômeros, indicando envelhecimento celular precoce. A epigenética refere-se a fenômenos que alteram a expressão de genes, sem modificar a sequência do DNA. O principal mecanismo envolvido nesses fenômenos é a metilação do próprio DNA ou de outras moléculas participantes do processo de transcrição do DNA. Estudos nessa área têm sido promissores, principalmente na busca de melhor compreensão dos processos pelos quais os fatores ambientais interagem com a genética para o desenvolvimento de transtornos mentais.

NEUROBIOLOGIA

A apresentação clínica do TDM é heterogênea, e as evidências atuais indicam que sua neurobiologia também seja – a fisiopatologia é composta por interações complexas entre mecanismos distintos, como neurológicos, endócrinos e imunes. Dificilmente um único substrato biológico está por trás dos sintomas de todos os indivíduos com o transtorno, sendo provável que alguns mecanismos tenham maior participação em alguns casos do que em outros. É possível, inclusive, que diferentes causas e fisiopatologias sejam responsáveis por diferentes episódios depressivos de um mesmo indivíduo. Teoricamente, é possível que diferentes mecanismos fisiopatológicos resultem em uma apresentação clínica semelhante, bem como que uma mesma fisiopatologia resulte em sintomas distintos em diferentes pessoas. Por isso, o estudo da biologia da depressão é bastante complexo, e ainda estamos longe de atingir uma compreensão acurada dos seus mecanismos. Ainda assim, a pesquisa nessa área tem avançado significativamente e permite uma compreensão, ao menos parcial, de muitos desses mecanismos.

EIXO HIPOTÁLAMO-HIPÓFISE-ADRENAL

O eixo hipotálamo-hipófise-adrenal (HHA) é um componente fundamental da resposta neuroendócrina ao estresse. Estressores na infância levam a um aumento da resposta do cortisol a novos estressores, que persiste até a vida adulta, sendo uma causa provável de transtornos psiquiátricos associados a traumas, incluindo o TDM. A aparente relação causal entre cortisol, estresse e TDM foi descrita inicialmente na década de 1950,[22] e, desde então, a associação entre o HHA e o TDM vem sendo consistentemente demonstrada. A resposta do cortisol ao estresse é maior em pacientes com TDM tanto durante os episódios agudos quanto após a remissão.[23] Muitos pacientes deprimidos apresentam hipersecreção crônica do hormônio liberador de corticotrofina (CRH), resultando em hiperatividade do HHA.[24] Uma deficiência no mecanismo de *feedback* negativo mediado pelos receptores glicocorticoides também contribui para essa disfunção.[25] Os níveis de cortisol tendem a ser mais elevados nos subtipos melancólico e psicótico de depressão, enquanto uma associação robusta não foi encontrada para a depressão atípica.[26] A secreção prolongada ou excessiva de glicocorticoides está relacionada com outros mecanismos importantes para o TDM, e pode levar à atrofia do hipocampo e à supressão da neurogênese, além de alterações nos receptores serotonérgicos.[26]

Essa disfunção do HHA embasou o uso do teste de supressão por dexametasona para o diagnóstico de depressão. Entretanto, esse instrumento demonstrou ter baixa sensibilidade e especificidade, além de não ser efetivo em predizer a resposta ao tratamento,[27] sendo abandonado da prática clínica.

A ação de fármacos antidepressivos também está associada ao HHA. O uso agudo de antidepressivos inibidores da recaptação das monoaminas provoca um aumento nos níveis séricos de cortisol, enquanto o uso continuado leva a uma normalização desses níveis.[26] Diversas drogas com efeito no HHA estão em estudo para o tratamento da depressão. Muitas destas apresentam resultados promissores nos estudos pré-clínicos, mas, até o momento, nenhuma delas teve sua eficácia avaliada em ensaios clínicos de fase 3.

MONOAMINAS

Os primeiros antidepressivos surgiram há cerca de 60 anos, fruto da observação clínica dos efeitos sobre o humor de fármacos utilizados em outras patologias. Após essas descobertas, estudos laboratoriais identificaram o efeito dessas medicações nos níveis das monoaminas (serotonina, noradrenalina e dopamina) na fenda sináptica. Esses achados levaram ao desenvolvimento da teoria monoaminérgica do TDM, que sugere que a depressão é causada por uma deficiência da neurotransmissão monoaminérgica, e os antidepressivos agem aumentando a disponibilidade de monoaminas na fenda sináptica, corrigindo essa disfunção.[28]

Entretanto, não levou muito tempo até que se percebessem as limitações da teoria monoaminérgica. Embora o efeito neuroquímico de aumento da concentração de monoaminas na fenda sináptica ocorra horas após a administração dos antidepressivos, o efeito clínico é observado apenas após algumas semanas. Estudos posteriores avaliaram o efeito dos antidepressivos nos receptores monoaminérgicos. Foi demonstrado que o uso de antidepressivos tricíclicos (ADTs) e inibidores da monoaminoxidase (IMAOs) provocava *downregulation* dos receptores β-adrenérgicos pós-sinápticos,[29] e o uso dos inibidores seletivos da recaptação de serotonina (ISRSs) levava a uma dessensibilização dos autorreceptores de serotonina 5-HT_{1A}.[30] Esses achados levaram à hipótese de que o intervalo entre o início da administração dos antidepressivos e o início da melhora clínica representa o tempo necessário para que ocorram as adaptações nos receptores das monoaminas.

Novas descobertas sobre outros mecanismos biológicos envolvidos na depressão demonstraram que sua fisiopatologia e os mecanismos de ação dos antidepressivos são mais complexos e vão além das alterações na concentração dos neurotransmissores na fenda sináptica e dos efeitos destes na concentração ou sensibilidade dos seus receptores. A evolução na compreensão dos mecanismos celulares e moleculares que regulam a função neuronal permitiu identificar cascatas de sinalização intracelular, expressão gênica e tradução de proteínas como mecanismos centrais para o efeito dos antidepressivos. Entretanto, o entendimento desses mecanismos ainda não resultou em avanços significativos na clínica. Em geral, todos os antidepressivos desenvolvidos até hoje têm como foco a potencialização da neurotransmissão monoaminérgica. Com isso, embora tenham sido desenvolvidas drogas mais seguras e bem toleradas, a eficácia dos ADTs não foi superada pelos novos medicamentos.

ÁCIDO GAMA-AMINOBUTÍRICO E GLUTAMATO

O ácido gama-aminobutírico (GABA, do inglês *gamma-amino butyric acid*) e o glutamato são os principais neurotransmissores inibitório e excitatório do sistema nervoso central (SNC), respectivamente. Diversos estudos demonstraram a associação desses neurotransmissores à fisiopatologia do TDM. As alterações observadas variam dependendo da região cerebral e, além da atividade isolada de cada um, a interação entre eles também é relevante para a depressão. Pacientes deprimidos apresentam níveis elevados de glutamato e reduzidos de GABA no córtex occipital, aumento do glutamato nos gânglios da base e redução do glutamato e de GABA no córtex pré-frontal.[31,32]

A quetamina é um antagonista dos receptores N-metil D-aspartato (NMDA) do glutamato. A demonstração de efeito antidepressivo rápido e significativo de doses subanestésicas dessa medicação estimulou novos estudos sobre o glutamato na depressão e ampliou a compreensão do papel desse neurotransmissor no transtorno. Estudos mostrando que o estresse agudo aumenta a concentração extracelular de glutamato no córtex pré-frontal medial e no hipocampo levaram à hipótese de que esse aumento seja responsável pela atrofia de neurônios dessas regiões por meio de um mecanismo conhecido como excitotoxicidade.

NEUROTROFISMO E NEUROPLASTICIDADE

As neurotrofinas são reguladores fundamentais da proliferação, migração, maturação e sobrevivência das células durante o desenvolvimento, mas também são expressas no cérebro adulto regulando a plasticidade sináptica, a função e a sobrevivência dos neurônios. As mais bem estudadas pertencem à família do fator de crescimento neural (NGF, do inglês *nerve growth factor*), entre as quais, a mais expressa é o BDNF. Outras proteínas dessa família são o próprio NGF, a neurotrofina-3 e a neurotrofina-4.

Exposição crônica a estressores tem como consequência diminuição da expressão de BDNF no córtex pré-frontal e no hipocampo, resultando em redução de sinapses e atrofia neuronal nessas regiões. Além disso, o TDM está associado à atrofia nessas mesmas regiões cerebrais. Já o uso de antidepressivos resulta em aumento do BDNF em tais regiões. Esses achados embasam a teoria neurotrófica da depressão, descrita inicialmente em 1997. Segundo essa hipótese, a exposição crônica a estressores diminui a expressão do BDNF no córtex pré-frontal e em regiões límbicas, como o hipocampo, resultando em perda de sinapses e atrofia de neurônios.[33] Estudos avaliando os efeitos dos antidepressivos sobre o BDNF corroboram essa hipótese. O uso agudo dos antidepressivos monoaminérgicos não altera os níveis de BDNF, os quais só aumentam após sua administração continuada, o que é consistente com o período necessário para esses fármacos produzirem efeito nos sintomas clínicos. Em contrapartida, tratamentos antidepressivos de efeito mais rápido, como a eletroconvulsoterapia (ECT) e a quetamina, estão associados com um rápido aumento na secreção de BDNF.[34] Um polimorfismo comum na região promotora do gene do BDNF, conhecido como Val66Met, está associado a uma redução da secreção atividade-dependente dessa proteína. Alguns estudos indicam que esse polimorfismo está associado a maior risco de desenvolvimento de TDM, embora existam resultados conflitantes na literatura.[35]

Pesquisas mais recentes indicam que o fator de crescimento vascular endotelial (VEGF, do inglês *vascular endothelial growth factor*) também é relevante para a neuroplasticidade e para a depressão. O VEGF é um fator de crescimento pleiotrófico expresso no cérebro por neurônios, astrócitos, macrófagos perivasculares e células endoteliais. Além da atividade angiogênica, o VEGF também é um potente fator neurotrófico e neuroprotetor. Os níveis do VEGF estão diminuídos no líquor de pacientes que tentaram suicídio[36] e de pacientes com ao menos um episódio depressivo grave e resistente ao tratamento.[37] Estudos em animais mostram redução no VEGF provocado por exposição a estressores. Além disso, o tratamento com antidepressivos está associado a aumento da expressão de VEGF no córtex pré-frontal e no hipocampo.[38]

INFLAMAÇÃO

A concentração de citocinas inflamatórias no sangue periférico apresenta associação com a função cerebral, a cognição e o bem-estar. As citocinas periféricas podem agir nos neurônios e em outras células do SNC diretamente, ao cruzar a barreira hematoencefálica ou por meio de vias aferentes, como o nervo vago. Além do efeito das citocinas periféricas, existem estados neuroinflamatórios de origem central, regulados principalmente pelas células da micróglia. Diversos transtornos psiquiátricos estão associados com inflamação, e vários estudos mostram que TDM unipolar está associado a níveis séricos elevados de marcadores inflamatórios, como fator de necrose tumoral alfa (TNF-α), interleucina 6 (IL-6) e proteína C-reativa.[39] Além disso, o uso de interferon alfa (IFN-α) para o tratamento de hepatite C está associado com o desenvolvimento de depressão em pelo menos 25% dos pacientes. Entretanto, nem todos os indivíduos deprimidos apresentam elevação nos marcadores inflamatórios, e há estudos sugerindo que a depressão não melancólica está associada com um estado pró-inflamatório, enquanto a depressão melancólica está associada a uma produção reduzida de citocinas pró-inflamatórias.[40,41]

Os marcadores inflamatórios também estão relacionados com a resposta ao tratamento. Níveis séricos elevados de TNF-α e IL-6 estão associados a maior resistência ao tratamento com medicamentos antidepressivos.[42] Além disso, nos pacientes deprimidos que respondem ao tratamento, observa-se uma redução dos marcadores inflamatórios.[43] Entretanto, ainda não se conseguiu comprovar o efeito antidepressivo de tratamentos anti-inflamatórios ou que modulam a resposta imune.[40]

■ NEUROIMAGEM

O surgimento e a evolução dos exames de neuroimagem permitiram o estudo do encéfalo de forma não invasiva. Estas técnicas permitiram avanços na compreensão da fisiopatologia da depressão, tanto do ponto de vista anatômico quanto funcional. Entretanto, ainda não há marcadores de neuroimagem com sensibilidade e especificidade suficientes para serem utilizados como ferramentas diagnósticas ou prognósticas. Na prática clínica, o principal uso desses exames é para o diagnóstico diferencial. Portanto, sua utilização é indicada somente quando existe suspeita de que outra patologia possa estar causando os sintomas depressivos.

ALTERAÇÕES NEUROANATÔMICAS

As alterações neuroanatômicas do SNC no TDM são modestas. Portanto, a maioria dos estudos não utiliza análise visual das imagens, mas técnicas quantitativas computadorizadas, que permitem identificar pequenas diferenças nos volumes das estruturas avaliadas. Além disso, a maioria das alterações identificadas não é específica do TDM e está presente em outros transtornos psiquiátricos.

Estudos de neuroimagem estrutural em indivíduos deprimidos identificaram redução no volume de diversas estruturas da substância cinzenta, com aumento da razão ventrículos-cérebro e redução do lobo frontal.[44]

Análises de regiões específicas demonstram redução no volume do córtex orbitofrontal, córtex pré-frontal subgenual, hipocampo, ínsula, putame e núcleos caudados.[45] Estudos de neuroimagem também indicaram que as alterações cerebrais que ocorrem com a idade podem estar anormalmente aceleradas em pacientes deprimidos. Uma pesquisa demonstrou que a idade neuroanatômica de pacientes deprimidos era em média quatro anos maior do que a idade cronológica.[46] Outro estudo demonstrou que a redução do putame relacionada com a idade era duas vezes maior em pacientes deprimidos comparados a controles saudáveis.[47] Pacientes que respondem ao tratamento antidepressivo apresentam uma recuperação ao menos parcial do volume da substância cinzenta, o que não foi observado naqueles que não respondem ao tratamento.[48] O TDM também está associado a alterações anatômicas na substância branca, que pode estar por trás de disfunções em circuitos neurais associadas à depressão. Alterações na substância branca de indivíduos deprimidos foram descritas em diversas regiões, principalmente no corpo caloso e no fascículo longitudinal superior.

Alterações vasculares também estão presentes, principalmente em pessoas com o primeiro episódio depressivo iniciando após os 60 anos de idade. Nesses indivíduos, a depressão está associada a um aumento de hiperintensidades na substância branca, indicando doença microvascular cerebral. Alterações na substância branca periventricular é cinco vezes mais comum em pacientes com depressão iniciada após os 60 anos do que em pacientes com depressão de início precoce.[49]

ALTERAÇÕES FUNCIONAIS

Estudos de neuroimagem funcional permitiram a identificação de alterações na atividade cerebral de pacientes deprimidos. Há aumento na ativação da amígdala em resposta a estímulos negativos, que persiste mesmo após a remoção do estímulo.[50] Uma hiperatividade do córtex pré-frontal medial, região ligada à ruminação, também foi observada em pacientes com TDM.[51] Outro achado nesses pacientes é hipo e hiperatividade do córtex pré-frontal dorsolateral esquerdo, resultando em déficit do controle inibitório, prejudicando a modulação da resposta emocional e o aumento na ansiedade antecipatória a estímulos emocionais negativos.[52] Alterações na atividade ou conectividade de circuitos cerebrais também estão descritas. Pacientes deprimidos tendem a apresentar hiperatividade da *default mode network*, um circuito associado ao aumento da atenção a estímulos internos e à redução da atenção a estímulos externos, menor atividade do circuito de recompensa e menor atividade do circuito de saliência, responsável por aumentar a atenção a estímulos externos.

DIAGNÓSTICO

O diagnóstico dos diversos subtipos de TDs (**Quadro 21.2** e **Fig. 21.3**) é realizado a partir de entrevista clínica para caracterização de sintomas, tempo de duração e prejuízos funcionais do indivíduo, utilizando critérios diagnósticos dos sistemas classificatórios, como a 11ª edição da *Classificação internacional de doenças* (CID-11) e a 5ª edição do *Manual diagnóstico e estatístico de transtornos mentais* (DSM-5).[13]

O episódio depressivo, característica central para definição e diagnóstico do TDM, é identificado por uma combinação de sinais e sintomas, presentes diariamente e persistentes por pelo menos duas semanas (**Quadro 21.3**). São características sintomas de tristeza, desânimo ou perda de prazer, associados à diminuição de energia, cansaço, alterações de apetite, do sono e da libido, alterações psicomotoras (lentificação ou agitação), dificuldades de concentração, indecisão ou mudanças na capacidade de tomada de decisões e sintomas cognitivos e emocionais que incluem culpa, ideias de desvalia, e, por vezes, pensamentos de morte, ideação, planos e tentativas de suicídio.[14] Importante ressaltar que a fenomenologia da depressão se estende muito além dos critérios utilizados pelo DSM ou pela CID, que servem como indicadores úteis para realizar o diagnóstico, mas não podem ser confundidos com o transtorno, com sua amplitude e variabilidade de sintomas e apresentações clínicas.[15]

Mudança relevante, presente no DSM-5, foi a possibilidade de realizar o diagnóstico de depressão em pa-

QUADRO 21.2
DESCRIÇÃO DOS TRANSTORNOS DEPRESSIVOS CONFORME O DSM-5

Transtorno disruptivo de desregulação do humor	Humor persistentemente irritável e frequentes crises de raiva (manifestas verbalmente ou no comportamento) desproporcionais aos acontecimentos e desenvolvimento da criança e do adolescente, iniciadas após os 6 anos de idade.
Transtorno depressivo maior	Sintomas depressivos diários e persistentes na maior parte do tempo, com duração mínima de duas semanas, com intensos prejuízos funcionais, em geral recorrentes e com significativa prevalência na população em geral.
Transtorno depressivo persistente	Sintomas depressivos persistentes por período mínimo de dois anos, diagnóstico anteriormente chamado de distimia. Em crianças e adolescentes, pode se caracterizar por humor irritável e persistir ao menos por um ano.
Transtorno disfórico pré-menstrual	Alterações de humor e sintomas gerais significativos (p. ex., labilidade, depressão, irritabilidade, ansiedade, letargia, alterações sono, apetite, libido) em período precedente à menstruação, presentes na maior parte dos ciclos menstruais ao longo de um ano.
Transtorno depressivo induzido por substâncias	Quadro depressivo relacionado ao uso de substâncias ou medicamentos, não explicado por outros transtornos depressivos antecedentes, sintomas breves de intoxicação ou *delirium*.
Transtornos depressivos devido a outras condições médicas gerais	Quadro depressivo persistente relacionado à presença de doenças clínicas, não explicado por outros transtornos mentais, transtorno de ajustamento relacionado à presença de mudanças e perdas com a doença ou *delirium*.

Fonte: Walker e colaboradores.[13]

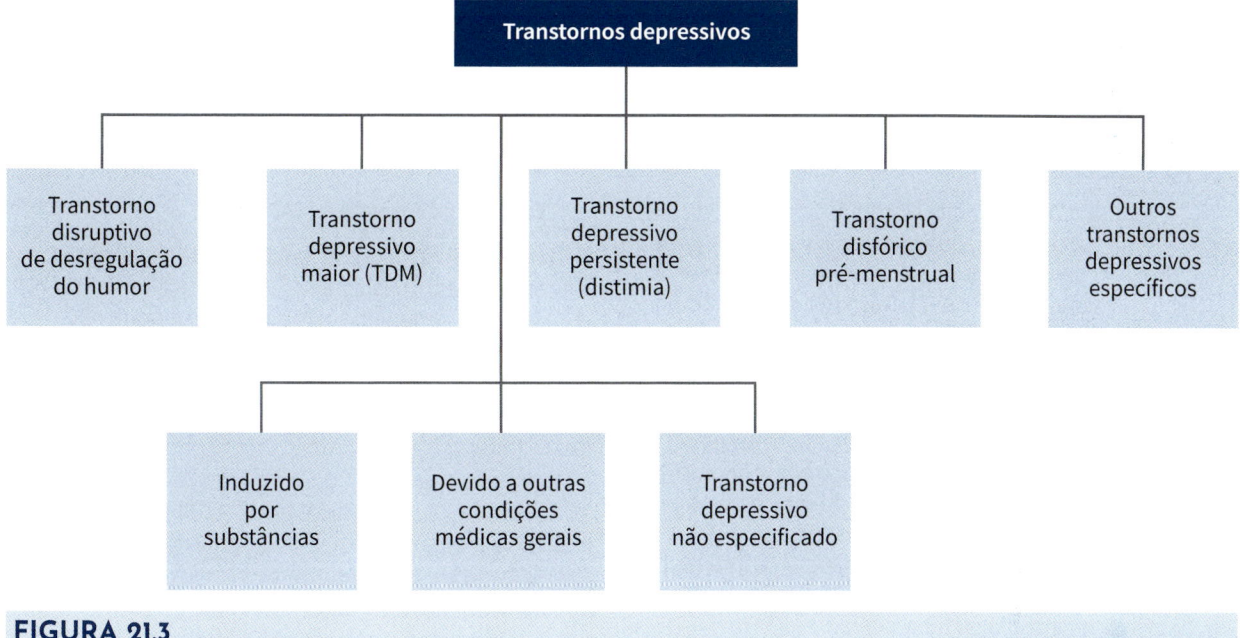

FIGURA 21.3

Transtornos depressivos.
Fonte: Adaptada de Bromet e colaboradores.[6]

cientes que estejam passando por período de luto. Anteriormente, a presença de luto era considerada critério de exclusão para depressão, considerando a sobreposição dos sintomas presentes em ambas as condições. Atualmente, existindo sintomas indicativos e não esperados em um processo de luto normal, como ideação suicida, sintomas graves, psicóticos, ou intensa perda de energia e prejuízos funcionais, o diagnóstico de depressão pode ser realizado.

CARACTERÍSTICAS E ESPECIFICADORES

Diversos modelos e especificadores têm sido propostos para compreender as diferenças clínicas dos TDs. Algumas pesquisas sustentam, inclusive, que alguns subtipos de TDM poderiam retratar outro diagnóstico, com características clínicas, fisiopatologia, tratamento e prognóstico distintos, como a depressão melancólica. O DSM-5,[53] porém, considera ainda a existência do TDM como categoria diagnóstica única, e, para lidar com as diferentes apresentações clínicas possíveis, utiliza especificadores do episódio, como características mistas, melancólicas, atípicas ou psicóticas (ver **Quadro 21.4**).

HETEROGENEIDADE CLÍNICA E DIAGNÓSTICO DA DEPRESSÃO

A heterogeneidade clínica da depressão, manifesta nas múltiplas possibilidades de combinação de sintomas e critérios diagnósticos, pode ser considerada um dos principais motivos que limitam a compreensão da fisiopatologia e tratamentos mais específicos dos TDs.

Nesse sentido, diversas abordagens metodológicas recentes têm procurado novas formas de avaliação e questionado modelos tradicionais de psicopatologia. O projeto *Research Domain Criteria*,[55] iniciado em 2009 pelo National Institute of Mental Health (NIMH), por exemplo, tem como objetivo estimular pesquisas para identificar subtipos diagnósticos na psiquiatria a partir de dados neurobiológicos e comportamentais mais objetivos e independentes dos sistemas classificatórios atuais, como DSM ou CID. Outras abordagens, como análises estatísticas com classes latentes, a partir da avaliação de subgrupos mais homogêneos dentro de populações maiores de pacientes, têm procurado aprimorar a validade e especificidade clínica no estudo da depressão e correlação com desfechos clínicos. Modelos estatísticos com capacidade de análise de grande volume de dados (*big data*) e inteligência computacional (*machine learning*)

QUADRO 21.3
RESUMO DOS CRITÉRIOS DIAGNÓSTICOS DO TRANSTORNO DEPRESSIVO MAIOR E TRANSTORNO DEPRESSIVO PERSISTENTE, CONFORME O DSM-5 E A CID-11

	DSM-5	CID-11
TDM	**A.** Cinco ou mais sintomas presentes na maior parte do dia, quase todos os dias, por período mínimo de duas semanas, sendo ao menos um deles (1) ou (2). Desconsiderar sintomas claramente atribuídos a condições médicas gerais. 1) Humor deprimido (a partir de relatos dos pacientes ou observação de terceiros). Em adolescentes, pode ocorrer humor irritável. 2) Marcada diminuição de interesse ou prazer na maior parte das atividades. 3) Alterações de apetite/peso (aumento ou diminuição) não explicados por outro motivo. 4) Insônia ou hipersonia. 5) Agitação ou retardo psicomotor. 6) Cansaço ou diminuição de energia. 7) Pensamentos de desvalia ou culpa excessiva e inapropriada. 8) Diminuição na concentração ou dificuldades para pensar ou tomar decisões. 9) Pensamentos recorrentes de morte e/ou suicídio, e/ou planos ou tentativas de suicídio. **B.** Significativos prejuízos funcionais com sintomas.* **C.** Sintomas não podem ser atribuídos a outras condições médicas gerais ou substâncias.* **D.** Sintomas não são bem explicados por outros diagnósticos psiquiátricos.* **E.** Ausência de episódios maníacos ou hipomaníacos prévios.	**Episódio depressivo (6A70)** Humor deprimido ou perda de interesse em atividades, quase diário, com duração mínima de duas semanas, acompanhado por outros sintomas, como: 1) Dificuldades de concentração 2) Sentimentos de indignidade ou culpa inapropriada 3) Desesperança 4) Pensamentos recorrentes de morte ou suicídio 5) Mudanças de apetite 6) Mudanças no sono 7) Agitação ou retardo psicomotor 8) Diminuição de energia ou fadiga Ausência de sintomas indicativos de episódios anteriores maníacos, hipomaníacos ou mistos. **Transtorno depressivo recorrente (6A71)** Presença de dois ou mais episódios depressivos, separados por período de vários meses, sem alterações significativas de humor.#
TDP	**A.** Humor deprimido na maior parte do dia, na maioria dos dias, por período mínimo de dois anos. Em crianças e adolescentes, pode ser um ano. **B.** Presença de dois ou mais dos seguintes sintomas: 1) Apetite (diminuído ou aumentado) 2) Insônia ou hipersonia 3) Pouca energia ou cansaço 4) Baixa autoestima 5) Dificuldades de concentração ou para tomar decisões 6) Sentimentos de desesperança	**Distimia (6A72)** Humor persistentemente deprimido, por mais de dois anos, na maior parte do dia e na maioria dos dias. Em crianças e adolescentes, pode ser manifesto por irritabilidade persistente.# O humor depressivo é acompanhado por sintomas adicionais, como: 1) Diminuição no interesse por atividades ou prazer# 2) Diminuição na atenção, concentração ou indecisão 3) Baixa autoestima ou culpa excessiva ou inapropriada#

QUADRO 21.3
RESUMO DOS CRITÉRIOS DIAGNÓSTICOS DO TRANSTORNO DEPRESSIVO MAIOR E TRANSTORNO DEPRESSIVO PERSISTENTE, CONFORME O DSM-5 E A CID-11

C. Durante o período de dois anos, o indivíduo nunca esteve sem sintomas por mais de dois meses.*

D. Critérios para episódio depressivo podem estar presentes ao longo dos dois anos.*

E. Ausência de episódios maníacos ou hipomaníacos ou ciclotimia.*

F. Sintomas não são bem explicados por outros diagnósticos psiquiátricos.*

G. Sintomas não podem ser atribuídos a outras condições médicas gerais ou substâncias.*

H. Significativos prejuízos funcionais com sintomas.*

4) Desesperança com o futuro
5) Dificuldades com o sono ou hipersonia
6) Apetite diminuído ou aumentado
7) Pouca energia ou fadiga

Ausência de critérios para episódio depressivo com duração de duas semanas.#

Ausência de critérios diagnósticos para episódio maníaco, hipomaníaco ou misto.

O símbolo * indica critério singular no DSM-5, e o símbolo #, critério presente somente na CID-11.
Fonte: American Psychiatric Association[53] e World Health Organization.[54]

têm procurado melhorar a capacidade de predição do prognóstico e entendimento dos TDs.

As análises de rede (*network analysis*) têm como princípio a hipótese de que o episódio depressivo seria melhor entendido a partir da interação complexa de diversos sintomas, em combinações e com efeitos diferentes, que dariam origem à síndrome depressiva. Por exemplo, alguns pacientes podem ter como sintomas centrais, na origem do episódio depressivo, a perda de sono, que desencadearia cansaço, dificuldades cognitivas, dificuldades laborais e, por fim, episódio depressivo completo. Para outros pacientes, os sintomas centrais podem ser ansiedade, irritabilidade, culpa, desvalia ou anedonia, que, em combinações diversas, podem dar origem à mesma síndrome depressiva. Estudos recentes identificaram que pacientes com depressão têm diferentes conexões entre sintomas depressivos, e que a força geral das conexões entre os sintomas tem sido capaz de predizer o prognóstico e as chances de melhora em estudos.[56]

ASPECTOS CULTURAIS

Características específicas e culturais de diferentes populações precisam ser consideradas no diagnóstico dos TDs. Em contextos culturais específicos, por exemplo, sintomas depressivos podem ser trazidos pelos pacientes como sintomas de irritação, angústia, agitação, intolerância interpessoal, impaciência, dificuldades com o trabalho, cansaço, fraqueza, ou mesmo queixas somáticas gerais inespecíficas. Indivíduos com déficits cognitivos podem apresentar maior dificuldade para expressar seus sintomas depressivos. Embora a prevalência média do TDM seja muito semelhante em diversos países,[5] a percepção de sintomas depressivos pode ser maior ou menor, de acordo com diferentes culturas. Idade, nível de instrução, imigrantes, populações refugiadas e minorias sociais são fatores relevantes que podem estar associados a diferentes expressões de sintomas e a maior risco de depressão em alguns contextos.

Outros aspectos culturais, como religiosidade e espiritualidade dos pacientes representam aspectos relevantes na avaliação, e podem influenciar positivamente na melhora dos sintomas, prevenção de recorrências e satisfação com o tratamento.

DIAGNÓSTICO DIFERENCIAL

O diagnóstico diferencial do episódio depressivo precisa ser realizado com uma diversidade de condições, desde reações adaptativas e naturais diante de perdas ou adversidades, como luto, até condições médicas gerais ou uso de medicações capazes de gerar sintomas compatíveis com uma síndrome depressiva (**Quadro 21.5**).

QUADRO 21.4
RESUMO DOS ESPECIFICADORES DOS TRANSTORNOS DEPRESSIVOS CONFORME O DSM-5

Com sintomas ansiosos
Presença de dois ou mais sintomas ansiosos, como: 1) nervosismo ou tensão, 2) inquietação, 3) dificuldades de relaxar por preocupações, 4) temor que algo terrível possa acontecer e 5) sentimento de poder perder o controle de si mesmo. O especificador pode ser comparado ao diagnóstico de transtorno misto ansioso e depressivo da CID-11.

Com características melancólicas
Perda completa de prazer ou falta de reatividade a estímulos positivos, desejados ou prazerosos associados a três ou mais características clínicas, como qualidade de humor depressivo com prostração profunda, desespero ou morosidade, piora pela manhã, despertar muito cedo, agitação ou lentificação psicomotora, anorexia ou perda de peso e culpa excessiva e inadequada.

Com características atípicas
Reatividade do humor associada a duas ou mais das seguintes características, como: 1) aumento de apetite ou ganho de peso significativos, 2) hipersonia, 3) paralisia de chumbo, 4) padrão persistente de sensibilidade interpessoal.

Com características mistas
Presença de três sintomas maníacos/hipomaníacos, sem critérios completos para mania/hipomania.

Com características psicóticas
Delírios ou alucinações. Psicose pode ser congruente ou incongruente com humor.

Com catatonia
Sintomas compatíveis com catatonia na maior parte do episódio depressivo descrito.

Com início periparto
Durante a gestação ou quatro semanas seguintes após o parto.

Com padrão sazonal
Existe relação temporal regular com estações do ano, sem relações claras com estressores que possam explicar os sintomas.

Em remissão parcial ou completa

Gravidade leve, moderada e severa

Fonte: American Psychiatric Association.[53]

QUADRO 21.5
EXEMPLOS DE CONDIÇÕES MÉDICAS GERAIS PARA DIAGNÓSTICO DIFERENCIAL NOS TRANSTORNOS DEPRESSIVOS

Condições médicas gerais

Neurológicas (p. ex., demências, encefalites, epilepsias, esclerose múltipla, doença cerebrovascular, neoplasias)

Endocrinológicas (p. ex., hipo ou hipertireoidismo, diabetes, deficiências vitamínicas, hipo ou hiperparatireoidismo, doença de Addison, síndrome de Cushing)

Reumatológicas (p. ex., vasculites, artrite reumatoide, doenças autoimunes, doenças inflamatórias)

Hematológicas (p. ex., anemias, linfomas, leucemias ou outras neoplasias hematológicas)

Oncológicas (p. ex., síndromes paraneoplásicas, neoplasias de ovário, pâncreas, pulmão, mama)

Infectológicas (p. ex., hepatites virais crônicas, síndrome da imunodeficiência adquirida (aids), neurossífilis, toxoplasmose, tuberculose, encefalites, mononucleose)

Cardiológicas (p. ex., insuficiência cardíaca, cardiomiopatias, cardiopatia isquêmica)

Respiratórias (p. ex., apneia do sono, asma, doença pulmonar obstrutiva crônica (DPOC), pneumopatias inflamatórias e fúngicas)

Fármacos para o SNC (p. ex., benzodiazepínicos (BZDs), barbitúricos, clonidina, amantadina, bromocriptina, levodopa, fenotiazinas, fenitoína, metilfenidato)

Fármacos com uso sistêmico (p. ex., corticoides, digoxina, diltiazem, enalapril, etionamida, cimetidina, isotretinoína, metildopa, metoclopramida, quinolonas, reserpina, estatinas, tiazidas, interferon, imunobiológicos)

Intoxicações (p. ex., inseticidas, metais pesados, anfetaminas, álcool, cocaína, *Cannabis*)

Um dos desafios diagnósticos é diferenciar quadros depressivos com disforia, irritabilidade intensa ou agitação psicomotora, do transtorno bipolar (TB). Para isso, são necessárias anamnese detalhada, entrevistas com familiares, observação criteriosa e acompanhamento clínico para correto diagnóstico diferencial. Quadros depressivos graves com sintomas psicóticos e avolia podem ser confundidos com diagnóstico de outras psicoses, como esquizofrenia. Sintomas depressivos podem estar presentes nos transtornos alimentares relacionados a distorções da imagem corporal, baixa autoestima, desvalia, diminuição de energia, alterações de apetite e peso. Eventualmente, o diagnóstico de depressão pode ser confundido com transtorno de déficit de atenção/hiperatividade (TDAH), por características como dificuldades de concentração, inquietação, desorganização e eventual déficit de autocuidado. O transtorno de estresse pós-traumático (TEPT) apresenta alguns sintomas semelhantes aos da depressão. Além disso, um evento traumático pode desencadear um episódio depressivo em vez de TEPT. Portanto, o diagnóstico diferencial entre esses dois transtornos exige uma avaliação minuciosa.

Os TPs comumente cursam com sintomatologia depressiva, de forma geral mais transitória e relacionados a estressores e adversidades, ou como experiência mais persistente e de longo curso ao longo da vida (p. ex., sentimentos de tristeza e vazio no TPB). Importante ressaltar, entretanto, a ocorrência comum de TDM em comorbidade com outros TPs, acentuando traços de personalidade presentes anteriormente, por exemplo, com piora no descontrole de impulsos, irritabilidade, intolerância interpessoal, exposições a riscos e agravamento do risco de suicídio ou autoagressões no TPB.

CURSO E PROGNÓSTICO

Um dos fatores relevantes para compreensão do curso da depressão é avaliar em que população os estudos foram realizados e quais foram os critérios e metodologias utilizados na avaliação dos sintomas ao longo do tempo.[57] Naturalmente, em centros de atendimento psiquiátrico especializado, os riscos e prognóstico se tornam menos favoráveis, quando comparados a estudos realizados na população geral, em que as chances de recuperação plena após um primeiro episódio são muito maiores.

Uma revisão sistemática de 12 estudos (n = 4.001) em indivíduos provenientes da comunidade, por exemplo, com longo tempo de seguimento, identificou que entre 35 e 60% dos pacientes não irão apresentar novos episódios depressivos ao longo da vida. O tempo médio necessário para melhora dos sintomas variou de seis a 20 meses, e o tempo para recorrência dos sintomas, entre oito meses e cinco anos, em períodos de 10 a 23 anos, chegando a 49 anos no estudo Lundby, realizado na Suécia.[57]

Nos estudos com pacientes em ambulatórios psiquiátricos especializados ou hospitais terciários, as chances de recorrência são maiores. Em um acompanhamento de 431 pacientes com depressão em centros especializados nos Estados Unidos, por exemplo, 25% dos pacientes apresentaram recorrência no primeiro ano, chegando a 85% em 15 anos.[58] Outro dado relevante presente na literatura demonstra que em torno de 20% dos pacientes em diversos estudos apresentam depressão crônica, muitos dos quais com sintomatologia resistente ao tratamento.[25]

Diversos fatores prognósticos têm sido estudados para compreender quais pacientes apresentam maior risco de recorrência dos episódios depressivos. Embora os achados sejam variáveis, os mais consistentes são relacionados a gravidade do episódio depressivo, presença de sintomas subsindrômicos e indicadores de maior vulnerabilidade, como baixo suporte social, traumas na infância e neuroticismo (**Quadro 21.6**).

Em estudos realizados na atenção primária, além da gravidade do episódio, histórico de uso de substâncias, TPs e presença de sintomas ansiosos e somáticos, são preditores de menor tempo para recorrência.[57]

O estudo STAR-D se destaca para compreensão do curso dos TDs pela abrangência e aplicabilidade de seus achados na prática clínica, com seguimento de um total de 4.351 indivíduos provenientes da atenção primária e ambulatórios especializados nos Estados Unidos, com diagnóstico de depressão não psicótica. As taxas de remissão dos sintomas foram de 36,8% na fase 1 do estudo, 30,6% na fase 2, 13,7% na fase 3 e 13% na fase 4. Os resultados demonstram que, de forma geral, dois terços dos pacientes apresentam melhora com tratamentos iniciais. Entretanto, após tentativas iniciais, as chances de melhora diminuem progressivamente com novas estratégias implementadas. Preditores de pior prognóstico incluem maior duração dos episódios depressivos, presença de comorbidades clínicas e psiquiátricas e pior funcionalidade no início do tratamento. Em torno de 20% dos pacientes no estudo STAR-D apresentaram depressão crônica. Histórico recente de sintomas maníacos e história familiar de TB foram preditores de mudança de diagnóstico para TB. Irritabilidade e ausência de resposta a antidepressivos não foram associados a TB.[60]

QUADRO 21.6
FATORES ASSOCIADOS A MAIOR RISCO DE RECORRÊNCIA DA DEPRESSÃO

Aspectos demográficos
- Sexo feminino*
- Estado conjugal: nunca casado(a)*
- Moradia própria diante do enfrentamento de estressores*

Aspectos psicológicos, sociais e eventos de vida
- Prejuízos funcionais significativos em áreas como trabalho, lazer e relacionamentos após remissão**
- Transtornos da personalidade e neuroticismo**
- Suporte social**
- Traumas na infância (histórico de abuso emocional, físico ou sexual)**
- Estratégias de *coping* não adaptativas e baixa autoeficácia*
- Sensação de pouco controle sobre circunstâncias da vida*
- Religiosidade e espiritualidade*

Aspectos clínicos
- Idade de início precoce do primeiro episódio**
- Gravidade e duração do primeiro episódio**
- Número de episódios depressivos anteriores**
- Presença de comorbidades psiquiátricas (distimia, ansiedade generalizada, fobia social)**
- Sintomas depressivos subsindrômicos**
- Quadros depressivos em pacientes com maior idade**
- História familiar de transtorno depressivo**
- Tabagismo*

* Evidências provenientes de estudos individuais.
** Evidências mais consistentes presentes em revisão sistemática com diversos estudos.
Fonte: Vreeburg e colaboradores,[25] Mueller e colaboradores[57] e Jeon e colaboradores.[59]

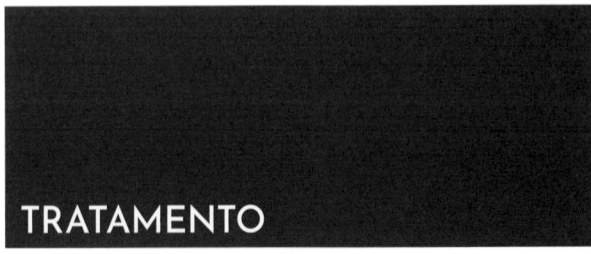

TRATAMENTO

O sucesso do tratamento dos TDs inicia pelo correto diagnóstico, aliado ao conhecimento detalhado da história de vida do paciente. A identificação precisa das características psicopatológicas, das comorbidades médicas e das circunstâncias de vida facilitará a identificação precoce de fatores que possam interferir no desfecho do tratamento.

PRINCÍPIOS GERAIS DO TRATAMENTO

1. **Episódios depressivos ocorrem dentro de um contexto psicossocial.** Os mecanismos fisiopatológicos envolvidos na síndrome depressiva não são completamente conhecidos. No entanto, clinicamente, é importante que o profissional considere os acontecimentos de vida e o contexto psicossocial que podem estar associados à depressão para otimizar a adesão, o planejamento e a resposta ao tratamento.[61]

2. **Diferentes estratégias podem ser úteis no tratamento e ter efeito complementar.** Há evidências de que tratamentos farmacológicos, psicológicos, de estimulação elétrica e magnética e de alteração de hábitos de vida (p. ex., exercício físico, dieta) podem ter efeitos sobre sintomas depressivos. Tratamentos combinados podem ter efeito complementar.[62,63]

3. **O último objetivo do tratamento é a remissão completa de sintomas.** A remissão completa está associada com melhor qualidade de vida e menor risco de recaída e recorrência. No entanto, mesmo após várias estratégias serem implementadas, a remissão pode não ser obtida. Para esses pacientes, um modelo de abordagem de doença crônica é sugerido.[25,64]

4. **O cuidado baseado em medida (CBM) parece ajudar o profissional a obter melhores resultados e em menor tempo.** Escalas para monitorar a evolução dos sintomas vêm sendo recomendadas como forma de aumentar o número de pacientes que atingem remissão completa, bem como para agilizar as tomadas de decisão em relação a aumento de doses ou troca de estratégias por parte do profissional.[65]

5. **A divisão do tratamento do episódio depressivo em três fases auxilia a definir metas claras para cada uma delas.** O episódio depressivo pode ser dividido em três fases: *aguda*, *de continuação* e *de manutenção*. No início da fase *aguda*, o objetivo inicial é a obtenção de resposta ao tratamento proposto com redução parcial da intensidade da síndrome depressiva. Ao final da fase *aguda*, a meta ideal é a remissão completa de sintomas, com restabelecimento do nível de funcionamento pré-mórbido. Na fase de *continuação*, o objetivo é consolidar a melhora obtida na fase agu-

da, evitando recaída de sintomas. Por fim, na fase de *manutenção*, o episódio índex é considerado tratado e o foco de atenção passa a ser a prevenção de recorrência (ressurgimento de novos episódios). Embora nem todos os pacientes atinjam essas metas, persegui-las organiza a atuação do profissional, tornando-o mais ativo para propor intervenções.[25,66]

6 **A divisão em episódio depressivo leve, moderado e grave baseia muitas decisões de tratamento.** Embora existam críticas à validade dessa divisão, ela é utilizada em várias diretrizes de tratamento, dependendo da intensidade da síndrome.[25,64,67]

7 **O modelo de doença crônica é útil na abordagem de muitos casos.** Existe um crescente reconhecimento de que depressão é uma condição predominantemente recorrente e de curso crônico para um número expressivo de pacientes. Assim, a utilização de um modelo de "doença crônica" é recomendado, com o engajamento ativo do paciente em atividades de prevenção primária e secundária e a personalização do tratamento por parte do profissional.[25,64,67]

QUADRO 21.7
PRINCÍPIOS DE MANEJO CLÍNICO

- Conduzir uma avaliação biopsicossocial completa.
- Obter informações objetivas com familiares sempre que possível.
- Formular diagnóstico, bem como diagnóstico diferencial.
- Estabelecer uma aliança terapêutica.
- Fornecer psicoeducação e estimular automanejo.
- Engajar o paciente como colaborador na determinação de objetivos de tratamento.
- Elaborar um plano abrangente de tratamento com o paciente e familiares (ou outras pessoas significativas) quando possível.
- Instituir tratamentos baseados em evidências.
- Monitorar os desfechos com CBM.

Fonte: Elaborado com base em Kennedy e colaboradores.[63]

MANEJO CLÍNICO DOS EPISÓDIOS DEPRESSIVOS

O manejo baseado em níveis crescentes de complexidade (*stepped-care*) é uma forma clinicamente útil de organizar a abordagem de um paciente deprimido. Nessa abordagem, as intervenções são introduzidas ponderando a intensidade dos sintomas e o nível de complexidade da intervenção.[14,25,67] Não há evidências de que determinado perfil sintomatológico responda melhor a um esquema medicamentoso específico. A exceção a essa regra é a depressão psicótica e, em certo grau, a depressão atípica (ver **Quadro 21.7**).

■ EPISÓDIOS DEPRESSIVOS LEVES

Episódios depressivos leves podem responder a várias estratégias, muitas delas inespecíficas, como exercício físico, conexão social, alimentação, expressão de gratidão e conexão espiritual e religiosa.[25] Não há evidência de que a medicação antidepressiva seja superior ao placebo quando os sintomas depressivos são leves. Na medida em que intervenções mais simples e inespecíficas não apresentam resultados e/ou a intensidade dos sintomas aumenta, estratégias utilizadas para depressões moderadas, como psicoterapia e farmacoterapia, são utilizadas.[14,68]

■ EPISÓDIOS DEPRESSIVOS MODERADOS

A principal estratégia utilizada para tratamento de depressões moderadas são os medicamentos antidepressivos, devido à sua efetividade e à possibilidade de utilização por médicos não especialistas.[25] Além das medicações, algumas formas de psicoterapia têm evidência de eficácia para a fase aguda da depressão, como terapia cognitivo-comportamental (TCC), terapia interpessoal, terapia não diretiva suportiva, terapia de resolução de problemas, terapia de ativação comportamental e terapia psicodinâmica breve.

A aplicação das psicoterapias necessita de profissionais com treinamento específico na técnica, o que limita seu uso como primeira linha em saúde pública.

Existe uma literatura crescente baseada na ideia de associar estratégias antidepressivas no sentido de otimizar tratamentos. A associação de estratégias mais estudada é a de antidepressivos + psicoterapia.[62] Além desta, também é crescente o interesse das associações entre as estratégias usadas nas depressões leves, como atividade física, alimentação, meditação, entre outras.[25]

■ EPISÓDIOS DEPRESSIVOS GRAVES

Episódios depressivos graves são prioritariamente tratados com antidepressivos.[25,64,68] A ECT é uma alternativa a ser considerada, pela maior potência no efeito antidepressivo comparada aos medicamentos e maior rapidez de ação, embora não seja recurso acessível em muitos lugares.

EPISÓDIOS DEPRESSIVOS COM SINTOMAS PSICÓTICOS E ATÍPICOS

Nos episódios depressivos com sintomas psicóticos, o uso da combinação de um antidepressivo com antipsicótico é superior ao uso isolado de um dos dois medicamentos. Outra alternativa extremamente eficaz nesses casos é o uso de ECT.[64]

Nas depressões atípicas, uma literatura antiga sugere que os tricíclicos têm menor eficácia em relação aos IMAOs. Nas recomendações atuais, não há evidência consistente de superioridade de uma classe de antidepressivos sobre outra nesses casos.[64]

DEPRESSÃO RESISTENTE E DEPRESSÃO DIFÍCIL DE TRATAR

A taxa de resposta a um medicamento antidepressivo é de aproximadamente 50%, e de remissão completa, 30%.[69] Dessa forma, um número expressivo de pacientes vai precisar de uma sequência de ajustes no tratamento para obter resposta e/ou remissão. O termo *depressão resistente* (DR) costuma ser utilizado para caracterizar depressões que não respondem adequadamente a uma sequência de intervenções. Existem várias definições de DR, mas elas podem ser divididas entre as que a consideram como uma categoria ou como uma dimensão. No enfoque categorial, as definições variam no número de tentativas realizadas para designar DR (em geral, duas). No enfoque dimensional, são descritos níveis ou estágios de resistência, em vez da visão dicotômica do modelo categorial.[70] O termo *depressão difícil de tratar* (DDT) é definido como uma depressão que continua a causar problemas significativos apesar de todos os esforços de tratamento.[71] Embora os dois conceitos tenham intersecções, a DDT conceitua o manejo da depressão de forma diferente, considerando-a como tratável e reconhecendo que ela está associada a desafios que podem requerer uma consideração especial para fatores não estritamente ligados a uma nova escolha de antidepressivo.[72] O modelo da DDT abre a possibilidade de o profissional considerar múltiplos fatores que podem impactar a resposta a tratamento, ajudando a implementar intervenções psicossociais específicas para alcançar redução de sintomas. Reconhece que a remissão completa de sintomas pode não ser um objetivo a ser buscado em pacientes específicos.[73]

ABORDAGEM MEDICAMENTOSA

A abordagem medicamentosa é a base atual do tratamento das depressões moderadas a graves. Quando uma tentativa com antidepressivo apresenta resposta parcial ou ausência de resposta, considera-se quatro alternativas a serem implementadas:[74]

- **Otimização**. A otimização (aumento) pode ser tanto da dose quanto do tempo de uso. Os medicamentos antidepressivos possuem uma janela terapêutica com doses mínimas e máximas, além de uma janela de efeitos colaterais. A obtenção de doses terapêuticas livres de efeitos colaterais significativos é uma habilidade a ser desenvolvida pelo profissional e personalizada para cada paciente. Para cada dose prescrita, é importante aguardar um tempo mínimo (em torno de três a seis semanas) para obter o efeito. Um subgrupo de pacientes pode precisar de tempo mais prolongado, que pode chegar até 12 semanas. A otimização da dose e do tempo é preferencialmente utilizada quando existe uma resposta parcial, o medicamento está sendo bem tolerado e há ainda espaço para aumento de dose ou de tempo de uso.
- **Potencialização**. É a utilização de um medicamento não antidepressivo para potencializar o efeito de um antidepressivo. Exemplos de potencializadores são o lítio, a triiodotironina (T3) e os antipsicóticos atípicos. A potencialização é utilizada quando existe uma resposta parcial e não é mais possível a otimização de doses ou de tempo, seja pelo fato de a otimização já ter sido realizada, seja pelos efeitos colaterais estarem no limite da tolerabilidade (quando a otimização da dose não estaria indicada).
- **Combinação**. É o uso concomitante de dois antidepressivos (em geral, com mecanismos de ação diferentes) visando amplificar o efeito global ou atuação de cada um sobre sintomas diferentes da síndrome depressiva. Como exemplo, temos o uso de um ISRS associado a um ADT ou a associação da trazodona ao ISRS para melhorar a insônia e potencializar o efeito antidepressivo global.
- **Troca**. É a substituição de um antidepressivo por outro. Esta estratégia é utilizada quando não houve uma resposta satisfatória ao medicamento utilizado

ou quando os efeitos colaterais são significativos a ponto de impedir a otimização de dose. Na troca, tanto a introdução do novo antidepressivo quanto a retirada do anterior devem ser feitas preferencialmente de forma gradual.

IMPLEMENTANDO UM ESQUEMA ANTIDEPRESSIVO

Existem mais de 20 antidepressivos disponíveis no Brasil. Não há evidência inequívoca da superioridade de um medicamento sobre os outros que possa orientar um clínico em sua decisão. Estudos de metanálise em rede buscaram definir essa evidência,[75,76] mas com resultados clinicamente questionáveis. Assim, a escolha de um antidepressivo está baseada em outros critérios que não a efetividade, e ela é, portanto, personalizada (**Quadro 21.8**).

Uma vez escolhido o antidepressivo, a introdução lenta e progressiva tende a melhorar a tolerabilidade. Durante as duas a quatro semanas iniciais, o foco do tratamento estará na tolerabilidade da medicação e na identificação de melhora inicial. A utilização do CBM com escalas de mensuração de sintomas (p. ex., PHQ-9 ou HDRS-17 ou 6 itens) são recomendadas para quantificar de forma objetiva essa evolução.[64] Caso o paciente tenha uma resposta parcial com boa tolerabilidade, a otimização da dose e do tempo de uso é a primeira linha como estratégia. Caso o paciente tolere bem a medicação e/ou tenha uma resposta parcial, pode-se aguardar até 6 a 8 semanas para observar se ele atinge a remissão completa. Caso isso não aconteça, uma nova rodada de intervenção será necessária. Na nova rodada, após esgotar a otimização de dose e tempo, três alternativas são possíveis: potencialização, combinação ou troca.[73] A potencialização é particularmente recomendada quando o paciente apresenta uma resposta adequada, mas os efeitos colaterais impedem a utilização na dose em que o efeito terapêutico é pleno. Nesse caso, o antidepressivo é mantido na maior dose tolerada e a potencialização é acrescentada. A combinação é utilizada quando a monoterapia não leva à remissão completa. Normalmente, a escolha que compõe a combinação baseia-se em medicamentos com mecanismos de ação diferentes (p. ex., ISRS + ADT ou bupropiona), ou quando um medicamento apresenta efeitos específicos sobre sintomas-alvo (p. ex., associação de um ISRS com trazodona em um paciente com insônia).

QUADRO 21.8
FATORES A CONSIDERAR NA ESCOLHA DE UM ANTIDEPRESSIVO

Fatores do paciente	Fatores do tratamento
- Características clínicas e dimensões - Comorbidades clínicas e psiquiátricas - Resposta prévia - Efeitos colaterais prévios - Preferência do paciente - História familiar de resposta	- Tolerabilidade comparativa - Potenciais interações com outras medicações - Custo - Disponibilidade - Simplicidade do uso - Experiência do profissional

Fonte: Elaborado com base em Kennedy e colaboradores.[63]

A troca está indicada principalmente em três situações: a) o paciente não obtém resposta apesar de doses e tempo otimizados; b) os efeitos colaterais são suficientemente intensos, que comprometem a continuação e/ou manutenção do tratamento; c) o custo impossibilita a continuação e/ou manutenção do tratamento.

O fluxograma apresentado na **Figura 21.4** resume a sequência de passos que orientam uma abordagem farmacológica da depressão, tendo como objetivo final a remissão de sintomas.

ABORDAGEM PSICOTERÁPICA

Quando estressores psicossociais são identificados, é importante considerar intervenções sociais ou psicoterapia para auxiliar o paciente a manejá-los de forma mais adequada, antes de prescrever novos medicamentos ou utilizar estratégias mais invasivas de maior custo.[72] Várias abordagens psicoterápicas apresentam evidências de eficácia para o tratamento agudo, embora, para muitas delas, os dados de eficácia no tratamento de manutenção sejam insuficientes (**Tab. 21.2**). Para a maioria dos pacientes, o tratamento combinado (psicoterapia + antidepressivo) é mais efetivo do que as abordagens isoladas, especialmente em indivíduos com depressão moderada a grave e crônica.[62]

A utilização de estratégias não presenciais (*on-line*) de psicoterapia vem recebendo um incremento exponencial nos últimos anos. Essas estratégias incluem não

TABELA 21.1
EFEITOS COLATERAIS DAS PRINCIPAIS CLASSES DE ANTIDEPRESSIVOS

	Ganho de peso	Disfunção sexual	Efeito no SNC (sedação, agitação)	Efeitos anticolinérgicos (boca seca, tremor)	Gastrintestinais
ISRS Fluoxetina, paroxetina, sertralina, citalopram, escitalopram, fluvoxamina	+	++	++	++	++
MS Vortioxetina	+	++	+	+	+++
IRNa Reboxetina	++	+	+	+	++
AESNa Mirtazapina, mianserina	++	++	+++	++	+
AM Agomelatina	+	+	+	+	+
IRND Bupropiona	++	+	++	++	+
IRSN Venlafaxina, desvenlafaxina, duloxetina	+	+++	++	++	++
ADT Imipramina, clomipramina, amitriptilina, nortriptilina	++	+	+++	+++	+
IMAO Tranilcipromina	+	+	+	+	+
IRAS Trazodona	+	+	+++	+	++

ISRS: inibidor seletivo da recaptação de serotonina; MS: modulador de serotonina; IRNa: inibidor da recaptação de noradrenalina; AESNa: antidepressivo específico de serotonina e noradrenalina; AM: agonista melatonérgico; IRND: inibidor da recaptação de noradrenalina e dopamina; IRSN: inibidor da recaptação de serotonina e noradrenalina; ADT: antidepressivo tricíclico; IMAO: inibidor da monoaminoxidase; IRAS: inibidor da recaptação e agonista da serotonina.
Fonte: Elaborada com base em Malhi e Mann.[7]

só o terapeuta *on-line*, mas terapias guiadas, terapias manualizadas autônomas, terapias "gamificadas", entre outras.[77] Os estudos de eficácia com essas novas modalidades serão fundamentais para uma possível mudança paradigmática no campo.

ELETROCONVULSOTERAPIA

A ECT é um método seguro, permanecendo como a mais eficaz estratégia antidepressiva disponível.[78,79] Costuma ser utilizada em pacientes resistentes a várias tentativas

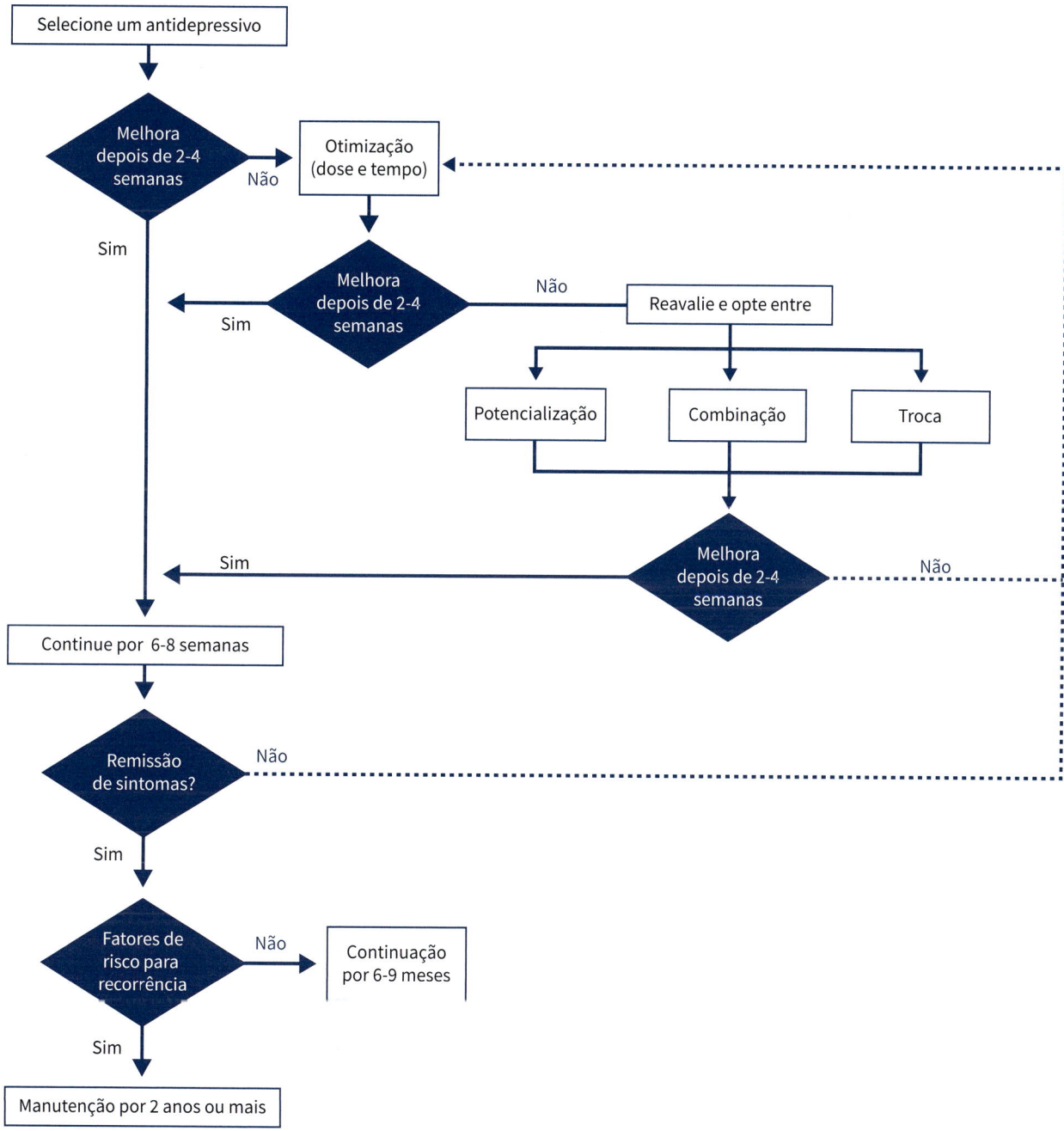

FIGURA 21.4

Fluxograma para planejamento das estratégias farmacológicas abrangendo a fase aguda, de continuação e de manutenção de um episódio depressivo.
Fonte: Modificada de Kennedy e colaboradores.[63]

com antidepressivos ou como primeira linha em depressão grave (psicótica ou catatônica), ou com risco de suicídio grave, embora possa ser eficaz em uma grande variedade de situações clínicas.[80]

ATIVIDADE FÍSICA

Há um interesse crescente na atividade física, quer como fator protetor para o desenvolvimento da depressão,[81]

TABELA 21.2
EVIDÊNCIA DE EFICÁCIA DE DIFERENTES ABORDAGENS PSICOTERÁPICAS NO TRATAMENTO AGUDO E DE MANUTENÇÃO DOS EPISÓDIOS DEPRESSIVOS

	Tratamento agudo	Tratamento de manutenção (prevenção de recaída/recorrência)
Terapia cognitivo-comportamental	+	+
Terapia interpessoal	+	+
Terapia de apoio	+	o
Terapia de solução de problemas	+	o
Ativação comportamental	+	o
Terapia psicodinâmica breve	+	o
Terapia baseada em *mindfulness*	o	+

o: informação insuficiente.
Fonte: Elaborada com base em Malhi e Mann.[7]

quer como tratamento. O exercício apresenta efeito antidepressivo, podendo ser utilizado isoladamente ou adicionado ao tratamento antidepressivo convencional,[82] mesmo em pacientes deprimidos graves.[83]

A atividade física tem particular interesse como tratamento coadjuvante por atuar de forma preventiva em uma variedade de outras condições médicas.[84]

OPÇÕES PARA DEPRESSÃO DE DIFÍCIL TRATAMENTO

Quando um paciente não responde aos tratamentos usuais, as primeiras medidas a serem tomadas são revisar o diagnóstico, incluindo o diagnóstico diferencial com doenças clínicas, avaliar os fatores psicossociais que possam estar colaborando com a persistência dos sintomas, garantir a adesão, avaliar todas as medicações que o paciente está usando, excluir o abuso de álcool ou drogas e explorar outros fatores que possam estar impedindo a melhora clínica. Existem alternativas para pacientes que não respondem ao tratamento, mesmo quando esses fatores são excluídos. Entre elas destaca-se a ECT (já abordada), por apresentar extensa evidência de eficácia, mesmo em pacientes que não responderam a outros tratamentos.

A estimulação magnética transcraniana repetitiva (EMTr) consiste na aplicação de pulsos magnéticos sobre o couro cabeludo, com o propósito de modular a atividade elétrica em regiões cerebrais subjacentes ao local do estímulo. Diversos estudos demonstram sua eficácia em pacientes que não responderam a pelo menos um fármaco antidepressivo. Por isso, esse tratamento está aprovado para uso clínico. Entretanto, metanálises recentes mostram que o efeito antidepressivo da EMTr é pequeno, principalmente se comparado ao da ECT.[85]

A quetamina é um anestésico disponível há mais de 50 anos para uso em humanos e uso veterinário. Seu principal mecanismo de ação é o antagonismo de receptores de glutamato do tipo NMDA. Um efeito antidepressivo da infusão intravenosa desse fármaco foi descrito no início dos anos 2000.[86] Diversos estudos foram realizados desde então, mas nenhuma formulação de quetamina está aprovada para uso intravenoso no tratamento da depressão. Nos últimos anos, a indústria farmacêutica investiu em grandes estudos clínicos para avaliar a eficácia da esquetamina, um isômero da quetamina, utilizada por via intranasal, no tratamento da depressão de pacientes que não responderam a fármacos antidepressivos. Essas pesquisas geraram evidência de um efeito antidepressivo significativo e o tratamento foi aprovado para uso clínico em diversos países, incluindo o Brasil. Entretanto, o significado clínico desses estudos e o potencial de abuso da droga seguem gerando extensos debates na literatura.

A estimulação do nervo vago (ENV) consiste no implante de um eletrodo em um dos nervos vagos, na altura do pescoço, e de um gerador de pulso, geralmente implantado sob a pele do tórax.[86] Esse tratamento está aprovado para uso nos Estados Unidos em pacientes que não responderam a quatro ou mais tratamentos antidepressivos realizados de forma adequada. Apesar dessa aprovação, as evidências de sua eficácia ainda são limitadas.

Outros tratamentos de neuromodulação, ainda não aprovados para uso clínico, estão em estudo para o tratamento do TDM, particularmente em pacientes com DDT. A estimulação transcraniana com corrente contínua consiste na aplicação de corrente elétrica contínua de baixa intensidade, com o propósito de modular o potencial de membrana dos neurônios, alterando sua excitabilidade. A estimulação cerebral profunda é realizada por meio do implante de um eletrodo em regiões profundas do cérebro, feito por neurocirurgia. A maioria dos estudos em TDM utilizou esses eletrodos para inibir a atividade de regiões cerebrais hiperativas em pacientes deprimidos. A magnetoconvulsoterapia utiliza pulsos magnéticos de alta intensidade para produzir convulsões. Seu racional é semelhante ao da ECT, com potencial de gerar menos efeitos adversos, entretanto, sua eficácia e segurança ainda estão em estudo. A fotobiomodulação transcraniana consiste na aplicação de luz na faixa do infravermelho próximo sobre o couro cabeludo, com o objetivo de modular a atividade do córtex cerebral por meio do estímulo da atividade mitocondrial e produção de adenosina trifosfato (ATP).[86]

BEM-ESTAR E QUALIDADE DE VIDA

Estudos reforçam a ideia de que o objetivo do tratamento dos TDs deve considerar, além da melhora ou remissão de sintomas depressivos, a presença de fatores positivos, como bem-estar psicológico e qualidade de vida. Embora não exista um consenso sobre a definição de recuperação plena nos TDs, alguns fatores podem ser considerados como indicadores de bem-estar psicológico, incluindo: (1) percepção de capacidade e competências para lidar com o ambiente e criar condições para atender necessidades e valores pessoais (*mastery and competence*); (2) percepção de desenvolvimento e realização pessoal ao longo do tempo; (3) presença de propósito ou objetivos na vida e sentido existencial; (4) autonomia e independência pessoal; (5) atitudes positivas e aceitação de dificuldades e limitações pessoais; e (6) capacidade de estabelecer relacionamentos interpessoais de confiança, afeto, intimidade e empatia.[87] Instrumentos estruturados para avaliação de qualidade de vida, validados em diversos países e contextos clínicos, como o Instrumento Abreviado de Avaliação da Qualidade de Vida (WHOQOL) da OMS, podem ser utilizados para verificar como os indivíduos avaliam diversos aspectos de sua vida, além da percepção de melhora dos sintomas mais específicos de depressão.

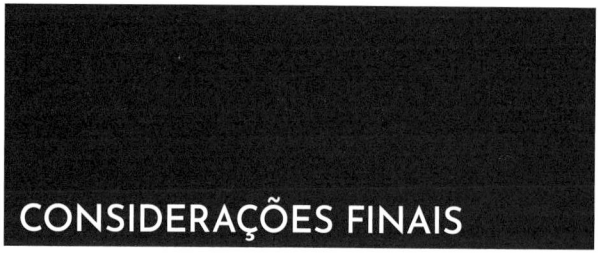

CONSIDERAÇÕES FINAIS

Alta prevalência e morbidade, impacto no funcionamento social e relativa simplicidade na abordagem terapêutica fazem da depressão uma prioridade em saúde pública. Mesmo sem uma base fisiopatológica completamente definida, um repertório crescente de tratamentos utilizados de forma complementar ou sequencial vem sendo agregado. Com isso, mesmo pacientes com depressões difíceis de tratar vêm encontrando alívio pelo menos parcial em seu sofrimento. O atendimento remoto nas suas várias modalidades vem aumentado a disponibilidade de tratamento, mesmo em regiões de difícil acesso. Apesar de importantes avanços feitos nos últimos 50 anos no tratamento das depressões, ainda existe uma expressiva porcentagem de pacientes que não apresentam respostas satisfatórias. O desafio futuro será o de aumentar o repertório de alternativas de tratamento baseados nos avanços do conhecimento da fisiopatologia da depressão, tornando esses recursos acessíveis a um maior número de pessoas.

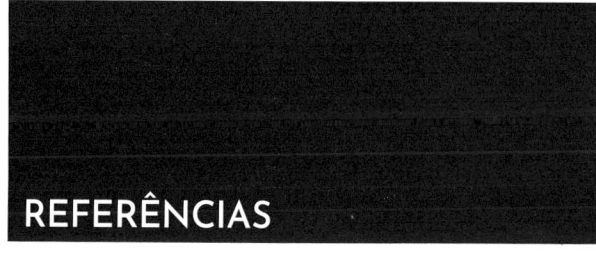

REFERÊNCIAS

1. Liu Q, He H, Yang J, Feng X, Zhao F, Lyu J. Changes in the global burden of depression from 1990 to 2017: findings from the global burden of disease study. J Psychiatr Res. 2020;126:134-40.

2. Herrman H, Kieling C, McGorry P, Horton R, Sargent J, Patel V. Reducing the global burden of depression: a Lancet World Psychiatric Association Commission. Lancet. 2019;393(10189):e42-3.

3. Cordás TA, Emilio MS. História da melancolia. Porto Alegre: Artmed; 2017.

4. Kendler KS. The phenomenology of major depression and the representativeness and nature of DSM criteria. Am J Psychiatry. 2016;173(8):771-80.

5. Kendler KS. The genealogy of major depression: symptoms and signs of melancholia from 1880 to 1900. Mol Psychiatry. 2017;22(11):1539-53.

6. Bromet E, Andrade LH, Hwang I, Sampson NA, Alonso J, Girolamo G, et al. Cross-national epidemiology of DSM-IV major depressive episode. BMC Med. 2011;9:90.

7. Malhi GS, Mann JJ. Depression. Lancet. 2018;392(10161):2299-312.

8. Gutiérrez-Rojas L, Porras-Segovia A, Dunne H, Andrade-González N, Cervilla JA. Prevalence and correlates of major depressive disorder: a systematic review. Brazilian J Psychiatry. 2020;42(6):657-72.

9. Brietzke E, Sant'anna MK, Jackowski A, Grassi-Oliveira R, Bucker J, Zugman A, et al. Impact of childhood stress on psychopathology. Rev Bras Psiquiatr. 2012;34(4):480-8.

10. Weissman MM. Is depression nature or nurture? Yes. Am J Psychiatry. 2020;177(5):376-7.

11. Chen Y, Haines J, Charlton BM, VanderWeele TJ. Positive parenting improves multiple aspects of health and well-being in young adulthood. Nat Hum Behav. 2019;3(7):684-91.

12. Wang J, Wu X, Lai W, Long E, Zhang X, Li W, et al. Prevalence of depression and depressive symptoms among outpatients: a systematic review and meta-analysis. 2017;7(8):e017173.

13. Walker J, Burke K, Wanat M, Fisher R, Fielding J, Mulick A, et al. The prevalence of depression in general hospital inpatients: a systematic review and meta-analysis of interview-based studies. Psychol Med. 2018;48(14):2285-98.

14. Charlson F, van Ommeren M, Flaxman A, Cornett J, Whiteford H, Saxena S. New WHO prevalence estimates of mental disorders in conflict settings: a systematic review and meta-analysis. Lancet. 2019;394(10194):240-8.

15. Lam RW, McIntosh D, Wang J, Enns MW, Kolivakis T, Michalak EE, et al. Canadian Network for Mood and Anxiety Treatments (CANMAT) 2016 clinical guidelines for the management of adults with major depressive disorder: section 1. Disease burden and principles of care. Can J Psychiatry. 2016;61(9):510-23.

16. Hasin DS, Sarvet AL, Meyers JL, Saha TD, Ruan WJ, Stohl M, et al. Epidemiology of adult DSM-5 major depressive disorder and its specifiers in the United States. JAMA Psychiatry. 2018;75(4):336-46.

17. Caspi A, Sugden K, Moffitt TE, Taylor A, Craig IW, Harrington H, et al. Influence of life stress on depression: moderation by a polymorphism in the 5-HTT gene. Science. 2003;301(5631):386-9.

18. Karg K, Burmeister M, Shedden K, Sen S. The serotonin transporter promoter variant (5-HTTLPR), stress, and depression meta-analysis revisited: evidence of genetic moderation. Arch Gen Psychiatry. 2011;68(5):444-54.

19. Sullivan PF, Neale MC, Kendler KS. Genetic epidemiology of major depression: review and meta-analysis. Am J Psychiatry. 2000;157(10):1552-62.

20. Fabbri C, Montgomery S, Lewis CM, Serretti A. Genetics and major depressive disorder: Clinical implications for disease risk, prognosis and treatment. Int Clin Psychopharmacol. 2020;35(5):233-42.

21. Calabrese F, Rossetti AC, Racagni G, Gass P, Riva MA, Molteni R. Brain-derived neurotrophic factor: a bridge between inflammation and neuroplasticity. Front Cell Neurosci. 2014;8:430.

22. Howard DM, Adams MJ, Clarke TK, Hafferty JD, Gibson J, Shirali M, et al. Genome-wide meta-analysis of depression identifies 102 independent variants and highlights the importance of the prefrontal brain regions. Nat Neurosci. 2019;22(3):343-52.

23. Board F, Wadeson R, Persky H. Depressive affect and endocrine functions: blood levels of adrenal cortex and thyroid hormones in patients suffering from depressive reactions. Arch Neurol Psychiatry. 1957;78(6):612-20.

24. Ming Q, Zhong X, Zhang X, Pu W, Dong D, Jiang Y, et al. State-independent and dependent neural responses to psychosocial stress in current and remitted depression. Am J Psychiatry. 2017;174(10):971-9.

25. Vreeburg SA, Hoogendijk WJG, van Pelt J, Derijk RH, Verhagen JCM, van Dyck R, et al. Major depressive disorder and hypothalamic-pituitary-adrenal axis activity: results from a large cohort study. Arch Gen Psychiatry. 2009;66(6):617-26.

26. Nandam LS, Brazel M, Zhou M, Jhaveri DJ. Cortisol and major depressive disorder: translating findings from humans to animal models and back. Front Psychiatry. 2020;10:974.

27. Ribeiro SC, Tandon R, Grunhaus L, Greden JF. The DST as a predictor of outcome in depression: a meta-analysis. Am J Psychiatry. 1993;150(11):1618-29.

28. Schildkraut JJ. The catecholamine hypothesis of affective disorders: a review of supporting evidence. Am J Psychiatry [Internet]. 1965;122(5):509-22.

29. Sugrue MF. Chronic antidepressant therapy and associated changes in central monoaminergic receptor functioning. Pharmacol Ther. 1983;21(1):1-33.

30. Artigas F, Romero L, Montigny C, Blier P. Acceleration of the effect of selected antidepressants drugs in major depression by 5-HT(1A) antagonists. Trends Neurosci. 1996;19(9):378-83.

31. Sanacora G, Mason GF, Rothman DL, Behar KL, Hyder F, Petroff OAC, et al. Reduced cortical γ-aminobutyric acid levels in depressed patients determined by proton magnetic resonance spectroscopy. Arch Gen Psychiatry. 1999;56(11):1043-7.

32. Hasler G, van der Veen JW, Tumonis T, Meyers N, Shen J, Drevets WC. Reduced prefrontal glutamate/glutamine and γ-aminobutyric acid levels in major depression determined using proton magnetic resonance spectroscopy. Arch Gen Psychiatry. 2007;64(2):193-200.

33. Duman RS, Heninger GR, Nestler EJ. A molecular and cellular theory of depression. Arch Gen Psychiatry. 1997;54(7):597-606.

34. Duman RS, Deyama S, Fogaça MV. Role of BDNF in the pathophysiology and treatment of depression: activity-dependent effects distinguish rapid-acting antidepressants. Eur J Neurosci. 2021;53(1):126-39.

35. Groves JO. Is it time to reassess the BDNF hypothesis of depression? Mol Psychiatry. 2007;12(12):1079-88.

36. Isung J, Aeinehband S, Mobarrez F, Mårtensson B, Nordström P, Åsberg M, et al. Low vascular endothelial growth factor and interleukin-8 in cerebrospinal fluid of suicide attempters. Transl Psychiatry. 2012;2(11):e196.

37. Kranaster L, Blennow K, Zetterberg H, Sartorius A. Reduced vascular endothelial growth factor levels in the cerebrospinal fluid in patients with treatment resistant major depression and the effects of electroconvulsive therapy: a pilot study. J Affect Disord. 2019;253:449-53.

38. Deyama S, Bang E, Wohleb ES, Li XY, Kato T, Gerhard DM, et al. Role of neuronal VEGF signaling in the prefrontal cortex in the rapid antidepressant effects of ketamine. Am J Psychiatry. 2019;176(5):388-400.

39. Dowlati Y, Herrmann N, Swardfager W, Liu H, Sham L, Reim EK, et al. A meta-analysis of cytokines in major depression. Biol Psychiatry. 2010;67(5):446-57.

40. Beurel E, Toups M, Nemeroff CB. The bidirectional relationship of depression and inflammation: double trouble. Neuron. 2020;107(2):234-56.

41. Spanemberg L, Caldieraro MA, Vares EA, Wollenhaupt-Aguiar B, Kauer-Sant'Anna M, Kawamoto SY, et al. Biological differences between melancholic and nonmelancholic depression subtyped by the CORE measure. Neuropsychiatr Dis Treat. 2014;10:1523-31.

42. Haroon E, Daguanno AW, Woolwine BJ, Goldsmith DR, Baer WM, Wommack EC, et al. Antidepressant treatment resistance is associated with increased inflammatory markers in patients with major depressive disorder. Psychoneuroendocrinology. 2018;95:43-9.

43. Więdłocha M, Marcinowicz P, Krupa R, Janoska-Jaździk M, Janus M, Dębowska W, et al. Effect of antidepressant treatment on peripheral inflammation markers – A meta-analysis. Prog Neuro-Psychopharmacology Biol Psychiatry. 2018;80(Pt C):217-26.

44. Lui S, Zhou XJ, Sweeney JA, Gong Q. Psychoradiology: the frontier of neuroimaging in psychiatry. Radiology. 2016;281(2):357-72.

45. Koolschijn PCMP, van Haren NEM, Lensvelt-Mulders GJLM, Pol HEH, Kahn RS. Brain volume abnormalities in major depressive disorder: a meta-analysis of magnetic resonance imaging studies. Hum Brain Mapp. 2009;30(11):3719-35.

46. Koutsouleris N, Davatzikos C, Borgwardt S, Gaser C, Bottlender R, Frodl T, et al. Accelerated brain aging in schizophrenia and beyond: A neuroanatomical marker of psychiatric disorders. Schizophr Bull. 2014;40(5):1140-53.

47. Sacchet MD, Camacho MC, Livermore EE, Thomas EAC, Gotlib IH. Accelerated aging of the putamen in patients with major depressive disorder. J Psychiatry Neurosci. 2017;42(3):164-71.

48. Phillips JL, Batten LA, Aldosary F, Tremblay P, Blier P. Brain-volume increase with sustained remission in patients with treatment-resistant unipolar depression. J Clin Psychiatry. 2012;73(05):625-31.

49. Herrmann LL, Le Masurier M, Ebmeier KP. White matter hyperintensities in late life depression: a systematic review. J Neurol Neurosurg Psychiatry. 2007;79(6):619-24.

50. Siegle GJ, Steinhauer SR, Thase ME, Stenger VA, Carter CS. Can't shake that feeling: event-related fMRI assessment of sustained amygdala activity in response to emotional information in depressed individuals. Biol Psychiatry. 2002;51(9):693-707.

51. Denson TF, Pedersen WC, Ronquillo J, Nandy AS. The angry brain: neural correlates of anger, angry rumination, and aggressive personality. J Cogn Neurosci. 2009;21(4):734-44.

52. Liotti M, Mayberg HS, McGinnis S, Brannan SL, Jerabek P. unmasking disease-specific cerebral blood flow abnormalities: mood challenge in patients with remitted unipolar depression. Am J Psychiatry. 2002;159(11):1830-40.

53. American Psychiatric Association. Diagnostic and statistical manual of mental disorders: DSM-5. 5th ed. Washington: APA; 2013.

54. World Health Organization. ICD-11 for mortality and morbidity statistics. Geneva: WHO; 2021.

55. Insel T, Cuthbert B, Garvey M, Heinssen R, Pine DS, Quinn K, et al. Research domain criteria (RDoC): toward a new classification framework for research on mental disorders. Am J Psychiatry. 2010;167(7):748-51.

56. Steinert C, Hofmann M, Kruse J, Leichsenring F. The prospective long-term course of adult depression in general practice and the community: a systematic literature review. J Affect Disord. 2014;152-154:65-75.

57. Mueller TI, Leon AC, Keller MB, Solomon DA, Endicott J, Coryell W, et al. Recurrence after recovery from major depressive disorder during 15 years of observational follow-up. Am J Psychiatry. 1999;156(7):1000-6.

58. Hardeveld F, Spijker J, De Graaf R, Nolen WA, Beekman ATF. Prevalence and predictors of recurrence of major depressive disorder in the adult population. Acta Psychiatr Scand. 2010;122(3):184-91.

59. Jeon HJ, Baek JH, Ahn YM, Kim SJ, Ha TH, Cha B, et al. Review of cohort studies for mood disorders. Psychiatry Investig. 2016;13(3):265-76.

60. Fava GA, Ruini C, Belaise C. The concept of recovery in major depression. Psychol Med. 2007;37(3):307-17.

61. Cuijpers P, Sijbrandij M, Koole SL, Andersson G, Beekman AT, Reynolds CF. Adding psychotherapy to antidepressant medication in depression and anxiety disorders: a meta-analysis. World Psychiatry. 2014;13(1):56-67.

62. Hearing CM, Chang WC, Szuhany KL, Deckersbach T, Nierenberg AA, Sylvia LG. Physical exercise for treatment of mood disorders: a critical review. Curr Behav Neurosci Rep. 2016;3(4):350-9.

63. Kennedy SH, Lam RW, McIntyre RS, Tourjman SV, Bhat V, Blier P, et al. Canadian Network for Mood and Anxiety Treatments (CANMAT) 2016 clinical guidelines for the management of adults

with major depressive disorder: section 3. Pharmacological treatments. Can J Psychiatry. 2016;61(9):540-60.

64. Guo T, Xiang YT, Xiao L, Hu CQ, Chiu HFK, Ungvari GS, et al. Measurement-based care versus standard care for major depression: a randomized controlled trial with blind raters. Am J Psychiatry. 2015;172(10):1004-13.

65. Kupfer DJ. Long-term treatment of depression. J Clin Psychiatry. 1991;52 Suppl:28-34.

66. National Institute for Health and Care Excellence. Depression in adult: quality standard [Internet]. London: NICE; 2011 [capturado em 23 maio 2021]. Disponível em: https://www.nice.org.uk/guidance/qs8/resources/depression-in-adults-58302785221.

67. Fleck MP, Berlim MT, Lafer B, Sougey EB, Del Porto JA, Brasil MA, et al. Revisão das diretrizes da Associação Médica Brasileira para o tratamento da depressão (versão integral). Rev Bras Psiquiatr. 2009;31(suppl 1):S7-17.

68. Rush AJ, Fava M, Wisniewski SR, Lavori PW, Trivedi MH, Sackeim HA, et al. Sequenced treatment alternatives to relieve depression (STAR*D): rationale and design. Control Clin Trials. 2004;25(1):119-42.

69. Conway CR, George MS, Sackeim HA. Toward an evidence-based, operational definition of treatment-resistant depression: when enough is enough. JAMA Psychiatry. 2017;74(1):9-10.

70. Rush AJ, Thase ME, Dubé S. Research issues in the study of difficult-to-treat depression. Biol Psychiatry. 2003;53(8):743-53.

71. McAllister-Williams RH, Arango C, Blier P, Demyttenaere K, Falkai P, Gorwood P, et al. The identification, assessment and management of difficult-to-treat depression: an international consensus statement. J Affect Disord. 2020;267:264-82.

72. Rush AJ, Aaronson ST, Demyttenaere K. Difficult-to-treat depression: a clinical and research roadmap for when remission is elusive. Aust N Z J Psychiatry. 2019;53(2):109-18.

73. Fleck MP, Horwath E. Pharmacologic management of difficult-to-treat depression in clinical practice. Psychiatr Serv. 2005;56(8):1005-11.

74. Cipriani A, Furukawa TA, Salanti G, Chaimani A, Atkinson LZ, Ogawa Y, et al. Comparative efficacy and acceptability of 21 antidepressant drugs for the acute treatment of adults with major depressive disorder: a systematic review and network meta-analysis. Lancet. 2018;391(10128):1357-66.

75. Cipriani A, Furukawa TA, Salanti G, Geddes JR, Higgins JP, Churchill R, et al. Comparative efficacy and acceptability of 12 new-generation antidepressants: a multiple-treatments meta-analysis. Lancet. 2009;373(9665):746-58.

76. McDonald A, Eccles JA, Fallahkhair S, Critchley HD. Online psychotherapy: trailblazing digital healthcare. BJPsych Bull. 2020;44(2):60-6.

77. Geddes J, Carney S, Cowen P, Goodwin G, Rogers R, Dearness K, et al. Efficacy and safety of electroconvulsive therapy in depressive disorders: a systematic review and meta-analysis. Lancet. 2003;361(9360):799-808.

78. Pagnin D, Queiroz V, Pini S, Cassano GB. Efficacy of ECT in depression: a meta-analytic review. J ECT. 2004;20(1):13-20.

79. Weiss A, Hussain S, Ng B, Sarma S, Tiller J, Waite S, et al. Royal Australian and New Zealand College of Psychiatrists professional practice guidelines for the administration of electroconvulsive therapy. Aust N Z J Psychiatry. 2019;53(7):609-23.

80. Schuch FB, Vancampfort D, Firth J, Rosenbaum S, Ward PB, Silva ES, et al. Physical activity and incident depression: a meta-analysis of prospective cohort studies. Am J Psychiatry. 2018;175(7):631-48.

81. Kvam S, Kleppe CL, Nordhus IH, Hovland A. Exercise as a treatment for depression: a meta-analysis. J Affect Disord. 2016;202:67-86.

82. Schuch FB, Vasconcelos-Moreno MP, Borowsky C, Zimmermann AB, Rocha NS, Fleck MP. Exercise and severe major depression: effect on symptom severity and quality of life at discharge in an inpatient cohort. J Psychiatr Res. 2015;61:25-32.

83. Warburton DER, Bredin SSD. Health benefits of physical activity: a systematic review of current systematic reviews. Curr Opin Cardiol. 2017;32(5):541-56.

84. Sehatzadeh S, Tu HA, Palimaka S, Yap B, O'Reilly D, Bowen J. Repetitive transcranial magnetic stimulation for treatment-resistant depression: A systematic review and meta-analysis of randomized controlled trials. Ont Health Technol Assess Ser. 2016;16(6):1-66.

85. Berman RM, Cappiello A, Anand A, Oren DA, Heninger GR, Charney DS, et al. Antidepressant effects of ketamine in depressed patients. Biol Psychiatry. 2000;47(4):351-4.

86. Milev RV, Giacobbe P, Kennedy SH, Blumberger DM, Daskalakis ZJ, Downar J, et al. Canadian Network for Mood and Anxiety Treatments (CANMAT) 2016 clinical guidelines for the management of adults with major depressive disorder: section 4. Neurostimulation treatments. Can J Psychiatry. 2016;61(9):561-75.

87. Harris T. Recent developments in understanding the psychosocial aspects of depression. Br Med Bull. 2001;57:17-32.

Para *quizzes* sobre o conteúdo do livro e casos clínicos complementares, acesse:

https://apoio.grupoa.com.br/tratadopsi/

22

ALEXANDRE PAIM DIAZ
LEANDRO F. MALLOY-DINIZ
ANTÔNIO GERALDO DA SILVA

SUICÍDIO: EPIDEMIOLOGIA, RISCO E PREVENÇÃO

A conceitualização apropriada de desfechos em saúde é de suma importância para a coleta padronizada de dados de pesquisa, observacionais ou experimentais, que auxiliarão na identificação dos determinantes daquele desfecho e na eficácia das intervenções, na definição de condutas clínicas, desde o diagnóstico ao manejo, bem como no adequado registro epidemiológico, o que impacta na determinação de políticas públicas de prevenções primária, secundária e terciária.

O suicídio é uma das principais causas de mortalidade no mundo, e sua etiologia envolve uma interação complexa de fatores de risco individuais, ambientais e populacionais.[1] De acordo com Posner e colaboradores,[2] o suicídio pode ser definido como "[...] morte resultante de um comportamento de autolesão associado a pelo menos alguma intenção de morrer como resultado desse comportamento [...]". A avaliação do risco de suicídio é essencial na prática clínica e envolve a identificação de fatores de risco que incluem a ideação e o comportamento suicidas.

A *ideação suicida* pode ser definida como pensamentos passivos sobre desejar estar morto ou pensamentos ativos sobre se matar, não acompanhados de comportamento preparatório.[2] A Escala de Avaliação do Risco de Suicídio de Columbia (C-SSRS, do inglês Columbia-Suicide Severity Rating Scale), uma das mais usadas no mundo, categoriza a ideação suicida em:

1. desejo de estar morto (o paciente confirma ter pensamentos sobre o desejo de estar morto ou de não mais viver, ou desejar dormir e nunca mais acordar);
2. pensamentos suicidas ativos não específicos (pensamentos suicidas não específicos de querer colocar fim à vida/tentar o suicídio sem ideia sobre como se matar/métodos associados, intenções ou planos);
3. ideação suicida ativa, com algum método (sem plano), sem intenção de agir (o paciente confirma pensamentos de suicídio e já pensou em pelo menos um método durante o período de avaliação. Isso difere de um plano específico, com elaboração de detalhes de hora, lugar ou método);
4. ideação suicida ativa com alguma intenção de agir, sem plano específico (pensamentos suicidas ativos de se matar e o paciente relata ter alguma intenção de colocá-los em prática);
5. ideação suicida ativa, com plano específico e intenção (pensamentos sobre se matar, com detalhes do plano, total ou parcialmente elaborados, e o paciente tem alguma intenção de executá-lo).

A intensidade da ideação suicida é avaliada de acordo com sua frequência, duração e capacidade de controlar tais pensamentos.[3] Já a *tentativa de suicídio* pode ser definida como um:

> [...] comportamento com potencial para autolesão associado a ao menos alguma intenção de morrer, como resultado desse comportamento. Alguma evidência de que o indivíduo teve intenção de se matar pode ser explícita ou inferida do comportamento ou circunstância. Uma tentativa de suicídio pode resultar ou não em autolesão.[2]

O *comportamento suicida* também pode ser categorizado em: a) tentativa efetiva; b) tentativa abortada; e c) atos ou comportamentos preparatórios.[3] A avaliação do comportamento suicida envolve, ainda, determinar a gravidade dos danos físicos associados à tentativa de suicídio ou o potencial letal daquele comportamento na ausência de lesão física (ver **Quadro 22.1**).[3]

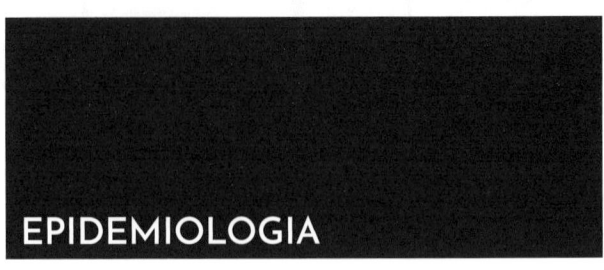

EPIDEMIOLOGIA

O suicídio é uma das principais causas de morte no mundo. Cerca de 75% dos suicídios acontecem em países considerados de baixa e média rendas (*low* e *middle income*). Para todas as regiões do mundo, as taxas de suicídio entre os homens são maiores do que entre as mulheres, exceto para países em desenvolvimento da região do Pacífico Ocidental.[4] O Global Burden 2019 Diseases and Injuries Collaborators publicou, no dia 17 de outubro de 2020, na prestigiada revista científica *Lancet*, os dados referentes ao período de 1990-2019 para 369 doenças e lesões em 204 países e territórios.[5] Considerando todas as idades, o suicídio foi a 22ª principal causa de morte no mundo (estava na 14ª posição no ano de 1990). Já para a faixa etária de 10-24 anos de idade, o suicídio é a 3ª causa principal. Para as faixas etárias entre 25-49 e 50-74 anos, o suicídio ocupa, como principal causa de morte, a 11ª e a 31ª posições, respectivamente, e não aparece entre as principais causas de morte na faixa etária de 75 anos ou mais.[5] No entanto, entre os idosos, se encontram as maiores taxas de suicídio. Por exemplo, nos Estados Unidos, em 2018, as taxas de suicídio por 100 mil habitantes em homens, para as faixas etárias de 15-24, 25-44, 45-64, 65-74 e acima de 75 anos de idade foi de 22,7; 27,7; 31; 27,8 e 39,9, respectivamente. Para as mulheres, as taxas de suicídio, no mesmo ano, foram substancialmente menores e apresentaram um padrão diferente do encontrado para os homens, com os maiores índices na faixa etária dos 45-64 anos de idade (9,8 por 100 mil habitantes), seguida por 7,9 por 100 mil habitantes entre 25 e 44 anos de idade. Para as jovens entre 15-24 anos, a taxa de suicídio foi de 5,8 por 100 mil habitantes.[6]

Em relação aos métodos empregados para o suicídio, nos Estados Unidos, tanto para homens quanto para mulheres, o mais comum é por arma de fogo (55,9 e 31,5%, respectivamente), seguido por enforcamento (28,3 e 29,9%, respectivamente) e intoxicação exógena (8,3% e 29,3%, respectivamente). Entre os norte-americanos, as taxas de suicídio são maiores na raça *American Indian*

QUADRO 22.1
CONCEITOS RELACIONADOS A SUICÍDIO

	Conceito	Tipos[1]
Ideação suicida	Pensamentos passivos sobre desejar estar morto ou pensamentos ativos sobre se matar, não acompanhados de comportamento preparatório.[2]	- Desejo de estar morto - Pensamentos suicidas ativos não específicos - Ideação suicida ativa com algum método (sem plano), sem intenção de agir - Ideação suicida ativa com alguma intenção de agir, sem plano específico - Ideação suicida ativa com plano específico e intenção Quanto à intensidade, a ideação suicida é avaliada de acordo com: - frequência; - duração; - capacidade de controle da ideação.
Tentativa de suicídio	Comportamento com potencial para autolesão associado a, pelo menos, alguma intenção de morrer, como resultado desse comportamento. Alguma evidência de que o indivíduo teve intenção de se matar pode ser explícita ou inferida do comportamento ou circunstância. Uma tentativa de suicídio pode resultar ou não em autolesão.[2]	- Tentativa efetiva - Tentativa abortada - Atos ou comportamentos preparatórios Pode ainda ser avaliada de acordo com: - danos físicos associados; - potencial letal da tentativa.
Suicídio	Morte resultante de um comportamento de autolesão associado a, pelo menos, alguma intenção de morrer como resultado desse comportamento.[2]	

(34,8 por 100 mil habitantes/ano) e menor entre os *Asian/Pacific Islander* (10,8 por 100 mil habitantes/ano), e entre as norte-americanas, as maiores taxas de suicídio também são encontradas para as *American Indian* (10,5 por 100 mil habitantes/ano) e menores para *Hispanic* e *Black*, ambas com taxas de 2,9 por 100 mil habitantes/ano.[7] Dados entre os anos de 1999 e 2018 ainda mostraram uma tendência de crescimento das taxas de suicídio nos Estados Unidos, com um aumento de 35% em 20 anos de observação.[7]

Um boletim epidemiológico publicado em 2017 pelo Ministério da Saúde do Brasil apresentou as taxas de suicídio por 100 mil habitantes por ano para o período referente a 2011-2015. Para os homens, as taxas nas faixas etárias de 20-29, 40-49 e acima de 70 anos de idade foram 11; 12,4 e 17,1, respectivamente (**Tab. 22.1**). Já para as mulheres, para as mesmas faixas etárias, as taxas foram de 6,8; 7,9 e 8,9, respectivamente.[8]

Em relação às tendências de suicídio ao longo dos anos, por meio de um estudo ecológico, Rodrigues e colaboradores encontraram um predomínio de aumento das taxas de suicídio no Brasil, considerando o período 1997-2015.[9] Tais tendências não acompanham outras causas de mortalidade. Por exemplo, Costa e colaboradores analisaram as tendências de taxas de mortalidade em idosos por suicídio e outras condições médicas. Em um

TABELA 22.1
CARACTERÍSTICAS EPIDEMIOLÓGICAS DO SUICÍDIO NO BRASIL

Taxas de suicídio[a]	Homens	20-29 anos	11%
		40-49 anos	12,4%
		Acima de 70 anos	17,1%
	Mulheres	20-29 anos	6,8%
		40-49 anos	7,9%
		Acima de 70 anos	8,9%
Tendência das taxas de suicídio		Aumento (1997-2015)	
Principais métodos empregados	Homens	Enforcamento	66,1%
		Intoxicação exógena	13,9%
		Arma de fogo	10%
	Mulheres	Enforcamento	47%
		Intoxicação exógena	31,2%
		Arma de fogo	4%
Taxas de suicídio por raça/cor[a]	Indígenas	15,2	
	Branca	5,9	
	Preta/parda	4,7	

[a] por 100 mil habitantes/ano.
Fonte: Posner e colaboradores,[3] World Health Organization[4] e Vos e colaboradores.[5]

período de observação de 20 anos, os resultados mostraram que, para a faixa etária de 60-69 anos de idade, houve uma redução significativa nas taxas de mortalidade por doença cerebrovascular, doença crônica de vias aéreas e doença isquêmica do coração, ao mesmo tempo em que houve uma tendência de aumento significativo nas taxas de suicídio, tanto para homens quanto para mulheres.[10] Em relação aos métodos empregados, no Brasil, o principal é o enforcamento, tanto para homens quanto para mulheres (66,1 e 47%, respectivamente), seguido por intoxicação exógena (13,9 e 31,2%, respectivamente) e arma de fogo (10 e 4%, respectivamente).[8] Já em relação à raça e à cor, as taxas de suicídio entre indígenas são muito superiores às encontradas para indivíduos brancos e pretos/pardos (15,2; 5,9 e 4,7 por 100 mil habitantes/ano, respectivamente).[11]

FATORES DE RISCO

Os fatores de risco para o suicídio podem ser classificados em dinâmicos (presentes em um momento, mas variando na duração e intensidade, como uso de substâncias ou sentimento de desesperança), estáveis (tendem a não mudar, como características da personalidade), estáticos (não se alteram, como história de tentativa prévia), e futuros (os quais podem ser antecipados, como o acesso a meios letais).[12] De acordo com Turecki e Brent, os fatores de risco também podem ser classificados em populacionais, ambientais e individuais. Os fatores de risco populacionais, em geral, se referem à perda da coesão social, incluindo o isolamento social, problemas econômicos e mudanças rápidas na estrutura e valores sociais. Os fatores de risco ambientais incluem o acesso a meios letais, acesso insuficiente ao sistema de saúde mental e abordagem incorreta do suicídio em veículos de comunicação. Os fatores de risco individuais podem ser classificados em distal ou predisponente, mediador ou de desenvolvimento, e proximal ou precipitante, dependendo de sua relação temporal com o suicídio ou com outras variáveis que também conferem risco (**Quadro 22.2**).[1] Por exemplo, Lahdepuro e colaboradores investigaram a relação entre eventos adversos na infância (fator de risco individual distal ou predisponente) como trauma emocional e físico, baixo nível socioeconômico, morte de um familiar, divórcio parental e separação dos pais, com sintomas ansiosos na idade adulta (fator de risco individual mediador ou de desenvolvimento).[13] Esse estudo usou dados coletados entre 2009 e 2010 de uma coorte de indivíduos nascidos entre 1934 e 1944, com 1.872 participantes no total. Os resultados mostraram que traumas emocional e físico e baixo nível socioeconômico na infância foram associados a mais sintomas ansiosos na idade adulta. Além disso, que essa associação foi independentemente da idade e do sexo do participante, quando maior número de eventos estressores era levado em consideração nas análises.[13] Por sua vez, transtornos ansiosos (potencial fator de risco individual mediador ou de desenvolvimento) têm sido associados ao risco de suicídio em vários estudos.[14-16] Essas relações podem ser influenciadas, tanto positiva quanto negativamente, pela presença de outras variáveis. Por exemplo, suporte social adequado e acesso a tratamento de saúde em um contexto de estabilidade social e econômica podem contribuir como fatores de proteção para uma pessoa que apresenta história de trauma na infância e diagnóstico de um transtorno ansioso ou outro transtorno psiquiátrico. No entanto, a ocorrência de um evento estressor recente, somada ao abuso de substâncias e acesso a meio letal podem se sobrepor aos fatores que conferiam certa proteção. Dessa forma, o suicídio deve ser entendido como uma interação complexa e dinâmica de uma variedade de aspectos, que vão desde a genética a eventos de vida.

QUADRO 22.2
CLASSIFICAÇÃO DOS FATORES DE RISCO PARA O SUICÍDIO

Dinâmicos	Presentes em um momento, mas variam na duração e intensidade, como uso de substâncias ou sentimento de desesperança.
Estáveis	Tendem a não mudar, como características da personalidade.
Estáticos	Não se alteram, como história de tentativa prévia, fatores demográficos.
Futuros	Podem ser antecipados, como acesso a meios letais.
Populacionais	Perda da coesão social (isolamento social, problemas econômicos e mudanças rápidas na estrutura e valores sociais).
Ambientais	Estigma, acesso a meios letais, acesso insuficiente ao sistema de saúde mental.
Individuais	- Distal ou predisponente: genética, adversidades na infância. - Mediador ou de desenvolvimento: traços da personalidade, transtornos psiquiátricos, uso crônico de substâncias. - Proximal ou precipitante: eventos estressores agudos, uso agudo de substâncias, desesperança, ideação suicida.

Fonte: Hedegaard e colaboradores[6] e National Institute of Mental Health.[7]

Essa compreensão é de suma importância, pois deixa claro que as medidas de prevenção também devem ser das mais variadas, incluindo intervenções individuais, ambientais e populacionais.

A seguir, serão discutidos os principais fatores de risco associados ao suicídio.

TENTATIVA PRÉVIA

Vários estudos têm salientado a relevância de história de tentativa como fator de risco para o suicídio, o que torna essa informação uma das mais importantes na avaliação do risco. Nanayakkara e colaboradores utilizaram dois momentos de um estudo longitudinal, representativo da população de adolescentes norte-americanos, para avaliar variáveis preditivas de comportamento suicida.[17] O estudo incluiu dados de mais de 4.700 adolescentes, com média de idade de 17 anos. Os resultados mostraram que quase 4% da amostra relatou tentativa de suicídio nos 12 meses anteriores e que o maior risco relativo foi tentativa no ano anterior (risco relativo maior que três vezes comparado a jovens sem história de tentativa de suicídio no ano anterior), independentemente de depressão prévia ou atual.[17] Entre os fatores de risco associados a nova tentativa de suicídio, Parra-Uribe e colaboradores identificaram diagnóstico de transtornos da personalidade do *cluster* B (risco mais de duas vezes maior comparado àqueles sem diagnóstico de transtorno da personalidade) e transtornos por uso de álcool (risco 1,5 vezes maior).[18] Dados de um acompanhamento de cinco anos com pessoas que tentaram suicídio mostraram que quase 40% dos participantes tiveram uma nova tentativa e que 6,7% morreram por suicídio durante o seguimento de cinco anos.[19] Outro estudo, com 1.490 participantes, mostrou que 5,4% destes morreram por suicídio durante o acompanhamento, o equivalente a 62,3% do total de mortes no período.[20] Garcia de la Garza e colaboradores utilizaram métodos de aprendizagem por máquina para identificar fatores de risco para o suicídio, com dados do National Epidemiologic Survey on Alcohol and Related Conditions (NESARC), uma pesquisa longitudinal com amostra representativa da população acima dos 18 anos dos Estados Unidos.[21] Mais de 34 mil participantes foram incluídos, dos quais, 0,6% relataram ao menos uma tentativa de suicídio durante os três anos de observação. O modelo de predição de tentativas de suicídio, que utilizou dados de questões da pesquisa, apresentou acurácia de 85,7% (sensibilidade de 85,3 e especificidade de 73,3%). Entre as 20 variáveis mais importantes que foram utilizadas no modelo, as três primeiras foram "sentimento como se quisesse morrer", pensamentos sobre tentar o suicídio, e tentativa de suicídio.[21]

TRANSTORNOS PSIQUIÁTRICOS

Estudos de autópsia psicológica utilizam informações de múltiplas fontes, como entrevistas estruturadas com familiares, amigos e profissionais da saúde, além de registros de prontuário e forense de pessoas que faleceram, sendo, assim, um dos métodos mais utilizados para investigar a saúde mental de pessoas que morreram por suicídio.[22] Uma metanálise de estudos com o método de autópsia psicológica, que incluiu 3.275 suicídios, encontrou que 87,3% das pessoas tiveram um diagnóstico de transtorno psiquiátrico. Entre eles, transtornos por uso de substâncias, transtornos da personalidade, transtornos do humor e esquizofrenia e outros transtornos psicóticos foram os mais comuns.[23] Outra revisão mostrou dados semelhantes, com 98% das pessoas que morreram por suicídio tendo apresentado pelo menos um diagnóstico psiquiátrico, principalmente transtornos do humor (30,2%), transtorno por uso de substâncias (17,6%), esquizofrenia (14,1%) e transtornos da personalidade (13%).[24] Leahy e colaboradores identificaram uma frequência de transtorno psiquiátrico de 84,8%, principalmente transtorno por uso de substâncias (60,7%), em 307 suicídios avaliados.[25] Uma frequência menor, porém, ainda substancial, de 79,3%, foi reportada por Nock e colaboradores, em um estudo que avaliou 135 suicídios em soldados norte-americanos.[26]

Nordentoft e colaboradores, a partir de uma coorte nacional, avaliaram o risco cumulativo absoluto de suicídio para indivíduos com diferentes transtornos psiquiátricos em um seguimento prospectivo de até 36 anos.[27] Para os homens, o maior risco foi associado ao transtorno bipolar (7,77%), o qual aumentou para 10,01% quando considerados aqueles com comorbidade com transtorno por uso de substâncias. Entre as mulheres, o risco maior foi associado ao diagnóstico de esquizofrenia (4,91%), que chegou a 6,88% naquelas participantes que também apresentavam transtorno por uso de substâncias. Essas incidências cumulativas de suicídio foram substancialmente maiores que aquelas apresentadas para os participantes sem transtorno psiquiátrico, de 0,72% para homens e 0,26% para mulheres.[27] Em números absolutos, de 2.571 homens com transtorno bipolar em seguimento, 97 morreram por suicídio, e de 403.105 homens sem história de transtorno psiquiátrico acompanhados, 747 se suicidaram. Para as mulheres, de 5.796 com diagnóstico de esquizofrenia acompanhadas, 163 se suicidaram, enquanto das 478.630 sem história de transtorno psiquiátrico acompanhadas, 199 morreram por suicídio.[27] Esses estudos indicam que a maioria das pessoas que morreram por suicídio tinha história de transtorno psiquiátrico.

Um cuidado adicional deve ser direcionado aos pacientes com alta recente de hospitalização psiquiátrica. Luxton e colaboradores investigaram taxas de suicídio entre militares norte-americanos após hospitalização psiquiátrica e reportaram uma taxa quase cinco vezes maior comparada aos demais militares da ativa. Além disso, as taxas mais altas de suicídio foram nos 30 dias seguintes à hospitalização, 8,2 vezes maior que o risco um ano após a hospitalização. Nesse estudo, cerca de um terço daqueles que morreram por suicídio tinha o diagnóstico de um episódio de transtorno do humor.[28] Outro estudo mostrou taxa de suicídio de 263,9 suicídios por 100 mil pessoas por ano após alta hospitalar entre soldados norte-americanos, quase 14 vezes maior que as taxas para o total do exército norte-americano. Comportamento suicida prévio foi uma das principais variáveis associadas (razão de chances igual a 2,9).[29] Forte e colaboradores investigaram o risco de suicídio após alta hospitalar em uma revisão que incluiu 48 estudos, com um total de 1.700.785 participantes acompanhados por quase oito anos após hospitalização psiquiátrica. Os autores encontraram que cerca de 20% dos suicídios e tentativas de suicídio ocorreram entre 15 dias após a alta hospitalar e mais de um quarto no primeiro mês após a alta. Os resultados também mostraram que presença de transtornos do humor foi a variável associada a maior risco.[30]

OUTROS FATORES DE RISCO

Como já mencionado, os fatores de risco associados ao suicídio abrangem aspectos biológicos, incluindo questões genéticas e epigenéticas,[1] ambientais e populacionais. Ahmedani e colaboradores investigaram a associação entre suicídio e doenças não psiquiátricas, identificando um aumento de risco de nove vezes entre os indivíduos com história de traumatismo craniencefálico, duas vezes para aqueles com diagnóstico de vírus da imunodeficiência humana/síndrome da imunodeficiência adquirida (HIV/aids) e duas vezes maior para pessoas com transtornos do sono, independentemente de variáveis, como idade, sexo, e presença de transtornos psiquiátricos, incluindo uso de substâncias.[31] Clark e colaboradores investigaram a prevalência de *bullying* entre jovens classificados como LGBTQIA+ (correspondente a lésbicas, *gays*, bissexuais, transexuais, travestis, transgêneros, *queer*, intersexuais, assexuais e outros) e não LGBTQIA+ que morreram por suicídio. Os resultados mostraram que para todas as faixas etárias analisadas, 10-13, 14-16 e 17-19 anos de idade, a prevalência de *bullying* em jovens classificados como LGBTQIA+ era superior quando comparada à daqueles classificados como não LGBTQIA+ (67,6 *versus* 15%; 27,8 *versus* 6,7%; e 7,3 *versus* 1,7%, respectivamente).[32]

O estigma em relação às doenças mentais é altamente prevalente nas mais variadas culturas e tem um impacto negativo significativo para a vida da pessoa com transtornos psiquiátricos, adicional ao prejuízo funcional já associado à doença.[33] Infelizmente, mesmo profissionais da saúde especializados em saúde mental manifestam comportamento de preconceito e discriminação em relação às pessoas com transtorno psiquiátrico.[34] Schomerus e colaboradores encontraram associação positiva entre estigma e taxas de suicídio, com dados de 25 países europeus, mesmo ajustando para indicadores econômicos.[35] Programas de combate ao estigma liderados pela Associação Brasileira de Psiquiatria visam contribuir para a redução das taxas de suicídio no Brasil por meio da redução do estigma em relação às doenças mentais.[36]

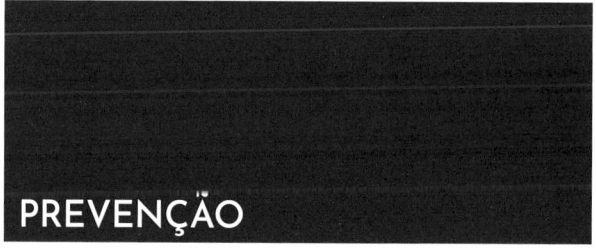

PREVENÇÃO

Como já apresentado, o suicídio é resultado de uma interação complexa e dinâmica de fatores de risco conhecidos e desconhecidos. Essa perspectiva, discutida por O'Carrol como causalidade múltipla do suicídio,[37] é importante do ponto de vista de prevenção, pois reforça o fato de que as intervenções devem ter a maior abrangência possível, com o intuito de desconstruir as mais variadas possibilidades de modelos causais (distintas interações entre fatores de risco).[38] (Ver **Fig. 22.1**.)

A seguir, serão discutidas, principalmente, a importância do tratamento dos transtornos psiquiátricos, as intervenções psicoterapêuticas, a redução do acesso a meios letais e o papel de intervenções breves com acompanhamento regular.

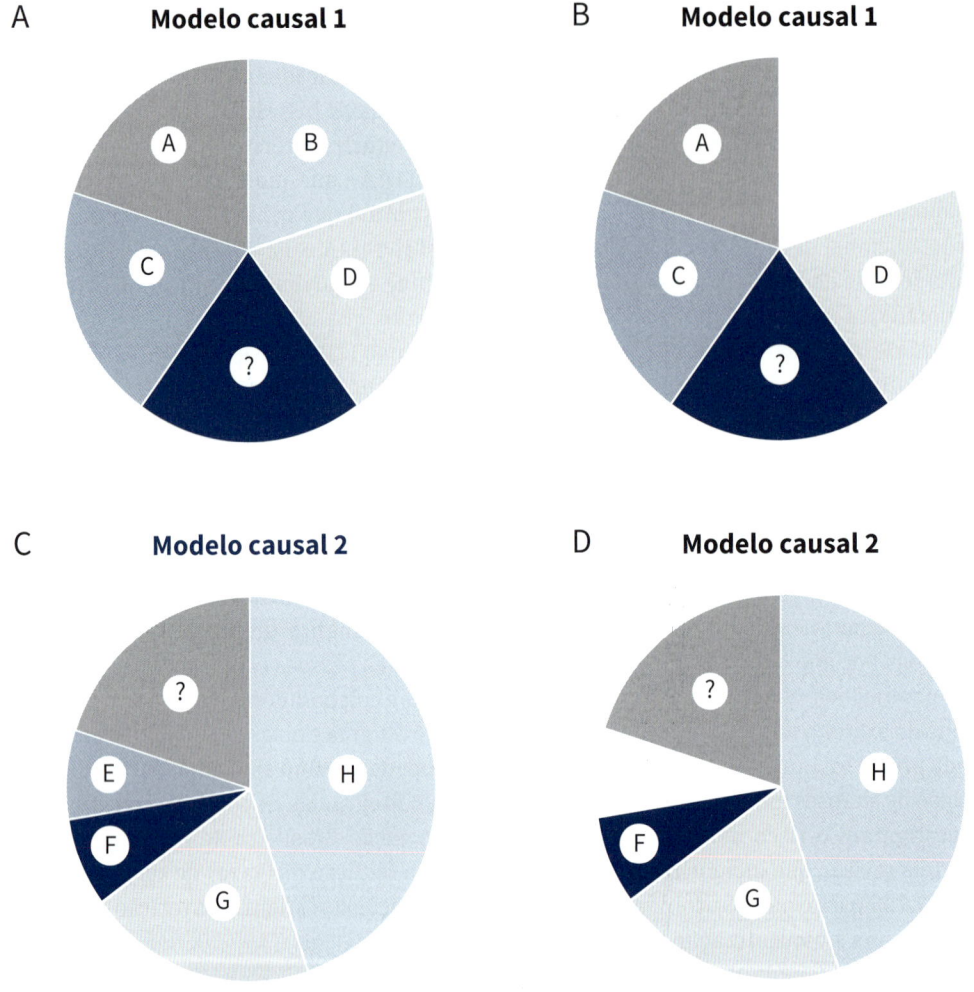

FIGURA 22.1

Modelos de múltipla causalidade para o suicídio.

Fatores de risco conhecidos (A, B, C, D, E, F, G e H) e desconhecidos (representados por um ponto de interrogação) interagem como causa de suicídio (representado pelo círculo completamente preenchido [a, c]). A intervenção em um ou mais desses fatores de risco pode resultar na prevenção do suicídio (representada pelo círculo não preenchido [b, d]). Veja que mesmo a intervenção em um fator de risco "menor" (p. ex., representado por E) pode ser eficaz na prevenção, uma vez que elimina a interação que seria causal. Como não é possível determinar individualmente qual interação de fatores de risco seria causal, devido tanto à sua complexidade quanto à sua dinâmica, as intervenções para prevenção do suicídio devem ser as mais amplas possíveis.

ACESSO AOS MEIOS

Arma de fogo é o principal método de suicídio nos Estados Unidos, correspondendo a 55,9% dos suicídios entre os homens e 31,5% entre as mulheres.[7] No Brasil, um estudo apontou que arma de fogo foi o método empregado em 13% dos suicídios em uma cidade do Nordeste, e outro estudo encontrou uma porcentagem de uso desse método de 31,8% entre os homens e 21,2% entre as mulheres.[39,40]

Malta e colaboradores analisaram as tendências de mortalidade por arma de fogo no Brasil entre 1990 e 2017.[41] Os autores encontraram uma redução nas taxas de suicídio por arma de fogo de 1,7 para 0,7 por 100 mil habitantes/ano. De acordo com os autores, a redução mais significativa das mortes por arma de fogo no Brasil coincidiu com o início da implementação de medidas de desarmamento.[41] Apesar de menos comum, queda intencional de grandes alturas é um método de suicídio cuja restrição a esses locais parece resultar em um efeito positivo, de acordo com um estudo de revisão.[42] Na China, a redução das taxas de suicídio por envenenamento com pesticidas caiu de 55 para 49% do total de suicídios, pelo menos em parte como resultado de mudanças no uso seguro e restrito dessas substâncias.[43]

TRATAMENTO DOS TRANSTORNOS PSIQUIÁTRICOS

Song e colaboradores avaliaram dados de mais de 51 mil pacientes com transtorno bipolar durante um seguimento de oito anos para investigar a associação entre suicídio e uso de valproato ou lítio. Os resultados mostraram uma redução na taxa de incidência de suicídio entre os pacientes que usaram lítio (14%), mas não com o uso de valproato.[44] Outra pesquisa, com amostra nacional de pacientes com primeiro episódio de esquizofrenia, investigou a associação entre uso de medicamentos (com foco em antipsicóticos de primeira e segunda gerações) e mortalidade, incluindo suicídio. Dos quase 7 mil pacientes acompanhados, 357 morreram durante o seguimento de cinco anos, 122 deles (34,2%) de suicídio. Os autores encontraram que o uso de clozapina reduziu significativamente o risco de suicídio nos pacientes com esquizofrenia.[45] Outro estudo observacional longitudinal avaliou a associação entre uso de antidepressivos e suicídio em 757 participantes, durante 27 anos. Os resultados mostraram que o uso de antidepressivo foi associado a uma redução do risco de suicídio em 20%.[46]

A estimulação magnética transcraniana repetitiva (rEMT) é um tipo de neuroestimulação não invasiva que tem sido associada à redução da ideação suicida, intensidade da ideação e comportamento suicida.[47] Weissman e colaboradores avaliaram o efeito da magnetoconvulsoterapia (MCT) na redução da ideação suicida como análise secundária de um estudo que investigou sua eficácia no tratamento da depressão resistente.[48] Os resultados mostraram que mais da metade dos pacientes que receberam doses baixa-moderada de MCT apresentaram remissão da ideação suicida.[48] A eletroconvulsoterapia (ECT) é um dos tratamentos mais eficazes e seguros para depressão e tem sido associada a uma redução no risco de suicídio em pacientes com depressão unipolar, depressão bipolar, e esquizofrenia.[49-51] Um consórcio para pesquisa em ECT mostrou que, de 131 pacientes com depressão unipolar e ideação ou comportamento suicida, quase 40% apresentou pontuações de 0 ou 1 no item que avalia risco de suicídio da Escala de Depressão de Hamilton com uma semana de tratamento (ou três sessões de ECT) e mais de 80% ao final do tratamento.[52]

Uma revisão sistemática de estudos observacionais avaliou a efetividade da psicoterapia para a redução do risco de suicídio.[53] Os autores concluíram que a terapia comportamental dialética (DBT, do inglês *dialectical behavior therapy*) e a terapia cognitivo-comportamental (TCC), indicadas principalmente para o tratamento de transtorno da personalidade *borderline* e da depressão nos estudos incluídos nessa revisão, estiveram associadas a uma redução tanto da ideação suicida quanto de tentativas de suicídio.[53] A TCC também apresentou resultados positivos na redução do risco de reincidência de tentativas de suicídio em outra revisão sistemática,[54] e um estudo randomizado, que comparou a TCC em grupo e a DBT em grupo, mostrou que ambas foram efetivas na redução de sintomas depressivos e recorrência de tentativas de suicídio em pacientes com transtorno da personalidade *borderline*, sem superioridade de uma psicoterapia em relação à outra.[55] No entanto, para a maioria dos estudos citados, as intervenções tiveram provavelmente um efeito indireto na ideação ou no comportamento suicida, ou seja, apesar da indicação do tratamento farmacológico ou não farmacológico ter sido voltada para o tratamento da depressão, transtorno bipolar, esquizofrenia, ou transtornos da personalidade, os resultados mostraram um efeito positivo também na redução da ideação ou do comportamento suicida (**Quadro 22.3**).

INTERVENÇÕES BREVES E SEGUIMENTO

Diversos estudos têm evidenciado a eficácia de intervenções breves associadas ao acompanhamento regular do paciente na prevenção do comportamento suicida. Fleishmann e colaboradores investigaram a efetividade de uma intervenção breve para a redução do suicídio por meio de um estudo randomizado controlado feito em cinco países, incluindo o Brasil.[56] A intervenção, de cerca de uma hora de duração, consistia em apresentar elementos de informação que incluíam o entendimento do comportamento suicida como um sinal de estresse psicológico ou social, fatores de risco e de proteção, alternativas ao comportamento suicida, além de referências para atendimento, em caso de necessidade, a pacientes que tentaram suicídio e foram atendidos em um serviço de emergência. O seguimento consistia em nove contatos durante 18 meses, presencial ou por telefone, quando se questionava ao participante como ele estava se sentindo

QUADRO 22.3
INTERVENÇÕES DIRETAS[a] E INDIRETAS[b] ASSOCIADAS A REDUÇÃO DO SUICÍDIO, COMPORTAMENTO E IDEAÇÃO SUICIDAS

Intervenções diretas	Intervenções indiretas
Restrição a locais de alto risco[8]	Terapia cognitivo-comportamental[9-11]
Uso seguro e restrito de pesticidas[12]	Terapia comportamental dialética[9,10]
Intervenções breves (plano de segurança) e seguimento[13-16]	Lítio[17]
Cetamina[18]	Clozapina[19]
Escetamina[20,21]	Antidepressivos[22]
Terapia cognitivo-comportamental[23]	Estimulação magnética transcraniana repetitiva[24]
Terapia comportamental dialética[23,25]	Magnetoconvulsoterapia[26]
Terapia de aceitação e compromisso[27]	Eletroconvulsoterapia[28-31]
Terapia baseada na atenção plena[32]	

[a] Intervenções diretas: redução do suicídio, comportamento suicida ou ideação suicida como desfecho primário do estudo.
[b] Intervenções indiretas: voltada para o tratamento de depressão, transtorno bipolar, esquizofrenia, transtorno ou traços disfuncionais da personalidade, cujos resultados mostraram um efeito positivo na redução do suicídio, comportamento suicida ou ideação suicida.

e se precisou de algum suporte. O grupo que recebeu a intervenção breve e o seguimento foram comparados a pacientes que não receberam a intervenção (tratamento usual), e os resultados mostraram que menos pessoas morreram por suicídio no grupo de intervenção comparado ao grupo com tratamento usual (2 versus 18, respectivamente, $p < 0,001$).[56]

O plano de segurança é um instrumento de intervenção breve mais estruturado, que tem o objetivo de auxiliar o paciente a identificar sentimentos e situações que podem ser gatilhos de ideação ou comportamento suicida e proporcionar estratégias individualizadas para manejar esses momentos de crise, no sentido de reduzir o risco de comportamento suicida. Um exemplo de plano de segurança é o utilizado por Boudreaux e colaboradores[57] no estudo ED-SAFE (**Quadro 22.4**, com permissão).[58] Esse plano de segurança é organizado em seis passos: 1) auxilia o(a) paciente a identificar e retirar de sua casa meios que possa eventualmente usar para autolesão em um momento de crise; 2) auxilia o(a) paciente a identificar os "gatilhos" ou sinais de alerta que indicam que uma crise está se iniciando; 3) auxilia o(a) paciente a identificar atitudes saudáveis que possam ajudá-lo(a) a se distrair em um momento de crise; 4) auxilia o(a) paciente a identificar aquilo que é importante em sua vida (razões para viver); 5) orienta o(a) paciente a registrar o nome e telefone de pessoas em quem confia e com quem possa fazer contato em um momento de crise; 6) orienta o(a) paciente a registrar contatos de emergência, como médico, terapeuta, ou linhas telefônicas de ajuda. No estudo ED-SAFE, Miller e colaboradores encontraram 30% menos tentativas de suicídio no grupo de intervenção, que incluiu a discussão do plano de segurança e o seguimento com ligações telefônicas.[58] Intervenção breve com plano de segurança e seguimento também foram superiores ao tratamento usual no estudo de Stanley e colaboradores, em que a primeira foi associada a significativamente menos comportamento suicida, em um acompanhamento de seis meses.[59] Resultados positivos também foram encontrados em um estudo com soldados do exército norte-americano. Na investigação, Bryan e colaboradores encontraram que a intervenção (que incluía orientar o paciente sobre sinais de alerta de uma crise emocional, manejo da crise e referência para suporte

QUADRO 22.4
PLANO DE SEGURANÇA

Nome:

Data:

Pensamentos de suicídio podem ir e vir. Um plano de segurança pode ajudá-lo(a) a lidar com os momentos difíceis. Faça desse plano de segurança seu, por meio de uma leitura cuidadosa e completando cada passo. E lembre-se, você não está sozinho(a).

Passo 1: Muitas pessoas se ferem quando estão chateadas ou em um momento ruim. É melhor remover coisas que você poderia usar para se machucar assim que possível. Isso torna menos provável que você aja em relação a pensamentos suicidas, caso surjam. Será mais difícil fazê-lo (remover coisas que poderia usar para se machucar) quando você estiver em uma crise ou tendo pensamentos de se matar.

Pergunte a si mesmo(a): Como eu posso tornar minha casa mais segura, agora mesmo, antes que eu tenha uma crise?

- Jogar fora comprimidos que eu não preciso; manter apenas quantidades que não sejam perigosas. Para isso, um(a) médico(a) pode aconselhá-lo(a).
- Caso tenha porte de arma (p. ex., em função de atividade profissional policial), entregá-la para uma autoridade responsável.
- Outros:

Passo 2: Para muitas pessoas, pensamentos suicidas não surgem "fora dos momentos ruins". Geralmente, há "gatilhos". Será mais fácil lidar com eles se você identificar esses sinais precocemente e agir. Sinais de alerta podem ser "internos", como sentimentos de tristeza ou pensamentos negativos, e podem ser "externos", como discussões ou outros eventos de vida estressantes. Esses sinais de alerta devem lembrá-lo(a) de que você deve seguir seu plano de segurança.

Pergunte a si mesmo(a): Quais são os meus "gatilhos" ou sinais de alerta que indicam que uma crise está se iniciando?

- Sentimentos de tristeza, "para baixo"
- Discussões, brigas
- Isolamento, me sentindo isolado(a)
- Eventos de vida ruins
- Usar bebida alcoólica ou drogas ilícitas
- Sentimento de raiva, vingança
- Sentimento de pouco valor, desesperança
- Me sentindo "sem saída"
- Me sentindo estressado(a), sobrecarregado(a)
- Sentimentos de dor
- Me sentindo ansioso(a), agitado(a)
- Ter falhado ou ter feito algo de forma insuficiente
- Outros

Passo 3: Se você estiver se sentindo para baixo ou com pensamentos suicidas, procurar alguma distração pode ajudar. É importante encontrar maneiras saudáveis de lidar com momentos ruins ou de tristeza.

Pergunte a si mesmo(a): Que atitudes saudáveis eu posso tomar para me sentir melhor?

- Pensar: "esses pensamentos são sérios, mas eu posso superar isso"
- Conversar com uma pessoa de confiança
- Ir a um grupo de apoio
- Caminhar, fazer exercício
- Fazer alguma coisa boa para outra pessoa
- Usar as medicações como prescritas pelo(a) médico(a)
- Fazer minha atividade favorita
- Ouvir música, ver um filme
- Meditar, rezar e/ou ir à uma atividade religiosa
- Outros

Passo 4: Algumas vezes, é importante lembrar a nós mesmos o que é importante em nossa vida. Muitas pessoas dizem que sua família e amigos são importantes. Outras lembram a si mesmas que, mesmo quando os tempos são ruins, elas podem encontrar coisas valiosas e crescimento.

QUADRO 22.4
PLANO DE SEGURANÇA

Pergunte a si mesmo(a): Quais são as coisas mais importantes para mim?

- Minha família e amigos
- Minha comunidade
- Minha crença religiosa
- Meu animal doméstico
- Meu trabalho
- Minha atividade de lazer
- Meu objetivo de vida
- Minha saúde
- Outros

Passo 5: Algumas vezes, é útil conversar com alguém que você confie ou que possa distraí-lo(a) caso você tenha pensamentos suicidas. Se você não tem ninguém mais próximo, algumas vezes há grupos de apoio que podem ajudar. Tente buscar pessoas que são positivas para você.

Pergunte a si mesmo(a): Com quem eu posso ter uma conversa que me fará me sentir melhor?

- Nome: Telefone:
- Nome: Telefone:

Passo 6: Há pessoas que podem e querem ajudá-lo(a). Mesmo se você não puder acessar o seu(sua) médico(a) ou psicoterapeuta, você pode sempre entrar em contato com linhas de ajuda, por exemplo o Centro de Valorização à Vida (CVV).

Pergunte a si mesmo(a): Onde eu posso encontrar ajuda?

- Centro de Valorização à Vida (CVV): 188
- Outros:

Fonte: Adaptado de Boudreaux e colaboradores.[57]

---

social, registrados em um cartão) foi associada à redução no comportamento suicida, ideação suicida e dias de hospitalização.[60] Intervenções breves, com plano de segurança e seguimento regular de pacientes em risco (p. ex., aqueles com tentativa de suicídio recente atendidos em uma unidade de emergência), é uma medida que tem se mostrado efetiva na prevenção do comportamento suicida, de implementação relativamente simples e com potencial de baixo custo.

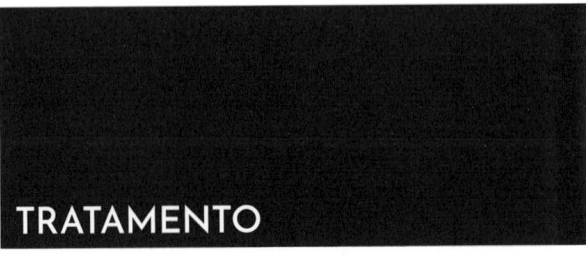

TRATAMENTO

A seguir, serão apresentadas evidências de intervenções não farmacológicas e farmacológicas direcionadas para a redução da ideação e comportamento suicidas.

A administração da cetamina, um antagonista de receptor N-metil-D-aspartato (NMDA), tem sido associada à redução da ideação suicida em diversos estudos. Witt e colaboradores avaliaram 25 estudos, de 15 ensaios clínicos diferentes, totalizando 572 participantes adultos, a maioria com depressão unipolar e bipolar, que receberam cetamina intravenosa (12 estudos) ou subcutânea (três estudos) para o tratamento de depressão e/ou ideação suicida. Os autores encontraram que a administração da cetamina (em dose única na maioria dos estudos) foi associada a uma redução significativa da ideação suicida nos intervalos de até quatro horas da administração, entre 12 e 24 horas, e entre 24 e 72 horas. Os dados não foram significativos para intervalos maiores que 72 horas.[61] Resultados similares foram encontrados também para a escetamina, um S(+) enantiômero da cetamina, cuja dose única foi associada a uma redução da ideação suicida até 24 horas após a sua administração.[62] Dois estudos randomizados duplo-cego testaram a eficácia da escetamina intranasal duas vezes por semana, durante quatro semanas, comparada com placebo, em pacientes com depressão maior e ideação suicida com pensamentos ativos sobre se matar (estudos ASPIRE I e ASPIRE II).[63,64] Os resultados mostraram que, nos dois estudos, a escetamina foi associada a uma redução significativa dos sintomas depressivos em comparação ao placebo.

Meerwijk e colaboradores revisaram ensaios clínicos randomizados controlados, que investigaram a eficácia de intervenções psicossociais e comportamentais para a prevenção de suicídio e tentativa de suicídio.[65] Além disso, compararam se as intervenções diretas, ou seja, aquelas com o objetivo de prevenir ideação e comportamento suicidas, são mais efetivas que as indiretas, aquelas que têm o objetivo de reduzir sintomas associados ao risco de suicídio, como depressão, desesperança e ansiedade. Os resultados mostraram que os tratamentos diretos são efetivos na prevenção do risco e da tentativa de suicídio em curto e longo prazos, enquanto os indiretos seriam efetivos apenas em longo prazo. Entre as intervenções incluídas, estão TCC, DBT, tratamento baseado na mentalização, busca ativa (ligações telefônicas, cartões, visitas em casa), resolução de problemas, etc.[65] Particularmente em relação à DBT, sua efetividade parece ser mais em relação ao comportamento de risco, incluindo redução na hospitalização e atendimento de emergência, do que no manejo ou prevenção da ideação suicida.[66] Um estudo randomizado controlado comparou terapia cognitiva familiar com tratamento usual na prevenção de tentativas de suicídio em jovens com risco de suicídio (história de tentativa de suicídio ou autolesão nos últimos três meses) e mostrou que a intervenção foi eficaz na prevenção de novas tentativas.[67] Entre os aspectos cognitivos que podem estar associados ao comportamento suicida e, portanto, podem ser alvos de intervenção, da Silva e colaboradores citam: 1) modulação e atribuição de valores às experiências; 2) inflexibilidade cognitiva e prejuízo no planejamento e resolução de problemas; e 3) facilitação comportamental em contextos emocionais, caracterizada por maior resposta impulsiva.[68] Outro estudo randomizado controlado investigou o papel da terapia de aceitação e compromisso (ACT, do inglês *acceptance and commitment therapy*) na redução da ideação suicida em adultos. A intervenção consistia em um programa de sete semanas de ACT e foi comparada a um grupo de relaxamento. Os resultados mostraram que a ACT foi associada à maior redução da ideação suicida, além de estabilidade da resposta no seguimento de três meses e boa adesão ao tratamento.[69] Chesin e colaboradores revisaram estudos que avaliaram a eficácia de intervenções baseadas em terapias de atenção plena (intervenções baseadas em *mindfulness*) na redução do comportamento suicida.[70] Dos cinco estudos cujo desfecho avaliado foi ideação suicida, quatro encontraram redução na ideação suicida dos participantes.[70]

Em 2020, a Associação Brasileira de Psiquiatria publicou no *Brazilian Journal of Psychiatry*, pela primeira vez, as suas diretrizes para o manejo do comportamento suicida. A parte I dessas diretrizes inclui os fatores de risco, fatores protetores e avaliação do risco, e a parte II aborda triagem, intervenção e prevenção.[71,72] O trabalho envolveu diversos especialistas com vasta experiência em atividades clínicas, de ensino e pesquisa, e é uma importante fonte de referência para os profissionais da saúde.

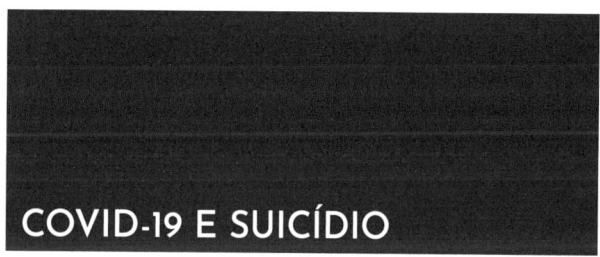

COVID-19 E SUICÍDIO

No momento em que este capítulo foi escrito, cerca de 1.924.004 pessoas já haviam falecido devido à infecção por covid-19 no mundo, 202.631 no Brasil (10,5% do total) (dados de 9 de janeiro de 2021).[73] O distanciamento físico, medida empregada para tentar conter a disseminação do vírus e evitar a sobrecarga dos sistemas de saúde, tem sido associado a uma mudança rigorosa nas atividades econômicas, com claros prejuízos em diversos setores.[74] A desaceleração da economia, o investimento em intervenções efetivas para a prevenção da doença, como o desenvolvimento de vacinas, somados ao auxílio emergencial financeiro direcionado a milhões de habitantes, pode custar aos Estados Unidos, por exemplo, cerca de 7,9 trilhões de dólares.[75] Milhões ou bilhões de pessoas no mundo tiveram que se adaptar dentro de poucos meses a uma nova realidade de funcionamento social, que inclui o distanciamento ou mesmo isolamento de pessoas próximas, como familiares e amigos. Apesar dos vários estressores que claramente poderiam contribuir para um aumento da incidência e gravidade dos transtornos psiquiátricos, como discutido, um dos principais fatores de risco de suicídio, os estudos mostram dados contrastantes.

Pan e colaboradores avaliaram dados de estudos longitudinais para investigar o impacto da pandemia de covid-19 em pessoas com e sem histórico de transtorno psiquiátrico.[76] Os pesquisadores incluíram 1.817 participantes, a maioria com história de doença mental ao longo da vida. Os autores encontraram que, apesar de os resultados não mostrarem um aumento significativo na gravidade dos sintomas de indivíduos com transtornos do humor e de ansiedade durante a pandemia, a saúde mental dessas pessoas se mantinha pior quando comparada às pessoas sem doença mental, sugerindo que uma atenção especial deveria ser direcionada a essa parcela da população.[76] Fancourt e colaboradores investigaram trajetórias de sintomas ansiosos e depressivos durante e após o *lockdown* na Inglaterra, mais precisamente entre 23 de março e 9 de agosto de 2020. Os resultados mostraram que os níveis mais altos de depressão e ansiedade ocorreram nos momentos iniciais do *lockdown*, porém, declinaram de forma rápida, segundo os autores, provavelmente porque as pessoas se adaptaram às novas circunstâncias. O estudo também mostrou que doença mental preexistente, além de baixo nível educacional e econômico, estiveram associados a níveis mais altos de depressão e ansiedade no início do *lockdown*.[77] Um estudo italiano também reportou piora da saúde mental durante a quarentena em indivíduos com doença psiquiátrica preexistente e entre aqueles que relataram prejuízo econômico durante a pandemia (coleta de dados entre 1º de dezembro de 2019 e 3 de maio de 2020).[78]

Uma pesquisa representativa da população norte-americana, realizada pelo Center for Suveillance, Epidemiology, and Laboratory Services do U.S. Centers for Disease Controle and Prevention (CDC), mostrou aumento da prevalência de transtornos ansiosos e depressivos em junho de 2020, comparado aos anos de 2018 e 2019.[79] Outro dado alarmante foi um aumento, de quase duas vezes, de ideação suicida nesse período, principalmente em adultos jovens (18-34 anos de idade), dos quais um quarto referiu ter pensado seriamente em suicídio durante os 30 dias anteriores.[79] No entanto, aparentemente não houve um aumento no número de suicídios durante os primeiros meses da pandemia. Appleby e colaboradores, por exemplo, não encontraram evidências de aumento no número de suicídios na Inglaterra, comparando com os meses pré-*lockdown*.[80] Resultados semelhantes foram relatados para a Coreia do Sul, onde o número de suicídios durante os primeiros oito meses da pandemia foram comparáveis ao mesmo período do ano anterior.[81] Contudo, no Japão, Tanaka e Okamoto identificaram tendências diferentes no período inicial (fevereiro a junho de 2020) e correspondente à segunda onda da pandemia (julho a outubro de 2020), com diminuição de 14% das taxas de suicídio durante o primeiro período e um aumento de 16% durante o segundo.[82] Nomura e colaboradores reportaram excesso de mortes por suicídio em mulheres nos meses de julho, agosto e setembro, mas não em relação a homens, no mesmo país.[83] Bray e colaboradores encontraram taxas de suicídio com tendência oposta para afro-americanos (aumento nas taxas) em relação a brancos (redução das taxas), relativas ao mesmo período da pandemia na região de Maryland, nos Estados Unidos.[84] Esses dados sugerem que as taxas de suicídio durante a pandemia podem não ter tido um aumento em geral, apesar de poder variar de acordo com o momento da pandemia, variáveis clínicas e sociodemográficas. Como afirma Moutier, apesar de trágico, esse momento pode proporcionar a oportunidade para que medidas de prevenção do suicídio sejam definitivamente implementadas de maneira abrangente, e que façam parte das prioridades em políticas públicas de saúde, incluindo o aumento ao acesso a serviços de saúde mental, treinamento em prevenção do suicídio considerando aspectos sociodemográficos e culturais, manutenção e suporte de linhas de ajuda, redução do acesso a meios letais, programas e campanhas sobre os riscos do uso de álcool, suporte em relação a questões financeiras, programas que visam ao combate à violência doméstica e orientação dos meios de comunicação para uma abordagem responsável do tema junto à população.[85]

CONSIDERAÇÕES FINAIS

A relação entre os diversos fatores de risco e fatores de proteção é complexa e dinâmica, com significativa influência de aspectos ambientais, podendo, ainda, variar de acordo com grupos populacionais específicos, como sexo, raça e contexto sociocultural. Um dos desafios na avaliação e prevenção do suicídio é a identificação e intervenção rápida frente a eventos estressores agudos, ou seja, aqueles que antecedem em horas ou minutos uma tentativa de suicídio. Atualmente, não dispomos de escalas de avaliação clínica com acurácia suficiente para a determinação individual do risco de suicídio. Portanto, essa avaliação deve ser feita de maneira personalizada, técnica, por profissional qualificado e cujo manejo deve contar com uma rede de apoio social e acesso a serviços de saúde de emergência, ambulatorial e hospitalar. Estudos com inteligência artificial, técnicas de aprendizagem por máquinas[86] e avaliação ecológica momentânea podem auxiliar a identificar modelos com valor preditivo positivo o suficiente para a avaliação do risco de suicídio, já que, entre outras vantagens, como a análise de inúmeros dados de diferentes variáveis em conjunto, seriam potencialmente capazes de monitorar em tempo real eventos estressores agudos. Importante ressaltar que quanto mais abrangentes as intervenções para prevenção, tanto populacionais quanto ambientais e individuais, com programas permanentes de prevenção e revisão regular das evidências científicas, provavelmente maiores serão as chances de reduzirmos as alarmantes taxas de suicídio do Brasil.

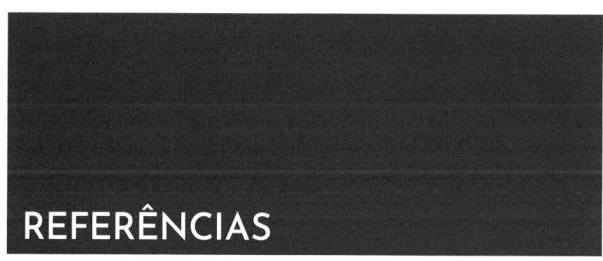

REFERÊNCIAS

1. Turecki G, Brent DA. Suicide and suicidal behaviour. Lancet. 2016;387(10024):1227-39.

2. Posner K, Oquendo MA, Gould M, Stanley B, Davies M. Columbia Classification Algorithm of Suicide Assessment (C-CASA): classification of suicidal events in the FDA's pediatric suicidal risk analysis of antidepressants. Am J Psychiatry. 2007;164(7):1035-43.

3. Posner K, Brent D, lucas C, Gould M, Stanley B, Brown G, et al. Escala de Avaliação do Risco de Suicídio de Columbia (C-SSRS) Screening – Brazil/Portuguese – Version of 28 Feb 17. 2008.

4. World Health Organization. Preventing suicide: a global imperative [Internet]. Geneva: WHO; 2014 [capturado em 21 abr. 2021]. Disponível em: http://www.who.int/mental_health/suicide-prevention/world_report_2014/en/.

5. Vos T, Lim SS, Abbafati C, Abbas KM, Abbasi M, Abbasifard M, et al. Global burden of 369 diseases and injuries in 204 countries and territories, 1990-2019: a systematic analysis for the Global Burden of Disease Study 2019. Lancet. 2020;396(10258):1204-22.

6. Hedegaard H, Curtin SC, Warner M. Increase in suicide mortality in the United States, 1999-2018. Hyattsville: CDC; 2020.

7. National Institute of Mental Heatlh. Suicide [Internet]. Bethesda: NIH; 2021 [capturado em 21 abr. 2021]. Disponível em: https://www.nimh.nih.gov/health/statistics/suicide.shtml.

8. Brasil. Ministério da Saúde. Perfil epidemiológico das tentativas e óbitos por suicídio no Brasil e a rede de atenção à saúde. Brasília: MS; 2017.

9. Rodrigues CD, Souza DS, Rodrigues HM, Konstantyner TCRO. Trends in suicide rates in Brazil from 1997 to 2015. Braz J Psychiatry. 2019;41(5):380-8.

10. Costa CM, Bitencourt MO, Bello AF, Dias AP. Taxa de mortalidade por suicídio, doença cerebrovascular, doença isquêmica do coração e doença crônica de vias aéreas superiores em idosos brasileiros: uma análise temporal de 20 anos. Rev Debates Psiquiatria. 2019;(2):6-15.

11. Brasil. Ministério da Saúde. Agenda de ações estratégicas para a vigilância e prevenção do suicídio e promoção da saúde no Brasil: 2017 a 2020. Brasília: MS; 2017.

12. National Confidential Inquiry into Suicide and Safety in Mental Health. The assessment of clinical risk in mental health services. Manchester: The University of Manchester; 2018.

13. Lähdepuro A, Savolainen K, Lahti-Pulkkinen M, Eriksson JG, Lahti J, Tuovinen S, et al. The impact of early life stress on anxiety symptoms in late adulthood. Sci Rep. 2019;9:4395.

14. Nepon J, Belik SL, Bolton J, Sareen J. The relationship between anxiety disorders and suicide attempts: findings from the National Epidemiologic Survey on Alcohol and Related Conditions. Depress Anxiety. 2010;27(9):791-8.

15. Kanwar A, Malik S, Prokop LJ, Sim LA, Feldstein D, Wang Z, et al. The association between anxiety disorders and suicidal behaviors: a systematic review and meta-analysis. Depress Anxiety. 2013;30(10):917-29.

16. Sareen J, Cox BJ, Afifi TO, Graaf R, Asmundson GJG, ten Have M, et al. Anxiety disorders and risk for suicidal ideation and suicide attempts: a population-based longitudinal study of adults. Arch Gen Psychiatry. 2005;62(11):1249-57.

17. Nanayakkara S, Misch D, Chang L, Henry D. Depression and exposure to suicide predict suicide attempt. Depress Anxiety. 2013;30(10):991-6.

18. Parra-Uribe I, Blasco-Fontecilla H, Garcia-Parés G, Martínez-Naval L, Valero-Coppin O, Cebrià-Meca A, et al. Risk of re-attempts and suicide death after a suicide attempt: a survival analysis. BMC Psychiatry. 2017;17(1):163.

19. Beautrais AL. Further suicidal behavior among medically serious suicide attempters. Suicide Life Threat Behav. 2004;34(1):1-11.

20. Bostwick JM, Pabbati C, Geske JR, McKean AJ. Suicide attempt as a risk factor for completed suicide: even more lethal than we knew. Am J Psychiatry. 2016;173(11):1094-100.

21. García de la Garza A, Blanco C, Olfson M, Wall MM. Identification of suicide attempt risk factors in a National US Survey Using Machine Learning. JAMA Psychiatry. 2021;78(4):398-406.

22. Isometsä ET. Psychological autopsy studies: a review. Eur Psychiatry. 2001;16(7):379-85.

23. Arsenault-Lapierre G, Kim C, Turecki G. Psychiatric diagnoses in 3275 suicides: a meta-analysis. BMC Psychiatry. 2004;4:37.

24. Bertolote JM, Fleischmann A, De Leo D, Wasserman D. Psychiatric diagnoses and suicide: revisiting the evidence. Crisis. 2004;25(4):147-55.

25. Leahy D, Larkin C, Leahy D, McAuliffe C, Corcoran P, Williamson E, et al. The mental and physical health profile of people who died by suicide: findings from the suicide support and information system. Soc Psychiatry Psychiatr Epidemiol. 2020;55(11):1525-33.

26. Nock MK, Dempsey CL, Aliaga PA, Brent DA, Heeringa SG, Kessler RC, et al. Psychological autopsy study comparing suicide decedents, suicide ideators, and propensity score matched controls: results from the study to assess risk and resilience in service members (Army STARRS). Psychol Med. 2017;47(15):2663-74.

27. Nordentoft M, Mortensen PB, Pedersen CB. Absolute risk of suicide after first hospital contact in mental disorder. Arch Gen Psychiatry. 2011;68(10):1058-64.

28. Luxton DD, Trofimovich L, Clark LL. Suicide risk among US Service members after psychiatric hospitalization, 2001-2011. Psychiatr Serv. 2013;64(7):626-9.

29. Kessler RC, Warner CH, Ivany C, Petukhova MV, Rose S, Bromet EJ, et al. Predicting suicides after psychiatric hospitalization in US Army soldiers: the Army Study To Assess Risk and rEsilience in Servicemembers (Army STARRS). JAMA Psychiatry. 2015;72(1):49-57.

30. Forte A, Buscajoni A, Fiorillo A, Pompili M, Baldessarini RJ. Suicidal risk following hospital discharge: a review. Harv Rev Psychiatry. 2019;27(4):209-16.

31. Ahmedani BK, Peterson EL, Hu Y, Rossom RC, Lynch F, Lu CY, et al. Major physical health conditions and risk of suicide. Am J Prev Med. 2017;53(3):308-15.

32. Clark KA, Cochran SD, Maiolatesi AJ, Pachankis JE. Prevalence of bullying among youth classified as LGBTQ who died by suicide as reported in the National Violent Death Reporting System, 2003-2017. JAMA Pediatr. 2020;e200940.

33. Silva AG, Leal VP, Silva PR, Freitas FC, Linhares MN, Walz R, et al. Difficulties in activities of daily living are associated with stigma in patients with Parkinson's disease who are candidates for deep brain stimulation. Braz J Psychiatry. 2020;42(2):190-4.

34. Silva AG, Loch AA, Leal VP, Silva PR, Rosa MM, Bomfim OC, et al. Stigma toward individuals with mental disorders among Brazilian psychiatrists: a latent class analysis. Braz J Psychiatry. 2020.

35. Schomerus G, Evans-Lacko S, Rusch N, Mojtabai R, Angermeyer MC, Thornicroft G. Collective levels of stigma and national suicide rates in 25 European countries. Epidemiol Psychiatr Sci. 2015;24(2):166-71.

36. Silva AG, Diaz AP. Yellow September, stigma and suicide prevention. Br J Psychiatry. 2016; e-letter to the Editor.

37. O'Carroll P. Suicide causation: pies, paths, and pointless polemics. Suicide Life Threat Behav. 1993;23(1):27-36.

38. Rothman KJ, Greenland S, Lash TL. Modern epidemiology. 3rd. ed. Philadelphia: Lippincott Williams & Wilkins; 2008.

39. Parente ACM, Soares RB, Araújo ARF, Cavalcante IS, Monteiro CF. Characterization of suicide cases in a Brazilian northeastern capital. Rev Bras Enferm. 2007;60(4):377-81.

40. Marin-Leon L, Barros MB. Suicide mortality: gender and socioeconomic differences. Rev Saúde Pública. 2003;37(3):357-63.

41. Malta DC, Soares Filho AM, Pinto IV, Minayo MCS, Lima CM, Machado IE, et al. Association between firearms and mortality in Brazil, 1990 to 2017: a global burden of disease Brazil study. Popul Health Metr. 2020;18(suppl 1):19.

42. Okolie C, Wood S, Hawton K, Kandalama U, Glendenning AC, Dennis M, et al. Means restriction for the prevention of suicide by jumping. Cochrane Database Syst Rev. 2020;2(2):CD013543.

43. Page A, Liu S, Gunnell D, Astell-Burt T, Feng X, Wang L, et al. Suicide by pesticide poisoning remains a priority for suicide prevention in China: analysis of national mortality trends 2006-2013. J Affect Disord. 2017;208:418-23.

44. Song J, Sjolander A, Joas E, Bergen SE, Runeson B, Larsson H, et al. Suicidal behavior during lithium and valproate treatment: a within-individual 8-year prospective study of 50,000 patients with bipolar disorder. Am J Psychiatry. 2017;174(8):795-802.

45. Kiviniemi M, Suvisaari J, Koivumaa-Honkanen H, Häkkinen U, Isohanni M, Hakko H. Antipsychotics and mortality in first-onset schizophrenia: prospective finnish register study with 5-year follow-up. Schizophr Res. 2013;150(1):274-80.

46. Leon AC, Solomon DA, Li C, Fiedorowicz JG, Coryell WH, Endicott J, et al. Antidepressants and risks of suicide and suicide attempts: a 27-year observational study. J Clin Psychiatry. 2011;72(5):580-6.

47. Serafini G, Canepa G, Aguglia A, Amerio A, Bianchi D, Magnani L, et al. Effects of repetitive transcranial magnetic stimulation on suicidal behavior: a systematic review. Prog Neuropsychopharmacol Biol Psychiatry. 2021;105:109981.

48. Weissman CR, Blumberger DM, Dimitrova J, Throop A, Voineskos D, Downar J, et al. Magnetic seizure therapy for suicidality in treatment-resistant depression. JAMA Netw Open. 2020;3(8):e207434.

49. Liang CS, Chung CH, Ho PS, Tsai CK, Chien WC. Superior anti-suicidal effects of electroconvulsive therapy in unipolar disorder and bipolar depression. Bipolar Disord. 2018;20(6):539-46.

50. Tor PC, Bin Abdin EB, Hadzi-Pavlovic D, Loo C. Relief of expressed suicidality in schizophrenia after electroconvulsive therapy: a naturalistic cohort study. Psychiatry Res. 2020;284:112759.

51. Prudic J, Sackeim HA. Electroconvulsive therapy and suicide risk. J Clin Psychiatry. 1999;60 suppl 2:104-10.

52. Kellner CH, Fink M, Knapp R, Petrides G, Husain M, Rummans T, et al. Relief of expressed suicidal intent by ECT: a consortium for research in ECT study. Am J Psychiatry. 2005;162(5):977-82.

53. Méndez-Bustos P, Calati R, Rubio-Ramírez F, Olié E, Courtet P, Lopez-Castroman J. Effectiveness of psychotherapy on suicidal risk: a systematic review of observational studies. Front Psychol. 2019;10:277.

54. Gøtzsche PC, Gøtzsche PK. Cognitive behavioural therapy halves the risk of repeated suicide attempts: systematic review. J R Soc Med. 2017;110(10):404-10.

55. Lin TJ, Ko HC, Wu JY, Oei TP, Lane HY, Chen CH. The Effectiveness of dialectical behavior therapy skills training group vs. cognitive therapy group on reducing depression and suicide attempts for borderline personality disorder in Taiwan. Arch Suicide Res. 2019;23(1):82-99.

56. Fleischmann A, Bertolote JM, Wasserman D, De Leo D, Bolhari J, Botega NJ, et al. Effectiveness of brief intervention and contact

56. [reference continues] for suicide attempters: a randomized controlled trial in five countries. Bull World Health Organ. 2008;86(9):703-9.

57. Boudreaux ED, Miller I, Goldstein AB, Sullivan AF, Allen MH, Manton AP, et al. The emergency department safety assessment and follow-up evaluation (ED-SAFE): method and design considerations. Contemp Clin Trials. 2013;36(1):14-24.

58. Miller IW, Camargo CA Jr, Arias SA, Sullivan AF, Allen MH, Goldstein AB, et al. Suicide prevention in an emergency department population: the ED-SAFE Study. JAMA Psychiatry. 2017;74(6):563-70.

59. Stanley B, Brown GK, Brenner LA, Galfalvy HC, Currier GW, Knox KL, et al. Comparison of the safety planning intervention with follow-up vs usual care of suicidal patients treated in the emergency department. JAMA Psychiatry. 2018;75(9):894-900.

60. Bryan CJ, Mintz J, Clemans TA, Leeson B, Burch TS, Williams SR, et al. Effect of crisis response planning vs. contracts for safety on suicide risk in U.S. Army Soldiers: a randomized clinical trial. J Affect Disord. 2017;212:64-72.

61. Witt K, Potts J, Hubers A, Grunebaum MF, Murrough JW, Loo C, et al. Ketamine for suicidal ideation in adults with psychiatric disorders: a systematic review and meta-analysis of treatment trials. Aust N Z J Psychiatry. 2020;54(1):29-45.

62. Xiong J, Lipsitz O, Chen-Li D, Rosenblat JD, Rodrigues NB, Carvalho I, et al. The acute antisuicidal effects of single-dose intravenous ketamine and intranasal esketamine in individuals with major depression and bipolar disorders: a systematic review and meta-analysis. J Psychiatr Res. 2020;134:57-68.

63. Fu DJ, Ionescu DF, Li X, Lane R, Lim P, Sanacora G, et al. Esketamine nasal spray for rapid reduction of major depressive disorder symptoms in patients who have active suicidal ideation with intent: double-blind, randomized study (ASPIRE I). J Clin Psychiatry. 2020;81(3):19m13191.

64. Ionescu DF, Fu DJ, Qiu X, Lane R, Lim P, Kasper S, et al. Esketamine nasal spray for rapid reduction of depressive symptoms in patients with major depressive disorder who have active suicide ideation with intent: results of a phase 3, double-blind, randomized study (ASPIRE II). Int J Neuropsychopharmacol. 2021;24(1):22-31.

65. Meerwijk EL, Parekh A, Oquendo MA, Allen IE, Franck LS, Lee KA. Direct versus indirect psychosocial and behavioural interventions to prevent suicide and suicide attempts: a systematic review and meta-analysis. Lancet Psychiatry. 2016;3(6):544-54.

66. DeCou CR, Comtois KA, Landes SJ. Dialectical behavior therapy is effective for the treatment of suicidal behavior: a meta-analysis. Behav Ther. 2019;50(1):60-72.

67. Asarnow JR, Hughes JL, Babeva KN, Sugar CA. Cognitive-behavioral family treatment for suicide attempt prevention: a randomized controlled trial. J Am Acad Child Adolesc Psychiatry. 2017;56(6):506-14.

68. Silva AG, Malloy-Diniz LF, Garcia MS, Figueiredo CGS, Figueiredo RN, Diaz AP, et al. Cognition As a Therapeutic Target in the Suicidal Patient Approach. Front Psychiatry. 2018;9:31.

69. Ducasse D, Jaussent I, Arpon-Brand V, Vienot M, Laglaoui C, Beziat S, et al. Acceptance and commitment therapy for the management of suicidal patients: a randomized controlled trial. Psychother Psychosom. 2018;87(4):211-22.

70. Chesin M, Interian A, Kline A, Benjamin-Phillips C, Latorre M, Stanley B. Reviewing mindfulness-based interventions for suicidal behavior. Arch Suicide Res. 2016;20(4):507-27.

71. Baldacara L, Rocha GA, Leite VS, Porto DM, Grudtner RR, Diaz AP, et al. Brazilian Psychiatric Association guidelines for the management of suicidal behavior. Part 1. Risk factors, protective factors, and assessment. Braz J Psychiatry. 2020.

72. Baldacara L, Grudtner RR, Leite VS, Porto DM, Robis KP, Fidalgo TM, et al. Brazilian Psychiatric Association guidelines for the management of suicidal behavior. Part 2. Screening, intervention, and prevention. Braz J Psychiatry. 2020.

73. Johns Hopkins University & Medicine. COVID-19 dashboard by the Center for Systems Science and Engineering (CSSE) at Johns Hopkins [Internet]. Baltimore: Coronavirus Resource Center; 2021 [capturado em 25 abr. 2021]. Disponível em: https://coronavirus.jhu.edu/map.html.

74. Rasheed R, Rizwan A, Javed H, Sharif F, Zaidi A. Socio-economic and environmental impacts of COVID-19 pandemic in Pakistan: an integrated analysis. Environ Sci Pollut Res Int. 2021.

75. Pandemic to cost U.S. economy $7.9 trillion over 10 years. The New York Times. 2020.

76. Pan KY, Kok AAL, Eikelenboom M, Horsfall M, Jorg F, Luteijn RA, et al. The mental health impact of the COVID-19 pandemic on people with and without depressive, anxiety, or obsessive-compulsive disorders: a longitudinal study of three Dutch case-control cohorts. Lancet Psychiatry. 2021;8(2):121-9.

77. Fancourt D, Steptoe A, Bu F. Trajectories of anxiety and depressive symptoms during enforced isolation due to COVID-19 in England: a longitudinal observational study. Lancet Psychiatry. 2021;8(2):141-9.

78. Castellini G, Rossi E, Cassioli E, Sanfilippo G, Innocenti M, Gironi V, et al. A longitudinal observation of general psychopathology before the COVID-19 outbreak and during lockdown in Italy. J Psychosom Res. 2020;141:110328.

79. Czeisler ME, Lane RI, Petrosky E, Wiley JF, Christensen A, Njai R, et al. Mental health, substance use, and suicidal ideation during the COVID-19 pandemic: United States, June 24-30, 2020. MMWR Morb Mortal Wkly Rep. 2020;69(32):1049-57.

80. Appleby L, Richards N, Ibrahim S, Turnbull P, Rodway C, Kapur N. Suicide in England since the COVID-19 pandemic: early observational data from real time surveillance. Lancet Reg Health. 2021.

81. Kim AM. The short-term impact of the COVID-19 outbreak on suicides in Korea. Psychiatry Res. 2021;295:113632.

82. Tanaka T, Okamoto S. Increase in suicide following an initial decline during the COVID-19 pandemic in Japan. Nat Hum Behav. 2021;5:229-38.

83. Nomura S, Kawashima T, Yoneoka D, Tanoue Y, Eguchi A, Gilmour S, et al. Trends in suicide in Japan by gender during the COVID-19 pandemic, up to September 2020. Psychiatry Res. 2021;295:113622.

84. Bray MJC, Daneshvari NO, Radhakrishnan I, Cubbage J, Eagle M, Southall P, et al. Racial differences in statewide suicide mortality trends in maryland during the Coronavirus disease 2019 (COVID-19) pandemic. JAMA Psychiatry. 2021;78(4):444-7.

85. Moutier C. Suicide prevention in the COVID-19 era: transforming threat into opportunity. JAMA Psychiatry. 2021;78(4):433-8.

86. Machado CS, Ballester PL, Cao B, Mwangi B, Caldieraro MA, Kapczinski F, et al. Prediction of suicide attempts in a prospective cohort study with a nationally representative sample of the US population. Psychol Med. 2021:1-12.

Para *quizzes* sobre o conteúdo do livro e casos clínicos complementares, acesse:

https://apoio.grupoa.com.br/tratadopsi/

23

LAIANA A. QUAGLIATO
JOSÉ ALEXANDRE DE SOUZA CRIPPA
ANTONIO EGIDIO NARDI

TRANSTORNOS DE ANSIEDADE

Os transtornos de ansiedade constituem uma das principais causas de incapacidade ao redor do mundo. Como características essenciais desses transtornos, podemos citar o medo excessivo e persistente, e os mecanismos de esquiva de ameaças percebidas. Embora a neurobiologia dos transtornos de ansiedade individuais não seja totalmente conhecida, algumas generalizações foram identificadas para a maioria deles, como alterações no sistema límbico, fatores genéticos e disfunção do eixo hipotálamo-hipófise-adrenal. Apesar de sua importância para a saúde pública, a maioria dos transtornos de ansiedade permanece sem ser detectada, não sendo tratada pelos profissionais nos sistemas de saúde, mesmo em países economicamente desenvolvidos. Quando não tratados, esses transtornos tendem a evoluir para cronicidade. Comprometimentos associados a transtornos de ansiedade variam de limitações no funcionamento social a prejuízos graves, como a incapacidade do paciente de sair de casa.

A ansiedade é um estado mental suscitado em antecipação a uma ameaça ou a uma ameaça potencial, resultando em um estado de maior vigilância.[1,2] É caracterizada por experiências subjetivas, como preocupações, tensão e alterações fisiológicas, incluindo sudorese e tontura, bem como aumento da pressão arterial e da frequência cardíaca.[1] Esse estado emocional pode ser desencadeado por estímulos que não representam perigo imediato ou pode ser gerado por estímulos internos (p. ex., sensações corporais).[3] A ansiedade ocasional, ou adaptativa, é parte normal da experiência humana, ajudando na sobrevivência dos indivíduos ao aumentar sua consciência e permitir respostas rápidas a possíveis perigos.[3] Embora pessoas saudáveis experimentem episódios esporádicos de ansiedade, quando persistente, disruptiva ou desproporcional ao perigo real, ela pode ser debilitante e considerada patológica.[1]

A ansiedade clínica (ou patológica) sempre esteve presente na história humana.[4] Em 1621, Robert Burton descreveu os sintomas de ataques de ansiedade em seu livro *The anatomy of melancholy*:[4] "Muitos efeitos lamentáveis que esse medo causa no homem, como ficar vermelho, pálido, tremer, suar, sentir frio e calor repentinos se espalharem por todo o corpo, palpitações no coração, síncope, etc.". No mesmo livro,[4] Burton citou os escritos de Hipócrates sobre um de seus pacientes, que aparentemente sofria do que hoje é chamado de transtorno de ansiedade social: "Ele não se atreve a fazer companhia por medo de ser mal compreendido, desonrado [...] ele acha que todo homem o observa".[4]

Atualmente, os critérios diagnósticos para transtornos de ansiedade são muito semelhantes nos dois principais sistemas de classificação de saúde mental – o *Manual diagnóstico e estatístico de transtornos mentais* (DSM-5)[5] e a *Classificação internacional de doenças* e *problemas relacionados à saúde* (CID-11, em sua versão beta).[6] O DSM-5[5] divide a ansiedade patológica nos seguintes transtornos: transtorno de ansiedade de separação (TAS), mutismo seletivo, fobia específica, transtorno de pânico (TP), agorafobia, transtorno de ansiedade generalizada (TAG), transtorno de ansiedade devido a outra condição médica, outro transtorno de ansiedade não especificado[5] (**Fig. 23.1**). Os estímulos precipitantes diferem entre esses diagnósticos. No entanto, em todos os casos, as manifestações somáticas, cognitivas e comportamentais da ansiedade podem interferir no funcionamento normal e levar ao sofrimento, com prejuízos pessoais e econômicos.[7] Uma breve descrição dos transtornos de ansiedade é apresentada na **Tabela 23.1**.

Os transtornos de ansiedade podem ser conceituados não apenas de modo categorial, mas também de modo

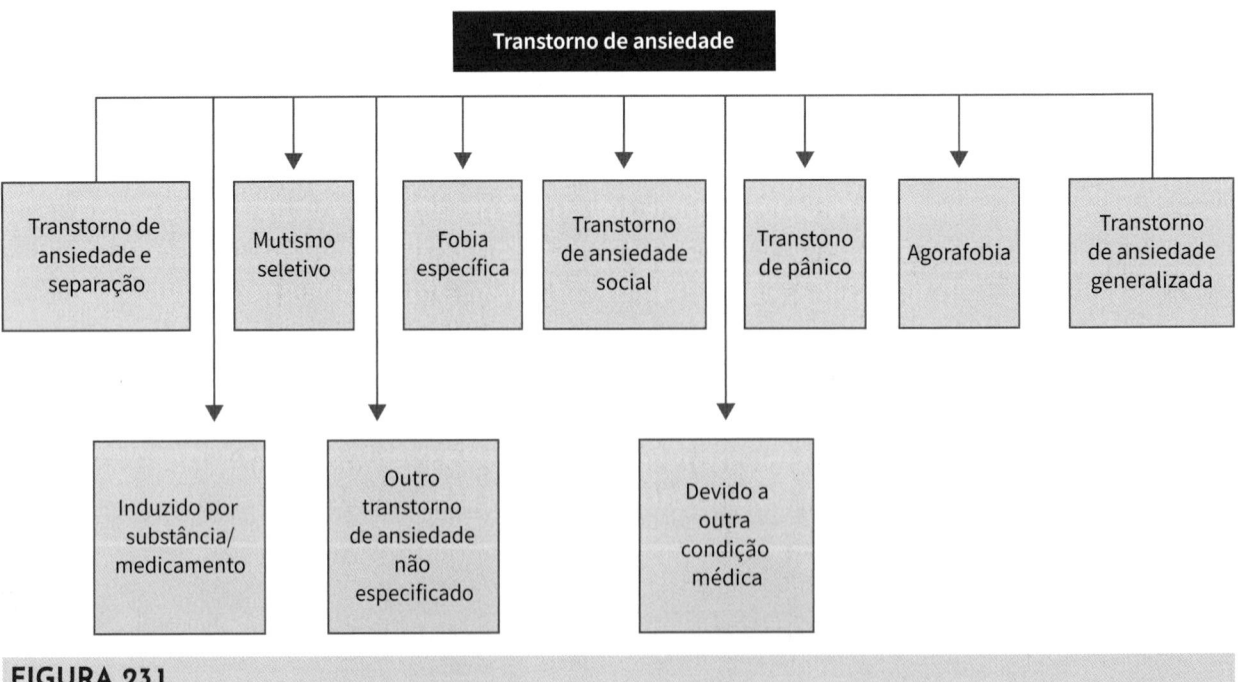

FIGURA 23.1

Classificação dos transtornos de ansiedade.

TABELA 23.1
DESCRIÇÃO DOS TRANSTORNOS DE ANSIEDADE CONFORME DSM-5

Transtorno de pânico	Caracterizado por ataques de pânico recorrentes, que são períodos de ansiedade e desconforto intenso, sem qualquer gatilho, acompanhados por sintomas somáticos.
Agorafobia	Medo em locais ou situações (p. ex., transporte público, multidões) dos quais a fuga pode ser difícil ou em que a ajuda pode não estar disponível.
Transtorno de ansiedade generalizada	Os pacientes sofrem de ansiedade e preocupação excessivas, acompanhados por sintomas como inquietação, irritabilidade, dificuldade de concentração, tensão muscular, distúrbios do sono e fadiga.
Fobia específica	Medo excessivo ou irracional de objetos isolados ou situações (p. ex., medo de voar, de ver sangue, de altura ou de animais).
Fobia social	Medo persistente e irracional de ser observado ou avaliado negativamente por outros em situações de desempenho social ou interação. Associado a sintomas de ansiedade somática e cognitiva.
Transtorno de ansiedade de separação	Experiência de sofrimento excessivo quando a separação de grandes figuras de apego é antecipada ou ocorre. As pessoas se preocupam com o bem-estar ou a morte potencial das figuras de apego, particularmente quando separadas delas, e se sentem compelidas a permanecer em contato.
Mutismo seletivo	Fracasso persistente para falar em situações sociais específicas em que existe a expectativa para tal (p. ex., na escola), apesar de falar em outras situações.

Fonte: Burton.[4]

dimensional, variando, dentro do espectro, de formas subclínicas a apresentações muito graves.[5] Para ilustrar, o transtorno de ansiedade social (ou fobia social) abrange ansiedade social leve (p. ex., ansiedade em situações de desempenho que prejudica o funcionamento em reuniões de trabalho), ansiedade social moderada (p. ex., ansiedade em várias situações interativas que prejudica o desempenho no trabalho e as relações sociais) e ansiedade social grave (p. ex., ansiedade em quase todas as situações que resultam em interação social, podendo levar a perda de emprego e completo isolamento social).[5] Embora o transtorno de estresse pós-traumático (TEPT) e o transtorno obsessivo-compulsivo (TOC) tenham sido historicamente incluídos na categoria transtorno de ansiedade do DSM, eles foram movidos para módulos adjacentes no DSM-5[5] e não serão abordados aqui.

Este capítulo discute a epidemiologia, os fatores de risco, a fisiopatologia e o tratamento dos transtornos de ansiedade.

EPIDEMIOLOGIA

PREVALÊNCIA

Segundo a Organização Mundial da Saúde (OMS),[8] um em cada quatro indivíduos apresenta ou já apresentou um transtorno de ansiedade. A estimativa de prevalência ao longo da vida é variável entre os países, podendo situar-se entre 4,8% na China, 31% nos Estados Unidos e 9,3% no Brasil, oscilando devido a variações na coleta das informações, perfil e características das amostras avaliadas, critérios diagnósticos utilizados e potenciais aspectos culturais.[8]

Globalmente, a prevalência em 12 meses é um pouco menor que a prevalência ao longo da vida,[9] indicando que esses transtornos são relativamente persistentes. Ademais, essas condições em geral ocorrem no início da vida.[9,10]

Além disso, mais da metade dos pacientes com um transtorno de ansiedade apresenta múltiplos transtornos de ansiedade comórbidos.[9]

IDADE DE INÍCIO

Grande parte dos transtornos de ansiedade se manifesta já na infância [11], sendo que sua prevalência de 12 meses na infância e na adolescência é semelhante à observada em adultos.[11] Fobias e TAS têm início particularmente precoce, com maior risco de incidência entre os 6 e os 17 anos de idade.[9,11] No entanto, para alguns transtornos de ansiedade, como o TAG, os sintomas podem surgir na idade adulta e no final da vida.[9]

A idade de início média estimada para os transtornos de ansiedade, de modo geral, foi de 21,3 anos.[9] Tal estimativa é menor para o TAS (10,6 anos), seguido por fobia específica (11,0 anos).[9] Por sua vez, as idades de início médias estimadas foram maiores para o TP (30,3 anos) e o TAG (34,9 anos).[9]

A **Figura 23.2** mostra a prevalência dos diversos transtornos de ansiedade nos países europeus, bem como a diferença entre os sexos masculino e feminino.

VULNERABILIDADES ASSOCIADAS AOS TRANSTORNOS DE ANSIEDADE

Diversos fatores de risco podem favorecer a modificação do curso da ansiedade normal para a patológica, incluindo ser do sexo feminino, utilizar drogas e apresentar histórico familiar de transtornos de ansiedade ou depressão.[12] Ser do sexo feminino duplica o risco de desenvolver transtornos de ansiedade, embora as razões para tanto ainda não sejam totalmente conhecidas.[13]

Ter pais com ansiedade e depressão aumenta o risco de desenvolver um transtorno de ansiedade, particularmente TP e TAG.[14] Os filhos de indivíduos que apresentam pelo menos um transtorno de ansiedade têm risco aumentado em duas a quatro vezes para esses transtornos.[14] Ademais, têm maiores chances de desenvolver transtornos de ansiedade em uma idade mais precoce do que os filhos de indivíduos sem o transtorno.[14] Esses fatos demonstram que aspectos genéticos, ao menos parcialmente, contribuem para o desenvolvimento dos transtornos de ansiedade.

Outros fatores de risco incluem alterações temperamentais específicas, como temperamento inibido, interações entre pais e filhos caracterizadas por controle e negatividade, além de sociabilidade reduzida.[15] Em adultos jovens, fatores estressores da vida, como estresse financeiro, doença familiar e divórcio, podem prever sintomas e diagnósticos de transtornos de ansiedade subsequentes.[15]

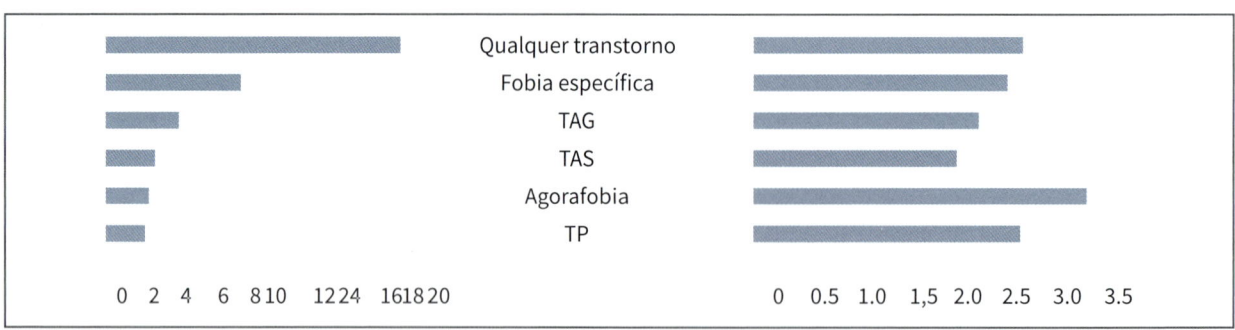

FIGURA 23.2

Prevalência e razão sexo feminino/sexo masculino para transtornos de ansiedade.

A estimativa de prevalência em 12 meses de transtornos de ansiedade em 14 países europeus é de 14%, o que significa que 61,5 milhões de indivíduos na Europa tiveram um transtorno de ansiedade nos últimos 12 meses. Entre os transtornos de ansiedade, a prevalência de 12 meses para fobia específica é maior do que para os outros transtornos. Em geral, os transtornos de ansiedade são pelo menos duas vezes mais comuns em mulheres do que em homens. As barras de erro representam o intervalo nas estimativas de prevalência nos 14 países.

Fonte: Kesssler e colaboradores.[9]

O tabagismo e o abuso de álcool também são fatores de risco para esses transtornos, estando associados epidemiologicamente.[9] No entanto, as associações são bidirecionais e a causalidade não é comprovada.[9]

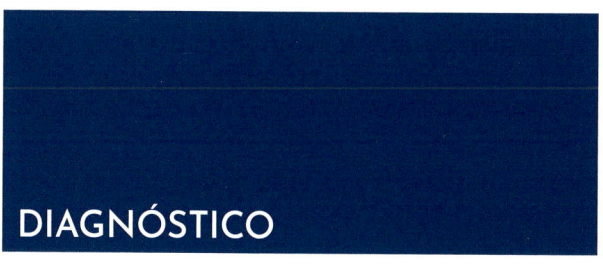

DIAGNÓSTICO

O espectro de transtornos de ansiedade é marcado por diferentes apresentações clínicas, o que significa que os critérios diagnósticos para cada um deles variam. Apesar de os critérios específicos para transtornos de ansiedade individuais serem altamente detalhados, o **Quadro 23.1** apresenta algumas das principais características de alguns desses transtornos especificados pelo DSM-5[5] e pela CID-10.[16]

TRANSTORNOS DE ANSIEDADE ESPECÍFICOS DA CULTURA

Algumas formas de ansiedade ligadas à cultura foram identificadas, mas entender até que ponto essas categorias são únicas ou variações culturais de uma patologia existente é algo desafiador. Por exemplo, *Taijin Kyofusho* é

QUADRO 23.1
PRINCIPAIS CARACTERÍSTICAS DIAGNÓSTICAS DOS TRANSTORNOS DE ANSIEDADE

Os principais critérios diagnósticos para transtornos de ansiedade de acordo com os dois principais sistemas de classificação, o DSM-5 e a CID-10, estão resumidos aqui. O símbolo * indica critério singular no DSM-5 e o símbolo ‡ indica recursos presentes apenas na CID-10.

Transtorno de ansiedade de separação

- Medo ou ansiedade marcados sobre a separação de figuras de apego (como membros da família) em um grau que seja inadequado para o desenvolvimento.
- Medo persistente ou ansiedade sobre danos causados a figuras de apego e eventos que poderiam levar à perda ou à separação deles.
- Relutância em deixar figuras de apego.
- Pesadelos e sintomas físicos de angústia, como dores de estômago.

- Os sintomas geralmente se desenvolvem ao longo da infância, mas também podem se desenvolver ao longo da vida adulta.*
- O diagnóstico requer uma duração de 4 semanas na infância e uma maior duração, tipicamente de pelo menos 6 meses, na idade adulta.*

Mutismo seletivo (eletivo)

- Falha consistente em falar em situações sociais específicas (p. ex., escola) nas quais existe uma expectativa, apesar de falar em outras situações.
- Não limitado à interação com adultos.

- Não é explicado pela falta de familiaridade com a língua falada.
- Persiste por pelo menos 1 mês (além do primeiro mês de escola).*

Fobias específicas

- Medo marcado, ansiedade ou evitação de objetos ou situações circunscritas.
- O medo é desproporcional à ameaça real representada.*
- O indivíduo reconhece que os sintomas são excessivos ou irracionais.‡

- Normalmente persiste por pelo menos 6 meses.*
- Os subtipos incluem fobias de animal, ambiente natural (p. ex., alturas tempestades), injeção, sangue ou outras.

QUADRO 23.1
PRINCIPAIS CARACTERÍSTICAS DIAGNÓSTICAS DOS TRANSTORNOS DE ANSIEDADE

Transtorno de ansiedade social

- Medo, ansiedade ou evitação de interações sociais e situações em que alguém é examinado, ou situações em que alguém é o foco da atenção (como ser observado enquanto fala, come ou executa uma tarefa específica).
- Medo de julgamento negativo de outras pessoas, em particular, medo de ser envergonhado, humilhado, rejeitado ou ofendido.
- O medo é desproporcional à ameaça real representada.*
- O indivíduo reconhece que os sintomas são excessivos ou irracionais.‡
- Sintomas físicos e sintomas de rubor, medo de vomitar, urinar ou defecar.‡
- Normalmente persiste por pelo menos 6 meses.*
- A ansiedade social é limitada a situações de desempenho.

Transtorno de pânico

- Ataques de pânico inesperados, recorrentes (ocorrem sem um gatilho aparente).
- O indivíduo se preocupa em ter mais ataques de pânico ou modifica seus comportamentos devido ao ataque de pânico.*
- Persiste por pelo menos 1 mês.*

Agorafobia

- Acentuado medo, ansiedade ou evitação de situações como transporte, espaços abertos, locais fechados, filas ou multidões ou estar fora de casa sozinho.
- Medos de que a fuga possa ser difícil ou que a ajuda não esteja disponível no evento de sintomas de pânico ou outros efeitos incapacitantes ou situações embaraçosas.
- O medo é desproporcional à ameaça real representada.*
- O indivíduo reconhece que os sintomas são excessivos ou irracionais.‡
- Normalmente persiste por pelo menos 6 meses.*

Transtorno de ansiedade generalizada

- Ansiedade e preocupação diárias sobre vários domínios, como trabalho e desempenho escolar.
- Sintomas físicos como inquietação, fadiga, dificuldade de concentração, tensão muscular e distúrbios do sono.
- Sintomas de excitação autonômica (como hiperventilação e taquicardia).
- Normalmente persiste por pelo menos 6 meses.*

Fonte: Com base em American Psychiatric Association[5] e World Health Organization.[16]

um transtorno relacionado à ansiedade social em culturas do leste asiático, nas quais o medo principal é ofender ou embaraçar outras pessoas.[5]

Além disso, é típico de países como Porto Rico e culturas dominicanas os chamados *ataques de niervos*, condições induzidas pelo estresse,[5] uma síndrome muito semelhante a um ataque de pânico.[5]

DIAGNÓSTICO DIFERENCIAL

O diagnóstico diferencial dos transtornos de ansiedade envolve a distinção entre transtornos de ansiedade, outras condições psiquiátricas e outras condições médicas gerais.[5]

A determinação do diagnóstico de um transtorno de ansiedade específico e sua distinção de outros transtornos psiquiátricos são obtidas por meio de entrevistas com o paciente, baseando-se nos critérios diagnósticos do DSM-5[5] ou da CID-10.[16] Esse processo inclui indagações sobre cada uma das características dos sintomas de ansiedade do paciente e as diferentes situações em que eles ocorrem: se são episódicos ou crônicos, se ocorrem inesperadamente ou em situações específicas.[5,17]

Determinar se os sintomas de ansiedade, como ataques de pânico, estão ocorrendo como manifestações de outros transtornos mentais, como depressão maior ou transtorno bipolar, também é essencial.[5] No entanto, a presença de mais de um transtorno psiquiátrico em um indivíduo, como a ocorrência simultânea de depressão maior e transtornos de ansiedade, é muito comum.[5] Portanto, muitas vezes pode ser menos uma questão de obter um diagnóstico diferencial do que de atribuir uma multiplicidade de diagnósticos e priorizar o seu tratamento e seguimento para o paciente.

Diferenciar a ansiedade de outras condições médicas gerais ou mentais é fundamental.[5] A intoxicação por medicamentos (p. ex., o uso de estimulantes) e a abstinência de substâncias (p. ex., álcool) podem causar sintomas de ansiedade proeminentes.[18] Para transtornos de ansiedade induzidos por substâncias ou por medicamentos, ataques de pânico ou ansiedade são proeminentes e se desenvolvem rapidamente após intoxicação ou retirada da substância.[19] Além disso, a substância ou medicamento podem produzir sintomas que não são mais bem explicados por outro transtorno de ansiedade e que não ocorrem somente durante um quadro de *delirium*.[19]

A **Tabela 23.2** apresenta alguns dos principais diagnósticos diferenciais clínicos dos transtornos de ansiedade.

EXAMES COMPLEMENTARES

Atualmente, a literatura sobre neuroimagem funcional[15], avaliação cognitiva[17] e eletrofisiologia[20] não permite distinções entre os transtornos de ansiedade individuais com base nos diferentes perfis de anormalidades presentes nesses transtornos, e tampouco aceita que os exames sejam utilizados como marcadores diagnósticos de qualquer um deles.[20]

A neuroimagem funcional sugere que ocorrem alterações na amígdala e no córtex pré-frontal, sendo o hipocampo e o hipotálamo áreas de interseção entre os transtornos de ansiedade (**Fig. 23.3**).[21] Além disso, déficits em testagens neuropsicológicas são demonstrados em investigações sobre esses transtornos, mas, até o

TABELA 23.2
DIAGNÓSTICO DIFERENCIAL

Diagnóstico	Sinais e sintomas	Testagem recomendada
Álcool e outros transtornos por uso de substâncias	Ansiedade, tremor, sudorese, palpitações durante intoxicação (p. ex., com uso de metanfetamina), retirada (p. ex., com uso de álcool) e ataques de pânico (p. ex., com uso de maconha)	Entrevista clínica para determinar se o paciente tem histórico de abuso de substâncias ou intoxicação aguda. O rastreamento de drogas na urina ou no plasma pode ser indicado quando a história sozinha pode não ser confiável, como quando um paciente tem histórico de uso indevido ou abuso de drogas ou álcool.
Cafeína e outros estimulantes (p. ex., efedrina e pseudoefedrina)	Ataques de pânico ou ansiedade crônica, insônia, palpitações e tremores	Entrevista clínica para determinar se o paciente tem histórico de uso de cafeína ou outro estimulante, como uso de medicamentos para combater resfriado sem receita ou aumento da dose habitual desses medicamentos.
Prolapso da válvula mitral	Palpitações	Ecocardiograma.

TABELA 23.2
DIAGNÓSTICO DIFERENCIAL

Diagnóstico	Sinais e sintomas	Testagem recomendada
Doença cardíaca (p. ex., angina, infarto do miocárdio ou arritmia)	Palpitações e/ou dor no peito	Eletrocardiograma. Avaliações adicionais podem incluir níveis plasmáticos de troponina se o paciente apresenta dor aguda tipo anginosa. Podem ser necessários monitoração com *Holter* e consulta com cardiologista.
Doença respiratória (p. ex., asma, doença pulmonar obstrutiva crônica)	Falta de ar e "fome de ar" (podem se confundir com sintomas de ataques de pânico)	Avaliação clínica e teste da função pulmonar, conforme necessário.
Hipertireoidismo	Intolerância ao calor, perda de peso, tremor, palpitações, sinais oculares (como a doença de Graves, causa autoimune de hipertireoidismo), ataques de pânico ou ansiedade persistente	Medição laboratorial do hormônio estimulador da tireoide no plasma. Testagem de rotina é indicada, já que os distúrbios da tireoide são relativamente comuns.
Tumores medulares das adrenais (feocromocitoma)	Diaforese, dores de cabeça, palpitações, hipertensão e ataques de pânico	Teste de metadrenalina no plasma ou coleta urinária de 24 horas para catecolaminas e metadrenalinas. O teste de rotina não é indicado devido à raridade desses distúrbios, mas o teste deve ser considerado em avaliações de segundo nível.
Epilepsia (crises parciais complexas)	Ansiedade e outros sintomas emocionais, além de mudanças na consciência	Avaliação clínica. Considere em um segundo nível de avaliação médica se a etiologia dos sintomas permanece incerta após avaliação inicial e/ou se os sintomas são refratários aos tratamentos padrão de ansiedade.

momento, eles são incapazes de caracterizar um fenótipo específico para essas condições.[22]

Em estudos quantitativos de eletroencefalograma (EEG), a instabilidade basal do sistema de excitação cortical foi evidenciada como uma característica comum da maioria dos transtornos de ansiedade.[23] Isso se configura como um poder espectral alterado de bandas de frequência EEG específicas nas faixas teta (4-8 Hz) e alfa (8-13 Hz), na maioria das áreas do cérebro, e na faixa beta (acima de 13 Hz), sobretudo nas regiões frontal e central.[23]

Dessa forma, os exames complementares não têm um papel no diagnóstico confirmatório nos transtornos de ansiedade, mas são importantes para fins de exclusão de outras causas. Por exemplo, o início de sintomas de ataques de pânico em um homem de 70 anos com um estado mental previamente saudável exigiria uma completa investigação médica, possivelmente incluindo ressonância

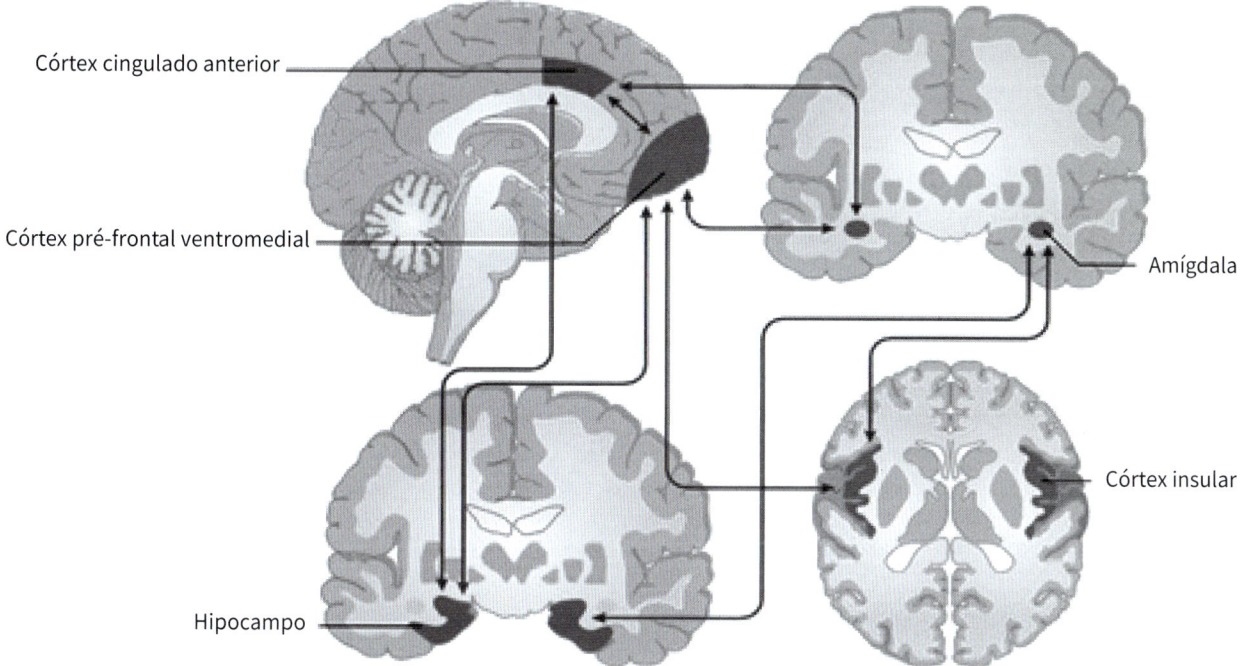

FIGURA 23.3

Principais áreas envolvidas na geração e regulação da emoção, bem como na detecção de ameaças.

magnética ou tomografia computadorizada do encéfalo a fim de descartar uma lesão (tumor ou acidente vascular cerebral) que eventualmente poderiam estar causando esses sintomas.

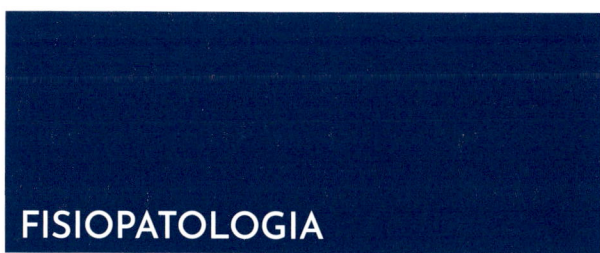

FISIOPATOLOGIA

OS CIRCUITOS NEURAIS

Os transtornos de ansiedade são um grupo diversificado de condições, e a compreensão atual dos mecanismos neurofisiopatológicos subjacentes a eles reflete essa heterogeneidade. No entanto, algumas generalidades em relação à neurobiologia do medo e da ansiedade são conhecidas. Por exemplo, sabe-se que, quando estímulos ambientais são interpretados como ameaçadores, se origina a ansiedade. Para que essa interpretação ocorra, uma pessoa deve primeiro detectar que os estímulos existem por meio de seus sistemas sensoriais,[24] por meio do córtex sensorial, do tálamo e dos folículos superior e inferior. Uma vez que ameaças importantes são detectadas, ocorre uma interpretação do estímulo que é, em parte, determinada pela experiência anterior do indivíduo e inclui a atribuição de valência ao estímulo via circuitos da amígdala basolateral.[24] A **Figura 23.4** exemplifica alguns circuitos neurais envolvidos na ansiedade.

Se os eventos são ou não interpretados como ameaçadores depende do equilíbrio entre os circuitos de apoio e o circuito de comportamentos defensivos.[25,26] Um mecanismo importante que pode permitir que um sistema se sobreponha ao outro é o recrutamento de determinadas populações definidas pela projeção de neurônios na amígdala basolateral.[25,26] A valência positiva e a negativa são codificadas por neurônios da amígdala basolateral, sendo interpretadas como situações de recompensa ou medo (sistemas *nucleus accumbens* e subdivisão centromedial da amígdala, respectivamente).[25,26] Especificamente, a ativação de neurônios da amígdala basolateral que se projetam para a subdivisão centromedial da

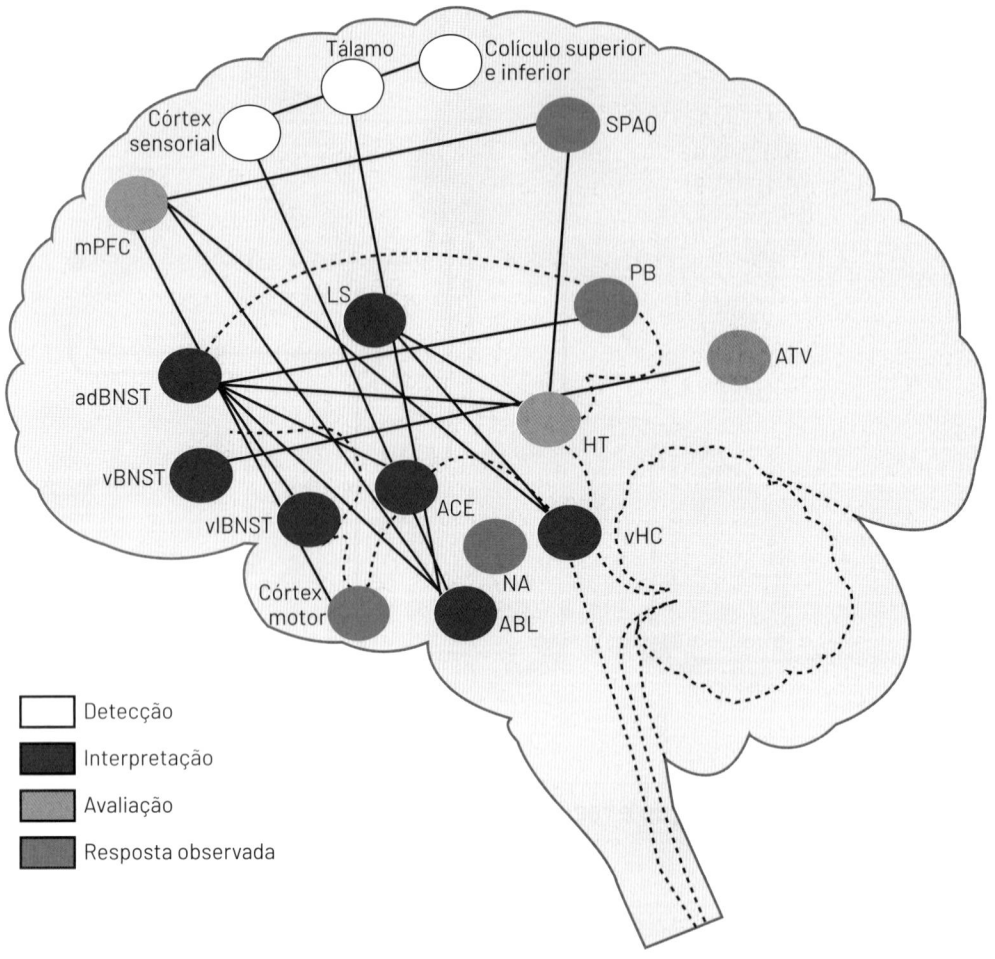

FIGURA 23.4

Circuitos neurais envolvidos na ansiedade.

amígdala pode influenciar o sistema de interpretação em direção a uma avaliação de ameaça.[27,28] Outros aspectos que podem contribuir para interpretações de perigo no meio ambiente são, por exemplo, a exposição repetida a fatores estressantes ou estímulos de ameaça que podem causar a potencialização específica de circuitos que promovem comportamentos relacionado à ansiedade, de forma que, em situações ambíguas, os circuitos de ansiedade prevaleçam.[27] Posteriormente, os estímulos interpretados como ansiosos serão avaliados pelo córtex pré-frontal medial, pelo hipotálamo e pela área ventro-tegumentar, que, aliados ao córtex motor, ao núcleo parabraquial, à substância cinzenta periaquedutal e ao *nucleus accumbens*, originarão as respostas somáticas de ansiedade, como dispneia, taquicardia, sudorese, tremores, entre outras.[27]

FATORES GENÉTICOS

Os transtornos de ansiedade apresentam estimativas de herdabilidade entre 30 e 40%.[29] Apesar disso, os *loci* de risco genético específico e os mecanismos de transmissão familiar ainda não foram totalmente esclarecidos.[29]

INTERAÇÕES GENE-AMBIENTE

Fatores de risco genético podem influenciar a sintomatologia ansiosa em um contexto ambiental.[30] Essas observações clínicas estão em acordo com estudos pré-clínicos que investigam o efeito do estresse no início da vida nos circuitos neurais que promovem a ansiedade.[31] A interação entre os genes e o meio ambiente pode assumir várias formas. A variante genética mais amplamente examinada nos transtornos de ansiedade é a 5-HTTLPR, polimorfismo de *SLC6A4* (que codifica o transportador de serotonina), um marcador funcional com duas variantes associadas a diferentes níveis de transcrição de serotonina.[32] O polimorfismo 5-HTTLPR está associado a traços relacionados a ansiedade, maus-tratos e outros eventos negativos da vida que podem aumentar o risco para transtornos de ansiedade.[33]

EIXO HIPOTÁLAMO-HIPÓFISE-ADRENAL

A literatura demonstrou que o eixo hipotálamo-hipófise-adrenal (HHA) encontra-se hiperativado em uma ampla gama de modelos animais de ansiedade. Ademais, níveis reduzidos de cortisol circulante e hipersensibilidade a glicocorticoides têm sido observados nesses transtornos.[34] Esses achados remetem às alterações cerebrais e límbicas encontradas nos transtornos de ansiedade, demonstrando que os glicocorticoides são mediadores cruciais de anormalidades funcionais nesses sistemas cerebrais.[34] Ademais, estudos genéticos mostraram que variações nos genes relacionados aos glicocorticoides são fatores de risco para o desenvolvimento de transtornos ansiosos.[35] No entanto, uma relação entre o eixo HHA e a ansiedade não é encontrada em todas as investigações.[34] As razões para essa variabilidade de resultados ainda não foram totalmente compreendidas, mas ela parece resultar de diferenças no curso do desenvolvimento de cada um dos transtornos, suas cronicidade e sua variabilidade individual.

NEUROTRANSMISSORES

Os níveis plasmáticos de serotonina (5-HT) estão reduzidos nos diversos transtornos de ansiedade. Evidências mostram que algumas subpopulações de neurônios serotoninérgicos do núcleo dorsal e mediano da rafe, por meio de projeções topograficamente organizadas, direcionadas a diferentes alvos cerebrais, têm funções importantes para a fisiopatologia desses transtornos.[36] Podem-se ser citados os neurônios serotonérgicos do núcleo dorsal da rafe, que se projetam para a amígdala, facilitando a expressão do medo condicionado e da ansiedade, bem como para a substância cinzenta periaquedutal, inibindo as respostas comportamentais do tipo fuga, e os neurônios serotonérgicos do mediano da rafe, que apresentam a capacidade de aumentar a resiliência ao estresse.[37] Ademais, o receptor serotonérgico 5-HT$_{1A}$ é estimado como modulador da ansiedade nas suas formas normais e patológicas.[37]

A norepinefrina (NE) é uma catecolamina produzida principalmente no *locus coeruleus* na ponte.[38] Seu metabolismo e suas funções têm sido avaliados nos transtornos de ansiedade, sendo que a sua hiperfunção é evidenciada em tais transtornos. A NE é considerada um marcador da atividade simpática.[38]

O sistema do ácido gama-aminobutírico (GABA) serve como o mais importante sistema neurotransmissor inibitório do sistema nervoso central.[39] Evidências crescentes apontam para seu envolvimento na fisiopatologia dos transtornos de ansiedade, sendo que os benzodiazepínicos, que atuam no sistema GABA, são utilizados para tratar essas condições.[39]

A **Tabela 23.3** apresenta algumas alterações de neurotransmissores no TP, no TAG e na fobia social, como forma de ilustrar as semelhanças e as divergências encontradas nesses transtornos.

TRATAMENTO

Devido às baixas taxas de detecção, especialmente na atenção primária, a maioria dos pacientes com transtornos de ansiedade não recebe tratamento[6]. De fato, em alguns países (como Colômbia, México, Líbano, Nigéria e China), 50 a 85% dos pacientes podem receber tratamento dentro de 50 anos após o início do transtorno.[6] Em geral, o tratamento não é procurado até duas décadas após o início da ansiedade – exceto no caso de TP e TAG, para os quais o período de busca é significativamente menor em alguns estudos.[6] De acordo com a OMS, o tempo médio para procurar tratamento após o quadro inicial dos transtornos de ansiedade varia de 3 a 30 anos, com diferenças significativas entre os países avaliados.[6] Atrasos no tempo de tratamento foram maiores em países de baixa e média renda do que nos países mais desenvolvidos.[6]

Vários tratamentos psicológicos e farmacológicos estão disponíveis para o gerenciamento dos transtornos de ansiedade.

TABELA 23.3
NEUROTRANSMISSORES NOS TRANSTORNOS DE ANSIEDADE

Transtorno de ansiedade	5-HT	NE	DA	GABA
Fobia social	Sem diferenças na densidade de receptores serotonérgicos plaquetários entre pacientes e controles.[33]	Níveis mais altos de NE plasmática em pacientes comparados com controles.[34]	Receptor dopaminérgico reduzido no estriado.[35]	Redução do GABA no tálamo.[36]
TP	Níveis plasmáticos de 5-HT reduzidos.[37]	A estimulação do sistema noradrenérgico produz aumento da ansiedade.[38]	Nenhuma alteração significativa no principal metabólito da dopamina no LCS de pacientes.[39]	Desregulação de esteroides neuroativos modulatórios do receptor GABA-A.[36]
TAG	O sítio de ligação de 5-HT encontra-se reduzido.[37,40]	Regulação negativa dos receptores adrenérgicos alfa2 pré-sinápticos.[40]	Receptores dopaminérgicos alterados no estriado.[40]	Receptores GABA-A frontocorticais reduzidos.[36]

TP: transtorno de pânico; TAG: transtorno de ansiedade generalizada; 5-HT: serotonina; DA: dopamina; NE: norepinefrina; LCS: líquido cerebrospinal; GABA: ácido gama-aminobutírico.

TRATAMENTOS PSICOLÓGICOS

A terapia cognitivo-comportamental (TCC) é o principal tratamento psicológico baseado em evidências para a abordagem de transtornos de ansiedade na infância, na adolescência e na idade adulta.[41] A TCC é o tratamento psicológico de primeira linha para transtornos de ansiedade, conforme recomendado por várias práticas de saúde em diversos países, incluindo Estados Unidos, Reino Unido, Canadá, Alemanha e Singapura.[41] (O **Quadro 23.2** apresenta mais informações sobre a TCC.)

Metanálises indicam que a TCC é um tratamento eficaz para os mais diversos transtornos de ansiedade em crianças, adolescentes, adultos e idosos.[40-42] Seu maior efeito foi observado quando comparada com controles da lista de espera.[40] A TCC também pode resultar em melhora na qualidade de vida em comparação com pacientes na lista de espera ou com aqueles que recebem placebo.[41]

A base de evidências para outros tratamentos psicológicos é muito menos robusta do que para a TCC.[42] *Mindfulness* (atenção plena) e abordagens baseadas em aceitação e compromisso, ou seja, manter a atenção do indivíduo e ensiná-lo a aprender e a aceitar sentimentos e experiências, usando uma combinação de meditação e exercícios de respiração, estão crescendo em popularidade, mas as conclusões quanto a sua eficácia ainda são dificultadas pela baixa qualidade dos estudos e um número limitado de ensaios clínicos randomizados (ECRs).[42] No entanto, atenção plena e abordagens baseadas em aceitação são declaradamente superiores a nenhum tratamento ou ao uso de placebo.[42]

Poucos ECRs avaliaram abordagens psicodinâmicas visando ao tratamento de transtornos de ansiedade. Por exemplo, uma metanálise relatou apenas 14 ECRs, desde 1970, para terapias psicodinâmicas (ou seja, entender como o pensamento inconsciente processa e pode se manifestar como pensamentos e sentimentos atuais) nos transtornos de ansiedade.[43] Cabe destacar, porém, que em alguns dos estudos selecionados nessa metanálise não foram incluídas medidas de diagnóstico ou de resultados confiáveis ou válidos, o que dificulta a generalização dos achados.[43]

> **QUADRO 23.2**
> **TERAPIA COGNITIVO-COMPORTAMENTAL E SEU FUNCIONAMENTO**
>
> A TCC reduz vieses direcionados à ansiedade para interpretar estímulos ambíguos como ameaçadores, substitui a prevenção e a segurança de comportamentos por comportamentos de abordagem e enfrentamento, e reduz os níveis excessivos de excitação autonômica. Essa psicoterapia inclui uma ampla variedade de estratégias – como a psicoeducação (ou seja, o aprendizado e o automonitoramento de pensamentos, sensações físicas e comportamentos), a reestruturação cognitiva (identificação de erros de pensamento, substituindo-os) e a exposição sistemática repetida a estímulos temidos (p. ex., dirigir para lugares desconhecidos) ou por meio de exercícios interoceptivos (que abordam o medo de sintomas corporais de ansiedade) –, além de fornecer diferentes técnicas respiratórias e de relaxamento.

A terapia interpessoal (tratamento de curta duração focado em relacionamentos interpessoais) foi mais eficaz para sintomas de ansiedade do que condições de comparação inativas em três estudos. Entretanto, foi evidenciado um tamanho de efeito menor para terapia interpessoal do que para TCC.[44] Para o tratamento de transtornos de ansiedade específicos, sabe-se que a terapia interpessoal é menos eficaz do que a TCC para o tratamento do TP com agorafobia.[44,45]

Em indivíduos de 7 a 17 anos de idade com quadros de ansiedade, técnicas cognitivo-comportamentais de exposição, modelagem e estratégias, e psicoeducação mostraram as evidências mais consistentes e grandes efeitos em vários estudos, enquanto brincadeira, *biofeedback*, terapia centrada no cliente ou terapia de fixação apresentaram efeitos pequenos e inconsistentes.[46]

TRATAMENTO FARMACOLÓGICO

Os antidepressivos e os benzodiazepínicos são considerados medicamentos farmacológicos de primeira linha para o tratamento da maioria dos transtornos de ansiedade, com exceção da fobia específica. Esse fato é baseado em evidências de eficácia de numerosos ECRs com essas classes de fármacos.

Os antidepressivos mais utilizados para o tratamento dos transtornos de ansiedade são os inibidores seletivos da recaptação de serotonina (ISRSs) e os inibidores da recaptação de serotonina e noradrenalina (IRSNs).[47-49] Os ISRSs e os IRSNs demonstraram eficácia para todos os transtornos de ansiedade, exceto para a fobia específica.[47,48]

Preditores de respostas individuais que permitiriam uma abordagem mais personalizada para a farmacoterapia ainda não estão disponíveis.[50] Dessa forma, a seleção de uma terapia farmacológica específica deve basear-se na resposta prévia a determinado medicamento (no caso do paciente que já havia sido tratado com sucesso), na preferência do paciente, no perfil de efeitos adversos, na tolerabilidade e na familiaridade do médico com a droga.[49]

O tratamento com ISRSs ou IRSNs é comumente associado com efeitos adversos, principalmente nos primeiros 14 dias de tratamento, incluindo aumento do desconforto gastrintestinal, diarreia, piora da ansiedade no início, alterações sexuais, insônia, dor de cabeça, entre outros.[48,49]

Os benzodiazepínicos são bastante eficazes no tratamento de transtornos de ansiedade.[51,52] Sua grande vantagem é que combatem a ansiedade imediatamente, eliminando os sintomas de forma rápida. No entanto, preocupações com possíveis abusos e dependência podem limitar o seu uso. Devem ser usados com cautela ou não utilizados em indivíduos com histórico de abuso de álcool ou outras substâncias.[52] Efeitos adversos associados ao tratamento com benzodiazepínicos incluem sonolência, tontura e, particularmente em idosos, aumento do risco de queda.[52]

Outros antidepressivos, como tricíclicos e inibidores da monoaminoxidase, foram amplamente utilizados no passado para o tratamento de transtornos de ansiedade, mas seus efeitos adversos e perfis de segurança os tornaram menos populares nos dias atuais.[49] Entretanto, esses dois grupos são eficazes e têm sua utilidade no arsenal terapêutico desses transtornos, sobretudo no TP e no TAG. Os inibidores da monoaminoxidase são particularmente eficazes na fobia social, apesar da cuidadosa restrição dietética de alimentos que contenham tiramina (queijos, vinhos, embutidos, entre outros) que deve ser implementada.

Medicamentos anticonvulsivantes que modulam a sinalização do GABA, como gabapentina e pregabalina, podem ser empregados como terapêuticas para transtornos de ansiedade.[49]

Outros tipos de medicamentos usados no tratamento desses transtornos incluem buspirona (um ansiolítico não benzodiazepínico) e bloqueadores β-adrenérgicos.[53] A buspirona é um tratamento eficaz somente para TAG.[49] Bloqueadores β-adrenérgicos (como propranolol ou atenolol) são eficazes para alguns indivíduos com TAS do tipo de desempenho (que apresentam ansiedade ao falar ou se apresentar em público), mas não há evidências apoiando sua eficácia para a ansiedade em geral.[53]

Os transtornos de ansiedade em crianças e adolescentes podem ser tratados com ISRSs ou IRSNs, que geralmente são administrados quando abordagens psicológicas não estão disponíveis ou não estão funcionando.[54] Mas é necessário cuidado, já que algumas evidências indicaram aumento das taxas de suicídio com ISRSs nessa população.[55] Entretanto, os benefícios do tratamento com ISRSs com monitoramento cuidadoso são considerados superiores a esse risco.[55]

Mulheres com transtornos de ansiedade durante o período perinatal, inclusive durante a gravidez e a amamentação, provavelmente devam optar pela TCC.[56] Alguns ISRSs, como a sertralina, podem ser considerados para uso nessas pacientes quando a TCC não estiver disponível, mostrar falta de eficácia ou quando a paciente preferir a farmacoterapia,[56] ainda que o impacto da medicação sobre a formação do bebê e os efeitos adversos no recém-nato durante a amamentação mereçam ser considerados com cuidado durante o tratamento.

TRATAMENTOS COMBINADOS

Dados de metanálises indicam um benefício da combinação de psicoterapia (sobretudo TCC) e farmacoterapia em comparação com o uso de farmacoterapia ou psicoterapia isoladamente em adultos.[57] Algumas evidências, embora limitadas, apoiam a superioridade do tratamento combinado, por exemplo, o uso de TCC e ISRS para o tratamento de transtornos de ansiedade em crianças e adolescentes, embora, para a maioria dos pacientes, a abordagem seja iniciar um deles e adicionar outro apenas se necessário, seja por não resposta ou por resposta parcial.[57]

RESPOSTAS AO TRATAMENTO

A resposta ao tratamento para transtornos de ansiedade é geralmente medida por meio do autorrelato do paciente e pode ser avaliada por meio de questionários específicos para cada transtorno.[58]

No caso de as respostas ao tratamento estarem abaixo do ideal e os sintomas persistirem, apesar de um número adequado de sessões, horário ou dosagem do medicamento, mudanças de estratégias terapêuticas devem ser consideradas.[58] Até o momento, não existem biomarcadores preditivos para respostas a tratamentos medicamentosos ou psicoterápicos.[58]

QUALIDADE DE VIDA E COMPLICAÇÕES

Estudos longitudinais mostraram que os transtornos de ansiedade estão entre os transtornos mentais mais persistentes, com remissão espontânea ocorrendo em menos de 23% dos indivíduos.[59]

Esses transtornos prejudicam significativamente várias áreas do desenvolvimento cognitivo e os papéis sociais, sendo associados a consequências adversas, o que resulta em uma qualidade de vida global reduzida, principalmente em pacientes com depressão comórbida.[59] Em relação aos transtornos de ansiedade de modo distinto, o TP e o TAG são tipicamente mais graves em termos de incapacidade e complicações comórbidas, enquanto as fobias específicas são menos graves; já o TAS encontra-se entre os intermediários.[59]

Os transtornos de ansiedade raramente ocorrem de forma isolada, com transtornos mentais comórbidos, como depressão e transtornos por uso de substâncias, ocorrendo em 60 a 90% dos casos.[9] De fato, um aumento das taxas de transtornos depressivos e, em menor grau, transtornos por uso de substâncias pode ser observado nos anos após o início do transtorno de ansiedade.[9] Evidência longitudinal prospectiva sugere que todos os transtornos de ansiedade, particularmente o TP, a agorafobia e o TAS, são fortes fatores de risco para o desenvolvimento de transtornos depressivos e abuso de substâncias.[9] A presença desses quadros na infância, na adolescência ou no início da idade adulta aumenta o risco de transtornos depressivos e a probabilidade de um curso grave de depressão com cronicidade e tentativas de suicídio.[59] Por exemplo, o TAS confere um risco relativo de 1,49 a 1,85 para depressão quando os dados são controlados por idade e sexo.[59]

O impacto negativo dos transtornos de ansiedade no paciente envolve imensa carga social, familiar, laboral e econômica.[59] Suas consequências, como fracasso escolar, desempenho acadêmico insuficiente, desemprego ou subemprego, além de problemas interacionais e conjugais, podem se combinar em escaladas persistentes de maiores complicações ao longo da vida.[59] Estima-se que os transtornos de ansiedade tenham o segundo índice mais alto em termos de ônus, com base em anos de vida.[59]

Além do impacto econômico extremamente alto para toda a sociedade, as estimativas do custo desses transtornos também se estendem aos amigos e à família do paciente. Ademais, esses encargos são repassados para a próxima geração via transmissão familiar, mediando o aumento do risco de complicações de saúde mental.

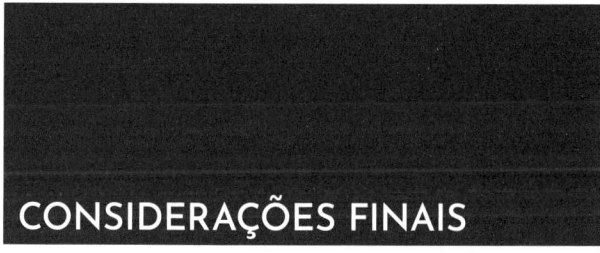

CONSIDERAÇÕES FINAIS

Os transtornos de ansiedade são um grupo diversificado de condições, em que a apreensão excessiva ocorre em resposta a estímulos minimamente ameaçadores ou mesmo na ausência de um fator desencadeante, implicando disfunção ao nível da interpretação. Essas condições apresentam um ônus extremamente alto para o indivíduo e para a sociedade. Em geral os transtornos são crônicos, podendo ocasionar quadros mais graves como pacientes que são incapazes de sair de casa. Infelizmente, a maioria dos transtornos de ansiedade permanece sub diagnosticada e não tratada por diversos motivos, como treinamento inadequado de profissionais nos sistemas de saúde, desconhecimento por parte do indivíduo e da sociedade e até mesmo o estigma em relação aos transtornos mentais. São importantes o diagnóstico precoce e o tratamento adequado dos transtornos de ansiedade, uma vez que só assim será possível diminuir seu ônus e ajudar a melhorar a qualidade de vida e a reduzir o sofrimento dos pacientes e de seus familiares.

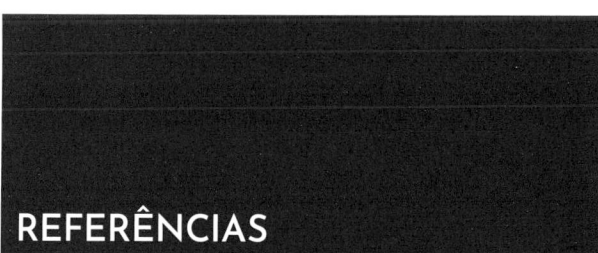

1. Russell JA. A circumplex model of affect. J. Pers. Soc. Psychol. 1980;39(6):1161-78.

2. Nardi AE, Fontenelle LF, Crippa JAS. New trends in anxiety disorders. Rev. Bras. Psiquiatr. 2012 ; 34(Suppl 1): 5-6.

3. Davis M, Walker DL, Miles L, Grillon C. Phasic vs sustained fear in rats and humans: role of the extended amygdala in fear vs anxiety. Neuropsychopharmacology. 2010;35:105-35.

4. Burton R. The Anatomy of melancholy. Oxford: [s.n.];1621.

5. American Psychiatric Association. Manual diagnóstico e estatístico de transtornos mentais: DSM-5. 5.ed. Porto Alegre: Artmed; 2014.

6. World Health Organization. International Classification of Diseases (ICD) Geneva: WHO; 2018 [capturado em 6 ago. 2020]. Disponível em: https://www.who.int/classifications/icd/en/.

7. Wittchen HU, Jacobi F, Rehm J, Gustavsson A, Svensson M, Jönsson B, et al. The size and burden of mental disorders and other disorders of the brain in Europe 2010. Eur Neuropsychopharmacol. 2011;21(9):655-79.

8. Kessler RC, Angermeyer M, Anthony JC, De Graaf R, Demyttenaere K, Gasquet I, et al. Lifetime prevalence and age-of-onset distributions of mental disorders in the World Health Organization's World Mental Health Survey Initiative. World Psychiatry. 2007;6(3):168-76.

9. Kessler RC, Ruscio AM, Shear K, Wittchen HU. Epidemiology of anxiety disorders. Curr Top Behav Neurosci. 2010;2:21-35.

10. Beesdo-Baum K, Knappe S. Developmental epidemiology of anxiety disorders. Child Adolesc Psychiatr Clin N Am. 2012;21(3): 457-78.

11. Beesdo, K., Knappe, S. & Pine, D. S. Anxiety and anxiety disorders in children and adolescents: developmental issues and implications for DSM-V. Psychiatry Clinical North America 32, 483–524 (2009).

12. de Souza IM, Machado-de-Sousa JP. Brazil: world leader in anxiety and depression rates. Braz J Psychiatry. 2017;39(4):384.

13. Freeston MH, Rhéaume J, Letarte H, Dugas MJ, Ladouceur R. Why do people worry? Pers Individ Dif. 1994;17(6):791-802.

14. Vasey MW, Borkovec TD. A catastrophizing assessment of worrisome thoughts. Cog Ther Res. 1992;16(5):505-20.

15. Barlow DH. Anxiety and its disorders: the nature and treatment of anxiety and panic. 2nd ed. New York: Guilford; 2004.

16. World Health Organization. CID-10. Classificação de transtornos mentais e de comportamento da CID-10: descrições clínicas e diretrizes diagnósticas. Porto Alegre: Artmed; 1993.

17. Vassilopoulos SP, Banerjee R, Prantzalou C. Experimental modification of interpretation bias in socially anxious children: Changes in interpretation, anticipated interpersonal anxiety, and social anxiety symptoms. Behav Cogn Psychother. 2009;47(12):1085-9.

18. Roy-Byrne PP, Davidson KW, Kessler RC, Asmundson GJ, Goodwin RD, Kubzansky L, et al. Anxiety disorders and comorbid medical illness. Gen Hosp Psychiatry. 2008;30(3):208-25.

19. Craske MG, Stein MB. Anxiety. Lancet. 2016;388(10063):3048-59.

20. Bowlby J. Separation anxiety: A critical review of the literature. Child Psychol Psychiatry.1961; 1: 251–69.

21. Black B, Uhde TW. Psychiatric characteristics of children with selective mutism: a pilot study. J Am Acad Child Adolesc Psychiatry. 1995;34(7):847-56.

22. McDonald AJ. Cortical pathways to the mammalian amygdala. Prog Neurobiol. 1998;55(3):257-332.

23. Adhikari A. Distributed circuits underlying anxiety. Front Behav Neurosci. 2014;8:112.

24. Janak PH, Tye KM. From circuits to behaviour in the amygdala. Nature. 2015;517(7534):284-92.

25. Hübner C, Bosch D, Gall A, Lüthi A, Ehrlich I. Ex vivo dissection of optogenetically activated mPFC and hippocampal inputs to neurons in the basolateral amygdala: implications for fear and emotional memory. Front Behav Neurosci. 2014;8:64.

26. Johansen JP, Hamanaka H, Monfils MH, Behnia R, Deisseroth K, Blair HT, et al. Optical activation of lateral amygdala pyramidal cells instructs associative fear learning. Proc Natl Acad Sci U S A. 2010;107(28):12692-7.

27. Ciocchi S, Herry C, Grenier F, Wolff SB, Letzkus JJ, Vlachos I, et al. Encoding of conditioned fear in central amygdala inhibitory circuits. Nature. 2010;468(7321):277-82.

28. Cai H, Haubensak W, Anthony TE, Anderson DJ. Central amygdala PKC-δ(+) neurons mediate the influence of multiple anorexigenic signals. Nat Neurosci. 2014;17(9):1240-8.

29. Haubensak W, Kunwar PS, Cai H, Ciocchi S, Wall NR, Ponnusamy R, et al. Genetic dissection of an amygdala microcircuit that gates conditioned fear. Nature. 2010;468(7321):270-6.

30. Li H, Penzo MA, Taniguchi H, Kopec CD, Huang ZJ, Li B. Experience-dependent modification of a central amygdala fear circuit. Nat Neurosci. 2013;16(3):332-9.

31. Penzo MA, Robert V, Li B. Fear conditioning potentiates synaptic transmission onto long-range projection neurons in the lateral subdivision of central amygdala. J Neurosci. 2014;34(7):2432-7.

32. Penzo MA, Robert V, Tucciarone J, De Bundel D, Wang M, Van Aelst L, et al. The paraventricular thalamus controls a central amygdala fear circuit. Nature. 2015;519(7544):455-9.

33. Cullinan WE, Herman JP, Watson SJ. Ventral subicular interaction with the hypothalamic paraventricular nucleus: evidence for a relay in the bed nucleus of the stria terminalis. J Comp Neurol. 1993;332(1):1-20.

34. Dong HW, Petrovich GD, Swanson LW. Topography of projections from amygdala to bed nuclei of the stria terminalis. Brain Res Brain Res Rev. 2001;38(1-2):192-246.

35. Stamatakis AM, Sparta DR, Jennings JH, McElligott ZA, Decot H, Stuber GD. Amygdala and bed nucleus of the stria terminalis circuitry: Implications for addiction-related behaviors. Neuropharmacology. 2014;76 Pt B:320-8.

36. Poulos AM, Ponnusamy R, Dong HW, Fanselow MS. Compensation in the neural circuitry of fear conditioning awakens learning circuits in the bed nuclei of the stria terminalis. Proc Natl Acad Sci U S A. 2010;107(33):14881-6.

37. Christianson JP, Jennings JH, Ragole T, Flyer JG, Benison AM, Barth DS, et al. Safety signals mitigate the consequences of uncontrollable stress via a circuit involving the sensory insular cortex and bed nucleus of the stria terminalis. Biol Psychiatry. 2011;70(5):458-64.

38. Kim S-Y, Adhikari A, Lee SY, Marshel JH, Kim CK, Mallory CS, et al. Diverging neural pathways assemble a behavioural state from separable features in anxiety. Nature. 2013;496(7444):219.

39. van Strien NM, Cappaert NL, Witter MP. The anatomy of memory: an interactive overview of the parahippocampal-hippocampal network. Nat Rev Neurosci. 2009;10(4):272-82.

40. Loerinc AG, Meuret AE, Twohig MP, Rosenfield D, Bluett EJ, Craske MG. Response rates for CBT for anxiety disorders: Need for standardized criteria. Clin Psychol Rev. 2015;42:72-82.

41. Ishikawa S, Okajima I, Matsuoka H, Sakano Y. Cognitive behavioural therapy for anxiety disorders in children and adolescents: a meta-analysis. J Child Psychol Psychiatry. 2007; 12:164–72.

42. Vøllestad J, Nielsen MB, Nielsen GH. Mindfulness- and acceptance-based interventions for anxiety disorders: a systematic review and meta-analysis. Br J Clin Psychol. 2012;51(3):239-60.

43. Keefe JR, McCarthy KS, Dinger U, Zilcha-Mano S, Barber JP. A meta-analytic review of psychodynamic therapies for anxiety disorders. Clin Psychol Rev. 2014;34(4):309-23.

44. Cuijpers P, Donker T, Weissman MM, Ravitz P, Cristea IA. Interpersonal psychotherapy for mental health problems: a comprehensive meta-analysis. Am J Psychiatry 2016;173(7):680–7.

45. Vos SP, Huibers MJ, Diels L, Arntz A. A randomized clinical trial of cognitive behavioral therapy and interpersonal psychotherapy for panic disorder with agoraphobia. Psychol Med. 2012;42(12):2661-72.

46. Higa-McMillan CK, Francis SE, Rith-Najarian L, Chorpita BF. Evidence Base Update: 50 Years of research on treatment for child and adolescent anxiety. J Clin Child Adolesc Psychol. 2016;45(2):91-113.

47. Griebel G, Holmes A. 50 years of hurdles and hope in anxiolytic drug discovery. Nat Rev Drug Discov. 2013;12(9):667-87.

48. Murrough JW, Yaqubi S, Sayed S, Charney DS. Emerging drugs for the treatment of anxiety. Expert Opin Emerg Drugs. 2015;20(3):393-406.

49. Ravindran LN, Stein MB. The pharmacologic treatment of anxiety disorders: a review of progress. J Clin Psychiatry. 2010;71(7):839-54.

50. Baldwin DS, Anderson IM, Nutt DJ, Allgulander C, Bandelow B, den Boer JA, et al. Evidence-based pharmacological treatment of anxiety disorders, post-traumatic stress disorder and obsessive-compulsive disorder: a revision of the 2005 Guidelines from the British Association for Psychopharmacology. J Psychopharmacol. 2014;28(5):403-39.

51. Quagliato LA, Freire RC, Nardi AE. Risks and benefits of medications for panic disorder: a comparison of SSRIs and benzodiazepines. Expert Opin Drug Saf. 2018;17(3):315-24.

52. Quagliato LA, Cosci F, Shader RI, Silberman EK, Starcevic V, Balon R, et al. Selective serotonin reuptake inhibitors and benzodiazepines in panic disorder: a meta-analysis of common

side effects in acute treatment. J Psychopharmacol. 2019;33(11): 1340-51.

53. Steenen SA, van Wijk AJ, van der Heijden GJ, van Westrhenen R, de Lange J, de Jongh A. Propranolol for the treatment of anxiety disorders: Systematic review and meta-analysis. J Psychopharmacol. 2016;30(2):128-39.

54. Wehry AM, Beesdo-Baum K, Hennelly MM, Connolly SD, Strawn JR. Assessment and treatment of anxiety disorders in children and adolescents. Curr Psychiatry Rep. 2015;17(7):52.

55. Bridge JA, Iyengar S, Salary CB, Barbe RP, Birmaher B, Pincus HA, et al. Clinical response and risk for reported suicidal ideation and suicide attempts in pediatric antidepressant treatment: a meta-analysis of randomized controlled trials. JAMA. 2007;297(15):1683-96.

56. Marchesi C, Ossola P, Amerio A, Daniel BD, Tonna M, De Panfilis C. Clinical management of perinatal anxiety disorders: a systematic review. J Affect Disord. 2016;190:543-50.

57. Cuijpers P, Sijbrandij M, Koole SL, Andersson G, Beekman AT, Reynolds CF 3rd. The efficacy of psychotherapy and pharmacotherapy in treating depressive and anxiety disorders: a meta-analysis of direct comparisons. World Psychiatry. 2013;12(2):137-48.

58. Heldt E, Kipper L, Blaya C, Salum GA, Hirakata VN, Otto MW, et al . Predictors of relapse in the second follow-up year post cognitive-behavior therapy for panic disorder. Rev. Bras. Psiquiatr. [Internet]. 2011[capturado em 6 ago. 2020]; 33(1):23-9. Disponível em: http://www.scielo.br/scielo.php?script=sci_arttext&pid=S1516-44462011000100007&lng=en.

59. Whiteford HA, Degenhardt L, Rehm J, Baxter AJ, Ferrari AJ, Erskine HE, et al. Global burden of disease attributable to mental and substance use disorders: findings from the Global Burden of Disease Study 2010. Lancet. 2013;382(9904):1575-86.

Para *quizzes* sobre o conteúdo do livro e casos clínicos complementares, acesse:

https://apoio.grupoa.com.br/tratadopsi/

24
TRANSTORNO OBSESSIVO-COMPULSIVO E TRANSTORNOS RELACIONADOS

MARCOS VINÍCIUS SOUSA DE OLIVEIRA
MARCO ANTONIO NOCITO ECHEVARRIA
ANTONIO CARLOS LOPES
LEONARDO CARDOSO SARAIVA
MARCELO CAMARGO BATISTUZZO
MARIA PAULA MAZIERO
TAÍS W. TANAMATIS
MARCELO Q. HOEXTER
MARIA CONCEIÇÃO DO ROSÁRIO
RODRIGO R. C. BOAVISTA
CRISTIANE F. CARNAVALE
DENISE MATHEUS GOBO
EURIPEDES CONSTANTINO MIGUEL
ROSELI GEDANKE SHAVITT

O transtorno obsessivo-compulsivo (TOC) tem como característica central a presença de obsessões (pensamentos ou imagens intrusivos, repetitivos, perturbadores e de difícil controle) e/ou compulsões (comportamentos repetitivos, ritualizados, na maioria das vezes voltados ao alívio do desconforto gerado pelas obsessões ou à obtenção de uma sensação de completude).[1] Mesmo tendo alta prevalência na população, o TOC deixa de ser diagnosticado com muita frequência, o que leva à considerável atraso no início do tratamento, prejudicando, assim, o prognóstico.[2]

A etiologia do TOC ainda não é completamente conhecida. Sabe-se que, como outros transtornos, resulta de uma complexa interação entre fatores neurobiológicos, psicológicos e ambientais, envolvendo, principalmente, vias que interconectam áreas do córtex cerebral a estruturas subcorticais, como o corpo estriado e o tálamo.[3] Os transtornos relacionados ao TOC também são caracterizados por pensamentos intrusivos e persistentes ou comportamentos repetitivos, com diferenças, no entanto, que justificam uma classificação distinta, constituindo o espectro obsessivo-compulsivo.[4]

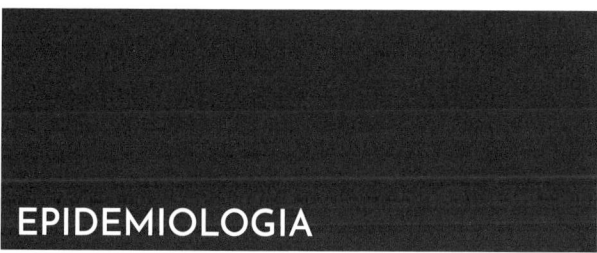

EPIDEMIOLOGIA

O TOC é comum na população geral. Estudos comunitários revelam prevalência ao longo da vida, e nos últimos 12 meses, respectivamente, de 2,3 e 1,2% nos Estados Unidos,[5] e 6,7[6] e 3,9% na Grande São Paulo.[7] O curso é tipicamente crônico, com sintomas de intensidade moderada a grave e períodos de melhora e piora, embora sejam possíveis o curso episódico ou, mais raramente, com deterioração progressiva.[8] É também importante causa de sofrimento e prejuízo funcional, afetando principalmente os relacionamentos e o funcionamento social dos indivíduos,[5] além da capacidade para o estudo e o trabalho.[9]

O TOC tipicamente inicia-se de forma mais precoce nos meninos, com frequência antes dos 10 anos; já nas meninas, o pico de início se dá na transição da adolescência para a idade adulta, com média de início aos 19,5 anos, sendo incomum o início após os 35 anos. Na idade adulta, observa-se distribuição equivalente entre os sexos.[4]

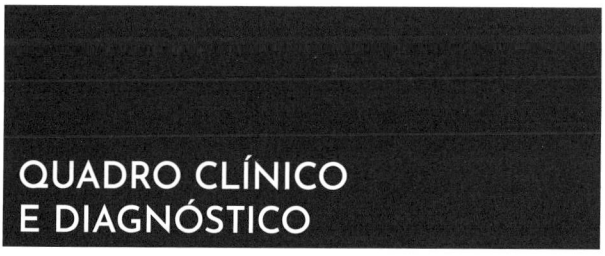

QUADRO CLÍNICO E DIAGNÓSTICO

O diagnóstico do TOC é baseado na apresentação clínica e fundamentado na presença dos sintomas centrais desse transtorno, pensamentos obsessivos e comportamentos repetitivos, apresentados, a seguir, com base nos critérios da 5ª edição do *Manual diagnóstico e estatístico de transtornos mentais* (DSM-5), da American Psychiatric Association (APA)[4] e da 11ª versão da *Classificação internacional de doenças* (CID-11), da Organização Mundial da Saúde (OMS).[10]

Obsessões ▶ São pensamentos, impulsos ou imagens recorrentes e persistentes que são experimentados como intrusivos e indesejados e que, na maioria dos indivíduos, causam acentuada ansiedade, desconforto e/ou sofrimento. Podem se manifestar como:

- Impulsos obsessivos: sensação de pressão ou urgência para se realizar determinada ação.
- Imagens obsessivas: imaginações vívidas, intensas e angustiantes.
- Característica intrusiva: as obsessões são experimentadas como sujeitas a pouco ou nenhum controle voluntário. Contudo, são experimentadas como pensamentos próprios, ainda que desagradáveis (*egodistônicos*), e não como algo provindo de influências ou entidades externas.
- Inquietude, repugnância ou nojo, causando ansiedade que pode ser intensa, a ponto de precipitar ataques de pânico.

Compulsões ▶ São comportamentos observáveis ou atos mentais repetitivos que o indivíduo se sente compelido a executar em resposta a uma obsessão, ou de acordo com regras que devem ser rigidamente aplicadas, ou para obter uma sensação de completude. Os comportamentos repetitivos ou atos mentais visam prevenir ou reduzir a ansiedade, desconforto ou sofrimento, contudo, eles não têm uma conexão realista com o que objetivam neutralizar ou evitar, ou são claramente excessivos. Embora haja indícios de que as compulsões podem preceder as obsessões, especialmente em crianças, a maioria dos pacientes relata que suas compulsões são realizadas em resposta aos pensamentos obsessivos. O reconhecimento dessa relação ajuda a diferenciar o TOC de transtornos nos quais há *predominância de obsessões* (p. ex., pensamentos ruminantes de culpa, nos transtornos depressivos, ou expectativas ansiosas exageradas, como no transtorno de ansiedade generalizada [TAG]) e de transtornos nos quais há *comportamentos repetitivos sem obsessões correspondentes* (como na tricotilomania e na dermatotilexomania). Também facilita a compreensão da proposta da terapia cognitivo-comportamental (TCC) e sua implementação pelo paciente, estimulando a exposição aos pensamentos intrusivos, mas prevenindo respostas comportamentais disfuncionais.[11] As compulsões não são realizadas com prazer, mas sim a contragosto, buscando a sensação de alívio, mesmo que temporário, que proporcionam.

Outra característica clínica importante do TOC são os fenômenos sensoriais (FS). Pessoas com TOC descrevem, com frequência,[1] sensações subjetivas desconfortáveis de "não estar em ordem", ou um sentimento de incompletude, ou de apenas "ter que" realizar algum comportamento repetitivo. A *sensação de incompletude* leva o paciente a repetir um comportamento até atingir "o ponto certo", ou de que fez "o suficiente". De forma semelhante, a *sensação de "estar em ordem"*, ou, em inglês, *"to feel just right"*, refere-se a sensações táteis, visuais ou auditivas, que expressam quando algo está exatamente como deveria ser, incluindo parecer (visual), soar (auditivo) ou ser sentido (tátil) como estando adequado ou perfeito.[1] Embora a presença de FS não seja necessária para o diagnóstico de TOC, são comumente relatados e merecem ser pesquisados para que possam ser incluídos na estratégia de tratamento.

Para que se feche o diagnóstico, os sintomas devem ocupar tempo significativo (p. ex., mais de 1h/dia) ou resultar em sofrimento subjetivo considerável ou prejuízo notável no funcionamento social, pessoal, convívio familiar, na vida acadêmica e profissional ou em outras áreas.

Ainda, o quadro não pode ser mais bem explicado pelos efeitos fisiológicos de uma substância (medicamentos ou drogas psicoativas), por uma condição médica ou por outro transtorno mental.

Vale mencionar que as obsessões e compulsões não são necessariamente patológicas, nem exclusivas dos transtornos do espectro do TOC, exigindo do clínico uma avaliação criteriosa de seu padrão, contexto, intensidade, grau de sofrimento e prejuízos associados para que se faça o diagnóstico. Sintomas obsessivo-compulsivos (SOCs) isolados, assim, não são suficientes para determinar a presença de um transtorno mental, e a CID-11, reconhecendo essa possibilidade, introduziu uma codificação para sintomas obsessivos (MB26.5) e compulsivos (MB23.4). Comparamos, no **Quadro 24.1**, alguns aspectos das propostas da CID-11 com os critérios diagnósticos do DSM-5.

A maioria (96%) dos indivíduos com TOC apresenta obsessões e compulsões.[1] Pacientes com apenas obsessões ou compulsões merecem uma busca minuciosa por compulsões mentais ou fenômenos sensoriais para auxiliar no diagnóstico diferencial do TOC com outros transtornos com SOCs.[1]

O conteúdo dos SOCs é muito diverso. Com base em estudos de análise fatorial, os autores costumam agrupar a maior parte dos sintomas em três a cinco dimensões,[3]

QUADRO 24.1
DIFERENÇAS ENTRE O DSM-5 E A CID-11

	DSM-5	CID-11
Características essenciais	Obsessões e/ou compulsões	Obsessões e/ou compulsões
Obsessões	Pensamentos, imagens ou impulsos.	Pensamentos, imagens ou impulsos/urgências: acrescenta "urgências" à definição, que, em muitas línguas, é intercambiável com "impulsos", mas é mais sugestiva para fenômenos sensoriais.
Relação entre obsessões e compulsões	Compulsões "em resposta" a obsessões.	Compulsões "relacionadas" às obsessões: reconhece que compulsões podem preceder as obsessões.
Especificadores	*Insight* (bom ou razoável; pobre; ausente ou delirante); relacionado a tiques.	*Insight* (bom a razoável; pobre ou ausente); com ataques de pânico.

Fonte: Elaborado com base em Reddy e colaboradores.[11]

além de sintomas diversos, que, por não se encaixarem nos grupos mais homogêneos, compõem a dimensão "miscelânea". Pode haver sobreposição de sintomas de diferentes dimensões em um mesmo indivíduo, mas elas tendem a se manter estáveis ao longo do tempo, e eventuais mudanças costumam ocorrer nas dimensões já apresentadas pelos pacientes.[3] O **Quadro 24.2** lista e exemplifica as principais dimensões de sintomas do TOC.

QUADRO 24.2
DIMENSÕES DE SINTOMAS DO TRANSTORNO OBSESSIVO-COMPULSIVO

Dimensões	Obsessões	Compulsões
Contaminação e limpeza	Contaminar-se com micróbios/germes ao tocar determinada superfície; nojo ao menor contato com secreções, próprias ou de outros (urina, fezes, suor, cabelos, sêmen, etc.).	Banhos e lavagens das mãos repetitivos e prolongados; limpeza excessiva de objetos ou cômodos.
Agressão e dano	Medo ou receio de, impulsivamente ou não, cortar a si ou a outros com uma faca; medo de se jogar, ou jogar outros, na frente de um carro; medo de asfixiar um bebê ou atirá-lo pela janela; imagens vívidas de situações mórbidas, como catástrofes naturais, acidentes ou violências graves; dúvida quanto a ter fechado portas, janelas, ou gavetas, ou ter desligado luzes ou o fogão.	Checagens repetidas para confirmação; necessidade de perguntar e pedir reasseguramento de que não ofendeu alguém.
Ordem, simetria, contagem e arranjo	Sensação inquietante de que objetos não estão organizados corretamente, ou não estão simétricos ou na quantidade certa; impressão de que objetos, palavras, ou pensamentos não estão como deveriam estar ou ser.	Necessidade de arranjar de forma simétrica, ou outro jeito supostamente "certo", roupas, livros, móveis, etc.; reler ou reescrever algo durante horas, até que esteja "perfeito"; repetir atividades corriqueiras, como entrar e sair de cômodos, passar a mão no cabelo, ou olhar em determinada direção, até que tenha sido feita a quantidade certa de vezes, ou do jeito "certo"; necessidade de contar coisas, como degraus, azulejos, lâmpadas, passos, etc.
Temas proibidos, inaceitáveis e tabus (conteúdo sexual/religioso)	Receio de falar ou escrever coisas obscenas; ter relacionamentos sexuais com desconhecidos, amigos ou familiares, ou com crianças e animais; pensar em blasfêmias ou em cometer sacrilégios.	Repetir uma oração para sentir-se bem ou para anular um pensamento "errado".
Acumulação	Receio de vir a precisar de todo tipo de objetos, como contas, fotos, brinquedos, ferramentas, potes, equipamentos e até objetos sem valor ou utilidade.	Acúmulo de objetos.
Miscelânea	Preocupações em contrair doença grave; medos supersticiosos; preocupações com números de azar ou sorte, ou com cores com significados especiais.	Procura excessiva ou esquiva de avaliações médicas e exames complementares; evitar sair de casa no dia 13; necessidade de virar a chave até ouvir um som específico para abrir a porta.

A acumulação consiste em guardar grande quantidade de objetos de forma desorganizada e disfuncional. Há pouca consideração em relação a importância ou função dos objetos, que são guardados por receio de se tornarem necessários no futuro ou devido à incapacidade de descartá-los, ou ainda devido a um valor sentimental. Esses sintomas, até recentemente, eram entendidos como uma dimensão do TOC. Nas classificações atuais, caso sejam a única dimensão apresentada, caracterizam o transtorno de acumulação (TA), integrante dos transtornos do espectro obsessivo-compulsivo (TEOC), que serão abordados mais adiante neste capítulo.

CARACTERÍSTICAS CLÍNICAS ASSOCIADAS E ESPECIFICADORES DO TRANSTORNO OBSESSIVO-COMPULSIVO

Os aspectos a seguir não são necessários para o diagnóstico, porém, são comumente observados e, quando presentes, podem ter implicações na avaliação e no manejo dos casos.

- **Tiques:** transtornos de tique, em especial a síndrome de Tourette, foram apontados em estudos de famílias de probandos com TOC como frequentes, podendo ocorrer em até um terço desses indivíduos.[12] Sabe-se que pessoas com TOC associado a tiques podem se beneficiar do uso combinado de inibidores seletivos da recaptação de serotonina (ISRSs) e antipsicóticos.[13] A presença de tiques é usada pelo DSM-5, mas não pela CID-11, como especificador do TOC.[3,8]
- *Insight* (crítica): pessoas com TOC, de maneira geral, apresentam boa crítica do seu estado mórbido.[1] A pouca crítica, ou ausência de crítica, traz implicações diretas ao desfecho do tratamento. A avaliação do grau de *insight* se justifica, também, para que se faça o diagnóstico diferencial com um transtorno psicótico. Mesmo quando há uma crença delirante associada aos SOCs, o tratamento padrão para TOC não deve ser substituído pelo uso isolado de antipsicóticos,[11] que poderão ser combinados aos ISRSs. O grau de *insight* é adotado como especificador tanto pela CID-11 como pelo DSM-5, o que reforça a importância de se avaliar esse aspecto clínico.
- **Ataques de ansiedade:** esse especificador visa evitar um diagnóstico indevido de transtorno de pânico (TP) quando os ataques são associados às obsessões, e chamar a atenção para uma possível maior gravidade associada a ataques de pânico recorrentes em sujeitos com TOC, incluindo pior resposta ao tratamento e maior risco de suicídio. Introduzido como especificador na CID-11.[11]

Existem instrumentos disponíveis para a avaliação dos tipos e gravidade dos sintomas do TOC, sendo os mais usados apresentados a seguir.

- **Yale-Brown Obsessive-Compulsive Scale (Y-BOCS):**[14] considerada o padrão-ouro para a avaliação da gravidade de SOCs,[15] inclui 10 itens divididos igualmente entre obsessões e compulsões e pontuando de 0-4 cada, permitindo a distinção por níveis de gravidade:[16]
    - 0-13 – leve
    - 14-25 – moderado
    - 26-34 – grave
    - 35-40 – muito grave
- **Dimensional Yale-Brown Obsessive-Compulsive Scale (DY-BOCS):** avalia separadamente a presença e a gravidade dos sintomas em cada uma das dimensões descritas no item anterior.[15]

Recentemente, tem se buscado explicar melhor os SOCs em termos de padrões específicos de funcionamento cerebral, correlacionando-os com alterações da atividade neural em estruturas e vias específicas.[17] A compreensão mais refinada das vias envolvidas nos diferentes tipos de sintomas, associada a novas tecnologias que permitam intervir em circuitos específicos, têm o potencial de promover intervenções sob medida para cada paciente, diminuindo as iterações, hoje comuns na escolha do tratamento, que demandam tempo e aumentam a carga da doença para os pacientes. Ainda, esses conhecimentos têm o potencial de reorganizar o modo como se classificam os transtornos mentais, que ainda se limitam a concepções "etiologicamente agnósticas".[17]

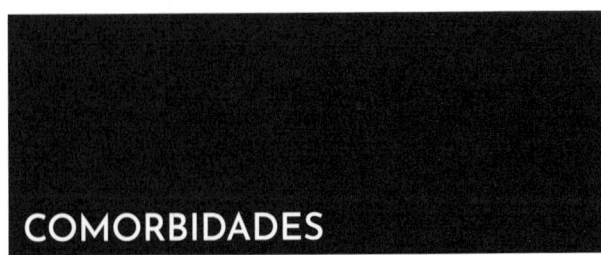

COMORBIDADES

A presença de comorbidades do TOC é mais regra do que exceção, e, por isso, sua busca ativa deve ser considerada em todos os casos avaliados pela primeira vez. Em estudos na população geral[5] e em centros especializados[18] que usam os critérios do DSM-IV, 90% ou mais dos pacientes com TOC apresentavam ao menos um transtorno psiquiátrico adicional. Segundo Torres e colaboradores,[18] a principal comorbidade é com transtornos de ansiedade (TAG, fobia social, fobia específica, etc.), 69,8%; seguida pelos transtornos do humor (transtorno depressivo maior [TDM], distimia, transtorno bipolar [TB]), 60,8%. Destacam-se também os transtornos do controle de impulsos (36,2) e os transtornos de tique (28,4%).

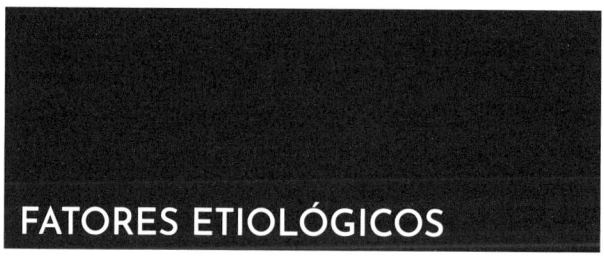

FATORES ETIOLÓGICOS

ACHADOS NEUROPSICOLÓGICOS

Em relação à neuropsicologia, metanálises recentes, somando dezenas de estudos, com centenas de voluntários envolvidos, evidenciaram dificuldades dos pacientes adultos em inúmeros domínios (e subdomínios) cognitivos. Cabe ressaltar, no entanto, que muitos desses domínios e subdomínios apresentaram tamanhos de efeito pequenos, apesar de significativos, o que é crucial para a interpretação dos dados.[19,20] Os domínios que revelaram déficits são:

- memória não verbal (evocação de estímulos visuais complexos), que apresentou o maior tamanho de efeito nas duas metanálises;
- funções executivas (planejamento, inibição de resposta e flexibilidade cognitiva);
- velocidade de processamento;
- habilidades visuoespaciais;
- atenção (atenção sustentada);
- memória operacional (verbal e espacial);
- memória verbal;
- fluência verbal.

Em 2015, uma terceira metanálise, focada nas funções executivas (um conjunto de habilidades relacionadas ao controle cognitivo de propósito geral e que nos permite exercer um comportamento autodirigido, direcionado a um objetivo), encontrou prejuízos em:[21]

- inibição de resposta;
- flexibilidade cognitiva;
- planejamento;
- atualização;
- memória operacional (verbal e visuoespacial);
- fluência verbal (semântica e fonêmica);
- velocidade de processamento.

É importante ressaltar que os resultados dessa revisão não foram explicados por outros fatores que poderiam acrescentar ruído aos estudos de neuropsicologia do TOC, como lentidão motora ou depressão. Em contrapartida, fatores como uso de medicamentos, idade e sexo moderaram alguns efeitos.

Em pacientes pediátricos, a única metanálise disponível não revelou qualquer diferença nas habilidades cognitivas entre pacientes e controles.[22] Fazendo uma leitura crítica, essa revisão reuniu os resultados de 11 estudos da área (227 pacientes), o que pode ser considerado pouco, uma vez que estudos recentes com populações pediátricas foram publicados com amostras de 82, 87 e 102 pacientes. É possível que, se uma nova metanálise fosse realizada com esses números, encontrássemos resultados positivos – ou seja, tamanhos de efeito indicando prejuízo nas funções cognitivas e executivas de crianças com TOC.

Com relação à inteligência, uma metanálise sobre quociente de inteligência (QI) nos pacientes com TOC pôs fim a uma longa hipótese, talvez originada no texto *O homem dos ratos*, de Freud,[23] que afirmou que os "neuróticos obsessivos" teriam inteligência acima da média. É possível que muitos clínicos já tenham ouvido essa afirmação, que não encontra fundamentação científica nos últimos estudos com maior nível de evidência: na realidade, os pacientes apresentaram menor QI (verbal, não verbal e total) quando comparados aos voluntários saudáveis, embora ainda se situem dentro da faixa média normativa da população.[24]

Em suma, as evidências disponíveis indicam menor desempenho dos pacientes em inúmeras habilidades cognitivas, perfazendo praticamente todos os domínios neuropsicológicos avaliados. Entretanto, a magnitude dessas dificuldades parece não ser tão grande a ponto de impactar significativamente o desempenho nas atividades diárias, como visto em outros transtornos. Talvez por isso ainda não exista um protocolo de remediação cognitiva ou reabilitação neuropsicológica específico para pacientes com TOC, embora existam evidências, por meio de relatos de caso[25] e estudos caso-controle,[26] de que essas técnicas possam ajudar no dia a dia dos pacientes. A avaliação neuropsicológica, portanto, pode ser fundamental no tratamento, ao levantar e mapear as forças e as fraquezas cognitivas do paciente, pois isso pode ajudar a personalizar o tratamento e, por fim, atingir melhores resultados.

GENÉTICA

A participação de fatores genéticos no TOC foi demonstrada por múltiplos estudos de genética epidemiológica. Estudos de família evidenciaram consistentemente que o TOC é um transtorno familial, em especial quando de início de precoce.[27] A familialidade do TOC, a princípio, pode ser atribuída a fatores genéticos e ambientais compartilhados entre membros de uma mesma família.[27] Nesse sentido, uma metanálise de 14 estudos de gêmeos, totalizando uma amostra de 24.161 pares de gêmeos, estimou que fatores genéticos aditivos (ou seja, não considerando os efeitos de interação de variantes genéticas) e fatores ambientais não compartilhados entre gêmeos são responsáveis por cerca de 40 e 50% da variação dos SOCs, respectivamente.[27] Esses achados indicam que a familialidade do transtorno se deve, majoritariamente, a fatores genéticos e, dessa forma, que o TOC tem um expressivo componente hereditário.

Estudos recentes empregando metodologias capazes de investigar o genoma inteiro têm constatado que a arquitetura genética do transtorno é complexa e poligênica, sendo composta por variantes genéticas de diferentes frequências populacionais, efeitos biológicos e interações. O maior estudo de associação genômica ampla (GWAS, do inglês *genome-wide association study*) de TOC, até o momento, incluiu 2.688 casos e 7.037 controles.[28,29] Esse GWAS revelou que variantes genômicas comuns, denominadas polimorfismos de nucleotídeo único (SNPs, do inglês *single nucleotide polymorphisms*), são responsáveis por 28% da variação fenotípica do transtorno. Ademais, os SNPs com maior magnitude de associação ao TOC, nesse estudo, localizam-se em, ou próximos a, genes relacionados à função sináptica excitatória (GRID2) e ao neurodesenvolvimento (KIT). Uma metanálise posterior desse GWAS e de diferentes GWASs de outros 24 transtornos psiquiátricos e neurológicos, totalizando uma amostra de 265.218 casos e 784.632 controles, revelou que a arquitetura genética do TOC é compartilhada com outros transtornos psiquiátricos, especialmente a anorexia nervosa.[28,29]

Estudos de sequenciamento do exoma inteiro (WES, do inglês *whole-exome sequencing*) evidenciaram a contribuição de variantes genéticas raras denominadas *de novo* (ou seja, não presentes nos pais de um indivíduo) na arquitetura genética do TOC. O maior estudo de WES em TOC, até o momento, incluiu 188 trios compostos por pacientes e seus pais não afetados, e 777 trios de controles e seus pais.[28] A pesquisa evidenciou expressiva prevalência de variantes *de novo* em pacientes com TOC e estimou que 22,2% dos casos com o transtorno carregam tais variantes. Além disso, dois genes de risco de alta confiança para o transtorno foram identificados: *CHD8* e *SCUBE1*. O primeiro gene foi implicado no transtorno do espectro autista (TEA) e em diversos processos biológicos relacionados ao neurodesenvolvimento, e o segundo associado a processos inflamatórios.[28]

O emprego de diferentes metodologias de investigação genômica permitiu galgar avanços na elucidação de mecanismos genéticos subjacentes às disfunções nos neurocircuitos implicados no TOC. Uma metanálise do primeiro GWAS de TOC, que incluiu 1.465 pacientes com o transtorno e 5.557 controles, e um GWAS dos volumes de oito estruturas cerebrais subcorticais, que incluiu 13.171 indivíduos, revelou intersecção significativa entre SNPs associados ao TOC e SNPs associados aos volumes do núcleo *accumbens* e do putame.[28] Um estudo-piloto com amostras de tecido encefálico *post mortem* identificou níveis significativamente reduzidos de transcritos (ou seja, produtos gênicos) relacionados à função sináptica excitatória nos córtices orbito-frontal medial e lateral de oito pacientes com TOC, em comparação a oito controles.[28]

Outro foco de estudos genéticos diz respeito aos endofenótipos, definidos como fenótipos quantitativos associados à suscetibilidade genética a um determinado transtorno.[27-29] Assim, endofenótipos de um transtorno podem ser encontrados em pacientes e em seus familiares de primeiro grau. Déficits neuropsicológicos foram extensamente investigados como marcadores de suscetibilidade genética do TOC, com evidências mais consistentes para os déficits nas funções executivas, inibição de resposta e flexibilidade cognitiva.[27,29]

Esses progressos salientam a importância e a complexidade do componente genético do TOC. De fato, esse componente parece permear diversos aspectos relevantes do transtorno. No entanto, a elucidação precisa dos mecanismos genéticos envolvidos no desenvolvimento das alterações neurobiológicas que levam ao TOC, assim como dos potenciais benefícios que isso pode trazer para a prática clínica, ainda está por vir.

ACHADOS DE NEUROIMAGEM

O estudo da neuroimagem desempenha papel fundamental no entendimento da neurobiologia das doenças psiquiátricas. Entre as técnicas para se explorar esse campo, a ressonância magnética (RM) tem um papel fundamental, permitindo diferentes formas de avaliação, como medidas estruturais/morfométricas cerebrais (volumes, espessuras, imagem por difusão), medidas funcionais (ativação cerebral em repouso e sob estímulos) e medidas de metabólitos (espectroscopia). A imagem por difusão (DTI, do inglês *diffusion tensor imaging*) é um método que quantifica a difusão de moléculas de água no tecido cerebral e provê informação sobre a integridade da substância branca e sua microestrutura. No TOC, alterações microestruturais foram encontradas em adultos e se correlacionaram com o curso da doença e estar ou não em uso de medicamentos, sugerindo déficits na conectividade como um dos mecanismos patológicos do transtorno.[30]

Alterações no volume da substância cinzenta, em associação com alterações microestruturais, também foram comprovadas usando-se essa técnica.[31] Uma metanálise feita em 2015 apontou alterações volumétricas no córtex orbitofrontal, córtex cingulado anterior, estriado e tálamo, postulados como regiões centrais para a fisiopatologia do TOC. A técnica de neuroimagem funcional em repouso mostrou padrão de conectividade alterada no cérebro de pacientes com TOC em relação aos controles, como hipoconectividade da rede frontoparietal e hiperatividade da rede corticoestriatal.[32]

Do ponto de vista molecular, usando como base a tomografia computadorizada por emissão de fóton único (SPECT, do inglês *single-photon emission computed tomography*), existem evidências de menor disponibilidade do transportador de dopamina, no estriado, e do transportador de serotonina, no tálamo e mesencéfalo.[33] Outra técnica relevante é a tomografia por emissão de pósitrons (PET, do inglês *positron emission tomography*), que mede o metabolismo regional de glicose e outras substâncias, correlacionando-se com a atividade cerebral. Essa técnica mostrou que pacientes com TOC apresentaram maior ativação no córtex orbitofrontal, núcleo caudado, córtex pré-frontal direito, tálamo e complexo pálido/putame.[33]

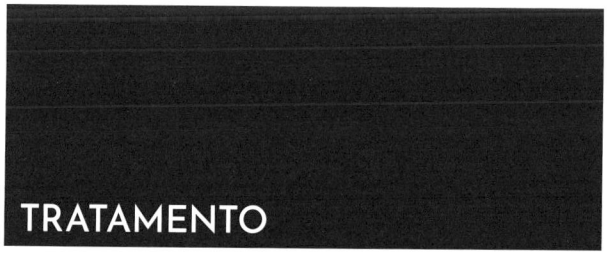

TRATAMENTO

Juntamente com a TCC, os ISRSs são os tratamentos de primeira linha para o TOC.[3] Importante notar que, independentemente da modalidade de tratamento que será oferecida, a primeira estratégia a ser adotada deve ser a psicoeducação. Dirigida aos pacientes e familiares, a psicoeducação consiste em informar sobre a natureza do TOC, suas manifestações, os medicamentos disponíveis e como funcionam, bem como possíveis efeitos adversos, o motivo pelo qual os rituais perpetuam o TOC e como as técnicas da TCC contribuem para a melhora dos sintomas. Além disso, é necessário orientar os familiares e cônjuges sobre o problema da acomodação familiar, ou seja, quando as pessoas que convivem com o paciente acabam se engajando nos seus rituais compulsivos, o que, em geral, piora o quadro. Acredita-se que esses esclarecimentos motivem o paciente a aceitar o tratamento, aumentando a adesão às propostas terapêuticas.[34]

Os ISRSs e a TCC costumam proporcionar resposta satisfatória em cerca de 60% dos casos.[35] Em alguns estudos, foi observada eficácia equivalente da TCC e dos ISRSs.[36] A escolha entre iniciar o tratamento com um medicamento ou com a terapia dependerá de uma série de fatores, incluindo a gravidade dos sintomas, preferência do paciente, histórico anterior de resposta ou falha a um desses tratamentos, bem como a presença de comorbidades.[37] Recomenda-se iniciar com o tratamento medicamentoso se o paciente apresentar depressão ou ansiedade importantes, maior gravidade dos SOCs, histórico de resposta favorável aos ISRSs ou indisponibilidade da TCC.[37] Ainda, evidências apontam para a produção de melhora significativa em cerca de 60% dos pacientes tratados com a combinação de ISRSs e TCC.[38]

A seguir, serão detalhados os tratamentos psicoterápico, medicamentoso e de neuromodulação para o TOC.

TRATAMENTO PSICOTERÁPICO

A TCC compreende diversas técnicas, sendo mais relevantes e baseados em evidências os procedimentos de exposição com prevenção de respostas (EPR), considerados indispensáveis para sua eficácia.[39]

Por meio da EPR, os pacientes com TOC são orientados a entrar em contato direto com os eventos que desencadeiam as obsessões e/ou compulsões, ao passo que suprimem a referida necessidade de ritualização.[40] Acreditava-se que o procedimento, inaugurado por Meyer, se ancorava na quebra de relações reflexas estabelecidas na história de vida do paciente – processo conhecido como "extinção respondente".[41] Todavia, dados recentes apontam em direção diferente. Craske e colaboradores[42] defendem que, durante as sessões de EPR, os pacientes experimentam *aprendizagens inibitórias*.[42] Ou seja, uma vez em contato prolongado com os estímulos ansiogênicos e resistindo à realização das compulsões, novas relações comportamentais são estabelecidas. Estas, por sua vez, tendem a *inibir* respostas de esquiva e ansiedade no futuro.

Apesar da referida eficácia da EPR, parte dos pacientes tratados, principalmente aqueles mais graves, obtém pouca ou nenhuma melhora,[43] muitas vezes, devido à baixa adesão a essa técnica, e muita intolerância ao desconforto da exposição à ansiedade. Protocolos de EPR intensiva (TCC-I) têm demonstrado redução significativa de SOCs em pacientes que não responderam aos tratamentos de primeira linha.[40] A eficácia de diferentes formatos da TCC-I tem sido explorada, como a TCC-I em regime de internação ou ambulatorial.[44] Não obstante, pode-se afirmar que, em geral, os protocolos de TCC-I compreendem ao menos cinco componentes:

- Sessões de EPR, mais frequentes e duradouras (quando comparadas à TCC não intensiva), conduzidas por acompanhantes terapêuticos – graduandos da área da saúde ou psicólogos – que se responsabilizam por manter o paciente engajado no procedimento de exposição aos eventos que desencadeiam obsessões e/ou compulsões enquanto suprimem as ritualizações.
- Psicoterapia individual, conduzida por terapeutas mais experientes, em que são abordados temas como a motivação do paciente para aderir ao protocolo de tratamento e os seus desconfortos diante dele.
- Psicoterapia em grupo, grupos temáticos em que se discutem danos provocados pelo TOC, se estabelecem metas para o tratamento e se constitui uma rede de suporte recíproco entre pacientes.
- Intervenções dirigidas a familiares, encontros de orientação com o intuito de endereçar o fenômeno da acomodação familiar – conjunto de mudanças comportamentais adotadas pelos que convivem com o paciente no sentido de atenuar o desconforto de obsessões e/ou compulsões, mas que acaba por agravar ou manter o TOC.
- Tratamento farmacológico, conduzido por equipe médica em colaboração com os terapeutas.

No que tange às perspectivas futuras de tratamento, destacam-se as promissoras evidências de protocolos de TCC via internet (iTCC). Há diversos modelos de iTCC disponíveis, que podem variar quanto à duração e podem ser guiados ou não por terapeutas, mas todos contemplando tarefas a serem realizadas em casa pelo paciente, como as sessões de EPR.[45] A iTCC desponta como estratégia capaz de abordar limites importantes dos protocolos de EPR, como questões relativas à indisponibilidade de serviços, reduzindo as barreiras para o acesso dos pacientes com TOC aos tratamentos de primeira linha, e alcançando populações com restrições financeiras que inviabilizam o tratamento *in loco*.[46]

As evidências disponíveis estabelecem os protocolos de tratamento baseados em EPR como primeira escolha para o TOC. Todavia, um grupo significativo de pacientes não consegue se beneficiar desse tratamento, devido à gravidade do quadro, distância geográfica dos serviços ou condições financeiras. Pesquisadores têm dedicado esforços para aprimorar os resultados do tratamento, alterando a configuração da sua aplicação (iTCC) e desenvolvendo estratégias capazes de atuar nas múltiplas camadas de complexidade desse transtorno. A identificação de fatores preditores de resposta à EPR deverá auxiliar o desenvolvimento de programas de tratamento mais seguros, eficazes, aplicáveis (*feasible*) e acessíveis.[47,48]

TRATAMENTO FARMACOLÓGICO

Em geral, os ISRSs são usados em suas doses máximas para se atingir uma resposta clínica satisfatória.[49] Orienta-se o aumento gradual da dose até a máxima recomendada em bula, ou a maior dose tolerada pelo paciente. Os ISRSs disponíveis em nosso meio e seus possíveis efeitos adversos mais comuns são descritos na **Tabela 24.1**.

Todos os ISRSs são equivalentes quanto à eficácia. Porém, apresentam perfis de efeitos adversos diferentes, o que pode ser levado em conta na escolha do princípio ativo mais adequado para cada paciente.[51] A fluoxetina (FLX) pode se associar a agitação e insônia; a sertralina (SER), a efeitos gastrintestinais; a paroxetina (PRX), a efeitos anticolinérgicos e ganho de peso.[52]

Os critérios de resposta mais usados nos ensaios clínicos farmacológicos incluem a redução de pelo menos 25-35% do escore inicial da escala Y-BOCS e a obtenção de um escore "melhor" ou "muito melhor" na Escala de Impressão Clínica Global – subitem melhora global (CGI).[50,53] Por esses critérios, é possível que um paciente muito grave na linha de base seja considerado respondedor ao tratamento, mas, ainda assim, mantenha sintomas clinicamente significativos. Com isso em mente, recentemente têm-se usado a redução da pontuação absoluta na Y-BOCS (menor do que 12 ou 14 pontos) para se definir a remissão de sintomas, tanto em cenários clínicos como de pesquisa.[54]

TABELA 24.1
ISRSs DISPONÍVEIS USADOS NO TRATAMENTO DO TOC

Princípio ativo	Dose inicial (mg/dia)	Dose máxima (mg/dia)	Efeitos colaterais mais comuns
FLX	20	80	Náuseas, insônia
FLV	50	300	Cefaleia, ganho de peso, efeitos colaterais sexuais e gastrintestinais
SER	50	200	
PRX	20	60	
CIT	20	40	
EST	10	20	

FLX: fluoxetina; FLV: fluvoxamina; SER: sertralina; PRX: paroxetina; CIT: citalopram; EST: escitalopram.
Obs.: foi relatado o uso bem-sucedido de doses *off-label*, como 30 mg/dia do EST, para pacientes resistentes ao tratamento com as doses convencionais.[50]

A resposta pode surgir em até 12 semanas a partir do início do uso do fármaco, e a redução de pelo menos 20% no escore inicial da escala Y-BOCS nas primeiras quatro semanas foi apontada como preditiva de boa resposta ao final de 12 semanas de tratamento.[55] Em caso de resposta insuficiente, pode-se trocar o ISRS em uso por outro,[52] de modo cruzado, monitorando o paciente quanto a sintomas da síndrome serotonérgica.[52] Uma vez alcançada a resposta, o tratamento deve ser mantido por pelo menos dois anos, quando se tratar do primeiro episódio, ou mesmo ao longo de toda a vida,[56] levando-se em consideração a gravidade e a duração dos sintomas, o número de episódios, a presença de sintomas residuais e as dificuldades psicossociais concomitantes,[13] uma vez que a retirada do ISRS está fortemente associada à ocorrência de recaídas.[57]

■ CONDUTA PARA A SITUAÇÃO DE RESPOSTA PARCIAL OU FALTA DE RESPOSTA AO ISRS

Sempre que possível, deve-se combinar o tratamento com a TCC.[3] Caso não haja disponibilidade da terapia, pode-se trocar o ISRS em uso por outro, ou pode-se tentar a monoterapia com a clomipramina (CMI),[58] um ISRS (até 300 mg/dia), ou a monoterapia com a venlafaxina (VEN),[59] um inibidor seletivo de recaptação de serotonina e noradrenalina ([ISRSN] habitualmente 150-300 mg/dia e, excepcionalmente, até 375 mg/dia, com monitoramento da pressão arterial), ou pode-se recorrer a algumas estratégias de potencialização dos ISRSs.

■ POTENCIALIZAÇÃO DOS ISRSs COM CLOMIPRAMINA

A CMI, um antidepressivo tricíclico com predomínio da inibição de recaptura da serotonina, foi o primeiro tratamento farmacológico identificado como efetivo para o TOC.[3] As primeiras revisões sistemáticas de tratamento farmacológico do TOC sugeriam superioridade da CMI (maior tamanho de efeito) sobre os ISRSs,[60] o que não se confirmou em metanálise mais recente.[61] Além disso, os efeitos colaterais anticolinérgicos (boca seca, constipação, visão borrada, fadiga, tremor), raros casos de convulsões (dose-dependente), ganho de peso e aumento das aminotransferases fazem os ISRSs serem preferíveis à monoterapia com a CMI. Atualmente, a CMI é empregada em associação aos ISRSs (em doses mais baixas que as usadas em monoterapia: 75-150 mg/dia) ou em monoterapia, como mencionado anteriormente.[57] Deve-se ter cautela na combinação de FLX e CMI devido a interações no citocromo P450, o que deve ser monitorado com eletrocardiograma.[62] A CMI também está associada a risco aumentado de arritmias e convulsões em doses maiores do que 200 mg/dia.[57]

POTENCIALIZAÇÃO DOS ISRSs COM ANTIPSICÓTICOS

Os antipsicóticos podem ser adicionados aos ISRSs, seguindo o racional de um possível envolvimento do sistema dopaminérgico no TOC. O haloperidol em doses baixas apresenta evidências positivas, mas seu uso é desencorajado devido a seus efeitos extrapiramidais, com níveis elevados de descontinuação.[62] Aripiprazol e risperidona demonstraram benefício discreto e por curto prazo, e seu uso deve ser monitorado precocemente (em até quatro semanas) para avaliação da efetividade.[62] O aripiprazol, associado a estabilizadores de humor, pode ser uma opção interessante em pacientes com TOC e TB, uma vez que, nesse subgrupo, o uso de ISRSs pode causar instabilidade do humor.[63] Há menos evidências para o uso de olanzapina ou quetiapina.[62,64]

NEUROMODULAÇÃO

A neuromodulação para o tratamento do TOC pode usar técnicas não invasivas e invasivas, que serão detalhadas a seguir. Essas técnicas ainda são pouco conhecidas pelos clínicos que atuam fora de um ambiente de pesquisa, e, portanto, pouco usadas na prática clínica. Em contrapartida, espera-se que o aumento das evidências, facilitando a aprovação pelas agências regulatórias, contribua para o uso mais consistente dessas técnicas, atualmente consideradas para os casos de difícil manejo.

NEUROMODULAÇÃO NÃO INVASIVA

Estimulação magnética transcraniana (EMT, ou *transcranial magnetic stimulation* [TMS]) ▶

A EMT é uma técnica de neuromodulação não invasiva que envolve o posicionamento de uma bobina pela qual passam pulsos de corrente elétrica que geram campos magnéticos na área cortical estimulada, provocando despolarização ou hiperpolarização da área cortical abaixo da bobina.[65] Estímulos de alta frequência (≥ 10 Hz) são geralmente excitatórios no tecido cerebral subjacente, enquanto estímulos de baixa frequência (≤1 Hz) são considerados inibitórios.[66] O posicionamento da bobina no córtex dorsolateral pré-frontal (DLPFC), eficaz no tratamento do TDM,[67] mostrou resultados inconsistentes no TOC,[68] levando a novos posicionamentos da bobina, com estímulos inibitórios (≤1 Hz) na área suplementar motora (SMA).[65] O posicionamento sobre a SMA apresentou resultados positivos, mostrando-se superior ao procedimento falso (*sham*),[65] com um estudo negativo realizado com pacientes refratários a dois ISRSs e à CMI.[69] O córtex orbitofrontal também foi investigado como alvo da EMT, com resultados moderados e não duradouros.[65] Ainda não há consenso sobre quais áreas devem ser estimuladas e quais protocolos usar (altas *versus* baixas frequências), porém, as evidências apontam que áreas cerebrais mais mediais, como a SMA, o córtex pré-frontal medial (mPFC) e o córtex cingulado anterior (ACC) parecem ser relevantes no TOC. Em 2018, a Food and Drug Administration (FDA) aprovou a EMT profunda (*deep* TMS) para o tratamento do TOC resistente, baseada em um estudo multicêntrico com 99 pacientes.[70] A pesquisa usou um protocolo de alta frequência (20 Hz) sobre o mPFC e ACC, com bobinas H7 de penetração mais profunda, permitindo o estímulo dessas estruturas.[70] A pesquisa durou seis semanas cinco sessões/semana por (cinco semanas e quatro sessões/semana na última semana), com provocação de SOCs e os pacientes instruídos a pensar continuamente nas suas obsessões durante todo o tratamento. Obteve-se resposta de 45,2% no grupo ativo, *versus* 17,8% no grupo *sham*.[70] Os efeitos colaterais da EMT costumam ser leves, sendo cefaleia o mais reportado.[70]

Estimulação transcraniana por corrente contínua (ETCC, ou *transcranial direct current stimulation* [tDCS]) ▶

A ETCC é uma técnica não invasiva que envolve o posicionamento de dois eletrodos no escalpe do paciente: um ânodo e um cátodo. Diferentemente da EMT, a ETCC envolve a passagem de uma corrente elétrica de baixa amperagem (1-2,5 mA), aplicada diretamente sobre a pele do crânio, atravessando o tecido subcutâneo, o osso e estimulando áreas cerebrais abaixo dos eletrodos.[66] Difere da EMT, também, pelo fato de que a ETCC não é capaz de gerar potenciais de ação.[65] Apresenta um perfil de efeitos colaterais leves e circunscritos aos locais da pele sobre os quais estão posicionados os eletrodos (eritema e desconforto local).[71] Embora o efeito da estimulação final possa variar, a depender dos parâmetros de estimulação, área a ser estimulada e dose, a atividade do ânodo costuma aumentar a excitabilidade dos neurônios corticais abaixo do local de aplicação e o cátodo costuma diminuir a excitabilidade.[71]

A ETCC ainda é uma técnica sob investigação no TOC, com resultados preliminares positivos.[72] A melhor montagem de eletrodos (posicionamento do ânodo e do cátodo) ainda não foi determinada, utilizando-se o racional da EMT para encontrar o melhor posicionamento.[73] A inibição catodal sobre a área pré-suplementar motora (pré-SMA) parece ser superior à estimulação com o ânodo na mesma área.[74]

■ NEUROMODULAÇÃO INVASIVA

As técnicas neurocirúrgicas de tratamento do TOC estão reservadas aos pacientes comprovadamente refratários, ou seja, que não responderam a múltiplos tratamentos farmacológicos e à TCC, e mantêm sintomas incapacitantes. Os critérios de elegibilidade para esses procedimentos geralmente exigem a falta de resposta a pelo menos três inibidores da recaptação de serotonina (ISRS e CMI) em doses máximas, no mínimo duas estratégias de potencialização (p. ex., inibidor da recaptação de serotonina + antipsicótico, ou ISRS + CMI) e pelo menos 20 sessões de TCC com EPR.[75] Os pacientes elegíveis devem assinar um termo de consentimento, que descreve detalhadamente os possíveis benefícios da cirurgia, os efeitos colaterais e as complicações. Além disso, normas federais exigem que todos os pacientes elegíveis sejam obrigatoriamente avaliados junto ao Conselho Regional de Medicina (CRM) antes da neurocirurgia. A remissão completa de sintomas é algo raro. Os tratamentos cirúrgicos não são curativos. A cirurgia funciona, aparentemente, como um potencializador dos efeitos dos medicamentos e da TCC, que devem ser mantidos após os procedimentos.[75] No caso de neurocirurgia ablativa, os pacientes devem ser informados sobre a irreversibilidade do procedimento. São critérios de exclusão: transtorno por uso de substâncias atual, condições cerebrais orgânicas funcionais ou estruturais, transtorno da personalidade grave, história de traumatismo craniencefálico e deficiência cognitiva.[75]

Estimulação encefálica profunda ▶ A estimulação encefálica profunda (EEP, ou *deep brain stimulation* [DBS]) é um procedimento neurocirúrgico invasivo (envolvendo a craniotomia), que consiste no implante de finos eletrodos em regiões cerebrais envolvidas na neurobiologia do TOC, com lesão desprezível de tecido nervoso.[65] Esses eletrodos são ligados a um neuroestimulador (semelhante a um marcapasso), instalado no subcutâneo da região subclavicular, permitindo a transferência de estímulos elétricos de baixa intensidade para as regiões dos contatos dos eletrodos dentro do cérebro. Trata-se de uma forma reversível de neuromodulação invasiva, na medida em que os efeitos terapêuticos e a maioria dos efeitos colaterais são observados apenas quando os eletrodos estão ligados. Diferentes regiões cerebrais podem ser estimuladas, mas a maioria dos estudos usa como alvo as regiões ventrais do braço anterior da cápsula interna, o núcleo subtalâmico ou, mais recentemente, o fascículo prosencefálico medial.[65] Cerca de 60% dos pacientes respondem às diferentes técnicas de EEP.[76] Os efeitos adversos mais frequentes são sintomas de ansiedade, hipomania, cefaleia, náuseas, esquecimentos e aumento de peso. Em menor frequência, podem ocorrer infecção na ferida cirúrgica (4,3% dos casos) e hemorragia cerebral de pequena proporção (2,6%).[77] O paciente deve ser esclarecido da necessidade de fazer um acompanhamento de longo prazo, para ajustes nos parâmetros de neuroestimulação, e que a bateria do neuroestimulador deverá ser trocada após alguns anos. A EEP foi aprovada para o TOC refratário pela FDA em 2009.[78]

Neurocirurgias ablativas invasivas e não invasivas ▶ As neurocirurgias ablativas foram as primeiras técnicas cirúrgicas para tratamento do TOC, e consistem na lesão de um volume relativamente pequeno de tecido nervoso em uma região envolvida na neurobiologia do TOC. Elas podem ser invasivas (com craniotomia e introdução de algum aparato que permita a lesão de tecido cerebral, p. ex., na neurocirurgia por radiofrequência, ou na terapia térmica a *laser*) ou não invasivas (sem abertura do crânio, como a radiocirurgia *Gamma Knife*, ou o ultrassom focal de alta intensidade).

Os alvos mais escolhidos ao longo das décadas têm sido o braço anterior da cápsula interna e o giro do cíngulo anterior, empregados, principalmente, a partir da segunda metade do século passado, com melhora de 30-70%.[79] Na capsulotomia anterior, desconectam-se fibras de substância branca que conectam porções do córtex orbitofrontal, córtex cingulado anterior dorsal (dACC), estriado ventral e tálamo. Na cingulotomia, a lesão no feixe do cíngulo interrompe ligações bidirecionais entre o dACC, córtex orbitofrontal, estriado ventral e estruturas límbicas.[79] A heterogeneidade das técnicas cirúrgicas e a falta de estudos comparativos entre as duas técnicas impedem a definição de superioridade de um procedimento em relação ao outro, embora, clinicamente, observe-se maior eficácia com a capsulotomia.[79]

Na radiocirurgia *Gamma Knife*, direcionam-se centenas de feixes de raios gama, oriundos de uma câmara de cobalto radioativo, diretamente em um ponto do cérebro onde desejamos realizar uma lesão actínica, sem abertura do crânio. As porções ventrais do braço anterior da cápsula interna são a região de interesse na capsulotomia ventral por raios gama (CVRG). O único estudo randomizado, duplo-cego e controlado com placebo de um procedimento cirúrgico ablativo no TOC (e em toda a psiquiatria), foi realizado com a CVRG.[77] Os estudos sugerem que sua eficácia em longo prazo é de 36,4 a 80% (com média de 60% de respondedores), e o tempo de resposta ao procedimento cirúrgico parece variar entre 6 e 36 meses.[75] As complicações mais graves, embora pouco frequentes, são a radionecrose com edema ao redor das lesões e a formação de cistos cerebrais com sintomas neurológicos. Nos estudos mais recentes, os pacientes também podem apresentar sintomas mais leves, como crises de cefaleia e náuseas, alterações de peso, fadiga, hipomania/mania e ganho de peso, sendo que alguns desses sintomas podem melhorar ao longo do tempo.[75]

PARTICULARIDADES EM CRIANÇAS E ADOLESCENTES

A prevalência de TOC em crianças e adolescentes varia de 0,25 a 3%.[80] É importante ressaltar que cerca de 50% dos pacientes adultos com TOC relataram que seus sintomas começaram antes dos 14 anos de idade.[5]

Quando os SOCs não são tratados de forma adequada na infância, existe um risco aumentado de apresentarem um curso crônico, com comprometimento do funcionamento familiar, acadêmico e social,[81] além de aumentar o risco da presença de comorbidades na idade adulta.[82,83]

Semelhante a adultos com TOC, 60 a 80% das crianças e adolescentes afetados apresentam um ou mais transtornos psiquiátricos comórbidos. Alguns dos mais comuns são tiques e/ou síndrome de Tourette, transtorno de déficit de atenção/hiperatividade (TDAH), transtornos de ansiedade, do humor e transtornos alimentares.[84]

Crianças com TOC ou adultos com início precoce dos SOCs podem apresentar características clínicas específicas, como maior probabilidade de as compulsões antecederem o início das obsessões,[85] maior frequência de compulsões *tic-like*, definidas como compulsões semelhantes a tiques, mas realizadas com a intenção de aliviar o desconforto ou ansiedade causadas por uma obsessão,[85,86] além de maior frequência de fenômenos sensoriais, comparado com o subgrupo de início tardio.[85,87]

Estudos genéticos encontraram frequências aumentadas de TOC e SOCs nos familiares de primeiro grau de crianças com o diagnóstico de TOC, quando comparados com as frequências na população em geral e em familiares de pacientes com início dos SOCs após a puberdade.[12]

Com relação às particularidades do tratamento nessa faixa etária, vários estudos têm demonstrado que a TCC e/ou a terapia comportamental têm impacto positivo para a redução da frequência e gravidade dos SOCs, sendo importante lembrar que quanto mais nova for a criança, principalmente menores de 12 anos, maior a necessidades de os pais serem incluídos no tratamento.[80] Em paralelo, ensaios clínicos têm demonstrado que os ISRSs são os medicamentos mais eficazes e seguros para tratar os SOCs em crianças e adolescentes. Recomenda-se iniciar com doses baixas e aumentar gradativamente, sendo que as doses máximas recomendadas para crianças são as mesmas dos adultos. Frequentemente, o tratamento do TOC é de longo prazo, e recomenda-se mantê-lo por um tempo mínimo de 18 meses.[88] Um estudo conduzido pelo nosso grupo, comparando a evolução de jovens com TOC tratados inicialmente com TCC em grupo *versus* a FLX revelou que a taxa de resposta foi semelhante nos dois grupos, sugerindo que o jovem com TOC deve ser tratado prontamente com o tratamento de primeira linha que estiver ao seu alcance, sem prejuízo da resposta.[89]

OUTROS TRANSTORNOS DO ESPECTRO OBSESSIVO-COMPULSIVO

A nova classificação do DSM-5 separou o TOC dos transtornos de ansiedade e o classificou em um novo grupo, denominado transtornos do espectro obsessivo-compulsivo (TEOC), no qual também se incluem transtorno dismórfico corporal (TDC), transtorno de acumulação (TA), tricotilomania (transtorno de arrancar o cabelo [TTM]) e transtorno de escoriação (*skin-picking* ou dermatotilexomania [TE]).[4] A proposta da CID-11 ainda inclui nesse espectro a síndrome de referência olfatória (SRO) e a hipocondria (HIP).[3]

Diversos sintomas dos TEOC são convergentes, com particularidades que devem ser levadas em consideração na sua investigação clínica e no planejamento terapêutico. Por exemplo, o TDC e o TA parecem associados a um forte componente cognitivo, como a percepção de defeitos ou falhas na aparência física (TDC), ou a impossibilidade de descartar pertences devido à dúvida quanto a virem a ser necessários no futuro (TA). Já a TTM e o TE são caracterizados por comportamentos repetitivos focados no corpo.[4] Na **Tabela 24.2**, são descritos os principais critérios diagnósticos dos TEOC e as suas manifestações mais frequentes. Não são mencionados os critérios comuns aos transtornos, como a presença de sofrimento ou prejuízo significativo na funcionalidade e a ausência de explicação alternativa para os sintomas, por exemplo, a presença de outro transtorno mental, alguma condição clínica geral ou efeito de medicamentos e substâncias psicoativas. Com exceção da descrição dos tratamentos dos TEOC, que serão detalhados a seguir, o leitor que desejar mais informações deve se reportar ao DSM-5, de onde foram extraídos os dados. Ainda, como a SRO é um diagnóstico menos conhecido e que foi incluída nos TEOC apenas na recente CID-11, essa condição será descrita com mais detalhes.

SÍNDROME DE REFERÊNCIA OLFATÓRIA

A SRO é caracterizada pela preocupação excessiva com a percepção do indivíduo estar emitindo um odor corporal desagradável, que é imperceptível ou apenas ligeiramente perceptível para os outros.[90] O transtorno pode ocorrer com ou sem *insight*, e até com delírio.[90] A queixa sobre o odor percebido geralmente é sobre uma área corporal, por exemplo, halitose em boca/nariz, suor nas axilas ou pés, etc. O local do odor pode variar com o tempo.[90]

A preocupação excessiva e a certeza de que os outros estão notando, julgando ou falando sobre o odor (ideias de referência) levam o paciente a comportamentos repetitivos e excessivos para evitar, camuflar ou alterar o odor percebido, como banhos excessivos, uso intenso de desodorantes ou perfumes, trocas de roupas várias vezes ao dia, tratamentos estéticos ou cirurgias excessivas. Em casos extremos e com aumento do sofrimento, o indivíduo evita situações de interação com outras pessoas, acarretando isolamento social e prejuízo funcional.

A prevalência na população geral é estimada em torno de 0,5 a 2,1%, porém, os dados são limitados e não confiáveis, devido ao baixo *insight* e à vergonha de externalizar esse sintoma.[90] Possui curso crônico e potencial de deterioração ao longo do tempo, embora haja relatos publicados de boa resposta às intervenções.

■ TRATAMENTO

A literatura acerca do tratamento da SRO é limitada a relatos de caso e séries de casos, com significativas variações nos métodos de estudo, como no tempo de seguimento, na definição de sucesso terapêutico ou na avaliação de desfechos, entre outros. Com essa heterogeneidade, qualquer recomendação para o tratamento deve ser encarada com ressalvas.[90] Como estratégia medicamentosa, o uso de ISRSs e de antipsicóticos tem sido apontado como eficaz. O principal tratamento psicoterápico estudado é a TCC, com componentes de prevenção de rituais e de redução dos comportamentos compulsivos.[90]

TRATAMENTO DOS TRANSTORNOS DO ESPECTRO OBSESSIVO-COMPULSIVO

■ TRANSTORNO DISMÓRFICO CORPORAL

O tratamento do TDC envolve o uso de ISRSs nas doses máximas toleradas, de modo semelhante ao TOC. A gravidade dos sintomas ou a presença de baixo *insight* parece não influenciar na resposta ao tratamento.[91] Os ISRSs melhoram os sintomas principais do TDC, os sintomas depressivos, a funcionalidade e a qualidade de vida.[92] A FLX apresentou taxas de resposta de 53 contra 18% do placebo em um estudo de 12 semanas.[93] O EST em doses de até 30 mg/dia alcançou resposta de 67% de todos os participantes incluídos em um estudo, com remissão completa em 20% deles.[92] A taxa de resposta aos ISRSs, considerando estudos menores, fica entre 53 e 83%.[92] O tempo de resposta pode ser até maior do que no TOC, ocorrendo gradualmente em até 16 semanas.[91] Além disso, 43% dos pacientes que não respondem a um ISRS podem vir a responder ao tratamento com um segundo ISRS em doses adequadas.[94] A CMI pode ser tentada como estratégia de potencialização dos ISRSs ou como monoterapia na falha desses medicamentos. Recomenda-se, porém, otimizar a dose do ISRS antes, uma vez que essa estratégia apresenta menos evidências.[40] Um ensaio clínico aberto com 11 participantes mostrou melhora do TDC com o uso da VEN.[94] A descontinuação do ISRS foi associada à recaída em 87% dos pacientes nos seis meses subsequentes à descontinuação,[94] sendo a orientação mais adequada a continuação da dose eficaz indefinidamente para os casos mais graves ou que já apresentaram recaídas anteriores.[91]

TABELA 24.2
COMPARAÇÃO ENTRE AS PRINCIPAIS CARACTERÍSTICAS DOS TEOC

	TDC	TA	TTM	TE	SRO	HIP
Características essenciais	Preocupação com defeitos na aparência e falhas leves ou imperceptíveis aos outros, com comportamentos ou atos mentais repetitivos em resposta.	Dificuldade persistente de se desfazer de objetos; a acumulação congestiona e compromete o uso dos cômodos.	Arrancar cabelos de forma recorrente, com dificuldade em reduzir ou cessar o comportamento.	Ferir a pele de forma recorrente, com dificuldade em reduzir ou cessar o comportamento.	Crença de que se emite odor desagradável.	Preocupação em ter doença grave, ansiedade acerca da saúde pessoal.
Início (mais comum)	Final da adolescência	Adolescência	Adolescência	Adolescência	Adulto jovem	Adulto
Curso	Crônico	Crônico (deteriorante)	Crônico (remissões e recidivas)	Crônico (remissões e recidivas)	Crônico	Crônico (remissões e recidivas)
Outras características	Qualquer área do corpo pode ser foco de preocupação.	Conflitos com família, vizinhos e autoridades sanitárias é comum; *insight* geralmente pobre.	O comportamento pode ser ritualizado ou associado a características sensoriais dos fios ou estados emocionais.	O comportamento pode ser ritualizado ou associado a características sensoriais da pele ou estados emocionais.	Checagem e tentativas repetidas de resolver odor, evitação social.	Ceticismo e insatisfação com exames normais.
Especificadores	Dismorfia muscular, *insight*.	Aquisição excessiva, *insight*.				Busca ou evitação de cuidado.
Tratamento de primeira linha	ISRSs (doses altas)	TCC	TCC + reversão de hábitos	TCC + reversão de hábitos	TCC? ISRS? Antipsicóticos?	TCC

TDC: transtorno dismórfico corporal; TA: transtorno de acumulação; TTM: tricotilomania; TE: transtorno de escoriação; SRO: síndrome de referência olfatória; HIP: hipocondria; ISRSs: inibidores seletivos da recaptação de serotonina; TCC: terapia cognitivo-comportamental.

TRANSTORNO DE ACUMULAÇÃO

O TA é de difícil manejo por envolver uma grande resistência do paciente em procurar tratamento, além de enorme prejuízo ao indivíduo, à sua família e à comunidade. O tratamento, muitas vezes, inicia-se apenas após o transtorno tornar-se um problema de saúde pública, por exemplo, quando autoridades são acionadas para resolver acúmulo de entulho ou infestação por roedores.

O tratamento não medicamentoso consiste na aplicação de diversos componentes baseados na TCC.[95] Na terapia, o paciente busca entender o processo de acumulação, suas crenças, e envolve o processo de classificar, organizar, resistir ao acúmulo de novos objetos e descartar suas posses.[95] Embora a TCC seja a modalidade mais estudada e com maior evidência de melhora, ainda que modesta, dos sintomas de acumulação (14 a 40%), a remediação cognitiva e o tratamento medicamentoso alcançou proporções semelhantes.[95]

Em metanálise publicada, a proporção de pacientes respondedores ao tratamento medicamentoso ficou entre 37 e 76%, e entre os fármacos comparados, os ISRSs (PRX e SER) e os ISRSN (VEN) foram os que apresentaram as melhores respostas. Foram testados medicamentos adjuvantes em número pequeno de indivíduos, com a quetiapina e a minociclina apresentando alguma resposta, e a naltrexona não sendo efetiva.[96] Ressalta-se que os autores recomendam um otimismo cauteloso com o tratamento farmacológico do TA, considerando que as conclusões se baseiam em estudos heterogêneos, com desenhos abertos ou séries de casos e apenas um ensaio clínico randomizado.[96]

TRICOTILOMANIA

A TCC empregando a técnica da reversão de hábito (TRH) é a abordagem psicoterápica de escolha para a TTM,[97] sendo recomendada sempre que possível. Diversos medicamentos foram testados em ensaios clínicos, mas ainda não foram estabelecidos os tratamentos farmacológicos de primeira linha.[97] A FLX e a SER não demonstraram superioridade ao placebo (amostra de 22 participantes/estudo, em média).[97] Apesar disso, os ISRSs têm um papel importante no tratamento das comorbidades (sintomas ansiosos e depressivos).[98] Dois estudos pequenos que avaliaram a CMI em dose de 250 mg/dia demonstraram efeito de tamanho médio, porém, estatisticamente significativo.[97] A N-acetilcisteína, em doses de 2.400 mg/dia, também apresentou superioridade ao placebo, e um estudo pequeno (n = 25) mostrou tamanho de efeito grande da olanzapina (dose-alvo = 20 mg/dia) quando comparada ao placebo.[97]

TRANSTORNO DE ESCORIAÇÃO (SKIN-PICKING)

A TCC com TRH também costuma ser eficaz no TE.[99] Alguns ensaios clínicos avaliando os ISRSs (FLX, EST, CIT e FLV) demonstraram efeitos promissores, apesar de apenas dois terem sido randomizados.[99] A N-acetilcisteína, em doses de 1.200-3.600 mg/dia, mostrou superioridade ao placebo em um ensaio clinico randomizado, apesar de não ter havido diferença significativa em relação à funcionalidade.[99]

HIPOCONDRIA, OU TRANSTORNO DE ANSIEDADE DE DOENÇA

O manejo destes casos também envolve o uso de ISRSs, embora pacientes com o transtorno tendam a aceitar melhor intervenções psicológicas do que medicamentosas. A TCC tem se mostrado superior a outras psicoterapias, como manejo de estresse e terapias psicodinâmicas, e é a intervenção de escolha.[100]

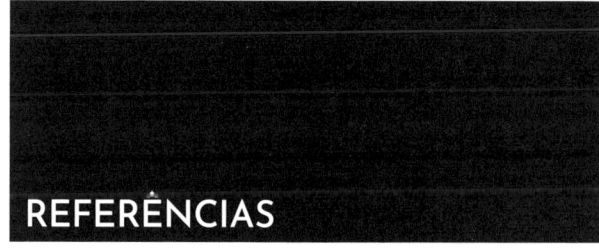

REFERÊNCIAS

1. Shavitt RG, Mathis MA, Oki F, Ferrao YA, Fontenelle LF, Torres AR, et al. Phenomenology of OCD: lessons from a large multicenter study and implications for ICD-11. J Psychiatr Res. 2014;57: 141-8.

2. Jenike MA. Clinical practice: obsessive-compulsive disorder. N Engl J Med. 2004;350(3):259-65.

3. Stein DJ, Costa DLC, Lochner C, Miguel EC, Reddy YCJ, Shavitt RG, et al. Obsessive-compulsive disorder. Nat Rev Dis Prim. 2019;5(1):52.

4. American Psychiatric Association. Manual diagnóstico e estatístico de transtornos mentais: DSM-5. 5. ed. Porto Alegre: Artmed; 2014.

5. Ruscio AM, Stein DJ, Chiu WT, Kessler RC. The epidemiology of obsessive-compulsive disorder in the national comorbidity survey replication. Mol Psychiatry. 2010;15(1):53-63.

6. Viana MC, Andrade LH. Lifetime prevalence, age and gender distribution and age-of-onset of psychiatric disorders in the São Paulo metropolitan area, Brazil: results from the São Paulo megacity mental health survey. Rev Bras Psiquiatr. 2012;34(3):249-60.

7. Andrade LH, Wang YP, Andreoni S, Silveira CM, Alexandrino-Silva C, Siu ER, et al. Mental disorders in megacities: findings from the São Paulo megacity mental health survey, Brazil. PLoS One. 2012;7(2):e31879.

8. Simpson HB, Reddy YCJ. Obsessive-compulsive disorder for ICD-11: proposed changes to the diagnostic guidelines and specifiers. Rev Bras Psiquiatr. 2014;36(suppl 1):3-13.

9. Huppert JD, Simpson HB, Nissenson KJ, Liebowitz MR, Foa EB. Quality of life and functional impairment in obsessive-compulsive disorder: a comparison of patients with and without comorbidity, patients in remission, and healthy controls. Depress Anxiety. 2009;26(1):39-45.

10. World Health Organization. International classification of diseases for mortality and morbidity statistics. 11th ed. rev. Geneva: WHO; 2018.

11. Reddy YCJ, Simpson HB, Stein DJ. Obsessive-compulsive and related disorders in international classification of Diseases-11 and its relation to international classification of Diseases-10 and diagnostic and statistical manual of mental Disorders-5. Indian J Soc Psychiatry. 2018;34(5):34-43.

12. Rosario-Campos MC, Leckman JF, Curi M, Quatrano S, Katsovitch L, Miguel EC, et al. A family study of early-onset obsessive-compulsive disorder. Am J Med Genet B Neuropsychiatr Genet. 2005;136B(1):92-7.

13. Del Casale A, Sorice S, Padovano A, Simmaco M, Ferracuti S, Lamis DA, et al. Psychopharmacological treatment of obsessive-compulsive disorder (OCD). Curr Neuropharmacol. 2019;17(8):710-36.

14. Goodman WK, Price LH, Rasmussen SA, Mazure C, Fleischmann RL, Hill CL, et al. The Yale-brown obsessive compulsive scale. Arch Gen Psychiatry. 1989;46(11):1006-11.

15. Rosario-Campos MC, Miguel EC, Quatrano S, Chacon P, Ferrao Y, Findley D, et al. The dimensional yale-brown obsessive-compulsive scale (DY-BOCS): an instrument for assessing obsessive-compulsive symptom dimensions. Mol Psychiatry. 2006;11(5):495-504.

16. Storch EA, Nadai AS, Rosário MC, Shavitt RG, Torres AR, Ferrão YA, et al. Defining clinical severity in adults with obsessive-compulsive disorder. Compr Psychiatry. 2015;63:30-5.

17. Shephard E, Stern ER, van den Heuvel OA, Costa DLC, Batistuzzo MC, Godoy PBG, et al. Toward a neurocircuit-based taxonomy to guide treatment of obsessive-compulsive disorder. Mol Psychiatry. 2021.

18. Torres AR, Fontenelle LF, Shavitt RG, Ferrão YA, Rosário MC, Storch EA, et al. Comorbidity variation in patients with obsessive-compulsive disorder according to symptom dimensions: results from a large multicentre clinical sample. J Affect Disord. 2016;190:508-16.

19. Shin NY, Lee TY, Kim E, Kwon JS. Cognitive functioning in obsessive-compulsive disorder: a meta-analysis. Psychol Med. 2014;44(6):1121-30.

20. Abramovitch A, Abramowitz JS, Mittelman A. The neuropsychology of adult obsessive-compulsive disorder: a meta-analysis. Clin Psychol Rev. 2013;33(8):1163-71.

21. Snyder HR, Kaiser RH, Warren SL, Heller W. Obsessive-compulsive disorder is associated with broad impairments in executive function: a meta-analysis. Clin Psychol Sci. 2015;3(2):301-30.

22. Abramovitch A, Abramowitz JS, Mittelman A, Stark A, Ramsey K, Geller DA. Research review: neuropsychological test performance in pediatric obsessive-compulsive disorder: a meta-analysis. J Child Psychol Psychiatry. 2015;56(8):837-47.

23. Freud S. Duas histórias clínicas (O "Pequeno Hans" e o "Homem dos ratos"). Rio de Janeiro: Imago; 1996. v. 10.

24. Abramovitch A, Anholt G, Raveh-Gottfried S, Hamo N, Abramowitz JS. Meta-analysis of intelligence quotient (IQ) in obsessive-compulsive disorder. Neuropsychol Rev. 2018;28(1):111-20.

25. Kashyap H, Reddy P, Mandadi S, Narayanaswamy JC, Sudhir PM, Reddy YCJ. Cognitive training for neurocognitive and functional impairments in obsessive compulsive disorder: a case report. J Obsessive Compuls Relat Disord. 2019;23:100480.

26. Park HS, Shin YW, Ha TH, Shin MS, Kim YY, Lee YH, et al. Effect of cognitive training focusing on organizational strategies in patients with obsessive-compulsive disorder. Psychiatry Clin Neurosci. 2006;60(6):718-26.

27. Pauls DL, Abramovitch A, Rauch SL, Geller DA. Obsessive-compulsive disorder: an integrative genetic and neurobiological perspective. Nat Rev Neurosci. 2014;15(6):410-24.

28. Saraiva LC, Cappi C, Simpson HB, Stein DJ, Viswanath B, van den Heuvel OA, et al. Cutting-edge genetics in obsessive-compulsive disorder. Fac Rev. 2020;9:30.

29. Zai G, Barta C, Cath D, Eapen V, Geller D, Grünblatt E. New insights and perspectives on the genetics of obsessive-compulsive disorder. Psychiatr Genet. 2019;29(5):142-51.

30. Piras F, Piras F, Abe Y, Agarwal SM, Anticevic A, Ameis S, et al. White matter microstructure and its relation to clinical features of obsessive-compulsive disorder: findings from the ENIGMA OCD working group. bioRxiv. 2019.

31. Radua J, Grau M, van den Heuvel OA, Schotten MT, Stein DJ, Canales-Rodríguez EJ, et al. Multimodal voxel-based meta-analysis of white matter abnormalities in obsessive-compulsive disorder. Neuropsychopharmacology. 2014;39(7):1547-57.

32. Gürsel DA, Avram M, Sorg C, Brandl F, Koch K. Frontoparietal areas link impairments of large-scale intrinsic brain networks with aberrant fronto-striatal interactions in OCD: a meta-analysis of resting-state functional connectivity. Neurosci Biobehav Rev. 2018;87:151-60.

33. Nakao T, Okada K, Kanba S. Neurobiological model of obsessive-compulsive disorder: evidence from recent neuropsychological and neuroimaging findings. Psychiatry Clin Neurosci. 2014;68(8):587-605.

34. Cordioli AV. A terapia cognitivo-comportamental no transtorno obsessivo-compulsivo. Rev Bras Psiquiatr. 2008;30(suppl 2):S65-72.

35. Erzegovesi S, Cavallini MC, Cavedini P, Diaferia G, Locatelli M, Bellodi L. Clinical predictors of drug response in obsessive-compulsive disorder. J Clin Psychopharmacol. 2001;21(5):488-92.

36. Belotto-Silva C, Diniz JB, Malavazzi DM, Valério C, Fossaluza V, Borcato S, et al. Group cognitive-behavioral therapy versus selective serotonin reuptake inhibitors for obsessive-compulsive disorder: a practical clinical trial. J Anxiety Disord. 2012;26(1):25-31.

37. Koran LM, Hanna GL, Hollander E, Nestadt G, Simpson HB, American Psychiatric Association. Practice guideline for the treatment of patients with obsessive-compulsive disorder. Am J Psychiatry. 2007;164(7 Suppl):5-53.

38. Foa EB. Cognitive behavioral therapy of obsessive-compulsive disorder. Dialogues Clin Neurosci. 2010;12(2):199-207.

39. Hezel D, Simpson HB. Exposure and response prevention for obsessive-compulsive disorder: a review and new directions. Indian J Psychiatry. 2019;61(Suppl 1):S85-92.

40. Abramowitz JS, Foa EB, Franklin ME. Exposure and ritual prevention for obsessive-compulsive disorder: effects of intensive versus twice-weekly sessions. J Consult Clin Psychol. 2003;71(2):394-8.

41. Meyer V. Modification of expectations in cases with obsessional rituals. Behav Res Ther. 1966;4(4):273-80.

42. Craske MG, Treanor M, Conway CC, Zbozinek T, Vervliet B. Maximizing exposure therapy: an inhibitory learning approach. Behav Res Ther. 2014;58:10-23.

43. Falkenstein MJ, Nota JA, Krompinger JW, Schreck M, Garner LE, Potluri S, et al. Empirically-derived response trajectories of intensive residential treatment in obsessive-compulsive disorder: a growth mixture modeling approach. J Affect Disord. 2019;245:827-33.

44. Brennan BP, Lee C, Elias JA, Crosby JM, Mathes BM, Andre MC, et al. Intensive residential treatment for severe obsessive-compulsive disorder: characterizing treatment course and predictors of response. J Psychiatr Res. 2014;56:98-105.

45. Schröder J, Werkle N, Cludius B, Jelinek L, Moritz S, Westermann S. Unguided internet-based cognitive-behavioral therapy for obsessive-compulsive disorder: a randomized controlled trial. Depress Anxiety. 2020;37(12):1208-20.

46. Kyrios M, Nedeljkovic M, Moulding R, Klein B, Austin D, Meyer D, et al. Study protocol for a randomised controlled trial of internet-based cognitive-behavioural therapy for obsessive-compulsive disorder. BMC Psychiatry. 2014;14:209.

47. Hamatani S, Tsuchiyagaito A, Nihei M, Hayashi Y, Yoshida T, Takahashi J, et al. Predictors of response to exposure and response prevention-based cognitive behavioral therapy for obsessive-compulsive disorder. BMC Psychiatry. 2020;20(1):433.

48. Law C, Boisseau CL. Exposure and response prevention in the treatment of obsessive-compulsive disorder: current perspectives. Psychol Res Behav Manag. 2019;12:1167-74.

49. Bloch MH, McGuire J, Landeros-Weisenberger A, Leckman JF, Pittenger C. Meta-analysis of the dose-response relationship of SSRI in obsessive-compulsive disorder. Mol Psychiatry. 2010;15(8):850-5.

50. Roberts LW, Hales RE, Yudofsky SC. The American Psychiatric Association Publishing: textbook of psychiatry. 7th ed. Washington: APA; 2019.

51. Soomro GM, Altman D, Rajagopal S, Oakley Browne M. Selective serotonin re-uptake inhibitors (SSRIs) versus placebo for obsessive compulsive disorder (OCD). Cochrane Database Syst Rev. 2008;2008(1):CD001765.

52. Math SB, Reddy YCJ. Issues in the pharmacological treatment of obsessive-compulsive disorder. Int J Clin Pract. 2007;61(7):1188-97.

53. Task force for the handbook of psychiatric measures. In: Rush AJ, First MB, Blacker D, editors. Handbook of psychiatric measures. Washington: American Psychiatric Pub; 2008.

54. Farris SG, McLean CP, Van Meter PE, Simpson HB, Foa EB. Treatment response, symptom remission, and wellness in obsessive-compulsive disorder. J Clin Psychiatry. 2013;74(7):685-90.

55. Costa DLC, Shavitt RG, Cesar RCC, Joaquim MA, Borcato S, Valério C, et al. Can early improvement be an indicator of treatment response in obsessive-compulsive disorder? Implications for early-treatment decision-making. J Psychiatr Res. 2013;47(11):1700-7.

56. Cottraux J, Bouvard MA, Milliery M. Combining pharmacotherapy with cognitive-behavioral interventions for obsessive-compulsive disorder. Cogn Behav Ther. 2005;34(3):185-92.

57. Hirschtritt ME, Bloch MH, Mathews CA. Obsessive-compulsive disorder: advances in diagnosis and treatment. JAMA. 2017;317(13):1358-67.

58. Clomipramine in the treatment of patients with obsessive-compulsive disorder. The Clomipramine Collaborative Study Group. Arch Gen Psychiatry. 1991;48(8):730-8.

59. Phelps NJ, Cates ME. The role of venlafaxine in the treatment of obsessive-compulsive disorder. Ann Pharmacother. 2005;39(1):136-40.

60. Ackerman DL, Greenland S. Multivariate meta-analysis of controlled drug studies for obsessive-compulsive disorder. J Clin Psychopharmacol. 2002;22(3):309-17.

61. Skapinakis P, Caldwell DM, Hollingworth W, Bryden P, Fineberg NA, Salkovskis P, et al. Pharmacological and psychotherapeutic interventions for management of obsessive-compulsive disorder in adults: a systematic review and network meta-analysis. Lancet Psychiatry. 2016;3(8):730-9.

62. Veale D, Miles S, Smallcombe N, Ghezai H, Goldacre B, Hodsoll J. Atypical antipsychotic augmentation in SSRI treatment refractory obsessive-compulsive disorder: a systematic review and meta-analysis. BMC Psychiatry. 2014;14:317.

63. Amerio A, Odone A, Ghaemi SN. Aripiprazole augmentation in treating comorbid bipolar disorder and obsessive-compulsive disorder: a systematic review. J Affect Disord. 2019;249:15-9.

64. Diniz JB, Shavitt RG, Fossaluza V, Koran L, Pereira CAB, Miguel EC. A double-blind, randomized, controlled trial of fluoxetine plus quetiapine or clomipramine versus fluoxetine plus placebo for obsessive-compulsive disorder. J Clin Psychopharmacol. 2011;31(6):763-8.

65. Rapinesi C, Kotzalidis GD, Ferracuti S, Sani G, Girardi P, Del Casale A. Brain stimulation in obsessive-compulsive disorder (OCD): a systematic review. Curr Neuropharmacol. 2019;17(8):787-807.

66. Brunoni AR, Sampaio-Junior B, Moffa AH, Aparício LV, Gordon P, Klein I, et al. Noninvasive brain stimulation in psychiatric disorders: a primer. Rev Bras Psiquiatr. 2019;41(1):70-81.

67. McClintock SM, Reti IM, Carpenter LL, McDonald WM, Dubin M, Taylor SF, et al. Consensus recommendations for the clinical application of repetitive transcranial magnetic stimulation (rTMS) in the treatment of depression. J Clin Psychiatry. 2018;79(1):16cs10905.

68. Sachdev PS. Is Kleine-Levin syndrome a variant of bipolar disorder? An hypothesis. Acta Neuropsychiatr. 2008;20(4):177-81.

69. Pelissolo A, Harika-Germaneau G, Rachid F, Gaudeau-Bosma C, Tanguy M-L, BenAdhira R, et al. Repetitive transcranial magnetic stimulation to supplementary motor area in refractory obsessive-compulsive disorder treatment: a sham-controlled trial. Int J Neuropsychopharmacol. 2016;19(8):pyw025.

70. Carmi L, Tendler A, Bystritsky A, Hollander E, Blumberger DM, Daskalakis J, et al. Efficacy and safety of deep transcranial magnetic stimulation for obsessive-compulsive disorder: a prospective multicenter randomized double-blind placebo-controlled trial. Am J Psychiatry. 2019;176(11):931-8.

71. Moffa AH, Brunoni AR, Nikolin S, Loo CK. Transcranial direct current stimulation in psychiatric disorders: a comprehensive review. Psychiatr Clin North Am. 2018;41(3):447-63.

72. Silva RMF, Brunoni AR, Goerigk S, Batistuzzo MC, Costa DLC, Diniz JB, et al. Efficacy and safety of transcranial direct current stimulation as an add-on treatment for obsessive-compulsive disorder: a randomized, sham-controlled trial. Neuropsychopharmacology. 2021;46(5):1028-34.

73. Silva RMF, Batistuzzo MC, Shavitt RG, Miguel EC, Stern E, Mezger E, et al. Transcranial direct current stimulation in obsessive-compulsive disorder: an update in electric field modeling and investigations for optimal electrode montage. Expert Rev Neurother. 2019;19(10):1025-35.

74. D'Urso G, Brunoni AR, Mazzaferro MP, Anastasia A, Bartolomeis A, Mantovani A. Transcranial direct current stimulation for obsessive-compulsive disorder: a randomized, controlled, partial crossover trial. Depress Anxiety. 2016;33(12):1132-40.

75. Miguel EC, Lopes AC, McLaughlin NCR, Norén G, Gentil AF, Hamani C, et al. Evolution of gamma knife capsulotomy for intractable obsessive-compulsive disorder. Mol Psychiatry. 2019;24(2):218-40.

76. Alonso P, Cuadras D, Gabriëls L, Denys D, Goodman W, Greenberg BD, et al. Deep brain stimulation for obsessive-compulsive disorder: a meta-analysis of treatment outcome and predictors of response. PLoS One. 2015;10(7):e0133591.

77. Lopes AC, Greenberg BD, Canteras MM, Batistuzzo MC, Hoexter MQ, Gentil AF, et al. Gamma ventral capsulotomy for obsessive-compulsive disorder: a randomized clinical trial. JAMA Psychiatry. 2014;71(9):1066-76.

78. Karas PJ, Lee S, Jimenez-Shahed J, Goodman WK, Viswanathan A, Sheth SA. Deep brain stimulation for obsessive compulsive disorder: evolution of surgical stimulation target parallels changing model of dysfunctional brain circuits. Front Neurosci. 2019;12:998.

79. Brown LT, Mikell CB, Youngerman BE, Zhang Y, McKhann GM 2nd, Sheth SA. Dorsal anterior cingulotomy and anterior capsulotomy for severe, refractory obsessive-compulsive disorder: a systematic review of observational studies. J Neurosurg. 2016;124(1):77-89.

80. Krebs G, Heyman I. Obsessive-compulsive disorder in children and adolescents. Arch Dis Child. 2015;100(5):495-9.

81. Piacentini J, Bergman RL, Keller M, McCracken J. Functional impairment in children and adolescents with obsessive-compulsive disorder. J Child Adolesc Psychopharmacol. 2003;13(Suppl 1):S61-9.

82. Wewetzer C, Jans T, Müller B, Neudörfl A, Bücherl U, Remschmidt H, et al. Long-term outcome and prognosis of obsessive-compulsive disorder with onset in childhood or adolescence. Eur Child Adolesc Psychiatry. 2001;10(1):37-46.

83. Micali N, Heyman I, Perez M, Hilton K, Nakatani E, Turner C, et al. Long-term outcomes of obsessive-compulsive disorder: follow-up of 142 children and adolescents. Br J Psychiatry. 2010;197(2):128-34.

84. Alvarenga PG, Rosario MC, Cesar RC, Manfro GG, Moriyama TS, Bloch MH, et al. Obsessive-compulsive symptoms are associated with psychiatric comorbidities, behavioral and clinical problems: a population-based study of Brazilian school children. Eur Child Adolesc Psychiatry. 2016;25(2):175-82.

85. Rosario-Campos MC, Leckman JF, Mercadante MT, Shavitt RG, Prado HS, Sada P, et al. Adults with early-onset obsessive-compulsive disorder. Am J Psychiatry. 2001;158(11):1899-903.

86. Mathis MA, Diniz JB, Hounie AG, Shavitt RG, Fossaluza V, Ferrão Y, et al. Trajectory in obsessive-compulsive disorder comorbidities. Eur Neuropsychopharmacol. 2013;23(7):594-601.

87. Miguel EC, Rosário-Campos MC, Prado HS, Valle R, Rauch SL, Coffey BJ, et al. Sensory phenomena in obsessive-compulsive disorder and Tourette's disorder. J Clin Psychiatry. 2000;61(2):150-6.

88. Bloch MH, Storch EA. Assessment and management of treatment-refractory obsessive-compulsive disorder in children. J Am Acad Child Adolesc Psychiatry. 2015;54(4):251-62.

89. Fatori D, Pereira CAB, Asbahr FR, Requena G, Alvarenga PG, Mathis MA, et al. Adaptive treatment strategies for children and adolescents with obsessive-compulsive disorder: a sequential multiple assignment randomized trial. J Anxiety Disord. 2018;58:42-50.

90. Thomas E, Plessis S, Chiliza B, Lochner C, Stein D. Olfactory reference disorder: diagnosis, epidemiology and management. CNS Drugs. 2015;29(12):999-1007.

91. Hong K, Nezgovorova V, Uzunova G, Schlussel D, Hollander E. Pharmacological treatment of body dysmorphic disorder. Curr Neuropharmacol. 2019;17(8):697-702.

92. Phillips KA, Keshaviah A, Dougherty DD, Stout RL, Menard W, Wilhelm S. Pharmacotherapy relapse prevention in body dysmorphic disorder: a double-blind, placebo-controlled trial. Am J Psychiatry. 2016;173(9):887-95.

93. Phillips KA, Albertini RS, Rasmussen SA. A randomized placebo-controlled trial of fluoxetine in body dysmorphic disorder. Arch Gen Psychiatry. 2002;59(4):381-8.

94. Phillips KA, Hollander E. Treating body dysmorphic disorder with medication: evidence, misconceptions, and a suggested approach. Body Image. 2008;5(1):13-27.

95. Thompson C, Fernández de la Cruz L, Mataix-Cols D, Onwumere J. A systematic review and quality assessment of psychological, pharmacological, and family-based interventions for hoarding disorder. Asian J Psychiatr. 2017;27:53-66.

96. Brakoulias V, Eslick GD, Starcevic V. A meta-analysis of the response of pathological hoarding to pharmacotherapy. Psychiatry Res. 2015;229(1-2):272-6.

97. Farhat LC, Olfson E, Nasir M, Levine JLS, Li F, Miguel EC, et al. Pharmacological and behavioral treatment for trichotillomania: an updated systematic review with meta-analysis. Depress Anxiety. 2020;37(8):715-27.

98. Baczynski C, Sharma V. Pharmacotherapy for trichotillomania in adults. Expert Opin Pharmacother. 2020;21(12):1455-66.

99. Lochner C, Roos A, Stein DJ. Excoriation (skin-picking) disorder: a systematic review of treatment options. Neuropsychiatr Dis Treat. 2017;13:1867-72.

100. Tyrer P. Recent advances in the understanding and treatment of health anxiety. Curr Psychiatry Rep. 2018;20(7):49

Para *quizzes* sobre o conteúdo do livro e casos clínicos complementares, acesse:

https://apoio.grupoa.com.br/tratadopsi/

25

TRANSTORNOS RELACIONADOS A TRAUMA E A ESTRESSORES

LILIANE VILETE
MARIANA PIRES LUZ
MAURO V. MENDLOWICZ
RAQUEL MENEZES GONÇALVES
WILLIAM BERGER

Diferentemente de qualquer outro transtorno mental descrito nas classificações psiquiátricas atuais, os transtornos relacionados a trauma e a estressores precisam, para seu diagnóstico, da presença clara de um elemento causal muito bem definido: a exposição a um evento potencialmente traumático ou a um estressor grave. Embora outros transtornos mentais, como episódios depressivos ou transtorno de pânico (TP), possam se desenvolver após situações como essas, elas não são necessárias, sendo consideradas fatores de risco para esses outros transtornos. Eventos potencialmente traumáticos ou estressores graves só são considerados condição indispensável para os transtornos deste capítulo.

Ao ser exposta a um evento potencialmente traumático ou estressor grave, a maioria das pessoas apresenta sintomas de medo ou ansiedade transitórios, que desaparecem espontaneamente após curto espaço de tempo. Porém, alguns indivíduos apresentam cronicamente sintomas dissociativos, anedonia, cognições negativas distorcidas, disforia, episódios de raiva e agressividade, entre outros.[1] Esses indivíduos tendem a apresentar importante sofrimento psíquico e comprometimento funcional, e podem ser diagnosticados com um dos transtornos mentais relacionados ao trauma e ao estresse. O **Quadro 25.1** mostra todos os transtornos relacionados a trauma e a estressores, com suas características clínicas principais. Porém, com exceção do transtorno de estresse pós-traumático, existem poucos estudos sobre os transtornos relacionados ao estresse. Por exemplo, as prevalências dos outros transtornos desse grupo ainda são desconhecidas na população geral devido à escassez de dados coletados em diferentes amostras desse público.[2] Por ser o transtorno mais importante e o mais estudado desse grupo, este capítulo abordará os diversos aspectos do TEPT.

TRANSTORNO DE ESTRESSE PÓS-TRAUMÁTICO

ASPECTOS HISTÓRICOS DO ESTUDO DO TRANSTORNO DE ESTRESSE PÓS-TRAUMÁTICO

Alguns textos da Antiguidade sugerem que os combatentes do passado apresentavam quadros psiquiátricos compatíveis com o diagnóstico de TEPT. O historiador grego Heródoto (484-425 A.E.C.) narrou como o soldado ateniense Epizelus apresentou uma súbita e inexplicável amaurose após ter visto um colega ser morto em combate, da qual não se recuperou. Muito antes disso, porém, os médicos-sacerdotes da antiga Mesopotâmia, os *ašipu*, já

QUADRO 25.1
PRINCIPAIS CARACTERÍSTICAS CLÍNICAS DOS TRANSTORNOS RELACIONADOS A TRAUMA E A ESTRESSORES

Transtornos relacionados a trauma e a estressores	Evento causador	Principais características clínicas
Transtorno de apego reativo	Negligência ou privação social na infância, causada por cuidados parentais inadequados ou trocas frequentes de responsáveis/cuidadores.	Acomete principalmente crianças entre 9 meses e 5 anos de idade. Padrão internalizante de comportamento, com pouca expressão social ou emocional, afeto positivo limitado e episódios de tristeza, temor ou irritabilidade inexplicados. Ausência de vínculo entre a criança e seus responsáveis/cuidadores.
Transtorno de interação social desinibida	Negligência ou privação social na infância (antes dos 2 anos de idade), causada por cuidados parentais inadequados ou trocas frequentes de responsáveis/cuidadores.	Acomete indivíduos entre 2 anos de idade e a adolescência. A criança apresenta familiaridade/intimidade excessiva com estranhos. Tendência a acompanhar estranhos sem hesitação, sem se preocupar em retornar para seus responsáveis/cuidadores.

QUADRO 25.1
PRINCIPAIS CARACTERÍSTICAS CLÍNICAS DOS TRANSTORNOS RELACIONADOS A TRAUMA E A ESTRESSORES

Transtornos relacionados a trauma e a estressores	Evento causador	Principais características clínicas
TEPT	Exposição real ou ameaça a evento que envolva morte, ferimento grave ou violência sexual. O indivíduo pode ser vítima direta do evento, testemunhar pessoalmente ou saber que o evento ocorreu com familiar ou amigo próximo. Alguns indivíduos podem, ainda, ser expostos de forma repetitiva a detalhes aversivos desses eventos, como é o caso de legistas e outros profissionais.	Pode acometer indivíduos em qualquer faixa etária. Após vivenciar o evento traumático, a pessoa apresenta sintomas por, pelo menos, um mês, que podem ser divididos em quatro grupos: (1) sintomas intrusivos (pesadelos, memórias intrusivas, *flashbacks*, etc.); (2) evitação persistente (evitação de pistas internas ou externas que lembrem o evento); (3) cognições e humor negativos (distanciamento emocional, anedonia, culpa, vergonha, etc.); (4) hiperexcitabilidade (insônia, hipervigilância, irritabilidade).
Transtorno de estresse agudo	Exposição real ou ameaça a evento que envolva morte, ferimento grave ou violência sexual. O indivíduo pode ser vítima direta do evento, testemunhar pessoalmente ou saber que o evento ocorreu com familiar ou amigo próximo. Alguns indivíduos podem ainda ser expostos de forma repetitiva a detalhes aversivos desses eventos, como é o caso de legistas e outros profissionais.	Acomete indivíduos de qualquer faixa etária. Os sintomas têm duração mínima de três dias e máxima de um mês. Os sintomas são semelhantes aos do TEPT, sendo divididos em cinco grupos: (1) sintomas intrusivos (memórias intrusivas, pesadelos, *flashbacks*, etc.); (2) humor negativo (perda da capacidade de experimentar emoções positivas, como prazer ou amor); (3) sintomas dissociativos (amnésia dissociativa relacionada ao evento, desrealização/despersonalização); (4) sintomas de evitação (evitação de pistas internas ou externas que lembrem o evento); (5) hiperexcitabilidade (dificuldade de concentração, insônia, irritabilidade, etc.).
Transtornos de adaptação	Estressor ou estressores importantes e identificáveis, não necessariamente relacionados a morte, lesão física ou violência sexual. São exemplos desses estressores: separação, doença, incapacidade física, problemas financeiros e profissionais.	Pode acometer indivíduos de qualquer faixa etária, e seus sintomas são desproporcionais ao estressor desencadeante. O transtorno pode ser especificado em: (1) com humor deprimido; (2) com ansiedade; (3) com misto de ansiedade e depressão; (4) com perturbação da conduta; (5) com perturbação mista das emoções e conduta; e (6) não especificado. Após o término do estressor e suas consequências, os sintomas remitem completamente em até seis meses.

Fonte: American Psychiatric Association.[1]

haviam descrito nas suas tabuletas cuneiformes como os soldados dos exércitos neo-assírios eram afligidos por visões dos fantasmas dos inimigos que haviam matado.[3]

A maior parte dos livros-texto informa que o estudo médico moderno do TEPT teve início com a publicação de Jacob M. Da Costa, a qual descreve sua experiência clínica com sintomas cardiorrespiratórios apresentados por veteranos da Guerra Civil Americana – o "coração irritável".[4] Conceitos correlatos, contudo, já vinham sendo desenvolvidos na literatura médica da época. Sir John E. Erichsen, descreveu, em 1866, quadros neurológicos sem base orgânica aparente que se manifestavam em vítimas de acidentes ferroviários e que denominou de "choque espinhal" – para o qual John Russel Reynolds e Jean-Marie Charcot postularam uma etiologia puramente psicológica. Em 1914, o psicanalista francês Angelo Hesnard descreveu sintomas típicos de TEPT em sobreviventes de acidentes navais em Toulon. Durante a Primeira Guerra Mundial, médicos ingleses, franceses e alemães diagnosticaram dezenas de milhares de casos de "shell shock" entre os combatentes nas trincheiras. A Segunda Guerra Mundial introduziu no mundo a tristemente famosa "síndrome do campo de concentração".[5]

DEFINIÇÃO DE EVENTO POTENCIALMENTE TRAUMÁTICO CAPAZ DE CAUSAR TRANSTORNO DE ESTRESSE PÓS-TRAUMÁTICO

A partir da categorização sistemática dos eventos traumáticos e do diagnóstico de TEPT, as consequências de curto e longo prazos relacionadas à exposição a eventos traumáticos passaram a ser reconhecidas e estudadas pela comunidade científica e por clínicos em todo o mundo.[6]

Nas primeiras edições do *Manual diagnóstico e estatístico de transtornos mentais* (DSM), em 1952 e 1968, as definições de possíveis eventos traumáticos eram bastante vagas. A categoria diagnóstica de TEPT foi introduzida na terceira edição do manual, em 1980, com a determinação de obrigatoriedade do evento traumático e conferindo a este uma qualidade de evento etiológico. Nessa edição, os eventos traumáticos eram definidos como "evento estressor que poderia gerar sintomas na maioria das pessoas". Essa definição ainda não compreendia a complexidade de todas as situações passíveis de desenvolvimento de TEPT, e permitia diferentes interpretações.[7] A partir dessa edição, várias mudanças foram realizadas no critério de exposição ao evento traumático.[6]

Na terceira edição revisada do manual, em 1987, os eventos traumáticos eram definidos como "situações fora da experiência humana usual e que poderiam ser desconfortáveis para quase todas as pessoas, envolvendo séria ameaça de morte ou à integridade física". Apesar de já denotar um esforço na direção de melhor definição de evento traumático, ainda era pouco específica e de difícil operacionalização. O DSM-IV, ressaltando a importância da resposta individual aos eventos traumáticos, estabeleceu um critério para evento traumático subdividido, considerando a natureza da exposição (critério A1: "A pessoa vivenciou, testemunhou ou foi confrontada com um ou mais eventos que envolvem morte ou grave ferimento, reais ou ameaçadores, ou uma ameaça à integridade física própria ou a de outros") e a reação individual a ela (critério A2: "A resposta da pessoa envolveu intenso medo, impotência ou horror"). O DSM-IV-TR manteve essa divisão, e acrescentou a possibilidade de "saber sobre" o evento traumático ocorrido com pessoas próximas.[7]

Atualmente, o DSM-5 estabeleceu critérios mais restritos para a exposição a evento traumático, sendo "exposição a episódio concreto ou ameaça de morte, lesão grave ou violência sexual". As principais mudanças da classificação atual envolvem a supressão do critério A2 (relacionado à resposta pessoal à exposição) e a determinação de quatro formas de exposição aos eventos traumáticos (vivenciar diretamente, testemunhar, saber sobre evento de pessoa próxima e exposição repetida a detalhes aversivos de eventos traumáticos de outros).[8] Uma polêmica mudança foi a restrição dos critérios para morte de ente querido, que só é considerada evento traumático em caso de situação violenta ou acidental.[9] Essa restrição pode acarretar diferenças na prevalência e no risco de desenvolvimento de TEPT comparativamente ao DSM-IV-TR, ou seja, indivíduos que tinham o diagnóstico anteriormente podem não apresentá-lo mais sob a luz dos novos critérios do DSM-5.[8]

Os traumas complexos são aqueles que envolvem eventos especialmente graves, repetitivos e por períodos prolongados (podendo ser crônicos), como torturas, situações de guerra ou genocídio, escravidão, violência doméstica prolongada e abusos físicos e sexuais em crianças e adolescentes.[10] A categorização desse tipo de trauma ainda é bastante controversa na literatura, porém, já foi introduzida na última edição da *Classificação internacional de doenças* (CID-11) como evento passível de desencadear o TEPT complexo.[10]

A definição e a categorização sistemática e padronizada dos eventos traumáticos são de extrema importância para o estudo da epidemiologia do TEPT, identificação de fatores de risco e de proteção para o transtorno, identificação de pessoas e populações em maior risco, determinação da frequência de exposição a eventos traumáticos, planejamento de acesso a serviços de saúde, fundamentação para recursos previdenciários e jurídicos, além de planejamento de intervenções terapêuticas e preventivas.[9]

A EPIDEMIOLOGIA DA EXPOSIÇÃO A EVENTOS TRAUMÁTICOS*

Até 17 de janeiro de 2021, a pandemia de covid-19 já havia atingido, confirmadamente, 93.194.922 casos, em 223 países, áreas ou territórios do mundo, e 2.014.729 mortes.[11] A ameaça de morrer ou de perder um ente querido pela covid-19 representa um trauma de massa vivido pela humanidade, mas com demonstração distinta de capacidade de controle da pandemia entre os países.

Anteriormente à pandemia, a Organização Mundial da Saúde (OMS) havia estimado que cerca de 70% dos adultos de 24 países já haviam sido expostos a pelo menos um evento traumático na vida.[12] No entanto, essas prevalências variaram muito entre as regiões estudadas: de 28,6%, na Bulgária, a 84,6%, na Ucrânia. Frequências e tipos de eventos variam de acordo com regiões; contudo, diferenças culturais também podem levar à subnotificação de eventos traumáticos estigmatizantes em certos locais.[13]

As experiências traumáticas mais comumente relatadas até então foram: a) morte inesperada de um ente querido (conforme a definição do DSM-IV); b) testemunho de morte ou cadáver ou assistir à injúria grave em alguém; c) assalto com arma; e d) acidente automobilístico com grave ameaça à vida.[12,13]

Cerca de 30% dos participantes já haviam sido expostos a três ou mais eventos, sugerindo que quase um terço da população mundial podia já sofrer o impacto de traumas cumulativos. O gênero feminino foi cerca de duas vezes mais exposto à violência íntima/doméstica e à violência sexual do que o masculino, bem como a ter sofrido a morte de um ente querido, ser refugiado ou ter uma criança com doença grave. O gênero masculino esteve associado a maior exposição a acidentes e desastres não naturais, assaltos com arma, testemunho de atrocidades e violência coletiva, como guerras. A exposição prévia a um evento traumático aumentava as chances de um evento subsequente para quase todos os tipos de eventos.[13]

No Brasil, foi estimado, entre 2007 e 2008, que cerca de 90% da população adulta das cidades de São Paulo e Rio de Janeiro já havia sido exposta a eventos traumáticos.[14] Quase metade dos participantes havia experimentado quatro ou mais eventos ao longo da vida. A prevalência destes nos últimos 12 meses foi maior no Rio de Janeiro (35,1%) do que em São Paulo (21,7%), com uma proporção seis vezes maior, no Rio de Janeiro, de participantes que relataram ter testemunhado tiroteio ou terem sido vítimas de balas perdidas.[14]

Em São Paulo e suas 38 municipalidades vizinhas, foi estimado que 54,6% dos residentes teriam sido expostos a pelo menos um evento traumático relacionado a crime.[15] Quase todos os sete eventos investigados (exceto sequestro-relâmpago) foram associados a maior chance de pelo menos um tipo de transtorno mental nos últimos 12 meses, em especial, transtorno do humor, de ansiedade e transtornos relacionados a impulsos. Ter um transtorno mental ativo também foi associado ao número de eventos traumáticos experimentados. Transtornos por uso de substâncias e severidade dos transtornos mentais foram associados a exposição a três ou mais eventos.[15]

Estatísticas de morbimortalidade relacionadas à violência revelam que o Brasil está entre o grupo de países com maior risco de morte por homicídio, com assaltos com arma de fogo entre os homens (sobretudo os jovens) como a principal causa de anos de vida perdidos por incapacidade ou morte (DALYS, do inglês *disability-adjusted life year*).[16]

Após o grande aumento da violência, a partir de 1980, o Brasil apresentou uma desaceleração da escalada de mortes de crianças e adolescentes com a promulgação do Estatuto da Criança e do Adolescente, na década de 1990. Até 2018, observou-se uma tendência de queda das taxas de homicídio em muitos estados do País. Algumas razões para essa tendência foram: a) a transição demográfica com o envelhecimento da população e diminuição da população jovem; b) o Estatuto do Desarmamento; c) políticas estaduais de segurança pública; d) aumento importante da subnotificação de homicídios, com aumento de notificações de mortes violentas por causa indeterminada (como observado em São Paulo). A exceção a essa tendência de queda foi observada nos estados

---

* O capítulo "Políticas públicas baseadas em evidências: conhecimento disponível para o aperfeiçoamento das políticas", do *Atlas da violência 2020*,[17] ilustra algumas intervenções de prevenção à violência. A prevenção de eventos traumáticos é o primeiro passo para a prevenção do TEPT e de outros transtornos mentais relacionados a trauma.

de Roraima, Amapá e Rio de Janeiro, que apresentaram aumento das taxas de homicídio entre os anos de 2017 e 2018.[17]

Em 2017, 75,5% das vítimas de homicídios no Brasil eram pretas ou pardas. O declínio observado nas taxas de homicídio da última década reflete, na realidade, a redução destas entre os não negros. Entre homens e mulheres negras, houve aumento das taxas de homicídio nesse mesmo período, chegando a ser quatro a cinco vezes maior do que contra não negros em alguns estados e até 17 vezes, em Alagoas.[17]

Sobre a violência contra a mulher perpetuada pelo parceiro, um inquérito nas 16 maiores cidades brasileiras, em 2006, estimou uma prevalência de 14,3% de abuso físico – bem mais alta do que as da América do Norte (2%), da Europa (8%), da África subsaariana (9%) e do Uruguai (10%).[18] Ally e colaboradores[19] observaram uma queda importante em índices de violência íntima contra a mulher comparando dados de 2006 – ano de promulgação da Lei Maria da Penha, que criou mecanismos para coibir a violência contra a mulher – e de 2012, sugerindo um resultado positivo da Lei. Observaram, também, a associação da violência íntima a transtornos relacionados ao uso de álcool, especialmente dos homens perpetradores.[19] Dados mais recentes, no entanto, mostraram um aumento das taxas de homicídios de mulheres dentro das residências, especialmente por armas de fogo.[17]

A população LGBTQIA+ também é um grupo especialmente vulnerável no Brasil e sofre alta proporção de violência, com aumento das tentativas de homicídio nos últimos anos.[17]

RISCO CONDICIONAL DE TRANSTORNO DE ESTRESSE PÓS-TRAUMÁTICO

Apesar de a exposição a um evento traumático ser condição indispensável para o desenvolvimento do TEPT, apenas uma parcela dos indivíduos expostos a traumas desenvolve esse transtorno.

O risco condicional (ou probabilidade condicional) de TEPT representa a chance de desenvolvê-lo após a exposição a um evento traumático.[20] Diversos fatores influenciam o risco condicional de TEPT, como características da personalidade, apoio social, aspectos étnicos e culturais, nível socioeconômico, sexo e tipo de evento traumático.[21] A idade em que o trauma ocorre tem importante impacto no risco condicional: quanto mais precoce o trauma, maior o risco de desenvolvimento de TEPT e comorbidades psiquiátricas.[22] Outros fatores que tendem a elevar o risco condicional são o número de diferentes traumas ao longo da vida e a complexidade e duração deles.[23]

Diversas hipóteses tentam explicar o maior risco condicional de TEPT em mulheres. Algumas características de exposição a eventos traumáticos podem influenciar esse aspecto nessa população, como exposição precoce a eventos traumáticos[24] e polivitimização,[25] além de maior exposição a eventos traumáticos relacionados à violência sexual e por parceiro íntimo, todas mais comuns em mulheres. Entretanto, mulheres são menos frequentemente expostas a eventos traumáticos do que homens, mas apresentam risco condicional mais alto. É provável que existam fatores especificamente relacionados ao sexo nas respostas biológicas aos traumas e nos processos de regulação do medo que podem elevar o risco condicional de TEPT das mulheres em relação ao dos homens. Além disso, a diferença de risco entre homens e mulheres é observada em estudos provenientes de diferentes países e culturas, o que pode indicar que outros fatores, não somente diferenças socioculturais e econômicas, exerçam um papel nessa disparidade entre os sexos.

Os diversos tipos de eventos traumáticos estão associados a diferentes taxas de desenvolvimento de TEPT, apresentações clínicas distintas, diferentes respostas ao tratamento e padrões distintos de comorbidades. Os diversos tipos de eventos traumáticos parecem, inclusive, ter mecanismos fisiopatológicos e neurobiológicos distintos. Os traumas complexos, principalmente quando ocorrem na infância, estão fortemente associados a alterações na regulação emocional, no desenvolvimento cognitivo e social, no desenvolvimento da personalidade e alterações neurobiológicas.[10] Apesar dessas evidências, os mecanismos que mediam as diferenças de risco condicional entre os eventos traumáticos de diversas naturezas ainda não estão completamente esclarecidos. Todas essas diferenças de prevalência, apresentação clínica, resposta ao tratamento e mecanismos fisiopatológicos evidenciam a necessidade de se considerar e investigar o tipo de evento traumático na avaliação clínica e na pesquisa sobre TEPT.

Eventos traumáticos que envolvem violência interpessoal apresentam riscos condicionais mais altos que traumas não violentos (p. ex., desastres naturais ou acidentes).[26] Os eventos traumáticos que envolvem violência sexual são os que apresentam os maiores riscos condicionais de TEPT.[12] A natureza altamente invasiva da violência sexual e a grande proximidade do agressor estão associadas a piores reações peritraumáticas (imobilidade tônica e dissociação), que aumentam o risco de desenvolvimento de TEPT e estão associadas a maior gravidade e a piores respostas ao tratamento.[23,27,28] Além disso, sentimentos de culpa e vergonha da vítima, maiores alterações na regulação emocional, bem como estigmas sociais e culturais e possível apoio social deficiente podem colaborar para o aumento do risco de TEPT desse tipo de trauma.[29]

EPIDEMIOLOGIA DO TRANSTORNO DE ESTRESSE PÓS-TRAUMÁTICO

A exposição a eventos traumáticos aumenta o risco do desenvolvimento de transtornos mentais, e sugere-se que uma pandemia de transtornos mentais relacionados ao trauma e ao estresse possa se seguir à pandemia de covid-19.

Anteriormente à pandemia, a OMS havia estimado uma prevalência de TEPT ao longo da vida de 3,9%, em uma amostra de 71.083 adultos de 24 países. Metade dos indivíduos com TEPT relatou sintomas persistentes.[12]

Para a população adulta da cidade de São Paulo, a prevalência de TEPT estimada ao longo da vida foi bem maior: cerca de 10%. E cerca de 5% relataram a presença do transtorno nos 12 meses anteriores à pesquisa.[13]

Em São Paulo e municipalidade adjacente, cerca de metade dos casos de TEPT foi classificada como de casos graves, e 30,6%, de moderados.[14]

No Rio de Janeiro, a prevalência estimada de TEPT ao longo da vida foi de 8,75%, enquanto a prevalência nos 12 meses anteriores foi de 3,3%. Apesar da maior prevalência de eventos traumáticos na cidade do Rio de Janeiro, os participantes residentes no município tiveram menores chances de TEPT, quando comparados com os residentes de São Paulo.[13]

Mulheres apresentaram cerca de quatro vezes mais chances de TEPT do que os homens, e participantes entre 45 e 64 anos tiveram cerca de duas vezes mais chance de desenvolver o transtorno do que a faixa etária entre 15 e 24 anos. A chance de TEPT também aumentava quanto maior o número de eventos traumáticos experimentados.[13]

Quase 70% dos casos de TEPT apresentaram comorbidade de algum outro transtorno mental, como depressão, ansiedade ou transtorno por uso de substâncias. A presença de comorbidades aumenta mais a chance de comportamento suicida – já maior em pacientes com TEPT.[30]

Alguns grupos específicos, como prisioneiros[31] e egressos de internação em unidade de terapia intensiva (UTI)[32] têm prevalências muito mais altas de TEPT do que a população geral.

Uma metanálise de 55 artigos publicados no primeiro semestre de 2020 estimou uma prevalência combinada de transtornos mentais na população geral de diferentes países afetados pela pandemia de covid-19 na Ásia, Europa e América do Norte.[33] Foram estimadas prevalências cinco vezes maior de TEPT, quatro vezes maior de ansiedade e três vezes maior de depressão do que as estimadas antes da pandemia.[12] Estressores adicionais relacionados à pandemia de covid-19 podem interagir de maneira sinérgica com o trauma e aumentar ainda mais a predisposição a um transtorno mental. Os estressores podem ser isolamento, perdas financeiras, desemprego, fechamento de escolas, dificuldade de acesso a serviços de saúde, sobrecarga de trabalho, ruptura de relacionamentos, enfrentamento de sequelas da doença, perda de capacidades físicas e incerteza sobre o futuro.

Trabalhadores da saúde tiveram uma prevalência de insônia quase duas vezes maior do que os demais cidadãos. Não foram detectadas diferenças significativas entre os países estudados e entre os gêneros para todos esses transtornos.[33]

Uma revisão sistemática de TEPT entre profissionais de serviços de emergências, anterior à pandemia de covid-19, encontrou maior prevalência (38,5%) entre enfermeiras em UTIs para vítimas de síndrome respiratória aguda (SARS). Percepção de autoeficácia, experiência profissional e apoio social foram associados a menor chance de TEPT. Histórico de problemas físicos e emocionais, estresse no trabalho e problemas organizacionais foram associados a maior chance de TEPT entre os profissionais de emergências.[34] Berger e colaboradores[35] atribuíram a prevalência não aumentada de TEPT em equipes de resgate do Corpo de Bombeiros no Rio de Janeiro aos possíveis efeitos protetores da capacitação profissional e do sentido altruísta do trabalho.

RESILIÊNCIA

Felizmente, nem todos os indivíduos expostos a um evento traumático desenvolverão um transtorno mental. Diante de uma adversidade, podemos definir como resilientes aqueles que não desenvolverão transtornos mentais e manterão uma trajetória adequada de funcionamento, com relativas competência e bem-estar.[36]

Inicialmente definida como um atributo individual de adaptação e superação às adversidades, nos dias atuais, a resiliência é compreendida como um processo complexo e dinâmico, que envolve a interação entre fatores de risco e proteção, individuais e ambientais. A resiliência é, então, uma capacidade de sistemas – que estão interligados, são interdependentes e interagem, como o organismo, o indivíduo, os sistemas de saúde, as instituições e a sociedade.[36]

Essa trajetória de adaptação positiva também será mais ou menos comum, dependendo do tipo de trauma. Segundo Vilete e colaboradores,[37] a história de trauma na infância reduzia em 33% a chance de resiliência quando comparada a evento traumático de violência urbana na vida adulta. Abuso físico reduzia essa chance em 47%, e história de abuso sexual na infância reduzia em 81% a chance de resiliência ao longo da vida. Nessa amostra brasileira, ser do gênero feminino, de etnia indígena e ter história de transtorno mental dos pais também diminuíam as chances de resistência a um evento traumático. Maior experiência de emoções agradáveis pareceu favorecer essa resistência.[37]

A perspectiva salutogênica (que estuda os caminhos que levam à saúde em vez da doença) e o enfoque de estudos sobre os fatores protetores para a saúde mental e sobre os desfechos positivos (como competência, qualidade de vida e bem-estar) trouxeram evidências científicas que podem apoiar as estratégias de promoção da saúde mental.

O **Quadro 25.2** descreve alguns processos de proteção individuais e ambientais relacionados à resiliência que vêm sendo estudados.

Intervenções psicossociais[38] são capazes de ativar simultaneamente diversos processos de proteção. Intervenções, como as realizadas pela Estratégia Saúde da Família (ESF) e focadas na promoção de saúde – como Rodas de Conversa Comunitária, Oficinas de Geração de Renda, Grupos de Caminhada –, podem promover

QUADRO 25.2
PROCESSOS PROTETORES RELACIONADOS À RESILIÊNCIA

Epigenéticos/interação gene *versus* ambiente	Predisposições genéticas moderando o efeito deletério de abuso na infância, mas sem influência em ambiente sem abuso. Papel do ambiente como possibilidade importante de promoção de resiliência.
Neuroendócrinos e neuroimunes	Mediados por dehidroepiandrosterona (DHEA), hormônios sexuais, neuropeptídio Y e galanina. Contrabalanceiam os efeitos deletérios da ativação do eixo HHA (liberação de hormônio liberador da corticotrofina e cortisol) e da liberação de adrenalina na reatividade ao estresse. Sistema de recompensa dopaminérgico. Sistemas glutamatérgico e endocanabinoide. Ocitocina – favorecendo a interação social. Baixos níveis de citocinas pró-inflamatórias, como interleucina-6.[38]
Locus interno de controle	Sentimento de que a própria pessoa pode influenciar sua vida.
Mecanismos maduros de defesa do ego	<ul><li>Sublimação</li><li>Supressão (capacidade de adiar a gratificação, mas de não a renunciar)</li><li>Antecipação (manter-se consciente de uma dor futura)</li><li>Altruísmo</li><li>Humor</li></ul>
Emoções agradáveis ("afetos positivos"), como gratidão Otimismo realístico – com avaliação acurada de situações negativas	Efeito moderador da ação dos afetos desagradáveis no desenvolvimento de TEPT. Efeito desfazedor da reatividade neuroendócrina e cardiovascular ao estresse.

QUADRO 25.2
PROCESSOS PROTETORES RELACIONADOS À RESILIÊNCIA

Resiliência do ego (*ego resiliency*)	Autorregulação das emoções. Flexibilidade. Sistemas neurais de controle cognitivo da emoção; controle do córtex pré-frontal sobre a amígdala.
Estilos de enfrentamento (*coping*)	Estratégias de *coping* focadas na resolução de problemas.
Coping ativo (associado a menor risco de TEPT) *versus* coping evitativo e pensamento desejoso (associados a maior risco de TEPT)	Estratégias de *coping* focadas na emoção e no manejo do estresse: • Meditação compassiva/*mindfulness* • Atividade física/prática esportiva • Atividade artística/música/leitura/literatura/ escrita
Outros processos no indivíduo	Sentimentos de autoestima, autoconfiança e autoeficácia: • Sentido de domínio (*mastery*) • Percepção da adversidade como um desafio • Percepção/construção de sentido para a experiência traumática • Envolvimento com atividades da vida diária e forte sentido de seus próprios valores • Sentimento de pertencimento
Ambiente familiar	• Experiências precoces – apego seguro • Estilos parentais – nem negligente, nem superprotetor. Efeito benéfico do estresse sobre capacidades de manejo futuras • Apoio conjugal
Apoio social	• Capacidade para atrair e utilizar o apoio social • Relacionamento positivo com pares • Cooperação mútua envolvida na ativação dos sistemas de recompensa
Ambientes institucionais e organizacionais	Promotores de autoestima e comportamento para a solução de problemas
Macroambiente	• Condições favoráveis na vizinhança • Condições socioeconômicas, educação, emprego

Fonte: Adaptado de Vilete.[39]

construção de estratégias coletivas e individuais de enfrentamento, autoestima, autoeficácia, *locus* interno de controle, constituição de rede social, atividade física e favorecem, assim, a resiliência no enfrentamento do trauma.

EVOLUÇÃO DOS CRITÉRIOS DIAGNÓSTICOS DO TRANSTORNO DE ESTRESSE PÓS-TRAUMÁTICO

Os estudos sobre os quadros psiquiátricos pós-traumáticos graves, persistentes e incapacitantes apresentados pelos veteranos da guerra do Vietnã culminaram com a inclusão do diagnóstico de TEPT pela American Psychiatric Association (APA) na terceira edição do DSM.

A primeira proposta conceitual destinada a explicar a estrutura dos sintomas desenvolvidos após a exposição do indivíduo a eventos traumáticos foi formulada por Horowitz e colaboradores[40] pouco antes da publicação do DSM-III. Esses autores identificaram a existência de dois agrupamentos de sintomas pós-traumáticos, revivescência e esquiva (evitação), o primeiro deles com sete sintomas e o segundo, com oito.[40] O DSM-III, contudo, relacionou 12 sintomas pós-traumáticos divididos em três grupamentos: revivescência (com três sintomas), entorpecimento emocional (com três sintomas) e uma categoria reconhecidamente residual, que combinava sintomas de hiperexcitabilidade e de esquiva (com seis sintomas).[7]

A formulação diagnóstica do TEPT, com 17 sintomas distribuídos em três agrupamentos sintomáticos – revivescência, esquiva/entorpecimento emocional e hiperexcitabilidade –, estabelecida na DSM-III-R se revelou estável e permaneceu basicamente inalterada no DSM-IV (1994) e no DSM-IV-TR (2000). A única exceção foi que o sintoma "reatividade fisiológica aumentada aos lembretes do evento traumático" foi deslocado do terceiro agrupamento (hiperexcitabilidade) para o primeiro (revivescência).[7]

A análise fatorial é uma técnica estatística tradicional que permite agrupar variáveis (p. ex., os itens de um questionário sobre sintomas pós-traumáticos preenchidos por centenas ou milhares de indivíduos) em conjuntos fortemente correlacionados chamados de fatores (no caso do TEPT, os agrupamentos sintomáticos). Ao longo das duas décadas que se seguiram à publicação do DSM-IV, dezenas de análises fatoriais dos sintomas pós-traumáticos avaliados em inúmeras populações foram publicadas. Todavia, a maior parte desses estudos não respaldou empiricamente o modelo de três agrupamentos adotado na DSM-IV e no DSM-IV-TR. Dois diferentes modelos, com quatro agrupamentos sintomáticos cada um, emergiram da maior parte das análises fatoriais realizadas. O modelo TEPT-entorpecimento, proposto por King e colaboradores,[41] dividiu o agrupamento esquiva/entorpecimento emocional em dois agrupamentos separados, esquiva ativa e entorpecimento emocional (que corresponderia a uma esquiva passiva).

Já o modelo de TEPT-disforia, proposto por Simms e colaboradores,[42] incluía os três fatores mais conhecidos – revivescência, esquiva e hiperexcitabilidade – e acrescentou um quarto, a disforia. Ele é baseado no modelo tripartido da ansiedade e da depressão, proposto por Clark e Watson.[43] Segundo este último modelo, cada transtorno do humor ou de ansiedade, em particular, seria caracterizado por um conjunto de sintomas específicos que o diferenciaria dos demais transtornos. Porém, todos eles compartilhariam um componente inespecífico, referido como angústia geral ou afetividade negativa, que inclui tanto o humor ansioso quanto o deprimido, bem como sintomas de insônia, irritabilidade e concentração prejudicada. Segundo o modelo TEPT-disforia, três agrupamentos sintomáticos, revivescência, esquiva e hiperexcitabilidade, seriam específicos do TEPT, e o quarto, disforia, seria compartilhado com os transtornos do humor e de ansiedade, que são observados comumente em comorbidade com o TEPT.

■ O TRANSTORNO DE ESTRESSE PÓS-TRAUMÁTICO NO DSM-5

A organização dos sintomas pós-traumáticos na definição de TEPT adotada no DSM-5 é derivada do modelo TEPT-disforia.[1] No DSM-5,[1] 20 sintomas pós-traumáticos estão divididos em quatro agrupamentos (ver **Quadro 25.3**): revivescência (agrupamento B), esquiva (agrupamento C), alterações negativas na cognição e no humor (agrupamento D) e alterações marcantes na excitação e na reatividade (agrupamento E).

Quatorze sintomas do DSM-IV (B2-5, C1-2, D1, 5-7 e E3-6 no DSM-5) permaneceram inalterados (ou foram modificados para ganhar maior clareza). Três sintomas do DSM-IV foram substancialmente revisados (B1, D2 e E1). Três novos sintomas foram adicionados para descrever alterações negativas na cognição e no humor (D3 e D4) e comportamento imprudente ou autodestrutivo (E2).[1]

O critério B1 corresponde às lembranças involuntárias recorrentes, de caráter intrusivo, do evento traumático. Essas lembranças, profundamente incomodativas, muitas vezes, incluem componentes sensoriais vívidos, geralmente visuais, mas podendo envolver outros sentidos. O critério B2 corresponde à modalidade de revivescência onírica, qual seja, a sonhos extremamente perturbadores que revivem o evento traumático ou que são relacionados tematicamente a ele. Esses sonhos e pesadelos se constituem em uma das principais causas de insônia no TEPT, despertando bruscamente o paciente e perturbando-o a ponto de não conseguir mais conciliar o sono.

O critério B3 descreve os *flashbacks*, uma segunda modalidade, mais rara e complexa, de lembranças involuntárias de caráter intrusivo em vigília. O *flashback* envolve um reviver multissensorial quase integral da experiência traumática, em geral muito breve, mas nem por isso menos perturbadora. Os formuladores dos critérios para TEPT do DSM-5 conceituaram os *flashbacks* como um fenômeno de natureza dissociativa.[1]

O critério B4 descreve o sofrimento psicológico intenso que o indivíduo experimenta quando se vê exposto a circunstâncias que se assemelham a ou que simbolizam algum aspecto da experiência traumática (p. ex., passar pela rua onde foi assaltado ou ver na televisão notícias sobre um sequestro). O critério B5 compreende as mani-

QUADRO 25.3
CRITÉRIOS PROPOSTOS PARA TRANSTORNO DE ESTRESSE PÓS-TRAUMÁTICO NO DSM-5

A. Exposição a episódio concreto ou ameaça de morte, lesão grave ou violência sexual em uma (ou mais) das seguintes formas:

1. Vivenciar diretamente o evento traumático.
2. Testemunhar pessoalmente o evento ocorrido com outras pessoas.
3. Saber que o evento traumático ocorreu com familiar ou amigo próximo. Nos casos de episódio concreto ou ameaça de morte envolvendo um familiar ou amigo, é preciso que o evento tenha sido violento ou acidental.
4. Ser exposto de forma repetida ou extrema a detalhes aversivos do evento traumático (p. ex., socorristas que recolhem restos de corpos humanos; policiais repetidamente expostos a detalhes de abuso infantil).

Nota: o Critério A4 não se aplica à exposição por meio de mídia eletrônica, televisão, filmes ou fotografias, a menos que tal exposição esteja relacionada ao trabalho.

B. Presença de um (ou mais) dos seguintes sintomas intrusivos associados ao evento traumático, começando depois de sua ocorrência:

1. Lembranças angustiantes recorrentes, involuntárias e intrusivas do evento traumático.
2. Sonhos angustiantes recorrentes nos quais o conteúdo e/ou o afeto do sonho estão relacionados ao evento traumático.
3. Reações dissociativas (p. ex., *flashbacks*) nas quais o indivíduo sente ou age como se o evento traumático estivesse acontecendo novamente. (Essas reações podem ocorrer em um *continuum*, com a expressão mais extrema sendo uma perda completa de percepção do ambiente ao redor.)
4. Sofrimento psicológico intenso ou prolongado ante a exposição a sinais internos ou externos que simbolizem ou se assemelhem a algum aspecto do evento traumático.
5. Reações fisiológicas intensas a sinais internos ou externos que simbolizem ou se assemelhem a algum aspecto do evento traumático

C. Evitação persistente de estímulos associados ao evento traumático, começando após a ocorrência do evento, conforme evidenciado por um ou ambos os seguintes aspectos:

1. Evitação ou esforços para evitar recordações, pensamentos ou sentimentos angustiantes acerca de ou associados de perto ao evento traumático.
2. Evitação ou esforços para evitar lembranças externas (pessoas, lugares, conversas, atividades, objetos, situações) que despertem recordações, pensamentos ou sentimentos angustiantes acerca de ou associados de perto ao evento traumático.

D. Alterações negativas em cognições e no humor associadas ao evento traumático, começando ou piorando depois da ocorrência de tal evento, conforme evidenciado por dois (ou mais) dos seguintes aspectos:

1. Incapacidade de recordar um aspecto importante do evento traumático (geralmente devido à amnésia dissociativa, e não a outros fatores, como traumatismo craniano, álcool ou drogas).
2. Crenças ou expectativas negativas persistentes e exageradas a respeito de si mesmo, dos outros e do mundo (p. ex., "Sou mau", "Não se deve confiar em ninguém", "O mundo é perigoso", "Todo o meu sistema nervoso está arruinado para sempre").
3. Cognições distorcidas persistentes a respeito das consequências do evento traumático que levam o indivíduo a culpar a si mesmo ou os outros.
4. Estado emocional negativo persistente (p. ex., medo, pavor, raiva, culpa ou vergonha).
5. Interesse ou participação bastante diminuída em atividades significativas.
6. Sentimentos de distanciamento e alienação em relação aos outros.
7. Incapacidade persistente de vivenciar emoções positivas (p. ex., incapacidade de vivenciar sentimentos de felicidade, satisfação ou amor).

E. Alterações marcantes na excitação e na reatividade associadas ao evento traumático, começando ou piorando depois de sua ocorrência, conforme evidenciado por dois (ou mais) dos seguintes aspectos:

QUADRO 25.3
CRITÉRIOS PROPOSTOS PARA TRANSTORNO DE ESTRESSE PÓS-TRAUMÁTICO NO DSM-5

1. Comportamento irritadiço e surtos de raiva (com ou nenhuma provocação) geralmente expressos verbal ou fisicamente em relação a pessoas ou objetos.
2. Comportamento imprudente ou autodestrutivo.
3. Hipervigilância.
4. Resposta de sobressalto exagerada.
5. Problemas de concentração.
6. Perturbação do sono (p. ex., dificuldade para iniciar ou manter o sono, ou sono agitado).

F. A perturbação (sintomas dos Critérios B, C, D e E) dura mais de um mês.

G. A perturbação causa sofrimento clinicamente significativo e prejuízo no funcionamento social, profissional ou em outras áreas importantes da vida do indivíduo.

H. A perturbação não se deve aos efeitos fisiológicos de uma substância (p. ex., medicamento, álcool) ou a outra condição médica.

Fonte: American Psychiatric Association.[1]

festações autonômicas correspondentes ao sofrimento psicológico do critério B4: sudorese, palpitações, sensação de desfalecimento, precordialgia, etc. O DSM-5[1] requer pelo menos um critério do agrupamento B (revivescência) para o diagnóstico de TEPT.

A esquiva (ou evitação) ficou reduzida no DSM-5[1] a dois critérios apenas. O critério C1 corresponde aos esforços subjetivos e deliberados para evitar pensamentos ou lembranças que evoquem o evento traumático. Já o critério C2 envolve evitar objetivamente atividades, objetos, situações ou pessoas que possam desencadear lembranças do evento traumático. A motivação fundamental para a esquiva é evitar o sofrimento psicológico intenso e as reações autonômicas desconfortáveis descritas nos critérios B4 e B5. O DSM-5[1] requer pelo menos um critério do agrupamento C (esquiva) para o diagnóstico de TEPT.

As alterações negativas em cognições ou no humor associadas ao evento (agrupamento D), diferentemente dos sintomas dos agrupamentos B e C, não são necessariamente vinculadas de forma direta ao evento traumático, mas surgem ou se agravam consideravelmente após a exposição a ele. O critério D1 corresponde a uma falha mnêmica: a incapacidade de recordar algum aspecto importante do evento traumático. Os formuladores dos critérios para TEPT do DSM-5[1] consideraram esse tipo de amnésia como um fenômeno de natureza dissociativa.

O critério D5 afirma que o indivíduo pode apresentar interesse ou participação notadamente menor em atividades que antes eram prazerosas. A anedonia é um sintoma tradicionalmente associado à depressão. Como a prevalência de depressão maior comórbida em pacientes com TEPT pode chegar a 90%,[44] resulta difícil afirmar que a anedonia é um sintoma típico do TEPT e não da depressão maior a ele frequentemente associada. Esses sintomas "compartilhados" entre o TEPT e a depressão maior são chamados de "sintomas contaminados". Brewin e colaboradores[45] propuseram que os critérios de TEPT que se baseiam nesse tipo de sintoma fossem excluídos do DSM-5, mas essa sugestão não foi acatada.

Os critérios D2 (crenças ou expectativas negativas persistentes e exageradas a respeito de si mesmo, dos outros e do mundo), D3 (cognições distorcidas persistentes a respeito das consequências do evento traumático que levam o indivíduo a culpar a si mesmo ou os outros) e D4 (estado emocional negativo persistente [p. ex., medo, pavor, raiva, culpa ou vergonha]) correspondem a cognições distorcidas que os cognitivistas identificaram em pacientes com TEPT e que os formuladores dos critérios para o transtorno do DSM-5 decidiram incluir nestes últimos. Registre-se que confrontar as evidências que sustentam "os pensamentos e pressuposições negativas a respeito de si mesmo, dos outros e do mundo" é, mais do que a descrição de um sintoma de TEPT, um princípio basilar da reestruturação cognitiva empregada nas terapias cognitivo-comportamentais (TCCs).[46]

O critério D6 (sentir-se alheio ou isolado de outras pessoas) era considerado, no DSM-IV, um critério de entorpecimento emocional. O critério D7 (incapacidade persistente de sentir emoções positivas) também poderia ser listado entre as manifestações de entorpecimento emocional. O DSM-5 requer pelo menos dois critérios do agrupamento D (alterações negativas em cognições ou no humor associadas ao evento) para o diagnóstico de TEPT.[1]

Entre os critérios do agrupamento "alterações marcantes na excitação e na reatividade associadas ao evento traumático", dois sintomas podem ser considerados "contaminados": E5 (problemas de concentração) e E6 (perturbação do sono). Porém, a despeito dos protestos de Brewin e colaboradores,[45] foram mantidos no DSM-5. Os critérios E3 (hipervigilância) e E4 (resposta de sobressalto exagerada) são tidos como sintomas "clássicos" do TEPT e permaneceram inalterados no DSM-5.[1] O critério E1 – comportamento irritadiço e surtos de raiva (com pouca ou nenhuma provocação), geralmente expressos verbal ou fisicamente em relação a pessoas ou objetos – já constava no DSM-IV, mas teve sua definição aprimorada no DSM-5.[1] Em contrapartida, o critério E2 – comportamento imprudente ou autodestrutivo – é uma das principais novidades incorporada ao DSM-5.[1] Este requer pelo menos dois critérios do agrupamento E (alterações marcantes na excitação e na reatividade associadas ao evento traumático) para o diagnóstico de TEPT.

■ O TRANSTORNO DE ESTRESSE PÓS-TRAUMÁTICO NA CID-11

Esta revisão não estaria completa sem considerar a proposta da 11ª edição da *Classificação internacional de doenças* (CID-11) para os critérios diagnósticos de TEPT.[10] A CID-11 rompeu qualquer paralelismo que pudesse manter a esse respeito com o DSM-5. Sua proposta pode ser considerada minimalista, com apenas três agrupamentos, cada qual com dois sintomas (ver **Quadro 25.4**).[10]

Nos critérios diagnósticos para TEPT propostos pela CID-11,[10] os sintomas contaminados foram excluídos e os sintomas puramente cognitivos não chegaram a ser incluídos. Esse conjunto simplificado de sintomas visaria facilitar o diagnóstico do TEPT por profissionais da saúde sem treinamento especializado, em especial nos países de menor renda. Em contrapartida, os organizadores da CID-11 decidiram incluir o diagnóstico de TEPT complexo (Quadro 25.4), o que os organizadores do DSM-5 haviam optado por não fazer.[10]

Indivíduos que sofreram exposição prolongada a eventos traumáticos particularmente graves, como vítimas de abuso sexual na infância, sobreviventes de tortura e refugiados (traumas complexos), em geral preenchem critérios de diagnóstico para TEPT, mas suas sequelas psicológicas mais significativas não estão inteiramente contidas nesses critérios – incluindo dificuldades comportamentais (como impulsividade, agressividade, *acting out* sexual, uso abusivo de álcool/drogas e ações autodestrutivas), dificuldades emocionais (p. ex., labilidade afetiva), problemas cognitivos (como tendência à dissociação e alterações patológicas na identidade pessoal), dificuldades interpessoais e somatização. O construto de TEPT complexo representa uma tentativa de abarcar toda essa complexidade diagnóstica e clínica.

COMO DIAGNOSTICAR O TRANSTORNO DE ESTRESSE PÓS-TRAUMÁTICO NO MOMENTO ATUAL

A situação atual dos critérios diagnósticos de TEPT não é pacífica. Estudos de análise fatorial utilizando os critérios para TEPT do DSM-5 vêm encontrando soluções fatoriais que não se conformam com a estrutura de agrupamento preconizada por essa classificação, inclusive com cinco, seis ou sete fatores.[47] A CID-11 adotou para os critérios diagnósticos de TEPT uma solução radicalmente diferente do DSM-5. A maior parte do conhecimento acumulado sobre TEPT foi obtido usando os critérios do DSM-IV. Teriam esses conhecimentos perdido sua validade sob o DSM-5?

A despeito dessas controvérsias, os critérios para TEPT do DSM-5 gozam de prestígio internacional e são o padrão-ouro para pesquisa atualmente. Além disso, vários instrumentos de avaliação para o TEPT baseados nesses critérios já foram traduzidos e adaptados para o ambiente sociolinguístico brasileiro, como o Structured Clinical Interview for DSM-5 – Clinician Version (SCID-5-CV),[48] o Clinician-Administered PTSD Scale for DSM-5 (CAPS-5)[49] e o Posttraumatic Stress Disorder Checklist 5 (PCL-5).[50] Os critérios para TEPT do DSM-IV perderam seu caráter oficial, mas vários pesquisadores sugeriram que eles não podem e não devem ser ignorados.[51]

Por fim, os critérios para TEPT da CID-11 só se tornarão oficiais em 2022, mas o primeiro instrumento de avaliação baseado neles, o International Trauma Questionnaire (ITQ), já foi traduzido e adaptado para o português,[52] permitindo o início do seu uso para assistência e pesquisa.

Tendo em vista essa complexa situação, sugerimos que os critérios para TEPT do DSM-5[1] sejam utilizados para pesquisa sempre que isso for viável. Publicações baseadas em dados coletados sob os critérios do DSM-IV

> **QUADRO 25.4**
> **CRITÉRIOS PROPOSTOS PARA TRANSTORNO DE ESTRESSE PÓS-TRAUMÁTICO NA CID-11**
>
> O TEPT pode se desenvolver após a exposição a um evento, ou série de eventos, extremamente ameaçador ou terrível.
>
> É caracterizado por todas as seguintes características:
>
> 1) reviver o evento ou eventos traumáticos no presente na forma de memórias intrusivas vívidas, *flashbacks* ou pesadelos. A revivescência pode ocorrer por meio de uma ou múltiplas modalidades sensoriais e é normalmente acompanhada por emoções fortes ou avassaladoras, particularmente medo ou horror, e fortes sensações físicas;
> 2) evitar pensamentos e memórias do evento ou eventos, ou evitar atividades, situações ou pessoas que lembrem o(s) evento(s); e
> 3) percepções persistentes de ameaça de corrente elevada, por exemplo, conforme indicado por hipervigilância ou uma reação de sobressalto aumentada a estímulos, como ruídos inesperados.
>
> Os sintomas persistem por pelo menos várias semanas e causam prejuízo significativo na vida pessoal, familiar, social, educacional, ocupacional ou em outras áreas importantes do funcionamento.
>
> O TEPT complexo é um transtorno que pode se desenvolver após a exposição a um evento ou série de eventos de natureza extremamente ameaçadora ou terrível, mais comumente eventos prolongados ou repetitivos dos quais escapar é difícil ou impossível (p. ex., tortura, escravidão, campanhas de genocídio, violência doméstica prolongada, abuso sexual ou físico repetido na infância).
>
> Todos os requisitos de diagnóstico para TEPT são atendidos. Além disso, o TEPT complexo é caracterizado por:
>
> 1) problemas graves e persistentes na regulação do afeto;
> 2) crenças sobre si mesmo como diminuído, derrotado ou sem valor, acompanhadas de sentimentos de vergonha, culpa ou fracasso relacionados ao evento traumático; e
> 3) dificuldades em manter relacionamentos e sentir-se próximo dos outros.
>
> Esses sintomas causam prejuízo significativo nas áreas pessoais, familiares, sociais, educacionais, ocupacionais ou outras áreas importantes do funcionamento.

Fonte: World Health Organization.[10]

continuam a ser relevantes, entre outros motivos, porque incluem estudos de seguimento e populacionais que não podem ser replicados facilmente. Já os critérios para TEPT da CID-11[10] serão em breve os oficiais para a prática clínica no Brasil e constituirão uma alternativa menos demandante para os avaliados (apenas seis itens contra os 17 critérios do DSM-5[1]) no contexto da pesquisa científica.

FISIOPATOLOGIA DO TRANSTORNO DE ESTRESSE PÓS-TRAUMÁTICO

Existem muitos modelos que explicam a fisiopatologia do TEPT. Porém, talvez o mais importante seja o que o relaciona com alterações do eixo simpático-adrenal e do eixo hipotálamo-hipófise-adrenal (HHA). Diversos sintomas do transtorno, como resposta de sobressalto exagerada, taquicardia, sudorese, insônia e hipervigilância, são compatíveis com estados de hiperestimulação noradrenérgica.[53] Assim, não é surpreendente que o eixo simpático-adrenal e o eixo HHA, que são responsáveis pelo controle de hormônios relacionados ao estresse, como a noradrenalina e o cortisol, desempenhem papel fundamental na fisiopatologia do TEPT.[54] Quando indivíduos normais passam por um evento potencialmente traumático, isso faz com que eles liberem, entre outras substâncias, noradrenalina (eixo simpático-adrenal) e cortisol (eixo HHA). A noradrenalina estimula a amígdala (estrutura límbica bilateral localizada no lobo temporal, ativada em diversas situações emocionalmente carregadas, como o medo). As amígdalas têm íntima relação funcional e anatômica com o hipocampo (responsável pelo armazenamento de novas informações e traços do comportamento). Situações emocionalmente carregadas são capazes de aumentar os níveis circulantes de noradrenalina, que estimulam as amígdalas. Estas, por sua vez, ativam o hipocampo para que essas situações sejam solidamente memorizadas.[55] Esse processo chama-se consolidação da memória emocionalmente carregada, e tem enorme valor evolutivo, já que situações perigosas, que geram medo, devem ser bem armazenadas no cérebro, para que o indivíduo possa se proteger no futuro, evitando-as. Em contrapartida, a estimulação da amígdala é equilibrada pelo cortisol, hormônio liberado pelas glândulas suprarrenais em situações de medo e estresse. O cortisol, junto com estímulos inibitórios provenientes do lobo pré-frontal (responsável pelo planejamento estratégico, controle das emoções e dos impulsos), diminuem a atividade da amígdala, permitindo um funcionamento equilibrado e armazenando de maneira precisa as memórias emocionalmente carregadas.

Indivíduos com TEPT parecem apresentar um aumento do tônus simpático (noradrenalina) e uma hipofunção do eixo HHA. Isso faria com que, diante de uma situação de perigo, houvesse uma hiperestimulação noradrenérgica na amígdala, com menor *feedback* negativo do corticoide. Isso levaria a uma hiperconsolidação da memória traumática, que explicaria muitos dos sintomas de TEPT, como os pensamentos intrusivos. Além disso, as memórias intrusivas e os *flashbacks*, que causam intensa reação emocional nos pacientes com TEPT, reiniciariam o ciclo de liberação noradrenérgica, com baixa resposta de cortisol, reconsolidando intensamente as memórias traumáticas e perpetuando as alterações psicopatológicas.[53]

TRATAMENTO

O tratamento do TEPT visa: (1) reduzir a gravidade dos sintomas; (2) prevenir e tratar as comorbidades (presentes em até 80% dos casos); (3) melhorar as funções adaptativas; (4) restabelecer o senso de confiança e segurança e diminuir a generalização da sensação de perigo causada pelo trauma; e (5) evitar recaídas.[56] Para alcançar esses objetivos, existem duas formas de tratamento que, em grande parte dos casos, devem ser utilizadas de forma complementar: a psicoterapia de base cognitivo-comportamental e a farmacoterapia. A maioria das diretrizes internacionais recomenda a TCC focada no trauma ou a terapia por dessensibilização e reprocessamento por meio dos movimentos oculares (EMDR, do inglês *eye-movement desensitisation and reprocessing*) como as intervenções de primeira escolha.[57-59] Isso acontece porque alguns estudos mostram uma eficácia maior da psicoterapia quando comparada à farmacoterapia. Porém, estudos de eficácia de intervenções psicoterápicas são difíceis de serem comparados a estudos de eficácia de drogas, e essas diferenças podem ser explicadas por variáveis metodológicas.[59] Mesmo assim, muitas medicações demostraram sua eficácia no tratamento do TEPT e podem ser uma boa opção, mesmo como primeira escolha, para muitos pacientes. A escolha entre a indicação de psicoterapia e farmacoterapia deve considerar fatores como: (1) preferências individuais do paciente; (2) presença de comorbidades que possam ser tratadas com uma única intervenção; (3) incapacidade do paciente em fazer psicoterapia focada no trauma; (4) quadro clínico grave e instável que impeça o início da psicoterapia; (5) histórico de resposta insatisfatória a uma das duas formas tratamento; e (6) graves sintomas dissociativos que podem ser exacerbados pela psicoterapia.[60]

■ TRATAMENTO PSICOTERÁPICO

Os tratamentos psicoterápicos com evidências mais robustas de eficácia são os focados no trauma,[61] e contêm um elemento em comum: a exposição à memória do evento traumático.

Um dos modelos psicológicos mais bem sucedidos para explicar o TEPT parte da teoria do condicionamento clássico, que foi adaptada para os transtornos relacionados ao medo pela teoria da aprendizagem dos dois fatores.[62] Existem elementos que não necessitam de nenhum aprendizado *a priori* para provocar respostas de medo, denominados estímulos incondicionados. Outros medos são aprendidos ao longo da vida, a partir de associações de estímulos neutros a estímulos incondicionados. Uma vez associados aos estímulos incondicionados, estímulos neutros podem adquirir propriedades aversivas, passando a ser denominados estímulos condicionados. Um evento traumático contém elementos que incondicionalmente geram medo (p. ex., dor no estupro). Já estímulos que estejam presentes no momento do trauma ou sejam indiretamente relacionados às circunstâncias (p. ex., sexo, cheiro de álcool) podem passar a evocar respostas de medo caso sejam associados ao trauma. A partir da vivência de uma situação extrema, pode-se aprender que uma situação que envolva álcool ou sexo irá predizer um estupro. Dessa forma, o contato posterior com os estímulos condicionados por si só tende a provocar as mesmas reações emocionais e fisiológicas de medo que o estímulo incondicionado, ainda que na ausência dele.

Diante do sofrimento gerado pela manifestação dessas respostas, comumente surgem comportamentos evitativos, que aliviam temporariamente os sintomas de ansiedade e por isso tendem a se repetir sempre que respostas de medo são engatilhadas por algum estímulo condicionado.[63] Contudo, a evitação tem o efeito paradoxal de manter ou até aumentar a força dos condicionamentos gerados no momento do trauma, impedindo, assim, a melhora do quadro clínico.[64]

Em condições não patológicas, com a posterior ausência do perigo, é gerado um novo aprendizado que inibe essas associações. Contudo, em vítimas de traumas que desenvolvem TEPT, a extinção do condicionamento não ocorre, ou seja, o medo continua mesmo após a cessação do perigo.[65] A técnica de exposição, presente nos tratamentos mais eficazes para o TEPT, atua justamente nesse ponto. A forma como as exposições imaginárias são realizadas varia de acordo com cada tipo de terapia, mas a técnica consiste basicamente em recontar repetidas vezes e da forma mais detalhada possível a memória do trauma.[66] Conforme as sessões progridem, os relatos vão sendo gradualmente detalhados, respeitando-se a ansiedade indicada pelo paciente por meio da Subjective Units of Distress Scale (SUDS),[67] na qual sua intensidade, que pode variar entre 0 e 10, é mensurada a cada cinco minutos. O procedimento pode ser realizado na forma verbal ou escrita, sendo que o relato verbal é gravado e ouvido em sequência, enquanto o relato escrito é relido repetidamente. A duração da técnica varia entre 45 e 120 minutos[68] ou até que a ansiedade diminua.[69] A exposição pode também ser realizada enfrentando-se situações, objetos, pessoas ou quaisquer outros estímulos que tenham sido condicionados ao trauma, mas que não representem perigo real. Denomina-se tal estratégia de exposição ao vivo.

Conforme os enfrentamentos acontecem, geram-se oportunidades de novos aprendizados que inibem os condicionamentos originados a partir do evento traumático. Entre os efeitos da exposição, está a diminuição dos comportamentos evitativos que mantinham o quadro clínico. O enfrentamento repetido dos estímulos condicionados na ausência do trauma funciona como uma evidência de que esses estímulos não representam perigo. Além disso, a narrativa do trauma é modificada com a progressão do tratamento psicoterápico. Narrativas inicialmente marcadas por lacunas e detalhes sensoriais vão se tornando coerentes, alinhadas contextualmente a outras memórias autobiográficas. Consequentemente, as intrusões diminuem.[70]

As TCCs normalmente incluem também o componente de reestruturação cognitiva. Essa técnica envolve flexibilizar interpretações a respeito de si, do trauma e do mundo, que contribuem para gerar sentimentos de menos valia, raiva, culpa e vergonha. A ênfase na reestruturação cognitiva varia de acordo com o tipo de psicoterapia.

A seguir, abordaremos as psicoterapias com alto respaldo científico e uma com evidências emergentes.[61]

TERAPIA DE EXPOSIÇÃO PROLONGADA

Derivado das teorias do processamento emocional e informacional, esse tratamento preconiza que dois elementos devem estar presentes para que haja redução dos sintomas: ativação emocional durante a narrativa do trauma e inserção de elementos incompatíveis com a estrutura mnemônica do medo.

A teoria do processamento informacional foi desenvolvida por Lang.[71] Ela parte do modelo do condicionamento clássico, entendendo que um evento assustador gera associações que ficam conectadas em uma rede de memória do medo. Três tipos de elementos figuram nessa rede de memória: elementos do próprio evento (p. ex., locais, odores, objetos, sons, etc.), elementos da resposta emocional e psicofisiológica da vítima (p. ex., medo, vergonha, taquicardia, etc.) e elaborações cognitivas feitas a partir do trauma (p. ex., "O mundo é perigoso demais para se relaxar"; "Não posso confiar em ninguém"). Uma vez que quaisquer desses elementos se apresenta, toda a rede mnemônica do medo se ativa, o que ativa a ansiedade e estimula a evitação do perigo.

A narrativa repetida do evento traumático promove habituação do medo relacionado a elementos do trauma e à ideia de que o medo persistirá indefinidamente. Além disso, a narrativa do trauma em um contexto seguro (o *setting* terapêutico) possibilita a inserção de elementos de segurança na memória do trauma. Por fim, essa narrativa possibilita a desmistificação de ideias disfuncionais criadas a partir do trauma. Consequentemente, produz-se uma memória mais integrada a outras memórias autobiográficas, mais contextualizadas e menos intrusivas, promovendo redução do comportamento evitativo.

O protocolo consiste em 10-15 sessões de 90 minutos cada e conta com as seguintes técnicas: psicoeducação, treinamento em respiração diafragmática, exposições ao vivo e imaginária.

TERAPIA DO PROCESSAMENTO COGNITIVO

A terapia do processamento cognitivo foi desenvolvida para tratar vítimas de estupro. Ressalta a importância de se confrontar diretamente crenças mal-adaptativas, a fim de complementar o trabalho da exposição, afinal, outras reações emocionais além do medo trabalhado na exposição podem continuar provocando sofrimento, como raiva, culpa e vergonha. Essas outras reações emocionais podem ser suficientemente intensas para provocar pensamentos intrusivos e comportamentos evitativos, contribuindo, assim, para a manutenção do quadro de TEPT. Por essa razão, essa terapia atua com um foco maior na mudança de pensamentos mal-adaptativos.

A experiência do trauma ocasiona conflito entre crenças prévias e as novas informações disponíveis a partir do trauma, conflitos que podem estar relacionados a medo/segurança, intimidade, confiança, etc.

Nesse sentido, essa técnica atua em duas frentes principais: na reestruturação de crenças prévias ao trauma e/ou construídas a partir dele que sejam disfuncionais, e na exposição à memória do evento traumático por meio da escrita e posterior leitura dele enquanto as emoções concernentes são ativadas.

A terapia do processamento cognitivo é composta por três elementos: 1) psicoeducação do paciente a respeito dos sintomas de TEPT, da terapia, da exposição e da reestruturação cognitiva; 2) escrita e leitura detalhada do evento traumático; e 3) identificação de pensamentos (cognições relacionadas a segurança, intimidade, confiança, poder e autoestima) e sentimentos relacionados ao trauma e sua reestruturação. O protocolo contém 12 sessões de uma hora e meia hora de duração cada.

TERAPIA COGNITIVA

A terapia cognitiva para tratamento do TEPT se baseia no modelo cognitivo para o trauma,[70] no qual as *interpretações* são peça-chave para a compreensão do transtorno, a manutenção dos sintomas e seu tratamento. O TEPT emerge quando interpretações de um evento traumático passado são aplicadas para o futuro, o que produz um senso constante de medo. Seus dois maiores componentes são avaliações negativas do trauma e suas sequelas e a natureza da memória do trauma em si e sua ligação com outras memórias autobiográficas. A manutenção do quadro se dá por uma série de comportamentos e estratégias cognitivas problemáticas que impedem a cessação de perigo constante, como tentativas de supressão do pensamento, uso de comportamentos de segurança, evitações e ruminação.

As avaliações negativas do trauma e suas sequelas dizem respeito à maneira como o indivíduo interpreta a ocorrência de um evento desse porte. Avaliar o trauma como um evento global, e não específico, e com implicações para o resto da vida contribui para o senso constante de medo e o adoecimento psíquico. Eis alguns exemplos comuns: "Eu nunca posso confiar nas pessoas"; "Sou fraco"; "Eu atraio desastres"; "Estou perdendo o controle da minha mente"; "Meu corpo mudou permanentemente".

Já com relação à natureza da memória do trauma em si, ela possui características, como ser fragmentada, desorganizada, descontextualizada, com detalhes sensoriais e com predominância de memórias emocionais. Por isso, sua evocação voluntária não ocorre conforme se esperaria em outras memórias autobiográficas. Ao mesmo tempo, involuntariamente o indivíduo é acometido por *flashbacks*, pensamentos intrusivos, pesadelos que são involuntários e provocam enorme disforia. Alguns autores propõem que essas características são explicadas pela forma como a memória do evento foi processada.

O tratamento envolve a elaboração e integração da memória do trauma ao seu contexto, a modificação das interpretações que mantêm o senso constante de medo e a flexibilização de comportamentos e estratégias cognitivas que contribuem para a manutenção dos sintomas. Para abordar esses três aspectos, o protocolo de 12 sessões é dividido em psicoeducação, incentivo a atividades que eram fonte de prazer antes do trauma e exposição imaginária com posterior reestruturação cognitiva (relembrar o trauma em detalhes enquanto o descreve verbalmente).

TERAPIA POR DESSENSIBILIZAÇÃO E REPROCESSAMENTO POR MEIO DOS MOVIMENTOS OCULARES

A terapia por EMDR[72] tem como componente primário o uso de movimentos oculares multissacádicos bilaterais ritmados concomitantemente à ativação da memória do evento traumático. Essa terapia tem base no modelo do processamento informacional, que dita que a manifestação patológica ocorre quando uma experiência traumática ou adversa é processada de maneira incompleta ou desadaptativa.[71]

Embora o elemento da exposição à memória do trauma esteja presente, esta não é considerada uma TCC. Os objetivos da EMDR são dessensibilizar a memória traumática, gerar reestruturação cognitiva das cognições disfuncionais associadas ao trauma juntamente com uma redefinição visual da representação do trauma e, por fim, produzir mudanças comportamentais adaptativas.[72]

O procedimento consiste basicamente em estimulação bilateral de movimentos oculares entre 10 e 20 vezes, enquanto o ponto considerado mais crítico da memória do trauma é ativamente mantido na mente. Além disso, interpretações acerca do trauma (p. ex., "Eu não tenho controle", "Sou impotente", "Eu deveria ter feito algo diferente"), emoções e sensações corporais correspondentes devem ser acessadas pelo paciente durante o procedimento. Ao longo da execução da técnica, o nível de ansiedade do paciente é avaliado por meio da escala SUDS e, então, inicia-se uma nova rodada de movimentos sacádicos. Finaliza-se o procedimento quando a ansiedade se tornar insignificante. O número de sessões varia entre um e 16.[73]

TERAPIA DE EXPOSIÇÃO NARRATIVA

A terapia de exposição narrativa (NET) foi desenvolvida[74] para tratar a população exposta a múltiplos traumas. Testada principalmente em indivíduos vulneráveis a conflitos armados, atende especialmente a população de países em desenvolvimento e não necessita de profissionais de psicologia para ser administrada. Esse modelo de tratamento é especialmente relevante para vítimas de TEPT complexo. Embora seja a única das terapias listadas neste capítulo sem evidências de eficácia consistentes, a NET é considerada uma terapia com evidência emergente.[61]

Seu embasamento teórico parte da teoria do processamento informacional[71] em conjunto com a teoria da representação dual.[75] De acordo com o modelo proposto, a rede mnemônica de medo formada por estímulos condicionados ao trauma é alimentada pelos estímulos condicionados aos traumas subsequentes. Essa rede interconectada compartilha contextos em comum, representados por sentimentos, reações fisiológicas e sensoriais e cognições que ficam armazenadas em um sistema de memória "quente". Este é diferente do sistema "frio", que contém acontecimentos autobiográficos alocados em um espaço de tempo específico. Essa rede de alto poder excitatório entra em ação engatilhada por quaisquer dos elementos associados e, sem conexão com o tempo-espaço, gera forte ativação do sistema nervoso autônomo na forma de reações de luta-fuga-imobilidade.[65] O objetivo do tratamento é reprocessar os pontos críticos da memória do trauma no sistema "frio" de modo a ancorar o evento no passado e inibir a rede associativa do medo.

O processo terapêutico, no que concerne à exposição à memória do trauma, envolve recontar a vida seguindo uma linha do tempo, incluindo os momentos mais prazerosos e pontuando os traumas do nascimento até o momento presente. De maneira a simbolizar o processo, pode ser utilizada uma corda que representa a linha do tempo, flores para os eventos positivos e pedras para os eventos adversos. Essa representação simbólica vai sendo construída durante a sessão na medida em que os eventos da vida são contados e o processo é repetido a cada sessão. Este é considerado o motivo pelo qual a NET atende particularmente a população politraumatizada. Em outras terapias, foca-se em apenas um trauma para o trabalho de exposição.

O protocolo consiste em 12 sessões de 60-120 minutos e inclui psicoeducação e exposição a partir da construção da linha do tempo. Os eventos vão sendo recontados em ordem cronológica sessão a sessão, com atenção especial para as situações traumáticas, as quais vão sendo gradualmente detalhadas no processo terapêutico.

■ TRATAMENTO FARMACOLÓGICO DO TRANSTORNO DE ESTRESSE PÓS-TRAUMÁTICO

O TEPT é uma doença multissistêmica[53] e a sua farmacoterapia visa corrigir ou minimizar alterações patológicas na neurotransmissão, na neuroendocrinologia e até na neuroanatomia apresentada por pacientes com o transtorno.[76]

Porém, corrigir essas alterações não é tarefa fácil. Por isso, o TEPT é um transtorno bastante resistente à farmacoterapia. Mesmo quando tratado com as medicações consideradas de "primeira escolha", menos de 60% dos pacientes apresentam resposta clínica satisfatória, e apenas 20 a 30% apresentam remissão completa dos sintomas.[59,77] Devido a essa refratariedade, para o tratamento adequado do transtorno, é necessário que as medicações sejam utilizadas próximas ao limite superior de sua faixa terapêutica.[78] Contudo, um outro problema no tratamento farmacológico do TEPT é o fato de que os médicos frequentemente não prescrevem de forma adequada as medicações. Um estudo recente na Universidade de Cardiff, no Reino Unido, mostrou que, mesmo em um centro especializado no tratamento de TEPT, apenas 64% dos pacientes recebiam prescrições de acordo com as mais importantes diretrizes internacionais.[57,79] Além disso, entre aqueles tomando a medicação correta, a dose média foi de apenas 42,8% da dose máxima preconizada para cada fármaco.[80] Isso significa que, mesmo os poucos pacientes com TEPT que recebem a medicação indicada pelas diretrizes internacionais, os recebem em subdose para esse transtorno específico.

Até o momento, a Food and Drug Administration (FDA) aprovou apenas duas drogas, ambas inibidoras seletivas da recaptação de serotonina (ISRSs), para o tratamento do TEPT: paroxetina e sertralina. Porém, várias outras já se mostraram eficazes como monoterapia ou adjuvantes no tratamento. Uma *network* metanálise recente mostrou que a paroxetina, a sertralina, a fluoxetina, a venlafaxina, o topiramato, a quetiapina e a risperidona são eficazes no tratamento do TEPT, sendo a fluoxetina mais bem tolerada.[76] Esses resultados são semelhantes às recomendações das diretrizes internacionais. A diretriz da International Society for Traumatic Stress Studies (ISTSS)[78] recomenda o uso de sertralina, paroxetina, fluoxetina, venlafaxina e quetiapina para o tratamento do TEPT. Já a diretriz do National Institute for Health Excellence (NICE)[57] recomenda o uso de ISRSs (sem citar uma droga específica), ou de venlafaxina.

Outras drogas se mostraram eficazes no tratamento de sintomas específicos de TEPT, como a prazosina, um antagonista alfa-1 adrenérgico, inicialmente utilizado para o tratamento da hipertensão arterial sistêmica e da hiperplasia prostática. A prazosina se mostrou eficaz no tratamento da insônia e dos pesadelos relacionados ao trauma. Existem também algumas evidências de que ela seja eficaz no tratamento dos sintomas globais do TEPT.[59,77,81]

Recentemente, têm-se retomado o interesse pelo uso da N-Metil-3,4-Metilenodioxianfetamina (MDMA) como uma droga auxiliar à TCC para o tratamento do TEPT. O MDMA, popularmente conhecido como *ecstasy*, é um composto derivado da fenilisopropilamina com propriedades psicotrópicas. A substância aumenta a secreção de serotonina, dopamina, noradrenalina e cortisol, além de exercer efeitos no córtex pré-frontal, amígdalas e hipocampo. Essas alterações não só diminuem a sensação de medo, como também aumentam a sensação de segurança e interferem na reconsolidação da memória emocionalmente carregada. Assim, quando o MDMA fosse administrado durante as sessões de exposição da TCC, ele permitiria que o paciente falasse da sua experiência traumática sem sofrimento psicológico intenso (sintoma B4 do DSM-5) e nem reações fisiológicas intensas (sintoma B5 do DSM-5), dissociando a sensação de generalização do perigo da lembrança do trauma e diminuindo os mecanismos de reconsolidação da memória traumática na amígdala e no hipocampo.[82] Porém, o uso de MDMA como adjuvante na terapia de exposição para pacientes com TEPT ainda está em fase de estudo. Embora os poucos ensaios clínicos randomizados até o momento tenham mostrado resultados positivos em relação a eficácia e segurança, seu uso não está autorizado na prática clínica.[82]

Por fim, as principais diretrizes internacionais para o tratamento do TEPT contraindicam o uso de benzodiazepínicos, tanto imediatamente após o evento traumático (na tentativa de acalmar o paciente ou evitar o desenvolvimento do transtorno) quanto no seu tratamento, quando o TEPT já desenvolveu. Isso porque essas drogas poderiam aumentar o risco de TEPT ou agravar seus sintomas (ISTSS e NICE).[57,78] Porém, os poucos estudos que corroboram essas hipóteses são antigos e de baixa qualidade metodológica.

O **Quadro 25.5** mostra as principais drogas utilizadas no tratamento do TEPT.

QUADRO 25.5
PRINCIPAIS DROGAS UTILIZADAS NO TRATAMENTO DO TRANSTORNO DE ESTRESSE PÓS-TRAUMÁTICO, SUAS POSOLOGIAS E CARACTERÍSTICAS ESPECIAIS

Droga	Dose terapêutica*	Observações
1ª linha		
Fluoxetina	20 a 60 mg/dia	Perfil excitatório. Cautela em pacientes agitados. Possível aumento do risco de suicídio nas primeiras semanas.
Paroxetina	20 a 50 mg/dia	Pode provocar sedação. Observar ganho ponderal e disfunção sexual. Possibilidade de sintomas de descontinuação. Possível aumento do risco de suicídio nas primeiras semanas.
Sertralina	50 a 200 mg/dia	Geralmente bem tolerada. Possível aumento do risco de suicídio nas primeiras semanas.

QUADRO 25.5
PRINCIPAIS DROGAS UTILIZADAS NO TRATAMENTO DO TRANSTORNO DE ESTRESSE PÓS-TRAUMÁTICO, SUAS POSOLOGIAS E CARACTERÍSTICAS ESPECIAIS

Droga	Dose terapêutica*	Observações
2ª linha		
Venlafaxina	75 a 300 mg/dia	Aferir pressão arterial no início do tratamento e a cada implemento de dose.
Drogas para serem utilizadas em associação (potencializadoras) com os antidepressivos citados		
Prazosina	1 a 10 mg/dia	Especialmente eficaz no tratamento da insônia e dos pesadelos relacionados ao trauma. Risco de hipotensão. Recomendar hidratação oral. Iniciar com 1 mg ao deitar e aumentar a dose lentamente (a cada semana) até a dose tolerada ou eficaz.
Quetiapina	25 a 400 mg/dia	Considerar seu uso em pacientes agitados. Eletrocardiograma mandatório para todos os pacientes antes do início do tratamento devido ao risco de alargamento do intervalo QT. Atenção para sedação, ganho de peso e hipotensão postural.
Risperidona	2 a 8 mg/dia	Atenção para ganho de peso, acatisia, aumento da prolactina e parkinsonismo.

* As doses eficazes de antidepressivos para o tratamento do TEPT costumam ser maiores do que aquelas necessárias para o tratamento da depressão, situando-se próximo ao limite superior de suas respectivas faixas terapêuticas.
Fonte: Cardiff post-traumatic stress disorder prescribing algorithm.[80]

REFERÊNCIAS

1. American Psychiatric Association. Diagnostic and statistical manual of mental disorders: DSM-5. 5th ed. Washington: APA; 2013.

2. Gradus JL. Prevalence and prognosis of stress disorders: a review of the epidemiologic literature. Clin Epidemiol. 2017;9:251-60.

3. Abdul-Hamid WK, Hughes JH. Nothing new under the sun: post-traumatic stress disorders in the ancient world. Early Sci Med. 2014;19(6):549-57.

4. Paul O. Da Costa's syndrome or neurocirculatory asthenia. Br Heart J. 1987;58(4):306-15.

5. Merskey H. Post-traumatic stress disorder and shell shock: clinical section. In: Berrios G, Porter R, editors. A history of clinical psychiatry: the origin and history of psychiatric disorders. London: The Athlone Press; 1995. p. 490-500.

6. Franklin CL, Raines AM, Hurlocker MC. No trauma, no problem: symptoms of posttraumatic stress in the absence of a criterion a stressor. J Psychopathol Behav Assess. 2019;41(1):107-11.

7. North CS, Surís AM, Smith RP, King RV. The evolution of PTSD criteria across editions of DSM. Ann Clin Psychiatry. 2016;28(3):197-208.

8. Larsen SE, Berenbaum H. Did the DSM-5 improve the traumatic stressor criterion? Association of DSM-IV and DSM-5 criterion a with posttraumatic stress disorder symptoms. Psychopathology. 2017;50(6):373-8.

9. Kilpatrick DG, Resnick HS, Milanak ME, Miller MW, Keyes KM, Friedman MJ. National estimates of exposure to traumatic events and PTSD prevalence using DSM-IV and DSM-5 criteria. J Trauma Stress. 2013;26(5):537-47.

10. World Health Organization. International statistical classification of diseases and related health problems (ICD). 11th ed. Geneva: WHO; 2019.

11. World Health Organization. Coronavirus disease (COVID-19) pandemic [Internet]. Geneva: WHO; 2021 [acesso em 28 mar. 2021]. Disponível em: https://www.who.int/emergencies/diseases/novel-coronavirus-2019?gclid=EAIaIQobChMI-7zup5Wb-7gIVEQWRCh06DQWWEAAYASAAEgLtDPD_BwE.

12. Kessler RC, Aguilar-Gaxiola S, Alonso J, Benjet C, Bromet EJ, Cardoso G, et al. Trauma and PTSD in the WHO world mental health surveys. Eur J Psychotraumatol. 2017;8(sup5):1353383.

13. Benjet C, Bromet E, Karam EG, Kessler RC, McLaughlin KA, Ruscio AM, et al. The epidemiology of traumatic event exposure worldwide: results from the World Mental Health Survey Consortium. Psychol Med. 2016;46(2):327-43.

14. Ribeiro WS, Mari JJ, Quintana MI, Dewey ME, Evans-Lacko S, Vilete LMP, et al. The impact of epidemic violence on the prevalence of psychiatric disorders in Sao Paulo and Rio de Janeiro, Brazil. PLoS One. 2013;8(5):e63545.

15. Andrade LH, Wang YP, Andreoni S, Silveira CM, Alexandrino-Silva C, Siu ER, et al. Mental disorders in megacities: findings from the São Paulo megacity mental health survey, Brazil. PLoS One. 2012;7(2):e31879.

16. Malta DC, Minayo MCS, Soares Filho AM, Silva MMA, Montenegro MMS, Ladeira RM, et al. Mortalidade e anos de vida perdidos por violências interpessoais e autoprovocadas no Brasil e estados: análise das estimativas do estudo carga global de doença, 1990 e 2015. Rev Bras Epidemiol. 2017;20(supl 1):142-56.

17. Cerqueira D, Bueno S, coordenadores. Atlas da violência 2020. Brasília: IPEA; 2020.

18. Reichenheim ME, Souza ER, Moraes CL, Jorge MHPM, Silva CMFP, Minayo MCS. Violence and injuries in Brazil: The effect, progress made, and challenges ahead. Lancet. 2011;377(9781):1962-75.

19. Ally EZ, Laranjeira R, Viana MC, Pinsky I, Caetano R, Mitsuhiro S, et al. Intimate partner violence trends in Brazil: data from two waves of the Brazilian National Alcohol and Drugs Survey. Rev Bras Psiquiatr. 2016;38(2):98-105.

20. Luz MP, Coutinho ESF, Berger W, Mendlowicz MV, Vilete LMP, Mello MF, et al. Conditional risk for posttraumatic stress disorder in an epidemiological study of a Brazilian urban population. J Psychiatr Res. 2016;72:51-7.

21. Brewin CR, Andrews B, Valentine JD. Meta-analysis of risk factors for posttraumatic stress disorder in trauma-exposed adults. J Consul Clin Psychol. 2000;68(5):748-66.

22. Gekker M, Coutinho ESF, Berger W, Luz MP, Araújo AXG, Pagotto LFAC, et al. Early scars are forever: childhood abuse in patients with adult-onset PTSD is associated with increased prevalence and severity of psychiatric comorbidity. Psychiatry Res. 2018;267:1-6.

23. Ozer EJ, Best SR, Lipsey TL, Weiss DS. Predictors of posttraumatic stress disorder and symptoms in adults: a meta-analysis. Psychol Bull. 2003;129(1):52-73.

24. Olff M, Langeland W, Draijer N, Gersons BPR. Gender differences in posttraumatic stress disorder. Psychol Bull. 2007;133(2):183-204.

25. Tolin DF, Foa EB. Sex differences in trauma and posttraumatic stress disorder: a quantitative review of 25 years of research. Psychol Bull. 2006;132(6):959-92.

26. Santiago PN, Ursano RJ, Gray CL, Pynoos RS, Spiegel D, Lewis-Fernandez R, et al. A systematic review of PTSD prevalence and trajectories in DSM-5 defined trauma exposed populations: intentional and non-intentional traumatic events. PloS One. 2013;8(4):e59236.

27. Kalaf J, Coutinho ESF, Vilete LMP, Luz MP, Berger W, Mendlowicz M, et al. Sexual trauma is more strongly associated with tonic immobility than other types of trauma: a population based study. J Affect Disord. 2017;215:71-6.

28. Fiszman A, Mendlowicz MV, Marques-Portella C, Volchan E, Coutinho ES, Souza WF, et al. Peritraumatic tonic immobility predicts a poor response to pharmacological treatment in victims of urban violence with PTSD. J Affect Disord. 2008;107(1-3):193-7.

29. Shakespeare-Finch J, Armstrong D. Trauma type and post-trauma outcomes: differences between survivors of motor vehicle accidents, sexual assault, and bereavement. J Loss Trauma. 2010;15(2):69-82.

30. Longo MSC, Vilete LMP, Figueira I, Quintana MI, Mello MF, Bressan RA, et al. Comorbidity in post-traumatic stress disorder: a population-based study from the two largest cities in Brazil. J Affect Disord. 2020;263:715-21.

31. Andreoli SB, Santos MM, Quintana MI, Ribeiro WS, Blay SL, Taborda JGV, et al. Prevalence of mental disorders among prisoners in the state of Sao Paulo, Brazil. PLoS One. 2014;9(2):e88836.

32. Righy C, Rosa RG, Silva RTA, Kochhann R, Migliavaca CB, Robinson CC, et al. Prevalence of post-traumatic stress disorder symptoms in adult critical care survivors: a systematic review and meta-analysis. Crit Care. 2019;23(1):213.

33. Cénat JM, Blais-Rochette C, Kokou-Kpolou CK, Noorishad PG, Mukunzi JN, McIntee SE, et al. Prevalence of symptoms of depression, anxiety, insomnia, posttraumatic stress disorder, and psychological distress among populations affected by the COVID-19 pandemic: a systematic review and meta-analysis. Psychiatry Res. 2021;295:113599.

34. Lima EP, Assunção AA. Prevalência e fatores associados ao Transtorno de Estresse Pós-Traumático (TEPT) em profissionais de emergência: uma revisão sistemática da literatura. Rev Bras Epidemiol. 2011;14(2):217-30.

35. Berger W, Figueira I, Maurat AM, Bucassio EP, Vieira I, Jardim SR, et al. Partial and full PTSD in Brazilian ambulance workers: prevalence and impact on health and on quality of life. J Trauma Stress. 2007;20(4):637-42.

36. Southwick SM, Bonanno GA, Masten AS, Panter-Brick C, Yehuda R. Resilience definitions, theory, and challenges: interdisciplinary perspectives. Eur J Psychotraumatol. 2014;5:25338.

37. Vilete L, Figueira I, Andreoli SB, Ribeiro W, Quintana MI, Mari JJ, et al. Resilience to trauma in the two largest cities of Brazil: a cross-sectional study. BMC Psychiatry. 2014;14:257.

38. Feder A, Fred-Torres S, Southwick SM, Charney DS. The biology of human resilience: opportunities for enhancing resilience across the life span. Biol Psychiatry. 2019;86(6):443-53.

39. Vilete LMP. Resiliência a eventos traumáticos: conceito, operacionalização e estudo seccional [tese]. Rio de Janeiro: Fiocruz; 2009.

40. Horowitz M, Wilner N, Alvarez W. Impact of event scale: a measure of subjective stress. Psychosom Med. 1979;41(3):209-18.

41. King DW, Leskin GA, King LA, Weathers FW. Confirmatory factor analysis of the clinician-administered PTSD scale: evidence for the dimensionality of posttraumatic stress disorder. Psychol Assess. 1998;10(2):90-6.

42. Simms LJ, Watson D, Doebbeling BN. Confirmatory factor analyses of posttraumatic stress symptoms in deployed and nondeployed veterans of the Gulf War. J Abnorm Psychol. 2002;111(4):637-47.

43. Clark LA, Watson D. Tripartite model of anxiety and depression: psychometric evidence and taxonomic implications. J Abnorm Psychol. 1991;100(3):316-36.

44. Araújo AX, Berger W, Coutinho ESF, Marques-Portella C, Luz MP, Cabizuca M, et al. Comorbid depressive symptoms in treatment-seeking PTSD outpatients affect multiple domains of quality of life. Compr Psychiatry. 2014;55(1):56-63.

45. Brewin CR, Lanius RA, Novac A, Schnyder U, Galea S. Reformulating PTSD for DSM-V: life after criterion A. J Trauma Stress. 2009;22(5):366-73.

46. Sawchuk CN, Craner JR. Evidence-based psychotherapy in primary care. Focus. 2017;15(3):264-70.

47. Shevlin M, Hyland P, Karatzias T, Bisson JI, Roberts NP. Examining the disconnect between psychometric models and clinical reality of posttraumatic stress disorder. J Anxiety Disord. 2017;47:54-9.

48. Osorio FL, Loureiro SR, Hallak JEC, Machado-de-Sousa JP, Ushirohira JM, Baes CVW, et al. Clinical validity and intrarater and test-retest reliability of the Structured Clinical Interview for DSM-5 – Clinician Version (SCID-5-CV). Psychiatry Clin Neurosci. 2019;73(12):754-60.

49. Oliveira-Watanabe TT, Ramos-Lima LF, Santos RC, Mello MF, Mello AF. The Clinician-Administered PTSD Scale (CAPS-5): adaptation to Brazilian Portuguese. Braz J Psychiatry. 2019;41(1):92-3.

50. Lima EP, Vasconcelos AG, Berger W, Kristensen CH, Nascimento E, Figueira I, et al. Cross-cultural adaptation of the Posttraumatic Stress Disorder Checklist 5 (PCL-5) and Life Events Checklist 5 (LEC-5) for the Brazilian context. Trends Psychiatry Psychother. 2016;38(4):207-15.

51. Hoge CW, Yehuda R, Castro CA, McFarlane AC, Vermetten E, Jetly R, et al. Unintended consequences of changing the definition of posttraumatic stress disorder in DSM-5: critique and call for action. JAMA Psychiatry. 2016;73(7):750-2.

52. Donat JC, Lobo NS, Jacobsen GS, Guimarães ER, Kristensen CH, Berger W, et al. Translation and cross-cultural adaptation of the International Trauma Questionnaire for use in Brazilian Portuguese. Sao Paulo Med J. 2019;137(3):270-7.

53. Yehuda R, Hoge CW, McFarlane AC, Vermetten E, Lanius RA, Nievergelt CM et al. Post-traumatic stress disorder. Nat Rev Dis Primers. 2015;1:15057.

54. Graeff FG. Bases biológicas do transtorno de estresse pós-traumático. Rev Bras Psiquiatr. 2003;25(supl 1):21-4.

55. Esperidião-Antonio V, Majeski-Colombo M, Toledo-Monteverde D, Moraes-Martins G, José Fernandes J, Assis MB, et al. Neurobiologia das emoções. Rev Psiquiatr Clín. 2008;35(2):55-65.

56. Ursano RJ, Bell C, Eth S, Friedman M, Norwood A, Pfefferbaum B, et al. Practice guideline for the treatment of patients with acute stress disorder and posttraumatic stress disorder. Am J Psychiatry. 2004;161(11 Suppl):3-31.

57. National Institute for Health and Care Excellence. Post-traumatic stress disorder. London: NICE; 2018.

58. Bisson JI, Berliner L, Cloitre M, Forbes D, Jensen TK, Lewis C, et al. The international society for traumatic stress studies new guidelines for the prevention and treatment of PTSD: methodology and development process. J Trauma Stress. 2019;32(4):475-83.

59. Bisson JI, Baker A, Dekker W, Hoskins MD. Evidence-based prescribing for post-traumatic stress disorder. Br J Psychiatry. 2020;216(3):125-6.

60. Forbes D, Creamer MC, Phelps AJ, Couineau AL, Cooper JA, Bryant RA, et al. Treating adults with acute stress disorder and post-traumatic stress disorder in general practice: a clinical update. Med J Aust. 2007;187(2):120-3.

61. Lewis C, Roberts NP, Andrew M, Starling E, Bisson JI. Psychological therapies for post-traumatic stress disorder in adults: systematic review and meta-analysis. Eur J Psychotraumatol. 2020;11(1):1729633.

62. Mowrer OH. Learning theory and behavior. New York: John Wiley & Sons; 1960.

63. Keane TM, Zimering RT, Caddell JM. A behavioral formulation of posttraumatic stress disorder in Vietnam veterans. Behav Ther. 1985;8(1):9-12.

64. Wegner DM. White bears and other unwanted thoughts: suppression, obsession, and the psychology of mental control. New York: Penguin Press; 1989.

65. Orr SP, Metzger LJ, Lasko NB, Macklin ML, Peri T, Pitman RK. De novo conditioning in trauma-exposed individuals with and without posttraumatic stress disorder. J Abnorm Psychol. 2000;109(2):290-8.

66. Foa EB, Kozak MJ. Emotional processing of fear: exposure to corrective information. Psychol Bull. 1986;99(1):20-35.

67. Wolpe J, Lazarus AA. The commonwealth and international library: mental health and social medicine division: behavior therapy techniques: a guide to the treatment of neuroses. Elmsford: Pergamon Press; 1966.

68. Rothbaum BO, Meadows EA, Resick P, Foy DW. Cognitive-behavioral therapy. In: Foa EB, Keane TM, Friedman MJ, editors. Effective treatments for PTSD: practice guidelines from the International Society for Traumatic Stress Studies. New York: Guilford Press; 2000. p. 320-5.

69. Tarrier N, Pilgrim H, Sommerfield C, Faragher B, Reynolds M, Graham E, et al. A randomized trial of cognitive therapy and imaginal exposure in the treatment of chronic posttraumatic stress disorder. J Consult Clin Psychol. 1999;67(1):13-8.

70. Ehlers A, Clark DM. A cognitive model of posttraumatic stress disorder. Behav Res Ther. 2000;38(4):319-45.

71. Lang PJ. Imagery in therapy: an information processing analysis of fear. Behav Ther. 1977;8(5):862-86.

72. Shapiro F. Efficacy of the eye movement desensitization procedure in the treatment of traumatic memories. J Traum Stress. 1989;2(2):199-223.

73. Jongh A, Amann BL, Hofmann A, Farrell D, Lee CW. The Status of EMDR therapy in the treatment of posttraumatic stress disorder 30 years after its introduction. J EMDR Pract Res. 2019;13(4):261-9.

74. Neuner F, Elbert T, Schauer M. Narrative exposure therapy for PTSD. In: Bufka LF, Wright CV, Halfond RW, editors. Casebook to the APA clinical practice guideline for the treatment of PTSD. Washington: APA; 2020. p. 187-205.

75. Brewin CR, Dalgleish T, Joseph S. A dual representation theory of posttraumatic stress disorder. Psychol Rev. 1996;103(4):670-86.

76. Costa GM, Zanatta FB, Ziegelmann PK, Barros AJS, Mello C.F. Pharmacological treatments for adults with post-traumatic stress disorder: a network meta-analysis of comparative efficacy and acceptability. J Psychiatr Res. 2020;130:412-20.

77. Berger W, Mendlowicz MV, Marques-Portella C, Kinrys G, Fontenelle LF, Marmar CR, et al. Pharmacologic alternatives to antidepressants in posttraumatic stress disorder: a systematic review. Prog Neuropsychopharmacol Biol Psychiatry. 2009;33(2):169-80.

78. International Society for Traumatic Stress Studies. Post-traumatic stress disorder: prevention and treatment guidelines. Chicago: ISTSS; 2018

79. Baker A. The use of medication in the treatment of post-traumatic stress disorder [Year 3 SSC]. Cardiff: Cardiff University; 2018.

80. Cardiff post-traumatic stress disorder prescribing algorithm. Cardiff: Cardiff University; 2019.

81. Pagotto LF, Berger W, Mendlowicz MV, Luz MP, Portella CM, Figueira I. Slow-release prazosin for SSRI-resistant posttraumatic stress disorder patients. Rev Psiquiatr Clín. 2012;39(5):176-9.

82. Feduccia AA, Mithoefer MC. MDMA-assisted psychotherapy for PTSD: are memory reconsolidation and fear extinction underlying mechanisms? Prog Neuropsychopharmacol Biol Psychiatry. 2018;84(Pt A):221-8.

Para *quizzes* sobre o conteúdo do livro e casos clínicos complementares, acesse:

https://apoio.grupoa.com.br/tratadopsi/

26

TRANSTORNOS ALIMENTARES

JOSE CARLOS APPOLINARIO

Os transtornos alimentares (TAs) são caracterizados pelo comprometimento persistente da alimentação ou do comportamento alimentar que resulta no consumo ou na absorção alterada de alimentos, impactando na saúde física e psicossocial do indivíduo. Além dessas alterações no comportamento alimentar, outras manifestações são percebidas nesses indivíduos, como alterações na autoimagem e problemas na autoestima.

Os TAs estão presentes nos principais sistemas classificatórios mais utilizados atualmente: a 5ª edição do *Manual diagnóstico e estatístico de transtornos mentais* (DSM-5), da American Psychiatric Association, publicada em 2013,[1] e a 11ª *Classificação internacional de doenças* (CID-11),[2,3] publicada em 2018. Os TAs mais conhecidos incluem a anorexia nervosa (AN), a bulimia nervosa (BN) e o transtorno de compulsão alimentar (TCA), entretanto, existem várias outras apresentações clínicas[1] (**Fig. 26.1**). Embora essas classificações incluam diversas categorias diagnósticas isoladas, o espectro das alterações do comportamento alimentar varia amplamente, incluindo desde hábitos alimentares levemente anormais até condições clínicas extremamente graves e crônicas. Também é importante considerar que a grande diversidade de normas alimentares culturais e preferências individuais, bem como o fato de que atualmente o comportamento de dieta é extremamente comum, pode ser um grande desafio para diferenciar comportamentos alimentares incomuns de TAs clinicamente significativos.

Os TAs podem ter o seu começo muito cedo na vida do indivíduo, mantendo-se presentes por vários anos. Em grande parte dos casos, os sintomas iniciais permanecem pouco visíveis, e somente com o agravamento dos casos ou com o surgimento de complicações clínicas ou psiquiátricas é que o paciente ou os seus familiares entram em contato com um profissional da área da saúde mental. Os TAs tendem a ser condições persistentes,

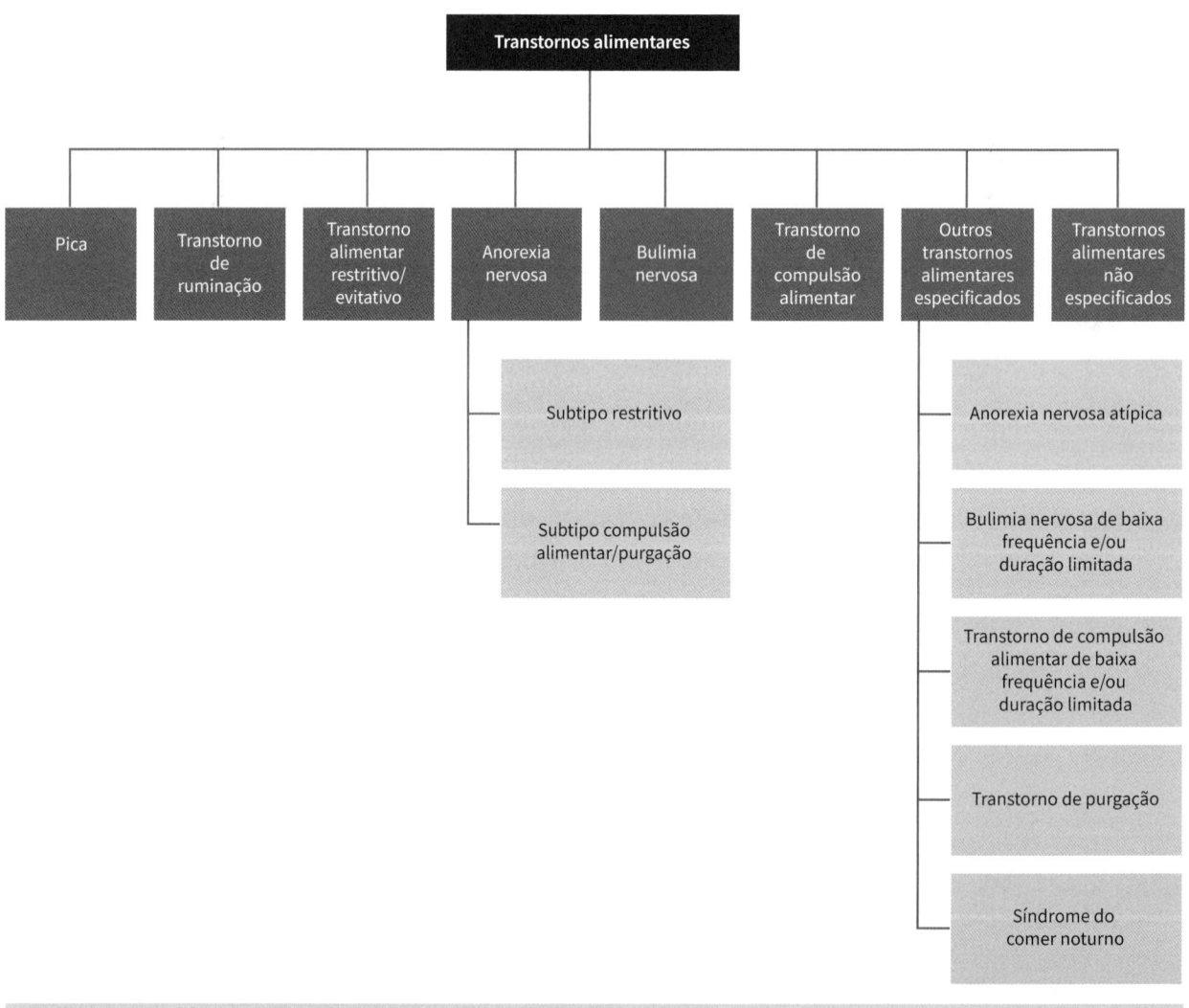

FIGURA 26.1

Transtornos alimentares: categorias diagnósticas do DSM-5.
Fonte: Elaborado com base em American Psychiatric Association.[1]

acompanhadas de sequelas físicas e psicossociais, e os quadros mais graves são de difícil recuperação, algumas vezes levando ao óbito.[4] Devido à sua natureza multifatorial, o tratamento dos TAs deve ser conduzido por uma equipe multiprofissional integrada e constituída, basicamente, por psiquiatra, psicólogo, nutricionista e outros profissionais da saúde. Essa integração deve estar presente durante todo o processo de tratamento, desde a avaliação inicial, passando pela definição do nível de atendimento e planejamento terapêutico e seguindo no acompanhamento do paciente. Ainda em relação ao tratamento dos TAs, é importante seguir uma orientação baseada em evidências, a partir de orientações propostas em algumas diretrizes existentes para o tratamento dessas condições.[5,6]

O objetivo deste capítulo é o de revisar as alterações do comportamento alimentar incluídas nas atuais classificações de transtornos mentais.

PICA

O transtorno pica é definido como a ingestão persistente de substâncias não nutritivas, inadequadas para o desenvolvimento infantil e que não fazem parte de uma prática aceita culturalmente.[7] Esse comportamento é mais bem observado por profissionais da saúde envolvidos com a assistência de crianças, indivíduos com comprometimento cognitivo ou transtornos do espectro autista (TEA). Também pode ocorrer em crianças com desenvolvimento normal e, muitas vezes, é negligenciada na avaliação clínica de rotina. As substâncias mais frequentemente consumidas nesses casos são terra, barro, cabelo, alimentos crus, cinzas de cigarro e fezes de animais.[8] Várias complicações clínicas podem ocorrer, principalmente relacionadas com o sistema digestivo e com intoxicações ocasionais, dependendo do agente ingerido. Sua provável etiologia é multifatorial e variável, envolvendo aspectos do comportamento exploratório, de autoestimulação ou busca de *feedback* sensorial ou deficiências nutricionais. Em termos de tratamento, as abordagens atualmente descritas encontram-se focadas, predominantemente, em técnicas comportamentais e manejo adequado do meio ambiente.[9] O transtorno encontra-se representado tanto no DSM-5 como na CID-11.

TRANSTORNO DE RUMINAÇÃO

O transtorno de ruminação é definido como a repetida regurgitação de alimentos, seguida de mastigar e/ou deglutir novamente ou cuspir.[7] Foi incluído no DSM-5 e na CID-11 no grupamento dos TAs. Deve ser diferenciado do refluxo gastroesofágico ou vômito com uma causa médica primária. A regurgitação nesse transtorno ocorre sem esforço indevido, sendo experimentado como prazeroso.[8] Também é mais comumente visto por profissionais que trabalham com crianças, em pessoas com déficits cognitivos e outros transtornos do desenvolvimento. É importante ressaltar que ele pode ocorrer em crianças com desenvolvimento normal. Crianças com o transtorno podem apresentar baixo peso e desnutrição; outros sinais incluem halitose e cáries. Mais uma vez, a etiologia mais provável é multifatorial. A ruminação normalmente se apresenta como um comportamento habitual, muitas vezes, aumentando em intensidade quando a criança experimenta estresse ou ansiedade. As recomendações atuais de tratamento incluem acompanhamento clínico das complicações e abordagens comportamentais, bem como o treinamento de reversão de hábitos e terapia cognitivo-comportamental (TCC) para crianças mais velhas capazes de acessar essa forma de terapia.[9]

TRANSTORNO ALIMENTAR RESTRITIVO/EVITATIVO

O TA restritivo/evitativo surgiu como uma nova categoria diagnóstica no DSM-5.[1] Pode-se considerá-lo uma evolução da condição denominada no DSM-IV como transtorno da alimentação da infância ou primeira infância (TAIPI). Assim, essa categoria diagnóstica representa um avanço, pois permite que o diagnóstico desse quadro possa ser realizado em qualquer faixa etária, não somente em crianças, bem como inclui outras características essenciais, por exemplo, a ausência de preocupação com imagem corporal e o impacto na saúde física e mental.[10]

Assim, o TA restritivo/evitativo é definido no DSM-5 como uma alteração persistente na alimentação que pode resultar em desnutrição grave, perda significativa de peso ou uma falha no ganho de peso, comprometimento do crescimento e/ou uma interferência impactante no funcionamento psicossocial.[1] Essa é uma categoria diagnóstica que engloba um grupo heterogêneo de indivíduos em diferentes faixas etárias, que se envolvem em comportamentos alimentares evitativos ou restritivos sem preocupações com o peso ou a imagem corporal. Várias motivações podem contribuir para esse comportamento, como evitar alimentos devido às suas propriedades sensoriais (sabor, textura ou cheiro), apetite diminuído ou falta de interesse por alimentos, ou medo de consequências negativas temidas com a alimentação (p. ex., engasgar-se, passar mal ou vomitar). Outros critérios também são a perda de peso ou a falha em atingir um peso corporal apropriado e a presença de deficiências nutricionais. Alguns pacientes necessitam de suplementos alimentares ou mesmo de alimentação enteral. Esses aspectos interferem de forma significativa no funcionamento psicossocial. O DSM-5 sugere alguns aspectos a serem excluídos, como a presença de AN, BN, doença clínica ou outro transtorno mental que dê conta dessas manifestações.[11] A CID-11 também incluiu o transtorno alimentar não especificado (TANE) como uma categoria diagnóstica (**Quadro 26.1**).

Os pacientes com TA restritivo/evitativo frequentemente apresentaram dois ou mais sintomas físicos, com mais de 50% relatando dor abdominal. Um histórico de náuseas e saciedade precoce também estão presentes na maioria das vezes. Grande parte dos pacientes descreve um evento que, na perspectiva deles, desencadeou a evitação, embora, na maioria das vezes, o padrão evitativo seja de longa duração. Dessa forma, para alguns, o TA restritivo/evitativo pode representar uma piora de evitação alimentar preexistente. Quando ocorre em crianças e adolescentes, estes são encaminhados a diversos profissionais, como pediatras, gastroenterologistas e nutricionistas antes de serem encaminhados para uma avaliação psiquiátrica. Esse fluxo dos pacientes geralmente dificulta o reconhecimento precoce do TA restritivo/evitativo.[12]

Atualmente, há uma escassez de dados epidemiológicos sobre pacientes com TA restritivo/evitativo. A prevalência desse transtorno em serviços pediátricos de TAs foi de 5 a 14%. Em uma clínica de gastroenterologia pediátrica, foi observada uma prevalência de 1,5% em crianças e adolescentes entre 8 e 18 anos. Em uma amostra populacional em jovens de 8 a 13 anos, 3,2% da população do estudo demonstrou características do TA restritivo/evitativo. Por fim, a única pesquisa comunitária com indivíduos com 15 anos ou mais realizada no sul da Austrália constatou que a prevalência de três meses do transtorno é de 0,3.[10] A condição parece ocorrer mais no sexo masculino, tanto em idades precoces como em adultos. As pessoas com o transtorno apresentam maior comprometimento ocupacional e pior qualidade de vida quando comparadas àquelas que não o apresentam.

O TA restritivo/evitativo comumente se encontra associado com várias comorbidades psiquiátricas, incluindo transtorno de déficit de atenção/hiperatividade (TDAH), TEA e transtorno de jogos na internet. Embora seja frequente a comorbidade com transtornos de ansiedade, os pacientes com TA restritivo/evitativo são considerados menos propensos a transtornos do humor do que aqueles com outros TAs.[11]

A maioria das complicações clínicas dos pacientes com TA restritivo/evitativo é em decorrência da desnutrição. Há evidências de que pacientes com essa condição clínica são suscetíveis a desenvolver bradicardia, intervalo de QT prolongado no eletrocardiograma (ECG) e anormalidades hidreletrolíticas. Apresentam, também, risco de anormalidades menstruais e diminuição da densidade óssea. A má nutrição crônica desses pacientes pode implicar atrasos nos desenvolvimentos físico e sexual.[12]

Não há tratamentos validados especificamente para indivíduos com TA restritivo/evitativo. Como as necessidades de tratamento são diversas, uma equipe multidisciplinar deve abordá-las de forma compreensiva, a fim de atender os aspectos médicos, nutricionais, psiquiátricos e sociais. Pacientes com esse transtorno e que estejam desnutridos, abaixo do peso e/ou com o crescimento comprometido devem ser submetidos à reorientação nutricional para restabelecimento do peso corporal. Tem sido questionado, atualmente, se pacientes com TA restritivo/evitativo podem ser tratados no mesmo ambiente que pacientes com outros TAs. Alguns aspectos psicopatológicos dos pacientes com TA restritivo/evitativo se diferenciam daqueles com AN, por exemplo, e podem, muitas vezes, ser difíceis de lidar conjuntamente.[10,11]

O tratamento desses pacientes deve iniciar com uma avaliação multiprofissional do caso e seu estadiamento. Em função da gravidade e das complicações clínicas existentes, deve ser decidido o nível de tratamento a ser considerado. O tratamento hospitalar pode se impor em casos de maior gravidade para a estabilização do caso; algumas técnicas psicoterápicas têm sido adaptadas para esses pacientes. Abordagens cognitivo-comportamentais

QUADRO 26.1
CRITÉRIOS DIAGNÓSTICOS PARA O TRANSTORNO ALIMENTAR RESTRITIVO/EVITATIVO NO DSM-5 E NA CID-11

DSM-5	CID-11
A. Uma perturbação do comportamento alimentar (p. ex., aparente falta de interesse em comer; evitar se alimentar com base nas características sensoriais dos alimentos; preocupação com as consequências aversivas da alimentação), como manifestado pela persistente falha em atender às necessidades nutricionais e/ou energéticas adequadas associadas a uma (ou mais) das seguintes: • Perda significativa de peso (ou falha em alcançar o ganho de peso esperado ou um crescimento oscilante em crianças). • Deficiência nutricional significativa. • Dependência de alimentação enteral ou suplementos nutricionais orais. • Interferência marcante no funcionamento psicossocial. **B.** O TA não é mais bem explicado pela falta de alimentos disponíveis ou por uma prática culturalmente sancionada. **C.** A alteração alimentar não ocorre exclusivamente durante o curso de AN ou BN, e não há evidência de alteração na forma como o peso ou forma corporal é experimentado. **D.** O TA não é atribuível a uma condição médica simultânea ou não é mais bem explicado por outro transtorno mental. Quando o TA ocorre no contexto de outro transtorno mental, a gravidade do TA excede a que rotineiramente está associada à condição ou ao transtorno e merece atenção clínica adicional. Especificar se: Em remissão: após ter preenchido anteriormente os critérios completos para o TA restritivo/evitativo, os critérios não foram atendidos por um período sustentado.	Evitação ou restrições da ingestão de alimentos que resultem em ambos os seguintes: • A ingestão de uma quantidade ou variedade de alimentos insuficientes para atender às necessidades energéticas ou nutricionais adequadas, que resultou em perda significativa de peso, deficiências nutricionais clinicamente significativas, dependência de suplementos nutricionais orais ou alimentação de tubos, ou afetou negativamente a saúde física do indivíduo. • Prejuízo significativo nas áreas pessoal, familiar, social, educacional, ocupacional ou outras áreas importantes de funcionamento (p. ex., devido a evasão ou angústia relacionada à participação em vivências sociais envolvendo a alimentação). O padrão de comportamento alimentar não é motivado pela preocupação com o peso ou forma corporal ou por distorção significativa da imagem corporal. A ingestão restrita de alimentos e a consequente perda de peso (ou o não ganho de peso) ou outro impacto na saúde física não se deve à indisponibilidade de alimentos, nem à manifestação de outra condição médica (p. ex., alergias alimentares, hipertireoidismo), e não devido ao efeito de uma substância ou medicação (p. ex., anfetamina), incluindo retirada, e não devido a outro transtorno mental.

Fonte: American Psychiatric Association[1] e World Health Organization.[2]

modificadas para tratar a ansiedade associada à alimentação e aos medos sobre o consumo de alimentos, sem o foco em preocupações com peso e forma corporais, têm se mostrado promissoras. Outras intervenções psicoterápicas mais focadas nos desencadeantes da restrição/evitação (p. ex., sensibilidade ao nojo, cognições disfuncionais sobre alimentos temidos e consequências aversivas de comer) têm sido descritas. Adicionalmente, intervenções baseadas na família têm sido avaliadas. Agentes farmacológicos, como olanzapina, mirtazapina e buspirona, se mostraram eficazes em pequenos estudos abertos e relatos de casos para diminuir a ansiedade e melhorar o apetite. Dados preliminares com a D-cicloserina sugerem a efetividade desse agente usado de forma adjuntiva com intervenções comportamentais.[6,10-12]

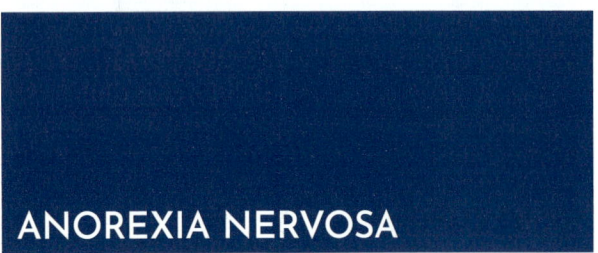

ANOREXIA NERVOSA

HISTÓRICO E CLASSIFICAÇÃO

A AN é uma terminologia diagnóstica que significa, de forma literal, "perda neurótica de apetite". A descrição médica da AN foi feita inicialmente quase que de forma simultânea pelo médico inglês William Gull e pelo neurologista francês Charles Lasège.[13,14] Logo após, o conceito da AN continuou evoluindo, tendo sido estudado por vários psiquiatras, psicanalistas, endocrinologistas, que tentavam compreender esse quadro de "emagrecimento autoimposto" de diferentes perspectivas. Hilde Bruch, por volta de 1950, fez contribuições muito importantes para o entendimento da AN. A autora salienta a "busca inexorável pela magreza" como a motivação nuclear nesses casos.[13] Também descreve falhas no senso de identidade e autonomia nessas pacientes. Assim, esses autores colaboraram para a definição do que seria considerado a síndrome da AN: (1) recusa/restrição alimentar, (2) medo do ganho de peso e (3) uma forma alterada/distorcida de perceber o seu próprio corpo. Estes pilares servem de base para as descrições atuais da AN.

A AN encontra-se representada no DSM-5 como uma categoria, e é definida por três critérios diagnósticos.[1] Primeiramente, encontramos *a restrição da ingesta calórica* em relação às necessidades, levando a um *peso corporal significativamente baixo* no contexto de idade, gênero e trajetória do desenvolvimento. Não existe um critério preciso para o que seria considerado um peso significativamente baixo, e o DSM-5[1] utiliza uma definição abrangente como um peso inferior ao peso mínimo normal ou, no caso de crianças e adolescentes, menor do que o minimamente esperado. O segundo critério refere-se *ao medo intenso de ganhar peso ou de engordar*, ou ao comportamento persistente que interfere no ganho de peso, mesmo estando com peso significativamente baixo. Por fim, o terceiro critério destaca a *perturbação no modo como o próprio peso ou a forma corporal são vivenciados*, influenciando indevidamente a autoavaliação do indivíduo, podendo haver ausência persistente de reconhecimento da gravidade do baixo peso corporal atual. Dois subtipos de AN são descritos: o *tipo restritivo*, no qual a perda de peso é atingida por meio de dieta, jejum e/ou exercícios físicos excessivos, e o *tipo compulsão alimentar/purgação*, no qual os indivíduos, além de restringirem a alimentação, ainda experimentam episódios de compulsão alimentar seguidos de métodos compensatórios para controle de peso (p. ex., vômitos autoinduzidos ou uso indevido de laxantes, diuréticos ou enemas).

Além dos critérios diagnósticos, há também um especificador relacionado ao estágio atual da condição, podendo ser classificado como em remissão parcial ou em remissão completa. Por fim, o DSM-5[1] inclui uma classificação de gravidade baseada no índice de massa corpórea (IMC) atual (ou percentil do IMC em crianças e adolescentes). Assim, a AN em função de sua gravidade pode ser classificada como leve (>17 kg/m^2), moderada (16-16,99 kg/m^2), grave (15-15,99 kg/m^2) ou extrema (<15 kg/m^2) (Quadro 26.2).

Na CID-11, a AN também é caracterizada por três critérios gerais.[2] O primeiro consiste em um *peso corporal significativamente baixo* para a altura, idade e estágio de desenvolvimento do indivíduo. Aqui, é sugerido um IMC mínimo de 18,5 kg/m^2 em adultos, ou IMC para a idade abaixo do quinto percentil em crianças e adolescentes. O baixo peso é acompanhado por um *padrão persistente de comportamentos para impedir a restauração do peso normal* (podendo ser restrição da ingesta energética, comportamentos purgativos ou aumento do gasto energético), tipicamente associado com *medo do ganho de peso*. Esse *baixo peso ou forma corporal é um aspecto central na autoavaliação* do indivíduo, ou é inapropriada ou imprecisamente percebida como normal ou até excessiva. A CID-11 também inclui os subtipos restritivo e com compulsão alimentar/purgação, e oferece uma classificação de gravidade baseada em níveis de IMC específicos (ver **Quadro 26.2**).

QUADRO CLÍNICO

O quadro clínico da AN, em geral, inicia com uma modificação do padrão alimentar. Assim, os pacientes começam eliminando alimentos que consideram gordurosos, frituras, refrigerantes, carboidratos e doces. Essa modificação do comportamento alimentar começa habitualmente de forma gradativa e, muitas vezes, se intensifica com a justificativa de seguir uma alimentação mais "saudável". Como consequência, os pacientes geralmente apresentam

QUADRO 26.2
CRITÉRIOS DIAGNÓSTICOS PARA ANOREXIA NERVOSA NO DSM-5 E NA CID-11

DSM-5	CID-11
A. Restrição da ingestão alimentar relacionada às necessidades, levando a um peso corporal significativamente baixo, no contexto da idade, sexo, etapa do desenvolvimento e saúde física. Um peso significativamente baixo é definido como o peso menor que o minimamente normal ou, para as crianças e adolescentes, menor do que o mínimo esperado. **B.** Medo intenso de ganhar peso ou se tornar gordo, ou comportamentos persistentes que interferem no ganho de peso, mesmo que com o peso significativamente baixo. **C.** Perturbação na forma que vivencia o peso e a forma corporais. Influência indevida do peso ou forma corporal sobre a sua autoavaliação ou persistente falta de reconhecimento da gravidade do baixo peso atual. Especificar o tipo atual: Tipo restritivo – durante os últimos três meses, o indivíduo não apresentou episódios de compulsão alimentar ou comportamentos purgativos (vômitos autoinduzidos ou uso inapropriado de laxativos, diuréticos ou enemas). Tipo compulsão alimentar/purgação – durante os últimos três meses, o indivíduo apresentou episódios de compulsão alimentar ou comportamentos purgativos (vômitos autoinduzidos ou uso inapropriado de laxativos, diuréticos ou enemas). Especificar se: Em remissão parcial: depois de preencher todos os critérios de AN, o Critério A (baixo peso corporal) não está sendo preenchido por um período de tempo mantido, mas ou o Critério B (intenso medo de ganhar peso ou se tornar gordo ou comportamento que interfira no ganho de peso) ou o Critério C (distúrbio na autopercepção do peso ou forma) é ainda preenchido. Em remissão completa: depois de preencher todos os critérios de AN, nenhum critério tem sido preenchido por um período de tempo mantido. Especificar gravidade atual (o nível mínimo de gravidade é baseado, para adultos, no IMC ou, para crianças e adolescentes, no percentil de IMC; o nível de gravidade pode ser aumentado para refletir os sintomas clínicos, o grau de comprometimento funcional e a necessidade de supervisão):	Peso corporal significativamente baixo para a altura, idade, estágio de desenvolvimento e histórico de peso do indivíduo que não se deve à indisponibilidade de alimentos e não é mais bem explicado por outra condição médica. Uma diretriz comumente usada é o índice de massa corporal (IMC) menor que 18,5 kg/m^2 em adultos, e IMC para idade abaixo do percentil 5 em crianças e adolescentes. A rápida perda de peso (p. ex., mais de 20% do peso corporal total em seis meses) pode substituir a diretriz de baixo peso corporal, desde que outros requisitos de diagnóstico sejam atendidos. Crianças e adolescentes podem apresentar falha no ganho de peso conforme o esperado, com base na trajetória de desenvolvimento individual e não na perda de peso. Padrão persistente de comer restritivo ou outros comportamentos que visam estabelecer ou manter um peso corporal anormalmente baixo, geralmente associado ao medo extremo do ganho de peso. Os comportamentos podem ter como objetivo reduzir a ingestão de energia, em jejum, escolhendo alimentos de baixa caloria, comendo excessivamente devagar pequenas quantidades de alimentos e ocultando ou cuspindo alimentos, bem como comportamentos de purga, como vômitos autoinduzidos e uso de laxantes, diuréticos, enemas ou omissão de doses de insulina em indivíduos com diabetes. Os comportamentos também podem ter como objetivo aumentar o gasto de energia por meio de exercícios excessivos, hiperatividade motora, exposição deliberada ao frio e uso de medicamentos que aumentam o gasto de energia (p. ex., estimulantes, medicamentos para perda de peso, produtos a base de plantas para redução de peso, hormônios da tireoide). O baixo peso corporal é supervalorizado e é central para a autoavaliação da pessoa, ou o peso ou a forma corporal são incorretamente percebidos como normais ou até excessivos. A preocupação com o peso e a forma, quando não declarada explicitamente, pode se manifestar por comportamentos, como verificar repetidamente o peso corporal usando balanças, verificar o formato do corpo usando fitas métricas ou reflexos em espelhos, monitorar constantemente o conteúdo calórico dos alimentos e buscar informações sobre como perder peso ou comportamentos extremos de esquiva, como se recusar a ter espelhos em casa, evitar roupas apertadas ou recusar-se a saber o peso ou comprar roupas com o tamanho especificado.

QUADRO 26.2
CRITÉRIOS DIAGNÓSTICOS PARA ANOREXIA NERVOSA NO DSM-5 E NA CID-11

DSM-5	CID-11
Leve: IMC ≥ 17 kg/m² Moderada: IMC 16-16,99 kg/m² Grave: IMC 15-15,99 kg/m² Extrema: IMC < 15 kg/m²	Classificação: AN com IMC significativamente baixo: IMC = 14-18,5 kg/m² ou 0,3-5° percentil) AN com IMC perigosamente baixo: IMC < 14 kg/m² ou < 0,3 percentil AN em recuperação com peso corporal normal: IMC > 18,5 kg/m² ou > 5° percentil, associado a manutenção de um peso saudável e ausência de comportamentos destinados a reduzir o peso corporal Outra AN especificada AN inespecífica Tipos: Padrão restritivo: restrição da ingesta alimentar ou jejum associado ou não a aumento do gasto energético. Padrão de compulsão-purgação: o baixo peso corporal é mantido por meio de restrição alimentar comumente acompanhado de comportamentos purgativos no intuito de se livrar do alimento ingerido (autoindução de vômitos, abuso de laxantes ou enemas).

Fonte: American Psychiatric Association[1] e World Health Organization.[2]

perda de peso gradativa ou falha em ganhar peso durante o desenvolvimento. O comportamento alimentar vai se deteriorando cada vez mais, tanto em relação à diminuição da diversidade de alimentos como também em relação à quantidade ingerida. Muitos pacientes se dizem "veganos", com um padrão de alimentação absolutamente rígido. A redução do peso corporal se intensifica com o tempo, chegando a níveis compatíveis com estados de desnutrição crescentes.

Os pacientes apresentam um medo intenso de ganhar peso ou de se tornar gordos. Muitas vezes, não referem esse medo de ganhar peso quando perguntados, mas este fica evidente pela recusa em aumentar a ingestão alimentar mesmo quando confrontados com o seu baixo peso. Indivíduos com AN veem a perda de peso e o controle do comer como uma importante aquisição, uma realização bem-sucedida e não como um problema. O sucesso na restrição é sentido como autodisciplina e controle positivo, alimentando e aumentando a autoconsideração.

A falha nesse mecanismo desencadeia grande aflição e descontrole emocional, resultando em pouca motivação e grande dificuldade para seguir as orientações dos profissionais. É importante ressaltar que a sintomatologia na AN é experimentada como parte integrante do seu existir e é considerada egossintônica.

Mesmo emagrecidos, os indivíduos com AN apresentam tendência a aumentarem sua atividade física. Isso ocorre de várias formas, às vezes aumentando a atividade em tarefas domésticas, escolares ou mesmo no trabalho, às vezes aumentando atividades como caminhadas, subidas de escadas ou mesmo atividade física programada. Na maioria das vezes, é difícil o paciente aceitar diminuir esse nível de atividade.

Outro aspecto importante são alterações na forma como o indivíduo vivencia o seu peso e sua forma corporal e que são denominados, de maneira geral, como transtornos da imagem corporal. Muito autores consideram essas anormalidades sintomas nucleares da AN e que representariam uma psicopatologia específica dos TAs. As alterações da imagem corporal podem ser desde uma insatisfação com o peso ou a forma do seu corpo até, em casos mais graves, a distorção da autoimagem. Muitos sentem o corpo como globalmente grande, pesado, enquanto outros percebem partes do corpo ou regiões específicas como alteradas ou até disformes. As áreas mais envolvidas são, em geral, o abdome, as coxas e os braços. Enquanto as pessoas em geral se autoavaliam em função de aspectos da vida como o sucesso profissional, o desempenho escolar/acadêmico, a natureza de suas relações interpessoais, entre outros atributos, os indivíduos com AN se julgam em função da percepção que têm do seu peso e de seu corpo, assim como pela sua habilidade em controlar esses aspectos.

Apesar desse item não ser considerado um critério diagnóstico, muitas pacientes apresentam amenorreia. A ausência da menstruação, quando presente, pode ocorrer antes que grande perda de peso exista e, outras vezes, persiste mesmo depois do ganho adequado de peso. A maioria dos casos de AN é caracterizada por restrição alimentar. Entretanto, algumas vezes, ela vem acompanhada, também, de episódios de descontrole alimentar. Nesse caso, as pacientes apresentam episódios de compulsão alimentar seguidos de comportamentos compensatórios, como o vômito autoinduzido, entre outros.

EPIDEMIOLOGIA

Embora tenha os valores de prevalência mais baixos em comparação com os outros TAs na população geral (oscilando entre 0,3 e 0,6%), a AN é um dos transtornos mentais com a maior taxa de mortalidade.[15] Analisando as prevalências de forma estratificada, observa-se que a AN afeta principalmente as mulheres entre o final da adolescência e o início da vida adulta. Os estudos reportam prevalências ao longo da vida entre 0,6 e 2,2% nas mulheres. Nos poucos estudos que avaliam a presença de AN em homens, as prevalências ficam em torno de 0,3%.[16]

ETIOLOGIA

A etiologia dos TAs é desconhecida, entretanto, um conjunto de evidências sugere que a ação conjunta de fatores genéticos e ambientais tem papel importante no seu desenvolvimento e manutenção.

Uma alta incidência de agregação familiar foi descrita em estudos genéticos, com estimativas de herdabilidade de 50 a 60%.[17] Recentemente, um estudo de associação genoma identificou oito *loci* de risco para AN que também eram preditivos, assim como para outros transtornos psiquiátricos, além de baixo IMC e alterações metabólicas. Algumas anormalidades em sistemas de neurotransmissores foram observadas em indivíduos com AN.[14] Pacientes com o subtipo restritivo, mesmo após o episódio agudo, evidenciam diminuição da atividade nos receptores serotonérgicos $5-HT_{2A}$ e $5-HTR_{1D}$, e do receptor de opioides delta (OPRD1).[14] Anormalidades no sistema dopaminérgico também parecem estar envolvidas, contabilizando o comportamento motor hiperativo e anormalidades na recompensa e inibição comportamental. Além desses, existem muitos fatores de risco compartilhados entre obesidade e TAs, e a obesidade pode, de fato, ser um fator de risco significativo para todas as formas desses transtornos.[17]

Em relação aos aspectos psicológicos, indivíduos predispostos à AN evidenciam traços de personalidade caracterizados por alextimia, perfeccionismo, obsessão, inflexibilidade, emocionalidade negativa, compulsividade, inibição social e diminuição da autoestima, entre outros.[18] Esses pacientes também tendem a ter problemas com a formação de identificação, questões de autonomia e medos de maturidade. Pacientes do subtipo compulsão alimentar/purgação apresentam, adicionalmente, mais comportamentos correlatos de impulsividade.[19] Assim, aspectos socioculturais, como o uso de dietas restritivas, a busca de um ideal de magreza e provocações relacionadas à aparência têm sido relacionadas com o desenvolvimento de TAs em geral.[20]

COMORBIDADES PSIQUIÁTRICAS

Indivíduos com AN apresentam outros transtornos psiquiátricos em comorbidade. Duas das comorbidades psiquiátricas mais frequentes são a depressão e os transtornos de ansiedade.[21] A fobia social é o transtorno de ansiedade mais frequentemente observado. Um conjunto de evidências sugere que os transtornos de ansiedade ocorrem antes mesmo do aparecimento do quadro de AN. Transtorno obsessivo-compulsivo (TOC) também é altamente comórbido com a AN. Transtornos do desenvolvimento, como o TEA, têm sido descritos nos pacientes com AN. Assim, esses transtornos em comorbidade necessitam ser diagnosticados e tratados, pois podem interferir na evolução do TA.

É importante ressaltar que os pacientes com AN, muitas vezes, apresentam sintomas depressivos, ansiosos e mesmo obsessivo-compulsivos, sem preencherem critérios para o diagnóstico de um transtorno completo. Com frequência, os próprios sintomas alimentares (medo de engordar, rituais alimentares) e suas complicações (desnutrição) podem estar associados ao desenvolvimento de sintomas depressivos, ansiosos e/ou obsessivo-compulsivo. Apesar de menos frequente nas formas restritivas da AN, pode-se encontrar alguns casos de transtornos por uso de substâncias. Por fim, é bom salientar que o risco de suicídio entre pessoas com AN é elevado, devendo-se sempre estar atento na avaliação desses pacientes.

Os transtornos da personalidade também são altamente comórbidos com AN. Os do chamado grupamento C são os mais frequentemente observados no subtipo restritivo, enquanto nos do grupamento B, o transtorno da personalidade *borderline* (TPB) é mais encontrado.[18] A presença do TPB na AN pode complicar o tratamento, estando associado ao uso de substâncias, automutilação, altas taxas de recaída e abandono prematuro, e a recuperação desses casos é significativamente mais lenta.[21]

COMPLICAÇÕES CLÍNICAS

Nos pacientes com AN, é importante avaliar sinais de desnutrição no exame físico, como alterações nos fâneros (pele seca, unhas quebradiças, cabelos avermelhados, finos e quebradiços), surgimento de *lanugo* na pele (uma camada de pelos finos e curtos), bradicardia, hipotensão postural, diminuição da temperatura corporal, perda do contorno da gordura facial, do quadril e das nádegas[14,22] (Ver **Quadro 26.3**).

A avaliação laboratorial não deve ser usada como critério diagnóstico, pois nem sempre as alterações estão presentes. Aproximadamente 30% dos pacientes com AN apresentam anemia e/ou leucopenia, e 10% podem

QUADRO 26.3
COMPLICAÇÕES CLÍNICAS NA ANOREXIA NERVOSA

Sistema	Sinais/achados	Sintomas
Cardiovascular	- Bradicardia - Hipotensão ortostática - Arritmias, prolongamento do intervalo QT	- Letargia, cansaço - Síncope - Tonturas, palpitações e síncope
Equilíbrio hidreletrolítico	- Hipocalemia - Hiponatremia (ingestão excessiva de água) - Hipocalcemia, hipofosfatemia	- Dor muscular, cãibras, arritmias - Convulsões - Síndrome de realimentação
Endócrino	- Hipogonadismo - Osteopenia/osteoporose - Síndrome da doença eutireoidiana	- Amenorreia - Fraturas - Alterações dos hormônios tireoidianos sem correlato clínico
Gastrenteral	- Alteração da motilidade gástrica - Esvaziamento gástrico retardado	- Constipação, refluxo - Empanzinamento, dor abdominal
Hematológico	- Supressão da medula óssea	- Hematomas, palidez
Intertegumentar	- Acrocianose - Lanugo - Queda de cabelo - Hipercarotenemia	- Mãos e pés frios - Aumentos de pelos finos - Pele amarelada

apresentar plaquetopenia. Entre as alterações endócrino-metabólicas, a hipercolesterolemia leve a moderada é frequente. Também se percebe modificações no eixo hipotálamo-hipófise-gonadal, com redução dos níveis de LH, FSH e estradiol. Também podem ser encontrados hipotireoidismo e aumento dos níveis de hormônio do crescimento e cortisol. A hipoglicemia é comum nos pacientes que praticam jejum e a hipopotassemia, naqueles com práticas purgativas por autoindução de vômitos.[14,22]

Uma importante complicação da AN é o distúrbio no metabolismo ósseo, podendo provocar osteopenia ou osteoporose. Aproximadamente 50% dos pacientes com AN apresentam osteopenia, especialmente na coluna lombar, comprometendo tanto o osso trabecular quanto o cortical. Mesmo com a recuperação nutricional, cerca de 30% dos adolescentes com AN mantêm a osteopenia. O maior risco para o desenvolvimento de osteoporose e fraturas patológicas é nos quadros de AN em adolescentes jovens.[23]

O funcionamento cardiovascular dos pacientes com AN pode ser prejudicado devido a desidratação, distúrbios hidreletrolíticos e autofagia miocárdica. Pode-se encontrar pacientes com bradicardia, hipotensão e alterações eletrocardiográficas diversas, como prolongamento do intervalo QT ou alterações do segmento ST, provavelmente refletindo alterações autonômicas. Há risco de arritmias em indivíduos com hipopotassemia, e de morte súbita em sujeitos com AN grave e avançada (Quadro 26.3).[22,23]

TRATAMENTO

A base de evidências relativas aos tratamentos na AN é limitada, e muito do que os principais guias de tratamento sugerem se baseia em um consenso de especialistas na área. O tratamento deve ter sempre um enfoque multiprofissional. Seus objetivos devem ser reduzir os riscos, encorajar o ganho de peso, desenvolver hábitos alimentares mais saudáveis e reduzir outros sintomas relacionados ao TA, facilitando a recuperação psicológica e física.[4]

■ TRATAMENTO HOSPITALAR

Há dois tipos de risco que devem ser considerados nessa tomada de decisão: o risco de complicação clínica – que inclui o *status* nutricional (p. ex., desnutrição grave) e os achados alterados no exame físico e/ou em exames complementares (p. ex., hipopotassemia) – e o risco psiquiátrico, que inclui estratificação do risco de suicídio e da gravidade das comorbidades. Se há um risco grave a alto, a internação deve ser considerada. Quando o risco é alto, ela deve ser preferencialmente em um serviço com suporte clínico intensivo, com posterior transferência para um serviço psiquiátrico idealmente especializado em TAs.[24]

Decidida a necessidade de tratamento hospitalar em função da avaliação e risco, deve ser planejada a internação em um ambiente que possa fornecer implementação habilitada da realimentação, com um cuidadoso monitoramento das condições físicas.[25] Essas medidas devem ser acompanhadas de uma abordagem psicológica desde o início. A internação dos pacientes com AN pode ser decidida em função da não resposta ao efetivo acompanhamento ambulatorial, depois de um período, ou, como já abordado, em virtude de risco de autoagressão. Os profissionais sem experiência com a condução desses casos devem procurar alguma forma de consultoria com equipes experientes no tratamento de TAs.[5,6]

O restabelecimento de um peso saudável é o objetivo central do tratamento, junto com a melhora dos comportamento alimentar e psicológico geral.[5,6] O treinamento especializado do nutricionista que acompanha esses casos é fundamental, tendo em vista que ele deve estabelecer uma forte aliança terapêutica com o paciente. Uma recomendação é iniciar com valores baixos, de cerca de 1.000 kcal e seguir com aumentos gradativos semanais (500 a 750 kcal, de acordo com a evolução do caso) até atingir 3.000 kcal. A equipe multiprofissional deve se reunir pelo menos uma vez por semana, e o nutricionista contribui com muitas informações sobre detalhes do comportamento alimentar, assim como planeja junto com a equipe as modificações de cardápio. Não somente o conteúdo da alimentação, mas também o ambiente que envolve o ato de comer devem ser motivo de atenção. Assim, as refeições devem ser realizadas inicialmente em espaços individuais e acompanhadas, evoluindo com o tempo para maior autonomia desse ato.

Um alerta deve ser feito em relação ao risco de síndrome da realimentação, caracterizada por anormalidades dos fluidos e eletrólitos (principalmente do fósforo) e que pode levar a complicações cardiológicas, neurológicas, hematológicas e até morte súbita.[26] Portanto, a alimentação deve ser cautelosa, com monitoração dos eletrólitos.

O monitoramento do risco físico durante a hospitalização é muito importante e deve ser gerenciado adequadamente.[25] O uso de suplementação multivitamínica e multimineral é recomendada para os pacientes. A sondagem nasogástrica é uma manobra que deve ser evitada, embora em casos muito extremos sem evolução no processo de realimentação oral possa ser considerada. Caso seja decidida, o seu uso deve ser planejado, devendo apenas suplementar a realimentação por via oral por curto período. O uso de medicação psiquiátrica deve ser evitado, em função da debilidade física dos pacientes e do risco de potencialização de eventos adversos. Em função das comorbidades psiquiátricas, o uso de psicofármacos pode ser necessário, mas deve ser feito com muita cautela.

■ TRATAMENTO AMBULATORIAL

A maioria dos pacientes com AN deve ser tratada em regime ambulatorial. O restabelecimento do peso é o aspecto principal do tratamento. A reabilitação nutricional, com ênfase na normalização do peso corporal e no comportamento alimentar, é o pilar central da terapêutica da AN também no nível ambulatorial.[27] A reabilitação deve ser realizada por nutricionistas treinados no acompanhamento de pacientes com TAs. A intervenção nutricional é normalmente feita em um contexto de gerenciamento comportamental, usando estratégias para reforçar os comportamentos alimentares saudáveis e evitando o recrudescimento de sintomas da doença.

A abordagem psicoterápica deve ser iniciada o quanto antes, e várias técnicas foram avaliadas nessa condição: as intervenções familiares, a TCC, a terapia interpessoal (TIP), a terapia focal dinâmica e as terapias focadas nos TAs.[4-6] As diversas formas de psicoterapia podem ser administradas individualmente e no formato em grupo. Uma abordagem familiar baseada em elementos da entrevista motivacional e chamada Método Maudsley[28] é uma das formas mais recomendada para adolescentes com AN. Variantes desse método para adultos têm sido desenvolvidas e se mostraram eficazes no tratamento dessa condição clínica. Essa abordagem tem como vantagens o fato de ter sido bastante estudada na AN, e encontra-se descrita em manuais.

As evidências não apoiam o uso de medicamentos para o tratamento da AN. Nessa doença, seu uso é limitado, já que poucos agentes se mostraram eficazes. Não há compostos aprovados pelas agências reguladoras para seu tratamento, embora haja evidências de efeito positivo do uso de agentes antipsicóticos de segunda geração, marcadamente da olanzapina, na recuperação do peso.[29] Além disso, o uso de antidepressivos podem ser considerados quando há importantes sintomas depressivos e/ou obsessivos comórbidos.

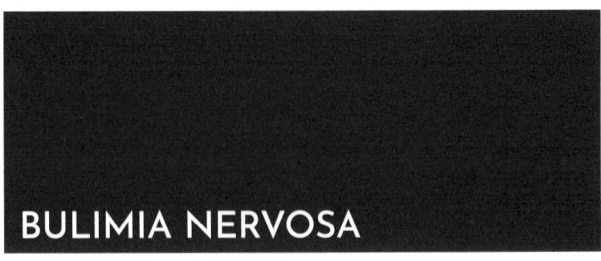

BULIMIA NERVOSA

HISTÓRICO E CLASSIFICAÇÃO

O comportamento bulímico, como um episódio de ingestão descontrolada e excessiva de alimentos, é reconhecido há vários séculos. Entretanto, a descrição da síndrome bulímica e da subsequente distinção da BN como transtorno mental independente é mais recente. Considera-se como o primeiro relato da síndrome bulímica o caso Ellen West, descrito por Ludwig Biswanger em 1944.[13] Porém, o artigo de Gerald Russel, de 1979, *Bulimia nervosa: an ominous variant of anorexia nervosa*, é considerado o marco na definição da BN como TA independente e diferenciado da AN.[30] Nesse artigo, o autor descreve o acompanhamento longitudinal de vários anos de pacientes com a síndrome constituída pela tríade: a) um impulso irresistível de comer excessivamente, b) a evitação dos efeitos engordativos da comida pela indução de vômitos e/ou abuso de purgativos e, por fim, c) um medo mórbido de engordar.

A BN é caracterizada no DSM-5 pela presença de episódios recorrentes de compulsão alimentar[1], a qual é definida no DSM-5 como um episódio de alimentação excessiva e constituído por um aspecto objetivo e um subjetivo. O aspecto objetivo é caracterizado pela ingestão, em um período determinado, de uma quantidade de alimento definitivamente maior do que a maioria dos indivíduos consumiria no mesmo período sob circunstâncias semelhantes. O aspecto subjetivo é caracterizado pela sensação de falta de controle sobre a ingestão que ocorre durante o episódio. Na BN, esses episódios são seguidos de comportamentos compensatórios inapropriados recorrentes, a fim de impedir o ganho de peso (como vômitos autoinduzidos, uso indevido de laxantes, diuréticos ou outros medicamentos, jejum ou exercício físico em excesso). É necessário que a compulsão alimentar e os comportamentos compensatórios inapropriados tenham uma frequência mínima de uma vez por semana durante três meses, em média. Adicionalmente, a autoavaliação que o paciente faz de si é influenciada de modo indevido pela sua forma e peso corporais. Toda essa perturbação não ocorre exclusivamente durante episódios de AN.

Há dois especificadores para BN relacionados ao curso atual desses transtornos: remissão parcial ou remissão completa. O DSM-5[1] propõe critérios de gravidade para a BN baseando-se na frequência média semanal dos comportamentos compensatórios inapropriados: leve (1 a 3), moderada (4 a 7), grave (8 a 13) ou extrema (14 ou mais) (**Quadro 26.4**).

QUADRO 26.4
CRITÉRIOS DIAGNÓSTICOS PARA BULIMIA NERVOSA NO DSM-5 E NA CID-11

DSM-5	CID-11
A. Episódios recorrentes de compulsão alimentar. Um episódio de compulsão alimentar é caracterizado por ambos: 1) comer, em um período definido (p. ex., dentro de um período de duas horas), um montante de comida que é definitivamente maior do que a maioria das pessoas come durante o mesmo período e em circunstâncias semelhantes; 2) um sentimento de falta de controle sobre a alimentação durante o episódio (p. ex., um sentimento de que não consegue parar de comer ou controlar o que ou quanto está comendo). **B.** Recorrentes comportamentos compensatórios inadequados, a fim de evitar o ganho de peso, como autoindução de vômitos, consumo de laxantes, diuréticos, enemas ou outros medicamentos, jejum ou exercício excessivo. **C.** Ambos, a compulsão alimentar e os comportamentos compensatórios inadequados ocorrem, em média, pelo menos uma vez por semana durante três meses. **D.** A autoavaliação é indevidamente influenciada pela forma e pelo peso corporal. **E.** A perturbação não ocorre exclusivamente durante episódios de AN. Especificar se: Em remissão parcial: depois de preencher todos os critérios de BN, alguns, mas não todos os critérios, têm sido preenchidos por um período sustentado. Em remissão completa: depois de preencher todos os critérios de BN, nenhum critério tem sido preenchido por um período sustentado. Especificar gravidade atual (o nível mínimo de gravidade é baseado na frequência de comportamentos compensatórios inadequados; pode	Frequentes e recorrentes episódios de compulsão alimentar (pelo menos uma vez por semana, por pelo menos um mês). O episódio de compulsão alimentar é definido como um distinto período no qual o indivíduo experiencia uma perda do controle sobre seu comportamento alimentar. O episódio de compulsão alimentar é presente quando o indivíduo come notadamente mais e/ou diferentemente do que o usual e se sente incapaz de parar de comer ou limitar o tipo ou quantidade de comida ingerida. Outras características dos episódios de compulsão alimentar podem incluir comer sozinho por vergonha, comer alimentos que não são parte de sua dieta regular, comer grandes quantidades de comida sem estar fisicamente com fome e comer mais rápido que o usual. Repetidos comportamentos compensatórios inapropriados no intuito de prevenir o ganho de peso (ou seja, uma vez por semana ou mais por um período mínimo de um mês). O comportamento compensatório mais comum são vômitos autoinduzidos, que tipicamente ocorrem dentro de uma hora após o episódio de compulsão alimentar. Outros comportamentos compensatórios inapropriados incluem jejum ou uso de diuréticos para induzir perda de peso, uso de laxantes ou enemas para reduzir a absorção de comida, pular doses de insulina em indivíduos com diabetes e exercícios físicos extenuantes para aumentar o gasto energético. Preocupação excessiva com peso e forma corporais. Quanto não explicitamente declarada, essa preocupação pode ser manifestada por comportamentos, como checar repetidamente o peso corporal usando balanças, verificar a forma corporal usando fitas de medida ou reflexo no espelho, monitorar constantemente a quantidade de calorias dos alimentos e procurar por informações de como perder peso ou por comportamentos evitativos extremos, como recusar-se a ter espelhos em casa,

QUADRO 26.4
CRITÉRIOS DIAGNÓSTICOS PARA BULIMIA NERVOSA NO DSM-5 E NA CID-11

DSM-5	CID-11
ser aumentado para refletir outros sintomas e o grau de comprometimento funcional): Leve: média de 1-3 episódios de comportamentos compensatórios inadequados por semana. Moderada: média de 4-7 episódios de comportamentos compensatórios inadequados por semana. Grave: média de 8-13 episódios de comportamentos compensatórios inadequados por semana. Extrema: média de 14 ou mais episódios de comportamentos compensatórios inadequados por semana.	evitar o uso de roupas justas ou recusar-se a saber seu peso ou adquirir roupas com tamanho específico. Há acentuada angústia quanto ao padrão de compulsão alimentar e comportamento compensatório inadequado ou prejuízo significativo nas áreas de funcionamento pessoal, familiar, social, educacional, ocupacional ou outras áreas importantes do funcionamento. O indivíduo não preenche critérios diagnósticos para AN.

Fonte: American Psychiatric Association[1] e World Health Organization.[2]

Apesar de, na CID-11, a BN incluir critérios semelhantes aos do DSM-5, uma grande diferença entre essas duas classificações encontra-se na definição do episódio de compulsão alimentar.[2] A CID-11 a define de forma mais abrangente, com um foco maior na sensação de perda de controle do que na quantidade ingerida. Assim, são considerados os *episódios objetivos de compulsão alimentar*, nos quais a ingestão é considerada excessiva pelo paciente, e os *episódios subjetivos*, nos quais, apesar de o paciente não considerar uma ingestão excessiva, estão associados o sentimento de perda de controle.

Excluindo essa diferença na conceituação dos episódios de compulsão alimentar, a BN, na CID-11,[2] é também caracterizada por frequentes episódios dessa compulsão (pelo menos um por semana por pelo menos um mês durante vários meses), seguidos de repetidos comportamentos compensatórios inapropriados, com intenção de prevenir o ganho de peso (vômitos autoinduzidos, abuso de laxantes ou enemas, exercícios físicos extenuantes). Além disso, o indivíduo não se encontra com um significativo baixo peso (Quadro 26.4).

EPIDEMIOLOGIA

Estudos realizados nos Estados Unidos e na Europa, que avaliaram a prevalência ao longo da vida para BN, descreveram valores de 0,9 a 1,5% entre as mulheres, e de 0,1 a 0,5% entre os homens.[15] O único estudo no Brasil que investigou o diagnóstico de BN na população geral foi o Projeto de Saúde Mental Mundial da Organização Mundial da Saúde (OMS), que incluiu uma amostra brasileira de São Paulo – a Pesquisa São Paulo MegaCity.[31] Os autores relataram prevalência ao longo da vida de 2% e pontual de 0,9% para BN na cidade de São Paulo. Estudos mais recentes utilizando os critérios do DSM-5 relataram prevalências de ponto de 0,6%.[16] Em uma metanálise, foi encontrada uma taxa de mortalidade ponderada de 1,74 por mil pessoas-ano, o que significa que, por ano, 0,17% dos pacientes com BN morrem. O suicídio foi responsável por 23% das mortes.

QUADRO CLÍNICO

A BN geralmente se inicia no final da adolescência ou início da vida adulta. A média de idade de início é de 19 anos, variando de 10 a 29 anos. Cerca de 24 a 31% das pessoas com BN terão experimentado um diagnóstico prévio de AN. Os pacientes, em geral, têm peso corporal dentro da faixa de normalidade ou mesmo evidenciam sobrepeso/obesidade.[13]

O episódio de compulsão alimentar é um sintoma caracterizado por ingestão excessiva seguida do sentimento de perda de controle sobre o seu comportamento alimentar. Esses episódios tendem a ser limitados em termos de duração e geralmente surgem após períodos de restrição alimentar, com o uso de dietas autoimpostas ou mesmo subsequentes a uma desregulação emocional. Pode-se observar a ocorrência anterior de uma crescente insatisfação corporal antes mesmo do início dos episódios. Suas características nutricionais podem variar de paciente para paciente, mas com frequência predominam alimentos altamente palatáveis ricos em carboidratos e gorduras. Muitos pacientes ingerem diferentes tipos de alimentos ao mesmo tempo, misturando doces e salgados. A quantidade de calorias ingerida por episódio pode variar enormemente, embora, em média, oscile entre 2 a 3 mil calorias. A compulsão alimentar ocorre às escondidas, na maioria das vezes, e é acompanhada de sentimentos de intensa vergonha, culpa e desejos de autopunição. Os episódios podem provocar um grande mal-estar psicológico, muitas vezes até físico.

Para evitar o potencial efeito engordativo dos episódios de compulsão e o mal-estar provocado, os pacientes tentam expurgar os alimentos ingeridos utilizando-se de alguns mecanismos. O vômito autoinduzido é o método mais frequente e ocorre em cerca de 90% dos casos. O efeito imediato provocado pelo vômito é o alívio do desconforto físico secundário à hiperalimentação e, principalmente, a redução do medo de ganhar peso. A sua frequência é variável, podendo ser de um até 10 ou mais episódios por dia, nos casos mais graves. No começo, o paciente necessita de manobras para induzir o vômito, como a introdução do dedo ou algum objeto na garganta. Alguns pacientes mais graves, com vários episódios de vômito autoinduzido por dia, podem apresentar até ulcerações no dorso da mão pelo uso dela para a sua indução, o que se chama de *Sinal de Russell*. Com a evolução do transtorno, o paciente aprende a induzir o vômito sem necessitar mais de estimulação mecânica. Outros mecanismos utilizados pelos bulímicos para controle do peso após uma ingestão exagerada são o uso inadequado de medicamentos laxativos, diuréticos, hormônios tireoidianos, agentes antiobesidade e de enemas, bem como jejuns prolongados (mais de 12 horas) e exercícios físicos excessivos.

Pacientes com BN enfatizam excessivamente sua aparência como determinante de sua autoestima e consideração. Sentimentos de baixa autoestima são frequentes e estão associados à autoapreciação da forma e do peso corporais. Tudo funciona como se outros valores pessoais fossem secundários, e os pacientes só conseguem se sentir socialmente aceitos se estiverem em conformidade com padrões extremamente rígidos relacionados à sua aparência. Essas manifestações relacionadas à imagem corporal são consideradas centrais na BN e geralmente precedem o início dos ciclos de compulsão alimentar/purgação.

ETIOLOGIA

Assim como os TAs em geral, a etiologia da BN é desconhecida. Entretanto, várias hipóteses têm sido apontadas com base em evidências recentes.[32] A BN está fortemente associada a um padrão de transmissibilidade genética. Indivíduos com familiares diagnosticados com BN têm um risco aumentado de TAs em geral e de BN, em particular, e a hereditariedade é estimada em aproximadamente 0,60.[17] Estudos funcionais e estruturais sugerem um aumento do valor reforçado dos alimentos e mudanças no sistema de recompensa cerebral em associação com os alimentos. Pesquisas sobre o comportamento bulímico indicam déficits também no controle inibitório, que são particularmente pronunciados no contexto das pistas alimentares.[33]

COMORBIDADES PSIQUIÁTRICAS

Também na BN os pacientes com frequência apresentam comorbidade com transtornos depressivos e ansiosos.[34] Um grupo de pacientes com BN e transtornos do espectro de compulsão alimentar/purgação evidencia múltiplos comportamentos impulsivos comórbidos, incluindo abuso de substâncias, compras por impulso e compulsivas, além de múltiplas relações sexuais. Esses indivíduos também podem se automutilar, apresentar emoções intensas e ter padrões caóticos de sono. Além disso, eles podem preencher critérios para TPB ou outros transtornos da personalidade e, muitas vezes, transtorno bipolar tipo II.[18]

COMPLICAÇÕES CLÍNICAS

As complicações clínicas dos indivíduos com BN geralmente estão relacionadas aos episódios de compulsão alimentar e aos mecanismos compensatórios (**Quadro 26.5**).[22] Esses pacientes frequentemente apresentam queixas gastrintestinais, como dispepsia e refluxo, e podem ter complicações na fisiologia gastrintestinal, como lentificação do esvaziamento gástrico, dilatação gástrica, constipação e até mesmo ruptura do esôfago. Outras complicações decorrentes de hábitos purgativos incluem gastrite, metaplasia de Barrett, hemorragias digestivas altas ou baixas, prolapso retal, aumento das glândulas parótidas e corrosão do esmalte dentário.[22,23]

Devido às práticas purgativas e à restrição alimentar e de hidratação, os sujeitos com BN podem se apresentar

QUADRO 26.5
PRINCIPAIS COMPLICAÇÕES CLÍNICAS NA BULIMIA NERVOSA

Sistema/região	Achados
Oral	- Faringite - Sialorreia e parotidite - Cáries
Equilíbrio hidreletrolítico	- Hipocalemia - Hiponatremia - Hipocloremia - Acidose metabólica (laxativos) alcalose metabólica (vômitos)
Endócrino	- Diabetes melito tipo I (uso de insulina como método compensatório)
Gastrenteral	- Refluxo gastroesofágico - Síndrome de Mallory-Weiss
Hematológico	- Leucopenia e linfocitose
Renal	- Insuficiência renal aguda

desidratados na avaliação e com distúrbios hidreletrolíticos, como a hipocalemia. Os pacientes desidratados podem se queixar de tontura e fraqueza. A hipopotassemia é comum, e os pacientes podem relatar fadiga, fraqueza e cãibras musculares. Os vômitos podem provocar uma alcalose metabólica por perda de ácidos, e uma das suas consequências é a hipocloremia, reversível com a cessação dos vômitos. Outros distúrbios encontrados são hiponatremia, hipomagnesemia, hipofosfatemia e acidose metabólica.[22,23]

É importante ressaltar que pacientes com BN e diabetes melito tipo I podem negligenciar o uso de insulina, prática que passa a ser usada como mecanismo compensatório para controle de peso corporal. Essa comorbidade pode tornar muito difícil o tratamento de ambas as condições.[35]

TRATAMENTO

Grande parte dos pacientes com BN deve ser tratada ambulatorialmente. Para pacientes com risco de suicídio ou risco de autoagressão, a hospitalização em regime parcial ou total deve ser considerada. É importante ressaltar aqui que a hospitalização em unidade psiquiátrica tradicional, em caso de necessidade, deve ser em um ambiente com pessoal experiente na condução desses casos.

A diretriz de tratamento do National Institute for Health and Care Excellence (NICE) recomenda que o primeiro passo no tratamento da BN pode ser a indicação de um guia de autoajuda para essa condição clínica.[5] Existem vários manuais desse tipo, na sua maioria em língua inglesa. Esses recursos se mostraram eficazes no tratamento da BN se comparados à lista de espera, e podem ser uma estratégia terapêutica inicial ou, mesmo para alguns casos específicos, o tratamento de eleição.

A TCC para BN é a intervenção mais amplamente estudada nessa área e, hoje, conta com uma base sólida de evidências que confirmam a sua efetividade no tratamento dessa condição, o que faz a maioria dos guias de tratamento recomendá-la como intervenção de primeira linha.[5,6,36] Apesar de ter alta aceitabilidade, a remissão dos ciclos de compulsão alimentar/purgação não é total na maioria dos casos (taxas de 30-40% no final do tratamento). A TIP também é eficaz como alternativa terapêutica, embora o tempo de resposta seja um pouco maior que na TCC.[37] Outras formas de psicoterapia têm sido estudadas na BN e mostram-se promissoras, como a terapia comportamental dialética (DBT), uma forma de psicoterapia com elementos para lidar com a regulação emocional.[38]

O aconselhamento nutricional é um aspecto importante da abordagem multidisciplinar.[27] As suas principais metas são aprender a comer de forma "adequada" outra vez e cessar as compulsões alimentares e os métodos compensatórios. A terapia nutricional na BN é especializada e não se fixa tanto à prescrição dietoterápica usual, como necessidades energéticas e recomendações nutricionais. Os fundamentos aqui são o aconselhamento nutricional, formas de lidar com a restrição alimentar, que pode desencadear episódios de compulsão alimentar, o trabalho com imagem corporal, a educação nutricional e o planejamento alimentar.

A farmacoterapia tem um papel relevante na BN, diferentemente do que ocorre na AN. Vários ensaios clínicos randomizados com diversos agentes farmacológicos foram realizados nessa condição.[39] Os principais grupos de agentes testados foram os antidepressivos (tricíclicos e inibidores seletivos da recaptação da serotonina [ISRSs]) e os anticonvulsivantes (topiramato), entre outros. Portanto, as evidências suportam o uso de antidepressivos no tratamento da BN. A fluoxetina na dose de 60 mg foi o agente mais estudado e o único aprovado pelas autoridades reguladoras para a BN.[40] Outros agentes ISRSs, como o citalopram, a sertralina e a fluvoxamina também foram estudados nessa enfermidade. O topiramato foi outro agente que se mostrou efetivo na redução dos sintomas bulímicos, entretanto, o seu perfil de segurança precisa ser mais bem estudado nesse grupo de indivíduos. Por fim, o ondansetron foi avaliado na BN e se mostrou promissor na redução dos comportamentos compensatórios inapropriados presentes nesses pacientes.[41]

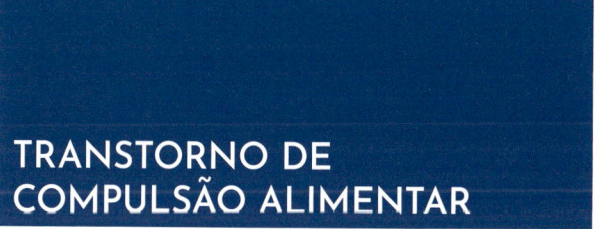

TRANSTORNO DE COMPULSÃO ALIMENTAR

HISTÓRICO E CLASSIFICAÇÃO

O conceito de compulsão alimentar como "comer em excesso sem comportamentos compensatórios" foi introduzido por Stunkard em 1959,[42] e estruturado nos anos 1990 por Christopher Fairburn e Spitzer como uma síndrome específica.[43] O TCA entrou formalmente na nomenclatura psiquiátrica em 2013, quando o DSM-5 o incluiu como TA autônomo.[1] O TCA, nessa classificação, é caracterizado pela ocorrência de episódios de compulsão alimentar recorrentes, não são seguidos por comportamentos compensatórios inadequados, como aqueles vistos na BN. Os episódios de compulsão alimentar ocorrem pelo menos uma vez por semana por um período de três meses e devem ser acompanhados por pelo menos três de cinco indicadores comportamentais de perda de controle sobre a ingesta alimentar, que incluem: (1) comer mais rapidamente do que o normal, (2) comer até se sentir desconfortável, (3) comer grandes quantidades de alimentos sem estar com fome, (4) comer sozinho devido ao constrangimento sobre a quantidade de alimentos consumida, e/ou (5) ter sentimentos de repulsa, culpa ou depressão após os episódios. No DSM-5, o TCA pode ser considerado em termos de sua evolução como em remissão parcial ou em remissão completa. Por fim, a gravidade baseia-se na frequência de episódios de compulsão alimentar por semana: leve (1 a 3), moderada (4 a 7), grave (8 a 13) ou extrema (14 ou mais) (**Quadro 26.6**).

A CID-11 trouxe, pela primeira vez em sua classificação diagnóstica, o TCA sendo definido pela presença frequente e recorrente de episódios de compulsão alimentar (pelo menos uma vez por semana, por um período de alguns meses).[2] Da mesma forma que na BN, a CID-11 considera como critério diagnóstico tanto episódios objetivos como subjetivos de compulsão alimentar. Também na CID-11, os episódios não são seguidos de mecanismos compensatórios inapropriados para controle de peso. Embora o elevado peso corporal não seja determinante para o diagnóstico, há uma forte associação entre obesidade e TCA.[44] Para esclarecer tal ponto, a CID-11 traz uma seção na qual descreve que a obesidade é uma consequência comum do TCA e deve ser registrada separadamente. Não obstante, indivíduos obesos que relatam padrões excessivos, sem atender à definição de compulsão alimentar, não devem ser diagnosticados nessa categoria (Quadro 26.6).

EPIDEMIOLOGIA

O TCA é o TA mais frequente na população geral, e sua prevalência é ainda maior em indivíduos que buscam tratamento para obesidade.[45] O Projeto de Saúde Mental Mundial da OMS, que forneceu dados nacionais transversais sobre adultos de 14 países, estimou uma prevalência de TCA ao longo da vida de 1,4% (8-1,9%), com idade mediana de início no final da adolescência até o início dos 20 anos e persistência de 4,3 anos.[31] Esse estudo estimou uma prevalência de 4,7% ao longo da vida e de 1,8% nos últimos 12 meses para o TCA na cidade de São Paulo. Uma metanálise recente sintetizou estudos epidemiológicos disponíveis e encontrou uma prevalência do TCA agrupada de 0,9% (0,7-1%), com uma razão sexual feminina para masculina de 3,5/1 e sem diferenças de frequência entre os países de alta, média e baixa rendas.[46]

QUADRO CLÍNICO

Os sintomas do TCA geralmente se iniciam na adolescência ou início da vida adulta.[47] Muitas vezes, eles precedem o ganho de peso, enquanto em outras ocasiões sucedem o sobrepeso ou a obesidade. A quantidade de alimentos ingerida durante um episódio é grande, com média em torno de 2 mil kcal. Entretanto, os pacientes podem apresentar uma variação da quantidade de alimentos ingerida durante os episódios, assim como também podem apresentar episódios com diferentes tamanhos. Muitas vezes é difícil delimitar os episódios com o padrão alimentar regular, que em geral é hipercalórico. Atual-

QUADRO 26.6
CRITÉRIOS DIAGNÓSTICOS PARA TRANSTORNO DE COMPULSÃO ALIMENTAR NO DSM-5 E NA CID-11

DSM-5	CID-11
A. Episódios recorrentes de compulsão alimentar. Um episódio de compulsão alimentar é caracterizado por ambos: 1) comer, em um período definido (p. ex., dentro de um período de duas horas), um montante de comida que é definitivamente maior do que a maioria das pessoas come durante o mesmo período e em circunstâncias semelhantes; 2) um sentimento de falta de controle sobre a alimentação durante o episódio (p. ex., um sentimento de que não consegue parar de comer ou controlar o que ou quanto está comendo). **B.** Os episódios de compulsão alimentar estão associados a três (ou mais) dos seguintes: 1) comer muito mais rapidamente do que o normal; 2) comer até sentir-se incomodamente repleto; 3) comer grandes quantidades de alimentos quando não está fisicamente faminto; 4) comer sozinho por embaraço devido à quantidade de alimentos que consome; 5) sentir repulsa por si mesmo, depressão ou demasiada culpa após comer excessivamente. **C.** Angústia acentuada relativa à presença de compulsão alimentar. **D.** A compulsão alimentar ocorre, em média, pelo menos uma vez por semana por três meses. **E.** A compulsão alimentar não está associada ao uso recorrente de comportamentos compensatórios inadequados, como na BN, e nem ocorre durante o curso de BN ou AN. Especificar se: Em remissão parcial: depois de preencher todos os critérios do TCA periódico, os episódios de compulsão alimentar ocorrem com uma frequência média menor que um episódio por semana por um período de tempo sustentado. Em remissão completa: depois de preencher todos os critérios de TCA, nenhum critério tem sido preenchido por um período de tempo sustentado. Especificar gravidade atual (o nível de gravidade pode ser aumentado para refletir outros sintomas e o grau de comprometimento funcional):	Frequentes e recorrentes episódios de compulsão alimentar (uma vez por semana ou mais, por um período três meses). O episódio de compulsão alimentar é definido como um distinto período no qual o indivíduo experiencia uma perda do controle sobre seu comportamento alimentar. O episódio de compulsão alimentar é presente quando o indivíduo come notadamente mais e/ou diferentemente do que o usual e se sente incapaz de parar de comer ou limitar o tipo ou quantidade de comida ingerida. Outras características dos episódios de compulsão alimentar podem incluir comer sozinho por vergonha ou comer alimentos que não são parte de sua dieta regular. Os episódios de compulsão alimentar não são regularmente acompanhados por comportamentos compensatórios inapropriados, visando prevenir o ganho de peso. Os sintomas e comportamentos não são mais bem explicados por outra condição médica (como síndrome de Prader-Willi) ou outro transtorno mental (p. ex., transtorno depressivo) e não se deve ao efeito de uma substância ou medicação no sistema nervoso central, incluindo sintomas de retirada/abstinência. Há uma acentuada angústia sobre o padrão de compulsão alimentar ou prejuízo significativo nas áreas pessoal, familiar, social, educacional, ocupacional ou outras áreas importantes do funcionamento.

QUADRO 26.6
CRITÉRIOS DIAGNÓSTICOS PARA TRANSTORNO DE COMPULSÃO ALIMENTAR NO DSM-5 E NA CID-11

DSM-5	CID-11
Leve: 1-3 episódios de compulsão alimentar por semana. Moderada: 4-7 episódios de compulsão alimentar por semana. Grave: 8-13 episódios de compulsão alimentar por semana. Extrema: 14 ou mais episódios de compulsão alimentar por semana.	

Fonte: American Psychiatric Association[1] e World Health Organization.[2]

mente, alguns autores têm questionado a importância da quantidade ingerida, por isso, a CID-11 também incluiu episódios subjetivos de compulsão alimentar na definição dos seus critérios diagnósticos.[1,48] A sensação de perda de controle sobre a alimentação subsequente é bastante perturbadora. Alguns pacientes até referem-se a ela como se fosse um episódio dissociativo – "é como se não fosse eu mesmo". Os pacientes descrevem esses episódios como muito perturbadores, tanto pelas quantidades ingeridas como também pelas características. Os pacientes referem comer rapidamente alimentos misturados, doces e salgados ao mesmo tempo. Comem, muitas vezes, escondidos, mesmo sem estarem com fome e se sentem péssimos depois. Os indivíduos geralmente se encontram acima do peso, embora esse não seja um critério diagnóstico. Eles têm história de flutuações do peso corporal e de múltiplas tentativas malsucedidas de emagrecer. Vários apresentam grande insatisfação com o peso e com a forma corporal.

ETIOLOGIA

Embora a fisiopatologia do TCA ainda seja desconhecida, uma série de avanços em genética, neuropsicologia, neurofisiologia, neuroimagem e outros marcadores biológicos recentemente trouxeram alguma luz aos mecanismos subjacentes ao comportamento alimentar.[49] Assim, esse conjunto de evidências sugere uma base neurobiológica comum para a compulsão alimentar, os transtornos por uso de substâncias e o conceito de adição de alimentos. Pacientes com TCA apresentam maior sensibilidade de recompensa a alimentos e aumento do comportamento impulsivo, importante também na fisiopatologia da obesidade.[50,51] Esses achados foram revisados e reunidos em um modelo hipotético para a fisiopatologia do TCA proposto por Kessler e colaboradores.[49] Nesse modelo, o substrato neurobiológico do TCA está subordinado a diferentes regiões cerebrais, incluindo o estriado ventral (envolvido em comportamentos dirigidos a metas, motivação e sensibilidade à recompensa), estriado dorsal (envolvido em comportamentos repetitivos e compulsivos), córtex pré-frontal (envolvido no funcionamento executivo) e ínsula (envolvida na tomada de decisão, percepção de paladar e regulação da alimentação).[52] Esse modelo também descreve o envolvimento de neurotransmissão dopaminérgica, serotonérgica e de opioides endógenos na gênese, desenvolvimento e manutenção dessas alterações no comportamento alimentar. Os antecedentes da compulsão alimentar incluem afeto negativo, estressores interpessoais, restrição dietética, sentimentos negativos relacionados ao peso corporal, forma corporal e alimentação.[53]

COMORBIDADES PSIQUIÁTRICAS

Indivíduos com TCA evidenciam aumento de psicopatologia alimentar (p. ex., preocupação com peso e forma), assim como psicopatologia geral (p. ex., sintomas depressivos e ansiosos).[34] Evidenciam também elevado grau de comorbidade com transtornos do humor, transtornos de ansiedade e transtornos por uso de substâncias. Algumas formas de transtornos da personalidade, notadamente o TPB, encontram-se mais frequentemente associados a pacientes com obesidade e TCA, quando comparados a indivíduos com obesidade, mas sem essa condição.[18] Além disso, o TCA frequentemente coexiste com o TDAH.[54] Assim, o TCA apresenta prejuízos psicológicos semelhantes aos outros TAs bem definidos, AN e BN.

COMPLICAÇÕES CLÍNICAS

Como já citado, o TCA está fortemente associado com sobrepeso e obesidade.[44] Além disso, os indivíduos com esse transtorno estão em risco aumentado para uma série de outras condições médicas, algumas das quais parecem ser independentes da obesidade.[44,55] Assim, o TCA tem sido associado ao aumento do risco de hipertensão arterial, diabetes melito tipo II, doenças autoimunes, distúrbios gastrintestinais e várias síndromes de dor (p. ex., dores de cabeça, dor no pescoço e nas costas, artrite e fibromialgia).

TRATAMENTO

Os objetivos do tratamento do TCA são a redução de episódios de compulsão alimentar, das alterações clínico-metabólicas (sobrepeso, obesidade, diabetes, etc.), e da psicopatologia associada (ansiedade, depressão, impulsividade, etc.).[5,6,55]

Geralmente, as intervenções psicológicas que se mostraram eficazes na BN também se mostraram eficazes no TCA. Assim, a TCC também é a forma de psicoterapia mais avaliada nessa condição clínica, apresentando grande efetividade na redução ou mesmo remissão dos episódios de compulsão alimentar, efeitos que também parecem impactantes na psicopatologia associada.[56] Outras formas de psicoterapia, como a TIP[37] e a DBT[38] também foram avaliadas nessa condição, com efeitos menos robustos que a TCC. Um aspecto importante que vale a pena ressaltar é que as psicoterapias parecem não interferir de forma significativa no peso corporal, uma variável importante no tratamento de pacientes com essa comorbidade.

A abordagem nutricional no TCA é fundamental.[27] A terapia nutricional deve ser focada na melhora do comportamento alimentar inadequado (remissão dos episódios de compulsão alimentar e estabelecimento de atitudes alimentares adequadas). Como na BN, o papel da restrição alimentar no desencadeamento dos episódios de compulsão alimentar deve ser abordado. Assim, também é importante identificar e tratar aspectos relacionados ao comer emocional e à interface da impulsividade com o descontrole por alimentos altamente palatáveis. Aspectos relacionados à manutenção do peso corporal saudável são fundamentais e parte importante da intervenção terapêutica.

Vários agentes farmacológicos têm sido amplamente estudados para esse transtorno, sendo os principais desfechos analisados os episódios de compulsão alimentar, a psicopatologia associada e o impacto no peso corporal.[57] A única droga atualmente aprovada pela Food and Drug Administration (FDA) e pela Agência Nacional de Vigilância Sanitária (Anvisa) para o tratamento do TCA moderado a grave é a lisdexanfetamina, um psicoestimulante também usado para o tratamento do TDAH. O fármaco demonstrou efetividade na diminuição da frequência de episódios de compulsão alimentar e redução do peso corporal em pacientes com TCA e sobrepeso/obesidade. Outros agentes foram testados e são utilizados atualmente de forma *off label* no TCA. O topiramato também demostrou eficácia na redução da compulsão alimentar e do peso corporal, mas esteve associado, em alguns pacientes, a problemas de tolerabilidade (principalmente efeitos sobre o sistema nervoso central, como lentificação psíquica, parestesias, etc.). A sibutramina é um agente antiobesidade que foi avaliada em ensaios clínicos randomizados no TCA e se mostrou eficaz em diversos aspectos da síndrome, como na redução da compulsão alimentar, do peso corporal e em sintomas depressivos associados. Entretanto, apesar de ser aprovada no Brasil, deve ser prescrita com cautela em relação a potencial risco cardiovascular. A área da psicofarmacologia do TCA encontra-se em expansão e vários medicamentos têm sido avaliados.[58]

OUTROS TRANSTORNOS ALIMENTARES ESPECIFICADOS

Este grupo de categorias diagnósticas era denominado anteriormente como transtornos alimentares sem outras especificações (TASOEs).[1] Nesse novo grupamento, foram incluídos aqueles pacientes que apresentam alguns ou a maioria dos sintomas de AN, BN e TCA, mas que não preenchem critérios, como perda de peso suficiente, ou não satisfazem critérios de frequência ou duração de sintomas para se qualificarem para as síndromes completas. Esse grupo também inclui algumas categorias que ainda se encontram em desenvolvimento, mas que já apresentam critérios diagnósticos preliminares, como é o caso do transtorno de purgação e a síndrome do comer noturno.

ANOREXIA NERVOSA ATÍPICA

Todos os critérios de AN estão presentes, exceto o critério de peso. Apesar de haver perda de peso significativa, o peso corporal se encontra dentro ou acima da faixa normal.

BULIMIA NERVOSA (DE BAIXA FREQUÊNCIA E/OU DURAÇÃO LIMITADA)

Todos os critérios para BN são preenchidos, exceto que os episódios de compulsão alimentar ou os comportamentos compensatórios inapropriados ocorrem, em média, menos de uma vez por semana ou por menos de três meses.

TRANSTORNO DE COMPULSÃO ALIMENTAR (DE BAIXA FREQUÊNCIA E/OU DURAÇÃO LIMITADA)

Todos os critérios para o TCA estão presentes, menos a frequência dos episódios de compulsão alimentar, que ocorrem, em média, menos de uma vez por semana ou por menos de três meses.

TRANSTORNO DE PURGAÇÃO

Ocorrência de comportamento purgativo recorrente para influenciar o peso ou a imagem corporais, como vômitos autoinduzidos, uso inapropriado de laxativos, diuréticos, ou outras medicações, na ausência de compulsão alimentar. A autoavaliação é indevidamente influenciada pela forma ou pelo peso corporal, ou existe um medo intenso de ganhar peso ou se tornar obeso.

SÍNDROME DO COMER NOTURNO

Episódios recorrentes de comer noturno, caracterizados por comer depois de despertar de um período de sono ou de um consumo excessivo de comida depois da alimentação noturna. Ocorrem consciência e lembrança do episódio. O comer noturno não pode ser explicado por influências externas, como mudanças no ciclo sono-vigília ou normas sociais vigentes. O comer noturno é associado com um sofrimento significativo e/ou comprometimento no funcionamento. O padrão alterado de alimentação não pode ser explicado por TCA, outro transtorno psiquiátrico, abuso ou dependência de substâncias, uma condição médica geral ou efeito de uma medicação.

TRANSTORNOS ALIMENTARES NÃO ESPECIFICADOS

Esta é uma categoria residual para problemas clínicos significativos que preenchem a definição de transtornos alimentares, mas que não satisfazem os critérios para qualquer outro dos transtornos descritos.

CONSIDERAÇÕES FINAIS

Os TAs são transtornos mentais caracterizados por uma alteração da relação do indivíduo com a alimentação, com impacto em sua saúde física e mental. Além das alterações do comportamento alimentar, os pacientes evidenciam alterações na forma como experimentam seu próprio corpo. Os TAs são um conjunto de síndromes clínicas e se encontram representados nos principais sistemas classificatórios atuais (DSM-5 e CID-11).[1,2] Esses quadros tendem a ter um curso prolongado e apresentam várias complicações psiquiátricas e clínicas em sua evolução. O tratamento deve se basear em uma avaliação criteriosa dos aspectos psiquiátricos e clínicos envolvidos em cada caso. A abordagem multiprofissional é imprescindível para o sucesso terapêutico. Existem várias diretrizes de tratamento disponíveis na atualidade que oferecem um conjunto de intervenções testadas nas várias categorias diagnósticas existentes.

REFERÊNCIAS

1. American Psychiatric Association. Diagnostic and Statistical Manual of Mental Disorders: DSM-5. 5th ed. Washington: APA; 2013.

2. World Health Organisation. ICD-11 for mortality and morbidity statistics. Geneca: WHO; 2018.

3. Hiluy JC, Nunes FT, Pedrosa MAA, Appolinário JC. Os transtornos alimentares nos sistemas classificatórios atuais: DSM-5 e CID-11. Rev Debates Psychiatry. 2019;(3):6-13.

4. Treasure J, Duarte TA, Schmidt U. Eating disorders. Lancet. 2020;395(10227):899-911.

5. National Institute for Health and Care Excellence. Eating disorders: recognition and treatment [Internet]. London: NICE; 2020 [acesso em 17 abr. 2021]. Disponível em: https://www.nice.org.uk/guidance/ng69/resources/eating-disorders-recognition-and--treatment-pdf-1837582159813.

6. Hay P, Chinn D, Forbes D, Madden S, Newton R, Sugenor L, et al. Royal Australian and New Zealand College of Psychiatrists clinical practice guidelines for the treatment of eating disorders. Aust N Z J Psychiatry. 2014;48(11):977-1008.

7. Morris N, Knight RM, Bruni T, Sayers L, Drayton A. Feeding disorders. Child Adolesc Psychiatr Clin N Am. 2017;26(3):571-86.

8. Appolinario JC, Claudino AM. Transtornos alimentares. Rev Bras Psiquiatr. 2000;22(supl 2):28-31.

9. Bryant-Waugh R. Feeding and eating disorders in children. Psychiatr Clin North Am. 2019;42(1):157-67.

10. Zimmerman J, Fisher M. Avoidant/restrictive food intake disorder (ARFID). Curr Probl Pediatr Adolesc Health Care. 2017;47(4):95-103.

11. Bourne L, Bryant-Waugh R, Cook J, Mandy W. Avoidant/restrictive food intake disorder: a systematic scoping review of the current literature. Psychiatry Res. 2020;288:112961.

12. Katzman DK, Norris ML, Zucker N. Avoidant restrictive food intake disorder. Psychiatr Clin North Am. 2019;42(1):45-57.

13. Nunes MA, Appolinario JC, Galvão AL, Coutinho W. Transtornos alimentares e obesidade. 2. ed. Porto Alegre: Artmed; 2006.

14. Moskowitz L, Weiselberg E. Anorexia nervosa/atypical anorexia nervosa. Curr Probl Pediatr Adolesc Health Care. 2017;47(4):70-84.

15. Smink FRE, van Hoeken D, Hoek HW. Epidemiology of eating disorders: Incidence, prevalence and mortality rates. Curr Psychiatry Rep. 2012;14(4):406-14.

16. Dahlgren CL, Wisting L, Rø Ø. Feeding and eating disorders in the DSM-5 era: a systematic review of prevalence rates in non-clinical male and female samples. J Eat Disord. 2017;5:56.

17. Bulik CM, Blake L, Austin J. Genetics of eating disorders: what the clinician needs to know. Psychiatr Clin North Am. 2019;42(1):59-73.

18. Wagner AF, Vitousek KM. Personality variables and eating pathology. Psychiatr Clin North Am. 2019;42(1):105-19.

19. Vervaet M, van Heeringen C, Audenaert K. Personality-related characteristics in restricting versus binging and purging eating disordered patients. Compr Psychiatry. 2004;45(1):37-43.

20. Stice E, Johnson S, Turgon R. Eating disorder prevention. Psychiatr Clin North Am. 2019;42(2):309-18.

21. Marucci S, Ragione LD, De Iaco G, Mococci T, Vicini M, Guastamacchia E, et al. Anorexia nervosa and comorbid psychopathology. Endocr Metab Immune Disord Drug Targets. 2018;18(4):316-24.

22. Gibson D, Workman C, Mehler PS. Medical complications of anorexia nervosa and bulimia nervosa. Psychiatr Clin North Am. 2019;42(2):263-74.

23. Voderholzer U, Haas V, Correll CU, Körner T. Medical management of eating disorders: an update. Curr Opin Psychiatry. 2020;33(6):542-53.

24. Pedrosa MAA, Nunes FT, Menescal LL, Rodrigues CHS, Applinario JC. Aspectos gerais da avaliação e tratamento dos transtornos alimentares. Rev Debates Psychiatry. 2019;(3):14-23.

25. Robinson P, Jones WR. MARSIPAN: management of really sick patients with anorexia nervosa. BJPsych Adv. 2018;24(1):20-32.

26. Sachs K, Andersen D, Sommer J, Winkelman A, Mehler PS. Avoiding medical complications during the refeeding of patients with anorexia nervosa. Eat Disord. 2015;23(5):411-21.

27. Alvarenga M, Scagliusi FB, Philippi ST, organizadoras. Nutrição e transtornos alimentares. Barueri: Manole; 2011.

28. Schmidt U, Wade TD, Treasure J. The maudsley model of anorexia nervosa treatment for adults (MANTRA): development, key features, and preliminary evidence. J Cogn Psychother. 2014;28(1):48-71.

29. Muratore AF, Attia E. Current therapeutic approaches to anorexia nervosa: state of the art. Clin Ther. 2020;43(1):85-94.

30. Russell G. Bulimia nervosa: an ominous variant of anorexia nervosa. Psychol Med. 1979;9(3):429-48.

31. Kessler RC, Berglund PA, Chiu WT, Deitz AC, Hudson JI, Shahly V, et al. The prevalence and correlates of binge eating disorder in the World Health Organization World Mental Health Surveys. Biol Psychiatry. 2013;73(9):904-14.

32. Wade TD. Recent research on bulimia nervosa. Psychiatr Clin North Am. 2019;42(1):21-32.

33. Wu M, Hartmann M, Skunde M, Herzog W, Friederich HC. Inhibitory control in bulimic-type eating disorders: a systematic review and meta-analysis. PLoS One. 2013;8(12):e83412.

34. Udo T, Grilo CM. Psychiatric and medical correlates of DSM-5 eating disorders in a nationally representative sample of adults in the United States. Int J Eat Disord. 2019;52(1):42-50.

35. Winston AP. Eating disorders and diabetes. Curr Diab Rep. 2020;20:32.

36. Agras WS. Cognitive behavior therapy for the eating disorders. Psychiatr Clin North Am. 2019;42(2):169-79.

37. Karam AM, Fitzsimmons-Craft EE, Tanofsky-Kraff M, Wilfley DE. Interpersonal psychotherapy and the treatment of eating disorders. Psychiatr Clin North Am. 2019;42(2):205-18.

38. Pisetsky EM, Schaefer LM, Wonderlich SA, Peterson CB. Emerging psychological treatments in eating disorders. Psychiatr Clin North Am. 2019;42(2):219-29.

39. Crow SJ. Pharmacologic treatment of eating disorders. Psychiatr Clin North Am. 2019;42(2):253-62.

40. Appolinario JC, Bacaltchuk J. Tratamento farmacológico dos transtornos alimentares. Rev Bras Psiquiatr. 2002;24(supl. 3):54-9.

41. Himmerich H, Treasure J. Psychopharmacological advances in eating disorders. Expert Rev Clin Pharmacol. 2018;11(1):95-108.

42. Stunkard AJ. Eating patterns and obesity. Psychiatr Q. 1959;33:284-95.

43. Citrome L. Binge eating disorder: a psychiatrist's commentary on clinical considerations. Clin Ther. 2021;43(1):7-16.

44. Wassenaar E, Friedman J, Mehler PS. Medical complications of binge eating disorder. Psychiatr Clin North Am. 2019;42(2):275-86.

45. Davis C. The epidemiology and genetics of binge eating disorder (BED). CNS Spectr. 2015;20(6):522-9.

46. Erskine HE, Whiteford HA. Epidemiology of binge eating disorder. Curr Opin Psychiatry. 2018;31(6):462-70.

47. Amianto F, Ottone L, Daga GA, Fassino S. Binge-eating disorder diagnosis and treatment: a recap in front of DSM-5. BMC Psychiatry. 2015;15:70.

48. Hilbert A. Binge-eating disorder. Psychiatr Clin North Am. 2019;42(1):33-43.

49. Kessler RM, Hutson PH, Herman BK, Potenza MN. The neurobiological basis of binge-eating disorder. Neurosci Biobehav Rev. 2016;63:223-38.

50. Clifton PG. Neural circuits of eating behaviour: opportunities for therapeutic development. J Psychopharmacol. 2017;31(11):1388-402.

51. Steinglass JE, Berner LA, Attia E. Cognitive neuroscience of eating disorders. Psychiatr Clin North Am. 2019;42(1):75-91.

52. Balodis IM, Molina ND, Kober H, Worhunsky PD, White MA, Sinha R, et al. Divergent neural substrates of inhibitory control in binge eating disorder relative to other manifestations of obesity. Obesity. 2013;21(2):367-77.

53. Balodis IM, Grilo CM, Potenza MN. Neurobiological features of binge eating disorder. CNS Spectr. 2015;20(6):557-65.

54. Nazar BP, Pinna CMS, Coutinho G, Segenreich D, Duchesne M, Appolinario JC, et al. Review of literature of attention-deficit/hyperactivity disorder with comorbid eating disorders. Rev Bras Psiquiatria. 2008;30(4):384-9.

55. Mitchell JE. Medical comorbidity and medical complications associated with binge-eating disorder. Int J Eat Disord. 2016;49(3):319-23.

56. Luz FQ, Hay P, Wisniewski L, Cordás T, Sainsbury A. The treatment of binge eating disorder with cognitive behavior therapy and other therapies: an overview and clinical considerations. Obes Rev. 2021;22:e13180.

57. Appolinario JC, Nardi AE, McElroy SL. Investigational drugs for the treatment of binge eating disorder (BED): an update. Expert Opin Investig Drugs. 2019;28(12):1081-94.

58. Levitan MN, Papelbaum M, Carta MG, Appolinario JC, Nardi AE. Binge eating disorder: a 5-year retrospective study on experimental drugs. J Exp Pharmacol. 2021;13:33-47.

Para *quizzes* sobre o conteúdo do livro e casos clínicos complementares, acesse:

https://apoio.grupoa.com.br/tratadopsi/

27

TRANSTORNOS SOMATOFORMES, DISSOCIATIVOS E FACTÍCIO

LAIANA A. QUAGLIATO
ANTONIO EGIDIO NARDI

Os transtornos somatoformes, dissociativos e factícios constituem um desafio diagnóstico e uma das principais causas de incapacidade ao redor do mundo. Como características essenciais desses transtornos, podemos citar sintomas físicos sem qualquer explicação médica. Embora a fisiopatologia dessas condições ainda não seja totalmente conhecida, algumas generalizações foram identificadas, como alterações no sistema límbico e córtex pré-frontal, histórico de abuso e negligência na infância, além de fatores genéticos e possíveis alterações epigenéticas. A maioria dos transtornos dissociativos, somatoformes e factícios permanece sem ser detectada e não é adequadamente tratada pelos profissionais da saúde, acarretando pior prognóstico e maiores complicações para os pacientes. Este capítulo discorre sobre a epidemiologia, o quadro clínico, o diagnóstico diferencial, a etiologia e o tratamento dos transtornos dissociativos, somatoformes e factícios.

Sintomas físicos sem explicação médica são aqueles que não podem ou não foram suficientemente explicados por causas orgânicas após um exame físico completo.[1] Os sintomas físicos sem explicação podem ser considerados o cerne de uma série de transtornos mentais, entre eles, os somatoformes, dissociativos e factício.[2]

Pacientes que apresentam transtornos somatoformes, dissociativos ou factícios são vistos em uma variedade de configurações médicas e, muitas vezes, são fonte de frustração para profissionais da saúde em virtude de suas visitas incessantes a locais de saúde sem a elucidação de seu quadro clínico.[3] Esses pacientes são propensos a consumir uma parte desproporcionalmente grande da quantidade disponível de recursos de saúde devido ao excesso de consultas, investigações diagnósticas e tratamentos.[3]

TRANSTORNOS SOMATOFORMES, OU TRANSTORNO DE SINTOMAS SOMÁTICOS

Diz-se que a somatização está presente quando o sofrimento psicológico ou emocional se manifesta na forma de sintomas físicos que, de outra forma, não têm explicação médica.[4] A apresentação de vários sintomas físicos persistentes, que parecem não ter qualquer base biológica aparente, representa a principal característica dos pacientes com transtornos somatoformes, ou transtorno de sintomas somáticos.[5]

Na 5ª edição do *Manual diagnóstico e estatístico de transtornos mentais* (DSM-5), a nomenclatura para a categoria diagnóstica conhecida como transtornos somatoformes foi alterada para transtorno de sintomas somáticos e transtornos relacionados,[2,5] e passou a incluir sete diagnósticos específicos: (1) transtorno de sintomas somáticos; (2) transtorno de ansiedade de doença (antiga hipocondria); (3) transtorno conversivo (transtorno de sintomas neurológicos funcionais); (4) fatores psicológicos que afetam outras condições médicas; (5) transtorno factício; (6) outro transtorno de sintomas somáticos e transtorno relacionado especificado; e (7) transtorno de sintomas somáticos e transtorno relacionado não especificado.[2] Este capítulo enfocará a primeira, mas uma breve descrição das demais subclasses pode ser vista no **Quadro 27.1**, e o transtorno factício será mais bem detalhado ao final do capítulo.

EPIDEMIOLOGIA

A prevalência do transtorno de sintomas somáticos na população em geral é estimada em 5 a 7%.[6] Sabe-se que aproximadamente 20 a 25% dos pacientes que apresentam sintomas somáticos agudos desenvolvem uma condição somática crônica.[6] Esses distúrbios podem começar na infância, adolescência ou idade adulta,[6,7] sendo mais comum em mulheres de 20 a 30 anos de idade.[2] As mulheres tendem a apresentar transtorno de sintomas somáticos com mais frequência do que os homens, com uma proporção estimada de mulheres para homens de 10:1,9.[6]

Embora seja um transtorno tipicamente crônico, há remissão de formas mais leves de maneira espontânea em aproximadamente 50% dos casos.[7]

DIAGNÓSTICO

O transtorno de sintomas somáticos representa um problema para o médico e para o paciente, pois coloca os pacientes em risco de exames e tratamentos desnecessários, bem como constitui um desafio diagnóstico para o profissional.[8] A principal característica desse transtorno é a preocupação com sintomas físicos atribuídos a uma doença não psiquiátrica.[8] Essa preocupação pode se manifestar como um ou mais sintomas somáticos que resultam em pensamentos, sentimentos ou comportamentos excessivos relacionados a esses sintomas e que são angustiantes ou resultam em perturbações significativas da vida diária.[9] Um dos seguintes critérios também deve estar presente: reflexões significativas sobre a gravidade dos sintomas; alto nível de ansiedade em relação aos sintomas; ou energia excessiva gasta em relação à preocupação sintomática.[2] Embora os sintomas somáticos não precisem estar continuamente presentes, eles devem ser persistentes (devem estar presentes por mais de seis meses).[2] O **Quadro 27.2** apresenta os critérios diagnósticos para o transtorno de sintomas somáticos de acordo com o DSM-5.

DIAGNÓSTICO DIFERENCIAL

O transtorno de sintomas somáticos deve ser diferenciado de doenças médicas e de outras condições psiquiátricas.[5] É importante considerar as condições médicas que causam sintomas vagos e difusos no diagnóstico diferencial de tal transtorno.[10] Além disso, é preciso levar em conta os

QUADRO 27.1
SUBTIPOS DO TRANSTORNO DE SINTOMAS SOMÁTICOS, CONFORME DEFINIDO PELO DSM-5

Transtorno conversivo	Um ou mais sintomas neurológicos, como a alteração da função motora voluntária ou sensorial. Inconsistente com uma condição médica conhecida.
Transtorno factício	Falsificação de sintomas físicos ou psicológicos.
Transtorno de ansiedade de doença	Preocupação em adquirir ou ter um distúrbio médico sério.
Fatores psicológicos que afetam outras condições médicas	Deve existir uma condição médica e fatores psicológicos devem afetar negativamente a condição.
Outro transtorno de sintomas somáticos e transtorno relacionado especificado	Sintomas consistentes com transtorno de sintomas somáticos estão presentes, mas não atendem aos critérios completos para nenhum dos transtornos já citados.
Transtorno de sintomas somáticos e transtorno relacionado não especificado	Sintomas consistentes com transtorno de sintomas somáticos estão presentes, mas não atendem aos critérios para nenhum dos transtornos já citados; deve ser usado apenas quando não houver informações suficientes para fazer um diagnóstico mais específico.

Fonte: American Psychiatric Association.[2]

QUADRO 27.2
CRITÉRIOS DIAGNÓSTICOS DO TRANSTORNO DE SINTOMAS SOMÁTICOS, DE ACORDO COM O DSM-5

Critério A: Um ou mais sintomas somáticos que são angustiantes ou resultam em perturbações significativas da vida diária.

Critério B: Pensamentos, sentimentos ou comportamentos excessivos relacionados aos sintomas somáticos ou problemas de saúde associados, manifestados por, pelo menos, um dos seguintes:

- Pensamentos desproporcionais e persistentes sobre a gravidade dos sintomas de uma pessoa.
- Nível persistentemente alto de ansiedade sobre saúde ou sintomas.
- Tempo e energia excessivos devotados a esses sintomas ou problemas de saúde.

Critério C: Embora qualquer sintoma somático possa não estar continuamente presente, o estado de ser sintomático é persistente (normalmente mais de seis meses).

Além disso, deve-se especificar se o diagnóstico é:

- Com dor predominante (anteriormente distúrbio de dor) – o especificador é para indivíduos cujos sintomas somáticos envolvem predominantemente dor.
- Persistente – caracterizado por sintomas graves, deficiência acentuada e longa duração (mais de seis meses).

Ainda, deve-se especificar a gravidade atual:

- Leve – apenas um dos sintomas especificados no critério B é atendido.
- Moderado – dois ou mais dos sintomas especificados no critério B são atendidos.
- Grave – dois ou mais dos sintomas especificados no critério B são atendidos, além de haver múltiplas queixas somáticas (ou um sintoma somático muito grave).

Fonte: American Psychiatric Association.[2]

sintomas somáticos como parte de um quadro de transtorno do humor ou de ansiedade.[10] Alguns dos problemas a serem analisados incluem os seguintes:

- acidente vascular cerebral;
- esclerose múltipla;
- encefalopatia;
- doença de Lyme;
- bócio;
- transtorno depressivo maior (TDM);
- transtornos de ansiedade generalizada (TAG);
- transtorno de pânico (TP);
- transtorno de estresse pós-traumático (TEPT);
- transtorno de estresse agudo;
- transtorno por uso de substâncias;
- transtornos psicóticos.

ETIOLOGIA

Os sintomas somáticos podem resultar de maior consciência de certas sensações corporais, combinada com a tendência de interpretá-las como indicativas de uma doença clínica.[11] A etiologia do transtorno de sintomas somáticos não é clara. No entanto, estudos determinaram que os fatores de risco para sintomas somáticos crônicos e graves incluem negligência na infância, abuso sexual, estilo de vida caótico/desorganizado e histórico de abuso de álcool e outras substâncias.[11] Ademais, traços de personalidade com alexitimia (dificuldade de expressar emoções) ou neuroticismo (tendências para vivenciar afetos negativos e sofrimento ao longo da vida) são considerados fatores de risco para os transtornos somatoformes.[12,13] Essa condição é frequentemente acompanhada de outras comorbidades psiquiátricas, entre elas, os transtornos da personalidade.[13]

■ NEUROIMAGEM

Estudos de imagem funcional demonstraram alterações bioquímicas nas redes cortical e límbica dos pacientes com transtorno de sintomas somáticos.[14] Evidências mostram alterações na morfologia cerebral em regiões frontais, límbicas, somatossensoriais e relacionadas ao estresse em pacientes com diagnóstico desse transtorno.[15] As alterações estruturais observadas poderiam afetar a percepção somatossensorial/dolorosa, as respostas ao estresse e o controle cognitivo.[16]

■ GENÉTICA

Os mecanismos potenciais de predisposição genética para transtorno de sintomas somáticos incluem polimorfismos que influenciam a sensibilidade à dor, a sensibilidade e reatividade ao estresse interpessoal, predispondo ao apego inseguro e que afetam as capacidades de expressão e regulação.[17] Os genes que codificam proteínas no sistema opioide (p. ex., o OPRM1) estão implicados no processamento da dor somática e na formação de ligações sociais,[17] sendo candidatos plausíveis para estarem alterados no transtorno de sintomas somáticos. Polimorfismos no gene do receptor μ-opioide, gene do receptor d-opioide subtipo 1 e gene catecol-O-metiltransferase foram todos associados ao aumento da sensibilidade à dor induzida experimentalmente.[17] Camundongos sem genes do receptor μ-opioide exibiram menos comportamentos relacionados ao apego, como vocalizações de separação e reações aos sinais maternos. Consistente com esses achados, a expressão de OPRM1 em pacientes com fibromialgia se correlaciona positivamente com a gravidade dos sintomas de dor.[18] Além disso, fatores epigenéticos podem predispor uma criança a ser mais sensível a determinados tipos de interação parental, o que poderia estar relacionado com a fisiopatologia do transtorno de sintomas somáticos.[17]

Vários estudos mostram que o ambiente no início da vida influencia a expressão e a regulação gênicas.[19] As interrupções e/ou insuficiência dos cuidados maternos afetam os padrões de metilação dos genes, alterando, assim, a expressão gênica nas células cerebrais e, em última instância, levando a mudanças no apego e no neurodesenvolvimento, o que pode ser verificado nesse transtorno.[20] Essas mudanças epigenéticas podem ser transmitidas para a próxima geração, mas são revertidas se a prole for colocada em um ambiente enriquecido.[20] Os organismos são particularmente suscetíveis a tais mudanças epigenéticas no início da vida, uma vez que as vias neurofisiológicas para múltiplos processos regulatórios são estabelecidas nessa época.[20]

TRATAMENTO

O tratamento psicoterápico, em especial a terapia cognitivo-comportamental (TCC), é aquele que fornece melhor nível de evidência entre os disponíveis para o transtorno de sintomas somáticos. Inclusive, estudos longitudinais apontam para uma eficácia da TCC após um ano de tratamento nos pacientes com esse transtorno.[21,22] Com relação à terapêutica medicamentosa, antidepressivos, como os inibidores seletivos da recaptação de serotonina (ISRSs), apresentam nível de evidência baixo no tratamento.[21] Outros psicofármacos não foram bem avaliados no contexto de terapêutica para esse transtorno.[21]

TRANSTORNOS DISSOCIATIVOS

Os transtornos dissociativos são caracterizados por rupturas nas funções geralmente integradas de consciência, memória, identidade, sensações e controle dos movimentos corporais.[23] Segundo o DSM-5, os sintomas dissociativos podem ser experimentados como: a) intrusões espontâneas na consciência e no comportamento, com acompanhamento de perdas de continuidade na experiência subjetiva (como fragmentação de identidade, despersonalização e desrealização); e/ou b) incapacidade de acessar informações ou controlar funções mentais que, em geral, são prontamente passíveis de acesso ou controle (como amnésia).[2]

Exemplos de sintomas dissociativos incluem a experiência de desapego ou sensação de estar fora do corpo e perda de memória ou amnésia.[23] Os transtornos dissociativos estão frequentemente associados a experiências anteriores de trauma.[23]

EPIDEMIOLOGIA

Sua prevalência na população em geral é estimada em 2%.[23] As mulheres tendem a apresentá-los com mais frequência do que os homens.[23]

DIAGNÓSTICO

Os transtornos dissociativos cursam com perturbação e/ou descontinuidade da integração normal de funções psíquicas, como consciência, memória, identidade, emoção, percepção, controle motor e comportamento.[2] Existem três principais tipos de transtornos dissociativos listados no DSM-5:[2]

- amnésia dissociativa, que inclui fuga dissociativa;
- transtorno de despersonalização/desrealização;
- transtorno dissociativo de identidade.

AMNÉSIA DISSOCIATIVA

A amnésia dissociativa pode ser caracterizada como uma incapacidade de lembrar-se de informações autobiográficas, além do que se esperaria do esquecimento comum.[24] A prevalência é listada como sendo de 1,8%.[25] A fuga dissociativa é considerada um subtipo de amnésia dissociativa, de acordo com o DSM-5.[2]

Dado que a amnésia dissociativa pode ocorrer de repente e em pacientes sem problemas psiquiátricos conhecidos, é muito possível que os pacientes com esse transtorno sejam primeiramente examinados em um hospital geral.[25] A amnésia dissociativa deve ser considerada como um diagnóstico de exclusão.[25] O médico deve primeiro avaliar as possíveis causas da amnésia com um abrangente exame físico e neurológico, neuroimagem, testes laboratoriais e testes neuropsicológicos, se apropriado.[25] Se nenhuma etiologia clara for encontrada após exame e teste completos, pode-se considerar amnésia dissociativa como diagnóstico.[25]

Várias características comuns de amnésia dissociativa podem ajudar em seu diagnóstico. Primeiro, por definição, há falta de dano físico/estrutural no cérebro.[26] Em segundo lugar, pode haver repentina apresentação da amnésia, que pode estar associada a trauma psicológico.[26] Terceiro, a perda de memória é frequentemente de natureza autobiográfica.[24] Por fim, enquanto houver amnésia retrógrada, amnésia anterógrada geralmente está ausente.[25] Assim, a pessoa pode não recuperar as memórias que levaram ao início da amnésia, mas mantém a capacidade de aprender novas informações.[25]

Pouco se sabe sobre o tratamento da amnésia dissociativa.[26] Em alguns casos, ela se resolve espontaneamente, embora possa levar algum tempo para todas as memórias retornarem.[26] Alguns estudos indicam que retirar a pessoa da situação que causou a amnésia pode ser útil – 75% dos pacientes tiveram remissão espontânea da amnésia dissociativa uma vez que estivessem seguros em ambiente médico.[27] No entanto, se não houver remissão espontânea, a terapia é a melhor opção de tratamento.[27] Medicamentos não são considerados o tratamento ideal, pois não tratam a amnésia diretamente.[27] Entretanto, eles podem ajudar, pois diminuem a angústia que a amnésia pode causar no paciente.[27]

TRANSTORNO DE DESPERSONALIZAÇÃO/ DESREALIZAÇÃO

Os sintomas de despersonalização ou desrealização incluem entorpecimento emocional ou físico, uma irrealidade de si mesmo e arredores, alterações perceptivas e desintegração temporal.[28] Os pacientes podem ter dificuldades em explicar esses sintomas, e, muitas vezes, podem hesitar em discuti-los com o médico, devido ao medo de serem rotulados como "loucos".[29] A prevalência do transtorno de despersonalização/desrealização é de cerca de 2% da população.[29]

Sintomas de despersonalização e desrealização podem estar presentes em pacientes com TP, bem como transtorno de estresse agudo, e são comumente vivenciados por pacientes com transtorno dissociativo de identidade.[30] Além disso, sabe-se que o uso de substâncias (p. ex., *Cannabis*, alucinógenos, *ecstasy* ou cetamina), além de problemas neurológicos (p. ex., convulsões), podem desencadear despersonalização e/ou desrealização.[31,32]

A pesquisa sobre o tratamento dos transtornos de despersonalização/desrealização ainda está em seus estágios iniciais, mas algum progresso foi feito. Estudos controlados randomizados avaliando a eficácia da fluoxetina e da lamotrigina não mostraram bons resultados, mas os antagonistas opioides (p. ex., naloxona e naltrexona) mostraram-se promissores.[33] Em termos de terapia, a TCC para o transtorno de despersonalização demonstrou ser eficaz em um estudo aberto, e atenção plena também pode ajudar esses pacientes.[33]

TRANSTORNO DISSOCIATIVO DE IDENTIDADE

O transtorno dissociativo de identidade tem ampla variedade de sintomas.[34] Sua principal característica é a presença de pelo menos dois estados distintos de personalidade em momentos diferentes (descritos, em algumas culturas, como uma experiência de "possessão").[31] A presença de períodos recorrentes de amnésia é a segunda característica mais importante, às vezes, referida como lapsos recorrentes de memória que vão além do esquecimento comum.[34]

A psicoterapia é o método primário de tratamento para o transtorno dissociativo de identidade.[35] Até o momento, nenhum tipo específico de psicoterapia foi recomendado.[35]

DIAGNÓSTICO DIFERENCIAL DOS TRANSTORNOS DISSOCIATIVOS

Os transtornos dissociativos devem ser diferenciados de condições clínicas e de outros transtornos mentais.[23,36] Alguns dos diagnósticos diferenciais a serem considerados incluem:

- acidente vascular cerebral;
- encefalopatia;
- transtornos de ansiedade;
- TP;
- TEPT;
- transtorno de estresse agudo;
- transtorno por uso de substâncias;
- transtornos psicóticos.

ETIOLOGIA

Existem diversos modelos biológicos, sociais e ambientais visando elucidar a etiologia dos transtornos dissociativos.[36] Na **Figura 27.1**, ilustramos resumidamente esses modelos.

NEUROIMAGEM

Estudos de imagem revelaram alterações generalizadas na atividade metabólica no córtex sensorial de pacientes com transtornos dissociativos, bem como hiperativação pré-frontal e inibição límbica em resposta a estímulos aversivos.[28]

TRATAMENTO

Em uma recente metanálise, em que foram investigados diversos tratamentos para os transtornos dissociativos, foi observado que há um amplo espectro de intervenções psicossociais, abrangendo terapia comportamental, TCC, hipnose, terapia psicodinâmica, fisioterapia especializada e psicoeducação, que podem ser usadas no tratamento dos transtornos dissociativos.[37] No entanto, não houve evidência inequívoca de alta qualidade para apoiar uma intervenção psicossocial sobre outra no tratamento desses transtornos.[37]

Também não há, até o momento, nenhum psicofármaco indicado para o tratamento.[38] Entretanto, relatos

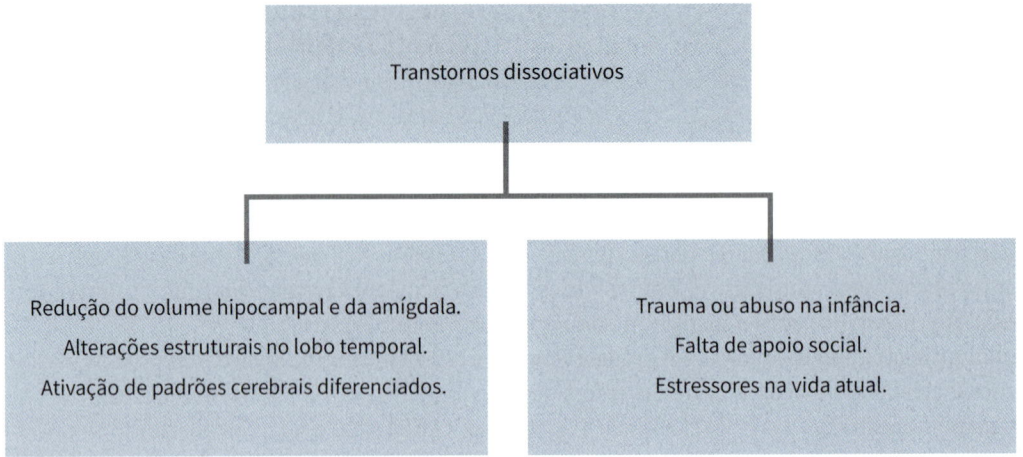

FIGURA 27.1
Modelos etiológicos para explicar os transtornos dissociativos.

anedóticos apontam que benzodiazepínicos podem ser utilizados, com melhora do quadro.[38] Ademais, alguns antipsicóticos atípicos, como aripiprazol, olanzapina, quetiapina e ziprasidona, são tratamentos aceitos para os transtornos dissociativos.[38] Outros medicamentos, como ISRSs ou inibidores da recaptação de serotonina e noradrenalina (IRSNs) podem reduzir a ansiedade e a apreensão da dissociação.[38]

Entre 50 e 90% dos pacientes com esses transtornos apresentam remissão dos sintomas em curto prazo após tratamento adequado, mas até 25% deles apresentam recidiva ou desenvolvem novos sintomas de dissociação ao longo do tempo.[38]

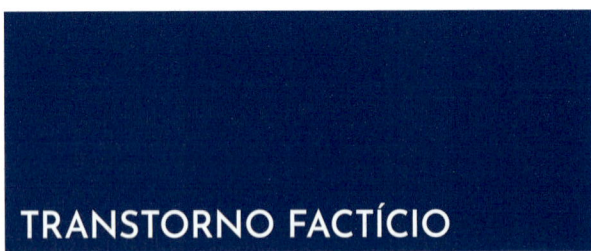

TRANSTORNO FACTÍCIO

O transtorno factício é caracterizado pela intenção do paciente de produzir sinais ou sintomas de problemas físicos ou mentais.[39] Os comportamentos são voluntários, deliberados e destinados a um objetivo, mas não conseguem ser controlados, sendo considerados de qualidade compulsiva.[39] Os pacientes com transtorno factício podem fingir sinais (como desmaios), exagerar e dramatizar seus relatos ou até mesmo autoinduzir doenças (como a manipulação excessiva de um corte, tornando-o grave, ou a aplicação de insulina, a fim de causar uma hipoglicemia).[39] Esses pacientes escolhem o papel de doente, uma vez que, com isso, ganham atenção e cuidados.[39]

Podemos distinguir duas síndromes no transtorno factício: a síndrome de Munchausen e a síndrome de Munchausen por procuração.[40] Na primeira, o indivíduo que organicamente não tem nenhuma doença, mas que visa ocupar o papel de paciente, a fim de ganhar atenção e cuidados médicos com essa posição, pode se comportar como portador de um sintoma, chegando até a autoinduzir um sinal de doença, física ou mental.[40] Na síndrome de Munchausen por procuração, um terceiro faz o indivíduo assumir o papel de doente.[40] Nesse caso, em geral uma mãe usa o filho para que ela própria se coloque no papel de paciente, só que indiretamente, por meio da invenção, exagero ou produção de uma doença na criança.[40]

EPIDEMIOLOGIA

A prevalência do transtorno factício na população em geral é muito difícil de estimar e varia amplamente entre as diferentes pesquisas.[41] Um estudo envolvendo 241 médicos alemães na atenção primária e vários campos de subespecialidade estimou a prevalência de transtorno factício em 1,3%.[41] Outro estudo analisando 100 admissões consecutivas em uma enfermaria psiquiátrica em Nova York encontrou diagnóstico de transtorno factício em 6% da população analisada.[41]

Fatores que foram apurados para aumentar a predisposição dessa doença incluem ser do sexo feminino, ter um emprego na área da saúde e ser solteiro.[42] Na maioria das vezes, o transtorno factício começa no início da idade adulta ou na meia-idade.[42]

DIAGNÓSTICO

O diagnóstico baseia-se em três critérios principais: a produção e/ou simulação intencional dos sintomas e sinais predominantemente físicos; a necessidade de colocar-se no papel do doente; e a ausência de incentivos externos (como ganho econômico, fuga de responsabilidade legal ou melhora do bem-estar físico).[2] Esse último critério auxilia na distinção entre transtornos factícios e a simulação, pois nesta, a ação é incentivada por algo externo, que, em geral, é mais fácil de ser identificado, por ser aparente, como as compensações financeiras.[2]

Os pacientes com transtornos factícios apresentam gradações da complexidade de seus comportamentos.[39] Eles podem, por exemplo,

- exagerar um problema médico (como exagerar no sintoma de dores nas costas);
- fingir a doença, como falsificar um ataque ou agir como se tivessem múltiplas personalidades;
- falsificar resultados de exames laboratoriais (como pela introdução de açúcar em uma amostra de urina);
- agravar uma doença, o que pode ocorrer se evitar o tratamento inicial, para que um problema pequeno se torne grave;
- induzir uma doença real (por meio de injeções com bactérias/vírus em si próprios).

De acordo com o DSM-5, os transtornos factícios são classificados conforme a prevalência de seus sinais, representados pelas características a seguir:[2]

1. Com sinais e sintomas predominantemente psicológicos – se sinais e sintomas psicológicos predominam na apresentação clínica.
2. Com sinais e sintomas predominantemente físicos – se sinais e sintomas físicos predominam na apresentação clínica.
3. Com sinais e sintomas psicológicos e físicos combinados – se sinais e sintomas tanto psicológicos quanto físicos estão presentes, sem predominância de nenhum deles na apresentação clínica.

O **Quadro 27.3** apresenta um resumo de fatores que podem aumentar a probabilidade de que o médico esteja diante de um transtorno factício.

DIAGNÓSTICO DIFERENCIAL

Quando se suspeita de um diagnóstico de transtorno factício, é importante considerar outras etiologias prováveis:[2]

- Simulação – o fingimento consciente de sintomatologia para obter ganho secundário – é um dos diagnósticos mais difíceis de distinguir do transtorno factício, pois a motivação pode ser difícil de detectar em muitos casos. Portanto, é importante descartar qualquer motivação externa, como ganho monetário ou evasão do trabalho, encarceramento ou serviço militar.[43]
- Transtorno de conversão e transtorno de sintomas somáticos – ambos envolvendo processos subconscientes – também podem ser difíceis de distinguir do transtorno factício. Para fazê-lo, é imperativo encontrar evidências objetivas de comportamento enganoso no transtorno factício.[44]

Pacientes com transtornos da personalidade, especificamente o transtorno da personalidade *borderline* (TPB), ou limítrofe, frequentemente demonstram comportamento enganoso e apresentam automutilação. No entanto, esses indivíduos normalmente admitem terem se automutilado e não fazem isso a fim de obter o papel de doente. Deve-se considerar também que os diagnósticos de transtorno factício e transtorno da personalidade frequentemente coincidem.[44]

ETIOLOGIA

Pouco se sabe sobre a fisiopatologia do transtorno factício.[39] Evidências mostram achados patológicos de eletroencefalograma e distúrbios mitocondriais, bem como alterações na neuroimagem.[45]

■ NEUROIMAGEM

Evidências recentes mostram tempos de resposta significativamente mais longos e ativação relativamente maior

QUADRO 27.3
FATORES QUE AUMENTAM A PROBABILIDADE DE O PACIENTE TER TRANSTORNO FACTÍCIO

- Apresentação dramática ou atípica de uma doença.
- Inconsistências entre a história e as descobertas objetivas.
- Detalhes vagos e inconsistentes, embora possivelmente plausíveis na superfície.
- Longo histórico médico com múltiplas admissões em vários hospitais em diferentes cidades.
- Conhecimento de descrições de livros de doenças; uma apresentação da doença muito próxima do exemplo do livro didático.
- Circunstâncias de admissão que não estão em conformidade com um transtorno mental ou médico identificável.
- Compreensão incomum da terminologia médica.
- Emprego ou educação em um campo relacionado à medicina.
- Pseudologia fantástica.
- Apresentação no pronto-socorro durante os momentos em que os registros médicos antigos são de difícil acesso ou quando a equipe experiente é menos provável de estar presente (p. ex., feriados e tardes de sexta-feira).
- Um paciente que recebe poucas visitas, apesar de ter história de ocupar um cargo importante ou prestigioso ou história que o coloca em um papel heroico.
- Aceitação, com equanimidade, do desconforto e risco dos procedimentos diagnósticos.
- Aceitação, com equanimidade, do desconforto e risco de cirurgia.
- Abuso de substâncias, especialmente de analgésicos e sedativos prescritos.
- Sintomas ou comportamentos que só estão presentes quando o paciente está ciente de que está sendo observado.
- Comportamento controlador, hostil, zangado, perturbador ou de busca de atenção durante a hospitalização.
- Evidência de presença patológica em áreas diferentes dos sintomas apresentados.
- Curso clínico flutuante, incluindo rápido desenvolvimento de complicações ou uma nova patologia se os resultados da investigação inicial forem negativos.
- Dar respostas aproximadas às perguntas (p. ex., um cavalo tem 3 pernas, ou 7 × 6 = 41); isso geralmente ocorre em transtorno factício com sinais e sintomas predominantemente psicológicos.

dos córtices pré-frontal e cingulado anterior ventrolateral, além de hiperperfusão do tálamo direito.[39]

TRATAMENTO

Estudos mostram que o único tratamento eficaz disponível atualmente para transtorno factício é a psicoterapia.[46] Com base na pesquisa disponível, o uso de medicamentos não melhora significativamente os sintomas desse transtorno.[46] Como os pacientes geralmente apresentam comorbidades psiquiátricas, como o TDM, é importante tratar os sintomas comórbidos de maneira adequada, pois isso pode melhorar indiretamente o comportamento factício.[46]

A abordagem adotada por clínicos, em um esforço para iniciar o tratamento de pacientes com transtorno factício, tem sido um tanto controversa.[46] Uma das principais barreiras para dar início ao tratamento adequado é a disposição do paciente.[46] Muitos especialistas acham que é necessário confrontar o paciente antes de qualquer tratamento.[47] É imprescindível que uma estratégia seja desenvolvida, antes do confronto, que minimize o constrangimento e as acusações.[47] Alguns especialistas recomendam que uma abordagem multidisciplinar seja utilizada.[47] Os participantes da equipe podem incluir enfermeiros, psiquiatras, médicos de cuidados primários, terapeutas e a família.[47]

Frequentemente, os pacientes com transtorno factício negam seu comportamento e recusam o tratamento quando confrontados.[47] Alguns especialistas argumentam que, uma vez feito o diagnóstico, o confronto não é necessário e recomendam uma abordagem destinada a construir uma relação de confiança com o paciente.[47] Estratégias terapêuticas podem, então, ser empregadas, em um esforço para reduzir o comportamento artificial.[47] Além disso, condições psiquiátricas comórbidas devem ser tratadas para melhor sucesso do manejo do caso.[47]

Os pacientes com transtorno factício geralmente são considerados de prognóstico desfavorável.[39] Quando confrontados, a maioria dos pacientes nega seu comportamento e poucos autorizam o tratamento.[40] Daqueles que iniciam a terapia, a maioria desiste.[47] No entanto, há evidências de que os pacientes que persistem com a terapia de longo prazo apresentam desfechos favoráveis.[47]

Indivíduos com transtorno factício normalmente apresentam comorbidades psiquiátricas, mais comumente depressão.[39] Pacientes com comorbidades de humor, ansiedade ou transtornos por uso de substâncias em geral têm um prognóstico melhor quando tratados.[42] Os transtornos da personalidade, especialmente o TPB, costumam ser comórbidos com transtornos factícios e, geralmente, esses pacientes têm um prognóstico ruim.[40]

CONSIDERAÇÕES FINAIS

Embora na última década muitas perguntas tenham sido respondidas sobre os transtornos dissociativos, factícios e de sintomas somáticos, muitos questionamentos ainda permanecem. A ligação entre esses transtornos e trauma infantil é atualmente bem aceita. Ademais, esses transtornos, que antigamente tinham apenas bases psicológicas, hoje são considerados como tendo um embasamento neurobiológico. Dessa forma, pesquisas vêm buscando compreender sua fisiopatologia, a fim de melhorar os tratamentos disponíveis e o prognóstico deles.

REFERÊNCIAS

1. Mayou R, Sharpe M. Treating medically unexplained physical symptoms. BMJ. 1997;315(7108):561-2.

2. American Psychiatric Association. Diagnostic and statistical manual of mental disorders: DSM-5. 5th ed. Washington: APA; 2013.

3. Hüsing P, Löwe B, Piontek K, Shedden-Mora M. Somatoform disorder in primary care: the influence of co-morbidity with anxiety and depression on health care utilization. J Eval Clin Pract. 2018;24(4):892-900.

4. Haller H, Cramer H, Lauche R, Dobos G. Somatoform disorders and medically unexplained symptoms in primary care. Dtsch Aerztebl Int. 2015;112(16):279-87.

5. van der Feltz-Cornelis CM, van Houdenhove B. DSM-5: from somatoform disorders to somatic symptom and related disorders. Tijdschr Psychiatr. 2014;56(3):182-6.

6. Pieh C, Lahmann C, von Heymann F, Tritt K, Loew T, Busch V, et al. Prävalenz und Komorbidität der somatoformen störung: eine multicenter-studie. Z Psychosom Med Psychother. 2011;57(3):244-50.

7. Steinbrecher N, Hiller W. Course and prediction of somatoform disorder and medically unexplained symptoms in primary care. Gen Hosp Psychiatry. 2011;33(4):318-26.

8. Piontek K, Shedden-Mora MC, Gladigau M, Kuby A, Löwe B. Diagnosis of somatoform disorders in primary care: diagnostic agreement, predictors, and comaprisons with depression and anxiety. BMC Psychiatry. 2018;18(1):361.

9. Leiknes KA, Finset A, Moum T. Commonalities and differences between the diagnostic groups: current somatoform disorders, anxiety and/or depression, and musculoskeletal disorders. J Psychosom Res. 2010;68(5):439-46.

10. Crawford EA, Burke TA, Siegel D, Jager-Hyman S, Alloy LB, Kendall PC. Somatic symptoms of anxiety and suicide ideation among treatment-seeking youth with anxiety disorders. Suicide Life Threat Behav. 2019;49(3):811-25.

11. Reddy B, Das S, Guruprasad S. Research challenges in somatoform disorders: a narrative review. Asian J Psychiatr. 2018;34:65-6.

12. Waller E, Scheidt CE. Somatoform disorders as disorders of affect regulation: a development perspective. Int Rev Psychiatry. 2006;18(1):13-24.

13. Waller E, Scheidt CE. Somatoform disorders as disorders of affect regulation: a study comparing the TAS-20 with non-self-report measures of alexithymia. J Psychosom Res. 2004;57(3):239-47.

14. Rossetti MG, Delvecchio G, Calati R, Perlini C, Bellani M, Brambilla P. Structural neuroimaging of somatoform disorders: a systematic review. Neurosci Biobehav Rev. 2021;122:66-78.

15. Boeckle M, Schrimpf M, Liegl G, Pieh C. Neural correlates of somatoform disorders from a meta-analytic perspective on neuroimaging studies. Neuroimage Clin. 2016;11:606-13.

16. Delvecchio G, Rossetti MG, Caletti E, Arighi A, Galimberti D, Basilico P, et al. The neuroanatomy of somatoform disorders: a magnetic resonance imaging study. Psychosomatics. 2019;60(3):278-88.

17. Torgersen S. Genetics and somatoform disorders. Tidsskr Nor Laegeforen. 2002;122(14):1385-8.

18. Landa A, Peterson BS, Fallon BA. Somatoform pain. Psychosom Med. 2012;74(7):717-27.

19. Graffi J, Moss E, Jolicoeur-Martineau A, Moss G, Lecompte V, Pascuzzo K, et al. Preschool children without 7-repeat DRD4 gene more likely to develop disorganized attachment style. McGill Sci Undergrad Res J. McGill Sci Undergrad Res J. 2015;10(1):31-6.

20. Wazana A, Moss E, Jolicoeur-Martineau A, Graffi J, Tsabari G, Lecompte V, et al. The interplay of birth weight, dopamine receptor D4 gene (DRD4), and early maternal care in the prediction of disorganized attachment at 36 months of age. Dev Psychopathol. 2015;27(4 Pt 1):1145-61.

21. van Dessel N, den Boeft M, van der Wouden JC, Kleinstäuber M, Leone SS, Terluin B, et al. Non-pharmacological interventions for somatoform disorders and medically unexplained physical symptoms (MUPS) in adults. Cochrane Database Syst Rev. 2014;(11):CD011142.

22. Chowdhury S, Burton C. Associations of treatment effects between follow-up times and between outcome domains in interventions for somatoform disorders: review of three Cochrane reviews. J Psychosom Res. 2017;98:10-8.

23. Spiegel D, Lewis-Fernández R, Lanius R, Vermetten E, Simeon D, Friedman M. Dissociative disorders in DSM-5. Annu Rev Clin Psychol. 2013;9:299-326.

24. Markowitsch HJ, Staniloiu A. Functional (dissociative) retrograde amnesia. Handb Clin Neurol. 2016;139:419-45.

25. Staniloiu A, Markowitsch HJ. Dissociative amnesia. Lancet Psychiatry. 2014;1(3):226-41.

26. van der Hart O, Brown P, Graafland M. Trauma-induced dissociative amnesia in world war I combat soldiers. Aust N Z J Psychiatry. 1999;33(1):37-46.

27. Oae H. Dissociative amnesia and dissociative fugue. Ryoikibetsu Shokogun Shirizu. 2003;(38):496-500.

28. Choi KR, Seng JS, Briggs EC, Munro-Kramer ML, Graham-Bermann SA, Lee RC, et al. The dissociative subtype of posttraumatic stress disorder (PTSD) among adolescents: co-occurring PTSD, depersonalization/derealization, and other dissociation symptoms. J Am Acad Child Adolesc Psychiatry. 2017;56(12):1062-72.

29. Miyasato K, Kanai S, Osumi M. Depersonalization-derealization syndrome. Ryoikibetsu Shokogun Shirizu. 2003;(38):599-603.

30. Sierra-Siegert M, David AS. Depersonalization and individualism: the effect of culture on symptom profiles in panic disorder. J Nerv Ment Dis. 2007;195(12):989-95.

31. Simeon D, Kozin DS, Segal K, Lerch B. Is depersonalization disorder initiated by illicit drug use any different? A survey of 394 adults. J. Clin. Psychiatry. 2009;70(10):1358-64.

32. Heydrich L, Marillier G, Evans N, Seeck M, Blanke O. Depersonalization – and derealization-like phenomena of epileptic origin. Ann Clin Transl Neurol. 2019;6(9):1739-47.

33. Aliev NA, Aliev ZN. Clinical characteristics and treatment of depersonalization disorders. Zh Nevrol Psikhiatrii Im S S Korsakova. 2011;111(6):97-101.

34. Brand BL, Sar V, Stavropoulos P, Krüger C, Korzekwa M, Martínez-Taboas A, et al. Separating fact from fiction: an empirical examination of six myths about dissociative identity disorder. Harv Rev Psychiatry. 2016;24(4):257-70.

35. Dorahy MJ, Brand BL, Sar V, Krüger C, Stavropoulos P, Martínez-Taboas A, et al. Dissociative identity disorder: an empirical overview. Aust N Z J Psychiatry. 2014;48(5):402-17.

36. Popkirov S, Asadi-Pooya AA, Duncan R, Gigineishvili D, Hingray C, Kanner AM, et al. The aetiology of psychogenic non-epileptic seizures: risk factors and comorbidities. Epileptic Disord. 2019;21(6):529-47.

37. Ganslev CA, Storebø OJ, Callesen HE, Ruddy R, Søgaard U. Psychosocial interventions for conversion and dissociative disorders in adults. Cochrane Database Syst Rev. 2020;7(7):CD005331.

38. Gentile JP, Dillon KS, Gillig PM. Psychotherapy and pharmacotherapy for patients with dissociative identity disorder. Innov Clin Neurosci. 2013;10(2):22-9.

39. Lauer G. Factitious disorders: psychopathologic markers, biographic background and therapy follow-up. Psychiatr Prax. 1996;23(1):37-9.

40. Tatu L, Aybek S, Bogousslavsky J. Munchausen syndrome and the wide spectrum of factitious disorders. Front Neurol Neurosci. 2018;42:81-6.

41. Sousa Filho D, Kanomata EY, Feldman RJ, Maluf Neto A. Munchausen syndrome and Munchausen syndrome by proxy: a narrative review. Einstein. 2017;15(4):516-21.

42. Folks DG. Munchausen's syndrome and other factitious disorders. Neurol Clin. 1995;13(2):267-81.

43. Schrader H, Bøhmer T, Aasly J. The incidence of diagnosis of munchausen syndrome, other factitious disorders, and malingering. Behav Neurol. 2019:1-7.

44. Galli S, Tatu L, Bogousslavsky J, Aybek S. Conversion, factitious disorder and malingering: a distinct pattern or a continuum? Front Neurol Neurosci. 2018;42:72-80.

45. Spence SA, Kaylor-Hughes CJ, Brook ML, Lankappa ST, Wilkinson ID. Munchausen's syndrome by proxy or a miscarriage of justice? An initial application of functional neuroimaging to the question of guilt versus innocence. Eur Psychiatry. 2008;23(4):309-14.

46. Bass C, Halligan P. Factitious disorders and malingering: challenges for clinical assessment and management. Lancet. 2014;383(9926):1422-32.

47. Schnellbacher S, O'Mara H. Identifying and managing malingering and factitious disorder in the military. Curr Psychiatry Rep. 2016;18(11):105.

Para *quizzes* sobre o conteúdo do livro e casos clínicos complementares, acesse:

https://apoio.grupoa.com.br/tratadopsi/

28

TRANSTORNOS MENTAIS SECUNDÁRIOS A DOENÇAS ORGÂNICAS

ANTONIO EGIDIO NARDI
ANDRÉ BARCIELA VERAS
LAIANA A. QUAGLIATO

A psiquiatria de hospital geral é uma subespecialidade médica. As funções do psiquiatra de ligação são muitas, mas podemos citar como mais importantes a detecção e o diagnóstico de complicações psiquiátricas prodrômicas ou atuais às situações clínicas diversas. Ademais, o diagnóstico e a terapêutica de somatizações, bem como de transtornos de ajustamento, são algumas das condições mais frequentes na rotina de um profissional que trabalha na interconsulta psiquiátrica. É fundamental que o psiquiatra atue como o membro da equipe responsável pelos cuidados do paciente. Dessa forma, o profissional deve associar os seus conhecimentos ao quadro clínico e ao tratamento que estão sendo ministrados ao paciente.

A interconsulta psiquiátrica pode ser apreciada sob dois ângulos diferentes:

- A existência de serviço de pareceres e de "consultas de ligação" (*liaison psychiatry*), no qual o especialista é convocado para intervir em situações psiquiátricas específicas que se desenvolvem em pacientes de ambulatório ou internados em hospitais gerais.
- Dentro de um contexto de unidade psiquiátrica em hospital geral, na qual o psiquiatra faz parte de equipe multidisciplinar, participando ativamente de todo o projeto terapêutico, da triagem à alta. Nessas condições, o psiquiatra de ligação não apenas dá pareceres como também participa de programas de ensino, de esclarecimento para outros especialistas e membros não médicos da equipe, e desenvolve atividade de pesquisa na interface existente entre a medicina e a especialidade.

Em ambas as possibilidades, a atividade do psiquiatra só pode ser entendida dentro do modelo médico e jamais fora dele, e, dessa maneira, constitui-se em subespecialidade com corpo próprio de conhecimentos e de procedimentos, a psiquiatria de hospital geral.

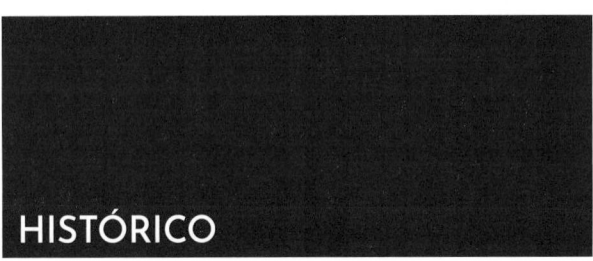

HISTÓRICO

Do ponto de vista histórico, a primeira unidade psiquiátrica em hospital geral apareceu nos Estados Unidos em 1902. Sua multiplicação se deu a partir da década de 1920 e, em 1932, já existiam 112 delas em funcionamento.[1]

O termo *liaison psychiatry* foi primeiramente utilizado por Billings, em 1939, e referia-se à atividade psiquiátrica em hospital geral de ensino médico.[1]

Na Faculdade de Medicina da antiga Universidade do Brasil (atual Universidade Federal do Rio de Janeiro [UFRJ]), a atividade pioneira de interconsulta psiquiátrica, dentro dos padrões americanos de assistência, ensino e pesquisa, foi desenvolvida no Serviço da Cadeira de Clínica Médica do Prof. Clementino Fraga Filho, na 20ª Enfermaria da Santa Casa de Misericórdia do Rio de Janeiro, na década de 1950. A atividade era coordenada por Danilo Perestrelo, e era constituída por pareceres especializados, esclarecimentos técnicos e atividade de ensino, com reunião semanal da equipe.

Posteriormente, no Brasil, na década de 1960, a atividade se popularizou dentro de modelo híbrido: ora com serviço exclusivo para fornecer pareceres, ora com unidade psiquiátrica integrada em equipes gerais de atendimento.

A atividade do psiquiatra, em qualquer um dos dois modelos, envolve o atendimento aos pacientes internados, cuidando dos aspectos psicológicos que cercam a hospitalização, intervindo mais incisivamente quando aparecem sintomas específicos, e servindo de "mediador" nos atritos que ocorrem entre o paciente e a equipe, bem como entre os membros médicos e não médicos da equipe.

Essa ligação serve para esclarecer os aspectos psíquicos do paciente clínico-cirúrgico e apara as arestas para o atendimento clínico de pacientes psiquiátricos.

Os defensores dessa subespecialidade apontam para o caráter preventivo da atividade de psiquiatria de ligação e seu papel psicopedagógico, enquanto seus oponentes a consideram uma intrusão no tratamento médico-hospitalar, custosa e que pode atrasar a instalação de tratamentos necessários. Para estes, o psiquiatra não deveria participar da equipe e limitar sua atividade à elaboração de pareceres, quando solicitados e de modo a facilitar o tratamento.

A discussão é extemporânea, visto que um tipo de atividade não exclui a outra, ambas coexistem e respondem às necessidades específicas de cada situação clínica.

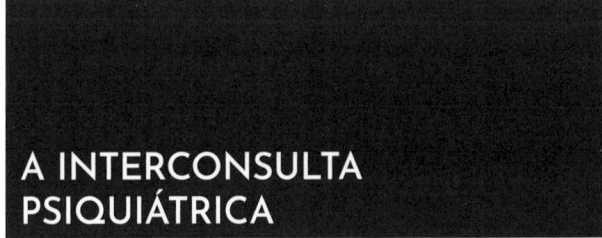

A INTERCONSULTA PSIQUIÁTRICA

De maneira geral, os problemas enfrentados pelo serviço de interconsulta psiquiátrica são de quatro tipos:

1. Detecção e diagnóstico de complicações psiquiátricas prodrômicas ou contemporâneas às situações clínicas diversas – oncologia, neurologia, endocrinologia, infectologia (aids), hemodiálise, dermatologia, pacientes terminais, etc.
2. Diagnóstico e tratamento de transtorno psiquiátrico que se instala em paciente clínico ou cirúrgico hospitalizado.

3 Diagnóstico e tratamento de somatizações, isto é, a exteriorização corporal de estresses psicossociais ou de transtornos psiquiátricos subjacentes.
4 Transtornos de adaptação referentes à situação de hospitalização e de tratamentos.

A primeira tarefa do especialista em interconsulta psiquiátrica se refere à identificação do que seja um problema psiquiátrico em hospital geral. Há muita confusão a esse respeito, com atitudes indo do extremo, em que qualquer questionamento do paciente já é interpretado como "problema psíquico", até o descuido, sendo o especialista convocado apenas em situações críticas ou emergenciais.

A psiquiatria tradicional sempre se interessou mais pelas grandes síndromes psiquiátricas, relegando às atividades de interconsulta apenas os cuidados diagnósticos e de orientação terapêutica de casos "menores", menos graves. Daí a necessidade de se estruturar uma subespecialidade que pudesse interagir com a atividade clínico-cirúrgica em hospital geral, não apenas orientá-la.

A importância da interconsulta psiquiátrica pode ser mais bem avaliada com a constatação de que cerca de 50-75% dos pacientes que apresentam alguma forma de transtorno psiquiátrico não grave irão procurar inicialmente o hospital geral ou o especialista não psiquiatra, e que cerca de 60% desses casos podem ser resolvidos com uma ou duas consultas ambulatoriais e, após, quando necessário, encaminhados para tratamento especializado.[1]

Quanto aos pareceres de interconsulta psiquiátrica, estima-se que 5-10% dos pacientes hospitalizados necessitariam deles. Entretanto, na realidade, apenas 1% dessa população se beneficia da consulta de psiquiatria de ligação.[1]

Potencialmente, a unidade psiquiátrica em hospital geral é mobilizada sempre que se verificam alterações de conduta, abuso de drogas, agitação psicomotora, autoagressividade, reações psicológicas a doenças físicas, sintomas físicos inexplicáveis, dificuldades diagnósticas e estados mentais orgânicos.

Dentro dessa ampla gama de atuação, a primeira função da interconsulta psiquiátrica é permitir a otimização da atenção a ser dada ao paciente, por meio de informações que serão fornecidas a ele e de orientações técnicas adiantadas à equipe envolvida no tratamento.

O paciente idealiza a intervenção psiquiátrica como algo que irá reduzir seus sintomas por intermédio de sua compreensão, diminuindo, assim, sua incapacitação e apressando sua alta e sua volta às atividades, por isso a necessidade de esclarecimentos para reforçar a ideia de que o psiquiatra é tão somente mais um membro da equipe.

REAÇÕES PSICOLÓGICAS EM PACIENTES CLÍNICOS

Em geral, é reconhecido que um número razoável de pacientes hospitalizados ou de ambulatório desenvolve reações psicológicas desagradáveis que acompanham suas doenças físicas, mas não há concordância quanto à sua prevalência nem quanto à sua categorização diagnóstica. Chamar esses pacientes de "poliqueixosos" não resolve o problema, que pode mesmo ser agravado quando se tenta adaptar a nosografia psiquiátrica existente para essas situações de desconforto e de mal-estar inespecífico. Existe ampla variação nos estudos de prevalência de transtornos psíquicos em pacientes clínicos; números que se situam entre 13 e 61% de sintomas depressivos são facilmente encontrados em pacientes internados em hospital geral, dependendo da metodologia empregada ou dos instrumentos utilizados.[1]

Estudos diversos e bem conduzidos têm demonstrado a influência de fatores pessoais e sociais na eclosão de sintomas psiquiátricos em pacientes clínicos. As conclusões provisórias fornecem informações valiosas sobre como a personalidade pré-mórbida pode interferir na maneira de um indivíduo "sentir-se doente". Um dado relevante diz respeito ao modo como o paciente percebe "sua doença": se como perda, ameaça ou punição. Qualquer desses sentimentos exibidos pelo paciente aumenta a probabilidade de aparição de reações psicológicas.[1]

Uma outra série de informações conecta essas reações psicológicas a situações traumatizantes, como as que envolvem calamidade pública, violência urbana, estupro, acidentes variados, guerra ou terrorismo. Nessas condições, a incapacitação psicológica pode perdurar por tempo muito superior à alta clínica.[1]

O papel desempenhado por parentes é também fator determinante: personalidades dependentes favorecem o desenvolvimento de reações hipocondríacas ou desejo de ganho secundário sob a forma da atenção que lhes é dispensada. Um círculo vicioso pode se estabelecer quando os parentes "descobrem-se úteis" ajudando o membro doente da família, fazendo a interconsulta se estender além do atendimento ao doente.

A natureza da doença clínica, ou a extensão do procedimento cirúrgico, apesar das expectativas que os cercam, parecem não guardar relação direta com o desenvolvimento de reações psicológicas desagradáveis nos pacientes. Assim, doenças graves ou cirurgias delicadas, desde que não mutilantes, na maioria das vezes, são acompanhadas de transtornos psicológicos de natureza leve.

Em contrapartida, o impacto do tratamento sobre as condições gerais de bem-estar, sua duração ou a expectativa de seu resultado ganham crescente importância. Cirurgias extensas ou não, quando realizadas em partes do corpo supervalorizadas pelos pacientes, causam traumas psicológicos intensos. Hemodiálise, terapia intensiva, internação em unidade coronariana e tratamentos medicamentosos acompanhados de efeitos colaterais intensos têm sido diretamente implicados na gênese de sintomas psíquicos.

Além disso, monotonia ambiental, privação de sono e falta de contato pessoal também são causas comuns de desajuste psicológico, levando à ansiedade, à irritabilidade e à "depressão situacional". Radioterapia e agentes citotóxicos são implicados frequentemente em situações de desconforto psicológico e sintomas depressivos.

Como se vê, apenas um número limitado de pacientes deixa de exibir sintomas psiquiátricos e/ou transtornos psicológicos; a doença é sempre uma intrusão, um acidente de percurso na vida de um indivíduo, sendo muito pobremente tolerada, daí a crescente necessidade da interconsulta psiquiátrica.

O termo mais antigo e largamente utilizado para descrever essas situações é o impreciso "transtorno de ajustamento", que serve para designar inúmeros "tipos de comportamento" observáveis em indivíduos adoentados. O "transtorno de ajustamento" pode englobar ansiedade antecipatória, ansiedade generalizada, sintomas depressivos, irritabilidade e inquietação. Essa reação mal-adaptativa pode ocorrer em qualquer situação de estresse psicossocial.

Dessa maneira, o "transtorno de ajustamento" apresenta sintomas coincidentes com os observáveis em situações estressoras em indivíduos não doentes clinicamente, não tendo, portanto, qualquer valor diagnóstico, devendo ser evitado sempre que possível. Sua única vantagem é a abrangência, englobando situações bastante desagradáveis, como as alterações generalizadas de comportamento, que interferem com o tratamento ou com a recuperação do paciente, que passa a apresentar diferentes graus de incapacitação, que não guardam relação direta com a doença clínica ou com os efeitos do tratamento.

O paciente relata queixas originariamente relacionadas à doença que o afligiu e desenvolve uma cadeia de sintomas físicos progressivamente incapacitantes, já desvinculados da situação clínica original e que podem ser agravados em função da atitude tomada pelo médico ou por familiares.

Alguns desses casos poderiam ser classificados como transtornos somatoformes, mas outros são totalmente atípicos, não se enquadrando corretamente nas categorizações diagnósticas descritas na *Classificação internacional de doenças* (CID-10),[2] da Organização Mundial da Saúde (OMS), ou nas do *Manual diagnóstico e estatístico de transtornos mentais* (DSM-IV),[3] da American Psychiatric Association (APA).

SINTOMAS PSICÓTICOS

Episódios psicóticos secundários a doenças neurológicas, alterações metabólicas, intoxicações cerebrais ou efeitos colaterais de medicamentos, como os glicocorticoides, exigem interconsulta psiquiátrica e correta orientação terapêutica, de modo a garantir a continuidade do tratamento proposto.

Agitação psicomotora secundária a anestesias prolongadas, com obnubilação de consciência, levando o paciente a retirar sondas e cateteres, tubos e agulhas necessitam de intervenção especializada imediata.

Quadro persecutório, com alucinações auditivas mal estruturadas, pode ocorrer em diversas situações que causam alterações das funções nervosas superiores.

Outro tipo de reação bastante comum é a da "negação", mecanismo pelo qual os pacientes minimizam a gravidade de seu estado clínico ou recusam o diagnóstico dado, apesar de todas as explicações e considerações da equipe. Essa situação leva o paciente a não cooperar com o tratamento, e a interconsulta psiquiátrica é o primeiro passo para restabelecer a realidade dos fatos.

DEPRESSÃO EM PACIENTES CLÍNICOS

É a forma mais comum de transtorno psíquico em pacientes com doenças clínicas, tanto hospitalizados como em tratamento ambulatorial.

Apesar de ser quase impossível determinar sua prevalência, estima-se que acomete 25-35% dos pacientes clínicos. Sua apresentação pode variar, desde sintomatologia depressiva leve, passando por "depressão situacional" e chegando à distimia e à depressão unipolar.[1]

A maioria dos estudos demonstra que essa sintomatologia depressiva, geralmente classificada como leve ou moderada, é mais prevalente que na população em geral.[1]

A depressão em pacientes clinicamente doentes parece apresentar características diferentes daquelas encontradas em depressivos sem intercorrências clínicas. Por exemplo, os depressivos em hospital geral apresentam baixo índice de queixas ansiosas, desespero e desesperança, autocomiseração, culpa ou retardo psicomotor. O choro é muito mais comumente observado em pacientes clínicos; os "deprimidos mais graves" normalmente relatam incapacidade de chorar.

O diagnóstico de "episódio depressivo grave" em pacientes clínicos é dificultado pelo estresse de hospitalização, doenças presentes, tratamentos executados, isolamento e incapacitação causada pela doença. Além disso, os sintomas somáticos e/ou vegetativos que compõem a constelação sintomática da "depressão de moderada à grave" podem estar mascarados ou fazerem parte da doença clínica. Devemos lembrar sempre que o que importa para o diagnóstico de depressão, qualquer que seja a sua gravidade, é a presença de uma constelação sintomatológica, e não o que achamos que pode justificar psicologicamente determinados sintomas.

Quando o transtorno do humor está diretamente relacionado a um fator "orgânico", ou se deve a efeitos secundários de medicamentos ou distúrbios hormonais e metabólicos detectáveis ao exame clínico, não há necessidade de se procurar diagnóstico diferencial. Nos quadros mais leves de depressão, a área de confluência é maior, e o diagnóstico diferencial, menos provável.

Os quadros distímicos, de evolução prolongada e sintomatologia leve e flutuante, são facilmente confundidos com as "reações depressivas" que acompanham as doenças clínicas e os tratamentos crônicos. Quando corretamente identificados e tratados, os pacientes apresentam surpreendente mudança no estado geral e colaboram muito mais com o tratamento da doença clínica.

SEQUELAS NEUROPSIQUIÁTRICAS DA INFECÇÃO POR COVID-19

Embora seja majoritariamente uma doença do trato respiratório, a doença infecciosa do coronavírus (covid-19) tem associação causal com uma infinidade de condições neuropsiquiátricas. Estima-se que mais de um terço dos pacientes com covid-19 desenvolvem sintomas neuropsiquiátricos. Essas manifestações psiquiátricas incluem encefalopatia, *delirium*, comprometimento cognitivo leve, alterações de humor, insônia, ideação suicida, episódios de mania e psicose.

Pouco se sabe acerca da fisiopatologia das manifestações neuropsiquiátricas causadas pelo coronavírus. Evidências mostram que tais repercussões referem-se a transtornos mentais ocasionados por sequelas de lesão ou doença cerebral, que podem surgir de efeitos diretos da infecção do sistema nervoso central (SNC), ou indiretos, por uma resposta imune ou terapia médica. Apesar de dados e estudos limitados sobre apresentações neuropsiquiátricas como resultado da covid-19, sabe-se que alguns sintomas estão presentes no curso da doença, seja por disseminação direta do vírus, ou indiretamente, por aumento excessivo da inflamação fisiológica.

Evidências mostram, ainda, que, durante um estado de pandemia, o estresse ambiental, aliado ao medo e à quarentena, podem levar a diversos transtornos mentais, como depressão, ansiedade ou estresse pós-traumático.[1]

Os transtornos mentais secundários à infecção pela covid-19 podem aparecer durante ou após o estágio infeccioso. Entre os fatores de risco apontados para tais estão: ser do sexo feminino, ser profissional da saúde, apresentar necrose avascular e dor angustiante. Portanto, é necessário intervir terapeuticamente por meios farmacológicos e não farmacológicos sobre tais condições. Cabe ressaltar, ainda, que é importante observar os efeitos psiquiátricos dos medicamentos que estão sendo usados para tratar a covid-19, uma vez que muitos deles podem acarretar sintomatologia psiquiátrica.

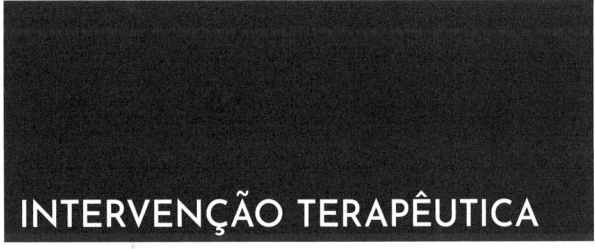

INTERVENÇÃO TERAPÊUTICA

O resultado da interconsulta psiquiátrica pode ser a instalação de um tratamento especializado, que deverá se adaptar ao quadro clínico do paciente e ao tratamento que lhe está sendo ministrado. Em função disso, a intervenção medicamentosa proposta pelo psiquiatra de ligação deve ser discutida por toda a equipe, levando-se em consideração a relação risco-benefício. A intervenção psicoterápica é de fundamental importância e, por vezes, a única medida possível. Sempre que necessário, tratamentos sintomáticos devem ser estabelecidos, de modo a garantir a anuência do paciente ao plano clínico global. Consequentemente, os medicamentos selecionados devem ser otimizados, evitando-se a incidência de efeitos colaterais e as interações medicamentosas com as substâncias que já estão sendo empregadas.

O uso de antipsicóticos e antidepressivos deve obedecer às restrições impostas pelo quadro clínico, e podem se constituir em condição *sine qua non* para o prosseguimento e o sucesso do tratamento geral do paciente.

CONSIDERAÇÕES FINAIS

A importância da interconsulta psiquiátrica está consolidada. Um movimento de mais de um século vem criando uma identidade hospitalar e médica para a psiquiatria dentro dessa subespecialidade. Torna-se fundamental para o médico psiquiatra consultor ter em mente as relações entre os diferentes tipos de cenários clínicos e a sua associação com possíveis transtornos psiquiátricos prévios, assim como as prováveis complicações psiquiátricas decorrentes da situação clínica. Ademais, reconhecer a importância do trabalho em equipe na interconsulta psiquiátrica é fundamental para otimizar o tratamento do paciente, bem como para facilitar as orientações técnicas que deverão ser fornecidas aos outros membros da equipe de cuidados.

REFERÊNCIAS

1. Mayou R. The history of general hospital psychiatry. Br J Psychiatry. 1989;155:764-76.

2. World Health Organization Geneva. Classificação de Transtornos Mentais e de Comportamento da CID-10: descrições clínicas e diretrizes diagnósticas. Porto Alegre: Artmed; 1993.

3. American Psychiatry Association. Manual diagnóstico e estatístico de transtornos mentais: DSM-IV. 4. ed. Porto Alegre: Artmed; 2002.

LEITURAS RECOMENDADAS

Aladjem AD. Consultation-liaison psychiatry. In: Sadock BJ, Sadock VA, editors. Kaplan & Sadock's comprehensive textbook of psychiatry. 8th ed. Philadelphia: Lippincott Williams & Wilkins; 2005. p. 2225-40.

Balint M. O médico, o paciente e sua doença. Rio de Janeiro: Atheneu; 1975.

Brasil MAA. Diagnóstico e tratamento psiquiátrico no hospital geral. In: Bueno JR, Nardi AE, organizadores. Diagnóstico e tratamento em psiquiatria. Rio de Janeiro: MEDSI; 2000. p. 419-44.

Hoirish A. Iatrogenias. Rio de Janeiro: Cultura Médica; 1993.

Perestrello D. A medicina da pessoa. Rio de Janeiro: Atheneu; 1974.

Para *quizzes* sobre o conteúdo do livro e casos clínicos complementares, acesse:

https://apoio.grupoa.com.br/tratadopsi/

29

TRANSTORNO POR USO DE ÁLCOOL

ANA CECILIA PETTA ROSELLI MARQUES
SÉRGIO DE PAULA RAMOS

A infância esteve por muito tempo longe do comportamento de beber, protegida por um modelo cujos fatores de proteção predominavam e compensavam os de risco, muito diferente do que é observado hoje. O conjunto de situações desfavoráveis que interferem no desenvolvimento da criança e do adolescente podem determinar comportamentos disfuncionais no futuro, como a aquisição de um transtorno relacionado ao uso de álcool.

Um aspecto muito relevante relacionado ao comportamento de beber é o episódio de intoxicação aguda, cada vez mais frequente e ocorrendo mais cedo na vida, responsável por riscos diretos à saúde, ao envolvimento em acidentes e eventos com violência, e não só àqueles relacionados ao uso crônico, pois ambos produzem impacto semelhante.

Há pelo menos 30 anos, o uso de álcool tem sido um fator de risco em todo o mundo, comparado ao uso de tabaco e à prática de sexo sem proteção. A pandemia de covid-19 aumentou o consumo e o padrão de beber rapidamente, apontando para a falta de políticas modernas que controlem o impacto desse comportamento. A coalisão entre todos os países para o enfrentamento do problema é a melhor saída.

O álcool é uma substância que acompanha a humanidade desde seus primórdios, fazendo parte de rituais religiosos e de comemorações, utilizado como medicamento para diversos males e usado para matar a sede.[1]

A resposta da sociedade ao uso de álcool confunde-se, com a história da psiquiatria, pois Benjamin Rush, um dos pais da psiquiatria norte-americana, foi um dos mentores das ações para os problemas decorrentes de seu uso.[1] No final do século XVIII, ele observou que 35% dos pacientes internados nos hospitais psiquiátricos faziam uso de bebidas alcoólicas, e propôs medidas de controle ambiental, como restrições ao número de pontos de venda e controle do preço, ações recomendadas até hoje. Na mesma época, Thomas Trotter introduziu o conceito de intoxicação.[2]

A partir da Revolução Industrial, a produção e a disponibilidade das bebidas alcoólicas aumentaram muito, reduzindo seu preço e aumentando o acesso ao produto.[1] Até então, suas propriedades farmacológicas eram desconhecidas.

Em 1935, os Alcoólicos (AA) conceitualizaram o alcoolismo como doença, assim como Magno Huss (1949), que definiu o "alcoolismo crônico".[1] Mas foi Jellinek (1960) que o popularizou com *The disease concept of alcoholism*.[2] Sociólogos, psicólogos e epidemiologistas contribuíram com o estudo de comunidades, e trazem conceitos de bebedor pesado, abusivo e problemático, isto é, bebedores ainda sem a doença.[2] Vaillant, por meio de seus estudos prospectivos em adolescentes, acompanhados por 60 anos, concluiu que nem todo beber é progressivo, ou se tornará alcoolismo, ou será fatal.[3] O uso de álcool sem a doença, mas com problemas, foi introduzido pela Organização Mundial da Saúde (OMS), na *Classificação internacional de doenças*, 8ª versão (CID-8), e, em seguida, pela American Psychiatric Association (APA) na 3ª revisão do *Manual diagnóstico e estatístico de transtornos mentais* (DSM-III).

Em 1976, Edwards e Gross definiram a síndrome de dependência de álcool ampliando a percepção de alcoolismo para um fenômeno multidimensional, que, em função disso, comporta um espectro abrangente de propostas terapêuticas.[4] A CID-10 e o DSM-IV incluíram os bebedores com problemas, que passaram a se chamar nocivos, e os alcoolistas, indivíduos com a síndrome de dependência.

No Brasil, a preocupação dos estudiosos e os resultados dos levantamentos sobre o consumo e suas consequências datam da mesma década, quando várias ações foram realizadas para que uma política do álcool fosse discutida.[5-7] Porém, até hoje, paga-se um preço alto pelo descontrole social em relação ao álcool, uma história semelhante à norte-americana, com um século de atraso: 50% das internações psiquiátricas masculinas são devidas ao álcool; o acesso ao tratamento é precário, não chega a 5%; vários tipos de violência estão associados ao uso; o preço do produto é irrisório; o acesso é fácil, inclusive para menores de 18 anos, a disponibilidade é alta, a propaganda visa ampliar o consumo de qualquer consumidor, seja ele adulto ou adolescente, entre outros fatores de risco inadmissíveis.[8]

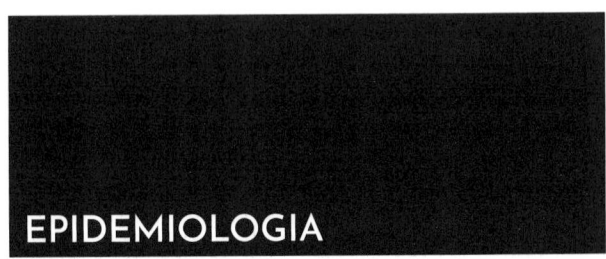

EPIDEMIOLOGIA

O transtorno por uso de álcool (TUA) acomete de 10 a 12% da população mundial desde a década de 1970, o que mereceria um tratado internacional assinado pela maioria dos países, como foi realizado para o tabaco – Convenção Quadro da OMS de 2003 –, que, só na década de 1990, foi considerado capaz de desenvolver dependência. O álcool já era responsável por 60% dos acidentes de trânsito e esteva presente em 70% dos laudos cadavéricos por mortes violentas no Brasil.[9]

Características como gênero, etnia, idade, ocupação, grau de instrução e estado civil, podem influenciar o uso de álcool, bem como o desenvolvimento do TUA. Sua incidência é maior entre os homens jovens, especialmente dos 18 aos 29 anos, declinando com a idade.[10] Um estudo europeu em 22 países, com 70 mil adolescentes entre 15 e 16 anos, indicou que 30% haviam consumido duas ou mais drogas psicotrópicas no mês anterior à avaliação, sendo a combinação mais frequente álcool e tabaco, seguida de maconha.[11]

No Brasil, de acordo com as séries históricas realizadas pelo Centro Brasileiro de Informações sobre Drogas Psicotrópicas (Cebrid) da Universidade Federal de São Paulo (Unifesp), em estudantes do 1º e 2º graus, de 10 capitais brasileiras, as bebidas alcoólicas eram consumidas por mais de 65% dos entrevistados, à frente do tabaco.[12] Entre estes, 50% iniciaram o uso entre 10 e 12 anos de idade.[12] Entre os anos de 2001 e 2004, houve uma evolução de 48,3 para 54,3% de jovens (12 a 17 anos) consumidores de bebidas alcoólicas, consequentemente, a taxa de TUA nessa população aumentou de 5,2 para 7%, e mostrou que as meninas bebiam de forma semelhante aos meninos, abusando ou em *"binge"*, às sextas e/ou sábados.[12]

Nos últimos 23 anos, a primeira droga de experimentação entre estudantes no Brasil tem sido o álcool, seguindo a mesma tendência dos adultos, mas o uso se inicia cada vez mais cedo na vida, com padrão muito instável, sendo que em apenas uma geração, a experimentação aos 15 anos, que já era precoce, passou para 13.[13] O início do uso entre estudantes da 8ª série é de 35,8% para uso na vida de álcool, 28,6% de qualquer outra droga e 20% de tabaco.[13]

O levantamento brasileiro realizado em 2010 entre estudantes universitários das principais capitais brasileiras confirmou que a idade de experimentação de drogas acontecia entre 10 e 12 anos, com uso na vida de álcool de 22,1%, de qualquer outra droga, 7,7% e de tabaco, de 2,3%.[14]

O primeiro estudo probabilístico de abrangência nacional coordenado pela Unidade de Estudos em Álcool e Drogas (UNIAD), da Unifesp, revelou que 52% dos brasileiros adultos consumiam bebidas alcoólicas, metade ocasionalmente, e a outra metade pelo menos uma vez por semana, padrão que varia segundo gênero, classe social e região do País. Jovens adultos (18 a 24 anos) consumiam mais que os idosos, assim como homens, comparados às mulheres, uma tendência mundial.[15] Os bebedores que abusavam, isto é, homens que bebiam acima de cinco doses na mesma ocasião, e mulheres, quatro doses, representavam 28 e 40%. Em geral, a prevalência de bebedores problemáticos e dependentes foi de 12%, e, entre eles, 11% em mais da metade das vezes dirigiram alcoolizados.[15]

Assim, todos os profissionais de saúde, assistência social e ligados à educação deveriam investigar o uso de álcool em todos os indivíduos e, diante de problemas relacionados ao consumo, motivar para a mudança ou encaminhar para um tratamento especializado, pois o diagnóstico precoce melhora consideravelmente o prognóstico.

O IMPACTO DA PANDEMIA DE COVID-19

Segundo os levantamentos realizados durante a pandemia de covid-19, 43% dos entrevistados em vários países, incluindo o Brasil, responderam que aumentaram a frequência de beber, 36% usaram mais doses por situação, começando a consumir em horários mais cedo durante o dia, e 40% beberam em festas virtuais.[16]

Em relação aos indivíduos com transtornos mentais (TMs), 41% beberam mais do que no ano anterior, sendo as causas mais citadas ansiedade, tempo livre e solidão, além da participação do parceiro no comportamento de beber.[16] Com ou sem TMs, todos que aumentaram o consumo tiveram dano físico.[17] A violência doméstica aumentou 40% entre aqueles que já eram abusados (18% dos respondentes).[16,18] Entre aqueles que se envolveram com violência, 40% estavam intoxicados, sendo 90% por álcool, com (6%) ou sem outra substância psicoativa (SP).[18]

Considerando que não existe no mundo um país que tenha implantado uma política integral para o álcool formada por dois grandes braços – o controle da oferta e a redução da demanda –, o enfrentamento de grandes catástrofes humanas, como a atual pandemia e suas medidas de controle, gera mudanças comportamentais drásticas, o que promove mais consumo de substâncias de abuso.

ADOLESCÊNCIA E TRANSTORNO POR USO DE ÁLCOOL

O uso de álcool entre os jovens é responsável por altas taxas de mortalidade precoce em vários países do mundo, insucesso escolar, acidentes, violência e outros comportamentos de risco, como tabagismo, uso de drogas ilícitas e sexo desprotegido.[19] Os levantamentos epidemiológicos mostram que é na passagem da infância para a adolescência que a experimentação acontece, e que as meninas são maioria na hora de experimentar.[12,19] A primeira dose ocorreu antes dos 13 anos para 31,7%; 26,1% dos meninos e meninas beberam nos 30 dias anteriores à pesquisa.[12,13,19]

Pechansky e Barros[20] mostraram que 71% dos adolescentes já haviam experimentado bebidas alcoólicas na faixa etária de 10 a 18 anos, chegando a quase 100% aos 18, com diferenças na forma, local de consumo e volume ingerido, de acordo com a idade e o gênero: os meninos começaram a beber fora de casa e com amigos mais precocemente, enquanto as meninas eram mais conservadoras, mantendo o hábito de consumo familiar e doméstico por mais tempo.[12,20] As taxas de embriaguez naqueles que bebiam regularmente foi de 21,8%, e maior nas capitais e entre os estudantes da rede pública (22,5%) do que da privada (18,6%).[13,20] Além disso, 10% deles revelaram que já tiveram problemas com família ou amigos, faltaram às aulas ou se envolveram em brigas por causa de álcool.[13,20]

No Brasil, até os 10 anos, as crianças não fumavam e não tinham ideia de fumar, diferentemente da percepção sobre o uso de bebida alcoólica, já no imaginário de crianças e adolescentes como um comportamento que "em algum momento na vida iria acontecer".[21]

O adolescente vem abusando da bebida alcoólica muito cedo na vida, independentemente do gênero, e esse comportamento aumenta a vulnerabilidade para doença mental, entre outras graves consequências.[22] O hipocampo, associado à memória e à aprendizagem, é um dos exemplos, pois, afetado pelo uso de álcool precoce, tem menor volume em usuários do que em controles, afetando sua funcionalidade.[23]

Estima-se que 18% dos adolescentes norte-americanos entre 16 e 20 anos dirijam alcoolizados, apresentem uma taxa de envolvimento em acidentes fatais duas vezes maior que aqueles com 21 anos ou mais, e que a chance de dirigir alcoolizado e pegar carona com motorista alcoolizado é cinco vezes maior, comparado aos que não haviam bebido, a principal causa de morte nessa faixa etária.[24]

A percepção que o adolescente tem sobre os problemas decorrentes do consumo de álcool não acompanha as possíveis consequências vividas por eles: 50% dos jovens que bebem regularmente apontam como a principal consequência negativa o comportamento disfuncional durante ou após o consumo; 33%, o pensamento disfuncional; 20%, o dirigir alcoolizado, em contraste com o fato de os acidentes automobilísticos com motorista alcoolizado serem a principal causa de mortes nessa faixa etária.[19,25]

Estar alcoolizado triplica a chance de violência sexual, tanto para o agressor quando para a vítima, envolver-se em atividades sexuais sem proteção e gravidez indesejada, mais exposição às infecções sexualmente transmissíveis (ISTs).[26] Dados nacionais apontam para a mesma direção: início precoce de atividade sexual, sexo sem preservativo e prostituição.[27]

De acordo com a American Academy of Pediatrics, haveria seis estágios no envolvimento do adolescente com SPs: abstinência, uso experimental/recreacional (em geral, limitado ao álcool ou tabaco), abuso inicial, abuso usual, dependência e recuperação.

Apesar dos riscos decorrentes do padrão de consumo no momento, mais de 50% dos adolescentes em diferentes países no mundo usam regularmente o álcool, mas a maioria que experimenta não se tornará um usuário regular, 1% desenvolverá o TUA nessa fase da vida, o que direciona as medidas de prevenção para a detecção precoce dos fatores de risco na infância.

■ FATORES DE RISCO

São vários os fatores de vulnerabilidade que predispõem um jovem a consumir bebida alcoólica: 1) genética; 2) exposição fetal; 3) prejuízo das funções parentais; 4) TMs na infância e na adolescência; 5) amigos usuários; 6) estilo de vida; e 7) ambiente familiar e comunitário facilitador de consumo.[22,28]

A curiosidade normativa do adolescente e a baixa percepção de risco, reforçadas pela influência dos fatores socioculturais, são os aspectos que mais influenciam a experimentação, o padrão e as consequências do uso de álcool na vida.[17,25] Outras variáveis ambientais relevantes influenciam o uso: a falta de cuidados parentais, o ambiente comunitário ou escolar permissivo e a influência de amigos usuários.[29] A expectativa dos filhos em relação às atitudes dos pais influencia a definição de seus próprios comportamentos.[29] O estilo de vida não convencional, que compreende a busca de sensações intensas, rebeldia, tolerância a comportamentos desviantes e baixa escolaridade do adolescente e de seus familiares são fatores de risco relevantes.[30]

Brook e Brook[31] descrevem o efeito de "*loops*", que significam a probabilidade do adolescente usar quando associados a pares usuários, e essa associação aumenta a chance de que eles mantenham ou agravem o envolvimento com SPs.

Sabe-se que, quanto maior a disponibilidade, menor o preço, mais fácil a aquisição, maior o consumo de álcool: para 10% de aumento, houve 2 a 5% de redução no consumo per capita para adultos e adolescentes.[32] Um estudo realizado em Porto Alegre (RS) mostrou que os meninos compram o produto, sendo que 21,9% deles adquirem o álcool em mercados, lojas, bares ou supermercados, e 44% das meninas ganham sua dose em festas ou 23% em encontros com amigos; 10,2% do total bebe na própria casa.[20]

Saffer, ao discutir mitos culturais e símbolos utilizados nas propagandas de bebidas, concluiu que a mídia efetivamente influencia o consumo.[33] No Brasil, a propaganda de cerveja veicula mensagens de sucesso, beleza e prazer, influenciando crenças e desenvolvendo expectativas em relação ao beber no público jovem, cujo resultado é um padrão de beber pesado, mais frequente, que influencia outros jovens, aumentando ainda mais o consumo.[21]

Copeland e colaboradores concluíram que a presença de qualquer diagnóstico psiquiátrico na infância ou na adolescência aumenta, em cinco vezes, o risco de envolvimento com SPs, comparados com controles.[34] No subgrupo dos transtornos externalizantes, do controle de impulsos, do déficit de atenção/hiperatividade (TDAH), do transtorno de oposição desafiante e de conduta, os estudos apontam uma robusta associação com o uso de SPs, de 30 a 80% maior que os controles.[35] Cerullo e colaboradores encontraram que 40% dos indivíduos com transtorno bipolar (TB) apresentavam transtorno por uso de substâncias (TUS).[36]

Estudos sobre a herdabilidade do TUA evidenciam um aumento de três a quatro vezes na prevalência em parentes de primeiro grau, se comparados com a população geral.[37] Uma revisão sistemática de 2011 destaca a associação entre exposição a qualquer quantidade de álcool durante a gravidez e o desenvolvimento de TUA e TUS na adolescência.[38]

Até 1974, os adolescentes com TUA recebiam tratamentos propostos para adultos, entre eles o Modelo Minnesota, com 28 dias de internação, grupoterapia e o programa dos 12 passos dos AA, o que produzia resultados desanimadores. A escolha do tratamento depende de fatores extrínsecos (condições socioeconômicas e modelo disponível) e intrínsecos (motivação, gravidade, comorbidades, tipos de SPs utilizadas), aspectos fundamentais para uma boa adesão e efetividade no tratamento, pareamento difícil de ser realizado.[39] Uma metanálise sobre a efetividade dos diversos tratamentos psicoterápicos utilizados para adolescentes (em torno de 400 tipos) mostrou que tratar é melhor que não tratar, e que o modelo mais utilizado é a terapia cognitivo-comportamental (TCC) no ambulatório com entrevista motivacional, 12 passos e intervenção familiar.[40-42]

O uso de álcool na adolescência expõe o indivíduo a um maior risco de TUA na idade adulta, sendo seus principais preditores consumo familiar, presença de TUA na família (com ou sem genética), relações emocionais pobres entre seus membros, falta de limites e monitoramento do jovem e pais separados.

MULHERES E TRANSTORNO POR USO DE ÁLCOOL

Em 2014, a OMS publicou que as mulheres perdiam 1,4% anos de vida útil incapacitadas pelo álcool (DALYs, do inglês *disability-adjusted life year*) e os homens, 7,4%.[10] O aumento do uso entre as mulheres nos países das Américas é uma das causas.[43] Apesar da menor prevalência de TUA, 4,9%, comparada a do homem, 8,6%, o tipo II tem herdabilidade maior (mais comorbidades, mais trauma físico e abuso na infância, duas vezes mais comportamento violento), cuja identificação precoce é muito importante.[44]

No primeiro levantamento domiciliar nacional nas capitais, 60% das mulheres tinham usado álcool na vida, 68% entre 18 e 24 anos, e 5,7% tinham TUA; em 2005, no segundo levantamento, o uso na vida foi de 68%; 73% entre 25 e 34 anos, e 6,9% tinham TUA, um aumento muito relevante.[45,46] Dados sequenciados pela UNIAD com os I e II Levantamento Nacional de Álcool e Drogas (LENAD) (2007 e 2012) evidenciaram que o consumo aumentou 40% entre as mulheres, ficou estável entre homens, mas o padrão na adolescência se mostrou mais frequente e abusivo.[15] O padrão de consumo em *binge* (quatro ou mais doses em duas horas, semanalmente), aumentou 36% entre as mulheres, especialmente, entre as mais jovens, maior que entre os homens.[15]

A partir da Segunda Guerra Mundial, a mulher entrou no mercado de trabalho e hábitos masculinos passaram a ser replicados, entre eles a iniciação precoce ao álcool e padrões de abuso, assim como foram expostas às campanhas de *marketing* especialmente elaboradas para elas.[47] Além dos fatores socioeconômicos e culturais, as especificidades biológicas femininas influenciam nas repercussões do consumo: elas têm menos água corporal, menor atividade da enzima álcool desidrogenase no fígado, que mantém o nível sérico de álcool elevado por muito tempo, impactando todos os seus sistemas orgânicos gravemente, causando adoecimento precoce (após 12 a 15 anos de uso) e quadros de intoxicação frequentes, mesmo com padrão mais leve de consumo.[48]

Esteatose, cirrose alcoólica, polineuropatia periférica, miocardiopatia alcoólica, hipertensão arterial e disfunções menstruais são algumas das complicações precoces que as levam a uma taxa de mortalidade 50 a 100% maior do que a observada em homens.[49,50] Para as mulheres que bebem diariamente, a chance de desenvolver câncer de mama é 41% maior do que naquelas que não bebem.[51]

Entre as mulheres com TUA, 65% têm TM (homens, 44%), sendo quatro vezes mais depressão, três vezes mais ansiedade, mais bulimia e TUS, uma em cada três bipolares, e duas vezes mais chance de tentarem o suicídio; usam mais medicamentos psicotrópicos e apresentam maior número de problemas relacionados à família.[52-54] Mulheres fumantes apresentam seis vezes mais chances de apresentar TUA, e homens, três vezes mais.[55]

A prevalência de distúrbios no neurodesenvolvimento do feto decorrentes do uso de álcool no primeiro trimestre (ARND) é de 1 a 7 crianças nascidas vivas em cada 100 nascimentos (1 a 7%), e a mais grave de todas, a síndrome alcoólica fetal (SAF), em torno de 1%, em 0,5-2 casos em cada mil nascidos vivos.[56] As alterações são físicas, funcionais e/ou cognitivas isoladas ou combinadas, podem persistir por toda a vida, e decorrem de a propriedade do etanol atravessar a placenta, mantendo o feto com alcoolemia similar à materna, o efeito teratogênico.[57]

No seguimento de pacientes com exposição ao álcool confirmada no período pré-natal, encontrou-se: 11% de desordens fetais relacionadas ao álcool (FASD), 28% de encefalopatias, 52% de transtornos comportamentais (de personalidade), que, por sua vez, apresentam taxa de TUS duas vezes maior que os não expostos, e somente 9% de casos se desenvolvem sem transtornos.[58] A situação no Brasil é preocupante, levando-se em conta que, a cada ano, surgem cerca de 3 milhões de mulheres grávidas, que o aumento do consumo de bebidas é constatado, a estimativa seria de 30 mil casos de SAF a cada ano.[59]

A relação de gênero, drogas e violência doméstica é bem estreita, sendo que mulheres com TUA se relacionam, frequentemente, com homens usuários, aumentando o risco de conflitos e de violência física e sexual. Um estudo realizado no Brasil mostrou que mulheres alcoolizadas apresentavam maior envolvimento em violência entre parceiros, tanto como agressoras quanto vítimas; o tipo de violência mais frequente foi a agressão mútua, as mulheres consomem menos álcool que os homens durante o ato violento, e o trabalho doméstico protege da violência.[60]

Na sexualidade da mulher que usa álcool, além das consequências do sexo sem proteção, das ISTs e da gestação indesejada, a homossexualidade aumenta o risco de desenvolver o beber problemático, de ter muitas complicações, para as quais não procuram tratamento, comparadas às heterossexuais.[61,62]

O TM nas mulheres é geralmente primário, e o TUA, secundário, o que antecipa as complicações, afasta as mulheres do tratamento e agrava o prognóstico.[63]

A detecção precoce das mulheres que estão no início do uso de álcool deve fazer parte de todas as intervenções em saúde, desde a atenção primária. Para tratar mulheres com TUA, recomenda-se que os serviços sejam ajustados às suas necessidades específicas, como o acolhimento dos filhos, interconsultas jurídica e social; a intervenção terapêutica seja aplicada por uma equipe feminina treinada; nas gestantes, a SAF deve ser investigada e o pré-natal ajustado às necessidades relacionadas.

AVALIAÇÃO INICIAL DO USUÁRIO

A maioria dos usuários informa, adequadamente, sobre seus problemas, hábitos e crenças, colaborando para a elucidação do caso, mas os usuários dependentes minimizam sua relação com SPs e, portanto, obter mais informações com os familiares e/ou acompanhantes é indicado, pois aumenta a certeza diagnóstica, se houver concordância das informações.[64]

A postura do entrevistador deve ser empática, e técnicas motivacionais são recomendadas para construir vínculo. É importante investigar de forma detalhada o comportamento de beber, seu curso, a frequência e o padrão atual (doses por situação), episódios de intoxicação ou de síndrome de privação, e o aparecimento de problemas. Na prática clínica, no entanto, isso não acontece (**Quadro 29.1**).[65,66]

A pergunta sobre o padrão, isto é, se consumiu pelo menos 5 ou 4 doses (homens/mulheres) de qualquer tipo de bebida em um mesmo evento, pode indicar um risco relativo de intoxicação ou TUA (sensibilidade e especificidade de 85/64% e 90/65%, respectivamente).[67]

O consumo de álcool é medido em unidades, sendo que 1 unidade equivale a 10 g de álcool. Para obter as unidades de uma bebida, multiplica-se a quantidade de

QUADRO 29.1
EVIDÊNCIAS CIENTÍFICAS SOBRE A INVESTIGAÇÃO DO USO DE ÁLCOOL NA ENTREVISTA INICIAL EM TODOS OS NÍVEIS DE ATENÇÃO À SAÚDE

- Não existe consumo seguro de álcool ou consumo sem riscos.[64]
- O uso problemático e a dependência de álcool são pouco diagnosticados.[65]
- Na prática clínica, apenas as complicações do uso são detectadas.[65,66]
- O conhecimento dos profissionais é insuficiente.[64]
- A demora em fazer o diagnóstico piora o prognóstico.[66]

unidades por concentração alcoólica, que é igual à quantidade absoluta de álcool em cada bebida, sendo que cada dose tem, em média, 2 U (**Tab. 29.1**). Segundo a OMS, o National Institute on Alcohol Abuse and Alcoholism (NIAAA) e a American Society of Addiction Medicine (ASAM), 21 U para homens e 14 U para mulheres, por semana, é considerado uso problemático.[64,65]

A intoxicação é um estado do indivíduo no qual os sistemas orgânicos estão sob uma quantidade de álcool acima de sua capacidade de metabolização. Várias condições podem levar a esse estado, como a velocidade da ingestão, jejum alimentar, desenvolvimento de tolerância, ambiente, entre outras.[68]

O etanol é uma substância de ação bifásica, isto é, em baixas doses (duas para mulheres e três para homens), promove o aumento da neurotransmissão dopaminérgica, causando uma desinibição do sistema nervoso central (SNC) e comportamental, causando uma euforia leve.[68] Se o consumo progride, sinais de depressão central se instalam, com tonturas, ataxia e incoordenação motora, estados confusionais, desorientação, até graus variáveis de anestesia, estupor e coma.[69] A maioria dos casos não requer tratamento farmacológico, apenas medidas gerais de suporte à vida, mas a intensidade da intoxicação tem relação direta com a alcoolemia: em 150 mg%, é preciso intervir rapidamente (**Quadro 29.2**).[68]

Para auxiliar na triagem em diferentes ambientes de saúde, um questionário com questões simples e objetivas, o CAGE, que significa Cutdown, Annoyed, Guilty, Eye-opener, composto por quatro perguntas sobre o comportamento de beber, positivo para duas delas, define o uso problemático (**Anexo 29.1**).[69] Na população brasileira, a resposta afirmativa em duas das quatro questões tem sensibilidade e especificidade de 88 e 81%, respectivamente; afirmativa em três, de 81 e 94%, respectivamente, sendo que, para mulheres de risco, chega a 87%, e para homens, 93%.[70]

Outro instrumento, o Alcohol Use Disorders Identification Test (AUDIT), mais abrangente, permite relacionar o escore com o diagnóstico de TUA, além de indicar uma terapêutica específica (**Anexo 29.2**).[71]

A clínica é relevante na investigação diagnóstica, e os seguintes sintomas indicam suspeição de TUA: distúrbio do sono, depressão, ansiedade, humor instável, irritabilidade exagerada, alterações da memória e da percepção da realidade, alterações da pressão arterial, problemas gastrintestinais, história de trauma e acidentes frequentes, disfunção sexual, tremor leve, pressão arterial lábil, hipertensão arterial, taquicardia e/ou arritmia cardíaca, aumento do fígado, faltas frequentes no trabalho/escola ou compromissos sociais, odor de álcool ou uso de disfarces desse odor.[72]

Em resumo, a avaliação inicial de usuários consiste na obtenção de três perfis básicos: (1) o padrão de consumo, fatores de risco pré-mórbidos e a presença de critérios para o TUA; (2) a gravidade do TUA; (3) o estágio motivacional para a mudança, possibilidade de elaborar um diagnóstico complexo dos transtornos primários e secundários (atual) (**Fig. 29.1**).

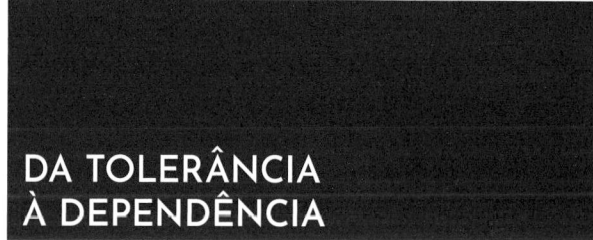

DA TOLERÂNCIA À DEPENDÊNCIA

A partir da década de 1970, os pesquisadores esclareceram uma parte dos mecanismos neurofisiológicos das substâncias psicotrópicas no sistema de recompensa, área específica para sua ação, que, ao longo da "carreira" de usuário, vai se modificando, liberando mais dopamina, registrado seus efeitos, e solicitando nova liberação, a primeira fase de neuroadaptação ou desenvolvimento de tolerância.[73] Essa adaptação de prejuízo é a diminuição do efeito da SP sobre a célula e a necessidade de maior quantidade para manter o *status* anterior, mas pode ocorrer também a de oposição, que é o aparecimento de uma resposta celular, antagônica ao efeito da SP, isto é, o usuário interrompe ou diminui, ou cessa o consumo, desregulando o "equilíbrio" anterior, a síndrome de abstinência alcoólica (SAA) (**Fig. 29.2**).[73]

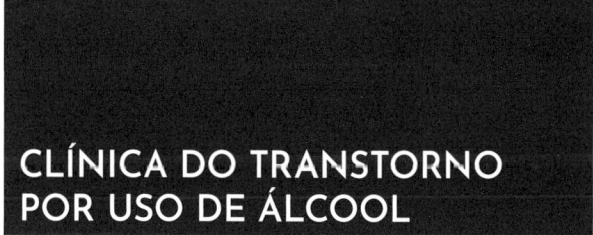

CLÍNICA DO TRANSTORNO POR USO DE ÁLCOOL

O TUA é uma doença do cérebro, adquirida, crônica, uma relação disfuncional entre um indivíduo e seu modo de consumir o álcool, com impacto que vai muito além do SNC, atinge todos os sistemas orgânicos, a família e o entorno social, fatal se não for tratado. As características do transtorno são descritas a seguir.[74]

TABELA 29.1
UNIDADES DE ÁLCOOL EM CADA DOSE DE BEBIDA

Bebida	Volume	Concentração	Quantidade de álcool (Volume × concentração)	Unidade (Quantidade: 10)
Vinho tinto	90 mL	12%	11 g	1,1 U
Cerveja	350 mL	5%	17 g	1,7 U
Destilado	50 mL	40%	20 g	2,0 U

QUADRO 29.2
NÍVEIS PLASMÁTICOS DE ÁLCOOL (MG%), SINTOMATOLOGIA E CONDUTA

Alcoolemia mg%	Quadro clínico	Conduta
30	<ul><li>Euforia e excitação.</li><li>Alterações leves da atenção.</li></ul>	<ul><li>Ambiente calmo.</li><li>Monitoramento dos sinais vitais.</li></ul>
50	<ul><li>Incoordenação motora discreta.</li><li>Alteração do humor, da personalidade e do comportamento.</li></ul>	<ul><li>Ambiente calmo.</li><li>Monitoramento dos sinais vitais.</li></ul>
100	<ul><li>Incoordenação motora pronunciada com ataxia, diminuição da concentração, piora dos reflexos sensitivos e piora do humor.</li></ul>	<ul><li>Monitoramento dos sinais vitais.</li><li>Cuidados intensivos à manutenção das vias aéreas livres.</li><li>Observar risco de aspiração do vômito.</li></ul>
200	<ul><li>Piora da ataxia.</li><li>Náuseas e vômitos.</li></ul>	<ul><li>Internação.</li><li>Cuidados à manutenção das vias aéreas livres.</li><li>Observar risco de aspiração.</li><li>Administração intramuscular de tiamina.</li></ul>
300	<ul><li>Disartria</li><li>Amnésia</li><li>Hipotermia</li><li>Anestesia (estágio I)</li></ul>	<ul><li>Internação.</li><li>Cuidados gerais para a manutenção da vida.</li><li>Administração intramuscular de tiamina.</li><li>Administração endovenosa de glicose.</li></ul>
400	<ul><li>Coma</li><li>Morte (bloqueio respiratório central)</li></ul>	<ul><li>Emergência médica.</li><li>Cuidados intensivos para a manutenção da vida.</li><li>Seguir diretriz apropriada para a abordagem do coma.</li></ul>

Fonte: Mayo-Smith.[68]

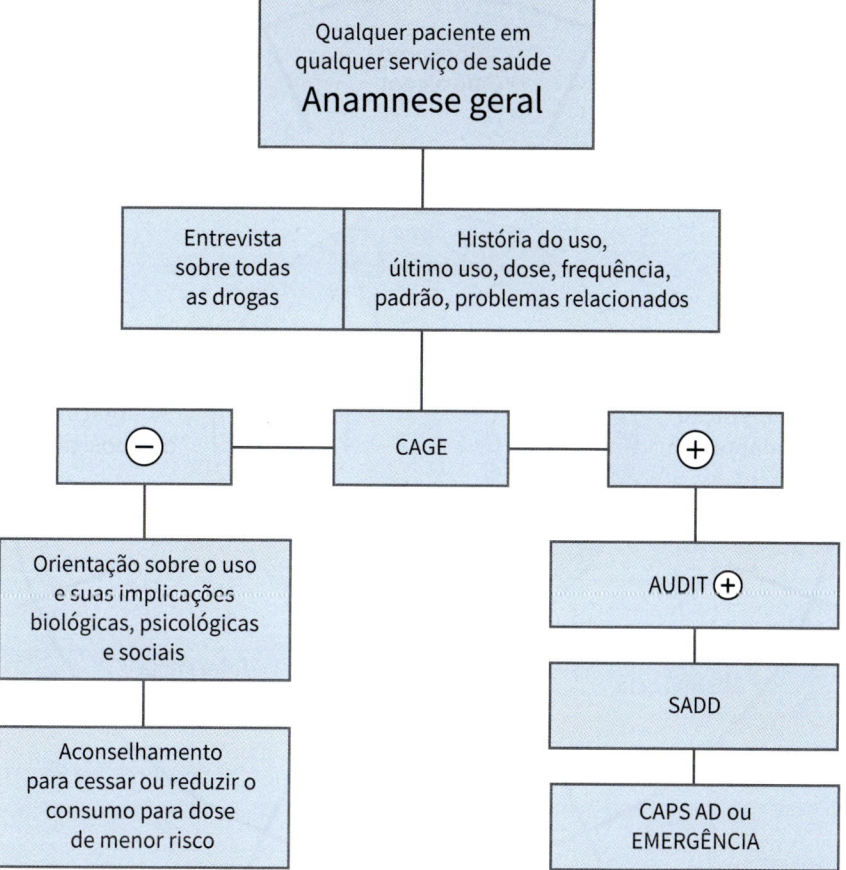

FIGURA 29.1

Algoritmo da avaliação inicial, triagem e diagnóstico.
CAPS AD: Centro de Atenção Psicossocial – Álcool e Drogas.

- **Compulsão**: desejo incontrolável de consumir a SP, sentindo-se incapaz de colocar barreiras, o que culmina com lapsos e/ou recaídas.
- **Tolerância**: necessidade crescente de doses da SP para ter os efeitos originalmente obtidos com doses mais baixas ou iniciais.
- **SAA**: conjunto de sinais e sintomas de intensidade variável, que aparecem quando o consumo cessou ou foi reduzido.
- **Evitação ou alívio da SAA**: consumo percebido para esse fim.
- **Relevância do consumo**: usar a SP é mais importante do que outras atividades antes priorizadas.
- **Estreitamento ou empobrecimento do repertório**: a perda das referências internas e externas, independentemente de riscos, até mesmo de óbito.
- **Reinstalação da síndrome de dependência**: após um período de abstinência, o uso se reinicia e evolui para o padrão anterior diagnosticado como transtorno, rapidamente.

A OMS usou três ou mais critérios para o diagnóstico da síndrome de dependência de substâncias em algum momento do ano anterior de vida.[74]

A Um forte desejo ou senso de compulsão para consumir a substância.
B Dificuldades em controlar o comportamento de consumir a substância em termos de seu início, término e níveis de consumo.
C Um estado de abstinência fisiológico quando o uso da substância cessou ou foi reduzido, como evidenciado

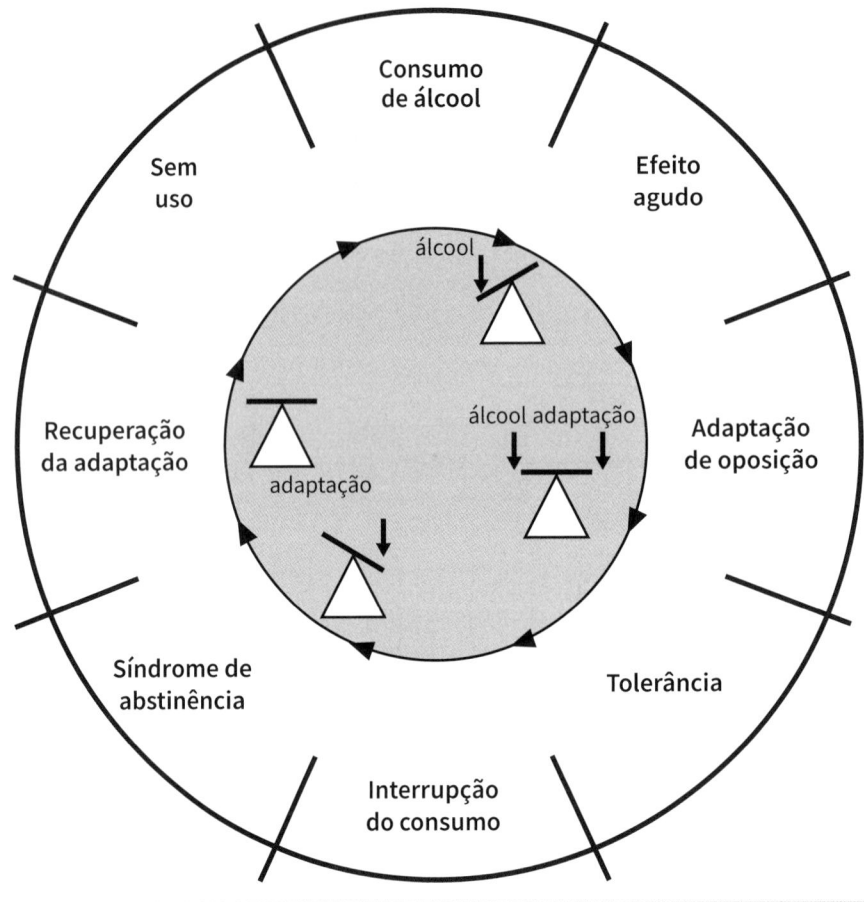

FIGURA 29.2

Hipótese de Himmelsbach da neuroadaptação às substâncias psicoativas.
Fonte: Littleton.[73]

---

por SAA para a substância ou o uso da mesma substância (ou de uma intimamente relacionada), com a intenção de aliviar ou evitar sintomas de abstinência.

D Evidência de tolerância, de tal forma que doses crescentes da substância psicoativa são requeridas para alcançar efeitos originalmente produzidos por doses mais baixas.

E Abandono progressivo de prazeres e interesses alternativos em favor do uso da substância psicoativa, aumento da quantidade de tempo necessária para se recuperar de seus efeitos.

F Persistência no uso da substância, a despeito de evidência clara de consequências manifestamente nocivas. Deve-se fazer esforços claros para determinar se o usuário estava realmente consciente da natureza e da extensão do dano.

Desde o início deste século, o conceito de dependência vem sendo atualizado pelos pesquisadores da OMS para ajustar a CID-11. A intoxicação aguda ou a "ressaca", por si só, não era considerada situação causadora de prejuízos à saúde até a 4ª revisão do DSM. A 5ª revisão, publicada em 2013, no entanto, descreve a dependência como uma desordem do desenvolvimento normal do cérebro decorrente da interação de aspectos genéticos, neurobiológicos e psicossociais. Sintomas cognitivos, comportamentais e fisiológicos são produzidos e, mesmo assim, o indivíduo mantém o consumo. O transtorno cursa com recaídas, isto é, crises recorrentes de consumo, e fissura ou desejo. O abuso, antigo uso nocivo ou problemático, foi reclassificado como TUS grau leve ou inicial, e, assim, indivíduos antes considerados sem transtorno agora são dependentes.

O TUS abrange 10 classes: (1) álcool; (2) cafeína; (3) *Cannabis*; (4) alucinógenos (com categorias distintas para fenciclidina [ou arilciclo-hexilaminas de ação similar] e outros); (5) inalantes; (6) opioides; (7) sedativos, hipnóticos e ansiolíticos; (8) estimulantes (substâncias tipo anfetamina, cocaína e outras); (9) tabaco; e (10) outras substâncias (ou substâncias desconhecidas). Todas, direta ou indiretamente, ativam o sistema de recompensa do cérebro, reforçando os comportamentos de uso e a produção de memórias específicas, favorecendo a ocorrência de atividades disfuncionais. Indivíduos com baixo nível de autocontrole (têm deficiências nos mecanismos cerebrais de inibição) podem estar mais predispostos a desenvolver o TUS.

São propostos quatro grupos de critérios utilizados para o diagnóstico de TUS, sendo que basta identificar dois de qualquer um deles para obtê-lo. O que varia, em um *continuum*, é a gravidade, que pode ser classificada como: leve (dois ou três critérios), moderada (quatro ou cinco) e grave (seis ou mais). Seu curso é descrito como um transtorno em remissão inicial, sustentada, em terapia de manutenção, em ambiente protegido; em remissão parcial sob treinamento para prevenção de recaída; ou remissão total (12 meses de abstinência por meio de aprendizagem sobre o controle da doença, e reinserção).

O **grupo A** é o conjunto de critérios que avalia o controle sobre o uso da SP:

1. O indivíduo pode consumir a SP em quantidade maior, ou ao longo de um período de tempo maior do que o pretendido.
2. O indivíduo pode expressar um desejo persistente de reduzir ou regular ou cessar o uso da SP, mas não consegue.
3. O indivíduo pode gastar muito tempo para obter a SP, usá-la e recuperar-se de seus efeitos, sendo que, em alguns casos graves, praticamente todas as atividades diárias do indivíduo giram em torno de usar a SP.
4. A fissura se manifesta por meio de um desejo ou necessidade intensos de usar, que podem ocorrer a qualquer momento, mas com maior probabilidade em ambiente de uso.

O **grupo B** é composto por mais três critérios e avalia o prejuízo social:

1. O uso recorrente de SP pode resultar no fracasso em cumprir as principais obrigações no trabalho, na escola ou no lar.
2. O indivíduo pode continuar o uso da SP apesar de apresentar problemas sociais ou interpessoais persistentes ou recorrentes, causados ou exacerbados por seus efeitos.
3. Atividades importantes de natureza social, profissional ou recreativa podem ser abandonadas ou reduzidas devido ao uso da SP.

O uso de risco, sem dano esperado, constitui o **grupo C**:

1. Uso recorrente de SP em situações que envolvam risco à integridade física.
2. O indivíduo continua o uso, apesar de saber dos seus problemas físicos e/ou psicológicos persistentes ou recorrentes causados.

O **grupo D** abrange os critérios farmacológicos:

1. A tolerância é sinalizada quando uma dose acentuadamente maior da SP é necessária para obter o efeito desejado ou quando um efeito reduzido, de forma acentuada, é obtido após o consumo da dose habitual. Pode variar com a SP e de um indivíduo para o outro.
2. Abstinência é uma síndrome que ocorre quando as concentrações da SP no sangue ou nos tecidos diminuem em um indivíduo que mantinha uso intenso e prolongado, o que promove o consumo para aliviar o sofrimento.[75]

A ocorrência de tolerância e da SAA não são mais considerados critérios imprescindíveis para o diagnóstico de TUS. Intoxicação ou abstinência repetidas podem levar ao diagnóstico de TUS. A intoxicação se caracteriza por (a), uso recente e em maior quantidade do que o organismo pode suportar, (b) resultando em vários sintomas e sinais físicos e psíquicos (c) não explicados por nenhuma condição médica ou TM agudo ou crônico. A abstinência refere-se a (a) quadros que se instalam quando o uso é reduzido ou interrompido (b) com sofrimento, (c) nao relacionado a qualquer outra condição médica.

A avaliação da gravidade do TUA é obtida pelo teste Short Alcohol Diagnosis Data (SADD)[76] (**Anexo 29.3**). Os exames bioquímicos no sangue, que aferem a velocidade de hemossedimentação do sangue (VCM), a enzima gGT e a transferrina deficiente em carboidrato podem corroborar o escore, apesar de mostrarem pequena correlação.[77]

SÍNDROME DE ABSTINÊNCIA ALCOÓLICA

Os usuários crônicos, ao abster-se ou reduzir a ingestão de álcool, apresentam a SAA, composta por sintomas e sinais advindos da alteração de um "equilíbrio adquirido" anteriormente, com o uso prolongado e continuado, um "caos químico" nos sistemas de neurotransmissão envolvidos.[74,75] A maioria daqueles que tem TUA, 70 a 90%, desenvolve uma SAA entre leve e moderada, que se inicia 24 a 36 horas após a última dose, caracterizada por tremores, insônia, agitação e inquietação psicomotora. Medidas de manutenção geral dos sinais vitais são aplicadas nesses casos.[74] Por volta de 5% dos dependentes apresentarão uma SAA grave.[74]

Os critérios diagnósticos para SAA, de acordo com a OMS e a APA (CID-10 e DSM-IV) estão no **Quadro 29.3**.[74,75]

As bases neurobiológicas da SAA são as mesmas do TUA, cuja representação e correlação clínica estão descritas na **Figura 29.3**.

A SAA é autolimitada, com duração média de 7 a 10 dias[75] (**Fig. 29.4**). Crises convulsivas ocorrem em 3% dos casos graves e, geralmente, são autolimitadas, não requerendo tratamento específico.[78] A mortalidade gira em torno de 1%.[79]

O tremor de intensidade variável, que aparece algumas horas após a diminuição ou parada da ingestão, mais pela manhã, é o sintoma mais comum, acompanhado de irritabilidade, náuseas e vômitos, hiperatividade autonômica (taquicardia, aumento da pressão arterial, sudorese, hipotensão ortostática e febre menor que 38 °C).[81]

Os níveis de gravidade variam de um quadro biológico de alterações do SNC (insônia, irritabilidade, piora das funções cognitivas, como a memória) até outros, marcadamente autonômicos, com *delirium* e crises convulsivas.[80] Preditores de gravidade, como história pregressa de SAA grave, alcoolemia alta sem sinais e sintomas de intoxicação, alcoolemia de 300 mg/dL, uso concomitante de sedativos, comorbidades (clínicas e psiquiátricas) e idade avançada agravam a SAA (**Fig. 29.5**).[81]

Uma escala de gravidade da SAA com 10 itens, a Clinical Withdrawal Assessment Revised (CIWA-Ar), aplicada em dois a cinco minutos, fornece subsídios para o planejamento da intervenção imediata, bem como auxilia no acompanhamento da evolução do quadro (**Anexo 29.4**).[82]

QUADRO 29.3
CRITÉRIOS DIAGNÓSTICOS PARA SÍNDROME DE ABSTINÊNCIA ALCOÓLICA

Estado de abstinência (F10.3)

A. Deve haver evidência clara de interrupção ou redução do uso de álcool, após uso repetido, usualmente prolongado e/ou em altas doses.

B. Três dos sinais devem estar presentes:
(1) tremores da língua, pálpebras ou das mãos, quando estendidas;
(2) sudorese;
(3) náusea, ânsia de vômitos ou vômitos;
(4) taquicardia ou hipertensão;
(5) agitação psicomotora;
(6) cefaleia;
(7) insônia;
(8) mal-estar ou fraqueza;
(9) alucinações visuais, táteis ou auditivas transitórias;
(10) convulsões tipo grande mal.

Se o *delirium* está presente, o diagnóstico deve ser estado de abstinência alcoólica com *delirium* (*delirium tremens*) (F10.4). Sem e com convulsões (F10.40 e 41).

Fonte: World Health Organization[74] e Saitz e colaboradores.[75]

SÍNDROME DE ABSTINÊNCIA ALCOÓLICA NÍVEL I

Trata-se da SAA leve e moderada, cursa com agitação, ansiedade, tremores finos de extremidades, alteração do sono, da sensopercepção, do humor, do relacionamento interpessoal, do apetite, sudorese em surtos, aumento da frequência cardíaca, do pulso e da temperatura. Alucinações são raras (**Quadro 29.4**).

SÍNDROME DE ABSTINÊNCIA ALCOÓLICA NÍVEL II

Cerca de 5% dos pacientes evoluem para SAA grave após 48 horas da última dose, isto é, do estágio I para o II,

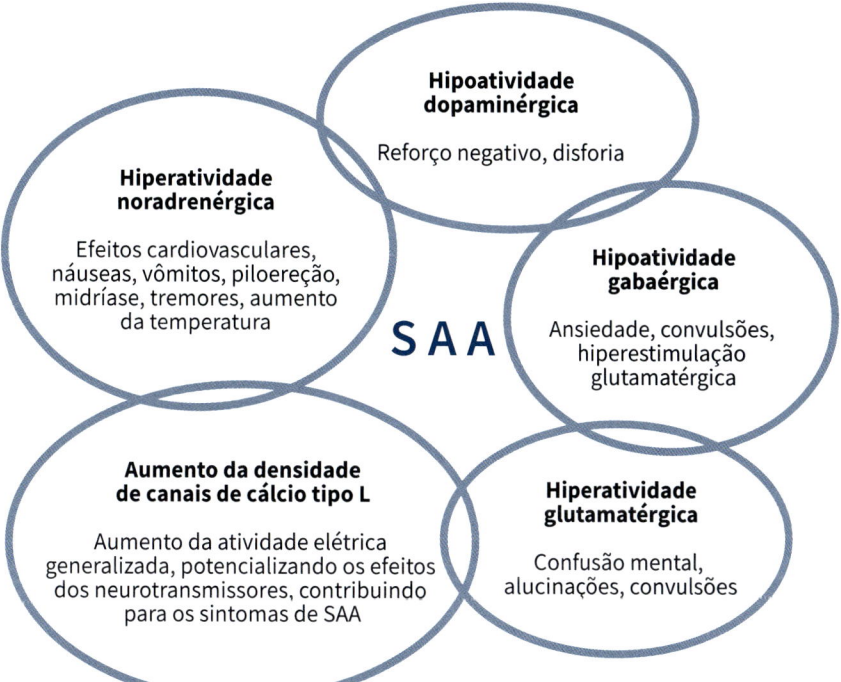

FIGURA 29.3

Bases neurobiológicas da síndrome de abstinência alcoólica e sua sintomatologia.
Fonte: Saitz e colaboradores.[75]

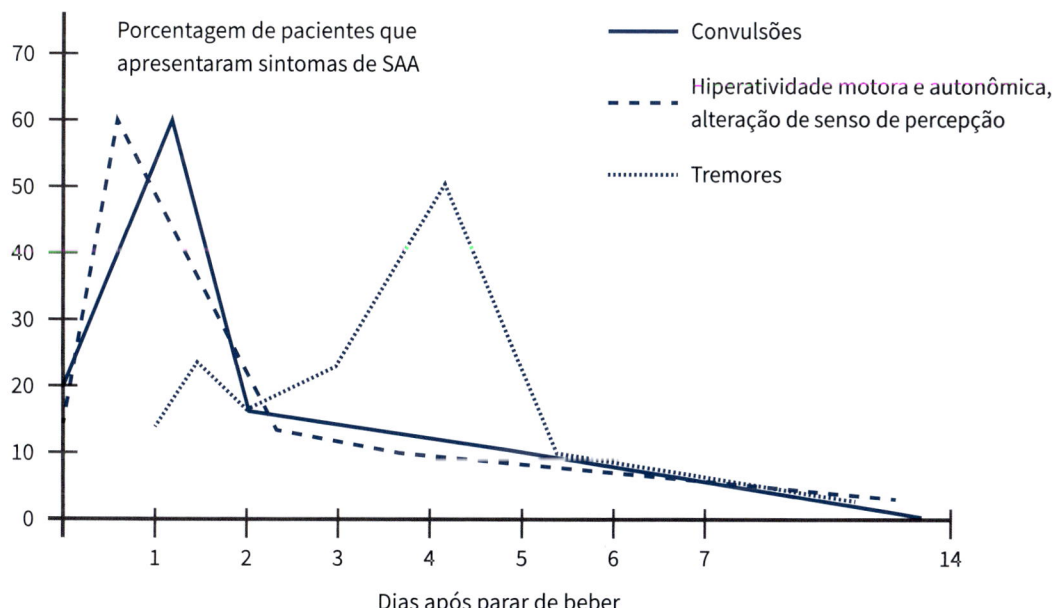

FIGURA 29.4

Síndrome de abstinência alcoólica e períodos mais prováveis para aparecimento de tremores, hiperatividade e convulsões.
Fonte: Elaborada com base em Tolliver e Anton.[80]

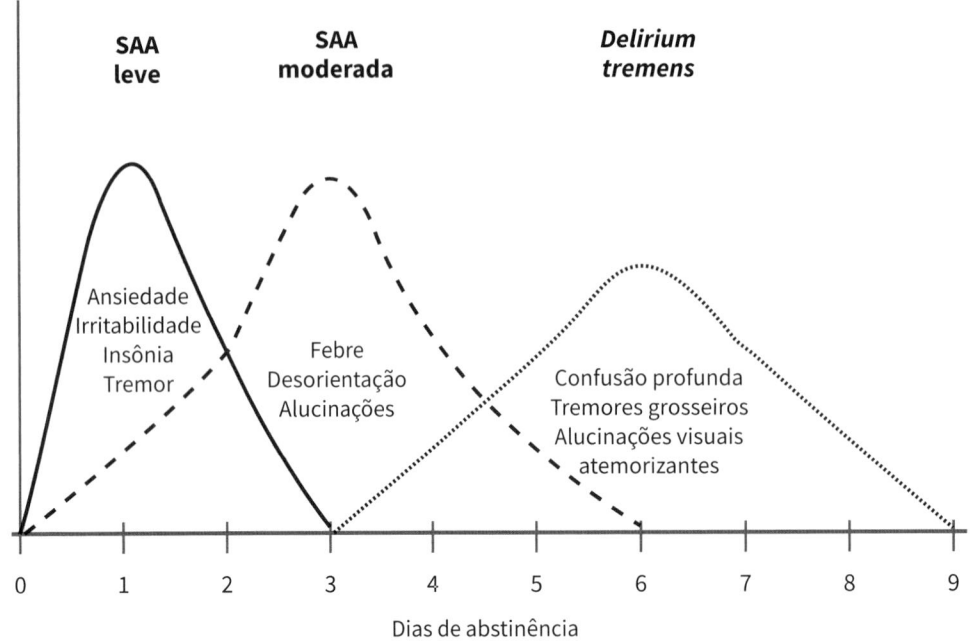

FIGURA 29.5

Gravidade e duração dos sinais e sintomas da síndrome de abstinência alcoólica.
Fonte: Saitz e colaboradores.[75]

cujos sinais autonômicos são mais intensos: tremores generalizados, alucinações auditivas e visuais, e desorientação têmporo-espacial (**Quadro 29.5**). Cerca de 3% dos pacientes chegam ao *delirium tremens* após 72 horas da última dose, piorando ao entardecer (*sundowning*). Aproximadamente 10 a 15% destes apresentam convulsões do tipo grande mal, uma psicose orgânica reversível, que dura de 2 a 10 dias, cursa com despersonalização, humor intensamente disfórico, alternando da apatia até a agressividade.[78] Deve-se fazer diagnóstico diferencial com traumatismo craniencefálico e doenças epileptiformes, pois há riscos de sequelas e morte entre aqueles que não receberem intervenção imediata.

O ambiente para aplicar qualquer medida assistencial depende da avaliação aprofundada de cada caso e da disponibilidade dos serviços de saúde. O ambulatório, além de menos custoso, não interrompe a vida do indivíduo, favorecendo sua permanência no trabalho e na vida familiar. A abordagem hospitalar é mais indicada para a SAA nível II, por dispor de mais recursos para manejo das complicações.

O nível de gravidade da SAA aferido pela CIWA-Ar pode auxiliar na escolha: com escore igual ou maior que 20, o paciente deve ser encaminhado para uma emergência e permanecer internado; escores menores indicam duas possibilidades, uma desintoxicação domiciliar ou ambulatorial.[82]

MANEJO CLÍNICO E MEDICAMENTOSO DA SÍNDROME DE ABSTINÊNCIA ALCOÓLICA

O manejo clínico e medicamentoso do TUA está condicionado à gravidade da SAA: no nível I, podem receber tratamento ambulatorial, com consultas frequentes com a participação da família, mas, se agravar, uma sala de emergência é recomendada (**Quadro 29.6**).[83]

O tratamento da SAA nível II deve ser hospitalar, em função do estado confusional frequente, das complicações clínicas, e da necessidade de monitorar sintomas e sinais, bem como adequar a dose dos medicamentos (**Quadro 29.7**).[84]

Alguns cuidados tornam-se necessários, a fim de evitar iatrogenias, bem como para manejar possíveis complicações (**Quadro 29.8**).

QUADRO 29.4
CONJUNTO DE SINTOMAS E SINAIS DA SÍNDROME DE ABSTINÊNCIA ALCOÓLICA NÍVEL I

Nível I – Leve/moderada

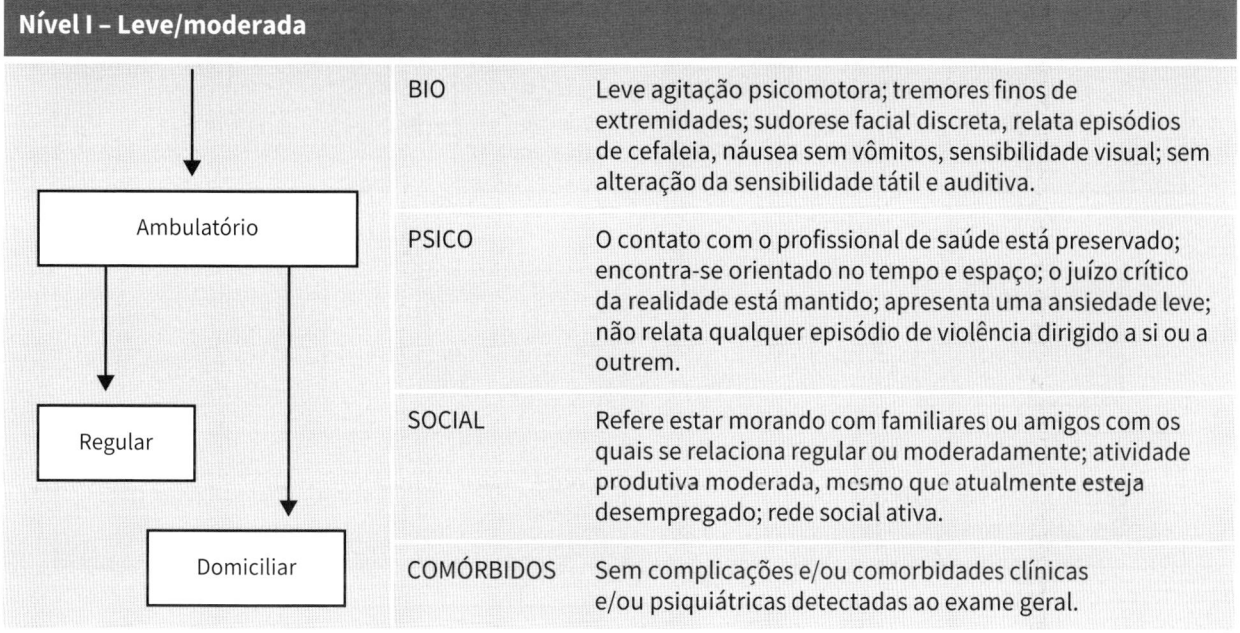

	BIO	Leve agitação psicomotora; tremores finos de extremidades; sudorese facial discreta, relata episódios de cefaleia, náusea sem vômitos, sensibilidade visual; sem alteração da sensibilidade tátil e auditiva.
	PSICO	O contato com o profissional de saúde está preservado; encontra-se orientado no tempo e espaço; o juízo crítico da realidade está mantido; apresenta uma ansiedade leve; não relata qualquer episódio de violência dirigido a si ou a outrem.
	SOCIAL	Refere estar morando com familiares ou amigos com os quais se relaciona regular ou moderadamente; atividade produtiva moderada, mesmo que atualmente esteja desempregado; rede social ativa.
	COMÓRBIDOS	Sem complicações e/ou comorbidades clínicas e/ou psiquiátricas detectadas ao exame geral.

QUADRO 29.5
CONJUNTO DE SINTOMAS E SINAIS DA SÍNDROME DE ABSTINÊNCIA ALCOÓLICA NÍVEL II

Nível II – Grave

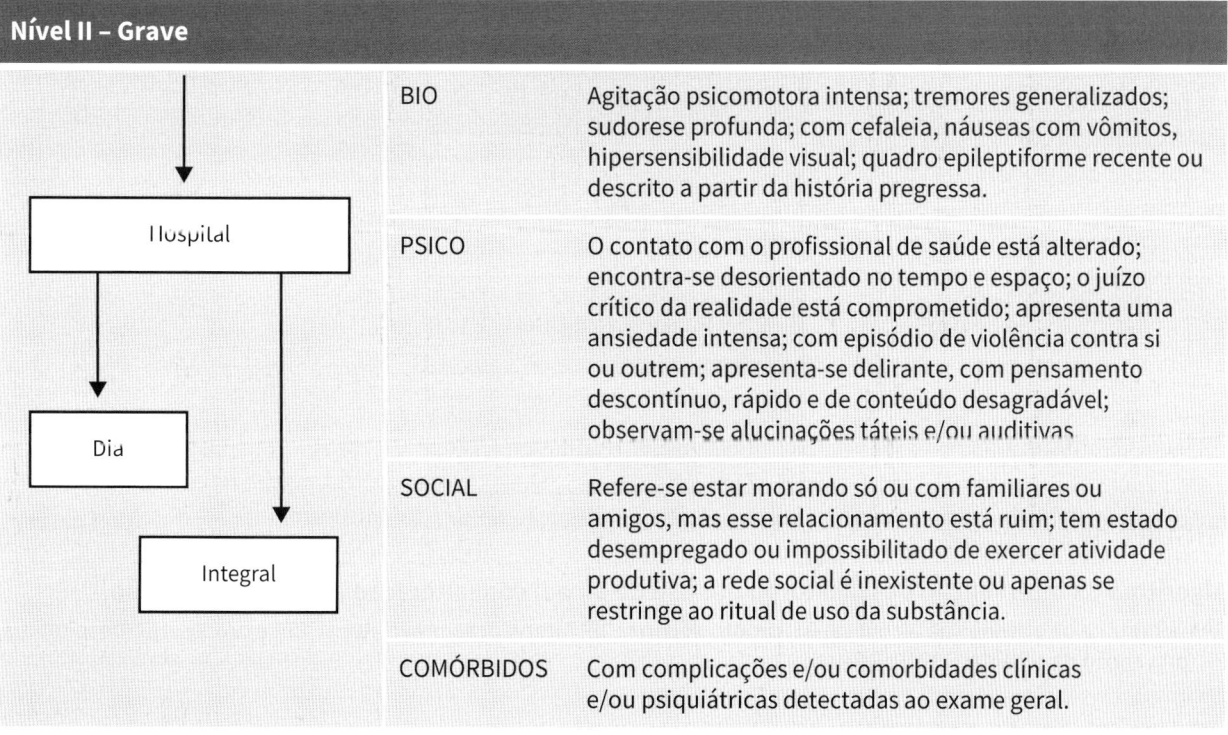

	BIO	Agitação psicomotora intensa; tremores generalizados; sudorese profunda; com cefaleia, náuseas com vômitos, hipersensibilidade visual; quadro epileptiforme recente ou descrito a partir da história pregressa.
	PSICO	O contato com o profissional de saúde está alterado; encontra-se desorientado no tempo e espaço; o juízo crítico da realidade está comprometido; apresenta uma ansiedade intensa; com episódio de violência contra si ou outrem; apresenta-se delirante, com pensamento descontínuo, rápido e de conteúdo desagradável; observam-se alucinações táteis e/ou auditivas
	SOCIAL	Refere-se estar morando só ou com familiares ou amigos, mas esse relacionamento está ruim; tem estado desempregado ou impossibilitado de exercer atividade produtiva; a rede social é inexistente ou apenas se restringe ao ritual de uso da substância.
	COMÓRBIDOS	Com complicações e/ou comorbidades clínicas e/ou psiquiátricas detectadas ao exame geral.

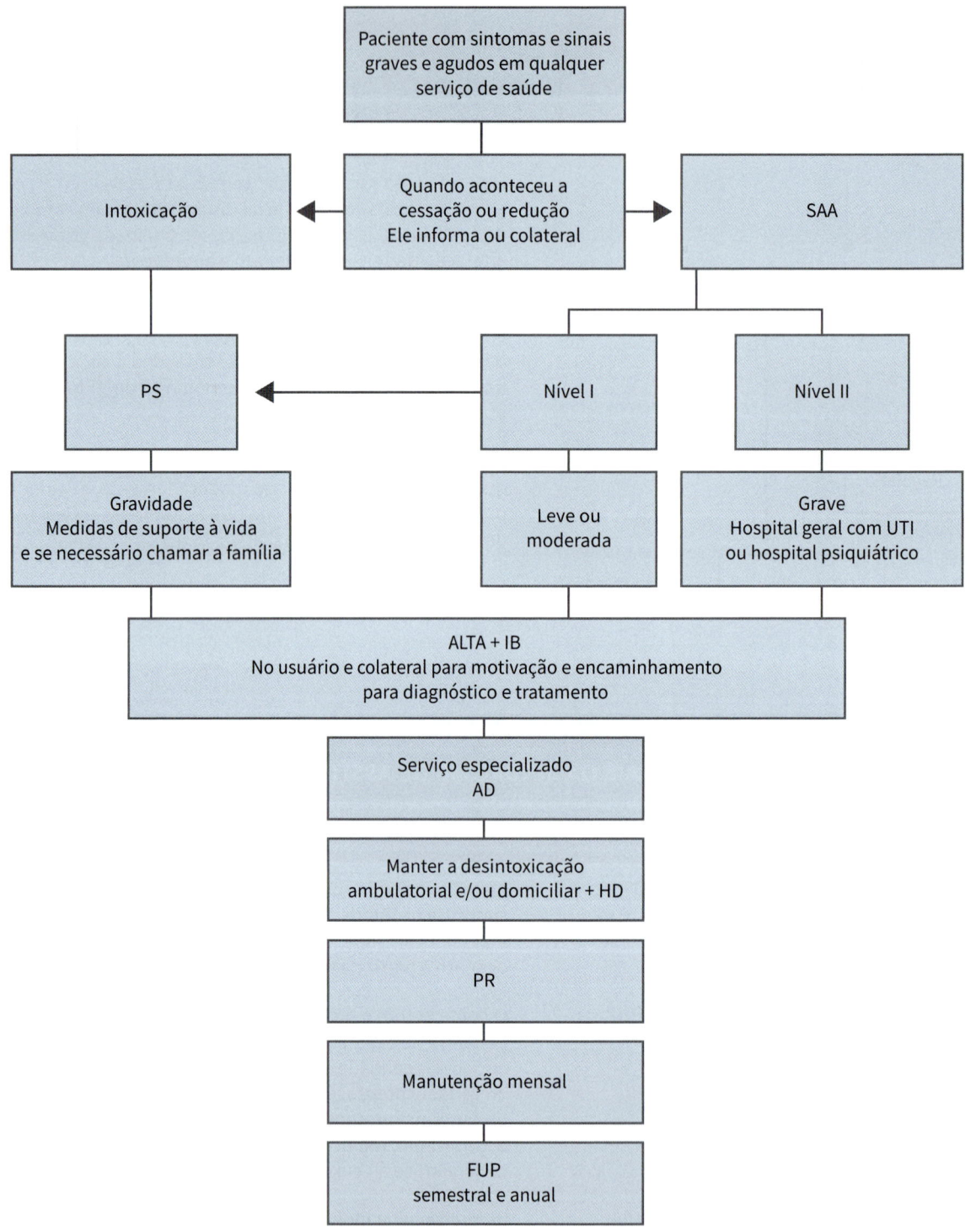

FIGURA 29.6

Algoritmo da intervenção de transtorno por uso de álcool com alteração da sensopercepção.
SAA: síndrome de abstinência alcoólica; PS: pronto-socorro; IB, intervenção breve; AD: álcool e drogas; HD: hospital-dia; PR: prevenção da recaída; FUP: *Follow up*.

QUADRO 29.6
SÍNTESE DO MANEJO DA SÍNDROME DE ABSTINÊNCIA ALCOÓLICA NÍVEL I

Ambulatório e internação domiciliar

1ª semana

Cuidados gerais
- Esclarecimento adequado sobre SAA para o paciente e familiares.
- Retornos frequentes ou visitas da equipe no domicílio por três a quatro semanas.
- A condução de veículos durante o uso de benzodiazepínicos não deve ser feita.
- Dieta leve ou restrita e hidratação adequada.
- Repouso relativo em ambiente calmo desprovido de estimulação audiovisual.
- Supervisão de familiar.
- Encaminhamento para emergência se observar alteração da orientação têmporo-espacial e/ou do nível de consciência.

Farmacoterapia
- Tiamina/dia: 300 mg intramuscular;
- Sedativos:
  - Diazepam: de 20 a 40 mg dia/oral ou
  - Clordiazepóxido: de 100 a 200 mg/dia/oral ou
  - Lorazepam (hepatopatia associada): de 4 a 8 mg/dia/oral

Obs.: estas são doses de referência a serem ajustadas diante de cada caso, pois a tolerância aos depressores pode requerer quantidades bem mais altas dos benzodiazepínicos.

2ª e 3ª semanas

Cuidados gerais
- Redução gradual dos cuidados gerais.

Farmacoterapia
- Tiamina: 300 mg/dia/oral;
- Sedativos: redução gradual.

Fonte: Elaborado com base em Mayo-Smith.[83]

TRATAMENTO FARMACOLÓGICO DO TRANSTORNO POR USO DE ÁLCOOL

Em 1948, nos Estados Unidos, utilizou-se, pela primeira vez, um inibidor da enzima acetaldeído desidrogenase, o dissulfiram, em dose única de 250 a 500 mg/dia, que, em função do bloqueio na metabolização do etanol, acumula o acetaldeído, responsável por inúmeras reações desagradáveis, como rubor facial, cefaleia, tonturas, náuseas, vômitos, fraqueza, sonolência, sudorese, visão turva, taquicardia e sensação de morte iminente.[84] A eficácia aumenta se o uso for supervisionado por alguém próximo ao paciente.[85]

A naltrexona, um antagonista do receptor mu opioide, inibe a neurotransmissão GABAérgica, o que leva à diminuição do prazer e, consequentemente, do desejo, foi aprovada pela FDA em 1995, na dose de 50 mg até 100mg/dia, iniciando após a retirada do benzodiazepínico, em três a cinco dias de abstinência, e mantido por 12 semanas, sendo os efeitos colaterais náuseas e sonolência.[86] O uso de naltrexona associado a uma intervenção psicossocial breve se mostrou eficaz em pacientes com história familiar de alcoolismo.[87]

O acamprosato, não disponível no Brasil, reduz o desejo de beber por meio da redução da atividade glu-

QUADRO 29.7
SÍNTESE DO MANEJO DA SÍNDROME DE ABSTINÊNCIA ALCOÓLICA NÍVEL II

Internação hospitalar

1ª semana

Cuidados gerais
- Repouso absoluto.
- Redução do estímulo audiovisual.
- Monitoração da glicemia, dos eletrólitos e da hidratação.
- Dieta leve ou jejum.
- Monitoração da evolução sintomatológica pela CIWA-Ar.

Farmacoterapia
- Tiamina/dia: 300 mg intramuscular

Aumentar a dose em caso de confusão mental, ataxia e nistagmo (síndrome de Wernicke).

Sedativos:
- Diazepam: 10-20mg oral de /hora em hora ou
- Clordiazepóxido: 50-100 mg oral/hora em hora ou
- Lorazepam: 2-4 mg oral/hora em hora

Se necessário, administrar diazepam endovenoso, 10 mg, em quatro minutos, com retaguarda para o manejo de parada respiratória.

2ª e 3ª semanas

Cuidados gerais
- Redução gradual dos cuidados gerais.

Farmacoterapia
- Tiamina: 300 mg/dia/oral;
- Sedativos: redução gradual.

Fonte: Elaborado com base em Ait-Daoud e Johnson.[84]

QUADRO 29.8
SÍNTESE DOS CUIDADOS COM A SÍNDROME DE ABSTINÊNCIA ALCOÓLICA

O que não fazer

- Hidratar sem avaliar o grau de hidratação.
- Administrar glicose sem avaliar a glicemia.
- Administrar clorpromazina ou fenilidantoína.
- Aplicar diazepam endovenoso em local sem recursos.

Manejo das complicações

Convulsões
- Diazepam: de 10-30 mg/dia oral ou 10 mg/ endovenoso na emergência.

Delirium tremens
- Diazepam: 60 mg/dia oral ou
- Lorazepam: 12 mg/dia oral.

- Associar, se necessário, haloperidol: 5 mg/dia oral OU clonidina: 0,1 a 0,2 mg/dia oral.

Alucinose alcoólica
- Haloperidol: 5 mg/dia

Fonte: Mayo-Smith[83] e Ait-Daoud e Johnson.[84]

tamatérgica e aumento da GABAérgica, mas, em uma metanálise com 26 estudos duplo-cegos randomizados, o efeito foi pequeno.[88]

O topiramato, antagonista do receptor AMPA do glutamato e facilitador da ação do GABAérgico, reduz o reforço positivo do etanol e a "fissura" no sistema de recompensa cerebral, promovendo a abstinência em dois estudos duplo-cegos comparados com placebo, na dose de 25 mg até 100 mg.[89]

O baclofeno, um agonista GABAérgico, tem sido utilizado na dose de 30 mg ao dia para o controle da fissura, e, consequentemente, redução do padrão de ingestão: 79% do grupo atingiu e manteve a abstinência, e 29% do grupo placebo, sem diferenças nos efeitos adversos.[90] A relação custo-efetividade justifica que mais estudos sejam produzidos com o baclofeno.

O pareamento do paciente de acordo com seu projeto terapêutico inclui a desintoxicação e o diagnóstico aprofundado, que manejará a SAA e encaminhará para um ambiente adequado, onde uma equipe multidisciplinar especializada definirá a fase do tratamento subsequente.

TRATAMENTO PSICOSSOCIAL DO TRANSTORNO POR USO DE ÁLCOOL

Na década de 1970, a preocupação econômica ligada aos gastos com a saúde no mundo deu origem à avaliação da efetividade dos tratamentos. O tratamento sob regime de internação, um modelo essencialmente médico, deixou de ser a opção preferencial, e os ambulatoriais mais baratos e mais breves passaram a ser oferecidos aos mais jovens e em estágio inicial de problemas.[91]

Intervenções psicossociais originárias da sociologia, psicologia e de outras áreas estudaram o fenômeno e as contribuições, como a de Bandura e a teoria da aprendizagem social, conceitualizavam o transtorno como um hábito adquirido e passível de ser modificado, mas apontaram para um determinismo recíproco entre o comportamento e a cognição.[92] Arnold e Lazarus incluíram o princípio de que cognição e o comportamento não poderiam ser vistos, separadamente, e que era necessário mudar a cognição também.[93,94]

Ao mesmo tempo, Beck, em 1979, propôs o mesmo modelo para os depressivos.[95] A TCC foi avaliada por meio de vários estudos, e se mostrou tão efetiva quanto as demais para o tratamento do TUA.[96] A prevenção da recaída vem desse referencial teórico.[97]

Os serviços ambulatoriais e as terapias breves passaram a ser mais utilizados que os hospitalares, cujo custo era muito alto.[97] Surge a intervenção breve (IB) no Canadá, em 1972, por Sanchez-Craig e colaboradores, uma abordagem para TUA grave, composta por quatro sessões focalizadas e simples, que reduziram rapidamente o consumo, comparada ao grupo sem tratamento.[98]

Na década seguinte, houve expansão das internações domiciliares, da terapia química aversiva, da terapia familiar sistêmica, das comunidades terapêuticas, do acompanhamento terapêutico, entre outros.[99] As psicoterapias multimodais que adotam mais de um referencial teórico vêm sendo utilizadas na atualidade.[99] A entrevista motivacional foi anexada na estrutura da IB para manter a adesão ao tratamento e aumentar a efetividade.[99]

Em 1988, Masur e colaboradores, do Departamento de Psicobiologia da Escola Paulista de Medicina da Unifesp, iniciaram um projeto colaborativo com Sanchez-Craig e Wilkinson, visando estudar a efetividade da IB no atendimento de indivíduos com TUA no Brasil.[100]

Até hoje, as abordagens psicossociais mais recomendadas para compor o plano terapêutico do TUA é a TCC e o manejo de contingências (MC).[101] Não há evidência de que alguma delas seja a indicação de primeira linha para o tratamento de comorbidades.

A associação das intervenções farmacológica e psicossocial é a estratégia mais efetiva desde a década de 1990. No Brasil, a maioria dos tratamentos para o TUA não acompanha as recomendações científicas mundiais.

PRINCIPAIS COMORBIDADES PSIQUIÁTRICAS E TRANSTORNO POR USO DE ÁLCOOL

A comorbidade mais prevalente entre os indivíduos com TUA é o transtorno por uso de nicotina: 80 a 90%.[56]

- **Transtorno de ansiedade generalizada (TAG)**
  – Separados e juntos, TUA e TAG produzem um impacto significativo na sociedade; juntos aumentam os episódios de ideação suicida e de tentar o suicídio, se comparados aos que tem somente TUA.[102] Os indivíduos com TUA têm um risco cinco a sete vezes maior de ter TAG, aumenta 20% a chance de

ter TAG na vida e a prevalência de ter comorbidade é de 11,6%, comparados com a população geral.[103] É fundamental determinar se o TAG é independente ou decorrente do TUA (intoxicação ou sintomas de abstinência), e, para isso, é necessário aguardar o período de abstinência e desintoxicação.[104]

- **Transtorno de ansiedade social (TAS)** – O TAS precede o TUA em cerca de 80% dos casos e os indivíduos têm quatro vezes mais chance de vir a ter problemas com álcool do que a população geral.[105]
- **Transtorno de pânico** – Geralmente o transtorno de pânico ocorre antes do TUA.[106] TUA e transtorno de pânico têm risco maior de recidiva do TUA, assim como ter TUA aumenta o risco de ter transtorno de pânico na vida.[103]
- **Transtorno obsessivo-compulsivo (TOC)** – Ter TOC e desenvolver TUS é regra: a comorbidade é de 78 a 91%, sendo 24% de TUA e 14% de TUS.[107]
- **Transtorno de estresse pós-traumático (TEPT)** – O TEPT aumenta o risco de TUA na vida, a coocorrência varia de 36 a 52%.[108]
- **Transtorno de déficit de atenção/hiperatividade (TDAH)** – Aproximadamente 5% das crianças e adolescentes, e 2,5% dos adultos da população geral têm TDAH, mais frequente no sexo masculino, e a comorbidade chega a 83%.[109]
- **Transtorno depressivo maior (TDM)** – TUA e TDM são, isoladamente, muito prevalentes na população e também coocorrem com forte associação (razão de chances 2,42), aumentando a impulsividade e as tentativas de suicídio.[52,110] Em mulheres, o TDM é mais prevalente, vindo antes do TUA, e com sintomas depressivos mais graves.[111] Um estudo brasileiro encontrou que a mulher com TUA apresentou quatro vezes o risco para TDM, quando comparado a mulheres sem, e é mais grave, com mais complicações, se as condições socioeconômicas eram ruins.[112] Ter TUA levou 46% da amostra a ter TDM, enquanto nas mulheres sem TUA o índice foi de 27,4%.[112]
- **Transtorno bipolar (TB)** – As taxas de prevalência da comorbidade entre TB e TUA podem chegar a 45%: os indivíduos com o transtorno apresentam risco três vezes maior de ter TB, quando comparados à população geral, são homens, mais velhos, mas, se o TB for primário, têm mais complicações relacionadas ao álcool, crises de humor mais prolongadas e duas vezes mais chance de tentar suicídio.[113]
- **Transtornos do controle de impulsos** – Estima-se que 2,3 bilhões de pessoas joguem *videogames* no mundo, sendo 64% da população norte-americana entre 33 e 37 anos. Uma metanálise recente com 28 estudos mostrou prevalência geral estimada de 4,6% dos adolescentes, maior em meninos (6,8%) do que em meninas (1,3%), maior na Ásia e nos Estados Unidos (9,9% e 9,5%, respectivamente).[114]
- **Transtorno hipersexual (TH)** – Tem uma prevalência de aproximadamente 5% na população norte-americana, maioria adolescentes e adultos jovens, mais frequentemente em homens (80%).[115] A prevalência de TH e TUA é de 40%.[116]
- **Transtornos alimentares (TAs)** – As comorbidades entre os TAs e TUS são pouco estudadas, sendo que 50% dos pacientes com TAs abusam de álcool ou de outra SP, em comparação com 9% da população geral.[117] Segundo Bahji e colaboradores, a prevalência de TAs com TUS foi de 21,9% e de TUS com TAs, 7,7%; o consumo de álcool nos TAs foi de 20,6%.[118] Em adolescentes que usaram SPs, foram encontradas taxas de TAs entre 20 e 40% superiores aos seus pares com peso normal.[119] A associação entre bulimia nervosa, compulsão alimentar e anorexia com purgação e TUA é frequente.
- **Transtornos psicóticos (TPsi)** – O estudo *Epidemiological Catchment Area Study* (ECA) encontrou uma prevalência de TUS em esquizofrênicos de 47%, sendo 34% por álcool e 28% por outras SPs, confirmado também pelo *National Epidemiologic Survey on Alcohol and Related Conditions-II* (NESARC II).[120] Hartz e colaboradores encontraram que 28% dos esquizofrênicos, 29% dos esquizoafetivos subtipo bipolar, 30% dos esquizoafetivos subtipo depressivo, 26% dos bipolares têm psicose, risco quatro vezes maior que na população geral com essa condição, sendo na população-controle apenas 8%, quatro vezes maior do que na população geral.[121] Após o uso crônico de álcool, para alguns indivíduos idosos, quando o consumo está em remissão, um quadro de psicose residual ou de instalação tardia pode persistir, com episódios de ciúme patológico recorrentes.[122]
- **Transtorno da personalidade (TP)** – A comorbidade entre TUA, TP histriônica e TP dependente chega a 28,6%, e os TPs *borderline* e antissocial aumentaram a probabilidade de ter TUA na vida.[123]

TRATAMENTO DA COMORBIDADE COM TRANSTORNO POR USO DE ÁLCOOL

O princípio fundamental para o tratamento de comorbidades é que sejam tratadas simultaneamente, integrando as intervenções psicossociais e farmacológicas.[80]

PRINCIPAIS COMORBIDADES CLÍNICAS E TRANSTORNO POR USO DE ÁLCOOL

O álcool é fator causal de cerca de 60 doenças e contribui como cofator em outras 250 doenças, em função do estresse oxidativo celular, isto é, sua metabolização produz alto nível intracelular de substâncias reativas ao oxigênio e nitrogênio, como também a peroxidação de lipídios, formando ácidos graxos, que provocam lesões orgânicas e interferem em macromoléculas, nos ácidos nucleicos, nas mitocôndrias e na cascata das reações intracelulares, patogênese das hepatopatias (esteatose, hepatite, cirrose, carcinoma); pancreatites e adenocarcinoma pancreático; esofagite e câncer de esôfago; gastrites e adenocarcinoma gástrico; colite e diarreia crônica; hipertensão arterial, arritmias, miocardiopatia, insuficiência coronariana; alterações hematológicas e hormonais diversas, deficiências nutricionais (complexo B e metionina-colina), etc.[81,124] No SNC e no sistema nervoso periférico, ocorrem diversas complicações, sendo as mais importantes e incapacitantes aquelas decorrentes da avitaminose B1 (tiamina), não mais absorvida da dieta por alteração crônica e grave do sistema gastrintestinal produzindo a polineuropatia periférica motora e sensitiva e a síndrome de Wernike-Korsakoff, que é a mais grave, um quadro de psicose aguda inicial, que se não for tratada, evolui para demência rapidamente.[125,126]

As complicações clínicas são diversas, e quando detectadas no início, são passíveis de tratamento e recuperação, bem como podem estimular o paciente a buscar o tratamento especializado.[81] Cerca de 4% das mortes no mundo são atribuídas ao álcool, sendo que uma taxa maior é encontrada entre homens (6,2%).[81]

De acordo com um consenso internacional sobre rastreio, diagnóstico e tratamento de pacientes com TUA e comorbidades psiquiátricas e clínicas, as principais diretrizes são: diagnóstico acurado, desintoxicação por no mínimo quatro semanas, abordagens comportamentais e farmacológicas integradas, grupos de mútua ajuda, psicoeducação, psicoterapia individual e de família.

A POLÍTICA DO ÁLCOOL

O álcool é o responsável pelo maior impacto na qualidade de vida do brasileiro, quando comparado a todas as outras SPs. Há mais de 30 anos, a OMS vem discutindo sobre as políticas para o álcool, um problema de saúde pública em todo o mundo.[74,127] No Brasil e na maioria dos países da América Latina, o consumo de bebidas alcoólicas é responsável por cerca de 8% de todas as doenças existentes, cujo custo social é 100% maior do que se observa em países desenvolvidos, como Estados Unidos, Canadá e na maioria dos países europeus.[10,127]

Existem ações efetivas para reduzir riscos, danos e custos relacionados ao uso, abuso e TUA, como leis que determinam uma idade mínima para a compra do produto, que limitam as horas de funcionamento de bares, que proíbem total ou parcialmente a propaganda de bebidas alcoólicas, e o beber e dirigir, bem como medidas de baixo custo e de grande impacto, se devidamente fiscalizadas.[128]

No Brasil, 16% dos adolescentes abusam de álcool, um em cada sete, sendo as consequências muito graves, como acidentes, gravidez não planejada, consumo de outras SPs, contaminação por ISTs, entre outras.[15,129] O Estatuto da Criança e do Adolescente (ECA) proíbe a venda de bebidas para esse grupo, mas é uma lei não fiscalizada, o que faz do álcool a principal droga de entrada precocemente na vida, bem como a mais abusada.

As doenças crônicas não transmissíveis (DCNTs) têm gerado elevado número de mortes prematuras e perda de qualidade de vida, com impactos socioeconômicos negativos para famílias, indivíduos e sociedade em geral, no mundo e no Brasil. Os quatro principais grupos são: doenças circulatórias, câncer, doenças respiratórias crônicas e diabetes, cujos fatores de risco comuns são o uso de álcool e de tabaco, o sedentarismo, e a alimentação não saudável, responsáveis por 72% da mortalidade no Brasil.[130]

Em 2011, as Nações Unidas convocaram 190 países para o enfrentamento das DCNTs por meio de um plano global, e o Brasil lançou o seu "Plano de Ações Estratégicas para o Enfrentamento das DCNTs em 2013 para ações até 2022". O principal objetivo era preparar o País para enfrentar e deter as DCNTs por meio do desenvolvimento e da implementação de políticas efetivas, integradas, sustentáveis e baseadas em evidências, focadas em fatores de risco, assim como no fortalecimento dos serviços de saúde voltados para a atenção às pessoas com doenças crônicas.[131,132] As metas nacionais foram assim definidas:

- Reduzir a taxa de mortalidade prematura (< 70 anos) por DCNT em 2%/ano.
- Reduzir a prevalência de obesidade em meninos de 5 a 9 anos, de 16,6% (2008) para 8% (2022); e em meninas de 5 a 9 anos, de 11,8% (2008) para 5,1% (2022).
- Reduzir a prevalência de obesidade em meninos de 10 a 19 anos, de 5,9% (2008) para 3,2% (2022); e em meninas de 10 a 19 anos, de 4% (2008) para 2,7% (2022).
- Deter o crescimento da obesidade em adultos (18 anos ou mais), mantendo, para os próximos 10 anos: 48,1% de sobrepeso e 15% de obesidade.
- Reduzir as prevalências de uso problemático de álcool, de 18% (2011) para 12% (2022).
- Reduzir a prevalência de tabagismo em adultos (18 anos ou mais), de 15,1% (2011) para 9,1% (2022).
- Aumentar a prevalência de atividade física, de 14,9% (2010) para 22% (2022).
- Aumentar o consumo de frutas e hortaliças, de 18,2% (2010) para 24,3% (2022).
- Reduzir o consumo médio de sal, de 12 gramas (2010) para 5 gramas (2022).
- Aumentar a cobertura de mamografia em mulheres entre 50 e 69 anos, de 54% (2008) para 70% (2022).
- Ampliar a cobertura de exame preventivo de câncer de colo uterino na faixa etária de 25 a 64 anos, de 78% (2008) para 85% (2022).
- Garantir o tratamento das mulheres com diagnóstico de lesões precursoras de câncer de colo de útero e de mama.

Regular a densidade dos pontos de venda é outra medida eficaz, assim como proibir promoções do produto por meio de descontos e eventos a preços baixos. A regulamentação da venda das bebidas alcoólicas por meio da taxação é mais efetiva do que programas de prevenção baseados somente na educação ou persuasão para bebedores.[133] O preço baixo e as embalagens desenhadas para determinados segmentos sociais aumentam o consumo e suas consequências.[133] O "controle", a "fiscalização" e outras medidas que "reforçam o cumprimento da lei", são boas práticas, mas não bastam, pois um dos princípios mais importantes de uma política moderna é a integração das ações, desenvolvidas de acordo com a necessidade de cada local, e sua implantação concomitante, focada na comunidade.

O álcool contribui especialmente para o aumento da violência no mundo e no Brasil. Na violência entre casais, o álcool está presente em mais de 45% dos casos.[60] Cerca de 50 mil mortes ocorrem no trânsito todos os anos no Brasil, e pelo menos metade delas é devido ao consumo de álcool.[15] Mesmo com a introdução da chamada "Lei Seca", que alterou para zero a concentração de álcool permitida para dirigir, 25% dos motoristas alcoolizados dirigem nos finais de semana.[134] *Check points*, campanhas permanentes, entre outras ações são recomendadas.[128]

Ações preventivas para aqueles que abusam tendem a diminuir os riscos e as consequências, mas a prevenção bem antes da adolescência pode mudar o destino dos indivíduos.[135] Os levantamentos nacionais sobre o consumo de álcool na população mostrou que 11% dos homens e 4% das mulheres adultas eram dependentes de álcool, isto é, uma em cada sete famílias tem alguém com problemas relacionados ao álcool.[15] O impacto nas crianças também é grande, pois uma em cada cinco crianças já presenciou violência por alguém intoxicado por álcool em casa.[15]

O sistema de atenção à saúde para os transtornos relacionados ao álcool e ao TUA necessita de atualização imediata, pois a atenção básica não está integrada no sistema específico, e o modelo de tratamento especializado não aplica boas práticas, não trata o TUA como uma DCNT tão relevante quanto as demais.

AÇÕES PROPOSTAS PARA A POLÍTICA DO ÁLCOOL NO BRASIL[136-140]

1. Fortalecimento da implementação da política de preços e de aumento de impostos dos produtos derivados do álcool, com o objetivo de reduzir o consumo, progressivamente.
2. Apoio à intensificação de ações fiscalizadoras em relação à venda de bebidas alcoólicas para menores de 18 anos.
3. Fortalecimento, no Programa Saúde na Escola (PSE), das ações educativas voltadas à prevenção e à redução do uso de álcool e tabaco.

4. Apoio a iniciativas locais de legislação específica em relação ao controle de pontos de venda de álcool e ao horário noturno de fechamento de bares e outros pontos correlatos de comércio, assim como restringir a propaganda do álcool e reduzir o número de motoristas alcoolizados.

No entanto, para que as medidas políticas sejam implantadas, uma avaliação aprofundada de necessidade, recursos humanos, econômicos e sociais preexistentes deve ser desenvolvida, a fim de preparar o plano político local e utilizar as evidências científicas disponíveis. O Brasil tem dimensões continentais, e para que as políticas possam ser desenvolvidas, implantadas, supervisionadas e avaliadas, cada região deve assumir sua parte na responsabilidade pelo processo.

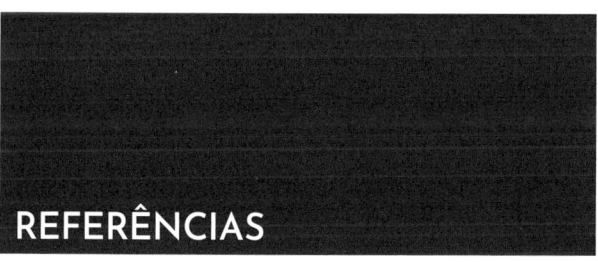

REFERÊNCIAS

1. Jerome JH. The concept of dependence: historical reflections. Alcohol Health and Res World. 1993;17(3):188-90.

2. Jellineck EM. The simbolism of drinking: a culture historical approach. J Stud Alcohol. 1977;38(5):849-51.

3. Vaillant GE. A long-term follow-up of male alcohol abuse. Arch Gen Psychiatry. 1996;53(3):243-9.

4. Edwards G, Gross MM. Alcohol dependence: provisional description of a clinical syndrome. Br Med J. 1976,1(6017):1058-61.

5. Masur J, Jorge MR. Dados relacionados a bebidas alcoólicas e alcoolismo no Brasil: uma revisão. Revista ABP-APAL. 1986;8(4):157-65.

6. Ramos SP, organizador. Alcoolismo hoje. Porto Alegre: Artes Médicas; 1987.

7. Carlini-Cotrim B, Carlini EA, Silva-Filho AR, Barbosa MTS. O uso de drogas psicotrópicas por estudantes de primeiro e segundo graus da rede estadual, em dez capitais brasileiras. São Paulo: Consumo de drogas psicotrópicas no Brasil; 1987.

8. Organizacion Panamericana de la Salud. Avances en la implementacion de las políticas de reducción de Alcohol en las Américas [Internet]. Infogram; 2019 [acesso em 29 jun. 2021]. Disponível em: https://infogram.com/alcohol-spa-1h7j4djemze14nr.

9. Pinsky I, Laranjeira R. O fenômeno do dirigir alcoolizado no Brasil e no mundo: revisão da literatura. Rev ABP-APAL. 1998;20(4):160-5.

10. World Health Organization. Global status report on alcohol and health 2018 [Internet]. Geneva: WHO; 2018 [acesso em 29 jun. 2021]. Disponível em: http://www.who.int/substance_abuse/publications/global_alcohol_report/en/.

11. Griffiths P, Mounteney J, Lopez D, Zobel F, Götz W. Addiction research centres and the nurturing of creativity. Monitoring the European drug situation: the ongoing challenge for the European Monitoring Centre for Drugs and Drug Addiction (EMCDDA). Addiction. 2012;107(2):254-8.

12. Galduróz JCF, Noto AR, Nappo SA, Carlini EA. Trends in drug use among students in Brazil: analysis of four surveys in 1987,1989,1993 and 1997. Braz J Med Biol Res. 2004;37(4):523-31.

13. Instituto Brasileiro de Geografia e Estatística. Pesquisa nacional de saúde escolar e o uso de tabaco, álcool e outras drogas de abuso (PeNSE). Rio de Janeiro: IBGE; 2012.

14. Andrade AG, Duarte PCAV, Oliveira LG, organizadores. I Levantamento nacional sobre o uso de álcool, tabaco e outras drogas entre universitários das 27 capitais brasileiras. GREA/IPQ-HCFMUSP. Brasília: SENAD; 2010.

15. Laranjeira R, organizador. II LENAD: levantamento nacional de Álcool e Drogas. São Paulo: INPAD; 2012.

16. Windstock A. Global drug survey edition on Covid-19. Brisbane: The University of Queensland; 2020.

17. Wiles N, Lingford-Hughes A, Daniel J, Hickman M, Farrell M, Macleod J. Socio-economic status in childhood and later alcohol use: a systematic review. Addiction. 2007;102(10):1546-63.

18. Pan American Health Organization. Alcohol use during the COVID-19 pandemic in Latin America and the Caribbean [Internet]. Washington: PAHO; 2020 [acesso em 29 jun. 2021]. Disponível em: https://iris.paho.org/handle/10665.2/52646.

19. World Health Organization. Global strategy to reduce harmful use of alcohol [Internet]. Geneva: WHO; 2010 [acesso em 29 jun. 2021]. Disponível em: https://www.who.int/publications/i/item/9789241599931.

20. Pechansky F, Barros F. Problems related to alcohol consumption by adolescents living in the city of Porto Alegre, Brazil. J Drug Iss. 1995;25(4):735-50.

21. Pinsky I, Silva MTA. A frequency and content analysis of alcohol advertising on Brazilian television. J Stud Alcohol. 1999;60(3):394-9.

22. Mota NR, Ramos SP, Campana AAM, Bau CHD. Infância e vulnerabilidades. In: Garcia F, Costa M, Guimarães L, Neves M, organizadores. Vulnerabilidades e o uso de drogas. Belo Horizonte: UFMG; 2016.

23. Crews FT, Mdzinarishvili A, Kim D, He J, Nixon K. Neurogenesis in adolescent brain is potently inhibited by ethanol. Neuroscience. 2006;137(2):437-45.

24. Yi Hy, Williams GD, Dufour MC. Trends in alcohol-related fatal crashes, United States, 1979-99. Bethesda: NIAAA; 2001.

25. Johnston LD. Alcohol and illicit drugs: the role of risk perceptions. In: Romer D, editor. Reducing adolescent risk: toward an integrated approach. Thousand Oaks: Sage; 2003. p. 56-74.

26. Huizinga D, Loeber R, Thornberry TP. Longitudinal study of delinquency, drug use, sexual activity, and pregnancy among

children and youth in three cities. Public Health Rep. 1993;108(Suppl 1):90-6.

27. Scivoletto S, Tsuji RK, Abdo CHN, Queiróz S, Andrade AG, Gattaz WF. Relação entre consumo de drogas e comportamento sexual de estudantes de segundo-grau de São Paulo. Rev Bras Psiquiatria. 1999;21(2):87-94.

28. Kramer JR, Chan G, Dick DM, Kuperman S, Bucholz KK, Edenberg HJ, et al. Multiple-domain predictors of problematic alcohol use in young adulthood. J Stud Alcohol Drugs. 2008;69(5):649-59.

29. Ryan SM, Jorn AT, Lubman DI. Parenting factors associated with reduced adolescent alcohol use: a systematic review of longitudinal studies. Aust NZJ Psychiatry. 2010;44(9):774-83.

30. Nigg JT, Wong MM, Martel MM, Jester JM, Puttler LI, Glass JM, et al. Poor response inhibition as a predictor of problem drinking and illicit drug use in adolescents at risk for alcoholism and other substance use disorders. J Am Acad Child Adolesc Psychiatry. 2006;45(4):468-75.

31. Brook JS, Brook DW. Risk and protective factors for drug use. In: Mcoy C, Metsch LK, Inciardi JA, editors. Intervening with drug-involved youth. London: Sage; 1996. p. 23-43.

32. Toomey TL, Wagenaar AC. Environmental policies to reduce college drinking: options and research findings. J Stud Alcohol Suppl. 2002;(14):193-205.

33. Saffer H. Alcohol advertising bans and alcohol abuse: an international perspective. J Health Econ. 1991;10(1):65-79.

34. Copeland WE, Wolke D, Shanahan L, Costello EJ. Adult functional outcomes of common childhood psychiatric problems: a prospective, longitudinal study. JAMA Psychiatry. 2015;72(9):892-9.

35. Ruiz MA, Pincus AL, Schinka JA. Externalizing pathology and the five-factor model: a meta-analysis of personality traits associated with antisocial personality disorder, substance use disorders, and their co-occurrence. J Pers Disord. 2008;22(4):365-88.

36. Cerullo MA, Strakowski SM. The prevalence and significance of substance use disorders in bipolar type I and II disorder. Subst Abuse Treat Prev Policy. 2007;2:29.

37. Verhulst B, Nealem C, Kender KS. The heritability of alcohol use disorders: a meta-analysis of twin and adoption studies. Psychol Med. 2015;45(5):1061-72.

38. Pfinder M, Liebig S, Feldmann R. Adolescents' use of alcohol, tobacco and illicit drugs in relation to prenatal alcohol exposure: modifications by gender and ethnicity. Alcohol Alcohol. 2014;49(2):143-53.

39. Hogue A, Henderson CE, Becker SJ, Knight DK. Evidence base on outpatient behavioral treatments for adolescent substance use, 2014-2017: outcomes, treatment delivery, and promising horizons. J Clin Child Adolesc Psychol. 2018;47(4):499-526.

40. Bo A, Hai AH, Jaccard J. Parent-based interventions on adolescent alcohol use outcomes: A systematic review and meta-analysis. Drug Alcohol Depend. 2018;191:98-109.

41. Tanner-Smith EE, Wilson SJ, Lipsey MW. The comparative effectiveness of outpatient treatment for adolescent substance abuse: a meta-analysis. J Subst Abuse Treat. 2013;44(2):145-58.

42. Szobot C, Kaminer Y. O tratamento de adolescente com transtornos por uso de substâncias psicoativas. In: Pinsky I, Bessa MA, editores. Adolescência e drogas. 2. ed. Porto Alegre: Contexto; 2009. p. 164-78.

43. Pan American Health Organization. Regional status report on alcohol and health in the Americas [Internet]. Washington: PAHO; 2015 [acesso em 29 jun. 2021]. Disponível em: https://iris.paho.org/handle/10665.2/7670.

44. Traber R, Würmle O, Modestin J. Two types of classification in female alcoholism. Arch Womens Ment Health. 2009;12(5):291-9.

45. Carlini EA, Galduróz JCF, Noto AR, Nappo SA. I levantamento domiciliar sobre o uso de drogas psicotrópicas no Brasil: 2001. São Paulo: UNIFESP; 2002.

46. Carlini EA, Galduróz JCF, Noto AR, Nappo AS. II levantamento domiciliar sobre o uso de drogas psicotrópicas no Brasil: estudo envolvendo as 108 maiores cidades do país: 2005. São Paulo: UNIFESP; 2006.

47. Hensing G, Spak F. Introduction: gendering sociocultural alcohol and drug research. Alcohol Alcohol. 2009;44(6):602-6.

48. Limosin F. Clinical and biological specificities of female alcoholism. Encephale. 2002;28(6):503-9.

49. Taylor B, Irving HM, Baliunas D, Roerecke M, Patra J, Mohapatra S, et al. Alcohol and hypertension: gender differences in dose-response relationships determined through systematic review and meta-analysis. Addiction. 2009;104(12):1981-90.

50. Eagon PK. Alcoholic liver injury: influence of gender and hormones. World J Gastroenterol. 2010;16(11):1377-84.

51. Longnecker MP. Berlin JA, Orza MJ, Chalmers TC. A meta-analysis of alcohol consumption in relation to risk of breast cancer. J Am Med Assoc. 1988;260(5):652-6.

52. Lai HM, Cleary M, Sitharthan T, Hunt GE. Prevalence of comorbid substance use, anxiety and mood disorders in epidemiological surveys, 1990-2014: a systematic review and meta-analysis. Drug Alcohol Depend. 2015;154:1-13.

53. Di Florio A, Craddock N, van den Bree M. Alcohol misuse in bipolar disorder: a systematic review and meta-analysis of comorbidity rates. Eur Psychiatry. 2014;29(3):117-24.

54. Carrà G, Bartoli F, Crocamo C, Brady KT, Clerici M. Attempted suicide in people with co-occurring bipolar and substance use disorders: systematic review and meta-analysis. J Affect Disord. 2014;167:125-35.

55. Magnusson A, Lundholm C, Göransson M, Copeland W, Heilig M, Pedersen NL. Familial influence and childhood trauma in female alcoholism. Psychol Med. 2012;42(2):381-9.

56. John U, Meyer C, Rumpf HJ, Schumann A, Thyrian JR, Hapke U. Strength of the relationship between tobacco smoking, nicotine dependence and the severity of alcohol dependence

syndrome criteria in a population-based sample. Alcohol Alcohol. 2003;38(6):606-12.

57. Centers for Control and Prevention. Fetal alcohol syndrome: guidelines for referral and diagnosis [Internet]. Bethesda: CDC; 2004 [acesso em 29 jun. 2021]. Disponível em: http://www.cdc.gov/ncbddd/fasd/documents/FAS_guidelines_accessble.pdf.

58. Mattson SN, Crocker N, Nguyen TT. Fetal alcohol spectrum disorders: neuropsychological and behavioral features. Neuropsychol Rev. 2011;21(2):81-101.

59. Lima JMB. Síndrome Alcoólica Fetal (SAF): uma doença prevalente e subestimada. Brasília: CONASS; 2013.

60. Zaleski M, Pinsky I, Laranjeira R, Ramisetty-Mikler S, Caetano R. Intimate partner violence and alcohol consumption. Rev Saude Publica. 2010;44(1):53-9.

61. Massaro LTS, Abdalla R, Laranjeira R, Caetano R, Pinsky I, Madruga CS. Alcohol misuse among women in Brazil: recent trends and associations with unprotected sex, early pregnancy, and abortion. Braz J Psychiatry. 2019;41(2):131-7.

62. Drabble L, Midanik LT, Trocki K. Reports of alcohol consumption and alcohol-related problems among homosexual, bisexual and heterosexual respondents: results from the 2000 National Alcohol Survey. J Stud Alcohol. 2005;66(1)111-20.

63. Ashley OS, Marsden ME, Brady TM. Effectiveness of substance abuse treatment programming for women: a review. Am J Drug Alcohol Abuse. 2003;29(1):19-53.

64. National Institute on Alcohol Abuse and Alcoholism. The physicians' guide to helping patients with alcohol problems. Rockville: NIAAA; 1995.

65. Schultz JE, Parran JT Jr. Principles of identification and intervention. In: Graham AW, Schultz TK, Editors. Principles of addiction medicine. 2nd ed. Annapolis Junction: American Society of Addiction Medicine; 1998. p. 250-1.

66. Donovan DM. Assessment strategies and measures in addictive behaviors. In: McCrady BS, Epstein EE, editors. Addictions: a comprehensive guidebook. Oxford: Oxford University; 1999. p.187-215.

67. Cyr MG, Wartman SA. The effectiveness of routine screening questions in the detection of alcoholism. J Am Med Soc. 1988;259(1):51-4.

68. Mayo-Smith MF. Management of alcohol intoxication and withdrawal. In: Graham AW, Schultz TK, Editors. Principles of addiction medicine. 2nd ed. Annapolis Junction: American Society of Addiction Medicine; 1998.

69. Mayfield D, McLeod G, Hall P. The CAGE questionnaire: validation of a new alcoholism screening instrument. Am J Psychiatry. 1974;131(10):1121-3.

70. Monteiro MG, Monteiro MA, Santos BR. Alcoholism detection in the general population through CAGE questionnaire: what changed in 5 years? Rev ABP-APAL. 1991;13(2):45-8.

71. Babor TF, Higgins-Biddle JC, Saunders JB, Monteiro MG. The alcohol use disorders identification test (AUDIT): guidelines for use in primary care. 2nd ed. Geneva: WHO; 2001.

72. Babor TF, McRee BG, Kassebaum PA, Grimaldi PL, Ahmed K, Bray J. Screening, Brief Intervention, and Referral to Treatment (SBIRT): toward a public health approach to the management of substance abuse. Subst Abus. 2007;28(3):7-30.

73. Littleton J. Neurochemical mechanisms underlying Alcohol Withdrawal. Alcohol Health Res World. 1998;22(1):13-24.

74. World Health Organization. Global status report on alcohol 2004 [Internet]. Geneva: WHO; 2004 [acesso em 29 jun. 2021]. Disponível em: https://www.who.int/substance_abuse/publications/global_status_report_2004_overview.pdf.

75. Saitz R, Friedman LS, Mayo-Smity MF. Alcohol withdrawal: a nationwide survey of patient treatment practices. J Gen Intern Med. 1995;10(9):479-81.

76. Jorge MR, Masur J. Standarized questionnaires for the evaluation of severity of alcohol dependence syndrome. J Bras Psiquiatr. 1986;35(5):287-92.

77. Allen JP, Litten RZ. Screening instruments and biochemical screening tests. Am Soc Addict Med.1998;4(2):263-71.

78. Freeland ES, McMichen DB. Alcohol-related seizures, part II: clinical presentation and management. J Emerg Med. 1993;11(5):605-18.

79. Kraemer KL, Mayo-Smith MF, Calkins DR. Impact of age on the severity, course, and complications of alcohol withdrawal. Arch Intern Med. 1997;157(19):2234-41.

80. Tolliver BK, Anton RF. Assessment and treatment of mood disorders in the context of substance abuse. Dialogues Clin Neurosci. 2015;17(2):181-90.

81. World Health Organization. Global status report on alcohol and health [Internet]. Geneva: WHO; 2011 [acesso em 29 jun. 2021]. Disponível em: http://www.who.int/substance_abuse/publications/global_alcohol_report/msbgsruprofiles.pdf.

82. Sullivan JT, Sikora K, Schneiderman J, Naranjo CA, Sellers EM. Assessment of alcohol withdrawal: the revised clinical institute withdrawal assessment for alcohol scale (CIWA-Ar). Br J Addict. 1989;84(11):1353-7.

83. Mayo-Smith MF. Pharmacological management of alcohol withdrawal: a meta-analysis and evidence-based practice guideline: American Society of Addiction Medicine Working Group on Pharmacological Management of Alcohol Withdrawal. JAMA. 1997;278(2):144-51.

84. Ait-Daoud N, Johnson BA. Medications for the treatment of alcoholism. In: Johnson BA, Ruiz P, Galanter M, editors. Handbook of clinical alcoholism treatment. Baltimore: Lippincott Williams & Wilkins; 2003. p. 119-30.

85. Krampe H, Spies CD, Ehrenreich H. Supervised disulfiram in the treatment of alcohol use disorder: a commentary. Alcohol Clin Exp Res. 2011;35(10):1732-6.

86. Pettinati HM, O'Brien CP, Rabinowitz CP, Wortman SPP, Oslin DW, Kampaman KM, et al. The status of naltrexone in the treatment of alcohol dependence: specific effects on heavy drinking. J Clin Psychopharmacol. 2006;26(6):610-25.

87. Anton RF, Moak DH, Waid R, Lathan PK, Malcolm RJ, Dias JK. Naltrexone and cognitive behavioral therapy for the treatment of outpatient alcoholics: results of a placebo controlled trial. Am J Psychiatry. 1999;156(11):1758-64.

88. Rösner S, Hackl-Herrwerth A, Leucht S, Lehert P, Vecchi S, Soyka M. Acamprosate for alcohol dependence. Cochrane Database Syst Rev. 2010;(9):CD004332.

89. Johnson BA, Rosenthal N, Capece JA, Wiegand F, Mao L, Beyers K, et al. Topiramate for treating alcohol dependence: a randomized controlled trial. JAMA. 2007;298(14):1641-51.

90. Garbutt JC, Kampov-Polevoy AB, Gallop R, Kalka-Juhl L, Flannery BA. Efficacy and safety of baclofen for alcohol dependence: a randomized, double-blind, placebo-controlled trial. Alcohol Clin Exp Res. 2010;34(11):1849-57.

91. Edwards G, Guthrie S. A controlled trial of inpatient and outpatient treatment of alcohol dependence. Lancet. 1967;1(7489):555-9.

92. Bandura A. Self-efficacy: towards a unifying theory of behavioral change. Psychol Rev. 1977;84(2):191-215.

93. Arnold MB. Human emotion and action. In: Mischel T, editor. Human action. New York: Academic; 1969. p. 167-97.

94. Lazarus RS. Cognitive behavior therapy as psychodynamics revisited. In: Mahoney MJ, editor. Psychotherapy process: current issues and future directions. New York: Plenum; 1980. p. 121-6.

95. Beck AJ. Terapia cognitiva da depressão. Rio de Janeiro: Zahar; 1979.

96. Marlatt GA, Gordon J. Relapse prevention maintenance strategies in treatment of addictive behaviors. New York: Guilford; 1985. p. 3-70.

97. Sanchez-Craig M, Wilkinson DA. Brief treatments for alcohol and drug problems: practical and methodological issues. In: Loberg T, Miller WR, Nathan PE, Marlatt A, editors. Addictive behavior prevention and early intervention. Amsterdam: Suvets e Zellinger; 1989. p. 33-252.

98. Anton RF, O'Malley SS, Ciraulo DA, Cisler RA, Couper D, Donovan DM, et al. Combined pharmacotherapies and behavioral interventions for alcohol dependence: The COMBINE Study: a randomized controlled trial. JAMA. 2006;295(17):2003-17.

99. Formigoni MLOS. A intervenção breve na dependência de drogas. São Paulo: Contexto; 1992.

100. Marques ACPR, Furtado EF. Intervenções breves para problemas relacionados ao álcool. Rev Bras Psiquiatria. 2004;26(Suppl 1):28-32.

101. Kaner EF, Beyer FR, Muirhead C, Campbell F, Pienaar ED, Bertholet N, et al. Effectiveness of brief alcohol interventions in primary care populations. Cochrane Database Syst Rev. 2018;(2):CD004148.

102. Alegria AA, Hasin DS, Nunes EV, Liu SM, Davies C, Grant BF, et al. Comorbidity of generalized anxiety disorder and substance use disorder: results from National Epidemiologic Survey on Alcohol and Related Conditions. J Clin Psychiatry. 2010;71(9):1187-95.

103. Klimkiewicz A, Klimkiewicz J, Jakubczyk A, Kieres-Salomoński I, Wojnar M. Comorbidity of alcohol dependence with other psychiatric disorders. Part I. Epidemiology of dual diagnosis. Psychiatr Pol. 2015;49(2):265-75.

104. Tonigan SJ, Pearson MR, Magill M, Hagler KJ. A attendance and abstinence for dually diagnosed patients: a meta-analytic review. Addiction. 2018;113(11):1970-81.

105. Schnneier FR, Foose TE, Hasin DS, Heimberg RG, Liu SM, Grant BF, et al. Social anxiety disorder and alcohol use disorder co-morbidity in the National Epidemiologic Survey on Alcohol and Related Conditions. Psychol Med. 2010;40(6):977-88.

106. Kushner MG, Sletten S, Donahue C, Thuras P, Maurer E, Schneider A, et al. Cognitive-behavioral therapy for panic disorder in patients being treated for alcohol dependence: Moderating effects of alcohol outcome expectancies. Addict Behav. 2009;34(6-7):554-60.

107. Ruscio AM, Stein DJ, Chiu WT, Kessler RC. The epidemiology of obsessive-compulsive disorder in the National Comorbidity Survey Replication. Mol Psychiatry. 2010;15(1):53-63.

108. Goldstein RB, Smith SM, Chou SP, Saha TD, Jung J, Zhang H, et al. The epidemiology of DSM-5 posttraumatic stress disorder in the United States: results from the National Epidemiologic Survey on Alcohol and Related Conditions-III. Soc Psychiatry Psychiatr Epidemiol. 2016;51(8):1137-48.

109. Crunelle CL, van den Brink W, Moggi F, Konstenius M, Franck J, Levin FR, et al. International consensus statement on screening, diagnosis and treatment of substance use disorder patients with comorbid attention deficit/hyperactivity disorder. Eur Addict Res. 2018;24(1):43-51.

110. Grant BF, Goldstein RB, Saha TD, Chou SP, Jung J, Zhang H, et al. Epidemiology of DSM-5 alcohol use disorder: results from the national epidemiologic survey on alcohol and related conditions III. JAMA Psychiatry. 2015;72(8):757-66.

111. Schuckit MA, Smith TL, Kalmijn J. Relationships among independent major depressions, alcohol use, and other substance use and related problems over 30 years in 397 families. J Stud Alcohol Drugs. 2013;74(2):271-9.

112. Coelho CLS, Laranjeira R, Santos JLF, Pinsky I, Zaleski M, Caetano R, et al. Depressive symptoms and alcohol correlates among brazilians aged 14 years and older: a cross-sectional study. Subst Abuse Treat Prev Policy. 2014;9:29.

113. Farren CK, Hill KP, Weiss RD. Bipolar disorder and alcohol use disorder: a review. Curr Psychiatry Rep. 2012;14(6)659-66.

114. Fam JY. Prevalence of internet gaming disorder in adolescents: a meta-analysis across three decades. Scand J Psychol. 2018;59(5):524-31.

115. Mick TM, Hollander E. Impulsive-compulsive sexual behavior. CNS Spectrums. 2006;11(12):944-55.

116. Otero-López JM, Villardefrancos E. Prevalence, socioemographic factors, psychological distress, and coping strategies related to compulsive buying: a cross section al study in Galicia, Spain. BMC Psychiatry. 2014;14:101.

117. Fouladi F, Mitchell JE, Crosby RD, Engel SG, Crow S, Hill L, Le Grange D, et al. Prevalence of alcohol and other substance use in patients with eating disorders. Eur Eat Disord Rev. 2015;23(6):531-6.

118. Bahji A, Mazhar MN, Hudson CC, Nadkarni P, MacNeil BA, Hawken E. Prevalence of substance use disorder comorbidity among individuals with eating disorders: a systematic review and meta-analysis. Psychiatry Res. 2019;4(273):58-66.

119. Harrop EN, Marlatt GA. The comorbidity of substance use disorders and eating disorders in women: prevalence, etiology, and treatment. Addict Behav. 2010;35(5):392-8.

120. Lev-Ran S, Imtiaz S, Le Foll B. Self-reported psychotic disorders among individuals with substance use disorders: findings from the national epidemiologic survey on alcohol and related conditions. Am J Addict. 2012;21(6):531-5.

121. Hartz SM, Pato CN, Medeiros H, Cavazos-Rehg P, Sobell JL, Knowles JA, et al. Comorbidity of severe psychotic disorders with measures of substance use. JAMA Psychiatry. 2014;71(3):248-54.

122. World Health Organization. International statistical classification of diseases and related health problems: CID-10. 10th ed. Geneva: WHO; 1992.

123. Verheul R, Van Den Brihk W, Ball SA. Substance abuse and personality disorders. In: Henry BK, Bruce J, Rounsaville MD, editors. Dual diagnoses and treatment of substance abuse and comorbid medical and psychiatric disorders. New York: Marcel Dekker; 1998.

124. Reuben A. Alcohol and the liver. Curr Opin Gastroenterol. 2008;24(3):328-38.

125. McIntosh C, Chick J. Alcohol and the nervous system. J Neurol Neurosurg Psychiatry. 2004;75(Suppl 3):iii16-21.

126. Kopelman MD, Thomson AD, Guerrin I, Marshall EJ. The korsakoff syndrome: clinical aspects, psychology and treatment. Alcohol Alcohol. 2009;44(2):148-54.

127. World Health Organization. Alcohol use and burden for 195 countries and territories, 1990-2016: a systematic analysis for the Global Burden of Disease Study. Lancet. 2018;392(10152): 1015-35.

128. Babor TF, Caetano R, Casswell S, Edwards G, Giesbrecht N, Graham K, et al. Alcohol: no ordinary commodity: research and public policy. 2nd ed. Oxford: Oxford Scholarship Online; 2010.

129. Madruga CS, Laranjeira R, Caetano R, Pinsky I, Zaleski M, Ferri CP. Use of licit and illicit substances among adolescents in Brazil: a national survey. Addict Behav. 2012;37(10):1171-5.

130. Shield KD, Rehm J. Global risk factor rankings: the importance of age-based health loss inequities caused by alcohol and other risk factors. BMC Res Notes. 2015;8(10):231-9.

131. Chisholm D, Doran C, Shibuya K, Rehm J. Comparative cost-effectiveness of policy instruments for reducing the global burden of alcohol, tobacco and illicit drug use. Drug Alcohol Rev. 2006;25(6):553-65.

132. Rehm J, Baliunas D, Borges GLG, Graham K, Irving H, Kehoe, et al. The relation between different dimensions of alcohol consumption and burden of disease: an overview. Addiction. 2010;105(5):817-43.

133. Room R. International control of alcohol: alternative paths forward. Drug Alcohol Rev. 2006;25(6):581-95.

134. Ladeira RM, Malta DC, Morais Neto OL, Montenegro MMS, Soares Filho MA, Vasconcelos CH, et al. Road traffic accidents: global burden of disease study, Brazil and federated units, 1990 and 2015. Rev Bras Epidemiol. 2017;20(Suppl 1):157-70.

135. Gilligan C, Thompson K, Bourke J, Kypri K, Stockwell T. Everybody else is doing it: norm perceptions among parents of adolescents. J Stud Alcohol Drugs. 2014;75(6):908-18.

136. Babor TF, Caetano R. Evidence-based alcohol policy in the Americas: strengths, weaknesses, and future challenges. Rev Panam Salud Publica. 2005;18(4-5):327-37.

137. Pinsky I. The advocacy factor: the importance of grassroots movements in support of drug policies. Addiction. 2012;107(7):1208-9.

138. Ribeiro M, Perrenoud LO, Duailibi S, Duailibi LB, Madruga C, Marques ACPR, et al. The Brazilian drug policy situation: the public health approach based on research undertaken in a developing country. Public Health Rev. 2014;35(2),1-3.

139. Caetano R, Mills B, Madruga C, Pinsky I, Laranjeira R. Discrepant trends in income, drinking, and alcohol problems in an emergent economy: Brazil 2006 to 2012. Alcohol Clin Exp Res. 2015;39(5)863-71.

140. Monteiro MG. A iniciativa SAFER da Organização Mundial da Saúde e os desafios no Brasil para a redução do consumo nocivo de bebidas alcoólicas. Epidemiol Serv Saúde. 2020;29(1):e2020000.

Para *quizzes* sobre o conteúdo do livro e casos clínicos complementares, acesse:

https://apoio.grupoa.com.br/tratadopsi/

ANEXO 29.1 - CAGE

CUT DOWN, ANNOYED, GUILTY, EYE-OPENER QUESTIONNAIRE (CAGE)

O consumo de álcool é considerado de risco a partir de 2 respostas afirmativas.	0 Não	1 Sim
1. Alguma vez o(a) Sr.(a) sentiu que deveria diminuir a quantidade de bebida ou parar de beber?	0	1
2. As pessoas o(a) aborrecem porque criticam o seu modo de beber?	0	1
3. O(A) Sr.(a) se sente culpado(a) (chateado[a] consigo mesmo[a]) pela maneira como costuma beber?	0	1
4. O(A) Sr.(a) costuma beber pela manhã para diminuir o nervosismo ou a ressaca?	0	1

ANEXO 29.2 – AUDIT

O uso do *Alcohol Use Disorders Identification Test*, o AUDIT, também pode ser preconizado. Ele é mais longo, com 10 questões, incluindo o consumo, que definem a gravidade e quais as intervenções decorrentes.

1. Qual é a sua frequência do uso de bebida alcoólica?
   (1) Nunca
   (2) Mensalmente ou menos
   (3) 2-4 vezes ao mês
   (4) 2-3 vezes por semana
   (5) 4 ou mais vezes por semana

2. Quantas doses você usa em um dia típico de beber?
   (1) 1 ou 2
   (2) 3 ou 4
   (3) 5 ou 6
   (4) 7, 8, ou 9
   (5) 10 ou mais

3. Quantas vezes você bebe mais que 6 doses em uma única situação?
   (1) Nunca
   (2) Menos que uma vez por mês
   (3) Uma vez por mês
   (4) Semanalmente
   (5) Diariamente ou quase

4. Qual a frequência no último ano que você observou, que, uma vez iniciado o beber, você não conseguiu parar?
   (1) Nunca
   (2) Menos que mensalmente
   (3) Mensalmente
   (4) Semanalmente
   (5) Diariamente ou quase

5. Qual a frequência no último ano que você não cumpriu seus compromissos porque bebeu?
   (1) Nunca
   (2) Menos que uma vez por mês
   (3) Uma vez por mês
   (4) Semanalmente
   (5) Diariamente ou quase

6. Qual a frequência no último ano que ocorreu em sua vida a situação de ter que beber logo pela manhã para realizar sua rotina?
   (1) Nunca
   (2) Menos que mensalmente
   (3) Mensalmente
   (4) Semanalmente
   (5) Diariamente ou quase

7. Qual a frequência no último ano que você se sentiu culpado por ter bebido?
   (1) Nunca
   (2) Menos que mensalmente
   (3) Mensalmente
   (4) Semanalmente
   (5) Diariamente ou quase

8. Qual a frequência no último ano que você não se lembrou do que aconteceu durante a noite anterior de beber?
   (1) Nunca
   (2) Menos que mensalmente
   (3) Mensalmente
   (4) Semanalmente
   (5) Diariamente ou quase

9. Você ou alguém próximo a você foi molestado pelo seu beber?
   (1) Não
   (2) Sim, mas não neste último ano
   (3) Sim, durante este último ano

10. Você tem um amigo ou médico preocupado com o seu beber e sugerindo que você diminua?
    (1) Não
    (2) Sim, mas não no último ano
    (3) Sim, durante este último ano

Escore total

Os escores estabelecem uma relação do risco com o tipo de intervenção a ser empregada:

Risco	Intervenção	Audit escore*
Zona I – baixo	Orientação para o problema	0-7
Zona II – moderado	Aconselhamento simples	8-15
Zona III – alto	Aconselhamento simples e intervenção breve com monitoração	16-19
Zona IV – muito alto	Encaminhamento para tratamento especializado	20-40

*O escore do AUDIT depende do padrão de beber de cada país, das doses padrão e do programa que vai utilizá-lo. Outra questão importante é o julgamento clínico realizado junto com o indivíduo para a definição final do diagnóstico.

AUDIT = 8 (oito) ou mais pontos = uso excessivo de bebida alcoólica, com alto risco para a saúde.	Escore total

ANEXO 29.3 – SADD

Registro　　　　　　　　　　　　　　Data

As seguintes perguntas dizem respeito a uma série de fatores relacionados com seu consumo de bebidas alcoólicas durante os últimos meses. Por favor, leia cuidadosamente cada pergunta. Responda as questões tendo em vista os últimos 3 meses. Responda cada pergunta assinalando a resposta que lhe pareça mais apropriada. Se você tiver alguma dificuldade, peça ajuda. Responda a TODAS as perguntas.

Preencher para todos, mesmo se não são dependentes de álcool

0 – Nunca　　1 – Poucas vezes　　2 – Muitas vezes　　3 – Sempre

1	Você acha difícil tirar o pensamento de beber da cabeça?	
2	Acontece de você deixar de comer por causa da bebida?	
3	Você planeja seu dia em função da bebida?	
4	Você bebe em qualquer horário (manhã, tarde e/ou noite)?	
5	Na ausência de sua bebida favorita, você bebe qualquer outra?	
6	Acontece de você beber sem levar em conta os compromissos que tenha depois?	
7	Você acha que o quanto você bebe chega a lhe prejudicar?	
8	No momento em que você começa a beber, é difícil parar?	
9	Você tenta se controlar (tenta deixar de beber)?	
10	Na manhã seguinte a uma noite em que você tenha bebido muito, você precisa beber para se sentir melhor?	
11	Você acorda com tremores nas mãos na manhã seguinte a uma noite em que tenha bebido muito?	
12	Depois de ter bebido muito, você levanta com náuseas ou vômitos?	
13	Na manhã seguinte a uma noite em que você tenha bebido muito, você levanta não querendo ver ninguém na sua frente?	
14	Depois de ter bebido muito, você vê coisas que mais tarde percebe que eram imaginação sua?	
15	Você se esquece do que aconteceu enquanto esteve bebendo?	
	Escore total	

GRAVIDADE DA DEPENDÊNCIA

	Escore
(1) Leve	0-9
(2) Moderada	10-8
(3) Grave	>18

ANEXO 29.4 – CIWA-AR

CLINICAL WITHDRAWAL ASSESSMENT REVISED – CIWA-AR

Nome:			Data:
Pulso ou FC:		PA:	Hora:

1. Você sente um mal-estar no estômago (enjoo)? Você tem vomitado?

0	Não
1	Náusea leve e sem vômito
4	Náusea recorrente com ânsia de vômito
7	Náusea constante, ânsia de vômito e vômito

2. Tremor com os braços estendidos e os dedos separados:

0	Não
1	Não visível, mas sente
4	Moderado, com os braços estendidos
7	Severo, mesmo com os braços estendidos

3. Sudorese:

0	Não
4	Facial
7	Profusa

4. Tem sentido coceiras, sensação de insetos andando no corpo, formigamentos, pinicações?

5. Você tem ouvido sons à sua volta? Algo perturbador, sem detectar nada por perto?

6. As luzes têm parecido muito brilhantes? De cores diferentes? Incomodam os olhos? Você tem visto algo que tem lhe perturbado? Você tem visto coisas que não estão presentes?

0	Não	4	Alucinações moderadas
1	Muito leve	5	Alucinações graves
2	Leve	6	Extremamente graves
3	Moderado	7	Contínua

7. Você se sente nervoso(a)? (observação)

0	Não
1	Muito leve
4	Leve
7	Ansiedade grave, um estado de pânico, semelhante a um episódio psicótico agudo

8. Você sente algo na cabeça? Tontura, dor, apagamento?				
	0	Não	4	Moderado/grave
	1	Muito leve	5	Grave
	2	Leve	6	Muito grave
	3	Moderado	7	Extremamente grave

9. Agitação:			(observação)
	0	Normal	
	1	Um pouco mais que a atividade normal	
	4	Moderadamente	
	7	Constante	

10. Que dia é hoje? Onde você está? Quem sou eu?			(observação)
	0	Orientado	
	1	Incerto sobre a data, não responde seguramente	
	2	Desorientado com a data, mas não mais do que 2 dias	
	3	Desorientado com a data, com mais de 2 dias	
	4	Desorientado com o lugar e pessoa	

Escore total 0 – 9 SAA leve; 10 – 18 SAA moderada; > 18 SAA grave.
Fonte: Ruiz e colaboradores.[35]

30

TRANSTORNOS POR USO DE SUBSTÂNCIAS

CLÁUDIO JERÔNIMO DA SILVA
RONALDO LARANJEIRA
BRUNO MARANHÃO AFFONSO

As drogas de abuso podem ser classificadas como (1) estimulantes, (2) depressoras, ou (3) perturbadoras do sistema nervoso central (SNC). Cocaína, *crack* e anfetaminas são as principais drogas do grupo das estimulantes. Os opioides e inalantes são os principais representantes do grupo das depressoras. Dietilamida do ácido lisérgico (LSD) e algumas drogas naturais, como *ayahuasca*, cogumelos, ibogaína, peiote, entre outras, são as principais representantes do grupo das alucinógenas. Algumas drogas sintéticas, estimulantes ou alucinógenas podem ser classificadas como *club drugs*, por serem utilizadas em ambientes de festas. *Ecstasy* (MDMA) e LSD, por exemplo, poderiam também entrar nessa classificação.

Por serem drogas de maior relevância clínica e epidemiológica no Brasil, este capítulo tratará de forma mais detalhada a cocaína e o crack, a maconha e, mais brevemente, algumas drogas sintéticas utilizadas em ambientes de festas e baladas (as club drugs). Destacamos a cocaína e o crack porque se transformaram, nas três últimas décadas, em um grande problema de saúde pública brasileiro, com a formação das cracolândias, que atingem as grandes capitais – São Paulo abriga a maior cena aberta de uso de crack do mundo. A maconha é apresentada com mais detalhe neste capítulo porque, na última década, seus derivados vêm sendo estudados para algumas condições médicas e seu uso recreativo vem progressivamente sendo legalizado em países como Estados Unidos, Canadá e Uruguai, com impactos na epidemiologia e na saúde pública.

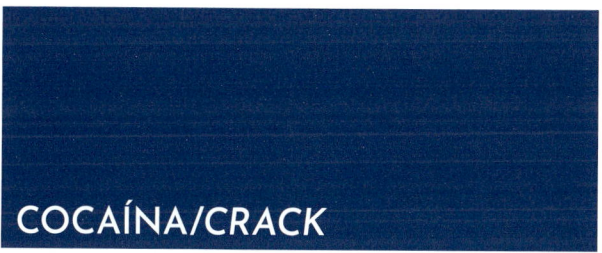

COCAÍNA/CRACK

A cocaína é um potente estimulante do SNC, com efeito euforizante. Está presente nas folhas do arbusto de coca, originário da floresta amazônica e da região andina do continente sul-americano.[1] Há séculos, era utilizada em cerimônias religiosas pelos indígenas pré-colombianos, pela mastigação das folhas de coca (prática legal ainda realizada no Peru). Foi isolada pela primeira vez por Friedrich Gaedcke, em 1855, mas foi o químico alemão Albert Niemann que, em 1859, a isolou na forma mais pura e descreveu o processo detalhadamente, dando o nome de cocaína (derivado da palavra khoka que significa "a árvore" na etnia aimoré).[2] Teve grande utilização no final do século XIX, com Sigmund Freud como principal entusiasta, o qual a considerava "uma substância mágica" e a utilizava com frequência. Ele propunha que seu uso poderia tratar diversos quadros, como depressão, impotência sexual, asma, caquexia e sífilis. Esteve presente em diversos tônicos, inclusive na bebida Coca-Cola, até 1903, quando foi substituída por cafeína.[3]

Devido ao uso descontrolado e aos crescentes relatos de efeitos colaterais, entre eles o de gerar dependência, foi classificada como narcótico, juntamente com a morfina e a heroína, e teve seu uso banido nos Estados Unidos em 1914,[4] por meio do Harrison Narcotics Act, mantendo-se apenas sua utilização com prescrição médica como anestésico local (até hoje é liberada para este uso, mas isso é raro). No Brasil, teve seu uso proibido em 1921.

Até 1970, a utilização de cocaína permaneceu "controlada" e, no final da década de 1970, voltou a despertar grande interesse, sobretudo das populações de alta renda dos grandes centros urbanos ocidentais. Com a crescente demanda e o consequente aumento da produção nos grandes cartéis de droga, principalmente colombianos e na América Central, a década de 1980 apresentou o pico da utilização de cocaína. Progressivamente, a população de baixa renda passou a procurar a droga e, por este e outros fatores, surgiu uma forma mais barata de cocaína, em pedras, e que podia ser fumada. De fácil administração, rápido início de ação e com a crença inicial de que teria menor risco de dependência e efeitos colaterais que a via intravenosa, rapidamente se espalhou pelas comunidades negras e hispânicas norte-americanas. Como, ao ser fumada, as pedras produziam um estralo (cracking) a nova droga passou a ser chamada de crack.[5] No Brasil, o crack teve seu uso crescente a partir da década de 1990.

EPIDEMIOLOGIA E FATORES DE RISCO

Atualmente, no Brasil, a cocaína é a segunda substância ilícita mais utilizada, apenas atrás da maconha. Estima-se que seja utilizada por mais de 18 milhões de pessoas entre 15 e 64 anos ao redor do mundo, com predomínio nas Américas e na Europa (Ocidental e Central).[6] Tem sua produção praticamente apenas no continente sul-americano, com Colômbia, Bolívia e Peru como os maiores produtores. O Brasil, por sua vez, é o maior consumidor de cocaína na América do Sul, segundo a agência das Nações Unidas sobre Drogas e Crime (UNODC).

O III Levantamento Sobre Uso de Drogas pela População Brasileira (LNUD III),[7] publicado em 2017 (com dados de 2015), apontou que, considerando o grupo etário entre 12 e 65 anos, mais de 4,68 milhões usaram cocaína (excluindo crack e similares) durante a vida, sendo 1,3 milhão com uso nos últimos 12 meses. Já em relação ao uso de crack e similares, 1,39 milhão fez uso na vida, sendo 451 mil nos últimos 12 meses. Na pesquisa, 3,1% afirmaram ter consumido cocaína alguma vez na vida, com maior prevalência em homens (5%) do que em mulheres (1,3%). Com relação ao II Levantamento Nacional de Álcool e Drogas (LENAD II),[8] não ocorreram diferenças estatisticamente significativas nas prevalências.

Entretanto, como o próprio levantamento aponta, é importante salientar que possivelmente o consumo de *crack* esteja subestimado, pois a pesquisa foi realizada por meio de inquéritos domiciliares, desconsiderando a população de rua, a qual apresenta grande concentração dos usuários de *crack* e similares.[8]

Fatores ambientais e genéticos estão relacionados aos riscos de dependência de cocaína e outros estimulantes.[9] Os fatores socioculturais e econômicos apresentam papel central para início do uso, manutenção do uso e recaída. A maior prevalência está em adultos jovens do sexo masculino com menor escolaridade e menor renda que vivem em centros urbanos. Porém, como ocorre com as demais substâncias lícitas e ilícitas, há um crescente uso pela população do sexo feminino.

Estudos com gêmeos apontam para maior taxa de concordância de dependência de estimulantes em gêmeos monozigóticos quando comparados com dizigóticos. Nenhum gene específico até o momento apresentou forte associação com a dependência de cocaína, porém, alguns, como os receptores canabinoides CB1 e nicotínicos, são prováveis candidatos.[10]

A aprendizagem e o condicionamento também apresentam papel importante para perpetuar o uso de cocaína. O *rush* e a experiência prazerosa, gerados principalmente pelas cocaínas fumada e intravenosa, reforçam o comportamento anterior de consumir drogas. Tamanha potência como reforço positivo pode levar à dependência psicológica a partir de uma única utilização.[11]

O uso de cocaína está associado com a utilização de outras substâncias lícitas e ilícitas, assim como com outros transtornos mentais. Os usuários de cocaína apresentam, em média, duas vezes mais sintomas depressivos e ansiosos quando comparados aos não usuários, além de maior risco de suicídio.[12]

O risco de desenvolver um quadro de dependência de cocaína está estimado em um indivíduo a cada seis que utilizam (baseado no DSM-IV-TR),[13] com maior risco para os usuários de cocaína fumada ou injetável, provavelmente devido às características de rápida ação (com intenso prazer) e menor duração do efeito.

FARMACOLOGIA E FORMAS DE USO

A cocaína (**Fig. 30.1**) é o principal alcaloide encontrado nas folhas do arbusto do gênero Erythroxylum (*Erythroxylum coca* e *Erythroxylum novogranantense*), sendo um benzoilmetilecgonina. Das folhas, inicialmente é extraída a pasta base, que, ao passar por processos físico-químicos no preparo, se torna a base livre de cocaína. Esta, por sua vez, poderá ser modificada para a produção das diferentes formas, principalmente o sal de cocaína (cloridrato de cocaína), merla, *crack* e oxi (**Fig. 30.2**). O **Quadro 30.1** apresenta as características farmacocinéticas gerais da cocaína, e a **Tabela 30.1**, as diferenças de cada via/forma de uso, referente a dose, tempo de ação e duração do efeito.

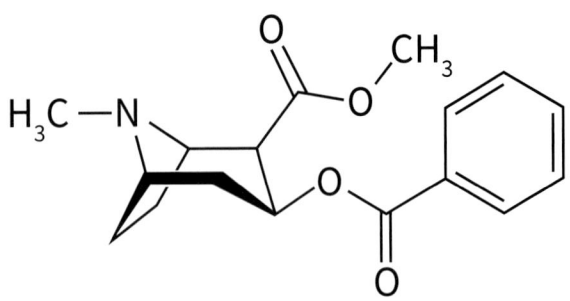

FIGURA 30.1

Forma molecular da cocaína.

Como cloridrato de cocaína, apresenta-se como um pó branco cristalino e de odor aromático. É facilmente absorvida por meio das mucosas e, assim, possível de ser utilizada pelas vias nasal, oral e retal. Por ser solúvel em meio aquoso, pode ser diluída e utilizada por via intravenosa.

Em sua forma de base, apresenta-se como uma substância sólida, desde uma pasta até uma forma petrificada, marrom-amarelada, pouco solúvel em meio aquoso. Como apresenta um ponto de fusão relativamente baixo (98°C), pode ser fumada.[14]

O *crack* é formado a partir da reação da pasta base (ou do cloridrato) com uma substância básica, geralmente bicarbonato de sódio. Ele é rotineiramente fumado em cachimbos, muitas vezes improvisados. Tanto o cloridrato de cocaína como o *crack* podem conter de 15 a 75% do princípio ativo.

A merla (cocaína base pastosa), mais utilizada nas regiões central e norte do Brasil, é obtida comumente a partir da adição de ácido sulfúrico e sulfato de sódio à pasta base de cocaína, originando um produto pastoso, com cheiro forte e tonalidade marrom-amarelada. A concentração de cocaína varia de 40 a 70%. Pode ser fumada isoladamente ou associada ao tabaco ou à maconha.

O oxi é obtido por meio da mistura da pasta base de cocaína com substâncias, como cal virgem, gasolina, querosene ou outros solventes de fácil acesso e baixo custo, que são mais tóxicos do que os utilizados para a fabricação do *crack*. Com isso, o oxi tem um custo me-

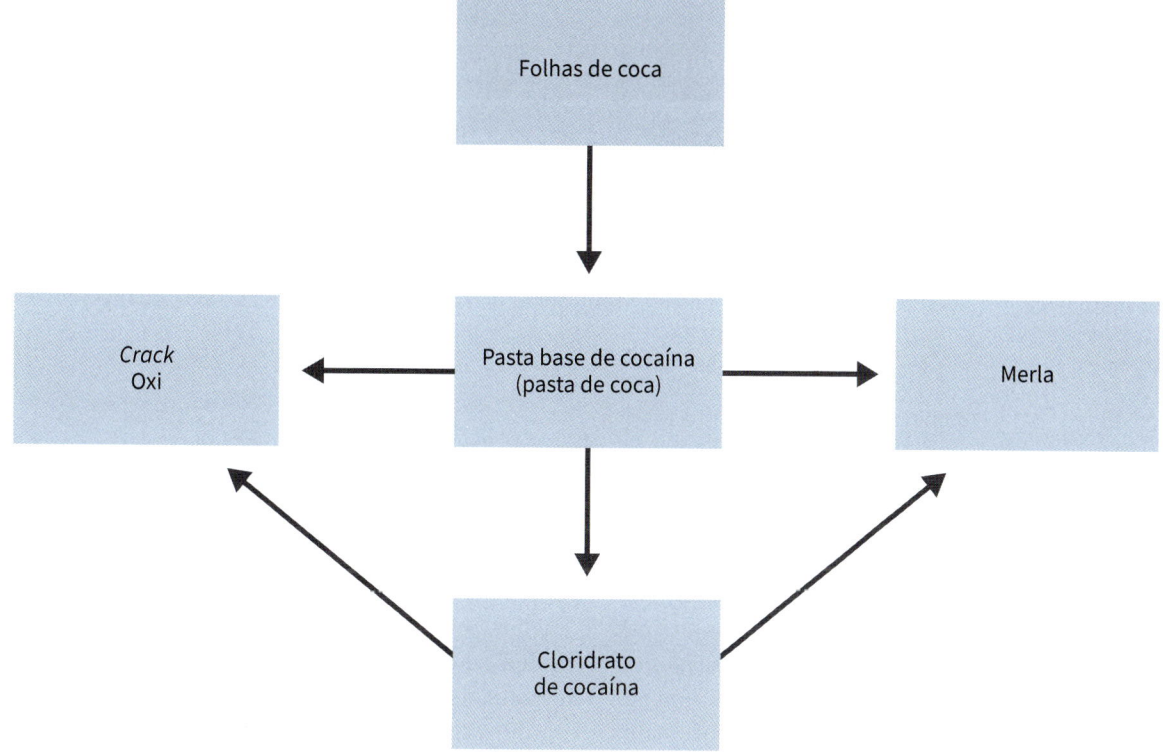

FIGURA 30.2

Diversas formas da cocaína.

QUADRO 30.1	
FARMACOCINÉTICA DA COCAÍNA	
Absorção	Facilmente absorvida pelas mucosas, inclusive em pessoas expostas à fumaça (fumantes passivos).
Distribuição	Rapidamente distribuída pelos diversos tecidos, principalmente coração, fígado, rins e suprarrenais.
	Os metabólitos são encontrados no sangue, na urina, na saliva, no suor, no cabelo e no leite materno (também atravessam a placenta).
Metabolismo	Predominantemente hepático, sendo 95% transformado por hidrólise em benzoilecgonina e ecgonina metilester (metabolitos inativos).
	Os 5% restantes tornam-se, por meio do citocromo P450, em norcocaína (metabólito ativo e tóxico).
Eliminação	Praticamente apenas pela urina, sendo a benzoilecgonina o principal metabólico (dosado nos testes de urina).

TABELA 30.1
DIFERENÇAS FARMACOLÓGICAS ENTRE AS VIAS DE USO DA COCAÍNA

	Vias de administração			
	Mucosa nasal	**Gastrintestinal**	**Intravenosa**	**Pulmonar (fumada/crack)**
Dose média	20-100 mg	12-15 g (folha coca)	10-50 mg	50-200 mg
Início de ação	20-30min	Até 90min	Segundos	Segundos
Duração	60min	Até 180min	15-30min	5-30min

nor de produção e de venda, com maior risco de efeitos deletérios, como lesões de pele e fibrose pulmonar. Tem o uso e a concentração de cocaína semelhantes ao *crack*.

Várias substâncias são adicionadas durante a fabricação da cocaína, buscando adulterá-la.[15] Rotineiramente, são adicionadas substâncias semelhantes à cocaína na aparência (talco, giz, cimento, leite em pó, lactose, dextrose, manitol e amido); com atividade vasoconstritora (mimetizando a ação de anestésico local da cocaína), como lidocaína, benzocaína e procaína; e substâncias psicoativas estimulantes, como efedrina, anfetamina e cafeína. Todas as alterações buscam mimetizar a cocaína e reduzir sua quantidade, pois esta é mais cara que as demais substâncias.

Atualmente, há um crescente uso da substância levamisol,[16] um medicamento de uso veterinário (anti-helmíntico) com aparência semelhante, barato, com ação estimulante (aumenta o efeito da dopamina) e que também gera um composto conhecido como aminorex, o qual tem ação similar às anfetaminas. O levamisol pode levar a efeitos colaterais graves, como leucopenia, agranulocitose e vasculites (cutânea).

O padrão mais comum de utilização da cocaína e seus derivados é o uso intenso por períodos curtos (*binge*), geralmente alguns dias, seguido por períodos mais longos sem uso ou em pequenas quantidades esporadicamente.[17] É importante salientar que não há dose nem frequência seguras, com qualquer padrão levando a algum tipo de prejuízo para o indivíduo.

A associação de cocaína com a ingestão de álcool é muito comum. Entre outros fatores, a ação depressora do álcool reduz alguns efeitos colaterais da cocaína, favorecendo a utilização por mais tempo e/ou doses maiores. Além disso, gera um novo composto por intermédio da transesterificação, o cocaetileno.[18] Este apresenta atividade psicoativa, semelhante à cocaína, porém, com menor potência e com maior meia-vida, o qual pode induzir a efeitos tóxicos prolongados e maior dano ao organismo, além de maior risco de induzir alterações cardiovasculares.

O *crack* e similares podem ser misturados com maconha (mesclado) ou tabaco. A cocaína também pode ser misturada com outras drogas, como heroína ("*Speedball*") ou com ketamina ("*Calvin Klein*").

MECANISMO DE AÇÃO

A cocaína, um potente estimulante do SNC e do sistema nervoso periférico, tem a sua principal atividade a partir do bloqueio pré-sináptico da recaptação das monoaminas (dopamina, serotonina e noradrenalina), com consequente aumento da transmissão monoaminérgica.[19] Essa maior atividade, principalmente da dopamina no circuito de recompensa cerebral (circuito mesolímbico cortical),[20] é provavelmente a responsável pelos efeitos psicológicos prazerosos e euforizantes da cocaína, além de estar ligada à indução da dependência.

Diferentemente das outras drogas com propriedades estimulantes, a cocaína apresenta uma propriedade anestésica (tópica), graças ao bloqueio dos canais de sódio voltagem dependentes.

DIAGNÓSTICO

O diagnóstico é realizado fundamentalmente por meio de uma anamnese subjetiva, coletada diretamente do paciente, e objetiva, de fontes como familiares e amigos, se possível.

A 10ª edição da *Classificação estatística internacional de doenças e problemas relacionados à saúde* (CID-10)[21] considera basicamente dois padrões de uso: o nocivo e a dependência. Diferentemente, a 5ª edição do *Manual diagnóstico e estatístico de transtornos mentais* (DSM-5)[22] unificou o uso nocivo e a dependência na dimensão denominada de transtornos relacionados ao uso de substâncias, composta por 11 critérios. Considerando os últimos 12 meses, a gravidade do quadro pode ser definida a partir do número de critérios presentes no momento do diagnóstico: 2 a 3, leve; 4 a 5, moderado; 6 ou mais, grave. Grosseiramente, a classificação de dependência pela CID-10 seria equivalente às gravidades moderada ou grave do DSM-5.

A Organização Mundial da Saúde (OMS) lançou, em maio de 2019, a CID-11.[23] A nova CID 11, prevista para entrar em vigor a partir de janeiro de 2022, manteve a divisão entre uso nocivo (episódio nocivo e padrão nocivo) e dependência. Até a data de publicação deste capítulo, não há tradução oficial para a língua portuguesa.

QUADRO CLÍNICO

■ INTOXICAÇÃO AGUDA

A maioria dos usuários de cocaína busca, a princípio, os seguintes efeitos decorrentes da propriedade estimulante: sensação de prazer com euforia, aumento de energia e da atenção, redução da fadiga, aumento da sociabilidade, além de redução do apetite e da necessidade de sono. Também é utilizada como uma droga afrodisíaca, apesar de poder prejudicar a função sexual. Alguns usuários a utilizam como forma de automedicação, por exemplo, melhorando sintomas de transtorno de déficit de atenção/hiperatividade (TDAH) e outros transtornos mentais.[24]

Os efeitos agudos dependem da via utilizada, dose, tempo de uso e associação com outras substâncias. Eles podem ser divididos didaticamente em psicológicos e físicos, conforme o **Quadro 30.2**. Cerca de um terço dos efeitos ocorre na primeira hora após o uso.

Aos poucos, os sintomas vão desaparecendo, e um quadro com sintomas opostos se desenvolve, com marcada redução da energia, fadiga, fome, sonolência, depressão e irritabilidade. Pensamentos de morte e ideação suicida também podem aparecer.

USO CRÔNICO E EFEITOS COLATERAIS

O uso crônico, dependendo do padrão, pode levar a maior sensibilidade ou tolerância a vários efeitos da cocaína, sendo a tolerância mais associada ao uso frequente e por período maior, muitas vezes, com altas doses. Semelhante a outros estimulantes, os sintomas fisiológicos, como os cardíacos, tendem a ser tolerados mais rapidamente, possibilitando o uso de doses crescentes. A associação com o álcool também é utilizada como forma de amenizar efeitos fisiológicos, devido à sua propriedade depressora.

Vários sintomas neuropsiquiátricos podem ser desenvolvidos com o uso crônico. Humor irritável, sintomas ansiosos (com crises de pânico), desregulação do

QUADRO 30.2
EFEITOS AGUDOS DA COCAÍNA

Efeitos físicos (predominantemente por ação adrenérgica)	Efeitos psicológicos
- Taquicardia - Hipertensão - Vasoconstrição - Midríase - Broncodilatação - Aumento da temperatura corporal	- Humor eufórico; elado - Intensa sensação de prazer - Aumento da energia - Redução do sono e do apetite - Sintomas ansiosos - Taquipsiquismo (quadro maniforme), com pressão de fala, pensamento acelerado, tangencial, com fuga de ideias ou desorganizado

ciclo sono-vigília e alterações de psicomotricidade são muito frequentes. Alterações neurocognitivas de função executiva, atenção, memória verbal e prejuízo em tarefas visuomotoras são descritas, podendo persistir por semanas após a interrupção do uso.[25] Até o momento, os estudos são inconclusivos sobre possíveis prejuízos irreversíveis.

Sintomas psicóticos podem estar presentes em até 80% dos usuários,[26] principalmente delírios persecutórios/paranoia e alucinações, inclusive visuais e táteis. Estas são comumente descritas como uma sensação de algo, como insetos, andando sob a pele ("*cocaine bugs*"). Sensação de inquietude, alterações motoras, discinesias e tremores, além de comportamentos estereotipados e repetitivos, também estão presentes.

Além dos efeitos neuropsiquiátricos, a cocaína pode levar a inúmeras complicações clínicas. A seguir, são descritas as alterações dos principais sistemas.

PELE E ANEXOS

Dependendo da via de uso, pode levar a lesões por queimadura (fumada) ou no local de aplicação (intravenosa). Vários quadros semelhantes a vasculites são descritos, muitos associados a substâncias utilizadas para o preparo ou misturadas com a cocaína, como o levamisol.

SISTEMA NERVOSO

Pode levar a acidente vascular encefálico (AVE), principalmente isquêmico, em decorrência do aumento da atividade simpática, levando a vasoconstrição e hipertensão, além de aumentar a agregação plaquetária (favorecendo eventos tromboembólicos).

Há evidências conflituosas em relação ao risco de convulsão.[27] Quando ocorre, geralmente é um único episódio, tônico-clônica generalizada, nos primeiros 90 minutos de uso.

Diversas anormalidades funcionais e estruturais cerebrais foram descritas, como redução da substância cinzenta, redução do metabolismo de glicose em regiões frontotemporais e diminuição de receptores D2 no estriado.[28]

Diversas alterações motoras são encontradas, como comportamentos estereotipados, distonias agudas, discinesias, coreoatetose e acatisia.

SISTEMA RESPIRATÓRIO

Usuários crônicos de cocaína inalatória podem apresentar congestão nasal, rinossinusite crônica e até perfuração do septo nasal.

O fumo pode levar a quadros respiratórios agudos marcados por dispneia, redução da saturação de oxigênio, tosse produtiva e hemoptise. Há descrição de uma síndrome do pulmão de *crack* ("*crack lung*"), marcada por um quadro agudo de febre, hipoxemia, hemoptise, dispneia, com infiltrado alveolar difuso.[29] É fundamental a investigação de tuberculose pulmonar nos pacientes sintomáticos respiratórios.

SISTEMA CARDIOVASCULAR

Os sintomas de origem cardiovascular, principalmente anginosos, são o principal motivo de procura dos serviços de pronto-atendimento pelos usuários de cocaína, por ela apresentar ação direta e indireta cardiovascular. Há um aumento da atividade miocárdica, porém, com a redução sanguínea pela vasoconstrição e pelo vasoespasmo coronariano,[30] e o consequente desbalanço na oferta e demanda de oxigênio, aumenta-se o risco de infarto do miocárdio, podendo ser fatal, inclusive em jovens.

Além disso, usuários de cocaína apresentam maior risco de desenvolvimento de arritmias supraventriculares e ventriculares, hipertrofia de ventrículo esquerdo e cardiomiopatia.

SISTEMA GASTRINTESTINAL

Lesões ulcerativas por todo o trato são possíveis, devido à vasoconstrição induzida pela cocaína. Xerostomia é uma queixa frequente.

SISTEMAS HEPÁTICO E RENAL

Não há evidência de lesões hepáticas, podendo haver aumento transitório das transaminases. Porém, há maior risco de complicações hepáticas pela maior incidência de uso de álcool e outras substâncias hepatotóxicas, assim como maior risco de hepatites virais.

A rabdomiólise induzida pela cocaína é um importante fator associado às lesões renais (que pode ser agravada com o uso de medicamentos via intramuscular e pela contenção mecânica).

GRAVIDEZ

Apesar de ser associada a diversas complicações na gestação, como maior risco de sangramento, placenta prévia e descolamento prematuro de placenta, além de baixo peso, prematuridade e redução da circunferência cefálica, os dados na literatura são conflitantes.[31] Ainda é incerto se são efeitos diretos da cocaína ou por fatores associados, como uso de outras substâncias, carências nutricionais e acompanhamento pré-natal prejudicado.

A cocaína é excretada no leite materno e pode gerar sintomas no lactente, como irritabilidade e alterações de sono. Até o momento, não há evidências consistentes de efeitos de longo prazo da exposição à cocaína pré-natal ou no período de amamentação.

Não menos importante, o uso crônico de cocaína tem grande potencial de levar o indivíduo a inúmeros problemas em diversas esferas da vida. Problemas sociais, como conflitos e afastamento de amigos e familiares, problemas ocupacionais, como queda do desempenho no emprego ou demissão, problemas legais, como envolvimento com tráfico de drogas ou realização de delitos para obter recursos para compra de droga são frequentes e progressivamente agravam o quadro de dependência e dificultam o tratamento do indivíduo.

ABSTINÊNCIA

Como ocorre com outras substâncias estimulantes, não há consenso sobre um típico quadro de síndrome de abstinência de cocaína. Entretanto, principalmente usuários crônicos e/ou de altas doses que cessam ou reduzem o uso podem apresentar, poucas horas após, geralmente com pico em dois a quatro dias, uma fase inicial conhecida como *crash*, marcada por sintomas intensos, como humor disfórico ou depressivo, anedonia, redução da energia, fadiga, retardo psicomotor, hipersonolência e fissura. É comum o relato de sonhos vívidos, geralmente desagradáveis, os quais ocorrem por aumento da fase REM. Com o passar dos dias, há maior predomínio da anedonia, fissura e sintomas ansiosos, com aumento do apetite e da insônia, podendo durar semanas. Por fim, a fissura costuma ser o único sintoma, oscilando ao longo dos anos, muitas vezes vinculada a gatilhos ambientais relacionados ao consumo, como determinado local de obtenção da droga ou equipamentos para o uso.

A maioria dos usuários de cocaína apresenta sintomas leves de abstinência, sem necessitar de qualquer tratamento. Raros casos apresentarão complicações clínicas relevantes e com risco de morte. Deve-se sempre avaliar o risco de suicídio nesses pacientes, além de possíveis sinais de isquemia miocárdica, principalmente na primeira semana de abstinência.

EXAMES COMPLEMENTARES

A investigação com exames complementares será guiada pela anamnese e pelos exames psíquico e físico. O **Quadro 30.3** aponta os principais exames solicitados em um quadro agudo. Não há correlação clara entre o nível de cocaína ou seu metabólito e a gravidade da intoxicação. Por fim, nenhum exame tem função de diagnóstico de dependência de cocaína.

A maioria dos exames detecta o principal metabólito da cocaína, o benzoilecgonina, e não a cocaína em si, e apresenta janelas específicas de detecção.[32] É importante ressaltar que cada exame precisa ser cuidadosamente avaliado e contextualizado. Por exemplo, a testagem a partir do cabelo, a qual apresenta a maior janela de detecção, pode ser problemática, já que os resultados variam entre raças/etnias, local e tipo de cabelo, exposição

---

QUADRO 30.3
PRINCIPAIS EXAMES SOLICITADOS NA INTOXICAÇÃO AGUDA POR COCAÍNA

- Hemograma completo
- Teste de gravidez
- Eletrólitos
- Função hepática
- Função renal
- CPK/CK (creatinofosfoquinase)
- Sorologias (hepatite B e C, sífilis, HIV)
- Eletrocardiograma (ECG) e marcadores de lesão miocárdica
- Teste de sangue ou urina para cocaína/metabólitos (se suspeita e sem dados na anamnese, p. ex., paciente inconsciente)
- Outros guiados pela suspeita clínica/lesão de órgão-alvo

secundária à cocaína (uso passivo), além de a cocaína continuar a ser incorporada meses após o último uso. O **Quadro 30.4** demonstra as janelas de detecção para os diferentes tipos de testagem.

DIAGNÓSTICO DIFERENCIAL

Várias substâncias lícitas (p. ex., cafeína, metilfenidato, lisdexanfetamina) e ilícitas (anfetaminas/metanfetaminas e análogos) com propriedades estimulantes podem desencadear quadros similares ou mesmo mais graves do que a cocaína. Por características farmacológicas diferentes, elas podem desencadear respostas adrenérgicas mais intensas e prolongadas, principalmente os anfetamínicos.

Na presença de quadros maniformes e/ou psicóticos, deve-se ficar atento aos dados da história clínica, do exame psíquico e da evolução dos sintomas, a fim de facilitar a diferenciação de outros transtornos psiquiátricos, como transtorno bipolar (TB) e esquizofrenia. Como regra, comorbidades psiquiátricas em dependentes químicos devem ser investigadas.

TRATAMENTO

A base do tratamento é a formação de um bom vínculo, adotando uma postura sem preconceitos ou julgamentos morais. É importante que o profissional tenha em mente que o transtorno é crônico e demanda um tratamento prolongado. Lapsos e recaídas não representam falha no tratamento, pois, como em doenças crônicas, como diabetes e hipertensão, são comuns durante o processo e devem ser utilizados para as constantes reavaliações e modificações nas intervenções terapêuticas. Deve-se sempre buscar atingir a abstinência, porém, identificando, contextualizando e respeitando as etapas do processo terapêutico de cada indivíduo.

Inicialmente, a abordagem terapêutica consiste na realização de uma completa avaliação clínica e psiquiátrica (sempre buscando comorbidades), identificando o estágio motivacional do indivíduo e o contexto social, com foco nos vínculos protetores. Um grande desafio é manter a motivação do paciente com o tratamento, pois o abandono precoce é muito comum.

A estratégia de tratamento deve incluir ações multidisciplinares, farmacológicas e psicoterapêuticas, grupos de ajuda, como os baseados nos 12 passos (p. ex., Narcóticos Anônimos), além de envolver os diversos equipamentos de saúde, como serviços de pronto-atendimento/pronto-socorro, ambulatórios especializados, hospital dia, Centros de Atenção Psicossocial (CAPS AD), comunidades terapêuticas e unidades de internação. Também é fundamental o envolvimento de serviços e equipamentos sociais, como Centro de Acolhida (CTA) e Moradias Monitoradas.

■ TRATAMENTO DA INTOXICAÇÃO AGUDA E DA ABSTINÊNCIA

A maioria dos usuários não procura tratamento para os efeitos da intoxicação. Quando o fazem, os sintomas cardiovasculares, como angina, são um dos principais fatores que motivam a busca por um serviço de urgência.

O quadro de intoxicação costuma ser leve e autolimitado, porém, pode haver maior gravidade em pacientes que apresentam muitas alterações autonômicas e/ou psiquiátricas.

Entre as alterações clínicas, é fundamental a avaliação completa dos diversos aparelhos, principalmente cardiovascular. Se quadro anginoso, uma síndrome coronariana aguda (SCA) deve ser investigada adequadamente (ECG e enzimas cardíacas seriadas), sempre com apoio de equipe clínica. Não é recomendado o uso de medicamentos betabloqueadores, como o propranolol, pois podem piorar o quadro hipertensivo.

Alguns pacientes podem apresentar um quadro de *delirium* induzido por cocaína (*excited delirium*), mar-

QUADRO 30.4
TESTES PARA DETECÇÃO DE COCAÍNA

Tipo de teste	Janela de detecção
Sangue	12h cocaína/48h benzoilecgonina
Urina	2-3 dias (até duas semanas em usuários de uso intenso/crônico)
Saliva	Semelhante ao sangue
Suor	Semanas
Cabelo	Meses até anos

cado por intensa agitação psicomotora, agressividade, hipertermia e outras alterações autonômicas. Há maior risco de mortalidade nesses casos. O manejo deve ser realizado preferencialmente em uma unidade de terapia intensiva (UTI).

O tratamento, na prática, consiste em utilizar, quando necessário, medicamentos para reduzir a agitação psicomotora, o risco de heteroagressividade e possíveis sintomas psicóticos, como alucinações e delírios paranoides. Devido às propriedades depressoras, por ação GABAérgica, os benzodiazepínicos, como diazepam, clonazepam, lorazepam e midazolam são a primeira escolha, buscando antagonizar os efeitos estimulantes da cocaína. Os antipsicóticos também podem ser utilizados (isoladamente ou associados), principalmente em casos de suspeita de intoxicação concomitante com álcool ou muitos sintomas psicóticos. Deve-se sempre buscar o uso de medicamentos por via oral, porém, devido aos riscos de heteroagressão, em muitos casos, a via parenteral será necessária, assim como a contenção mecânica, sendo o midazolam intramuscular a medicação de escolha (evitar o uso de diazepam intramuscular por apresentar absorção errática). Além disso, deve-se evitar a utilização de medicamentos por via intravenosa. É importante salientar que os usuários de cocaína têm maior risco de apresentar distonia aguda induzida por antipsicóticos.[33]

Diferentemente de outras síndromes de abstinência, como a de álcool e opioides, em que há possíveis riscos e necessidade de intervenção farmacológica específica e internação hospitalar, a abstinência de cocaína, na maioria das vezes, é autolimitada e sem complicações. Nenhum medicamento, até o momento, reduz efetivamente a intensidade da abstinência.

Além disso, é fundamental observar se há a possibilidade de um quadro associado de abstinência de álcool e outras substâncias, promovendo o devido tratamento.

Muitos pacientes apresentam comportamentos de risco associados ao uso (agudo e crônico), entre eles, sexuais. Portanto, em muitos casos, medidas profiláticas ou terapêuticas para infecções sexualmente transmissíveis (ISTs) devem ser realizadas.

Por fim, é fundamental um manejo empático e motivacional em um serviço de emergência, pois muitas vezes é o primeiro contato do usuário de cocaína com uma possibilidade de tratamento. Assim, abre-se uma oportunidade para o início de uma conscientização e um vínculo terapêutico, possibilitando, por exemplo, o encaminhamento para tratamento ambulatorial especializado.

TRATAMENTO DA DEPENDÊNCIA

■ FARMACOTERAPIA

Apesar de não haver, até o momento, medicamentos eficazes para a dependência de cocaína/*crack*, alguns estudos apontam para algumas opções farmacológicas com benefícios em determinadas populações.[34] Além disso, a farmacoterapia é fundamental no tratamento das comorbidades, as quais são muito frequentes nos dependentes de cocaína.

TERAPIA DE REPOSIÇÃO COM OUTROS ESTIMULANTES (AGONISTAS DOPAMINÉRGICOS)

Semelhante ao realizado com a terapia com metadona nos usuários de opioides, em que se busca utilizar uma substância com efeitos semelhantes, mas com menor potencial de abuso (geralmente, devido a diferenças na meia-vida e na capacidade de estimular o receptor). Medicamentos como a lisdexanfetamina (30-60 mg) podem reduzir os dias de uso e aumentar o tempo de abstinência inicial, porém, ainda carecem de evidências robustas.

DISSULFIRAM

Teve sua fabricação encerrada no Brasil em 2020. Apresentou alguns resultados positivos (250 mg), com a hipótese de reduzir os efeitos reforçadores da cocaína e aumentar efeitos adversos, por meio do bloqueio da degradação pela enzima plasma esterase e o bloqueio da conversão de dopamina para noradrenalina pela enzima dopamina beta-hidroxilase. Mais estudos são necessários.

MODAFINILA

Tem propriedades estimulantes mais leves, poucos efeitos colaterais e baixa taxa de uso abusivo. Apresentou resultados promissores, mas grandes estudos não replicaram os efeitos benéficos.[34,35] No entanto, apresentou resultados positivos em determinados grupos, como os que não apresentam uso de álcool comórbido.

ANTICONVULSIVANTES (AÇÃO GABAÉRGICA)

A maioria dos estudos é negativo para o uso de topiramato. Apesar de inicialmente promissora, a vigabatrina também apresentou resultado negativo no maior estudo realizado.[34,36]

ANTIPSICÓTICOS E BENZODIAZEPÍNICOS

Não demonstraram benefícios/resultados negativos.

NALTREXONA

Os resultados ainda são contraditórios, com mais estudos necessários. A associação com bupropiona vem sendo estudada (a partir de resultados com usuários de metanfetamina).

COLINESTERÁSICOS

Poucos estudos com galantamina (8 mg) apresentaram resultados promissores em pacientes dependentes de cocaína com dependência também de opioides.[37]

ANTIDEPRESSIVOS

Resultados negativos.

VACINA

Alguns resultados são promissores, porém, com curta duração do efeito e necessitando de repetidas doses. Como princípio básico, busca criar complexos (cocaína + anticorpo) que não conseguiriam passar pela barreira hematencefálica e, consequentemente, sem gerar efeitos no SNC.[38] Porém, como a cocaína é uma molécula muito pequena, altos títulos de anticorpos são necessários.

ABORDAGENS PSICOTERAPÊUTICAS/PSICOSSOCIAIS

Até o momento, as intervenções com maiores evidências são as apresentadas a seguir.

TERAPIA COGNITIVO-COMPORTAMENTAL

Fundada pelo psiquiatra norte-americano Aaron Beck, na década de 1960, a terapia cognitivo-comportamental (TCC) tem como fundamento ajudar o paciente, por meio de sessões estruturadas e orientadas para metas, a identificar e modificar suas distorções cognitivas e os seus comportamentos disfuncionais. As distorções cognitivas são padrões estáveis e erráticos de percepção, processamento e interpretação de informações provenientes de situações internas ou externas, os quais levam o indivíduo a pensar e a agir de maneira inflexível e automática. Assim, com a identificação e o manejo dos pensamentos, a TCC pode auxiliar o indivíduo a desenvolver estratégias de enfrentamento e favorecer a resolução de sintomas negativos e conflitantes, reduzindo os comportamentos disfuncionais de maneira duradoura.[39]

Considerando os transtornos por uso de substâncias, os pacientes aprendem sobre o uso da droga em um contexto de antecedentes e consequências. Desenvolvem a capacidade de reconhecer as situações e os estados associados à utilização da substância, a fim de evitá-los sempre que possível. Também aprendem diversas estratégias de enfrentamento para utilizar nas situações de uso que não conseguiram evitar, além de utilizá-las nos gatilhos internos, como a fissura, muito intensa nos usuários de cocaína e *crack*.

Dentro do modelo cognitivo de Beck sobre o uso de substâncias, encontramos frequentemente três tipos de crenças (processos duradouros e estáveis) nos pacientes: crenças antecipatórias, crenças permissivas e crenças de alívio. As antecipatórias estão presentes na expectativa de um determinado resultado com o uso da droga, como "só conseguirei aproveitar a festa se usar cocaína"; as permissivas trazem a sensação de um uso aceitável ou mesmo merecido pelo indivíduo, como "trabalhei a semana inteira, mereço utilizar no final de semana". Por fim, a de alívio está relacionada com o uso da substância para a resolução de um determinado estado desconfortável, como "se eu me sentir muito ansioso, apenas a droga irá me acalmar".

Vários estudos demonstraram que a TCC apresenta eficácia para o tratamento da dependência química, incluindo os usuários de cocaína, ajudando na redução do uso e na promoção da abstinência.[40] Entretanto, até o momento, os ensaios clínicos randomizados demonstraram efeitos modestos da TCC quando comparada a outras intervenções psicossociais.[41] Para os melhores resultados, é fundamental a associação com outras abordagens terapêuticas, como a farmacoterapia e o manejo de contingências.

ENTREVISTA MOTIVACIONAL

Desenvolvida na década de 1990 pelos psicólogos W. Miller e S. Rollnick, a entrevista motivacional (EM) surgiu a partir do tratamento de dependentes de álcool. Ela é um estilo de aconselhamento diretivo e conversa colaborativa, centrada no cliente (paciente), e tem como principal objetivo ajudar na mudança dos comportamentos problemáticos a partir da evocação interna da motivação do indivíduo.[42] Tal motivação é entendida não como uma característica da personalidade, e sim com um estado que pode ser evocado e modificado. Na EM, é fundamental buscar as razões, e não formas de persuasão ou imposição para a mudança, sempre de maneira individualizada e considerando o estágio de mudança em que o cliente está (**Quadro 30.5**).

A base da mudança terapêutica está na resolução da ambivalência. Os usuários de substâncias frequentemente apresentam pensamentos e sentimentos conflitantes (ambivalentes) sobre o uso, muitas vezes evidenciados, por exemplo, com a técnica da balança decisória. Um exemplo dessa balança está no **Quadro 30.6**.

A EM é uma intervenção breve, com foco na resolução de problemas específicos. Atualmente, apresenta eficácia

QUADRO 30.5
ESTÁGIOS DE MUDANÇA DO CLIENTE, DE ACORDO COM A ENTREVISTA MOTIVACIONAL

Estágio de mudança	Característica do estágio	Abordagem do profissional
Pré-contemplação	Não se considera o uso de droga como um problema.	Psicoeducação e formação de vínculo terapêutico. Buscar induzir o indivíduo a pensar sobre o uso e as suas consequências.
Contemplação	Considera possível uma mudança, porém, muito ambivalente e sem planejamento para tentativa.	Trabalhar a ambivalência. Utilizar técnicas, como a balança decisória.
Preparação/determinação	Decisão para mudar o comportamento, com um plano de ação em desenvolvimento.	Trabalhar com o paciente o plano de ação.
Ação	Engajamento no plano de ação, com mudança visível do comportamento.	Reforçar os ganhos no processo. Intensificar as estratégias de enfrentamento.
Manutenção	Há modificação do comportamento de maneira sustentada.	Prevenção das recaídas e avaliação dos resultados.

Fonte: Elaborado com base em Prochaska e colaboradores.[43]

QUADRO 30.6
EXEMPLO DE BALANÇA DECISÓRIA

Vantagens de usar	Desvantagens em usar
"Fico mais sociável"	"Me envolve em brigas"
"Sinto muita energia"	"Faço dívidas"
Vantagens em não usar	**Desvantagens em não usar**
"Minha família fica mais próxima"	"Não consigo me relacionar nas festas"
"Consigo trabalhar melhor"	"Sinto-me deprimido"

nas diversas dependências, principalmente associada a outras abordagens.

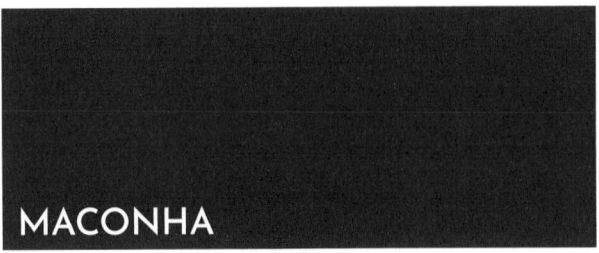

MACONHA

Maconha é a terceira substância controlada mais comumente utilizada no mundo depois do álcool e do tabaco. As Nações Unidas estimam que 192 milhões de pessoas (3,9% da população mundial adulta) consumiram a droga em anos anteriores a 2018. Países de alta renda têm maior prevalência de consumo do que países de baixa renda.[44]

O transtorno por uso de *Cannabis* é amplamente definido como a incapacidade de parar de consumir maconha mesmo quando está causando danos físicos ou psicológicos.[23,45] De acordo com a estimativa global mais recente, 22,1 milhões de pessoas atenderam aos critérios diagnósticos para o transtorno em 2016 (289,7 casos por 100 mil pessoas).[46]

O uso não medicinal de maconha é ilegal na maior parte do mundo, mas, até o momento, 12 estados dos Estados Unidos, Uruguai e Canadá legalizaram o uso recreativo por adultos. O uso de maconha medicinal foi legalizado em muitas outras jurisdições em todo o mundo.

Até o final da década de 1990, a produção, venda e posse de maconha era ilegal na maioria dos países. Em 1996, o uso medicinal para tratar náuseas, perda de peso, dor e espasmo muscular e "condições médicas graves" foi legalizado na Califórnia;[47] desde então, 34 jurisdições nos Estados Unidos legalizaram a maconha medicinal de alguma forma. Em muitos estados, as condições elegíveis para o uso de maconha medicinal foram progressivamente ampliadas desde 1996, e adultos com essas condições podem comprá-la em dispensários de varejo.[48] Relaxamentos semelhantes ocorreram no Canadá, em resposta a decisões judiciais,[49] abrindo a porta para médicos recomendarem maconha e para pacientes comprarem maconha de produtores licenciados.[50]

Esses programas liberais de uso medicinal da maconha facilitaram a legalização posterior do uso não medicinal, obscurecendo a distinção entre uso medicinal e não médico.[51]

É importante notar que faltam evidências de apoio para efeitos terapêuticos positivos da maconha para a maioria das condições para as quais o uso medicinal foi aprovado.[52,53]

É muito cedo para avaliar todos os efeitos da legalização da oferta comercial, mas a experiência com álcool sugere fortemente que aumentar o acesso a produtos de maconha mais baratos e potentes aumentará a prevalência do uso regular da substância, piorando as condições de saúde da população como consequência.[54]

No Brasil, o LENAD II mostrou que 4% dos adolescentes e 7% dos adultos já tinham experimentado maconha, e 3% dos adolescentes e 3% dos adultos tinham usado no último ano. Dos 7% dos adultos que tinham experimentado maconha, 42% deles usaram no último ano, e 37% pontuaram em escala para dependência.[8] O LENUD III, realizado em 2015, mostrou uma prevalência de 2,5% de uso último ano, e 7,7% de uso na vida.[7]

Existem muitos preparados de maconha, cuja concentração de tetra-hidrocanabinol (THC) varia de cerca de 6% para maconha prensada a 80% (concentrado, extraído com solventes usado em vaporizador). O THC é o responsável tanto pela dependência química como pelos efeitos deletérios. Usuários de variedades ricas em THC e pobres em canabidiol (CBD) estão sob risco maior de quadros psicóticos, de diminuição volumétrica de áreas cerebrais responsáveis pela memória, planejamento e execução de tarefas e de diversos tipos de prejuízos cognitivos. Já o modo pelo qual o CBD protege os neurônios da degeneração induzida por THC permanece incerto, mas esse potencial tem despertado interesse em estudar o CBD para tratamento de várias doenças.[55]

A maconha sintética é um composto químico sintetizado cuja ação é semelhante à da maconha. Há relatos de intoxicação grave e morte por essa droga. No ano de 2017, foram relatadas 550 mortes por maconha sintética na Europa, quatro vezes o número registrado em 2015.[56]

DIAGNÓSTICO, TRIAGEM E AVALIAÇÃO

Não há consenso sobre se o uso de maconha deve ser rotineiramente rastreado em populações em geral.[57] Recomenda-se a triagem para uso de drogas ilícitas em adultos ≥ 18 anos, em gestantes e puérperas e em adolescentes de 12 a 17 anos em ambientes de atenção primária, se o acompanhamento puder ser oferecido.[58] Boas práticas clínicas incluem, no mínimo, avaliação da quantidade, frequência e modo de administração de maconha e, se possível, uma estimativa dos compostos ativos (THC e CBD) nos preparados que estão sendo consumidos. O uso de produtos com uma proporção maior de THC é mais preocupante do que produtos com uma alta proporção de CBD e pouco ou nenhum THC. Para avaliar os compostos ativos, um paciente pode ser questionado sobre sua preferência por produtos de maconha: uma preferência por produtos "fortes" (como cepas Sativa ou partes da planta, incluindo a resina cristalina que reveste a planta ou partes com flores da planta) fornece um indicador indireto de alto teor de THC e baixo teor de CBD.

A triagem de populações de alto risco (como pacientes com histórico psiquiátrico ou forense) é considerada uma boa prática clínica. Uma revisão sistemática das medidas de triagem nos departamentos de emergência descobriu que uma única pergunta de triagem ("No ano passado, com que frequência você usou maconha?") foi tão eficaz quanto as medidas de vários itens. Em populações que buscam tratamento, o uso de maconha deve ser abordado no início da consulta.

Se uma pessoa relatar uso recente de maconha, uma entrevista clínica mais abrangente deve avaliar se o uso se encaixa no espectro do uso perigoso, uso prejudicial e transtorno por uso.

O **Quadro 30.7** resume os critérios diagnósticos utilizados pela CID-11 e pelo DSM-5 para o transtorno.

QUADRO 30.7
CRITÉRIOS DIAGNÓSTICOS PARA USO DE MACONHA E TRANSTORNO POR USO DE CANNABIS DE ACORDO COM CID-11 E DSM-5

Domínio amplo	DSM-5 Transtorno por uso de *Cannabis* "critérios de diagnóstico"[45]	CID-11 Dependência de *Cannabis* "descrição"[23]
Controle prejudicado	1 A maconha é ingerida em quantidades maiores ou por períodos mais longos do que o pretendido.	"A dependência da maconha é um distúrbio de regulação do uso de maconha decorrente do uso repetido ou contínuo de maconha. A característica é um forte impulso interno para o uso de maconha, que se manifesta pela capacidade prejudicada de controlar o uso [...]"
	2 Há um desejo persistente ou tentativas malsucedidas de reduzir ou controlar o uso de maconha.	
	3 Muito tempo é gasto em atividades necessárias para obter droga, usar droga ou se recuperar de seus efeitos.	"[...] aumentar a prioridade dada ao uso em detrimento de outras atividades [...]"
	4 Fissura ou um forte desejo ou necessidade de usar maconha.	"Essas experiências são frequentemente acompanhadas por uma sensação subjetiva de desejo ou necessidade de usar maconha."
Prioridade crescente resultando em risco social e físico	5 O uso recorrente de maconha resulta em não cumprimento das principais obrigações no trabalho, na escola ou em casa.	"[...] e persistência do uso apesar de danos ou consequências negativas."
	6 Uso contínuo de maconha, apesar de problemas sociais ou interpessoais persistentes ou recorrentes causados ou exacerbados pelos efeitos do consumo.	"[...] e persistência do uso apesar de danos ou consequências negativas."

QUADRO 30.7
CRITÉRIOS DIAGNÓSTICOS PARA USO DE MACONHA E TRANSTORNO POR USO DE CANNABIS DE ACORDO COM CID-11 E DSM-5

Domínio amplo	DSM-5 Transtorno por uso de Cannabis "critérios de diagnóstico"[45]	CID-11 Dependência de Cannabis "descrição"[23]
	7 Importantes atividades sociais, ocupacionais ou recreativas são reduzidas ou não realizadas por causa do uso de maconha.	"[...] aumentar a prioridade dada ao uso em detrimento de outras atividades [...]"
	8 Uso recorrente de maconha em situações em que é fisicamente perigoso.	"[...] e persistência do uso apesar de danos ou consequências negativas."
	9 O uso de maconha é continuado apesar do conhecimento de ter um problema físico ou psicológico persistente ou recorrente que provavelmente foi causado ou exacerbado pela maconha.	"[...] e persistência do uso apesar de danos ou consequências negativas."
Dependência fisiológica	10 Tolerância, como evidenciado por um efeito marcadamente diminuído.	"Características fisiológicas da dependência também podem estar presentes, incluindo tolerância aos efeitos da maconha, sintomas de abstinência após a cessação ou redução do uso de maconha, ou uso repetido de maconha ou substâncias farmacologicamente semelhantes para prevenir ou aliviar os sintomas de abstinência."
	11 Síndrome de abstinência, ou beber para evitar a abstinência.	

Fonte: Elaborado com base em Connor e colaboradores.[59]

QUADRO CLÍNICO: TRANSTORNOS MENTAIS ASSOCIADOS AO USO DE MACONHA

O uso de maconha está associado a diversos transtornos mentais, sendo fator agravante para muito deles.[60,61] A carga de doença atribuível ao uso de maconha foi estimada em 55,8 anos de vida perdidos devido à incapacidade.[60]

Para transtornos do espectro da esquizofrenia, estima-se que o risco seja quatro vezes maior para desenvolver a doença.[62] O uso de maconha associado a esse transtorno piora o prognóstico. Está mais associado a taxas maiores de abandono ao tratamento. A maconha exacerba os sintomas positivos, alucinações e delírios, e agrava os sintomas negativos, com repercussões negativas sobre a qualidade de vida.

O uso de maconha está associado à alteração basal do humor, ao desencadeamento ou intensificação de sintomas psiquiátricos, ao transtorno depressivo e ao TB.[63] O uso de maconha está associado a um conjunto de desfechos negativos, como dificuldade na recuperação dos sintomas, maior número de internações, piora da adesão ao tratamento, risco aumentado de suicídio e baixa resposta ao uso de lítio.

Também relaciona-se ao transtorno de ansiedade. Uma metanálise encontrou diversos estudos que mostram associação de transtornos ansiosos, aumento de ideação suicida tanto na adolescência quanto em adultos jovens.[64]

O TDAH também está associado ao uso de substâncias psicoativas, entre elas a maconha.[65] A presença de TDAH, se não tratado, dobra o risco para desenvolvimento de abuso ou dependência de substâncias. Ambos os transtornos se influenciam e se potencializam, trazendo implicações para o seu diagnóstico.[66]

TRATAMENTO

O tratamento envolve principalmente as abordagens psicossociais, destacando-se a TCC e o manejo de contingências. A **Tabela 30.2** resume as abordagens e o nível de evidências de cada uma delas.

TABELA 30.2
ABORDAGENS PSICOSSOCIAIS NO TRANSTORNO POR USO DE MACONHA

Abordagens psicossociais	Descrição e mecanismos	Sessões de tratamentos, duração típica e formato	Eficácia (0,2 pequeno; 0,5 médio; 0,8 grande)	Confiança na evidência
Terapia cognitivo-comportamental (TCC)	Considera o transtorno por uso de *Cannabis* (TCU) um comportamento aprendido, e visa identificar e modificar pensamentos disfuncionais (cognição) e ações (comportamento). Envolve o terapeuta e o paciente trabalhando em colaboração para identificar gatilhos para o uso de *Cannabis*. Aborda gatilhos cognitivos, afetivos e interpessoais para o uso aumentando a autoeficácia da recusa, identificando e modificando as expectativas de resultados do uso de *Cannabis*, melhorando as habilidades de resolução de problemas e desenvolvendo estratégias de enfrentamento mais eficazes, incluindo abordagens de relaxamento.	1 a 14 sessões durante 12 a 18 semanas; entregues em formato presencial ou *on-line*; em ambiente hospitalar, ambulatorial ou comunitário; individualmente ou em grupo.	Médio	Moderado a alto
Terapia de aprimoramento motivacional (TAM)	Uma abordagem centrada no paciente para aumentar a motivação para mudar comportamentos não saudáveis usando uma relação terapêutica colaborativa que incentiva o reconhecimento e a resolução da ambivalência em relação ao uso de	1 a 4 sessões durante 4 a 14 semanas; entregues em formato presencial ou *on-line*; em ambiente hospitalar, ambulatorial ou comunitário; individualmente ou em grupo.	Médio (efeitos zero a pequenos para TAM breve)	Moderado a alto (baixo para TAM breve)

TABELA 30.2
ABORDAGENS PSICOSSOCIAIS NO TRANSTORNO POR USO DE MACONHA

Abordagens psicossociais	Descrição e mecanismos	Sessões de tratamentos, duração típica e formato	Eficácia (0,2 pequeno; 0,5 médio; 0,8 grande)	Confiança na evidência
	Cannabis. As estratégias incluem empatia, respeito e uma perspectiva de não julgamento do terapeuta, em conjunto com a identificação colaborativa da discordância entre a saúde presente e desejada do paciente (diferença meta-status), reconhecendo a resistência à mudança e auxiliando o paciente a avaliar os prós e contras da mudança. Em estágios posteriores, o terapeuta ajuda o paciente a reconhecer fatores de risco e aumentar a autoeficácia pessoal para mudar. Oferecida em sua forma mais breve (uma sessão), pode não ser tão eficaz quanto abordagens mais longas.			
Manejo de contingência	Com base na teoria operante, o manejo de contingências usa reforços tangíveis, como dinheiro ou *vouchers*, para aumentar os resultados positivos do tratamento de *Cannabis* (como participação na sessão, conclusão do "dever de casa" relacionado à terapia e à abstinência). Os incentivos ou reforçadores podem ser modificados pela equipe terapêutica para aumentar a adesão, por exemplo, alterando o imediatismo e/ou a magnitude do incentivo. Estratégias de manejo de contingência que recompensam são mais eficazes do que aquelas que punem.	9 a 12 sessões por 9 a 12 semanas; entregues em formato presencial em ambiente ambulatorial ou comunitário; individualmente ou em grupo.	Médio (quando aplicado como tratamento adjuvante a TCC, TAM ou TCC e TAM)	Moderado como tratamento adjuvante; mais dados são necessários para avaliar o manejo de contingência como um tratamento autônomo.

TABELA 30.2
ABORDAGENS PSICOSSOCIAIS NO TRANSTORNO POR USO DE MACONHA

Abordagens psicossociais	Descrição e mecanismos	Sessões de tratamentos, duração típica e formato	Eficácia (0,2 pequeno; 0,5 médio; 0,8 grande)	Confiança na evidência
TCC e TAM	Combinação de TCC e TAM. A TAM é usada nos estágios iniciais do tratamento para envolver os pacientes e auxiliar na definição de metas e, em seguida, é seguida por TCC.	2 a 14 sessões por 4 a 56 semanas; entregues em formato presencial ou *on-line*; em ambiente hospitalar, ambulatorial ou comunitário; individualmente ou em grupo.	Médio: algumas evidências de que as intervenções combinadas superaram a TAM ou a TCC sozinhas.	Moderado a alto
Aconselhamento de apoio social	Tem como objetivo aumentar o apoio social do paciente por meio de redes profissionais, educacionais e pessoais. O aconselhamento de apoio social pode incluir outras intervenções psicossociais, como abordagens cognitivas e motivacionais, para alcançar um apoio social mais eficaz para o paciente.	10 a 14 sessões por 12 a 18 semanas; entregues em formato presencial ou *on-line*; em ambiente hospitalar, ambulatorial ou comunitário; individualmente ou em grupo.	Não é possível avaliar	Baixo
Aconselhamento sobre educação sobre drogas	Fornece informações baseadas em evidências sobre o uso de *Cannabis* e riscos à saúde, geralmente direcionados por terapeutas, e inclui breves conselhos sobre como minimizar danos.	8 a 10 sessões por 8 a 12 semanas; entregues em formato presencial ou *on-line*; em ambiente hospitalar, ambulatorial ou comunitário; individualmente ou em grupo.	Não é possível avaliar	Baixo
Prevenção de recaídas	Com base no modelo de tratamento de prevenção de recaídas de Marlatt e Gordon, a prevenção de recaídas-*Cannabis* caracteriza o transtorno como uma condição crônica e redicivante. Os terapeutas adotam um estilo psicoeducacional. Com base nos princípios de aprendizagem, esse modelo	10 a 14 sessões por 12 a 18 semanas; entregues em formato presencial ou *on-line*; em ambiente hospitalar, ambulatorial ou comunitário; individualmente ou em grupo.	Não é possível avaliar	Baixo

TABELA 30.2
ABORDAGENS PSICOSSOCIAIS NO TRANSTORNO POR USO DE MACONHA

Abordagens psicossociais	Descrição e mecanismos	Sessões de tratamentos, duração típica e formato	Eficácia (0,2 pequeno; 0,5 médio; 0,8 grande)	Confiança na evidência
	vê a recaída como uma falha de habilidades de enfrentamento eficazes, em vez de uma perda de controle sobre o uso de *Cannabis*. A prevenção de recaídas enfatiza, portanto, a identificação de situações de alto risco, o desenvolvimento de habilidades de resolução de problemas e o treinamento de relaxamento e afirmação. Pode ser um componente da TCC. A eficácia como uma intervenção independente é relatada aqui.			
Meditação de atenção plena	A meditação da atenção plena visa melhorar a reflexão interna e a aceitação de experiências negativas. Uma estratégia-chave é identificar pensamentos negativos em tempo real e usar imagens guiadas ou aceitação pessoal para lidar com essas cognições inúteis.	2 sessões ao longo de 2 semanas; entregues em formato presencial ou *on-line*; em ambiente hospitalar, ambulatorial ou comunitário; individualmente ou em grupo.	Não é possível avaliar	Baixo
Programas de ajuda mútua, (como baseados em princípios de 12 etapas ou Recuperação Inteligente)	Programas de ajuda mútua fornecem apoio regular e mútuo entre pares para abstinência. A mais comum é a Maconha Anônima, que aplica as 12 etapas de recuperação usadas pelos Alcoólicos Anônimos. Geralmente, é fornecido como um serviço comunitário e não há taxas de participação. Um patrocinador ("amigo") é normalmente alocado para novos membros.	Normalmente entregue como reuniões semanais. O objetivo da abstinência é perseguido; em formato presencial, em grupo, em ambiente ambulatorial ou comunitário.	Não é possível avaliar	Baixo

TABELA 30.2
ABORDAGENS PSICOSSOCIAIS NO TRANSTORNO POR USO DE MACONHA

Abordagens psicossociais	Descrição e mecanismos	Sessões de tratamentos, duração típica e formato	Eficácia (0,2 pequeno; 0,5 médio; 0,8 grande)	Confiança na evidência
	O patrocinador geralmente é um membro mais experiente de 12 etapas com um período mais longo de abstinência e pode fornecer suporte entre reuniões de grupo.			

Fonte: Elaborada com base em Connor e colaboradores.[59]

CLUB DRUGS

Na última década, houve um crescente uso das chamadas *club drugs*, ou "drogas de balada/boate". Trata-se de um grupo constituído por diferentes substâncias sintéticas de diversas classes, como estimulantes, alucinógenos e hipnóticos, muitas vezes de produção caseira ou em laboratórios clandestinos, utilizadas principalmente por jovens e adultos jovens em ambientes festivos, como *shows*, boates, bares, baladas e *raves*.

Entre as diversas drogas, as mais frequentemente utilizadas são MDMA (3,4-metilenodioximetanfetamina), LSD, cetamina (ketamina), metanfetaminas, GHB (gama-hidroxibutirato) e rohypnol (flunitrazepam). No **Quadro 30.8** estão listados alguns dos nomes populares de cada substância.

A seguir, serão descritas com mais detalhes duas das mais utilizadas *club drugs*, o MDMA e o LSD. Vale ressaltar que, até o momento, não há tratamentos farmacológicos específicos e aprovados para as *club drugs*.

ECSTASY (MDMA)

É um composto sintético desenvolvido em 1914 com estrutura química semelhante às anfetaminas e à mescalina. Assim, apresenta propriedades alucinógenas e estimulantes. Geralmente, leva a sintomas como euforia, sensação de bem-estar e aumento da empatia/sensação de sociabilidade (efeito empatogênico ou entactogênico).[67] O MDMA aumenta as catecolaminas, como dopamina e noradrenalina, além de aumentar a liberação de serotonina.

O MDMA rotineiramente é encontrado e consumido na forma de comprimidos ou cápsulas (mas também pó ou líquido), que recebem variados apelidos conforme o desenho e a cor. Podem ser ingeridos ou cheirados (pó) e costumam conter entre 50-200 mg de MDMA. O pico de ação é em duas horas, com duração de quatro a seis horas.[67] A intoxicação pode levar a quadros graves, como síndrome serotonérgica, hiponatremia, hipertermia, convulsões e rebaixamento do nível de consciência.[68]

O tratamento consiste em medidas de suporte clínicas e redução dos efeitos estimulantes, com o uso de benzodiazepínicos, como lorazepam 2 mg via oral ou midazolam intramuscular/intravenoso (3-5 mg). Não utilizar butirofenonas (p. ex., haloperidol), fenitoína, betabloqueadores e antipiréticos, como paracetamol, em

QUADRO 30.8
PRINCIPAIS *CLUB DRUGS* E OS NOMES MAIS COMUNS

Substância	Nomes populares
MDMA (3,4-metilenodioximetanfetamina)	MD, ecstasy, bala*, Michael Douglas, Molly
LSD (dietilamida do ácido lisérgico)	ácido, doce, quadrado, gota, papel, quartinho
Cetamina/Ketamina (hidrocloridrato de cetamina)	Special K; vitamina K, K, keta, Keyla
Metanfetamina	speed, meth, ice, cristal
GHB (gama-hidroxibutirato)	ecstasy líquido, G, boa noite, Cinderela, Giselle
Flunitrazepam	Rohypnol (marca), roofies, rape drug (droga para estupro)

*No Brasil, o termo bala é utilizado amplamente para substâncias estimulantes na forma de comprimido.

casos de agitação psicomotora, convulsão e hipertermia, respectivamente.

Há alguns estudos em andamento com o uso de MDMA para tratamento de estresse pós-traumático.[69] Até o momento, não há consenso sobre um quadro de dependência por MDMA, assim como não há tratamentos farmacológicos aprovados.[69]

LSD

Foi sintetizado pela primeira vez em 1938, por Albert Hofmann. É considerado o principal representante dos alucinógenos, gerando alterações de sensopercepção, da consciência do eu, do humor e do pensamento. O mecanismo de ação é complexo, envolvendo serotonina, glutamato e dopamina.[70] Geralmente, é encontrado em papéis que contêm a substância ("quadrado") ou na forma líquida. É facilmente absorvido pelas mucosas. A dose média utilizada é de 25-200 mcg. Tem início de ação na primeira hora, com pico em 3-5h, e pode durar por até 12h.[71] Intoxicações graves são raras (> 400 mcg), as quais podem desencadear síndrome serotonérgica e colapso cardiovascular. O maior risco é o indivíduo se envolver em acidentes decorrentes da alteração de sensopercepção.

O tratamento na fase aguda consiste em medidas de suporte e redução dos sintomas psicóticos, quando muito intensos e com pouca remissão ao longo do tempo (respeitando a farmacocinética). Se necessário um antipsicótico, dar preferência por haloperidol em baixas doses (1 a 5 mg, via oral ou intramuscular). Benzodiazepínicos também podem ajudar em casos de agitação psicomotora.

Alguns indivíduos podem evoluir com *flashbacks*, os quais são sintomas semelhantes ao período de intoxicação, que aparecem após o uso (semanas, meses ou anos após),[6] mas sem causar prejuízo ou sofrimento ao indivíduo; ou para um transtorno perceptivo persistente por alucinógenos, marcado por episódios intrusivos de alterações de humor, pensamento e sensopercepção (geralmente visuais) levando a sofrimento e prejuízo funcional.[72]

Não há consenso sobre a dependência de LSD e não há tratamento específico e aprovado.[72]

CONSIDERAÇÕES FINAIS

As drogas de abuso têm um grande potencial de causar dependência, agindo, em última análise, por meio da liberação de dopamina no sistema de recompensa cerebral, ação responsável pela sensação de prazer. Quanto mais rápida a via pela qual a droga atinge o cérebro, maior o potencial de causar dependência. Assim, a cocaína inalada tem um potencial maior para causar dependência e de forma mais rápida do que na sua forma aspirada, por exemplo. Essa é uma das razões pelas quais o *crack* tem se tornado um grande problema de saúde pública, na medida em que os usuários se aglomeram em regiões mais degradadas das grandes cidades brasileiras, formando um contingente de pessoas a céu aberto que desafia governos e suas políticas.

Outra droga ilícita, mas que causa preocupação, é a maconha, justamente pelo debate a respeito da legalização vir ganhando força no Brasil. Estados Unidos, Canadá e Uruguai são países do continente americano que já legalizaram. Entretanto, causa preocupação o fato de que haja um grande *lobby* da indústria e grandes investimentos na direção da legalização. Esse mercado já possui capital aberto na bolsa de valores e recebe grandes investimentos. A maconha, além do seu potencial em causar dependência, tem o seu uso associado com outras doenças mentais, entre as quais os transtornos do espectro da esquizofrenia.

Por fim, é importante salientar que o tratamento da dependência química é um processo lento e demorado que exige grandes esforços do paciente, de sua família e da sociedade. É importante que esses aspectos também sejam trazidos ao debate, propiciando que as políticas públicas tenham como base o que as evidências científicas apontam.

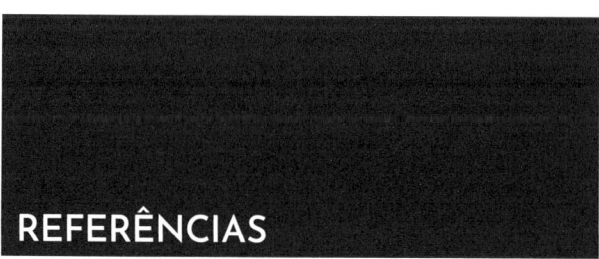

REFERÊNCIAS

1. Araújo MR, Laranjeira R, Dunn J. Cocaína: bases biológicas de administração, abstinência e tratamento. J Bras Psiquiat. 1998;47(10):497-511.

2. Diehl A, Cordeiro DC, Laranjeira R, organizadores. Dependência química: prevenção, tratamento e políticas públicas. Porto Alegre: Artmed; 2018.

3. Ferreira PEM, Martini RK. Cocaína: lendas, histórias e abuso. Braz J Psychiatry. 2001;23(2):96-9.

4. Carlini EA, Noto AR, Galduróz JCF, Nappo SA. Visão histórica sobre o uso de drogas: passado e presente; Rio de Janeiro e São Paulo. J Bras Psiquiat. 1996;45(4):227-36.

5. Ribeiro M, Laranjeira R. O tratamento do usuário de crack. 2. ed. Porto Alegre: Artmed; 2012.

6. United Nations Office on Drugs and Crime. World drug report 2016. New York: United Nations; 2016.

7. Bastos FIPM, Vasconcelos MTL, De Boni RB, Coutinho CFS, organizadores. III levantamento nacional sobre uso de drogas pela população brasileira. Rio de Janeiro: FIOCRUZ; 2017.

8. Laranjeira R, organizador. II LENAD: levantamento nacional de Álcool e Drogas. São Paulo: INPAD; 2012.

9. Kendler KS, Myers J, Prescott CA. Specificity of genetic and environmental risk factors for symptoms of cannabis, cocaine, alcohol, caffeine, and nicotine dependence. Arch Gen Psychiatry. 2007;64(11):1313-20.

10. Bühler KM, Giné E, Echeverry-Alzate V, Calleja-Conde J, Rodriguez de Fonseca F, López-Moreno JA. Common single nucleotide variants underlying drug addiction: more than a decade of research. Addict Biol. 2015;20(5):845-71.

11. Sadock BJ, Sadock VA, Ruiz P. Compêndio de psiquiatria: ciência do comportamento e psiquiatria clínica. 11. ed. Porto Alegre: Artmed; 2017.

12. Kandel DB, Huang FY, Davies M. Comorbidity between patterns of substance use dependence and psychiatric syndromes. Drug Alcohol Depend. 2001;64(2):233-41.

13. Anthony JC, Warner LA, Kessler RC. Comparative epidemiology of dependence on tobacco, alcohol, controlled substances, and inhalants: basic findings from the National Comorbidity Survey. Exp Clin Psychopharmacol. 1994;2(3):244-68.

14. Oliveira MF, Alves JQ, Andrade JF, Saczk AA, Okumura LL. Análise do teor de cocaína em amostras apreendidas pela polícia utilizando-se a técnica de cromatografia líquida de alta eficiência com detector UV-Vis. Eclet Quim. 2009;34(3):77-83.

15. Broséus J, Gentile N, Esseiva P. The cutting of cocaine and heroin: a critical review. Forensic Sci Int. 2016;262:73-83.

16. Roberts JA, Chévez-Barrios P. Levamisole-induced vasculitis: a characteristic cutaneous vasculitis associated with levamisole-adulterated cocaine. Arch Pathol Lab Med. 2015;139(8):1058-61.

17. Gossop M, Griffiths P, Powis B, Strang J. Cocaine: patterns of use, route of administration, and severity of dependence. Br J Psychiatry. 1994;164(5):660-4.

18. Jenkins, AJ, Cone, EJ. Pharmacokinetics: drug absorption, distribution, and elimination. In: Karch SB, editor. Drug abuse handbook. Boca Raton: CRC Press; 1998.

19. Howell LL, Kimmel HL. Monoamine transporters and psychostimulant addiction. Biochem Pharmacol. 2008;75(1):196-217.

20. Koob GF, Volkow ND. Neurobiology of addiction: a neurocircuitry analysis. Lancet Psychiatry. 2016;3(8):760-73.

21. Organização Mundial da Saúde. Classificação de transtornos mentais e de comportamento da CID-10: descrições clínicas e diretrizes diagnósticas. Porto Alegre: Artmed; 1993.

22. American Psychiatric Association. Manual diagnóstico e estatístico de transtornos mentais: DSM-5. 5. ed. Porto Alegre: Artmed; 2014.

23. World Health Organization. ICD-11 for Mortality and morbidity statistics [Internet]. Geneva: WHO; 2021 [capturado em 28 jun. 2021]. Disponível em: https://icd.who.int/browse11/l-m/en.

24. Mariani JJ, Khantzian EJ, Levin FR. The self-medication hypothesis and psychostimulant treatment of cocaine dependence: an update. Am J Addict. 2014;23(2):189-93.

25. Rogers RD, Robbins TW. Investigating the neurocognitive deficits associated with chronic drug misuse. Curr Opin Neurobiol. 2001;11(2):250-7.

26. Smith MJ, Thirthalli J, Abdallah AB, Murray RB, Cottler LB. Prevalence of psychotic symptoms in substance users: a comparison across substances. Compr Psychiatry. 2009;50(3):245-50.

27. Sordo L, Indave BI, Barrio G, Degenhardt L, Fuente L, Bravo MJ. Cocaine use and risk of stroke: a systematic review. Drug Alcohol Depend. 2014;142:1-13.

28. Rojas R, Riascos R, Vargas D, Cuellar H, Borne J. Neuroimaging in drug and substance abuse part I: cocaine, cannabis, and ecstasy. Top Magn Reson Imaging 2005;16(3):231-8.

29. Tseng W, Sutter ME, Albertson TE. Stimulants and the lung: review of literature. Clin Rev Allergy Immunol. 2014;46(1):82-100.

30. Phillips K, Luk A, Soor GS, Abraham JR, Leong S, Butany J. Cocaine cardiotoxicity: a review of the pathophysiology, pathology, and treatment options. Am J Cardiovasc Drugs. 2009;9(3):177-96.

31. Kuczkowski KM. The effects of drug abuse on pregnancy. Curr Opin Obstet Gynecol. 2007;19(6):578-85.

32. Verstraete AG. Detection times of drugs of abuse in blood, urine, and oral fluid. Ther Drug Monit. 2004;26(2):200-5.

33. van Harten PN, van Trier JC, Horwitz EH, Matroos GE, Hoek HW. Cocaine as a risk factor for neuroleptic-induced acute dystonia. J Clin Psychiatry. 1998;59(3):128-30.

34. Chan B, Kondo K, Freeman M, Ayers C, Montgomery J, Kansagara D. Pharmacotherapy for cocaine use disorder: a systematic review and meta-analysis. J Gen Internal Med. 2019;34(12):2858-73.

35. Anderson AL, Reid MS, Li SH, Holmes T, Shemanski L, Slee A, et al. Modafinil for the treatment of cocaine dependence. Drug Alcohol Depend. 2009;104(1-2):133-9.

36. Kampman KM, Pettinati HM, Lynch KG, Kelly Spratt, Michael R Wierzbicki, Charles P O'Brien. A double-blind, placebocontrolled trial of topiramate for the treatment of comorbid cocaine and alcohol dependence. Drug Alcohol Depend. 2013;133(1):94-9.

37. Carroll KM, Nich C, DeVito EE, Shi JM, Sofuoglu M. Galantamine and computerized cognitive behavioral therapy for cocaine dependence: a randomized clinical trial. J Clin Psychiatry. 2018;79(1):17m11669.

38. Kosten TR, Domingo CB, Shorter D, Orson F, Green C, Somoza E, et al. Vaccine for cocaine dependence: a randomized double--blind placebo-controlled efficacy trial. Drug Alcohol Depend. 2014;140:42-7.

39. Carvalho MR, Malagris LEN, Rangé BP, organizadores. Psicoeducação em terapia cognitivo-comportamental. Novo Hamburgo: Sinopsys; 2018.

40. Zanelatto NA, Laranjeira R, organizadores. O tratamento da dependência química e as terapias cognitivo-comportamentais: um guia para terapeutas. Porto Alegre: Artmed; 2013.

41. Dutra L, Stathopoulou G, Basden SL, Leyro TM, Powers MB, Otto MW. A meta-analytic review of psychosocial interventions for substance use disorders. Am J Psychiatry. 2008;165(2):179-87.

42. Figlie NB, Bordin S, Laranjeira R. Entrevista motivacional. In: Figlie NB, Bordin S, Laranjeira R, organizadores. Aconselhamento em dependência química. 3. ed. São Paulo: Roca; 2015.

43. Prochaska JO, DiClemente CC, Norcross JC. In search of how people change: applications to addictive behaviors. Am Psychol. 1992;47(9):1102-14.

44. United Nations. World drug report 2020. New York: United Nation; 2020.

45. American Psychiatric Association. Diagnostic and statistical manual of mental disorders: DSM-5. 5th ed. Washington: APA; 2013.

46. Degenhardt L, Charlson F, Ferrari A, Santomauro D, Erskine H, Mantilla-Herrara A, et al. The global burden of disease attributable to alcohol and drug use in 195 countries and territories, 1990-2016: a systematic analysis for the Global Burden of Disease Study 2016. Lancet Psychiatry. 2018;5(12):987-1012.

47. Conboy JR. Smoke screen: America's drug policy and medical marijuana. Food Drug Law J. 2000;55(4)601-17.

48. Hall W, West R, Marsden J, Humphreys K, Neale J, Petry N. It is premature to expand access to medicinal cannabis in hopes of solving the US opioid crisis. Addiction. 2018;113(6):987-8.

49. Ries NM. Prescribe with caution: the response of Canada's medical regulatory authorities to the therapeutic use of cannabis. McGill J Law Health. 2016;9(2):215-54.

50. Ablin J, Ste-Marie PA, Schäfer M, Häuser W, Fitzcharles MA. Medical use of cannabis products: lessons to be learned from Israel and Canada. Schmerz; 2016;30(1):3-13.

51. Kilmer B, MacCoun RJ. How medical marijuana smoothed the transition to marijuana legalization in the United States. Annu Rev Law Soc Sci. 2017;13:181-202.

52. National Academies of Sciences, Engineering, and Medicine; Health and Medicine Division; Board on Population Health and Public Health Practice; Committee on the Health Effects of Marijuana: an Evidence Review and Research Agenda. The health effects of cannabis and cannabinoids: the current state of evidence and recommendations for research. Washington: National Academies Press; 2017.

53. Whiting PF, Wolff RF, Deshpande S, Di Nisio M, Duffy S, Hernandez AV, et al. Cannabinoids for medical use: a systematic review and meta-analysis. JAMA. 2015;313(24):2456-73.

54. Freeman TP, Hindocha C, Baio G, Shaban NDC, Thomas EM, Astbury D, et al. Cannabidiol for the treatment of cannabis use disorder: a phase 2a, double-blind, placebo-controlled, randomised, adaptive Bayesian trial. Lancet Psychiatry. 2020;7(10):865-74.

55. Lorenzetti V, Solowij N, Yücel M. The role of cannabinoids in neuroanatomic alterations in cannabis users. Biol Psychiatrtry. 2016;79(7):e17-31.

56. European Monitoring Centre for Drugs and Drug Addiction. Drug-related deaths and mortality in Europe: update from the EMCDDA expert network [Internet]. Lisbon: ENCDDA; 2019 [capturado em 28 jun. 2021]. Disponível em: https://www.emcdda.europa.eu/publications/rapid-communications/drug-related-deaths-in-europe-2018_en.

57. US Preventive Services Task Force; Krist AH, Davidson KW, Mangione CM, Barry MJ, Cabana M, Caughey AB, et al. Screening for unhealthy drug use: US Preventive Services Task Force recommendation statement. JAMA. 2020;323(22):2301-9.

58. Newton AS, Gokiert R, Mabood N, Ata N, Dong K, Ali S, et al. Instruments to detect alcohol and other drug misuse in the emergency department: a systematic review. Pediatrics. 2011;128(1):e180-92.

59. Connor JP, Stjepanović D, Le Foll B, Hoch E, Budney AJ, Hall WD. Cannabis use and cannabis use disorder. Nat Rev Dis Primers. 2021;7(1):16.

60. Imtiaz S, Shield KD, Roerecke M, Cheng J, Popoya S, Kurdyak P, et al. The burden of disease attributable to cannabis use in Canada in 2012. Addiction. 2016;111(4):653-62.

61. Le Bec PY, FatseasM, Denis C, Lavie E, Auriacombe M. Cannabis and psycohosis: search of a causal link through a critical and sistemac review. Encephale. 2009;35(4):377-85.

62. Marconi A, Di Forti M, Lewis CM, Murray RM, Vassos E. Meta-analysis of the associatiobn between the level of cannabis use and risk os psychosis. Schizophr Bull. 2016;42(5):1262-9.

63. Feingold D, Weiser M, Rehm J, Lev-Ran S. Association between cannabis use and mood disorders: a longitudinal study. J Affect Disord. 2015;172:211-8.

64. Gobbi G, Atkin T, Zytynski T, Wang S, Askari S, Boruff J, et al. Association of cannabis use in adolescence and risk of depression, anxiety, and suicidality in young adulthood: a systematic review and meta-analysis. JAMA Psychiatry. 2019;76(4):426-34.

65. Baçanelli G, Ferreira BN, Pedroso RG, Rossi GL, Cyrino LAR. Os efeitos do abuso de maconha em pacientes com transtorno de déficit de atenção e hiperatividade. RPBeCS. 2016;3(2):36-43.

66. Fergusso DM, Boden JM. Cannabis use and adult ADHD symptons. Drug Alcohol Depend. 2008;95(1-2):90-6.

67. Green AR, Mechan AO, Elliott JM, O'shea E, Colado MI. The pharmacology and clinical pharmacology of 3,4-methylenedioxymethamphetamine (MDMA, "ecstasy"). Pharmacol Rev. 2003;55(3):463-508.

68. Diehl C, Cordeiro D, Lemos T. Estimulantes do tipo anfetamina. In: Diehl A, Cordeiro DC, Laranjeira R, organizadores. Dependência química: prevenção, tratamento e políticas públicas. Porto Alegre: Artmed; 2018.

69. National Institute on Drug Abuse. MDMA (Ecstasy) abuse research report: what are the effects of MDMA [Internet]? Bethesda: NIDA; 2017 [capturado em 28 jun. 2021]. Disponível em: https://www.drugabuse.gov/publications/research-reports/mdma-ecstasy-abuse/what-are-effects-mdma.

70. Cordeiro D. Alucinógenos. In: Diehl A, Cordeiro DC, Laranjeira R, organizadores. Dependência química: prevenção, tratamento e políticas públicas. Porto Alegre: Artmed; 2018.

71. Diehl A. Farmacoterapia dos alucinógenos. In: Diehl A, Cordeiro CD, Laranjeira R, organizadores. Tratamentos farmacológicos para dependência química: da evidência científica e prática clínica. Porto Alegre: Artmed; 2010.

72. Volkow ND. Hallucinogens and dissociative drugs research report: from the director [Internet]. Bethesda: NIDA; 2015 [capturado em 28 jun. 2021]. Disponível em: https://www.drugabuse.gov/publications/research-reports/hallucinogens-dissociative-drugs/director.

Para *quizzes* sobre o conteúdo do livro e casos clínicos complementares, acesse:

https://apoio.grupoa.com.br/tratadopsi/

31

DISFUNÇÕES SEXUAIS, PARAFILIAS E TRANSTORNOS PARAFÍLICOS E DISFORIA DE GÊNERO

CARMITA H. N. ABDO

DISFUNÇÕES SEXUAIS

A disfunção sexual decorre de alguma alteração persistente ou recorrente em uma ou mais fases do ciclo de resposta sexual (desejo, excitação e orgasmo) ou dor no ato sexual. A etiologia envolve fatores biológicos, psicológicos, de desenvolvimento, interpessoais, culturais e contextuais.

Para diagnóstico, planejamento terapêutico e prognóstico, é relevante a distinção entre disfunção sexual ao longo da vida e adquirida, bem como entre generalizada (presente em qualquer circunstância) e situacional (que se manifesta somente em determinadas parcerias e/ou ocasiões).

As abordagens variam de acordo com sexo, comorbidades médicas e seus tratamentos e opções de tratamento disponíveis. Para disfunções sexuais de etiologia psiquiátrica, utiliza-se psicoterapia, antidepressivos, ansiolíticos e medicamentos específicos para cada tipo de disfunção. Cada caso deve ser avaliado individualmente, a fim de que se defina a conduta.

Masters e Johnson, pioneiros na formulação de um modelo para a compreensão da resposta sexual, propuseram que esta seria um ciclo linear de quatro fases sequenciais (excitação, platô, orgasmo e resolução).[1] Suas características e duração foram definidas conforme apresentado a seguir.

- **1ª fase** – *Excitação*: etapa da estimulação psicológica e/ou fisiológica para o ato sexual, com duração de minutos a horas.
- **2ª fase** – *Platô*: período de excitação contínua, que se prolonga por 30 segundos a vários minutos.
- **3ª fase** – *Orgasmo*: descarga de intenso prazer e alívio de tensão, com duração de 3 a 15 segundos.
- **4ª fase** – *Resolução*: estado de bem-estar que se segue ao orgasmo e que se prolonga por minutos a horas, como um período refratário, no qual o organismo exige repouso, não aceitando mais estimulação sexual imediata.

Esse modelo foi modificado por Kaplan,[2] que destacou a importância do desejo como "gatilho" para que o ciclo de resposta sexual se desenvolvesse, sugerindo quatro fases, também lineares e sequenciais, porém, iniciando pelo desejo (identificado por fantasias e vontade de ter atividade sexual). A fase de platô foi incorporada à fase de excitação.[2] Esse ciclo, modificado por Kaplan (**Fig. 31.1**) e considerado igual para os gêneros masculino e feminino, orientou as classificações diagnósticas das disfunções sexuais até o ano 2000.[3]

Um novo modelo, mais caracteristicamente feminino, foi desenvolvido no início dos anos 2000. Contrapondo-se ao modelo linear modificado, a motivação para a atividade sexual foi avaliada como decorrente de uma série de aspectos, inclusive a presença ou a ausência do desejo sexual "espontâneo".[4] A experiência sexual poderia ser iniciada em estado de neutralidade (sem motivação suficiente). Em condições favoráveis, estímulos sexuais (atração visual, diálogo, música, estimulação física direta), desencadeariam a excitação, favorecendo a receptividade ao contato, com responsividade para o ato. Assim, uma vez iniciada a atividade sexual (por estímulo externo), uma subsequente excitação poderia também gerar o desejo, o qual seria "responsivo" e aumentaria a intensidade de excitação. Essa resposta sexual deve, portanto, ser entendida como circular, sendo desejo e excitação inter-relacionados, podendo um estimular e favorecer o outro e vice-versa. Ganhos, como proximidade emocional, maior envolvimento e vínculo, consequentes às atividades sexuais prévias poderiam motivar futuras relações sexuais.[4]

Esse novo modelo também prevê: (1) que as fases da resposta sexual podem se sobrepor (desejo e excitação podem ocorrer juntos, em vez de um preceder o outro);

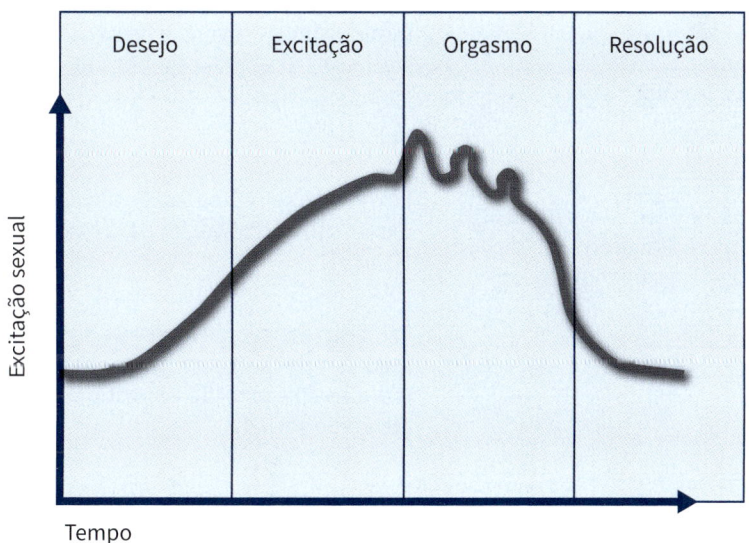

FIGURA 31.1

Modelo linear modificado do ciclo de resposta sexual.
Fonte: Masters e Johnson[1] alterado por Kaplan.[2]

(2) uma via circular (em que a evolução influencia a motivação sexual); (3) uma via linear (em que as atividades sexuais são iniciadas pelo desejo inato ou "espontâneo").[4]

A classificação diagnóstica das disfunções sexuais femininas, na 5ª edição do *Manual diagnóstico e estatístico de transtornos mentais* (DSM-5),[5] foi influenciada por essa nova proposta para o ciclo de resposta sexual. Boa parcela dos casos que vinham sendo considerados como falta de desejo foram reconsiderados e constituem, no entendimento atual, uma variedade funcional e específica de resposta sexual da mulher (desde que o desejo responsivo esteja presente).

O DSM-5 define disfunção sexual como a incapacidade do indivíduo de participar do ato sexual com satisfação. Essa dificuldade deve ser persistente ou recorrente, além de vivenciada como algo indesejável, desconfortável e incontrolável, levando a sofrimento significativo.[5]

Para a recente revisão da *Classificação internacional de doenças* (CID-11), as disfunções sexuais são síndromes que compreendem as várias formas pelas quais indivíduos adultos podem ter dificuldade em experimentar atividade sexual satisfatória e não coercitiva.[6]

A **Tabela 31.1** contém breve descrição das disfunções sexuais femininas e masculinas, segundo o DSM-5[5] e a CID-11[6].

PREVALÊNCIA

A Pesquisa Nacional de Saúde e Vida Social (NHSLS), nos Estados Unidos, encontrou, em mulheres, prevalência de 43% de queixas sexuais, sendo 33% dificuldades com desejo, 24% orgasmo e 19% lubrificação. Os homens reportaram menos queixas sexuais (31%), sendo ejaculação precoce (21%), disfunção erétil (5%) e baixo desejo (5%) as mais comuns. Entretanto, à época da coleta dos dados, a presença de sofrimento associado a essas disfunções não foi considerada, tampouco o modelo circular de resposta sexual.[7]

Uma pesquisa com mulheres norte-americanas sobre a prevalência de dificuldades sexuais femininas associadas à presença de sofrimento (o que passou a ser critério obrigatório para diagnóstico nas últimas classificações do DSM e da CID-11) e determinantes para a busca por tra-

TABELA 31.1
DESCRIÇÃO DAS DISFUNÇÕES SEXUAIS DE ACORDO COM O DSM-5 E A CID-11

DSM-5	CID-11	Descrição
302.71 Transtorno do desejo sexual masculino hipoativo		Diminuição ou ausência de pensamentos ou fantasias sexuais e falta de desejo por atividade sexual.
	HA00 Transtorno do desejo sexual hipoativo	Em homens e mulheres. Ausência ou redução acentuada de desejo ou de motivação para participar de atividade sexual.
302.72 Transtorno do interesse/ excitação sexual feminino		Falta ou redução de interesse significativo por atividade sexual; redução de pensamentos ou fantasias sexuais; redução da excitação aos estímulos sexuais e durante a atividade sexual.
	HA01.0 Transtorno da excitação sexual feminina	Ausência ou redução acentuada de resposta à estimulação sexual, que ocorre apesar do desejo por atividade sexual e estimulação sexual adequada.

TABELA 31.1
DESCRIÇÃO DAS DISFUNÇÕES SEXUAIS DE ACORDO COM O DSM-5 E A CID-11

DSM-5	CID-11	Descrição
302.72 Transtorno erétil	HA01.1 Transtorno erétil	Dificuldade persistente e recorrente em obter ou manter ereção satisfatória durante a atividade sexual.
302.74 Ejaculação retardada	HA03.1 Ejaculação retardada	Atraso acentuado/ausência de ejaculação, recorrente e persistente, na atividade sexual em parceria.
302.73 Transtorno do orgasmo feminino	HA02 Transtornos do orgasmo	Atraso, ausência ou redução acentuada da intensidade do orgasmo em mais de 75% das atividades sexuais.
302.75 Ejaculação prematura (precoce)	HA03.0 Ejaculação prematura (precoce)	Ejaculação rápida, persistente e indesejável, que ocorre em torno de um minuto ou menos, após a penetração vaginal.
302.76 Transtorno de dor genitopélvica/ penetração	HA20 Transtorno da dor sexual à penetração	Anteriormente chamado de dispareunia e vaginismo. Dificuldade ou dor durante a penetração vaginal. Pode incluir medo ou ansiedade em relação à penetração ou tensionamento e contração dos músculos do assoalho pélvico durante a relação sexual.
Disfunção sexual induzida por substância/ medicamento	HA40.2 Disfunção sexual associada com uso de substâncias psicoativas ou medicamentos	Algum transtorno na função sexual causado pelo início do uso de alguma substância/medicamento, aumento de dose ou descontinuação de alguma substância/medicamento.
302.70 Disfunção sexual não especificada	Outra disfunção sexual não especificada	Quando há sintomas característicos e predominantes de disfunção sexual que causam sofrimento clinicamente significativo, mas não satisfazem os critérios diagnósticos para outras disfunções sexuais.
302.79 Outra disfunção sexual especificada	Outra disfunção sexual especificada	Os critérios para uma disfunção sexual específica não são satisfeitos e não há informações suficientes para que seja feito um diagnóstico mais específico.

Fonte: American Psychiatric Association[5] e World Health Organization.[6]

tamento (PRESIDE),[8] revelou queixas sexuais em 44,2% delas, sendo dificuldades de desejo (38,7%), excitação (26,1%) e orgasmo (20,5%) as mais citadas, taxas similares às encontradas no estudo NHSLS.[7]

Um estudo populacional realizado no Brasil (em período coincidente com os estudos norte-americanos) identificou, na população masculina, 45,1% de prevalência de disfunção erétil (1,7% completa; 12,2% moderada; 31,2% mínima) e 25,8% de ejaculação precoce.[9] Mulheres queixaram-se de dificuldade para excitação sexual (26,6%), falta ou dificuldade de orgasmo (26,2%), dispareunia (17,8%)[9] e desejo sexual hipoativo (9,5%).[10]

IDADE DE INÍCIO

Disfunções sexuais cuja causa é essencialmente orgânica (p. ex., por doenças sistêmicas, como diabetes, hipertensão e alterações hormonais), geralmente se iniciam na fase adulta tardia.[11,12] Já as disfunções de base psíquica/emocional podem ocorrer desde o início da vida sexual e perdurar até a maturidade.[12,13] Por exemplo, foi encontrado que a prevalência de qualquer problema sexual com sofrimento é mais alta em mulheres de 45 a 64 anos (14,8%), mais baixa em mulheres acima de 65 anos (8,9%) e intermediária em mulheres de 18 a 44 anos (10,8%).[8] Ou seja, apesar da maior prevalência de dificuldades sexuais no envelhecimento, o sofrimento devido a problemas de desejo e excitação nas mulheres diminuiu com a idade.[8]

VULNERABILIDADES ASSOCIADAS ÀS DISFUNÇÕES SEXUAIS

As disfunções sexuais resultam de fatores de base física, psíquica, emocional e/ou relacional, além de condições socioculturais e econômicas, que agem de forma isolada ou conjunta.[14-19] Os principais fatores de risco para essas disfunções são condições sociodemográficas e hábitos de vida (idade avançada, baixa escolaridade, baixa renda, tabagismo, obesidade, sedentarismo, abuso de álcool, uso de drogas ilícitas e dificuldade de acesso aos serviços de saúde); doenças de base física e psiquiátrica (hipertensão, dislipidemias, diabetes melito, doenças cardiovasculares; depressão e transtornos da ansiedade); distúrbios hormonais (deficiência de androgênios e estrogênios, hiperprolactinemia e hiper/hipotireoidismo); efeitos adversos de medicamentos (antidepressivos, anticonvulsivantes, ansiolíticos, diuréticos, anti-hipertensivos, antimicóticos, antiulcerosos, drogas quimioterápicas, drogas antiandrogênicas); aspectos culturais (tabus, mitos, preconceitos e expectativas errôneas), condições socioeconômicas e conflitos relacionais; agentes estressores (p. ex., desemprego, privações, perdas emocionais); preocupação, cansaço, violência física/sexual, abuso emocional, distorções cognitivas, rigidez de costumes e autocontrole excessivo.[14-19]

DIAGNÓSTICO

No DSM-5, as disfunções sexuais são distinguidas de acordo com o gênero. Além disso, as dificuldades de desejo e de excitação da mulher, que eram categorias independentes no DSM-IV-TR, passaram a constituir uma única disfunção (do interesse/excitação sexual feminino), o mesmo ocorrendo com o vaginismo e a dispareunia, unificados como transtorno de dor genitopélvica/penetração.[5] O **Quadro 31.1** apresenta a classificação das disfunções sexuais, segundo o DSM-5.[5]

Na CID-11, as disfunções sexuais (HA00-HA0Z) estão alocadas no Capítulo 17 "Condições Relacionadas à Saúde Sexual".[6] O **Quadro 31.2** mostra a atual classificação das disfunções sexuais, que trouxe mudanças significativas em relação à CID-10.

O diagnóstico das disfunções sexuais é essencialmente clínico, considerando a queixa do paciente e/ou do parceiro, aliada aos elementos de anamnese. Um mínimo de seis meses de sintomatologia é critério essencial para a caracterização do quadro, segundo o DSM-5.[5] Investigação da saúde sexual do parceiro deve ser feita, para afastar possíveis erros de interpretação, ante o quadro referido pelo paciente.

QUADRO 31.1
CLASSIFICAÇÃO DAS DISFUNÇÕES SEXUAIS NO DSM-5

Código	Descrição
302.71	Transtorno do desejo sexual masculino hipoativo
302.72	Transtorno do interesse/excitação sexual feminino
302.72	Transtorno erétil
302.74	Ejaculação retardada
302.73	Transtorno do orgasmo feminino
302.75	Ejaculação prematura (precoce)
302.76	Transtorno de dor genitopélvica/penetração
	Disfunção sexual induzida por substância/medicamento
302.70	Disfunção sexual não especificada
302.79	Outra disfunção sexual especificada

Fonte: American Psychiatric Association.[5]

QUADRO 31.2
CLASSIFICAÇÃO DAS DISFUNÇÕES SEXUAIS A CID-11

Código	Descrição	Código	Descrição
HA00	**Transtorno do desejo sexual hipoativo**	HA02.00	ao longo da vida, generalizada
HA00.0	ao longo da vida, generalizado	HA02.01	ao longo da vida, situacional
HA00.1	ao longo da vida, situacional	HA02.02	adquirida, generalizada
HA00.2	adquirido, generalizado	HA02.03	adquirida, situacional
HA00.3	adquirido, situacional	HA02.0Z	não especificada
HA00.Z	não especificado	HA02.Y	Outros transtornos do orgasmo especificados
HA01	**Transtornos da excitação sexual**	HA02.Z	Transtornos do orgasmo não especificados
HA01.0	Transtornos da excitação sexual feminina	**HA03**	**Transtornos da ejaculação**
HA01.00	ao longo da vida, generalizado	HA03.0	Ejaculação prematura (precoce)
HA01.01	ao longo da vida, situacional	HA03.00	ao longo da vida, generalizada
HA01.02	adquirido, generalizado	HA03.01	ao longo da vida, situacional
HA01.03	adquirido, situacional	HA03.02	adquirida, generalizada
HA01.0Z	não especificado	HA03.03	adquirida, situacional
HA01.1	Transtorno erétil masculino	HA03.0Z	não especificada
HA01.10	ao longo da vida, generalizado	HA03.1	Ejaculação retardada
HA01.11	ao longo da vida, situacional	HA03.10	ao longo da vida, generalizada
HA01.12	adquirido, generalizado	HA03.11	ao longo da vida, situacional
HA01.13	adquirido, situacional	HA03.12	adquirida, generalizada
HA01.1Z	não especificado	HA03.13	adquirida, situacional
HA01.Y	Outros transtornos da excitação sexual especificados	HA03.1Z	não especificada
HA01.Z	Transtornos da excitação sexual não especificados	HA03.Y	Outros transtornos da ejaculação especificados
HA02	**Transtornos do orgasmo**	HA03.Z	Transtornos da ejaculação não especificados
HA02.0	Anorgasmia		
HA0Y	Outras disfunções sexuais especificadas	HA2Z	Transtornos da dor sexual não especificados

QUADRO 31.2
CLASSIFICAÇÃO DAS DISFUNÇÕES SEXUAIS A CID-11

Código	Descrição	Código	Descrição
HA0Z	Disfunções sexuais especificadas	HA40	Considerações etiológicas sobre disfunções sexuais e transtornos da dor sexual
	Transtornos da dor sexual	HA40.0	Associados com condições médicas, lesões ou efeitos de cirurgia ou tratamentos radioativos
HA20	Transtorno da dor sexual à penetração	HA40.1	Associados com fatores psicológicos ou comportamentais, incluindo transtornos mentais
HA20.0	ao longo da vida, generalizado	HA40.2	Associados com uso de substâncias psicoativas ou medicamentos
HA20.1	ao longo da vida, situacional	HA40.3	Associados com falta de conhecimento ou experiência
HA20.2	adquirido, generalizado	HA40.4	Associados com fatores relacionais
HA20.3	adquirido, situacional	HA40.5	Associados com fatores culturais
HA20.Z	Transtorno da dor sexual à penetração, não especificado	HA40.Y	Outras considerações etiológicas sobre disfunções sexuais e transtornos da dor sexual
HA2Y	Outros transtornos da dor sexual especificados		

Fonte: World Health Organization.[6]

Para o diagnóstico, o planejamento terapêutico e o prognóstico devem fazer a distinção entre disfunção sexual ao longo da vida e adquirida, assim como entre disfunção generalizada (presente em qualquer circunstância) e situacional (manifestada somente em determinadas circunstâncias e/ou parcerias). O grau de sofrimento (leve, moderado ou grave) também tipifica as disfunções sexuais e auxilia o diagnóstico.[5]

No DSM-5,[5] foram estabelecidos critérios para cada disfunção sexual, sendo quatro deles comuns a todas elas, para confirmar o diagnóstico, conforme sintetizado no **Quadro 31.3**.

A idade e a experiência sexual do paciente também devem ser consideradas. Jovens ou principiantes podem apresentar, de forma temporária, dificuldades de ereção, do controle da ejaculação (homens) e da lubrificação/relaxamento (mulheres), o que é compreensível e não significa disfunção, mas inexperiência.[5,15]

Cabe ao médico pesquisar rotineiramente a função sexual do paciente, o qual, muitas vezes, não apresenta espontaneamente a queixa, por constrangimento, vergonha ou timidez. Essa investigação se justifica em função do diagnóstico e da recuperação da atividade sexual, mas também porque a disfunção sexual costuma refletir doenças sistêmicas e/ou psiquiátricas subjacentes.[16,19]

Inventários e escalas de sintomas complementam o diagnóstico clínico ou a pesquisa em indivíduos com disfunção sexual. Os pontos fortes desses instrumentos incluem a medida padronizada e eficiente de problemas e a capacidade de rastrear alterações ao longo do tempo, apesar de fornecerem informações limitadas: não investigam etiologia, problemas médicos ou psiquiátricos

QUADRO 31.3
CRITÉRIOS DIAGNÓSTICOS COMUNS ÀS DISFUNÇÕES SEXUAIS, DE ACORDO COM O DSM-5

Critérios principais

A. Dificuldade sexual persistente ou recorrente *(estão incluídos descritores específicos dos sintomas de cada disfunção)*.

B. Duração mínima de *6 meses* dos sintomas do Critério A.

C. Presença de *sofrimento* pessoal clinicamente significativo.

D. Não é mais bem explicado por outro transtorno mental não sexual, *não está relacionado a grave conflito no relacionamento ou a outros estressores*, nem é atribuído a efeitos de substância/medicação ou a condição médica geral.

Especificadores

- Quanto ao início
  - ao longo da vida
  - adquirida
- Quanto à ocorrência
  - generalizada
  - situacional
- Quanto à intensidade (sofrimento)
  - mínima
  - moderada
  - grave

Investigação de fatores associados que desencadeiam ou agravam as disfunções sexuais

- Parceria (p. ex., disfunção sexual da parceria, condição de saúde da parceria)
- Relacionamento (comunicação precária, divergência quanto ao desejo por atividade sexual)
- Vulnerabilidade individual (autoimagem corporal insatisfatória, história de abuso sexual ou emocional), comorbidades psiquiátricas (depressão ou ansiedade) ou estressores (p. ex., desemprego, privações)
- Cultura/religião (proibições/inibições quanto a atividade sexual, atitudes a respeito da sexualidade)
- Presença de condições médicas relevantes para prognóstico, curso e tratamento

Fonte: American Psychiatric Association.[5]

comórbidos.[15] Essas medidas não devem substituir a entrevista com o paciente e uma análise detalhada da história sexual.[20]

DISFUNÇÕES SEXUAIS ESPECÍFICAS DA CULTURA

Aspectos culturais influenciam o funcionamento sexual, incluindo como os indivíduos de uma determinada cultura expressam e manifestam os sintomas, a presença e intensidade de sofrimento devido à disfunção e a motivação para buscar ajuda.[21]

É relevante para a formulação diagnóstica das disfunções sexuais a avaliação de fatores socioculturais ou religiosos que impliquem em inibições por proibição ou restrição de atividade sexual ou de prazer.[5]

A ausência de educação sobre saúde sexual frequentemente está relacionada ao desenvolvimento de disfunção sexual. Em todas as culturas há desafios para a educação sexual adequada, limitando o acesso a informações sobre atividade sexual.[22]

A motivação para o comportamento sexual também é variável. Algumas culturas têm esse comportamento como uma forma de obter prazer e intimidade, expressando afetividade. Outras restringem essa função, como parte da responsabilidade ou do dever diádico, em que se destaca a finalidade reprodutiva. Dependendo do significado que cada cultura atribui à atividade sexual, a disfunção sexual pode representar desde um desafio à satisfação relacional até o não cumprimento dos deveres no casamento.[21,22]

DIAGNÓSTICO DIFERENCIAL

Os diagnósticos diferenciais mais observados são aqueles entre uma e outra disfunção sexual.[5] Por exemplo, é fundamental avaliar se a prematuridade da ejaculação é um sintoma propriamente de ejaculação precoce ou uma dificuldade de ereção que leva o homem a ejacular antes de falhar.

O desejo hipoativo no homem pode também ser o diagnóstico correto em determinados casos em que a queixa é dificuldade de ereção.[5] Nesses, a função erétil estando prejudicada, causa frustração e, consequentemente, inibe o desejo.

Em mulheres, falta de interesse sexual, dificuldade de lubrificação e ansiedade podem decorrer da ejaculação precoce dos parceiros, o que torna a relação sexual pouco prazerosa para elas.[23]

Nas situações já referidas importa saber a origem da dificuldade. O diagnóstico correto é aquele que considera o ponto de partida dessa série de comportamentos sexuais disfuncionais.

Doenças de base física e/ou psiquiátrica também podem causar disfunções sexuais. Nesses casos, o diagnóstico correto refere-se à patologia que originou a disfunção sexual e não à disfunção em si.[5,15] Por exemplo, o diabetes melito pode ser a causa da disfunção erétil; a depressão pode levar à falta de desejo sexual.

O **Quadro 31.4** sistematiza os diagnósticos diferenciais descritos no DSM-5.

EXAMES COMPLEMENTARES

Exames laboratoriais não fornecem a etiologia definitiva da disfunção sexual, mas indicam se há alguma condição anômala que mereça ser mais bem investigada.[25,26] Por exemplo, níveis abaixo de 300 ng/dL para testosterona total e 7,3 ng/dL para testosterona livre são sugestivos de hipogonadismo do adulto, em homens acima de 40 anos com sintomatologia de redução da libido e/ou disfunção erétil, sendo necessárias duas dosagens hormonais (com intervalo de no mínimo 15 dias entre elas) para confirmar o diagnóstico.[26]

QUADRO 31.4
DIAGNÓSTICO DIFERENCIAL DE ACORDO COM O DSM-5

Diferenciar disfunção sexual de	Justificativa
Condição médica responsável pela disfunção sexual	Se a disfunção for inteiramente atribuível aos efeitos fisiológicos diretos de uma condição médica geral (p. ex., neuropatia autonômica), o diagnóstico de disfunção sexual não deve ser feito.
Disfunção sexual induzida por substância/medicamento	Quando a disfunção sexual é mais bem explicada pelo uso, mau uso, interrupção ou efeitos fisiológicos diretos de substância ou medicamento.
Dificuldades sexuais associadas a transtorno mental não sexual (p. ex., transtorno depressivo ou bipolar, transtorno de estresse pós-traumático, transtorno psicótico)	Caracteriza-se por disfunção sexual que ocorre apenas no contexto de sintomas de outro transtorno mental (p. ex., baixo desejo sexual no contexto de um episódio depressivo). Se a disfunção sexual estava presente antes do início do transtorno mental não sexual ou persiste depois que o transtorno mental não sexual foi resolvido, um diagnóstico de disfunção sexual pode ser justificado.
Problemas sexuais associados a graves conflitos de relacionamento ou violência de parceiro	Se a angústia severa, decorrente de prejuízo no relacionamento ou violência da parceria, explica melhor as dificuldades sexuais, então um diagnóstico de disfunção sexual não é feito.
Dificuldades sexuais associadas a problemas no relacionamento	Frequentemente, limitam-se a parceria específica (situacional) e se caracterizam por exacerbação quando o problema relacional se agrava. Em algumas situações, tanto disfunção sexual quanto problema relacional podem ser diagnosticados em conjunto.
Dificuldades sexuais não decorrentes de disfunção sexual	Podem resultar de estimulação sexual inadequada, que impede a experiência de excitação ou orgasmo. Embora ainda possa haver necessidade de cuidados, não é feito diagnóstico de disfunção sexual.

Fonte: First.[24]

Outros exames auxiliam na identificação de diabetes, dislipidemias, hipo/hipertireoidismo, que exercem impacto negativo sobre a função sexual de homens e mulheres.[25]

Em mulheres, baixas concentrações de androgênios (testosterona total e livre) podem indicar insuficiência androgênica. Entretanto, ainda não há um critério bioquímico confiável para caracterizar essa situação na população feminina. Por isso, não é recomendado que o diagnóstico etiológico de desejo hipoativo seja feito com base nas concentrações de androgênios, devido à falta de correlação clínica com possíveis queixas sexuais.[27] Em contrapartida, níveis de SHBG, estradiol, FSH, LH, prolactina, hormônios da tireoide, quando alterados em mulheres sexualmente disfuncionais, devem ser valorizados.[28]

FISIOPATOLOGIA

■ MECANISMOS NEUROLÓGICOS

O controle neurológico da ereção peniana e da excitação genital feminina é exercido por um mecanismo que atua em três áreas: (1) percursos neurológicos locais; (2) percursos centrais e da medula espinhal; e (3) centros cerebrais superiores.[29] Hormônios e neurotransmissores modulam influências de natureza central e periférica, o que explica a razão pela qual alterações em suas concentrações sanguíneas afetam o desempenho e a satisfação sexual de mulheres e homens.[29,30]

Os percursos neurológicos locais respondem pela conexão entre as estruturas genitais (nervos genitais e pélvicos, e plexos parassimpático, simpático e sensório) e organização/controle central. A esse nível, são mínimas as possibilidades de autorregulação (feedback) confirmatória ou inibitória dos sinais. No entanto, esse sistema de sinais pode ser influenciado por fármacos, hormônios, traumas ou cirurgias.[29,31]

A organização reflexa para os sinais relativos à função sexual localiza-se na medula espinhal lombar. Complexos percursos, com múltiplas interconexões nos centros cerebrais, determinam a modulação ou o condicionamento dos sinais. A coordenação das respostas genital, hemodinâmica, erétil e ejaculatória depende das estruturas centrais, enquanto as ereções reflexas ocorrem por meio da medula espinhal.[30] As funções sensória e motora, o pensamento, a consciência, a memória e a qualidade da resposta sexual também dependem dos centros cerebrais superiores.[31]

No ciclo da resposta sexual, as regiões encefálicas diretamente envolvidas estão nos núcleos hipotalâmicos específicos (paraventriculares e ventromediais) e nas regiões límbicas, incluindo a amígdala e o hipocampo, as porções ventrais do corpo estriado (especialmente o núcleo *accumbens*), a área pré-óptica medial e os núcleos olfatórios. Informações centrais transitam pelo mesencéfalo, medula oblonga, medula espinhal e sistema nervoso autônomo até os órgãos genitais, por meio de sinais elétricos ou da liberação de neurotransmissores. Os neurotransmissores dopamina, glutamato, óxido nítrico e ocitocina facilitam a função sexual. Em contrapartida, a serotonina, os peptídeos opioides e o ácido gama-aminobutírico (GABA) a inibem.[29]

A especificidade da resposta sexual é gerada pelo equilíbrio entre processos neuromoduladores excitatórios e inibitórios. Esse equilíbrio também é responsável por recompensa/reforço sexual, períodos refratários e efeitos mais crônicos, como as disfunções sexuais e as mudanças comportamentais.[32] Excitação hipoativa, inibição hiperativa ou ambas desencadeiam disfunção sexual. Esse processo é dinâmico, e as alterações no equilíbrio também são moduladas ou reforçadas pela experiência e pelo comportamento.[33,34]

Para a deflagração e a sequência do ciclo da resposta sexual, os *feedbacks* confirmatórios e inibitórios dependem do processamento de sinais no sistema nervoso central (SNC), principalmente do sistema límbico. Os *feedbacks* confirmatórios simultâneos ao estímulo sexual, para permitir a excitação mental, são mediados pela redução do *output* tônico inibitório serotonérgico das conexões entre as áreas límbicas até a medula espinhal e por *input* excitatório ocitocinérgico. Nas mulheres, a percepção pouco desenvolvida da congestão genital pode não resultar em *feedback* confirmatório e prejudicar a excitação. Se as alterações fisiológicas da resposta genital forem acompanhadas por emoções negativas (desconforto, culpa ou vergonha), o *feedback* também será negativo, inibindo a excitação subjetiva e o *input* excitatório da medula. Ocorre também uma mediação complexa no SNC dos *feedbacks* cognitivos, incluindo a autoimagem do indivíduo: se negativa, leva à hesitação ou à inércia sexual; se positiva, facilita o interesse, o desejo e a excitação. Em contrapartida, *inputs* cognitivos negativos podem ser superados quando os níveis de excitação mental forem elevados.[34,35]

■ MECANISMOS NEUROENDÓCRINOS

O desejo e a excitação sexual provocam reações no SNC, resultando em vasodilatação e aumento do fluxo sanguíneo nos genitais. Nesses processos, alguns hormônios desempenham papel fundamental, em especial o estrogênio e a testosterona.[34]

O estrogênio influencia a transmissão nervosa e a percepção sensorial no SNC e sistema nervoso periférico, atuando na regulação da expressão da síntese do óxido nítrico (ON) na vagina e no clitóris. Perifericamente, estimula a liberação de substâncias (como ON) das células endoteliais vaginais, induzindo a vasodilatação e aumentando o fluxo sanguíneo no cérebro e na vagina. O estrogênio também age em receptores nas mamas, na vagina, na vulva, na entrada da bexiga e na uretra, para manter o fluxo sanguíneo desses tecidos, adensar e lubrificar o epitélio vaginal e fortalecer os tecidos pélvicos para o intercurso.[36] O ON é fundamental na mediação do relaxamento da musculatura lisa do clitóris, agindo parcialmente na mediação do relaxamento da musculatura lisa da vagina.[37]

Hormônio da motivação sexual, a testosterona é produzida pelas glândulas adrenais e pelos ovários na mulher, enquanto no homem é pelas adrenais e pelos testículos. Atua perifericamente, afetando, de forma direta, o fluxo sanguíneo arterial ou aumentando, de forma indireta, a disponibilidade do estrogênio. Sua concentração cerebral é 7 a 10 vezes maior que a do estrogênio, e é o precursor primário para a biossíntese do estradiol.[38] O hipotálamo, que regula a função sexual e o humor, contém receptores de estrogênio e testosterona. A testosterona age no controle do impulso sexual, mediada por tais receptores.[39] A testosterona e os receptores androgênicos interagem no SNC com neurotransmissores responsáveis pela resposta sexual, entre os quais serotonina, dopamina, noradrenalina, GABA, vasopressina, ocitocina e acetilcolina.[34]

O estrogênio e a testosterona regulam o funcionamento sexual por meio de alvos centrais e periféricos. Diminuição do estrogênio, no puerpério, na transição da menopausa e na pós-menopausa, pode prejudicar o funcionamento sexual devido a efeitos periféricos sobre a lubrificação vaginal, que se torna insuficiente, além da atrofia do tecido vulvovaginal. Os níveis de testosterona diminuem gradativamente em ambos os sexos (com o envelhecimento) ou abruptamente (como resultado de outras condições): hipogonadismo tardio no homem, aumento da ligação à globulina conectada às proteínas e aos hormônios sexuais, pós-ooforectomia, menopausa induzida e insuficiência ovariana prematura. Déficit hormonal pode ser responsável, parcialmente, por disfunção no interesse e na excitação sexual em mulheres e baixo desejo em homens.[29,32]

A dopamina afeta o desejo e a capacidade de manutenção do interesse durante a atividade sexual. Concentração de dopamina e de norepinefrina (que também favorece a excitação) pode ser reduzida devido à maior neurotransmissão serotonérgica. Inibição da excitação e de outras fases do funcionamento sexual também ocorre quando há níveis aumentados de prolactina (relação inversa à dopamina). Quando há bloqueio da ocitocina, desejo, receptividade e capacidade de resposta sexual são prejudicados.[31,33,34]

RECOMENDAÇÕES PARA O TRATAMENTO

■ ORIENTAÇÃO E ACONSELHAMENTO

É comum que pacientes desconheçam os aspectos básicos da atividade sexual, da anatomia dos genitais, da reprodução, da proteção contra o sexo de risco, além de revelarem concepções equivocadas, preconceitos e crenças em mitos, adquiridos por influência sociofamiliar.[40] Essa falta de informação pode resultar em gravidez indesejada, infecções sexualmente transmissíveis (ISTs) e comprometimento de uma ou mais das fases do ciclo de resposta sexual.[41]

Transmitir informações corretas pode solucionar parte dos problemas sexuais, especialmente os de etiologia psicogênica. Essa abordagem inclui breve explicação sobre a anatomia genital, o mecanismo de cada fase do ciclo de resposta sexual e as respectivas reações do corpo, e a influência dos fatores ambientais na vida sexual (cansaço, estresse, preocupações e perdas). Deve-se orientar sobre a importância de controlar a ansiedade de desempenho, de não restringir a atividade sexual somente à ereção ou ao orgasmo e estimular a comunicação entre os parceiros quanto às preferências sexuais.[41]

Deve-se alertar o paciente para corrigir fatores de risco que contribuem para a disfunção sexual. O estilo de vida a ser incentivado inclui atividade física, dieta balanceada, evitação do estresse, supressão do tabagismo e de drogas ilícitas e consumo moderado de bebidas alcoólicas.[16]

■ PSICOTERAPIA

As psicoterapias são indicadas para as disfunções sexuais com componente psicogênico (primário ou associado a disfunção de origem orgânica) e podem ser aplicadas em combinação com a farmacoterapia.[42,43]

FARMACOLOGIA

Os medicamentos indicados para os diferentes tipos de disfunção sexual têm mecanismos de ação que buscam recuperar a fisiologia do ciclo da resposta sexual. Assim, o tratamento medicamentoso para casos de ejaculação precoce, por exemplo, consiste em fármacos que influenciem a transmissão serotonérgica, retardando a ejaculação.[44] Os inibidores da fosfodiesterase tipo 5 (PDE-5) são os medicamentos de primeira escolha para disfunção erétil, os quais resgatam e mantêm a resposta erétil, diante do estímulo sexual, por meio do bloqueio seletivo da degradação da guanosina monofosfato cíclico (GMPc) no corpo cavernoso. Esses agentes não são capazes de iniciar ou manter a ereção se não houver estímulo sexual.[45]

Transtorno do desejo sexual hipoativo em homens e mulheres, que não tenham déficit hormonal ou outras causas de base orgânica, pode ser tratado com bupropiona, um antidepressivo que, preferencialmente, inibe a recaptação de dopamina na fenda sináptica.[46]

Caso o desejo sexual hipoativo decorra de diminuição dos níveis de testosterona, pode-se cogitar terapia androgênica, tanto para mulheres como para homens, obedecendo a critérios e contraindicações bem definidos,[27,47,48] apresentados nas Tabelas 31.2 e 31.3. Diferentes formulações devem ser utilizadas, de acordo com o perfil de cada paciente.[27]

Recomendação da Endocrine Society, do American Congress of Obstricians and Gynecologists, da American Society for Reproductive Medicine, da European Society of Endocrinology e da International Menopause Society estabelece que a terapia androgênica em mulheres deve ser administrada somente para transtorno do desejo sexual hipoativo e desde que estejam na pós-menopausa e sob terapia estrogênica. Os níveis androgênicos devem ser mensurados a cada seis meses, para se evitar sinais virilizantes (tom grave da voz, alopecia, hirsutismo, acne e hipertrofia do clitóris). Se não houver resposta após três meses, a terapia deve ser suspensa, uma vez que não há dados de segurança em longo prazo. Não devem ser prescritas as formulações específicas para homens, por resultarem em doses suprafisiológicas.[48]

Em mulheres com desejo sexual hipoativo sob terapia androgênica, as concentrações hormonais plasmáticas devem ser mantidas normais ou próximas ao limite superior de normalidade, para controle dos efeitos adversos.[27,48] A associação com câncer de mama, não suficientemente esclarecida, requer mais estudos.[48]

Flibanserina é uma nova droga não hormonal, que age sobre o SNC, sendo agonista dos receptores 5-HT_{1A} e antagonista dos receptores 5-HT_{2A}. Sua ligação a esses receptores em áreas seletivas do cérebro modula a ação de neurotransmissores envolvidos no ciclo de resposta sexual, ajudando a restaurar o equilíbrio entre fatores inibitórios e excitatórios e favorecendo o desejo sexual. Deve ser administrada sem uso de bebida alcoólica e com atenção aos efeitos adversos.[49] Ainda indisponível no Brasil, foi aprovada pela Food and Drug Administration (FDA), em 2015, para mulheres na pré-menopausa, com desejo sexual hipoativo não causado por condições físicas ou psiquiátricas, pelo uso de medicamentos que interfiram na libido ou por conflitos no relacionamento.[50]

Com ação sobre o SNC, bremelanotide é um agonista dos receptores de melanocortina tipo 4, indicado para desejo sexual hipoativo, em mulheres na pré-menopausa. O uso é injetável, 45 minutos antes do ato sexual.[51] Foi aprovado pela FDA, em 2019, mas não está disponível no Brasil.

As **Tabelas 31.2** e **31.3** detalham os esquemas de tratamento para as disfunções sexuais femininas e masculinas.

RESPOSTAS AO TRATAMENTO

Tratamentos exclusivamente medicamentosos podem ser insuficientes para recuperar o paciente ou o casal, pois não contemplam aspectos emocionais e relacionais. O prejuízo emocional decorrente da disfunção sexual interfere negativamente em vários domínios da vida, resultando em pior prognóstico, o qual deve ser avaliado e controlado.[57]

As causas comuns para o insucesso de intervenções médicas incluem falta de motivação por parte de um ou ambos os parceiros, emoções negativas (culpa, ressentimento, vergonha, constrangimento), expectativas superestimadas de desempenho, masturbação mais prazerosa do que o sexo compartilhado, incerteza quanto à orientação sexual, foco na fertilidade, relacionamento conflitivo, história de trauma sexual e transtorno psiquiátrico comórbido. Portanto, compreender os fatores e as vulnerabilidades psicológicas, relacionais e sexuais do paciente é crucial para o planejamento do tratamento e para um prognóstico positivo.[43,69]

A resposta insatisfatória ao tratamento da disfunção sexual também pode estar associada à gravidade da fisiopatologia subjacente, ao uso inadequado da medicação e à ansiedade de desempenho.[70]

Embora a maioria dos antidepressivos possa exercer impacto negativo sobre a libido, indivíduos que respon-

TABELA 31.2
TRATAMENTO DE DESEJO SEXUAL HIPOATIVO, INIBIÇÃO DA EXCITAÇÃO, ANORGASMIA FEMININA E DOR GENITOPÉLVICA/PENETRAÇÃO

Desejo sexual hipoativo feminino e masculino e inibição da excitação feminina

1. *Se devidos à depressão (homens e mulheres):*[46,52-56]
   - Administrar, sempre que possível, antidepressivo de menor prejuízo à função sexual (p. ex., bupropiona, mirtazapina, agomelatina, vortioxetina).
   - Se necessário, acrescentar "antídotos", caso o tratamento de eleição seja com inibidor seletivo da recaptação de serotonina (ISRS) que interfira na função sexual:
     - Bupropiona (150-300 mg/dia)*
     - Buspirona (30-60 mg/dia)
     - Mirtazapina (15-45 mg/dia)
     - Trazodona (200-400 mg/dia)
   - Adequação da dose do antidepressivo utilizado (quando possível) ou troca por outro com menor efeito negativo sobre a libido.
2. *Flibanserina* – 100 mg/dia ao deitar, via oral, para mulheres na pré-menopausa.[49,50]
3. *Bremelanotide* – solução injetável para mulheres na pré-menopausa, aplicar 45 minutos antes do ato sexual.[51]
4. *Psicoterapia/terapia sexual/terapia de casal* – em casos de disfunção psicogênica ou mista (orgânica com repercussão psicogênica).[43,57]

Anorgasmia feminina

1. *Antidepressivo* – bupropiona (75 mg/dia), se anorgasmia por depressão.[54-56]
2. *Buspirona* (15-60 mg, uso sob demanda; 5-15 mg/duas vezes ao dia) – se anorgasmia por ansiedade.[58]
3. *Psicoterapia/terapia sexual/terapia de casal* – para compreensão/reestruturação da competência sexual.[43,57]

Dispareunia feminina (dor genitopélvica/penetração) e dificuldade de lubrificação

1. *Antidepressivo* – em baixas doses e que não interfira negativamente na função sexual (para redução de dor neuropática).[46,52,54,56]
2. *Ansiolítico* – dose variável, conforme o caso.[52]
3. *Gel hidrossolúvel* – se lubrificação diminuída.[59]
4. *Cremes de estrogênio* (uso tópico) – contra atrofia da mucosa e falta de lubrificação vaginal.[59]
5. *Tibolona* – melhora lubrificação de mulheres na pós-menopausa.[59,60]
6. *Fisioterapia específica para o assoalho pélvico e os genitais.*[60]
7. *Laser CO_2 fracionado ou laser Erbium* – melhora dispareunia, atrofia vulvovaginal, secura vaginal e ardor, ao induzir a remodelação do colágeno da mucosa vaginal e a regeneração tópica do tecido conjuntivo.[61]
8. *Psicoterapia/terapia sexual/terapia de casal* – em casos de disfunção psicogênica ou mista (orgânica com repercussão psicogênica).[43,57]

Terapia androgênica para mulheres[27,48,59,62]

1. Pode ser indicada para o tratamento de desejo sexual hipoativo em mulheres na pós-menopausa, ooforectomizadas bilateralmente, sob rádio ou quimioterapia e em uso de estrogênio.
2. Contraindicações: câncer de mama ou de útero, síndrome do ovário policístico, níveis baixos de estrogênio, dislipidemia, insuficiência hepática, acne ou hirsutismo grave.
3. Gel ou adesivo são mais indicados do que por via oral, pois evitam a passagem hepática.
4. Exemplos de prescrição:[59]
   - dose de 300 µg/dia de testosterona em adesivo na pele do abdome ou em 1 g de gel alcoólico ou Pentravan aplicado na pele, duas vezes por semana
   - propionato de testosterona 10 ou 20 mg em 1 g de gel não alcoólico ou em Pentravan por dose, para aplicar no clitóris e nos pequenos lábios em noites alternadas ou duas vezes por semana

* Não indicada se houver histórico de anorexia, bulimia, antecedentes de convulsão, inquietação, insônia, abuso de álcool ou uso de drogas ilícitas (baixa o limiar convulsígeno).

TABELA 31.3
TRATAMENTO DA EJACULAÇÃO PRECOCE, DISFUNÇÃO ERÉTIL, ANORGASMIA MASCULINA E DESEJO SEXUAL HIPOATIVO POR DEFICIÊNCIA ANDROGÊNICA NO HOMEM

Ejaculação precoce

1. *Antidepressivos (ISRSs)* – paroxetina (10-40 mg/dia), fluoxetina (20-40 mg/dia), sertralina (50-200 mg/dia), citalopram (20-40 mg/dia). Sertralina (50-200 mg/dia): iniciar com doses pequenas, adequar gradativamente até a remissão dos sintomas e manter nessa dose.[44]
2. *Antidepressivos tricíclicos* – clomipramina (12,5-50 mg, uso sob demanda): iniciar com doses baixas, adequar gradativamente até a remissão dos sintomas e manter nessa dose.[44,63]
3. *Anestésicos tópicos* – lidocaína (25 mg/gm) e/ou prilocaína (25 mg/gm): uso sob demanda; diminuem a sensibilidade peniana; exigem uso de preservativo (para evitar prejuízo à sensibilidade da mucosa vaginal da parceria).[44]
4. *Inibidores da PDE-5 associados a ISRS* – doses variáveis; mantêm a rigidez peniana, reduzindo a urgência ejaculatória, em alguns casos.[44]
5. *Opioide analgésico de ação central* – tramadol (25-50mg, uso sob demanda): eleva o tempo de latência intravaginal; uso ainda limitado a estudos clínicos; há risco de dependência.[44]
6. *Dapoxetina* – 30-60mg, via oral, uso sob demanda;[44] disponível na Europa e no México; aprovada, mas não comercializada no Brasil.
7. *Psicoterapia/terapia sexual/terapia de casal*.[43,44,57,64]

Disfunção erétil

Tratamento de primeira linha

1. *Educação/mudanças no estilo de vida/adoção de hábitos saudáveis*:[65]
   - Atenção e tratamento aos fatores de risco (maus hábitos de vida: bebida alcoólica em excesso, tabagismo, sedentarismo, estresse, alimentação hipercalórica, uso de drogas ilícitas). Orientação/aconselhamento.
2. *Psicoterapia/terapia sexual/terapia de casal* – em casos de disfunção psicogênica ou mista (orgânica com repercussão psicogênica).[43,57]
3. *Agentes orais (inibidores da PDE-5)* – uso sob demanda:[45]
   - Tadalafila – 1 cp, 2 a 3 vezes por semana (20 mg); ou uso diário (5 mg, no máximo).
   - Citrato de sildenafila – 1 cp/dia (25, 50 ou 100 mg, conforme gravidade da disfunção erétil).
   - Cloridrato de vardenafila – 1 cp/dia (5, 10 e 20 mg, conforme gravidade da disfunção erétil).
   - Carbonato de lodenafila – 1 cp/dia (80 mg).
   - Udenafila – 1 cp/dia (100 mg).

Tratamento de segunda linha (quando a primeira linha for ineficaz)

1. *Agentes injetáveis*:[45]
   - Aplicação intracavernosa de substâncias vasoativas (papaverina, fentolamina, clorpromazina, prostaglandinas), combinadas ou isoladas.
2. *Medicações intrauretrais (alprostadil)* – uso restrito no Brasil.[45]
3. *Dispositivos a vácuo, aplicados ao pênis* – uso restrito no Brasil.[66]

Tratamento de terceira linha (quando a primeira e segunda linhas forem ineficazes)

- Implante de prótese peniana.[66]

Anorgasmia masculina

1. *Antidepressivo* – bupropiona (75 mg/dia), se anorgasmia por depressão.[54-56,67]
2. *Buspirona* (15- 60mg, uso sob demanda; 5-15 mg/duas vezes ao dia), se anorgasmia por ansiedade.[67]
3. *Amantadina* (100-400 mg, por 2 dias antes do intercurso ou 75-100 mg/duas vezes ao dia), se anorgasmia induzida por ISRS.[67]
4. *Ciproeptadina* (4-12 mg, 4 horas antes do intercurso), se anorgasmia induzida por ISRS.[67]
5. *Psicoterapia/terapia sexual/terapia de casal* – para compreensão/reestruturação da competência sexual.[43,57]

TABELA 31.3
TRATAMENTO DA EJACULAÇÃO PRECOCE, DISFUNÇÃO ERÉTIL, ANORGASMIA MASCULINA E DESEJO SEXUAL HIPOATIVO POR DEFICIÊNCIA ANDROGÊNICA NO HOMEM

Terapia androgênica para homens[47,68]

Indicada somente quando houver quadro clínico característico de hipogonadismo do adulto e níveis de testosterona < 300 ng/dL, levando a desejo sexual hipoativo:
- Benefícios e riscos devem ser monitorados a cada três meses.
- Todas as opções de tratamento devem ser discutidas com o paciente.
- Observar as contraindicações para a terapia hormonal:
  - contraindicações absolutas: câncer de próstata não tratado, câncer de mama ativo, hiperplasia prostática benigna não tratada
  - contraindicações relativas: apneia do sono não tratada, insuficiência cardíaca grave, sintomas do trato urinário inferior e policitemia

Preparações mais utilizadas[47]

Via	Droga	Dose/intervalo
Oral	Undecilato de testosterona	120-160 mg em várias doses diárias
Transdérmica – Gel	Gel de testosterona hidroalcoólica	50-100 mg/dia
Intramuscular	Ésteres de testosterona	50-250 mg/2-4 semanas
Intramuscular	Cipionato de testosterona	50-400 mg/2-4 semanas
Intramuscular	Undecilato de testosterona	1.000 mg/3 meses

dem ao tratamento da depressão exibem menores taxas de disfunção sexual do que aqueles que não respondem. E, entre aqueles que obtêm remissão, são menos propensos a apresentar disfunção sexual durante o tratamento com antidepressivos.[69,71] Portanto, uma vez restabelecido o humor, o desempenho sexual melhora, apesar do uso de antidepressivos. Entretanto, se o antidepressivo utilizado não for adequado ao caso ou for interrompido precocemente, aumentam as chances de recaída da depressão e, com isso, se mantém o prejuízo à função sexual.[72]

A queixa de disfunção sexual deve ser valorizada (prévia à prescrição de psicofármacos ou como consequência deles), para evitar o risco de não adesão ao tratamento psiquiátrico.[73] O efeito adverso sobre a função sexual é uma das razões mais relatadas pelos(as) pacientes para a descontinuação do fármaco utilizado contra a doença de base física ou mental. No tratamento com psicotrópicos, 41,7% dos homens e 15,4% das mulheres interrompem a medicação após prejuízo à função sexual.[74]

O uso de medicamentos isoladamente resulta em pior prognóstico, enquanto a combinação de psicoterapia e medicamentos tem mostrado prognóstico positivo.[75-78] O tratamento combinado frequentemente aumenta a eficácia das intervenções e melhora a satisfação relacional, prevenindo o abandono do tratamento. Esse método é uma extensão natural do modelo biopsicossocial de manejo, alcançando os contribuintes biológicos, médicos, psicológicos e sociais relevantes à disfunção sexual, bem como os fatores que predispõem, precipitam e perpetuam a disfunção sexual.[79]

QUALIDADE DE VIDA E COMPLICAÇÕES

Quando não tratadas, as disfunções sexuais tendem a evoluir com agravamento e cronificação, prejudicando outros aspectos da vida, como relacionamento familiar e social, trabalho, autoimagem, autoestima e falta de confiança. Podem originar quadros depressivos e/ou ansiosos, conduzindo a um ciclo vicioso que retroalimenta a disfunção sexual.[80]

O prognóstico das disfunções sexuais é tanto mais reservado quanto mais cedo incide o bloqueio no ciclo de resposta sexual. O desejo sexual hipoativo é um dos transtornos mais difíceis de tratar, com um estudo sugerindo taxa de sucesso de menos de 50%.[81] Consequentemente, costuma ser mais complexo tratar desejo hipoativo do que anorgasmia. Enquanto o primeiro caso demanda elucidação da causa e muitas vezes o tratamento é multidisciplinar, o segundo pode requerer apenas orientação do paciente e/ou do casal.[41,82] Em contrapartida, a melhora da função sexual, por si só, pode não ser suficiente para o alívio do sofrimento sexual quando houver baixa satisfação no relacionamento.[55]

O prognóstico pode se tornar mais reservado quando ambos os parceiros têm disfunção sexual ou a disfunção é primária, com vários anos de evolução sem tratamento, se houver comorbidade (depressão, ansiedade ou doenças sistêmicas), conflitos conjugais e/ou baixa qualidade de vida do paciente e/ou do parceiro. A intensidade de sofrimento pode ter implicações na motivação para o tratamento e o prognóstico.[82,83]

A disfunção sexual do paciente pode resultar em disfunção sexual de sua parceria. Em parceiras de homens com disfunção erétil, mais da metade apresenta disfunção sexual,[69] o que pode exercer efeito negativo sobre o sucesso do tratamento dele.[84]

Uma disfunção sexual pode ser decorrente de outra. Por exemplo: ejaculação precoce pode ser secundária a outra condição, como disfunção erétil ou prostatite, sendo recomendado tratar a condição subjacente antes ou concomitantemente.[85]

Os efeitos adversos de medicamentos sobre a função sexual podem afetar a adesão dos pacientes ao tratamento e levar à interrupção precoce. A disfunção sexual induzida por ISRSs deve ser rastreada e tratada, pois costuma ser ignorada, não questionada, podendo afetar negativamente o prognóstico, causando dificuldade de adesão à medicação.[86] Na Tabela 31.2, são mostradas alternativas de tratamento para a disfunção sexual induzida por ISRSs, incluindo seleção daqueles com menor impacto sobre a função sexual, substituição de um agente por outro e uso de "antídotos". Deve-se salientar que o uso de estratégias para minimizar a disfunção sexual causada por medicamentos não pode interferir na resposta ao tratamento da doença física/psiquiátrica subjacente.[86]

Vários estudos mostram que a disfunção erétil pode ser tratada com sucesso em homens com depressão comórbida, estejam eles utilizando ou não antidepressivos, resultando em melhora subsequente na qualidade de vida.[87-89] Melhora do humor e do funcionamento sexual após tratamento da disfunção erétil está associada a maior satisfação no relacionamento com o parceiro, na vida familiar e na satisfação geral com a vida.[87] Inibidores da PDE-5 parecem melhorar a função cognitiva, a depressão, a função do lobo temporal e a somatização.[90]

Bupropiona tem demonstrado eficácia na redução de sintomas da depressão, além de melhorar a qualidade de vida.[91] Tem sido sugerido que os agentes dopaminérgicos exercem esse efeito, melhorando o funcionamento sexual e cognitivo, promovendo a perda de peso, diminuindo a fadiga e a hipersonia, bem como melhorando o interesse, o prazer e a energia.[92]

Novos agentes com diferentes mecanismos de ação, como vilazodona[93] e vortioxetina,[94] são possibilidades no arsenal terapêutico para o tratamento da ansiedade e da depressão, com evidência de baixa indução de disfunção sexual.

PARAFILIAS E TRANSTORNOS PARAFÍLICOS

Parafilias são comportamentos sexuais atípicos, não necessariamente patológicos, que compõem o repertório sexual de um segmento da sociedade. O transtorno parafílico (TP), por sua vez, é uma parafilia que causa sofrimento ou prejuízo para o indivíduo, ou uma parafilia cuja satisfação implica dano ou risco de dano à parceria ou a terceiros.

Diversas hipóteses tentam explicar a causa dos TPs, incluindo as biológicas, as sociobiológicas, as psicanalíticas e as comportamentais. Nenhuma, entretanto, mostrou-se exclusiva ou conclusiva.

As comorbidades psiquiátricas mais frequentes são transtornos do humor e ansiedade, abuso de substâncias, transtornos da personalidade, transtorno do controle de impulsos e transtorno de déficit de atenção/hiperatividade (TDAH).

O diagnóstico é essencialmente clínico e se baseia na entrevista, no exame psíquico e na anamnese sexual.

Não é usual que o tratamento seja buscado espontaneamente. Antidepressivos, especialmente os ISRSs e neurolépticos (em doses crescentes até o controle da sintomatologia) são os medicamentos autorizados no Brasil para esse tratamento. Melhores resultados são obtidos com medicação associada à psicoterapia (individual, em grupo ou familiar, dependendo do caso).

O conceito de parafilias e como interpretar as evidências vêm sendo discutidos, há décadas, no sentido de diferenciar preferências sexuais menos típicas e TPs, bem como qual a melhor conduta para essas condições.[95]

Esses quadros estão presentes em todas as edições do DSM, da American Psychiatric Association (APA). Nas duas primeiras (1952; 1968), foram alocados na seção "Transtornos de Personalidade". No DSM-III (1980), migraram à sua própria seção, onde permaneceram. Ao longo das edições subsequentes, os critérios foram sendo alterados, tornando-se mais comportamentais, o que reduziu a imprecisão, mas não suprimiu a necessidade de interpretação do significado das supostas características parafílicas.[96]

Até a penúltima classificação da APA, em 2000, e da Organização Mundial da Saúde, e, 1993, as parafilias eram definidas como fantasias, desejos e comportamentos sexuais incomuns, determinantes de sofrimento ou prejuízo ou perniciosos ao próprio indivíduo, a outros ou a ambos. Eram denominadas também de "transtornos de preferência sexual", "interesse sexual atípico", "comportamento sexual não convencional", "práticas e desejos sexuais não usuais", entre outros. Não havia diferenciação entre parafilias e transtornos parafílicos.[95]

A partir da mais recente revisão do DSM, em 2013, *parafilia* passou a ser considerada "qualquer interesse sexual intenso e persistente que não relacionado a estimulação genital ou por carícias preliminares, com parceiros humanos fenotipicamente normais, fisicamente maduros e capazes de dar consentimento".[5] O *transtorno parafílico* foi considerado "uma parafilia que usualmente causa sofrimento ou prejuízo para o indivíduo, ou, ainda, uma parafilia cuja satisfação implica dano ou risco de dano a outro".[5] Apesar de ser evidente porque alguns tipos de parafilia são considerados TPs – como a pedofilia –, os valores subjacentes a essas definições são desafiadores.

Está em discussão se a hebefilia (preferência sexual por adolescentes) deve ser entendida como transtorno mental ou fenômeno evolutivo que configura crime (mas não um TP), uma vez que o DSM-5 posicionou-se contrário à inclusão desse diagnóstico. Atração sexual por púberes é considerada natural e evolutivamente adaptativa, por alguns,[97] enquanto outros discordam fortemente, defendendo que essa prática é mal-adaptativa, devendo ser diagnosticada como transtorno mental.[98]

Como fantasias sexuais, desviantes ou não, podem ser consolidadas em práticas, o papel da fantasia sexual também está em discussão. Os estudiosos não são unânimes também nessa questão.[99-101] Ainda que um significativo número de indivíduos que se engajam em fantasias sexuais desviantes não cometa ofensas sexuais, algumas delas estão associadas à violência.[101]

A última revisão da CID-11 também atribuiu o termo "transtorno" a comportamentos parafílicos que se caracterizam por presença de sofrimento para o indivíduo, dano ou risco de dano a terceiros, e práticas sexuais sem consentimento de um dos envolvidos.[6] A **Tabela 31.4** descreve os TPs classificados no DSM-5 e na CID-11.

TABELA 31.4
DESCRIÇÃO DOS TRANSTORNOS PARAFÍLICOS DE ACORDO COM O DSM-5 E A CID-11

DSM-5*	CID-11**	Descrição
302.82 Transtorno voyeurista***	6D31 Transtorno voyeurista***	Espiar pessoas desavisadas, que estejam nuas, se despindo ou se envolvendo em atividade sexual.
302.4 Transtorno exibicionista***	6D30 Transtorno exibicionista***	Expor os órgãos genitais a estranhos ou realizar atos sexuais que podem ser observados por outras pessoas, sem que tenham dado consentimento.

TABELA 31.4
DESCRIÇÃO DOS TRANSTORNOS PARAFÍLICOS DE ACORDO COM O DSM-5 E A CID-11

DSM-5*	CID-11**	Descrição
302.89 Transtorno frotteurista***	6D34 Transtorno frotteurista***	Tocar ou se esfregar em outra pessoa, que não consentiu.
302.83 Transtorno do masoquismo sexual		Desejo de ser humilhado, espancado, amarrado ou obrigado a sofrer por prazer sexual.
302.84 Transtorno do sadismo sexual	6D33 Transtorno do sadismo sexual coercivo	Prazer sexual por meio da imposição de dor ou humilhação a outra pessoa.
302.2 Transtorno pedofílico***	6D32 Transtorno pedofílico***	Atividade sexual com criança pré-púbere (geralmente com 13 anos ou menos).
302.81 Transtorno fetichista		Utilizar objetos inanimados ou ter um foco altamente específico em partes do corpo não genitais para obter satisfação sexual.
302.3 Transtorno transvéstico		Usar roupas/acessórios do sexo oposto, para obter satisfação sexual.
	6D35 Outros transtornos parafílicos, envolvendo indivíduos sem consentimento	Comportamentos sexuais que não estão descritos em nenhuma outra categoria, envolvendo outros padrões de excitação sexual (p. ex., animais ou cadáveres).
	6D36 Transtornos parafílicos envolvendo comportamento solitário ou indivíduos com consentimento	A natureza do comportamento parafílico envolve risco significativo de lesão ou morte para o indivíduo ou para outra pessoa com consentimento (p. ex., asfixia erótica).
302.89 Outro transtorno parafílico especificado		Inclui uma variedade de comportamentos parafílicos, como parcialismo, zoofilia, necrofilia, clismafilia, coprofilia, urofilia, infantilismo, escatologia por telefone/on-line.
302.9 Transtorno parafílico não especificado	6D3Z Transtorno parafílico não especificado	O transtorno não atende plenamente aos critérios para parafilia patológica, apesar de os sintomas serem característicos de transtorno parafílico.

Definição de TP
* DSM-5 = excitação sexual intensa e recorrente, manifestada por fantasias, impulsos ou comportamentos.
** CID-11 = padrão persistente e intenso de excitação sexual atípica, manifestado como pensamentos, fantasias, desejos ou comportamentos sexuais voltados para terceiros, cuja idade ou situação os torna relutantes ou incapazes de consentir, e em relação aos quais a pessoa agiu ou sente acentuado desconforto.
*** Sempre são transtornos parafílicos. Os demais são transtornos parafílicos se causam sofrimento ou dano a si próprio ou a terceiros.
Fonte: American Psychiatric Association[5] e World Health Organization.[6]

PREVALÊNCIA E IDADE DE INÍCIO

Não é conhecida a prevalência das parafilias e dos TPs na população geral,[5] especialmente porque indivíduos com esses quadros raramente buscam tratamento. O número de pacientes com TP em clínicas e hospitais psiquiátricos não é representativo.[102] Além disso, algumas práticas parafílicas são caracterizadas como ofensas sexuais e têm implicações legais, o que interfere nas respostas aos estudos epidemiológicos. Em contrapartida, o mercado considerável de pornografia *hardcore* e de apetrechos parafílicos, além da alta incidência de violência sexual contra crianças, sugerem que qualquer prevalência está subestimada.[103]

Estudos confirmam que esses transtornos costumam ser mais prevalentes em homens,[3] indicando, porém, que mais mulheres vêm sendo diagnosticadas.[104-106]

É na puberdade ou na primeira fase da adolescência que os TPs se iniciam, quando se apresentam as primeiras fantasias e a atitude sexual. No final da adolescência e no início da vida adulta, consolida-se esse desenvolvimento, caracterizado por curso crônico (comportamento sexual atípico se mantém ao longo da vida); obrigatoriedade de estímulos parafílicos para a excitação sexual; sazonalidade (pode haver períodos de funcionamento sexual em que não há interesse parafílico). Fantasias e práticas parafílicas tendem a diminuir de intensidade e frequência com o envelhecimento.[5]

Ante estressores psicossociais, na concomitância com outros transtornos mentais ou quando as oportunidades favorecerem, esse comportamento pode se intensificar.[5]

Os transtornos pedofílico, voyeurista e exibicionista são os mais frequentes na prática clínica.[107] O DSM-5 estima o transtorno pedofílico em 3 a 5% da população masculina, reconhecendo menor prevalência feminina. Transtorno exibicionista é estimado em 2 a 4% dos homens, enquanto transtorno voyeurista, em 12% nos homens e 4% em mulheres. Dados da população forense referem que o transtorno de sadismo sexual varia de 2 a 30%.[5]

Quanto a pesquisas sobre comportamentos sexuais atípicos, não necessariamente patológicos, praticados por uma parte da população, na Austrália, 2,2% dos homens e 1,3% das mulheres se envolveram em práticas sadomasoquistas, em 12 meses. Não foi encontrada associação com dificuldades sexuais ou ausência de atividade sexual convencional.[108] Exposição dos órgãos sexuais a estranhos (pelo menos uma vez na vida) foi referido por 3,1% dos homens suecos; 7,7% deles admitiram excitação ao praticar voyeurismo,[105] enquanto 2,8% dos homens e 0,4% das mulheres relataram pelo menos um episódio de travestismo fetichista.[106] No Brasil, 52,3% dos homens e 30,4% das mulheres referiram pelo menos um comportamento sexual não convencional ao longo da vida, enquanto 9,4% experimentaram dois desses comportamentos.[109] Em um estudo populacional alemão, 62,4% dos homens afirmaram ter fantasias e comportamentos parafílicos. Somente 1,7% deles referiram sofrimento por isso, e 3,9% consideraram tais fantasias e comportamentos como problemáticos.[110]

VULNERABILIDADES ASSOCIADAS AOS TRANSTORNOS PARAFÍLICOS

Fatores de risco biológicos, neuropsiquiátricos, alterações hormonais, abuso de álcool e substâncias, transtornos da personalidade e pouca habilidade social e de intimidade têm sido aventados como precipitadores de TPs. Entretanto, a relação causal ainda não foi estabelecida. Variáveis intrafamiliares também podem contribuir, incluindo hostilidade, apego deficiente e violência física/emocional.[111,112]

Experiências negativas de aprendizagem e vínculo podem levar a distorções cognitivas que justificam ou racionalizam o comportamento sexual parafílico.[113]

Nem todos os TPs mais comuns têm seus fatores de risco conhecidos. De acordo com o DSM-5, abuso sexual e/ou emocional na infância aumenta a chance para transtorno voyeurista, transtorno exibicionista e transtorno pedofílico. Entretanto, ainda não está claro se há influência causal do abuso sexual na infância sobre o TP na vida adulta. Uso de substâncias e abuso de álcool estão associados a voyeurismo e exibicionismo. Comportamento ou transtorno da personalidade antissocial é fator de risco para pedofilia, exibicionismo e frotteurismo. Intensa preocupação sexual e hipersexualidade são comuns ao exibicionismo, frotteurismo, voyeurismo e pedofilia.[5]

Na pedofilia, há evidências de que distúrbio do neurodesenvolvimento na vida intrauterina aumenta a probabilidade para esse transtorno.[5]

DIAGNÓSTICO

A classificação e o diagnóstico dos quadros parafílicos foram atualizados no DSM-5, que acrescentou o termo "transtorno" àqueles com natureza patológica, dividindo-os em duas categorias. A primeira concentra as preferências por atividades anormais, sendo subdivididas em transtornos do namoro, os quais se assemelham a componentes distorcidos do comportamento de namoro (transtornos voyeurista, exibicionista e frotteurista), e transtornos da algolagnia, os quais envolvem dor e sofrimento (transtornos do masoquismo sexual e do sadismo sexual). A segunda categoria baseia-se em preferências por alvo anômalo, incluindo o alvo por outros humanos (transtorno pedofílico) e o alvo por objetos/vestuário (transtorno fetichista e transtorno transvéstico).[5]

Quadros de comportamentos sexuais não convencionais, sem natureza patológica, não preenchendo os critérios diagnósticos, foram denominados "parafilias".[5] De acordo com o DSM-5, comportamentos parafílicos consensuais entre adultos, por si só, não configuram transtorno mental e não justificam nem requerem intervenção clínica. Entretanto, se a parafilia causa sofrimento ou prejuízo ao indivíduo ou, ainda, se resulta em danos pessoais ou risco de dano para terceiros, constitui um TP. Portanto, parafilia é condição necessária, apesar de não suficiente para o diagnóstico, o qual se consolida quando preenche os dois critérios a seguir.[5]

- **Critério A**: especifica a natureza do interesse parafílico (p. ex., exibicionismo, pedofilia, sadismo sexual), expresso por impulsos, fantasias ou comportamentos sexuais recorrentes e intensos, por prazo mínimo de seis meses.
- **Critério B**: ao manifestar ou executar o interesse parafílico do Critério A, o indivíduo o faz sem o consentimento da outra pessoa. Ou impulsos e fantasias sexuais causam sofrimento clinicamente significativo ou prejuízo social, profissional ou em outras áreas importantes da vida.

Deve ser especificado, no Critério B: (1) se o sofrimento causado pelo interesse sexual atípico não é decorrente apenas da desaprovação da sociedade; (2) se o desejo ou o comportamento sexual resulta em sofrimento (psicológico, lesões ou morte) de outro indivíduo, ou envolve pessoas que não querem ou são incapazes de dar o consentimento legal às práticas parafílicas.[5]

Ao transtorno voyeurista, transtorno pedofílico e transtorno fetichista é atribuído também o Critério C, que delimita a abrangência do Critério A. Além disso, no DSM-5, todos os TPs receberam especificadores, que orientam o diagnóstico.[5] O **Quadro 31.5** ilustra, como exemplo, os critérios diagnósticos no DSM-5 para o transtorno pedofílico.

O diagnóstico é fundamentalmente clínico e baseado em entrevista, exame psíquico e anamnese sexual.[102,114]

QUADRO 31.5 CRITÉRIOS DIAGNÓSTICOS DO TRANSTORNO PEDOFÍLICO

A. Por um período superior a seis meses, fantasias sexualmente excitantes, intensas e recorrentes, impulso sexual ou comportamentos envolvendo atividade sexual com criança pré-púbere ou crianças (geralmente com idade inferior a 13 anos).

B. O indivíduo agiu sob impulso sexual ou o impulso sexual ou as fantasias causam sofrimento ou dificuldade interpessoal.

C. O indivíduo tem no mínimo 16 anos e é pelo menos cinco anos mais velho do que a criança ou crianças do Critério A.

Nota: não incluir indivíduo no final da adolescência envolvido em relacionamento sexual de longa duração com alguém entre 12-13 anos.

Especificar se:

- Tipo exclusivo (atração apenas por crianças)
- Tipo não exclusivo

Especificar se:

- Atração sexual por meninos
- Atração sexual por meninas
- Atração sexual por ambos

Especificar se:

- Limitado ao incesto

Características de apoio ao diagnóstico

Uso intensivo de pornografia que envolva crianças pré-púberes é um indicador diagnóstico útil para transtorno pedofílico, um demonstrativo de que esses indivíduos tendem a escolher o tipo de pornografia que corresponda aos seus interesses sexuais.

Fonte: American Psychiatric Association.[5]

O **Quadro 31.6** detalha o que constitui objeto da avaliação diagnóstica inicial.

■ TRANSTORNOS PARAFÍLICOS ESPECÍFICOS DA CULTURA

Definir o comportamento sexual adequado e o desviante é um desafio no estudo das parafilias, como o é na prática clínica. As mudanças que ocorrem nas sociedades quanto

> **QUADRO 31.6**
> **OBJETIVOS DA AVALIAÇÃO DIAGNÓSTICA**
>
> - Gravidade do(s) transtorno(s) parafílico(s): número, frequência e tipos de TP, idade de início, vítimas adultas ou infantis, idade e sexo, se <18 anos, intra ou extrafamiliar, exclusivo ou não.
> - Transtornos da personalidade e outros transtornos psiquiátricos, incluindo transtornos aditivos.
> - Comorbidades somáticas (em caso de qualquer condição médica concomitante, possíveis padrões fisiopatológicos, metabólicos ou de interação medicamentosa), incluindo tumores produtores de hormônios, bem como hipersexualidade induzida por drogas, agitação ou impulsividade.
> - Hipersexualidade, impulsividade, violência sexual e não sexual.
> - Presença de trauma associado à história de abuso sexual.
> - Quociente de inteligência (QI; em caso de deficiência intelectual) e das funções executivas (em caso de lesão cerebral).
> - Motivação e capacidade para o tratamento.
> - Risco de reincidência.
> - História pregressa de tratamento de transtornos sexuais (eficácia, adesão e efeitos adversos).
> - Necessidade de encaminhamento para tratamento.
> - Em caso de crime sexual: estupro ou abuso sexual, exibicionismo, sadismo sexual, vítima adulta ou criança (conhecida ou não).
>
> **Fonte:** Thibaut e colaboradores.[102]

à conduta sexual aceitável são variáveis ao longo do tempo e nas diferentes culturas. Um comportamento sexual pode ser não convencional, por não ser normativo ou prevalente em determinada cultura; um comportamento sexual normativo de uma cultura pode ser considerado desviante em outra ou em um dado momento histórico.[115]

Esse cenário torna-se mais complexo quando o diagnóstico pode ser utilizado em contextos forenses ou de internação hospitalar, de acordo com determinada sociedade, que estipula ser o indivíduo parafílico um risco para outros. Assim, tanto o tempo quanto a cultura desempenham um papel na definição da ampla gama de interesses parafílicos e trazem com eles debates médicos, jurídicos e políticos.[116]

O conhecimento e a avaliação dos aspectos normais do comportamento sexual são fatores importantes a serem investigados para o estabelecimento de um diagnóstico clínico de TP e para distingui-lo de um comportamento sexual socialmente aceitável.[115]

■ DIAGNÓSTICO DIFERENCIAL

Deve ser feito com transtornos da conduta, da personalidade antissocial, obsessivo-compulsivo, uso de substâncias e álcool, hipersexualidade, disforia de gênero e outros TPs. Há casos em que essas condições são comórbidas.[5]

Há grandes diferenças nas taxas de comorbidades entre os estudos, quanto a transtornos do humor (3-95%), transtornos de ansiedade (2,9-38,6%) e transtornos da personalidade (33-52%).[117] As mais referidas são transtornos do humor e ansiedade,[118,119] do controle dos impulsos,[118-120] da personalidade,[118] TDAH[119] e abuso de substâncias psicoativas (especialmente álcool).[118-120] Frequentemente, há mais de um TP comórbido, que cursa junto ou alternadamente, ao longo da vida.[5]

Demências e deficiência intelectual, além de condições neuropsiquiátricas, podem provocar comportamento sexual anômalo, hipersexualidade e interesse parafílico. O comportamento parafílico habitualmente inicia na vida adulta e contrasta com o padrão de comportamento sexual anterior do indivíduo, em casos de demências e condições neuropsiquiátricas, como atrofia das células piramidais do hipocampo; lesões nos lobos frontal e temporal, no sistema límbico, nas vias córtico-estriatais e no hipotálamo; lesões septais, hipotalâmicas e no prosencéfalo; aneurisma cerebral, infarto talâmico bilateral, tumores no mesencéfalo e no hipotálamo, traumatismo craniencefálico, síndrome de Klüver-Bucy, doença de Wilson e doença de Parkinson.[121-126]

Calcula-se que comportamento sexual inadequado ocorra em 7 a 25% dos indivíduos com demência, devido à doença de Alzheimer, à doença de Huntington e à demência vascular, principalmente.[123]

O **Quadro 31.7** apresenta um resumo do diagnóstico diferencial para TP, segundo o DSM-5.

EXAMES COMPLEMENTARES

Exames complementares podem ser necessários para investigar condições que exacerbem o interesse sexual ou para definir possível tratamento farmacológico: dosagem de testosterona livre e total, hormônio luteinizante

QUADRO 31.7
DIAGNÓSTICO DIFERENCIAL DE ACORDO COM O DSM-5

Diferenciar TP de	Justificativa
Uso não patológico de fantasias, comportamentos ou objetos sexuais	Não causa sofrimento ou prejuízo clinicamente significativo; normalmente, não é obrigatório para o funcionamento sexual e envolve apenas parceiros consentidos.
Comportamento sexual resultante de diminuição no julgamento, habilidades sociais ou controle dos impulsos, relacionado a outro transtorno mental (p. ex., episódio maníaco, transtorno neurocognitivo, esquizofrenia)	Normalmente, não é o padrão preferido ou obrigatório de um indivíduo; ocorre exclusivamente durante o curso do transtorno mental; muitas vezes, inicia em idade mais avançada e é acompanhado por aspectos característicos de transtorno mental (p. ex., déficit cognitivo, delírios).
Espiar outras pessoas envolvidas em atividades privadas em casos de transtorno da conduta e transtorno da personalidade antissocial (diferente do transtorno voyeurista)	Caracteriza-se por comportamentos antissociais e de quebra de normas; são diferenciados do comportamento antissocial, no transtorno voyeurista, pela ausência de interesse sexual específico em observar secretamente outras pessoas despidas ou engajadas em atividade sexual.
Molestar sexualmente crianças, no transtorno da conduta e transtorno da personalidade antissocial (diferente do transtorno pedofílico)	Caracteriza-se por um padrão de falta de empatia e desrespeito pelos direitos dos outros, o que pode incluir abuso sexual oportunista de crianças; é diferenciado do transtorno pedofílico, no qual há um padrão estabelecido de excitação sexual por crianças.
Intoxicação por substância	Pode haver desinibição de comportamentos que envolvem a prática de crimes sexuais (p. ex., espiar, exibir os órgãos genitais, esfregar-se contra uma pessoa sem consentimento); é diferenciado de um TP pela ausência de padrão persistente de interesse sexual em espionar os outros, expor os órgãos genitais ou se esfregar em outra pessoa.
Efeitos adversos de medicamentos (p. ex., agonistas da dopamina)	É caracterizado por um comportamento sexual semelhante à parafilia, devido ao efeito adverso de um medicamento (particularmente medicamentos agonistas da dopamina, para tratar a doença de Parkinson); não é característico do comportamento sexual do indivíduo quando não está em uso do fármaco.
Transtorno obsessivo-compulsivo (diferente do transtorno pedofílico)	Pode ser caracterizado por pensamentos egodistônicos e preocupações sobre possível atração por crianças, bem como outras ideias sexuais egodistônicas e intrusivas (p. ex., preocupações sobre homossexualidade). Em contraste com o transtorno pedofílico, há ausência de pensamentos sexuais sobre crianças durante o ápice da excitação sexual (p. ex., obtendo orgasmo durante a masturbação).

Fonte: First.[24]

(LH), hormônio folículo estimulante (FSH), estradiol, progesterona, hormônios tireoidianos, prolactina e testes para ISTs.[127]

Diante da suspeita de alterações cerebrais desencadeando o comportamento parafílico, exames neurológicos auxiliam, especialmente se esse comportamento diferir da história sexual prévia do paciente. Eletroencefalograma, tomografia computadorizada (TC) e ressonância magnética (RM) do crânio confirmam alterações neurofisiológicas associadas ao comportamento parafílico.[128-130]

FISIOPATOLOGIA

A excitação sexual depende de fatores neurais, hormonais e genéticos, além da complexa influência da cultura e do contexto. A história natural dos TPs segue o mesmo padrão de desenvolvimento do comportamento sexual saudável, impulsionado principalmente por fatores biológicos, mas também afetada por fatores psicológicos e ambientais.[131,132]

A etiologia do interesse sexual, incluindo as parafilias, ainda não foi totalmente esclarecida. Fatores genéticos, psicológicos, de desenvolvimento e ambientais vêm sendo pesquisados, mas nenhuma teoria explica completamente os comportamentos parafílicos.[132]

Alteração na concentração hormonal e no neurodesenvolvimento durante o período pré-natal, vulnerabilidade genética, lesões no lobo temporal e no sistema límbico, diminuição do volume da amígdala direita e distúrbios serotonérgicos são encontrados em diferentes pacientes. Também há hipóteses de que os TPs resultem de experiências sexuais precoces com adultos, bloqueio/regressão no desenvolvimento sexual ou que pertençam ao espectro do controle dos impulsos, dos transtornos obsessivo-compulsivos e das adições.[95,133-135]

Como certas substâncias diminuem a frequência de pensamentos, sentimentos, fantasias e comportamentos parafílicos, além de afetarem o funcionamento dos neurotransmissores, foram desenvolvidas hipóteses sobre os fundamentos neurológicos desse comportamento. Portanto, as causas parecem ser multifatoriais, o que aponta para várias possibilidades de tratamento.[102]

Recentemente, foram encontradas evidências de que a dopamina desempenha papel fundamental na patogênese dos TPs, bem como na regulação consciente do comportamento. Níveis aumentados de serotonina e norepinefrina, com concentração diminuída de ácido 3,4-diidroxifenilacético (DOPAC), são encontrados em parafílicos.[136]

Várias são as tentativas para explicar a maior prevalência de TPs em homens: (1) mulheres têm mais preferências sexuais inatas do que homens e, portanto, requerem menos aprendizagem para estabelecê-las, resultando em menos desvios sexuais;[137] (2) homens são mais facilmente condicionados por suas experiências sexuais e por objetos associados a elas;[137] (3) mulheres são menos propensas a responder a estímulos sexuais atípicos, por não terem exposta a sua excitação sexual (ou seja, um pênis ereto);[138] (4) a sensibilidade do homem aos estímulos visuais e o forte *biofeedback* fornecido pelo pênis a esses estímulos aumentam a probabilidade de desenvolvimento de um fetiche, cuja natureza é visual;[139] (5) homens têm plasticidade menos erótica do que mulheres, exceto durante um pequeno intervalo durante o desenvolvimento na infância;[140] (6) homens e mulheres apresentam diferenças na organização e no desenvolvimento cerebral, bem como nos efeitos dos hormônios pré-natais.[141]

Para as teorias psicossociais, a parafilia deriva de condicionamentos infantis. Uma criança molestada pode tornar-se um adulto receptor de abuso ou abusador.[142] A convivência com parafílicos, a influência dos meios de comunicação e a lembrança de fatos significativos também podem ser responsabilizados.[143]

Segundo a teoria da aprendizagem, as fantasias parafílicas se iniciam precocemente, embora não sejam reveladas. Caso o fossem, poderiam ser inibidas. Não inibidas, passam a nortear o comportamento sexual, ocasionando atos parafílicos na idade adulta. Ou seja, a atividade sexual do parafílico se estabeleceria a partir de fantasias sexuais e masturbação precoces, não cerceadas, repercutindo em diversos tipos de atividade sexual.[144,145]

TRATAMENTO

Antidepressivos ISRSs e tricíclicos (ADTs), agentes hormonais antiandrogênicos e agonistas do hormônio liberador de hormônio luteinizante (agonistas de LHRH) são as opções farmacológicas geralmente prescritas. Utilização de carbonato de lítio, antipsicóticos, estabilizadores do humor e naltrexona se restringe a relatos de caso, estudos com amostras pequenas e não controlados.[102]

Os medicamentos são utilizados, na maioria das vezes, em conjunto com a psicoterapia. Não há evidência científica de que fármacos isoladamente sejam eficazes no tratamento dos TPs. Assim, psicoterapia associada à psicofarmacologia (e/ou agentes de supressão hormonal, em alguns países) constitui o padrão-ouro de tratamento.[114] No Brasil, o tratamento com agentes hormonais ("castração química") para TPs não está autorizado.[146]

■ PSICOTERAPIA

Na maioria dos protocolos de tratamento dos TPs, a terapia cognitivo-comportamental (TCC) é utilizada, no sentido de desestabilizar padrões parafílicos aprendidos e modificar o comportamento para torná-lo saudável, por meio de reparação do pensamento mal-adaptativo utilizado pelo indivíduo para facilitar a expressão parafílica (reestruturação cognitiva); aquisição ou aperfeiçoamento de competências relacionais, com especial atenção para a intimidade e o apego; desenvolvimento de habilidades sociais e reforço a relacionamentos mais adequados; técnicas para diminuir a excitação sexual desviante e estimular a excitação sexual apropriada; identificação e controle de situações que representem risco de reincidência (prevenção de recaída).[145,147]

■ FARMACOLÓGICO

Níveis aumentados de serotonina no hipotálamo inibem a motivação sexual e o sinal de testosterona, enquanto níveis aumentados de serotonina no córtex pré-frontal aumentam a resiliência emocional e o controle dos impulsos.[102] Assim, os ISRSs dificultam fantasias e práticas parafílicas, por inibirem a libido e reduzirem impulsividade, condutas e fantasias sexuais. Agem sobre a (des)regulação cerebral do interesse sexual, inibindo a ação dopaminérgica no centro mesolímbico da recompensa, bloqueando a óxido nítrico sintetase, aumentando o nível de prolactina, inibindo o reflexo medular da ejaculação e provocando anestesia genital. Tal mecanismo compromete as funções erétil, ejaculatória e orgástica, além de diminuir o interesse sexual.[17,102,103]

Adesão ao tratamento com ISRSs é melhor do que a terapia hormonal.[148] Os quadros que melhor respondem são exibicionismo, voyeurismo, fetichismo, frotteurismo, transvestismo fetichista e masturbação compulsiva, bem como fantasias parafílicas persistentes. ISRSs são preferidos no tratamento de adolescentes.[149,150]

Fluvoxamina na dose de 100 mg/dia durante nove meses reduz significativamente o tempo despendido com obsessões parafílicas;[151] compulsividade exibicionista e fantasias obsessivas são remitidas na dose de 300 mg/dia, após quatro semanas.[152] Fluoxetina por 12 semanas na dose de 20 a 60 mg/dia reduz a frequência de práticas parafílicas (exibicionismo, fetichismo, masoquismo sexual, transvestismo fetichista, frotteurismo, sadismo sexual e escatologia telefônica).[149] Paroxetina administrada a voyeuristas e exibicionistas (10-20 mg/dia e 10-30 mg/dia, respectivamente) reduz impulsos parafílicos após quatro semanas.[153]

No tratamento de pedófilos, exibicionistas e sádicos sexuais, fluvoxamina, fluoxetina e sertralina são igualmente eficazes.[154]

Embora eficientes no controle ou na remissão de fantasias e comportamentos parafílicos, os antidepressivos não bloqueiam completamente a função sexual. Este aspecto os torna úteis em casos leves e moderados (comuns nos atendimentos de consultórios), além de favorecerem a adesão. Estão indicados, também, para pacientes adolescentes (deve-se evitar administrar hormônio) e nas comorbidades, como depressão, transtornos do controle de impulsos e transtorno obsessivo-compulsivo.[102,148]

Os estudos sobre outros psicotrópicos no tratamento de TPs limitam-se a relatos de caso ou ensaios clínicos com falhas metodológicas. Não há evidência de alguma eficácia em monoterapia com carbonato de lítio, antipsicóticos, estabilizadores do humor e naltrexona.[102]

Devido a efeitos adversos severos, questões éticas e ordenamento jurídico, o uso de antiandrogênios em TPs está restrito a poucos países. Acetato de medroxiprogesterona (AMP) e acetato de ciproterona (ACP) são os mais utilizados, principalmente em parafílicos envolvidos com violência sexual. AMP é utilizado em alguns estados norte-americanos, enquanto o ACP está disponível em alguns países da Europa, da Ásia e do Oriente Médio e em alguns estados dos Estados Unidos e do Canadá. Ambos podem ser administrados obrigatória ou voluntariamente ao indivíduo com TP, para redução da pena ou liberdade condicional, requerendo monitoramento clínico em longo prazo.[155]

Os efeitos adversos do AMP e do ACP incluem depressão, hipogonadismo, disfunção erétil, redução da libido, hipoespermatogênese, infertilidade, retenção hídrica, ganho de peso, ondas de calor, acne, hiperglicemia, diabetes melito, hipertensão, perda da massa muscular e da densidade mineral óssea, alterações da função hepática, litíase biliar, distúrbios gastrintestinais, tromboembolismo, síndrome de Cushing e lesões na retina.[102] O paciente deve assinar o consentimento informado antes de iniciar o uso desses agentes. Também se exige dosar os níveis de testosterona, FSH, LH e prolactina, e realizar exames hepáticos, renais, endócrinos, cardiovasculares e de densidade mineral óssea, repetidos a cada seis meses. Avaliação de problemas emocionais e sintomas depressivos deve ser feita a cada um a três meses.[155]

Os agonistas do receptor do LHRH são análogos sintéticos do LHRH hipotalâmico. Inibem a produção do LH pela hipófise, determinando queda da testosterona, em duas a quatro semanas, até o nível de castração, mantendo-se assim enquanto o tratamento continua. Seu efeito antiandrogênico é superior ao do ACP e do AMP, agindo mais sobre o desejo sexual do que sobre a função erétil. Há poucos estudos sobre esses agentes em parafilias, todos com amostras pequenas. Leuprolida e triptorrelina são os mais utilizados em parafílicos graves e ofensores sexuais que representem risco a terceiros. Goserrelina é referida apenas em relatos de casos.[102]

No Brasil, conforme já assinalado, a terapia com hormônios não está autorizada para o tratamento de TPs.[146]

■ TRATAMENTOS COMBINADOS

Embora as intervenções farmacológicas sejam frequentemente essenciais no tratamento de pacientes com parafilias graves, as intervenções psicoterapêuticas também são necessárias. Não há evidência empírica que suporte a ideia de que o uso de intervenções farmacológicas, por si só, possa sanar uma parafilia. Além disso, os fatores biológicos envolvidos na etiologia das parafilias ainda são desconhecidos, o que dificulta a disponibilidade de um agente farmacológico eficaz.[156-158]

A TCC é a mais recomendada em associação com ISRSs ou agentes hormonais. Uma metanálise que investigou os tipos de tratamentos utilizados em homens com parafilias reportou que 63% dos serviços de saúde incluem TCC no programa de tratamento, e que a taxa de recidiva é 40% menor naqueles que a recebem.[159]

O tratamento combinado é mais eficaz do que a monoterapia, ao diminuir os interesses parafílicos prejudiciais e substituí-los por interesses e comportamentos não parafílicos.[160]

■ ORIENTAÇÕES SOBRE O TRATAMENTO

Os TPs são condições crônicas, cujo tratamento não altera a preferência sexual, mas pode reduzir fantasias sexuais intrusivas, controlar a urgência do impulso parafílico e prevenir recidivas.[161]

História médica prévia, motivação e adesão do paciente, intensidade e frequência das fantasias sexuais parafílicas, monitoramento clínico e risco de violência sexual influenciam a escolha do tratamento, caso a caso. Comorbidades psiquiátricas devem ser tratadas com antidepressivos, ansiolíticos ou antipsicóticos.[102,103,162]

Transtornos parafílicos menos graves ou que não representem riscos a terceiros requerem pelo menos dois anos de acompanhamento e consultas esporádicas por período indeterminado. Nos casos graves, deve se prolongar por três a cinco anos ou mais, retomando-se caso ocorra recrudescimento do interesse parafílico.[102]

■ RESPOSTAS AO TRATAMENTO

Apesar das intervenções farmacológicas e psicoterápicas para o tratamento dos TPs, ainda não há recursos para a completa resolução. As intervenções permitem o gerenciamento voluntário, por meio de habilidades de autocontrole da excitação sexual e redução do impulso sexual, estando o melhor prognóstico associado àqueles que estão motivados para a mudança.[163]

Também estão associadas a melhor prognóstico busca voluntária por tratamento, excitação e satisfação sexual não exclusivas à parafilia, motivação para mudança e atitude cooperativa.[164]

O prognóstico é reservado se: o TP tiver início precoce, for a única forma de excitação e satisfação sexual, as práticas parafílicas forem altamente frequentes, não houver sentimento de culpa, remorso e empatia com as vítimas, múltiplas parafilias associadas, uso concomitante de drogas e/ou álcool, transtornos da personalidade e outras comorbidades, ausência de motivação para mudança e tratamento imposto pelo sistema legal.[164,165]

Parafílicos podem ser egossintônicos (não consideram que suas fantasias e comportamentos constituam um transtorno, porque lhes proporciona intensa satisfação sexual). Por distorções cognitivas, culpa e constrangimento em revelar suas preferências sexuais podem minimizar ou negar o quadro. Acorrem aos serviços de saúde ao serem pressionados por família, cônjuge ou ordem judicial. Tais aspectos devem ser considerados para avaliar a capacidade de motivação e a adesão ao tratamento.[126,162]

QUALIDADE DE VIDA E COMPLICAÇÕES

Viver com fantasias, desejos e comportamentos parafílicos intensos e patológicos causa graves prejuízos a esses indivíduos. Quando a parafilia evolui para TP, estão vulneráveis a sofrimento psíquico, déficit funcional, comprometimento da vida familiar e profissional, sexo não protegido, podendo até se expor a lesões e risco de morte.[166]

Vale lembrar que agressores sexuais não são necessariamente parafílicos, e indivíduos com parafilias não são todos agressores sexuais, mas a presença de parafilia aumenta o risco de o indivíduo se engajar em violência sexual.[167] Portanto, ter uma parafilia, em si, não é ilegal. Entretanto, agir em resposta a impulsos parafílicos pode ser ilegal e, em alguns casos, sujeito a sanções severas.[166]

Tratamento adequado pode prevenir a evolução do comportamento parafílico para ações ilegais, criminais ou suicídio, diminuir a vitimização, reduzir a carga individual e social da patologia e combater as comorbidades psiquiátricas, melhorando a qualidade de vida do indivíduo.[168]

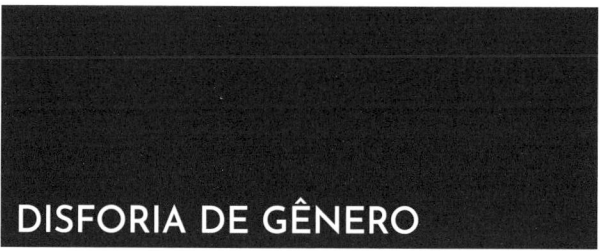

DISFORIA DE GÊNERO

Disforia de gênero é o termo empregado pelo DSM-5[5] para identificar os indivíduos com intenso desconforto afetivo e cognitivo com o sexo atribuído ao nascimento, apresentando sofrimento associado. A CID-11,[6] versão beta, publicada em 2018, denomina essa condição como *incongruência de gênero*, isto é, a discordância da experiência/expressão de gênero do indivíduo em relação ao sexo a ele designado ao nascimento. Intervenções médicas e psicológicas são aplicadas quando o indivíduo reporta sofrimento com essa condição, isto é, disforia de gênero. Tais intervenções visam atender às necessidades próprias de cada um. Estigma, preconceito e discriminação criam um ambiente social hostil e estressante que contribui para maior vulnerabilidade e consequente comprometimento da saúde mental de transgêneros e gênero não conformes. Está demonstrada a associação de ansiedade, depressão, ideação e/ou tentativas de suicídio, uso de substâncias psicoativas com a disforia de gênero. Além disso, experiências adversas relacionadas com a expressão da identidade de gênero resultam em expectativas de vitimização ou rejeição futuras e consequente "transfobia" internalizada. Profissionais da saúde mental devem, além de acompanhar o processo de adequação de gênero, focar os efeitos negativos desse estigma (para esses indivíduos encontrarem sua expressão de gênero confortável) e trabalhar também no contexto familiar e/ou social.

A expressão *identidade sexual* diz respeito ao sexo atribuído ao nascimento e à identificação de um indivíduo como masculino ou feminino. Em contrapartida, a *identidade de gênero* está relacionada à percepção de gênero que um indivíduo experimenta (homem, mulher ou outra categoria).[5,169]

O termo gênero foi utilizado pela primeira vez no DSM-IV, em 1994, para identificar indivíduos que apresentam desconforto e sofrimento com o sexo designado ao nascimento.[170] O DSM-IV-TR, em 2000, destacou que a identidade de gênero é um sistema complexo de crenças em relação à masculinidade e à feminilidade, sendo culturalmente influenciadas.[3] No DSM-5,[5] observa-se a ampliação dos conceitos de sexo e gênero: *sexo* refere-se a masculino e feminino, quanto aos aspectos biológicos (cromossomos sexuais, gônadas, hormônios sexuais, genitália interna e externa não ambíguas e características sexuais secundárias); *gênero* é um termo "guarda-chuva" habitualmente utilizado para designar o papel social – homem ou mulher –, que na maioria dos indivíduos está relacionado ao sexo designado ao nascimento. Portanto, o DSM-5 utiliza a expressão "disforia de gênero" por ser mais descritiva do que "transtorno de identidade de gênero" (como constava no DSM-IV-TR) e por ser a disforia o foco do problema clínico, e não a identidade, por si só.[5]

A CID-11,[6] publicada pela OMS, suprimiu a categoria "transtorno de identidade sexual" (nomenclatura utilizada pela CID-10, 1992), na qual a transexualidade estava incluída entre os transtornos mentais.[171] Foi introduzida a categoria "incongruência de gênero", entre as agora denominadas Condições Relacionadas à Saúde Sexual, para abranger os indivíduos que apresentam sofrimento significativo e persistente associado a essa condição.[6]

A **Tabela 31.5** descreve os quadros de disforia de gênero classificados no DSM-5 e incongruência de gênero, na CID-11.

O sexo atribuído ao nascimento, isto é, menino ou menina, corresponde à genitália e é acompanhado de expectativas sociais, comportamentais e expressões de gênero correspondentes. No entanto, ao longo do desenvolvimento, algumas crianças podem perceber que o sexo que lhes foi atribuído quando nasceram não está congruente com o gênero percebido por elas próprias. Nem todas as crianças sentirão desconforto como resultado dessa incongruência; contudo, se o ambiente no qual elas se desenvolvem for hostil ou hesitante em aceitar essa condição, poderão se sentir motivadas a ocultar e/ou reprimir ou ter conflito com o gênero com o qual se identificam.[172]

Nem todos os indivíduos se percebem como homens ou mulheres,[5] evidenciando a identidade de gênero como um *continuum* e não como binária (masculino ou feminino).[172,173]

A identidade de gênero e a orientação sexual são construtos distintos, porém, interligados. Orientação sexual é a atração sexual e/ou emocional de um indivíduo por outro.[174] O autorreconhecimento dessa condição progride por meio de estágios de sensibilização, exploração e

TABELA 31.5
DESCRIÇÃO DE DISFORIA DE GÊNERO E INCONGRUÊNCIA DE GÊNERO, DE ACORDO COM O DSM-5 E A CID-11, RESPECTIVAMENTE

DSM-5	CID-11	Descrição
302.6 Disforia de gênero em crianças	HA61 Incongruência de gênero na infância	Caracterizada por discordância e desconforto intensos entre o gênero experimentado ou expresso e o sexo atribuído ao nascimento, em crianças pré-púberes.
302.85 Disforia de gênero em adolescentes e adultos	HA60 Incongruência de gênero em adolescentes e adultos	Caracterizada por discordância e desconforto intensos e persistentes entre o gênero vivenciado pelo indivíduo e o sexo a ele atribuído ao nascer.
302.6 Outra disforia de gênero especificada		Categoria residual para outras condições especificadas de disforia/incongruência de gênero.
302.6 Disforia de gênero não especificada	HA6Z Incongruência de gênero não especificada	Categoria residual para outras condições não especificadas de disforia/incongruência de gênero.

Fonte: American Psychiatric Association[5] e World Health Organization.[6]

integração, com início na puberdade.[175] A identidade de gênero, por sua vez, começa a ser reconhecida ainda na infância, com uma consciência cada vez maior na adolescência e na idade adulta. Também pode progredir por meio de estágios de consciência, exploração, expressão e integração da identidade.[176]

PREVALÊNCIA

Um estudo brasileiro, com amostra representativa, encontrou que indivíduos transgêneros representam 0,69% da população, enquanto os não binários, 1,19%. Esses números significam quase três milhões de pessoas com diversidade de gênero na nossa população.[177] No mesmo estudo, 85% dos homens transgêneros e 50% das mulheres transgêneros relatam sofrimento, devido às características corporais do sexo atribuído ao nascimento.[177]

Estudos pioneiros encontraram proporções contrastantes em vários países: de 1:2.900 a 1:100.000 para homens transgêneros e 1:8.300 a 1:400.000 para mulheres transgêneros, observando-se aumento da prevalência ao longo do tempo.[178]

Uma metanálise aponta que o aumento da prevalência decorre de maior visibilidade das identidades transgênero nos meios de comunicação, além da conscientização desses indivíduos sobre a disponibilidade de recursos médicos e crescente tolerância social.[179] Nesse estudo, a prevalência foi estimada em 4,6 em 100.000 indivíduos, sendo maior para mulheres transgêneros (6,8 em 100 mil) do que homens transgêneros (2,6 em 100 mil).[179] Vale esclarecer que mulher transgênero é a pessoa trans reconhecida como homem ao nascimento. O contrário se verifica com o homem transgênero.

Uma revisão recente evidenciou que 0,1 a 2% da população geral adulta se identifica como transgênero ou gênero não conforme, dependendo dos critérios diagnósticos e da situação geográfica dos participantes dos estudos.[180]

Outra revisão recente reportou que a identidade transgênero autorreferida em crianças, adolescentes e adultos varia de 0,5 a 1,3%.[181]

IDADE DE INÍCIO

O desenvolvimento da identidade de gênero é um processo complexo e multifatorial, envolvendo elementos genéticos, hormonais e ambientais.[182]

Na infância, esse desenvolvimento se caracteriza por intenso desejo de pertencer ao outro gênero ou afirmar que é do gênero oposto; preferência por *cross-dressing* (travestismo); opção por papéis do gênero oposto em jogos infantis e por brincadeiras características do outro gênero; forte desconforto com a anatomia sexual e o desejo intenso por características sexuais primárias e/ou secundárias compatíveis com o gênero ao qual sente pertencer.[5]

O início desses comportamentos/sentimentos ocorre entre 2 e 4 anos de idade, período no qual a criança se conscientiza da diferença entre os gêneros e dos papéis de gênero. Esse quadro nem sempre persiste na vida adulta.[5]

VULNERABILIDADES ASSOCIADAS À DISFORIA DE GÊNERO

Estigma, preconceito e discriminação a transgêneros e gênero não conformes desencadeiam estresse específico, fenômeno crônico que amplifica estressores produzidos pelo social, contribuindo para maior vulnerabilidade e consequente comprometimento da saúde mental. Tais estressores também têm explicado a maior incidência de tentativas de suicídio e uso de substâncias nessa população.[183]

Discriminação e estigma foram identificados também como fatores que podem influenciar a vulnerabilidade ao vírus da imunodeficiência humana (HIV), sendo as mulheres transgêneros que vivem com HIV mais estigmatizadas do que aquelas sem a infecção.[184] Baixa capacidade das mulheres transgêneros de negociar o uso de preservativo, resultando em sexo anal desprotegido, pode explicar a relação entre estigma, discriminação e infecção por HIV.[185-187] Depressão e baixa autoestima causadas pela estigmatização são fatores de risco para sexo sem proteção.[188]

Experiências adversas relacionadas à expressão da identidade de gênero resultam em vitimização ou rejeição e consequente transfobia internalizada.[189] Além disso, esses processos de estresse favorecem o desenvolvimento de maior resistência aos efeitos psicológicos negativos.[183] Dessa forma, a disforia de gênero pode refletir sofrimento psicológico socialmente induzido, o qual se insere no sofrimento com a não conformidade, decorrente do estigma e da discriminação social.[189]

DIAGNÓSTICO

Em crianças e em adolescentes/adultos, cujo desejo irredutível de viver e ser aceito como do gênero oposto ao sexo atribuído ao nascimento, a disforia é o problema clínico (e não a identidade sexual, por si só). Para o DSM-5, esse desconforto deve ter duração de, no mínimo, seis meses, como critério diagnóstico de disforia de gênero.[5] Na CID-11, para o diagnóstico em crianças, a incongruência deve persistir por dois anos, enquanto para adultos, por pelo menos alguns meses.[6]

Os adolescentes e os adultos têm necessidade intensa de livrar-se das características sexuais secundárias, para serem tratados pela sociedade como do gênero oposto. Para o diagnóstico, esta condição deve estar associada a sofrimento significativo ou prejuízo no funcionamento social, profissional ou em outras áreas da vida cotidiana.[5]

Dependendo da fase da vida em que surgem os desconfortos, a disforia pode ser classificada como de início precoce (na infância) ou de início tardio (na puberdade ou mais tarde).[5]

Os **Quadros 31.8** e **31.9** apresentam os critérios diagnósticos do DSM-5, para disforia de gênero, em crianças, e em adolescentes/adultos, respectivamente.

■ ASPECTOS DA SAÚDE MENTAL

Indivíduos transgênero e gênero não conformes apresentam maiores taxas de depressão, ansiedade, ideação e/ou tentativas de suicídio, autolesões não suicidas e uso de substâncias psicoativas, comparados à população geral.[190,191] Constatou-se que 38% dos adultos com disforia de gênero apresentam um transtorno psiquiátrico associado (no momento da coleta dos dados) e quase 70% reportam diagnóstico psiquiátrico ao longo da vida. A prevalência de episódio depressivo, ansiedade, tentativas de e/ou suicídio e história de trauma durante a infância é mais elevada do que na população geral.[192] O uso abusivo de substâncias psicoativas ilícitas ou sem prescrição médica é outro aspecto relevante (10% da população transgênero norte-americana).[193]

Indivíduos com disforia de gênero têm pelo menos um episódio depressivo ao longo da vida e reportam traumas na infância (45,8%), sendo que 29,6% apresentam algum sintoma dissociativo e 21,2% tentam suicídio.[194-196] O alívio do sofrimento psíquico associado à disforia de gênero correlaciona-se ao tratamento hormonal com

> **QUADRO 31.8**
> **PRINCIPAIS CARACTERÍSTICAS DIAGNÓSTICAS DA DISFORIA DE GÊNERO EM CRIANÇAS**
>
> A. Incongruência acentuada entre o gênero experimentado/expresso e o gênero designado de uma pessoa, com duração de pelo menos seis meses, manifestada por no mínimo 6 dos seguintes 8 critérios (um deles deve ser o critério A1):
>
> 1. Forte desejo de pertencer ao outro gênero ou insistência de que um gênero é o outro (ou algum gênero alternativo diferente do designado).
> 2. Em meninos (gênero designado), uma forte preferência por *cross-dressing* (travestismo) ou simulação de trajes femininos; em meninas (gênero designado), uma forte preferência por vestir somente roupas masculinas típicas e uma forte resistência a vestir roupas femininas típicas.
> 3. Forte preferência por papéis transgêneros em brincadeiras de faz de conta ou de fantasias.
> 4. Forte preferência por brinquedos, jogos ou atividades tipicamente usados ou preferidos por outro gênero.
> 5. Forte preferência por brincar com pares do outro gênero.
> 6. Em meninos (gênero designado), forte rejeição de brinquedos, jogos ou atividades tipicamente masculinas e forte evitação de brincadeiras agressivas e competitivas; em meninas (gênero designado), forte rejeição de brinquedos, jogos e atividades tipicamente femininas.
> 7. Forte desgosto com a própria anatomia sexual.
> 8. Desejo intenso por características sexuais primárias e/ou secundárias compatíveis com o gênero experimentado.
>
> B. A condição está associada a sofrimento clinicamente significativo ou a prejuízo no funcionamento social, acadêmico ou em outras áreas importantes da vida.
>
> *Especificar se:*
>
> Com um transtorno do desenvolvimento sexual (p. ex., distúrbio adrenogenital congênito, como hiperplasia adrenal congênita ou síndrome de insensibilidade androgênica).
>
> **Fonte:** American Psychiatric Association.[5]

esteroides sexuais,[194-196] enquanto a falta de tratamento hormonal está mais intensamente associada a um diagnóstico psiquiátrico.[197,198]

■ DISFORIA DE GÊNERO ESPECÍFICA DA CULTURA

Embora transgêneros e gênero não conformes pertençam a todas as culturas, a transgeneridade e a transexualidade são consideradas atípicas na maioria das sociedades, porque elas transgridem o sistema binário normativo sexo-gênero.[155,199,200] As percepções do que são os transgêneros são afetadas pelas diferenças na cultura, na religião e na história, podendo variar amplamente a apresentação e a aceitação da diversidade de gênero entre as regiões do mundo. Por exemplo, a variação na aceitação da diversidade de gênero na Ásia é independente da religião, do nível econômico e da sub-região, com alguns países tendo aceitação mais ampla (Tailândia, Laos e Indonésia) e outros menos (Malásia).[201-206]

Há várias barreiras para o acesso aos cuidados médicos, que variam entre países e culturas, incluindo o medo de ser visto como diferente (com estigma e violência associados), falta de acesso a profissionais competentes e atenciosos, indisponibilidade de fontes de informação sobre disforia, além de prescrição e monitoramento inadequado de terapia hormonal. Não é conhecido qualquer estudo de acompanhamento relatando resultados em indivíduos com disforia de gênero aos quais foi recusado o suporte para a transição.[207]

A maior parte da experiência clínica relacionada aos cuidados com transgêneros e gênero não conformes é derivada de ambientes de maior renda. Portanto, a adaptação local dos protocolos de atendimento clínico é necessária, tendo em vista as diferentes culturas e normas sociais em países de renda menor.[208,209]

Apesar de os transgêneros se engajarem para o reconhecimento de uma categoria de gênero separada do sistema binário homem-mulher, apenas alguns países reconhecem o transgênero como um "terceiro" gênero. Em 2007, a Suprema Corte do Nepal emitiu um veredicto inovador a favor das minorias de gênero, reconhecendo um terceiro gênero, e em 2015 passou a emitir passaportes para minorias de gênero, acrescentando a terceira categoria.[210] Em 2013, a Alemanha se tornou o primeiro país europeu a reconhecer oficialmente um terceiro gênero para bebês nascidos com genitália ambígua,[211] e o governo de Bangladesh aprovou uma proposta para identificar mulheres transgêneros (conhecidas como

QUADRO 31.9
PRINCIPAIS CARACTERÍSTICAS DIAGNÓSTICAS DA DISFORIA DE GÊNERO EM ADOLESCENTES E ADULTOS

A. Incongruência acentuada entre o gênero experimentado/expresso e o gênero designado de uma pessoa, com duração de pelo menos seis meses, manifestada por no mínimo dois dos seguintes:

1. Incongruência acentuada entre o gênero experimentado/expresso e as características sexuais primárias e/ou secundárias (ou, em adolescentes jovens, as características sexuais secundárias previstas).
2. Forte desejo de livrar-se das próprias características sexuais primárias e/ou secundárias em razão de incongruência acentuada com o gênero experimentado/expresso (ou, em adolescentes jovens, desejo de impedir o desenvolvimento das características sexuais secundárias previstas).
3. Forte desejo pelas características sexuais primárias e/ou secundárias do outro gênero.
4. Forte desejo de pertencer ao outro gênero (ou a algum gênero alternativo diferente do designado).
5. Forte desejo de ser tratado como o outro gênero (ou como algum gênero alternativo diferente do designado).
6. Forte convicção de ter os sentimentos e reações típicos do outro gênero (ou de algum gênero alternativo diferente do designado).

B. A condição está associada a sofrimento clinicamente significativo ou prejuízo no funcionamento social, profissional ou em outras áreas importantes da vida.

Especificar se:

Com um transtorno do desenvolvimento sexual (p. ex., distúrbio adrenogenital congênito, como hiperplasia adrenal congênita ou síndrome de insensibilidade androgênica).

Especificar se:

Pós-transição

O indivíduo fez transição para viver em tempo integral no gênero desejado (com ou sem alteração para o nome social) e fez (ou está se preparando para fazer) pelo menos um procedimento médico ou um regime de adequação sexual – a saber, terapia hormonal transexual regular ou cirurgia de redesignação de gênero, confirmando o gênero desejado (p. ex., penectomia, vaginoplastia em um sexo masculino ao nascimento; mastectomia ou faloplastia em um sexo feminino ao nascimento).

Fonte: American Psychiatric Association.[5]

---

hijra) em uma categoria de genero distinta.[212] Em 2014, a Suprema Corte da Índia reconheceu os transgêneros como membros de um terceiro gênero.[213]

O acesso aos serviços de saúde para a transição é frequentemente limitado, especialmente em países menos desenvolvidos.[214-216]

Acrescenta-se a esse panorama que, quanto mais coercitiva for uma sociedade, maior é o impacto sobre a saúde da população transgênero, notadamente a saúde mental.[217]

■ DIAGNÓSTICO DIFERENCIAL

A disforia de gênero pode apresentar-se como um sintoma de quadro psiquiátrico, devendo ser diferenciada de:[5]

- **Transtorno dismórfico corporal**: o indivíduo tem desejo de mudar ou remover alguma parte do corpo por considerá-la deficiente ou desnecessária, não apresentando aversão ao gênero designado.
- **Transtorno transvéstico**: transtorno parafílico caracterizado pelo hábito de vestir-se como pessoa do sexo oposto, como única forma de obter excitação sexual, ainda que esse hábito lhe cause sofrimento. Pode ser comórbido à disforia de gênero.
- **Esquizofrenia**: quando há delírio de pertencer ao sexo oposto, durante o surto, o que remite com o tratamento. Tal delírio é frequentemente acompanhado por outros sintomas, próprios da psicose (p. ex., alucinações auditivas).
- **Não conformidade com os papéis de gênero**: embora haja comportamento e expressão de gênero

incongruentes com o gênero designado, não há sofrimento clínico detectável. O indivíduo não apresenta inconformidade com o gênero designado e não deseja ser tratado como pertencente ao gênero oposto ao seu.

AVALIAÇÃO INICIAL E EXAMES COMPLEMENTARES

O diagnóstico de disforia de gênero é eminentemente clínico, baseado na queixa, na história e nos antecedentes pessoais e familiares do paciente.[218,219]

Em crianças, as informações necessárias são obtidas durante a entrevista clínica com os pais e a criança, em conjunto e separadamente. Deve ser feita a avaliação típica do funcionamento emocional, cognitivo e social da criança, assim como investigar as relações interpessoais dela (membros da família, professores, colegas), de modo a compreender o grau de influência ambiental e a avaliação inicial do funcionamento interpessoal dinâmico na família. Além disso, compreender as intenções dos pais em relação ao acompanhamento fornece informações úteis sobre suas atitudes em relação ao comportamento gêneros não conforme da criança.[218]

À medida que crianças pré-púberes gênero não conformes se aproximam da adolescência, é útil encaminhá-las ao pediatra para um exame físico de rotina, pois o psiquiatra pode desenvolver uma compreensão abrangente de possíveis problemas médicos e emocionais a quais estão suscetíveis, bem como avaliar a intensificação ou a cessação da disforia, conforme o desenvolvimento de características sexuais secundárias do sexo atribuído ao nascer. Isso tem implicações clínicas para decidir se deve ou não haver intervenção médica.[220] Para crianças que exibem intensificação ou persistência da disforia de gênero durante os estágios iniciais da puberdade, o encaminhamento para intervenções médicas que retardem reversivelmente as mudanças físicas indesejadas deve ser considerado.[221]

Em adolescentes, deve-se proceder à avaliação psiquiátrica completa, explorando as seguintes áreas da saúde mental: funcionamento emocional, relações com colegas e sociais, pontos fortes e fracos do funcionamento familiar e questões não resolvidas no ambiente do adolescente. A interação interdisciplinar com pediatra ou endocrinologista fornece informações sobre o estadiamento de Tanner (grau de avanço puberal). Diretriz da Endocrine Society[221] alerta que, para pacientes nos estágios 2 ou 3 de Tanner da puberdade, o momento dessa avaliação é essencial, dada a progressão irreversível das características sexuais secundárias. Se apropriado, essa progressão puberal pode ser suprimida por meio de intervenções hormonais, caso o adolescente deseje o alinhamento do sexo atribuído ao nascimento e a afirmação do gênero oposto.[220,221]

A avaliação inicial de adultos com possível disforia de gênero inclui entrevista médica geral e de saúde mental, com atenção específica à história psicossexual e ao funcionamento atual. Deve-se investigar a função mental ao longo da vida, incluindo qualquer histórico de transtorno psiquiátrico. Investigar também lembranças de comportamentos de gênero não conformes na infância; uso de vestuário e acessórios típicos do gênero oposto ao sexo designado ao nascimento, desde a infância; se houve tentativas do paciente de se conformar às expectativas culturais de gênero; relacionamento atual com parceiro e familiares; consumo de álcool e uso de drogas.[219]

ETIOLOGIA

A identidade de gênero e a expressão de gênero se refletem na complexa interação de fatores biológicos, ambientais e culturais.[222-234]

Estudos com indivíduos que apresentam distúrbios no desenvolvimento sexual (DDS) ajudaram a compreender o papel dos hormônios na identidade de gênero, embora a maioria dos transgêneros e gênero não conformes não tenha DDS. Apesar de a maioria dos adultos 46XX com hiperplasia adrenal congênita virilizante ter relatado identidade de gênero feminina, a incidência daqueles com disforia de gênero, nesse grupo, é maior do que na população geral, o que suporta a hipótese da influência de andrógenos pré e pós-natais no desenvolvimento da identidade de gênero.[224,225]

FATORES GENÉTICOS

Há indícios da relação entre hereditariedade e disforia de gênero, isto é, maior concordância de disforia de gênero entre gêmeos homozigóticos do que em gêmeos dizigóticos do mesmo sexo ou de sexos opostos.[226] O CYP17 é um gene candidato para transgênero de mulher para homem, sendo que a perda do padrão de distribuição do alelo CYP17 T-34C (específico para mulher) está associada a esses transgêneros.[227]

CIRCUITOS NEURAIS

Não há características que possam ser atribuídas a padrões de feminização ou masculinização de estruturas cerebrais em indivíduos transgêneros.[228] Em contrapartida, diferenças em áreas corticais e subcorticais da substância cinzenta possivelmente têm relação com regiões associadas à percepção corporal.[229,230]

Foi aventada a hipótese da implicação da diferenciação sexual dos órgãos genitais (que ocorre no primeiro trimestre da gravidez) e da diferenciação sexual do cérebro (durante a segunda metade da gravidez). Esses dois processos podem desempenhar papéis independentes, predispondo o indivíduo à transgeneridade.[231]

Imagens de RM de transgêneros homem para mulher, que não iniciaram terapia hormonal, mostraram putâmen semelhante ao feminino, isto é, o putâmen transgênero com volume maior do que o dos homens cisgêneros, mas dentro da faixa das mulheres cisgêneros.[232]

Reversão sexual do INAH3, um subnúcleo do núcleo uncinado hipotalâmico, em transgêneros, é um provável marcador de diferenciação sexual atípica e precoce do cérebro. Alterações no INAH3 e no núcleo leito da estria terminal (NLET) podem pertencer a uma rede complexa, estrutural e funcionalmente relacionada à diferenciação sexual de cisgêneros.[233]

Outros estudos funcionais por neuroimagem apontam várias semelhanças de indivíduos transgêneros e cisgêneros. Isso sugere que diferenças observadas se relacionam ao gênero com o qual os transgêneros se identificam.[228,234] As pesquisas por neuroimagem reforçam que a identidade de gênero dos indivíduos transgêneros está associada a uma variação fisiológica humana.[228,229]

ACOMPANHAMENTO

CRIANÇAS

A maioria das crianças diagnosticadas com disforia de gênero não mantém esse diagnóstico na adolescência.[222] A experiência clínica indica que a persistência da disforia de gênero só pode ser assegurada após os primeiros sinais de puberdade. Consequentemente, o acompanhamento dessas crianças é psicoterapêutico individual, familiar ou em grupo, objetivando explorar seus interesses e identidade. Os profissionais envolvidos devem estar capacitados em desenvolvimento infantil, uma vez que avaliar disforia de gênero nessa etapa da vida é extremamente delicado.[221,235]

ADOLESCENTES

Em muitos casos, intervenções psicológicas são suficientes. Entretanto, as mudanças físicas da puberdade são difíceis para alguns. Em função disso, centros internacionais começaram a tratar os adolescentes com análogos do hormônio liberador de gonadotrofinas (GnRH), que bloqueiam a puberdade, a partir do estágio 2 de Tanner, favorecendo maior conforto físico e emocional aos pacientes. Sendo reversível, concede mais tempo para que o jovem explore aspectos envolvidos com sua identidade de gênero, antes de iniciar a hormonização com esteroides sexuais. Assim, condutas clínicas e/ou cirúrgicas podem ser reavaliadas antes de se iniciarem.[221] No Brasil, esse procedimento é aceito em serviços especializados de hospitais universitários ou naqueles conveniados ao Sistema Único de Saúde (SUS), sempre compondo um protocolo de pesquisa.[236]

O tratamento com GnRH melhora o funcionamento psicológico e o resultado físico comparado àqueles com início da hormonização após o término da puberdade.[237,238] Apesar dos bons resultados do bloqueio da puberdade, falta conhecimento sobre a influência dos hormônios sexuais na identidade de gênero durante a adolescência. Decisões clínicas devem ser tomadas com cautela.[235] A terapia hormonal cruzada pode se iniciar a partir dos 16 anos de idade, com anuência do adolescente e do seu responsável legal, segundo as resoluções do Conselho Federal de Medicina (CFM).[236]

ADULTOS

O acompanhamento de adultos com disforia de gênero inclui psicoterapia, respeitando o Projeto Terapêutico Singular, conforme resolução do CFM para assistência a essa população.[236] O psiquiatra formula o diagnóstico, avalia e assiste os indivíduos transgêneros em suas necessidades durante as etapas de afirmação de gênero, a partir dos 18 anos de idade. O seguimento, feito por equipe multiprofissional e interdisciplinar por pelo menos um ano, se compõe de hormonização (por endocrinologistas, urologistas ou ginecologistas habilitados), com a finalidade de adequar o corpo ao gênero identificado.[236] Essa terapia diminui os níveis endógenos dos hormônios sexuais e, consequentemente, atenua as características sexuais secundárias do sexo designado ao nascimento. Também administra os níveis hormonais sexuais coincidentes com a identidade de gênero do indivíduo. Para mulheres transgêneros, são prescritos antiandrogênios, para diminuir o crescimento de pelos e as ereções espontâneas. A prescrição de hormônios sexuais deve ser mantida ao longo da vida, com avaliação periódica dos fatores de risco relacionados.[194,221] Os procedimentos cirúrgicos para afirmação de gênero das mulheres transgêneros incluem colpectomia, neovulvovaginoplastia, metoidioplastia, faloplastia e mamoplastia de aumento. Para os homens transgêneros, mamoplastia bilateral, histerectomia, ooforectomia bilateral, penectomia orquiectomia, clitoroplastia, labioplastia e neovaginoplastia.[236]

■ PSICOTERAPIA

A abordagem deve ser feita por profissionais que conciliem competência clínica, conhecimento das normas de cuidados elaboradas pela World Professional Association for Transgender Health (WPATH),[239] orientações práticas para a psicoterapia, competência cultural e isenção de preconceitos, evitando-se hipóteses baseadas em experiências ou em atendimentos anteriores.[176]

A psicoterapia de grupo é a modalidade de escolha para o acompanhamento dessa população. Além de vários estudos e metanálises demonstrarem sua eficácia no trabalho com as dificuldades psicossociais na população geral, facilita o desenvolvimento de relacionamentos interpessoais genuínos e gratificantes, o que se torna particularmente relevante, pelo isolamento frequentemente observado em indivíduos transgêneros e gênero não conformes.[240,241]

O processo psicoterápico deve integrar uma dimensão psicopedagógica (preocupações e desafios interpessoais comuns aos indivíduos transgêneros), adaptação cognitiva (superação de pensamentos disfuncionais, resultantes da vivência em uma sociedade transfóbica), desenvolvimento de habilidades para resolver problemas (identificação, levantamento de possíveis soluções, avaliação de prós e contras e implementação de ações) e regulação de afetos (ajudar a expressar fortes emoções associadas a experiências pessoais ou traumáticas).[240]

Como em qualquer processo psicoterapêutico, é necessário abordar problemas que incluem: mudanças no papel e expressão de gênero (como a vivência parcial ou integral em outro papel de gênero, em conformidade com a identidade de gênero); experiência hormonal e cirúrgica completa do processo de transição; integração de sentimentos transgêneros. Essa intervenção pode reforçar, diminuir ou tornar desnecessário o processo de feminização ou masculinização do corpo, garantindo ao indivíduo a tomada de decisões bem-informada.[176,239,242]

■ RESPOSTAS ÀS INTERVENÇÕES

Em crianças gênero não conformes, os seguintes fatores podem estar associados a pior resposta à intervenção: falta de suporte familiar, incluindo crianças sob tutela do Estado; alta invalidação ambiental por colegas e membros da comunidade; padrão de comunicação prejudicial entre os membros da família; baixo desenvolvimento de forças adaptativas pela criança.[218] Acrescenta-se, ainda, que 52% dessas crianças têm transtornos psiquiátricos comórbidos (ansiedade, depressão e/ou transtorno de déficit de atenção e hiperatividade, principalmente), que aumentam o risco de isolamento social.[242,243]

Entre os fatores de risco para resultados adversos em adolescentes gênero não conformes, o abuso psicológico e/ou físico está significativamente associado à depressão e ao suicídio.[244] Tentativas de suicídio nessa população estão associadas a abuso verbal e físico pelos pais, baixa autoestima e prejuízo da autoimagem (quanto ao peso e às percepções de como outros percebem o corpo do jovem),[245] rejeição familiar (aumenta o risco oito vezes)[246] e vitimização escolar (aumenta o risco de depressão e ajustamento psicossocial negativo no início da vida adulta).[247]

Intervenções psiquiátricas e hormonais combinadas e, se for o caso, cirúrgicas, em adultos transgêneros, têm fornecido bons resultados nos últimos 20 anos. A taxa de sucesso, definida como a satisfação do paciente após a conclusão do processo, é superior a 90%, enquanto o arrependimento varia de 0,5 a 3%.[248,249]

Fatores preditores de pior prognóstico e arrependimento, quando há mudanças corporais irreversíveis, incluem perda de apoio familiar e social; instabilidade emocional; transtornos da personalidade; transtornos psicóticos; ocorrência de eventos traumáticos, como complicações cirúrgicas, rupturas emocionais e perda de emprego.[250]

Em contrapartida, fatores preditores de bom prognóstico são idade precoce ao início das intervenções; diagnóstico psiquiátrico preciso da condição; bom funcionamento social e psíquico antes da cirurgia; apoio familiar e social.[250]

QUALIDADE DE VIDA E COMPLICAÇÕES

Estudos até o século passado reportam taxas mais elevadas de transtornos psiquiátricos pós-cirurgia de afirmação de gênero do que em controles cisgêneros. No entanto, deve-se considerar que as percepções sociais (transfobia e discriminação) e as intervenções eram outras. Além disso, os resultados cirúrgicos eram mais limitados, afetando negativamente a saúde física e mental dos transgêneros.[251]

A terapia hormonal cruzada, por requerer doses suprafisiológicas, pode estar associada a maior risco de complicações. Transgêneros com comorbidades médicas ou alto risco de doença cardiovascular têm maior probabilidade de apresentar efeitos adversos graves ou fatais. Maior risco está associado a tabagismo, obesidade, idade avançada, doenças cardíacas, hipertensão, problemas de coagulação, câncer e anormalidades endócrinas. Nesses casos, paciente e médico devem discutir a relação benefício-risco.[194,249,252]

A prevalência de arrependimento de ter se submetido às intervenções é baixa.[248,249] O quadro mais complexo de arrependimento é aquele em que o paciente deseja a reversão das características do sexo atribuído ao nascimento, após a cirurgia. Depois do suicídio, esse arrependimento pode ser considerado uma das piores complicações possíveis.[253]

Podem gerar arrependimento: adaptação social inadequada, comorbidade com transtornos psiquiátricos, avaliação e conduta inadequadas de profissionais não especialistas (critérios diagnósticos para disforia de gênero negligenciados, falta de experiência no papel de gênero conforme, terapia hormonal cruzada deficiente e indução a procedimentos cirúrgicos) e insatisfação com o resultado estético ou funcional da cirurgia de afirmação de gênero.[253,254]

Os principais fatores de risco para arrependimento são: idade acima de 30 anos na primeira cirurgia; transtornos da personalidade; psicose; instabilidade social; insatisfação com os resultados cirúrgicos e falta de apoio do parceiro ou da família.[248,233]

DIRETRIZES BRASILEIRAS PARA ASSISTÊNCIA A INDIVÍDUOS TRANSGÊNEROS

As Portarias nº 1.707 e nº 457 e sua ampliação em 2013, normatizam o *processo transexualizador* do SUS, assegurando assistência integral à saúde das pessoas transgêneros.[256] Essas portarias salientam a importância do uso do nome social e do acesso à terapia hormonal e aos demais procedimentos clínicos e cirúrgicos. Esse processo está estruturado na Rede de Atenção Básica (Unidades Básicas de Saúde – UBSs). Na UBS, o usuário é acolhido e suas necessidades identificadas e acompanhadas. Aqueles que necessitam de intervenções mais complexas são encaminhados à Atenção Especializada, com serviços de acolhimento, tratamento ambulatorial e hospitalar.

Em 2020, o CFM publicou a Resolução 2.265/2019, revogando a anterior (Resolução CFM 1.955/2010), sobre as ações e condutas nos serviços de saúde públicos e privados, às pessoas com incongruência de gênero ou transgênero, incluindo transexuais, travestis e outras expressões identitárias relacionadas à diversidade de gênero. O CFM reitera, nessa Resolução, a importância da assistência integral à saúde dessa população e recomenda um conjunto de condutas terapêuticas formalizado no Projeto Terapêutico Singular. Também estabelece normas sobre o uso de hormônios (de acordo com estágios puberais pela Escala de Tanner), o acompanhamento psiquiátrico e os protocolos cirúrgicos.[236] O **Quadro 31.10** resume os destaques dessa Resolução.

ASSISTÊNCIA DE PROFISSIONAIS DA SAÚDE A TRANSGÊNEROS E GÊNERO NÃO CONFORMES

Entre recomendações e guias, destacam-se as diretrizes internacionais da The World Professional Association for Transgender Health (WPATH), consideradas essenciais aos cuidados clínicos de transgêneros e gênero não conformes.[239]

De acordo com a WPATH, os modelos para o atendimento clínico individual são sólidos, ainda que a implementação de serviços para populações transgêneros e gênero não conformes dependa da infraestrutura do sistema de saúde e dos contextos socioculturais de cada país. Particularidades clínicas, incluindo cirurgias de afirmação de gênero, são mais bem realizadas em serviços com equipes multidisciplinares preparadas para o manejo dessa condição. Embora a maioria dos cuidados de saúde possa ser realizada por um especialista em atenção primária, há carência na formação desses profissionais, com respeito às especificidades dessa clientela. Urge a inserção de capacitação e educação especializada sobre o tema na graduação médica.[239]

QUADRO 31.10
RESOLUÇÃO 2.265/2019 DO CONSELHO FEDERAL DE MEDICINA

1. A equipe multiprofissional e interdisciplinar deverá ser composta por psiquiatra, endocrinologista, ginecologista, urologista, cirurgião plástico e pediatra (se o paciente não completou 18 anos de idade) sem detrimento de outras especialidades médicas que atendam às necessidades de cada indivíduo, além de outros profissionais da saúde indispensáveis ao acolhimento e acompanhamento dessas pessoas.
2. É vedado o início da hormonioterapia cruzada antes dos 16 anos de idade.
3. O bloqueio hormonal só poderá ser iniciado em crianças e adolescentes a partir do estágio 2 de Tanner (puberdade), sendo realizado exclusivamente em caráter experimental em protocolos de pesquisa, em hospitais universitários e/ou de referência para o SUS.
4. É vedada a realização de procedimentos cirúrgicos de afirmação de gênero antes dos 18 anos de idade.
5. Os procedimentos cirúrgicos só poderão ser realizados após acompanhamento prévio mínimo de um ano por equipe multiprofissional e interdisciplinar.
6. É vedada a realização de procedimentos hormonais e cirúrgicos em pessoas com diagnóstico de transtornos mentais que os contraindiquem (transtornos psicóticos graves, transtornos da personalidade graves, deficiência e transtornos do desenvolvimento graves).
7. A respeito da atuação do psiquiatra que presta assistência a essas pessoas:
   - Crianças pré-púberes (estágio 1 de Tanner) – o psiquiatra deve se ater a observar, orientar, esclarecer, formular diagnóstico e indicar psicoterapia (quando necessário, assegurando o desenvolvimento da criança com diagnóstico de incongruência de gênero). Deve envolver não só a criança, mas também família, cuidadores, responsável legal, escolas e outras possíveis instituições que tenham obrigação legal pelo cuidado, educação, proteção e acolhimento da criança.
   - Crianças púberes ou adolescentes (estágio 2 de Tanner) – além da formulação diagnóstica específica, comorbidades e seu tratamento devem ser referidos, quando existentes. O psiquiatra deverá elaborar laudos, relatórios ou atestados.
   - Adultos (a partir dos 18 anos de idade) – caberá ao psiquiatra formular o diagnóstico, identificar comorbidades, realizar diagnósticos diferenciais, prescrever medicamentos e indicar e executar psicoterapia, se necessário. Deverá, também, com a equipe multiprofissional e interdisciplinar, avaliar periódica e sequencialmente a evolução do indivíduo, pelo período mínimo de um ano, mesmo após o encaminhamento ou realização das cirurgias de afirmação de gênero.

Fonte: Conselho Federal de Medicina.[236]

CONSIDERAÇÕES FINAIS

Disfunção sexual consiste na insatisfação com a atividade sexual. Para o diagnóstico, deve-se observar a evolução (maior que seis meses), a presença de sofrimento pessoal e as consequentes dificuldades interpessoais. As disfunções sexuais, quando não diagnosticadas e tratadas, tendem a se cronificar e agravar, comprometendo não só a atividade sexual, mas outros aspectos da vida, como autoestima, autoimagem, relacionamento social e familiar e produtividade no trabalho. Podem levar à depressão e/ou à ansiedade, o que desencadeia e mantém um ciclo vicioso.

Além desses prejuízos, as dificuldades de relacionamento conjugal, o medo do fracasso e o constrangimento quanto ao desempenho podem estar presentes. Associadas a outros transtornos psíquicos (depressão e ansiedade) ou físicos (p. ex., alterações hormonais, doenças sistêmicas) exigem tratamento também dessas comorbidades.

A morbimortalidade de cada TP depende do ato praticado, das comorbidades, da motivação do paciente e do envolvimento ou não com o sistema legal. Tratamento e prognóstico devem, portanto, ser avaliados caso a caso. Transtornos parafílicos podem ser transitórios ou persistir ao longo da vida, resultando em problemas legais, financeiros, interpessoais, profissionais e acadêmicos. Violência sexual (como no transtorno pedofílico), lesões graves (como no transtorno de sadismo sexual) ou morte (como na asfixia autoerótica) podem ocorrer.

Além do controle, uma alternativa de preferência sexual saudável deve ser trabalhada com os pacientes. Ainda é limitado o conhecimento dos fatores causais e relacionados ao abandono e à pouca motivação para o tratamento. Pesquisas são necessárias para se esclarecer como a disponibilidade ao tratamento se estabelece e o que fazer quando ela for um desafio.

Transgêneros e gênero não conformes constituem cerca de 3 milhões da população no Brasil. O melhor entendimento, por parte dos profissionais da saúde mental, sobre as especificidades dessa população minimiza o sofrimento, o estigma e as desigualdades, bem como preserva a saúde mental.

Indivíduos transgêneros e gênero não conformes exigem competências clínica e cultural, além de conhecimento das especificidades dos cuidados para assegurar uma abordagem eficiente e sensível às demandas dessa parcela da sociedade.

As possibilidades de acompanhamento são diversas, cabendo também ao profissional orientar e informar sobre elas, facilitando a escolha, em conformidade com cada singularidade, podendo o processo de transição ser completo (emocional, hormonal, cirúrgico e social), parcial (p. ex., sem cirurgia) ou apenas constar da integração ao papel de gênero.

REFERÊNCIAS

1. Masters WH, Johnson VE. Human sexual response. Boston: Little, Brown; 1966.

2. Kaplan HS. The new sex therapy. New York: Brunner-Mazel; 1974.

3. American Psychiatric Association. Manual diagnóstico e estatístico de transtornos mentais: DSM-IV-TR. 4. ed. Porto Alegre: Artmed; 2002.

4. Basson R. Human sex response cycles. J Sex Marital Ther. 2001;27(1):33-43.

5. American Psychiatric Association. Manual diagnóstico e estatístico de transtornos mentais: DSM-5. 5. ed. Porto Alegre: Artmed; 2014.

6. World Health Organization. ICD-11 for mortality and morbidity statistics [Internet]. Geneva: WHO; 2021 [acesso em 28 jun. 2021]. Disponível em: https://icd.who.int/browse11/l-m/en.

7. Laumann EO, Paik A, Rosen RC. Sexual dysfunction in the United States: prevalence and predictors. JAMA. 1999;281(6):537-44.

8. Shifren JL, Monz BU, Russo PA, Segreti A, Johannes CB. Sexual problems and distress in United States women: prevalence and correlates. Obstet Gynecol. 2008;112(5):970-8.

9. Abdo CH. Descobrimento sexual do Brasil. São Paulo: Summus; 2004.

10. Abdo CH, Valadares AL, Oliveira WM Jr, Scanavino MT, Afif-Abdo J. Hypoactive sexual desire disorder in a population-based study of Brazilian women: associated factors classified according to their importance. Menopause. 2010;17(6):1114-21.

11. Dick B, Reddy A, Gabrielson A, Hellstrom W. Organic and psychogenic causes of sexual dysfunction in young men. Int J Med Ver. 2017;4(4):102-11.

12. Li D, Jiang X, Zhang X, Yi L, Zhu X, Zeng X, et al. Multicenter pathophysiologic investigation of erectile dysfunction in clinic outpatients in China. Urology. 2012;79(3):601-6.

13. Stephenson KR, Meston CM. The young and the restless? Age as a moderator of the association between sexual desire and sexual distress in women. J Sex Marital Ther. 2012;38(5):445-57.

14. Clayton AH, Balon R. The impact of mental illness and psychotropic medications on sexual functioning: the evidence and management. J Sex Med. 2009;6(5):1200-11.

15. Hatzichristou D, Kirana PS, Banner L, Althof SE, Lonnee-Hoffmann RA, Dennerstein L, et al. Diagnosing sexual dysfunction in men and women: sexual history taking and the role of symptom scales and questionnaires. J Sex Med. 2016;13(8):1166-82.

16. Mollaioli D, Ciocca G, Limoncin E, Di Sante S, Gravina GL, Carosa E, et al. Lifestyles and sexuality in men and women: the gender perspective in sexual medicine. Reprod Biol Endocrinol. 2020;18:10.

17. Montejo AL, Montejo L, Baldwin DS. The impact of severe mental disorders and psychotropic medications on sexual health and its implications for clinical management. World Psychiatry. 2018;17(1):3-11.

18. Nobre PJ, Pinto-Gouveia J. Dysfunctional sexual beliefs as vulnerability factors to sexual dysfunction. J Sex Res. 2006;43(1): 68-75.

19. Seftel AD, Sun P, Swindle R. The prevalence of hypertension, hyperlipidemia, diabetes mellitus and depression in men with erectile dysfunction. J Urol. 2004;171(6 Pt 1):2341-5.

20. Clegg M, Towner A, Wylie K. Should questionnaires of female sexual dysfunction be used in routine clinical practice? Maturitas. 2012;72(2):160-4.

21. Atallah S, Johnson-Agbakwu C, Rosenbaum T, Abdo C, Byers ES, Graham C, et al. Ethical and sociocultural aspects of sexual function and dysfunction in both sexes. J Sex Med. 2016;13(4):591-606.

22. Kellogg SS, Rosenbaum TY, Dweck A, Millheiser L, PillaiFriedman S, Krychman M, et al. Sexual health and religion: a primer for the sexual health clinician. J Sex Med. 2014;11(7):1607-18.

23. Verze P, Arcaniolo D, Imbimbo C, Cai T, Venturino L, Spirito L, et al. General and sex profile of women with partner affected by premature ejaculation: results of a large observational, non-interventional, cross-sectional, epidemiological study (IPER-F). Andrology. 2018;6(5):714-9.

24. First MB. DSM-5 handbook of differential diagnosis. Arlington: APP; 2014.

25. Veronelli A, Mauri C, Zecchini B, Peca MG, Turri O, Valitutti MT, et al. Sexual dysfunction is frequent in premenopausal women with diabetes, obesity, and hypothyroidism, and correlates with markers of increased cardiovascular risk: a preliminary report. J Sex Med. 2009;6(6):1561-8.

26. Bhasin S, Brito JP, Cunningham GR, Hayes FJ, Hodis HN, Matsumoto AM, et al. Testosterone therapy in men with hypogonadism: an Endocrine Society clinical practice guideline. J Clin Endocrinol Metab. 2018;103(5):1715-44.

27. Wender MC, Pompei LM, Fernandes CE. Consenso brasileiro de terapêutica hormonal da menopausa. São Paulo: SOBRAC; 2014.

28. Panzer C, Wise S, Fantini G, Kang D, Munarriz R, Guay A, et al. Impact of oral contraceptives on sex hormone-binding globulin and androgen levels: a retrospective study in women with sexual dysfunction. J Sex Med. 2006;3(1):104-13.

29. Rowland DL. Neurobiology of sexual response in men and women. CNS Spectr. 2006;11(8 Suppl 9):6-12.

30. Courtois F, Carrier S, Charvier K, Guertin PA, Journel NM. The control of male sexual responses. Curr Pharm Des. 2013;19(24):4341-56.

31. Argiolas A, Melis MR. The neurophysiology of the sexual cycle. J Endocrinol Invest. 2003;26(3 Suppl):20-2.

32. Harsh V, Clayton AH. Sex differences in the treatment of sexual dysfunction. Curr Psychiatry Rep. 2018;20(3):18.

33. Clayton AH. Epidemiology and neurobiology of female sexual dysfunction. J Sex Med. 2007;4(Suppl 4):260-8.

34. Clayton AH. Sexual function and dysfunction in women. Psychiatr Clin North Am. 2003;26(3):673-82.

35. Basson R. Women's sexual desire: disordered or misunderstood? J Sex Marital Ther. 2002;28(Suppl 1):17-28.

36. Bachmann GA, Leiblum SR. The impact of hormones on menopausal sexuality: a literature review. Menopause. 2004;11(1):120-30.

37. Munarriz R, Kim NN, Goldstein I, Traish AM. Biology of female sexual function. Urol Clin North Am. 2002;29(3):685-93.

38. DeCherney AH. Hormone receptors and sexuality in the human female. J Women's Health Gend Based Med. 2000;9(Suppl 1):9-13.

39. McKenna KE. The neurophysiology of female sexual function. World J Urol. 2002;20(2):93-100.

40. Beckwith ACE, Green J, Goldmeier D, Hetherton J. Dysfunctional ideas ('male myths') are a result of, rather than the cause of, psychogenic erectile dysfunction in heterosexual men. Int J STD AIDS. 2009;20(9):638-41.

41. McCarthy BW, Fucito LM. Integrating medication, realistic expectations, and therapeutic interventions in the treatment of male sexual dysfunction. J Sex Marital Ther. 2005;31(4):319-28.

42. Brotto L, Atallah S, Johnson-Agbakwu C, Rosenbaum T, Abdo C, Byers ES, et al. Psychological and interpersonal dimensions of sexual function and dysfunction. J Sex Med. 2016;13(4):538-71.

43. Fruhauf S, Gerger H, Schmidt HM. Efficacy of psychological interventions for sexual dysfunction: a systematic review and meta-analysis. Arch Sex Behav. 2013;42(6):915-33.

44. Althof SE, McMahon CG, Waldinger MD, Serefoglu EC, Shindel AW, Adaikan PG, et al. An update of the International Society of Sexual Medicine's guidelines for the diagnosis and treatment of premature ejaculation (PE). J Sex Med. 2014;11(6):1392-422.

45. Hatzimouratidis K, Salonia A, Adaikan G, Buvat J, Carrier S, El-Meliegy A, et al. Pharmacotherapy for erectile dysfunction: recommendations from the Fourth International Consultation for Sexual Medicine (ICSM 2015). J Sex Med. 2016;13(4):465-88.

46. Clayton AH, Warnock JK, Kornstein SG, Pinkerton R, Sheldon-Keller A, McGarvey EL. A placebo-controlled trial of bupropion SR as an antidote for selective serotonin reuptake inhibitor-induced sexual dysfunction. J Clin Psychiatry. 2004;65(1):62-7.

47. Sociedade Brasileira de Urologia. Diretrizes em DAEM. Rio de Janeiro: Sociedade Brasileira de Urologia; 2012.

48. Wierman ME, Arlt W, Basson R, Davis SR, Miller KK, Murad MH, et al. Androgen therapy in women: a reappraisal: an endocrine society clinical practice guideline. J Clin Endocrinol Metab. 2014;99(10):3489-510.

49. Robinson K, Cutler JB, Carris NW. First pharmacological therapy for hypoactive sexual desire disorder in premenopausal women: flibanserin. Ann Pharmacother. 2016;50(2):125-32.

50. Stahl SM, Sommer B, Allers KA. Multifunctional pharmacology of flibanserin: possible mechanism of therapeutic action in hypoactive sexual desire disorder. J Sex Med. 2011;8(1):15-27.

51. Mayer D, Lynch SE. Bremelanotide: new drug approved for treating hypoactive sexual desire disorder. Ann Pharmacother. 2020;54(7):684-90.

52. Basson R, Gilks T. Women's sexual dysfunction associated with psychiatric disorders and their treatment. Womens Health. 2018;14:1745506518762664.

53. Goldstein I, Kim NN, Clayton AH, DeRogatis LR, Giraldi A, Parish SJ, et al. Hypoactive sexual desire disorder: International Society for the Study of Women's Sexual Health (ISSWSH) expert consensus panel review. Mayo Clin Proc. 2017;92(1):114-28.

54. Kingsberg SA, Althof S, Simon JA, Bradford A, Bitzer J, Carvalho J, et al. Female sexual dysfunction: medical and psychological treatments, Committee 14. J Sex Med. 2017;14(12):1463-91.

55. Segraves RT, Clayton A, Croft H, Wolf A, Warnock J. Bupropion sustained release for the treatment of hypoactive sexual desire disorder in premenopausal women. J Clin Psychopharmacol. 2004;24(3):339-42.

56. Taylor MJ, Rudkin L, Bullemor-Day P, Lubin J, Chukwujekwu C, Hawton K. Strategies for managing sexual dysfunction induced by antidepressant medication. Cochrane Database Syst Rev. 2013;(5):CD003382.

57. Abdo CH. Terapia para disfunções sexuais. In: Abdo CHN, organizador. Sexualidade humana e seus transtornos. 5. ed. São Paulo: Leitura Médica; 2014. p. 337-52.

58. Laan E, Rellini AH, Barnes T; International Society for Sexual Medicine. Standard operating procedures for female orgasmic disorder: consensus of the International Society for Sexual Medicine. J Sex Med. 2013;10(1):74-82.

59. Lara LA, Lopes GP, Scalco SC, Vale FB, Rufino AC, Troncon JK, et al. Tratamento das disfunções sexuais no consultório do ginecologista. São Paulo: Federação Brasileira das Associações de Ginecologia e Obstetrícia; 2018.

60. Basson R, Wierman ME, van Lankveld J, Brotto L. Summary of the recommendations on sexual dysfunctions in women. J Sex Med. 2010;7(1 Pt 2):314-26.

61. Gambacciani M, Palacios S. Laser therapy for the restoration of vaginal function. Maturitas. 2017;99:10-5.

62. Fernandes CE, Strufaldi R, Steiner ML, Pompei LM. Uso de andrógenos em mulheres. In: Clapauch R, organizador. Endocrinologia feminina e andrologia. São Paulo: A. C. Farmacêutica; 2012. p. 347-59.

63. Jiann BP. The office management of ejaculatory disorders. Transl Androl Urol. 2016;5(4):526-40.

64. Rowland D, Cooper S. Practical tips for sexual counseling and psychotherapy in premature ejaculation. J Sex Med. 2011;8(Suppl 4):342-52.

65. Maiorino MI, Bellastella G, Esposito K. Lifestyle modifications and erectile dysfunction: what can be expected? Asian J Androl. 2015;17(1):5-10.

66. American Urological Association. Diretrizes guia de bolso: uma referência rápida para os urologistas. São Paulo: SBU; 2017.

67. McMahon CG, Jannini E, Waldinger M, Rowland D. Standard operating procedures in the disorders of orgasm and ejaculation. J Sex Med. 2013;10(1):204-29.

68. Corona G, Goulis DG, Huhtaniemi I, Zitzmann M, Toppari J, Forti G, et al. European Academy of Andrology (EAA) guidelines on investigation, treatment and monitoring of functional hypogonadism in males. Andrology. 2020;8(5):970-87.

69. Greenstein A, Abramov L, Matzkin H, Chen J. Sexual dysfunction in women partners of men with erectile dysfunction. Int J Impot Res. 2006;18(1):44-6.

70. Park NC, Kim TN, Park HJ. Treatment strategy for non-responders to PDE5 inhibitors. World J Mens Health. 2013;31(1):31-5.

71. Nurnberg HG, Fava M, Gelenberg AJ, Hensley PL, Paine S. Open-label sildenafil treatment of partial and non-responders to double-blind treatment in men with antidepressant-associated sexual dysfunction. Int J Impot Res. 2007;19(2):167-75.

72. Clayton AH. The Impact of antidepressant-associated sexual dysfunction on treatment adherence in patients with major depressive disorder. Curr Psychiatric Rev. 2013;9(4):293-301.

73. Lorenz T, Rullo J, Faubion S. Antidepressant-induced female sexual dysfunction. Mayo Clin Proc. 2016;91(9):1280-6.

74. Rosenberg KP, Bleiberg KL, Koscis J, Gross C. A survey of sexual side effects among severely mentally ill patients taking psychotropic medications: impact on compliance. J Sex Marital Ther. 2003;29(4):289-96.

75. Takure AO, Adebayo SA, Okeke LI, Olapade-Olaopa EO, Shittu OB. Erectile dysfunction among men attending surgical outpatients department in a tertiary hospital in south-western Nigeria. Niger J Surg. 2016;22(1):32-6.

76. Candy B, Jones L, Vickerstaff V, Tookman A, King M. Interventions for sexual dysfunction following treatments for cancer in women. Cochrane Database Syst Rev. 2016;(2):CD005540.

77. Sagira HF. The efficacy of cognitive behavioral therapy (CBT) in the treatment of arousal and orgasm inhibition among diabetic women. Adv Sex Med. 2018;(8):1-13.

78. Abdo CH, Afif-Abdo J, Otani F, Machado AC. Sexual satisfaction among patients with erectile dysfunction treated with counseling, sildenafil, or both. J Sex Med. 2008;5(7):1720-6.

79. Brotto LA. Evidence-based treatments for low sexual desire in women. Front Neuroendocrinol. 2017;45:11-7.

80. Simopoulos EF, Trinidad AC. Male erectile dysfunction: integrating psychopharmacology and psychotherapy. Gen Hosp Psychiatry. 2013;35(1):33-8.

81. Berman JR, Goldstein I. Female sexual dysfunction. Urol Clin North Am. 2001;28(2):405-16.

82. Stephenson KR, Rellini AH, Meston CM. Relationship satisfaction as a predictor of treatment response during cognitive behavioral sex therapy. Arch Sex Behav. 2013;42(1):143-52.

83. Graziottin A, Serafini A. Depression and the menopause: why antidepressants are not enough? Menopause Int. 2009;15(2):76-81.

84. Leiblum SR. What every urologist should know about female sexual dysfunction. Int J Impot Res. 1999;11(Suppl 1):S39-40.

85. Richardson D, Goldmeier D, Green J, Lamba H, Harris JR; BASHH Special Interest Group for Sexual Dysfunction. Recommendations for the management of premature ejaculation: BASHH special interest group for sexual dysfunction. Int J STD AIDS. 2006;17(1):1-6.

86. Atmaca M. Selective serotonin reuptake inhibitor-induced sexual dysfunction: current management perspectives. Neuropsychiatr Dis Treat. 2020;16:1043-50.

87. Rosen RC, Seidman SN, Menza MA, Shabsigh R, Roose SP, Tseng LJ, et al. Quality of life, mood, and sexual function: a path analytic model of treatment effects in men with erectile dysfunction and depressive symptoms. Int J Impot Res. 2004;16(4):334-40.

88. Muller MJ, Benkert O. Lower self-reported depression in patients with erectile dysfunction after treatment with sildenafil. J Affect Disord. 2001;66(2-3):255-61.

89. Seidman SN, Roose RP. Sexual dysfunction and depression. Curr Psychiatry Rep. 2001;3(3):202-8.

90. Shim YS, Pae CU, Cho KJ, Kim SW, Kim JC, Koh JS. Effects of daily low-dose treatment with phosphodiesterase type 5 inhibitor on cognition, depression, somatization and erectile function in patients with erectile dysfunction: a double-blind, placebo-controlled study. Int J Impot Res. 2014;26(2):76-80.

91. Jefferson JW, Rush AJ, Nelson JC, VanMeter SA, Krishen A, Hampton KD, et al. Extended-release bupropion for patients with major depressive disorder presenting with symptoms of reduced energy, pleasure, and interest: findings from a randomized, double-blind, placebo-controlled study. J Clin Psychiatry. 2006;67(6):865-73.

92. Ishak WW, Davis M, Jeffrey J, Balayan K, Pechnick RN, Bagot K, et al. The role of dopaminergic agents in improving quality of life in major depressive disorder. Curr Psychiatry Rep. 2009;11(6):503-8.

93. Clayton AH, Durgam S, Tang X, Chen C, Ruth A, Gommoll C. Characterizing sexual function in patients with generalized anxiety disorder: a pooled analysis of three vilazodone studies. Neuropsychiatr Dis Treat. 2016;12:1467-76.

94. Jacobsen PL, Mahableshwarkar AR, Chen Y, Chrones L, Clayton AH. Effect of vortioxetine vs. escitalopram on sexual functioning in adults with well-treated major depressive disorder experiencing SSRI-induced sexual dysfunction. J Sex Med. 2015;12(10):2036-48.

95. Balon R. Controversies in the diagnosis and treatment of paraphilias. J Sex Marital Ther. 2013;39(1):7-20.

96. Marshall WL, Kingston DA. Diagnostic issues in the paraphilias. Curr Psychiatry Rep. 2018;20(8):54.

97. Good P, Burstein J. Hebephilia and the construction of a fictitious diagnosis. J Nerv Ment Dis. 2012;200(6):492-4.

98. Hames R, Blanchard R. Anthropological data regarding the adaptiveness of hebephilia. Arch Sex Behav. 2012;41(4):745-7.

99. Magaletta PR, Faust E, Bickart W, McLearen AM. Exploring clinical and personality characteristics of adult male internet-only child pornography offenders. Int J Offender Ther Comp Criminol. 2014;58(2):137-53.

100. Prat S, Jonas C. Psychopathological characteristics of child pornographers and their victims: a literature review. Med Sci Law. 2013;53(1):6-11.

101. Woodworth M, Freimuth T, Hutton EL, Carpenter T, Agar AD, Logan M. High-risk sexual offenders: an examination of sexual fantasy, sexual paraphilia, psychopathy, and offence characteristics. Int J Law Psychiatry. 2013;36(2):144-56.

102. Thibaut F, Cosyns P, Fedoroff JP, Briken P, Goethals K, Bradford JMW, et al. The World Federation of Societies of Biological Psychiatry (WFSBP) 2020 guidelines for the pharmacological treatment of paraphilic disorders. World J Biol Psychiatry. 2020;21(6):412-90.

103. Osborne CS, Wise TN. Paraphilias. In: Balon R, Segraves RT, editors. Handbook of sexual dysfunction. Boca Raton: Taylor & Francis; 2005, p. 293-330.

104. Bouchard KN, Moulden HM, Lalumière ML. Assessing paraphilic interests among women who sexually offend. Curr Psychiatry Rep. 2019;21(12):121.

105. Långström N, Seto MC. Exhibitionistic and voyeuristic behavior in a Swedish national population survey. Arch Sex Behav. 2006;35(4):427-35.

106. Långström N, Zucker KJ. Transvestic fetishism in the general population: prevalence and correlates. J Sex Marital Ther. 2005;31(2):87-95.

107. Kafka MP, Hennen J. Hypersexual desire in males: are males with paraphilias different from males with paraphilia-related disorders? Sex Abuse. 2003;15(4):307-21.

108. Richters J, de Visser RO, Rissel CE, Grulich AE, Smith AM. Demographic and psychosocial features of participants in bondage and discipline, "sadomasochism" or dominance and submission (BDSM): data from a national survey. J Sex Med. 2008;5(7):1660-8.

109. Oliveira Júnior WM, Abdo CH. Unconventional sexual behaviors and their associations with physical, mental and sexual health parameters: a study in 18 large Brazilian cities. Rev Bras Psiquiatr. 2010;32(3):264-74.

110. Ahlers CJ, Schaefer GA, Mundt IA, Roll S, Englert H, Willich SN, et al. How unusual are the contents of paraphilias? Paraphilia-associated sexual arousal patterns in a community-based sample of men. J Sex Med. 2011;8(5):1362-70.

111. Cohen LJ, McGeoch PG, Gans SW, Nikiforov K, Cullen K, Galynker II. Childhood sexual history of 20 male pedophiles vs. 24 male healthy control subjects. J Nerv Ment Dis. 2002;190(11):757-66.

112. Lee JK, Jackson HJ, Pattison P, Ward T. Developmental risk factors for sexual offending. Child Abuse Negl. 2002;26(1):73-92.

113. Agathonos-Georgopoulou H. Child abuse and neglect and juvenile delinquency: Communicating chambers? Hellenic J Psychol. 2004;11(2):141-61.

114. Turner D, Schöttle D, Bradford J, Briken P. Assessment methods and management of hypersexuality and paraphilic disorders. Curr Opin Psychiatry. 2014;27(6):413-22.

115. Wakefield JC. DSM-5 proposed diagnostic criteria for sexual paraphilias: tensions between diagnostic validity and forensic utility. Int J Law Psychiatry. 2011;34(3):195-209.

116. McManus MA, Hargreaves P, Rainbow L, Alison LJ. Paraphilias: definition, diagnosis and treatment. F1000Prime Rep. 2013;5:36.

117. Marshall WL. Diagnostic issues, multiple paraphilias, and comorbid disorders in sexual offenders: their incidence and treatment. Aggression and Violent Behavior. 2007;12(1):16-35.

118. Raymond NC, Coleman E, Ohlerking F, Christenson GA, Miner M. Psychiatric comorbidity in pedophilic sex offenders. Am J Psychiatry. 1999;156(5):786-8.

119. Kafka MP, Hennen J. A DSM-IV axis I comorbidity study of males (n = 120) with paraphilias and paraphilia-related disorders. Sex Abuse. 2002;14(4):349-66.

120. Grant JE. Clinical characteristics and psychiatric comorbidity in males with exhibitionism. J Clin Psychiatry. 2005;66(11):1367-71.

121. Solla P, Bortolato P, Cannas A, Mulas CS, Marrosu F. Paraphilias and paraphilic disorders in Parkinson's disease: a systematic review of literature. Mov Disord. 2015;30(5):604-13.

122. Casanova MF, Mannheim G, Kruesi M. Hippocampal pathology in two mentally ill paraphiliacs. Psychiatry Res. 2002;115(1-2):79-89.

123. Black B, Muralee S, Tampi RR. Inappropriate sexual behaviours in dementia. J Geriatr Psychiatry Neurol. 2005;18(3):155-62.

124. Frohman EM, Frohman TC, Moreault AM. Acquired sexual paraphilia in patients with multiple sclerosis. Arch Neurol. 2002;59(6):1006-10.

125. Schmidt EZ, Bonelli RM. Sexuality in Huntington's disease. Wien Med Wochenschr. 2008;158(3-4):78-83.

126. Krueger RB, Kaplan MS. The paraphilic and hypersexual disorders: an overview. J Psychiatr Pract. 2001;7(6):391-403.

127. Bourget D, Bradford JM. Evidential basis for the assessment and treatment of sex offenders. Brief Treatment and Crisis Intervention. 2008;8(1):130-46.

128. Walter M, Witzel J, Wiebking C, Gubka U, Rotte M, Schiltz K, et al. Pedophilia is linked to reduced activation in hypothalamus and lateral prefrontal cortex during visual erotic stimulation. Biol Psychiatry. 2007;62(6):698-701.

129. Cantor JM, Kabani N, Christensen BK, Zipursky RB, Barbaree HE, Dickey R, et al. Cerebral white matter deficiencies in pedophilic men. J Psychiatr Res. 2008;42(3):167-83.

130. Ristow I, Li M, Colic L, Marr V, Födisch C, von Düring F, et al. Pedophilic sex offenders are characterised by reduced GABA concentration in dorsal anterior cingulate cortex. Neuroimage Clin. 2018;18:335-41.

131. Jordan K, Fromberger P, Stolpmann G, Müller IL. The role of testosterone in sexuality and paraphilia: a neurobiological approach. Part 1. Testosterone and sexuality. J Sex Med. 2011;8(11):2993-3007.

132. Bradford JM, Ahmed AG. The natural history of the paraphilias. Psychiatr Clin North Am. 2014;37:xi-xv.

133. Kafka MP. A monoamine hypothesis for the pathophysiology of paraphilic disorders. Arch Sex Behav. 1997;26(4):343-58.

134. Schiffer B, Peschel T, Paul T, Gizewski E, Forsting M, Leygraf N, et al. Structural brain abnormalities in the frontostriatal system and cerebellum in pedophilia. J Psychiatr Res. 2007;41(9):753-62.

135. Baumeister RF. Gender differences in erotic plasticity: the female sex drive as socially flexible and responsive. Psychol Bull. 2000;126(3):347-74.

136. Kamenskov MY, Gurina OI. Neurotransmitter mechanisms of paraphilic disorders. Zh Nevrol Psikhiatr Im S S Korsakova. 2019;119(8):61-7.

137. Bancroft J. Sexual variations. In: Bancroft J. Human sexuality and its problems. 3rd ed. Edinburgh: Churchill Livingstone-Elsevier; 2009. p. 280-8.

138. Kinsey AC, Pomeroy WB, Martin CE, Gebhard PH. Sexual behavior in the human female. Philadelphia: Saunders; 1953.

139. Gosselin C, Wilson G. Sexual variations. London: Faber & Faber; 1980.

140. Baumeister RF, Catanese KR, Campbell WK, Tice DM. Nature, culture, and explanations for erotic plasticity: reply to Andersen, Cyranowski, and Aarestad (2000) and Hyde and Durik (2000). Psychol Bull. 2000;126(3):385-9.

141. Flor-Henry P. On the cerebral neurophysiology and neurotransmitter determination of sexual deviations. Int Rev Psychiatry. 1989;1:83-6.

142. Cohen LJ, Nikiforov K, Gans S, Poznansky O, McGeoch P, Weaver C, et al. Heterosexual male perpetrators of childhood sexual abuse: a preliminary neuropsychiatric model. Psychiatr Q. 2002;73(4):313-36.

143. Noll JG, Trickett PK, Putnam FW. A prospective investigation of the impact of childhood sexual abuse on the development of sexuality. J Consuly Clin Psychol. 2003;71(3):575-86.

144. Abel GG, Osborn C. The paraphilias. In: Gelder MC, Lopez-Ibor JJ, Andreasen NC, editors. New Oxford textbook of psychiatry. New York: Oxford University; 2000. p. 897-913.

145. Gabbard GO. Paraphilias and sexual dysfunctions. In: Gabbard GO, editor. Psychodynamic psychiatry in clinical practice. 4th ed. Arlington: APP; 2005. p. 313-43.

146. Busch LMR, Silva MV. A castração química como pena para crimes sexuais diante dos direitos fundamentais. 4º Seminário de Direito Constitucional. 2018; Joaçaba, Santa Cataria. Joaçaba: Unoesc; 2018. p. 7-18.

147. Laws DR, Marshall WL. A brief history of behavioral and cognitive behavioral approaches to sexual offenders: Part 1. Early developments. Sex Abuse. 2003;15(2):75-92.

148. Fedoroff JP. Antiandrogens vs serotonergic medications in the treatment of sex offenders: a preliminary compliance study. Can J Hum Sexuality. 1995;4(2):111-22.

149. Kafka MP, Prentky R. Fluoxetine treatment of nonparaphilic sexual addictions and paraphilias in men. J Clin Psychiatry. 1992;53(10):351-8.

150. Stein DJ, Hollander E, Anthony DT, Schneier FR, Fallon BA, Liebowitz MR, et al. Serotonergic medications for sexual obsessions, sexual addictions, and paraphilias. J Clin Psychiatry. 1992;53(8):267-71.

151. Kafka MP, Hennen J. Psychostimulant augmentation during treatment with selective serotonin reuptake inhibitors in men with paraphilias and paraphilia-related disorders: a case series. J Clin Psychiatry. 2000;61(9):664-70.

152. Zohar J, Kaplan Z, Benjamin J. Compulsive exhibitionism successfully treated with fluvoxamine: a controlled case study. J Clin Psychiatry. 1994;55(3):86-8.

153. Abouesh A, Clayton A. Compulsive voyeurism and exhibitionism: a clinical response to paroxetine. Arch Sex Behav. 1999;28(1):23-30.

154. Greenberg DM, Bradford JM, Curry S, O'Rourke A. A comparison of treatment of paraphilias with three serotonin reuptake inhibitors: a retrospective study. Bull Am Acad Psychiatry Law. 1996;24(4):525-32.

155. Rice ME, Harris GT. Is androgen deprivation therapy effective in the treatment of sex offenders? Psychol Pub Pol'y & L. 2011;17(2):315-32.

156. Bradford JM, Fedoroff P. Pharmacological treatment of the juvenile sex offender. In: Barbaree HE, Marshall WL, editors. The juvenile sex offender. 2nd ed. New York: The Guilford; 2006. p. 358-82.

157. Turner D, Briken P. Treatment of paraphilic disorders in sexual offenders or men with a risk of sexual offending with luteinizing hormone-releasing hormone agonists: An updated systematic review. J Sex Med. 2018;15(1):77-93.

158. van Hunsel F, Cosyns, P. Biomedische interventies bij plegers van seksueel geweld. Tijdschrift voor Seksuologie. 2002;26(1):87-96.

159. Hanson RK, Gordon A, Harris AJ, Marques JK, Murphy W, Quinsey VL, et al. First report of the collaborative outcome data project on the effectiveness of psychological treatment for sex offenders. Sex Abuse. 2002;14(2):169-94.

160. Murphy L, Bradford JB, Fedoroff JP. Paraphilia and paraphilic disorders. In: Gabbard GO, editor. Gabbard's treatments of psychiatric disorders. Washington: APP; 2014. p. 669-94.

161. Camilleri JA, Quinsey VL. Pedophilia. Assessment and treatment. In: Laws DR, O'Donohue W, editors. Sexual deviance: theory, assessment, and treatment. 2nd ed. New York: The Guilford; 2008. p. 183-212.

162. Krueger RB, Kaplan MS. Behavioral and psychopharmacological treatment of the paraphilic and hypersexual disorders. J Psychiatr Pract. 2002;8(1):21-32.

163. Seto MC. Pedophilia. Annu Rev Clin Psychol. 2009;5:391-407.

164. Barrett M, Wilson RJ, Long C. Measuring motivation to change in sexual offenders from institutional intake to community treatment. Sex Abuse. 2003;15(4):269-83.

165. Maletzky BM. The paraphilias: Research and treatment. In: Nathan PE, Gorman JM, editors. A guide to treatments that work. 2nd ed. Oxford: Oxford University; 2002. p. 525-57.

166. Fisher KA, Marwaha R. Paraphilia. In: StatPearls [Internet]. Treasure Island: StatPearls; 2021 [acesso em 1 jul. 2021]. Disponível em: https://www.ncbi.nlm.nih.gov/books/NBK554425/.

167. Hanson RK, Morton-Bourgon KE. The characteristics of persistent sexual offenders: a meta-analysis of recidivism studies. J Consult Clin Psychol. 2005;73(6):1154-63.

168. Garcia FD, Thibaut F. Current concepts in the pharmacotherapy of paraphilias. Drugs. 2011;71(6):771-90.

169. Winter S, Diamond M, Green J, Karasic D, Reed T, Whittle S, et al. Transgender people: health at the margins of society. Lancet. 2016;388(10042):390-400.

170. American Psychiatric Association. Diagnostic and statistical manual of mental disorders: DSM. 4th ed. Washington: APA; 1994.

171. Organização Mundial da Saúde. Classificação de transtornos mentais e de comportamento da CID-10: descrições clínicas e diretrizes diagnósticas. Porto Alegre: Artmed; 1993.

172. Vance SR Jr, Ehrensaft D, Rosenthal SM. Psychological and medical care of gender nonconforming youth. Pediatrics. 2014;134(6):1184-92.

173. Cohen-Kettenis PT, Klink D. Adolescents with gender dysphoria. Best Pract Res Clin Endocrinol Metab. 2015;29(3):485-95.

174. Shively MG, De Cecco JP. Components of sexual identity. J Homosex. 1977;3(1):41-8.

175. Bilodeau BL, Renn KA. Analysis of LGBT identity development models and implications for practice. New Directions for Student Services. 2005;2005(111):25-39.

176. American Psychological Association. Guidelines for psychological practice with transgender and gender nonconforming people. Am Psychol. 2015;70(9):832-64.

177. Spizzirri G, Eufrásio R, Lima MCP, Nunes HRC, Kreukels BPC, Steensma TD, et al. Proportion of people identified as transgender and non-binary gender in Brazil. Sci Rep. 2021;11:2240.

178. De Cuypere G, Van Hemelrijck M, Michel A, Carael B, Heylens G, Rubens R, et al. Prevalence and demography of transsexualism in Belgium. Eur Psychiatry. 2007;22(3):137-41.

179. Arcelus J, Bouman WP, Van Den Noortgate W, Claes L, Witcomb G, Fernandez-Aranda F. Systematic review and meta--analysis of prevalence studies in transsexualism. Eur Psychiatry. 2015;30(6):807-15.

180. Goodman M, Adams N, Corneil T, Kreukels B, Motmans J, Coleman E. Size and distribution of transgender and gender nonconforming populations: a narrative review. Endocrinol Metab Clin North Am. 2019;48(2):303-21.

181. Zucker KJ. Epidemiology of gender dysphoria and transgender identity. Sex Health. 2017;14(5):404-11.

182. Shumer DE, Nokoff NJ, Spack NP. Advances in the care of transgender children and adolescents. Adv Pediatr. 2016;63(1):79-102.

183. Meyer IH. Prejudice, social stress, and mental health in lesbian, gay, and bisexual populations: conceptual issues and research evidence. Psychol Bull. 2003;129(5):674-97.

184. Logie CH, Lacombe-Duncan A, Wang Y, Jones N, Levermore K, Neil A, et al. Prevalence and correlates of HIV infection and HIV testing among transgender women in Jamaica. AIDS Patient Care STDS. 2016;30(9):416-24.

185. Nemoto T, Operario D, Keatley J, Villegas D. Social context of HIV risk behaviours among male-to-female transgenders of colour. AIDS Care. 2004;16(6):724-35.

186. Infante C, Sosa-Rubi SG, Cuadra SM. Sex work in Mexico: vulnerability of male, travesti, transgender and transsexual sex workers. Cult Health Sex. 2009;11(2):125-37.

187. Magno L, Dourado I, Silva LAVD, Brignol S, Amorim L, MacCarthy S. Gender-based discrimination and unprotected receptive

anal intercourse among transgender women in Brazil: a mixed methods study. PLoS One. 2018;13(4):e0194306.

188. Kaplan RL, Wagner GJ, Nehme S, Aunon F, Khouri D, Mokhbat J. Forms of safety and their impact on health: an exploration of HIV/AIDS-related risk and resilience among trans women in Lebanon. Health Care Women Int. 2015;36(8):917-35.

189. Hendricks ML, Testa RJ. A conceptual framework for clinical work with transgender and gender nonconforming clients: an adaptation of the minority stress model. Prof Psychol Res Pr. 2012;43(5):460-7.

190. Spizzirri, G. Disforia de gênero em indivíduos transeuxais adultos: aspectos clínicos e epidemiológicos. Diagn Tratamento. 2017;22(1):45-8.

191. Marshall E, Claes L, Bouman WP, Witcomb GL, Arcelus J. Non-suicidal self-injury and suicidality in trans people: a systematic review of the literature. Int Rev Psychiatry. 2016;28(1):58-69.

192. Heylens G, Elaut E, Kreukels BP, Paap MC, Cerwenka S, Richter-Appelt H, et al. Psychiatric characteristics in transsexual individuals: multicentre study in four European countries. Br J Psychiatry. 2014;204(2):151-6.

193. Keuroghlian AS, Reisner SL, White JM, Weiss RD. Substance use and treatment of substance use disorders in a community sample of transgender adults. Drug Alcohol Depend. 2015;152:139-46.

194. T'Sjoen G, Arcelus J, Gooren L, Klink DT, Tangpricha V. Endocrinology of Transgender Medicine. Endocr Rev. 2019;40(1):97-117.

195. Colizzi M, Costa R, Todarello O. Dissociative symptoms in individuals with gender dysphoria: is the elevated prevalence real? Psychiatry Res. 2015;226(1):173-80.

196. Colizzi M, Costa R, Pace V, Todarello O. Hormonal treatment reduces psychobiological distress in gender identity disorder, independently of the attachment style. J Sex Med. 2013;10(12):3049-58.

197. Gómez-Gil E, Zubiaurre-Elorza L, Esteva I, Guillamon A, Godás T, Cruz Almaraz M, et al. Hormone-treated transsexuals report less social distress, anxiety and depression. Psychoneuroendocrinology. 2012;37(5):662-70.

198. Dhejne C, Van Vlerken R, Heylens G, Arcelus J. Mental health and gender dysphoria: a review of the literature. Int Rev Psychiatry. 2016;28(1):44-57.

199. Hines S. Transforming gender: transgender practices of identity, intimacy and care. Bristol: The Policy Press; 2007.

200. Sam H. Transgender representations. Singapore: National University of Singapore; 2010.

201. Chokrungvaranont P, Selvaggi G, Jindarak S, Angspatt A, Pungrasmi P, Suwajo P, et al. The development of sex reassignment surgery in Thailand: a social perspective. ScientificWorldJournal. 2014;2014:182981.

202. Doussantousse S, Sakounnavong B, Patterson I. An expanding sexual economy along National Route 3 in Luang Namtha Province, Lao PDR. Cult Health Sex. 2011;13(Suppl 2):S279-91.

203. Pew Research Center. The global divide on homosexuality: greater acceptance in more secular and affluent countries [Internet]. Washington: Pew Research Center; 2013 [acesso em 1 jul. 2021]. Disponível em: https://www.pewresearch.org/global/2013/06/04/the-global-divide-on-homosexuality/.

204. Melayu B. World Report 2015: Malaysia. New York: Human Rights Watch; 2015.

205. Offord B, Cantrell L. Homosexual rights as human rights in Indonesia and Australia. J Homosex. 2001;40(3-4):233-52.

206. Laurent E. Sexuality and human rights: an Asian perspective. J Homosex. 2005;48(3-4):163-225.

207. Wylie K, Knudson G, Khan SI, Bonierbale M, Watanyusakul S, Baral S. Serving transgender people: clinical care considerations and service delivery models in transgender health. Lancet. 2016;388(10042):401-11.

208. Wirth JH, Bodenhausen GV. The role of gender in mental-illness stigma: a national experiment. Psychol Sci. 2009;20(2):169-73.

209. Khan SI, Hussain MI, Parveen S, Bhuiyan MI, Gourab G, Sarker GF, et al. Living on the extreme margin: social exclusion of the transgender population (hijra) in Bangladesh. J Health Popul Nutr. 2009;27(4):441-51.

210. Chin J. Nepal issues its first third-gender passport to recognize LGBT citizens. Huffington Post Canada. 2015.

211. Nandi J. Germany got it right by offering a third gender option on birth certificates. Guardian. 2013.

212. Karim M. Hijras now a separate gender. Dhaka Tribune. 2013.

213. Mahapatra D. Supreme court recognizes transgenders as 'third gender'. The Times of India. 2014.

214. Guadamuz TE, Wimonsate W, Varangrat A, Phanuphak P, Jommaroeng R, McNicholl JM, et al. HIV prevalence, risk behavior, hormone use and surgical history among transgender persons in Thailand. AIDS Behav. 2011;15(3):650-8.

215. Winter S, Doussantousse S. Transpeople, hormones, and health risks in southeast Asia: a Lao Study. Int J Sex Health. 2009;21(1):35-48.

216. Master V, Santucci R. An American hijra: a report of a case of genital self-mutilation to become India's "third sex". Urology. 2003;62(6):1121.

217. McInroy LB, Craig SL, Austin A. The perceived scarcity of gender identity specific content in Canadian social work programs. CSWR. 2014;31(1):5-21.

218. Leibowitz SF, Telingator C. Assessing gender identity concerns in children and adolescents: evaluation, treatments, and outcomes. Curr Psychiatry Rep. 2012;14(2):111-20.

219. Wylie K, Barrett J, Besser M, Bouman WP, Bridgman M, Clayton A, et al. Good practice guidelines for the assessment and treatment of adults with gender dysphoria. Sex Relatsh Ther. 2014;29(2):154-214.

220. Delemarre-van de Waal HA, Cohen-Kettenis PT. Clinical management of gender identity disorder in adolescents: a protocol on psychological and paediatric endocrinology aspects. Eur J Endocrinol. 2006;155(suppl 1):S1131-7.

221. Hembree WC, Cohen-Kettenis P, Delemarre-van de Waal HA, Gooren LJ, Meyer WJ 3rd, Spack NP, et al. Endocrine treatment of transsexual persons: an Endocrine Society clinical practice guideline. J Clin Endocrinol Metab. 2009;94(9):3132-54.

222. Steensma TD, Kreukels BP, de Vries AL, Cohen-Kettenis PT. Gender identity development in adolescence. Horm Behav. 2013;64(2):288-97.

223. Saraswat A, Weinand JD, Safer JD. Evidence supporting the biologic nature of gender identity. Endocr Pract. 2015;21(2):199-204.

224. Berenbaum SA, Meyer-Bahlburg HF. Gender development and sexuality in disorders of sex development. Horm Metab Res. 2015;47(5):361-6.

225. Dessens AB, Slijper FM, Drop SL. Gender dysphoria and gender change in chromosomal females with congenital adrenal hyperplasia. Arch Sex Behav. 2005;34(4):389-97.

226. Heylens G, De Cuypere G, Zucker KJ, Schelfaut C, Elaut E, Vanden Bossche H, et al. Gender identity disorder in twins: a review of the case report literature. J Sex Med. 2012;9(3):751-7.

227. Bentz EK, Hefler LA, Kaufmann U, Huber JC, Kolbus A, Tempfer CB. A polymorphism of the CYP17 gene related to sex steroid metabolism is associated with female-to-male but not male-to-female transsexualism. Fertil Steril. 2008;90(1):56-9.

228. Smith ES, Junger J, Derntl B, Habel U. The transsexual brain: a review of findings on the neural basis of transsexualism. Neurosci Biobehav Rev. 2015;59:251-66.

229. Manzouri A, Kosidou K, Savic I. Anatomical and functional findings in female-to-male transsexuals: testing a new hypothesis. Cereb Cortex. 2017;27(2):998-1010.

230. Spizzirri G, Duran FLS, Chaim-Avancini TM, Serpa MH, Cavallet M, Pereira CMA, et al. Grey and white matter volumes either in treatment-naïve or hormone-treated transgender women: a voxel-based morphometry study. Sci Rep. 2018;8(1):736.

231. Swaab DF. Sexual differentiation of the brain and behavior. Best Pract Res Clin Endocrinol Metab. 2007;21(3):431-44.

232. Luders E, Sánchez FJ, Gaser C, Toga AW, Narr KL, Hamilton LS, et al. Regional gray matter variation in male-to-female transsexualism. Neuroimage. 2009;46(4):904-7.

233. Garcia-Falgueras A, Swaab DF. A sex difference in the hypothalamic uncinate nucleus: relationship to gender identity. Brain. 2008;131(Pt 12):3132-46.

234. Guillamon A, Junque C, Gómez-Gil E. A Review of the status of brain structure research in transsexualism. Arch Sex Behav. 2016;45(7):1615-48.

235. Steensma TD, McGuire JK, Kreukels BP, Beekman AJ, Cohen-Kettenis PT. Factors associated with desistence and persistence of childhood gender dysphoria: a quantitative follow-up study. J Am Acad Child Adolesc Psychiatry. 2013;52(6):582-90.

236. Conselho Federal de Medicina. Resolução nº 2.265, de 20 de setembro de 2019. Dispõe sobre o cuidado específico à pessoa com incongruência de gênero ou transgênero e revoga a Resolução CFM 1.955/2010. Brasília: CFM; 2020.

237. de Vries AL, Steensma TD, Doreleijers TA, Cohen-Kettenis PT. Puberty suppression in adolescents with gender identity disorder: a prospective follow-up study. J Sex Med. 2011;8(8):2276-83.

238. de Vries AL, McGuire JK, Steensma TD, Wagenaar EC, Doreleijers TA, Cohen-Kettenis PT. Young adult psychological outcome after puberty suppression and gender reassignment. Pediatrics. 2014;134(4):696-704.

239. The World Professional Association for Transgender Health. Standards of care for the health of transsexual, transgender, and gender nonconforming people [Internet]. East Dundee: WPATH; 2011 [acesso em 1 jul. 2021]. Disponível em: https://www.wpath.org/publications/soc.

240. Heck NC. Group psychotherapy with transgender and gender nonconforming adults: evidence-based practice applications. Psychiatr Clin North Am. 2017;40(1):157-75.

241. Torres R, Spizzirri G, Benatti ET, Abdo CH. Psicoterapia pré-cirúrgica em grupos de homens e mulheres transexuais participantes do processo transexualizador. Rev Bras Psicodrama. 2016;24(2):2-16.

242. American Counseling Association. Competencies for counseling with transgender clients. J LGBT Issues Couns. 2010;4(3-4):135-59.

243. Wallien MS, Swaab H, Cohen-Kettenis PT. Psychiatric comorbidity among children with gender identity disorder. J Am Acad Child Adolesc Psychiatry. 2007;46(10):1307-14.

244. Nuttbrock L, Hwahng S, Bockting W, Rosenblum A, Mason M, Macri M, et al. Psychiatric impact of gender-related abuse across the life course of male-to-female transgender persons. J Sex Res. 2010;47(1):12-23.

245. Grossman AH, D'Augelli AR. Transgender youth and life-threatening behaviors. Suicide Life Threat Behav. 2007;37(5):527-37.

246. Ryan C, Huebner D, Diaz RM, Sanchez J. Family rejection as a predictor of negative health outcomes in white and Latino lesbian, gay, and bisexual young adults. Pediatrics. 2009;123(1):346-52.

247. Toomey RB, Ryan C, Diaz RM, Card NA, Russell ST. Gender-nonconforming lesbian, gay, bisexual, and transgender youth: school victimization and young adult psychosocial adjustment. Dev Psychol. 2010;46(6):1580-9.

248. Landén M, Wålinder J, Hambert G, Lundström B. Factors predictive of regret in sex reassignment. Acta Psychiatr Scand. 1998;97(4):284-9.

249. Gooren LJ, Giltay EJ, Bunck MC. Long-term treatment of transsexuals with cross-sex hormones: extensive personal experience. J Clin Endocrinol Metab. 2008;93(1):19-25.

250. Moreno-Pérez O, Esteva de Antonio I; Grupo de Identidad y Diferenciación Sexual de la SEEN (GIDSEEN). Guías de práctica clínica para la valoración y tratamiento de la transexualidad. Grupo de Identidad y Diferenciación Sexual de la SEEN (GIDSEEN). Endocrinol Nutr. 2012;59(6):367-82.

251. Lawrence A, Zucker K. Gender identity disorders. In: Hersen M, Beidel D, editors. Adult psychopathology and diagnosis. 6th ed. London: Wiley; 2012. p. 601-35.

252. Levy A, Crown A, Reid R. Endocrine intervention for transsexuals. Clin Endocrinol. 2003;59(4):409-18.

253. Bizic MR, Jeftovic M, Pusica S, Stojanovic B, Duisin D, Vujovic S, et al. Gender dysphoria: bioethical aspects of medical treatment. Biomed Res Int. 2018;2018:9652305.

254. Djordjevic ML, Bizic MR, Duisin D, Bouman MB, Buncamper M. Reversal surgery in regretful male-to-female transsexuals after sex reassignment surgery. J Sex Med. 2016;13(6):1000-7.

255. Lawrence AA. Factors associated with satisfaction or regret following male-to-female sex reassignment surgery. Arch Sex Behav. 2003;32(4):299-315.

256. Brasil. Ministério da Saúde. Portaria nº 2.803, de 19 de novembro de 2013. Redefine e amplia o processo transexualizador no Sistema Único de Saúde (SUS). Brasília: MS; 2013.

Para *quizzes* sobre o conteúdo do livro e casos clínicos complementares, acesse:

https://apoio.grupoa.com.br/tratadopsi/

32

TRANSTORNOS DO SONO-VIGÍLIA

ALMIR TAVARES
MARCIO ZANINI

O sono é fundamental para o conforto, a saúde física e a mente. A sociedade hiperconectada por 24 horas desafia quem deseja dormir bem, atenuando os limites entre dia e noite e entre períodos de sono e de vigília. Transtornos do sono-vigília acham-se em elevação, impactando a qualidade, o horário e a quantidade de sono, bem como o desempenho diurno, podendo resultar em acidentes e baixa produtividade, além de pior desfecho para transtornos mentais e doenças clínicas.
O diagnóstico diferencial exige abordagem multidimensional, sendo regra a comorbidade médica. Sempre acompanhados de alterações depressivas, ansiosas e cognitivas, os transtornos do sono-vigília podem funcionar ora como causa, ora como consequência de transtornos mentais. Recomenda-se tratamento específico para cada transtorno do sono-vigília significativo, em vez de considerá-lo tão somente como um sintoma entre outros presentes em um transtorno mental.

O sono é essencial para o bem-estar e para a saúde geral, ocupando papel central na prevenção e no tratamento de transtornos mentais. Nem sempre devidamente respeitado quanto à sua quantidade ou qualidade, o sono deriva de decisões *voluntárias* (**Fig. 32.1**) e de atividades biológicas *involuntárias*. O bom sono depende de regularidade e de diferença luz-escuro (exposição à luz durante o dia e ao escuro à noite). A regulação emocional, os processos cognitivos, o metabolismo, a imunidade e a resposta a vacinas, entre muitos outros, se beneficiam de um sono adequado.

Em relação à quantidade de sono, a duração recomendada, de acordo com a faixa etária, é a que segue:[1]

- 0 a 3 meses – de 14 a 17 horas
- 4 a 11 meses – de 12 a 15 horas
- 1 a 2 anos – de 11 a 14 horas
- 3 a 5 anos – de 10 a 13 horas
- 6 a 13 anos – de 9 a 11 horas
- 14 a 17 anos – de 8 a 10 horas
- 18 a 64 anos – de 7 a 9 horas
- a partir dos 65 anos – 7 a 8 horas

Já a qualidade de sono envolve os seguintes indicadores:[2]

- Dormir a maior parte do tempo na cama (pelo menos 85% do tempo total).
- Adormecer em 30 minutos ou menos.
- Permanecer acordado por 20 minutos ou menos após adormecer.

A *oportunidade para o sono* é o tempo que se disponibiliza para o próprio sono, enquanto a *necessidade de sono* é determinada por características genéticas e fisiológicas individuais. Estima-se que alguns indivíduos sejam naturalmente dormidores curtos e outros dormidores longos.

Em um mundo já conectado e ativo por 24 horas em 7 dias da semana, a pandemia de covid-19 intensifica ainda mais o emprego de eletrônicos. De modo crescente, as pessoas variam as suas rotinas, optando por reduzir, atrasar e interromper o próprio sono, em troca de atividades de trabalho e de entretenimento. O *sono insuficiente* (privação de sono) tornou-se endêmico, e o *cochilo diurno* é, por vezes, uma estratégia de saúde pública em busca de

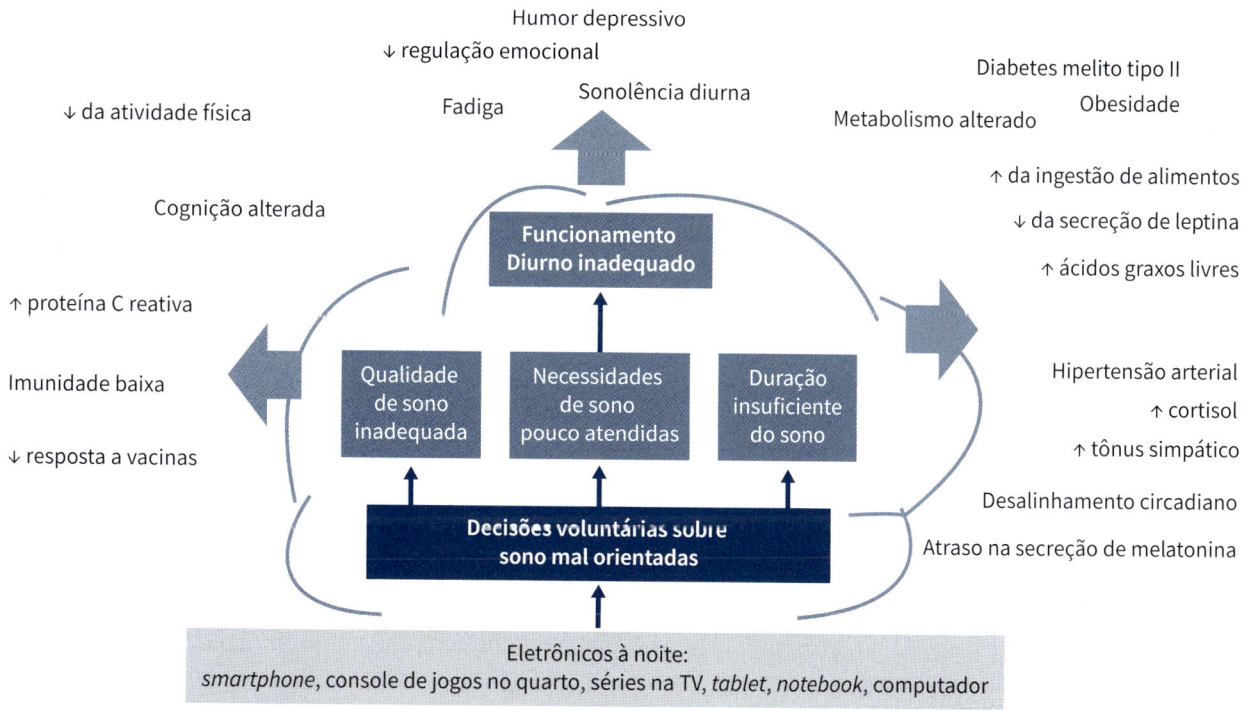

FIGURA 32.1

Decisões voluntárias sobre sono mal orientadas.
Fonte: Martorina e Tavares.[3]

tentar amainar as consequências. De acordo com o *Youth Risk Behavioral Survey Data*, a maioria (78%) dos adolescentes norte-americanos relata dormir menos do que as 8 a 10 horas recomendadas para a sua idade.[4] O sono insuficiente na puberdade se associa a outros significativos comportamentos de risco, como uso de álcool, tabaco e *Cannabis*, comportamento sexual de risco e acidentes de trânsito.[5] À mudança fisiológica de ritmo circadiano própria da puberdade, com tendência a dormir tarde,[6] se acrescenta, neste grupo etário, a aquisição da autonomia para determinar o próprio horário de sono[7] e o desejo de explorar horários mais avançados. Ademais, é necessário lembrar que o hábito de usar eletrônicos noite adentro com frequência é acompanhado de um comportamento alimentar pouco saudável. São refeições noturnas à base de pizza, batata frita, sanduíche e refrigerante cafeinado, em um panorama de hábitos que favorecem obesidade, doenças metabólicas e doenças cardiovasculares futuras.[3] Porém, ainda há outras armadilhas e riscos. Durante a noite, corpo e mente não se encontram biologicamente aptos para a vigília. Surgem as ideias de suicídio[8] e cresce o risco deste.[9]

A *procrastinação do sono* é composta de ir dormir mais tarde do que o planejado, reduzindo o tempo de sono; ausência de uma justificativa externa válida para esse comportamento (p. ex., um compromisso); e ciência de haver consequências negativas.[10] Pode ser vista como uma dificuldade na capacidade psicológica de autorregulação e parece se associar a outros tipos de procrastinação. A procrastinação do sono se dá antes de ir para a cama ou já no próprio leito.[5]

A pandemia ampliou a duração do trabalho, crescentemente a distância e fragmentado ao longo do dia. A essa ampliação da jornada, o adulto jovem respondeu com o sacrifício de parte de seu horário de sono, para um período somente seu de lazer eletrônico (TV, jogos, filmes e vídeos), no fim do dia após o trabalho. Em redes sociais chinesas, esse fenômeno ficou conhecido como *vingança na procrastinação do sono*, já que as pessoas se vingam de sua própria falta de tempo para diversão, adentrando em seu horário de sono.

O sono pode ser definido como um estado fisiológico previsível, recorrente e reversível, com desengajamento perceptual, redução da resposta ao ambiente, alguma imobilidade e consciência reprimida.[11] O sono encontra na *despertabilidade* rápida uma de suas mais extraordinárias propriedades.

O *modelo de dois processos* do sono é uma estrutura conceitual que surgiu há quatro décadas.[12] Um *processo homeostático* (processo S) interage com um *processo circadiano* (processo C) para gerar o sono. Esse modelo continua a ser empregado, com novas concepções sobre sono. Ao longo do dia, com o crescimento da fadiga física e mental, o neuromodulador sonogênico adenosina se acumula gradualmente e age em receptores adenosinérgicos (A_1 e A_{2A}), criando propensão para o sono[13] (processo S). Em paralelo, o sistema molecular circadiano, no citoplasma e no núcleo celular, formado por proteínas sinalizadoras, gera ritmos celulares endógenos de cerca de 24 horas, ajustáveis pela luz e por outras pistas ambientais[14] (processo C).

As oscilações endógenas de 24 horas, presentes em quase todas as células, necessitam ser ajustadas diariamente, sendo a luz ambiental o principal agente sincronizador, ou *Zeitgeber*. A alimentação, a temperatura ambiente, a atividade física e a interação social também funcionam como *Zeitgebers* auxiliares, para garantir uma sincronização adequada entre os múltiplos relógios corporais.

A sincronização do sistema circadiano ocorre de maneira variada e individual. A informação sobre intensidade e composição espectral da luz ambiental transita desde a retina por meio dos tratos retino-hipotalâmico e geniculo-hipotalâmico. Essa informação atinge o *núcleo supraquiasmático* (NSQ), que detém a função de um relógio-mestre, regente dos ritmos neuronais e hormonais. Esse sistema regula a secreção de melatonina pela glândula pineal, rapidamente inibida pela exposição à luz. Embora o mecanismo pelo qual a luz exerce efeitos positivos sobre o humor não esteja esclarecido, possivelmente implica projeções do NSQ para a habênula e a rafe.[15] Outro aspecto atual é a discussão sobre a "dieta espectral" luminosa mais favorável à saúde.[16] A luz de cor azul, abundante em telas e LEDs, apresenta maior potencial para inibir a melatonina.

Uma projeção do NSQ para o hipotálamo anterior pré-óptico transporta informação circadiana, que influi na termorregulação. O adormecer coincide com uma redução da temperatura corporal central. Dificuldades para adormecer e insônia podem surgir em pessoas com mãos e pés frios. Um aquecimento leve favorece sua vasodilatação, com redistribuição de calor da região central corporal para a periferia e sua irradiação, com redução da temperatura corporal central e da latência do sono. Efeito termofisiológico similar é observado com benzodiazepínicos, meditação, treinamento autógeno e autossugestão de calor, sendo que a cafeína produz efeito inverso.

O termo *cronótipo* denota a preferência circadiana das pessoas, para algumas, matutina ("cotovias"), para outras, vespertina ("corujas"), e indiferente para a maioria, quando avaliadas pelo questionário de matutinidade-vespertinidade.[17] Ao longo do ciclo de vida, a vespertinidade atinge um máximo na adolescência, e a matutinidade, na velhice. A vespertinidade associa-se a estilos de vida pouco saudáveis, adição, transtornos alimentares, depressão e transtornos do sono.[18]

Crescente literatura indica que o sono tem papel central na regulação emocional e no processamento de emoções.[19] As evidências apontam que a insônia preexistente gera risco de desenvolvimento de depressão ou sua recidiva. Trabalhos também indicam a relevância do sono em interações sociais humanas, prognosticando que a duração adequada do sono favorece a capacidade de empatia emocional e até mesmo o julgamento estético.[20]

As alterações da consciência presentes no estado vegetativo persistente, no coma e na anestesia diferem do sono, que segue padrões comportamentais (**Quadro 32.1**) e fisiológicos (**Quadro 32.2**) próprios.

O eletroencefalograma (EEG) progride de maneira ordenada e previsível, da vigília para o sono leve, para o sono profundo e para o sono REM (do inglês *rapid eye movement* ou sono R) (**Tab. 32.1**). O sono não REM (sono NREM ou sono NR) é constituído pelos estágios N1, N2 e N3. O *sono de ondas lentas* se dá no estágio N3.

QUADRO 32.1
CRITÉRIOS COMPORTAMENTAIS PARA VIGÍLIA E SONO HUMANOS

	Vigília	Sono NREM	Sono REM
Postura	Em pé, sentado ou deitado	Deitado	Deitado
Movimentação	Normal	• Redução leve ou imóvel • Mudanças de posição	• Redução moderada ou imóvel • Mioclonias
Resposta a estímulo	Normal	Redução leve a moderada	Redução moderada a ausente
Nível de alerta	Alerta normal	Inconsciente e reversível	Inconsciente e reversível
Pálpebras	Abertas	Fechadas	Fechadas

Fonte: Modificado de Chokroverty e Bhat.[21]

QUADRO 32.2
CRITÉRIOS FISIOLÓGICOS PARA VIGÍLIA E SONO HUMANOS

	Vigília	Sono NREM	Sono REM
Eletroencefalograma	• Ritmo alfa • Dessincronizado	• Sincronizado	• Ritmo teta ou ondas em dente de serra • Dessincronizado
Eletromiograma	Normal	Redução leve	Redução moderada a intensa, ou ausente
Eletrooculograma (EOG)	Movimentos oculares da vigília	Movimentos oculares lentos	Movimentos oculares rápidos

Fonte: Modificado de Chokroverty e Bhat.[21]

TABELA 32.1
ESTÁGIOS NREM E REM DO SONO

Estágio	% do tempo de sono
Sono NREM	75-80
– N1	– 3-8
– N2	– 45-55
– N3	– 15-23
Sono REM	20-25

Durante o sono NREM, há redução da atividade simpática e aumento da atividade parassimpática, com quiescência cardiovascular, havendo redução da pressão arterial, da frequência cardíaca, do débito cardíaco, da ventilação e da taxa metabólica. Durante o sono REM, há elevação da atividade simpática, com aumento da pressão arterial e da frequência cardíaca.[22]

A arquitetura habitual do sono é constituída por quatro a seis ciclos ao longo de uma noite, formados por sono não REM (N1, N2 e N3) e sono REM (**Fig. 32.2**).

As queixas de sono estão incluídas nos critérios para diagnosticar variados transtornos mentais, como os transtornos do humor, de ansiedade e de estresse pós-traumático (TEPT). Sono e transtornos mentais guardam uma relação bidirecional quase sempre. Transtornos ansiosos, depressivos, psicóticos e neurocognitivos tendem a cursam com pior *qualidade* do sono (sono desagradável, fragmentado e não restaurador), mudanças na *quantidade* de sono (reduzida ou aumentada) e alterações no *padrão* (horário de sono inconsistente). Em contrapartida, os transtornos do sono-vigília podem contribuir, de modo independente, para a exacerbação de sintomas mentais e modificar o seu prognóstico. Ademais, variadas estratégias psicofarmacológicas empregadas na psiquiatria geram significativos efeitos sobre sono-vigília e precisam ser bem planejadas para não agravar alterações preexistentes.[23]

Os transtornos do sono são classificados na 5ª edição do *Manual diagnóstico e estatístico de transtornos mentais* (DSM-5)[24] (**Fig. 32.3**), na 3ª edição da *Classificação internacional dos distúrbios do sono* (ICSD-3)[25] e na 11ª edição da *Classificação internacional de doenças* (CID-11).[26] Entre os três, a ICSD-3[25] é mais ampla e detalhada, sendo especializada exclusivamente em sono. Os principais grupos de transtornos do sono-vigília, de acordo com o DSM-5,[24] são apresentados no **Quadro 32.3**.

Neste ponto do capítulo, é necessário alertar que existe uma importante variação terminológica na literatura sobre transtornos do sono-vigília. Como exemplo, enquanto o DSM-5[24] usa os termos apneia e hipopneia obstrutivas do sono, a ICSD-3[25] emprega apneia obstrutiva do sono e outros se referem a apneia do sono, apneia obstrutiva, síndrome da AOS e obstrução da via aérea.

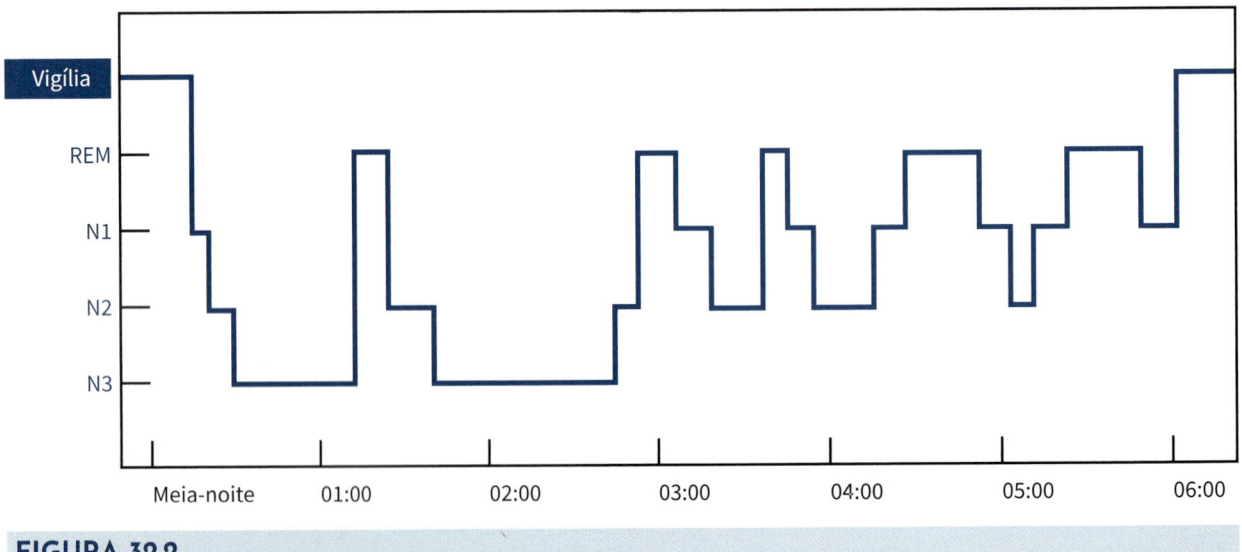

FIGURA 32.2

Hipnograma.

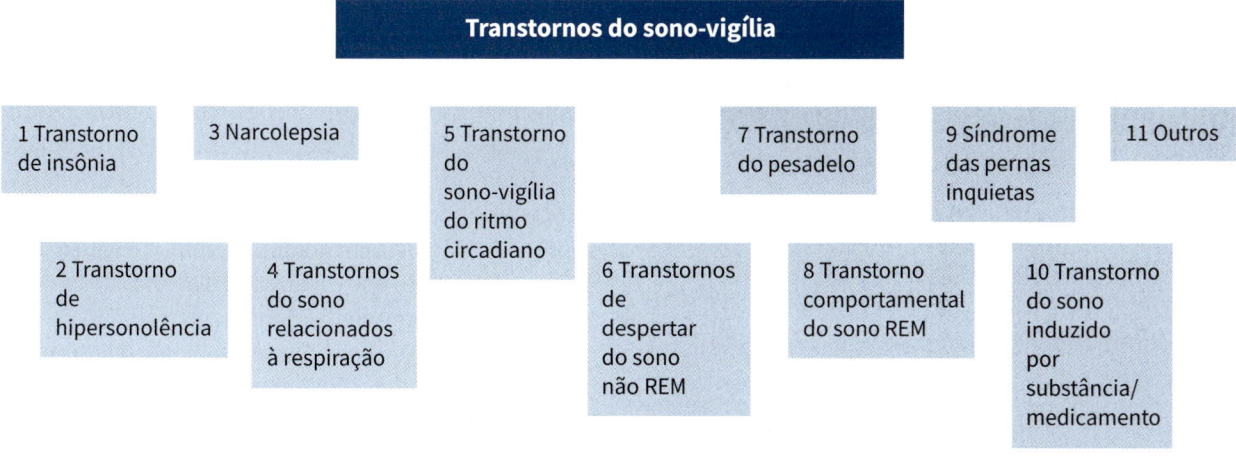

FIGURA 32.3

Classificação dos transtornos do sono-vigília, segundo o DSM-5.
Fonte: American Psychiatric Association[24] e Reynolds e O'Hara.[27]

As características básicas dos principais transtornos do sono-vigília estão descritas no **Quadro 32.4**.

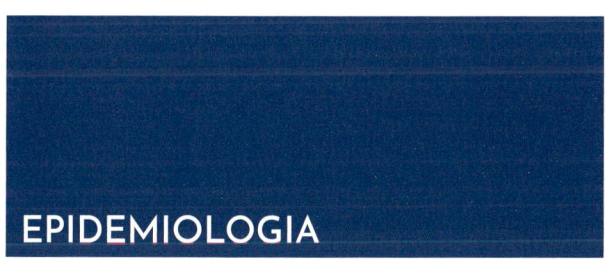

EPIDEMIOLOGIA

PREVALÊNCIA

A *insônia* é o problema de sono mais comum, e variados trabalhos avaliam a taxa de prevalência de sintomas de insônia e de transtorno de insônia.[28,29] A falta de padronização na definição de caso e a ausência de procedimentos para avaliação trazem dificuldades para somar estes estudos. A melhor estimativa é haver sintomas de insônia em 30-50% da população, e transtorno de insônia (sintomas nucleares da insônia mais comprometimento diurno) em 5-15 % da população.[30,31] A prevalência é 1,5 a 2 vezes maior na mulher do que no homem. Estima-se que a *narcolepsia* ocorra em 1/1.600 no Japão, 1/2.000 em judeus e em 1/4.000 em caucasianos, chineses e sauditas.[32] A prevalência da *apneia obstrutiva do sono* (AOS) elevou-se substancialmente nos últimos anos. A AOS acomete 17% das mulheres e 34% dos homens norte-americanos,[33] com números similares em outros países. No estudo epidemiológico de sono de São Paulo, realizado com polissonografia (PSG) noturna, 32,8% de 1.048 voluntários apresentaram AOS.[34] O transtorno do sono-vigília de *ritmo circadiano de tipo fase atrasada* tem prevalência de 0,17% na população geral e prevalência superior a 7% na puberdade.[24] Cerca de 50% das pessoas em serviços protetivos (policiais, seguranças, bombeiros e outros) e na indústria de alimentos *trabalham em turnos*, assim como 25% dos trabalhadores da indústria de transportes e da saúde. Parassonias são frequentes em crianças. *Terror no sono* acomete 1-6,5% de crianças,[35] enquanto a prevalência de vida do terror noturno no adulto é de 10,4% e a prevalência no presente é de 2,7%.[36] A prevalência de *sonambulismo* é de 15% em crianças e de 4% em adultos. A prevalência geral da *síndrome das pernas inquietas* (SPI) entre caucasianos se encontra entre 5 e 10%, sendo menor em asiáticos. Incluindo-se tão somente os casos de maior significação clínica (uma a duas vezes por semana, distresse moderado a grave), a prevalência fica entre 2 e 3%.[27] Em mulheres, a prevalência da SPI é o dobro do que em homens. A prevalência de SPI cresce com a idade, sendo maior entre os idosos.

VULNERABILIDADES

A privação de sono, advinda de decisões mal orientadas e inadequadas quanto a hábitos de sono e quanto à estru-

QUADRO 32.3
PRINCIPAIS TRANSTORNOS DO SONO-VIGÍLIA NO DSM-5

Transtorno de insônia

Transtorno de hipersonolência

Narcolepsia

Transtornos do sono relacionados à respiração
- Apneia e hipopneia obstrutivas do sono
- Apneia central do sono
- Hipoventilação relacionada ao sono

Transtorno do sono-vigília do ritmo circadiano
- Tipo fase de sono atrasada
- Tipo fase de sono avançada
- Tipo sono-vigília irregular
- Transtorno do tipo sono-vigília não de 24 horas
- Tipo trabalho em turnos

Parassonias
Transtornos de despertar do sono não REM
- Sonambulismo
- Terrores no sono

Transtorno do pesadelo

Transtorno comportamental do sono REM

Síndrome das pernas inquietas

Transtorno do sono induzido por substância/medicamento
- Tipos: insônia, sonolência diurna, parassonia e misto.
- Induzidos por: álcool; cafeína; *Cannabis*; opioide; sedativo, hipnótico ou ansiolítico; anfetamina ou outro estimulante; tabaco; outras substâncias ou substâncias desconhecidas

Fonte: American Psychiatric Association[24] e Reynolds e O'Hara.[27]

tura geral do dia, gera significativas vulnerabilidades que dão ensejo ao desenvolvimento de novos transtornos do sono-vigília e interferem negativamente nos transtornos preexistentes.

O sono tem robusto poder como determinante das emoções do próximo dia. Algumas pessoas apresentam maior vulnerabilidade para desenvolver emoções negativas após uma noite de pouco sono. A vulnerabilidade emocional ao sono curto é um fator de risco para o desenvolvimento de condições crônicas.[38] O sono curto também se associa a diferentes desfechos metabólicos.[39]

A exposição diurna diária insuficiente à luz solar e a ausência de exposição adequada ao escuro à noite são fatores de risco para transtornos do sono-vigília, pela ruptura da fisiologia circadiana normal. A **Figura 32.4** exibe as diferenças entre o atraso e o avanço de fase. No transtorno do sono-vigília do ritmo circadiano de tipo fase atrasada, existe uma hipersensibilidade à luz no final da tarde, que potencializa o atraso de fase.

O modelo de *3P de Spielman*[40] delineia como a insônia surge agudamente e se cronifica na autoperpetuação. Há fatores *predisponentes* – *biológicos*: metabolismo basal elevado, hiperalerta e alterações em neurotransmissores; *psicológicos*: preocupação, tendência à ruminação; *sociais*: maternidade, companheiro de cama com horários incompatíveis; fatores *precipitantes* – eventos de vida estressantes, transtornos mentais e doenças médicas; e *perpetuadores* – prática de atividades não relacionadas ao sono no quarto, tendência a permanecer na cama quando acordado e tendência a permanecer na cama por período excessivo. É importante salientar que é bidirecional a relação entre insônia e transtornos mentais, neurológicos e médicos.

O sexo masculino é um fator de risco para AOS. Obesidade, perímetros cervical e abdominal elevados e sedentarismo também são fatores que elevam o risco, contribuindo para redução e colapsibilidade da via aérea à noite. Diversas doenças favorecem a AOS, incluindo hipotireoidismo, acromegalia e condições alérgicas. Na AOS da criança, destaca-se o papel da hipertrofia adenoamigdaliana. Grandes e evidentes anormalidades estruturais craniofaciais, como a micrognatia e a retrognatia, são vulnerabilidades importantes. Mesmo alterações estruturais menos evidentes podem ter papel relevante, como um volume maxilomandibular reduzido, um comprimento menor da maxila e da mandíbula e um posicionamento inferior do osso hioide. Considera-se que benzodiazepínicos, hipnóticos e opioides elevam o risco de AOS, devido às suas ações centrais.

Deficiência de ferro, neuropatia periférica, doença renal crônica e condições da medula espinhal são fatores de risco para a SPI.

De modo geral, o uso persistente de cafeína, álcool, tabaco, *Cannabis*, opioides, sedativos, hipnóticos, ansiolíticos, anfetaminas e outras substâncias e medicamentos pode funcionar como importante fator de risco para diversos transtornos do sono-vigília.

QUADRO 32.4
DESCRIÇÃO DOS PRINCIPAIS TRANSTORNOS DO SONO-VIGÍLIA

Insônia

Transtorno de insônia

Insatisfação com o próprio sono, com dificuldade persistente quanto a início, duração, consolidação ou qualidade do sono, embora haja oportunidade e circunstâncias adequadas para dormir. Comprometimento diurno. Há um estado de hiperalerta, com ativação do eixo hipotálamo-hipófise-adrenal e elevação de hormônio adrenocorticotrófico (ACTH) e cortisol. Na insônia com duração do sono curta, há aumento de três a cinco vezes no risco de hipertensão arterial. Associação com transtornos mentais e com doenças médicas.

Transtorno de insônia de curto prazo*

< 3 vezes por semana, < 3 meses

Apneia

Apneia e hipopneia obstrutivas do sono

Sonolência excessiva diurna, ronco e apneias presenciadas pelo parceiro de cama. Episódios repetidos de colapso da via aérea durante o sono, apesar de esforços para respirar, com dessaturação da oxi-hemoglobina e despertares noturnos

Apneia central do sono

Reduções de esforço respiratório no sono, com períodos sem fluxo aéreo.

Narcolepsia

Ataques incontroláveis de sono, cataplexia, paralisia do sono, alucinações relacionadas ao sono e fragmentação do sono.

Transtornos de ritmo circadiano

Alterações no relógio circadiano, em seu mecanismo sincronizador ou desalinhamento entre ritmos endógeno e ambiental.

- **Atraso de fase do sono.** Início do sono mais tarde (normalmente ≥ 2 horas).
- **Avanço de fase do sono.** Início do sono mais cedo (normalmente ≥ 2 horas).
- **Sono-vigília irregular.** Ausência de padrão circadiano sono-vigília bem definido, com ≥ três períodos de sono em 24 horas.
- **Transtorno do tipo sono-vigília não de 24 horas (livre curso).** Ritmo sono-vigília endógeno dessincronizado com o ciclo luz-escuro de 24 horas.
- **Transtorno de *jet-lag*.*** Após viagem entre ≥ 2 fusos horários.
- **Transtorno do sono do trabalho em turnos.** Trabalho em horário que seria destinado ao sono.

Parassonias

Eventos físicos ou experienciais indesejáveis na entrada, durante ou na saída do sono: movimentos, comportamentos, emoções, percepções, sonhos ou atividade do sistema nervoso autônomo.*

Parassonias do sono NREM*

Alterações do despertar

- **Despertar confusional*.** Restrito ao leito, paciente assenta e observa confuso.
- **Sonambulismo.** Deambulação e comportamentos complexos, como dirigir veículo e micção em mobiliário.

QUADRO 32.4
DESCRIÇÃO DOS PRINCIPAIS TRANSTORNOS DO SONO-VIGÍLIA

- **Terror noturno***. Choro, grito e sintomas autonômicos.
- **Sexsomnia***. Comportamentos sexuais alterados.
- **Transtorno alimentar relacionado ao sono***. Preparar alimentos e comer compulsivamente durante a noite, sem despertar completamente.

Parassonias do sono REM (sintomas disfóricos são comuns)*

- **Transtorno comportamental do sono REM**. Sono REM sem atonia, com vocalizações e encenação de sonhos ameaçadores, por vezes com violência. Uso de antidepressivos.
- **Transtorno de pesadelos**. Sonhos prolongados extremamente disfóricos.
- **Paralisia isolada e recorrente do sono***. Consciente na cama, paralisado, exceto quanto a diafragma e olhos.
- Outras parassonias*
- **Alucinações relacionadas ao sono***. Hipnagógica na entrada do sono, e hipnopômpica, na saída.
- **Enurese do sono***. ≥ 2 episódios/semana, ≥ 3 meses.
- **Síndrome da cabeça explodida***. Barulho muito alto e súbito na cabeça, não doloroso, com despertar.
- **Parassonia secundária a doença***. Atribuível a doença neurológica ou médica.
- **Parassonia secundária a substância/medicamento***. Relação temporal próxima com psicofármacos, betabloqueadores, abuso de cafeína e chocolate e abstinência de drogas de abuso.
- **Somnilóquio***. É considerado um sintoma isolado. Falar alto dormindo.

Transtornos de movimento relacionados ao sono*

Movimentos simples e geralmente estereotipados perturbam o sono ou o início do sono.

- **Síndrome das pernas inquietas**. Irreprimível necessidade de movimentar as pernas ao aquietar-se, particularmente antes de dormir. Metabolismo do ferro pode estar alterado.
- **Transtorno de movimentos periódicos de membros***. Movimentos periódicos de membros no sono demonstrados em polissonografia.
- **Câimbras das pernas relacionadas ao sono***. Ocorrem no leito, acordado ou dormindo.
- **Bruxismo relacionado ao sono***. Ranger de dentes, dor e alterações dentárias compatíveis.

Transtornos estão marcados em negrito.
* Refere-se a ICSD-3.
Fonte: American Psychiatric Association[24] e American Academy of Sleep Medicine.[25]

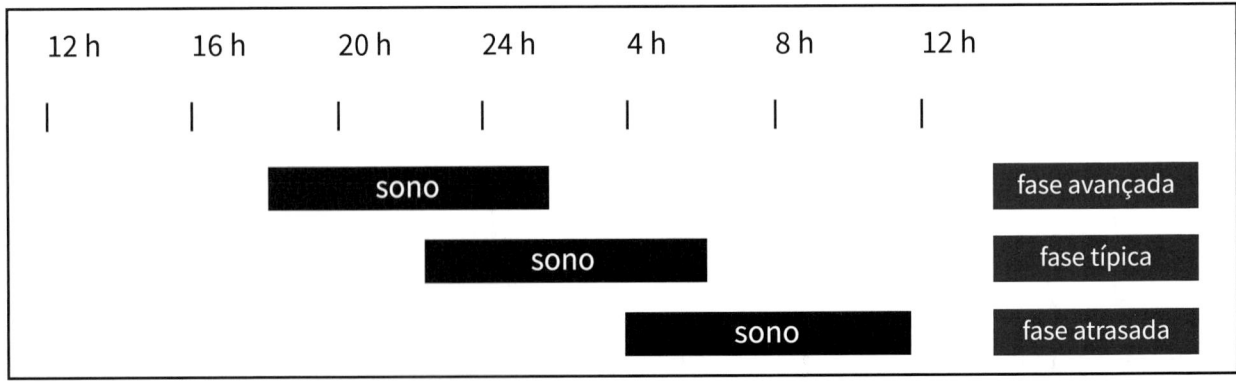

FIGURA 32.4

Fases de sono atrasada, típica e avançada.

DIAGNÓSTICO

A história clínica precisa incluir um completo registro do sono presente e passado e das rotinas de dormir. O parceiro de cama, os familiares e os cuidadores costumam sofrer de modo desproporcional com problemas de sono do paciente, por isso, também devem ser entrevistados. O **Quadro 32.5** resume a avaliação do sono.

As queixas de pacientes com transtornos do sono-vigília em geral envolvem um ou mais dos seguintes três grupos de sintomas cardiais: a) insônia; b) sensações, comportamentos e movimentos anormais durante o sono ou durante o despertar noturno; c) sonolência excessiva diurna.

Os transtornos do sono-vigília são entidades heterogêneas e com variações clínicas. O **Quadro 32.6** apresenta algumas das principais características consideradas no diagnóstico.

DIAGNÓSTICO DIFERENCIAL

O **Quadro 32.7** apresenta alguns dos principais diagnósticos diferenciais dos transtornos do sono-vigília. Um indivíduo pode ter mais de um transtorno.

EXAMES COMPLEMENTARES

O sono implica não estar consciente ou em estados de consciência transitórios entre o sono e a vigília, em psicopatologia, denominados de estados hipnagógicos, do adormecer, e hipnopômpicos, do despertar.[41] A avaliação que o paciente faz do próprio sono apresenta incompletudes e, destarte, a investigação clínica se vale dos chamados métodos objetivos, sendo os principais a actigrafia e a PSG.

QUADRO 32.5 AVALIAÇÃO DO SONO

Quarto de dormir: ruído; iluminação; temperatura; relógio tiquetaqueando; uso da cama para trabalho; número de telas no quarto (celular, *tablet*, TV, console de jogos, computador).

Hábitos de sono: horários durante a semana e nos finais de semana; tempo gasto para adormecer; despertares noturnos; micções noturnas; cochilos diurnos.

Entrevista com parceiro de cama: ronco (leve, moderado ou grave); apneias testemunhadas; sufocamento; despertares; comportamentos anormais; movimentos no leito.

Alimentação e substâncias: horário e qualidade das refeições; horário e qualidade da última refeição; uso e horários de cafeína, tabaco e álcool; medicações e substâncias estimulantes e sedativas e seus horários; psicofármacos.

Sintomas ao despertar: secura da boca; despertar com cefaleia; congestão nasal; restauro.

Funcionamento diurno: sonolência diurna; adormecer ao dirigir veículo e acidentes; dificuldades de concentração e de memória; fadiga; irritabilidade.

Turno de ocupação: trabalho fragmentado, em turnos e noturno, e sua duração.

Atividade física: tipo; horário; frequência e intensidade.

Peso corporal: ganho de peso; índice de massa corporal; perímetros cervical e abdominal.

ACTIGRAFIA

Por meio da análise do movimento e do repouso, a actigrafia estima vigília e sono. O estudo do ritmo circadiano se dá no próprio ambiente do paciente, que pode dormir em sua casa, sendo possível registrar *vários dias*. Como o paciente pode permanecer sem movimentos em seu leito

QUADRO 32.6
ASPECTOS CLÍNICOS RELEVANTES NO DIAGNÓSTICO DOS PRINCIPAIS TRANSTORNOS DO SONO-VIGÍLIA

Transtorno de insônia

- Tem natureza subjetiva. O diagnóstico é exclusivamente clínico, e a polissonografia não é indicada de rotina.
- Insatisfação com quantidade e qualidade de sono: dificuldade para iniciar, e/ou dificuldade para manter, e/ou despertar antes do habitual.
- Dificuldades duram ≥ 3 noites por semana, por pelo menos 3 meses, a despeito de haver oportunidade adequada para dormir.
- Sofrimento significativo e prejuízo no funcionamento social, profissional, educacional, acadêmico, comportamental ou outro.
- Não deve ser mais bem explicada por outro transtorno do sono, uso de medicação/substância, transtorno mental ou doença.

Narcolepsia

- Períodos recorrentes de necessidade irreprimível de dormir, ≥ 3 vezes por semana, nos últimos 3 meses.
- Um dos 3 elementos seguintes deve estar presente:
  - Episódios de cataplexia, algumas vezes por mês:
    - No indivíduo com doença de longa data, breves episódios (segundos a minutos) de abrupta perda de tônus muscular bilateral, em câmera lenta, consciência permanece intacta e a musculatura respiratória normal, desencadeados por emoção forte, muitas vezes positiva (riso e alegria).
    - Na criança e em indivíduos com doença de menos que 6 meses, caretas espontâneas ou queda da mandíbula ou hipotonia global, sem gatilhos emocionais.
  - Deficiência de hipocretina no líquido cerebrospinal (fora do contexto de lesão cerebral aguda, inflamação ou infecção).
  - Polissonografia noturna com latência do sono REM ≤ 15 minutos ou teste de latências múltiplas do sono com latência média ≤ 8 minutos e com ≥ 2 SOREMP (do inglês *sleep onset REM period*). Afasta causas secundárias.

Apneia obstrutiva do sono (AOS)*

- A pergunta de maior sensibilidade: "você ronca?". A pergunta de maior especificidade: "você deixa de respirar durante o sono?".
- Pacientes com sonolência excessiva diurna pouco compreendida, fadiga e sono não refrescante sempre precisam ser testados para AOS. Também devem ser testados aqueles com noctúria não explicada, refluxo gastroesofágico noturno, cefaleia matinal e despertares noturnos frequentes.

Para o DSM-5,[24] a polissonografia completa em laboratório de sono (PSG) é necessária. Para a ICDS-3, pode ser empregada a PSG ou um teste de sono domiciliar (TSD).

A + B devem ser satisfeitos, ou C (critérios ICSD-3).[25]

A) Um mais dos 4 a seguir:
  1) As queixas do paciente incluem sonolência diurna, sono não restaurador, fadiga ou sintomas de insônia.
  2) Paciente acorda à noite sem respirar, ofegante ou asfixiado.
  3) O parceiro de cama observa ronco habitual e interrupções da respiração ou ambos durante o sono do paciente.
  4) Há hipertensão, transtorno do humor, disfunção cognitiva, doença coronariana, acidente vascular cerebral, insuficiência cardíaca congestiva, fibrilação atrial ou diabetes melito tipo II.
B) Pelo menos 5 eventos respiratórios obstrutivos por hora de sono (apneias obstrutivas e mistas, hipopneias ou RERAs, do inglês *respiratory effort related arousal*) em PSG ou TSD.
C) 15 ou mais eventos respiratórios obstrutivos/hora de sono.

QUADRO 32.6
ASPECTOS CLÍNICOS RELEVANTES NO DIAGNÓSTICO DOS PRINCIPAIS TRANSTORNOS DO SONO-VIGÍLIA

Transtorno do sono-vigília do ritmo circadiano de tipo fase de sono atrasada

História de atraso no horário de sono (usualmente ≥ 2 horas mais tarde) em relação ao horário desejado para iniciar o sono e para o despertar. Resultam insônia inicial e sonolência excessiva diurna.

Transtorno comportamental do sono REM

- Vocalizações e comportamentos motores complexos que representam a encenação de sonhos, durante o sono REM. Esses sonhos se caracterizam por emoções negativas intensas, como medo e situações de hostilidade.
- As vocalizações são classicamente ruidosas.
- Os comportamentos podem ser desde pequenos movimentos da mão a bruscos movimentos agressivos, como socos, chutes e pulos, com risco de traumas para o paciente e seu parceiro de cama.
- As vocalizações e os comportamentos surgem no sono REM sem atonia, observado em PSG com vídeo.
- Preditor de sinucleinopatia futura.

Síndrome das pernas inquietas

- Urgência para movimentar as pernas, acompanhada de sensações desagradáveis (formigamentos) nas pernas, com as seguintes características:
    - a urgência para mover as pernas começa ou piora em períodos de repouso ou inatividade;
    - a movimentação das pernas gera alívio;
    - os sintomas estão piores no final do dia ou à noite, em comparação com o restante do dia. Ou só ocorrem à noite.
- O problema surge ≥ 3 vezes por semana e persiste por ≥ 3 meses.
- Há distresse significativo ou comprometimento social, ocupacional, educacional, acadêmico, comportamental ou outros.
- Os sintomas não são atribuíveis a outro transtorno mental ou a doenças (p. ex., artrite, isquemia periférica, edema, câimbra). E tampouco são atribuíveis a medicação (acatisia) ou droga (cocaína).

* ICSD-3.
Fonte: American Psychiatric Association[24] e American Academy of Sleep Medicine.[25]

sem estar dormindo, existe imprecisão. Contudo, há boa concordância com a PSG.[42] O actígrafo se assemelha a um relógio e é usado no braço não dominante. O interesse na indústria de *wearables* baseados em actigrafia foi amplificado pela pandemia.

POLISSONOGRAFIA

O objetivo da PSG é estudar a estrutura do sono e as funções respiratórias. Em pacientes selecionados, a PSG tem papel central na confirmação diagnóstica de transtornos do sono-vigília. Ademais, o exame toma parte no plano de tratamento dos transtornos respiratórios do sono, para titular a pressão positiva ótima no CPAP (do inglês *continuous positive airway pressure*). A PSG noturna rotineira é realizada *durante uma noite* no laboratório de sono, por meio de sensores que monitoram vigília, estágios de sono, respiração, função cardiopulmonar, movimentos corporais e outros. Para estagiar o sono, são empregados canais de EEG, EOG e eletromiografia do queixo. Outros canais do polígrafo gravam fluxo aéreo, esforço respiratório (torácico e abdominal), oximetria de pulso, sensor de posição corporal, microfone de ronco, eletrocardiograma e eletromiografia das pernas. Canais adicionais podem ser usados para pressão arterial, manometria esofágica e pH esofágico. Vídeo é empregado em parassonias, transtornos de movimento e epilepsias. Após o término do exame, vem a análise manual das informações, sendo que 7 horas de gravação geram cerca de 840 épocas de 30 segundos. As frequências do EEG traduzem os estados de consciência, identificando a

> **QUADRO 32.7**
> **DIAGNÓSTICO DIFERENCIAL DOS TRANSTORNOS DO SONO-VIGÍLIA**
>
> **Transtornos de insônia**: dormidor curto; restrição de sono volitiva crônica; ambiente inadequado, inseguro e disruptivo para o sono; comorbidade com transtornos mentais; doenças médicas; outros transtornos do sono-vigília (circadianos, respiratórios, SPI, parassonia, narcolepsia); substâncias e medicamentos.
>
> **AOS**: ronco benigno; sono insuficiente; transtornos circadianos; pernas inquietas e movimentos periódicos de membros; narcolepsia e hipersonia idiopática; hipoventilação relacionada ao sono; apneia central do sono; demência com corpos de Lewy e doenças neurodegenerativas; anemia; hipotireoidismo; doença renal crônica; insuficiência adrenal; transtornos ansiosos e depressivos; uso de substâncias; uso de medicações sedativas.
>
> **Transtorno do sono-vigília do ritmo circadiano de tipo fase do sono atrasada**: transtorno de insônia; transtornos ansiosos e depressivos; transtorno de déficit de atenção/hiperatividade (TDAH).
>
> **Transtorno comportamental do sono REM**: AOS; sonambulismo; vocalizações no sono; despertar confusional; terror noturno; transtorno de pesadelo; movimentos periódicos de membros do sono; TEPT; transtorno dissociativo relacionado ao sono; epilepsia hipermotora relacionada ao sono.
>
> **Narcolepsia**: transtorno depressivo; epilepsia; transtornos respiratórios relacionados ao sono, inclusive AOS; hipersonia idiopática; transtorno conversivo; síncopes.
>
> **Síndrome das pernas inquietas**: acatisia induzida por neurolépticos; neuropatia periférica; câimbras das pernas; artrite; varizes; claudicação vascular intermitente (insuficiência arterial); abalos hípnicos; transtornos ansiosos.
>
> **Fonte:** American Psychiatric Association[24] e American Academy of Sleep Medicine.[25]

presença de sono. Na insônia, o estado de hiperalerta se associa a bandas rápidas de frequência. O sono REM, com atonia muscular, se relaciona a plasticidade sináptica e formação de memórias. No sono de ondas lentas, que ocorre principalmente no primeiro terço da noite, com predomínio de frequências delta, ocorre o maior repouso orgânico. Há diversos polígrafos portáteis para exames domiciliares. Por praticidade, alguns polígrafos excluem o EEG, necessário para definir a presença de sono e seus estágios, e registram então o componente respiratório, tratando-se, portanto, de um exame parcial. Para acompanhar a contínua evolução do conhecimento sobre sono e da tecnologia, a American Academy of Sleep Medicine atualiza, periodicamente, o seu manual que padroniza as regras para escore de eventos de sono (*AASM Manual for Scoring of Sleep and Associated Events*).[43]

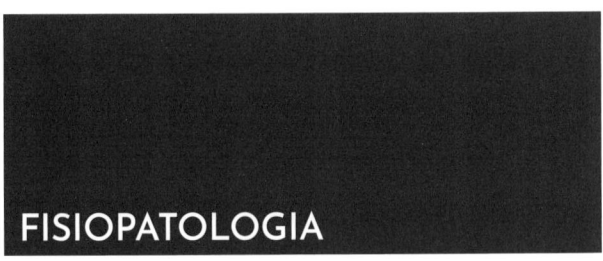

FISIOPATOLOGIA

Modelos mais antigos de circuitos controladores de sono-vigília enfatizam sistemas ativadores monoaminérgicos e colinérgicos. Recentemente, contudo, constata-se que esses sistemas são apenas moduladores. A espinha dorsal do sistema regulatório sono-vigília depende de *neurotransmissores rápidos*, como glutamato e ácido gama-aminobutírico (GABA).[44]

Os sistemas neurais primários na *promoção de vigília* são: 1) neurônios glutamatérgicos dos núcleos *parabraquial* e *tegmental pedunculopontino* na ponte rostral, que enervam o prosencéfalo anterior basal; 2) neurônios GABAérgicos e colinérgicos do *prosencéfalo anterior basal*, que se projetam difusamente para o córtex[45] (**Fig. 32.5**). Dois outros sistemas contribuem: 3) neurônios glutamatérgicos do hipotálamo *supramamilar*, que se projetam para o prosencéfalo anterior basal e para o córtex; 4) neurônios dopaminérgicos da *substância cinzenta periaqueductal ventral*, proximamente ao núcleo dorsal da rafe. Em acréscimo, neurônios GABAérgicos no hipotálamo lateral (no camundongo) viabilizam vigília pela inibição de neurônios promotores de sono no núcleo reticular do tálamo e no núcleo ventrolateral pré-óptico do hipotálamo. O hipotálamo lateral também contém neurônios de hipocretina (orexina) glutamatérgicos que ativam o córtex. As drogas estimulantes da vigília (modafinila, metilfenidato e anfetamina) penetram a barreira hematoencefálica e agem nesses sistemas ativadores.[44,45]

Os sistemas neurais primordiais na *promoção do sono* são os núcleos VLPO (pré-óptico ventrolateral) e MnPO (pré-óptico mediano) do hipotálamo anterior. Neurônios

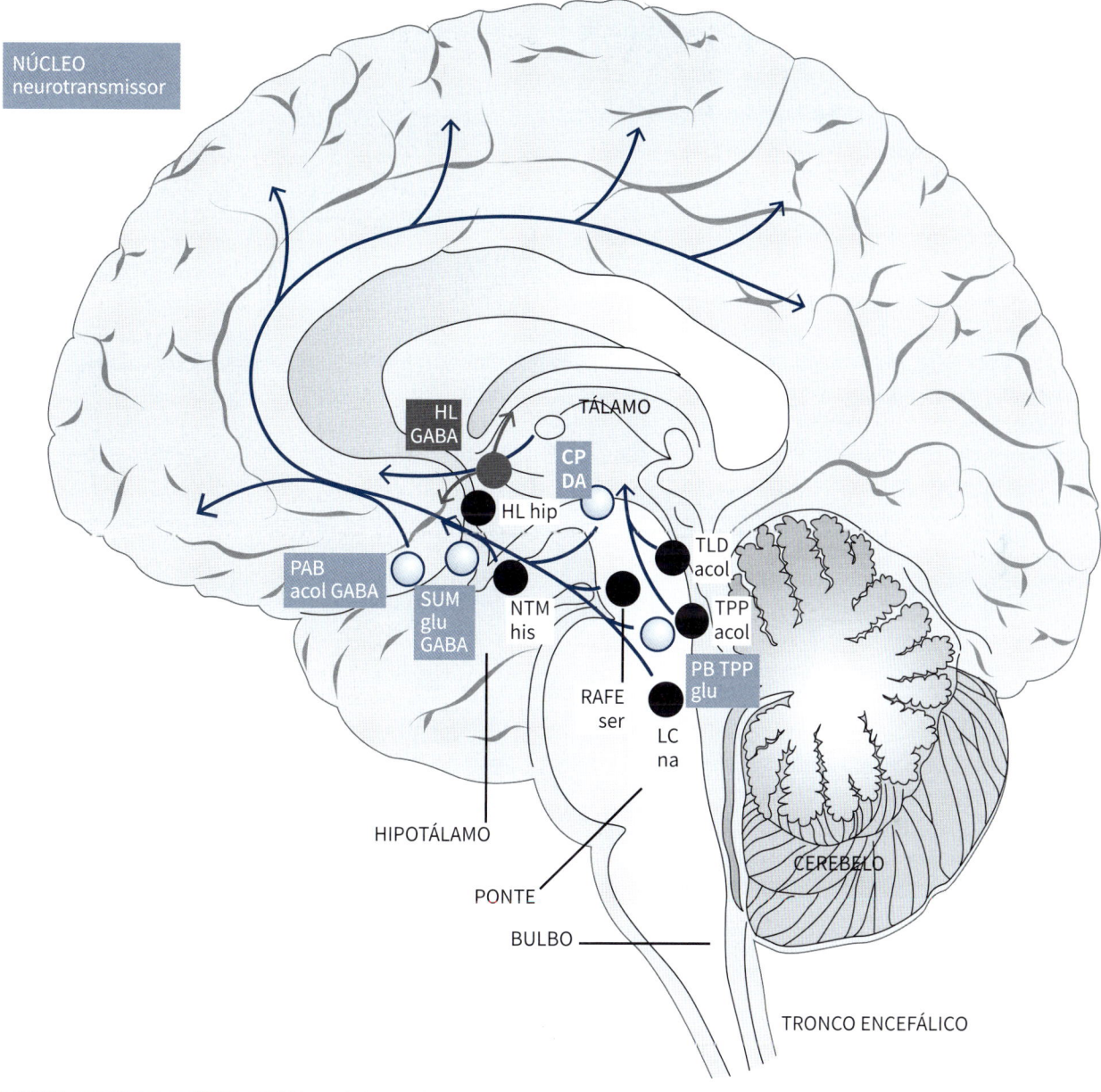

FIGURA 32.5

Sistemas de neurotransmissores rápidos envolvidos na promoção da vigília.

Acol: acetilcolina; CP: substância cinzenta periaqueductal ventral; DA: dopamina; GABA: ácido gama-aminobutírico; glu: glutamato; HL: hipotálamo lateral; hip: hipocretina (orexina); his: histamina; na: noradrenalina; NTM: núcleo tuberomamilar; PAB: prosencéfalo anterior basal; PB: núcleo parabraquial; ser: serotonina; SUM: neurônios supramamilares hipotalâmicos; TLD: núcleo tegmental laterodorsal; TPP: núcleo tegmental pedunculopontino.

GABAérgicos nesses núcleos enervam a maioria dos componentes do sistema ativador (núcleo parabraquial, substância cinzenta periaqueductal ventral, hipotálamo lateral), inibindo-os de modo coordenado (**Fig. 32.6**).[45]

Neurônios GABAérgicos da zona parafacial no bulbo favorecem o sono pela inibição de neurônios parabraquiais ativadores. Neurônios concentradores de melanina (MCH) no hipotálamo lateral contêm GABA e glutamato,

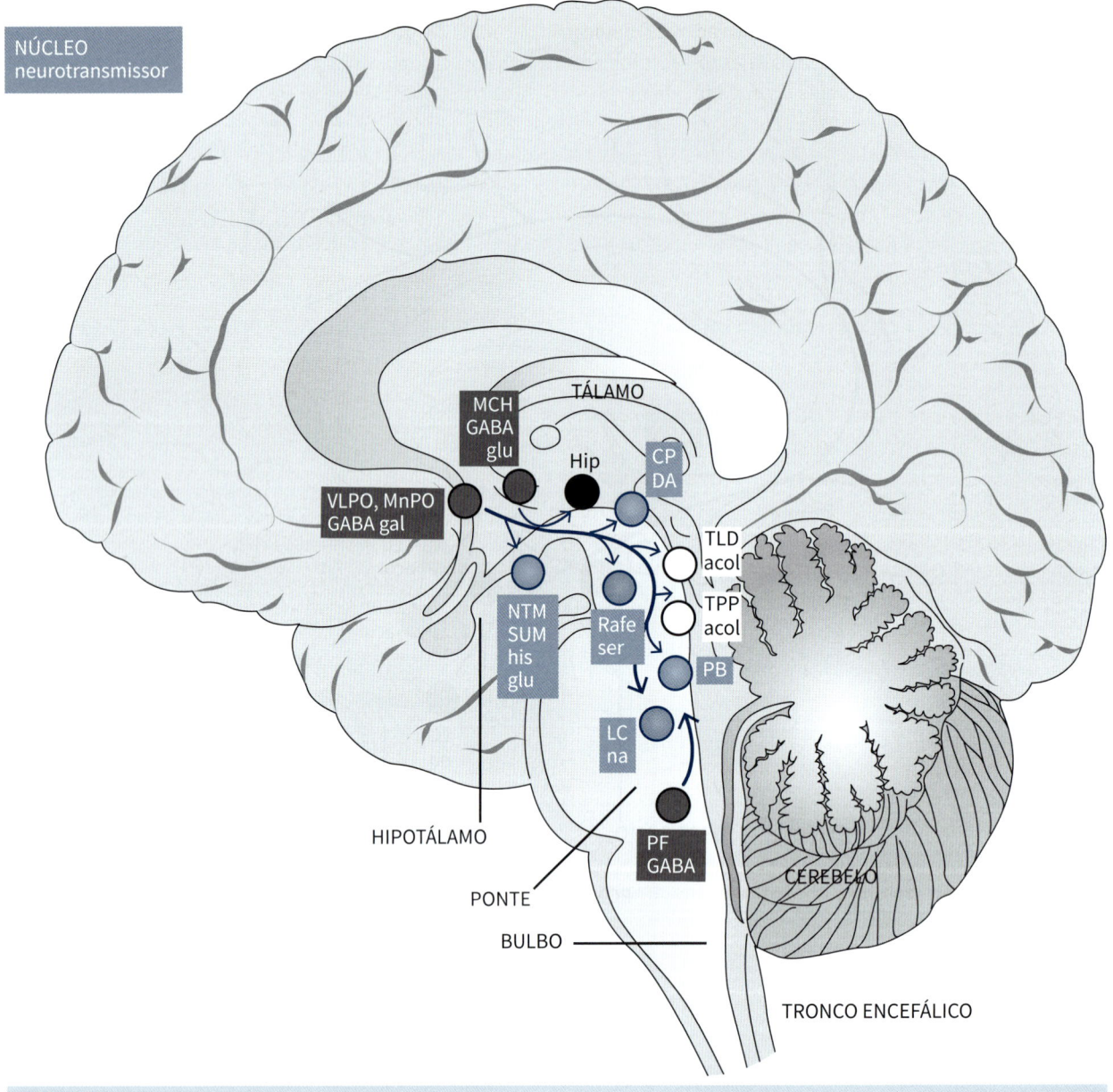

FIGURA 32.6

Sistemas de neurotransmissores rápidos envolvidos na promoção do sono.

Acol: acetilcolina; CP: substância cinzenta periaqueductal ventral; DA: dopamina; GABA: ácido gama-aminobutírico; gal: galanina; glu: glutamato; HL: hipotálamo lateral; hip: hipocretina (orexina); his: histamina; LC: *locus coeruleus*; na: noradrenalina; MCH: neurônios concentradores de melanina; MnPO: (pré-óptico mediano); NTM: núcleo tuberomamilar; PAB: prosencéfalo anterior basal; PB: núcleo parabraquial; PF: núcleo parafacial; ser: serotonina; SUM: neurônios supramamilares hipotalâmicos; TLD: núcleo tegmental laterodorsal; TPP: núcleo tegmental pedunculopontino; VLPO (pré-óptico ventrolateral).

liberados seletivamente para alvos distintos, inervando neurônios no tronco encefálico que controlam o sono REM. Embora neurônios monoaminérgicos e colinérgicos sejam potentes moduladores de REM, parecem não participar do mecanismo interruptor que liga/desliga o REM.[44,45] Drogas promotoras de sono inibem sistemas ativadores por meio da ativação de receptores $GABA_A$, como benzodiazepínicos e drogas Z, ou pela inibição de hipocretina, como suvorexanto e outros DORAs (do inglês *dual orexin receptor antagonists*).

As explicações fisiopatológicas da *insônia* enfatizam o estado de hiperalerta, com excesso de ativação fisiológica e cognitiva à noite, e o condicionamento psicológico. A pesquisa sobre a fisiopatologia da insônia tem investigado características de personalidade, vulnerabilidades genéticas, aspectos culturais, estilos de vida, quarto de dormir, rotinas, crenças, atitudes e pensamentos disfuncionais acerca de sono, transtornos mentais e doenças em comorbidade, e uso de substâncias e medicamentos.

A fisiopatologia da AOS é caracterizada pelo repetitivo colapso, parcial ou completo, da via aérea superior (VAS) durante o sono, apesar de existir esforço respiratório, resultando em redução (hipopneia) ou cessação (apneia) do fluxo aéreo. A contração dos músculos dilatadores da VAS mantém a via aérea patente durante a inspiração no sono. O músculo genioglosso impede o colapso posterior da língua. Os músculos tensor e elevador do véu palatino fazem o avanço e a elevação do palato mole. Os músculos genioioide e estilofaríngeo impedem o colapso medial das paredes laterais da faringe. A deposição de gordura em almofadas parafaríngeas e em músculos faríngeos favorece o estreitamento da via aérea, que também pode advir de anormalidades estruturais craniofaciais. Outros aspectos da fisiopatologia da AOS incluem despertabilidade, sensibilidade do controle ventilatório, estresse oxidativo e inflamação.

Na transição para o sono, ocorre a retirada do estímulo para o respirar próprio da vigília. A ausência deste impulso tônico excitatório torna o sono um período particularmente vulnerável à instabilidade do controle respiratório.

TRATAMENTO

HIGIENE DO SONO

Compreende o *ambiente de sono* e os *hábitos*. A higiene do sono é empregada em todos os transtornos do sono. É um dos elementos componentes da terapia cognitivo-comportamental da insônia (TCC-i). Uma primeira regra é a priorização e valorização do sono. O paciente nem sempre se dá conta, revela ou admite que está adentrando esse horário com trabalho, leitura, lazer, socialização ou exercícios físicos. A transformação de hábitos de sono pode ser mais aceitável a partir de estratégias com pequenas mudanças graduais. O estabelecimento de uma rotina pré-cama diária é básico.

Segundo Hauri,[46] os pontos a observar na higiene do sono são:

- **Horários:** ir para a cama sempre no mesmo horário e sair da cama no mesmo horário; reduzir o tempo de permanência na cama; sair da cama logo ao acordar; controlar ou eliminar cochilo diurno.
- **Ambiente:** o quarto de dormir ideal deve ser confortável, quieto, escurecido, relaxante, com temperatura amena, ambiente seguro e com privacidade; deve-se evitar TV, computador, *tablet*, *videogame*, telefone celular e relógio continuamente ruidoso no quarto de dormir, usando esse ambiente apenas para dormir (e para atividade sexual).
- **Atividades:** exposição à luz solar; atividade física (até 4 a 6 horas antes de deitar-se); rotina de relaxamento antes do sono (desacelerar); banho morno antes de deitar-se; antes de dormir, redigir lista de preocupações/afazeres do dia seguinte.
- **Alimentação:** controlar a ingestão de líquidos no final do dia; ter horários regulares para as refeições, sendo o jantar uma refeição leve, em torno de 4 horas antes do sono; controlar o consumo de cafeína, álcool e tabaco, sobretudo ao final do dia.
- **Atitudes à noite:** evitar insistência em pegar no sono; no caso de não adormecer, deixar a cama e aguardar o sono.

TERAPIA COGNITIVO-COMPORTAMENTAL DA INSÔNIA

A TCC-i é uma intervenção multicomponente administrada por psicoterapeutas treinados em sono, presencialmente ou a distância.[47] É uma terapia breve, focal, diretiva e estruturada. O diário de sono é um instrumento utilizado nas sessões de TCC-i (**Fig. 32.7**), devendo ser preenchido pelo paciente logo ao despertar pela manhã.

Habitualmente, são 6 a 8 sessões, mas há modificações conforme necessidades e possibilidades (**Quadro 32.8**). Aplicativos de TCC-i digital e recursos *on-line* buscam difundir esse tratamento, reduzir custos e auxiliar terapeutas.

As associações de especialistas (European Sleep Research Society, American Academy of Sleep Medicine, American College of Physicians e outras) recomendam

Diário de sono: versão analógica																		
Nome:																			
						Meia-noite													
Dia	18:00	19:00	20:00	21:00	22:00	23:00	00:00	01:00	02:00	03:00	04:00	05:00	06:00	07:00	08:00	09:00	10:00
1																	

Abaixo exemplo de como preencher

Dia	18:00	19:00	20:00	21:00	22:00	23:00	00:00	01:00	02:00	03:00	04:00	05:00	06:00	07:00	08:00	09:00	10:00
1					↓			↑		↓			↑				

FIGURA 32.7

Diário de sono – versão analógica.
Entrar na cama: seta para baixo; sair da cama: seta para cima; quando adormecido: sombra.
Fonte: Tavares Jr. e colaboradores.[48]

a TCC-i como o tratamento de primeira escolha para a insônia persistente.[49] As evidências indicam que, na insônia, as intervenções não farmacológicas são tão eficazes ou melhores do que as medicações hipnóticas e apresentam efeitos mais duradouros.[50] Ademais, os pacientes adquirem habilidades para cuidar de si mesmos em futuros novos episódios de insônia, já que a condição tende a ser duradoura.[51] Muitas vezes, o tratamento combinado é necessário. A TCC-i facilita reduzir ou descontinuar drogas para insônia.

TRATAMENTO CLÍNICO E CIRÚRGICO DA APNEIA OBSTRUTIVA DO SONO

Dada a heterogeneidade da AOS, são necessárias variadas terapêuticas. As mudanças do estilo de vida recomendadas incluem alimentação mais saudável, atividades físicas, perda de peso (nas pessoas com excesso) e medidas de higiene do sono. São indicados aparelho intraoral (AIO) para avanço mandibular, CPAP e terapia fonoaudiológica miofuncional orofacial. Há cuidado particular com drogas sedativas, relaxantes e opioides, porque pioram os eventos apneicos. O estimulador do nervo hipoglosso é uma opção em casos selecionados. A cirurgia bariátrica é uma modalidade terapêutica empregada na AOS grave associada à obesidade importante. A adenoamigdalectomia é um procedimento cirúrgico de valor na criança. A remodelação tecidual (uvulopalatofaringoplastia e outras) pode ser realizada em casos escolhidos. A modificação cirúrgica do esqueleto facial também pode ser necessária.

■ CPAP

O aparelho de CPAP fornece um fluxo de ar sob pressão, que funciona como uma uma "tala pneumática", man-

> **QUADRO 32.8**
> **ELEMENTOS DA TCC-I**
>
> **Intervenções comportamentais**
>
> **Restrição de sono:** baseia-se no modelo de Spielman.[40] Utiliza informações do diário de sono para reduzir o tempo na cama, visando aumentar a eficiência do sono. Gradualmente, a cada semana, o tempo no leito pode ser aumentado.
>
> **Controle de estímulos:** baseia-se no modelo de Bootzin. Visa desfazer a conexão já estabelecida entre a cama e os estados negativos, como a preocupação. Busca-se formar uma conexão entre a cama e os estados de relaxamento e descanso.
>
> **Técnicas de relaxamento:** buscam reduzir a excitabilidade que interfere no sono. Técnicas de relaxamento muscular progressivo e práticas respiratórias são empregadas.
>
> **Intervenções cognitivas**
>
> Baseadas no modelo de Aaron Beck. A reestruturação cognitiva visa modificar crenças e pensamentos disfuncionais relativos ao sono e processos cognitivos ligados à exacerbação e perpetuação da insônia.
>
> **Psicoeducação**
>
> Informação sobre pensamentos, sentimentos, comportamentos e sono (higiene do sono).

tendo pérvia a via aérea do paciente apneico, quando colapsaria no sono. A adaptação ao CPAP exige período de educação e treinamento do paciente e acompanhamento profissional especializado. Apesar do grande benefício, a adesão cai com o tempo. Diversas estratégias são aventadas para se elevar a adesão ao CPAP, educacionais, psicoterápicas e farmacológicas, incluindo o emprego de hipnóticos.[52]

FOTOTERAPIA COM LUZ BRILHANTE

A fonte de luz ideal é o sol, com o qual tudo se sincroniza. Grande parte da vida moderna é passada em ambientes de penumbra no interior de edifícios. A exposição diária à luz solar é um hábito de vida a ser cultivado e divulgado para um sono melhor. Mas, nem sempre é viável. A fototerapia com luz brilhante é usada no transtorno afetivo sazonal (subtipo dos transtornos depressivo maior e bipolar no DSM-5).[24] A combinação de uma exposição matinal à luz brilhante com uma restrição de luz após as 16 horas (óculos escuros) é empregada no transtorno de ritmo circadiano com fase atrasada.[53] Estuda-se o seu uso na depressão não sazonal,[54] na depressão na gravidez, em transtornos mentais subsindrômicos, em alterações de sono e cognitivas na doença de Alzheimer.[55] Muitas estratégias e dispositivos estão em desenvolvimento, como a estimulação matinal com dispositivo de 0,1 m² de dimensão, de luz branca, a 10 mil lux, por 30 minutos, próxima ao rosto.

TRATAMENTO FARMACOLÓGICO

Embora seja popular o ideal de um sono natural e não farmacológico, nem sempre é um caminho possível com rapidez. Diariamente, o psiquiatra é confrontado com situações clínicas exatamente muito distantes desse ideal. Os transtornos mentais são a principal causa, seguidos pelos próprios psicofármacos, que atuam em sono e vigília, mesmo quando não se deseja. Não obstante, as recomendações de não se ultrapassar duas a quatro semanas com um hipnótico, milhões de pacientes em todo o mundo persistem em tratamentos longos.[56] Embora se saiba que a insônia é condição persistente, não se conhece adequadamente quais e quantos poderiam ser suspensos – há estudos em andamento para esclarecer – o uso intermitente é uma possibilidade, com vistas a longo prazo. Tentativas periódicas de redução de dose e descontinuação podem ser feitas, a fim de verificar se o uso continuado persiste necessário.

São características do hipnótico ideal: absorção rápida, rápida indução de sono, durar uma noite, sem "ressaca", produzir um sono "normal", ausência de efeitos residuais, mecanismo de ação específico, segurança na *overdose*, sem insônia de rebote, sem dependência, sem tolerância, sem ataxia, sem amnésia, sem depressão respiratória e sem interação com álcool e drogas.

A *melatonina* exógena e o agonista do receptor melatonérgico MT_1 e MT_2 ramelteona favorecem o início do sono. Além do agonismo MT_1 e MT_2, o antidepressivo agomelatina antagoniza o receptor serotonérgico $5\text{-}HT_{2C}$. Betabloqueadores e anti-inflamatórios não esteroides inibem a secreção de melatonina. São muito empregadas na insônia as chamadas *drogas Z*, que incluem zolpidem, zaleplon, zopiclona e eszopiclona. O subtipo α1 do receptor $GABA_A$ é o mediador da ação sedativo-hipnótica de variadas drogas, e o zolpidem visa esse subtipo preferencialmente.[57] Enquanto a preparação sublingual de zolpidem mira o início da noite, a preparação normal persiste até a metade, e a preparação de liberação prolongada busca durar até o seu final. A zopiclona também tem duração levemente maior. Menos específicos, os hipnóticos benzodiazepínicos convencionais se direcionam aos subtipos α1, α2, α3 e α5 do receptor $GABA_A$. Embora os antagonistas do receptor *histaminérgico H1*, prometazina e difenidramina, produzam sono, também agem em outros receptores, com efeitos indesejáveis. O mais seletivo tratamento sobre esse receptor é aquele realizado com pequena dose de doxepina (2-6 mg), que persiste na segunda metade da noite. Doses pequenas de amitriptilina (10-25 mg), empregadas há décadas na insônia, possivelmente trabalham de modo semelhante, antagonizando H_1. Porém, não há estudos controlados que embasem uma eficácia hipnótica de pequenas doses de amitriptilina. Os inibidores seletivos de recaptação de serotonina (ISRSs) e os inibidores de recaptação de serotonina e noradrenalina (IRSNs) são adversos para sono e insônia. Não obstante, a paroxetina mostra algum efeito positivo na insônia, possivelmente relacionado à sua ação ansiolítica. Pequena dose de *trazodona* é muito empregada para o sono, por vezes associada a ISRSs e ISRNs, buscando contrapor seus constantes efeitos negativos sobre o sono. Usados *on-label*, os *neurolépticos atípicos* clozapina, olanzapina, risperidona, quetiapina e ziprazidona melhoram a continuidade do sono na esquizofrenia e no transtorno bipolar. Seu uso na insônia não é recomendado, dados os potenciais efeitos colaterais graves e a produção de sonolência diurna. O suvorexant e outros antagonistas duais de *hipocretinas* 1 e 2 são interessantes para a insônia presente na metade e no final da noite. São capazes de promover tanto o sono NREM como o sono REM.

As drogas usadas na *sonolência excessiva diurna* na narcolepsia incluem metilfenidato, anfetamina, modafinila, atomoxetina e oxibato de sódio. O efeito *anticataplexia* é obtido com os antidepressivos imipramina, clomipramina, fluoxetina, citalopram, venlafaxina e duloxetina.

No tratamento da SPI, inicialmente é necessário suspender ou reduzir medicamentos dos seguintes grupos: ISRSs, ISRNs, mianserina, mirtazapina, neurolépticos, antieméticos, anti-histamínicos e outros. Algumas dessas drogas também foram implicadas em bruxismo no sono. Não é necessário retirar bupropiona. As drogas empregadas no tratamento da SPI pertencem a quatro grupos: dopaminérgicos (agonistas dopaminérgicos diretos e precursores); $α_2δ$-ligantes; benzodiazepínicos; e opioides. A *aumentação* é a principal complicação no longo prazo: início dos sintomas mais cedo ao longo do dia; início mais rápido com o repouso; expansão dos sintomas para membros superiores e tronco; e encurtamento dos efeitos dos tratamentos. Deve-se possivelmente a fenômenos relacionados à superestimulação dopaminérgica.

QUALIDADE DE VIDA E COMPLICAÇÕES

Os bons dormidores acham-se conciliados com o próprio sono e pouco se preocupam com este tema. Já os indivíduos com transtornos do sono-vigília se caracterizam pela pior qualidade de vida, com transtornos mentais e doenças médicas associados.

CONSIDERAÇÕES FINAIS

A fisiologia normal sono-vigília implica que não estamos aptos para funcionar adequadamente durante a noite. Há imprecisão e riscos na madrugada quando um motorista dirige um ônibus, uma tripulação pilota um avião, um cirurgião empreende uma laparotomia, um policial atira ou alguém dispara mensagens em rede social. Acidentes, catástrofes industriais e decisões inadequadas de líderes mundiais aqui encontram um elo comum. A população não se encontra adequadamente conscientizada acerca da fisiologia normal ou tampouco da gravidade dos transtornos do sono-vigília e de suas consequências para o indivíduo sonolento, para sua família e seus colegas de trabalho e para a sociedade. As complicações de saúde mais comuns incluem as doenças cardiovasculares e metabólicas. A prevenção e o tratamento dos transtornos do sono-vigília são fundamentais no adequado manejo de transtornos mentais.

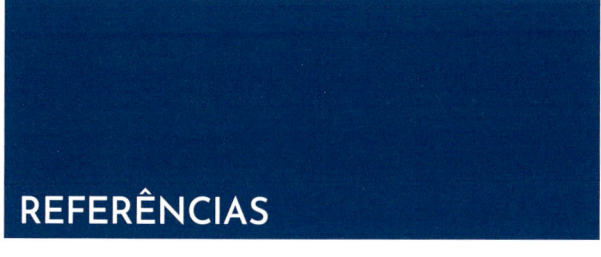

REFERÊNCIAS

1. Hirshkowitz M, Whiton K, Albert SM, Alessi C, Bruni O, DonCarlos L, et al. National Sleep Foundation's sleep time duration recommendations: methodology and results summary. Sleep Health. 2015;1(1):40-3.

2. Ohayon M, Wickwire EM, Hirshkowitz M, Albert SM, Avidan A, Daly FJ, et al. National Sleep Foundation's sleep quality recommendations: first report. Sleep Health. 2017;3(1):6-19.

3. Martorina W, Tavares A. Sono na puberdade e desenvolvimento de diabetes mellitus tipo 2. In: Valle LER, Negrão C, Tavares A. Sono: o relógio biológico no ritmo da vida atual. Poços de Caldas: Estância Projetos; 2021. p. 143-50.

4. Centers for Disease Control and Prevention. CDC releases 2019 Youth Risk Behavior Survey Results [Internet]. Atlanta: CDC; 2019 [capturado em 28 jun. 2021]. Disponível em: https://www.cdc.gov/healthyyouth/data/yrbs/feature/index.htm.

5. Magalhães P, Cruz V, Teixeira S, Fuentes S, Rosário P. An exploratory study on sleep procrastination: bedtime vs. while-in-bed procrastination. Int J Environ Res Public Health. 2020;17(16):5892.

6. Crowley SJ, Wolfson AR, Tarokh L, Carskadon MA. An update on adolescent sleep: new evidence informing the perfect storm model. J Adolesc. 2018;67:55-65.

7. Tashjian SM, Mullins JL, Galván A. Bedtime autonomy and cellphone use influence sleep duration in adolescents. J Adolesc Health. 2019;64(1):124-30.

8. Tubbs AS, Fernandez FX, Perlis ML, Hale L, Branas CC, Barrett M, et al. Suicidal ideation is associated with nighttime wakefulness in a community sample. Sleep. 2021;44(1):zsaa128.

9. Perlis ML, Grandner MA, Brown GK, Basner M, Chakravorty S, Morales KH, et al. Nocturnal wakefulness as a previously unrecognized risk factor for suicide. J Clin Psychiatry. 2016;77(6):e726-33.

10. Kroese FM, Evers C, Adriaanse MA, Ridder DTD. Bedtime procrastination: a self-regulation perspective on sleep insufficiency in the general population. J Health Psychol. 2016;21(5):853-62.

11. Carskadon M, Dement WC. Normal human sleep: an overview. In: Kryger M, Roth T, Dement WC. Principles and practice of sleep medicine. 6th ed. Philadelphia: Elsevier; 2017. p. 15-24.

12. Borbély AA, Daan S, Wirz-Justice A, Deboer T. The two-process model of sleep regulation: a reappraisal. J Sleep Res. 2016;25(2):131-43.

13. Tsai CJ, Liu CY, Lazarus M, Hayashi Y. Sleep architecture of adenosine A_{2A} receptor-deficient mice. Sleep Biol Rhythms. 2020;18:275-9.

14. Van Drunen R, Eckel-Mahan K. Circadian rhythms of the hypothalamus: from function to physiology. Clocks Sleep. 2021;3(1):189-226.

15. Blume C, Garbazza C, Spitschan M. Effects of light on human circadian rhythms, sleep and mood. Somnologie. 2019;23(3):147-56.

16. Webler FS, Spitschan M, Foster RG, Andersen M, Peirson SN. What is the 'spectral diet' of humans? Curr Opin Behav Sci. 2019;30:80-6.

17. Horne JA, Östberg O. A self-assessment questionnaire to determine morningness-eveningness in human circadian rhythms. Int J Chronobiol. 1976;4(2):97-110.

18. Kivelä L, Papadopoulos MR, Antypa N. Chronotype and psychiatric disorders. Curr Sleep Med Rep. 2018;4(2):94-103.

19. Tempesta D, Socci V, De Gennaro L, Ferrara M. Sleep and emotional processing. Sleep Med Rev. 2018;40:183-195.

20. Peretti S, Tempesta D, Socci V, Pino MC, Mazza M, Valenti M, et al. The role of sleep in aesthetic perception and empathy: a mediation analysis. J Sleep Res. 2019;28(3):e12664.

21. Chokroverty S, Bhat S. An overview of sleep medicine: history, definition, sleep patterns, and architecture. In: Chokroverty S, Ferini-Strambi L, editors. Oxford textbook of sleep disorders. Oxford: Oxford University Press; 2017. p. 7-14.

22. Javaheri S, Barbe F, Campos-Rodriguez F, Dempsey JA, Khayat R, Javaheri S, et al. Sleep apnea: types, mechanisms, and clinical cardiovascular consequences. J Am Coll Cardiol. 2017;69(7):841-58.

23. During EH. Sleep disorders and mental health. In: During EH, Kushida CA, editors. Clinical sleep medicine: a comprehensive guide for mental health and other medical professionals. Washington: APA; 2021. p. 1-15.

24. American Psychiatric Association. diagnostic and statistical manual of mental disorders: DSM-5. 5th ed. Washington: APA; 2013.

25. American Academy of Sleep Medicine. The international classification of sleep disorders. 3rd ed. Darien: AASM; 2014.

26. World Health Organization. ICD-11 for Mortality and morbidity statistics [Internet]. Geneva: WHO; 2021 [capturado em 28 jun. 2021]. Disponível em: https://icd.who.int/browse11/l-m/en.

27. Reynolds CF 3rd, O'Hara R. DSM-5 sleep-wake disorders classification: overview for use in clinical practice. Am J Psychiatry. 2013;170(10):1099-101.

28. Ohayon MM. Epidemiology of insomnia: what we know and what we still need to learn. Sleep Med Rev. 2002;6(2):97-111.

29. Morin CM, Jarrin D. Epidemiology of insomnia: prevalence, course, risk factors and public health burden. Sleep Med Clinics. 2013;8(3):281-97.

30. Roth T. Insomnia: definition, prevalence, etiology, and consequence. J Clin Sleep Med. 2007;3(5 Suppl):S7-10.

31. Morin CM, Benca R. Chronic insomnia. Lancet. 2012;379(9821):1129-41.

32. Hale L, Guan S, Emanuele E. Epidemiology of narcolepsy. In: Goswami M, Thorpy MJ, Pandi-Perumal SR. Narcolepsy: a clinical guide. 2nd ed. Cham: Springer International Publishing; 2016. p. 37-44.

33. Gottlieb DJ, Punjabi NM. Diagnosis and management of obstructive sleep apnea: a review. JAMA. 2020;323(14):1389-400.

34. Tufik S, Santos-Silva R, Taddei JA, Bittencourt LR. Obstructive sleep apnea syndrome in the Sao Paulo Epidemiologic Sleep Study. Sleep Med. 2010;11(5):441-6.

35. Ohayon MM, Guilleminault C, Priest RG. Night terrors, sleepwalking, and confusional arousals in the general population: their frequency and relationship to other sleep and mental disorders. J Clin Psychiatry. 1999;60(4):268-76.

36. Bjorvatn B, Gronli J, Pallesen S. Prevalence of different parasomnias in the general population. Sleep Med. 2010;11(10):1031-4.

37. Didato G, Di Giacomo R, Rosa GJ, Dominese A, Curtis M, Lanteri P. Restless legs syndrome across the lifespan: symptoms, pathophysiology, management and daily life impact of the different patterns of disease presentation. Int J Environ Res Public Health. 2020;17(10):3658.

38. Sin NL, Rush J, Buxton OM, Almeida DM. Emotional vulnerability to short sleep predicts increases in chronic health conditions across 8 years. Ann Behav Med. 2021:kaab018.

39. Martorina W, Tavares A. Real-world data in support of short sleep duration with poor glycemic control, in people with type 2 diabetes mellitus. J Diabetes Res. 2019;2019:6297162.

40. Spielman AJ, Caruso LS, Glovinsky PB. A behavioral perspective on insomnia treatment. Psychiatr Clin North Am. 1987;10(4):541-53.

41. Fontenelle LF, Mendlowicz MV. Manual de psicopatologia descritiva e semiologia psiquiátrica. Rio de Janeiro: Revinter; 2017.

42. Ancoli-Israel S, Martin JL, Blackwell T, Buenaver L, Liu L, Meltzer LJ, et al. The SBSM guide to actigraphy monitoring: clinical and research applications. Behav Sleep Med. 2015;13 Suppl 1:S4-38.

43. American Academy of Sleep Medicine. The AASM manual for the scoring of sleep and associated events [Internet]. Darien: AASM; 2020 [capturado em 28 jun. 2021]. Disponível em: https://aasm.org/clinical-resources/scoring-manual/.

44. Saper CB, Fuller PM. Wake-sleep circuitry: an overview. Curr Opin Neurobiol. 2017;44:186-92.

45. Singh B, McArdle N, Hillman D. Psychopharmacology of sleep disorders. Handb Clin Neurol. 2019;165:345-64.

46. Hauri, P. Sleep/wake lifestyle modifications: sleep hygiene. In: Barkoukis TR, Matheson JK, Ferber R, Doghramji K, editors. Therapy in sleep medicine. Philadelphia: Saunders; 2011. p. 151-60.

47. Edinger JD, Arnedt JT, Bertisch SM, Carney CE, Harrington JJ, Lichstein KL, et al. Behavioral and psychological treatments for chronic insomnia disorder in adults: an American Academy of Sleep Medicine clinical practice guideline. J Clin Sleep Med. 2021;17(2):255-62.

48. Tavares Jr. AR, Gonçalves B, Margis R, Pinto Jr. LR. Sono: da clínica ao laboratório. In: Associação Brasileira de Psiquiatria; Nardi AE, Silva AG, Quevedo JL, organizadores. PROPSIQ Programa de Atualização em Psiquiatria: Ciclo 7. Porto Alegre: Artmed Panamericana; 2018. p. 61–101. (Sistema de Educação Continuada a Distância, v. 4).

49. Riemann D, Baglioni C, Bassetti C, Bjorvatn B, Groselj LD, Ellis JG, et al. European guideline for the diagnosis and treatment of insomnia. J Sleep Res. 2017;26(6):675-700.

50. Morin CM, Vallières A, Guay B, Ivers H, Savard J, Mérette C, et al. Cognitive behavioral therapy, singly and combined with medication, for persistent insomnia: a randomized controlled trial. JAMA. 2009;301(19):2005-15.

51. Morin CM, Jarrin DC, Ivers H, Mérette C, LeBlanc M, Savard J. Incidence, persistence, and remission rates of insomnia over 5 years. JAMA Netw Open. 2020;3(11):e2018782.

52. Wang D, Tang Y, Chen Y, Zhang S, Ma D, Luo Y, et al. The effect of non-benzodiazepine sedative hypnotics on CPAP adherence in patients with OSA: a systematic review and meta-analysis. Sleep. 2021:zsab077.

53. Shirani A, St Louis EK. Illuminating rationale and uses for light therapy. J Clin Sleep Med. 2009;5(2):155-63.

54. Tao L, Jiang R, Zhang K, Qian Z, Chen P, Lv Y, et al. Light therapy in non-seasonal depression: an update meta-analysis. Psychiatry Res. 2020;291:113247.

55. Figueiro MG, Leggett S. Intermittent light exposures in humans: a case for dual entrainment in the treatment of alzheimer's disease. Front Neurol. 2021;12:625698.

56. Maust DT, Lin LA, Blow FC. Benzodiazepine use and misuse among adults in the United States. Psychiatr Serv. 2019;70(2):97-106.

57. Sanna E, Busonero F, Talani G, Carta M, Massa F, Peis M, et al. Comparison of the effects of zaleplon, zolpidem, and triazolam at various GABA(A) receptor subtypes. Eur J Pharmacol. 2002;451(2):103-10.

Para *quizzes* sobre o conteúdo do livro e casos clínicos complementares, acesse:

https://apoio.grupoa.com.br/tratadopsi/

33

TRANSTORNOS DO CONTROLE DE IMPULSOS

ANA PAULA P. S. RIBEIRO
LEONARDO F. FONTENELLE

Os transtornos do controle de impulsos (TCIs) são condições caracterizadas pela presença da impulsividade como fenômeno central. Os TCIs tendem a surgir em idade jovem e seguir um curso crônico, resultando em grande prejuízo para o indivíduo e seu meio social. As semelhanças neurobiológicas e cognitivo-comportamentais encontradas em indivíduos com esses transtornos apoiam o seu agrupamento em um mesmo conjunto de condições clínicas. No entanto, relações com os transtornos aditivos e compulsivos têm sido evidenciadas em estudos recentes, de modo que a classificação diagnóstica dos TCIs segue sendo alvo de debate entre especialistas.

A impulsividade pode ser definida como uma predisposição para reações rápidas e não planejadas a estímulos internos ou externos, com menor consideração pelas consequências negativas dessas reações.[1] Múltiplos transtornos psiquiátricos podem apresentar comportamentos impulsivos entre suas manifestações mais frequentes, como transtorno bipolar (TB), transtorno de déficit de atenção/hiperatividade (TDAH) e transtornos da personalidade borderline (TPB) e antissocial (TPAS). Algumas condições, no entanto, têm a impulsividade como característica central. Esse é o caso do transtorno explosivo intermitente (TEI), do transtorno do comportamento sexual compulsivo, da cleptomania e da piromania, nos quais a impulsividade é o aspecto mais proeminente e pode ser observado a partir de um comportamento singular (p. ex., episódios de agressividade, sexo compulsivo, furtos frequentes ou comportamento incendiário, respectivamente).

De acordo com a mais recente *Classificação internacional de doenças* (CID-11), os TCIs podem ser definidos pela incapacidade repetida em resistir a um impulso ou desejo de realizar um ato que seja gratificante (ao menos no curto prazo), apesar de danosos em longo prazo para a pessoa ou para os outros. Além disso, os indivíduos acometidos por esses transtornos sofrem angústia acentuada relacionada ao padrão de comportamento impulsivo e têm prejuízo significativo em sua vida pessoal, familiar, social, educacional, ocupacional ou em outras áreas importantes do funcionamento.[2]

Historicamente, o grupo dos TCIs contempla condições bastante diversas entre si, superficialmente com pouco em comum além da característica central do comportamento impulsivo. No entanto, à medida que a neurociência cognitiva começa a desvendar os mecanismos subjacentes à inibição comportamental e à tomada de decisão, nossa compreensão sobre esses transtornos vem crescendo, possibilitando sua melhor caracterização e classificação – o que é fundamental para o avanço das pesquisas na área e para o desenvolvimento de estratégias terapêuticas mais individualizadas e eficazes.

Neste capítulo, abordaremos o TEI, o transtorno do comportamento sexual compulsivo, a cleptomania e a piromania. Outros transtornos classicamente considerados como pertencentes a esse grupo – como transtorno do jogo (jogo patológico), tricotilomania e transtorno de escoriação (*skin picking*) – foram recentemente reagrupados junto aos transtornos aditivos e transtornos obsessivo-compulsivos e relacionados.

TRANSTORNO EXPLOSIVO INTERMITENTE

A agressividade representa um aspecto fundamental do comportamento humano como recurso de defesa ou sobrevivência. Dos pontos de vista evolutivo e civilizatório, no entanto, o uso da agressividade por outras razões que não a autodefesa tornou-se desvantajoso e é geralmente considerado inaceitável. O comportamento agressivo pode variar amplamente, podendo ser manifestado verbal (p. ex., xingamentos, ameaças) ou fisicamente (p. ex., atirar/quebrar objetos, empurrar/bater para ferir alguém); de forma direta (p. ex., gritar/bater em uma pessoa) ou indireta (p. ex., caluniar, difamar alguém ou danificar seus bens).[3] Além disso, o comportamento agressivo pode ser premeditado (instrumental, proativo) ou impulsivo (não planejado, reativo). Na forma premeditada, o dano causado pelo comportamento agressivo é apenas um meio (p. ex., bater em alguém para roubar sua carteira), enquanto no caso de agressão impulsiva, o desejo de prejudicar outra pessoa, em resposta a uma ameaça social ou frustração, é o objetivo principal.[4]

O TEI é caracterizado por episódios isolados de impulsos agressivos que ocorrem reativamente e de forma desproporcional ao evento estressor que o precede. Transtornos caracterizados primariamente pela agressividade impulsiva foram incluídos no *Manual diagnóstico e estatístico de transtornos mentais* (DSM), da American Psychiatric Association (APA), desde suas primeiras edições – como "desordem passivo-agressiva, subtipo agressivo"[5] e "personalidade explosiva".[6] Desde o DSM-III,[7] essa condição foi reconhecida como TEI e incluída entre os TCIs. Embora a essência da agressão recorrente, problemática e impulsiva esteja no DSM desde sua primeira edição, os critérios para TEI não exigiam inequivocamente a agressão impulsiva como sua característica mais marcante até a 5ª edição.[8]

CARACTERÍSTICAS CLÍNICAS

Quando suficientemente frequentes e graves, os episódios de agressividade impulsiva podem satisfazer critérios para o TEI. As explosões de agressividade no TEI têm início rápido e, geralmente, pequeno ou nenhum período prodrômico. Em geral, as explosões duram menos de 30 minutos e costumam ocorrer em resposta a uma provocação mínima. De acordo com o DSM-5, indivíduos com TEI podem apresentar explosões agressivas de alta frequência e baixa intensidade (critério A1) ou baixa frequência e alta intensidade (critério A2). O critério A1 define explosões de agressividade frequentes (ou seja, duas vezes por semana em média, por um período de três meses), que se caracterizam por acessos de raiva, injúrias, discussões verbais, ou brigas ou violência sem causar danos a objetos, ou lesões em animais ou em outros indivíduos. O critério A2 define explosões de agressividade impulsivas infrequentes (ou seja, três no período de um ano), que se caracterizam por causar danos materiais ou destruir um objeto, seja qual for seu valor tangível, ou por violência/ataque ou outra lesão física em um animal ou outro indivíduo.

Independentemente da natureza e da gravidade da explosão de agressividade impulsiva, a característica básica do TEI é a incapacidade de controlar comportamentos agressivos impulsivos em resposta a provocações vivenciadas subjetivamente (ou seja, estressores psicossociais), que, com frequência, não resultariam em explosões agressivas (critério B). De maneira geral, as explosões de agressividade são impulsivas e/ou decorrentes de raiva, em vez de serem premeditadas ou instrumentais (critério C), e estão associadas a sofrimento significativo ou a prejuízos na função psicossocial (critério D).[8] As explosões de violência são frequentemente associadas a manifestações somáticas de ansiedade (p. ex., sudorese, aperto no peito, palpitações), bem como por uma sensação de alívio e, em alguns casos, prazer, embora normalmente acompanhada de remorso após o ato.[9]

Embora episódios de agressividade possam ser observados em outras condições, o TEI é considerado uma causa primária de agressividade impulsiva. Outros transtornos comportamentais que podem cursar com episódios de agressão (p. ex., psicose ou mania) seriam causas primárias de agressividade, e, portanto, não diagnosticáveis como TEI, uma vez que sua ocorrência está relacionada à presença de outras alterações psicopatológicas (p. ex., desorganização do pensamento, sintomas delirantes e de humor). Independentemente da gravidade, no TEI, o comportamento agressivo é sempre de natureza "explosiva" e causa enorme sofrimento ao indivíduo, ou prejuízo em sua função psicossocial.[10] É importante ressaltar que, embora o DSM-5 considere a presença de TPB e TPAS como condições de exclusão (critério F), dados empíricos revelam que, quando os critérios diagnósticos para ambas as condições são atendidos, o diagnóstico de TEI permanece um importante preditor de comportamento agressivo.[11] De fato, estima-se que cerca de 40% dos indivíduos com TEI apresentem comorbidade com TPB ou TPAS.[12]

Estudos apoiam a ideia de que indivíduos que exibem episódios de agressividade impulsiva têm reações emocionais inadequadas frente a estímulos sociais percebidos como ameaçadores. Em comparação com indivíduos saudáveis ou com pessoas com outros transtornos psiquiátricos, os indivíduos com TEI demonstram maior hostilidade e maior resposta emocional negativa a estímulos socialmente ambíguos,[13] além de maior labilidade e intensidade afetivas.[11] A avaliação da impulsividade a partir de questionários de autopreenchimento em alguns estudos sugere que indivíduos com TEI são significativamente mais impulsivos quando comparados a controles saudáveis ou controles com outro transtorno mental.

Importante ressaltar o trabalho de Puhalla e colaboradores,[14] que demonstrou que, apesar de os indivíduos com TEI terem relatado maior impulsividade em vários domínios em relação a indivíduos saudáveis, apenas o subdomínio de *impulsividade por urgência negativa* (a tendência de agir impulsivamente ao experimentar uma emoção negativa) foi significativamente maior do que o apresentado em outros transtornos psiquiátricos. Desse modo, é possível que a grande impulsividade no TEI possa estar limitada a episódios em que afetos negativos atingem níveis extremos. Esse dado é consistente com evidências de que o TEI está associado a uma desregulação afetiva que se estende para além da raiva, com aumento da labilidade afetiva e da intensidade de afetos negativos em geral.[15]

EPIDEMIOLOGIA

Até o momento, somente alguns estudos de base populacional investigaram as características epidemiológicas do TEI, e os dados reportados variam amplamente. Em grande parte, a literatura considera os comportamentos agressivos-impulsivos mais amplamente, e não somente o TEI, nesses inquéritos epidemiológicos. Por exemplo, Scott e colaboradores[16] analisaram dados coletados em amostras populacionais de diversos países, e reportaram uma prevalência ao longo da vida que variou de 0,1 a 2,7% (média de 0,8%) para o TEI. Nesse estudo, a prevalência do TEI, considerando uma amostra de cerca de 5 mil brasileiros, foi de 0,7% para a nossa população. Viana e Andrade,[17] por sua vez, reportaram prevalência de 4,9% para o TEI no Brasil, tendo como base essa mesma amostra, porém, considerando critérios menos estritos para o diagnóstico do transtorno.

Apesar dessas discrepâncias, é consenso que o TEI tem início precoce, mais comumente antes ou durante a adolescência. Possíveis fatores de risco para o seu desenvolvimento ao longo da vida são: ser do sexo masculino, jovem, desempregado, divorciado ou separado e ter baixa escolaridade. Experiências traumáticas anteriores, envolvendo violência física ou sexual, também foram associadas a risco aumentado para o início do TEI.[18]

Além disso, o TEI foi associado ao surgimento de outros transtornos mentais ao longo da vida. Os transtornos comórbidos mais comuns são abuso de álcool (36,5%), depressão (35,2%) e transtornos de ansiedade de maneira geral (58,5%), entre outros. O início do TEI foi também anterior ao início do transtorno comórbido na maioria dos casos – exceto para os transtornos da conduta e transtorno de oposição desafiante, ambos de início na infância. Esse dado é consistente com a observação de que o TEI é um fator de risco importante para outros transtornos mentais ao longo da vida, e não uma condição secundária. Frequentemente persistente e resulta em prejuízos financeiros e psicossociais significativos. Alguns estudos apontam, ainda, que é uma condição associada a problemas médicos significativos, incluindo doença coronariana, hipertensão arterial e acidente vascular cerebral.[19]

CORRELATOS NEUROBIOLÓGICOS

Dados de estudos de neuroimagem sugerem que os problemas de regulação emocional no TEI podem estar ligados a uma disfunção dos circuitos cerebrais envolvendo o córtex pré-frontal e o sistema límbico. Indivíduos com TEI demonstram aumento do volume de regiões, como a amígdala, além de uma diminuição da ativação do córtex orbitomedial para estímulos ameaçadores.[20,21] Ainda, redução do volume e aumento da atividade funcional na ínsula, em resposta a estímulos de raiva, foram observados em indivíduos com TEI e estiveram associados à gravidade dos episódios de agressão.[22] A presença de anormalidades serotonérgicas global e especificamente em áreas do sistema límbico (cingulado anterior) e no córtex orbitofrontal em indivíduos com TEI[23] estabelece a plausibilidade biológica do uso de inibidores seletivos da recaptação de serotonina (ISRSs) no tratamento dessa condição.[24]

TRATAMENTO

Embora não existam medicamentos aprovados para o tratamento do TEI, vários agentes psicofarmacológicos parecem ser capazes de reduzir a frequência e a gravidade dos comportamentos agressivos em geral, e são particularmente eficazes na agressividade impulsiva – com pequena ou nenhuma ação sobre episódios de agressão não reativos ou planejados.[25] Os ISRSs demonstraram ser eficazes na redução dos episódios de agressividade em indivíduos com TEI, sendo a fluoxetina o fármaco que acumula o maior número de evidências disponíveis até o momento. No entanto, embora os efeitos antiagressivos dos ISRSs tenham se mostrado robustos, a remissão total ou parcial do TEI parece ocorrer em menos da metade dos indivíduos tratados.[26]

Outras classes de fármacos que demonstraram ter efeitos antiagressivos em indivíduos com história de agressividade "primária" (não secundária a psicose, transtorno do humor grave ou síndromes cerebrais orgânicas) incluem estabilizadores de humor e anticonvulsivantes (carbamazepina/oxcarbazepina, fenitoína e lítio).[27] Alguns fármacos dessa classe (p. ex., ácido valproico e derivados), no entanto, mostraram reduzir impulsos agressivos apenas em pacientes com TPB.[28] Com relação ao uso de antipsicóticos, não há evidências diretas de sua eficácia na agressividade relacionada ao TEI.[29] Outras classes de fármacos, como os benzodiazepínicos, devem ser evitadas nos pacientes com história de comportamento agressivo-impulsivo pelo risco de piora desse comportamento.[30]

Psicoterapia do tipo cognitivo-comportamental, incluindo estratégias de relaxamento, reestruturação cognitiva e treinamento de habilidades de enfrentamento, também demonstrou reduzir agressividade, raiva e pensamentos hostis em pacientes com TEI.[31]

No algoritmo de tratamento proposto para TEI por Felthous e Stanford,[32] a recomendação é de que os episódios de agressão menos graves (correspondendo ao critério A1 do DSM-5) sejam primeiro tratados com fluoxetina (ISRS). Diante de eventual ineficácia da fluoxetina, o próximo passo seria uma tentativa com um anticonvulsivante ou lítio. Agressões mais graves, correspondendo ao critério A2 do DSM-5, seriam tratadas com anticonvulsivantes ou lítio, dispensando a fluoxetina. Uma exceção seria a agressividade grave, observada no contexto dos transtornos da personalidade do Grupo B, no qual a fluoxetina pode permanecer como primeira escolha. É importante ressaltar que, devido à falta de ensaios clínicos randomizados no TEI, as decisões de tratamento, nesse ponto, devem considerar os benefícios potenciais do tratamento *versus* os efeitos colaterais potenciais em um determinado paciente.

TRANSTORNO DO COMPORTAMENTO SEXUAL COMPULSIVO

Comportamentos sexuais excessivos têm sido reconhecidos e descritos na literatura médica desde o início do último século. Richard von Krafft-Ebing (1840-1902), pioneiro na sexologia, foi o primeiro a descrever uma condição caracterizada por aumento anormal da libido. Mais tarde, o reconhecimento de uma variedade de comportamentos sexuais excessivos e persistentes, não parafílicos (ou seja, não desviantes), foram descritos como satiríase,[33] em homens, e ninfomania,[34] em mulheres. Esses termos permaneceram na taxonomia do comportamento sexual na CID-10, sob a categoria "disfunção sexual, não causada por distúrbio orgânico ou doença".[35] No DSM, embora versões anteriores incluíssem referências ao comportamento sexual excessivo – "transtorno sexual não parafílico sem outra especificação"[7] –, essa condição foi omitida em manuais subsequentes, em grande parte devido à falta de pesquisas empíricas que validassem esse fenômeno como categoria diagnóstica.[36]

Atualmente, com o acesso irrestrito à internet, comportamentos como uso excessivo de pornografia, busca sistemática por serviços sexuais pagos e encontros sexuais casuais, parecem ter se tornado mais frequentes. No entanto, apesar das observações sobre a crescente prevalência de problemas relacionados a essas novas formas de comportamento sexual[37] e da grande importância social e interesse nesse fenômeno, os comportamentos sexuais excessivos permaneceram à margem da investigação científica sistemática e da classificação psiquiátrica até 2018, quando foram, então, incluídos na última edição da CID[2] sob a denominação de "transtorno do comportamento sexual compulsivo" (TCSC).*[38]

---

* Compulsão sexual, dependência sexual, transtorno hipersexual, comportamento hipersexual, transtornos sexuais não parafílicos, ninfomania e satiríase são termos que descrevem o que hoje reconhecemos como TCSC. Apesar das diferenças existentes na terminologia e, possivelmente, na etiologia, há um consenso sobre as características centrais desse fenômeno e seu impacto clínico e social.

CARACTERÍSTICAS CLÍNICAS

De acordo com a CID-11, o TCSC pode ser diagnosticado quando observado um padrão persistente de falha no controle de impulsos sexuais ou impulsos sexuais intensos recorrentes. Esses sintomas devem estar presentes por um longo período de tempo (seis meses ou mais), causando acentuado sofrimento ou prejuízo pessoal, familiar, social, educacional, ocupacional ou em outras áreas importantes de funcionamento.[2] O padrão pode se manifestar com um ou mais dos seguintes fatores: (1) envolvimento repetitivo em atividades sexuais, que se torna foco central da vida do indivíduo, a ponto de negligenciar a saúde e os cuidados pessoais ou outros interesses, atividades e responsabilidades; (2) tentativas malsucedidas de controlar ou reduzir significativamente o comportamento sexual; (3) comportamento sexual repetitivo contínuo ocorre apesar das consequências adversas (p. ex., término de relacionamento, consequências ocupacionais, impacto negativo na saúde); ou (4) comportamento sexual repetitivo contínuo, apesar de o indivíduo ter pouca ou nenhuma satisfação com ele.[2]

Na maioria dos casos, a gratificação ou o prazer são experimentados inicialmente, mas esse prazer é comumente substituído por uma sensação de vergonha e arrependimento com o passar do tempo.[39] Um mesmo indivíduo pode apresentar vários tipos de comportamento sexual compulsivo, como masturbação excessiva, uso compulsivo de pornografia e promiscuidade.[40] Em uma amostra de pessoas com TCSC, Reid e colaboradores[41] encontraram uso de pornografia (81%), masturbação excessiva (78%), sexo consentido com adultos (45%), sexo pela internet (*cybersex*) (18%) e por telefone (8%) e visitas a clubes de *striptease* (9%) como as formas mais prevalentes do transtorno.

EPIDEMIOLOGIA

Como em outras formas de comportamento sexual disfuncional (p. ex., parafilias), a obtenção de estimativas precisas da prevalência de TCSC é uma tarefa difícil, devido a subnotificação, diferenças nas definições e ausência de entidade diagnóstica oficial com critérios específicos.[42] Embora nenhum grande estudo epidemiológico tenha sido realizado, estima-se que 3 a 6% da população geral nos Estados Unidos apresentem o transtorno.[43] O comportamento sexual compulsivo tende a começar na adolescência e afeta indivíduos de ambos os sexos.[39] Experiências adversas na infância, especialmente a violência interpessoal e o abuso sexual, parecem ser mais prevalentes em pessoas com TCSC e podem estar implicados em sua patogênese.[44] Alguns estudos apontaram, ainda, que indivíduos com comportamentos sexuais excessivos têm maiores dificuldades de regulação emocional que controles saudáveis.[45]

CORRELATOS NEUROBIOLÓGICOS

Embora relativamente poucos trabalhos em neurociência comportamental tenham sido conduzidos em indivíduos com TCSC, estudos de neuroimagem funcional (fMRI) mostram diferenças em homens com e sem TCSC no processamento de estímulos sexuais, conforme indicado por respostas alteradas em regiões cerebrais envolvidas no sistema de recompensa. Em parte, esses estudos corroboram a ideia de que o TCSC tenha relação com os transtornos aditivos – justificando o uso do termo "dependência sexual".

Além disso, Miner e colaboradores[46] observaram que homens com TCSC mostraram maior impulsividade do que homens sem TCSC, quando esse construto foi mensurado por meio de questionários de autopreenchimento e quando submetidos a paradigmas comportamentais tipo *go/no go*. Messina e colaboradores[47] compararam as funções executivas (p. ex., tomada de decisão no Iowa Gambling Task, flexibilidade cognitiva no Wisconsin Card Sorting Test) em homens com e sem TCSC, antes e depois de assistirem a vídeos de conteúdo sexual explícito. Após a visualização das imagens, homens com TCSC tomaram decisões mais desvantajosas no início do Iowa Gambling Task e demonstraram menos flexibilidade cognitiva em comparação com os indivíduos saudáveis.

TRATAMENTO

Diferentes agentes farmacológicos mostraram-se capazes de reduzir os comportamentos sexuais excessivos. Medicações que afetam a transmissão dopaminérgica, noradrenérgica e serotonérgica (p. ex., ISRSs e inibidores da recaptação de serotonina e noradrenalina [IRSNs]), drogas antiandrogênicas e agonistas do hormônio liberador de gonadotrofina são alguns exemplos.[48] Os dois últimos são usados principalmente em contextos forenses, devido aos altos custos e possíveis efeitos adversos. Mais recentemente, a naltrexona também se mostrou potencialmente eficaz no tratamento do TCSC.[49]

Além da abordagem farmacológica, terapia cognitivo-comportamental (TCC),[50] terapia de aceitação e compromisso (ACT)[51] ou abordagens baseadas em atenção plena[52] mostraram resultados promissores no tratamento do comportamento sexual compulsivo. Essas modalidades se concentram na reestruturação de cognições irracionais associadas ao comportamento sexual, ajudando os indivíduos a reorganizarem seu relacionamento com estados afetivos desagradáveis ou ensinando-os a observar suas experiências de uma forma sem julgamentos ou reações exageradas às sensações percebidas (p. ex., desejo sexual).

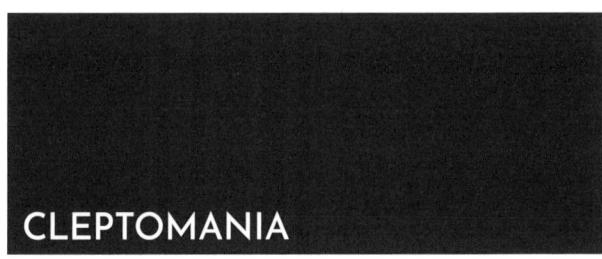

CLEPTOMANIA

A cleptomania é caracterizada pelo roubo repetitivo de itens que não são necessários para uso pessoal e que geralmente são de pouco valor, ou que o indivíduo é capaz de comprar.[53] Sua referência na literatura médica remonta ao psiquiatra francês Jean Etienne Esquirol, que, em 1838, usou o termo para descrever um conjunto de comportamentos irresistíveis e involuntários de roubo de itens sem valor por reis e outras pessoas de alto nível econômico e social.[54] Ele escreveu: "O controle voluntário está profundamente comprometido: o paciente é forçado a praticar atos que não são ditados nem por seu raciocínio, nem por suas emoções, atos que sua consciência condena, mas sobre os quais ele não tem controle consciente".

Como transtorno, a cleptomania permaneceu durante décadas sem ser reconhecida como categoria diagnóstica única. No DSM-I,[5] figurou como termo complementar, em vez de um diagnóstico formal. No DSM-II,[6] foi totalmente omitida, e só foi reintroduzida no DSM-III,[7] como "transtorno de controle de impulso não especificado em outro lugar" – onde permaneceu até o DSM-IV-TR.[55] O atual DSM-5[8] segue reconhecendo a cleptomania como um TCI, devido às suas características comuns a outros transtornos desse grupo.

CARACTERÍSTICAS CLÍNICAS

O indivíduo com cleptomania não premedita ou planeja o roubo, assim como não "pesa" racionalmente os riscos e as consequências de ser flagrado.⁵⁶ Essas pessoas podem evitar o roubo quando a prisão imediata é provável, mas as chances de apreensão, em geral, não são totalmente levadas em consideração. Os gatilhos para roubar incluem ver determinados objetos, imagens e sons dentro de lojas, além de sentimentos de tristeza, ansiedade, tédio e raiva.⁵⁷ Os itens são frequentemente roubados de lojas, mas podem ser também de amigos, parentes ou locais de trabalho. A pessoa reconhece que roubar é errado, mas se sente compelida a fazê-lo. Os objetos roubados muitas vezes são descartados, doados, escondidos, acumulados ou devolvidos.⁵⁶ Embora as sensações de prazer, gratificação ou alívio sejam experimentadas no momento do roubo, os indivíduos descrevem sentimento de culpa, remorso ou depressão posteriormente.⁵⁸

A cleptomania causa grande sofrimento e prejuízo significativo no funcionamento social e ocupacional do indivíduo. Muitos pacientes relatam pensamentos intrusivos e impulsos relacionados a furtos em lojas, que interferem em sua capacidade de concentração em suas atividades de vida diária. Outros relatam faltar ao trabalho, e, geralmente, no meio do dia, sair mais cedo para furtar em uma loja. Não é surpreendente que os indivíduos acometidos relatem pior satisfação e qualidade de vida quando comparados à população geral. Tentativas de suicídio são frequentes (em até 25% dos casos), muitas vezes associadas a tentativas malsucedidas de parar de roubar ou de situações vexatórias após furtos. O curso da doença geralmente é crônico, com períodos de maior e menor gravidade de sintomas.⁵⁷

A cleptomania é uma doença rara e deve ser diferenciada do furto comum, caracterizado pela busca de lucro ou roubo para uso pessoal e ausência de conflito moral. Furtos em lojas também são comuns em adolescentes motivados pelo desejo de impressionar colegas com bens de alto valor e em usuários de drogas, que utilizam o dinheiro ou o objeto furtado para obter a substância de consumo. Também devem ser diferenciados dos roubos praticados por pessoas com transtorno da conduta ou TPAS. Os *"shoplifters"* geralmente roubam algo de que precisam ou querem e não podem pagar.

Pessoas que sofrem de cleptomania geralmente roubam algo de que não precisam ou que podem pagar, como resultado de sua incapacidade de resistir ao impulso de roubar. Além disso, indivíduos com cleptomania apresentam altas taxas de comorbidade com TB e depressão unipolar.⁵⁶ A coleta detalhada da história clínica do paciente, dos eventos de roubo e sua relação com os estados de humor pode ser extremamente útil para reconhecer transtornos de humor comórbidos. A cleptomania também pode ocorrer em associação ao transtorno obsessivo-compulsivo,⁵⁸ transtornos por uso de substâncias⁵⁹ e transtornos da personalidade.⁶⁰

EPIDEMIOLOGIA

Embora nenhum estudo epidemiológico de grande escala tenha sido realizado para avaliar a prevalência de cleptomania, estima-se que cerca de 0,6% da população geral dos Estados Unidos preencha critérios para o transtorno.⁶¹ Esse dado é compatível com a ideia de que a cleptomania é um transtorno raro ou muitas vezes subdiagnosticado. Estudos conduzidos com amostras clínicas sugerem, no entanto, que pode ser uma condição mais prevalente entre pacientes com variados transtornos mentais.⁶²,⁶³

O início do comportamento de roubo ocorre tipicamente durante a adolescência, embora haja relatos de cleptomania de início mais precoce e também em idades mais avançadas.⁵⁷

Diferentemente de outros TCIs, a cleptomania é mais comum em mulheres, com razão estimada em 2 mulheres: 1 homem.⁵⁷ É possível que essas diferenças de gênero estejam relacionadas a maior taxa de procura por tratamento entre as mulheres e na maior frequência de identificação do transtorno em mulheres detidas por roubo, sendo pouco provável que se justifique por diferenças hormonais ou biológicas.⁵⁴ Em uma série de 95 adultos com cleptomania, Grant e Potenza⁶⁴ observaram que mulheres com cleptomania eram mais frequentemente casadas (47 *versus* 26%), começaram a furtar em lojas mais tarde (21 *versus* 14 anos), roubavam mais itens para o lar e tinham maior tendência a acumular os objetos roubados do que os homens com o mesmo diagnóstico. Os homens, por sua vez, eram mais propensos a roubar produtos eletrônicos. Nessa mesma série, os indivíduos relataram roubar em média duas vezes por semana e sentir necessidade de roubar em média 3,8 dias por semana.

CORRELATOS NEUROBIOLÓGICOS

Testes psicológicos demonstraram, em alguns estudos, maior impulsividade cognitiva, maiores déficits na inibição e maior busca por sensações *(sensation seeking)* entre os indivíduos com cleptomania, em comparação com os controles.⁵⁹ Estudos de neuroimagem comparando indivíduos com cleptomania a controles saudáveis reportaram alterações estruturais nas regiões frontais inferiores do cérebro, consistente com dificuldades no controle dos impulsos.[65]

TRATAMENTO

Várias estratégias terapêuticas têm sido aplicadas no tratamento da cleptomania, incluindo psicoterapia de orientação psicanalítica, TCC e uso de fármacos.[66] Até o momento, entretanto, apenas um ensaio clínico controlado com pacientes com cleptomania foi publicado. Nesse estudo, 25 indivíduos foram randomizados para tratamento com naltrexona (um antagonista opioide) ou placebo, por oito semanas.[67] Nessa pequena amostra, 66,7% dos pacientes em uso de naltrexona relataram remissão dos sintomas, em comparação com apenas 7,7% no grupo placebo (p < 0,001).

Alguns ensaios não controlados sugerem, ainda, que um ISRS pode ser eficaz para alguns indivíduos e deve ser considerado como opção de tratamento de forma isolada[53] ou em associação com a naltrexona.[67] Os estabilizadores do humor, isoladamente ou em combinação com um ISRS, podem ser considerados como opções secundárias.[68] O planejamento terapêutico deverá, também, considerar a presença de comorbidades, especialmente com transtornos do humor e transtornos por uso de substâncias. Além disso, problemas jurídicos, conjugais e/ou ocupacionais relacionados à cleptomania podem exigir a assistência de profissionais qualificados em outras intervenções.

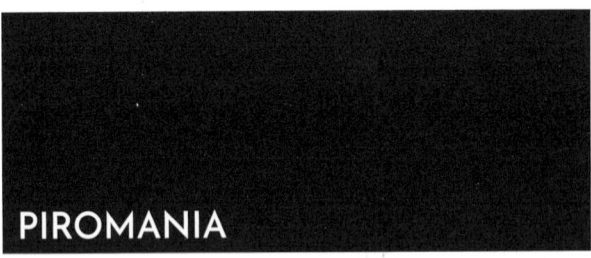

PIROMANIA

A piromania é o transtorno caracterizado por comportamentos incendiários recorrentes e que não estão associados a outros ganhos que não prazer, gratificação ou alívio, decorrentes do próprio ato de incendiar ou testemunhar suas consequências. Apesar de condição descrita na literatura há pelo menos dois séculos, a piromania permanece como um transtorno de difícil identificação, e sua definição segue alvo de debate e controvérsias entre especialistas clínicos e forenses. Apesar disso, é reconhecidamente uma condição associada a prejuízos psicológicos, sociais e legais significativos. O paciente típico com piromania apresenta histórico de comportamento incendiário desde a infância, caracterizado por fascínio pelo fogo e incêndios causados por ele mesmo ou por terceiros. Em geral, o indivíduo com o transtorno experimenta grande tensão ou excitação afetiva antes do ato incendiário e mantém fascinação ou constante interesse pelo fogo.

Além disso, para que satisfaçam critérios para diagnóstico de piromania, de acordo com o DSM-5 ou a CID-11, os atos incendiários não devem ser expressão de sentimentos de raiva ou vingança, não devem ocorrer em resposta a delírio ou alucinação, como resultado de julgamento alterado (p. ex., na deficiência intelectual ou nos quadros demenciais), como resultado da intoxicação por substâncias, ou não devem ser melhor explicados por transtorno da conduta ou TPAS.[8] Importante diagnóstico diferencial se faz, ainda, com o incêndio criminoso, porque este objetiva, normalmente, ganhos financeiros, ou está relacionado a outras atividades criminosas.[69] Ademais, para a maioria dos adolescentes com comportamentos incendiários, que frequentemente atearam fogo por tédio ou experimentação, a piromania não seria diagnosticada devido à exigência do DSM de um aumento da tensão e subsequente alívio proporcionado pelo ato.

EPIDEMIOLOGIA

A piromania é um transtorno raro, embora dados precisos de sua prevalência em amostras populacionais sejam escassos. Em uma amostra de estudantes universitários, Odlaug e Grant[61] reportaram prevalência de cerca de 1% para o comportamento intencional e recorrente de causar incêndios, embora esses critérios não sejam suficientes para o diagnóstico de piromania. Pessoas com tal diagnóstico são predominantemente do sexo masculino, e o transtorno se desenvolve habitualmente durante a adolescência. O comportamento incendiário ocorre de maneira recorrente, com pelo menos um episódio a cada seis semanas, em média.[70]

Estima-se que aproximadamente metade desses indivíduos sofra de um TCI comórbido. Além disso, alguns estudos sugerem que a piromania pode ser mais frequente entre pacientes com outros transtornos mentais. Grant e Kim[70] encontraram taxas de piromania ao longo da vida de 5,9% em uma amostra de pacientes adultos internados, e 6,9% em uma amostra de pacientes adolescentes internados em unidade de tratamento psiquiátrico. Alguns estudos relatam taxas elevadas de TPB em indivíduos com piromania (9,5%),[71] embora o uso de fogo motivado por raiva ou frustração exclua o diagnóstico dessa última condição. Da mesma forma, em indivíduos com TPAS, a piromania só poderá ser definida se o incêndio não estiver relacionado a ganhos monetários ou propósitos criminais, o que pode ser particularmente difícil de avaliar no cenário clínico.

TRATAMENTO

Dados a respeito da eficácia de diferentes abordagens terapêuticas para a piromania são escassos, e, até o momento, não existem indicações farmacológicas ou psicoterapêuticas específicas para o tratamento dessa condição. O tratamento da piromania deve ser planejado caso a caso, levando em consideração as comorbidades existentes. TCC, com técnicas de sensibilização associada a exposição e prevenção de resposta, se mostrou útil na redução de comportamentos desviantes relacionados ao fogo em alguns casos. Diversos relatos de caso sugerem algum benefício de variados medicamentos (ISRSs, topiramato, lítio e uma combinação de olanzapina e valproato de sódio).[72]

incendiários em mais de uma ocasião, em que o indivíduo experimenta prazer, gratificação ou alívio ao atear fogo ou ao testemunhar ou participar de suas consequências.

Apesar de diversos em sua apresentação, os atos impulsivos característicos dos TCIs são habitualmente precedidos de grande excitação, e sua execução resulta em alívio dessa tensão. Ao mesmo tempo, a incapacidade em resistir ao comportamento, bem como a constatação de suas consequências deletérias, frequentemente resultam em sentimentos de culpa e remorso. Estudos de neurobiologia e neuroimagem funcional relacionam esse padrão comportamental a disfunções nos circuitos neuronais envolvidos no processamento de recompensas e a falhas no controle inibitório "de cima para baixo" (*top-down*), como ocorre nos transtornos por uso de substâncias e nos quadros de dependência comportamental. Nesse sentido, argumenta-se que a classificação mais apropriada de alguns dos TCIs seria junto a esse último grupo.

Do ponto de vista terapêutico, diversas estratégias farmacológicas e psicoterápicas vêm sendo exploradas, embora ensaios clínicos mais robustos sejam ainda necessários. De maneira geral, técnicas de TCC e medicações, como os ISRSs, estabilizadores de humor e antagonistas opioides demonstraram redução sintomática significativa em casos de TCIs. A presença de comorbidades nos indivíduos com transtornos impulsivos é frequente, devendo ser considerada na investigação diagnóstica e formulação de plano terapêutico.

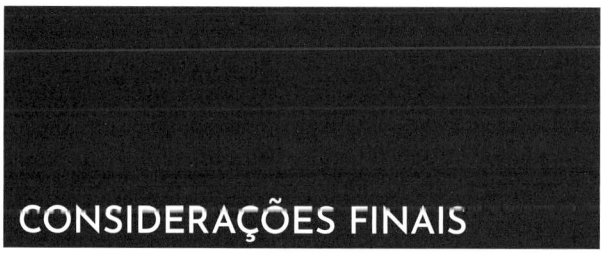

CONSIDERAÇÕES FINAIS

Os TCIs correspondem ao grupo de transtornos caracterizados por impulsos irrefreáveis de realizar determinados comportamentos, apesar das consequências negativas para o indivíduo ou outros. O TEI é caracterizado por atos agressivos recorrentes e desproporcionais aos estressores externos. As características centrais do TCSC são comportamentos sexuais inadequados ou excessivos associados a grande sofrimento e prejuízo funcional, enquanto a cleptomania pode ser diagnosticada quando há história de furtos recorrentes e incontroláveis, geralmente de itens desnecessários para uso pessoal. Por fim, a piromania corresponde ao quadro raro de impulsos

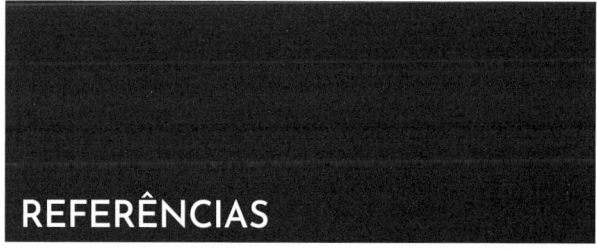

REFERÊNCIAS

1. Moeller FG, Barratt ES, Dougherty DM, Schmitz JM, Swann AC. Psychiatric aspects of impulsivity. Am J Psychiatry. 2001;158(11):1783-93.

2. World Health Organization. International classification of diseases: ICD-11. 11th. ed. Geneva: WHO; 2018.

3. Coccaro EF, McCloskey MS. Phenomenology of impulsive aggression and intermittent explosive disorder. In: Coccaro EF, McCloskey MS, editors. Intermittent explosive disorder: etiology, assessment, and treatment. Cambridge: Academic Press; 2019. p. 37-65.

4. Wrangham RW. Two types of aggression in human evolution. Proc Natl Acad Sci U S A. 2018;115(2):245-53.

5. American Psychiatric Association. Diagnostic and statistical manual of mental disorders: DSM-I. Washington: APA; 1952.

6. American Psychiatric Association. Diagnostic and statistical manual of mental disorders: DSM-II. 2nd ed. Washington: APA; 1968.

7. American Psychiatric Association. Diagnostic and statistical manual of mental disorders: DSM-III-R. 3rd ed. Washington: American Psychiatric Association; 1980.

8. American Psychiatric Association. Diagnostic and statistical manual of mental disorders: DSM-5. 5th ed. Washington: APA; 2013.

9. McElroy SL, Soutullo CA, Beckman DA, Taylor P Jr, Keck PE Jr. DSM-IV intermittent explosive disorder: a report of 27 cases. J Clin Psychiatry. 1998;59(4):203-10.

10. Coccaro EF, Grant JE. Intermittent explosive disorder and the impulse-control disorders. In: Lochman JE, Matthys W, editors. The Wiley handbook of disruptive and impulse-control disorders. Hoboken: Wiley; 2018. p. 89-101.

11. Coccaro EF. Intermittent explosive disorder as a disorder of impulsive aggression for DSM-5. Am J Psychiatry. 2012;169(6):577-88.

12. Coccaro EF, Shima CK, Lee RJ. Comorbidity of personality disorder with intermittent explosive disorder. J Psychiatr Res. 2018;106:15-21.

13. Coccaro EF, Noblett KL, McCloskey MS. Attributional and emotional responses to socially ambiguous cues: validation of a new assessment of social/emotional information processing in healthy adults and impulsive aggressive patients. J Psychiatr Res. 2009;43(10):915-25.

14. Puhalla AA, Ammerman BA, Uyeji LL, Berman ME, McCloskey MS. Negative urgency and reward/punishment sensitivity in intermittent explosive disorder. J Affect Disord. 2016;201:8-14.

15. Fettich KC, McCloskey MS, Look AE, Coccaro EF. Emotion regulation deficits in intermittent explosive disorder. Aggress Behav. 2015;41(1):25-33.

16. Scott KM, Lim CCW, Hwang I, Adamowski T, Al-Hamzawi A, Bromet E, et al. The cross-national epidemiology of DSM-IV intermittent explosive disorder. Psychol Med. 2016;46(15):3161-72.

17. Viana MC, Andrade LH. Prevalência em toda a vida, distribuição por idade e sexo e idade de início de transtornos psiquiátricos na área metropolitana de São Paulo, Brasil: resultados do estudo epidemiológico de transtornos mentais São Paulo megacity. Rev Bras Psiquiatria. 2012;34(3):249-60.

18. Kessler RC, Coccaro EF, Fava M, Jaeger S, Jin R, Walters E. The prevalence and correlates of DSM-IV intermittent explosive disorder in the national comorbidity survey replication. Arch Gen Psychiatry. 2006;63(6):669-78.

19. McCloskey MS, Kleabir K, Berman ME, Chen EY, Coccaro EF. Unhealthy aggression: intermittent explosive disorder and adverse physical health outcomes. Health Psychol. 2010;29(3):324-32.

20. Coccaro EF, McCloskey MS, Fitzgerald DA, Phan KL. Amygdala and orbitofrontal reactivity to social threat in individuals with impulsive aggression. Biol Psychiatry. 2007;62(2):168-78.

21. McCloskey MS, Phan KL, Angstadt M, Fettich KC, Keedy S, Coccaro EF. Amygdala hyperactivation to angry faces in intermittent explosive disorder. J Psychiatr Res. 2016;79:34-41.

22. Seok JW, Cheong C. Gray matter deficits and dysfunction in the insula among individuals with intermittent explosive disorder. Front Psychiatry. 2020;11:439.

23. Frankle WG, Lombardo I, New AS, Goodman M, Talbot PS, Huang Y, et al. Brain serotonin transporter distribution in subjects with impulsive aggressivity: a positron emission study with [11C] McN 5652. Am J Psychiatry. 2005;162(5):915-23.

24. Yanowitch R, Coccaro EF. The neurochemistry of human aggression. Adv Genet. 2011;75:151-69.

25. Barratt ES, Stanford MS, Felthous AR, Kent TA. The effects of phenytoin on impulsive and premeditated aggression: a controlled study. J Clin Psychopharmacol. 1997;17(5):341-9.

26. Coccaro EF, Lee RJ, Kavoussi RJ. A double-blind, randomized, placebo-controlled trial of fluoxetine in patients with intermittent explosive disorder. J Clin Psychiatry. 2009;70(5):653-62.

27. Jones RM, Arlidge J, Gillham R, Reagu S, van den Bree M, Taylor PJ. Efficacy of mood stabilisers in the treatment of impulsive or repetitive aggression: systematic review and meta-analysis. Br J Psychiatry. 2011;198(2):93-8.

28. Hollander E, Tracy KA, Swann AC, Coccaro EF, McElroy SL, Wozniak P, et al. Divalproex in the treatment of impulsive aggression: efficacy in cluster B personality disorders. Neuropsychopharmacology. 2003;28(6):1186-97.

29. Lee RJ, Wang J, Coccaro EF. Pharmacologic treatment of intermittent explosive disorder. In: Coccaro EF, McCloskey MS, editors. Intermittent explosive disorder: etiology, assessment, and treatment. Hoboken: Academic; 2019. p. 221-33.

30. Albrecht B, Staiger PK, Hall K, Miller P, Best D, Lubman DI. Benzodiazepine use and aggressive behaviour: a systematic review. Aust N Z J Psychiatry. 2014;48(12):1096-114.

31. Costa AM, Medeiros GC, Redden S, Grant JE, Tavares H, Seger L. Cognitive-behavioral group therapy for intermittent explosive disorder: description and preliminary analysis. Rev Bras Psiquiatria. 2018;40:316-9.

32. Felthous AR, Stanford MS. A proposed algorithm for the pharmacotherapy of impulsive aggression. J Am Acad Psychiatry Law. 2015;43(4):456-67.

33. Allen C, editor. A textbook of psychosexual disorders. 2nd ed. London: Oxford University; 1969.

34. Ellis A, Sagarin E. Nymphomania: a study of oversexed women. London: Ortolan; 1965.

35. World Health Organization. ICD-10: classification of mental and behavioural disorders: diagnostic criteria for research. Geneva: WHO; 1993.

36. Krueger RB. Diagnosis of hypersexual or compulsive sexual behavior can be made using ICD-10 and DSM-5 despite rejection of this diagnosis by the American Psychiatric Association. Addiction. 2016;111(12):2110-1.

37. Gola M, Lewczuk K, Skorko M. What matters: quantity or quality of pornography use? Psychological and behavioral factors of seeking treatment for problematic pornography use. J Sex Med. 2016;13(5):815-24.

38. Kraus SW, Krueger RB, Briken P, First MB, Stein DJ, Kaplan MS, et al. Compulsive sexual behaviour disorder in the ICD-11. World Psychiatry. 2018;17(1):109-10.

39. Coleman E, Raymond N, McBean A. Assessment and treatment of compulsive sexual behavior. Minn Med. 2003;86(7):42-7.

40. Kuzma JM, Black DW. Epidemiology, prevalence, and natural history of compulsive sexual behavior. Psychiatr Clin North Am. 2008;31(4):603-11.

41. Reid RC, Carpenter BN, Hook JN, Garos S, Manning JC, Gilliland R, et al. Report of findings in a DSM-5 field trial for hypersexual disorder. J Sex Med. 2012;9(11):2868-77.

42. Derbyshire KL, Grant JE. Compulsive sexual behavior: a review of the literature. J Behav Addict. 2015;4(2):37-43.

43. Carnes S, Green BA, Merlo LJ, Polles A, Carnes S, Gold MS. PATHOS: a brief screening application for assessing sexual addiction. J Addict Med. 2012;6(1):29-34.

44. Chatzittofis A, Savard J, Arver S, Öberg KG, Hallberg J, Nordström P, et al. Interpersonal violence, early life adversity, and suicidal behavior in hypersexual men. J Behav Addict. 2017;6(2):187-93.

45. Reid RC, Bramen JE, Anderson A, Cohen MS. Mindfulness, emotional dysregulation, impulsivity, and stress proneness among hypersexual patients. J Clin Psychol. 2014;70(4):313-21.

46. Miner MH, Raymond N, Mueller BA, Lloyd M, Limb KO. Preliminary investigation of the impulsive and neuroanatomical characteristics of compulsive sexual behavior. Psychiatry Res. 2009;174(2):146-51.

47. Messina B, Fuentes D, Tavares H, Abdo CHN, Scanavino MT. Executive functioning of sexually compulsive and non-sexually compulsive men before and after watching an erotic video. J Sex Med. 2017;14(3):347-54.

48. Guay DRP. Drug treatment of paraphilic and nonparaphilic sexual disorders. Clin Ther. 2009;31(1):1-31.

49. Efrati Y, Gola M. Treating compulsive sexual behavior. Curr Sex Health Rep. 2018;10(2):57-64.

50. Hallberg J, Kaldo V, Arver S, Dhejne C, Öberg KG. A cognitive--behavioral therapy group intervention for hypersexual disorder: a feasibility study. J Sex Med. 2017;14(7):950-8.

51. Crosby JM, Twohig MP. Acceptance and commitment therapy for problematic internet pornography use: a randomized trial. Behav Ther. 2016;47(3):355-66.

52. Brem MJ, Shorey RC, Anderson S, Stuart GL. Dispositional mindfulness, shame, and compulsive sexual behaviors among men in residential treatment for substance use disorders. Mindfulness. 2017;8(6):1552-8.

53. Koran LM, Aboujaoude EN, Gamel NN. Escitalopram treatment of kleptomania: an open-label trial followed by double-blind discontinuation. J Clin Psychiatry. 2007;68(3):422-7.

54. Goldman MJ. Kleptomania: making sense of the nonsensical. Am J Psychiatry. 1991;148(8):986-96.

55. American Psychiatric Association. Diagnostic and statistical manual of mental disorders: DSM-IV-TR. Washington: APA; 2000.

56. McElroy SL, Pope HG Jr, Hudson JI, Keck PE Jr, White KL. Kleptomania: a report of 20 cases. Am J Psychiatry. 1991;148(5):652-7.

57. Grant JE, Kim SW. Clinical characteristics and associated psychopathology of 22 patients with kleptomania. Compr Psychiatry. 2002;43(5):378-84.

58. Grant JE, Potenza MN. Compulsive aspects of impulse-control disorders. Psychiatr Clin North Am. 2006;29(2):539-51.

59. Baylé FJ, Caci H, Millet B, Richa S, Olié JP. Psychopathology and comorbidity of psychiatric disorders in patients with kleptomania. Am J Psychiatry. 2003;160(8):1509-13.

60. Grant JE, Potenza MN. Impulse control disorders: clinical characteristics and pharmacological management. Ann Clin Psychiatry. 2004;16(1):27-34.

61. Odlaug BL, Grant JE. Impulse-control disorders in a college sample: results from the self-administered Minnesota Impulse Disorders Interview (MIDI). Prim Care Companion J Clin Psychiatry. 2010;12(2):PCC.09m00842.

62. Grant JE, Levine L, Kim D, Potenza MN. Impulse control disorders in adult psychiatric inpatients. Am J Psychiatry. 2005;162(11):2184-8.

63. Grant JE, Mancebo MC, Pinto A, Eisen JL, Rasmussen SA. Impulse control disorders in adults with obsessive compulsive disorder. J Psychiatr Res. 2006;40(6):494-501.

64. Grant JE, Potenza MN. Gender-related differences in individuals seeking treatment for kleptomania. CNS Spectr. 2008;13(3):235-45.

65. Grant JE, Correia S, Brennan-Krohn T. White matter integrity in kleptomania: a pilot study. Psychiatry Res. 2006;147(2-3):233-7.

66. Schreiber L, Odlaug BL, Grant JE. Impulse control disorders: updated review of clinical characteristics and pharmacological management. Front Psychiatry. 2011;2:1.

67. Grant JE, Kim SW, Odlaug BL. A double-blind, placebo-controlled study of the opiate antagonist, naltrexone, in the treatment of kleptomania. Biol Psychiatry. 2009;65(7):600-6.

68. Grant JE, Odlaug BL. Cleptomania: características clínicas e tratamento. Rev Bras Psiquiatria. 2008;30(suppl 1):11-5.

69. Ward AK, Ruttle EM, MacKay S. Pyromania. In: The encyclopedia of clinical psychology; Hoboken: John Wiley & Son; 2014.

70. Grant JE, Kim SW. Clinical characteristics and psychiatric comorbidity of pyromania. J Clin Psychiatry. 2007;68(11):1717-22.

71. Grant JE. Impulse control disorders: a clinician's guide to understanding and treating behavioral addictions. New York: W. W. Norton & Company; 2008.

72. Grant JE, Odlaug BL. Assessment and treatment of pyromania. In: Grant JE, Potenza MN, editors. The Oxford handbook of impulse control disorders. Oxford: Oxford University; 2011. p. 353-59.

LEITURA RECOMENDADA

Koran LM, Bodnik D, Dannon PN. Kleptomania: clinical aspects. In: Aboujaoude E, Koran LM, editors. Impulse control disorders. Cambridge: Cambridge University; 2010.

Para *quizzes* sobre o conteúdo do livro e casos clínicos complementares, acesse:

https://apoio.grupoa.com.br/tratadopsi/

34

MARCOS VASCONCELOS PAIS
JULIA CUNHA LOUREIRO
FLORINDO STELLA
ORESTES V. FORLENZA

TRANSTORNOS NEUROCOGNITIVOS E DEMÊNCIAS

As demências representam um grave problema de saúde pública. O aumento da expectativa de vida e a melhora das condições de saúde em diversas partes do mundo têm sido responsáveis pelo aumento da prevalência de demência. No Brasil, o cenário não é diferente. Aqui, a grande prevalência de fatores de risco potencialmente tratáveis colabora para um prognóstico negativo no que diz respeito à saúde pública. Entretanto, mesmo no nível privado, o volume de recursos humanos e financeiros necessários para os cuidados de pacientes com demência é de grande monta. Dessa forma, identificar a presença de fatores de risco, prevenindo-os e tratando-os, diagnosticar precocemente os comprometimentos cognitivos que antecipam a demência e, por fim, tratar de forma adequada pacientes com diagnóstico de demência são demandas de suma importância no momento.

A 5ª edição do *Manual diagnóstico e estatístico de transtornos mentais* (DSM-5) substitui a denominação demência por transtornos neurocognitivos maiores (TNM) e o comprometimento cognitivo leve (CCL), casos de prejuízo cognitivo sem comprometimento funcional, por transtorno neurocognitivo leve (menor; TNm). Esse manual define, também, transtorno neurocognitivo como uma condição adquirida, em que se observa prejuízo em funções cognitivas de caráter progressivo ou não.[1] As doenças neurodegenerativas, em que se restringe, agora, o uso da denominação demência, implicam um declínio insidioso e progressivo da cognição, a deterioração das competências para o desempenho, inicialmente, das atividades instrumentais de vida diária (AIVDs) e, com o agravamento da doença, da execução das atividades básicas, bem como a desorganização dos comportamentos.

A doença de Alzheimer (DA) é a principal causa de demência no mundo. É definida pela presença de patologia β-amiloide e patologia tau, causando neurodegeneração e progressivo declínio cognitivo e funcional. A DA é reconhecida como uma condição clínico-patológica. A partir da observação do declínio cognitivo e, posteriormente, da funcionalidade, suspeita-se de DA, que é, então, confirmada apenas em estudo *post mortem* pela demonstração da presença de placas neuríticas e emaranhados neurofibrilares. Nos últimos anos, grande esforço tem sido despendido no sentido de estimar *in vivo* a presença subjacente da patologia da doença com o uso de biomarcadores. Isso possibilita a identificação mais precoce de indivíduos com DA e viabiliza o desenvolvimento de terapias modificadoras de doença. As demências por outras etiologias que não Alzheimer, que serão abordadas neste capítulo, são as secundárias a doença cerebrovascular (comprometimento cognitivo vascular [CCV] e demência vascular [DV]), demência com corpos de Lewy (DCL) e degeneração lobar frontotemporal (DFT). Essas causas de demência, menos comuns que a DA, mas bastante prevalentes, costumam cursar com uma ampla gama de sintomas neuropsiquiátricos (SNPs). Assim como na DA, tratamentos modificadores de doença ainda não estão disponíveis para essas causas de demência, mas os manejos não farmacológico e farmacológico podem diminuir o sofrimento dos indivíduos acometidos, melhorando, assim, a qualidade de vida dos pacientes e de seus cuidadores.

INVESTIGAÇÃO DIAGNÓSTICA DAS DEMÊNCIAS

O surgimento de declínio cognitivo e/ou alterações comportamentais após os 50 anos de idade exige que seja realizada uma investigação pormenorizada, utilizando-se avaliação cognitiva, avaliação funcional, exames laboratoriais e de neuroimagem. Busca-se identificar possíveis causas clínicas para o declínio, e, portanto, reversíveis, e alterações que sugiram doenças neurodegenerativas subjacentes.

AVALIAÇÃO COGNITIVA

O procedimento clínico da investigação de uma queixa cognitiva exige uma anamnese minuciosa, cujos dados devem ser confirmados e detalhados por um informante confiável. Caso a história identifique um declínio ou mudança, por mais leve que seja, no desempenho cognitivo do indivíduo, este deverá ser submetido a uma avaliação cognitiva objetiva. Para isso, conta-se com um arsenal de testes neuropsicológicos validados e capazes de detectar alterações sutis da cognição. Em certos contextos assistenciais, no entanto, o acesso à avaliação neuropsicológica pormenorizada pode ser limitado pelo fato de que os testes podem não estar amplamente disponíveis, demandar muito tempo de aplicação ou exigir treinamento profissional especializado. Nesse caso, alguns instrumentos simples de triagem podem ser utilizados pelo médico assistente, com a intenção de avaliar os principais domínios cognitivos:

- **Miniexame do estado mental (MEEM)** – constitui o teste de triagem mais utilizado em cenários clínicos e de pesquisa. Apesar de possuir bons indicadores de sensibilidade e especificidade para diagnóstico de demência, não é considerado um teste com boa acurácia para discernir cognição normal de CCL. No entanto, a observação cuidadosa do desempenho do paciente em cada um dos domínios separadamente pode trazer informações valiosas a respeito de seu nível cognitivo.[2,3]

- **Montreal Cognitive Assessment (MoCA)** – é um instrumento breve e de fácil aplicação, que aborda os principais domínios cognitivos, incluindo funções executivas, atenção, linguagem, controle inibitório, memória e orientação têmporo-espacial. A versão traduzida para o português e validada para a população brasileira está disponível para uso clínico.[4,5]
- **Cambridge Cognitive Test (CAMCog)** – consiste na subescala de avaliação cognitiva do Cambridge Examination for Mental Disorders of the Elderly (CAMDEX). Apesar de possuir bons índices de sensibilidade e especificidade para identificar sujeitos com CCL (acima de 80%), sua aplicação é demorada, exige treinamento específico e os resultados sofrem grande influência do grau de escolaridade.[6,7]
- **Teste do desenho do relógio (TDR)** – solicita-se ao paciente que desenhe um relógio com todos os números e os ponteiros marcando determinada hora. O círculo pode ou não ser oferecido previamente. O teste não é cronometrado e pode ser repetido quantas vezes forem necessárias. O TDR é de fácil aplicação e sofre pouca influência do grau de escolaridade.[8]
- **Testes de fluência verbal** – solicita-se que o paciente nomeie itens de uma determinada categoria semântica (como animais ou frutas) por um minuto, dividido em intervalos de 15 segundos. São exigidas habilidades, como memória operacional, capacidade de organização e categorização, controle inibitório e autorregulação. O teste de fluência verbal fonológica, que solicita ao indivíduo fornecer uma lista de palavras que começam por uma letra específica, também é bastante utilizado, especialmente na modalidade F, A, S.
- **Bateria CERAD** – trata-se de uma bateria com boa acurácia para diagnóstico de CCL. Compreende um conjunto de instrumentos em que estão combinados Teste de fluência verbal; Teste de nomeação de Boston (versão reduzida); Memória imediata, de evocação e reconhecimento da lista de palavras; Praxia construtiva e Evocação tardia da praxia.[9]
- **Bateria breve de rastreio cognitivo de Nitrini** – compreende uma bateria de rastreio que combina testes de nomeação e memorização de dez figuras, fluência verbal de categoria (animais) e teste do desenho do relógio. Tem a vantagem de sofrer menos influência do grau de escolaridade.[10-12]

O uso da interpretação combinada dos resultados de dois ou mais testes é uma estratégia comum e eficaz na investigação de queixas cognitivas.

Além da investigação cognitiva, a determinação do diagnóstico de demência também depende da avaliação da funcionalidade, que consiste na capacidade do indivíduo de realizar as atividades da vida diária (AVDs) com independência e autonomia. Com o objetivo de obter uma avaliação fidedigna do nível de funcionalidade, o médico deve contar com informações adquiridas por meio de instrumentos padronizados e a partir de um informante que conheça o paciente e conviva com ele. O Índice de Pfeffer[13,14] e a Escala de Lawton & Brody[15,16] avaliam as habilidades do sujeito para executar, de forma independente, as principais AIVDs, como administrar suas finanças, manejar suas medicações, deslocar-se pela cidade sem necessidade de ajuda, utilizar transporte coletivo, organizar uma viagem, planejar um jantar para convidados, etc. No Índice de Pfeffer, considera-se que há impacto na funcionalidade quando o escore é maior ou igual a cinco.[17] Na Escala de Lawton & Brody, se o paciente somar 27 pontos, ele é considerado independente; de 18 a 26 pontos, com dependência parcial; e menos de 18 pontos, dependente. A Escala de Katz avalia a autonomia do paciente para realizar atividades básicas da vida diária (ABVDs), como tomar banho, vestir-se, higiene íntima, continência de esfíncteres e deambulação. O **Quadro 34.1** resume as principais AIVDs e ABVDs avaliadas pelas escalas de funcionalidade.[18]

EXAMES COMPLEMENTARES

EXAMES LABORATORIAIS

A investigação etiológica de uma suspeita de quadro demencial deve se iniciar com a solicitação de exames laboratoriais. Eles permitirão identificar condições clínicas que estejam contribuindo para o comprometimento cognitivo ou a exclusão dessa hipótese. Os principais distúrbios que necessitam ser afastados são deficiência de vitamina B12, hipotireoidismo, distúrbios do sono (p. ex., síndrome da apneia obstrutiva do sono), diabetes descompensado, doenças infectocontagiosas ativas (p. ex., sífilis), hematoma subdural (HSD), encefalites, processos neoplásicos cerebrais ou acidentes vasculares encefálicos (AVEs). Caso a investigação demonstre alterações clínicas passíveis de tratamento, o médico assistente deverá instituir a conduta apropriada. Transtornos

QUADRO 34.1
PRINCIPAIS ATIVIDADES DA VIDA DIÁRIA QUE DEVEM SER LEVADAS EM CONTA NA AVALIAÇÃO DE FUNCIONALIDADE

AIVDs	- Lidar com assuntos financeiros, como conta bancária, aposentadoria, etc. - Administrar as próprias medicações. - Fazer compras sozinho(a). - Aquecer a água para fazer o café e apagar o fogo. - Preparar as refeições. - Saber utilizar aparelhos domésticos. - Manter-se a par dos acontecimentos, atualidades e o que se passa na vizinhança. - Lembrar-se de compromissos, acontecimentos familiares, feriados. - Usar transporte coletivo ou conseguir se deslocar pela cidade. - Andar pela vizinhança e encontrar o caminho de volta para casa. - Poder ser deixado(a) em casa sozinho(a) de forma segura.
ABVDs	- Tomar banho sem necessitar de assistência. - Escolher roupas adequadas para a ocasião e o clima. - Vestir-se sem precisar receber ajuda. - Realizar higiene íntima com autonomia. - Ser capaz de manter o controle esfincteriano (vesical e anal) completo. - Deambular sem necessidade de instrumento de marcha. - Alimentar-se sem necessitar de assistência.

AIVDs: atividades instrumentais da vida diária; ABVDs: atividades básicas da vida diária.

psiquiátricos primários, como depressão ou transtornos de ansiedade, também podem cursar com impacto cognitivo e devem receber intervenção terapêutica.

■ BIOMARCADORES - NEUROIMAGEM ESTRUTURAL E FUNCIONAL

O passo seguinte consiste na realização de um exame de neuroimagem estrutural, uma ressonância magnética (RM) ou uma tomografia computadorizada (TC) de crânio. Avaliações estruturais por neuroimagem são essenciais para descartar acometimentos intracranianos que podem estar contribuindo para o déficit cognitivo, como já citados, e que podem representar causas tratáveis e até reversíveis. Além de afastar outras doenças neurológicas, a aquisição de neuroimagem também permite avaliar padrões de atrofia das estruturas cerebrais envolvidas nas doenças neurodegenerativas (p. ex., as regiões mediais dos lobos temporais, no caso da DA) e verificar a existência de doença cerebrovascular subjacente (p. ex., microangiopatia periventricular, lacunas, infartos estratégicos, microssangramentos, etc.).[19]

TRANSTORNO NEUROCOGNITIVO LEVE - COMPROMETIMENTO COGNITIVO LEVE

O CCL constitui um diagnóstico sindrômico, relacionado à idade, em que se observam alterações discretas dos diferentes domínios cognitivos, gerando pouco ou nenhum acometimento de funcionalidade. Indivíduos com diagnóstico de CCL podem ou não reportar queixas cognitivas, mas, quando objetivamente submetidos à testagem neuropsicológica, demonstram desempenho abaixo do patamar esperado para sua idade e escolaridade. O prejuízo observado na testagem deve ser leve a ponto de não acarretar impacto relevante em sua capacidade de realizar as AVDs de forma independente.[20,21]

ASPECTOS EPIDEMIOLÓGICOS

Estudos populacionais estimam que a prevalência do CCL está situada entre 15 a 20% dos indivíduos idosos. Como no caso das demências, as taxas de prevalência tendem a aumentar de acordo com a faixa etária, tendo relação, também, com o menor nível de escolaridade, variando de 3% em pessoas com menos de 60 anos até 15% naquelas por volta dos 75 anos.[22-25] Um estudo populacional conduzido em Porto Alegre, no estado do Rio Grande do Sul, encontrou taxas de incidência de CCL de 13,2 por mil pessoas/ano.[26] Em um estudo realizado no Instituto de Psiquiatria do Hospital das Clínicas da Faculdade de Medicina da Universidade de São Paulo (IPq-HCFMUSP), um terço dos idosos em acompanhamento ambulatorial por distúrbios cognitivos receberam diagnóstico de CCL. Destes, 30% apresentavam déficit primordial em memória (CCL amnéstico) e 10% demonstravam prejuízos em outros domínios sem impacto em memória.[27] É consenso na literatura que indivíduos com CCL correspondem a um grupo de maior risco para desenvolver demência. A taxa anual de progressão para demência varia de 8 a 15% ao ano, enquanto na população geral esse risco gira em torno de 1 a 2%.[23,28,29] Trata-se, portanto, de uma condição cuja identificação e tratamento são primordiais.

CRITÉRIOS DIAGNÓSTICOS

Os critérios, segundo Albert e colaboradores[30] e Petersen,[31] são bastante semelhantes. A queixa cognitiva deve ser corroborada por um informante confiável e confirmada por testagem neuropsicológica específica. Do ponto de vista funcional, o indivíduo pode demorar mais tempo que o habitual para realizar atividades complexas, demonstrando diminuição da eficiência, mas deve, essencialmente, ter sua independência e autonomia preservadas. O **Quadro 34.2** demonstra os critérios diagnósticos originalmente propostos pelo grupo da Mayo Clinic liderado por Ronald Petersen em 1999.

QUADRO 34.2
CRITÉRIOS DIAGNÓSTICOS ORIGINAIS PARA A DETERMINAÇÃO CLÍNICA DE COMPROMETIMENTO COGNITIVO LEVE

1. Queixas de memória consistentes que são, preferencialmente, corroboradas por um informante confiável.
2. Caracterização objetiva de déficits específicos em memória e/ou outros domínios cognitivos demonstrada por desempenho abaixo do esperado para a idade e a escolaridade em testagem neuropsicológica validada.
3. Preservação da habilidade de realizar, de forma independente, as AVDs ou mínimo impacto em AIVDs.
4. Função cognitiva global normal.
5. Ausência de demência.

AVDs: atividades da vida diária; AIVDs: atividades instrumentais da vida diária.
Fonte: Elaborado com base em Petersen e colaboradores.[21]

O TNm é um construto diagnóstico muito similar aos critérios do Key Symposium,[31] que, além de compreender o CCL como um diagnóstico sindrômico, permite sua subclassificação, segundo os padrões de apresentação fenotípica. A 11ª edição da *Classificação internacional de doenças* (CID-11) foi lançada em 2018[32] e classifica o TNm (6D71) sob transtornos neurocognitivos, dentro da categoria transtornos mentais, comportamentais ou do neurodesenvolvimento (código 6). Descreve o TNm como a percepção subjetiva de declínio cognitivo a partir de um patamar prévio de funcionamento, acompanhado de evidência objetiva de comprometimento do desempenho em um ou mais domínios cognitivos quando comparado com o padrão que seria esperado para a idade e a escolaridade do indivíduo. O declínio deve ser leve a ponto de não interferir de forma significativa na independência do indivíduo. Não pode ser atribuído ao envelhecimento normal, mas pode ser causado por uma miríade de condições: doenças neurodegenerativas, traumas, infecções, deficiência nutricional, uso de medicamentos inapropriados, etc.

CLASSIFICAÇÃO FENOTÍPICA DO COMPROMETIMENTO COGNITIVO LEVE

O CCL pode ser classificado segundo sua apresentação clínica. É denominado amnéstico (CCLa) quando a memória é o principal domínio cognitivo acometido; ou não amnéstico (CCLna) se a memória está preservada e são outros os domínios mais afetados (como linguagem, habilidades visuoespaciais, funções executivas, etc).[33] O CCL é um diagnóstico sindrômico que inclui uma heterogeneidade de apresentações clínicas. Justamente por isso, nem todos os casos de CCL terão o mesmo desfecho. Acredita-se que os sujeitos com CCLa, com maior frequência, evoluiriam para DA, enquanto aqueles com CCLna progrediriam para outros tipos de demências, como degeneração lobar frontotemporal (DLFT), DCL, etc.

Além das etiologias neurodegenerativas e vasculares, o CCL pode, também, ser causado por condições clínicas que cursem com prejuízo da cognição, porém, de forma potencialmente reversível, como nos casos de deficiência nutricional, hipotireoidismo, apneia obstrutiva do sono, depressão, etc.[34] Sabendo que um subgrupo de pacientes com diagnóstico de CCL poderá recuperar sua função cognitiva (*backconversion*), é imprescindível que o médico realize uma adequada investigação etiológica.

TRANSTORNOS NEUROCOGNITIVOS MAIORES

DOENÇA DE ALZHEIMER

A DA é a principal causa de demência em idosos.[35,36] O diagnóstico da DA pode ser confirmado somente após demonstração das alterações anatomopatológicas típicas no exame *post mortem* do tecido cerebral.[37] O processo patológico associado à DA ocorre diversos anos antes do aparecimento dos primeiros sintomas.[38] Sua apresentação clínica é bastante heterogênea. Entretanto, tipicamente, o diagnóstico clínico envolve a identificação de um declínio majoritariamente de memória, com posterior associação de comprometimento de outros domínios da cognição, associado a declínio funcional.[39]

■ ASPECTOS EPIDEMIOLÓGICOS

A DA é a mais frequente doença degenerativa que acomete o cérebro humano e é responsável por 50-75% de todos os casos de demência.[40-43] Acomete principalmente indivíduos idosos a partir dos 65 anos, e sua incidência dobra a cada cinco anos a partir dessa idade.[44-46] Estima-se que em 2040, com o envelhecimento da população mundial, mais de 80 milhões de indivíduos apresentarão algum quadro demencial, ocasionando importantes consequências sociais e econômicas.[47]

■ NEUROPATOLOGIA

Os achados neuropatológicos definidores da DA – as placas neuríticas e os emaranhados neurofibrilares – foram descritos por Alois Alzheimer no início do século XX. Placas neuríticas são depósitos extracelulares de peptídeo β-amiloide derivado da clivagem patológica de uma proteína transmembrana chamada proteína precursora de amiloide (APP). Os emaranhados neurofibrilares constituem acúmulos intraneuronais anormais que resultam da desintegração do citoesqueleto neuronal decorrente da hiperfosforilação patológica da proteína tau (p-tau). Esse processo culmina em disfunção sináptica e morte neuronal, e tem sido denominado "cascata amiloide".[37,48] A hipótese da "cascata amiloide" postula que eventos chamados *upstream*, aqueles relacionados à clivagem patológica da APP e a formação e agregação de peptídeos β-amiloide insolúveis, seriam os fenômenos neurotóxicos mais precocemente responsáveis por desencadear e conduzir a sequência dos processos patogênicos envolvidos na DA.[48,49] Mutações na APP ou em genes, como preseninilas 1 e 2 (PSEN 1 e 2) afetam a produção e agregação do peptídeo β-amiloide e têm padrão de herança autossômica dominante com penetrância dependente da idade.[50] Indivíduos com tais mutações costumam apresentar os primeiros sintomas clínicos da DA em idades mais precoces, antes dos 65 anos. Por sua vez, na DA esporádica, forma mais comum da doença, as manifestações clínicas ocorrem após os 65 anos de idade. Nesses casos, a presença do alelo ε4 da apolipoproteína E (APOE) constitui o fator de risco genético mais importante,[51] aumentando o risco de desenvolver DA em 50% para homozigotos (ε4ε4) e 20-30% para heterozigotos (ε4ε2/3).[52] A APOE é uma lipoproteína que possui três isoformas (E1, E2 e E3), está envolvida no transporte de colesterol, neuroplasticidade, inflamação e influencia a depuração do peptídeo β-amiloide em sua forma solúvel.[53]

■ APRESENTAÇÃO CLÍNICA - O *CONTINUUM* DA DOENÇA DE ALZHEIMER

A caracterização da transição entre a cognição normal e as primeiras manifestações sugestivas de um diagnóstico de demência na DA tem sido alvo de grande interesse. Estudos recentes demonstram que o processo neuropatológico da DA se inicia décadas antes do surgimento dos sintomas clínicos, sejam eles cognitivos ou comportamentais.[54,55] É possível observar, por meio de neuroimagem molecular (tomografia computadorizada por emissão de pósitrons [PET] com marcador para β-amiloide ou PET com marcador para p-tau) ou por meio de biomarcadores liquóricos, evidências da presença da neuropatologia da DA em indivíduos ainda assintomáticos. O CCL, por sua vez, como descrito anteriormente, é compreendido como um estágio prodrômico, intermediário entre a DA pré-clínica e a demência propriamente dita, em que se observam alterações leves dos diferentes domínios cognitivos, gerando pouco ou nenhum acometimento de funcionalidade.[20] A essa progressão gradual, desde a demonstração da presença de doença ainda na ausência de sintomas clínicos até o quadro de demência propriamente dita, intitula-se *continuum* da DA.

■ DIAGNÓSTICO

Denomina-se biomarcadores quaisquer parâmetros que possam ser identificados *in vivo* e que demonstrem a ocorrência do processo fisiopatológico da condição em questão. Os principais exames recomendados e disponíveis para a investigação do diagnóstico de DA são aquisições de neuroimagem: ressonância magnética (RM) de encéfalo e tomografia por emissão de pósitrons com fluordeoxiglicose (FDG-PET). Avaliações estruturais por neuroimagem são essenciais para descartar acometimentos intracranianos que podem estar contribuindo para o déficit cognitivo (tumores, AVEs, hematoma subdural, etc.) e que podem representar causas tratáveis e até reversíveis. Além de afastar outras doenças neurológicas, a investigação por neuroimagem também permite avaliar as estruturas cerebrais que costumam estar envolvidas na DA, como as regiões mediais dos lobos temporais.[19] A observação de atrofia temporal-medial patológica por meio de exame de RM em pacientes com CCLa representa um preditor poderoso de risco de progressão clínica para um quadro de demência.[56] É importante notar que alguns pacientes com diagnóstico de DA, em especial aqueles cujos sintomas emergem em faixas etárias mais precoces, podem cursar com déficit mais proeminente em habilidades visuoespaciais e envolvimento preferencial de regiões cerebrais posteriores, como *precuneus* e porção posterior do giro do cíngulo. Nesses indivíduos, é comum que o exame de RM demonstre predominância de atrofia cortical posterior de maneira concomitante ou não ao achado clássico, descrito acima, de atrofia de estruturas mediais do lobo temporal. Em fases iniciais do *continuum* da DA, a investigação por RM pode ser infrutífera e não evidenciar alterações estruturais que esclareçam o diagnóstico e auxiliem no direcionamento terapêutico. Nesses casos, recomenda-se a utilização de um estudo de neuroimagem funcional, a FDG-PET. Esse é um exame que avalia e quantifica o consumo de glicose por neurônios e células da glia e consiste em uma técnica com boa sensibilidade para identificar disfunção sináptica de forma precoce. Tipicamente, na DA observa-se um padrão de hipometabolismo em regiões têmporo-parietais de modo bilateral e na porção posterior do giro do cíngulo.[57]

■ AVANÇOS RECENTES

Neuroimagem ▶ A contribuição mais inovadora ao arsenal diagnóstico da DA por meio de neuroimagem foi a introdução da PET molecular com ligantes para β-amiloide (PET-βA) e tau (PET-tau). Quanto à PET-βA, quatro ligantes já foram aprovados para uso clínico, Pittsburgh compound B (PiB), forbetapir, florbetaben e flutemetamol.[58] Todos são capazes de detectar, satisfatoriamente, formas fibrilares e insolúveis do β-amiloide, mas cada ligante tem características particulares. O PET-βA tem por função demonstrar a presença de amiloidose cerebral e, em pacientes de risco, oferece grande valor investigativo. Como amiloidose é uma condição necessária, mas não suficiente para o diagnóstico de DA, o PET-βA confere alto valor preditivo negativo (alto poder de exclusão) e moderado valor preditivo positivo. Deve-se atentar para variáveis confundidoras, como, por exemplo, idade. Indivíduos mais velhos apresentam taxas maiores de exames PET-βA indicativos de amiloidose cerebral, apesar de serem cognitivamente normais.[59] A frequência de PiB-PET com captação aumentada de amiloide varia de menos de 10%, em idosos com menos de 70 anos, até 30-40% naqueles com mais de 80 anos de idade.[60] Portanto, considera-se que o exame tem maior acurácia e valor diagnóstico em idosos mais jovens. Além dos ligantes para β-amiloide, foram desenvolvidos ligantes para tau que identificam agregados fibrilares dessa proteína com razoável acurácia. O termo taupatia se refere a condições neurodegenerativas que cursam com o acúmulo patológico de p-tau. Esta é uma fosfoproteína cuja principal função é garantir a estabilização dos microtúbulos do citoesqueleto neuronal. Apesar de a DA ser a taupatia mais prevalente na população, outras doenças cursam com alteração no metabolismo da p-tau, como paralisia supranuclear progressiva, encefalopatia traumática crônica e algumas variantes da DFT. É interessante notar que os padrões topográficos de ligação à tau se relacionam melhor, do ponto de vista neurofuncional, com a síndrome clínica observada, e têm correlação mais próxima com o padrão de hipometabolismo observado em FDG-PET do que os padrões de captação por PET-βA.[61] A PET-tau ainda não está disponível para uso assistencial, mas tem sido usada em diversos ensaios clínicos que estão testando drogas com potencial modificador de doença para DA.[62]

Biomarcadores em líquido cerebrospinal ▶ Do ponto de vista dos biomarcadores liquóricos, pacientes com patologia de DA, tipicamente, demonstram um padrão específico nas alterações das concentrações do peptídeo β-amiloide (βA_{1-42}) e da proteína tau (total e sua porção hiperfosforilada). Estamos diante da "assinatura patológica" da DA, quando encontramos no líquido cerebrospinal (LCS) concentrações reduzidas de βA_{1-42} e aumentadas da porção hiperfosforilada da p-tau.[27,63,64] O reconhecimento do padrão de alterações da "assinatura patológica" em um paciente com CCL permite inferir a presença do processo patológico da DA e, com 95% de acurácia, é possível afirmar que haverá conversão para demência em alguns anos. Não existe, até o momento, uma unificação dos valores de corte definidores de concentrações alteradas dos biomarcadores entre os diversos grupos que realizam pesquisa na área, impedindo o uso clínico rotineiro desse recurso.

Biomarcadores plasmáticos ▶ A busca por biomarcadores plasmáticos da DA vem sendo um campo de atenção nas pesquisas na área. A realização de diagnóstico por essa via traria benefícios significativos, resultando em maior acessibilidade e menores custos, com grande impacto não apenas na pesquisa clínica, mas também na saúde pública. Os biomarcadores plasmáticos com melhores resultados na estimativa do grau do processo patológico da DA são os níveis plasmáticos da proteína tau total e o neurofilamento de cadeia leve.[65,66] Mais recentemente, estudos pioneiros vêm demonstrando resultados promissores na descrição de biomarcadores plasmáticos que pesquisam os níveis de p-tau.[67,68] Essa modalidade de biomarcadores ainda não apresenta padronização para utilização clínica, mas há um crescente interesse científico na disseminação de seu uso.

A classificação AT(N) ▶ Originalmente, a DA era definida como uma entidade clínico-patológica em que o diagnóstico definitivo somente seria possível em análises anatomopatológicas *post mortem*. Contudo, nos últimos anos, o uso combinado dos resultados dos biomarcadores vem se firmando como a maneira mais acurada e fidedigna de se formular um diagnóstico biológico de DA.[69] A análise cerebral estrutural por meio de RM, do metabolismo por intermédio da FDG-PET, demonstração de carga amiloide por meio da PET-βA, alterações em marcadores liquóricos (βA_{42}, tau, p-tau) e plasmáticos (neurofilamento leve, razão $\beta A_{42}/\beta A_{40}$) são empregados de acordo com a disponibilidade nos diversos centros de referência, e em estudos sobre DA, com o objetivo de alcançar maior acurácia no diagnóstico precoce da doença. Dessa forma, com base na positividade dos biomarcadores, um conjunto de estudiosos propôs um esquema que busca direcionar a definição biológica da DA.[69,70] Esse esquema, chamado de A/T/(N), reconhece três grupos principais de biomarcadores:

- **aqueles relacionados à fisiopatologia β-amiloide (A)** – PET-βA indicando aumento da captação amiloide ou diminuição das concentrações do βA_{42} no LCS;
- **aqueles relacionados à forma patológica da p-tau (T)** – elevação da concentração da p-tau no LCS ou alteração da captação em PET-tau;
- **aqueles que indicam ocorrência de neurodegeneração (N)** – elevação dos níveis de p-tau total no LCS, hipometabolismo na FDG-PET ou sinais de atrofia cortical na RM.

Segundo a classificação A/T/(N), a presença de alteração em biomarcadores indicativos de patologia β-amiloide (A+) garantiria a inclusão do indivíduo do *continuum* da DA: A+T-(N-). Já a assinatura biológica definidora do diagnóstico de DA seria dada por meio da positividade de valores patológicos em pelo menos um biomarcador do grupo A e um do grupo T: A+T+(N+) ou A+T+(N-). A formulação A/T/(N) tem por objetivo principal padronizar a determinação diagnóstica em parâmetros mais objetivos do que apenas a apresentação clínica. Isso viabiliza a inclusão de sujeitos de pesquisa biologicamente mais homogêneos em ensaios clínicos que estão investigando a eficácia de drogas com potencial modificador de doença, por exemplo. Além disso, sabendo que, cronologicamente, os biomarcadores do grupo A se alteram anos ou até décadas antes do surgimento dos primeiros sintomas clínicos, a classificação A/T/(N) permite a identificação de indivíduos na fase pré-clínica do *continuum* da DA. Esse dado tem grande importância científica, pois auxilia na compreensão da evolução da doença e possibilita o reconhecimento dos sujeitos que poderiam se beneficiar de terapias modificadoras de doença.

■ TRATAMENTO

O tratamento da DA é compreendido por medidas não farmacológicas e farmacológicas. As medidas não farmacológicas envolvem intervenções comportamentais, com o objetivo de controle dos sintomas neuropsiquiátricos. Entre as medidas farmacológicas, temos como drogas aprovadas os inibidores da acetilcolinesterase (iAChes) ou anticolinesterásicos (rivastigmina, donepezila e galantamina) e o antagonista do receptor N-metil-D-

-aspartato (memantina).[71] Os SNPs com frequência estão presentes, inclusive antes do comprometimento funcional, com a apresentação de alterações de humor e de comportamento,[72] e são tratados com medicamentos sintomáticos. Até o momento, o tratamento da DA consiste em aliviar os sintomas e, dessa forma, retardar a progressão do declínio neurocognitivo.

■ TRATAMENTO NÃO FARMACOLÓGICO DOS SINTOMAS NEUROPSIQUIÁTRICOS

Os SNPs englobam um conjunto de comportamentos e sintomas observados nos pacientes com diagnóstico de DA ou de outras demências. Eles incluem alterações de humor, depressão, agitação, psicose, distúrbio do sono, ansiedade, apatia, disforia, alterações motoras aberrantes, alucinações e delírios.[73] A importância do tratamento dos SNPs está na observação de que estes estão associados à piora da funcionalidade e da qualidade de vida do indivíduo e de seus cuidadores. As medidas comportamentais são consideradas primeira linha para o tratamento dos SNPs. As possibilidades de intervenções não farmacológicas são inúmeras, com resultados variáveis de eficácia e baixa incidência de eventos adversos. Elas incluem intervenções funcionais individualizadas, exercício físico, aromaterapia, psicoterapia, musicoterapia, estimulação cognitiva, terapia de reminiscências, entre outras.[74-76]

■ ABORDAGEM TERAPÊUTICA DOS SINTOMAS NEUROPSIQUIÁTRICOS MAIS PREVALENTES

Depressão ▶ A prevalência de depressão em pacientes com CCL ou demência é bastante variável. Estudos revelam estimativas de 5 a 48% de indivíduos apresentando depressão em conjunto com o diagnóstico de CCL ou demência, com maior frequência desse diagnóstico em indivíduos com CCL. O diagnóstico de depressão nessa população encontra alguns desafios, como a apresentação atípica e a sobreposição frequente de sintomas.[77] A importância do diagnóstico e consequente tratamento da depressão nos indivíduos com CCL está principalmente na observação de que essa condição, mesmo subsindrômica, aumenta o risco de progressão para demência.[71] Não existem evidências suficientes que sustentem o uso de inibidores seletivos da recaptação de serotonina (ISRSs) para o tratamento de depressão associada à demência. Ensaios clínicos randomizados não revelaram resultados positivos de eficácia e limitações metodológicas colocam em dúvida os resultados positivos de alguns estudos. Entretanto, os ISRSs e os inibidores seletivos da recaptação de noradrenalina (ISRNs) são medicamentos seguros e comumente prescritos.

Apatia ▶ A apatia é um dos SNPs mais frequentes em populações com demências por todas as causas e, especialmente, por DA.[78] Está associada à piora da funcionalidade e da qualidade de vida do paciente e de seus cuidadores. Além disso, a ocorrência de apatia em pacientes com CCL aumenta o risco de evolução subsequente para demência.[79,80] O diagnóstico se baseia na observação da redução da atividade direcionada a um objetivo, seja na dimensão comportamental, cognitiva, emocional ou de interação social, quando comparado ao nível prévio de funcionamento do indivíduo nessas três esferas.[81] O tratamento eficaz da apatia se mantém um desafio. Tendo em vista que a maior parte das intervenções medicamentosas (p. ex., antidepressivos, anticolinesterásicos, estimulantes) demonstra resultados controversos, as estratégias não farmacológicas ainda são a melhor alternativa no tratamento dos sintomas. Técnicas de terapia ocupacional baseadas em abordagens comportamentais, principalmente quando elaboradas de forma individualizada, apresentam resultados efetivos. Recomenda-se que o idoso seja estimulado a se engajar, de maneira direcionada, em tarefas que costumavam lhe ser prazerosas, como atividades artísticas, cozinhar, costurar, etc.[82]

Agitação ▶ Denomina-se agitação uma miríade de sintomas, como perambulação, movimentos repetitivos, estereotipias, inquietação. O comportamento agitado pode ser compreendido como comportamento reativo que se manifesta em resposta a algum estímulo interno ou ambiental e que cause incômodo ao paciente. A agitação pode ser interpretada como uma tentativa de o paciente comunicar ao cuidador necessidades não satisfeitas, como fome, dor, solidão, tédio ou sono. Pode, também, ocorrer em resposta a estímulos ambientais que são percebidos pelo paciente, como extenuantes devido à sua capacidade já comprometida de lidar com o estresse.[83] O primeiro passo no tratamento de sintomas de agitação consiste em investigar possíveis desencadeantes, sejam eles físicos ou ambientais. É importante que sejam coletados exames clínicos para afastar a hipótese de *delirium*. Uma vez descartadas as causas clínicas, deve-se, então, questionar a família a respeito de mudanças no ambiente, horário em que a agitação se torna mais proeminente, fatores de piora e melhora, ou outros dados relevantes em busca de padrões que auxiliem o raciocínio clínico e o direcionamento terapêutico. A abordagem não farmacológica precisa ser individualizada, levando em conta interesses pessoais, ocupação prévia, limitações físicas, recursos disponíveis, nível intelectual e grau de comprometimento cognitivo e funcional. Medidas não farmacológicas devem ser instituídas como primeira escolha, a não ser que o comportamento agitado ou agressivo esteja colocando o paciente ou seus familiares em risco iminente. Nesse caso, o médico precisará, de imediato, utilizar intervenções medicamentosas, com o intuito de proteger o indivíduo e os cuidadores.

■ TRATAMENTO FARMACOLÓGICO

O tratamento farmacológico da DA tem como objetivos a melhora da cognição, com impacto na funcionalidade, e o tratamento dos SNPs. O tratamento sintomático é desafiador, pois os mecanismos envolvidos na origem dos SNPs não estão esclarecidos.[75] Os medicamentos considerados sintomáticos no tratamento da DA são os anticolinesterásicos, a memantina, os ISRSs e os neurolépticos. De forma menos frequente, são utilizados, também, hipnóticos e anticonvulsivantes. Ensaios clínicos recentes têm testado novas drogas chamadas modificadoras de doença, focadas principalmente na patologia amiloide como alvo terapêutico.

Anticolinesterásicos ▶ Os anticolinesterásicos atuam pelo aumento da disponibilidade da acetilcolina na fenda sináptica dos neurônios do hipocampo e do córtex, com o objetivo de melhorar a função cognitiva.[84] Rivastigmina, galantamina e donepezila são as drogas atualmente aprovadas e disponíveis com esse mecanismo de ação. São recomendadas como primeira linha para tratamento medicamentoso da DA leve a moderada, juntamente com intervenções não farmacológicas.[85] Os três anticolinesterásicos, rivastigmina, galantamina e donepezila, parecem apresentar segurança semelhante, incluindo redução na mortalidade no primeiro ano de uso, se comparados ao placebo, mas apresentam diferenças em sua eficácia.[86,87] O **Quadro 34.3** exibe as principais características dos três anticolinesterásicos disponíveis para uso clínico.

Memantina ▶ A memantina compreende um antagonista parcial dos receptores N-metil-D-aspartato (NMDA). Essa medicação tem um efeito protetor do

QUADRO 34.3
APRESENTAÇÃO, POSOLOGIA E EFEITOS COLATERAIS MAIS COMUNS DOS ANTICOLINESTERÁSICOS DONEPEZIL, RIVASTIGMINA E GALANTAMINA

Medicação	Dose	Efeitos colaterais
Todos os iAChes podem causar bradicardia, aumento da secretividade brônquica e diminuição do apetite.		
Donepezil	• Início de dose: 5 mg/dia (4 semanas) • Dose-alvo: 10 mg/dia	Diarreia, câimbras
Rivastigmina via oral	• Início de dose: 1,5 mg 2x/dia • Realizar aumentos progressivos de 1,5 mg 2x/dia a cada 4 semanas • Dose-alvo: 12 mg/dia (1 cp. de 6 mg 2x/dia)	Náuseas, vômitos
Rivastigmina via transdérmica	• Início de dose: 4,6 mg/24 h • Dose-alvo: 9,5 mg/24 h • Quando possível, deve-se tentar chegar a 13,3 mg/24 h	Reação dermatológica ao adesivo
Galantamina ER	• 8 mg, 1x/dia (4 semanas) • 16 mg, 1x/dia (4 semanas) • Dose-alvo: 24 mg 1x/dia	Intolerância gastrintestinal

iAChes: inibidores da acetilcolinesterase.

córtex hipocampal ao limitar o dano neuronal resultante da excitabilidade glutamatérgica no receptor NMDA. É uma droga, em geral, bem tolerada, com poucos relatos de efeitos adversos, mas que, quando presentes, podem incluir confusão mental, constipação, vômitos e diarreia, tontura e, raramente, insuficiência renal aguda e eventos cerebrovasculares. Indica-se a prescrição da memantina para o tratamento da DA moderada a grave, em combinação com um anticolinesterásico.[88] O **Quadro 34.4** exibe as principais características da memantina quanto a apresentação, recomendações de posologia e efeitos colaterais.

Antidepressivos ▶ A prescrição de antidepressivos, bem como de neurolépticos, para o tratamento dos SNPs é guiada pela experiência e evidências construídas a partir do uso dessas medicações em condições psiquiátricas primárias.[89] Entretanto, já existe um volume considerável de estudos que analisaram os riscos e a eficácia do uso desses fármacos para o tratamento dos SNPs. Uma revisão sistemática examinou ensaios clínicos que avaliaram o uso de antidepressivos no controle de sintomas de agitação e psicose em demência e apontou que citalopram e sertralina promoveram benefício significativo e superior ao placebo.[90] Os fatores que podem ajudar a direcionar a escolha do antidepressivo são o histórico do indivíduo de resposta terapêutica, efeitos colaterais que se deseja evitar (p. ex., paroxetina pode causar efeitos anticolinérgicos indesejáveis) ou escolha de sintomas-alvo (p. ex., duloxetina para controle concomitante de dor, ou mirtazapina para benefício de sono e apetite). Os principais efeitos colaterais dos ISRSs são náusea, tontura, cefaleia, insônia ou sonolência, disfunção sexual, ganho ou perda de peso. Alguns pacientes idosos podem desenvolver hiponatremia relacionada à síndrome da secreção inapropriada de hormônio antidiurético (SIADH). Trata-se de uma condição reversível, mas que deve ser monitorada por meio de dosagem de sódio sérico um mês após a introdução do antidepressivo. Além disso, doses elevadas de citalopram (acima de 20 mg) ou escitalopram (acima de 10 mg) devem ser acompanhadas com eletrocardiograma (ECG), devido ao risco de prolongamento do intervalo QT em pessoas com mais de 65 anos de idade.

Antipsicóticos ▶ Antipsicóticos são frequentemente utilizados em pacientes com demência na DA, na tentativa de controle de SNPs, como agitação, agressividade e psicose. Alguns ensaios clínicos sugerem benefício clínico significativo,[91] e outros chegaram a relatar reincidência dos sintomas indesejados quando o antipsicótico foi suspenso.[92] Ainda que utilizados em baixas doses, eles podem causar efeitos colaterais gerais, como hipotensão, arritmias, sedação profunda e alterações gastrintestinais, além de efeitos neurológicos, como distonia aguda, acatisia e parkinsonismo. Estão associados a maior risco de eventos cerebrovasculares e aumento da mortalidade em pessoas com demência.[93] Por essa razão, os estudos que examinaram os parâmetros de segurança e eficácia dos antipsicóticos, quando utilizados para controle de SNPs na demência, os colocam como opção apenas para controle de sintomas graves em que: (1) as intervenções não farmacológicas falharam; ou (2) outras estratégias medicamentosas, como antidepressivos, se mostraram ineficazes.[86,94] A atualização dos critérios de Beers, da American Geriatrics Society, para uso inapropriado de medicações em idosos, recomenda que os antipsicóticos devem ser evitados para o tratamento de SNPs ou de *delirium* em demência e devem ser reservados para quando as medidas não farmacológicas falharem ou não sejam possíveis, e/ou quando o idoso representar risco para si ou para outros.[95]

Drogas modificadoras de doença ▶ O caminho para o desenvolvimento de drogas modificadoras de

QUADRO 34.4
APRESENTAÇÃO, POSOLOGIA E EFEITOS COLATERAIS DA MEMANTINA

Medicação	Dose	Efeitos colaterais
Memantina	<ul><li>5 mg/dia (aumentos progressivos de 5 mg/dia, a cada semana)</li><li>Dose-alvo: 10 mg, 2x/dia (podem ser administrados 20 mg em tomada única)</li></ul>	Cefaleia, sonolência, tonturas, confusão mental

doença (DMD) inicia-se pela identificação de pacientes com DA em estágios pré-demenciais e pré-clínicos. O diagnóstico precoce passou a ser possível pelo avanço recente no desenvolvimento de biomarcadores para a DA capazes de identificar casos pouco sintomáticos ou assintomáticos. Em seguida, objetivando a intervenção em estágios específicos da patogênese da DA, proteínas-chave do processo neuropatológico são definidas como alvos moleculares. Dessa forma, a partir do conhecimento da patologia da DA, os alvos moleculares possíveis para o desenvolvimento de um tratamento modificador de doença seriam: o déficit colinérgico, a excitotoxicidade, a apoptose, o suporte neurotrófico, a homeostase de membrana, o estresse oxidativo, a neuroinflamação, a hiperfosforilação da proteína tau e o acúmulo do peptídeo amiloide.[46]

COMPROMETIMENTO COGNITIVO VASCULAR

O comprometimento cognitivo vascular diz respeito a um amplo espectro de distúrbios, nos quais os fatores vasculares atuam contribuindo para o declínio cognitivo ou provocando-o de fato. O agravo cerebrovascular se dá por meio da perda estrutural e funcional dos tratos de conectividade, comprometendo, portanto, o funcionamento de redes neurais. As demências vasculares constituem, atualmente, a segunda forma mais comum de demência, depois da DA, representando até 20% de todos os casos.

Tradicionalmente, a diferenciação entre o comprometimento cognitivo vascular e a DA se dava pela identificação da clássica progressão em degraus, pela história de fatores de risco cerebrovasculares e pela ocorrência de sinais focais ao exame neurológico, como sugere a Escala de Hachinski.[96,97] Hoje, compreende-se que as diferentes conformações do acometimento cerebrovascular podem ter múltiplas apresentações, inclusive podendo contribuir de forma crítica para a expressão clínica da DA e de outras doenças neurodegenerativas. De fato, estudos que avaliaram o impacto do investimento em controle de variáveis modificáveis, como fatores cardiovasculares, sedentarismo, tabagismo, depressão e hipoacusia demonstraram que o tratamento adequado dessas condições poderia levar a uma redução global de 30% na incidência de demências por todas as causas.[72]

TERMINOLOGIA

Ao longo das últimas décadas, diversas foram as nomenclaturas propostas na tentativa de capturar essa multiplicidade de mecanismos fisiopatológicos. Alguns termos incluem CCV, demência vascular subcortical, distúrbio cognitivo vascular (DCV), etc., gerando diversas diretrizes e critérios diagnósticos diferentes.[98,99]

A introdução do termo CCV[100] tem como intenção abranger qualquer tipo de declínio cognitivo relacionado a doenças vasculares, incluindo doença multi-infartos, doença isquêmica subcortical, microssangramentos, demência após AVE, assim como os quadros mistos com patologias neurodegenerativas, como DA e DCL.

ASPECTOS EPIDEMIOLÓGICOS

Entende-se que a ocorrência da patologia cerebrovascular, incluindo infartos lacunares, múltiplos infartos, doença de substância branca ou acidentes vasculares de grandes vasos, está intimamente relacionada ao desenvolvimento de declínio cognitivo. Os fatores de risco implicados incluem hipertensão, diabetes, dislipidemia, tabagismo, fibrilação atrial, história familiar e idade.

A epidemiologia das demências vasculares é difícil de se determinar devido à heterogeneidade de apresentações e à alta frequência de comorbidade com outras causas de declínio cognitivo. Além disso, como explicado anteriormente, as mudanças recorrentes nos critérios diagnósticos e nomenclaturas acabaram gerando dados epidemiológicos pouco homogêneos. O estudo populacional de Rotterdam,[101] que adotou os critérios NINDS-AIREN,[98] encontrou uma incidência de DV de 0,1 por mil pessoas/ano naqueles com idades entre 60 e 64 anos. Segundo o estudo, há aumento na incidência com a idade, chegando a 7 por mil pessoas/ano na faixa etária de 90 a 94 anos, sendo maior em homens.[102]

CRITÉRIOS DIAGNÓSTICOS

A heterogeneidade de fenótipos clínicos e mecanismos fisiopatológicos dificultam a elaboração de um conjunto único de critérios diagnósticos que sejam capazes de compreender a complexidade do CCV. A diretriz diagnóstica mais aceita atualmente consiste na iniciativa do Vascular Impairment of Cognition Classification Consensus Study (VICCCS).[103] Nos critérios VICCCS, os subtipos de CCV aparecem divididos de acordo com o nível de acometimento funcional, isto é, CCV leve – sem impacto funcional – e CCV maior – equivalente à DV. O CCV leve não tem subdivisões e compreende a ocorrência de sintomas cognitivos leves, sem magnitude suficiente para causar prejuízo em funcionalidade, e decorrentes da ocorrência de insultos cerebrovasculares. O CCV maior (DV) é classificado em pós-AVE, demência multi-infartos (cortical), demência subcortical por doença de pequenos vasos/doença isquêmica subcortical, demências mistas (CCV + qualquer doença neurodegenerativa).

APRESENTAÇÃO CLÍNICA

Entende-se que a apresentação clínica depende da região cerebral ou da rede neural acometida pelo insulto vascular. Portanto, não se pode falar em uma forma de apresentação clínica típica do CCV. Do ponto de vista neuropsicológico, observa-se que os pacientes com CCV, em especial aqueles com doença isquêmica subcortical, tendem a ter desempenho pior em testes que avaliam funções executivas e velocidade de processamento. A memória episódica costuma estar relativamente preservada quando comparada à DA.[104] Déficit atencional e sintomas psiquiátricos, provavelmente relacionados à interrupção de circuitos frontossubcorticais, também são comuns. Alterações do humor, como depressão, labilidade emocional, perda de volição e apatia, são particularmente frequentes e representam um desafio terapêutico nas DVs.

■ DEMÊNCIA APÓS ACIDENTE VASCULAR ENCEFÁLICO

O critério para demência pós-AVE enfatiza a associação de temporalidade entre o evento e a ocorrência do declínio cognitivo, sugerindo um intervalo máximo de seis meses.[103] Esse cuidado garante o estabelecimento da relação causa-efeito. A prevalência de demência pós-AVE no primeiro ano após o evento varia de 7% em estudos que avaliaram a população geral até 40% em pacientes hospitalizados por recorrência de AVE. Cerca de 10% dos pacientes já apresentam sinais de demência antes do seu primeiro AVE, 10% desenvolvem demência em decorrência do AVE e 33% evoluem com demência depois da recorrência de um AVE.[105]

■ DEMÊNCIA MULTI-INFARTOS

O termo demência multi-infartos foi originalmente descrito e proposto por Hachinski e colaboradores.[97] Representa uma condição em que o indivíduo é acometido por uma série de eventos isquêmicos acarretando, dessa forma, comprometimento cognitivo. Pode-se observar início abrupto e progressão clínica em degraus, além de sinais focais no exame neurológico. Eventos tromboembólicos costumam estar entre os mecanismos etiológicos possíveis.

Algumas desordens genéticas também estão envolvidas com o desenvolvimento de CCV. A arteriopatia cerebral autossômica dominante com infartos subcorticais e leucoencefalopatia (CADASIL) compreende uma doença monogênica de pequenos vasos causada por mutações no gene NOTCH3. Os pacientes são acometidos por múltiplos infartos em idade precoce e de forma recorrente, suscitando declínio cognitivo e, por fim, demência.[106]

■ DEMÊNCIA POR INFARTOS ESTRATÉGICOS

Denominam-se infartos estratégicos aquelas lesões isquêmicas que, apesar de, em muitos casos, apresentarem tamanho pequeno, dizem respeito ao acometimento de regiões de grande relevância funcional. Podem ser decorrentes da injúria de grandes ou pequenos vasos, porém, comprometendo regiões eloquentes, podendo causar disrupção de redes importantes. Os critérios NINDS-AIREN[98] identificam alguns desses territórios, compreendidos como imprescindíveis na integração de certas redes neurais essenciais ao funcionamento cognitivo. São eles: giro angular, tálamo, prosencéfalo basal, artéria cerebral posterior (ACP) – isto é, hipocampos – e artéria cerebral anterior (ACA). Insultos vasculares no território do giro angular podem se apresentar com a instalação de um quadro de afasia fluente, desorientação espacial e alterações de visuoconstrutividade; infartos no território da ACP podem cursar com uma síndrome amnéstica acompanhada de confusão mental; e alterações visuais e distúrbios vasculares que acometem o prosencéfalo basal podem levar a alterações de memória e distúrbios comportamentais. Outras regiões incluem áreas de grande integração axonal, como os núcleos da base, marcadamente o caudado e o putamen.

■ DOENÇA DE PEQUENOS VASOS OU DOENÇA ISQUÊMICA SUBCORTICAL

A doença isquêmica subcortical ou de pequenos vasos consiste em um subtipo de CCV muito associado a condições, como arteriopatia hipertensiva, amiloidose cerebral e eventos tromboembólicos. O padrão observado em exame de RM é de lesões hiperintensas em substância branca subcortical e regiões periventriculares nas ponderações T2 e FLAIR. A presença de hiperintensidade em substância branca em T2 é largamente reconhecida como um fator deletério devido à sua associação com risco de AVE, prejuízo de velocidade de processamento e evolução para demência,[107] risco de desenvolvimento de depressão e comprometimento motor, em especial de marcha.[108,109] Os fatores etiológicos possivelmente implicados quando se observam hiperintensidades em substância branca são variados, incluindo causas inflamatórias, vasculares ou neurodegenerativas. O padrão de localização das lesões hiperintensas costuma indicar o processo fisiopatológico subjacente. Hiperintensidades em regiões profundas se associam mais comumente a quadros hipertensivos do que a hemorragias relacionadas à angiopatia amiloide cerebral, por exemplo.[110]

A angiopatia amiloide cerebral consiste no depósito de β-amiloide nas paredes dos vasos cerebrais, levando ao seu enfraquecimento e a maior risco de hemorragias. Esse processo pode ocorrer em associação com patologia DA, mas é também muito frequente no envelhecimento habitual.[111] A presença de angiopatia amiloide cerebral se relaciona a prejuízo cognitivo, declínio de memória episódica e lentificação de processamento, mesmo na ausência de eventos hemorrágicos. Além do achado de hiperintensidade de substância branca, na RM, a angiopatia amiloide cerebral pode se apresentar como microssangramentos lobares, hemorragia intracerebral lobar, siderose cortical superficial e alargamento de espaços perivasculares nos centros semiovais.

Os microssangramentos são indicativos da fragilidade de pequenos vasos e podem ser identificados em sequências de RM suscetíveis à detecção de depósitos de hemossiderina, ou seja, T2* gradiente eco e *susceptibility weighted imaging* (SWI). Microssangramentos profundos costumam ser manifestação de doença vascular hipertensiva e se associam à presença de infartos lacunares e, a depender da região acometida, podem cursar com declínio cognitivo e sintomas motores. Em pacientes com DA, os microssangramentos se associam a maior mortalidade cardiovascular.[112]

■ DEMÊNCIA MISTA DE DOENÇA DE ALZHEIMER COM DOENÇA CEREBROVASCULAR

É muito frequente a coexistência da doença cerebrovascular, especialmente doença isquêmica subcortical, com a presença de patologia DA tanto pela alta prevalência de ambas, mas também pelo fato de compartilharem os mesmos fatores de risco. A presença de patologia vascular diminui o limiar para a expressão clínica da DA, possivelmente devido à interação entre as duas patologias. A presença de patologia neurodegenerativa aumenta o risco de demência pós-AVE e contribui para o declínio cognitivo em pacientes com CCV.[113] Além disso, o prejuízo em memória episódica, atributo central da DA, também se associa com doença isquêmica subcortical.[114]

TRATAMENTO

O tratamento do CCV baseia-se, principalmente, em medidas de prevenção da progressão da doença cerebrovascular, apesar de estudos revelarem limitação dos resultados de tais medidas. O tratamento sintomático do CCV também apresenta eficácia limitada, com necessidade de ênfase nas medidas de psicoeducação. A principal abordagem da CCV e seu pilar de tratamento é a prevenção primária de eventos cerebrovasculares. A modificação de fatores de risco vasculares e a detecção e tratamento precoce dos fatores de risco para AVEs parecem ser capazes de diminuir a incidência do CCV.[115] Em termos populacionais, o benefício do controle de fatores de risco é duplo: o controle dos diversos fatores de risco cerebrovasculares é capaz de reduzir em até 30% a incidência de demência, e, ao se adiar o início dos sintomas cognitivos em alguns anos, é esperada uma redução significativa do impacto social da demência.[116] Não há, até o momento, estudos que comprovem que o controle dos fatores de risco vasculares tenha impacto na redução da evolução para DV pós-AVE. O foco da prevenção secundária passa a ser evitar a recorrência de AVEs.[113] O diagnóstico precoce de comprometimento cognitivo no paciente pós-AVE também apresenta impacto positivo no prognóstico de acompanhamento desses pacientes em risco.[117]

■ TRATAMENTO FARMACOLÓGICO

O tratamento não farmacológico do CCV tem como objetivo a manutenção da qualidade de vida do paciente e a diminuição da sobrecarga do cuidador, e deve ser sempre combinado ao tratamento farmacológico. O tratamento sintomático da DV apresenta opções limitadas. Os iAChes e a memantina não apresentaram resultados consistentes em estudos recentes, apesar de uma publicação da American Stroke Association (ASA)[118] defender o uso da donepezila com o objetivo de melhora cognitiva de pacientes com DV (classe IIa, nível A de evidência). Esse mesmo estudo evidenciou que a galantamina pode trazer benefícios para pacientes com demência mista DV-DA (classe IIa, nível A de evidência). Depressão é uma alteração comum em pacientes com DV. Nesse caso, os ISRSs podem ser úteis. Em contrapartida, observa-se que depressões concomitantes com CCV parecem apresentar pior resposta ao tratamento com antidepressivos.

DEMÊNCIA COM CORPOS DE LEWY

Friedrich Heinrich Lewy, em 1912, descreveu a presença de inclusões eosinofílicas citoplasmáticas em neurônios do núcleo basal de Meynert, no núcleo motor dorsal do vago, entre outras estruturas cerebrais. Mas foi somente em 1980 que Kosaka designou essas lesões neuronais como corpos de Lewy.[119] Ao longo dos últimos 20 anos, grupos constituídos por especialistas têm se preocupado com a sistematização das características clínicas e evolução da DCL e de sua distinção da demência na doença de Parkinson (DP). Em 2005, um consenso internacional estabeleceu os critérios clínicos da DCL.[120] As estratégias foram revistas em 2017, em novo consenso, e elas conferem suporte para o diagnóstico atual da DCL, com a proposta de refinamento dos critérios clínicos, em especial, a identificação precoce da doença.[121]

ASPECTOS EPIDEMIOLÓGICOS

A DCL é uma condição neurodegenerativa relativamente comum. As investigações de natureza epidemiológica têm reportado taxas variáveis de prevalência da demência em função das características dos centros onde os estudos foram efetuados. Dados de metanálise reportam que, entre os casos de demência, o diagnóstico clínico de DCL apresenta prevalência em torno de 7,5%.[122] De forma semelhante, uma investigação que avaliou centros clínicos do Reino Unido revelou prevalência de 4,6% de DCL dentre todos os casos de demência.[123] Duas investigações de natureza neuropatológica, por sua vez, demonstraram que 15 a 20% de todas as demências apresentam achados compatíveis com DCL.[124,125]

FISIOPATOLOGIA

Os corpos de Lewy são constituídos por agregados patológicos da α-sinucleína, ubiquitina e estruturas neurofilamentares; a α-sinucleína, em sua atividade normal, tem papel contribuinte para a plasticidade neuronal na fenda sináptica.[120] Na DCL, os corpos de Lewy intracitoplasmáticos encontram-se, com maior frequência, no neocórtex, sistema límbico, tronco cerebral e núcleos subcorticais, diferentemente da ocorrência na DP, na qual essas inclusões têm predileção pelos núcleos pigmentados do tronco cerebral e substância negra.[120] As manifestações clínicas guardam relação com a localização dessas lesões. A seguir, são discutidas as características clínicas nucleares da DCL e os elementos de suporte para o diagnóstico.

CRITÉRIOS DIAGNÓSTICOS - DIRETRIZES E RECOMENDAÇÕES DO 4° CONSÓRCIO INTERNACIONAL DE DEMÊNCIA COM CORPOS DE LEWY[121]

■ CRITÉRIO OBRIGATÓRIO: PRESENÇA DE COMPROMETIMENTO COGNITIVO

O declínio cognitivo progressivo, suficiente para interferir nas AIVDs, consiste em uma condição essencial para o diagnóstico de DCL. Os principais domínios cognitivos envolvidos são atenção, funções executivas, velocidade de processamento, visuoespacialidade e visuoconstrutividade. Diferentemente do que se observa na DA, a memória episódica costuma estar preservada nas fases iniciais do quadro clínico.[126] A deterioração cognitiva é progressiva e persistente, e causa impacto desfavorável no desempenho das AVDs. Inicialmente, o paciente demonstra declínio na execução das funções instrumentais complexas, como lidar com finanças, administrar o uso dos medicamentos, planejar uma viagem, preparar uma refeição para mais pessoas do que o usual, lidar com equipamentos e manejo das demandas cotidianas. Com o avançar da doença, ele necessita de suporte para as

ABVDs, como autocuidados, banho, higiene e alimentação.

■ CRITÉRIOS CENTRAIS OU NUCLEARES

FLUTUAÇÃO DA ATENÇÃO E DO NÍVEL DE CONSCIÊNCIA

No paciente com DCL, ocorre flutuação espontânea da atenção e do estado de vigilância, bem como alterações do padrão de resposta aos estímulos do ambiente, até certo ponto, lembrando um *delirium*. Ele pode apresentar dificuldade de manter a atenção durante uma conversação, sonolência diurna, letargia, comportamento desorganizado, andar errático ou fala desconexa. Como as flutuações não são raras em fases avançadas de quadros demenciais, identificar sua presença é mais útil na formulação do diagnóstico quando feita nas fases iniciais do curso clínico.

ALUCINAÇÕES VISUAIS

As alucinações visuais costumam ser recorrentes e apresentam natureza complexa quanto ao conteúdo. Podem ser bem estruturadas, tridimensionais, vívidas e detalhadas, envolvendo pessoas ou animais. Mas também se observam descrições mais vagas, como fenômenos de passagem, sensação de presença ou ilusões visuais.[127] Mais de 80% dos pacientes revelam essas vivências.[121] Costumam apresentar diferentes graus de *insight* em relação à sua ocorrência, além de resposta emocional variável. É comum o paciente conseguir descrever essas ocorrências. Há estudos que reportam associação entre frequência das alucinações visuais e flutuação do nível de alerta, embora este não seja universal.[128] A redução da atividade colinérgica, substancialmente acentuada na DCL, contribui para o surgimento das alucinações visuais.[129]

PARKINSONISMO

O parkinsonismo espontâneo acomete mais de 85% dos pacientes.[130] São sinais frequentes rigidez, geralmente axial, podendo cursar com instabilidade postural (relatos de quedas); bradicinesia, com lentificação dos movimentos e diminuição de sua amplitude e velocidade; e tremor de repouso. É importante estar atento na avaliação clínica para interpretar corretamente os sinais motores e não os confundir com comorbidades possíveis, como artrite reumatoide, dores articulares, sequelas motoras oriundas de AVE e iatrogenia por medicamentos com ação antidopaminérgica.

TRANSTORNO COMPORTAMENTAL DO SONO REM

O transtorno comportamental do sono REM (TCREM) é uma parassonia recorrente que se caracteriza por sonhos vívidos e atuação dos sonhos com movimentos motores complexos e erráticos, eventualmente violentos, decorrentes da perda da atonia muscular esperada durante essa fase do sono, além de verbalizações aberrantes. O paciente frequentemente não se recorda do ocorrido, que costuma ser relatado por um familiar ou acompanhante. O TCREM acomete 85% dos pacientes, e o quadro tem sido associado à sinucleinopatia subjacente.[130] Por essa razão, ele foi incorporado à lista dos sintomas nucleares para o diagnóstico de DCL. Pacientes com demência e TCREM apresentam confirmação de DCL em autópsia em 76% dos casos, contra apenas 4% de demências por outras causas.[130] Ademais, o TCREM pode preceder em anos a manifestação da DCL.[121]

■ SINTOMAS QUE DÃO SUPORTE AO DIAGNÓSTICO

Várias características, frequentemente presentes, inclusive em fases precoces do quadro da DCL, servem de suporte para o diagnóstico, embora não tenham a mesma especificidade dos critérios nucleares da doença.

HIPERSENSIBILIDADE A NEUROLÉPTICOS

Entre 30 e 50% dos pacientes que fazem uso de neurolépticos desenvolve-se piora dos sintomas parkinsonianos.[131] Agravamento dos sinais e sintomas extrapiramidais, disfunções autonômicas e acentuação do declínio cognitivo, além do risco aumentado de síndrome neuroléptica maligna, podem ocorrer com o uso de antipsicóticos, principalmente os de primeira geração. A hipersensibilidade a neurolépticos passou a ser um critério de suporte para o diagnóstico. Em decorrência dessa constatação, nos últimos anos, observou-se uma redução das prescrições dos antipsicóticos com maior afinidade para bloqueio dos receptores dopaminérgicos D2.[132]

SINTOMAS FÍSICOS

Sinais de disautonomia são frequentes, por exemplo, constipação intestinal, incontinência ou retenção urinária e hipotensão ortostática. Hiposmia e hipersonia ou sonolência diurna excessiva, classicamente descritas nas síndromes parkinsonianas, também foram incorporadas recentemente como critérios de suporte na DCL.[133] Tais características podem ocorrer de maneira combinada, causando sofrimento relevante ao paciente. Eventualmente, a ocorrência de flutuação transitória do nível de consciência pode dificultar a diferenciação com um episódio de síncope.

SINTOMAS NEUROPSIQUIÁTRICOS

Depressão é um sintoma frequente, ocorrendo em cerca de um terço dos pacientes com DCL, e é comumente acompanhada por ansiedade.[134] Além das alucinações visuais, consideradas sintomas nucleares, outras modalidades de alucinações, como auditivas e táteis, podem estar presentes. Em alguns casos, elas podem ser vivenciadas como neutras ou agradáveis, e com pouca implicação no funcionamento do indivíduo.[135] Distúrbios do conteúdo do pensamento, caracterizados por delírios, com diferentes graus de estruturação, também são incluídos nos critérios de suporte para o diagnóstico e alcançam uma prevalência de até 75%.[120]

■ BIOMARCADORES

BIOMARCADORES INDICATIVOS DE DEMÊNCIA COM CORPOS DE LEWY

Pode-se realizar diagnóstico de DCL quando um dos seguintes biomarcadores está presente, associado a um dos sintomas nucleares da doença:

- **Redução de captação do transportador de dopamina (DAT) nos núcleos da base, demonstrado por neuroimagem PET ou SPECT** – a utilidade dessa modalidade de exame em distinguir DCL de DA é bem estabelecida, com sensibilidade de 78% e especificidade de 90%.[136] Quando, em um paciente com demência, o parkinsonismo é a única característica central presente, a redução na captação em DATSCAN assegura diagnóstico de DCL provável, desde que outras doenças do espectro do Parkinson possam ser excluídas, isto é, paralisia supranuclear progressiva, degeneração corticobasal e atrofia de múltiplos sistemas. É importante enfatizar, contudo, que a presença de resultado normal não exclui o diagnóstico de DCL.
- **Redução de captação em cintilografia miocárdica com 123-meta-iodo-benzil-guanidina (123-MIBG)** – o exame de cintilografia miocárdica com 123-MIBG quantifica a neurotransmissão adrenérgica cardíaca, que se encontra reduzida na DCL.[137] Esse traçador permite quantificar e determinar a integridade da inervação cardíaca simpática pós-ganglionar.
- **Confirmação de TCREM por meio de polissonografia** – como o TCREM é fortemente relacionado com a DCL, sua comprovação, por meio do exame de polissonografia, apoia consideravelmente o diagnóstico de DCL, mesmo que outros sinais centrais estejam ausentes.[138]

BIOMARCADORES DE SUPORTE PARA O DIAGNÓSTICO DA DEMÊNCIA COM CORPOS DE LEWY

São biomarcadores consistentes com as manifestações clínicas da DCL, mas que não têm especificidade diagnóstica.

- **Preservação das estruturas em lobo temporal medial na RM de encéfalo** – a identificação das estruturas mesiais temporais preservadas na RM do encéfalo e na TC do crânio auxilia na diferenciação entre DA e DCL. Como o comprometimento hipocampal é uma das assinaturas da DA, a preservação dessas estruturas dá suporte ao diagnóstico de DCL.[139] O comprometimento de estruturas mesiais temporais em pacientes com DCL pode indicar comorbidade e, consequentemente, um curso clínico mais agressivo.[140] O exame de RM, eventualmente, pode mostrar atrofia discreta em regiões parieto-occipitais. Além disso, estudos com imagem por tensor de difusão (DTI) têm demonstrado redução da anisotropia fracional (FA) em regiões parieto-occipitais.[141]
- **SPECT/FDG-PET cerebral demonstrando redução de perfusão/metabolismo em região occipital** – análises de perfusão cerebral (SPECT) e de metabolismo de glicose (FDG-PET) têm evidenciado alterações em estruturas occipitais.[142] Tem sido descrita uma relativa preservação do funcionamento do cíngulo posterior, denominado "ilha do cíngulo", confirmada por exames de neuroimagem, em pacientes com DCL.[143]

- **Eletroencefalograma demonstrando ondas lentas nas derivações posteriores** – o eletroencefalograma retrata atividade lentificada nas derivações posteriores e de ondas lentas transitórias em regiões temporais.[144] O exame contribui para reforçar a hipótese de DCL.

TRATAMENTO

Intervenções não farmacológicas devem ser as primeiras a serem aplicadas no manejo dos SNPs. Se essa recomendação vale para a maior parte dos casos de demência, na DCL, ela é particularmente relevante, já que esses pacientes estão especialmente suscetíveis a efeitos adversos de fármacos, como antipsicóticos, que podem causar piora cognitiva e do parkinsonismo. Cabe destacar que condutas multidisciplinares, envolvendo fisioterapia, fonoaudiologia, terapia ocupacional, estimulação cognitiva, terapia cognitivo-comportamental e suporte de enfermagem são estratégias imprescindíveis, tanto para a estabilização cognitiva, pelo menos por um período, como para o manejo dos distúrbios de comportamento.

Além do declínio cognitivo, sintomas psicóticos, depressão, ansiedade e apatia constituem outras condições que devem ser alvo da intervenção psicofarmacológica. Por haver, na DCL, acentuado déficit colinérgico, os pacientes tendem a apresentar boa resposta aos anticolinesterásicos. Estes são indicados buscando melhora da cognição, das flutuações e também no manejo dos SNPs.[129] Stinton e colaboradores,[145] em uma revisão sistemática, encontraram evidências de que o donepezil reduz delírios, alucinações e flutuação cognitiva em pacientes com DCL. Em pacientes com alucinações, delírios e agitação psicomotora intensa, pode-se fazer necessário o uso de medicamentos antipsicóticos em dose baixa e pelo período de tempo mais curto possível. Nesses casos, quetiapina e clozapina são as melhores opções.[146,147] O **Quadro 34.5** resume as informações sobre o tratamento farmacológico da DCL.

Nos pacientes com DCL, os distúrbios do sono são frequentes e podem mostrar gravidade considerável. De maneira semelhante ao que ocorre em outras situações em que há problemas com o sono, o manejo deve começar com orientação de medidas de higiene do sono. Além disso, em especial quando há TCREM, estratégias que

QUADRO 34.5
TRATAMENTO FARMACOLÓGICO DOS SINTOMAS COGNITIVOS E COMPORTAMENTAIS NA DEMÊNCIA COM CORPOS DE LEWY

Manifestação clínica	Medicamento	Comentários
Declínio cognitivo		
Demência	Anticolinesterásicos: • Rivastigmina • Donepezila • Galantamina	Monitorar bradicinesia, hipersecretividade brônquica, efeitos gastrintestinais, anorexia e emagrecimento não intencional.
Sintomas neuropsiquiátricos		
Sintomas psicóticos (alucinações e delírios)	Anticolinesterásicos: • Rivastigmina • Donepezila • Galantamina Antipsicóticos: • Quetiapina • Clozapina	Monitorar bradicinesia, hipersecretividade brônquica, efeitos gastrintestinais, anorexia e emagrecimento não intencional Quetiapina e clozapina: monitorar sedação, sonolência, hipotensão arterial Clozapina: monitorar discrasia sanguínea

QUADRO 34.5
TRATAMENTO FARMACOLÓGICO DOS SINTOMAS COGNITIVOS E COMPORTAMENTAIS NA DEMÊNCIA COM CORPOS DE LEWY

Manifestação clínica	Medicamento	Comentários
Depressão	Antidepressivos: - Bupropiona - Venlafaxina - ISRSs (sertralina, citalopram, escitalopram, fluoxetina)	Venlafaxina: monitorar agitação, HAS ISRSs: monitorar tremores, hiponatremia
Ansiedade/pânico	Antidepressivos com ação ansiolítica: - Trazodona - Venlafaxina - ISRSs	Trazodona: monitorar sedação, sonolência, hipotensão arterial Venlafaxina: monitorar agitação, HAS ISRSs: monitorar tremores, hiponatremia
Apatia	Anticolinesterásicos: - Rivastigmina - Donepezila - Galantamina Modafinila	Anticolinesterásicos: monitorar bradicinesia, secreção pulmonar, efeitos gastrintestinais, anorexia e emagrecimento Modafinila: monitorar agitação

ISRSs: inibidores seletivos da recaptação de serotonina; HAS: hipertensão arterial sistêmica.

garantam a segurança do paciente se fazem necessárias, como colocar o colchão no chão, remover objetos potencialmente perigosos do quarto (cortantes, vidro) e, por fim, orientar que o parceiro durma em uma cama separada.[146] Quando as intervenções ambientais falham, ainda antes de instituir a farmacoterapia, o clínico deve identificar e, quando possível, suspender o uso de fármacos que possam precipitar ou agravar o TCREM, como ISRSs, IRSNs e antidepressivos tricíclicos (ADTs).[148] Amparado principalmente por uma extensa experiência clínica disponível na literatura, o uso de clonazepam[149] ou melatonina[150] parecem ser as melhores opções no manejo do TCREM nesses pacientes. Os sintomas disautonômicos mais frequentes na DCL incluem hipotensão ortostática, incontinência urinária e obstipação intestinal. Medidas iniciais no caso das disautonomias incluem: a) *hipotensão ortostática*: aumento da hidratação e do sal na dieta (caso não seja contraindicado), uso de meias compressivas e realização de manobras de transferência (levantar-se) de forma mais lenta; b) *obstipação intestinal*: redução ou suspensão (se possível) de medicações com efeito anticolinérgico, aumento da hidratação, ajuste da dieta e aumento da atividade física.

DEGENERAÇÃO LOBAR FRONTOTEMPORAL - VARIANTE COMPORTAMENTAL

Em 1892, Arnold Pick caracterizou o primeiro caso de DLFT, com afasia, atrofia lobar e demência pré-senil. Em 1907, Alois Alzheimer observou a associação característica entre os corpúsculos de Pick e a clínica observada e nomeou a condição como doença de Pick. Apesar de muitos anos de estudo sobre a DLFT, muitos anos depois de sua primeira identificação, em 1982, Marek M. Mesulam descreveu um subtipo de DLFT com comprometimento de linguagem, definida, posteriormente, como afasia progressiva primária.[151]

Ao se falar sobre a DLFT, cabe ressaltar que esse termo engloba diferentes entidades patológicas que comprometem seletivamente os córtex frontal e temporal. As manifestações clínicas incluem déficits progressivos nas funções executivas, linguagem e comportamento.[152] São vários os subtipos clínicos: variante semântica da afasia progressiva primária, variante agramática ou não fluente da afasia progressiva primária, DFLT associada à doença do neurônio motor superior (síndrome corticobasal e paralisia supranuclear progressiva) e, por fim, a variante comportamental (DFT-VC). A DFT-VC, foco desta seção, é uma das mais desafiadoras formas de demência e exige tratamento de forma mais precoce. Os sintomas característicos são comportamento estereotipado e repetitivo, hiperreatividade (com baixa tolerância à frustração, irritabilidade e agressividade), comportamento hipersexualizado e impulsividade. Sintomas do espectro emocional não são raros, com apatia, depressão e oscilações frequentes do humor. Por fim, os pacientes podem apresentar também sintomas psicóticos, agravando ainda mais o comportamento e dificultando o manejo.[152] De modo geral, costuma-se utilizar o termo DFT para falar da DFT-VC, e o termo DLFT para se referir ao diagnóstico histopatológico,[153] que é o que faremos nesta seção.

ASPECTOS EPIDEMIOLÓGICOS

Dependendo da região estudada, pode ser a primeira ou a segunda causa mais comum de demência pré-senil ou precoce (antes dos 65 anos), compreendendo entre 5 e 10% dos casos de demência. Como essa é uma de suas principais características, cerca de 50% dos pacientes recebem diagnóstico inicial de uma doença psiquiátrica, como esquizofrenia ou TOC, atrasando a definição diagnóstica e, consequentemente, aumentando os riscos para o paciente e seus familiares. Ocorre tipicamente entre a sexta e a sétima décadas de vida (em média, aos 58 anos), mas existem relatos de casos ocorrendo tão cedo quanto na segunda década e tão tardios quanto a décima década. A variante comportamental é a apresentação clínica mais comum, compreendendo cerca de 50% dos casos.[153]

GENÉTICA E NEUROPATOLOGIA

Diversas mutações genéticas associadas foram identificadas no cromossomo 9 (vinculada à presença de mais sintomas psicóticos), mutações em microtúbulos associados à agregação da p-tau e mutações no gene da granulina, entre outras. A história familiar está presente em até 40% dos casos, muito maior que a porcentagem em doenças neurológicas, por exemplo. A DLFT tem uma herança direta em 10% dos casos. Três tipos de proteinopatias foram identificadas associadas à DLFT: DLFT-TDP – associada à proteína TDP43 (*transactive response DNA-bindin protein 43kD*) – DLFT-Tau – associada à p-tau hiperfosforilada com degeneração de microtúbulos e inclusões de sequências anormais de aminoácidos –, e DLFT-Fus (*fused in sarcoma protein*), mais rara e com a presença de mais sintomas psicóticos.[153]

APRESENTAÇÃO CLÍNICA

A apresentação clínica típica da DFT-VC é caracterizada por um início insidioso e com progressão gradual de alterações de comportamento. Destaca-se a presença de um longo período de sintomas associados a alterações de comportamento, frequentemente sem comprometimento cognitivo associado. As alterações de comportamento podem ser divididas em quatro grandes grupos: apatia precoce (presente em 85% dos casos); desinibição precoce (presente em 76% dos casos) e impulsividade; sintomas repetitivos ou obsessivo-compulsivos (presentes em 71% dos casos); comprometimento cognitivo, tipicamente com prejuízo da atenção e da função executiva (mais precocemente) e da memória e da visuoespacialidade (mais tardiamente).[152,153]

A presença de lesões frontais no cérebro apresentará sintomas bastante variados, de acordo com a região acometida. O que não é diferente na DFT. Os correlatos neuroanatômicos têm grande importância na apresentação clínica. As ditas funções frontais incluem raciocínio abstrato, planejamento de ações complexas, julgamento, produção da linguagem dentro de categorias, *insight*, autocontrole, flexibilidade mental, tenacidade e perseverança, curiosidade e iniciativa, comportamentos apropriados para o contexto, inibição de comportamentos inapropriados, atenção seletiva, etc. Uma miríade de sintomas e alterações de comportamento estão presentes, portanto, nos pacientes com DFT. O **Quadro 34.6** resume os circuitos que compõem o lobo frontal, suas funções e os prejuízos observados em lesões frontais.

Os sintomas frequentemente observados em pacientes com DFT são, portanto, desinibição, com evidentes inadequação e puerilidade, impulsividade, perda de empatia e afeto achatado, apatia, hiperoralidade e alterações drásticas da dieta, comportamentos persevera-

QUADRO 34.6
CIRCUITOS FRONTAIS, FUNÇÕES ASSOCIADAS E PREJUÍZOS OBSERVADOS NAS LESÕES FRONTAIS E NA DEMÊNCIA FRONTOTEMPORAL

Circuito acometido	Funções do circuito	Prejuízos observados
Dorsolateral	Funções cognitivas e executivas (atenção e funcionamento executivo, memória de trabalho, planejamento, monitoração, flexibilidade mental, categorização).	<ul><li>Capacidade para organizar respostas comportamentais na resolução de problemas complexos.</li><li>Ativação de memórias remotas, bem como de aprendizagens recentes.</li><li>Independência de contingências ambientais.</li><li>Flexibilidade cognitiva (aumento de perseveração).</li><li>Geração de programas motores;</li><li>Utilização de capacidades verbais para conduzir um comportamento.</li></ul>
Orbitofrontal lateral	Aspectos relacionados à personalidade e comportamento emocional com a inibição de impulsos ou condutas instintivas (conexões com o sistema límbico). Atenção sensorial por meio do controle inibitório de estímulos que possam interferir no desempenho de determinada ação.	<ul><li>Alteração de personalidade com irritabilidade, insensibilidade, euforia desadequada, impulsividade.</li><li>Dependência ambiental com comportamentos de utilização e imitação.</li><li>Alterações do humor (labilidade e mania).</li></ul>
Medial e cingulado anterior	Vinculado principalmente à motivação (parte do sistema límbico), mas também a aspectos emocionais, cognitivos e mnêmicos.	<ul><li>Motivação: mutismo acinético, apatia marcada, vazio psíquico, discurso espontâneo pobre, indiferença à dor.</li><li>Inibição de respostas.</li></ul>

tivos, repetitivos ou compulsivos, inquietação, sintomas psicóticos (pouco frequentes – 10 a 32%) e prejuízo do autocuidado.

DIAGNÓSTICO

O diagnóstico da DFT demanda uma abordagem clínica e neuropsicológica associada a estudos de neuroimagem estrutural e funcional. Estudos genéticos podem estar indicados em alguns casos, mas, de modo geral, são úteis para todas as demências de início precoce. Tipicamente, há prejuízo da crítica e uma evolução progressiva de alterações de comportamento. A entrevista de familiares ou a coleta de uma história com informantes confiáveis é muito importante para a confirmação das mudanças comportamentais observadas. O atraso no diagnóstico é frequente. Muitos transtornos psiquiátricos primários são muitas vezes diagnosticados. Atribui-se o atraso à faixa etária típica de início da DFT, antes dos 65 anos, e à apresentação inicial de alterações de comportamento e não de alterações cognitivas significativas.

Os critérios diagnósticos de referência atualmente são aqueles estabelecidos pelo International Behavioral Variant FTD Consortium (FTDC),[154] que definiu seis sintomas centrais, sendo que a presença de pelo menos três é suficiente para o diagnóstico de DFT-VC possível. A DFT-VC provável será considerada se houver declínio funcional significativo e achados de neuroimagem consistentes com DFT ou achados genéticos conhecidos.

■ AVALIAÇÃO NEUROPSICOLÓGICA

As alterações cognitivas observadas na DFT podem ser investigadas desde a triagem cognitiva realizada em consultório, com a aplicação de testes mais tradicionais, como o Miniexame do estado mental e o MoCA. Entretanto, existem outros instrumentos úteis para a triagem cognitiva realizada em consultório, que são mais específicos para as alterações características apresentadas por pacientes com DFT, como a Bateria de avaliação frontal (BAF) e a INECO Frontal Screening. A avaliação neuropsicológica poderá complementar a triagem cognitiva, sendo considerada o padrão-ouro para o diagnóstico das alterações cognitivas presentes em qualquer demência. As alterações tipicamente observadas na avaliação neuropsicológica são um déficit em função executiva e atenção, poupando relativamente memória e visuoespacialidade. Alterações na memória de trabalho e a presença de intrusões são frequentemente observadas.

■ NEUROIMAGEM

A neuroimagem estrutural e a neuroimagem funcional têm papel relevante no auxílio diagnóstico. A TC de crânio com frequência revelará um padrão de atrofia, preferencialmente em lobo frontal, e a RM de crânio revela, tipicamente, atrofia que engloba a região orbitofrontal, o cingulado anterior, o córtex insular anterior e o córtex temporal anterior, em especial no hemisfério direito, com menor frequência, também incluindo atrofia em tálamo, corpo estriado e hipotálamo.

A SPECT apresenta tipicamente padrão de hipoperfusão frontal ou anterior temporal com preservação do sinal parietal. Comumente, esse exame distingue DFT de DA com até 80% de sensibilidade e especificidade. A FDG-PET revelará hipometabolismo em região frontal, marca registrada da DFT, sendo que a realização desse exame aumenta a especificidade do diagnóstico em até 16%.[153]

TRATAMENTO

Não existem tratamentos modificadores de doença aprovados para a DFT, e as evidências de eficácia de tratamentos disponíveis são limitadas. O tratamento farmacológico da DFT tem como principal objetivo o controle de sintomas comportamentais, principal causa de sofrimento para os pacientes e de sobrecarga para os seus cuidadores. Os alvos terapêuticos para o manejo dos sintomas comportamentais, cognitivos e motores dos pacientes são os sistemas de neurotransmissores que estão conhecidamente comprometidos.[155] Dessa forma, o tratamento inclui ISRSs, antipsicóticos (principalmente atípicos), iAChes e antagonistas de receptores NMDA de glutamato.[156]

■ INIBIDORES SELETIVOS DA RECAPTAÇÃO DE SEROTONINA (ANTIDEPRESSIVOS)

As evidências mais consistentes de déficits em sistemas de neurotransmissores na DFT apontam para o sistema serotonérgico. O córtex frontal é rico em projeções serotonérgicas dos núcleos da rafe, e as características clínicas de disfunção serotonérgica, incluindo depressão, agitação e impulsividade, são manifestações comportamentais comumente observadas na DFT.[156] Esta é, frequentemente, a abordagem terapêutica inicial em pacientes com alterações comportamentais relacionadas à DFT. Outros sintomas tratados também são o comportamento impulsivo e compulsivo, a agressividade e a agitação, e o comportamento alimentar aberrante.[157]

A trazodona (um antidepressivo com características serotonérgicas atípicas) é uma das drogas avaliadas em estudos recentes com bons resultados de eficácia, com reflexos nos sintomas comportamentais, especialmente irritabilidade, agitação, depressão e comportamento alimentar aberrante, apesar de não colaborar com melhora em aspectos cognitivos.[157] A paroxetina também tem sido estudada no manejo dos sintomas comportamentais. Estudos não controlados indicam que a paroxetina pode ser benéfica e bem tolerada, com melhora dos sintomas comportamentais.[158,159] Entretanto, o seu maior potencial de efeito anticolinérgico, principalmente em doses altas, compromete o uso disseminado dessa medicação.[160] A fluoxetina (20 mg) e a sertralina (50-125 mg) mostraram melhora de desinibição, depressão e comportamento alimentar aberrante.[158] A fluvoxamina (50 mg) mostrou melhora de estereotipias comportamentais (motora e alimentar) e foi relativamente bem tolerada.[161] Por fim, o citalopram (10-40 mg) trouxe melhora considerável de irritabilidade, depressão e desinibição em um estudo recente, sem melhora cognitiva ou relacionada à capacidade de desempenhar AVDs.[162]

ANTIDOPAMINÉRGICOS (ANTIPSICÓTICOS)

As áreas cerebrais acometidas pela DFT também são ricas em projeções dopaminérgicas, com consequente acometimento desse sistema de neurotransmissores. Esses medicamentos têm como objetivo atenuar algumas das manifestações comportamentais das demências, como agitação psicomotora, psicose, labilidade emocional e comportamento socialmente inapropriado.[156] Apesar do déficit dopaminérgico, os antipsicóticos, principalmente de nova geração, têm mecanismos de ação com menor afinidade por receptores D2 de dopamina, o que pode resultar em um melhor perfil de ação e tolerabilidade no tratamento da DFT.[155,163] Entretanto, o perfil de efeitos adversos dessa classe de fármacos, com alto risco de desenvolvimento de sintomas extrapiramidais, incluindo-se acatisia e parkinsonismo, depressão, incontinência urinária, quedas e sedação,[159] além de um aumento considerável na mortalidade,[93] exige cautela na sua prescrição, especialmente na população geriátrica. Em estudo recente, a olanzapina (2,5-10 mg) resultou em redução marcante dos delírios e outros sintomas neuropsiquiátricos, além de redução nas taxas de sobrecarga do cuidador.[159] Risperidona e aripiprazol também têm sido utilizados no manejo dos SNPs da DFT, incluindo comportamento sexual aberrante.[164,165] Como os pacientes com DFT apresentam maior risco de efeitos extrapiramidais,[166] esses medicamentos, assim como os antipsicóticos típicos, devem ser evitados, pelos relatos de maior ocorrência de parkinsonismo e acatisia. Drogas como a quetiapina, que poupam receptores D2, são preferíveis para o manejo sintomático. No entanto, as evidências do seu uso na DFT ainda são escassas.

INIBIDORES DA ACETILCOLINESTERASE

As vias colinérgicas estão menos comprometidas na DFT quando comparados à DA.[155] Apesar disso, estudos envolvendo os principais iAChes foram conduzidos em pacientes com DFT. Entretanto, diferentemente dos casos de DA, os iAches não são benéficos no tratamento da DFT. Os bons resultados de alguns estudos se mostraram pouco consistentes, e essas medicações podem até mesmo agravar os distúrbios comportamentais e acelerar o declínio cognitivo.[155,167]

MODULADORES DE RECEPTOR NMDA (GLUTAMATO)

As evidências atuais não apoiam o uso sistemático de memantina em pacientes com DFT. O uso dessa substância foi investigado no manejo comportamental de pacientes com DFT em diversos estudos. Acredita-se que a toxicidade relacionada ao glutamato também desempenha um papel na fisiopatologia da DFT-VC.[155] Apesar de bem tolerada, a memantina aparentemente não traz nenhum benefício extra. Em alguns estudos, além de não ter sido observada melhora clínica, alguns pacientes tiveram piora cognitiva.[168,169]

OUTRAS ABORDAGENS FARMACOLÓGICAS

Psicoestimulantes têm a capacidade de elevar a concentração de catecolaminas e melhorar, assim, a função cognitiva. Também são capazes de atenuar a disfunção orbitofrontal e frontoestriatal. O metilfenidato pode minimizar disfunções relacionadas a comportamentos de risco em pacientes com DFT, mas apesar de bons resultados isolados, seu uso exige cautela.[170]

INTERVENÇÕES NÃO FARMACOLÓGICAS

As intervenções não farmacológicas têm como foco o bem-estar do paciente e são capazes de proporcionar uma diminuição da sobrecarga do cuidador.[171] Devem ser preferíveis às medicações e, quando estas são necessárias, devem ser sempre combinadas com intervenções comportamentais. Medidas que diminuam o risco de acidentes domiciliares são fundamentais, como reorganização do espaço e vigilância para execução de AVDs. Como o diagnóstico frequentemente é realizado em pacientes em idade precoce, e por isso, muitas vezes nem é realizado até que os sintomas piorem consideravelmente, cuidados com AIVDs, como dirigir e cuidar das próprias finanças, merecem especial atenção. Recomenda-se a prática de exercícios e atividade física na proporção da capacidade do paciente, sendo a fisioterapia com objetivos específicos de acordo com as alterações motoras e de comportamento presentes uma alternativa. Alguns estudos demonstram que a atividade física está associada à melhora do humor e da cognição nesses pacientes.[172-174] Outros sintomas, como a hiperoralidade, merecem atenção especial pelos riscos clínico-metabólicos envolvidos no ganho de peso.

CONSIDERAÇÕES FINAIS

O crescimento da população idosa mundial, sobretudo nos países em desenvolvimento, é fato de relevante importância para a comunidade científica. A pesquisa e o investimento, buscando elucidar os mecanismos relacionados à fisiopatologia das demências e que poderiam auxiliar no diagnóstico e no desenvolvimento de terapias modificadoras de doença, estão rapidamente progredindo. Espera-se que, nos próximos anos, a PET molecular esteja validada e disponível para uso clínico no Brasil, com significativo impacto no diagnóstico diferencial das causas degenerativas de demência.

Há também grande expectativa quanto ao desenvolvimento de novas estratégias, idealmente pouco invasivas e de baixo custo, para complementação e confirmação diagnóstica, como os biomarcadores plasmáticos. Tratamentos efetivos para as diversas causas de demência são necessários com grande urgência. Drogas direcionadas a mecanismos fisiopatológicos, que impeçam a progressão da neurodegeneração e que garantam melhor sobrevida têm sido alvo dos principais investimentos em pesquisa. Ao longo da próxima década, possivelmente observaremos avanços no tratamento das demências para um novo patamar.

REFERÊNCIAS

1. American Psychiatric Association. Diagnostic and statistical manual of mental disorders: DSM-5. 5th ed. Washington: APA; 2013

2. Folstein MF, Folstein SE, McHugh PR. Mini-mental state. J Psychiatr Res. 1975;12(3):189-98.

3. Diniz BSO, Yassuda MS, Nunes PV, Radanovic M, Forlenza OV. Mini-mental state examination performance in mild cognitive impairment subtypes. Int Psychogeriatrics. 2007;19(4):647-56.

4. Nasreddine ZS, Phillips NA, Bédirian V, Charbonneau S, Whitehead V, Collin I, et al. The Montreal cognitive assessment, MoCA: a brief screening tool for mild cognitive impairment. J Am Geriatr Soc. 2005;53(4):695-9.

5. Memória CM, Yassuda MS, Nakano EY, Forlenza O V. Brief screening for mild cognitive impairment: validation of the Brazilian version of the Montreal cognitive assessment. Int J Geriatr Psychiatry. 2013;28(1):34-40.

6. Roth M, Tym E, Mountjoy CQ, Huppert FA, Hendrie H, Verma S, et al. CAMDEX: a standardised instrument for the diagnosis of mental disorder in the elderly with special reference to the early detection of dementia. Br J Psychiatry. 1986;149(6):698-709.

7. Nunes PV, Diniz BS, Radanovic M, Abreu ID, Borelli DT, Yassuda MS, et al. CAMcog as a screening tool for diagnosis of mild cognitive impairment and dementia in a Brazilian clinical sample of moderate to high education. Int J Geriatr Psychiatry. 2008;23(11):1127-33.

8. Freedman M, Leach L, Kaplan E, Winocur G, Shulman KI, Delis DC. Clock drawing: a neuropsychological analysis. Oxford: Oxford University Press; 1994.

9. Moms JC, Heyman A, Mohs RC, Hughes JP, van Belle G, Fillenbaum G, et al. The consortium to establish a registry for Alzheimer's disease (CERAD). Part I. Clinical and neuropsychological assesment of Alzheimer's disease. Neurology. 1989;39(9):1159-65.

10. Nitrini R, Lefèvre BH, Mathias SC, Caramelli P, Carrilho PEM, Sauaia N, et al. Testes neuropsicológicos de aplicação simples para o diagnóstico de demência. Arq Neuropsiquiatr. 1994;52(4):457-65.

11. Nitrini R, Caramelli P, Herrera Júnior E, Porto CS, Charchat-Fichman H, Carthery MT, et al. Performance of illiterate and literate nondemented elderly subjects in two tests of long-term memory. J Int Neuropsychol Soc. 2004;10(4):634-8.

12. Nitrini R, Brucki SMD, Smid J, Carthery-Goulart MT, Anghinah R, Areza-Fegyveres R, et al. Influence of age, gender and educational level on performance in the brief cognitive battery-edu. Dement Neuropsychol. 2008;2(2):114-8.

13. Pfeffer RI, Kurosaki TT, Harrah CH, Chance JM, Filos S. Measurement of functional activities in older adults in the community. J Gerontol. 1982;37(3):323-9.

14. Sanchez MAS, Correa PCR, Lourenço RA. Cross-cultural adaptation of the functional activities questionnaire - FAQ for use in Brazil. Dement Neuropsychol. 2011;5(4):322-7.

15. Lawton MP, Brody EM. Assessment of older people: self-maintaining and instrumental activities of daily living. Gerontologist. 1969;9(3):179-86.

16. Santos RL, Virtuoso Júnior JS. Reliability of the Brazilian version of the scale of instrumental activities of daily living. RBPS. 2008;21(4):290-6.

17. Assis LO, Assis MG, Paula JJ, Malloy-Diniz LF. O questionário de atividades funcionais de Pfeffer: revisão integrativa da literatura brasileira. Estud Interdiscipl Envelhec. 2016;20(1):297-324.

18. Katz S. Studies of illness in the aged. JAMA. 1963;185(12):914-9.

19. Frisoni GB, Fox NC, Jack CR, Scheltens P, Thompson PM. The clinical use of structural MRI in alzheimer disease. Nat Rev Neurol. 2010;6(2):67-77.

20. Petersen RC. Mild cognitive impairment. Contin Lifelong Learn Neurol. 2016;22(2):404-18.

21. Petersen RC, Smith GE, Waring SC, Ivnik RJ, Tangalos EG, Kokmen E. Mild cognitive impairment. Arch Neurol. 1999;56(3):303-8.

22. Kumar R, Dear KBG, Christensen H, Ilschner S, Jorm AF, Meslin C, et al. Prevalence of mild cognitive impairment in 60- to 64-year-old community-dwelling individuals: the personality and total health through life 60+ study. Dement Geriatr Cogn Disord. 2005;19(2-3):67-74.

23. Lopez OL, Jagust WJ, DeKosky ST, Becker JT, Fitzpatrick A, Dulberg C, et al. Prevalence and classification of mild cognitive impairment in the cardiovascular health study cognition study. Arch Neurol. 2003;60(10):1385-9.

24. Luck T, Luppa M, Briel S, Riedel-Heller SG. Incidence of mild cognitive impairment: a systematic review. Dement Geriatr Cogn Disord. 2010;29(2):164-75

25. Ravaglia G, Forti P, Montesi F, Lucicesare A, Pisacane N, Rietti E, et al. Mild cognitive impairment: epidemiology and dementia risk in an elderly italian population. J Am Geriatr Soc. 2008;56(1):51-8.

26. Chaves ML, Camozzato AL, Godinho C, Piazenski I, Kaye J. Incidence of mild cognitive impairment and alzheimer disease in southern Brazil. J Geriatr Psychiatry Neurol. 2009;22(3):181-7.

27. Diniz BS, Nunes PV, Yassuda MS, Pereira FS, Flaks MK, Viola LF, et al. Mild cognitive impairment: cognitive screening or neuropsychological assessment? Rev Bras Psiquiatr. 2008;30(4):316-21.

28. Petersen RC, Roberts RO, Knopman DS, Geda YE, Cha RH, Pankratz VS, et al. Prevalence of mild cognitive impairment is higher in men: the Mayo Clinic study of aging. Neurology. 2010;75(10):889-97.

29. Petersen RC, Doody R, Kurz A, Mohs RC, Morris JC, Rabins PV, et al. Current concepts in mild cognitive impairment. Arch Neurol. 2001;58(12):1985-92.

30. Albert MS, DeKosky ST, Dickson D, Dubois B, Feldman HH, Fox NC, et al. The diagnosis of mild cognitive impairment due to alzheimer´s disease: recommendations from the National Institute on Anging-Alzheimer´s Association workgroups on diagnostic guidelines for alzheimer´s disease. Alzheimer's Dement. 2011;7(3):270-9.

31. Petersen RC. Mild cognitive impairment. Continuum. 2004;10(1):9-28.

32. World Health Organization. International classification of diseases for mortality and morbidity statistics. 11th rev. Geneva: WHO; 2018.

33. Winblad B, Palmer K, Kivipelto M, Jelic V, Fratiglioni L, Wahlund L-O, et al. Mild cognitive impairment: beyond controversies, towards a consensus: report of the International Working Group on Mild Cognitive Impairment. J Intern Med. 2004;256(3):240-6.

34. Palmer K, Wang H-X, Bäckman L, Winblad B, Fratiglioni L. Differential evolution of cognitive impairment in nondemented older persons: results from the kungsholmen project. Am J Psychiatry. 2002;159(3):436-42.

35. Nitrini R, Bottino CMC, Albala C, Custodio Capuñay NS, Ketzoian C, Llibre Rodriguez JJ, et al. Prevalence of dementia in Latin America: a collaborative study of population-based cohorts. Int Psychogeriatrics. 2009;21(4):622-30.

36. Atri A. The Alzheimer's disease clinical spectrum. Med Clin North Am. 2019;103(2):263-93.

37. Hardy J, Higgins G. Alzheimer's disease: the amyloid cascade hypothesis. Science. 1992;256(5054):184-5.

38. Bateman RJ, Xiong C, Benzinger TLS, Fagan AM, Goate A, Fox NC, et al. Clinical and biomarker changes in dominantly inherited Alzheimer's disease. N Engl J Med. 2012;367(9):795-804.

39. McKhann GM, Knopman DS, Chertkow H, Hyman BT, Jack CR, Kawas CH, et al. The diagnosis of dementia due to Alzheimer's disease: Recommendations from the National Institute on Aging-Alzheimer's Association workgroups on diagnostic guidelines for Alzheimer's disease. Alzheimer's Dement. 2011;7(3):263-9.

40. Alzheimer's Disease International. World alzheimer report 2014: dementia and risk reduction. London: Alzheimer's Disease International; 2014.

41. Lane CA, Hardy J, Schott JM. Alzheimer's disease. Eur J Neurol. 2017;25(1):59-70.

42. Mattsson N, Andreasson U, Zetterberg H, Blennow K, Weiner MW, Aisen P, et al. Association of plasma neurofilament light with neurodegeneration in patients with alzheimer disease. JAMA Neurol. 2017;74(5):557-66.

43. Alzheimer's Association. 2019 Alzheimer's disease facts and figures. Alzheimer's Dement. 2019;15(3):321-87.

44. Hirtz D, Thurman DJ, Gwinn-Hardy K, Mohamed M, Chaudhuri AR, Zalutsky R. How common are the common neurologic disorders? Neurology. 2007;68(5):326-37.

45. Takada LT, Smid J, Nitrini R. Doença de alzheimer. In: Forlenza OV, Radanovic M, Aprahamian I, organizadores. Neuropsiquiatria geriátrica. 2. ed. São Paulo: Atheneu; 2014. p. 254-66.

46. Cummings J. The role of biomarkers in Alzheimer's disease drug development. Adv Exp Med Biol. 2019;1118:29-61.

47. Prince M, Bryce R, Albanese E, Wimo A, Ribeiro W, Ferri CP. The global prevalence of dementia: a systematic review and metaanalysis. Alzheimer's Dement. 2013;9(1):63-75.

48. Hardy J. The amyloid hypothesis of Alzheimer's disease: progress and problems on the road to therapeutics. Science. 2002;297(5580):353-6.

49. Selkoe DJ, Hardy J. The amyloid hypothesis of Alzheimer's disease at 25 years. EMBO Mol Med. 2016;8(6):595-608.

50. Karch CM, Goate AM. Alzheimer's disease risk genes and mechanisms of disease pathogenesis. Biol Psychiatry. 2015;77(1):43-51.

51. Scheltens P, Blennow K, Breteler MMB, Strooper B, Frisoni GB, Salloway S, et al. Alzheimer's disease. Lancet. 2016;388(10043):505-17.

52. Genin E, Hannequin D, Wallon D, Sleegers K, Hiltunen M, Combarros O, et al. APOE and alzheimer disease: a major gene with semi-dominant inheritance. Mol Psychiatry. 2011;16(9):903-7.

53. Castellano JM, Kim J, Stewart FR, Jiang H, DeMattos RB, Patterson BW, et al. Human apoE isoforms differentially regulate brain amyloid-β peptide clearance. Sci Transl Med. 2011;3(89):89ra57.

54. Sperling RA, Aisen PS, Beckett LA, Bennett DA, Craft S, Fagan AM, et al. Toward defining the preclinical stages of Alzheimer's disease: recommendations from the National Institute on Aging-Alzheimer's Association workgroups on diagnostic guidelines for Alzheimer's disease. Alzheimer's Dement. 2011;7(3):280-92.

55. Dubois B, Hampel H, Feldman HH, Scheltens P, Aisen P, Andrieu S, et al. Preclinical Alzheimer's disease: definition, natural history, and diagnostic criteria. Alzheimer's Dement. 2016;12(3):292-323.

56. Korf ESC, Wahlund LO, Visser PJ, Scheltens P. Medial temporal lobe atrophy on MRI predicts dementia in patients with mild cognitive impairment. Neurology. 2004;63(1):94-100.

57. Dubois B, Feldman HH, Jacova C, Hampel H, Molinuevo JL, Blennow K, et al. Advancing research diagnostic criteria for Alzheimer's disease: the IWG-2 criteria. Lancet Neurol. 2014;13(6):614-29.

58. Herholz K, Ebmeier K. Clinical amyloid imaging in Alzheimer's disease. Lancet Neurol. 2011;10(7):667-70.

59. Jansen WJ, Ossenkoppele R, Knol DL, Tijms BM, Scheltens P, Verhey FRJ, et al. Prevalence of cerebral amyloid pathology in persons without dementia. JAMA. 2015;313(19):1924-38.

60. Rowe CC, Ellis KA, Rimajova M, Bourgeat P, Pike KE, Jones G, et al. Amyloid imaging results from the Australian imaging, biomarkers and lifestyle (AIBL) study of aging. Neurobiol Aging. 2010;31(8):1275-83.

61. Nelson PT, Alafuzoff I, Bigio EH, Bouras C, Braak H, Cairns NJ, et al. Correlation of alzheimer disease neuropathologic changes with cognitive status: a review of the literature. J Neuropathol Exp Neurol. 2012;71(5):362-81.

62. Villemagne VL, Fodero-Tavoletti MT, Masters CL, Rowe CC. Tau imaging: early progress and future directions. Lancet Neurol. 2015;14(1):114-24.

63. Hansson O, Zetterberg H, Buchhave P, Londos E, Blennow K, Minthon L. Association between CSF biomarkers and incipient Alzheimer's disease in patients with mild cognitive impairment: a follow-up study. Lancet Neurol. 2006;5(3):228-34.

64. Forlenza OV, Radanovic M, Talib LL, Aprahamian I, Diniz BS, Zetterberg H, et al. Cerebrospinal fluid biomarkers in Alzheimer's disease: diagnostic accuracy and prediction of dementia. Alzheimer's Dement. 2015;1(4):455-63.

65. Blennow K. A review of fluid biomarkers for Alzheimer's disease: moving from CSF to blood. Neurol Ther. 2017;6(Suppl 1):15-24.

66. Bateman RJ, Blennow K, Doody R, Hendrix S, Lovestone S, Salloway S, et al. Plasma biomarkers of AD emerging as essential tools for drug development: an EU/US CTAD task force report. J Prev Alzheimer's Dis. 2019;6(3):169-73.

67. Karikari TK, Pascoal TA, Ashton NJ, Janelidze S, Benedet AL, Rodriguez JL, et al. Blood phosphorylated tau 181 as a biomarker for Alzheimer's disease: a diagnostic performance and prediction modelling study using data from four prospective cohorts. Lancet Neurol. 2020;19(5):422-33.

68. Palmqvist S, Janelidze S, Quiroz YT, Zetterberg H, Lopera F, Stomrud E, et al. Discriminative accuracy of plasma phospho-tau217 for alzheimer disease vs other neurodegenerative disorders. JAMA. 2020;324(8):772-81.

69. Jack CR, Bennett DA, Blennow K, Carrillo MC, Dunn B, Haeberlein SB, et al. NIA-AA research framework: toward a biological definition of Alzheimer's disease. Alzheimer's Dement. 2018;14(4):535-62.

70. Jack CR, Bennett DA, Blennow K, Carrillo MC, Feldman HH, Frisoni GB, et al. A/T/N: an unbiased descriptive classification scheme for alzheimer disease biomarkers. Neurology. 2016;87(5):539-47.

71. Ismail Z, Smith EE, Geda Y, Sultzer D, Brodaty H, Smith G, et al. Neuropsychiatric symptoms as early manifestations of emergent dementia: Provisional diagnostic criteria for mild behavioral impairment. Alzheimer's Dement. 2016;12(2):195-202.

72. Livingston G, Sommerlad A, Orgeta V, Costafreda SG, Huntley J, Ames D, et al. Dementia prevention, intervention, and care. Lancet. 2017;390(10113):2673-734.

73. Lyketsos CG. Mental and behavioral disturbances in dementia: findings from the cache county study on memory in aging. Am J Psychiatry. 2000;157(5):708-14.

74. Kales HC, Gitlin LN, Lyketsos CG. Assessment and management of behavioral and psychological symptoms of dementia. BMJ. 2015;350:h369.

75. Oliveira AM, Radanovic M, Mello PCH, Buchain PC, Vizzotto AD, Harder J, et al. An intervention to reduce neuropsychiatric symptoms and caregiver burden in dementia: preliminary results from a randomized trial of the tailored activity program-outpatient version. Int J Geriatr Psychiatry. 2019;34(9):1301-7.

76. Gitlin LN, Arthur P, Piersol C, Hessels V, Wu SS, Dai Y, et al. Targeting behavioral symptoms and functional decline in dementia: a randomized clinical trial. J Am Geriatr Soc. 2018;66(2):339-45.

77. Chi S, Wang C, Jiang T, Zhu XC, Yu JT, Tan L. The prevalence of depression in Alzheimer's disease: a systematic review and meta-analysis. Curr Alzheimer Res. 2015;12(2):189-98.

78. Zhao QF, Tan L, Wang HF, Jiang T, Tan MS, Tan L, et al. The prevalence of neuropsychiatric symptoms in Alzheimer's disease: systematic review and meta-analysis. J Affect Disord. 2016;190:264-71.

79. Pink A, Stokin GB, Bartley MM, Roberts RO, Sochor O, Machulda MM, et al. Neuropsychiatric symptoms, APOE 4, and the risk of incident dementia: a population-based study. Neurology. 2015;84(9):935-43.

80. Lanctôt KL, Agüera-Ortiz L, Brodaty H, Francis PT, Geda YE, Ismail Z, et al. Apathy associated with neurocognitive disorders: Recent progress and future directions. Alzheimer's Dement. 2017;13(1):84-100.

81. Robert P, Lanctôt KL, Agüera-Ortiz L, Aalten P, Bremond F, Defrancesco M, et al. Is it time to revise the diagnostic criteria for apathy in brain disorders? The 2018 international consensus group. Eur Psychiatry. 2018;54:71-6.

82. Brodaty H, Burns K. Nonpharmacological management of apathy in dementia: a systematic review. Am J Geriatr Psychiatry. 2012;20(7):549-64.

83. Gitlin LN, Kales HC, Lyketsos CG. Nonpharmacologic management of behavioral symptoms in dementia. JAMA. 2012;308(19):2020-9.

84. Gauthier S. Advances in the pharmacotherapy of Alzheimer's disease. CMAJ. 2002;166(5):616-23.

85. Schneider LS. Alzheimer disease pharmacologic treatment and treatment research. Contin Lifelong Learn Neurol. 2013;19(2):339-57.

86. Dyer SM, Harrison SL, Laver K, Whitehead C, Crotty M. An overview of systematic reviews of pharmacological and non-pharmacological interventions for the treatment of behavioral and psychological symptoms of dementia. Int Psychogeriatrics. 2018;30(3):295-309.

87. Blanco-Silvente L, Castells X, Saez M, Barceló MA, Garre-Olmo J, Vilalta-Franch J, et al. Discontinuation, efficacy, and safety of cholinesterase inhibitors for Alzheimer's disease: a meta-analysis and meta-regression of 43 randomized clinical trials enrolling 16 106 patients. Int J Neuropsychopharmacol. 2017;20(7):519-28.

88. Epperly T, Dunay MA, Boice JL. Alzheimer disease: pharmacologic and nonpharmacologic therapies for cognitive and functional symptoms. Am Fam Physician. 2017;95(12):771-8.

89. Forlenza OV, Loureiro JC, Pais MV, Stella F. Recent advances in the management of neuropsychiatric symptoms in dementia. Curr Opin Psychiatry. 2017;30(2):151-8.

90. Seitz DP, Adunuri N, Gill SS, Gruneir A, Herrmann N, Rochon P. Antidepressants for agitation and psychosis in dementia. Cochrane Database Syst Rev. 2011;(2):CD008191.

91. Sultzer DL, Davis SM, Tariot PN, Dagerman KS, Lebowitz BD, Lyketsos CG, et al. Clinical symptom responses to atypical antipsychotic medications in Alzheimer's disease: phase 1 outcomes from the CATIE-AD effectiveness trial. Am J Psychiatry. 2008;165(7):844-54.

92. Devanand DP, Mintzer J, Schultz SK, Andrews HF, Sultzer DL, Pena D, et al. Relapse risk after discontinuation of risperidone in Alzheimer's disease. N Engl J Med. 2012;367(16):1497-507.

93. Maust DT, Kim HM, Seyfried LS, Chiang C, Kavanagh J, Schneider LS, et al. Antipsychotics, other psychotropics, and the risk of death in patients with dementia. JAMA Psychiatry. 2015;72(5):438-45.

94. Schneider LS, Dagerman KS, Insel P. Risk of death with atypical antipsychotic drug treatment for dementia. JAMA. 2005;294(15):1934-43.

95. Fick DM, Semla TP, Steinman M, Beizer J, Brandt N, Dombrowski R, et al. American Geriatrics Society 2019 updated AGS Beers Criteria® for potentially inappropriate medication use in older adults. J Am Geriatr Soc. 2019;67(4):674-94.

96. Pantoni L, Inzitari D. Hachinski's ischemic score and the diagnosis of vascular dementia: a review. Ital J Neurol Sci. 1993;14(7):539-46.

97. Hachinski V, Lassen NA, Marshall J. Multi-infarct dementia a cause of mental deterioration in the elderly. Lancet. 1974;304(7874):207-9.

98. Roman GC, Tatemichi TK, Erkinjuntti T, Cummings JL, Masdeu JC, Garcia JH, et al. Vascular dementia: diagnostic criteria for research studies: report of the NINDS-AIREN International Workshop. Neurology. 1993;43(2):250-60.

99. Erkinjuntti T, Inzitari D, Pantoni L, Wallin A, Scheltens P, Rockwood K, et al. Research criteria for subcortical vascular dementia in clinical trials. In: Jellinger K, Schmidt R, Windisch M, editors. Advances in dementia research. Vienna: Springer; 2000. p. 23-30.

100. O'Brien JT, Erkinjuntti T, Reisberg B, Roman G, Sawada T, Pantoni L, et al. Vascular cognitive impairment. Lancet Neurol. 2003;2(2):89-98.

101. Hofman A, Grobbee DE, Jong PTVM, Van den Ouweland FA. Determinants of disease and disability in the elderly: the Rotterdam elderly study. Eur J Epidemiol. 1991;7(4):403-22.

102. Ruitenberg A, Ott A, van Swieten JC, Hofman A, Breteler MM. Incidence of dementia: does gender make a difference? Neurobiol Aging. 2001;22(4):575-80.

103. Skrobot OA, O'Brien J, Black S, Chen C, DeCarli C, Erkinjuntti T, et al. The vascular impairment of cognition classification consensus study. Alzheimer's Dement. 2017;13(6):624-33.

104. Reed BR, Mungas DM, Kramer JH, Ellis W, Vinters HV, Zarow C, et al. Profiles of neuropsychological impairment in autopsy-defined Alzheimer's disease and cerebrovascular disease. Brain. 2007;130(3):731-9.

105. Pendlebury ST, Rothwell PM. Prevalence, incidence, and factors associated with pre-stroke and post-stroke dementia: a systematic review and meta-analysis. Lancet Neurol. 2009;8(11):1006-18.

106. Peters N, Opherk C, Danek A, Ballard C, Herzog J, Dichgans M. The pattern of cognitive performance in CADASIL: a monogenic condition leading to subcortical ischemic vascular dementia. Am J Psychiatry. 2005;162(11):2078-85.

107. Debette S, Markus HS. The clinical importance of white matter hyperintensities on brain magnetic resonance imaging: systematic review and meta-analysis. BMJ. 2010;341:c3666.

108. Herrmann LL, Masurier M, Ebmeier KP. White matter hyperintensities in late life depression: a systematic review. J Neurol Neurosurg Psychiatry. 2007;79(6):619-24.

109. Baezner H, Blahak C, Poggesi A, Pantoni L, Inzitari D, Chabriat H, et al. Association of gait and balance disorders with age-related white matter changes: the LADIS Study. Neurology. 2008;70(12):935-42.

110. Charidimou A, Boulouis G, Haley K, Auriel E, van Etten ES, Fotiadis P, et al. White matter hyperintensity patterns in cerebral amyloid angiopathy and hypertensive arteriopathy. Neurology. 2016;86(6):505-11.

111. Arvanitakis Z, Leurgans SE, Wang Z, Wilson RS, Bennett DA, Schneider JA. Cerebral amyloid angiopathy pathology and cognitive domains in older persons. Ann Neurol. 2011;69(2):320-7.

112. Benedictus MR, Prins ND, Goos JDC, Scheltens P, Barkhof F, van der Flier WM. Microbleeds, mortality, and stroke in alzheimer disease. JAMA Neurol. 2015;72(5):539-45.

113. Graff-Radford J. Vascular cognitive impairment. Continuum. 2019;25(1):147-64.

114. Schneider JA, Boyle PA, Arvanitakis Z, Bienias JL, Bennett DA. Subcortical infarcts, Alzheimer's disease pathology, and memory function in older persons. Ann Neurol. 2007;62(1):59-66.

115. Sposato LA, Kapral MK, Fang J, Gill SS, Hackam DG, Cipriano LE, et al. Declining incidence of stroke and dementia: coincidence or prevention opportunity? JAMA Neurol. 2015;72(12):1529-31.

116. Wolters FJ, Ikram MA. Epidemiology of vascular dementia. Arterioscler Thromb Vasc Biol. 2019;39(8):1542-9.

117. Tang EY, Amiesimaka C, Harrison SL, Green E, Price C, Robinson L, et al. Longitudinal effect of stroke on cognition: a systematic review. J Am Heart Assoc. 2018;7(2):e006443.

118. Powers WJ, Rabinstein AA, Ackerson T, Adeoye OM, Bambakidis NC, Becker K, et al. Guidelines for the early management of patients with acute ischemic stroke: 2019 update to the 2018 guidelines for the early management of acute ischemic stroke: a guideline for healthcare professionals from the American Heart Association/American Stroke Association. Stroke. 2019;50(12):e344-418.

119. Brito-Marques PR. Demências extrapiramidais. In: Brito-Marques PR. Desordens cognitivas e demências: diagnóstico diferencial e tratamento. Recife: EDUPE; 2018.

120. McKeith IG, Dickson DW, Lowe J, Emre M, O'Brien JT, Feldman H, et al. Diagnosis and management of dementia with Lewy bodies: third report of the DLB consortium. Neurology. 2005;65(12):1863-72

121. McKeith IG, Boeve BF, Dickson DW, Halliday G, Taylor JP, Weintraub D, et al. Diagnosis and management of dementia with Lewy bodies: fourth consensus report of the DLB consortium. Neurology. 2017;89(1):88-100.

122. Vann Jones SA, O'Brien JT. The prevalence and incidence of dementia with Lewy bodies: a systematic review of population and clinical studies. Psychol Med. 2014;44(4):673-83.

123. Kane JPM, Surendranathan A, Bentley A, Barker SAH, Taylor JP, Thomas AJ, et al. Clinical prevalence of Lewy body dementia. Alzheimers Res Ther. 2018;10(1):19.

124. Aarsland D, Ballard C, McKeith IG, Perry RH, Larsen JP. Comparison of extrapyramidal signs in dementia with Lewy bodies and Parkinson's disease. J Neuropsychiatry Clin Neurosci. 2001;13(3):374-9.

125. Jellinger KA, Attems J. Prevalence and pathology of dementia with Lewy bodies in the oldest old: a comparison with other dementing disorders. Dement Geriatr Cogn Disord. 2011;31(4):309-16.

126. Ferman TJ, Smith GE, Boeve BF, Graff-Radford NR, Lucas JA, Knopman DS, et al. Neuropsychological differentiation of dementia with Lewy bodies from normal aging and Alzheimer's disease. Clin Neuropsychol. 2006;20(4):623-36.

127. Hamilton JM, Landy KM, Salmon DP, Hansen LA, Masliah E, Galasko D. Early visuospatial deficits predict the occurrence of visual hallucinations in autopsy-confirmed dementia with Lewy bodies. Am J Geriatr Psychiatry. 2012;20(9):773-81.

128. O'Brien JT, Firbank MJ, Mosimann UP, Burn DJ, McKeith IG. Change in perfusion, hallucinations and fluctuations in consciousness in dementia with Lewy bodies. Psychiatry Res. 2005;139(2):79-88.

129. McKeith I, Del Ser T, Spano P, Emre M, Wesnes K, Anand R, et al. Efficacy of rivastigmine in dementia with Lewy bodies: a randomised, double-blind, placebo-controlled international study. Lancet. 2000;356(9247):2031-6

130. Ferman TJ, Boeve BF, Smith GE, Lin SC, Silber MH, Pedraza O, et al. Inclusion of RBD improves the diagnostic classification of dementia with Lewy bodies. Neurology. 2011;77(9):875-82.

131. Aarsland D, Perry R, Larsen JP, McKeith IG, O'Brien JT, Perry EK, et al. Neuroleptic sensitivity in Parkinson's disease and Parkinsonian dementias. J Clin Psychiatry. 2005;66(5):633-7.

132. Walker Z, Possin KL, Boeve BF, Aarsland D. Lewy body dementias. Lancet. 2015;386(10004):1683-97.

133. Williams SS, Williams J, Combrinck M, Christie S, Smith AD, McShane R. Olfactory impairment is more marked in patients with mild dementia with Lewy bodies than those with mild Alzheimer disease. J Neurol Neurosurg Psychiatry. 2009;80(6):667-70.

134. Kuring JK, Mathias JL, Ward L. Prevalence of depression, anxiety and PTSD in people with dementia: a systematic review and meta-analysis. Neuropsychol Rev. 2018;28(4):393-416.

135. Collerton D, Taylor JP. Advances in the treatment of visual hallucinations in neurodegenerative diseases. Future Neurol. 2013;8(4):433-44.

136. McKeith I. Dementia with Lewy bodies. Handb Clin Neurol. 2007;84:531-48.

137. Yoshita M, Arai H, Arai H, Arai T, Asada T, Fujishiro H, et al. Diagnostic accuracy of 123I-meta-iodobenzylguanidine myocardial scintigraphy in dementia with Lewy bodies: a multicenter study. PLoS One. 2015;20;10(3):e0120540.

138. Boeve BF. Idiopathic REM sleep behaviour disorder in the development of Parkinson's disease. Lancet Neurol. 2013;12(5):469-82.

139. Harper L, Fumagalli GG, Barkhof F, Scheltens P, O'Brien JT, Bouwman F, et al. MRI visual rating scales in the diagnosis of dementia: evaluation in 184 post-mortem confirmed cases. Brain. 2016;139(Pt 4):1211-25.

140. Nedelska Z, Ferman TJ, Boeve BF, Przybelski SA, Lesnick YG, Murray ME, et al. Pattern of brain atrophy rates in autopsy-confirmed dementia with Lewy bodies. Neurobiol Aging. 2015;36(1):452-61.

141. Watson R, Blamire A, Colloby S, Wood JS, Barber R, He J, et al. Characterizing dementia with Lewy bodies by means of diffusion tensor imaging. Neurology. 2012;79(9):906-14.

142. Negrão EFP. Diagnóstico precoce da demência de corpos de Lewy [dissertação]. Coimbra: Universidade de Coimbra; 2014.

143. Lim SM, Katsifis A, Villemagne VL, Best R, Jones G, Saling M, et al. The 18F-FDG PET cingulate island sign and comparison to 123I-beta-CIT SPECT for diagnosis of dementia with Lewy bodies. J Nucl Med. 2009;50(10):1638-45.

144. Briel RC, McKeith IG, Barker WA, Hewitt Y, Perry RH, Ince PG, et al. EEG findings in dementia with Lewy bodies and Alzheimer's disease. J Neurol Neurosurg Psychiatry. 1999;66(3):401-3

145. Stinton C, McKeith I, Taylor JP, Lafortune L, Mioshi E, Mak E, et al. Pharmacological management of lewy body dementia: a systematic review and meta-analysis. Am J Psychiatry. 2015;172(8):731-42.

146. Taylor JP, McKeith IG, Burn DJ, Boeve BF, Weintraub D, Bamford C, et al. New evidence on the management of Lewy body dementia. Lancet Neurol. 2020;19(2):157-69.

147. Reus VI, Fochtmann LJ, Eyler AE, Hilty DM, Horvitz-Lennon M, Jibson MD, et al. The American Psychiatric Association practice guideline on the use of antipsychotics to treat agitation or psychosis in patients with dementia. Focus. 2017;15(1):81-4.

148. Dauvilliers Y, Schenck CH, Postuma RB, Iranzo A, Luppi P-H, Plazzi G, et al. REM sleep behaviour disorder. Nat Rev Dis Prim. 2018;4(1):19.

149. Schenck CH, Mahowald MW. Long-term, nightly benzodiazepine treatment of injurious parasomnias and other disorders of disrupted nocturnal sleep in 170 adults. Am J Med. 1996;100(3):333-7.

150. McGrane IR, Leung JG, St. Louis EK, Boeve BF. Melatonin therapy for REM sleep behavior disorder: a critical review of evidence. Sleep Med. 2015;16(1):19-26.

151. Rossor MN. Pick's disease: a clinical overview. Neurology. 2001;56(11 Suppl 4):S3-5.

152. Bang J, Spina S, Miller BL. Frontotemporal dementia. Lancet. 2015;386(10004):1672-82.

153. Miller B, Guerra JJL. Frontotemporal dementia. Handb Clin Neurol. 2019;165:33-45.

154. Pasquier F. New behavioural variant FTD criteria and clinical practice. Rev Neurol. 2013;169(10):799-805.

155. Huey ED, Putnam KT, Grafman J. A systematic review of neurotransmitter deficits and treatments in frontotemporal dementia. Neurology. 2006;66(1):17-22.

156. Seltman RE, Matthews BR. Frontotemporal lobar degeneration. CNS Drugs. 2012;26(10):841-70.

157. Lebert F, Stekke W, Hasenbroekx C, Pasquier F. Frontotemporal dementia: a randomised, controlled trial with trazodone. Dement Geriatr Cogn Disord. 2004;17(4):355-9.

158. Swartz JR, Miller BL, Lesser IM, Darby AL. Frontotemporal dementia: treatment response to serotonin selective reuptake inhibitors. J Clin Psychiatry. 1997;58(5):212-6.

159. Moretti R, Torre P, Antonello RM, Cazzato G, Bava A. Frontotemporal dementia: paroxetine as a possible treatment of behavior symptoms. Eur Neurol. 2003;49(1):13-9.

160. Mdawar B, Ghossoub E, Khoury R. Selective serotonin reuptake inhibitors and Alzheimer's disease. Neural Regen Res. 2020;15(1):41-6.

161. Ikeda M, Shigenobu K, Fukuhara R, Hokoishi K, Maki N, Nebu A, et al. Efficacy of fluvoxamine as a treatment for behavioral symptoms in frontotemporal lobar degeneration patients. Dement Geriatr Cogn Disord. 2004;17(3):117-21.

162. Herrmann N, Black SE, Chow T, Cappell J, Tang-Wai DF, Lanctôt KL. Serotonergic function and treatment of behavioral and psychological symptoms of frontotemporal dementia. Am J Geriatr Psychiatry. 2012;20(9):789-97.

163. Tauscher J, Hussain T, Agid O, Verhoeff NPLG, Wilson AA, Houle S, et al. Equivalent occupancy of dopamine D1 and D2 receptors, with clozapine: Differentiation from other atypical antipsychotics. Am J Psychiatry. 2004;161(9):1620-5.

164 Curtis RC, Resch DS. Case of pick's central lobar atrophy with apparent stabilization of cognitive decline after treatment with risperidone. J Clin Psychopharmacol. 2000;20(3):384-5.

165. Nomoto H, Matsubara Y, Ichimiya Y, Arai H. A case of frontotemporal dementia with sexual disinhibition controlled by aripiprazole. Psychogeriatrics. 2017;17(6):509-10.

166. Kerrsens CJ, Pijnenburg YAL. Vulnerability to neuroleptic side effects in frontotemporal dementia. Eur J Neurol. 2008;15(2):111-2.

167. Mendez MF, Shapira JS, McMurtray A, Licht E. Preliminary findings: behavioral worsening on donepezil in patients with frontotemporal dementia. Am J Geriatr Psychiatry. 2007;15(1):84-7.

168. Vercelletto M, Boutoleau-Bretonnière C, Volteau C, Puel M, Auriacombe S, Sarazin M, et al. Memantine in Behavioral variant frontotemporal dementia: negative results. J Alzheimer's Dis. 2011;23(4):749-59.

169. Boxer AL, Knopman DS, Kaufer DI, Grossman M, Onyike C, Graf-Radford N, et al. Memantine in patients with frontotemporal lobar degeneration: a multicentre, randomised, double-blind, placebo-controlled trial. Lancet Neurol. 2013;12(2):149-56.

170. Rahman S, Nestor PJ, Hodges JR, Sahakian BJ, Deakin JB. Paroxetine does not improve symptoms and impairs cognition in

frontotemporal dementia: a double-blind randomized controlled trial. Psychopharmacology. 2004;172(4):400-8.

171. Caceres BA, Frank MO, Jun J, Martelly MT, Sadarangani T, Sales PC. Family caregivers of patients with frontotemporal dementia: an integrative review. Int J Nurs Stud. 2016;55:71-84.

172. Cheng ST, Chow PK, Song YQ, Yu ECS, Chan ACM, Lee TMC, et al. Mental and physical activities delay cognitive decline in older persons with dementia. Am J Geriatr Psychiatry. 2014;22(1):63-74.

173. Almeida SIL, Silva MG, Marques ASPD. Home-based physical activity programs for people with dementia: systematic review and meta-analysis. Gerontologist. 2020;60(8):600-8.

174. Law CK, Lam FM, Chung RC, Pang MY. Physical exercise attenuates cognitive decline and reduces behavioural problems in people with mild cognitive impairment and dementia: a systematic review. J Physiother. 2020;66(1):9-18.

Para *quizzes* sobre o conteúdo do livro e casos clínicos complementares, acesse:

https://apoio.grupoa.com.br/tratadopsi/

35
TRANSTORNO DE DÉFICIT DE ATENÇÃO/ HIPERATIVIDADE

ARTHUR CAYE
DOUGLAS TEIXEIRA LEFFA
GUILHERME V. POLANCZYK
LUIS AUGUSTO ROHDE

O transtorno de déficit de atenção/hiperatividade (TDAH) é uma síndrome psiquiátrica que abrange três domínios sintomáticos – desatenção, hiperatividade e impulsividade –, ocorrendo em um padrão comportamental mais frequente e grave do que o tipicamente observado em indivíduos em nível equivalente de desenvolvimento. Os critérios diagnósticos da 5ª edição do *Manual diagnóstico e estatístico de transtornos mentais* (DSM-5), da American Psychiatric Association (APA), ainda exigem que os sintomas estejam presentes em dois ou mais contextos, devendo ter início antes dos 12 anos de idade.[1] Para configurar um diagnóstico formal, os sintomas também precisam causar prejuízo social, familiar ou acadêmico claro na vida do indivíduo.

Em crianças, o diagnóstico de TDAH implica risco aumentado de acidentes domésticos, pior desempenho escolar, além de repetências, suspensões e expulsões. Adolescentes podem experimentar dificuldades nas relações familiares ou com pares, além de ansiedade, depressão, uso precoce de substâncias psicoativas, gravidez, agressão e problemas de conduta.[2] Em adultos, o TDAH está associado a maiores índices de criminalidade, acidentes de trânsito e mortalidade.[2]

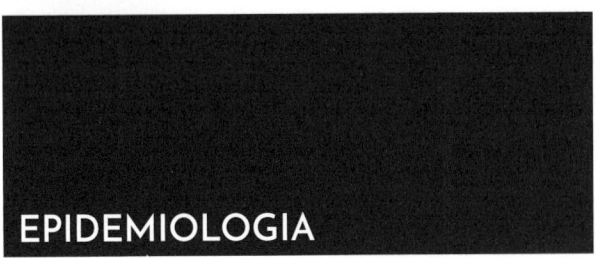

EPIDEMIOLOGIA

Ao longo das últimas décadas, a estimativa da prevalência de TDAH ao redor do mundo foi um tema controverso na literatura. Observava-se grande variabilidade nos estudos, que estimavam taxas entre 1 e 20%, com uma tendência a maior prevalência em amostras norte-americanas quando comparadas a europeias. Essa observação suscitou a discussão sobre os componentes ambiental e cultural do transtorno, questionando sua validade biológica. Atualmente, sabe-se que a maior causa da variabilidade das estimativas é o uso de critérios operacionais distintos. Quando controlado para este fator, as diferenças nas estimativas se tornam mínimas, mostrando uma prevalência estável em diferentes contextos e culturas.

Uma revisão sistemática da literatura e metanálise agregou estimativas de 102 estudos ao redor do mundo. A prevalência média encontrada foi de 5,3%, sendo de 6,5% em crianças e de 2,7% em adolescentes.[3] Uma revisão atualizada desse estudo demonstrou que essa estimativa tem se mantido estável ao longo das últimas três décadas em amostras populacionais. É provável, portanto, que o aumento dos diagnósticos observados na população se deva a maior reconhecimento clínico, e não a aumentos reais na prevalência do transtorno.[4]

Quando consideramos a literatura epidemiológica de TDAH, é fundamental levar em conta as diferenças importantes que ocorrem entre amostras clinicamente referidas e aquelas de base populacional. São variáveis determinadas, principalmente, por particularidades do processo de referência e encaminhamento para atendimento clínico, que seleciona pacientes mais graves ou com maior prejuízo. Por exemplo, a razão entre meninos e meninas varia de 2,5:1 em estudos comunitários até 9:1 em amostras referidas para tratamento. Isso sugere que a frequência maior de TDAH entre meninos em estudos epidemiológicos pode ser secundária a barreiras no reconhecimento, diagnóstico e encaminhamento do transtorno no sexo feminino – o que pode estar associado, por sua vez, a diferenças na intensidade de sintomas ou no perfil de comorbidades entre os grupos.

Outro aspecto importante na epidemiologia do TDAH é a associação entre o transtorno e baixos níveis socioeconômicos. Embora haja evidência de que a frequência do diagnóstico é maior em crianças de famílias de menor poder aquisitivo, é ainda discutível se essa relação implica necessariamente causalidade. Um confundidor dessa associação é o próprio TDAH parental, que sabidamente propicia maior risco do transtorno, bem como maior risco de baixo nível socioeconômico da família na qual a criança está inserida. Nesse sentido, a literatura parece sugerir que a maior parte do efeito do nível socioeconômico no risco sobre TDAH é mediado por fatores associados, mas não é possível descartar um efeito independente, com conexão de causalidade, com efeito interativo entre os fatores.[5]

A relação entre etnia e prevalência do TDAH também é um assunto ainda controverso na literatura. Alguns estudos sugerem maiores prevalências de TDAH em minorias étnicas, e uma metanálise recente encontrou uma prevalência de 14,54% entre crianças, adolescentes e adultos negros nos Estados Unidos, superando todas as estimativas anteriores realizadas na população geral.[6] Contudo, outros estudos de prevalência sugerem que a diferença desaparece quando se controla para outros fatores associados, como nível socioeconômico. Em contrapartida, pesquisas de base clínica costumam encontrar maior incidência de diagnóstico em indivíduos brancos, sugerindo que há barreiras étnicas e sociais importantes ao diagnóstico e tratamento do transtorno.[7]

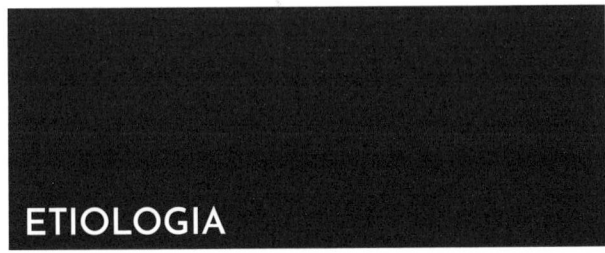

ETIOLOGIA

O TDAH é uma síndrome heterogênea com etiologia determinada por múltiplos fatores causais diretos e indiretos.[2] Diversos estudos apontam para um modelo em que genética e ambiente interagem para propiciar o desenvolvimento do transtorno, e cada fator contribui com provável efeito pequeno e aditivo em conjunto com os demais.[8]

FATORES GENÉTICOS

Os primeiros estudos que investigaram a base genética do TDAH demonstraram uma forte agregação familiar – por exemplo, pais de crianças afetadas têm risco de duas a oito vezes maior de receber o diagnóstico do que a população geral.² Posteriormente, estudos de adoção e de gêmeos puderam demonstrar que familiares biológicos de indivíduos com TDAH têm risco aumentado para o transtorno, se comparados com familiares adotivos, indicando que essa agregação familiar de fato se deve à presença de um componente genético que é responsável pela transmissão do risco para o desenvolvimento de TDAH.⁸ Ainda, estudos que compararam a frequência do diagnóstico em gêmeos monozigóticos em relação a gêmeos dizigóticos indicam que mais de 70-80% da variabilidade encontrada na presença do diagnóstico se deve a fatores genéticos.² Essa estimativa é chamada de herdabilidade, sendo que esse valor coloca o TDAH entre os transtornos mais herdáveis da psiquiatria.

Contudo, nas últimas décadas, os pesquisadores tiveram dificuldade em encontrar genes específicos envolvidos com o transtorno. Diversas tentativas de encontrar uma associação do TDAH com algum polimorfismo de nucleotídeo foram frustradas ou falharam na fase de replicação dos achados. Somente com o desenvolvimento de novas técnicas de escaneamento do genoma completo (GWAS, do inglês *genome-wide association studies*) foi possível criar escores poligênicos que têm associação de tamanho de efeito pequeno com o transtorno, sugerindo que variantes comuns têm importância. Uma metanálise de GWAS incluindo 20.183 casos e 35.191 controles identificou, pela primeira vez, 12 variantes localizados em *loci* independentes significativamente associados com TDAH. O escore poligênico resultante aumenta o risco de TDAH em até cinco vezes e se correlaciona com sintomas de forma linear, sendo mais uma evidência de que o TDAH é o extremo de um espectro biológico.⁹

FATORES AMBIENTAIS E PSICOSSOCIAIS

Diversos estudos focados em aspectos ambientais determinantes do TDAH sugerem que vários fatores nos períodos pré (tabagismo, estresse materno, obesidade materna, hipertensão, pré-eclâmpsia), peri (baixo peso ao nascer, prematuridade) e pós-natal (chumbo, dieta, atopias, adversidades familiares e maus-tratos) estão associados a maior risco de desenvolvimento do transtorno. Dois dos fatores com maior consistência na literatura (baixo peso ao nascer e prematuridade) foram estudados em uma metanálise recente, que identificou que muito baixo peso ao nascer e/ou prematuridade extrema estavam associados a uma chance em torno de três vezes maior para TDAH.¹⁰ Metanálises incluindo mais de três milhões de indivíduos demonstraram que tabagismo na gestação está associado a um risco até 50% maior de TDAH na criança.¹¹ Hipertensão gestacional e pré-eclâmpsia foram implicadas como aumentando o risco de TDAH em 25 e 15%, respectivamente, em uma metanálise e um estudo de registros médicos suecos com base populacional.¹² Também a obesidade materna foi estudada em metanálises, aumentando o risco de TDAH em 60%.¹³ A exposição pré-natal a certas medicações, como paracetamol e ácido valproico, também foi relacionada a riscos maiores de TDAH, assim como exposição a poluentes e metais pesados, como o chumbo.¹⁴ Metanálises encontraram uma associação entre chumbo e sintomas de desatenção e hiperatividade.¹¹

Limitações metodológicas dos estudos, que dependem de um desenho observacional, podem prejudicar a interpretação dos fatores ambientais como de risco verdadeiramente independente. Por exemplo, a causalidade entre tabagismo na gestação e TDAH, que é, provavelmente, uma das mais bem estudadas entre os fatores de risco ambientais, pode ser questionada pela alta correlação entre tabagismo e TDAH materno. É provável que uma compreensão mais acurada acerca dos fatores etiológicos do transtorno dependa de um estudo conjunto abrangente de fatores de risco genéticos e ambientais, bem como de sua possível interação.

SUBSTRATO NEUROBIOLÓGICO

A hipótese mais provável, considerando as evidências disponíveis, é de que o TDAH seja a expressão fenotípica de alterações de processos normais do desenvolvimento cerebral.² Os primeiros estudos a encontrarem alterações consistentes no cérebro de indivíduos com TDAH demonstraram que esses pacientes apresentavam, em média, um cérebro de menor volume do que os controles, em especial em regiões como córtex frontal, núcleo caudado e corpo caloso. Ao longo das duas últimas décadas, diversos estudos que se seguiram foram confirmatórios desses primeiros achados, sendo hoje uma ideia com amplo consenso na literatura.¹⁵

Pesquisadores do National Institute of Mental Health (NIMH) estudaram as associações entre espessura cortical, diagnóstico e desfecho clínico do TDAH em uma coorte de crianças e adolescentes.¹⁶ Esse importante estudo corroborou achados prévios de alterações corticais, que foram mais pronunciadas nas regiões pré-frontais mediais superiores e pré-centrais – regiões anatomicamente classificadas como importantes para os controles de atenção e motricidade. Um córtex medial pré-frontal menos espesso na primeira avaliação, ou, ainda, a manutenção dessa menor espessura ao longo do desenvolvimento, foi associado a piores desfechos na avaliação de seguimento (seja por uma escala de avaliação clínica global ou pela persistência do diagnóstico de TDAH). Também o curso desenvolvimental da espessura cortical mostrou-se associado ao desfecho: os participantes que normalizaram a espessura do córtex parietal direito ao longo do desenvolvimento tiveram bom desfecho clínico no seguimento.[16]

Pesquisadores iniciaram o desenvolvimento de iniciativas integradoras, incluindo dados genéticos, fenotípicos e neurobiológicos em uma única análise.[17] Esses estudos identificaram que as variações longitudinais no desenvolvimento cortical eram influenciadas pelo diagnóstico de TDAH e por polimorfismos no gene DRD4. Indivíduos com o diagnóstico, bem como com o alelo de 7 repetições do DRD4 apresentaram menor espessura cortical, seguidos por aqueles com TDAH e o alelo, aqueles sem TDAH e com o alelo e, finalmente, por aqueles sem TDAH e sem o alelo de risco. Em contrapartida, a presença do alelo 7 também se associou a maior normalização longitudinal da espessura cortical e com um melhor prognóstico clínico ao longo do desenvolvimento. O mesmo grupo de pesquisadores comparou aspectos desenvolvimentais de 223 crianças com TDAH e 223 controles. Nesse estudo clássico, as crianças com TDAH tiveram importante atraso para atingir o pico de espessura cortical na maioria das regiões cerebrais (média de idade de 10,5 e 7,5 anos para os grupos TDAH e controle, respectivamente).

Pesquisas mais recentes demonstraram que estruturas subcorticais também são afetadas no TDAH. Um grande estudo reunindo amostras de diferentes países e continentes analisou o cérebro de 1.713 indivíduos com TDAH e 1.529 controles, encontrando reduções volumétricas do putame, caudado, núcleo *accumbens*, hipocampo e amígdala. Essas diferenças eram mais acentuadas em crianças do que em adultos, o que sugere uma tendência à normalização durante o desenvolvimento. Além disso, comorbidades psiquiátricas não influenciaram os resultados, aumentando a probabilidade de que eles sejam específicos do transtorno. Por último, psicoestimulantes não foram determinantes nos resultados encontrados.[15]

Outra análise multicêntrica comparou espessuras corticais e área de superfície cortical entre 2.246 casos e 1.934 controles, incluindo crianças, adolescentes e adultos.[18] Esse estudo encontrou menor superfície cortical nas regiões frontais, temporais e do cíngulo. Esses achados também foram mais significativos para crianças do que para adolescentes e adultos, novamente sugerindo uma tendência de normalização no desenvolvimento. Esse estudo também realizou análises dimensionais, correlacionando um contínuo de sintomas com as alterações encontradas, aumentando o corpo de evidências de que o TDAH se comporta como um traço contínuo na população, tanto em termos de fenótipo quanto de neurobiologia.

Em suma, embora o conjunto de evidências de neuroimagem e neuropsicologia apontem um comprometimento predominante dos circuitos fronto-estriatais, é provável que o TDAH seja produto de alterações cerebrais mais globais, incluindo não somente o córtex frontal e núcleos da base, mas também outras estruturas, como o cerebelo e o córtex parietal.[2,8]

Uma metanálise incluindo dez estudos de imagem de tensor de difusão (que avalia a substância branca do cérebro) demonstrou alterações consistentes no esplênio do corpo caloso, estendendo-se ao cíngulo direito e outras estruturas associadas, sugerindo alterações de conexão entre os hemisférios cerebrais nas regiões parieto-temporais (associadas com atenção) e nos tratos fronto-posteriores envolvidos em atenção e percepção em pacientes com TDAH.[19] Metanálises reunindo estudos de neuroimagem funcional de controle inibitório demonstraram alterações replicáveis de hipoativação no córtex inferior frontal direito.[20]

A compreensão atual, portanto, é de que existem claras alterações cerebrais no volume de estruturas corticais e subcorticais, na conectividade e na substância branca, que, em conjunto, compõem a neurofisiologia do TDAH.

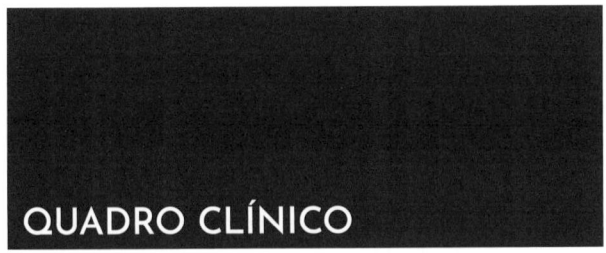

QUADRO CLÍNICO

O TDAH se caracteriza por um padrão persistente de desatenção, hiperatividade e impulsividade. De acordo com o DSM-5,[1] a distribuição dos sintomas entre os diferentes domínios irá definir uma das três apresentações possíveis: predominantemente desatento (seis ou mais sintomas de desatenção e menos de seis sintomas de hiperatividade/impulsividade); predominantemente hiperativo/impulsivo (seis ou mais sintomas de hiperatividade/impulsividade e menos de seis sintomas de desatenção); ou combinado (seis ou mais sintomas em ambas as dimensões). A partir dos 17 anos, apenas cinco sintomas por domínio são suficientes para o diagnóstico. Os critérios diagnósticos, de acordo com o DSM-5,[1] podem ser encontrados no **Quadro 35.1**, a seguir.

De acordo com a 11ª revisão da *Classificação estatística internacional de doenças e problemas relacionados à saúde* (CID-11), a intensidade e as manifestações específicas de sintomas de desatenção, hiperatividade e impulsividade irão variar entre os indivíduos acometidos e podem sofrer alterações ao longo do desenvolvimento. Para que seja realizado o diagnóstico, o padrão de comportamento deve ser claramente observado em múltiplos ambientes. Uma diferença importante entre os sistemas classificatórios é que a CID-11 não traz critérios operacionais para o diagnóstico, mas uma descrição prototípica do transtorno.[21]

QUADRO 35.1
CRITÉRIOS DIAGNÓSTICOS DO DSM-5 PARA O TRANSTORNO DE DÉFICIT DE ATENÇÃO/HIPERATIVIDADE

A. Presença de pelo menos seis dos sintomas a seguir*, de desatenção e/ou de hiperatividade/impulsividade, por pelo menos seis meses, em um grau que seja inconsistente com o nível de desenvolvimento e que tenha impacto negativo diretamente nas atividades sociais e acadêmicas/ profissionais:

* Para indivíduos com mais de 17 anos, pelo menos cinco sintomas são necessários.

Desatenção:

a) Frequentemente não presta atenção em detalhes ou comete erros por descuido em tarefas escolares, no trabalho ou durante outras atividades (p. ex., negligencia ou deixa passar detalhes, o trabalho é impreciso).
b) Frequentemente tem dificuldade de manter a atenção em tarefas ou atividades lúdicas (p. ex., dificuldade em manter o foco durante aulas, conversas ou leituras prolongadas).
c) Frequentemente parece não escutar quando alguém lhe dirige a palavra diretamente (p. ex., parece estar com a cabeça longe, mesmo na ausência de qualquer distração óbvia).
d) Frequentemente não segue instruções até o fim e não consegue terminar trabalhos escolares, tarefas ou deveres no local de trabalho (p. ex., começa as tarefas, mas rapidamente perde o foco e facilmente perde o rumo).
e) Frequentemente tem dificuldade de organizar tarefas e atividades (p. ex., dificuldade em gerenciar tarefas sequenciais, dificuldade em manter materiais e objetos pessoais em ordem, trabalho desorganizado e desleixado, mau gerenciamento do tempo, dificuldade em cumprir prazos).
f) Frequentemente evita, não gosta ou reluta em se envolver em tarefas que exijam esforço mental prolongado (p. ex., trabalhos escolares ou lições de casa; para adolescentes mais velhos e adultos, preparo de relatórios, preenchimento de formulários, revisão de trabalhos longos).
g) Frequentemente perde coisas necessárias para tarefas ou atividades (p. ex., materiais escolares, lápis, livros, instrumentos, carteiras, chaves, documentos, óculos, celular).
h) Com frequência é facilmente distraído por estímulos externos (para adolescentes mais velhos e adultos, pode incluir pensamentos não relacionados).
i) Com frequência é esquecido em relação a atividades cotidianas (p. ex., realizar tarefas e obrigações; para adolescentes mais velhos e adultos, retornar ligações, pagar contas, manter horários agendados).

Hiperatividade e impulsividade:

a) Frequentemente remexe ou batuca as mãos ou os pés ou se contorce na cadeira.
b) Frequentemente levanta da cadeira em situações em que se espera que permaneça sentado (p. ex., sai do seu lugar em sala de aula, no escritório ou em outro local de trabalho ou em outras situações que exijam que se permaneça no mesmo lugar).
c) Frequentemente corre ou sobe nas coisas em situações em que isso é inapropriado (Nota: em adolescentes ou adultos, pode se limitar a sensações de inquietude).
d) Com frequência é incapaz de brincar ou se envolver em atividades de lazer calmamente.

QUADRO 35.1
CRITÉRIOS DIAGNÓSTICOS DO DSM-5 PARA O TRANSTORNO DE DÉFICIT DE ATENÇÃO/HIPERATIVIDADE

e) Com frequência "não para", agindo como se estivesse "com o motor ligado" (p. ex., não consegue ou se sente desconfortável em ficar parado por muito tempo; outros podem ver o indivíduo como inquieto ou difícil de acompanhar).
f) Frequentemente fala demais.
g) Frequentemente deixa escapar uma resposta antes que a pergunta tenha sido concluída (p. ex., termina as frases dos outros, não consegue aguardar a vez de falar).
h) Frequentemente tem dificuldade de esperar a sua vez (p. ex., aguardar em uma fila).
i) Frequentemente interrompe ou se intromete (p. ex., intromete-se nas conversas, jogos ou atividades; pode começar a usar as coisas de outras pessoas sem pedir ou receber permissão; para adolescentes e adultos, pode intrometer-se em ou assumir o controle sobre o que os outros estão fazendo).

B. Vários sintomas de desatenção ou hiperatividade/impulsividade estavam presentes antes dos 12 anos de idade.

C. Vários sintomas de desatenção ou hiperatividade/impulsividade estão presentes em dois ou mais ambientes (p. ex., em casa, na escola, no trabalho; com amigos ou parentes; em outras atividades).

D. Há evidências claras de que os sintomas interferem no funcionamento social, acadêmico ou ocupacional ou de que reduzem sua qualidade.

E. Os sintomas não ocorrem exclusivamente com o curso da esquizofrenia ou outro transtorno psicótico ou não são mais bem explicados por outro transtorno psicótico (p. ex., transtorno do humor, transtorno de ansiedade, transtorno dissociativo, transtorno da personalidade, intoxicação ou abstinência de substância).

Fonte: American Psychiatric Association.[1]

A desatenção refere-se a um padrão de comportamentos caracterizado por: dificuldades em prestar atenção a detalhes, incluindo erros por descuido em atividades escolares; dificuldades para manter-se engajado em tarefas ou atividades lúdicas; parecer não escutar quando alguém lhe dirige a palavra; dificuldades para seguir instruções e para terminar tarefas escolares ou domésticas; dificuldade em organizar tarefas e atividades; constantemente evitar, ou relutar, o envolvimento em tarefas que exijam um esforço mental continuado; perder coisas necessárias para tarefas ou atividades; ser facilmente distraído por estímulos alheios à tarefa; e apresentar esquecimentos em atividades diárias. Em adultos, a desatenção normalmente se manifesta como comprometimento da atenção sustentada, distratibilidade, esquecimento de compromissos e perda frequente de objetos. Observa-se dificuldades de planejamento e, em geral, há relutância no envolvimento em atividades que exijam esforço mental prolongado.

A hiperatividade caracteriza-se pela presença frequente dos seguintes comportamentos: agitar mãos ou pés ou se remexer na cadeira; abandonar a cadeira em sala de aula ou em outras situações nas quais se espera que permaneça sentado; correr ou escalar em demasia, em situações nas quais isso é inapropriado; dificuldade em brincar ou envolver-se de forma silenciosa em atividades de lazer; estar constantemente "a mil" ou, muitas vezes, agir como se estivesse "a todo vapor"; falar em demasia. Já os sintomas de impulsividade incluem: presença de tempo curto de reação aos estímulos, refletindo-se em respostas precipitadas antes de as perguntas terem sido concluídas; incapacidade de esperar sua vez de falar, utilizar um brinquedo ou atravessar a rua, por exemplo; intrometer-se em assuntos de outros. Em adultos, é comum que a hiperatividade se manifeste como uma sensação subjetiva de inquietude, enquanto a impulsividade se expressa como impaciência, fala em excesso e respostas às perguntas de forma precipitada.

Para que se estabeleça o diagnóstico de TDAH, é fundamental que se contextualize os sintomas na história de vida da criança, especialmente tendo em vista que desatenção, hiperatividade e impulsividade como sintomas isolados ou ocasionais podem decorrer de distintos problemas na vida de relação da criança ou adolescente (p. ex., com pais, amigos ou colegas), de sistemas educacionais inadequados, ou associar-se a outros transtornos encontrados na infância e adolescência, ou, ainda, fazerem parte do desenvolvimento normal. Entre as características que apontam para a presença do transtorno encontram-se as descritas a seguir.

Duração dos sintomas de desatenção e/ou de hiperatividade/impulsividade ▶

É comum que crianças e adolescentes com TDAH apresentem sintomas desde a idade pré-escolar ou, caso contrário, sintomas que perdurem por um período de vários meses. Desse modo, caso os sintomas de desatenção, hiperatividade ou impulsividade tenham claramente se iniciado após um desencadeante psicossocial, como a separação dos pais, por exemplo, deve-se levantar a possibilidade de os sintomas não serem parte de um quadro de TDAH.

Frequência e intensidade de sintomas ▶

O desenvolvimento normal é o principal diagnóstico diferencial do TDAH. Atualmente, diversas evidências apontam que sintomas de desatenção, hiperatividade e impulsividade estão presentes de modo dimensional na população. Ou seja, tais características podem ser encontradas, em maior ou menor medida, mesmo em crianças e adolescentes sem TDAH. Desse modo, é fundamental que pelo menos seis dos sintomas de desatenção e/ou seis sintomas de hiperatividade/impulsividade estejam presentes frequentemente na vida da criança para que o diagnóstico de TDAH seja firmado. Apesar disso, até o momento, nenhum manual diagnóstico operacionalizou o significado da presença frequente de um sintoma, gerando, muitas vezes, discordância na interpretação por parte de pais ou professores.

Persistência dos sintomas em vários ambientes e ao longo do tempo ▶

O clínico deve estar alerta para sintomas que ocorram em um ambiente único, como em casa ou na escola. No TDAH, os sintomas devem ocorrer em vários ambientes, além de manter-se constantes ao longo do período avaliado. Na presença de sintomas em um ambiente único, deve-se investigar a possibilidade de uma situação familiar prejudicada ou um sistema de ensino pouco apropriado. De modo semelhante, flutuações nos sintomas com períodos assintomáticos não são características do TDAH.

Prejuízo clinicamente significativo na vida da criança ou do adolescente ▶

Na ocorrência de sintomas de hiperatividade ou impulsividade sem prejuízo na vida diária, há a possibilidade de que eles sejam representações de estilos de funcionamento ou temperamento, e não um transtorno psiquiátrico.

Entendimento do significado do sintoma ▶

Para o diagnóstico de TDAH, cada sintoma deve ter uma avaliação cuidadosa. Por exemplo, a presença de dificuldades para seguir instruções devido a um comportamento de oposição e desafio aos pais e professores caracteriza mais um transtorno de oposição desafiante do que TDAH. Deve-se avaliar se a dificuldade em seguir instruções resulta de menor capacidade de manter a atenção durante a explicação delas. Deve-se avaliar, portanto, se o sintoma em questão resulta dos construtos básicos do transtorno, ou seja, redução da capacidade atencional e/ou déficit no controle inibitório.

A apresentação irá variar de acordo com o estágio do desenvolvimento. A literatura tem sugerido que, na adolescência e na vida adulta, os sintomas de hiperatividade diminuem, restando, de forma mais acentuada, os sintomas de desatenção, disfunção executiva e de impulsividade – dados que foram corroborados por estudos brasileiros.[22]

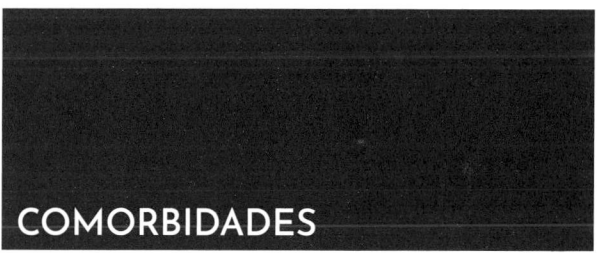

COMORBIDADES

O TDAH é frequentemente associado a comorbidades psiquiátricas, o que torna o processo diagnóstico mais complexo, além de impactar o prognóstico e o manejo do quadro clínico. A presença de comorbidades psiquiátricas no TDAH chega a 80% em amostras clínicas, e em torno de 50% em amostras comunitárias. Desse modo, é imprescindível que uma avaliação psicopatológica abrangente seja realizada na investigação desses pacientes. A coocorrência de outros transtornos disruptivos, transtornos do humor e ansiedade, bem como transtornos de aprendizagem, foi demonstrada em estudos norte-americanos, europeus e brasileiros.[23,24] A presença de duas ou mais comorbidades pode dificultar ainda mais a avaliação diagnóstica e o manejo terapêutico.

A associação de TDAH com outros transtornos externalizantes é provavelmente a mais descrita na literatura. Observou-se, por meio de estudos clínicos e epidemiológicos, que a comorbidade de TDAH com transtornos disruptivos, como transtorno de oposição desafiante e transtorno da conduta, pode ocorrer em 50 a 80% dos casos. A comorbidade do TDAH com transtornos depressivos e de ansiedade ocorre em cerca de 10 a 30% dos casos. Sugere-se que a coocorrência de TDAH e transtornos depressivos tenha sua origem na baixa autoestima e na insegurança resultantes de desfechos negativos associados ao TDAH, o que serviria como gatilho para indivíduos com vulnerabilidade biológica para depressão.[25] Recentemente, no entanto, têm-se observado que a comorbidade entre TDAH e transtornos depressivos está associada também a fatores genéticos compartilhados.[26] A comorbidade com o transtorno bipolar (TB), apesar de menos frequente, merece atenção, pois é complexa, especialmente devido à sobreposição de alguns sintomas diagnósticos. Desse modo, informações acerca da evolução temporal dos sintomas são extremamente importantes para a definição do diagnóstico (sendo a episodicidade necessária para a definição de um quadro de humor).

O TDAH também se associa a transtornos de aprendizagem, sendo essa comorbidade encontrada em até 25% dos casos. Salienta-se que em casos de deficiência intelectual não há exclusão formal do diagnóstico de TDAH. Sintomas de desatenção e hiperatividade ocorrem em crianças com baixos escores de quociente de inteligência (QI) com mais frequência do que seria esperado, mesmo levando-se em consideração outros fatores emocionais ou cognitivos. De modo complementar, observou-se que o diagnóstico de TDAH entre crianças com inabilidade intelectual acrescenta prejuízo de forma independente, o que corrobora a validade do diagnóstico nesses casos.[27] Apesar da coocorrência do TDAH em até 50% dos casos com transtornos de tiques, incluindo síndrome de Tourette, a maior parte dos pacientes com TDAH não apresenta tiques associados. Sintomas de TDAH e de transtornos do espectro autista (TEA) muitas vezes coexistem, e uma metanálise recente demonstrou que 28% dos indivíduos com TEA apresentam diagnóstico de TDAH.[28] Estudos genéticos demonstraram que a comorbidade está relacionada a fatores genéticos compartilhados.[29] Além disso, verifica-se resposta com o uso de psicoestimulantes nesses casos. Dessa forma, o DSM-5 possibilitou o diagnóstico de TDAH em crianças com TEA.

Em adultos com diagnóstico de TDAH, as comorbidades mais comumente encontradas são: transtornos por uso de substâncias, transtorno depressivo maior (TDM), TB, transtornos de ansiedade e transtornos da personalidade.[30] Indivíduos com TDAH têm maior risco para uso problemático de substâncias, incluindo uso mais precoce na adolescência e maior prevalência de abuso e dependência na idade adulta, chegando a uma prevalência de até 40%.[30] Transtornos da personalidade, especialmente dos *clusters* B ou C, podem ser observados em cerca de 50% dos adultos com TDAH, dependendo da amostra clínica. Além disso, a comorbidade entre TDAH e transtornos da personalidade resulta em um quadro clínico mais grave, com menos taxa de resposta ao uso de estimulantes, e menor persistência no tratamento do TDAH.[30]

Estudos observacionais reportam maior prevalência de diversas comorbidades clínicas em indivíduos com diagnóstico de TDAH. Crianças, adolescentes e adultos diagnosticados e sem tratamento farmacológico apresentam taxas mais elevadas de obesidade e sobrepeso.[31] O TDAH também está claramente associado a maior incidência de asma.[32] Maior prevalência de diversas doenças imunoalérgicas, como espondilite anquilosante, psoríase, colite ulcerativa, tireoidite de Hashimoto, diabetes melito, dermatite atópica e rinite alérgica também foi observada em pacientes com TDAH.[33,34] Apesar dos mecanismos fisiopatológicos por trás dessas comorbidades ainda não estarem claros, acredita-se que desregulações em mecanismos inflamatórios e/ou alterações na microbiota estejam associados.[35]

DIAGNÓSTICO

O diagnóstico do TDAH se baseia em critérios operacionais claros e bem definidos, sendo fundamentalmente clínico e não necessitando de exames complementares.[36-38] Os critérios diagnósticos provêm de sistemas classificatórios, como o DSM-5 (ver Quadro 35.1) ou a CID-11. Recomenda-se que seja realizada a triagem para sintomas de TDAH durante toda consulta de saúde mental na infância e adolescência, independentemente da queixa principal. Diversas escalas foram desenvolvidas como instrumentos práticos e objetivos na avaliação de sintomas de TDAH em diferentes ambientes (p. ex., em casa e na escola). Algumas estão disponíveis em língua portuguesa, sendo úteis para o acompanhamento dos sintomas antes e após o início do tratamento. Uma das mais utilizadas é a SNAP-IV, construída a partir dos sintomas elencados no DSM-IV. Ela é composta por 26 itens em uma escala de quatro níveis de gravidade, que pode ser preenchida pela criança ou adolescente com suspeita ou diagnóstico de TDAH, pais e professores. Os primeiros nove itens se referem a sintomas de desatenção, os itens 10 a 18, a sintomas de hiperatividade/impulsividade, e os itens 19 a 26 auxiliam no diagnóstico de transtorno de oposição desafiante.

É importante que seja realizada uma avaliação clínica abrangente com os pais, com a devida contextualização da ocorrência dos sintomas – onde, quando, com quem e em que intensidade ocorrem. Há um número crescente de evidências corroborando a ideia de que a sintomatologia do TDAH reflete o extremo de características presentes de forma dimensional na população geral. A inclusão de escores dimensionais nos critérios diagnósticos operacionais, no entanto, ainda é um desafio por apresentar limitações para a prática clínica. Portanto, a associação de sintomas subsindrômicos com a presença de prejuízo funcional pode ser entendida como um validador do diagnóstico e justificar o início da intervenção terapêutica. No futuro, espera-se o desenvolvimento de nomogramas padronizados de acordo com idade, sexo e cultura.

Na avaliação da saúde mental em crianças e adolescentes, observa-se baixa concordância entre dados obtidos de diferentes informantes (paciente, familiares e professores). No TDAH, observa-se uma subnotificação dos sintomas por parte de crianças, com baixa confiabilidade teste-reteste. Os pais, por sua vez, tendem a ser bons informantes no que se refere aos sintomas de TDAH, enquanto os professores normalmente superinformam os sintomas, especialmente na presença de outro transtorno disruptivo comórbido.[39] Estudos de base comunitária, no entanto, identificaram os professores como a melhor fonte de informação para sintomas na escola.[40] Entre adolescentes, observa-se que as informações obtidas com professores são menos úteis, tendo em vista que o tempo de permanência com o adolescente costuma ser reduzido.

É importante salientar que os professores, por conviver diariamente com muitos indivíduos da mesma faixa etária, têm grande capacidade de identificar comportamentos que se desviam da normalidade. Essas informações se tornam essenciais, especialmente em famílias reduzidas, nas quais os pais muitas vezes não têm parâmetros de comparação para avaliar o comportamento de seus filhos.

Uma história completa do desenvolvimento do paciente, assim como seu quadro escolar e social, deve ser obtida com os pais. Do mesmo modo, história psiquiátrica familiar e avaliação completa do funcionamento familiar devem ser obtidas. Tendo-se em vista a alta herdabilidade genética do TDAH, existe uma tendência de indivíduos da mesma família (p. ex., pais ou irmãos) apresentarem o diagnóstico. A identificação de outros transtornos mentais em familiares, como transtornos do humor, ansiedade ou tiques, pode ser bastante informativa para identificar diagnósticos diferenciais ou presença de comorbidades. É extremamente importante que se colete informações relativas ao ambiente social onde a criança passa seus dias, pois crianças com TDAH tendem a apresentar melhor desempenho em ambientes estruturados.[36-38]

A entrevista com os pais torna-se ainda mais relevante na avaliação de crianças pré-escolares e na idade escolar inicial que apresentam limitações para descrever verbalmente seu comportamento e eventuais sintomas. De qualquer forma, com a criança ou adolescente, deve ser realizada uma entrevista que se adeque ao nível de desenvolvimento do paciente. É importante ressaltar que o diagnóstico não pode ser excluído pela ausência de manifestação de sintomas no consultório médico. As crianças podem ser capazes de controlar os sintomas com esforço voluntário, durante atividades de maior interesse ou quando estão inibidas. Desse modo, é comum que passem horas na frente do computador ou do *videogame*, mas não mais do que alguns minutos lendo um livro em sala de aula ou em casa. Além da avaliação específica de sintomas relacionados ao TDAH, é essencial que sejam pesquisados sintomas que se relacionem com as comorbidades psiquiátricas mais prevalentes. Terminando-se a entrevista, deve-se ter uma ideia do funcionamento global do paciente.

Testes de inteligência ou avaliações neuropsicológicas podem fornecer informações adicionais relevantes sobre o funcionamento da criança ou do adolescente, no entanto, não são mandatórios para o diagnóstico do TDAH. Caso haja dificuldades de aprendizagem que não se expliquem pelo quadro de TDAH, a avaliação neuropsicológica e/ou psicopedagógica é indicada. Exames de neuroimagem, como tomografia computadorizada, ressonância magnética (RM), tomografia computadorizada por emissão de foto único (SPECT, do inglês *single-photon emission computed tomography*) ou tomografia por emissão de pósitrons (PET, do inglês *positron emission tomography*) não têm papel definido na avaliação de pacientes com TDAH até o momento, e, portanto, devem ser reservados para situações de pesquisa ou na investigação de quadros neurológicos diferenciais.[36-38]

O eletroencefalograma foi aprovado pelo órgão norte-americano Food and Drug Administration (FDA) como auxiliar facultativo no diagnóstico do TDAH. Essa decisão foi baseada em diversos estudos que demonstraram uma relação aumentada de ondas theta/beta em crianças com esse transtorno. Em um estudo clínico, a acurácia diagnóstica demonstrou-se aumentada de 61 para 88% com o uso dessa ferramenta.[41] De forma semelhante, um módulo de avaliação neuropsicológica com testes de *performance* contínua – QBtest –, também demonstrou discriminação moderada de pacientes com TDAH.[42] No entanto, autoridades, como a American Academy of Neurology, recomendam seu uso com cautela, afirmando que, no momento, esse tipo de avaliação deve seguir restrito à pesquisa.

Muitas alterações neurológicas menores e inespecíficas, assim como alterações mais específicas no exame neurológico evolutivo, foram descritas em associação com o TDAH. O aspecto mais significativo observado em crianças com esse transtorno no exame neurológico evolutivo é o prejuízo na prova de persistência motora. A avaliação neurológica também é importante para excluir patologias que possam mimetizar o TDAH. Em raras ocasiões, um quadro clínico semelhante ao TDAH pode ser observado em casos de traumatismos craniencefálicos (TCE), exposição a chumbo ou síndrome alcoólica fetal. Quadros de hipertireoidismo devem ser investigados na presença de sintomas de funcionamento glandular aumentado associado à hiperatividade. Por fim, é importante que seja realizada uma avaliação minuciosa das capacidades auditivas e visuais da criança, bem como da qualidade do sono.

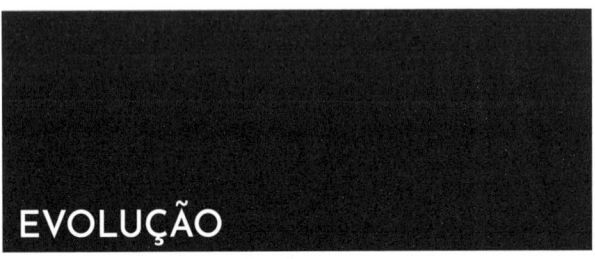

EVOLUÇÃO

No passado, prevalecia a ideia de que todas as crianças com TDAH superariam o transtorno com a chegada da puberdade. Atualmente, entende-se que há uma redução dos sintomas de hiperatividade durante a adolescência e idade adulta, no entanto, os sintomas de desatenção tendem a permanecer, enquanto os sintomas de impulsividade frequentemente modificam sua apresentação clínica. Estudos longitudinais estimam a persistência na vida adulta em 5 a 76%, sendo esses valores afetados por inúmeros fatores metodológicos.[43] Estima-se a persistência do diagnóstico pleno em cerca de 15% casos, e de um quadro de remissão parcial com prejuízo associado em cerca de 65%.[2]

Há um número crescente de estudos demonstrando que o TDAH persiste na vida adulta, apresentando prevalência estimada de 2,5% nessa população. Entre os fatores de risco para a persistência do diagnóstico encontram-se história familiar, adversidades familiares, intensidade dos sintomas e presença de comorbidades. Uma metanálise demonstrou associação significativa da gravidade do TDAH e da comorbidade com transtornos disruptivos e depressivos com a persistência na idade adulta.[43] Uma colaboração internacional incluindo três amostras populacionais e uma amostra clínica em três continentes desenvolveu uma calculadora de risco que pode predizer, com base em critérios clínicos relativamente acessíveis, a probabilidade de persistência do TDAH com adequada acurácia.[44]

Além disso, outros estudos sugerem que quadros subclínicos ou oligossintomáticos podem, inclusive, apresentar piora ao longo do amadurecimento, configurando uma trajetória ascendente de sintomas até atingir o limiar clínico, configurando um TDAH de início tardio, ainda não completamente reconhecido por todos os especialistas da área nem incluído nos manuais diagnósticos. Por exemplo, em um estudo de base populacional brasileiro que seguiu mais de 4 mil indivíduos do nascimento até a idade adulta, apenas 12,6% dos pacientes adultos com o transtorno tinham diagnóstico antes dos 12 anos de idade, como requer o DSM-5.[45]

O TDAH se associa a diversos desfechos negativos no que se refere ao funcionamento social. Estudos demonstram maiores taxas de insatisfação com o casamento, problemas conjugais, divórcios e dificuldades na criação dos filhos.[46] No trabalho, indivíduos com TDAH apresentam pior desempenho, pedem demissão ou são demitidos com mais frequência, além de ocuparem posições de trabalho aquém de suas potencialidades.[46] Observou-se maior mortalidade em crianças, adolescentes e especialmente adultos com TDAH, devido a causas externas.[47] Nesse sentido, estudos demonstram claramente que pacientes com TDAH têm maiores taxas de acidentes de trânsito, acidentes domésticos, criminalidade e abuso de substâncias.[48-50]

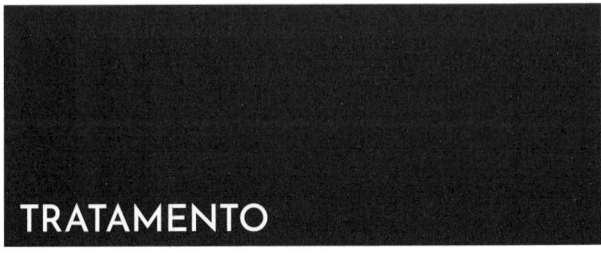

TRATAMENTO

O tratamento do TDAH é realizado por meio de uma abordagem multidimensional, que envolve intervenções farmacológicas e psicossociais. É importante salientar que o tratamento do TDAH será guiado, em grande parte, pela presença de comorbidades clínicas e psiquiátricas. Há, portanto, uma grande importância na avaliação abrangente desses pacientes. A abordagem terapêutica deve considerar que o TDAH se caracteriza por um curso crônico na maior parte dos casos e, portanto, a escolha da estratégia deve ser norteada tanto pelas evidências presentes na literatura quanto pelas preferências do paciente e sua família. Recomenda-se que, antes de iniciar o tratamento, haja a identificação de metas a serem alcançadas, de modo a guiar as estratégias terapêuticas que serão empregadas.[36-38]

No que se refere às intervenções psicossociais, a psicoeducação realizada por meio de informações claras e precisas à família apresenta-se como primeiro passo. Desse modo, o papel da psicoeducação no tratamento do TDAH foi demonstrado por meio de ensaio clínico randomizado.[51]

Atualmente, as seguintes estratégias de psicoeducação são apresentadas como consenso:

- busca do desenvolvimento de uma boa relação terapêutica com o paciente e seus familiares;
- identificação de crenças prévias realizadas ao TDAH e seu tratamento;
- fornecimento de informações sobre o transtorno que sejam baseadas em evidências, adaptando-se a linguagem ao grau de desenvolvimento do paciente;
- busca conjunta de objetivos e planos terapêuticos.

É comum a incorporação de um programa de treinamento para os pais, objetivando-se um melhor manejo dos sintomas dos filhos. O conhecimento de estratégias para o auxílio das crianças na organização e planejamento das atividades pode ser uma importante ferramenta terapêutica. Tais programas de treinamento parental se apresentam entre as intervenções psicossociais mais eficazes no tratamento do TDAH. Alguns dos seus componentes são:

- identificação de situações e comportamentos contraprodutivos;
- treino em metodologias efetivas de comunicação de ordens e estabelecimento de regras;
- uso de estratégias de reforço positivo a fim de recompensar o comportamento adequado;
- uso de estratégias de reforço negativo apropriadas e vinculadas a situações e comportamentos contraprodutivos.

O Estudo de Tratamento Multimodal (MTA, do inglês *Multimodal Treatment Study*) é, sem dúvidas, um dos mais emblemáticos no tratamento do TDAH. O MTA é um ensaio clínico randomizado, multicêntrico, que acompanhou 579 crianças com TDAH alocadas em quatro grupos: tratamento farmacológico com metilfenidato (MFD); tratamento com psicoterapia comportamental para crianças e orientações para os pais; abordagem combinada; e referência para tratamento conforme disponível na comunidade. Após 14 meses de tratamento, esse estudo demonstrou uma superioridade no grupo submetido ao tratamento medicamentoso na redução dos sintomas do TDAH quando comparado ao tratamento comportamental e comunitário. Além disso, a combinação do tratamento farmacológico com o tratamento comportamental não teve maior eficácia na redução dos sintomas do TDAH se comparada ao tratamento apenas farmacológico. Resultados semelhantes foram descritos em mais de duas dezenas de estudos que avaliaram o papel do tratamento combinado, nos quais não foi evidenciado efeito aditivo.[23]

No entanto, análises de subgrupos sugerem que TDAH associado a comorbidades psiquiátricas apresenta uma resposta melhor ao tratamento combinado, especialmente na presença de transtornos de ansiedade ou de outros transtornos disruptivos. Além disso, o tratamento comportamental pode ser recomendado como primeira abordagem caso os sintomas de TDAH sejam leves e com prejuízo mínimo, caso o diagnóstico não esteja claro, em crianças pré-escolares, ou se o paciente ou familiares rejeitam o uso de medicação.[36-38]

Nos seguimentos de 3, 8 e 16 anos do MTA, observou-se que os quatro grupos tendem a convergir em termos de desfecho clínico. Cabe salientar, no entanto, que, durante esse acompanhamento prolongado, a escolha do tratamento foi livre para pais e crianças, sem o delineamento aleatório observado na primeira parte do estudo. Essa importante modificação metodológica permite diversas interpretações dos resultados, como a perda de eficácia de intervenções intensivas em longo prazo ou autosseleção por parte dos pacientes (observou-se muitas crianças migrarem do tratamento comportamental para o farmacológico, além de uma parcela significativa que fazia uso de medicamentos ter interrompido o tratamento nos demais seguimentos).[52] No que se refere a desfechos funcionais, como anos de instrução, comportamento sexual de risco, empregabilidade e renda, observou-se melhores desfechos em controles, desfechos intermediários em pacientes com remissão, e desfechos mais desfavoráveis em pacientes que persistiram com sintomas até a idade adulta. Tais desfechos se apresentaram de maneira independente dos grupos de tratamento originalmente designados. Contudo, uma revisão sistemática avaliou estudos clínicos com duração de dois ou mais anos e concluiu que há benefícios do tratamento em longo prazo em diversos aspectos, apesar de os sintomas não se normalizarem a nível dos controles.[53]

Diretrizes norte-americanas e europeias recomendam o uso de estimulantes, especialmente o MFD, como primeira escolha no tratamento do TDAH.[36-38] Em uma metanálise recente, realizada com a inclusão de 133 ensaios clínicos randomizados, observou-se que o MFD apresenta um tamanho de efeito de 0,78 em crianças e adolescentes, e de 0,49 em adultos.[54] Mais recentemente, houve aprovação da lisdexanfetamina para o tratamento do TDAH. Esse é um estimulante de longa ação, que apresenta efeitos observáveis ao longo do dia e com menor risco de abuso, comparando-se a quantidades equivalentes de d-anfetamina. A lisdexanfetamina é uma pró-droga, ou seja, um composto inativo que necessita ser convertido *in vivo* a fim de se tornar uma substância farmacologicamente ativa. Após sua ingesta por via oral, o fármaco necessita do metabolismo de primeira passagem para conversão em l-lisina, um aminoácido, e na forma ativa d-anfetamina, responsável pelos efeitos terapêuticos da medicação. Sugere-se que a lisdexanfetamina possa apresentar efeitos clínicos superiores, inclusive ao MFD, com padrão de segurança similar, sendo já indicada como opção de primeira linha em diversos países.

O benefício do tratamento com fármacos estimulantes não se limita à redução dos sintomas, mas pode também ser mensurado por meio de desfechos indiretos. Por exemplo, o tratamento com estimulantes mostrou-se efetivo na prevenção de acidentes de trânsito graves – levando à morte ou encaminhando a atendimento em emergência;[55] na redução em 30 a 40% do envolvimento com criminalidade;[50] na redução em 30% das taxas de gestação na adolescência;[56] na redução em 30% em indicadores de abuso de substâncias;[57] na redução do número de acidentes domésticos em crianças;[58] na redução das taxas de mortalidade geral.[59]

Durante o tratamento do TDAH, recomenda-se a monitoração de eventos adversos. Tais efeitos são frequentes, no entanto, comumente leves e transitórios. Os seguintes pontos se apresentam como mais importantes em relação aos possíveis efeitos adversos decorrentes do uso de estimulantes:

- **Potencial de abuso** – os estimulantes apresentam potencial de abuso, e diferenças, sobretudo na via de administração, distinguem o uso terapêutico do não terapêutico. É importante salientar que estudos prospectivos não observaram aumento do risco para abuso de substâncias com o uso de estimulantes. Na verdade, observou-se menores índices de abuso em pacientes com TDAH durante períodos nos quais eles estavam em uso de medicação.[57] Destaca-se, entretanto, que é necessário tomar cuidado com o uso inapropriado dos fármacos prescritos para o tratamento do TDAH, especialmente nas preparações de curta ação, pois formulações de longa ação dificilmente são administradas por via inalatória ou injetável.
- **Interferência no crescimento** – há uma associação dose-dependente entre o tratamento com estimulantes e a redução do apetite e expectativas de peso e altura. Um relatório recente do MTA apresentou que o uso consiste de estimulantes ao longo da infância, adolescência e idade adulta se associa a uma redução de cerca de dois centímetros na altura final.[52] Questiona-se se tais alterações seriam consequência do tratamento ou um epifenômeno do TDAH. De qualquer modo, as reduções são, em média, pequenas e geralmente atenuadas com o passar do tempo, o que não exclui a importância da monitoração de tais parâmetros durante o tratamento com estimulantes.[36-38]
- **Efeitos cardiovasculares graves** – atualmente, recomenda-se avaliações clínicas incluindo medidas de pressão arterial (PA), frequência cardíaca (FC) e ausculta cardíaca. Além disso, é importante a coleta de história prévia e familiar de eventos cardiovasculares. O uso de estimulantes se associa a aumentos pequenos e clinicamente pouco significativos nos níveis de PA (< 5 mmHg) e na FC (< 5 bpm). Há relatos de ocorrência de morte súbita na vigência do tratamento para o TDAH, no entanto, em nenhum dos casos havia evidência de ligação direta entre o uso de estimulantes com o desfecho cardiológico. Na presença de alterações no exame físico, sugere-se avaliação complementar com exames específicos e consulta com cardiologista.
- **Tiques e epilepsia** – apesar de inicialmente considerar-se a presença de tiques ou quadros de síndrome de Tourette como contraindicação formal para o tratamento com estimulantes, atualmente, sabe-se que essa relação não é direta, e uma monitoração clínica atenta é o suficiente. De modo semelhante, dados atuais sugerem que os fármacos estimulantes podem ser utilizados com segurança em pacientes com epilepsia sob controle.[36-38]

Ao iniciar o tratamento de pacientes com TDAH, recomenda-se que a escolha da dose inicial seja feita com base no peso do indivíduo, com aumentos de dose a cada uma a três semanas, até que uma das seguintes situações ocorra: remissão dos sintomas de TDAH, aparecimento de efeitos adversos, ou a dose máxima seja atingida. Formulações de liberação prolongada têm vantagens em relação à posologia, facilitando a adesão apesar do custo significativamente mais elevado. A indicação de tratamento farmacológico em pacientes menores de 6 anos de idade ainda é controversa, sendo que, normalmente, o tratamento não farmacológico acaba sendo a primeira escolha. Pode-se optar por pausas no tratamento durante o final de semana, em casos nos quais os sintomas levam a prejuízos mais intensos apenas na escola. Um longo período assintomático, ou redução muito importante na sintomatologia, pode levar à suspensão do tratamento para avaliação da necessidade de continuidade.

Além do tratamento farmacológico com estimulantes, fármacos de primeira escolha, há evidências para o uso da atomoxetina, antidepressivos (especialmente a imipramina, a nortriptilina e a bupropiona), agonistas dos receptores alfa-2 (clonidina e guanfacina) e modafinila no TDAH.

A atomoxetina, inibidor seletivo da recaptação de noradrenalina com agonismo indireto sobre a dopamina, mostrou-se eficaz na redução dos sintomas do TDAH. Apresenta, contudo, tamanho de efeito menor em relação aos estimulantes (estimado em, aproximadamente, 0,7).[54] Os efeitos terapêuticos podem ser observados na primeira semana, no entanto, em alguns casos, os benefícios estarão presentes apenas um mês após o início do uso. Observou-se redução dos sintomas de ansiedade no TDAH com o uso da atomoxetina, assim como a presença de tiques. Em quadros clínicos sugestivos de abuso de estimulantes, a atomoxetina se apresenta como boa opção pelo seu baixo potencial de abuso. O uso de atomoxetina se associa a sintomas gastrintestinais transitórios, bem como aumento na FC e na PA. Há relatos raros de eventos adversos graves, como hepatotoxicidade e comportamento suicida. Esse fármaco é aprovado pela FDA para uso nos Estados Unidos desde 2003, porém, segue proscrito no Brasil pela Agência Nacional de Vigilância Sanitária (Anvisa).

Demonstrou-se eficácia com o uso de antidepressivos, especialmente os tricíclicos imipramina e nortriptilina, apesar de não serem fármacos de primeira escolha. Sua indicação clínica é em quadros nos quais não há uma resposta aos estimulantes, ou, então, na presença de tiques ou enurese. Na presença de quadro depressivo comórbido, sugere-se associação entre inibidores seletivos da recaptação de serotonina e estimulantes. A bupropiona também demonstrou eficácia superior à do placebo, mas inferior à dos estimulantes.

A clonidina e guanfacina, agonistas dos receptores alfa-2 adrenérgicos, demonstraram-se eficazes no tratamento do TDAH. A guanfacina é um agonista mais seletivo quando comparado com a clonidina, e atua predominantemente no córtex pré-frontal. Ensaios clínicos randomizados demonstraram a eficácia da guanfacina de liberação prolongada,[60] sendo recentemente aprovada nos Estados Unidos. É uma opção sugerida para casos de baixa resposta ou intolerabilidade aos psicoestimulantes, ou com comorbidades com tiques e transtornos disruptivos. Estudos também sugerem a utilidade clínica em uso combinado com estimulantes para pacientes com sintomas rebote ao fim da tarde pelo uso de estimulantes.

Além dos agentes já citados, a modafinila, utilizada em narcolepsia, também tem sido proposta no tratamento do TDAH.[61] Cinco ensaios clínicos randomizados de curta duração demonstraram eficácia desse fármaco para o TDAH,[61] que está aprovado somente para uso na narcolepsia, no Brasil. Uma das preocupações é com o grave, apesar de raro, risco da síndrome de Stevens-Johnson.

Diferentes intervenções não farmacológicas têm sido estudadas como possíveis tratamentos para o TDAH. Um efeito pequeno a moderado foi observado com modificações dietéticas, como suplementação com ômega 3 e restrição de aditivos corantes alimentares. Cabe ressaltar que intervenções comportamentais, treinamento cognitivo e *neurofeedback* tiveram resultados bastante promissores em diversos estudos, no entanto, o efeito desaparece ou diminui de forma substancial ao considerar-se apenas estudos com avaliadores cegados para o tipo de tratamento realizado.

A aderência ao tratamento se apresenta como um dos principais obstáculos no cuidado de pacientes com TDAH ao longo do tempo. Dados longitudinais demonstram que o uso contínuo dos fármacos indicados para os sintomas de TDAH ocorre em menos de 50% dos pacientes. Desse modo, recentemente, têm-se investigado o papel de ferramentas digitais, como aplicativos para *smartphones*, no fortalecimento da aderência desses pacientes. Resultados promissores foram observados no TDAH.[62] No Brasil, essa estratégia tem sido utilizada por meio do aplicativo Focus, que oferece uma gama de ferramentas aos clínicos, com o objetivo de auxiliar o acompanhamento de pacientes com TDAH.[63]

REFERÊNCIAS

1. American Psychiatric Association. Diagnostic and statistical manual of mental disorders: DSM-5. 5th ed. Washington: APA; 2013.

2. Faraone SV, Asherson P, Banaschewski T, Biederman J, Buitelaar JK, Ramos-Quiroga JA, et al. Attention-deficit/hyperactivity disorder. Nat Rev Dis Primers. 2015;1:15020.

3. Polanczyk G, Lima MS, Horta BL, Biederman J, Rohde LA. The worldwide prevalence of ADHD: a systematic review and meta-regression analysis. The Am J Psychiatry. 2007;164(6):942-8.

4. Polanczyk GV, Willcutt EG, Salum GA, Kieling C, Rohde LA. ADHD prevalence estimates across three decades: an updated systematic review and meta-regression analysis. Int J Epidemiol. 2014;43(2):434-42.

5. Rowland AS, Skipper BJ, Rabiner DL, Qeadan F, Campbell RA, Naftel AJ, et al. Attention-deficit/hyperactivity disorder (ADHD): interaction between socioeconomic status and parental history of ADHD determines prevalence. J Child Psychol Psychiatry. 2018;59(3):213-22.

6. Cénat JM, Blais-Rochette C, Morse C, Vandette MP, Noorishad PG, Kogan C, et al. Prevalence and risk factors associated with attention-deficit/hyperactivity disorder among us black individuals: a systematic review and meta-analysis. JAMA Psychiatry. 2021;78(1):21-8.

7. Bax AC, Bard DE, Cuffe SP, McKeown RE, Wolraich ML. The association between race/ethnicity and socioeconomic factors and the diagnosis and treatment of children with attention-deficit hyperactivity disorder. J Dev Behav Pediatr. 2019;40(2):81-91.

8. Thapar A, Cooper M. Attention deficit hyperactivity disorder. Lancet. 2016;387(10024):1240-50.

9. Demontis D, Walters RK, Martin J, Mattheisen M, Als TD, Agerbo E, et al. Discovery of the first genome-wide significant risk loci for attention deficit/hyperactivity disorder. Nat Genet. 2019;51(1):63-75.

10. Franz AP, Bolat GU, Bolat H, Matijasevich A, Santos IS, Silveira RC, et al. Attention-deficit/hyperactivity disorder and very preterm/very low birth weight: a meta-analysis. Pediatrics. 2018;141(1):e20171645.

11. Nilsen FM, Tulve NS. A systematic review and meta-analysis examining the interrelationships between chemical and non--chemical stressors and inherent characteristics in children with ADHD. Environ Res. 2020;180:108884.

12. Maher GM, Dalman C, O'Keeffe GW, Kearney PM, McCarthy FP, Kenny LC, et al. Association between preeclampsia and attention-deficit hyperactivity disorder: a population-based and sibling--matched cohort study. Acta Psychiatr Scand. 2020;142(4):275-83.

13. Sanchez CE, Barry C, Sabhlok A, Russell K, Majors A, Kollins SH, et al. Maternal pre-pregnancy obesity and child neurodevelopmental outcomes: a meta-analysis. Obes Rev. 2018;19(4):464-84.

14. Christensen J, Pedersen L, Sun Y, Dreier JW, Brikell I, Dalsgaard S. Association of prenatal exposure to valproate and other antiepileptic drugs with risk for attention-deficit/hyperactivity disorder in offspring. JAMA Netw Open. 2019;2(1):e186606.

15. Hoogman M, Bralten J, Hibar DP, Mennes M, Zwiers MP, Schweren LSJ, et al. Subcortical brain volume differences in participants with attention deficit hyperactivity disorder in children and adults: a cross-sectional mega-analysis. Lancet. Psychiatry. 2017;4(4):310-9.

16. Shaw P, Lerch J, Greenstein D, Sharp W, Clasen L, Evans A, et al. Longitudinal mapping of cortical thickness and clinical outcome in children and adolescents with attention-deficit/hyperactivity disorder. Arch Gen Psychiatry. 2006;63(5):540-9.

17. Shaw P, Gornick M, Lerch J, Addington A, Seal J, Greenstein D, et al. Polymorphisms of the dopamine D4 receptor, clinical outcome, and cortical structure in attention-deficit/hyperactivity disorder. Arch Gen Psychiatry. 2007;64(8):921-31.

18. Hoogman M, Muetzel R, Guimaraes JP, Shumskaya E, Mennes M, Zwiers MP, et al. Brain imaging of the cortex in ADHD: a coordinated analysis of large-scale clinical and population-based samples. Am J Psychiatry. 2019;176(7):531-42.

19. Chen L, Hu X, Ouyang L, He N, Liao Y, Liu Q, et al. A systematic review and meta-analysis of tract-based spatial statistics studies regarding attention-deficit/hyperactivity disorder. Neurosci Biobehav Rev. 2016;68:838-47.

20. Norman LJ, Carlisi C, Lukito S, Hart H, Mataix-Cols D, Radua J, et al. Structural and functional brain abnormalities in attention-deficit/hyperactivity disorder and obsessive-compulsive disorder: a comparative meta-analysis. JAMA Psychiatry. 2016;73(8):815-25.

21. World Health Organization. International classification of diseases: ICD-11. 11th ed. Geneva: WHO; 2018.

22. Matte B, Anselmi L, Salum GA, Kieling C, Gonçalves H, Menezes A, et al. ADHD in DSM-5: a field trial in a large, representative sample of 18- to 19-year-old adults. Psychol Med. 2015;45(2):361-73.

23. A 14-month randomized clinical trial of treatment strategies for attention-deficit/hyperactivity disorder. The MTA Cooperative Group. Multimodal treatment study of children with ADHD. Arch Gen Psychiatry. 1999;56(12):1073-86.

24. Souza I, Pinheiro MA, Denardin D, Mattos P, Rohde LA. Attention-deficit/hyperactivity disorder and comorbidity in Brazil: comparisons between two referred samples. Eur Child Adolesc Psychiatry. 2004;13(4):243-8.

25. Stern A, Agnew-Blais JC, Danese A, Fisher HL, Matthews T, Polanczyk GV, et al. Associations between ADHD and emotional problems from childhood to young adulthood: a longitudinal genetically sensitive study. J Child Psychol Psychiatry. 2020;61(11):1234-42. https://doi.org/10.1111/jcpp.13217

26. Rice F, Riglin L, Thapar AK, Heron J, Anney R, O'Donovan MC, et al. Characterizing developmental trajectories and the role of neuropsychiatric genetic risk variants in early-onset depression. JAMA Psychiatry. 2019;76(3):306-13.

27. Ahuja A, Martin J, Langley K, Thapar A. Intellectual disability in children with attention deficit hyperactivity disorder. J Pediatr. 2013;163(3):890-5.

28. Lai MC, Kassee C, Besney R, Bonato S, Hull L, Mandy W, et al. Prevalence of co-occurring mental health diagnoses in the autism population: a systematic review and meta-analysis. Lancet Psychiatry. 2019;6(10):819-29.

29. Ghirardi L, Brikell I, Kuja-Halkola R, Freitag CM, Franke B, Asherson P, et al. The familial co-aggregation of ASD and ADHD: a register-based cohort study. Mol Psychiatry. 2018;23(2):257-62.

30. Katzman MA, Bilkey TS, Chokka PR, Fallu A, Klassen LJ. Adult ADHD and comorbid disorders: clinical implications of a dimensional approach. BMC Psychiatry. 2017;17(1):302.

31. Cortese S, Moreira-Maia CR, St Fleur D, Morcillo-Peñalver C, Rohde LA, Faraone SV. Association Between ADHD and Obesity: A Systematic Review and Meta-Analysis. Am J Psychiatry. 2016;173(1):34-43.

32. Cortese S, Sun S, Zhang J, Sharma E, Chang Z, Kuja-Halkola R, et al. Association between attention deficit hyperactivity disorder and asthma: a systematic review and meta-analysis and a Swedish population-based study. Lancet Psychiatry. 2018;5(9):717-26.

33. Chen MH, Pan TL, Hsu JW, Huang KL, Su TP, Li CT, et al. Risk of type 2 diabetes in adolescents and young adults with attention-deficit/hyperactivity disorder: a nationwide longitudinal study. J Clin Psychiatry. 2018;79(3):17m11607.

34. Hegvik TA, Instanes JT, Haavik J, Klungsøyr K, Engeland A. Associations between attention-deficit/hyperactivity disorder and autoimmune diseases are modified by sex: a population-based cross-sectional study. Eur Child Adolesc Psychiatry. 2018;27(5):663-75.

35. Leffa DT, Torres ILS, Rohde LA. A review on the role of inflammation in attention-deficit/hyperactivity disorder. Neuroimmunomodulation. 2018;25(5-6):328-33.

36. NICE. Attention deficit hyperactivity disorder: diagnosis and management. London: National Institute for Health and Care Excellence; 2018.

37. Canadian ADHD Resource Alliance. Canadian ADHD practice guidelines. 4th ed. Toronto: CADDRA; 2018.

38. Wolraich ML, Hagan JF, Allan C, Chan E, Davison D, Earls M, et al. Clinical practice guideline for the diagnosis, evaluation, and treatment of attention-deficit/hyperactivity disorder in children and adolescents. Pediatrics. 2019;144(4):e20192528.

39. Martel MM, Schimmack U, Nikolas M, Nigg JT. Integration of symptom ratings from multiple informants in ADHD diagnosis: a psychometric model with clinical utility. Psychol Assess. 2015;27(3):1060-71.

40. Sayal K, Goodman R. Do parental reports of child hyperkinetic disorder symptoms at school predict teacher ratings? Eur Child Adolesc Psychiatry. 2009;18(6):336-44.

41. Snyder SM, Rugino TA, Hornig M, Stein MA. Integration of an EEG biomarker with a clinician's ADHD evaluation. Brain Behav. 2015;5(4):e00330.

42. Hult N, Kadesjö J, Kadesjö B, Gillberg C, Billstedt E. ADHD and the QbTest: Diagnostic Validity of QbTest. J Atten Disord. 2018;22(11):1074-80.

43. Caye A, Spadini AV, Karam RG, Grevet EH, Rovaris DL, Bau CHD, et al. Predictors of persistence of ADHD into adulthood: a systematic review of the literature and meta-analysis. Eur Child Adolesc Psychiatry. 2016;25(11):1151-9.

44. Caye A, Agnew-Blais J, Arseneault L, Gonçalves H, Kieling C, Langley K, et al. A risk calculator to predict adult attention-deficit/hyperactivity disorder: generation and external validation in three birth cohorts and one clinical sample. Epidemiol Psychiatr Sci. 2019;29:e37.

45. Caye A, Rocha TBM, Anselmi L, Murray J, Menezes AMB, Barros FC, et al. Attention-deficit/hyperactivity disorder trajectories from childhood to young adulthood: evidence from a birth cohort supporting a late-onset syndrome. JAMA Psychiatry. 2016;73(7):705-12.

46. Barkley RA, Fischer M. The unique contribution of emotional impulsiveness to impairment in major life activities in hyperactive children as adults. J Am Acad Child Adolesc Psychiatry. 2010;49(5):503-13.

47. Dalsgaard S, Østergaard SD, Leckman JF, Mortensen PB, Pedersen MG. Mortality in children, adolescents, and adults with attention deficit hyperactivity disorder: a nationwide cohort study. Lancet. 2015;385(9983):2190-6.

48. Chang Z, Lichtenstein P, D'Onofrio BM, Sjölander A, Larsson H. Serious transport accidents in adults with attention-deficit/hyperactivity disorder and the effect of medication: a population-based study. JAMA Psychiatry. 2014;71(3):319-25.

49. Dalsgaard S, Mortensen PB, Frydenberg M, Thomsen PH. ADHD, stimulant treatment in childhood and subsequent substance abuse in adulthood: a naturalistic long-term follow-up study. Addict Behav. 2014;39(1):325-8.

50. Lichtenstein P, Halldner L, Zetterqvist J, Sjölander A, Serlachius E, Fazel S, et al. Medication for attention deficit-hyperactivity disorder and criminality. N Engl J Med. 2012;367(21):2006-14.

51. Ferrin M, Moreno-Granados JM, Salcedo-Marin MD, Ruiz-Veguilla M, Perez-Ayala V, Taylor E. Evaluation of a psychoeducation programme for parents of children and adolescents with ADHD: immediate and long-term effects using a blind randomized controlled trial. Eur Child Adolesc Psychiatry. 2014;23(8):637-47.

52. Swanson JM, Arnold LE, Molina BSG, Sibley MH, Hechtman LT, Hinshaw SP, et al. Young adult outcomes in the follow-up of the multimodal treatment study of attention-deficit/hyperactivity disorder: symptom persistence, source discrepancy, and height suppression. J Child Psychol Psychiatry. 2017;58(6):663-78.

53. Shaw M, Hodgkins P, Caci H, Young S, Kahle J, Woods AG, et al. A systematic review and analysis of long-term outcomes in attention deficit hyperactivity disorder: effects of treatment and non-treatment. BMC Med. 2012;10:99.

54. Cortese S, Adamo N, Mohr-Jensen C, Hayes AJ, Bhatti S, Carucci S, et al. Comparative efficacy and tolerability of pharmacological interventions for attention-deficit/hyperactivity disorder in children, adolescents and adults: protocol for a systematic review and network meta-analysis. BMJ Open. 2017;7(1):e013967.

55. Chang Z, Quinn PD, Hur K, Gibbons RD, Sjölander A, Larsson H, et al. Association between medication use for attention-deficit/hyperactivity disorder and risk of motor vehicle crashes. JAMA Psychiatry; 2017;74(6):597-603.

56. Hua MH, Huang KL, Hsu JW, Bai YM, Su TP, Tsai SJ, et al. Early pregnancy risk among adolescents with ADHD: a nationwide longitudinal study. J Atten Disord. 2020;1087054719900232.

57. Chang Z, Lichtenstein P, Halldner L, D'Onofrio B, Serlachius E, Fazel S, et al. Stimulant ADHD medication and risk for substance abuse. J Child Psychol Psychiatry. 2014;55(8):878-85.

58. Dalsgaard S, Leckman JF, Mortensen PB, Nielsen HS, Simonsen M. Effect of drugs on the risk of injuries in children with attention deficit hyperactivity disorder: a prospective cohort study. Lancet. Psychiatry. 2015;2(8):702-9.

59. Chen VCH, Chan HL, Wu SI, Lu ML, Dewey ME, Stewart R, et al. Methylphenidate and mortality in children with attention-deficit hyperactivity disorder: population-based cohort study. Br J Psychiatry. 2020;1-9.

60. Stein MA, Sikirica V, Weiss MD, Robertson B, Lyne A, Newcorn JH. Does guanfacine extended release impact functional impairment in children with attention-deficit/hyperactivity disorder? Results from a randomized controlled trial. CNS Drugs. 2015;29(11):953-62.

61. Wang SM, Han C, Lee SJ, Jun TY, Patkar AA, Masand PS, et al. Modafinil for the treatment of attention-deficit/hyperactivity disorder: a meta-analysis. J Psychiatr Res. 2017;84:292-300.

62. Weisman O, Schonherz Y, Harel T, Efron M, Elazar M, Gothelf D. Testing the efficacy of a smartphone application in improving medication adherence, among children with ADHD. Isr J Psychiatry Relat Sci. 2018;55(2):59-63.

63. UFRGS. PRODAH: programa de transtornos de déficit de atenção/hiperatividade: FOCUS [Internet]. Porto Alegre: UFRGS; 2020 [acesso em 1 abr. 2021]. Disponível em: www.focustdah.com.br.

Para *quizzes* sobre o conteúdo do livro e casos clínicos complementares, acesse:

https://apoio.grupoa.com.br/tratadopsi/

36

TRANSTORNOS DA PERSONALIDADE

MARIO LOUZÃ

Os transtornos da personalidade (TPs) constituem um conjunto de condições psiquiátricas com quadro clínico bastante variado, tendo em comum a longa duração e certa estabilidade ao longo da vida. Assim, não devem ser encarados como algo uniforme, uma vez que sua psicopatologia e clínica variam bastante de um TP específico para outro. Dos 10 tipos descritos na 5ª edição do *Manual diagnóstico e estatístico de transtornos mentais* (DSM-5), os TPs *borderline*, esquizotípica e antissocial – possivelmente por sua importância clínica e forense – são os mais estudados dos pontos de vista clínico e etiopatogênico.[1]

Os TPs são responsáveis por um significativo *burden* pessoal e social, acarretando, por exemplo, uma redução significativa da qualidade de vida do paciente, bem como de sua expectativa de vida. Esse *burden* provavelmente é subestimado, pois, muitas vezes, os TPs são pouco pesquisados e ficam eclipsados por outros transtornos mentais (e doenças físicas), que, em geral, são diagnosticados primariamente, ficando subdimensionados em termos de seu impacto na vida do paciente.[2] Os TPs são considerados variações extremas, estatisticamente falando, de um espectro da chamada personalidade "normal". Esta, por sua vez, é fruto de um conjunto de fatores genéticos e ambientais que moldam as características do indivíduo até o início da idade adulta, quando tendem a estabilizar e permanecer relativamente inalteradas ao longo da vida.[1,3]

BREVE HISTÓRICO DO CONCEITO

O conceito de TP começa a ser esboçado já no nascimento da psiquiatria, com Philippe Pinel (1745-1826). Ele define a "manie sans delire" como um tipo de "insanidade", porém, sem sintomas delirantes.[1]

Já James Cowles Prichard (1786-1848), em seu *Treatise on insanity and other disorders affecting the mind*, de 1835, descreve a "insanidade moral", que consiste em uma "perversão mórbida dos sentimentos, hábitos, inclinações, temperamento, disposições morais e impulsos naturais", sem a presença de delírios, alucinações ou perda das capacidades de raciocínio. A ele é atribuída a primeira descrição detalhada dos TPs.[4]

Ernst Kretschmer (1888-1964), em seu livro *Körperbau und Charakter* (constituição e caráter), de 1921, procura associar determinadas formas físicas ou biótipos a certos traços de personalidade, estendendo tais características aos TPs e, no extremo, a um determinado tipo de transtorno mental. Por exemplo, a constituição leptossômica estaria ligada a características esquizoides e traria ao indivíduo a propensão à esquizofrenia. Kretschmer propõe um modelo que poderia ser considerado hoje um precursor das categorizações dimensionais em psiquiatria.[5]

Kurt Schneider (1887-1967) publica, em 1923, a monografia *Die Psychopathische Persönlichkeiten* (as personalidades psicopáticas), parte do *Tratado de psiquiatria* de Gustav Aschaffenburg. O trabalho de Schneider é a definição clássica das personalidades psicopáticas, aquelas que "sofrem ou fazem sofrer a sociedade". Para Schneider, são "variações extremas da normalidade (e não doenças *stricto sensu*) dentro de um *continuum*, em cujo centro estatístico estão as personalidades normais". Ele descreveu 10 tipos: hipertímico, depressivo, inseguro de si, fanático, necessitado de valorização, lábil de humor, explosivo, sem índole (ou "sem sentimentos"), abúlico (ou "sem vontade") e astênico.[6]

A American Psychiatric Association, a partir do DSM-III, de 1980, estabeleceu um sistema multiaxial de diagnóstico, sendo o Eixo I o dos transtornos mentais propriamente ditos, e o Eixo II dedicado exclusivamente aos TPs. A proposta tinha o objetivo de permitir que o paciente recebesse dois diagnósticos, ao mesmo tempo buscando salientar a importância do TP como eventual fator predisponente na gênese e sua possível influência no curso e no tratamento do diagnóstico do Eixo I. Em que pesem as possíveis vantagens desse sistema, nunca houve consenso sobre sua real validade.[7,8] Esse modelo multiaxial persistiu até a publicação do DSM-IV-TR, em 2000, tendo sido abolido no DSM-5, de 2013.[9] Desse modo, os TPs e os demais transtornos mentais devem ser considerados igualmente no momento de estabelecer os diagnósticos pertinentes a um determinado paciente. Além disso, os TPs são reconhecidos como "doença", com suas possíveis bases biológicas, da mesma forma que outros transtornos mentais.

CRITÉRIOS DIAGNÓSTICOS ATUAIS

CRITÉRIOS DIAGNÓSTICOS DO DSM-5

O DSM-5,[10] em sua Seção I, propõe um modelo categorial dos TPs, de uso "oficial" e, na Seção II, apresenta propostas ainda em pesquisa, um modelo dimensional.

■ DSM-5 – MODELO CATEGORIAL

O DSM-5 define os TPs como "um padrão persistente de experiência interna e comportamento que se desvia acentuadamente das expectativas da cultura do indivíduo, é difuso e inflexível, começa na adolescência ou no início da fase adulta, é estável ao longo do tempo e leva a sofrimento ou prejuízo".[10] Os critérios, em detalhe, dos TPs encontram-se no **Quadro 36.1**.

Os TPs são reunidos em três grupos (ou *clusters*), conforme suas similaridades, e compreendem 10 transtornos específicos da personalidade (**Quadro 36.2**). Os critérios diagnósticos de cada um deles são apresentados no Apêndice deste capítulo.

Além dos transtornos específicos da personalidade, o DSM-5[10] considera, ainda, duas categorias diagnósticas no âmbito dos TPs. 1) A *mudança de personalidade decorrente de outra condição médica* por efeitos fisiológicos diretos de uma doença médica (p. ex., lesão no lobo frontal) e 2) as categorias residuais, *outro TP especificado* e *TP não especificado*, utilizados para pacientes que preenchem os critérios gerais para TPs, porém não preenchem critérios para os transtornos específicos da personalidade.

■ DSM-5 – MODELO DIMENSIONAL (MODELO PROPOSTO PARA INVESTIGAÇÃO)

O modelo alternativo busca compreender os TPs como um *continuum* e utiliza dois eixos principais para seu diagnóstico: o prejuízo (moderado ou grave) no *funcionamento* da personalidade e os *traços patológicos* de personalidade.

A avaliação do *funcionamento* envolve dois aspectos, si mesmo (*self*) e interpessoal, ambos com subdivisões conforme apresentado no **Quadro 36.3**.

O nível do prejuízo no funcionamento da personalidade é classificado em "pouco ou nenhum prejuízo", "algum prejuízo", "prejuízo moderado", "grave" e "extremo" conforme o nível de dificuldade nos quatro aspectos do funcionamento (Quadro 36.3).

Os *traços patológicos* de personalidade derivam, em grande parte, da teoria dos cinco grandes fatores (Big Five) de personalidade. São cinco grandes *domínios*: afetividade negativa, distanciamento, antagonismo, desinibição e psicoticismo. Estes são subdivididos em 25 *facetas* de traços específicos. Os cinco domínios principais, constituindo um *continuum* entre dois polos extremos, estão descritos no **Quadro 36.4**.

A partir da combinação dos traços patológicos de personalidade, o DSM-5[10] descreve seis transtornos específicos da personalidade: antissocial, evitativa, *borderline*, narcisista, obsessivo-compulsiva e esquizotípica.

Como exemplo dessa proposta de diagnóstico dimensional, são apresentados, no **Quadro 36.5**, os critérios para o diagnóstico dimensional do TP antissocial.

CRITÉRIOS DIAGNÓSTICOS DA CID-10

A 10ª edição da *Classificação internacional de doenças e problemas relacionados à saúde* (CID-10), da Organização Mundial da Saúde (OMS),[11] define os TPs como:

> uma variedade de condições e padrões de comportamento de importância clínica que tendem a ser persistentes e parecem ser a expressão do estilo de vida característico do

---

QUADRO 36.1
CRITÉRIOS DIAGNÓSTICOS DOS TRANSTORNOS DA PERSONALIDADE SEGUNDO O DSM-5

A. Um padrão persistente de experiência interna e comportamento que se desvia acentuadamente das expectativas da cultura do indivíduo. Esse padrão manifesta-se em duas (ou mais) das seguintes áreas:

1. Cognição (i.e., formas de perceber e interpretar a si mesmo, outras pessoas e eventos).
2. Afetividade (i.e., variação, intensidade, labilidade e adequação da resposta emocional).
3. Funcionamento interpessoal.
4. Controle de impulsos.

B. O padrão persistente é inflexível e abrange uma faixa ampla de situações pessoais e sociais.

C. O padrão persistente provoca sofrimento clinicamente significativo e prejuízo no funcionamento social, profissional ou em outras áreas importantes da vida do indivíduo.

D. O padrão é estável e de longa duração, e seu surgimento ocorre pelo menos a partir da adolescência ou do início da fase adulta.

E. O padrão persistente não é mais bem explicado como uma manifestação ou consequência de outro transtorno mental.

F. O padrão persistente não é atribuível aos efeitos fisiológicos de uma substância (p. ex., droga de abuso, medicamento) ou a outra condição médica (p. ex., traumatismo craniencefálico).

Fonte: American Psychiatric Association.[10]

QUADRO 36.2
TRANSTORNOS DA PERSONALIDADE SEGUNDO O DSM-5

Grupo	TP	Características básicas
A Esquisitos ou excêntricos	Paranoide	Padrão de desconfiança e de suspeita. As motivações dos outros são interpretadas como malévolas.
	Esquizoide	Distanciamento das relações sociais. Faixa restrita de expressão emocional.
	Esquizotípica	Desconforto agudo nas relações íntimas, distorções cognitivas ou perceptivas e excentricidades do comportamento.
B Dramáticos, emotivos ou erráticos	Antissocial	Desrespeito e violação dos direitos dos outros.
	Borderline	Instabilidade nas relações interpessoais, na autoimagem e nos afetos. Impulsividade acentuada.
	Histriônica	Emocionalidade e busca de atenção em excesso.
	Narcisista	Grandiosidade. Necessidade de admiração. Falta de empatia.
C Ansiosos ou medrosos	Evitativa	Inibição social. Sentimentos de inadequação. Hipersensibilidade à avaliação negativa.
	Dependente	Comportamentos submisso e apegado relacionados à necessidade excessiva de ser cuidado.
	Obsessivo-compulsiva	Preocupação com ordem. Perfeccionismo e controle.

Fonte: American Psychiatric Association.[10]

QUADRO 36.3
AVALIAÇÃO DOS ELEMENTOS DO FUNCIONAMENTO DA PERSONALIDADE

Si mesmo (*self*)

1. Identidade: vivência de si como único, com fronteiras claras entre si mesmo e os outros; estabilidade da autoestima e precisão da autoavaliação; capacidade para, e habilidade de regular, várias experiências emocionais.

2. Autodirecionamento: busca de objetivos de curto prazo e de vida coerentes e significativos; utilização de padrões internos de comportamento construtivos e pró-sociais; capacidade de autorrefletir produtivamente.

Interpessoal

1. Empatia: compreensão e apreciação das experiências e motivações das outras pessoas; tolerância em relação a perspectivas divergentes; entendimento dos efeitos do próprio comportamento sobre os outros.

2. Intimidade: profundidade e duração do vínculo com outras pessoas; desejo e capacidade de proximidade; respeito mútuo refletido no comportamento interpessoal.

QUADRO 36.4
OS CINCO DOMÍNIOS DOS TRAÇOS PATOLÓGICOS DE PERSONALIDADE

Afetividade negativa (*versus* estabilidade emocional)	Experiências frequentes e intensas de altos níveis de uma ampla variedade de emoções negativas (p. ex., ansiedade, depressão, culpa/vergonha, raiva) e suas manifestações comportamentais (p. ex., autoagressão) e interpessoais (p. ex., dependência).
Distanciamento (*versus* extroversão)	Evitação da experiência socioemocional, incluindo retraimento das interações interpessoais (interações casuais cotidianas, amizades e relacionamentos íntimos). Experiência e expressão afetiva restritas. Capacidade de obtenção de prazer particularmente limitada.
Antagonismo (*versus* afabilidade)	Comportamentos do indivíduo em divergência com outras pessoas, incluindo um sentimento exagerado da própria importância e concomitante expectativa de tratamento especial. Antipatia insensível em relação aos outros, incluindo falta de consciência das necessidades e sentimentos dos outros e disposição para usá-los a serviço do autocrescimento.
Desinibição (*versus* meticulosidade)	Busca de gratificação imediata. Comportamento impulsivo motivado por pensamentos, sentimentos e estímulos externos, sem levar em consideração o aprendizado passado ou as consequências futuras.
Psicoticismo (*versus* lucidez)	Ampla variedade de comportamentos e cognições estranhos, excêntricos ou incomuns, culturalmente incongruentes, incluindo processo (p. ex., percepção, dissociação) e conteúdo (p. ex., crenças).

indivíduo e do modo de se relacionar consigo mesmo e com os outros. São padrões de comportamento profundamente arraigados e duradouros, manifestando-se como respostas inflexíveis a uma ampla gama de situações pessoais e sociais. Eles representam desvios extremos ou significativos da maneira como o indivíduo médio em uma determinada cultura percebe, pensa, sente e, particularmente, se relaciona com os outros.[11]

Em linhas gerais, os TPs listados na CID-10 são os mesmos do DSM-5, com algumas exceções importantes: o transtorno esquizotípico é classificado como TP no DSM-5, já na CID-10, como transtorno ligado ao espectro da esquizofrenia. Na CID-10 não há o diagnóstico "transtorno da personalidade narcisista". Há também algumas diferenças em termos das denominações dos transtornos, embora, essencialmente, sejam os mesmos (**Quadro 36.6**). É possível, ainda, categorizar os *Transtornos mistos da personalidade* e *outros transtornos da personalidade* (F61).[11]

Tal como o DSM-5, a CID-10 categoriza os TPs decorrentes de doença, lesão e disfunção cerebral (F07), mais especificamente, o transtorno orgânico de personalidade (F07.0). Há também a categoria *Modificações persistentes da personalidade não atribuíveis a lesão ou doença cerebral*, por exemplo, decorrentes de experiência catastrófica (F62.0) ou de outro transtorno mental (F62.1).[10,11]

CRITÉRIOS DIAGNÓSTICOS DA CID-11

A CID-11, da OMS, encontra-se em fase final de elaboração e publicação (prevista para 2022).[12] No *site* da OMS, encontra-se disponível o "guia de referência" da CID-11.[13,14]

Há uma mudança significativa no que diz respeito aos TPs, abandonando o modelo categorial de diagnóstico e propondo um modelo exclusivamente dimensional.[15]

Na CID-11,[12] os TPs são caracterizados por:

> [...] problemas no funcionamento de aspectos do *self* (por exemplo, identidade, valor próprio, precisão de visão própria, auto-

QUADRO 36.5
CRITÉRIOS DIAGNÓSTICOS (MODELO DIMENSIONAL) DO TRANSTORNO DA PERSONALIDADE ANTISSOCIAL

A. Prejuízo moderado ou grave no funcionamento da personalidade, manifestado por dificuldades características em duas ou mais das seguintes quatro áreas:

1. Identidade: egocentrismo; autoestima derivada de ganho, poder ou prazer pessoal.
2. Autodirecionamento: definição de objetivos baseada na gratificação pessoal; ausência de padrões pró-sociais internos, falha em se adequar ao comportamento lícito ou ao comportamento ético conforme as normas da cultura.
3. Empatia: ausência de preocupação pelos sentimentos, necessidade ou sofrimento dos outros; ausência de remorso após magoar ou tratar mal alguém.
4. Intimidade: incapacidade de estabelecer relações mutuamente íntimas, pois a exploração é o meio primário de relacionamento com os outros, incluindo engano e coerção; uso de dominação ou intimidação para controlar os outros.

B. Seis ou mais dos sete traços patológicos de personalidade a seguir:

1. Manipulação (um aspecto do antagonismo): uso frequente de subterfúgios para influenciar ou controlar outras pessoas; uso de sedução, charme, loquacidade ou insinuação para atingir seus fins.
2. Insensibilidade (um aspecto do antagonismo): falta de preocupação pelos sentimentos ou problemas dos outros; ausência de culpa ou remorso quanto aos efeitos prejudiciais das próprias ações sobre os outros; agressão; sadismo.
3. Desonestidade (um aspecto do antagonismo): desonestidade e fraudulência; representação deturpada de si mesmo; embelezamento ou invenção no relato de fatos.
4. Hostilidade (um aspecto do antagonismo): sentimentos de raiva persistentes ou frequentes; raiva ou irritabilidade em resposta a desprezo e insultos mínimos; comportamento maldoso, grosseiro ou vingativo.
5. Exposição a risco (um aspecto da desinibição): envolvimento em atividades perigosas, arriscadas e potencialmente prejudiciais de forma desnecessária, sem dar importância às consequências. Propensão ao tédio e realização de atividades impensadas para contrapor ao tédio. Falta de preocupação com as próprias limitações e negação da realidade do perigo pessoal.
6. Impulsividade (um aspecto da desinibição): ação sob o impulso do momento em resposta a estímulos imediatos; ação de caráter momentâneo sem um plano ou consideração dos resultados; dificuldade em estabelecer e seguir planos.
7. Irresponsabilidade (um aspecto da desinibição): falha em honrar obrigações financeiras e outras obrigações e compromissos; falta de respeito por combinações e promessas.

Fonte: American Psychiatric Association.[10]

direção) e/ou disfunção interpessoal (por exemplo, na capacidade de desenvolver e manter relacionamentos próximos e mutuamente satisfatórios; na capacidade de compreender as perspectivas dos outros e de gerenciar conflitos nos relacionamentos) que persistiram por um longo período de tempo (por exemplo, 2 anos ou mais).

Os padrões mal-adaptativos da cognição, da experiência e da expressão emocionais e comportamentos inadequados ao desenvolvimento do indivíduo manifestam-se em diversas situações pessoais ou sociais, e estão associados a sofrimento e prejuízo significativos em diversas áreas do funcionamento.

Feito o diagnóstico geral de TP, duas dimensões (ou qualificadores) devem ser consideradas: a *gravidade* e os *traços ou padrões proeminentes de personalidade*. A gravidade é considerada em três níveis (leve, moderado e grave), havendo critérios para cada um deles (ver **Quadro 36.7**).

Na CID-11,[12] os qualificadores de traços ou padrões proeminentes de personalidade são utilizados para descrever características de personalidade do indivíduo que contribuem para o TP. São contínuos com as características normais da personalidade. Os traços ou padrões proeminentes "não são categorias diagnósticas, mas re-

QUADRO 36.6
TRANSTORNOS DA PERSONALIDADE NA CID-10 E NO DSM-5

CID-10	DSM-5
Paranoide	Paranoide
Esquizoide	Esquizoide
	Esquizotípica
Dissocial	Antissocial
Emocionalmente instável	Borderline
	Narcisista
Histriônica	Histriônica
Anancástica	Obsessivo-compulsiva
Ansiosa (evitativa)	Evitativa
Dependente	Dependente

Fonte: American Psychiatric Association[10] e Organização Mundial da Saúde.[11]

presentam um conjunto de dimensões que correspondem à estrutura subjacente da personalidade".[12] Na caracterização do TP, podem ser utilizados tantos qualificadores de traço quantos forem necessários para descrever o modo de funcionamento da personalidade.

São seis os traços ou padrões proeminentes de personalidade: afetividade negativa (*negative affectivity*), desinteresse (*detachment*), dissocialidade (*dissociality*), desinibição (*disinhibition*), compulsão (*anankastia*) e padrão *borderline* (borderline *pattern*). Cada um desses padrões proeminentes tem uma definição na CID-11,[12] conforme descrito no **Quadro 36.8**.

Confirmado o diagnóstico de TP, pode-se classificar o caso combinando sua gravidade e os traços proeminentes de personalidade. Assim, por exemplo, um TP leve, com traços de desinibição e padrão *borderline*, ou um TP grave com traços de compulsão e afetividade negativa.[16]

QUADRO 36.7
CRITÉRIOS DIAGNÓSTICOS DOS NÍVEIS DE GRAVIDADE DOS TRANSTORNOS DA PERSONALIDADE

Leve	<ul><li>Todos os requisitos gerais de diagnóstico para TP são atendidos.</li><li>Os distúrbios afetam algumas áreas do funcionamento da personalidade, mas não outras.</li><li>Os distúrbios podem não ser aparentes em alguns contextos.</li><li>Existem problemas em muitos relacionamentos interpessoais e/ou no desempenho dos papéis ocupacionais e sociais esperados, mas alguns relacionamentos são mantidos e/ou alguns papéis desempenhados.</li><li>As manifestações específicas do TP são geralmente de gravidade leve.</li><li>Não está associado a danos substanciais a si mesmo ou aos outros, mas pode estar associado a sofrimento substancial ou prejuízo nas áreas pessoais, familiares e outras áreas importantes de funcionamento, que são limitadas a áreas circunscritas (p. ex., relacionamentos românticos, emprego).</li></ul>
Moderado	<ul><li>Todos os requisitos gerais de diagnóstico para TP são atendidos.</li><li>Os prejuízos afetam várias áreas do funcionamento da personalidade (p. ex., identidade ou senso de identidade, capacidade de formar relacionamentos íntimos).</li><li>Algumas áreas do funcionamento da personalidade podem ser relativamente menos afetadas.</li><li>Há problemas marcantes na maioria das relações interpessoais, e o desempenho da maioria dos papéis sociais e ocupacionais esperados está comprometido até certo ponto.</li></ul>

QUADRO 36.7
CRITÉRIOS DIAGNÓSTICOS DOS NÍVEIS DE GRAVIDADE DOS TRANSTORNOS DA PERSONALIDADE

	- Os relacionamentos tendem a ser caracterizados por conflito, evasão, afastamento ou dependência extrema (p. ex., poucas amizades mantidas, conflito persistente nas relações de trabalho, relacionamentos afetivos conflituosos). - As manifestações específicas do TP são geralmente de gravidade moderada. - O TP moderado está, algumas vezes, associado a danos a si mesmo ou a terceiros, bem como se relaciona com prejuízo acentuado nas áreas pessoais, familiares, sociais, educacionais, ocupacionais ou outras áreas importantes do funcionamento, embora este, em áreas circunscritas, possa ser mantido.
Grave	- Todos os requisitos gerais de diagnóstico para TP são atendidos. - Há graves perturbações no funcionamento do *self* (p. ex., o sentido do *self* pode ser tão instável que o indivíduo relata não ter um sentido de quem é, ou tão rígido que se limita a participar de uma gama extremamente estreita de situações). - Problemas no funcionamento interpessoal afetam gravemente praticamente todos os relacionamentos. - A capacidade e a vontade de desempenhar as funções sociais e ocupacionais esperadas estão ausentes ou gravemente comprometidas. - As manifestações específicas do TP são graves e afetam a maioria, se não todas, as áreas do funcionamento da personalidade. - O TP grave é frequentemente associado a danos a si mesmo ou a terceiros, bem como se relaciona com prejuízo grave em todas ou quase todas as áreas da vida, incluindo pessoais, familiares, sociais e outras áreas importantes do funcionamento.

QUADRO 36.8
TRAÇOS OU PADRÕES PROEMINENTES DE PERSONALIDADE CONFORME A CID-11

Afetividade negativa (*negative affectivity*)	Tendência a experimentar uma ampla gama de emoções negativas. Manifesta-se pela vivência de uma variedade de emoções negativas com frequência e intensidade desproporcional à situação; labilidade emocional e regulação fraca das emoções; atitudes negativistas; autoestima e autoconfiança baixas; desconfiança.
Desinteresse (*detachment*)	Tendência a manter distanciamento interpessoal (e social) e emocional. Manifesta-se por desinteresse social (evitação de interações sociais, ausência de amizades e evitação de intimidade) e desapego emocional (reserva, indiferença, e expressão e experiência emocionais limitadas).
Dissocialidade (*dissociality*)	Caracteriza-se por desrespeito pelos direitos e sentimentos dos outros, englobando tanto egocentrismo quanto falta de empatia. O egocentrismo inclui, por exemplo, expectativa da admiração dos outros, busca de atenção, preocupação com desejos e conforto próprios e não dos outros. A ausência de empatia manifesta-se por indiferença quanto ao fato de as próprias ações serem inconvenientes ou ferir os outros. Pode incluir ser enganador, manipulador e explorador dos outros, ser mesquinho e fisicamente agressivo, insensível ao sofrimento alheio e crueldade na obtenção de seus objetivos.

QUADRO 36.8
TRAÇOS OU PADRÕES PROEMINENTES DE PERSONALIDADE CONFORME A CID-11

Desinibição (*disinhibition*)	Tendência a agir precipitadamente, de modo imediato, sem consideração de potenciais consequências negativas. As manifestações comuns incluem: impulsividade; irresponsabilidade; imprudência; ausência de planejamento.
Compulsão (*anankastia*)	Padrão rígido de perfeição e de "certo e errado". Manifestações comuns incluem: perfeccionismo (p. ex., preocupação com regras sociais, obrigações e normas de certo e errado, atenção escrupulosa aos detalhes, rotinas do cotidiano, ênfase na organização, ordem e limpeza), além de restrição emocional e comportamental (p. ex., controle rígido sobre a expressão emocional, teimosia e inflexibilidade, evitação de riscos, perseverança).
Padrão *borderline* (*borderline pattern*)	Padrão generalizado de instabilidade nos relacionamentos interpessoais, autoimagem e afetos, e impulsividade acentuada. Esforços frenéticos para evitar o abandono real ou imaginário. Relações interpessoais intensas e instáveis. Distúrbio de identidade, caracterizado por instabilidade acentuada na autoimagem ou sentido do *self*. Tendência a agir precipitadamente em estados de forte afeto negativo, levando a comportamentos potencialmente autodestrutivos. Episódios recorrentes de automutilação. Instabilidade emocional devido à reatividade acentuada do humor. Sentimentos crônicos de vazio, raiva intensa ou dificuldade em controlar a raiva. Sintomas dissociativos ou psicóticos transitórios em situações de elevada tensão emocional.

Fonte: World Health Organization.[12]

EPIDEMIOLOGIA

A prevalência de TPs, conforme metanálise recente, atinge 7 a 13% da população geral, dependendo do método de avaliação, se entrevista por especialista ou autoavaliação, respectivamente (**Tab. 36.1**).[17]

Um estudo epidemiológico na cidade de São Paulo (estudo Megacity) avaliou apenas a prevalência do total e dos três *clusters* de TPs (**Fig. 36.1**).[18] Apesar da ausência de dados específicos de cada um dos TPs, os dados totais e os observados em cada *cluster* são similares aos observados em outros estudos.

Um estudo do banco de dados clínicos da Nova Zelândia examinou a distribuição do diagnóstico de TPs em um ano, conforme cada tipo específico e o gênero dos pacientes. Da população em contato com serviços de saúde mental, 8.884 (2,8%) receberam o diagnóstico de TP (ver **Fig. 36.2**). A imensa maioria dos diagnósticos consiste no TP *borderline* (especialmente no sexo feminino) e TP antissocial (especialmente no sexo masculino). Os demais diagnósticos são, proporcionalmente, muito pouco utilizados, seja porque tais pacientes não chegam aos serviços de saúde, seja pela falta de reconhecimento pelos clínicos de tais diagnósticos. Os TPs *borderline* e antissocial representam, juntos, praticamente 75% dos diagnósticos de TPs, possivelmente também por serem os transtornos que mais geram demanda nos sistemas de saúde, em geral e mental, e no sistema de saúde mental ligado à área forense.[19]

ETIOPATOGENIA

Sabe-se hoje que a personalidade de uma pessoa sofre significativa influência genética. Estudos com gêmeos

TABELA 36.1
PREVALÊNCIA DOS TRANSTORNOS DA PERSONALIDADE

	Autoavaliação (%)	Avaliação por especialista (%)
Qualquer TP	12,16	7,74
Qualquer Cluster A	7,23	2,36
Paranoide	3,02	0,97
Esquizoide	2,82	1,77
Esquizotípica	3,04	0,66
Qualquer Cluster B	5,3	3,29
Borderline	1,9	0,92
Histriônica	0,83	0,19
Antissocial	3,05	3,13
Narcisista	1,23	0,34
Qualquer Cluster C	6,7	3,03
Evitativa	2,78	1,24
Dependente	0,78	0,20
Obsessivo-compulsiva	4,32	2,36

Fonte: Volkert e colaboradores.[17]

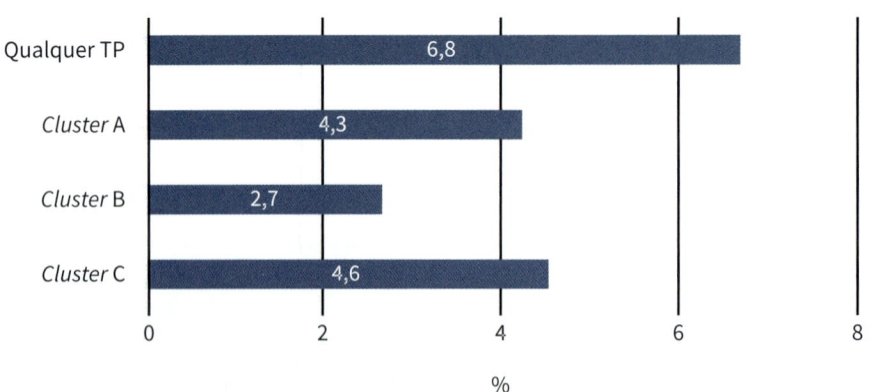

FIGURA 36.1
Prevalência de TPs na cidade de São Paulo.
Fonte: Elaborada com base em Santana e colaboradores.[18]

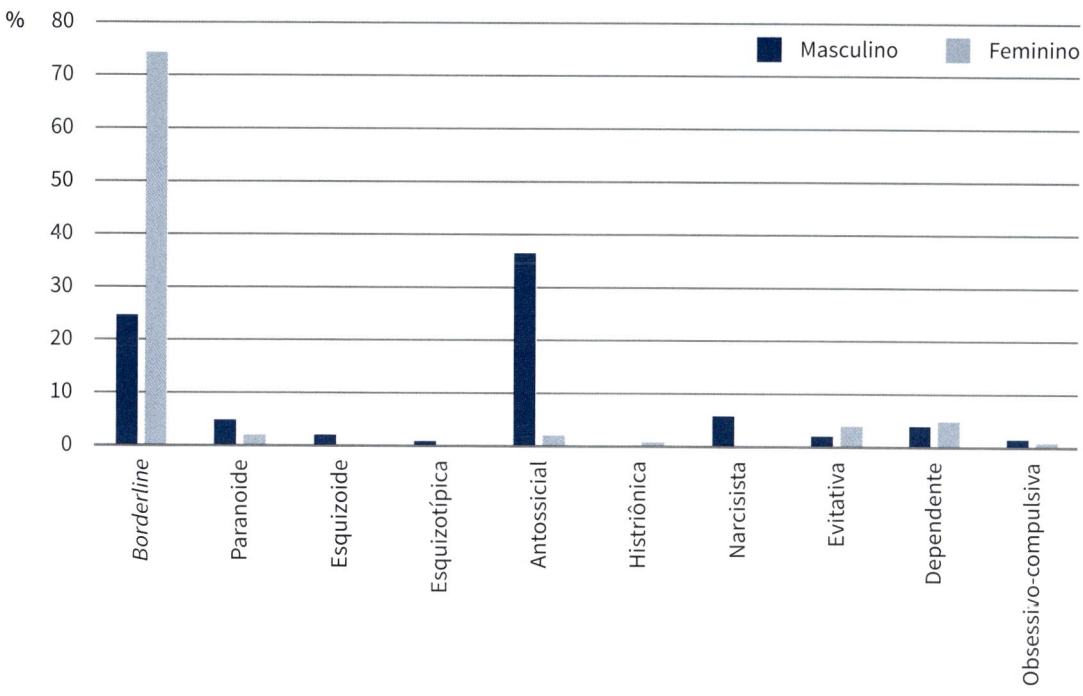

FIGURA 36.2

Distribuição do diagnóstico de transtorno da personalidade conforme banco de dados neozelandês.

e com famílias, utilizando diferentes instrumentos de avaliação de personalidade, apontam para uma concordância significativa entre os examinados (**Tab. 36.2**).[1,20]

Estudos de varredura genômica (GWAS, do inglês *genome wide association study*) mostram que diversos aspectos da personalidade, como bem-estar, neuroticismo, entre outros, estão associados a centenas de *loci* de genes.[21,22]

Essa multiplicidade de *loci* corresponde ao terreno de suscetibilidade sobre o qual o ambiente – favorável ou desfavorável – direciona a personalidade da pessoa para uma adaptação satisfatória ou uma má adaptação ao ambiente. Estudos da interação gene *versus* ambiente (G × E) mostram que é muito importante a influência ambiental, especialmente nos primeiros anos de vida.[23,24]

Os avanços da neurociência têm contribuído para aprofundar a compreensão sobre os mecanismos neurobiológicos de alguns dos TPs, especialmente os TPs esquizotípica, *borderline* e antissocial.[1] Os estudos de interação G x E demonstram, por um lado, a importância da genética na predisposição aos transtornos e, por outro, o papel do ambiente, em especial na forma de adversidades na infância (incluindo as várias formas de abuso e negligência), levando a mudanças epigenéticas, moldando a gênese dos TPs.[25]

TRANSTORNO DA PERSONALIDADE ESQUIZOTÍPICA

Os estudos genéticos mostram que, com muita frequência, familiares de pessoas com esquizofrenia apresentam TP esquizotípica. Estudos com gêmeos mostram uma taxa de herdabilidade de 30 a 50% desse transtorno. Marcadores como os movimentos oculares sacádicos mostram também alterações tanto no TP esquizotípica quanto na esquizotipia (*schizotypy*), um traço de personalidade considerado ainda na faixa extrema da personalidade.[1,26]

Estudos de neuroimagem e neurofisiologia demonstram que o transtorno esquizotípico apresenta alterações em várias áreas cerebrais, incluindo regiões frontais, temporais, límbicas e estriatais, e seus respectivos neurocircuitos, com alterações no funcionamento de vias dopaminérgicas. Em geral, essas alterações assemelham-se àquelas observadas na esquizofrenia, porém, em um grau mais leve.[27-29]

TABELA 36.2
TAXAS DE HERDABILIDADE DE TRAÇOS DE PERSONALIDADE, CONFORME DIFERENTES INSTRUMENTOS DE AVALIAÇÃO

Instrumento de avaliação	%
Questionário de Personalidade de Eysenk	35-57
Questionário Tridimensional de Personalidade (TQP)/Inventário de Temperamento e Caráter (TCI) de Cloninger	30-60
NEO-PI-R (Cinco grandes fatores – Big Five)	17-65

NEO-PI-R = Inventário de Personalidade NEO [Neuroticism, Extraversion, Openness] – revisto
Fonte: Louzã e Cordás,[1] e Sanchez-Roige e colaboradores.[20]

TRANSTORNO DA PERSONALIDADE ANTISSOCIAL

A literatura sobre a neurobiologia do TP antissocial leva em consideração o critério de idade mínima para o diagnóstico (acima de 18 anos) pelo DSM-5.[10] Assim, com frequência, encontram-se estudos em crianças e adolescentes que falam de traços antissociais ou do transtorno da conduta. Até o DSM-IV-TR, o diagnóstico transtorno da conduta estava associado aos transtornos observados em crianças e adolescentes, e só poderia ser aplicado a adultos se não fossem preenchidos os critérios de TP antissocial. A partir do DSM-5,[10] o transtorno da conduta está incluído no capítulo dos "Transtornos Disruptivos, do Controle de Impulsos e da Conduta", levando a certa superposição com os critérios do TP antissocial. Outro construto utilizado frequentemente é o de "psicopatia", criado por Robert Hare a partir do desenvolvimento do instrumento de avaliação Psychopathy Checklist-Revised (PCL-R). A partir dele, são extraídas duas dimensões da psicopatia: insensibilidade afetiva e comportamento antissocial. Já o termo "sociopatia", utilizado menos frequentemente na literatura psiquiátrica, seria voltado para os casos nos quais predominam a adversidade ambiental extrema (p. ex., violência, abuso). Tais construtos mostram bastante superposição conceitual, trazendo, por vezes, dificuldade para compreensão dos aspectos neurobiológicos subjacentes.[1,30]

Um estudo genético, especialmente com gêmeos, aponta para uma taxa de herdabilidade de cerca de 50% no TP antissocial; se são utilizados o conceito mais amplo de transtornos externalizantes ou o de traços psicopáticos, a taxa chega a cerca de 80%.[31,32]

Um dos construtos básicos na compreensão do TP antissocial é o de traços de frieza e ausência de sentimentos (*callous-unemotional*). Propõe-se que tal característica seria o resultado de predisposição genética, associada a experiências negativas na primeira infância, as quais gerariam uma mudança no padrão de resposta ao estresse, para uma resposta embotada ou atenuada a este (**Fig. 36.3**).[33]

Vários estudos de neuroimagem mostram diversas alterações cerebrais em sua associação com os sintomas do TP antissocial:[34]

- **Alterações no córtex pré-frontal ventromedial**: prejuízo da capacidade de julgamentos éticos sobre danos a outros; insensibilidade às obrigações sociais; déficit na inibição de impulsos.
- **Rede neuronal espelho**: prejuízo na capacidade de desenvolver vínculos interpessoais; ausência de respostas empáticas.
- **Córtex cingulado**: prejuízo na capacidade de apreciar valores dos demais.
- **Amígdalas**: resposta embotada a estímulos emocionais de medo ou negativos.
- **Polos temporais**: resposta de medo diminuída.
- **Fascículo uncinado**: déficit de informações afetivas para o córtex pré-frontal ventromedial.
- **Giro fusiforme**: dificuldade em reconhecer emoções negativas no rosto de outras pessoas.
- **Giro do cíngulo**: perspectiva narcisista.
- ***Striatum* ventral/núcleo *accumbens***: hipersensibilidade a recompensas.

Além das alterações anatômicas, impactando diversas estruturas que conectam algumas áreas do sistema límbico a estruturas do sistema frontal, a neuroimagem funcional demonstra que há uma ruptura na transferência da informação de caráter emocional entre as estruturas descritas, sugerindo uma integração anômala da emoção à cognição, especialmente em tarefas que envolvem decisões morais.[35]

Um modelo elegante da interação gene-ambiente é dado pelo estudo da monoaminoxidase-A (MAOA), codificada por um gene localizado no cromossoma X

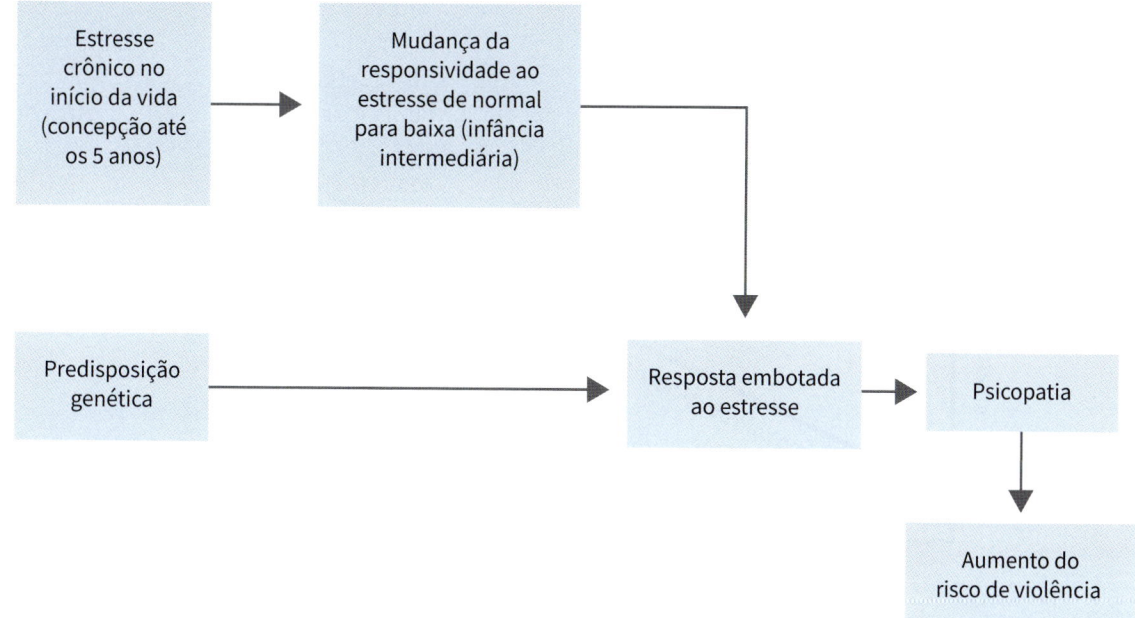

FIGURA 36.3

Modelo para compreensão do desenvolvimento de resposta embotada ao estresse e comportamento "frio e sem sentimentos".
Fonte: Glenn.[33]

(Xp11). Dependendo do número de repetições de alelos expressos, ela pode ter alta afinidade (MAOA-H) ou baixa afinidade (MAOA-L). Os estudos que avaliaram a atividade da MAOA diante de ambientes com diferentes graus de estresse e seu impacto em comportamento antissocial observaram um resultado diferenciado para homens e mulheres (**Fig. 36.4**).

No sexo masculino, a enzima com plasticidade em função do ambiente com maior ou menor carga de estresse é aquela com baixa atividade (MAOA-L). Há pouca modulação da expressão dos comportamentos antissociais em função do ambiente, pois não ocorre o gene heterozigótico.

Já no sexo feminino, a enzima que apresenta plasticidade em função do ambiente é aquela com alta atividade (MAOA-H), a qual pode ter dois alelos HH, pode ser HL (heterozigótica, na Fig. 36.4) ou LL, levando a modulação mais sutil dos comportamentos antissociais, em função da variabilidade maior da expressão da atividade da enzima MAOA.[36]

Estudos com crianças e adolescentes com transtornos da conduta reforçam a importância da interação gene-ambiente no desenvolvimento de traços e comportamentos que futuramente levarão aos sintomas do TP antissocial no adulto.[1,37]

A detecção precoce de casos com essas características é fundamental para o início também precoce de intervenções terapêuticas, visando melhor prognóstico para essas crianças e adolescentes.[37,38]

TRANSTORNO DA PERSONALIDADE *BORDERLINE*

Do ponto de vista genético, os estudos sobre o TP *borderline* demonstram haver uma agregação familiar ligada à expressão de impulsividade e de desregulação emocional. Sua taxa de herdabilidade varia entre 40 e 70% nos diferentes estudos.[1,39,40] Um estudo GWAS demonstrou significativa sobreposição genética entre o TP *borderline*, o transtorno bipolar, a esquizofrenia e a depressão maior. Tal sobreposição indicaria uma suscetibilidade genética básica permeando os diversos transtornos mentais.[41]

Muitos estudos apontam para alterações em diversos circuitos cerebrais, responsáveis pelos diferentes sintomas ou grupos de sintomas do transtorno.[40]

Do ponto de vista dos fatores ambientais, as adversidades na infância, na forma de diversos tipos de abuso e/ou negligência, têm um impacto significativo no risco

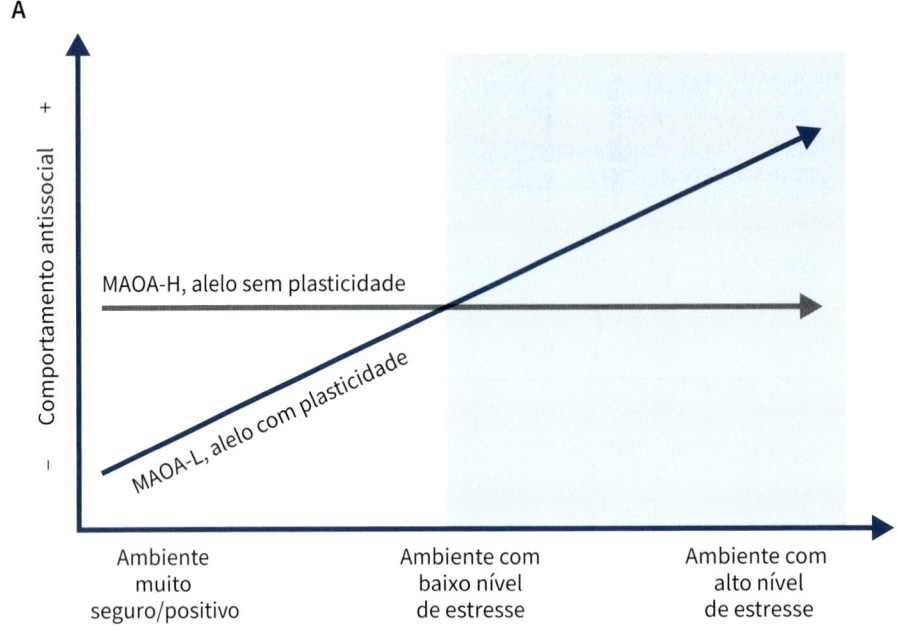
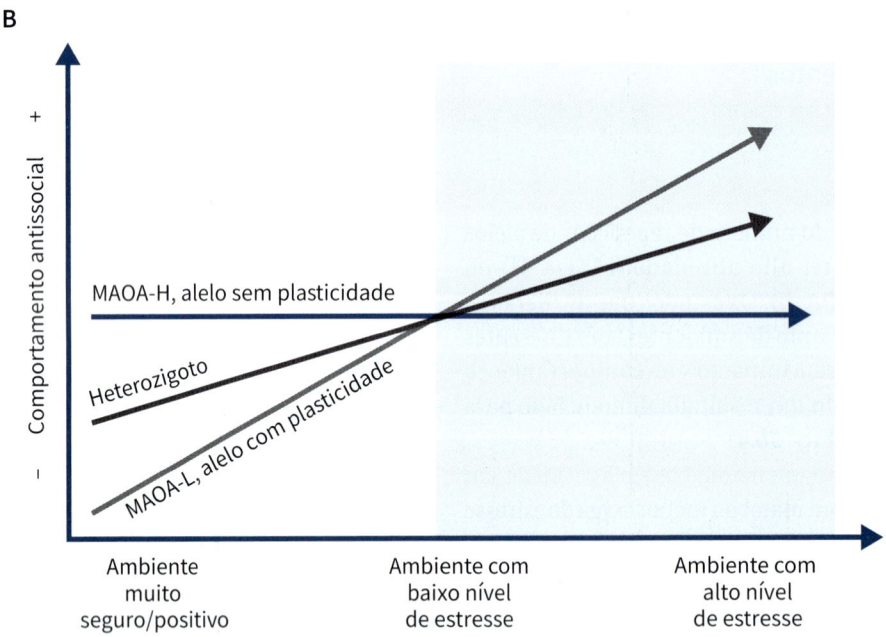

FIGURA 36.4

Relação entre atividade da MAOA e comportamentos antissociais, em função da atividade da enzima (alta [H] ou baixa [L]) no sexo masculino (A) ou no sexo feminino (B).
Fonte: Nilsson e colaboradores.[36]

para o desenvolvimento do TP *borderline* (**Tab. 36.3**). Observe-se que, em populações clínicas, as chances são muito mais elevadas do que em estudos populacionais ou prospectivos, indicando também um possível viés nos estudos que avaliaram a adversidade de modo retrospectivo.[42]

Outras alterações relevantes encontradas no TP *borderline* incluem redução do nível de cortisol basal,

TABELA 36.3
RAZÃO DE CHANCES (OR) PARA O DESENVOLVIMENTO DE TRANSTORNO DA PERSONALIDADE *BORDERLINE* DEVIDO A ADVERSIDADE NA INFÂNCIA, CONFORME DIFERENTES DESENHOS DE ESTUDO E POPULAÇÕES ANALISADAS

		Odds ratio (OR)
Estudos de caso-controle	Qualquer adversidade	16,86
	Abuso físico	9,18
	Abuso emocional	38,11
	Abuso sexual	6,76
	Negligência física	7,61
	Negligência emocional	23,06
Estudos epidemiológicos	Qualquer adversidade	2,56
	Abuso físico	2,40
	Abuso emocional	2,31
	Abuso sexual	2,47
Estudos prospectivos	Qualquer abuso	2,59

Fonte: Porter e colaboradores.[42]

um possível marcador de estresse crônico, alterações cognitivas (em áreas de atenção, flexibilidade cognitiva e velocidade de processamento, indicando disfunção frontal), alterações no sistema opioide e na oxitocina (possivelmente relacionadas a manifestações de hipersensibilidade nas relações interpessoais), ligação (*attachment*), entre outros.[1,43-45]

OUTROS TRANSTORNOS DA PERSONALIDADE

A literatura sobre aspectos etiopatogênicos ou neurobiológicos dos demais TPs é mais escassa. Conceitos derivados das teorias psicodinâmicas de base psicanalítica, como o tipo de vínculo parental (*bonding*), a teoria da ligação (*attachment*) e a mentalização (*mentalization*), têm sido utilizados para compreensão do impacto desses fenômenos na formação da estrutura da personalidade.[46-49] Estudos realizados no TP evitativa demonstram que o tipo de vínculo parental na infância impacta no aumento do risco para o desenvolvimento desse transtorno.[50,51]

AVALIAÇÃO CLÍNICA

As avaliações clínica, psicopatológica e diagnóstica dos TPs seguem os mesmos princípios das avaliações de outros transtornos mentais. A anamnese minuciosa, buscando ativamente queixas e dificuldades, bem como comportamentos prejudiciais ao rendimento funcional do paciente, deve abranger a história da vida do indivíduo. Muitos pacientes, por trazerem consigo desde a adolescência sintomas que permanecem praticamente inalterados ao longo da vida, praticamente já os consideram "incorporados" ao seu modo de ser, não os reconhecendo como sintomas passíveis de tratamento. Por vezes, uma eventual comorbidade é a causa principal da procura por ajuda médica; o paciente deixa de relatar queixas relativas ao TP e, se não busca ativamente outras queixas, o médico também não detecta e identifica o transtorno.

Vários instrumentos foram desenvolvidos, especialmente para pesquisa, para avaliação sistemática de TPs, sejam entrevistas padronizadas, sejam escalas de avaliação. Há instrumentos gerais que abrangem todos os TPs (p. ex., a Entrevista Clínica Estruturada para Transtornos da Personalidade do DSM-5 [Structured Clinical Interview for DSM-5 Personality Disorders – SCID-5-PD]) ou específicos para um determinado TP (p. ex., o Índice de Gravidade do Transtorno *Borderline* de Personalidade [Borderline Personality Disorder Severity Index-IV – BPDSI-IV]). Há também escalas para avaliação da gravidade do TP (p. ex., a Multidimensional Schizotypy Scale [MSS] e a Zanarini Rating Scale for Borderline Personality Disorder [ZAN-BPD]).[40,52-55]

A avaliação psicológica pode complementar as informações obtidas na entrevista e permite certa quantificação do grau de comprometimento do indivíduo. Testes para avaliação da cognição (testes neuropsicológicos) e dos aspectos emocionais (testes de estrutura e dinâmica de personalidade) devem ser solicitados para orientação de estratégias terapêuticas e, eventualmente, em casos psiquiátrico-forenses.[1]

CURSO E PROGNÓSTICO

Por sua própria definição, os TPs são "estáveis ao longo do tempo", de modo que, iniciando na adolescência ou no adulto jovem, tendem a persistir relativamente estáveis na vida adulta, com uma tendência a melhora no envelhecimento.[56]

Analisando o curso dos TPs a partir de quatro estudos longitudinais (um deles considerando apenas pacientes com TP *borderline*) que variaram de quatro a 20 anos de seguimento, Skodol[57] conclui que há uma melhora significativa dos sintomas ao longo do tempo, com tendência à persistência dos traços mal-adaptativos de personalidade. No entanto, prejuízos funcionais e sociais tendem a se manter devido aos sintomas residuais persistentes.[57]

Dados do estudo epidemiológico National Epidemiologic Survey on Alcohol and Related Conditions (NESARC) em população acima de 55 anos mostraram uma prevalência de 14,5% de pelo menos um TP.[58]

Do mesmo estudo NESARC, embora não se trate de um estudo longitudinal de seguimento, mas de um estudo transversal, a análise detalhada de cada um dos TPs por faixa etária mostra uma tendência à redução do percentual de casos com o envelhecimento (**Tab. 36.4**).[59]

O exame detalhado da faixa etária acima dos 55 anos mostra igualmente uma tendência ao declínio dos TPs com o envelhecimento (**Tab. 36.5**).[58]

COMORBIDADES

Na prática clínica, com algumas exceções (p. ex., TP *borderline*), com pouca frequência uma pessoa busca ajuda psiquiátrica devido ao TP. Frequentemente, a queixa principal corresponderá, após avaliação clínica, a outro transtorno mental, ficando, muitas vezes, o TP pouco investigado ou subsumido ao transtorno mental. Sabe-se também que o TP pode dificultar as abordagens terapêuticas e o tratamento de outro transtorno mental.[3]

Uma das mais frequentes comorbidades dos TPs são os transtornos por uso de substâncias. Dados do NESARC mostram que em todos os TPs há um risco aumentado do uso de álcool e drogas (**Fig. 36.5**).[60]

O agrupamento dos TPs pelo DSM-5[10] em três *clusters* com características típicas (*Cluster* A: esquisitos ou excêntricos; B: dramáticos, emotivos ou erráticos; e C: ansiosos ou medrosos) de certo modo já provê um direcionamento sobre quais comorbidades serão mais frequentes em cada um. Trata-se de uma tendência, não de uma regra, uma vez que alguns TPs, como o *borderline*, convivem com diversas comorbidades.

COMORBIDADES DO *CLUSTER* A (ESQUIZOIDE, PARANOIDE E ESQUIZOTÍPICA)

Em princípio, segundo o DSM-5,[10] os TPs do *Cluster* A se aproximariam dos transtornos do espectro da esquizofrenia. Porém, há, entre os critérios diagnósticos dos

TABELA 36.4
PREVALÊNCIA (%) DE TRANSTORNOS DA PERSONALIDADE NA POPULAÇÃO AO LONGO DA VIDA

	Faixa etária (anos)				
	18-29	30-44	45-64	> 65	Total
Antissocial	6,2	4,2	2,8	0,6	3,6
Evitativa	3,4	2,7	2,1	0,8	2,4
Borderline	9,3	7	5,5	2	5,9
Dependente	0,9	0,4	0,4	0,3	0,5
Histriônica	3,8	1,8	1,2	0,6	1,8
Narcisista	9,4	7,1	5,6	3,2	6,2
Obsessivo-compulsiva	8,2	9	7,9	5,2	7,9
Paranoide	6,8	5	3,6	1,8	4,4
Esquizoide	4,2	3,2	3	1,7	3,1
Esquizotípica	5,7	4,5	4	1,5	3,9

Fonte: Hasin e Grant.[59]

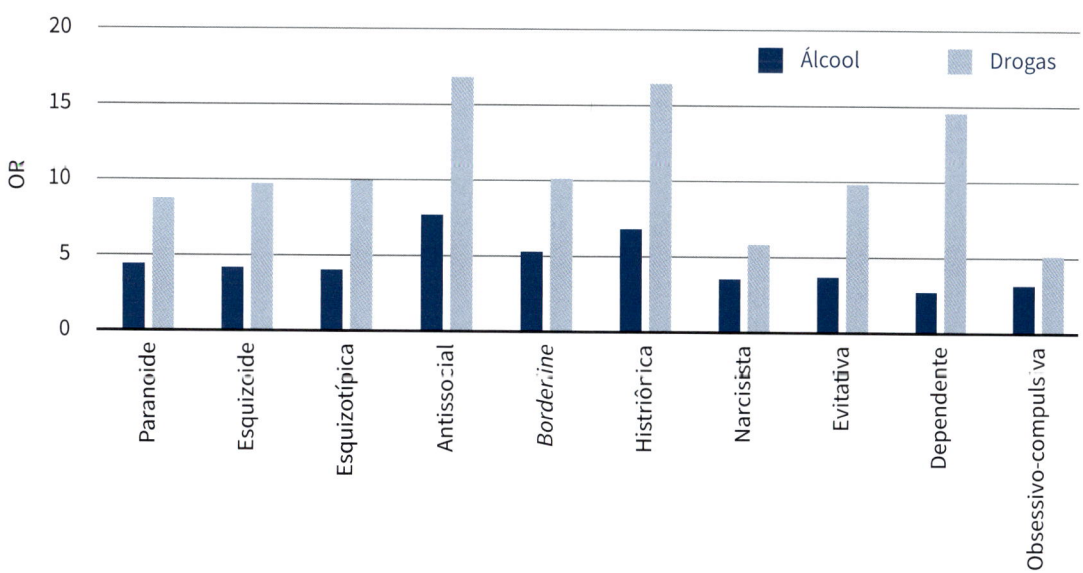

FIGURA 36.5
Risco de uso de álcool e drogas (OR) nos TPs, conforme o estudo NESARC.
Fonte: Elaborada com base em Trull e colaboradores.[60]

TABELA 36.5
PREVALÊNCIA (% PONDERADA) DOS TRANSTORNOS DA PERSONALIDADE CONFORME FAIXA ETÁRIA ACIMA DOS 55 ANOS DE IDADE

	Total	55-64 anos	65-74 anos	75-84 anos	> 85 anos
Qualquer TP	14,53	18,14	13,24	10,36	10,67
Cluster A	5,66	7,52	4,40	4,03	2,75
Cluster B	7,51	10,17	6,57	4,75	3,93
Cluster C	7,36	8,87	6,89	5,34	5,97
Paranoide	2,30	3,17	2,02	1,24	1,34
Esquizoide	2,20	2,83	1,80	1,77	1,13
Esquizotípica	2,40	3,53	1,53	1,69	1,05
Borderline	3,16	4,66	2,54	1,58	1,19
Antissocial	1,64	2,59	1,34	0,59	0,13
Histriônica	0,70	0,89	0,67	0,39	0,58
Narcisista	3,91	4,90	3,43	2,95	2,61
Evitativa	1,30	1,95	0,94	0,58	0,87
Dependente	0,26	0,36	0,14	0,24	0,19
Obsessivo-compulsiva	6,53	7,64	6,33	4,90	5,39

Fonte: Reynolds e colaboradores.[58]

três transtornos, um critério de exclusão (Critério B) que diz: "Não ocorre exclusivamente durante o curso de esquizofrenia, transtorno bipolar ou depressivo com sintomas psicóticos ou outro transtorno psicótico e não é atribuível aos efeitos fisiológicos de outra condição médica".[10] Portanto, não há TP do Cluster A comórbido aos transtornos do espectro da esquizofrenia. No entanto, faz-se uma ressalva: "Quando um indivíduo tem um transtorno mental persistente (p. ex., esquizofrenia) que foi precedido por um transtorno da personalidade preexistente, o transtorno da personalidade deve ser também registrado, seguido da expressão 'pré-mórbido' entre parênteses".[10] O diagnóstico de, por exemplo, um TP esquizoide simultâneo ao diagnóstico de esquizofrenia só é possível, por esses critérios, se esse TP for anterior (pré-mórbido) ao início da esquizofrenia. Alguns autores acrescentam a possibilidade de o TP evitativa (Cluster C) também ser incluído como fator de risco "pré-mórbido" à esquizofrenia.[61]

Cabe também lembrar que um dos TPs do Cluster A (o TP esquizotípica) ocupa uma posição nosográfica diferente na CID-10, incluído na seção "Esquizofrenia e transtornos do espectro da esquizofrenia".[10] Por suas características clínicas e dados de pesquisas de neuroimagem, entre outras, claramente se aproxima mais do espectro da esquizofrenia do que de um TP.[1,62,63]

COMORBIDADES DO CLUSTER B (BORDERLINE, ANTISSOCIAL, NARCISISTA E HISTRIÔNICA)

As características típicas dos TPs do *Cluster* B incluem os comportamentos ditos "externalizantes", com sintomas impulsivos, conduta disruptiva ou antissocial e uso de substâncias.

O TP *borderline* apresenta com frequência diversas comorbidades, principalmente transtornos do humor, transtornos alimentares, transtornos por uso de substâncias, transtornos de ansiedade, transtornos dissociativos e somatoformes e transtorno de déficit de atenção/hiperatividade (TDAH).[40] Na **Tabela 36.6**, encontram-se dados obtidos no estudo epidemiológico NESARC da prevalência de alguns transtornos mentais e pacientes com TP *borderline*, conforme diagnóstico do DSM-IV.[64]

Em relação aos transtornos alimentares, uma metanálise sobre a relação de TPs em indivíduos com esses transtornos mostrou que há uma proporção muito maior de TPs do *Cluster* B (especialmente *borderline*) e do *Cluster* C (especialmente evitativa) em comparação com a proporção de TPs em um grupo-controle sadio (**Tab. 36.7**). Não foi observada diferença entre os grupos quando analisadas separadamente a anorexia nervosa e a bulimia nervosa.[65]

COMORBIDADES DO CLUSTER C (EVITATIVA, DEPENDENTE, OBSESSIVO-COMPULSIVA)

Os TPs do *Cluster* C tendem a se apresentar com características "internalizantes", com sintomas proeminentes de ansiedade, depressivos e somáticos.

Em relação ao TP evitativa, alguns autores propõem que seja uma forma mais abrangente do transtorno de ansiedade social. Este último ocorreria em situações específicas, relacionadas à expectativa de desempenho em um determinado contexto (p. ex., uma palestra ou apresentação ao público). Já o TP evitativa ocorreria em qualquer circunstância, independentemente de exposição a uma situação de teste ou de necessidade de demostrar desempenho.[66]

A avaliação da presença de TP em pessoas com transtornos de ansiedade mostra que, em geral, predomina uma frequência mais elevada da comorbidade entre os transtornos do *Cluster* C (**Tab. 36.8**).[67]

TABELA 36.6
PREVALÊNCIA AO LONGO DA VIDA DE ALGUMAS COMORBIDADES EM PACIENTES COM TRANSTORNO DA PERSONALIDADE *BORDERLINE*

	%
Qualquer transtorno por uso de substâncias	50,7
Qualquer dependência de substâncias	21
Dependência de álcool	18
Qualquer dependência de drogas	6,3
Qualquer transtorno do humor	50,9
Depressão maior	19,3
Distimia	7,2
Bipolar tipo I	23,9
Bipolar tipo II	5,8
Qualquer transtorno de ansiedade	59,6
Transtorno de pânico com agorafobia	6,9
Fobia social	17,5
Fobias específicas	24,7
Transtorno de ansiedade generalizada	22,9
Transtorno de estresse pós-traumático	31,6

Fonte: Grant e colaboradores.[64]

TRATAMENTO

O tratamento dos TPs, com exceção daqueles do *Cluster* B, essencialmente o antissocial e o *borderline*, é relativamente pouco pesquisado. Em linhas gerais, para os transtor-

TABELA 36.7
PROPORÇÃO DE TRANSTORNOS DA PERSONALIDADE EM PESSOAS COM TRANSTORNOS ALIMENTARES, EM COMPARAÇÃO COM GRUPO-CONTROLE SADIO

	Transtornos alimentares	Grupo-controle sadio
Qualquer transtorno da personalidade	0,52	0,09
Cluster A	0,12	0,02
Paranoide	0,09	0,04
Esquizoide	0,04	0,02
Esquizotípica	0,04	0,05
Cluster B	0,28	0,04
Antissocial	0,03	0,02
Borderline	0,22	0,03
Histriônica	0,09	0,06
Narcisista	0,05	0,03
Cluster C	0,38	0,08
Evitativa	0,20	0,03
Dependente	0,13	0,04
Obsessivo-compulsiva	0,16	0,08

Fonte: Martinussen e colaboradores.[65]

nos dos *Clusters* A e C, são utilizados, respectivamente, os princípios do tratamento farmacológico de transtornos psicóticos não afetivos e dos transtornos de ansiedade.[1]

ABORDAGEM PSICOTERÁPICA

Para praticamente todos os TPs, estão indicadas as abordagens psicoterápicas, seja as de base cognitivo-comportamental, seja as de base psicodinâmica, conforme o caso específico de cada transtorno. Vários modelos têm sido desenvolvidos e aplicados, desde os métodos psicoeducacionais até modelos psicanalíticos, utilizados em diferentes contextos, como em pacientes internados ou em regime de hospital-dia, em grupo ou individualmente.[1,68-70]

Um desafio especial é o tratamento do TP antissocial, sobretudo quando apresenta traços de frieza e indiferença emocional e ausência de empatia pelo outro. A detecção precoce de traços de comportamento antissocial, ainda na infância e na adolescência (portanto, antes de ser feito seu diagnóstico formal, muitas vezes, quando a criança ou o adolescente apresentam o transtorno da conduta),[37] parece favorecer o prognóstico. A chance de abordagens psicoterápicas depende da presença de certo grau de empatia, uma vez que o TP antissocial com características de frieza e indiferença emocional tende a dificultar a ligação com o terapeuta.[38,71,72]

Várias abordagens psicoterápicas vêm sendo estudadas no tratamento do TP *borderline*, incluindo a terapia comportamental dialética (DBT, do inglês *dialectical behavioral therapy*), a terapia embasada em mentalização

TABELA 36.8
PROPORÇÃO DE TRANSTORNOS DA PERSONALIDADE EM PESSOAS COM TRANSTORNOS DE ANSIEDADE

	Transtorno de pânico sem agorafobia	Transtorno de pânico com agorafobia	Fobia social	TEPT	TAG	TOC	Grupo-controle sadio
Paranoide	0,06	0,07	0,08	0,26	0,05	0,05	0,02
Esquizoide	0,04	0,02	0,04	0,1	0,02	0,03	0,02
Esquizotípica	0,04	0,02	0,03	0,13	0,04	0,08	0,02
Antissocial	0,04	0,03	0,04	0,09	0,03	0,02	0,01
Borderline	0,1	0,06	0,06	0,22	0,09	0,07	0,02
Histriônica	0,11	0,08	0,03	0,05	0,08	0,06	0,03
Narcisista	0,05	0,05	0,03	0,06	0,04	0,04	0,01
Evitativa	0,15	0,17	0,46	0,23	0,15	0,17	0,03
Dependente	0,13	0,13	0,07	0,08	0,08	0,1	0,03
Obsessivo-compulsiva	0,09	0,11	0,11	0,2	0,14	0,2	0,06

TEPT: transtorno de estresse pós-traumático; TAG: transtorno de ansiedade generalizada; TOC: transtorno obsessivo-compulsivo.
Fonte: Friborg e colaboradores.[67]

e a psicoterapia focada na transferência, entre outras.[40,73] Tais modelos mostram-se eficazes, em geral associados ao tratamento farmacológico, porém ainda carecem de um seguimento de longo prazo (acima de um ano) para avaliar a persistência dos resultados obtidos.[74]

ABORDAGEM FARMACOLÓGICA

TRANSTORNOS DA PERSONALIDADE DO CLUSTER A

Por sua proximidade aos transtornos do espectro da esquizofrenia, o tratamento dos TPs do *Cluster* A segue, em linhas gerais, o tratamento da esquizofrenia. Antipsicóticos são os mais estudados e utilizados, em geral em doses baixas, com o intuito de reduzir as distorções do pensamento e da sensopercepção, especialmente no TP esquizotípica.[62,75] As doses recomendadas costumam ser mais baixas do que as usadas na esquizofrenia.[1]

TRANSTORNOS DA PERSONALIDADE DO CLUSTER B

A abordagem farmacológica do TP *borderline* é a mais estudada. Praticamente todas as classes terapêuticas dos psicofármacos foram investigadas em estudos controlados. A indicação de um determinado psicofármaco depende muito do(s) sintoma(s) apresentado(s) e de sua combinação ao longo do tempo. Os estudos mostram resultado satisfatório com o uso de antidepressivos, antipsicóticos de segunda geração e estabilizadores do humor.[1,69,76,77] Especial atenção deve ser dada à adesão ao tratamento nesses pacientes, uma vez que muito frequentemente abandonam os medicamentos ou modificam suas doses por conta própria, além de as utilizarem em superdosagem, com intenção suicida.[78]

TRANSTORNOS DA PERSONALIDADE DO *CLUSTER* C

Poucos estudos sobre os tratamentos dos TPs evitativa e obsessivo-compulsiva apontam para o emprego de antidepressivos inibidores seletivos da recaptação de serotonina (ISRSs). Seguem-se, em linhas gerais, praticamente por analogia, os mesmos princípios do tratamento dos transtornos de ansiedade social e obsessivo-compulsivo.[1,69]

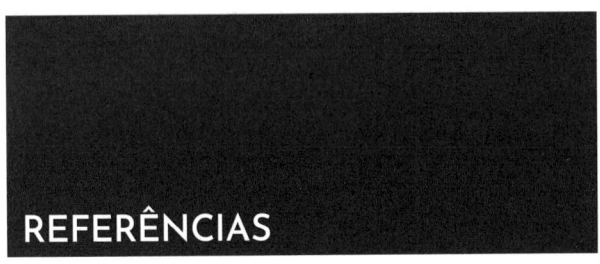

REFERÊNCIAS

1. Louzã MR, Cordás TA. Transtornos da personalidade. 2. ed. Porto Alegre: Artmed; 2019.

2. Vigo D, Thornicroft G, Atun R. Estimating the true global burden of mental illness. Lancet Psychiatry. 2016;3(2):171-8.

3. Tyrer P, Reed GM, Crawford MJ. Classification, assessment, prevalence, and effect of personality disorder. Lancet. 2015;385(9969):717-26.

4. Prichard JC. A treatise on insanity and other disorders affecting the mind. London: Sherwood, Gilbert, and Piper; 1835.

5. Kretschmer E. Körperbau und charakter. London: Routledge; 1921.

6. Schneider K. Die psychopathischen persönlichkeiten. Leipzig: Deuticke; 1923.

7. Williams JB. The multiaxial system of DSM-III: where did it come from and where should it go? II. empirical studies, innovations, and recommendations. Arch Gen Psychiatry. 1985;42(2):181-6.

8. Bronschtein E. The multiaxial assessment and the DSM-III: a conceptual analysis. Hist Psychiatry. 2015;26(4):452-9.

9. Oldham JM. DSM models of personality disorders. Curr Opin Psychol. 2018;21:86-8.

10. American Psychiatric Association. Manual diagnóstico e estatístico de transtornos mentais: DSM-5. 5. ed. Porto Alegre: Artmed; 2014.

11. Organização Mundial da Saúde. Classificação de transtornos mentais e de comportamento da CID-10: descrições clínicas e diretrizes diagnósticas. Porto Alegre: Artmed; 1993.

12. World Health Organization. ICD-11 for mortality and morbidity statistics [Internet]. Geneva: WHO; 2021 [acesso em 28 jun. 2021]. Disponível em: https://icd.who.int/browse11/l-m/en.

13. ICD-11: a brave attempt at classifying a new world. Lancet; 2018;391(10139):2476.

14. ICD-11. Lancet. 2019;393(10188):2275.

15. Bagby RM, Widiger TA. Assessment of the ICD-11 dimensional trait model: an introduction to the special section. Psychol Assess. 2020;32(1):1-7.

16. Bach B, First MB. Application of the ICD-11 classification of personality disorders. BMC Psychiatry. 2018;18(1):351.

17. Volkert J, Gablonski TC, Rabung S. Prevalence of personality disorders in the general adult population in western countries: systematic review and meta-analysis. Br J Psychiatry. 2018;213(6):709-15.

18. Santana GL, Coelho BM, Wang YP, Chiavegatto Filho ADP, Viana MC, Andrade LH. The epidemiology of personality disorders in the Sao Paulo megacity general population. PLoS One. 2018;13(4):e0195581.

19. Newton-Howes G, Cunningham R, Atkinson J. Personality disorder prevalence and correlates in a whole of nation dataset. Soc Psychiatry Psychiatr Epidemiol. 2021;56(4):679-85.

20. Sanchez-Roige S, Gray JC, MacKillop J, Chen CH, Palmer AA. The genetics of human personality. Genes Brain Behav. 2018;17(3):e12439.

21. Baselmans BML, Jansen R, Ip HF, van Dongen J, Abdellaoui A, van de Weijer MP, et al. Multivariate genome-wide analyses of the well-being spectrum. Nat Genet. 2019;51(3):445-51.

22. Montag C, Ebstein RP, Jawinski P, Markett S. Molecular genetics in psychology and personality neuroscience: on candidate genes, genome wide scans, and new research strategies. Neurosci Biobehav Rev. 2020;118:163-74.

23. Oppenheimer CW, Hankin BL, Jenness JL, Young JF, Smolen A. Observed positive parenting behaviors and youth genotype: evidence for gene-environment correlations and moderation by parent personality traits. Dev Psychopathol. 2013;25(1):175-91.

24. Wright ZE, Pahlen S, Krueger RF. Genetic and environmental influences on diagnostic and statistical manual of mental disorders-fifth edition (DSM-5) maladaptive personality traits and their connections with normative personality traits. J Abnorm Psychol. 2017;126(4):416-28.

25. Bulbena-Cabre A, Nia AB, Perez-Rodriguez MM. Current knowledge on gene-environment interactions in personality disorders: an update. Curr Psychiatry Rep. 2018;20(9):74.

26. Myles JB, Rossell SL, Phillipou A, Thomas E, Gurvich C. Insights to the schizophrenia continuum: a systematic review of saccadic eye movements in schizotypy and biological relatives of schizophrenia patients. Neurosci Biobehav Rev. 2017;72:278-300.

27. Attademo L, Bernardini F, Verdolini N. Neural correlates of schizotypal personality disorder: a systematic review of neuroimaging and EEG studies. Curr Med Imaging. 2021.

28. Fervaha G, Remington G. Neuroimaging findings in schizotypal personality disorder: a systematic review. Prog Neuropsychopharmacol Biol Psychiatry. 2013;43:96-107.

29. Hazlett,EA, Goldstein KE, Kolaitis JC. A review of structural mri and diffusion tensor imaging in schizotypal personality disorder. Curr Psychiatry Rep. 2012;14(1):70-8.

30. Conti RP. Psychopathy, sociopathy, and antisocial personality disorder. FRCIJ. 2016;2(2):53-4.

31. Ferguson CJ. Genetic contributions to antisocial personality and behavior: a meta-analytic review from an evolutionary perspective. J Soc Psychol. 2010;150(2):160-80.

32. Raine A. Antisocial personality as a neurodevelopmental disorder. Annu Rev Clin Psychol. 2018;14:259-89.

33. Glenn AL. Early life predictors of callous-unemotional and psychopathic traits. Infant Ment Health J. 2019;40(1):39-53.

34. Cummings MA. The neurobiology of psychopathy: recent developments and new directions in research and treatment. CNS Spectr. 2015;20(3):200-6.

35. Pujol J, Harrison BJ, Contreras-Rodriguez O, Cardoner N. The contribution of brain imaging to the understanding of psychopathy. Psychol Med. 2019;49(1):20-31.

36. Nilsson KW, Åslund C, Comasco E, Oreland L. Gene-environment interaction of monoamine oxidase a in relation to antisocial behaviour: current and future directions. J Neural Transm. 2018;125(11):1601-26.

37. Fairchild G, Hawes DJ, Frick PJ, Copeland WE, Odgers CL, Franke B, et al. 2019. Conduct disorder. Nat Rev Dis Primers. 2019;5(1):43.

38. Frick PJ. Early identification and treatment of antisocial behavior. Pediatr Clin North Am. 2016;63(5):861-71.

39. Amad A, Ramoz N, Thomas P, Jardri R, Gorwood P. Genetics of borderline personality disorder: systematic review and proposal of an integrative model. Neurosci Biobehav Rev. 2014;40:6-19.

40. Gunderson JG, Herpertz SC, Skodol AE, Torgersen S, Zanarini MC. Borderline personality disorder. Nat Rev Dis Primers. 2018;4:18029.

41. Witt SH, Streit F, Jungkunz M, Frank J, Awasthi S, Reinbold CS, Treutlein J, et al. Genome-wide association study of borderline personality disorder reveals genetic overlap with bipolar disorder, major depression and schizophrenia. Transl Psychiatry. 2017;7(6):e1155.

42. Porter C, Palmier Claus J, Branitsky A, Mansell W, Warwick H, Varese F. Childhood adversity and borderline personality disorder: a meta-analysis. Acta Psychiatr Scand. 2020;141(1):6-20.

43. Thomas N, Gurvich C, Hudaib AR, Gavrilidis E, Kulkarni J. Systematic review and meta-analysis of basal cortisol levels in borderline personality disorder compared to non-psychiatric controls. Psychoneuroendocrinology. 2019;102:149-57.

44. Perez-Rodriguez MM, Bulbena-Cabré A, Nia AB, Zipursky G, Goodman M, New AS. The neurobiology of borderline personality disorder. Psychiatr Clin North Am. 2018;41(4):633-50.

45. Buchheim A, Diamond D. Attachment and borderline personality disorder. Psychiatr Clin North Am. 2018;41(4):651-68.

46. Weinstein L, Perez-Rodriguez MM, Siever L. Personality disorders, attachment and psychodynamic psychotherapy. Psychopathology. 2014;47(6):425-36.

47. Luyten P, Campbell C, Allison E, Fonagy P. The mentalizing approach to psychopathology: state of the art and future directions. Annu Rev Clin Psychol. 2020;16:297-325.

48. Timpano KR, Port JH. Object attachment and emotion (dys)regulation across development and clinical populations. Curr Opin Psychol. 2021;39:109-14.

49. Slade A, Holmes J. Attachment and psychotherapy. Curr Opin Psychol. 2019;25:152-6.

50. Eikenaes I, Egeland J, Hummelen B, Wilberg T. Avoidant personality disorder versus social phobia: the significance of childhood neglect. PLoS One. 2015;10(3):e0122846.

51. Lampe L. Avoidant personality disorder as a social anxiety phenotype: risk factors, associations and treatment. Curr Opin Psychiatry. 2016;29(1):64-9.

52. Kwapil TR, Gross GM, Burgin CJ, Raulin ML, Silvia PJ, Barrantes-Vidal N. Validity of the multidimensional schizotypy scale: associations with schizotypal traits and normal personality. Personal Disord. 2018;9(5):458-66.

53. Kampe L, Zimmermann J, Bender D, Caligor E, Borowski AL, Ehrenthal JC, et al. Comparison of the structured DSM-5 clinical interview for the level of personality functioning scale with the structured interview of personality organization. J Pers Assess. 2018;100(6):642-9.

54. Hutsebaut J, Kamphuis JH, Feenstra DJ, Weekers LC, Saeger H. Assessing DSM5-oriented level of personality functioning: development and psychometric evaluation of the semi-structured interview for personality functioning DSM5 (STiP-5.1). Personal Disord. 2017;8(1):94-101.

55. Morse JQ, Pilkonis PA. Screening for personality disorders. J Pers Disord. 2007;21(2):179-98.

56. Newton-Howes G, Clark LA, Chanen A. Personality disorder across the life course. Lancet. 2015;385(9969):727-34.

57. Skodol AE. Longitudinal course and outcome of personality disorders. Psychiatr Clin North Am. 2008;31(3):495-503.

58. Reynolds K, Pietrzak RH, El-Gabalawy R, Mackenzie CS, Sareen J. Prevalence of psychiatric disorders in U.S. older adults: findings from a nationally representative survey. World Psychiatry. 2015;14(1):74-81.

59. Hasin DS, Grant BF. The National Epidemiologic Survey on Alcohol and Related Conditions (NESARC) waves 1 and 2: review and summary of findings. Soc Psychiatry Psychiatr Epidemiol. 2015;50(11):1609-40.

60. Trull TJ, Jahng S, Tomko RL, Wood PK, Sher KJ. Revised NESARC personality disorder diagnoses: gender, prevalence, and comorbidity with substance dependence disorders. J Pers Disord. 2010;24(4):412-26.

61. Simonsen E, Newton-Howes G. Personality pathology and schizophrenia. Schizophr Bull. 2018;44(6):1180-4.

62. Kirchner SK, Roeh A, Nolden J, Hasan A. Diagnosis and treatment of schizotypal personality disorder: evidence from a systematic review. NPJ Schizophr. 2018;4(1):20.

63. Takayanagi Y, Sasabayashi D, Takahashi T, Furuichi A, Kido M, Nishikawa Y, et al. Reduced cortical thickness in schizophrenia and schizotypal disorder. Schizophr Bull. 2020;46(2):387-94.

64. Grant BF, Chou SP, Goldstein RB, Huang B, Stinson FS, Saha TD, et al. Prevalence, correlates, disability, and comorbidity of dsm-iv borderline personality disorder: results from the wave 2 national epidemiologic survey on alcohol and related conditions. J Clin Psychiatry. 2008;69(4):533-45.

65. Martinussen M, Friborg O, Schmierer P, Kaiser S, Øvergård KT, Neunhoeffer AL, et al. The comorbidity of personality disorders in eating disorders: a meta-analysis. Eat Weight Disord. 2017;22(2):201-9.

66. Lampe L, Malhi GS. Avoidant personality disorder: current insights. Psychol Res Behav Manag. 2018;11:55-66.

67. Friborg O, Martinussen M, Kaiser S, Øvergård KT, Rosenvinge JH. Comorbidity of personality disorders in anxiety disorders: a meta-analysis of 30 years of research. J Affect Disord. 2013;145(2):143-55.

68. Verheul R, Herbrink M. The efficacy of various modalities of psychotherapy for personality disorders: a systematic review of the evidence and clinical recommendations. Int Rev Psychiatry. 2007;19(1):25-38.

69. Bateman A W, Gunderson J, Mulder R. Treatment of personality disorder. Lancet. 2015;385(9969):735-43.

70. Simonsen S, Bateman A, Bohus M, Dalewijk HJ, Doering S, Kaera A, et al. European guidelines for personality disorders: past, present and future. Borderline Personal Disord Emot Dysregul. 2019;6:9.

71. Koelch MG, Döpfner M, Freitag CM, Dulz B, Rösler M. Conduct disorder and antisocial personality disorders: challenges for treatment in adolescence and young adulthood. Fortschr Neurol Psychiatr. 2019;87(11):634-7.

72. van den Bosch LMC, Rijckmans MJN, Decoene S, Chapman AL. Treatment of antisocial personality disorder: development of a practice focused framework. Int J Law Psychiatry. 2018;58: 72-8.

73. Levy KN, McMain S, Bateman A, Clouthier T. Treatment of borderline personality disorder. Psychiatr Clin North Am. 2018;41(4):711-28.

74. Cristea IA, Gentili C, Cotet CD, Palomba D, Barbui C, Cuijpers P. Efficacy of psychotherapies for borderline personality disorder: a systematic review and meta-analysis. JAMA Psychiatry. 2017;74(4):319-28.

75. Jakobsen KD, Skyum E, Hashemi N, Schjerning O, Fink-Jensen A, Nielsen J. Antipsychotic treatment of schizotypy and schizotypal personality disorder: a systematic review. J Psychopharmacol. 2017;31(4):397-405.

76. Hancock-Johnson E, Griffiths C, Picchioni M. A focused systematic review of pharmacological treatment for borderline personality disorder. CNS Drugs. 2017;31(5):345-56.

77. Starcevic V, Janca A. Pharmacotherapy of borderline personality disorder: replacing confusion with prudent pragmatism. Curr Opin Psychiatry. 2018;31(1):69-73.

78. Bozzatello P, Rocca P, Rosa ML, Bellino S. Current and emerging medications for borderline personality disorder: is pharmacotherapy alone enough? Expert Opin Pharmacother. 2020;21(1):47-61.

Para *quizzes* sobre o conteúdo do livro e casos clínicos complementares, acesse:

https://apoio.grupoa.com.br/tratadopsi/

APÊNDICE

Critérios diagnósticos dos transtornos específicos da personalidade segundo o DSM-5.[10]

■ TRANSTORNO DA PERSONALIDADE PARANOIDE

A. Um padrão de desconfiança e suspeita difusa dos outros, de modo que suas motivações são interpretadas como malévolas, que surge no início da vida adulta e está presente em vários contextos, conforme indicado por quatro (ou mais) dos seguintes:

1. Suspeita, sem embasamento suficiente, de estar sendo explorado, maltratado ou enganado por outros.
2. Preocupa-se com dúvidas injustificadas acerca da lealdade ou da confiabilidade de amigos e sócios.
3. Reluta em confiar nos outros devido a medo infundado de que as informações serão usadas maldosamente contra si.
4. Percebe significados ocultos humilhantes ou ameaçadores em comentários ou eventos benignos.
5. Guarda rancores de forma persistente (i.e., não perdoa insultos, injúrias ou desprezo).
6. Percebe ataques a seu caráter ou reputação que não são percebidos pelos outros e reage com raiva ou contra-ataca rapidamente.
7. Tem suspeitas recorrentes e injustificadas acerca da fidelidade do cônjuge ou parceiro sexual.

B. Não ocorre exclusivamente durante o curso de esquizofrenia, transtorno bipolar ou depressivo com sintomas psicóticos ou outro transtorno psicótico e não é atribuível aos efeitos fisiológicos de outra condição médica.

Nota: Se os critérios são atendidos antes do surgimento de esquizofrenia, acrescentar "pré-mórbido", isto é, "transtorno da personalidade paranoide (pré-mórbido)".

■ TRANSTORNO DA PERSONALIDADE ESQUIZOIDE

A. Um padrão difuso de distanciamento das relações sociais e uma faixa restrita de expressão de emoções em contextos interpessoais que surgem no início da vida adulta e estão presentes em vários contextos, conforme indicado por quatro (ou mais) dos seguintes:

1. Não deseja nem desfruta de relações íntimas, inclusive ser parte de uma família.
2. Quase sempre opta por atividades solitárias.
3. Manifesta pouco ou nenhum interesse em ter experiências sexuais com outra pessoa.
4. Tem prazer em poucas atividades, por vezes em nenhuma.
5. Não tem amigos próximos ou confidentes que não sejam os familiares de primeiro grau.
6. Mostra-se indiferente ao elogio ou à crítica de outros.
7. Demonstra frieza emocional, distanciamento ou embotamento afetivo.

B. Não ocorre exclusivamente durante o curso de esquizofrenia, transtorno bipolar ou depressivo com sintomas psicóticos, outro transtorno psicótico ou transtorno do espectro autista e não é atribuível aos efeitos psicológicos de outra condição médica.

Nota: Se os critérios são atendidos antes do surgimento de esquizofrenia, acrescentar "pré-mórbido", isto é, "transtorno da personalidade esquizoide (pré-mórbido)".

■ TRANSTORNO DA PERSONALIDADE ESQUIZOTÍPICA

A. Um padrão difuso de déficits sociais e interpessoais marcado por desconforto agudo e capacidade reduzida para relacionamentos íntimos, além de distorções cognitivas ou perceptivas e comportamento excêntrico, que surge no início da vida adulta e está presente em vários contextos, conforme indicado por cinco (ou mais) dos seguintes:

1. Ideias de referência (excluindo delírios de referência).
2. Crenças estranhas ou pensamento mágico que influenciam o comportamento e são inconsistentes com as normas subculturais (p. ex., superstições, crença em clarividência, telepatia ou "sexto sentido"; em crianças e adolescentes, fantasias ou preocupações bizarras).
3. Experiências perceptivas incomuns, incluindo ilusões corporais.
4. Pensamento e discurso estranhos (p. ex., vago, circunstancial, metafórico, excessivamente elaborado ou estereotipado).
5. Desconfiança ou ideação paranoide.
6. Afeto inadequado ou constrito.
7. Comportamento ou aparência estranha, excêntrica ou peculiar.
8. Ausência de amigos próximos ou confidentes que não sejam parentes de primeiro grau.
9. Ansiedade social excessiva que não diminui com o convívio e que tende a estar associada mais a temores paranoides do que a julgamentos negativos sobre si mesmo.

B. Não ocorre exclusivamente durante o curso de esquizofrenia, transtorno bipolar ou depressivo com sintomas psicóticos, outro transtorno psicótico ou transtorno do espectro autista.

Nota: Se os critérios são atendidos antes do surgimento de esquizofrenia, acrescentar "pré-mórbido", isto é, "transtorno da personalidade esquizotípica (pré-morbido)".

■ TRANSTORNO DA PERSONALIDADE ANTISSOCIAL

A. Um padrão difuso de desconsideração e violação dos direitos das outras pessoas que ocorre desde os 15 anos de idade, conforme indicado por três (ou mais) dos seguintes:

1. Fracasso em ajustar-se às normas sociais relativas a comportamentos legais, conforme indicado pela repetição de atos que constituem motivos de detenção.
2. Tendência à falsidade, conforme indicado por mentiras repetidas, uso de nomes falsos ou de trapaça para ganho ou prazer pessoal.
3. Impulsividade ou fracasso em fazer planos para o futuro.
4. Irritabilidade e agressividade, conforme indicado por repetidas lutas corporais ou agressões físicas.
5. Descaso pela segurança de si ou de outros.
6. Irresponsabilidade reiterada, conforme indicado por falha repetida em manter uma conduta consistente no trabalho ou honrar obrigações financeiras.
7. Ausência de remorso, conforme indicado pela indiferença ou racionalização em relação a ter ferido, maltratado ou roubado outras pessoas.

B. O indivíduo tem no mínimo 18 anos de idade.

C. Há evidências de transtorno da conduta com surgimento anterior aos 15 anos de idade.

D. A ocorrência de comportamento antissocial não se dá exclusivamente durante o curso de esquizofrenia ou transtorno bipolar.

■ TRANSTORNO DA PERSONALIDADE *BORDERLINE*

Um padrão difuso de instabilidade das relações interpessoais, da autoimagem e dos afetos e de impulsividade acentuada que surge no início da vida adulta e está presente em vários contextos, conforme indicado por cinco (ou mais) dos seguintes:

1. Esforços desesperados para evitar abandono real ou imaginado. (Nota: Não incluir comportamento suicida ou de automutilação, coberto pelo Critério 5.)
2. Um padrão de relacionamentos interpessoais instáveis e intensos caracterizado pela alternância entre extremos de idealização e desvalorização.
3. Perturbação da identidade: instabilidade acentuada e persistente da autoimagem ou da percepção de si mesmo.
4. Impulsividade em pelo menos duas áreas potencialmente autodestrutivas (p. ex., gastos, sexo, abuso de substância, direção irresponsável, compulsão alimentar). (Nota: Não incluir comportamento suicida ou de automutilação, coberto pelo Critério 5.)

5. Recorrência de comportamento, gestos ou ameaças suicidas ou de comportamento automutilante.
6. Instabilidade afetiva devida a uma acentuada reatividade de humor (p. ex., disforia episódica, irritabilidade ou ansiedade intensa com duração geralmente de poucas horas e apenas raramente de mais de alguns dias).
7. Sentimentos crônicos de vazio.
8. Raiva intensa e inapropriada ou dificuldade em controlá-la (p. ex., mostras frequentes de irritação, raiva constante, brigas físicas recorrentes).
9. Ideação paranoide transitória associada a estresse ou sintomas dissociativos intensos.

■ TRANSTORNO DA PERSONALIDADE HISTRIÔNICA

Um padrão difuso de emocionalidade e busca de atenção em excesso que surge no início da vida adulta e está presente em vários contextos, conforme indicado por cinco (ou mais) dos seguintes:

1. Desconforto em situações em que não é o centro das atenções.
2. A interação com os outros é frequentemente caracterizada por comportamento sexualmente sedutor inadequado ou provocativo.
3. Exibe mudanças rápidas e expressão superficial das emoções.
4. Usa reiteradamente a aparência física para atrair a atenção para si.
5. Tem um estilo de discurso que é excessivamente impressionista e carente de detalhes.
6. Mostra autodramatização, teatralidade e expressão exagerada das emoções.
7. É sugestionável (i.e., facilmente influenciado pelos outros ou pelas circunstâncias).
8. Considera as relações pessoais mais íntimas do que na realidade são.

■ TRANSTORNO DA PERSONALIDADE NARCISISTA

Um padrão difuso de grandiosidade (em fantasia ou comportamento), necessidade de admiração e falta de empatia que surge no início da vida adulta e está presente em vários contextos, conforme indicado por cinco (ou mais) dos seguintes:

1. Tem uma sensação grandiosa da própria importância (p. ex., exagera conquistas e talentos, espera ser reconhecido como superior sem que tenha as conquistas correspondentes).
2. É preocupado com fantasias de sucesso ilimitado, poder, brilho, beleza ou amor ideal.
3. Acredita ser "especial" e único e que pode ser somente compreendido por, ou associado a, outras pessoas (ou instituições) especiais ou com condição elevada.
4. Demanda admiração excessiva.
5. Apresenta um sentimento de possuir direitos (i.e., expectativas irracionais de tratamento especialmente favorável ou que estejam automaticamente de acordo com as próprias expectativas).
6. É explorador em relações interpessoais (i.e., tira vantagem de outros para atingir os próprios fins).
7. Carece de empatia: reluta em reconhecer ou identificar-se com os sentimentos e as necessidades dos outros.
8. É frequentemente invejoso em relação aos outros ou acredita que os outros o invejam.
9. Demonstra comportamentos ou atitudes arrogantes e insolentes.

■ TRANSTORNO DA PERSONALIDADE EVITATIVA

Um padrão difuso de inibição social, sentimentos de inadequação e hipersensibilidade a avaliação negativa que surge no início da vida adulta e está presente em vários contextos, conforme indicado por quatro (ou mais) dos seguintes:

1. Evita atividades profissionais que envolvam contato interpessoal significativo por medo de crítica, desaprovação ou rejeição.
2. Não se dispõe a envolver-se com pessoas, a menos que tenha certeza de que será recebido de forma positiva.
3. Mostra-se reservado em relacionamentos íntimos devido a medo de passar vergonha ou de ser ridicularizado.
4. Preocupa-se com críticas ou rejeição em situações sociais.
5. Inibe-se em situações interpessoais novas em razão de sentimentos de inadequação.
6. Vê a si mesmo como socialmente incapaz, sem atrativos pessoais ou inferior aos outros.

7   Reluta de forma incomum em assumir riscos pessoais ou se envolver em quaisquer novas atividades, pois estas podem ser constrangedoras.

■ TRANSTORNO DA PERSONALIDADE DEPENDENTE

Uma necessidade difusa e excessiva de ser cuidado que leva a comportamento de submissão e apego que surge no início da vida adulta e está presente em vários contextos, conforme indicado por cinco (ou mais) dos seguintes:

1   Tem dificuldades em tomar decisões cotidianas sem uma quantidade excessiva de conselhos e reasseguramento de outros.
2   Precisa que outros assumam responsabilidade pela maior parte das principais áreas de sua vida.
3   Tem dificuldades em manifestar desacordo com outros devido a medo de perder apoio ou aprovação. (Nota: Não incluir os medos reais de retaliação.)
4   Apresenta dificuldade em iniciar projetos ou fazer coisas por conta própria (devido mais a falta de autoconfiança em seu julgamento ou em suas capacidades do que a falta de motivação ou energia).
5   Vai a extremos para obter carinho e apoio de outros, a ponto de voluntariar-se para fazer coisas desagradáveis.
6   Sente-se desconfortável ou desamparado quando sozinho devido a temores exagerados de ser incapaz de cuidar de si mesmo.
7   Busca com urgência outro relacionamento como fonte de cuidado e amparo logo após o término de um relacionamento íntimo.
8   Tem preocupações irreais com medos de ser abandonado à própria sorte.

■ TRANSTORNO DA PERSONALIDADE OBSESSIVO-COMPULSIVA

Um padrão difuso de preocupação com ordem, perfeccionismo e controle mental e interpessoal à custa de flexibilidade, abertura e eficiência que surge no início da vida adulta e está presente em vários contextos, conforme indicado por quatro (ou mais) dos seguintes:

1   É tão preocupado com detalhes, regras, listas, ordem, organização ou horários a ponto de o objetivo principal da atividade ser perdido.
2   Demonstra perfeccionismo que interfere na conclusão de tarefas (p. ex., não consegue completar um projeto porque seus padrões próprios demasiadamente rígidos não são atingidos).
3   É excessivamente dedicado ao trabalho e à produtividade em detrimento de atividades de lazer e amizades (não explicado por uma óbvia necessidade financeira).
4   É excessivamente consciencioso, escrupuloso e inflexível quanto a assuntos de moralidade, ética ou valores (não explicado por identificação cultural ou religiosa).
5   É incapaz de descartar objetos usados ou sem valor mesmo quando não têm valor sentimental.
6   Reluta em delegar tarefas ou trabalhar com outras pessoas a menos que elas se submetam à sua forma exata de fazer as coisas.
7   Adota um estilo miserável de gastos em relação a si e a outros; o dinheiro é visto como algo a ser acumulado para futuras catástrofes.
8   Exibe rigidez e teimosia.

37

WAGNER M. MORAES BUSATO
RACHEL EMY STRAUS TAKAHASHI
HOMERO VALLADA

INTERCONSULTA PSIQUIÁTRICA

Os transtornos psiquiátricos são bastante prevalentes na população geral, sendo ainda mais predominantes em serviços médicos não psiquiátricos. Pacientes em hospital geral podem apresentar manifestações psiquiátricas em quase um terço dos internados. Portanto, cada vez mais faz-se necessária a presença do psiquiatra de interconsultas em hospital geral, onde sua atuação contribuirá para um tratamento mais eficaz e eficiente do paciente, incluindo alívio de sofrimento, redução do tempo de internação, e, consequentemente, diminuição dos custos finais tanto afetivos (paciente e família) como financeiros (hospital e sociedade como um todo).[1] Neste capítulo, são apresentadas situações relevantes e comumente encontradas em serviços de interconsulta psiquiátrica em hospital geral. Para efeitos didáticos, o conteúdo será subdividido em três tópicos: aspectos psicodinâmicos, sintomas e síndromes psiquiátricas comuns no hospital geral, e manifestações psiquiátricas secundárias a condições clínicas ou tratamentos.

Interconsulta psiquiátrica, também chamada de psiquiatria de ligação ou psiquiatria consultiva (do inglês *consultation-liaison psychiatry*), é o ramo da psiquiatria especializado na interface entre a medicina geral e a psiquiatria. O psiquiatra de interconsultas atua comumente em um hospital geral e auxilia as demais especialidades no manejo dos pacientes que apresentam manifestações psiquiátricas durante a internação.[2] As interconsultas psiquiátricas podem ser agrupadas em três áreas: 1) orientar a equipe médica quanto a complicações psiquiátricas decorrentes de condições médicas ou tratamentos; 2) reconhecer e avaliar pacientes com transtorno psiquiátrico prévio ou "latente", os quais podem ter seus sintomas intensificados durante o tratamento de outra condição clínica; 3) identificar e orientar reações psicológicas relevantes dos pacientes durante a internação ou com relação a dificuldades na relação paciente-equipe hospitalar.

Ante as diversas facetas de atuação da interconsulta psiquiátrica, o conhecimento requisitado para a atuação nessa área é amplo e complexo, pois engloba não só o estudo e a experiência em psiquiatria, mas também conhecimento básico em quadros clínicos e sua evolução natural, interação medicamentosa, abordagem psicoterápica, compreensão dos mecanismos psicodinâmicos, entre outros.[3]

Neste capítulo, serão apresentadas situações relevantes e comumente encontradas em serviços de interconsulta psiquiátrica em hospital geral, com destaque para aspectos da prática do psiquiatra de interconsultas.

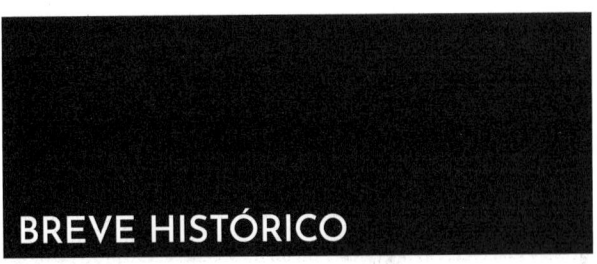

BREVE HISTÓRICO

Desde os antigos registros da humanidade, são relatados sintomas ou conjunto de sintomas que hoje encontramos nas descrições de quadros psiquiátricos nos atuais sistemas classificatórios, como a *Classificação internacional de doenças* (CID) ou o *Manual diagnóstico e estatístico de transtornos mentais* (DSM). Entretanto, por um longo período da história, muitas manifestações de transtornos mentais foram associadas a revelações divinas, demoníacas e/ou religiosas. No século V a.C. na Grécia, Hipócrates descreveu as alterações de comportamento como produto do desequilíbrio da "fisiologia do corpo", ou seja, da interação dos quatro humores ou fluidos corporais (sangue, fleuma, bílis amarela e bílis negra), podendo levar a manifestações comportamentais chamadas de colérico (pessoas apaixonadas e enérgicas, que se irritam com facilidade), fleugmático (sujeitos frios e racionais), sanguíneo (pessoas alegres e otimistas) e melancólico (indivíduos tristes, fáceis de comover e com grande sensibilidade artística).

Contudo, foi somente no século XX que novas e importantes transformações ocorreram na abordagem do doente mental, com a identificação de alguns fatores causais (p. ex., *Treponema pallidum* na sífilis e avitaminose de B1/tiamina e B3/niacina), ou com abordagens terapêuticas mais eficazes (antipsicóticos, antidepressivos, ansiolíticos) em enfermidades com sintomatologia psiquiátrica.

Hoje, a psiquiatria, como especialidade médica, atua em vários modelos de assistência: internação (seja hospital geral ou psiquiátrico), regime de semi-internação ou hospitais dia, ambulatórios e serviços de interconsulta.

Com relação à história do desenvolvimento dos serviços de interconsultas, há duas importantes contribuições, apesar do auxílio e subsídio de diferentes áreas e disciplinas. Suas origens encontram-se na medicina psicossomática e na psiquiatria de ligação. O termo psicossomático foi introduzido pelo médico alemão Johann Heinroth em 1818, mas o termo "medicina psicossomática" foi apresentado pelo austríaco Felix Deutsch por volta de 1922, ao integrar observações clínicas e conceitos psicanalíticos. O crescimento da medicina psicossomática como campo clínico e acadêmico teve um grande impulso com o financiamento da Fundação Rockefeller de unidades de medicina psicossomática em vários hospitais universitários dos Estados Unidos a partir de 1935. Uma das mais importantes lideranças nessa nova disciplina foi Franz Alexander. Entretanto, a medicina psicossomática, que tinha como proposta inicial compreender os mecanismos do adoecer e da doença dentro de um modelo mente-corpo, passou a ter conotações diversas, como "psicogênica" ou "holística".

A outra contribuição para o atual papel dos serviços de interconsultas veio da colaboração de psiquiatras na avaliação de pacientes em tratamento clínico ou cirúrgico. Conceitualmente, esses atendimentos seguiam o modelo médico-biológico, no qual as alterações psíquicas eram observadas e correlacionadas com condições clínicas específicas, ou associadas a manifestações metabólicas, intervenções pós-cirúrgicas, tratamentos e interações medicamentosas, etc. O referencial psicanalítico não era considerado. O nome dado para essa abordagem foi de psiquiatria de ligação (*liaison psychiatry* pelos ingleses),[4] ou consultoria de ligação (*consultation-liaison psychiatry* pelos norte-americanos).

O psiquiatra especializado em serviços de interconsultas é hoje, em muitos países, uma subespecialidade com programa de treinamento estruturado e realizado após a formação como psiquiatra. Nos Estados Unidos, a interconsulta psiquiátrica chamava-se medicina psicossomática (*psychosomatic medicine*) até 2018, quando passou a chamar-se consultoria de ligação em psiquiatria (*consultation-liaison psychiatry*) pelo American Board of Psychiatry and Neurology.[5]

EPIDEMIOLOGIA: A IMPORTÂNCIA DO SERVIÇO DE INTERCONSULTA

No hospital geral, a prevalência de sintomas ou transtornos psiquiátricos em pacientes internados por problemas clínicos ou cirúrgicos é mais alta do que a encontrada na população geral. As estimativas de prevalência variam muito, a depender do grau de complexidade do hospital e das variedades de doenças clínicas atendidas.

Alguns estudos relatam que 25% da população que frequenta o consultório de um médico generalista tem algum transtorno mental. Entretanto, acredita-se que essa porcentagem seja ainda maior, pois a entrevista do médico generalista raramente inclui investigação de queixas psíquicas, e foca mais em queixas somáticas.[6,7]

Em sujeitos internados, essa porcentagem é ainda maior, podendo chegar a 40% dos internados em hospital geral, devido a condições clínicas diversas apresentarem, também, transtornos mentais concomitantes ou associados. Na população com doenças clínicas crônicas, estima-se que a presença de algum transtorno mental possa chegar a 50%.[7]

Outro ponto importante é identificar o mais precocemente pacientes com sintomas ou transtornos mentais e orientar o manejo e o tratamento, pois a demora na identificação pode acarretar um aumento dos custos dos serviços de saúde, além de prolongamento e/ou agravamento do sofrimento do indivíduo.[8] Pacientes com depressão, por exemplo, usam três vezes mais recursos médicos (equipe e serviços de saúde) do que aqueles não deprimidos. Pacientes com dependência ou abuso de álcool também oneram duas vezes mais os sistemas de saúde, sendo que uma parte importante (25-50%) deles não são reconhecidos nas salas de emergência. Dados semelhantes são relatados com pessoas com quadro de ansiedade.[9,10]

Considerando as informações já apresentadas, o treinamento de especialistas na área de interconsulta psiquiátrica deve ser estimulado. Novos serviços de interconsulta psiquiátrica devem ser implementados, com vistas a diminuir o sofrimento do paciente, aumentar a eficiência no trabalho da equipe de saúde, assim como diminuir os custos finais do tratamento. Além disso, estabelecer serviços de interconsulta psiquiátrica em hospital geral ou em outros serviços médicos poderá contribuir como medidas de prevenção secundária e terciária para transtornos mentais.

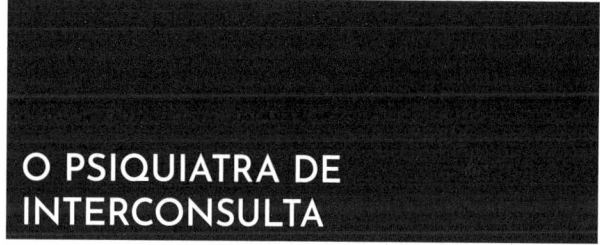

O PSIQUIATRA DE INTERCONSULTA

Os psiquiatras de interconsulta são solicitados a oferecer consultoria especializada a paciente em seguimento por outra especialidade médica, o que coloca o psiquiatra em outro contexto que não o habitual do atendimento no consultório.

Após o esclarecimento e a pertinência do pedido de interconsultas, o psiquiatra deve revisar o prontuário médico-hospitalar do paciente para obter mais informações sobre história pregressa, antecedentes pessoais e familiares, aspectos profissionais, de relacionamento afetivo, culturais, entre outros, como também sobre o tratamento médico atual, medicamentos prescritos, reações colaterais pretéritas, etc. Com essas informações adicionais, o psiquiatra de interconsultas deve, então, examinar o paciente. No entanto, as limitações do ambiente hospitalar moderno exigem alto grau de adaptabilidade. Conforto, silêncio e privacidade são condições limitadas em unidades médicas e cirúrgicas, e a atitude do psiquiatra de interconsultas ao lado do leito é importante para compensar isso. Interrupções por equipes médicas ou de enfermagem, visitantes e companheiros de quarto corroem a privacidade que o psiquiatra geralmente espera. Pacientes que estão doentes, preocupados com sua condição física e com dor não estão dispostos a se envolver em entrevistas exploratórias, que, muitas vezes, tipificam avaliações psiquiátricas conduzidas em outros ambientes. É importante salientar também que, embora o psiquiatra de interconsultas seja solicitado pelo médico ou pela equipe médica, em alguns casos, a visita não é comunicada e não é solicitada pelo paciente, de quem se espera a cooperação. Reconhecer explicitamente essa realidade muitas vezes é suficiente para obter a cooperação do paciente, que aumenta se o psiquiatra se sentar e operar no nível dos olhos da pessoa. Oferecendo-se para ajudar o paciente a se sentir confortável (p. ex., ajustando a cabeceira da cama) antes e depois do encontro, o consultor pode aumentar as chances de ser bem-vindo e de avaliações de acompanhamento. Começar com perguntas empáticas sobre o sofrimento do paciente estabelece um relacionamento, bem como orienta o psiquiatra na definição do ritmo adequado da entrevista. Por fim, como uma consulta psiquiátrica pode fazer muitas pessoas temerem que seu médico pense que elas estão "loucas", o psiquiatra pode primeiro precisar abordar esse medo.

Após a avaliação do paciente, o psiquiatra consultor irá ordenar todas as informações coletadas e formular suas impressões diagnósticas, assim como as orientações e estratégias terapêuticas. O ideal seria voltar a falar pessoalmente com o profissional que solicitou o pedido de interconsultas, e, em seguida, documentar a avaliação do pedido no prontuário do paciente, oferecendo acompanhamento periódico se necessário.

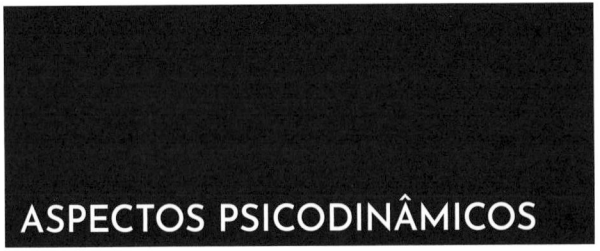

ASPECTOS PSICODINÂMICOS

São situações que envolvem o modo de agir do paciente na condição de internado, como interage com os profissionais da equipe de saúde, e como a equipe reage ou responde ao paciente. São acontecimentos que geram (ou agravam) diferentes sentimentos e emoções no paciente e nas pessoas envolvidas com o tratamento, incluindo estresse, hostilidade, culpa, tristeza, raiva, etc. Às vezes, o problema está na dificuldade de comunicação ou compreensão de uma ou ambas as partes (paciente e equipe de saúde), e não necessariamente na presença de um transtorno psiquiátrico subjacente.

O PACIENTE DIANTE DA DOENÇA

Pessoas reagem de maneiras diferentes a situações estressoras diversas. Ou seja, são muitas as variáveis e as respostas que cada indivíduo pode ter frente ao adoecimento e à internação. Seria muito simplista e reducionista estabelecer correspondência para o binômio "ação-reação", comum para todas as pessoas. Em contrapartida, existem situações comuns a muitos pacientes diante da doença diagnosticada pelo clínico, como dúvidas em relação à doença, apreensão quanto à eficácia do tratamento, interrupção dos projetos de vida até então ativos, sensação de solidão (principalmente no contexto recente de pandemia do novo coronavírus), vulnerabilidade financeira com a internação, sensação de finitude, medo da morte, sensação de abandono por deus ou de sua fé colocada à prova, entre outros.

Muitas vezes, uma pessoa que antes se considerava saudável, inicia um processo desconhecido de adoecimento com sintomas e se embrenha em uma jornada de exames, investigações e tratamentos não conhecidos por ela até então. O corpo, com quem antes o paciente mantinha uma relação bem conhecida e estável, passa a apresentar sintomas e sensações incômodas, destoantes e/ou imaginárias. Ou seja, ele passa a impressão de ser um objeto à parte ou estranho à unidade de consciência experimentada anteriormente.

Essa sensação de estranheza e todas as incertezas que a doença traz impõem, ao mesmo tempo, várias exigências ao paciente. É cobrado, por exemplo, ter paciência, serenidade, flexibilidade, empatia com a equipe de saúde, confiança plena nas decisões do médico, entre outras habilidades. Ou seja, ser colocado diante de uma doença é, em geral, uma situação extremamente desafiadora para a maioria das pessoas. Para a equipe de saúde, cabe entender esse desafio imposto, bem como as estratégias usadas pelo paciente para lidar com seus problemas e o jeito de ser desse indivíduo (seus traços de personalidade). Essa compreensão e interação entre equipe-paciente terão influência na resposta e no comportamento.

Nesse contexto, de maneira didática, pode-se apresentar dois tipos de fatores psicológicos que podem influenciar prejudicando/agravando ou atenuando/aliviando manifestações psiquiátricas do paciente internado. Os fatores de suscetibilidade ou vulnerabilidade são os aspectos desfavoráveis, levando a maior dificuldade do paciente em lidar com certas situações, além de sua condição como doente (p. ex., gravidez, casamento ou separação recente, crise financeira, etc). Em contraposição, há os fatores de proteção psicológica, que são situações que atenuam ou aliviam a intensidade da adversidade vivida, como capacidade de se adaptar adequadamente em situações adversas (resiliência) ou conforto recebido por amigos e familiares (apoio social).

Coping (expressão inglesa utilizada cada vez mais em português, que significa lidar com algo difícil, suportar) é outro conceito bastante utilizado pelos pacientes e relacionado com fatores psicológicos no enfrentamento de situações adversas. *Coping* positivo é apresentado por pessoas que, nas adversidades, procuram lidar, suportar ou superar esses momentos utilizando diferentes mecanismos, que incluem sensos de otimismo, paciência, domínio da situação, autoestima e busca de suporte social (em outras palavras, "ver o copo meio cheio"). *Coping* negativo, por sua vez, é encontrado nas pessoas que lidam de forma passiva, aceitando resignadamente a situação, ou negando a existência do problema, ou mesmo se revoltando contra tudo e contra todos, com ações regidas por emoções e com pouco senso prático (p. ex., "por que eu? Que sempre fui um bom pai/marido/filho?").

RELAÇÃO MÉDICO-PACIENTE

A relação médico-paciente continua sendo uma das parcerias com maior profundidade da experiência humana. Ela não pode ser resumida a um contato com o único propósito de transmitir cuidado; à medida que o médico ganha a confiança do paciente, é estabelecida uma intimidade, em que o médico imerge em um mundo de subjetividades do paciente, algumas até então desconhecidas pelo próprio paciente, com efeitos muito positivos no alívio do sofrimento e, muitas vezes, no retorno à saúde. A famosa citação de Michael Balint de que "O remédio mais usado em medicina é o próprio médico, o qual, como os demais medicamentos, precisa ser conhecido em sua posologia, reações colaterais e toxicidade",[11] formulada na metade do século passado, continua valendo até os dias de hoje.

Apesar de a relação médico-paciente apresentar um componente de assimetria (um orienta e o outro segue), existe também, ao longo dessa relação, uma interação com troca intensa nas duas direções. De um lado, o médico representa uma pessoa detentora de conhecimento para o tratamento da doença a que o paciente é exposto. De outro, o paciente desperta no médico uma identificação de sentimentos capaz de conectá-los, tanto pela experiência de vida do médico quanto pelo reconhecimento de um sofrimento comum a ele.[12]

No hospital geral, o psiquiatra precisa ter versatilidade em relação ao modelo clássico exercido em consultório, devido a algumas peculiaridades: (1) o motivo primário do paciente estar internado é por uma doença clínica, o que pode estabelecer um "foco principal" na internação que não sejam os problemas psiquiátricos; (2) muitas vezes, o paciente não desejou ter uma consulta com um psiquiatra, foi seu médico da equipe titular quem o chamou, o que pode gerar algum grau de desconfiança, resistência e dúvida quanto à necessidade da consulta; (3) outro aspecto relevante (ligado ao item anterior) é o estigma de ser rotulado como paciente "psiquiátrico" e/ou receber o diagnóstico de um transtorno mental, ainda considerado por algumas pessoas como "defeitos" ou problemas da esfera moral; (4) a presença de uma equipe titular interfere na dinâmica da relação médico-paciente, na qual, em vez de uma relação direta (médico e paciente), passa a ser uma relação mais complexa, de triangulação, que demanda mais cuidado na comunicação tanto com o paciente como entre as duas equipes; (5) o hospital geral, como regra, não é um ambiente acolhedor e intimista para uma consulta psiquiátrica – o paciente quase sempre está dividindo o espaço com outras pessoas bem próximas a ele, além de outros profissionais e acompanhantes. Nessa situação, fica ainda mais difícil de se abrir com um psiquiatra, até então desconhecido, sobre assuntos delicados, como angústias, uso de substâncias, ideação suicida, entre outros temas.[13]

Faz parte das habilidades necessárias ao psiquiatra de interconsultas procurar o melhor ambiente possível para conversar com o paciente, intermediar ou se colocar adequadamente na relação entre ele e a equipe titular, valorizar o motivo principal da internação na formulação causal e manejo do caso e reduzir o estigma associado aos transtornos mentais, tanto para o paciente quanto para os familiares, bem como para os integrantes da equipe médica.

É importante ressaltar que a construção de uma boa relação médico-paciente facilita a obtenção de informações relevantes para o entendimento do motivo da consulta, além de propiciar maior adesão às orientações e ao tratamento subsequente, e, até mesmo, maior chance de uma recuperação mais rápida à saúde. O oposto também é válido, uma relação mal construída costuma trazer dificuldades na condução do caso.[13]

PACIENTE-PROBLEMA

No ambiente clínico-cirúrgico, é relativamente comum se deparar com uma situação muitas vezes conhecida como "o paciente-problema". Embora este não seja um diagnóstico encontrado nos manuais de classificação dos transtornos psiquiátricos (como a CID ou o DSM), esse tipo de paciente (ou situação) existe no dia a dia de hospitais. Em geral, trata-se de um indivíduo com perfil reivindicador, hostil, acusatório, esquivo e autodestrutivo, e que acaba gerando (direta ou indiretamente) dificuldades ao próprio tratamento.[6] Naturalmente, as consequências desse tipo de comportamento têm impacto negativo no prognóstico do paciente, como também reações negativas (sensações, sentimentos e percepções) nos profissionais da equipe de saúde, prejudicando a qualidade dos cuidados recebidos pelo paciente por esses profissionais (contratransferência).

Pacientes com traços de personalidade paranoide, narcisista, *borderline* ou antissocial são particularmente propensos a ser rotulados dessa forma. As reações reflexivas comuns dos profissionais da saúde incluem contra-ataque (p. ex., responder com a mesma hostilidade) ou distanciamento (sinais e sintomas importantes da condição clínica não são observados). Em resumo, todo esse conjunto de ações e reações tende a prejudicar o tratamento. Como lidar com essa situação? Em primeiro lugar, é importante saber que todo comportamento inadequado expressa uma dificuldade do paciente em lidar com seus próprios problemas. Isso ameniza a ideia de que as agressões são dirigidas para a equipe; trata-se de uma pessoa que se relaciona com o mundo dessa forma.

É necessário ter cuidado redobrado para não reagir às provocações do paciente. Ou seja, não agir em função dos sentimentos que o paciente desperta em um primeiro contato. A resposta com um comportamento semelhante tende a promover um desgaste ainda maior e dificultar o cuidado. Deve-se, também, procurar fazer um exercício de escuta empática e tentar se colocar na situação do paciente para conseguir entender as circunstâncias em que ele se encontra (incluindo seus valores e referenciais de vida).

É fundamental uma coordenação bem articulada de toda a equipe. O paciente pode usar recursos de manipulação, mostrando-se com posturas diferentes diante de cada membro. Cabe à equipe estar bem alinhada quanto ao diagnóstico e à proposta de tratamento. É necessário estabelecer um ambiente que promova continência para a desorganização do paciente. Para o indivíduo, deve-se estabelecer limites de maneira firme, sem impor regras como castigo, mas como normas de funcionamento do hospital. E, por fim, é importante que o paciente entenda as limitações da equipe de saúde e do hospital, que nem sempre poderão satisfazer seus desejos, mas estão trabalhando para cuidar dele da melhor forma possível.

PACIENTE AGRESSIVO

O primeiro passo no manejo do paciente agressivo é promover uma aliança terapêutica positiva, portanto, é muito importante buscar ativamente a colaboração do paciente no processo de tratamento. Essa abordagem poderá facilitar a conformidade do paciente com as expectativas e com os tratamentos prescritos, e tornar mais fácil mediar os conflitos paciente-equipe e diminuir os episódios agressivos. Uma vez formada essa aliança psicoterapêutica positiva, isso permitirá ao psiquiatra trabalhar para uma redução duradoura na propensão do paciente a respostas violentas. O **Quadro 37.1**, a seguir, apresenta

QUADRO 37.1
ABORDAGENS COMPORTAMENTAIS PARA REDUZIR POTENCIAL AGRESSIVIDADE E/OU VIOLÊNCIA

Comunicação		Procedimentos
Não verbal	**Verbal**	
• Mantenha uma distância segura. • Mantenha uma postura neutra. • Não olhe fixamente, o contato visual deve transmitir sinceridade. • Não toque no paciente. • Fique na mesma altura que o paciente. • Evite movimentos bruscos.	• Fale em um tom calmo e claro. • Apresente-se. • Evite o confronto. • Ofereça-se para resolver o problema.	• Reconheça a reclamação do paciente. • Reconheça a frustração do paciente. • Mude o foco para a discussão de como resolver o problema. • Concentre-se no quadro geral. • Faça pequenas concessões.

um resumo de técnicas comportamentais para o manejo de manifestações de agressividade e violência do paciente.

SINTOMAS OU SÍNDROMES PSIQUIÁTRICAS COMUNS NO HOSPITAL GERAL

Como já abordado, a frequência de sintomas ou transtornos psiquiátricos comumente avaliados pelo psiquiatra de interconsultas dependerá do ambiente de trabalho em que ele está inserido. Por exemplo, se o hospital geral tem serviço de emergência, intervenções cirúrgicas (pequeno, médio ou grande portes), se atende gestantes, idosos, etc., além do nível de complexidade das atividades prestadas nos atendimentos (básico, secundário ou terciário). Apesar dessa variabilidade de atendimento, os quadros mais comumente encontrados nos serviços de interconsulta hospitalar são as manifestações de *delirium*, depressão, ansiedade, comportamento suicida, intoxicação por drogas e agitação psicomotora. Serão apresentadas as descrições desses quadros frequentemente solicitados para avaliação por um psiquiatra de interconsultas. Em seguida, orientações sobre a formulação diagnóstica com foco na identificação de causas orgânicas dessas manifestações. Por fim, um breve relato sobre quadros clínicos com manifestações psiquiátricas comumente encontradas em algumas especialidades médicas.

DEPRESSÃO

O termo depressão é comumente usado para denotar tanto o simples afeto deprimido quanto a síndrome depressiva, que é uma condição psiquiátrica clínica significativa, que requer avaliação e tratamento cuidadosos. Afeto deprimido refere-se a sentimentos subjetivos de tristeza, sensação de tristeza, vontade de chorar ou estar "deprimido", que podem ser acompanhados por uma expressão triste, choro e retardo psicomotor ou agitação psicomotora. O afeto deprimido é uma resposta normal à perda e à ameaça de perda. Quando tais sentimentos persistem, muitas vezes sem qualquer causa óbvia, e são acompanhados por sinais fisiológicos, como distúrbios do sono (insônia ou hipersonia), anorexia, fadiga, constipação, perda de libido, sintomas cognitivos (p. ex., incapacidade de concentração ou distúrbio de memória, baixa autoestima, sentimentos de culpa, desesperança, desamparo ou até ideação suicida), então deve-se suspeitar da síndrome depressiva, para a qual o tratamento específico pode ser imperativo (ver Cap. 21, *Transtornos depressivos*). A suspeita de depressão e/ou ideação suicida é um dos motivos mais comuns de solicitação de consulta psiquiátrica em hospital geral, seguida de alteração do estado mental (*delirium*).

COMPORTAMENTO SUICIDA

Um motivo comum para consulta psiquiátrica é o comportamento/ideação suicida ou tentativa de suicídio. Ideação suicida refere-se a pensamentos sobre suicídio que um paciente expressa espontaneamente ou ao ser questionado. Esses pensamentos podem ser ativos ("Eu quero me matar") ou passivos ("Eu gostaria de estar morto", "Eu não me importaria se eu morresse"), vagos ou planos reais e bem detalhados.

O suicídio é um problema de saúde pública e vem aumentado entre adultos jovens. Aproximadamente 3% da população em geral tem ideação suicida a cada ano, e cerca de 0,4% tenta o suicídio. Cerca de 20-30% das pessoas que têm ideação suicida fazem planos, e cerca de 30% das que planejam fazem uma tentativa de suicídio.[14] As condições psiquiátricas subjacentes devem ser avaliadas e orientadas conforme discutido nos Capítulos 21 e 22 (*Transtornos depressivos* e *Suicídio: epidemiologia, risco e prevenção*, respectivamente). As causas orgânicas devem ser identificadas e tratadas.

TENTATIVA DE SUICÍDIO

A consulta psiquiátrica costuma ser automática em pacientes internados por causa de uma tentativa de suicídio. O modo de tentativa pode variar de uma *overdose* leve (p. ex., 10 comprimidos de aspirina) a casos graves, envolvendo armas de fogo ou envenenamento. Uma consideração imediata na avaliação de uma tentativa de suicídio é se o paciente é capaz de fornecer informações ou está confuso ou em coma. Se o paciente tem um estado alterado de consciência, o tratamento e o manejo dessa condição têm prioridade máxima. Informações colaterais de parentes, amigos ou uma nota de suicídio podem ser importantes para determinar o estado de espírito de pré-tentativa do paciente, a seriedade das intenções e os fatores de estresse. A menos que o especialista esteja convencido de que o paciente não é mais suicida, os indivíduos pós-tentativa devem ser colocados em precauções de suicídio, o que incluiria observação atenta por um profissional da saúde. Uma retenção involuntária de emergência pode ser necessária se o paciente não quiser ficar no hospital para o tratamento necessário. As orientações específicas na avaliação e no manejo do suicídio encontram-se no Capítulo 22 deste livro.

AGITAÇÃO PSICOMOTORA

A agitação motora é um quadro de atividade motora intensa, associada a um sentimento de tensão interna. Pode ser secundária a diversos transtornos mentais, doenças orgânicas (enfermidades clínicas, metabólicas, acidentes/traumatismos, etc.) ou mesmo como manifestação do comportamento humano, sem representar uma doença necessariamente. Trata-se de uma situação emergencial, com grande risco à segurança do próprio paciente, da equipe de saúde e de terceiros presentes no local.

É importante saber que os quadros de agitação podem ser precedidos por alguns sinais e sintomas, como ansiedade, expressões faciais agressivas, elevação da voz, postura hostil e presença de gestos enérgicos. A existência de um transtorno mental não prediz comportamento de agitação ou violência, mas a história de comportamento semelhante é um preditor importante. Pacientes com sinais iniciais sugestivos de agitação merecem atenção especial, a fim de evitar escalonamento abrupto e perda de controle da situação. Algumas causas associadas aos quadros de agitação psicomotora são:[15]

- **Condições médicas gerais** – sistema nervoso central: trauma craniencefálico (TCE), encefalite, meningite, encefalopatia (falência hepática ou renal), epilepsia (período ictal ou peri-ictal); metabolismo: hiponatremia, hipocalcemia, hipoglicemia; hipóxia; intoxicação por medicações (psicotrópicos ou drogas antiepilépticas).
- **Intoxicação ou abstinência** – álcool (intoxicação ou síndrome de abstinência alcoólica); outras drogas (cocaína, crack, maconha, estimulantes, ketamina).
- **Transtorno mental primário** – transtornos psicóticos; mania ou depressão com sintomas mistos; depressão ansiosa; transtornos de ansiedade; transtorno da personalidade; agitação reativa ou situacional; transtorno do espectro autista.

É muito importante procurar identificar a causa médica associada à agitação para abordagem terapêutica (farmacológica e comportamental) mais precisa. Apesar de em algumas situações ser bastante difícil o diagnóstico preciso no início, a coleta do maior número de dados e informações será importante. No caso especial de paciente recém-admitido ou internado, o relato de familiares ou acompanhantes, história oferecida pela equipe de resgate, presença de cicatrizes ou ferimentos, hálito etílico, etc., ajudarão na formulação da hipótese diagnóstica.[15]

O conjunto de condutas ou manejo começa por uma tentativa de acalmar o paciente, mostrando-se aberto a escutar sua demanda e falando de maneira clara e objetiva. São bem-vindos gestos corporais, como elevar a mão como sinal para ter paciência, manter um espaço de segurança para o paciente e não se posicionar frente a frente, como se o estivesse confrontando. Ao mesmo tempo, o médico faz uma primeira avaliação rápida sobre o grau de consciência e de compreensão que o paciente parece apresentar. Em seguida, é prudente levá-lo para um ambiente com menos estímulos e mais restrito, a fim de deixá-lo menos incomodado e mais seguro. A preferência deve ser por um local sem acesso a instrumentos que possam machucá-lo (agulhas, lâminas, fios, etc.).

Em seguida, deve-se oferecer uma medicação para deixar o paciente mais calmo, mais "indiferente" aos estímulos externos – trata-se de uma contenção química leve. De preferência, prescrever medicação por via oral quando possível, devido à absorção mais estável e por ser procedimento menos invasivo. Caso o paciente não aceite, opta-se por medicação parenteral, preferencialmente via intramuscular, pela absorção mais regular e por amenizar possíveis efeitos colaterais, como depressão respiratória (benzodiazepínicos) e alargamento do intervalo QT (antipsicóticos). O fármaco de escolha deve ser o que apresenta ação rápida (minutos), meia-vida curta-média (para diminuir o tempo de exposição a efeitos colaterais), incisivo, que faça uma contenção efetiva no comportamento de agitação. Na rotina, utilizam-se antipsicóticos incisivos/de alta potência (haloperidol, risperidona, olanzapina e aripiprazol) combinados com benzodiazepínicos de meia-vida curta-média (lorazepam, midazolam e diazepam) ou anti-histamínicos com efeito sedativo (prometazina). O uso somente dos antipsicóticos pode gerar sensação de contenção física que pode ser incômoda, por isso, a medicação sedativa associada.

Para o paciente refratário (total ou parcial) à ação farmacológica em um quadro intenso de agitação psicomotora, recorre-se à contenção mecânica. É um procedimento utilizado apenas nessas situações especiais, com intuito de proteger o paciente e as pessoas ao redor. Após restringir os movimentos do indivíduo junto ao leito, ele deve ser monitorado e reavaliado periodicamente (várias vezes ao dia). A contenção física deve ser removida assim que a compreensão e o controle do paciente forem restabelecidos.

FATORES ESTRESSANTES E ANSIEDADE

Graus leves de ansiedade e agitação são comumente vistos em situações estressantes, como hospitalização. Um gatilho comum para esses quadros no ambiente de saúde é a comunicação inadequada entre o paciente e a equipe, especialmente quando as pessoas sentem que não são ouvidas ou quando entendem mal o diagnóstico e o tratamento.

A ansiedade refere-se a um estado emocional de apreensão, receio, medo ou mesmo pavor, com ou sem uma situação estressante facilmente identificável (ver Cap. 23, *Transtornos de ansiedade*). O medo refere-se à ansiedade especificamente ligada a um objeto ou situação, por exemplo, medo de hospitalização. A fobia é um medo irracional de um objeto ou situação geralmente inofensivos, como espaços abertos (agorafobia) ou fechados ou reduzidos (claustrofobia). Por exemplo, o paciente se recusa a realizar um exame de ressonância magnética de crânio por "sentir falta de ar" ao se ajustar na máquina.

O pânico se refere à intensa ansiedade experimentada quando alguém se encontra repentinamente em uma situação extremamente temida e perigosa. No exemplo citado, o paciente poderia apresentar episódios de ataques de pânico durante a realização de um exame de neuroimagem pela sensação de "ambiente fechado". A excitação autonômica (geralmente simpática) está com frequência associada a síndromes do espectro de ansiedade. Assim, frequentemente ocorre taquicardia, aumento da pressão arterial, respiração rápida, sudorese, boca seca, distúrbios gastrintestinais (diarreia ou constipação) e frequência urinária. Como fenômeno, o comportamento agitado indica aumento da atividade motora inquieta, geralmente acompanhada de hiperexcitação e sensação interna de ansiedade. Quando o comportamento agitado

é acompanhado de confusão, alucinações ou delírios, deve-se suspeitar de *delirium* ou psicose.

MANIFESTAÇÕES PSQUIÁTRICAS SECUNDÁRIAS A CONDIÇÕES CLÍNICAS

FORMULAÇÃO DIAGNÓSTICA INICIAL

Na primeira consulta, o psiquiatra de interconsultas deverá direcionar sua investigação clínica de acordo com as informações já obtidas pela equipe e pelos registros no prontuário. Assim, poderá, progressivamente, ao longo da consulta, diminuir o grande número de potenciais fatores que possam contribuir para a manifestação do paciente em questão. Por exemplo, durante tratamento ortopédico, o paciente apresenta quadro maniforme (humor elevado, motricidade aumentada, etc.). O psiquiatra de interconsultas passa a avaliar os diferentes fatores que possam levar a esse tipo de comportamento – pode pensar em um quadro induzido por drogas (uso de altas doses de corticoides), ou alteração hormonal (hipertireoidismo), infeccioso (neurosífilis) ou endógeno (episódio maníaco). Ou, em outra situação, o paciente apresenta um quadro depressivo com ideias de querer "sumir" ou "dormir e não acordar". Novamente, os fatores relevantes associados a esse episódio poderiam ser secundários ao tratamento de outra doença (p. ex., uso de topiramato para epilepsia), ou um descontrole hormonal (hipotireoidismo), ou mesmo a uma reação psicológica compreensível (luto pela morte recente de um ente querido).

Portanto, pode-se apresentar ao psiquiatra de interconsultas tarefas muito distintas, com várias possibilidades de combinações. Nesse sentido, ele precisa ter muita clareza e fundamento em seu diagnóstico e de como os eixos dimensionais se relacionam (sintomas psiquiátricos, comorbidades clínicas, compreensão psicológica e aspectos sociais). A avaliação deve procurar ser o mais abrangente possível, contemplar o maior número viável de informações e, ao final, articular de forma coerente, com vistas a uma compreensão global da situação.

Para isso, é importante sistematizar o raciocínio, respeitando a hierarquia psicopatológica das funções psíquicas. Como regra, deve-se, primeiramente, investigar causas orgânicas e identificar os fatores biológicos, podendo ser secundários a uma condição clínica ou cirúrgica, ou causados por intoxicações exógenas (tanto por medicações como por drogas ilícitas) ou fatores externos, como TCE, lesão de órgão por ferimento, etc.

Após a investigação para quadros orgânicos ser negativa, considerar as manifestações como parte de transtornos psiquiátricos propriamente ditos, isto é, os quadros funcionais ou endógenos. Em seguida, procurar avaliar os traços de personalidade do paciente. E, por fim, entender seus aspectos psicológicos, familiares e sociais, o que a doença e a internação representam para ele, quais atividades e relacionamentos ficarão comprometidos com a doença, etc.

Agora, então, pode ser feita a formulação causal para entender o sintoma: quais os fatores predisponentes e de risco, fatores precipitantes e, por fim, os fatores perpetuadores e de agravamento da doença.

DELIRIUM

Delirium, também conhecido como estado confusional agudo, ou sofrimento cerebral agudo, é um quadro grave, que ocorre com frequência em pacientes atendidos em unidades de emergência e prontos-socorros ou em unidades de terapia intensiva (UTIs). O *delirium* é a manifestação do agravamento de uma doença clínica ou tratamento, bem como um preditor de mal prognóstico para o paciente.

O *delirium* também é muito frequente na população idosa. Estima-se que quase 18% da população idosa de enfermarias geriátricas desenvolva quadros de *delirium* ao longo da internação. Outras estimativas fora do Brasil relatam frequências entre 10 e 45% dos pacientes internados, sendo mais crítica em pacientes de cuidado intensivo, idosos e pacientes terminais (podendo chegar até 85%).[16] Calcula-se que a presença de *delirium* aumente duas vezes o risco de mortalidade para o paciente, uma média aumentada de oito dias de internação, com recuperação clínica e cognitiva pior em um ano de seguimento, e, portanto, com maior risco de recaídas e reinternações após a alta.[17]

Os fatores de risco e precipitantes no *delirium* são diversos; pacientes com reserva cognitiva menor, como nos idosos (pacientes com demência),[18] pacientes com transtorno mental (deficiência intelectual), ou com doença clínica grave (transtorno metabólico) são mais vulneráveis para o surgimento de *delirium*. Fatores ambientais também podem contribuir para o estado de confusão; por exemplo, paciente privado de referências para orientação têmporo-espacial (enfermaria sem janela, ausência de relógio, etc.), de contato com outras pessoas, entre outros. Esses aspectos podem servir tanto como predisponentes quanto como precipitantes para o início do quadro.

O diagnóstico de *delirium* é essencialmente clínico. Os exames complementares são importantes para a identificação da causa-base do desequilíbrio orgânico, entretanto, os resultados negativos não necessariamente excluem o diagnóstico. Pacientes com baixa reserva cognitiva podem manter o quadro de confusão mental por dias ou até semanas após a resolução ou normalização dos parâmetros clínicos do quadro de base.

O *delirium* é um estado de alteração do nível de consciência, com estreitamento dela e prejuízo direto na atenção e na orientação alopsíquica. Considerando que essas são funções psicopatológicas e cognitivas primárias, é esperado que possa haver alteração em todas as outras funções psíquicas, hierarquicamente subordinadas à consciência e à atenção. O paciente pode ter dificuldade de manter o foco e a tenacidade da sua atenção, prejuízo na orientação temporal e, em casos de maior gravidade, na orientação espacial. O humor pode ficar pouco sustentado ou polarizado para depressão ou hipomania. O pensamento do paciente pode estar tanto lentificado quanto acelerado, e com associações frouxas entre suas ideias, com certa desorganização e conteúdo bizarro. O indivíduo pode apresentar ideias sobrevalorizadas ou mesmo distorções da realidade de qualquer conteúdo (persecutório, autorreferente, religioso, de ciúme, etc.), podendo haver ilusões e alucinações de qualquer uma das cinco modalidades sensitivas (vale lembrar que alucinações visuais são mais comuns em quadros orgânicos, no *delirium* de abstinência alcóolica). A capacidade de julgamento e tomada de decisão estão prejudicadas, sendo, em geral, inapropriadas, podendo ser impulsivas e agitadas ou lentas, confusas ou mesmo bizarras.

A atenção é maneira indireta de se avaliar o nível de consciência, o que pode ser feito tanto na observação da entrevista quanto com testes objetivos, como o *digital spam* direto e inverso (pede-se que o paciente repita uma sequência de algarismos na ordem direta e inversa), soletração de alguma palavra ou falar os meses do ano, em ordem direta e inversa.

As manifestações clínicas do *delirium* podem ser agrupadas em três apresentações. O subtipo hiperativo é uma forma com sintomatologia mais exuberante, com maior produção de sintomas e associado a quadros de agi-

Causas externas
- Traumatismos – TCE, hemorragia, choque medular, queimadura, etc.
- Intoxicação – álcool, drogas ilícitas (cocaína, anfetaminas, opioides, etc.), medicações psicotrópicas (lítio, ácido valproico, topiramato, fenobarbitais, benzodiazepínicos), medicações em geral (corticosteroides, imunomoduladores, antivirais, antibióticos)

Doenças clínicas
- Infecções agudas – SNC (meningite, encefalite herpética, etc.), covid-19, pneumonia, peritonite bacteriana espontânea
- Infecções crônicas – SNC (toxoplasmose, tuberculose, etc.), HIV, sífilis terciária, hepatites B e C
- Metabólicas – hipo ou hipertireoidismo, doença de Wilson
- Endocrinológicas – paratireoidismo, diabetes, doença de Addison
- Autoimunes – lúpus eritematoso sistêmico, esclerose múltipla, encefalite de receptores anti-NMDA
- Cardiovasculares – IAM, AVC (hemorrágico ou isquêmico), IC descompensada
- Neurológicas – epilepsia, doença de Parkinson
- Degenerativas – esclerose lateral amiotrófica, doença de Alzheimer, demência frontotemporal

Transtornos mentais
- Transtornos psicóticos – esquizofrenia, psicose breve, transtorno esquizofreniforme, transtorno delirante persistente
- Transtornos afetivos – depressão, transtorno bipolar
- Transtornos de ansiedade – TAG, fobia social, transtorno de pânico, fobia específica
- Transtornos relacionados ao trauma – TEPT, reação aguda ao estresse, transtorno do estresse adaptativo
- Transtornos dissociativos
- Transtornos somatoformes
- Transtornos de impulso
- Transtornos por uso de substâncias

Caractereologia
- Transtornos da personalidade cluster A (esquizoide, esquizotípica e paranoide)
- Transtornos da personalidade cluster B (*borderline*, histriônica, narcisista, antissocial)
- Transtornos da personalidade cluster C (obsessivo-compulsiva, esquiva, dependente) OU
- Modelo dimensional de personalidade

Aspectos sociais
- Vulnerabilidade social – privação de recursos e de acesso a saúde, educação, lazer, etc.
- Exposição à violência
- Pertencimento a grupos tidos como minoritários (população LGBTQIA+, emigrantes)
- Mulheres sujeitas ao machismo
- Exposição ao racismo
- Precariedade de trabalho

FIGURA 37.1

Fluxograma dos níveis etiológicos de manifestações de condições mentais.

TCE: traumatismo craniencefálico; SNC: sistema nervoso central; HIV: vírus da imunodeficiência humana; NMDA: n-metil D-aspartato; IAM: infarto agudo do miocárdio; AVC: acidente vascular cerebral; IC: insuficiência cardíaca; TAG: transtorno de ansiedade generalizada; TEPT: transtorno de estresse pós-traumático.

tação. O subtipo hipoativo costuma apresentar demora na resposta aos estímulos, lentificação psicomotora e sonolência; por ser quadro menos exuberante, o diagnóstico é tardio ou mesmo nunca identificado. O terceiro subtipo, chamado de misto, apresenta características dos dois anteriores. A importância dessa diferenciação ajuda o raciocínio diagnóstico: o *delirium* hipoativo em geral é causado por intoxicação de sedativos ou álcool, e, nesses casos, evita-se medicações sedativas, entre outras.

Escalas objetivas de avaliação de diversas funções cognitivas auxiliam a equipe a confirmar, mensurar e comparar a alteração cognitiva nesses casos. O Confusion Assessment Method (CAM) é a escala mais utilizada para essa avaliação.

Existe cuidado e interesse cada vez maiores em identificar medidas de profilaxia e prevenção de *delirium*.[19] Entre elas, encontram-se medidas de correção de déficits visuais ou auditivos, reabilitação neuromotora, acompanhamento regular pela equipe de saúde de condições clínicas e/ou mentais, incluindo orientações com relação à interação entre os diferentes medicamentos prescritos, uso de álcool, outras drogas, etc. A American Geriatrics Society apresenta uma lista de medicações contraindicadas para idosos devido aos seus riscos de segurança, não só por complicações psiquiátricas, conhecida por critérios de Beer-Fick, são eles: anticolinérgicos, anti-histamínicos, antiparkinsonianos, relaxantes musculares, antimuscarínicos, antiespasmóticos, antieméticos, benzodiazepínicos, antipsicóticos, antagonistas de receptores H2 (ranitidina), nizatidina e corticosteroides.[20]

O manejo comportamental envolve todas as intervenções que incluem orientação temporal e espacial para o paciente, estímulos cognitivos, protocolos de horário para dormir, para ajudar a normalizar o sono, bem como a redução de estímulos prejudiciais ou desnecessários (profissionais conversarem entre si sobre o paciente ou outras situações). A medicação é sintomática e utilizada geralmente em casos de agitação, devendo-se evitar substâncias com maior potencial de causar *delirium*. Assim como não existe medicação de prevenção, a preferência é prescrever antipsicóticos de alta potência e pouco efeito sedativo e anticolinérgico, como o haloperidol. O **Quadro 37.2** apresenta um resumo para o manejo de quadro de *delirium*.

Em resumo, *delirium* é uma síndrome neurocomportamental causada pela interrupção transitória da atividade neuronal normal, secundária a distúrbios sistêmicos. Sua ocorrência leva à angústia do paciente e do profissional da saúde, e tem sido associada ao aumento da morbimortalidade, aumento do custo dos cuidados, aumento das complicações adquiridas no hospital, recuperação funcional e cognitiva deficiente, diminuição da qualidade de vida, permanência hospitalar prolongada e maior colocação em serviço especializado e instituições

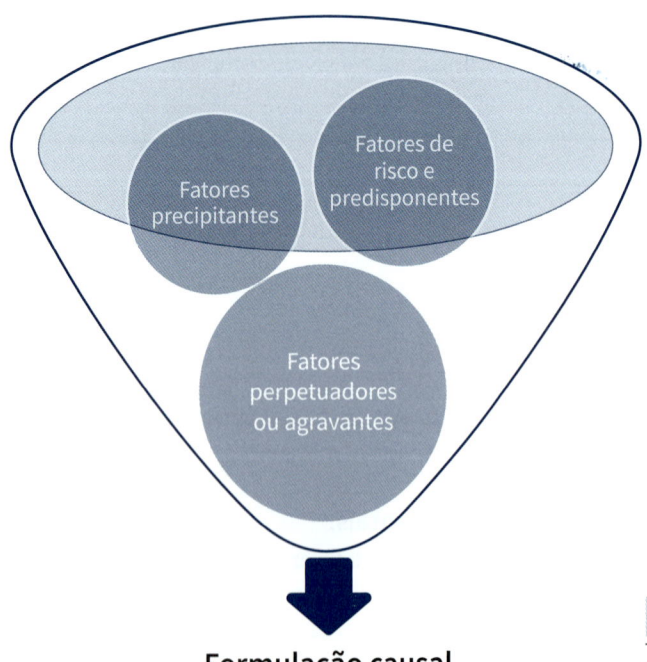

FIGURA 37.2

Formulação causal.

QUADRO 37.2
SUMÁRIO DA ABORDAGEM DE UM PACIENTE COM QUADRO DE *DELIRIUM*

Ajuste farmacológico
- Reduzir ou suspender psicotrópicos (incluindo opioides).
- Substituir drogas potencialmente tóxicas.
- Usar abordagem não farmacológica para ansiedade e insônia.

Tratar comorbidades clínicas descompensadas
- Tratar problemas identificados (infecção, problemas metabólicos).
- Manter hidratação e nutrição.
- Tratar hipóxia.

Estratégias de reorientação
- Envolver familiares, considerar acompanhantes.
- Corrigir prejuízos sensoriais: prover óculos, aparelho auditivo.

Manter mobilidade de maneira segura
- Evitar restrições no leito.
- Estimular deambulação do paciente mais de uma vez por dia e ativação de grupos musculares.

Normalizar ciclo sono-vigília
- Evitar cochilos durante o dia, deixar janelas do quarto abertas para a luz solar.
- Prover sono sem interrupções durante a noite.
- Prover estratégias não farmacológicas para melhora do sono, como silêncio no quarto e evitar luz durante a noite.

Manejo farmacológico
- Administrar antipsicóticos somente para pacientes que comprometam seu tratamento clínico e que tenham agitação ou sintomas psicóticos proeminentes.
- Começar com doses baixas, preferir haloperidol com doses como 0,25 ou 0,5 mg e evitar antipsicóticos de baixa potência.

de cuidados de médio e longo prazos. Uma vez ocorrido o *delirium*, existe o risco de o paciente nunca mais retornar ao seu nível anterior de funcionamento cognitivo.

Serão apresentados, a seguir, quadros psiquiátricos secundários a condições clínicas comumente encontradas em algumas especialidades médicas.

INTERFACE COM A CARDIOLOGIA

Existe uma relação entre doença cardiovascular e depressão – cerca de 15% dos pacientes com doença cardiovascular apresentam depressão maior. Após infarto agudo do miocárdio (IAM), sintomas depressivos são encontrados em até 66% dos pacientes.[16] Além disso, depressão é um fator preditivo de sobrevivência após IAM; o paciente com depressão após o episódio isquêmico tem aumento de três vezes na mortalidade.[21] O tratamento de escolha para depressão em pacientes com doença das coronárias, pós-IAM ou com insuficiência cardíaca, são os inibidores seletivos da recaptação de serotonina (ISRSs); em pacientes cardiopatas, os antidepressivos tricíclicos (ADTs) devem ser empregados com cautela, pois têm maior risco de causar hipotensão postural e retardo da condução do estímulo elétrico, levando à arritmia.[22,23]

INTERFACE COM A ENDOCRINOLOGIA

Distúrbios endócrinos comumente são acompanhados pelo surgimento de sintomas psiquiátricos. Doenças endocrinológicas primárias, como doença de Cushing, diabetes, hipertireoidismo e feocromocitoma podem causar ou exacerbar sintomas psiquiátricos. Além disso, o tratamento medicamentoso dessas doenças também pode causar efeitos adversos psiquiátricos, como mania ou psicose induzida por hormônios esteroides (p. ex., corticosteroides ou testosteronas).

INTERFACE COM A ONCOLOGIA

Pacientes em tratamento de câncer apresentam maior prevalência de depressão (até 15%) e ansiedade (10%). A comorbidade psiquiátrica, nesses casos, muitas vezes está relacionada à fisiopatologia do tipo de câncer. Um exemplo é a alta prevalência de depressão em pacientes com câncer de pâncreas. Esses indivíduos apresentam níveis elevados de citocina interleucina-6 (IL-6), citocina liberada pelo próprio tumor, e a severidade do quadro depressivo é diretamente proporcional ao nível de IL-6. Cerca de 15% dos pacientes com câncer de pulmão de pequenas células apresentam hiponatremia secundária à síndrome de secreção inapropriada de hormônio antidiurético (SIADH), entre estes, a maioria apresenta sintomas depressivos quando com hiponatremia.

O uso de psicofármacos em pacientes com câncer deve levar em consideração algumas particularidades relacionadas ao tipo de tratamento que o paciente está recebendo naquele momento. As recomendações e orientações são:

1. Evitar inibidores da monoaminoxidase (IMAOs), pela potencial interação com opioides e anestésicos.
2. Evitar paroxetina e fluoxetina em pacientes recebendo tamoxifeno (pois esses ISRSs inibem o metabólito ativo do tamoxifeno). Priorizar escitalopram, citalopram e venlafaxina.
3. Evitar mirtazapina em pacientes com leucopenia (devido ao risco de agranulocitose).
4. Evitar ISRSs em pacientes com plaquetopenia (devido ao aumento de risco de sangramento); ou considerar associação com protetor gástrico.
5. Considerar antidepressivos sedativos, como a mirtazapina, em pacientes com baixo peso e insônia.

INTERFACE COM A REUMATOLOGIA

Sintomas neuropsiquiátricos são comuns em pacientes com comorbidade reumatológica. É importante diferenciar se esses sintomas são secundários a um distúrbio psiquiátrico primário, secundário à doença reumatológica, ou efeito colateral medicamentoso. Cerca de 20% dos pacientes com artrite reumatóide têm transtorno depressivo, referem mais dor e são menos aderentes aos medicamentos. Pacientes com lúpus eritematoso sistêmico apresentam altas taxas de depressão (30-50%) e ansiedade (13-25%). Quadros psicóticos são menos comuns (5%), porém, mais prevalentes do que na população geral.

AÇÃO E INTERAÇÃO DE FÁRMACOS

O paciente internado no hospital geral invariavelmente está recebendo tratamento que envolve medicamentos de diferentes classes. Quadros envolvendo interações medicamentosas, efeitos colaterais, intoxicações ou mesmo reações idiossincráticas levando à alteração do comportamento do paciente são frequentes. Na avaliação e no manejo dos casos, é importante o psiquiatra de interconsultas identificar possível relação entre os medicamentos utilizados com os sintomas psiquiátricos apresentados, se a inclusão de algum psicofármaco poderia interferir na atual condição clínica e, por último, se haveria algum tipo de interação farmacológica entre todas as medicações prescritas (para mais informações, consultar o Cap. 39, *Psicofarmacologia*).

EFEITOS COLATERAIS PSIQUIÁTRICOS

Diferentemente do que se pensa, muitos pacientes sem histórico de transtornos mentais podem apresentar sintomas colaterais psiquiátricos de medicações não psiquiátricas. É o caso de analgésicos (principalmente opioides), β-bloqueadores, corticosteroides, anticolinérgicos, anticonvulsivantes, antibióticos, antivirais, antineoplásicos, drogas antiparkinsonianas, imunossupressores e interferon-α.

Da mesma forma, medicações psiquiátricas também podem precipitar efeitos colaterais psiquiátricos. Orientamos o leitor a consultar o Capítulo 39 deste livro para mais detalhes.

INTERAÇÃO FARMACOLÓGICA

A interação farmacológica é uma área da farmacologia cada vez mais estudada, com volume cada vez maior de informações novas e relevantes. O conhecimento dessa disciplina contribui para melhorar a qualidade de vida das pessoas, com menos internações e menor risco de complicações iatrogênicas, em especial na população de idosos, pois são aqueles que, em geral, fazem uso de vários medicamentos para diferentes condições clínicas. Entretanto, nosso interesse se concentra na capacidade de uma medicação interferir nos metabolismos de fases 1 e 2, principalmente por meio das enzimas do citocromo CYP 450. No caso de interação, pode haver tanto inibição dessas enzimas, com consequente desaceleração do processo de metabolização, quanto indução, com aceleração do mesmo processo.

Os efeitos dessas interações seriam farmacodinâmicos e/ou farmacocinéticos. Em termos práticos, essas interações poderiam aumentar ou diminuir a biodisponibilidade de uma medicação, com possível interferência em sua eficácia ou no surgimento/agravamento dos efeitos colaterais, a depender da ocupação dos receptores que interagem com a droga.

Existem várias enzimas responsáveis por essas interações: 1A2, 3A4, 2D6, 2C19, etc. Naturalmente, não é possível saber de memória quais delas são influenciadas por quais medicações para todas as situações, ainda mais para pacientes recebendo polifarmácia diversa, mas cabe, como exercício diário, o avaliador consultar programas e instrumentos (p. ex., aplicativos, livros ou guias práticos de farmacologia).

Por fim, vale ressaltar que não são somente medicações que podem interferir no metabolismo do citocromo CYP 450. Deve-se também estar atento a outros fatores, como alimentos e substâncias (p. ex., tabaco, álcool e outras drogas), pois têm influência e merecem a consulta dos guias práticos.[24]

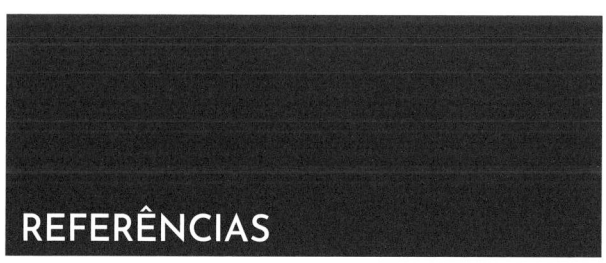

REFERÊNCIAS

1. Wood R, Wand APF. The effectiveness of consultation-liaison psychiatry in the general hospital setting: a systematic review. J Psychosom Res. 2014;76(3):175-92

2. Saraiva S, Guthrie E, Walker A, Trigwell P, West R, Shuweidi F, et al. The nature and activity of liaison mental services in acute hospital settings: a multi-site cross sectional study. BMC Health Serv Res. 2020;20(1):308.

3. Sadock BJ, Sadock VA, Ruiz P. Kaplan & Saddock's compreheensive textbook of psychiatry. 10th ed. Philadelphia: Lippincott Williams & Wilkins; 2017.

4. Aitken P, Lloyd G, Mayou R, Bass C, Sharpe M. A history of liaison psychiatry in the UK. BJPsych Bull. 2016;40(4):199-203.

5. Boland RJ, Rundell J, Epstein S, Gitlin D. Consultation-liaison psychiatry vs psychosomatic medicine: what's in a name? Psychosomatics. 2018;59(3):207-10.

6. Botega NJ, organizador. Prática psiquiátrica no hospital geral: interconsulta e emergência. 4. ed. Porto Alegre: Artmed; 2019.

7. Johnson J, Weissman MM, Klerman GL. Service utilization and social morbidity associated with depressive symptoms in the community. JAMA. 1992;267(11):1478-83.

8. Vulser H, Vinant V, Lanvin V, Chatellier G, Limosin F, Lemogne C. Association between the timing of consultation-liaison psychiatry interventions and the length of stay in general hospital. Br J Psychiatry. 2019;1-6.

9. Ene S. The role of consultation-liaison psychiatry in the general hospital. J Med Life. 2008;1(4):429-31.

10. Saravay SM, Lavin M. Psychiatric comorbidity and length of stay in the general hospital: a critical review of outcome studies. Psychosomatics. 1994;35(3):233-52.

11. Balint M. O médico, seu paciente e a doença. Rio de Janeiro: Atheneu; 1984.

12. Groesbeck JC. The archetype of the wounded-healer. J Anal Psychol. 1975;20(2):122-45.

13. Stern TA, Fricchione GL, Rosenbaum JF, Cassem NH, Jellinek M, Rosenbaum JF. Massachussets General Hospital: handbook of general hospital psychiatry. 6th ed. Philadelphia: Saunders; 2010.

14. Kessler RC, Berglund P, Borges G, Nock M, Wang PS. Trends in suicide ideation, plans, gestures, and attempts in the United States, 1990-1992 to 2001-2003. JAMA. 2005;293(20):2487-95.

15. Garriga M, Pacchiarotti I, Kasper S, Zeller SL, Allen MH, Vázquez G, et al. Assessment and management of agitation in psychiatry: expert consensus. World J Biol Psychiatry. 2016;17(2):86-128.

16. Pitman A, Suleman S, Hyde N, Hodgkiss A. Depression and anxiety in patients with cancer. BMJ. 2018;361:k1415.

17. Nicholson A, Kuper H, Hemingway H. Depression as an aetiologic and prognostic factor in coronary heart disease: a meta-analysis of 6362 events among 146 538 participants in 54 observational studies. Eur Heart J. 2006;27(23):2763-74.

18. Fuchs S, Bode L, Ernst J, Marquetand J, von Känel R, Böttger S. Delirium in elderly patients: prospective prevalence across hospital services. Gen Hosp Psychiatry. 2020;67:19-25.

19. Siddiqi N, Harrison JK, Clegg A, Teale EA, Young J, Taylor J, et al. Interventions for preventing delirium in hospitalised non-ICU patients. Cochrane Database Syst Rev. 2016;3:CD005563

20. The American Geriatrics Society 2015 Beers Criteria Update Expert Panel. American Geriatrics Society 2015 updated beers criteria for potentially inappropriate medication use in older adults. J Am Geriatr Soc. 2015;63(11):2227-46.

21. Carney RM, Freedland KE. Depression and coronary heart disease. Nat Rev Cardiol. 2017;14(3):145-55.

22. Mitchell AJ, Chan M, Bhatti H, Halton M, Grassi L, Johansen C, et al. Prevalence of depression, anxiety, and adjustment disorder in oncological, haematological, and palliative-care settings: a meta-analysis of 94 interview-based studies. Lancet Oncol. 2011;12(2):160-74.

23. Breitbart W, Rosenfeld B, Tobias K, Pessin H, Ku GY, Yuan J, et al. Depression, cytokines, and pancreatic cancer. Psychooncology. 2014;23(3):339-45.

24. Levenson JL, Ferrando SJ, editors. Clinical manual of psychopharmacology in the medically Ill. 2nd ed. Arlington: American Psychiatric Association; 2017.

25. Fang F, Fall K, Mittleman MA, Sparén P, Ye W, Adami HO, et al. Suicide and cardiovascular death after a cancer diagnosis. N Engl J Med. 2012;366(14):1310-8.

LEITURAS RECOMENDADAS

Darnell RB, Posner JB. Paraneoplastic syndromes. Oxford: Oxford University Press; 2011.

Leigh H, Streltzer J, editors. Handbook of consultation-liaison psychiatry. 2nd ed. New York: Springer; 2015.

Para *quizzes* sobre o conteúdo do livro e casos clínicos complementares, acesse:

https://apoio.grupoa.com.br/tratadopsi/

38

EMERGÊNCIAS PSIQUIÁTRICAS

LEONARDO BALDAÇARA

Emergências psiquiátricas podem ser caracterizadas como uma condição em que há um distúrbio de pensamento, emoções ou comportamento, na qual um atendimento médico se faz necessário imediatamente, com o objetivo de evitar maiores prejuízos à saúde psíquica, física e social do indivíduo ou eliminar possíveis danos a outros.[1-4]

As emergências psiquiátricas são complicações das doenças mentais. São causadas por agravamento da própria patologia por primeiro episódio, abandono de tratamento, falta de resposta à terapêutica, desassistência, fatores estressores, abuso de substâncias, entre outros.[1,3] O correto atendimento previne eventualidades, como piora do surto ou crise, piora do estado de saúde física do paciente, consequências de violência e até morte.

Da mesma forma, serviços de emergências psiquiátricas (SEPs) eficientes e bem conduzidos podem diminuir as admissões hospitalares desnecessárias e promover o uso mais eficiente dos leitos hospitalares. Quando bem integrados, e com serviços alternativos extra-hospitalares acessíveis, promovem aumento da qualidade do sistema de saúde como um todo, e diminuem os custos.[1,5]

A complexidade de tais quadros exige dos profissionais da saúde treinamento específico e permanente atualização, tanto referente aos aspectos clínicos quanto aos problemas éticos e legais que deverão enfrentar em sua prática diária.[1,6]

EPIDEMIOLOGIA

Cerca de dois milhões de pessoas visitam os departamentos de emergência psiquiátrica por ano, em todo o mundo. Estima-se que 5% dos pacientes atendidos em unidades de emergência do Reino Unido estão relacionados a alguma doença mental e outros 20 a 30% apresentam sintomas psiquiátricos relacionados com doenças físicas.[1,7,8]

No Brasil, os transtornos psíquicos correspondem a cerca de 10% de todos os atendimentos de emergência e urgência de hospitais gerais e dos serviços de pronto-socorro no Sistema Único de Saúde (SUS).[8,9]

Entre as situações mais frequentes estão:

- agitação psicomotora e agressividade;
- comportamento suicida e automutilação;
- *delirium* ou estado confusional agudo;
- surto ou episódio psicótico;
- depressão grave;
- transtornos por uso de substâncias (intoxicações, síndromes de abstinência, dependência grave e quadros induzidos);
- transtornos ansiosos.

TIPOS DE LOCAIS DE ATENDIMENTO: MODELOS, ESTRUTURA E EQUIPE

Um SEP pode ser definido como uma unidade de atendimento em saúde destinada a prestar as funções essenciais de acesso imediato para avaliação e tratamento, além de condições de manejo dos mais severos casos psiquiátricos, a qualquer hora.[1,4,5,10]

Apesar de as emergências ocorrerem em qualquer local, o seu atendimento deve ser prioritariamente realizado em SEPs vinculados a hospitais psiquiátricos ou unidades de emergências em hospitais gerais (UEHGs). O transporte deve ser realizado pelo Serviço de Atendimento Móvel de Urgência (Samu), a fim de evitar o deslocamento em veículo não preparado e para ser acompanhado por equipe treinada.[1,5,11,12]

Uma rede de saúde mental ideal estruturada deverá ter SEPs e UEGHs conjugados na mesma unidade hospitalar. Entretanto, há carência de leitos nos hospitais gerais e a consequente falta de vagas para internação psiquiátrica,[4,12,13] o que causa sobrecarga de atendimentos nos SEPs. Nesse tipo de serviço, é importante que os leitos masculinos e femininos sejam separados, para limitar situações de conflitos e abusos físicos ou sexuais. Alguns cuidados são necessários em relação a objetos que podem ser facilmente destruídos. Nesses casos, eles precisam ser acondicionados em estruturas protetoras adequadas. Os elementos necessários para o bom funcionamento de um SEP estão expostos no **Quadro 38.1**.

No treinamento da equipe, devem existir protocolos para a abordagem terapêutica de pacientes agitados, que apresentem risco de suicídio, de pacientes desacompanhados que necessitam de suporte familiar e de pacientes sem nenhum suporte social, como moradores de rua ou indivíduos desorientados, entre outros casos. Esses protocolos devem estabelecer todas as etapas dos atendimentos, especificando o papel de cada profis-

> **QUADRO 38.1**
> **ESTRUTURA FÍSICA DE UM SERVIÇO DE EMERGÊNCIAS PSIQUIÁTRICAS**
>
> **Área física:** deve ser específica para o atendimento de pacientes psiquiátricos. É importante uma planta física adequada, com salas com ventilação e banheiro no local.
>
> **Ambiente:** provido de pouco estímulo, quieto e calmo, para não estimular indevidamente pacientes em agitação psicomotora. Deve conter relógios e calendários, que auxiliam na orientação de pacientes confusos ou desorientados.
>
> **Instrumentos para emergência:** material de contenção física, camas adequadas, fixadas ao chão e adaptadas para faixas de restrição física.
>
> **Acesso à unidade:** deve promover o controle de evasões dos pacientes, sendo sugeridas apenas uma entrada para o fluxo de pacientes e uma porta fechada a chave para o fluxo de profissionais.
>
> **Localização:** deve estar próximo das instalações de uma emergência clínico-cirúrgica, se possível, no mesmo complexo.
>
> **Sala de consulta:** deve ser privativa, porém, não isolada, com rota de fuga. A cadeira do médico deve estar próxima a uma porta, e a cadeira do paciente deve ser posicionada de forma que ele não se sinta acuado ou ameaçado. Os móveis devem ser fixados no chão.
>
> **Fonte:** Elaborado com base em Baldaçara e colaboradores,[1,2,11] Baldaçara,[4] Baldaçara e Tung[14] e Kawakami e colaboradores.[15]

sional – médicos, enfermeiros, psicólogos e assistentes sociais – para a resolução dos problemas.[4,11,15]

No SEP, é comum a necessidade de contenção física de pacientes. Tal procedimento, em geral, é realizado pelas equipes de enfermagem e médica, mas também pode contar com o auxílio de outros profissionais, como os agentes de segurança da instituição. É necessário o treinamento de tais profissionais, que não são da área da saúde, para uma atuação correta nos casos de contenção física e, sobretudo, no manejo comportamental dos casos de agitação psicomotora.[1,2,4,5,16] A internação involuntária pode ser um recurso necessário, sendo a emergência psiquiátrica uma das poucas áreas cuja coerção clínica é eticamente justificável em medicina.

A convocação de familiares ou pessoas relevantes para o paciente em crise é uma prioridade, e precisa ser incluída na rotina das pessoas que chegam desacompanhadas, podendo ser feita a critério médico. Os profissionais das equipes precisam estar em contato frequente para definir as condutas e os encaminhamentos mais adequados para cada paciente. Esse contato deve ser feito por meio de procedimentos padronizados de encaminhamento, em caso de necessidade para interconsultas de outras especialidades médicas e para outros serviços, como a psicologia ou o serviço social. Após a resolução da situação de crise aguda, também é necessária a padronização do processo de encaminhamento do paciente para os serviços de saúde psiquiátricos e não psiquiátricos, que pode ser feito por uma equipe de pós-consulta, podendo incluir, além da orientação médica, a orientação do enfermeiro e do serviço de assistência social.[1,11,14,15,17]

AGITAÇÃO PSICOMOTORA – ABORDAGEM VERBAL, ABORDAGEM MEDICAMENTOSA E CONTENÇÃO

A agitação psicomotora em pacientes com condições psiquiátricas representa uma situação frequente e clinicamente relevante em psiquiatria, não apenas em emergências, mas também durante a hospitalização ou em ambientes psiquiátricos ambulatoriais.[2,4,18] Geralmente, requer decisões rápidas; portanto, demanda treinamento, experiência profissional, decisões técnicas e embasadas cientificamente.

O primeiro passo para a abordagem de um paciente agitado é a avaliação, na qual o médico deve realizar um exame inicial de estado mental o mais rápido possível, com o objetivo de determinar a causa mais provável da condição, de modo a orientar as intervenções preliminares para acalmar o paciente.[1,4] Uma vez que a pessoa tenha sido acalmada, uma avaliação psiquiátrica mais ampla pode ser realizada. Os possíveis diagnósticos diferenciais de um estado de agitação encontram-se no **Quadro 38.2**.

A abordagem sempre deve ser acompanhada de medidas de proteção ambiental para a equipe e o paciente. Uma vez detectada a agitação e averiguada a necessidade

QUADRO 38.2
CAUSAS DE AGITAÇÃO PSICOMOTORA

Agitação de causa médica geral

- Traumatismo craniencefálico
- Encefalite, meningite ou outra infecção
- Encefalopatia (particularmente de insuficiência hepática ou renal)
- Exposição a toxinas ambientais
- Distúrbio metabólico (p. ex., hiponatremia, hipocalcemia, hipoglicemia)
- Hipóxia
- Doença da tireoide
- Período pós convulsão (pós-ictal)
- Níveis tóxicos de medicamentos (p. ex., psiquiátricos ou anticonvulsivantes)

Agitação por intoxicação/abstinência

- Álcool
- Outras drogas

Agitação por transtorno psiquiátrico

- Transtorno psicótico
- Estados maníacos e mistos
- Depressão agitada
- Transtorno de ansiedade
- Transtorno da personalidade
- Agitação reativa ou situacional (distúrbio adaptativo)
- Transtorno do espectro autista
- Agitação indiferenciada (presumidamente de uma condição médica geral até prova em contrário)

Fonte: Elaborado com base em Baldaçara e colaboradotes,[1,11,16] Garriga e colaboradores[18] e Nordstrom e colaboradores.[19]

QUADRO 38.3
PRINCÍPIOS GERAIS DA DESESCALADA VERBAL

1. Respeitar o paciente e o seu espaço pessoal.
2. Não provocar.
3. Estabelecer contato verbal.
4. Ser conciso.
5. Identificar desejos e sentimentos.
6. Ouvir atentamente o que o paciente está dizendo.
7. Concordar ou concordar para depois discordar.
8. Ter regras e limites claros.
9. Oferecer opções e otimismo.
10. Informar o paciente e a equipe.

Fonte: Elaborado com base em Baldaçara e colaboradores[1,11,16] Garriga e colaboradores[18] e Nordestrom e colaboradores.[19]

de intervenção, deve-se começar pela menos invasiva possível. Apesar de não ter comprovação científica, por questões éticas é recomendável iniciar pela abordagem verbal. De todas, a técnica do *verbal de-escalation* (técnica da desescalada verbal) tem sido a mais mencionada na literatura (**Quadro 38.3**). Trata-se de uma forma de abordagem verbal progressiva com o intuito de atenuar as defesas e a agressividade do paciente.[2,4,18,20]

Caso a abordagem verbal falhe, o próximo passo pode ser a abordagem medicamentosa, novamente, também seguindo a proposta de primeiro utilizar a medida menos invasiva (medicações por via oral [VO]). Somente com sua falha, medidas mais invasivas (medicações por via intramuscular [IM] e contenção física) poderão ser utilizadas. O uso de medicações por via endovenosa não é recomendável.[1,4,16] Caso opte-se pela abordagem medicamentosa por VO, é importante lembrar que requer a colaboração do paciente, capacidade de deglutir e maior tempo de espera do efeito (em média 60 minutos). Já a via parenteral tem efeito mais rápido (em torno de 30 minutos), mas apresenta maior número de efeitos colaterais e requer monitoramento mais rigoroso.[1] Nas **Tabelas 38.1 e 38.2**, estão listadas sugestões de medicações por VO e via IM baseadas nas últimas evidências da literatura, experiência dos autores e disponibilidade em nosso país.

Uma abordagem controversa é a contenção física, ou então a chamada *seclusion* (que significa isolamento involuntário). Apesar de não ser recomendada por alguns especialistas, às vezes, é necessária para a proteção do paciente em estado de agitação com ou sem agressividade grave. Uma vez tomada a decisão de utilizá-la, deve ser acompanhada da abordagem medicamentosa, e o paciente liberado assim que estiver tranquilo. Também requer monitoramento rigoroso, a cada 15 minutos na primeira hora (principalmente com medida de sinais vitais) e a cada 30 minutos nas 4 horas subsequentes.[1,2,4,18] A reclusão, onde o paciente é colocado em ambiente fechado e protegido, não demonstrou ser superior à contenção física. Para mais detalhes, ver **Quadro 38.4**.

TABELA 38.1
MEDICAÇÕES ORAIS RECOMENDADAS PARA A TRANQUILIZAÇÃO RÁPIDA EM AGITAÇÃO PSICOMOTORA*

Medicação	Dose (mg)	Efeitos iniciais (h)	Meia-vida (h)	Repetição (h)	Dose máxima 24h (mg)	Efeitos colaterais
Risperidona (VO/OS/ODTa)	2-3	1	24	1	8	Sedação, tontura, sintomas extrapiramidais, efeitos hemodinâmicos, convulsões, disfagia, náusea, arritmia cardíaca, hipotensão
Asenapina (SL)	10	0,5-1,5	24	12	20	Sintomas extrapiramidais, efeitos hemodinâmicos, convulsões, disfagia
Risperidona (OS/VO) + lorazepam (VO)	2 + 2	1	24	1	6/6	Sintomas extrapiramidais, efeitos hemodinâmicos, convulsões, disfagia, arritmia cardíaca, hipotensão, tontura, sedação excessiva, depressão respiratória
Olanzapina (ODT/VO)	10	1-2/4-6	21-54	2/4	30	Sintomas extrapiramidais, efeitos hemodinâmicos, convulsões, disfagia, arritmia cardíaca, hipotensão, tontura
Haloperidol (VO/OS)	5-15	1-4	15-37	8	15	Sintomas extrapiramidais, efeitos hemodinâmicos, convulsões, disfagia, alterações de ECG
Risperidona (OS/VO) + clonazepam (VO)	2 + 2	1	20-40	1	6/6	Sintomas extrapiramidais, efeitos hemodinâmicos, convulsões, disfagia, arritmia cardíaca, hipotensão, tontura, sedação excessiva, depressão respiratória
Clonazepam (VO/OS)	2	1-3	20-40	1	8	Amnésia, ataxia, sedação excessiva, tontura, efeito paradoxal
Diazepam (VO)	10	0,5-1,5	20-80	1	60	Amnésia, ataxia, sedação excessiva, tontura, efeito paradoxal
Lorazepam (VO)	2-4	2	8-16	2	4	Amnésia, ataxia, sedação excessiva, tontura, efeito paradoxal

* Apenas formulações recomendadas estão incluídas.
a Não disponível no Brasil.
VO: via oral; OS: solução oral; ODT: comprimidos orodispersíveis; SL: sublingual; ECG: eletrocardiograma.
Fonte: Elaborada com base em Baldaçara e colaboradores[16] e Garriga e colaboradores.[18]

TABELA 38.2
MEDICAÇÕES INTRAMUSCULARES RECOMENDADAS PARA A TRANQUILIZAÇÃO RÁPIDA NA AGITAÇÃO PSICOMOTORA*

Medicação	Dose (mg)	Efeitos iniciais	Meia-vida	Repetição	Dose máxima 24h (mg)	Efeitos colaterais
Haloperidol	2,5-10	30 min	15-37 h	30 min	30	Convulsões, sintomas extrapiramidais, sonolência, cefaleia, tontura
Haloperidol + midazolam	2,5 + 7,5-15	20 min	15 h	30 min	30 para o haloperidol	Sedação excessiva, sintomas extrapiramidais
Haloperidol + prometazina	2,5-10 + 25-50	30 min	15-37 h	30 min	30/100	Sedação excessiva, sintomas extrapiramidais, convulsão
Lorazepam	2-4	20-30 min	13-18 h	1 h	4	Dificuldade respiratória, náusea, tontura com lorazepam
Midazolam	Até 15	15-20 min	90-150 min	30 min		Sedação excessiva, depressão respiratória
Olanzapina	2,5-10	15-45 min				Sedação excessiva, sintomas extrapiramidais, hipotensão ortostática, sonolência, hematúria
Ziprasidona	10-20	1 h	2-5 h	10(2 h)/ 20(4 h)	40	Sedação excessiva, sintomas extrapiramidais
Aripiprazol	9,75	1-3 h	75-94 h	2 h	30	Cefaleia, tontura, náusea, insônia, sintomas extrapiramidais, taquicardia
Droperidol	2,5-10	3-10 min	3 h	30 min	20	Intervalo QT anormal, hipotensão, tontura, sintomas extrapiramidais
Droperidol + midazolam	10 + 5	15 min	2 h	30 min	20/15	Intervalo QT anormal, sedação excessiva, depressão respiratória
Flunitrazepam	1-2	2 h	18-26 h	24 h	2	Parada respiratória, sedação excessiva, hipersalivação, tontura, amnésia, sonolência
Haloperidol + lorazepam	5 + 2	30 min	18 h	1 h	15/4	Sedação excessiva, sintomas extrapiramidais

TABELA 38.2
MEDICAÇÕES INTRAMUSCULARES RECOMENDADAS PARA A TRANQUILIZAÇÃO RÁPIDA NA AGITAÇÃO PSICOMOTORA*

Medicação	Dose (mg)	Efeitos iniciais	Meia-vida	Repetição	Dose máxima 24h (mg)	Efeitos colaterais
Levomepromazina[a]	12,5-25	20-40 min	30 h	6 h	100	Intervalo QT anormal, hipotensão, tontura, sintomas extrapiramidais
Clonazepam	1-2	0,5-1 h	20-80 h	3 h	8	Parada respiratória, sedação excessiva, hipersalivação, sonolência, tontura, amnésia

* Apenas formulações recomendadas estão incluídas. Monitoramento de sinais vitais e ECG são recomendados para pacientes com risco cardíaco elevado ou histórico desconhecido.
[a] Não disponível no Brasil.
Fonte: Elaborada com base em Baldaçara e colaboradores[16] e Garriga e colaboradores.[18]

QUADRO 38.4
PASSOS DA CONTENÇÃO FÍSICA

1. Falha das abordagens não medicamentosas e medicamentosas.
2. Comunicar a equipe e planejar a intervenção. Mínimo de cinco pessoas.
3. Um interlocutor comunica o paciente. Após a comunicação, não é possível retroceder.
4. O interlocutor dá o sinal para a equipe. Cada profissional imobiliza um membro. O quinto protege a cabeça do paciente.
5. O paciente deve ser colocado em decúbito dorsal. A contenção mínima deverá imobilizar os dois antebraços e as duas pernas.
6. Medicar assim que o paciente estiver contido.
7. Monitorar sinais vitais, grau de sedação, nível de agitação e circulação e sensibilidade dos membros a cada 15 minutos na primeira hora e a cada 30 minutos nas 4 horas subsequentes.
8. As contenções devem ser retiradas assim que o paciente estiver tranquilo. Não é necessária sedação.

Fonte: Elaborado com base em Baldaçara e colaboradores[1,2] e Knox e Holloman.[21]

COMPORTAMENTO SUICIDA

Segundo a Organização Mundial da Saúde (OMS), o suicídio é um grave problema de saúde pública e uma das principais causas de morte no mundo.[17,22-25] Em todo o mundo, cerca de 800 mil pessoas morrem por suicídio a cada ano, sendo responsáveis por 1,5% de todas as mortes.[17,25,26] O suicídio é a 10ª causa de morte na América do Norte e a principal causa de morte em todo o mundo entre pessoas de 15 a 24 anos de idade.[17,25,27,28]

No Brasil, foram registrados 50.664 óbitos por suicídio de 2010 a 2014, e a taxa média de mortalidade por suicídio foi de 5,23 por 100 mil habitantes.[17,25,29] Os municípios brasileiros com as maiores taxas foram Taipas do Tocantins (TO; 79,68 óbitos por 100 mil habitantes); Itaporã (MS; 75,15 mortes por 100 mil habitantes); Mampituba (RS; 52,98 óbitos por 100 mil habitantes); Paranhos (MS; 52,41 óbitos por 100 mil habitantes); e Monjolos (MG; 52,08 óbitos por 100 mil habitantes).[17,25,29]

O comportamento suicida é uma emergência médica e uma das mais frequentes no sistema de saúde. Por isso, todo profissional deve estar habilitado de forma técnica e científica a lidar com tais situações. Essas orientações estão baseadas em dois artigos das Diretrizes da Associação Brasileira de Psiquiatria (ABP) para manejo do comportamento suicida, que será publicado em breve no *Brazilian Journal of Psychiatry*.[17,25] Elas têm o objetivo de orientar profissionais da saúde e gestores para avaliar, conduzir e planejar procedimentos para pacientes com comportamento suicida, uma das principais causas de mortalidade preveníveis em todo o mundo.

DEFINIÇÕES

As definições de comportamento suicida são altamente variáveis, imprecisas e costumam mudar, especialmente em relação ao comportamento suicida não fatal e ideação suicida. Tais termos abrangem a ideação suicida (pensamentos sérios sobre tirar a própria vida), planos de suicídio e tentativas de suicídio. No entanto, Meyer e colaboradores[30] propuseram simplificar tal terminologia. Eles sugerem o uso de ideação suicida, comportamento suicida e suicídio como os termos preferidos. Portanto, para essas orientações, ficam padronizados os termos:[5,25,31]

- **Suicídio completo** – Um comportamento autolesivo que resultou em fatalidade e foi associado a pelo menos alguma intenção de morrer como resultado do ato.[25,30,32]
- **Atos preparatórios ou plano de suicídio** – O indivíduo toma medidas para ferir a si mesmo, mas é impedido por ele mesmo ou outros de iniciar o ato autolesivo antes que o potencial de dano tenha começado.[25,30,32]
- **Tentativa de suicídio** – Um comportamento potencialmente autolesivo, associado a pelo menos alguma intenção de morrer, por causa do ato. A evidência de que o indivíduo pretendia se matar, pelo menos até certo ponto, pode ser explícita ou inferida do comportamento ou circunstância. Uma tentativa de suicídio pode ou não resultar em lesão real.[25,30,32]
- **Ideação suicida** – Pensamentos passivos sobre querer estar morto ou pensamentos ativos sobre se matar, não acompanhados de comportamento preparatório.[25,30,32]

FATORES DE RISCO

Fatores de risco populacionais e individuais para suicídio têm sido investigados; além disso, aspectos predisponentes e eventos precipitantes foram examinados, principalmente em nível individual. Cada um desses fatores pode ser mediado por características genéticas, psicológicas e de personalidade, tornando a maioria dos modelos explicativos complexo e difícil de interpretar.[25,27,31]

Nos protocolos, os pacientes que procuram atendimento por comportamento suicida devem ser submetidos à avaliação dos fatores de risco para identificar aqueles que precisam de supervisão intensiva e que devem receber mais recursos clínicos.[1,25,33-35] Portanto, alguns autores não acreditam que os fatores de risco possam ser definidos e identificados de forma isolada e precisa, e que as fatalidades ocorram devido à soma de múltiplas variáveis.[33] Ainda há pouca força estatística para justificar o uso isolado desses fatores de risco e, portanto, estudos de coorte utilizando metodologia multivariada irão elucidar no futuro se existem variáveis independentemente associadas ao suicídio.[25,33] Psiquiatras e outros médicos devem ter cuidado para não reduzir a avaliação do paciente a informações isoladas. Pelo contrário, a história do paciente deve ser associada a fatores de risco, proteção, acesso a serviços de saúde, motivações e redes de apoio psicossocial.[1,25]

A literatura sugere associação entre fatores de risco que indicam suposto alto risco e suicídio total.[1,25,33,35-37] No entanto, uma metanálise descobriu que aproximadamente metade de todos os suicídios tem probabilidade de ocorrer em grupos de baixo risco e que 95% dos pacientes de alto risco não cometem suicídio. Portanto, todos esses resultados devem ser interpretados com cautela.[25,33]

É importante ressaltar que não existem fatores de risco universais e, isoladamente, não preveem tentativas de suicídio ou morte. Geralmente, a soma de vários aspectos, além da doença sintomática, é o desencadeador do evento. Exceto pela presença de história prévia, ainda não existem dados na literatura que diferenciem os fatores de risco para tentativas ou suicídio ao longo da vida dos fatores de risco para eventos imediatos. Dessa forma, o bom senso clínico deve sempre prevalecer na avaliação.

No **Quadro 38.5**, estão listados possíveis fatores de risco de futuras tentativas de suicídio, e no **Quadro 38.6**, de suicídio.

QUADRO 38.5
POSSÍVEIS FATORES DE RISCO DE TENTATIVAS DE SUICÍDIO

- Ansiedade
- Autolesão não suicida associada a maior frequência de autolesões, desesperança, transtorno da personalidade *borderline*, impulsividade, TEPT ou depressão
- Baixa função serotonérgica
- Baixa percepção e compreensão de si mesmo
- *Bullying*
- Desemprego
- Desesperança
- Dificuldades de orientação sexual
- Dor física
- Esquizofrenia
- Exposição a pensamentos e comportamentos autolesivos de outras pessoas próximas
- Fatores genéticos*
- Fraca relação com a família
- Frustração
- História familiar de pensamentos ou comportamentos autolesivos
- Ideação de suicídio e planos de suicídio
- Impulsividade
- Maus-tratos na infância
- Não tratamento de doença mental
- Negligência física
- Neuroticismo
- Níveis mais altos de cortisol para pessoas com menos de 40 anos
- Obesidade
- Ruminação
- Ser vítima de violência, principalmente abuso sexual
- Suicídio de familiares
- Tentativas de suicídio anteriores
- TEPT
- Transtorno dimórfico corporal
- Transtorno psicótico
- Transtornos do humor (bipolar ou depressão)
- Transtornos do sono
- Uso de antidepressivos**
- Uso de substâncias (independentemente do padrão)

* O comportamento suicida é alto em familiares de indivíduos que tentam ou cometem suicídio. Existem determinadas alterações, como na produção de BNDF, receptor 5HT e fatores poligênicos, que podem estar associados ao comportamento suicida, mas não há gene que possa ser específico para tal transtorno.
** Apenas nas primeiras quatro semanas e sem acompanhamento médico. O risco da doença em atividade, por usa vez, e os benefícios do tratamento sobrepõem esse fator.
TEPT: transtorno de estresse pós-traumático.
Fonte: Elaborado com base em Baldaçara e colaboradores[1,25,31] e Fazel e Runeson.[27]

QUADRO 38.6
POSSÍVEIS FATORES DE RISCO DE SUICÍDIO

- Abuso sexual
- Anorexia nervosa
- Ansiedade
- Automutilação
- Baixa escolaridade
- Desesperança
- Diabetes
- Dor física
- Epilepsia
- Depressão severa
- Esquizofrenia
- Evento de vida negativo
- Expressão de ideação suicida no primeiro ano de acompanhamento
- Fatores genéticos*
- Frustração
- História familiar de suicídio
- História familiar de transtornos mentais
- Homens
- Ideação e planos de suicídio
- Maus-tratos infantis
- Mudança brusca de vida
- Pensamentos e comportamentos autolesivos
- Pesticidas armazenados em casa
- Prisão
- Procurar ajuda para transtorno do humor
- Sentimentos de inutilidade, inadequação ou culpa
- Pessoas solteiras
- Suicídio de familiares
- Tentativa de suicídio prévia
- Transtornos da personalidade
- Transtornos do humor (bipolar ou depressivo)
- Transtornos do sono
- Transtornos mentais comórbidos
- Ruminação
- Uso de antidepressivos**
- Uso de substâncias (independentemente do padrão)
- Violência

* O comportamento suicida é alto em familiares de indivíduos que tentam ou cometem suicídio. Existem determinadas alterações, como na produção de BNDF, receptor 5HT e fatores poligênicos, que podem estar associados ao comportamento suicida, mas não há gene que possa ser específico para tal transtorno.
** Apenas nas primeiras quaro semanas e sem acompanhamento médico. O risco da doença em atividade, por sua vez, e os benefícios do tratamento sobrepõem esse fator.
Fonte: Elaborado com base em Baldaçara e colaboradores[1,25,31] e Fazel e Runeson.[27]

O USO DE ANTIDEPRESSIVOS AUMENTA O RISCO DE SUICÍDIO?

Apesar de a literatura sugerir a associação de comportamento suicida após o uso de antidepressivos nos primeiros dias do tratamento, principalmente em jovens, tal relação se mostrou contraditória: a melhora dos sintomas é protetora e sobrepõe o risco. Porém, devido a tal possibilidade, é importante que se amplie a vigilância ao paciente nos primeiros 30 dias de tratamento.[17,25,38-40]

QUESTIONAR O PACIENTE SOBRE O COMPORTAMENTO SUICIDA AUMENTA O RISCO DE SUICÍDIO?

Avaliar o suicídio em relação a resultados negativos não demonstrou efeitos iatrogênicos da triagem.[41] Portanto, tal abordagem não pode ser considerada de risco, mas um fator de proteção.[17,25]

FATORES DE PROTEÇÃO

Existem muito menos dados sobre fatores de proteção do que sobre fatores de risco. Os possíveis fatores de proteção são apresentados no **Quadro 38.7**. Eles podem reduzir a chance de nova tentativa ou óbito, porém, não substituem a presença de diversos fatores de risco, sendo que as melhores medidas a serem oferecidas ao paciente são a vigilância e o tratamento. Nota-se que, em algumas situações, o tratamento psicofarmacológico é protetor, reforçando novamente a importância do tratamento na prevenção do suicídio.

QUADRO 38.7
FATORES DE PROTEÇÃO DO COMPORTAMENTO SUICIDA

- Conexão com a escola
- Qualidade de sono satisfatória
- Religiosidade
- Tratamento antidepressivo para pacientes com depressão (principalmente adultos e idosos)
- Tratamento com clozapina, na esquizofrenia, e no transtorno esquizoafetivo

Fonte: Elaborado com base em Baldaçara e colaboradores[1,15,31] e Fazel e Runeson.[27]

AVALIAÇÃO DO PACIENTE COM COMPORTAMENTO SUICIDA

Uma avaliação cuidadosa já focada no desenvolvimento de uma aliança terapêutica é essencial.[25]

O primeiro passo, que é ignorado em vários documentos, é descartar outras emergências médicas que requeiram atendimento imediato, como traumas e intoxicações. Os profissionais da saúde, muitas vezes, podem negligenciar essas situações em favor da supervalorização dos sintomas psíquicos e do comportamento suicida. Portanto, o cuidado deve começar como qualquer outra emergência.[42]

Durante a avaliação, deve-se obter informações sobre a história do paciente e outros antecedentes médicos e o estado mental atual. Esses dados permitem identificar os fatores de risco e de proteção de suicídio, que podem requerer intervenções agudas.[25] Também possibilitam abordar a segurança imediata do paciente e determinar o cenário mais adequado para o tratamento, além de desenvolver diferencial diagnóstico para orientar o planejamento do tratamento.[25]

APRESENTAÇÃO ATUAL E PASSADA DE COMPORTAMENTO SUICIDA

Especificamente, os profissionais da saúde devem perguntar sobre pensamentos, planos e comportamento suicida; métodos específicos considerados para suicídio, incluindo sua letalidade e a expectativa do paciente sobre ela, bem como se as armas de fogo estão acessíveis; evidência de desesperança, impulsividade, anedonia, ataques de pânico ou ansiedade; motivos de vida e planos para o futuro; álcool ou outra substância associada à apresentação atual; e pensamentos, planos ou intenções de violência contra os outros. Para cada tentativa, detalhes precisam ser obtidos.[25,43]

DOENÇA MENTAL

Determinar a presença ou ausência de sinais e sintomas associados a diagnósticos psiquiátricos específicos e identificar sintomas psiquiátricos específicos que podem influenciar o risco de suicídio.[25,43] O diagnóstico da doença mental e seu diagnóstico diferencial requerem sempre a avaliação do médico psiquiatra.

■ HISTÓRIA PREGRESSA

Avaliar a história psiquiátrica (p. ex., diagnósticos anteriores e comórbidos, hospitalizações anteriores e outro tratamento, ideação suicida anterior); revisar o histórico de tratamento médico (p. ex., identificar tentativas de suicídio clinicamente graves e diagnósticos médicos anteriores ou atuais); e avaliar a força e estabilidade das relações terapêuticas atuais e passadas.[25,43]

■ HISTÓRIA FAMILIAR

Avaliar a história familiar de suicídio e tentativas de suicídio e hospitalizações psiquiátricas ou doença mental, incluindo transtornos por uso de substâncias; determinar as circunstâncias de suicídios em parentes de primeiro grau, incluindo o envolvimento do paciente e as idades das pessoas envolvidas no momento; determinar a infância e o ambiente familiar atual, incluindo histórico de conflito familiar ou separação, problemas legais dos pais, uso de substâncias na família, violência doméstica e abuso físico e/ou sexual.[25,43]

■ SITUAÇÃO PSICOSSOCIAL

Avaliar reações emocionais severas ou estressores psicossociais crônicos que podem aumentar o risco de suicídio (p. ex., dificuldades financeiras ou legais; conflitos ou perdas interpessoais; estressores em jovens LGBTQIA+; problemas de habitação; perda de emprego; fracasso educacional).[25,43,44]

■ PONTOS FORTES E VULNERABILIDADES INDIVIDUAIS

Habilidades de enfrentamento, traços de personalidade, estilo de pensamento e necessidades de desenvolvimento e psicológicas podem afetar o risco de suicídio do paciente e a formulação do plano de tratamento.[25,43]

Algumas entrevistas estruturadas e simplificadas auxiliam na avaliação dos fatores de risco e de proteção, que, por sua vez, podem auxiliar no planejamento de intervenções. Propõe-se, sob o nome de Plano de Segurança, uma forma de abordagem que reúne, como nesses trabalhos, a avaliação, incluindo fatores de risco e de proteção, já em sequência com as medidas terapêuticas.

Uma avaliação focada pode ser mais eficaz e economizar tempo, até mesmo custos.[25,42,45,46]

A prevalência geral de comunicação suicida (CS) antes do suicídio é de 44,5%, e há um viés de publicação relevante.[47] A prevalência de CS associou-se positivamente à qualidade metodológica, porém, de forma negativa no que diz respeito à detecção da comunicação verbal como meio exclusivo de CS.[47] O CS foi relacionado a uma razão de chances de 4,66 para suicídio, com acurácia diagnóstica satisfatória apenas quando os estudos em adolescentes foram retirados, com base em sete estudos de caso-controle.[47] No caso de CS, familiares, profissionais de segurança e da saúde devem encaminhar esses indivíduos para atendimento à saúde.[25]

ESCALAS

Nenhum instrumento é capaz de prever de forma satisfatória o suicídio.[48] Tais instrumentos têm apenas valor complementar e devem ser precedidos de anamnese, exames físico e psíquico, e avaliação dos fatores de risco e de proteção.[25]

INTERVENÇÃO

O tratamento específico, com foco em protocolos para doenças mentais, deve ser uma das prioridades no acompanhamento de um paciente com comportamento suicida. As medidas preventivas são muito importantes, mas não devem substituir a doença subjacente. Portanto, é sempre recomendado o uso de protocolos específicos para cada diagnóstico, principalmente para transtornos do humor.[17,25]

■ SEGUIMENTO

Entre os indivíduos com risco de suicídio, especialmente aqueles que tentaram de fato, supervisão e acompanhamento são necessários para garantir resultados adequados. A vigilância começa mesmo em pacientes em ambiente hospitalar. Pessoas que deixam o pronto-socorro ou hospital após tentativa de suicídio ou que apresentam risco iminente e significativo de suicídio identificado em qualquer unidade de saúde precisam de acompanhamento imediato e proativo.[17] A frequência de contato deve ser determinada individualmente e intensificada quando houver aumento dos fatores de risco. O fortalecimento do Plano de Segurança em intervalos regulares, incluindo práticas e, se necessário, revisões, é fator importante nas medidas de suporte.[17] *Não existe tratamento sem seguimento (acompanhamento regular)*.

Segundo Boudreaux e colaboradores,[45] o Plano de Segurança deve envolver as seguintes etapas:

- **1ª semana:**
  - Explicação do programa ao paciente e estabelecimento de relacionamento.
  - Obtenção da história (comportamento psiquiátrico e suicida).
  - Avaliação do estado atual (risco de suicídio, psiquiátrico, cuidadores).
  - Se necessário, desenvolvimento/revisão do Plano de Segurança.
  - Trabalho com o paciente na construção de valores e no começo de uma vida baseada nesses valores.
- **2ª semana:**
  - Avaliação do estado atual do paciente (risco de suicídio, aumento dos sintomas psíquicos e identificação de provedores de tratamento e adesão).
  - Se necessário, revisão do Plano de Segurança.
  - Continuação da discussão sobre a vida baseada em valores.
  - Ajuda ao paciente no desenvolvimento de um "Plano de Vida" para monitorar e reduzir ou eliminar os fatores de risco potenciais identificados.
  - Obtenção de permissão do paciente para entrar em contato com outras pessoas significativas, bem como dos dados necessários para tal contato.
  - Ênfase na importância do monitoramento colaborativo e da resolução de problemas com outras pessoas importantes.
- **3ª semana:**
  - Explicação do programa ao paciente e estabelecimento de relacionamento.
  - Levantamento de outras preocupações em relação ao paciente.
  - Realização de psicoeducação breve em relação ao suicídio e fatores de risco.
  - Apresentação de plano de vida/segurança a outras pessoas.
- **4ª, 10ª, 22ª, 34ª e 48ª semanas:**
  - Avaliação do risco de suicídio e da presença de sintomas psiquiátricos.
  - Revisão do Plano de Segurança e adesão do paciente ao tratamento.
  - Discussão/resolução informal dos problemas/fatores de risco identificados.
- **8ª, 20ª e 32ª semanas:**
  - Revisão de outras preocupações e percepções significativas do paciente.
  - Revisão do Plano de Segurança e adesão do paciente ao tratamento.
  - Discussão/resolução informal dos problemas/fatores de risco identificados.

COMPORTAMENTO SUICIDA É UMA EMERGÊNCIA MÉDICA - BUSQUE POR PRONTO-SOCORRO

A vigilância deve ser intensificada (tentativa de atendimento domiciliar) ou o indivíduo deve ser imediatamente encaminhado para o pronto-socorro ou hospital no caso de:[17,25]

- vários fatores de risco associados à falta de apoio familiar;
- vários fatores de risco associados à falta de acesso a serviços de saúde ambulatoriais;
- tentativas de suicídio recentes e frequentes;
- verbalização do plano de suicídio;
- comportamento suicida associado a doenças baseadas em recompensas (como abuso de substâncias), colapso psicótico, estado maníaco ou agravamento de depressão apesar do tratamento;
- mudança no *status* da observação ou do cenário de intervenção (p. ex., alta do ambiente hospitalar);
- piora gradual ou sem melhora, apesar do tratamento.

O paciente deve sempre ser levado ao serviço de emergência ou hospital de ambulância e abordado por uma equipe treinada, como o Samu.

CUIDADOS NA EMERGÊNCIA OU DURANTE UMA INTERNAÇÃO

O paciente não pode ser deixado sozinho. Os banheiros não devem ter portas que possam ser trancadas. Uma abordagem multidisciplinar deve estar disponível, especialmente reuniões diárias com o psiquiatra e intervenção psicoterapêutica por psicólogo ou psiquiatra.[17] O ambiente deve estar livre de qualquer objeto ou substância que o paciente possa usar para tentar tirar a própria vida. Por exemplo, muito cuidado deve ser tomado em locais de grande altura (janelas e saídas devem ser protegidas), e produtos de limpeza não podem ser facilmente acessíveis. A possibilidade de alta deve ser considerada apenas quando o paciente melhorar, e o acesso ao acompanhamento na comunidade e a possibilidade de que um membro da família ou companheiro de confiança possa continuar a supervisão devem ser considerados.[17]

ABORDAGEM DE PACIENTES INTOXICADOS E COM COMPORTAMENTO SUICIDA

Diante de uma situação altamente sugestiva de tentativa de suicídio por intoxicação de álcool ou outras drogas, de acordo com apresentações clínicas ou dados objetivos (p. ex., testes respiratórios ou laboratoriais), o paciente deve permanecer em ambiente seguro até que haja a certeza que essa intoxicação cessou. Posteriormente, deve ser realizada uma reavaliação do risco de suicídio.[17]

Além disso, é possível oferecer uma breve intervenção terapêutica após o fim da intoxicação. Na verdade, o momento em que o indivíduo chega ao serviço por comportamento suicida, independentemente de o momento ser de curta duração, pode representar uma oportunidade de reflexão e aprendizagem, durante a qual o indivíduo pode estar mais suscetível à discussão sobre o Plano de Segurança e outras intervenções específicas para ele.[17] Um Plano de Segurança deve incluir a eliminação do acesso a armas de fogo e a outros meios de suicídio, incluindo objetos cortantes, mangueiras, cordas ou fios, e a garantia de armazenamento ou distribuição segura de medicamentos como alta prioridade.[17,25]

Também é necessário garantir que o gerenciamento do risco de suicídio seja integrado ao tratamento de transtornos por uso de substâncias e à presença de comorbidades, incluindo a comunicação com o profissional da saúde do paciente e/ou médico de atenção primária. Ao lidar com pacientes intoxicados, médicos devem estar cientes de que a ideação suicida ou outros comportamentos não são comportamentos típicos resultantes do uso agudo de substâncias, e devem considerar esse indivíduo como um paciente com alto risco de suicídio. Por sua vez, a desintoxicação por si só é insuficiente na presença de comportamentos suicidas.[17,25]

Deve-se estar atento ao risco de complicações clínicas por intoxicação e lesões físicas que podem surgir por piora de comportamento pelo uso excessivo de substância ou medicamento. Nesses casos, é necessário realizar o tratamento de acompanhamento para intoxicação aguda, suporte clínico e comportamento suicida em conjunto.

PSICOTERAPIAS

Algumas abordagens psicoterápicas foram testadas com eficácia para intervenções em pacientes com comportamento suicida. As principais estão listadas no **Quadro 38.8**. Não há abordagem psicoterápica que substitua por si só o tratamento individualizado e o seguimento dentro do Plano de Segurança.[17,25]

QUADRO 38.8
PSICOTERAPIAS SUGERIDAS PARA ABORDAGEM DO COMPORTAMENTO SUICIDA

Tipo	Principais indicações
Abordagens psicodinâmicas	- Transtorno da personalidade *borderline*[49]
Intervenções psicossociais e comportamentais diretas	- Para abordagem do comportamento suicida após tentativas[50]
Terapia cognitivo-comportamental	- Adolescentes[51] - Adultos[52] - Pessoas com depressão[53]
Terapia comportamental dialética	- Após tentativas de suicídio e autolesões em adolescentes[51] - Transtorno da personalidade *borderline*[49]

QUADRO 38.8
PSICOTERAPIAS SUGERIDAS PARA ABORDAGEM DO COMPORTAMENTO SUICIDA

Tipo	Principais indicações
Psicoterapia interpessoal	- Depressão não psicótica[54] - Depressão em adolescentes[55]
Psicoterapia psicodinâmica interpessoal breve	- Transtorno da personalidade *borderline*[56]
Psicoterapias de suporte	- Transtorno bipolar, depressão e esquizofrenia[57]
Terapia baseada em mentalização	- Após tentativas de suicídio ou autolesões em adolescentes[51] - Transtorno da personalidade *borderline*[56]

■ PSICOFÁRMACOS

Algumas medicações (**Quadro 38.9**) foram avaliadas e demonstraram ser eficazes na prevenção de fatalidades. Porém, existem indicações para situações e diagnósticos específicos, e devem sempre estar associados ao Plano de Segurança e acompanhamento com o médico psiquiatra.[17]

QUADRO 38.9
INTERVENÇÕES PSICOFARMACOLÓGICAS EM PACIENTES COM COMPORTAMENTO SUICIDA

Medicação	Indicação	Observação
Antidepressivos		
ISRSs Venlafaxina	- Depressão[38,40,54]	Requer monitoramento rigoroso nos primeiros 30 dias do tratamento.
Antipsicóticos		
Aripiprazol	- Depressão com sintomas psicóticos (associada a antidepressivos)[58]	
Clozapina	- Esquizofrenia[59,60] - Transtorno esquizoafetivo[59,60]	
Olanzapina	- Esquiozofrenia[58] - Transtorno esquizoafetivo[58], transtorno esquizofreniforme[58]	
Risperidona	- Esquizofrenia, transtorno esquizoafetivo ou esquizofreniforme[58]	
Quetiapina	- Depressão bipolar[58]	

QUADRO 38.9
INTERVENÇÕES PSICOFARMACOLÓGICAS EM PACIENTES COM COMPORTAMENTO SUICIDA

Medicação	Indicação	Observação
Lítio		
	- Transtorno bipolar[61] - Depressão[62]	Em concentrações terapêuticas. Cuidado com efeitos colaterais. Cuidado com risco de uso em tentativas de suicídio.

ISRSs: inibidores seletivos da recaptação de serotonina.

NEUROMODULAÇÃO

Nesse grupo, está a eletroconvulsoterapia (ECT), que é eficaz para pacientes gravemente deprimidos, e é recomendada para transtorno bipolar, esquizofrenia,[8] gestantes com depressão e risco de suicídio, bem como transtornos bipolares e psicóticos, idosos com depressão e doença de Parkinson. Outro procedimento é a estimulação magnética transcraniana repetitiva (EMTr) para pacientes com depressão.[17]

POSVENÇÃO

Uma posvenção é uma intervenção conduzida após um suicídio para gerenciar as suas consequências e prevenir fatalidades. Combate o estigma da tragédia, operacionaliza as consequências confusas e promove a recuperação do cuidador.[17] No entanto, os estudos sobre sua eficácia são mínimos. Com relação à eficácia das pós-intervenções, há poucas evidências, pois há muitas diferenças em termos, modelos, níveis e foco.[17]

As medidas sugeridas estão listadas no **Quadro 38.10**.

QUADRO 38.10
POSVENÇÃO: O QUE FAZER?

Intervenção	Observação
Psicoterapia	
Intervenção escolar	Se os sintomas do indivíduo em luto forem intensos, encaminhar para tratamento.
Suporte *on-line*	
Programa de tratamento residencial	

Fonte: Adaptado de Baldaçara e colaboradores.[17]

PREVENÇÃO E PROMOÇÃO DA SAÚDE

As principais medidas de prevenção e promoção da saúde com evidência científica estão listadas no **Quadro 38.11**.

DELIRIUM

Delirium pode ser definido como uma síndrome neurocognitiva marcada pela alteração da consciência (obnubilação, redução da clareza quanto ao ambiente) e da atenção (redução da capacidade de direcionar, focalizar, manter ou deslocar a atenção) acompanhada de déficit cognitivo (como déficit de memória, desorientação, transtorno da linguagem) que não pode ser explicado

QUADRO 38.11 PREVENÇÃO E PROMOÇÃO DA SAÚDE	
Método	**Observação**
Triagem	Cuidado com a comunicação de ideação suicida
Intervenções estruturais (barreiras e redes de segurança)	
Intervenção breve da OMS	
Intervenções que encorajam a busca por ajuda	Requer acesso a médico psiquiatra
Triagem e intervenção universal (Plano de Segurança)	Requer acesso a médico psiquiatra
Avaliação e manejo do abuso de substâncias	

OMS: Organização Mundial da Saúde.
Fonte: Adaptado de Baldaçara e colaboradores.[17]

por um quadro demencial preexistente. A síndrome se desenvolve em curto período, e a intensidade de sintomas tende a flutuar durante o dia.[1,4,5,11,14,63]

A prevalência de *delirium* varia conforme as características individuais, o local de atendimento e a sensibilidade do método de detecção. Sua prevalência na comunidade é baixa (1 a 2%), mas aumenta com a idade, chegando a 14% entre pessoas com mais de 85 anos. Atinge entre 10 e 30% das pessoas idosas que vão a setores de emergência, e sua presença pode indicar uma doença clínica de base.[1,11,64] A prevalência em pacientes admitidos em hospitais varia de 14 a 24%, com estimativas da incidência dessa condição durante a hospitalização variando de 6 a 56% em hospitais em geral. Ocorre ainda em 15 a 53% dos idosos no pós-operatório e em 70 a 87% daqueles em unidades intensivas; em até 60% das pessoas em instituições para idosos ou em locais de atendimento pós-agudo; e em até 83% de todas as pessoas no fim da vida.[1,11,64]

FATORES DE RISCO

Os fatores ambientais são prejuízo funcional, imobilizações, história de quedas, baixos níveis de atividade e uso de drogas e medicamentos com propriedades psicoativas (em especial, álcool e anticolinérgicos). Os genéticos e fisiológicos são transtornos neurocognitivos maiores e leves. Em concomitância com demência, é referido como *delirium* sobreposto à demência (DSD). Nesse caso, prejuízo cognitivo prévio dificulta o diagnóstico de *delirium*. A prevalência de DSD em pacientes varia de 1,4 a 70%.[1,11,64]

Outros fatores de vulnerabilidade são baixo nível de escolaridade, idade avançada, presença de muitas comorbidades, deficiência visual, imobilidade, história de abuso de álcool, depressão, desnutrição e uso abusivo de opioides ou benzodiazepínicos.[1,11,64]

AVALIAÇÃO

Ao mesmo tempo em que a maioria dos indivíduos que apresenta *delirium* tem recuperação completa com ou sem tratamento específico, o reconhecimento e a intervenção precoces costumam reduzir sua duração. Porém, por diversas vezes, passa despercebido por profissionais da saúde, e chega a apresentar taxas de não detecção de até 70%.[1,4,11,64]

A abordagem do paciente deve incluir a identificação de fatores predisponentes e precipitantes, bem como intervenções adequadas visando à resolução do quadro de base. O diagnóstico depende de avaliação clínica cuidadosa, envolvendo uma coleta de história ampla (doenças, medicações, início e curso dos sintomas), exames físico, neurológico e psíquico acurados. Essa condição, todavia, pode progredir até estupor, coma, convulsões ou morte, em especial quando a causa subjacente continua sem tratamento.[1,4,11,64]

Além das complicações das condições clínicas prévias, uma das principais causas de *delirium* é a medicamentosa, principalmente em idosos, seja devido ao uso incorreto das doses prescritas, seja de origem iatrogênica. É importante lembrar que o paciente idoso, por exemplo, é mais sensível aos efeitos adversos dos medicamentos, principalmente os de efeito sedativo e anticolinérgico. Também é importante ressaltar que esse grupo de pacientes é mais propenso a prejuízos sensoriais (p. ex., deficiência visual e auditiva), imobilizações e maior risco de quedas.[1,4,11,64]

O Confusion Assessment Method (CAM), desenvolvido por Inouye e colaboradores em 1990,[1] é um instrumento para o diagnóstico de *delirium* baseado nos critérios da terceira edição do *Manual diagnóstico e estatístico de transtornos mentais* (DSM-III). Ele já foi validado em 10 idiomas e submetido a diferentes adaptações, como o CAM-ICU, para a utilização em UTIs, e CAM-ED, para uso em unidades de emergência. Estima-se que o CAM apresente sensibilidade e especificidade acima de 90%.[65] Em resumo, trata-se de um instrumento que avalia nove aspectos do *delirium*: início abrupto, alteração da atenção, pensamento desorganizado, alteração do nível de consciência, desorientação, prejuízo da memória, distúrbio da percepção, agitação ou retardo psicomotor e alteração do ciclo sono-vigília. O diagnóstico de *delirium* pelo CAM exige a presença de início agudo e distúrbio da atenção associados a alteração do nível de consciência ou pensamento desorganizado. Para a aplicação do instrumento, é necessário treinamento prévio, e o manual para treinamento em inglês pode ser encontrado na internet. No momento, estão disponíveis as versões validadas do CAM20 e CAM-ICU21 para o português.[1,11,65,66]

ABORDAGEM

O tratamento deve ser ágil, dados os altos índices de morbimortalidade relacionados ao *delirium*, devendo ser principalmente dirigido à correção da etiologia, mas também abordando os fatores agravantes. Deve-se considerar sempre, na estratégia terapêutica adotada, os fatores precipitantes e predisponentes de cada caso. Gerir o *delirium* implica identificar e administrar a causa subjacente. A maioria das evidências apoia o uso de haloperidol, sendo as doses mais elevadas associadas a efeitos adversos. Se realmente for necessário, recomenda-se as seguintes medicações, apresentadas no **Quadro 38.12**.[1,4,5,11,64]

USO E ABUSO DE SUBSTÂNCIAS

Entre as emergências relacionadas ao uso e abuso de substâncias, temos as intoxicações, a síndrome de abstinência, a dependência grave e os sintomas induzidos (como psicose e mania). Nas intoxicações, a prioridade é o suporte de vida, iniciando primeiro pela abordagem clássica da permeabilidade das vias aéreas, respiração, circulação e tratamento de condições clínicas adversas que venham a surgir secundariamente aos efeitos da substância. Caso seja pertinente, algumas drogas podem ter seus efeitos amenizados pelo uso de algumas medicações. Ressalta-se que o diagnóstico de outras condições de saúde mental só poderá ser realizado após passadas 48 horas do uso da substância, não sendo prudente o diagnóstico imediato de sintomas psicóticos, maniformes, risco de suicídio, depressão e transtorno ansioso logo na admissão da intoxicação.[1,4,11,14] Para mais detalhes da conduta nas intoxicações, ver o **Quadro 38.13**.

Referente à síndrome de abstinência, algumas substâncias promovem sintomas exacerbados, enquanto outras têm sintomas mais brandos. Casos leves geralmente requerem somente orientação (com algumas exceções). Em contrapartida, casos graves, como o *delirium tremens*, requerem observação e monitoramento. Para mais detalhes, ver **Quadro 38.14**.

No caso da dependência, casos com preservação da consciência e crítica sem repercussões físicas severas devem ser encaminhados ao ambulatório. Casos modera-

---

QUADRO 38.12
TRATAMENTO DO *DELIRIUM*

Tratamento não farmacológico

- Reorientação dos pacientes
- Correção dos déficits sensoriais
- Medidas para normalizar o ciclo de sono
- Evitar desidratação ou desnutrição
- Mobilização precoce
- Melhora de adequação ambiental do quarto
- Analgesia adequada e cuidados gerais

Tratamento farmacológico

Via oral (preferir)

- Risperidona 0,25-1 mg à noite
- Lorazepam 0,5-1 mg à noite ou clonazepam 0,25-0,5 mg à noite

Via parenteral

- Haloperidol 1-5 mg IM (não ultrapassar 7,5 mg/dia) a cada 30 minutos até tranquilização

Fonte: Elaborado com base em Baldaçara e colaboradores,[1,11] Baldaçara,[4] Baldaçara e Tung.[14]

QUADRO 38.13
SINAIS E SINTOMAS DAS INTOXICAÇÕES E CONDUTA DE ALGUMAS SUBSTÂNCIAS

Substância	Sinais e sintomas	Conduta
Álcool	Euforia, seguida de fala arrastada, hálito etílico, dificuldade de marcha, redução dos reflexos, diminuição da sensibilidade, sonolência, náuseas e vômitos, coma.	Suporte. Se agitação, haloperidol IM.
Alucinógenos	Distorção perceptiva, midríase, ansiedade, labilidade afetiva, insônia, inquietação, sudorese e arrepios.	Suporte. Se agitação, haloperidol IM.
Benzodiazepínicos	Sonolência, lentificação, diminuição dos reflexos, depressão respiratória, hipotensão.	Suporte, flumazenil.
Cocaína e derivados	Tremores, sudorese, agitação, disforia, ansiedade, taquicardia, aumento dos níveis pressóricos, arritmias cardíacas, crise convulsiva, sintomas psicóticos.	Suporte, benzodiazepínicos.
Estimulantes	Tremores, sudorese, agitação, disforia, ansiedade, taquicardia, aumento dos níveis pressóricos, arritmias cardíacas, crise convulsiva, sintomas psicóticos.	Suporte, benzodiazepínicos.
Maconha	Euforia, jocosidade, hiperemia conjuntival, prejuízo cognitivo, prejuízo motor, taquicardia, sintomas psicóticos.	Suporte. Se agitação, haloperidol IM.
Opioides	Analgesia, sonolência, lentificação, diminuição dos reflexos, depressão respiratória, hipotensão, náuseas e vômitos, constipação.	Suporte. Naloxona.
Solventes	Euforia, seguida de fala arrastada, hálito etílico, dificuldade de marcha, redução dos reflexos, diminuição da sensibilidade, sonolência, náuseas e vômitos, coma.	Suporte. Se agitação, haloperidol IM.

* Conduta geral: Manter vias aéreas livres, garantir a respiração e oxigenação, garantir a circulação (frequência cardíaca, pressão arterial e perfusão dentro dos níveis de normalidade), garantir o nível de consciência, acesso venoso para hidratação e administração de medicações, descartar outras causas de alteração comportamental.

Fonte: Elaborado com base em Baldaçara e colaboradores,[1,11,16] Baldaçara,[4] Baldaçara e Silva,[5] Baldaçara e Tung.[14]

dos, mas com certa colaboração do paciente podem ser encaminhados para centros especializados, como hospital-dia, ambulatórios para dependência química ou centros de atenção psicossocial (CAPS). Entretanto, qualquer encaminhamento deve ocorrer somente após avaliação clínica e do estado mental, de forma cuidadosa, descartando certas emergências ou indicações de internação, como desnutrição grave, infecções, *delirium*, distúrbios metabólicos, traumas, surtos (psicótico ou maniforme), ideação suicida, cardiopatias, entre outros.[1,5,11,12,14]

QUADRO 38.14
SINAIS E SINTOMAS DE ABSTINÊNCIAS E CONDUTA DE ALGUMAS SUBSTÂNCIAS

Substância	Sinais e sintomas	Conduta
Álcool	Irritabilidade, ansiedade, tremores, sudorese fria, náuseas, vômitos, agitação, alucinações visuais (pequenos animais) e outras distorções perceptivas, delírio, taquicardia, crise hipertensiva, crise convulsiva.	Suporte, tiamina, benzodiazepínicos, em especial diazepam 10 mg VO repetidos até 80 mg a cada hora até melhora dos sintomas. Se agitação ou manutenção dos sintomas, haloperidol VO ou IM. Se crise convulsiva, diazepam via EV.
Alucinógenos	Não há descrição.	Orientação.
Benzodiazepínicos	Semelhante à abstinência de álcool, de forma mais branda.	Suporte, benzodiazepínicos de meia-vida longa VO.
Cocaína e derivados	Cansaço, aumento do apetite, irritabilidade, ansiedade, depressão, perda da capacidade de sentir prazer, distúrbios do sono, retardamento psicomotor e "fissura".	Suporte e orientação.
Estimulantes	Semelhante à cocaína.	Suporte e orientação.
Maconha	Irritabilidade, ansiedade, dificuldades para dormir, alterações no humor e perda do apetite.	Orientação.
Opioides	Ansiedade, inquietação, bocejos e espirros, sudorese, lacrimejamento, rinorreia, obstrução nasal, náuseas, midríase, tremor, inquietação, piloereção, vômitos, diarreia, espasmo e dor muscular, aumento da pressão arterial, taquicardia, febre e calafrios, dor.	Suporte. Metadona VO, buprenorfina transdérmica, clonidina VO.
Solventes	Ansiedade, agitação, tremores, câimbras nas pernas e insônia.	Suporte. Se agitação, haloperidol IM.

* Conduta geral: Manter vias aéreas livres, garantir a respiração e oxigenação, garantir a circulação (frequência cardíaca, pressão arterial e perfusão dentro dos níveis de normalidade), garantir o nível de consciência, acesso venoso para hidratação e administração de medicações e descartar outras causas de alteração comportamental.

Fonte: Elaborado com base em Baldaçara e colaboradores,[1,11] Baldaçara,[4] Baldaçara e Silva,[5] Baldaçara e Tung.[14]

Independentemente da condição de intoxicação, abstinência, dependência, etc., os pacientes com certo grau de comprometimento nutricional devem sempre receber reposição de tiamina, por VO ou parenteral, antes de qualquer aporte de glicose para evitar o desenvolvimento de síndrome de Wernicke ou futuro desenvolvimento de síndrome de Korsakoff.[1,11,14]

Sintomas psiquiátricos induzidos, como mania e psicose, devem receber o tratamento específico, além da abordagem relacionada ao abuso de substância.

ASPECTOS ÉTICOS E LEGAIS

Referente aos aspectos éticos e legais do atendimento das emergências psiquiátricas, alguns documentos são de referência: Resolução do Conselho Federal de Medicina (CFM) nº 2.057/2013,[67] Lei nº 10.216/2001[68] e Código de Ética Médica.[69]

Uma grande ressalva ética que deve ser considerada no atendimento de emergências é que nenhum estabelecimento de hospitalização ou de assistência médica em geral, público ou privado, poderá recusar atendimento médico sob a alegação de que o paciente tem doença mental. Como consta nos documentos já mencionados e em diversos outros, os indivíduos com transtorno psiquiátrico devem ser tratados sem diferencial em relação aos demais. Uma atitude frequente e que deve ser evitada é sobrepor a doença mental perante outras doenças e queixas físicas, muitas vezes, o real motivo da busca pelo atendimento.

Um aspecto importante das emergências é o consentimento. Considerando a necessidade de avaliação rápida, condutas imediatas em pacientes agudizados e na maioria das vezes sem crítica e em risco de vida, alguns cuidados devem ser tomados. No artigo 14 da Resolução CFM nº 2.057/2013,[67] consta que, quando não é possível a obtenção do consentimento, as condutas devem ser caracterizadas e justificadas em prontuário, sob a justificava de evitar danos imediatos ou iminentes ao paciente ou a terceiro. Além disso, deve-se buscar o consentimento do responsável legal.[4]

Por sua vez, é dever do médico respeitar e garantir o direito ao sigilo profissional de todas as pessoas com doença mental sob a sua responsabilidade profissional, exceto nas situações previstas em lei ou no Código de Ética Médica, como quando o sigilo pode colocar o paciente e/ou terceiros em risco. É muito importante que diante da falta de crítica do paciente, estados de agitação ou intoxicação, tenha-se igual cuidado na preservação do sigilo como qualquer outra situação.[4]

Por fim, os critérios de internação por doença mental são previstos na Lei nº 10.216/2001:[68] internação voluntária (com o consentimento do paciente), involuntária (sem consentimento do paciente) e compulsória (determinada pela Justiça). A internação involuntária requer apenas a indicação médica, porém, deve ser minuciosamente registrada em prontuário e os órgãos competentes (como o Ministério Público) devem ser comunicados da entrada e saída do paciente. Uma dúvida sempre presente e importante é definir quais são as indicações de internação que podem ser justificadas mesmo sendo involuntárias (Resolução CFM nº 2.057/2013): incapacidade grave de autocuidado; risco de vida ou de prejuízos graves à saúde; risco de autoagressão ou de heteroagressão; risco de prejuízo moral ou patrimonial; risco de agressão à ordem pública.[4,67]

REFERÊNCIAS

1. Baldaçara L, Cordeiro DC, Calfat EB, Cordeiro Q, Chung TC. Emergências psiquiátricas. 2. ed. Rio de Janeiro: Elsevier; 2018.

2. Baldaçara L, Ismael F, Leite V, Pereira LA, Santos RM, Gomes Júnior VP, et al. Brazilian guidelines for the management of psychomotor agitation. Part 1. Non-pharmacological approach. Braz J Psychiatry. 2019;41(2):153-67.

3. Silva AG, Baldaçara L, Cavalcante DA, Fasanella NA, Palha AP. The impact of mental illness stigma on psychiatric emergencies. Front Psychiatry. 2020;11:573.

4. Baldaçara L. Emergências psiquiátricas. In: Silva AG, Nardi AE, Diaz AP, organizadores. Programa de Educação Continuada em Psiquiatria (PEC-ABP): temas fundamentais. Porto Alegre: Artmed; 2021. p. 267-82.

5. Baldaçara L, Silva AG. Suporte em Emergências Psiquiátricas (SEP). Belo Horizonte: AMPLA; 2021.

6. Menegon GL, Piccin J, Caldieraro MA, Fleck MPA. Avaliação do paciente na emergência. In: Quevedo J, Carvalho AF, organizadores. Emergências psiquiátricas. Porto Alegre: Artmed; 2014, p. 17-48.

7. Bolton J. Psychiatry in the emergency department. Psychiatry. 2009;8(6):185-8.

8. Santos RM. A importância das emergências psiquiátricas. In: Baldaçara L, Cordeiro DC, Calfat EB, Cordeiro Q, Chung TC. Emergências psiquiátricas. 2. ed. Rio de Janeiro: Elsevier; 2018.

9. Brasil. Ministério da Saúde. Portaria nº 2.338, de 3 de outubro de 2011. Estabelece Diretrizes e cria mecanismos para a implantação do componente Sala de Estabilização (SE) da Rede de Atenção às Urgências. Brasília: MS; 2011. Disponível em: http://bvsms.saude.gov.br/bvs/saudelegis/gm/2011/prt2338_03_10_2011.html. Acesso em: 8 maio 2021.

10. Meleiro AMAS, coordenadora. Psiquiatria: estudos fundamentais. Rio de Janeiro: Guanabara Koogan; 2018.

11. Baldaçara L, Pereira LA, Cordeiro Júnior Q, Tung TC, Meleiro AMAS. Medicina psiquiátrica de emergência. In: Meleiro AMAS, coordenadora. Psiquiatria: estudos fundamentais. Rio de Janeiro: Guanabara Koogan; 2018.

12. Associação Brasileira de Psiquiatria, Associação Médica Brasileira, Conselho Federal de Medicina, Federal Nacional de Médicos, Associação Brasileira de Impulsividade e Patologia Dual, Sociedade Brasileira de Neuropsicologia. Diretrizes para um modelo de atenção integral em saúde mental no Brasil. Rio de Janeiro: ABP; 2014.

13. Barra A, Daini S, Tonioni F, Bria P. Organizational models of emergency psychiatric intervention: state of the art. Clin Ter. 2007;158(5):435-9.

14. Baldaçara L, Tung TC, organizadores. Condutas em psiquiatria. Barueri: Manole; 2021.

15. Kawakami D, Prates JG, Tung TC. Propostas para o futuro: estrutura física e equipe ideal nas emergências psiquiátricas. Rev Debates Psiquiatr. 2016;6:28-34.

16. Baldaçara L, Diaz AP, Leite V, Pereira LA, Santos RM, Gomes Júnior VP, et al. Brazilian guidelines for the management of psychomotor agitation. Part 2. Pharmacological approach. Braz J Psychiatry. 2019;41(4):324-35.

17. Baldaçara L, Grudtner RR, Leite VS, Porto DM, Robis KP, Fidalgo TM, et al. Brazilian Psychiatric Association guidelines for the management of suicide behavior. Part 2. Screening, intervention, and prevention. Braz J Psychiatry. 2020.

18. Garriga M, Pacchiarotti I, Kasper S, Zeller SL, Allen MH, Vázquez G, et al. Assessment and management of agitation in psychiatry: expert consensus. World J Biol Psychiatry. 2016;17(2):86-128.

19. Nordstrom K, Zun LS, Wilson MP, Stiebel V, Ng AT, Bregman B, et al. Medical evaluation and triage of the agitated patient: consensus statement of the American Association for Emergency Psychiatry Project BETA medical evaluation workgroup. West J Emerg Med. 2012;13(1):3-10.

20. Richmond JS, Berlin JS, Fishkind AB, Holloman GH Jr, Zeller SL, Wilson MP, et al. Verbal de-escalation of the agitated patient: consensus statement of the American Association for Emergency Psychiatry Project BETA de-escalation workgroup. West J Emerg Med. 2012;13(1):17-25.

21. Knox DK, Holloman GH, Jr. Use and avoidance of seclusion and restraint: consensus statement of the American Association for Emergency Psychiatry Project BETA seclusion and restraint workgroup. West J Emerg Med. 2012;13(1):35-40.

22. Rodrigues CD, Souza DS, Rodrigues HM, Konstantyner TCRO. Trends in suicide rates in Brazil from 1997 to 2015. Braz J Psychiatry. 2019;41(5):380-8.

23. Piccin J, Manfro PH, Caldieraro MA, Kieling C. The research output on child and adolescent suicide in Brazil: a systematic review of the literature. Braz J Psychiatry 2020;42(2):209-13.

24. Alarcão AC, Dell'Agnolo CM, Vissoci JR, Carvalho ECA, Staton CA, Andrade L, et al. Suicide mortality among youth in southern Brazil: a spatiotemporal evaluation of socioeconomic vulnerability. Braz J Psychiatry. 2020;42(1):46-53.

25. Baldaçara L, Rocha GA, Leite VS, Porto DM, Grudtner RR, Diaz AP, et al. Brazilian Psychiatric Association guidelines for the management of suicidal behavior. Part 1. Risk factors, protective factors, and assessment. Braz J Psychiatry. 2020.

26. Naghavi M. Global, regional, and national burden of suicide mortality 1990 to 2016: systematic analysis for the Global Burden of Disease Study 2016. BMJ. 2019;364:l94.

27. Fazel S, Runeson B. Suicide. N Engl J Med. 2020;382(3):266-74.

28. World Health Organization. The Global Health Observatory: explore a world of health data [Internet]. Geneva: WHO; 2020 [capturado em 9 maio 2021]. Disponível em: https://www.who.int/data/gho/data/themes/mental-health.

29. Dantas AP, Azevedo UN, Nunes AD, Amador AE, Marques MV, Barbosa IR. Analysis of suicide mortality in Brazil: spatial distribution and socioeconomic context. Braz J Psychiatry. 2018;40(1):12-8.

30. Meyer RE, Salzman C, Youngstrom EA, Clayton PJ, Goodwin FK, Mann JJ, et al. Suicidality and risk of suicide: definition, drug safety concerns, and a necessary target for drug development: a consensus statement. J Clin Psychiatry. 2010;71(8):e1-21.

31. Baldaçara L, Mello MF, Malloy-Diniz L, da Silva AG. Orientações para abordagem do comportamento suicida. Brasília: Registra-RH; 2020.

32. Posner K, Oquendo MA, Gould M, Stanley B, Davies M. Columbia Classification Algorithm of Suicide Assessment (C-CASA): classification of suicidal events in the FDA's pediatric suicidal risk analysis of antidepressants. Am J Psychiatry. 2007;164(7):1035-43.

33. Large M, Kaneson M, Myles N, Myles H, Gunaratne P, Ryan C. Meta analysis of longitudinal cohort studies of suicide risk assessment among psychiatric patients: heterogeneity in results and lack of improvement over time. PLoS One. 2016;11(6):e0156322.

34. Large M, Myles N, Myles H, Corderoy A, Weiser M, Davidson M, et al. Suicide risk assessment among psychiatric inpatients: a systematic review and meta-analysis of high-risk categories. Psychol Med. 2018;48(7):1119-27.

35. Zalsman G, Hawton K, Wasserman D, van Heeringen K, Arensman E, Sarchiapone M, et al. Suicide prevention strategies revisited: 10-year systematic review. Lancet Psychiatry. 2016;3(7):646-59.

36. Belsher BE, Smolenski DJ, Pruitt LD, Bush NE, Beech EH, Workman DE, et al. Prediction models for suicide attempts and deaths: a systematic review and simulation. JAMA Psychiatry. 2019;76(6):642-51.

37. Posner K, Brown GK, Stanley B, Brent DA, Yershova KV, Oquendo MA, et al. The Columbia-suicide severity rating scale: initial validity and internal consistency findings from three multisite studies with adolescents and adults. Am J Psychiatry. 2011;168(12):1266-77.

38. Gibbons RD, Brown CH, Hur K, Davis J, Mann JJ. Suicidal thoughts and behavior with antidepressant treatment: reanalysis

of the randomized placebo-controlled studies of fluoxetine and venlafaxine. Arch Gen Psychiatry. 2012;69(6):580-7.

39. Barbui C, Esposito E, Cipriani A. Selective serotonin reuptake inhibitors and risk of suicide: a systematic review of observational studies. CMAJ. 2009;180(3):291-7.

40. Kennedy SH, Lam RW, McIntyre RS, Tourjman SV, Bhat V, Blier P, et al. Canadian Network for Mood and Anxiety Treatments (CANMAT) 2016 clinical guidelines for the management of adults with major depressive disorder: section 3. Pharmacological treatments. Can J Psychiatry. 2016;61(9):540-60.

41. DeCou CR, Schumann ME. On the iatrogenic risk of assessing suicidality: a meta-analysis. Suicide Life Threat Behav. 2018;48(5):531-43.

42. Stanley B, Brown GK, Currier GW, Lyons C, Chesin M, Knox KL. Brief intervention and follow-up for suicidal patients with repeat emergency department visits enhances treatment engagement. Am J Public Health. 2015;105(8):1570-2.

43. Jacobs DG, Baldessarini RJ, Conwell Y, Fawcett JA, Horton L, Meltzer H, et al. Practice guideline for the assessment and treatment of patients with suicidal behaviors. Washington: APA; 2003.

44. Maino MP, Morales S, Echávarri O, Barros J, García A, Moya C, et al. Suicide risk configuration system in a clustered clinical sample: a generalized linear model obtained through the LASSO technique. Braz J Psychiatry. 2019;41(2):112-21.

45. Boudreaux ED, Miller I, Goldstein AB, Sullivan AF, Allen MH, Manton AP, et al. The emergency department safety assessment and follow-up evaluation (ED-SAFE): method and design considerations. Contemp Clin Trials. 2013;36(1):14-24.

46. Dunlap LJ, Orme S, Zarkin GA, Arias SA, Miller IW, Camargo CA Jr. Screening and intervention for suicide prevention: a cost-effectiveness analysis of the ED-SAFE interventions. Psychiatr Serv. 2019;70(12):1082-7.

47. Pompili M, Murri MB, Patti S, Innamorati M, Lester D, Girardi P, et al. The communication of suicidal intentions: a meta-analysis. Psychol Med. 2016;46(11):2239-53.

48. Runeson B, Odeberg J, Pettersson A, Edbom T, Adamsson IJ, Waern M. Instruments for the assessment of suicide risk: a systematic review evaluating the certainty of the evidence. PLoS One. 2017;12(7):e0180292.

49. Cristea IA, Gentili C, Cotet CD, Palomba D, Barbui C, Cuijpers P. Efficacy of psychotherapies for borderline personality disorder: a systematic review and meta-analysis. JAMA Psychiatry. 2017;74(4):319-28.

50. Meerwijk EL, Parekh A, Oquendo MA, Allen IE, Franck LS, Lee KA. Direct versus indirect psychosocial and behavioural interventions to prevent suicide and suicide attempts: a systematic review and meta-analysis. Lancet Psychiatry. 2016;3(6):544-54.

51. Ougrin D, Tranah T, Stahl D, Moran P, Asarnow JR. Therapeutic interventions for suicide attempts and self-harm in adolescents: systematic review and meta-analysis. J Am Acad Child Adolesc Psychiatry. 2015;54(2):97-107.e2.

52. Leavey K, Hawkins R. Is cognitive behavioural therapy effective in reducing suicidal ideation and behaviour when delivered face-to-face or via e-health? A systematic review and meta-analysis. Cogn Behav Ther. 2017;46(5):353-74.

53. Gøtzsche PC, Gøtzsche PK. Cognitive behavioural therapy halves the risk of repeated suicide attempts: systematic review. J R Soc Med. 2017;110(10):404-10.

54. Rucci P, Frank E, Scocco P, Calugi S, Miniati M, Fagiolini A, et al. Treatment-emergent suicidal ideation during 4 months of acute management of unipolar major depression with SSRI pharmacotherapy or interpersonal psychotherapy in a randomized clinical trial. Depress Anxiety. 2011;28(4):303-9.

55. Tang TC, Jou SH, Ko CH, Huang SY, Yen CF. Randomized study of school-based intensive interpersonal psychotherapy for depressed adolescents with suicidal risk and parasuicide behaviors. Psychiatry Clin Neurosci. 2009;63(4):463-70.

56. United States Department of Veterans Affairs. VA/DoD clinical practice guideline for the assessment and management of patients at risk for suicide. Washington: VA; 2013.

57. Calati R, Courtet P. Is psychotherapy effective for reducing suicide attempt and non-suicidal self-injury rates? Meta-analysis and meta-regression of literature data. J Psychiatr Res. 2016;79:8-20.

58. Pompili M, Baldessarini RJ, Forte A, Erbuto D, Serafini G, Fiorillo A, et al. Do atypical antipsychotics have antisuicidal effects? A hypothesis-generating overview. Int J Mol Sci. 2016;17(10):1700.

59. Lobos CA, Komossa K, Rummel-Kluge C, Hunger H, Schmid F, Schwarz S, et al. Clozapine versus other atypical antipsychotics for schizophrenia. Cochrane Database Syst Rev. 2010;(11):CD006633.

60. Hennen J, Baldessarini RJ. Suicidal risk during treatment with clozapine: a meta-analysis. Schizophr Res. 2005;73(2-3):139-45.

61. Baldessarini RJ, Tondo L, Davis P, Pompili M, Goodwin FK, Hennen J. Decreased risk of suicides and attempts during long-term lithium treatment: a meta-analytic review. Bipolar Disord. 2006;8(5 Pt 2):625-39.

62. Cipriani A, Pretty H, Hawton K, Geddes JR. Lithium in the prevention of suicidal behavior and all-cause mortality in patients with mood disorders: a systematic review of randomized trials. Am J Psychiatry. 2005;162(10):1805-19.

63. Morandi A, Pandharipande P, Trabucchi M, Rozzini R, Mistraletti G, Trompeo AC, et al. Understanding international differences in terminology for delirium and other types of acute brain dysfunction in critically ill patients. Intensive Care Med. 2008;34(10):1907-15.

64. Sikka V, Kalra S, Galwankar S. Psychiatric emergencies in the elderly. Emerg Med Clin North Am. 2015;33(4):825-39.

65. Inouye SK, van Dyck CH, Alessi CA, Balkin S, Siegal AP, Horwitz RI. Clarifying confusion: the confusion assessment method. A new method for detection of delirium. Ann Intern Med. 1990;113(12):941-8.

66. Wei LA, Fearing MA, Sternberg EJ, Inouye SK. The confusion assessment method: a systematic review of current usage. J Am Geriatr Soc. 2008;56(5):823-30.

67. Conselho Federal de Medicina. Resolução CFM nº 2.057/2013. Brasília: CFM; 2013.

68. Brasil. Lei nº 10.216, de 6 de abril de 2001. Dispõe sobre a proteção e os direitos das pessoas portadoras de transtornos mentais e redireciona o modelo assistencial em saúde mental. Brasília: Presidência da República; 2001.

69. Conselho Federal de Medicina. Código de ética médica: resolução CFM nº 1.931/09. Brasília: CFM; 2010.

Para *quizzes* sobre o conteúdo do livro e casos clínicos complementares, acesse:

https://apoio.grupoa.com.br/tratadopsi/

PARTE 4
TRATAMENTOS

39

RICARDO HENRIQUE-ARAÚJO
HEYDRICH LOPES VIRGULINO DE MEDEIROS
EDUARDO PONDÉ DE SENA

PSICO-FARMACOLOGIA

As últimas décadas testemunharam o surgimento da era da psicofarmacologia no tratamento dos transtornos mentais, proporcionando um crescente arsenal terapêutico, bem como um melhor entendimento do funcionamento cerebral.

Isso não significa dizer que substâncias psicoativas já não fossem usadas antes do advento da psiquiatria e da moderna psicofarmacologia, inaugurada com a clorpromazina. Mas, a partir desta, muitos psicofármacos foram introduzidos no mercado mundial, permitindo um avanço considerável no manejo clínico de várias doenças psiquiátricas. Perto do final dos anos 1980 e a partir dos anos 1990, novos psicofármacos, caracterizados por maior tolerabilidade, surgiram. Em que pese a promessa dos últimos 30 anos de transformação completa do panorama da doença mental, os novos medicamentos foram alvo de alguns questionamentos em relação à sua eficácia e à sua tolerabilidade.[1]

OS PRIMEIROS PSICOFÁRMACOS

A introdução da clorpromazina, no início da década de 1950, inaugurou a psicofarmacologia moderna, substituindo os sedativos e hipnóticos (brometos, hidrato de cloral, hioscina, paraldeído, sulfonal e narcóticos). O advento dos neurolépticos possibilitou o tratamento de quadros mentais graves em regime ambulatorial. No período próximo, as companhias farmacêuticas desenvolveram, além de outros neurolépticos, drogas ansiolíticas (p. ex., clordiazepóxido), antidepressivos inibidores da monoaminoxidase (IMAOs; p. ex., iproniazida) e antidepressivos tricíclicos (ADTs; p. ex., imipramina).

Delay e Deniker introduziram o termo neuroléptico, que enfatizava os efeitos colaterais motores extrapiramidais, e acreditavam que a ação da clorpromazina se devia à produção de um estado de "indiferença psicomotora", reduzindo a agitação psicótica. Os psiquiatras europeus usaram o termo neuroléptico mais amplamente do que os norte-americanos. Também usaram o termo ataráxico, sugerido por Laborit e derivado do grego *ataraxia* – não perturbado, calmo –, para descrever a clorpromazina. O termo antipsicótico, atualmente aceito, foi cunhado por Heinz E. Lehmann em 1956, em um discurso para a Canadian Medical Association, mas alcançou ampla aceitação somente na década de 1960.[2]

Descobertas fortuitas na psiquiatria são relatadas ao longo do tempo, como letargia induzida pelo lítio em animais; ataraxia; efeito euforizante da imipramina; elevação do humor por IMAOs em pacientes com tuberculose; efeito anticonvulsivante do fenobarbital; efeitos anticonvulsivante e de estabilização do humor do valproato; efeito alucinógeno da dietilamida do ácido lisérgico (LSD).[3]

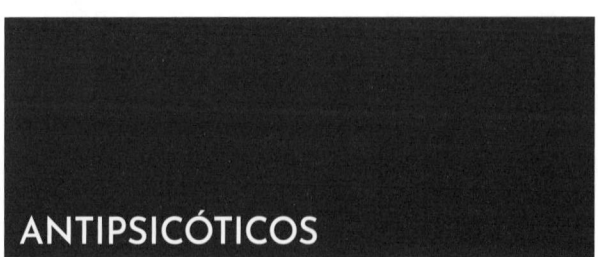

ANTIPSICÓTICOS

A eficácia do tratamento com antipsicóticos parece bem evidenciada na literatura já a partir de estudos clínicos conduzidos entre os anos 1950 e 1970, que forneceram evidências de que as drogas que bloqueiam os receptores dopaminérgicos melhoram a agitação aguda, os delírios, as alucinações e o distúrbio de pensamento, características da esquizofrenia. Em virtude de o curso natural da esquizofrenia apresentar períodos de exacerbação de sintomas psicóticos alternados com melhora, as pesquisas nas décadas de 1970 e 1980 passaram a investigar se os antipsicóticos eram capazes de reduzir o risco de ressurgimento dos sintomas.

Uma metanálise de ensaios randomizados controlados por placebo no tratamento de manutenção observou que os pacientes randomizados para placebo são propensos a experimentar piora sintomática precoce em comparação com pacientes randomizados para uma droga antipsicótica.[4]

Tais achados levaram grupos de especialistas a recomendar que indivíduos apresentando quadro de psicose aguda e que atendessem aos critérios diagnósticos para esquizofrenia deveriam ser tratados com drogas bloqueadoras dopaminérgicas por um a três anos após a redução ou remissão dos sintomas.

REPRESENTANTES DA CLASSE DOS ANTIPSICÓTICOS

■ ANTIPSICÓTICOS TÍPICOS

Os antipsicóticos típicos ou convencionais, ou de primeira geração, são de diferentes classes químicas e se diferenciam entre si na potência, o que não significa eficácia. Potência diz respeito à quantidade necessária (em mg) de um antipsicótico para produzir efeito terapêutico. Se um medicamento em 5 mg produz o mesmo efeito do que outro em 100 mg, ambos têm igual eficácia, mas o de 5 mg será considerado mais potente. Os grupos químicos dos antipsicóticos típicos incluem as fenotiazinas, que se subdividem em alifáticas (clorpromazina e levomepromazina), piperidínicas (periciazina e tioridazina) e piperazínicas (trifluoperazina e flufenazina). Há, ainda, o grupo dos tioxantenos, que inclui o zuclopentixol, a classe das butirofenonas (haloperidol) e as difenilbutilpiperinas (pimozida).

■ CLOZAPINA

A clozapina é indicada para esquizofrenia resistente ao tratamento, sendo claramente mais eficaz do que os demais antipsicóticos. Tem características singulares do ponto de vista farmacodinâmico; por atuação em vários receptores, é considerada uma droga "suja". Devido à tendência de causar agranulocitose, a clozapina exige acompanhamento hematológico. Nos Estados Unidos, a Food and Drug Administration (FDA) exigiu a comprovação da sua eficácia, a qual foi obtida com a publicação de um estudo clínico com pacientes com esquizofrenia crônica que não respondiam a pelo menos três ensaios adequados de antipsicóticos e não apresentavam uma remissão em cinco anos. Cerca de um terço dos sujeitos melhorou depois de usar clozapina por quatro semanas *versus* 2% daqueles que utilizaram clorpromazina.[5]

Outro estudo apontou que pacientes esquizofrênicos ou com transtorno esquizoafetivo tratados com clozapina (dose média = 274 mg/dia) apresentaram menor probabilidade de tentar suicídio ou de exigir intervenção de emergência por causa de um risco significativo de suicídio do que os indivíduos tratados com olanzapina.[6]

■ RISPERIDONA

A risperidona recebeu a aprovação nos Estados Unidos para o tratamento da esquizofrenia em 1993, e foi lançada no mercado norte-americano em janeiro de 1994. A aprovação para o tratamento de curto prazo de episódios maníacos agudos ou mistos associados ao transtorno bipolar (TB) tipo I ocorreu em 2003 e, para a irritabilidade relacionada ao transtorno do espectro autista (TEA), em 2006. Após a administração oral, a risperidona é quase totalmente absorvida no trato gastrintestinal (GI), com apenas 1% da dose sendo recuperada nas fezes como fármaco inalterado. A biodisponibilidade absoluta (F) da risperidona é de 70%, e a biodisponibilidade oral relativa de um comprimido é de 94% quando comparada com uma solução. A ligação da risperidona às proteínas plasmáticas é de 90%, e do seu metabolito ativo, 9-hidroxi-risperidona, é de 77%. A 9-hidroxi-risperidona é considerada equipotente ao medicamento original.[7]

A biotransformação metabólica é a principal via de eliminação da risperidona, com variação na depuração intrínseca entre os polimorfismos. As enzimas hepáticas do citocromo P450 (CYP450) são responsáveis pelo metabolismo da risperidona. A CYP2D6 é predominantemente responsável pela hidroxilação em 9-hidroxi-risperidona, embora a CYP3A4 esteja envolvida em menor extensão. Devido aos polimorfismos genéticos do CYP em uma população, a variação nos parâmetros farmacocinéticos ocorre entre metabolizadores extensos e fracos.

A evidência atual não sugere a genotipagem do CYP antes da administração da risperidona, mas não deve ser de toda excluída no tratamento e na otimização da dose. Em face das limitações no tamanho da amostra da maioria dos estudos, respostas conflitantes foram relatadas sobre se os pacientes podem evitar potenciais efeitos adversos por meio da genotipagem. No que diz respeito à diferença farmacocinética entre genótipos, as concentrações no estado de equilíbrio são atingidas em um dia com metabolizadores extensos, e em cinco dias com metabolizadores pobres. As concentrações máximas (Cmax) do metabólito ativo ocorrem em três horas em metabolizadores extensivos, e em 13 horas em metabolizadores pobres.[7]

Em comparação com o antipsicótico típico haloperidol no tratamento da psicose, a risperidona parece ter um pouco mais de efeito no tratamento dos sintomas positivos e negativos da esquizofrenia. Em relação ao haloperidol, a risperidona apresenta menos sintomas extrapiramidais e menor necessidade de medicações anticolinérgicas, além de apresentar menores taxas de abandono do tratamento e recaídas.[7]

A risperidona injetável de ação prolongada é indicada no tratamento da esquizofrenia, incluindo o primeiro episódio psicótico (PEP), exacerbações esquizofrênicas agudas, esquizofrenia crônica e outros transtornos psicóticos. Essa apresentação parenteral é eficaz na manutenção da melhora clínica de pacientes que tenham apresentado uma resposta inicial ao tratamento com a risperidona por via oral (VO). Também é indicada para tratamento de manutenção do TB tipo I em monoterapia ou como terapia adjuvante em pacientes com recaídas frequentes. A risperidona é administrada a cada duas semanas por via intramuscular (IM). Na primeira injeção, ainda não há eficácia, assim, recomenda-se a manutenção do tratamento oral por três semanas. Convém assegurar-se de que o paciente não tenha problemas de tolerabilidade com a injeção caso não tenha sido exposto à risperidona oral antes. A risperidona injetável é conservada em geladeira e, para sua aplicação, recomenda-se colocá-la em temperatura ambiente antes de sua preparação para administração. A dose recomendada é de 25 mg em injeção IM a cada duas semanas. Alguns pacientes podem se beneficiar de doses maiores, de 37,5 mg ou 50 mg. Doses maiores do que 50 mg a cada duas semanas não são recomendadas. A dose não deve ser aumentada com frequência maior do que uma vez a cada quatro semanas. O efeito do ajuste da dose não deve ser esperado antes de três semanas após o aumento da dose.[8]

PALIPERIDONA

A paliperidona (PP) é o metabólito ativo do antipsicótico de segunda geração (ASG) amplamente utilizado, a risperidona; é o nome genérico da 9-hidroxi-risperidona. A PP foi aprovada para o tratamento agudo e de manutenção da esquizofrenia. O fármaco é comercializado como uma formulação especial de liberação lenta denominada paliperidona de liberação prolongada (sistema de disponibilidade oral com propriedade de liberação osmótica [OROS]).

PALIPERIDONA INJETÁVEL DE AÇÃO PROLONGADA

O palmitato de PP é a formulação de injeção de ação prolongada do antipsicótico atípico PP. Foi aprovado pela FDA para terapia aguda e de manutenção de esquizofrenia e de transtorno esquizoafetivo em 2009. Esse medicamento é um éster de palmitato de PP, preparado em uma suspensão aquosa de nanocristais equipados com um mecanismo de liberação sustentada, resultando em dissolução lenta *in vivo*. Esses nanocristais são cerca de 10 vezes menores do que as partículas que se encontrariam em um pó de medicamento padrão, criando uma área de superfície de solução de medicamento substancialmente maior. Portanto, essa solução é capaz de atingir mais rapidamente o estado de equilíbrio (*steady state*) e mantê-lo por um período mais longo do que outros antipsicóticos injetáveis de ação prolongada. Os efeitos da droga são geralmente observados cerca de oito dias após a injeção, e o pico do nível plasmático é atingido cerca de 13 dias após a injeção. A meia-vida sérica é de cerca de 25-49 dias, e o esquema posológico padrão é a terapia inicial com duas injeções com uma semana de intervalo, seguido por uma dose de manutenção a cada quatro semanas (PP mensal – PP-1M).[9] Para a esquizofrenia, a dose inicial é de 150 mg, e uma semana após, 100 mg no músculo deltoide. A dose recomendada posteriormente pode ser de 75 mg, variando de 50 a 150 mg, podendo ser administrada tanto no músculo deltoide quanto no glúteo. Para pacientes que nunca tomaram PP oral ou risperidona oral ou injetável antes, deve-se verificar a tolerabilidade com a administração oral. Existem informações do fabricante sobre como converter a PP oral e a injetável para PP mensal (PP-1M). As apresentações no mercado brasileiro incluem seringas preenchidas correspondendo a doses de 50, 75, 100 e 150 mg.

A PP de aplicação trimestral (PP-3M) é uma nova formulação do éster de sal de palmitato de PP (9-OH risperidona), com base em uma tecnologia de nanocristais semelhante à da PP-1M. As nanopartículas são geralmente definidas como tendo um tamanho entre 1 e 1.000 nm. Minúsculos cristais de medicamento são criados e dispersos em uma suspensão aquosa (nanossuspensões). A única diferença entre PP-3M e PP-1M é o aumento do tamanho de partícula da primeira, que fornece uma liberação prolongada de PP, permitindo um intervalo de dosagem significativamente maior. Da mesma forma que a PP-1M, a PP-3M é uma mistura de enantiômeros de PP "moídos a úmido" em nanopartículas caracterizadas por uma solubilidade em água extremamente baixa.

As nanopartículas de PP-3M se dissolvem lentamente após a injeção IM antes de serem hidrolisadas em PP e absorvidas na circulação sistêmica;[10] a liberação começa logo no dia 1 e dura até 18 meses. O mecanismo de ação da PP-3M na esquizofrenia, semelhante a todas as outras formulações de PP, decorre do antagonismo do receptor da D_2 da dopamina e do antagonismo do receptor $5HT_{2A}$ da serotonina. A PP exibe propriedades antagonistas α1, α2 e H1, mas não tem efeito significativo sobre o receptor colinérgico (muscarínico) e β1 ou β2.

O local da injeção foi considerado um fator importante na farmacocinética das injeções IM de PP. De fato, após a administração de PP-3M, a Cmax da PP foi 27% maior na injeção no deltoide, sem diferença na curva de concentração *versus* tempo (AUC1) entre os locais de injeção. Esses resultados, surpreendentemente semelhantes aos obtidos com PP-1M,[11] são devidos a uma diferença na taxa de absorção provavelmente causada pelo tecido adiposo sobreposto ao músculo glúteo, com uma captação consequente de PP mais lenta do que o normal após a injeção no deltoide. Entretanto, essas diferenças no local de injeção IM provavelmente não têm importância clínica, tendo em vista que a PP-3M deve ser administrada apenas após quatro ou mais injeções anteriores de PP-1M, quando os níveis plasmáticos estão próximos da concentração do estado de equilíbrio.[12] As apresentações no mercado brasileiro da PP-3M correspondem a doses de 175, 263, 350 e 525 mg.

OLANZAPINA

A olanzapina foi introduzida no mercado norte-americano em 1996. Como outros antipsicóticos atípicos, esse fármaco apresenta uma razão alta de ligação entre receptores 5-HT$_2$ e D$_2$. Assim como a clozapina, a olanzapina é antagonista dos receptores dopaminérgicos D$_1$ e D$_4$ e do receptor 5-HT$_2$, além de ter ações anti-histamínica e anticolinérgica e bloqueadora de receptores α1-adrenérgicos. Seu metabolismo envolve primariamente as enzimas 1A2 do CYP450 e, de forma menos extensiva, do CYP2D6. Os estudos iniciais sugeriram que a olanzapina é tão eficaz quanto o haloperidol no tratamento de curto prazo da esquizofrenia, podendo ser mais eficaz do que o haloperidol na melhora dos sintomas negativos, na depressão e na tendência ao suicídio e na cognição.[13]

A olanzapina está disponível no Brasil em comprimidos de 2,5, 5 e 10 mg. Um comprimido orodispersível de 5 e 10 mg do fabricante da olanzapina de referência é registrado e foi comercializado por algum tempo no País. Não temos certeza de que foi descontinuado, mas, há algum tempo, a disponibilidade no varejo já não era clara. Injeções de ação rápida não se encontram mais no nosso mercado. A injeção de olanzapina de ação prolongada nunca foi lançada aqui. A dose terapêutica máxima da olanzapina para o adulto é de 20 mg/dia.

QUETIAPINA

Após a administração oral, a quetiapina (QTP) é rapidamente absorvida com um pico de concentração plasmática atingido em torno de 1 a 1,8 hora.[14] A QTP liga-se às proteínas plasmáticas em cerca de 83%. Sua principal via de metabolismo é predominantemente pela enzima hepática CYP3A4, com metabolismo menor por meio da CYP2D6; sua meia-vida de eliminação média é de cerca de seis horas.[15] Menos de 5% da droga é excretada inalterada. Os principais metabólitos ativos da QTP são norquetiapina (N-desalquilquetiapina) e 7-hidroxiquiapina.[16]

A QTP é usada para o tratamento de esquizofrenia, transtorno depressivo bipolar, episódios maníacos, exacerbação depressiva do TB, prevenção de recaídas de exacerbações maníacas ou depressivas em pacientes bipolares que responderam anteriormente à terapia com QTP, estabilizador do humor e como agente adjuvante de outros antidepressivos para transtorno depressivo maior (TDM).[16] As formulações de liberação imediata são tituladas mais vagarosamente, e as doses são divididas em duas tomadas. Tem sido utilizada a QTP de liberação lenta em dose única diária e em doses maiores e titulação mais rápida desde o início do tratamento.

ZIPRASIDONA

A ziprasidona foi aprovada nos Estados Unidos em fevereiro de 2001 para o tratamento da esquizofrenia, como uma alternativa de antipsicótico com boa tolerabilidade. Menor frequência de efeitos extrapiramidais, pouca ou nenhuma elevação de prolactina, nenhum ganho de peso significativo e nenhuma alteração adversa no metabolismo da glicose ou dos lipídios caracterizam a ziprasidona. Seu lançamento foi atrasado em cerca de três anos devido à exigência da FDA para mais dados acerca do risco relativamente maior de prolongamento do intervalo QTc no eletrocardiograma (ECG), o que poderia predispor a torsades de pointes, uma arritmia cardíaca potencialmente fatal.[17,18]

Em junho de 2002, a formulação de mesilato de ziprasidona IM de ação curta foi o primeiro antipsicótico de nova geração em forma parenteral a receber aprovação da FDA para o tratamento de agitação aguda em pacientes com esquizofrenia. Essa apresentação já existiu no nosso meio (assim como a olanzapina injetável de ação rápida). Assim como ocorreu com diversas outras medicações antipsicóticas mais recentes, a ziprasidona oral também foi considerada eficaz no tratamento do TB e, em agosto de 2004, recebeu aprovação da FDA para o tratamento de episódios maníacos ou mistos agudos associados ao TB (com ou sem características psicóticas). A ziprasidona existe em cápsulas de 40 e 80 mg, que devem ser administradas duas vezes ao dia, junto às refeições. Doses variam entre 80 e 160 mg/dia.[17]

ARIPIPRAZOL

O aripiprazol é um antipsicótico atípico com um perfil farmacológico um pouco diferente dos outros atípicos. Ele é um agonista parcial dos receptores D$_2$ e 5-HT$_{1A}$, e tem as propriedades de antagonismo 5-HT$_2$. O perfil farmacológico do aripiprazol apresenta propriedades antipsicóticas, antimaníacas e antidepressivas. Ele foi o primeiro fármaco aprovado para o tratamento adjuvante da depressão maior unipolar, em 2007, pela FDA. Está aprovado para o tratamento da esquizofrenia e do TB. Nos ensaios patrocinados pela indústria, o aripiprazol foi superior ao haloperidol no tratamento dos sintomas negativos. Também é eficaz na prevenção da recaída em estudos de um ano da esquizofrenia e produziu uma taxa de abandono do tratamento mais baixa, em face da melhor tolerabilidade.[13]

AMISULPRIDA

A amisulprida é um agente antipsicótico atípico com perfil farmacológico de antagonismo dos receptores D_2/D_3, com eficácia para sintomas positivos e negativos, promovendo melhora adicional no funcionamento social e na qualidade de vida de pessoas com esquizofrenia. Uma preocupação quanto à segurança dos antipsicóticos atípicos está relacionada à sua propensão a induzir ganho de peso e alterar o metabolismo da glicose e dos lipídeos. A amisulprida tem menor potencial de induzir ganho de peso. Além disso, está associada a um uso menor de medicamentos antiparkinsonianos e a menores taxas de abandono devido a eventos adversos do que os antipsicóticos convencionais. A amisulprida tem um efeito pronunciado de elevação da prolactina, que parece ser independente da dosagem e da duração da administração. A hiperprolactinemia é revertida rapidamente após a interrupção desse fármaco. A amisulprida apresenta eficácia em pacientes com sintomas predominantemente negativos.[19]

LURASIDONA

A lurasidona é aprovada para o tratamento agudo e de manutenção da esquizofrenia e da depressão bipolar I em monoterapia ou em combinação com lítio ou valproato. É aprovada no Brasil para crianças e adolescentes (acima de 13 anos) no tratamento do TB tipo I e para adolescentes (15 anos ou mais) com diagnóstico de esquizofrenia. A ação da lurasidona no potente antagonismo no receptor da serotonina $5\text{-}HT_7$ associada ao parcial em $5\text{-}HT_{1A}$, parece estar associada a benefícios cognitivos e efeitos antidepressivos.[20] Vale ressaltar que os efeitos antidepressivos da lurasidona em modelos animais comportamentais pré-clínicos não foram observados em camundongos *knockout* para $5\text{-}HT_7$; tais efeitos, portanto, parecem ser mediados por esses receptores. A lurasidona tem alta afinidade para os receptores $5\text{-}HT_{2A}$ e dopaminérgico D_2, e baixa afinidade para os receptores M_1, H_1, $5\text{-}HT_{2C}$ e alfa$_1$, com menor risco de efeitos colaterais anticolinérgicos periféricos e centrais, sonolência, ganho de peso e hipotensão.[21]

BREXPIPRAZOL

Resultados de ensaios clínicos de longo prazo com brexpiprazol e análises adicionais apontam esse fármaco como eficaz na manutenção do tratamento da esquizofrenia, com um perfil de efeitos colaterais relativamente bem tolerados. Parece haver efeitos colaterais ativadores e sedativos mínimos e, comparados com outros ASGs, o brexpiprazol tem uma propensão para ganho de peso semelhante a do aripiprazol, mas potencialmente maior do que a da lurasidona. O brexpiprazol pode ser uma opção para adultos sensíveis à ativação, que anteriormente não toleraram o aripiprazol como tratamento.[22] No Brasil, a indicação do fármaco é como adjuvante no tratamento do TDM, com dose recomendada de 2 mg uma vez ao dia. A dose máxima é de 3 mg/dia. Existem apresentações de comprimidos revestidos de 0,5, 1, 2 e 3 mg.

A **Tabela 39.1** lista os antipsicóticos e suas apresentações farmacêuticas.

TRATAMENTO DE EPISÓDIOS AGUDOS

No tratamento de episódios psicóticos agudos, deve-se objetivar a melhor adequação da dose antipsicótica em termos de dose e duração, em período de cerca de quatro e seis semanas. Deve-se priorizar o tratamento individualizado considerando eficácia e tolerabilidade, que podem variar entre os indivíduos. Importante também é examinar fatores não farmacológicos que podem comprometer a resposta, como a não adesão aos antipsicóticos (o que às vezes é de difícil identificação pelo médico) e/ou abuso de substâncias. Estratégias como psicoeducação, regimes de dosagem simplificados, contabilidade dos medicamentos em cada consulta, suporte do cuidador, e monitoramento de níveis terapêuticos (embora não seja uma prática clínica comum) podem ser úteis. Além disso, devem-se considerar diferentes formulações, como antipsicóticos injetáveis de ação prolongada.[23]

As relações dose-resposta de medicamentos antipsicóticos para esquizofrenia foram investigadas recentemente em um estudo com metanálises de dose-resposta. Foi realizada uma busca de todos os estudos de determinação de dose controlados por placebo de 20 medicamentos ASGs e haloperidol (oral e injetável de ação prolongada) em pessoas com sintomas agudos de esquizofrenia. As curvas de dose-resposta foram construídas com metanálises de dose-resposta de efeitos aleatórios. O desfecho foi a redução da pontuação total desde o início na escala de sintomas negativos e positivos (PANSS, do inglês Positive and Negative Syndrome Scales) ou na avaliação psiquiátrica breve (BPRS, do inglês Brief Psychiatric Rating Scale). Os autores identificaram 95% das doses eficazes,

TABELA 39.1
MEDICAMENTOS ANTIPSICÓTICOS

Nome genérico	Forma farmacêutica e concentrações
Aripiprazol	- Comprimidos: 10; 15; 20; e 30 mg - Solução oral: 1 mg/mL (150 mL)
Asenapina	- Comprimidos (sublingual): 5 e 10 mg
Brexpiprazol	- Comprimidos: 0,5; 1; 2; e 3 mg
Clorpromazina	- Comprimidos: 25 e 100 mg - Solução oral a 4% - Ampola de 25 mg
Clozapina	- Comprimidos: 25 e 100 mg
Flufenazina	- Comprimidos: 5 mg
Flufenazina enantato	- Injeção de longa ação: 25 mg/mL (ampola de 1 mL)
Haloperidol	- Comprimidos: 1 e 5 mg - Solução oral: 2 mg/mL - Injeção: 5 mg/mL (ampola com dose única de 1 mL)
Haloperidol decanoato	- Injeção de longa ação: 50mg/mL (ampola de 1 mL)
Levomepromazina	- Comprimidos: 25 e 100 mg - Solução oral a 4% (40 mg/mL) - Solução pediátrica oral a 1% (10 mg/mL) - Ampola de 25 mg
Lurasidona	- Comprimidos: 20; 40; e 80 mg
Olanzapina	- Comprimidos: 2,5; 5; e 10 mg
Paliperidona	- Comprimidos OROS: 3 e 6 mg
Paliperidona mensal	- Seringas preenchidas: 50; 75; 100; e 150 mg
Paliperidona trimestral	- Seringas preenchidas: 175; 263; 350; e 525 mg
Periciazina	- Comprimidos: 10 mg - Solução oral a 4% (40 mg/mL) - Solução pediátrica oral a 1% (10 mg/mL)
Pimozida	- Comprimidos: 1 e 4 mg
Quetiapina	- Comprimidos de liberação rápida: 25; 100; e 200 mg - Comprimidos de liberação prolongada: 50; 200; e 300 mg
Risperidona	- Comprimidos: 1; 2; e 3 mg - Solução oral: 1 mg/mL

TABELA 39.1
MEDICAMENTOS ANTIPSICÓTICOS

Nome genérico	Forma farmacêutica e concentrações
Risperidona quinzenal	• Injeção de longa ação: 25; 37,5; e 50 mg
Tioridazina	• Comprimidos: 10; 25; 50; e 100 mg • Comprimidos de liberação retardada: 200 mg • Solução oral: 30 mg/mL em 1 frasco com 50mL
Trifluoperazina	• Comprimidos: 2 e 5 mg
Ziprasidona	• Cápsulas: 40 e 80 mg
Zuclopentixol	• Comprimidos: 10 e 25 mg • Injeção para fase aguda: 50 mg/mL (ampola de 1 mL) • Injeção de longa ação: 200 mg/mL (ampola de 1 mL)

exploraram se doses mais altas ou mais baixas do que as atualmente licenciadas poderiam ser mais apropriadas e derivaram equivalências de dose das doses eficazes de 95%. Preencheram os critérios de inclusão 68 estudos. As doses efetivas de 95% e as doses equivalentes a 1 mg de risperidona oral, respectivamente, foram as seguintes: amisulprida para pacientes com sintomas positivos, 537 mg/dia e 85,8 mg; aripiprazol, 11,5 mg/dia e 1,8 mg; aripiprazol de longa ação (lauroxil), 463 mg a cada quatro semanas e 264 mg; asenapina, 15 mg/dia e 2,4 mg; brexpiprazol, 3,36 mg/dia e 0,54 mg; haloperidol, 6,3 mg/dia e 1,01 mg; iloperidona, 20,13 mg/dia e 3,2 mg; lurasidona, 147 mg/dia e 23,5 mg; olanzapina, 15,2 mg/dia e 2,4 mg; injeção de longa ação (LAI, do inglês *long-acting injectable*) de olanzapina, 277 mg a cada duas semanas e 3,2 mg; PP, 13,4 mg/dia e 2,1 mg; PP LAI, 120 mg a cada quatro semanas e 1,53 mg; QTP, 482 mg/dia e 77 mg; risperidona, 6,3 mg/dia e 1 mg; risperidona LAI, 36,6 mg a cada duas semanas e 0,42 mg; sertindol, 22,5 mg/dia e 3,6 mg; e ziprasidona, 186 mg/dia e 30 mg. Em pacientes com esquizofrenia crônica com exacerbações agudas, doses maiores do que as eficazes de 95% identificadas podem, em média, não fornecer mais eficácia.[24]

Pacientes com transtornos psicóticos agudos frequentemente apresentam agitação psicomotora, que pode ser manejada com o uso de antipsicóticos de rápida ação administrados por via IM. Em uma metanálise de rede, foi avaliada a eficácia dos antipsicóticos IM de segunda geração aripiprazol, olanzapina e ziprasidona, haloperidol e placebo em pacientes com diagnóstico de esquizofrenia e transtornos do espectro da esquizofrenia com agitação aguda. Metanálises de rede (indiretas) foram conduzidas para comparar os diferentes antipsicóticos IM de segunda geração entre si e com haloperidol IM e placebo em termos de resposta após duas horas da primeira injeção e resposta após 24 horas. Um total de 10 estudos, com 1.964 pacientes, foi incluído na metanálise. Ziprasidona, olanzapina, aripiprazol e haloperidol foram mais eficazes do que o placebo em pacientes após duas horas da administração IM. Além disso, a olanzapina foi superior ao aripiprazol. Os resultados após 24 horas confirmaram a superioridade do aripiprazol, da olanzapina e do haloperidol em relação ao placebo, enquanto para a ziprasidona, não havia dados disponíveis. Os autores concluíram que os ASGs disponíveis como medicamentos IM foram eficazes na redução da agitação em pessoas com esquizofrenia. A olanzapina foi um pouco mais eficaz do que o aripiprazol.[25]

PRÓDROMOS

Há mais de um quarto de século, o conceito de estado mental de risco (*at risk mental state*) e critérios operacionais para identificar prospectivamente os indivíduos em risco clínico ou risco ultra alto (UHR, do inglês *ultra-high risk*) para psicose criou uma onda global de impulso de pesquisa voltado para predizer e prevenir o PEP. Um número substancial de ensaios clínicos randomizados foi conduzido para determinar se a transição para psicose poderia ser adiada ou mesmo evitada. A eficácia de uma série de intervenções foi examinada, com metanálises padrão indicando claramente que atraso da transição por um a dois anos e os resultados mais favoráveis. Recentemente, metanálises de rede (network meta-analyses) vêm tentando identificar a intervenção mais eficaz, concluindo que nenhuma intervenção seja superior a outras, suscitando dúvidas quanto ao valor da intervenção. Embora os resultados variem e o grupo em UHR seja claramente heterogêneo, destacam-se os benefícios clínicos do tratamento psicossocial.[26]

PRIMEIRO EPISÓDIO PSICÓTICO

Os ASGs são fármacos muito utilizados para o PEP, apesar dos seus efeitos metabólicos, incluindo ganho de peso e desregulação do metabolismo da glicose e dos lipídios, os quais devem ser considerados na decisão terapêutica. Indivíduos jovens são especialmente sensíveis aos distúrbios metabólicos associados aos ASGs, o que aumenta o risco para síndrome metabólica, doenças cardiovasculares e obesidade na idade adulta.[27]

TRATAMENTO PSICOFARMACOLÓGICO DA ESQUIZOFRENIA EM CRIANÇAS E ADOLESCENTES

Embora uma parcela dos indivíduos que iniciam um tratamento antipsicótico para esquizofrenia seja composta de crianças e adolescentes, apena uma parte muito pequena dos ensaios clínicos randomizados é feita nessa faixa etária. Para exemplificar, apenas 4,6% dos estudos de esquizofrenia entre 2006 e 2011 incluíram pacientes pediátricos (20/430).[28] Em que pese os critérios diagnósticos para esquizofrenia permaneçam consistentes ao longo do ciclo de vida, a apresentação da doença pode diferir muito nas crianças e nos adolescentes, em comparação com os adultos. Há evidências de que a eficácia, tolerabilidade e segurança dos agentes antipsicóticos também podem diferir entre os diversos grupos etários. Embora o conhecimento sobre medicamentos antipsicóticos nessa população mais jovem tenha aumentado sobremaneira especialmente na última década, estudos adicionais ainda são necessários para traduzir o conhecimento desses medicamentos para uma prática clínica segura.[29]

Uma metanálise de rede de efeitos randômicos investigou o tratamento antipsicótico agudo de crianças e adolescentes com transtornos do espectro da esquizofrenia. Foram analisados 12 ensaios clínicos de seis a 12 semanas (N = 2.158; 8 a 19 anos; 61% meninos) envolvendo oito antipsicóticos (aripiprazol, asenapina, PP, risperidona, QTP, olanzapina, molindona e ziprasidona). A mudança total dos sintomas da PANSS foi comparável entre os antipsicóticos (evidências de qualidade baixa a moderada), exceto ziprasidona (evidências de qualidade muito baixa a baixa), e todos os antipsicóticos foram superiores ao placebo (evidências de baixa a alta qualidade), exceto ziprasidona e asenapina (evidência de qualidade baixa a moderada). As alterações na subescala de sintomas positivos da PANSS e os resultados de eficácia adicionais foram comparáveis entre os antipsicóticos. O ganho de peso foi principalmente associado à olanzapina; sintomas extrapiramidais e acatisia foram associados à molindona; e a prolactina aumentou com risperidona, PP e olanzapina. Eventos adversos graves, descontinuação do tratamento, sedação, insônia ou alteração nos triglicerídeos não diferiram entre os antipsicóticos. Os autores concluíram por uma eficácia comparável entre os antipsicóticos para esquizofrenia de início precoce, exceto que a eficácia se mostrou inferior para a ziprasidona e pouco clara para a asenapina. Os perfis de reações adversas variaram substancialmente entre os antipsicóticos investigados e foram amplamente consistentes com achados anteriores em adultos.[30]

ESQUIZOFRENIA RESISTENTE AO TRATAMENTO

A esquizofrenia resistente ao tratamento (ERT) é conhecida dos psiquiatras há muitos anos. Seu tratamento tem a clozapina como padrão-ouro, com base em critérios bem definidos, ainda que este seja um tema de grande interesse e controverso. As estimativas gerais sugerem que um quinto a metade dos pacientes têm ERT. Cerca de 30-60% desses indivíduos respondem à clozapina. Embora definir ERT tenha sido um grande desafio na área, e os estudos tenham usado critérios variados, a maioria aceita o fracasso de dois antipsicóticos diferentes como um critério mínimo. Em termos dos mecanismos subjacentes ao desenvolvimento da ERT, são relevantes os estudos neuroquímicos e de neuroimagem estrutural apontando redução significativa do volume do córtex pré-frontal.[31]

EFEITOS ADVERSOS DOS ANTIPSICÓTICOS

■ TRANSTORNOS DO MOVIMENTO

Transtornos do movimento são distúrbios motores neurológicos que mais frequentemente estão associados aos antipsicóticos, embora possam ser induzidos por diferentes fármacos. Os psicotrópicos associados a distúrbios do movimento incluem, além dos antipsicóticos, fármacos antidepressivos, estabilizadores do humor e drogas anticonvulsivantes, podendo comprometer as atividades diárias dos pacientes e produzir estigma. Esses efeitos adversos são comuns e têm gravidade que pode ir desde tremores leves a situações com risco de morte.[32]

O parkinsonismo e a acatisia geralmente se desenvolvem ao longo de dias a semanas ou meses após o início da terapêutica medicamentosa, e se apresentam com rigidez, bradicinesia e instabilidade postural, podendo-se observar uma síndrome simetricamente distribuída e tremor de alta amplitude no queixo e na mandíbula. A acatisia tem aspectos subjetivos e objetivos, como inquietação, movimentação excessiva, incluindo movimentos das pernas, balançar de um pé para o outro, incapacidade de sentar ou ficar quieto.[33]

■ DISTONIAS

A distonia pode ser induzida por diversas drogas, como agonistas dopaminérgicos, lítio, inibidores seletivos da recaptação de serotonina (ISRSs), carbamazepina e metoclopramida, mas é comumente causada por um agente antipsicótico. Juntamente com acatisia, parkinsonismo e discinesia, a distonia induzida por drogas é considerada um dos principais efeitos colaterais extrapiramidais de drogas antipsicóticas de primeira e segunda gerações. As distonias agudas ocorrem por contração de grupos musculares, levando à dor e ao desconforto do paciente. Distonias agudas surgem no início do tratamento, em geral nos primeiros dias de exposição a um fármaco antipsicótico, sendo manejadas com a diminuição da dose, retirada temporária ou modificação do antipsicótico. Pacientes adultos jovens do sexo masculino são mais propensos às distonias agudas.[34]

As distonias podem ter um início localizado, mas comprometer outras áreas contíguas. Falência cardiorrespiratória e morte podem ocorrer durante a contração involuntária. Reações distônicas podem ser confundidas com tétano, transtorno conversivo, convulsões, acidente vascular encefálico (AVE), tétano, meningites e meningoencefalites. O uso IM de medicação anticolinérgica, como prometazina e biperideno, rapidamente melhora a reação distônica.[35]

■ DISCINESIA TARDIA

A discinesia tardia (DT) é um distúrbio do movimento induzido por medicamentos, que pode surgir após o uso de agentes antipsicóticos. Observam-se movimentos hipercinéticos, involuntários e sem propósito na região orofacial, mas também podem ser afetados o pescoço, o tronco e as extremidades. Estima-se que a prevalência de DT entre os indivíduos tratados com antipsicóticos seja em torno de 20-30%, e ainda maior entre os idosos. A aprovação recente de inibidores do transportador vesicular de monoamina (VMAT2), a exemplo da valbenazina (não disponível no Brasil), oferece um avanço no tratamento do paciente com DT.[36]

■ SÍNDROME NEUROLÉPTICA MALIGNA

A síndrome neuroléptica maligna (SNM) é uma condição rara e grave caracterizada por confusão mental (*delirium*), rigidez muscular, febre e desregulação do sistema nervoso autônomo. A SNM é frequentemente considerada uma reação idiossincrática aos bloqueadores D_2, mas há outros riscos descritos, como idade avançada, múltiplas comorbidades, polifarmácia, administração parenteral de antipsicóticos, aplicação de restrições físicas e história prévia de SNM.[37] O *delirium* pode ter caráter flutuante e ocorrer com agitação psicomotora. A febre marcadamente alta responde mal ou mesmo não responde aos antipiréticos. A rigidez é generalizada e pode resultar em posturas anormais, como opistótono. Distonia focal pode ser observada como blefaroespasmo, crise oculogírica ou trismo. Nistagmo, disfagia, disartria ou afonia também podem ser uma manifestação de aumento do tônus muscular. A instabilidade autonômica pode se manifestar como variabilidade da frequência cardíaca, hipertensão lábil e diaforese extrema. Casos atípicos foram descritos com o uso de antipsicóticos atípicos, como clozapina, aripiprazol, amisulprida, QTP, ziprasidona, PP, lurasidona, etc. O nível de creatina fosfoquinase (CPK) sérica pode ser muito alto. Infecções podem ocorrer e devem ser suspeitadas. Esses pacientes têm mecanismo de deglutição prejudicado devido à rigidez e estão em risco de desenvolver pneumonia por aspiração.[37]

■ CONVULSÕES

Os antipsicóticos em geral, especialmente a clozapina, abaixam o limiar convulsivo. Vale ressaltar a existência da comorbidade entre esquizofrenia e epilepsia, e que muitas drogas anticonvulsivantes podem acelerar o metabolismo dos antipsicóticos, exigindo doses mais altas de antipsicóticos em quadros de epilepsia associada à esquizofrenia.[38]

■ MORTE CARDÍACA SÚBITA

A maioria dos casos de morte cardíaca súbita relacionada aos antipsicóticos típicos e atípicos decorre de arritmias. A fibrilação atrial é o tipo mais comum de arritmia, enquanto a fibrilação ventricular é uma forma grave de arritmia ventricular que afeta as câmaras inferiores do coração (ventrículos). A fibrilação ventricular foi amplamente documentada como a causa mais comum de morte cardíaca súbita, enquanto a fibrilação atrial também pode estar independentemente associada a um risco aumentado de morte cardíaca súbita. Os medicamentos antipsicóticos produzem efeitos cardíacos adversos ao retardar a repolarização cardíaca, uma condição que é mensurável em um ECG como um prolongamento anormal do intervalo QT. Um intervalo QT prolongado foi observado como um dos mecanismos mais importantes envolvidos em arritmias ventriculares cardíacas (p. ex., torsade de pointes), e essa condição anormal é comum em pacientes em uso de medicamentos antipsicóticos com morte cardíaca súbita.[39]

■ MIOCARDITE

A miocardite é um risco médico raro do tratamento com clozapina. Uma revisão sistemática da literatura incluiu 82 artigos detalhando casos de miocardite induzida pelo fármaco. A idade média dos pacientes e a dose de clozapina na apresentação era de 30 anos e 250 mg/dia, respectivamente. Os sintomas e sinais de miocardite se desenvolveram em 87% dos pacientes no primeiro mês de tratamento. A apresentação clínica incluiu falta de ar (67%), febre (67%) e taquicardia (58%). Os marcadores cardíacos estavam elevados em 87% dos 54 casos que relataram esses marcadores. Disfunção ventricular global foi o achado ecocardiográfico predominante (57%).[40]

Os antipsicóticos proporcionaram grande ajuda no tratamento de pessoas com esquizofrenia. Os de primeira geração possibilitaram o tratamento de muitos pacientes em ambiente ambulatorial. Com o advento dos ASGs e dos antipsicóticos de terceira geração (ATGs), outras indicações de uso para transtornos psiquiátricos, como depressão bipolar, mania bipolar, TEA e TDM, foram aprovadas. Além disso, a administração de instrumentos de avaliação mais específicos tem permitido delinear melhor as repercussões dessas drogas nos sintomas e na qualidade de vida dos pacientes que fazem uso de antipsicóticos. Em geral, os ASGs compartilham mecanismos de ação semelhantes para atingir esses resultados: antagonismo do receptor da dopamina-2 mais antagonismo do receptor da serotonina-2A. Os ATGs (p. ex., aripiprazol) têm atividade agonista parcial no receptor da dopamina-2 e são chamados de estabilizadores dopaminérgicos. O perfil farmacológico de ASGs e ATGs pode fornecer melhor eficácia contra os sintomas negativos, e é menos provável de produzir sintomas extrapiramidais; entretanto, ASGs e ATGs estão associados a muitos outros eventos adversos. O clínico deve equilibrar os riscos e os benefícios desses medicamentos ao escolher um antipsicótico para um paciente individual.

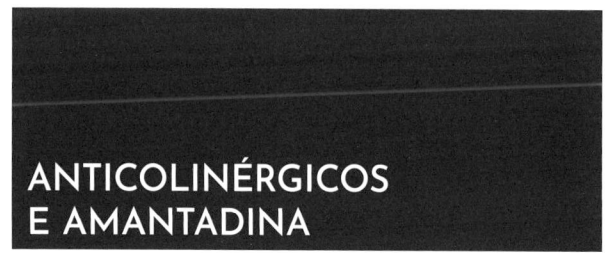

ANTICOLINÉRGICOS E AMANTADINA

Os anticolinérgicos são utilizados na psiquiatria principalmente para tratar os distúrbios do movimento induzidos por psicofármacos, notoriamente por antipsicóticos, ainda mais os de primeira geração. Promovem o bloqueio de receptores muscarínicos da acetilcolina, sem agir nos receptores nicotínicos.[41]

Os antipsicóticos, na medida em que bloqueiam os receptores D_2 da via dopaminérgica nigroestriatal (que faz parte do sistema nervoso extrapiramidal), podem ocasionar quadros de parkinsonismo, distonia aguda, acatisia ou DT.[42] Na via nigroestriatal, os neurônios dopaminérgicos fazem conexões pós-sinápticas com os neurônios colinérgicos, de modo que a dopamina, sendo liberada normalmente, inibe a liberação da acetilcolina. Quando existe um bloqueio dopaminérgico determinado pela presença do antipsicótico (principalmente os típicos), a inibição colinérgica não ocorre, e sua atividade se torna aumentada, o que predispõe a surgimento de sintomas extrapiramidais.[42]

Nesse contexto, faz sentido a utilização de um medicamento anticolinérgico, com a intenção de diminuir a ação da acetilcolina em nível de receptores M_1, na via nigroestriatal. A utilização desses medicamentos pode diminuir a incidência de parkinsonismo, distonia aguda e acatisia, entretanto, não são capazes de diminuir o risco de surgimento de DT.[42]

Os efeitos colaterais mais comuns se relacionam às próprias ações anticolinérgicas e podem incluir nervosismo, sonolência, taquicardia, visão turva, boca seca, constipação, retenção urinária e estado confusional.[43] O uso de anticolinérgicos deve ser feito de forma racional, principalmente entre indivíduos mais vulneráveis (p. ex., idosos), devido aos possíveis desfechos adversos, como prejuízos cognitivos, *delirium* e disfuncionalidade na vida diária.[44]

BIPERIDENO

No Brasil, o biperideno apresenta uma grande aplicabilidade na psiquiatria. É comercializado em apresentações em comprimidos de 2 mg (liberação imediata) e de 4 mg (liberação lenta), além de ampolas de 5 mg/1mL. Atinge um pico de concentração plasmática cerca de uma a duas horas (4,5 horas para a apresentação de liberação lenta) após a administração oral. Apresenta uma meia-vida de eliminação que varia entre 11 e 37 horas, a depender da faixa etária.[45]

Seu mecanismo de ação sobre os sintomas de parkinsonismo ainda não é completamente esclarecido. Além da ação anticolinérgica, é possível que aumente atividade dopaminérgica pelo bloqueio da recaptação de dopamina.[43] Em caso de distonia aguda, recomenda-se aplicação por via IM inicialmente, seguido de manutenção por VO; após 10 dias, pode-se considerar a diminuição da dose.[45]

PROMETAZINA

A prometazina é uma fenotiazina que tem atividade anti-histamínica (antagonismo competitivo) e anticolinérgica. É bastante utilizada em situações de emergência psiquiátrica, pela via IM, juntamente com haloperidol, no controle da agitação psicomotora, já que tanto auxilia na sedação (propriedades anti-histamínicas) quanto reduz o risco de sintomas extrapiramidais decorrentes do antipsicótico (propriedades anticolinérgicas).[46] Também é comumente utilizada em práticas ambulatoriais, por VO, associada a antipsicóticos (principalmente os típicos de alta potência), para controle de sintomas extrapiramidais e, até mesmo, para auxiliar no sono.

A absorção pela VO é rápida, atingindo uma concentração plasmática máxima em uma hora e meia a três horas. A maior parte circula ligada a proteínas plasmáticas (75-80%) e tem meia-vida que varia entre 10 e 15 horas.[45]

TRIEXIFENIDIL

O triexifenidil é um antiparkinsoniano cujo mecanismo de ação no controle dos sintomas extrapiramidais induzidos pelos antipsicóticos ainda não é totalmente compreendido. A sua atuação nos receptores muscarínicos ocorre tanto central quanto perifericamente. Pelas ações centrais, tem o potencial de ocasionar efeitos, como euforia e alucinações visuais e auditivas, principalmente em doses maiores. Por essas propriedades, existe uma rede de consumo abusivo, com finalidades recreativas, o que torna necessário que a prescrição e a utilização do triexifenidil sejam monitoradas, evitando-se o extravio para finalidades inapropriadas.[47] Sua ação começa em torno de uma hora após a administração por VO. A eliminação pela via urinária é a predominante (76%).[45]

AMANTADINA

A amantadina é um medicamento com ação profilática e terapêutica contra o vírus da influenza. Também apresenta efeito antiparkinsoniano, decorrente de um aumento da neurotransmissão dopaminérgica no sistema nervoso central (SNC) (e não por ação anticolinérgica) por mecanismos ainda não inteiramente elucidados.[41] Trata-se de uma alternativa terapêutica para o tratamento de sintomatologia extrapiramidal entre os pacientes que têm intolerância aos efeitos colaterais e riscos associados aos medicamentos com propriedades anticolinérgicas (p. ex., idosos). Cabe o alerta de que a sua eficácia pode ser menor, comparada aos anticolinérgicos, na abordagem da distonia aguda e da acatisia, estando seu uso mais direcionado para o controle do parkinsonismo.[41,45]

Tem boa absorção pelo trato GI, atingindo-se o pico plasmático entre duas e três horas após a ingesta. Apresenta uma meia-vida de eliminação de 16 horas, e sua excreção ocorre pela via urinária de forma inalterada em 90%, já que apenas um pequeno percentual (5-15%) passa por um processo de metabolização pela reação de acetilação.[41,45]

O **Quadro 39.1** resume informações relevantes sobre os anticolinérgicos e a amantadina.

ANTIDEPRESSIVOS

INIBIDORES DA MONOAMINOXIDASE

Os IMAOs cessam a atividade da enzima monoaminoxidase (MAO) no SNC e em outros tecidos, como intestino e fígado.[48] Apesar de sua alta eficácia, seu uso é limitado devido aos seus efeitos adversos e risco amplamente conhecido para interações medicamentosas com outros fármacos (risco de síndrome serotonérgica) e com alimentos ricos em tiramina (*cheese reaction*) causando crise hipertensiva.[49]

TRICÍCLICOS

A era dos ADTs iniciou ainda na década de 1950, mais especificamente no ano de 1957, durante o Encontro da Associação Mundial de Psiquiatria, em Zurique, quando Roland Kuhn publicou um relato de efeito antidepressivo da imipramina. Em 1961, foram sintetizados outros ADTs, como a amitriptilina e a desipramina (metabólito ativo da imipramina). A década de 1960 viu serem introduzidos no arsenal terapêutico da depressão os demais membros da classe farmacológica: notriptilina, trimipramina, protriptilina, iprindole, dotiepina e doxepina.[18] Outros compostos heterocíclicos comumente são estudados dentro desse grupo, devido à semelhança de suas propriedades,[41] como é o caso da maprotilina (aproxima-se de uma estrutura tetracíclica) e da mianserina e da amoxapina (estrutura tetracíclica verdadeira).[50]

QUADRO 39.1
ANTICOLINÉRGICOS E AMANTADINA

Princípio ativo	Características farmacodinâmicas	Informações relevantes
Biperideno	Ação anticolinérgica Aumento de atividade dopaminérgica (possível)	A via IM é a mais recomendada para distonia aguda. Existem apresentações de comprimidos de liberação imediata e de liberação lenta, para uso por VO.
Prometazina	Ação anticolinérgica Ação anti-histamínica	Ambas as propriedades farmacodinâmicas geram aplicabilidade terapêutica. Utilidade em regime ambulatorial e em pronto-socorro.
Triexifenidil	Ação anticolinérgica em nível central e periférico	Possibilidade de uso para fins impróprios (recreativos).
Amantadina	Ação dopaminérgica	Alternativa para pacientes sensíveis a efeitos colaterais e riscos dos anticolinérgicos. Considerar esta opção para idosos. Menor eficácia sobre distonia aguda e acatisia.

Fonte: Sadock e colaboradores,[41] Biperiden,[43] Cordioli e colaboradores,[45] Zareifopoulos e Panayiotakopoulos,[46] Naja e Halaby.[47]

Os ADTs se mantiveram como os principais antidepressivos até a chegada dos ISRSs, em 1987. Mesmo sendo atualmente considerados medicamentos antigos e com menor nível de tolerabilidade comparados com outros antidepressivos mais modernos, ainda persistem sendo bastante prescritos não apenas para depressão, mas também para várias outras indicações clínicas.[18]

A designação desses antidepressivos decorre da estrutura molecular constituída por três anéis.[42] Atuam nos terminais pré-sinápticos inibindo as bombas de recaptação de serotonina, de noradrenalina ou, o que é o mais frequente, de ambas.[42,51,52] Enquanto as aminas terciárias (amitriptilina, clomipramina, doxepina, imipramina e trimipramina) costumam apresentar uma potência mais expressiva sobre a recaptação de serotonina, entre as aminas secundárias (desipramina, nortriptilina e protriptilina) prepondera a recaptação de noradrenalina.[51-54]

Os ADTs também agem como antagonistas em receptores $5-HT_{2A}$ e $5-HT_{2C}$, ocasionando benefícios sobre os sintomas depressivos, bem como causam sedação e auxiliam na melhora da insônia.[42,55] Todavia, essa ação pode ser responsável também por implicações indesejáveis, como tontura, ganho de peso, hipotensão e fadiga.[54]

São considerados medicamentos que atuam amplamente em receptores diversificados, o que explica a grande quantidade de efeitos colaterais. O bloqueio sobre receptores H_1 associa-se a sedação e ganho de peso, enquanto sobre os receptores adrenérgicos α_1 ocasiona hipotensão e tontura. Ainda, o antagonismo colinérgico em receptores M_1 está relacionado com boca seca, constipação intestinal, visão turva, déficit de memória e *delirium*, este especialmente em idosos.[42,51,54,55] Por fim, o bloqueio de canais de sódio voltagem-dependentes em órgãos, como coração e cérebro, determina grandes riscos para pacientes em estados de intoxicação por *overdose*, redundando em arritmias cardíacas, convulsões, coma e morte.[51]

Apresentam boa absorção pelo trato GI, por isso, são bem utilizados por VO. Por essa via, cerca de 50% do fármaco sofre metabolismo de primeira passagem.[41,53,55,56] O pico plasmático é atingido entre duas e oito horas após a administração oral, e as meias-vidas variam entre 10 e 70 horas. As aminas secundárias nortriptilina e protriptilina podem chegar a ter meias-vidas ainda mais longas.[41] De 90 a 95% se ligam a proteínas plasmáticas, atingindo grandes volumes de distribuição via tecidos extravasculares.[55,56]

São metabolizados pelas isoenzimas do citocromo P450.[41] A CYP2C19 é a enzima principal da metabolização das aminas terciárias, enquanto a CYP2D6, tanto das aminas terciárias quanto das secundárias.[51,53] Dessa forma, as aminas terciárias sofrem reações de desmetilação e, assim, são convertidas em aminas secundárias, que sofrem, por fim, reações de hidroxilação e glicuronidação. Amitriptilina, imipramina, clomipramina e doxepina inibem significativamente a CYP2C19 e a CYP1A2, entretanto, ainda geram interações menos relevantes do que alguns ISRSs (fluoxetina e fluvoxamina).[55] A eliminação ocorre pela urina.[56]

As indicações dos ADTs se ampliaram bastante no decorrer das várias décadas de existência, mas foram inicialmente estudados e indicados para a abordagem do TDM. São aprovados pela FDA para esta indicação amitriptilina, amoxapina, doxepina, desipramina, nortriptilina, protriptilina, imipramina e trimipramina.[52] Os ADTs não apresentam piores eficácia e taxa de resposta do que os ISRSs, entretanto, por apresentarem mais efeitos colaterais (decorrentes de ações anticolinérgicas, antiadrenérgicas e anti-histamínicas) e pelos maiores riscos em situações de superdose, constam atualmente como tratamento de segunda linha.[52,57]

Em pacientes com TB, os riscos de virada maníaca e de indução de ciclagem rápida são maiores do que as ocasionadas por outras classes de antidepressivos, e seu uso é limitado nessa circunstância.[41] Algumas metanálises mostraram que a escolha pelos ADTs pode gerar melhores taxas de respostas comparadas a outras classes, inclusive em quadros de maior gravidade.[55,58] Como a maioria dos pacientes apresenta sintomatologia depressiva leve a moderada, é de bom senso escolher inicialmente classes de antidepressivos com maior nível de segurança, e dedicar aos ADTs os quadros resistentes aos tratamentos de primeira linha.[53]

Os ADTs também têm aplicabilidade para alguns transtornos de ansiedade. A imipramina está indicada para o transtorno de pânico com agorafobia[41,59,60] e para o transtorno de ansiedade generalizada (TAG).[61] A clomipramina também recebe indicação para ambos os transtornos,[45,61] devendo-se ficar atento, no transtorno de pânico, para que a introdução ocorra com dose baixa (10 mg/dia) e seja lentamente progressiva, podendo atingir a faixa terapêutica de 75-150 mg ao dia.[45]

O primeiro psicofármaco aprovado pela FDA para o tratamento do transtorno obsessivo-compulsivo (TOC) foi a clomipramina. Existem controvérsias sobre a possibilidade de maior eficácia da clomipramina quando comparada aos ISRSs.[62,63] Devido aos riscos e efeitos colaterais mais pronunciados, a clomipramina normalmente não é a primeira escolha para a terapêutica farmacológica do TOC, mas é uma opção bastante atraente para casos em que não há uma boa resposta com ISRSs e terapia cognitivo-comportamental (TCC). Para aqueles considerados refratários, combinar clomipramina e ISRS parece ser favorável.[63]

Há espaço para os ADTs no transtorno de déficit de atenção/hiperatividade (TDAH), entretanto, ocupam o patamar de tratamento de segunda linha para crianças e adolescentes,[64] e os com melhores níveis de recomendação para essa condição é a imipramina e a desipramina. Pode ser uma opção atrativa para pacientes que têm contraindicação ou intolerância aos psicoestimulantes, ou mesmo quando existem quadros ansiosos ou depressivos comórbidos.[65]

Na prática médica, o emprego dos ADTs para tratar insônia (primária ou secundária) é frequente. Quanto aos estudos, o que costuma apresentar resultados mais bem fundamentados é a doxepina.[66] Sua utilização em doses baixas (3-6 mg), a considerar sua elevada capacidade de promover bloqueio histaminérgico, é a recomendada, com bons níveis de eficácia para induzir adequadamente o sono.[67]

Apesar de não ser comumente uma indicação psiquiátrica, faz-se mister comentários sobre a aplicação bastante frequente dos ADTs para dores crônicas.[53] Mesmo não sendo aprovados pela FDA para essa finalidade,[68,69] sua utilização é atualmente mais preponderante que a prescrição para a depressão.[53] A amitriptilina, especificamente, já apresentou resultados promissores para dor neuropática, fibromialgia, síndrome do intestino irritável e profilaxia da cefaleia,[70] apesar de ainda serem necessárias mais evidências científicas que sustentem a sua aplicabilidade para a finalidade de controle dos quadros dolorosos. Imipramina e nortriptilina também vêm sendo bastante utilizadas para tratar dores neuropáticas no mundo inteiro.[51,71] Além dos quadros já citados, há aplicabilidade dos ADTs em dor orofacial, neuralgia pós-herpética, lombalgia, artrites, espondilite anquilosante, dor pélvica crônica, cistite intersticial, esclerose múltipla, dor pós-AVE e lesões da medula espinhal.[72] A faixa terapêutica habitual para qualquer um dos ADTs é de 10 a 75 mg/dia.[71]

Considerações sobre o uso da nortriptilina na cessação do tabagismo serão discutidas na seção sobre fármacos utilizados no tratamento dos transtornos por uso de substâncias deste capítulo.

A **Tabela 39.2** lista as principais indicações de uso clínico dos ADTs disponíveis atualmente no Brasil.

Alguns efeitos colaterais precisam ser cuidadosamente averiguados. No sistema cardiovascular, são possíveis as alterações no ECG, como prolongamento do intervalo QTc, diminuição da amplitude da onda T, alargamento do complexo QRS e arritmias. Por essa razão, ADTs devem ser evitados em pacientes com bloqueio de ramo esquerdo, alterações da condução intracardíaca, bloqueio atrioventricular total e infarto agudo do miocárdio (IAM), devido ao risco de evolução para torsades de pointes e, consequentemente, morte súbita.[54] Pontua-se a importância de solicitação de ECG antes de iniciar o ADT e na vigência de uma progressão para doses mais elevadas, bem como em unidades de emergência, em situações de superdose.[54]

Contraindicação também existe para indivíduos com glaucoma de ângulo fechado, devido ao risco de precipitação de crise aguda, associado aos efeitos anticolinérgicos dos ADTs.[54]

Cuidados redobrados são necessários em idosos por diversos fatores, entre os quais: maiores riscos de complicações cardíacas; aumento do risco de quedas e fraturas associadas a sedação, hipotensão e dificuldades de acomodação visual; constipação, podendo agravar chegando a um quadro de íleo paralítico; retenção urinária; distúrbios cognitivos, estados confusionais e *delirium*.[54,75]

INIBIDORES SELETIVOS DA RECAPTAÇÃO DE SEROTONINA

■ FLUOXETINA

A fluoxetina é uma mistura racêmica dos enantiômeros R-fluoxetina e S-fluoxetina. É quase completamente absorvida após administração oral. A meia-vida é em torno de um a três dias para a fluoxetina, e de sete a dez dias para a norfluoxetina, seu metabólito ativo. Dessa forma, seu estado de equilíbrio é atingido após muitas semanas do início do tratamento.[76]

Uma série de efeitos adversos foi observada com a fluoxetina. Um grande problema com o fármaco e outros ISRSs se relaciona à esfera sexual: disfunção erétil, retardo da ejaculação, anorgasmia e a diminuição da libido. Todos os ISRSs apresentam a advertência de maior risco de suicídio (especialmente para pacientes com menos de 25 anos). Outros efeitos adversos incluem dor de cabeça, náuseas, sonolência, diarreia, tremores, fotossensibilidade e perda de peso.[76]

■ FLUVOXAMINA

A fluvoxamina é bem absorvida após ingestão oral, atingindo pico de concentração plasmática em torno de

TABELA 39.2
ANTIDEPRESSIVOS TRICÍCLICOS E SUAS PRINCIPAIS INDICAÇÕES

Grupo	Princípio ativo	Indicações e faixa terapêutica
Aminas terciárias	Amitriptilina	- Depressão maior: 75 a 300 mg/dia - Dor neuropática: 10 a 150 mg/dia - Enurese noturna: 10 a 50 mg/dia*
	Clomipramina	- Depressão maior: 75 a 250 mg/dia - TOC: 75 a 300 mg/dia - TAG: 50 a 250 mg - Transtorno do pânico: 75 a 150 mg/dia
	Doxepina	- Insônia: 3 a 6 mg/dia
	Imipramina	- Depressão maior: 75 a 300 mg/dia - TDAH: 100 a 150 mg/dia (1 a 3 mg/kg/dia)* - TAG: 75 a 300 mg/dia - Transtorno do pânico: 75 a 150 mg/dia
Aminas secundárias	Desipramina	- Depressão maior: 100 a 300 mg/dia - TDAH: 100 a 150 mg/dia (3,5 mg/kg/dia)*
	Nortriptilina	- Depressão maior: 50 a 150 mg/dia - Dependência de nicotina: 75 a 100 mg/dia - Dor neuropática: 10 a 75 mg/dia - TDAH: 50 a 100 mg/dia (0,4 a 4,5 mg/kg/dia)*

* Dose para pacientes pediátricos.
Fonte: Cordioli e colaboradores;[45] Peregrino e colaboradores;[50] Schoeman e Liebenberg;[65] Katwala e colaboradores;[67] Derry e colaboradores;[71] Dhippayom e colaboradores[73] e Maan e colaboradores.[74]

duas a oito horas. A meia-vida é de 15 horas, e seu estado de equilíbrio é atingido em cerca de quatro a cinco dias. Tem ligação de cerca de 80% às proteínas plasmáticas. É metabolizada no fígado pelo citocromo 1A2, 2C4 e 3A4. É fraca inibidora da 2D6. Não apresenta metabólitos ativos. Seu volume de distribuição é de 25 L/kg. A excreção dá-se por via renal, e cerca de 2% da droga é eliminada de forma inalterada.[77]

■ PAROXETINA

A paroxetina é bem absorvida por VO, com pico de concentração plasmática ocorrendo em cinco horas. Tem meia-vida de 24 horas e não tem metabólitos ativos, atingindo estado de equilíbrio em cerca de cinco dias após iniciado o tratamento. É uma potente droga inibidora das isoenzimas 2D6, 1A2 e 3A4, podendo interferir no metabolismo de outras substâncias que utilizam a mesma via de degradação, como ADTs, antipsicóticos, antiarrítmicos e betabloqueadores. Sugere-se cautela com drogas que atuem no CYP2C9 e 2C19, como os anticoagulantes. A paroxetina é também capaz de inibir o seu próprio metabolismo. Liga-se em cerca de 95% às proteínas plasmáticas. Tem volume de distribuição de 13 L/kg. Cerca de 1 a 2% são excretados na urina de forma inalterada.[78]

Posteriormente, foi desenvolvida uma formulação de paroxetina com liberação controlada (CR, do inglês *controlled release*) para retardar sua liberação até a completa passagem pelo estômago. Acredita-se que, ao evitar o estômago, a estimulação dos receptores de serotonina no trato GI superior é diminuída, minimizando a ocorrência de náusea. Sua absorção não sofre alteração com a presença de alimentos, e 80% da dose é liberada em cerca de quatro a cinco horas, e os restantes 20% permanecem no comprimido e não estão disponíveis para a absorção sistêmica. A concentração máxima é alcançada em torno de seis a 10 horas, e o estado de equilíbrio é atingido dentro de duas semanas com a administração repetida de 25 mg/dia de paroxetina CR. A ligação às proteínas plasmáticas é de 95%. Sofre extenso metabolismo hepático pelo CYP450 e CYP2D6, sendo os seus metabólitos inativos. Após dose única 12,5-50 mg, a meia-vida de eliminação plasmática é de 15-20 horas. A excreção dá-se 64% pela urina (2% como composto original e 62% como metabólitos) e 34% pelas fezes (< 1% como composto original).[79]

SERTRALINA

A sertralina é um derivado da naftalenamina com atividade farmacológica predominante de inibição da recaptação de serotonina. A sertralina é absorvida lentamente após a administração oral e sofre metabolismo de primeira passagem extensa para formar N-desmetil-sertralina, um metabólito fracamente ativo. A meia-vida de eliminação varia de 22-36 horas, e a sua administração uma vez ao dia é suficiente. A sertralina tem efeitos inibitórios mínimos sobre as principais enzimas do citocromo P450, com algumas interações medicamentosas de significado clínico. Como outros ISRSs, tem boa tolerabilidade em dosagens terapêuticas e é relativamente segura na sobredosagem.[80]

CITALOPRAM

O citalopram é uma mistura racêmica 1:1 que contém o S(+)-enantiômero (S-citalopram ou escitalopram) e o R(-) enantiômero (R-citalopram). A absorção intestinal é rápida após a administração oral, não sofrendo influência da presença de alimentos. O pico de concentração plasmática ocorre em torno de três horas após a ingestão oral. Distribui-se amplamente no plasma e se liga às proteínas plasmáticas em torno de 50%. A meia-vida está em torno de 38-48 horas. A metabolização e a excreção ocorrem principalmente por biotransformação hepática pelo CYP2C19, mas também pelo CYP2D6 e CYP3A4. O principal metabólito do citalopram é o N-desmetilcitalopram, com nenhuma ou muito pouca contribuição para a atividade farmacológica. O citalopram é substrato da glicoproteína-P.[81]

ESCITALOPRAM

O escitalopram, assim como o citalopram, tem boa absorção intestinal após administração oral, não sofrendo influência da presença de alimentos. O pico de concentração plasmática ocorre em torno de quatro a cinco horas, e o estado de equilíbrio é atingido em uma semana. Apresenta relação linear entre dose e concentração plasmática. A biodisponibilidade é de cerca de 80%, e a ligação às proteínas plasmáticas é de 56%. Tem meia-vida de 27-32 horas, e seu volume de distribuição não é conhecido. Sofre metabolismo pelas enzimas CYP2C19, CYP3A4 e CYP2D6, e é também substrato da glicoproteína-P (28%), se transforma em dois metabólitos, o S-demetilcitalopram e o S-didesmetilcitalopram, ambos muitos menos potentes que a droga-mãe. Alternativamente, o átomo de N pode ser oxidado para o seu metabólito, o N-óxido. É eliminado pelas vias hepática e renal, sendo a maior por meio de seus metabólitos. Sua depuração é da ordem de 36 L/h e 8% é excretado na urina como droga original.[82]

As características farmacocinéticas dos ISRSs estão organizadas na **Tabela 39.3**.

SÍNDROME DE DESCONTINUAÇÃO DOS ISRSs

Na definição dos critérios para a síndrome de descontinuação de ISRSs, fluoxetina, fluvoxamina, paroxetina e sertralina foram avaliadas. A paroxetina foi a mais frequentemente implicada. A droga foi reduzida gradualmente em metade deles. Em alguns casos, o início dos sintomas começou durante a redução gradual, ao passo que, na maioria deles, os sintomas começaram em um a três dias após a interrupção do medicamento. Foram relatados 53 sintomas diferentes, sendo a tontura o mais comum. Outros sintomas comuns foram náuseas ou vômitos, fadiga, dor de cabeça, instabilidade da marcha e insônia. Sensações de choque, parestesia e distúrbios visuais foram os mais raros. Sem intervenção, os sintomas persistiram por mais de uma semana em metade dos casos. Nos casos em que o ISRS foi reiniciado, os sintomas desapareceram em 72 horas. Em alguns casos, os sintomas de abstinência voltaram quando o mesmo ISRS foi novamente interrompido. Os resultados foram usados para construir critérios diagnósticos para a síndrome de descontinuação de ISRSs, segundo os quais dois ou mais dos seguintes sintomas se desenvolvem em um a sete dias após a descontinuação ou redução na dosagem

TABELA 39.3
ASPECTOS FARMACOCINÉTICOS DOS ISRSs

Característica	Fluoxetina	Sertralina	Paroxetina	Citalopram	Fluvoxamina	Escitalopram
Faixa de doses terapêuticas (mg)	20-80	50-200	20-40	20-40	150-200	10-20
Enzimas e transportadores	CYP2B6, CYP2C9, CYP2C19, CYP2D6, P-gp	CYP2B6, CYP2C19, CYP2C9, CYP2D6, CYP3A4, UGT1A1, P-gp	CYP2D6, CYP3A4, P-gp	CYP2C19, CYP2D6, CYP3A4, P-gp	CYP1A2, CYP2D6, P-gp	CYP2C19, CYP2D6, CYP3A4, P-gp
Concentração no plasma proporcional à dose	Não	Sim	Não	Sim	Não	Sim
Meia-vida (horas)	1-4 dias (7-15 dias para norfluoxetina)	22-36	12-44	38-48	21-43	27-32

Fonte: Hiemke e colaboradores.[81]

de um ISRS após pelo menos um mês de uso, causando sofrimento ou prejuízo clinicamente significativo e não são atribuídos a uma condição médica geral ou recorrência de um transtorno mental: tonturas, desmaios, vertigens ou sensação de desmaio; sensações de choque ou parestesia; ansiedade; diarreia; fadiga; instabilidade de marcha; dor de cabeça; insônia; irritabilidade; náusea ou vômito; tremor; e distúrbios visuais.[83]

INIBIDORES DA RECAPTAÇÃO DE SEROTONINA E NORADRENALINA

Os antidepressivos inibidores da recaptação de serotonina e noradrenalina (IRSNs) incluem venlafaxina, desvenlafaxina, duloxetina, milnaciprano (já fora de mercado no Brasil) e levomilnaciprano (nunca lançado aqui).

■ VENLAFAXINA

A venlafaxina foi o primeiro antidepressivo IRSN lançado no Brasil, em 1996. As apresentações comercializadas inicialmente eram de comprimidos de ação rápida, os quais foram substituídos por cápsulas de liberação lenta de 37,5, 75 e 150 mg, com maior duração de ação e melhor tolerabilidade.

A metabolização da venlafaxina consiste predominantemente em desmetilação pela CYP2D6 e, em menor extensão, em desmetilação pela CYP2C19, levando a O-desmetilvenlafaxina (ODV), seu principal metabólito ativo. As vias secundárias envolvem as isoenzimas CYP3A4 e CYP2C19, que levam a metabólitos adicionais, como N-desmetilvenlafaxina e N,O-didesmetilvenlafaxina (DDV).[84]

De acordo com as diretrizes de um consenso para monitoramento de drogas terapêuticas em neuropsicofarmacologia,[81] foi definida uma faixa de concentração sérica entre 100 e 400 ng/mL da fração ativa da venlafaxina (quantidade de venlafaxina + seu metabólito farmacologicamente ativo ODV no soro) como associada à maior probabilidade de melhora dos sintomas e um risco minimizado de eventos adversos.

Um recente estudo observacional avaliou pacientes internados (≤ 60 anos) com episódio depressivo maior utilizando monoterapia com venlafaxina em tratamento clínico de rotina com a Escala de Avaliação de Depressão de Hamilton (HAMD-21), realizando monitoramento terapêutico das concentrações séricas de drogas terapêuticas e avaliações eletrocardiográficas. Houve melhora da linha de base até a semana quatro, significativamente associada com o aumento das concentrações séricas da fração ativa da venlafaxina (N = 23, correlação de Pearson, p = 0,009), mas não com a dose de venlafaxina. Os pacientes que atingiram a remissão apresentaram concentrações séricas significativamente maiores do que os pacientes que obtiveram resposta/não resposta (teste de Kruskal-Wallis, p = 0,019). Além disso, em pacientes com concentrações séricas acima de 400 ng/mL, o tempo para remissão e o tempo para resposta foram significativamente menores do que em pacientes com concentrações abaixo de 400 ng/mL (teste de Mantel-COX, p = 0,001; p = 0,010). O intervalo QTc esteve abaixo do limite superior de 450 ms para todos os pacientes. Os autores concluíram que a concentração sérica da porção ativa, e não a dose, determinou o efeito da venlafaxina. Tempos de remissão mais curtos sem alterações no ECG em pacientes com concentrações séricas acima da faixa de referência terapêutica apontam para a necessidade de reavaliação da faixa de referência terapêutica para venlafaxina em estudos maiores.[85]

■ DESVENLAFAXINA

A desvenlafaxina é o metabólito da venlafaxina que é também IRSN aprovado para o tratamento da depressão. O succinato monoidratado da desvenlafaxina existe em comprimidos de 50 e 100 mg, e a dose terapêutica usual varia de 50 a 200 mg/dia. A desvenlafaxina é lentamente absorvida por VO. O tempo para Cmax é de cerca de sete horas e meia. Não é alterada pela ingestão de alimentos, e sua taxa de ligação a proteínas plasmáticas é em torno de 30%. A meia-vida varia de nove a 15 horas, e suas concentrações plasmáticas no estado de equilíbrio são atingidas em cerca de quatro a cinco dias. Apresenta perfil farmacocinético linear. A eliminação da desvenlafaxina é predominantemente por via renal, sendo 45% da droga excretada de forma inalterada na urina. Tem metabolização hepática principalmente por conjugação com glicuronídeos. A desvenlafaxina não utiliza a isoenzima 2D6 do CYP450, podendo uma pequena fração da droga utilizar a isoenzima 3A4. Não inibe e nem é substrato da glicoproteína-P. A desvenlafaxina é tida como um fármaco com muito baixa probabilidade de interação medicamentosa farmacocinética.[86]

■ DULOXETINA

A duloxetina (DUL) foi inicialmente aprovada para o tratamento de TDM pela FDA, em 2004, sendo aprovada em vários países para o tratamento de TAG, dor neuropática periférica diabética, fibromialgia (FM), dor musculosquelética crônica, etc. Além disso, tem sido sugerido o seu uso em pacientes com neuropatias induzidas por quimioterapia e para dor pós-cirúrgica crônica.[87]

Após administração oral, a DUL atinge a Cmax em cerca de seis horas. A administração concomitante com uma refeição aumenta o tempo para o pico de absorção em seis a 10 horas e diminui a área sob a curva de concentração versus tempo (AUC) em 10%. O volume de distribuição estimado é de 1.640 L, a biodisponibilidade é de cerca de 50% e a ligação às proteínas (principalmente à albumina ou α1-glicoproteína ácida) de até 90%.[88] A eliminação da DUL (meia-vida de cerca de 12 horas) ocorre por biotransformação hepática, via citocromo P-450 (CYP) 1A2 e isoformas 2D6, e por excreção renal (70%) e fecal (20%). Até o momento, nenhum dos metabólitos principais propostos (qualquer metabólito constituindo > 1% do total) se mostrou farmacologicamente ativo.[89]

Uma vez que a DUL é extensivamente metabolizada pelo fígado, qualquer grau de insuficiência hepática é uma contraindicação ao tratamento; em pacientes hepatopatas, após uma dose única de 20 mg, a depuração plasmática média foi significativamente reduzida, a AUC aumentou cinco vezes e a meia-vida foi três vezes maior do que a observada em pacientes sem disfunções hepáticas. A DUL também pode agravar a doença hepática crônica preexistente e interagir com o álcool, resultando potencialmente em lesão hepática, portanto, não deve ser prescrita nesses casos. Da mesma forma, uma vez que a excreção renal tem um papel importante na eliminação da DUL, os indivíduos com depuração da creatinina < 30 mL/min e os pacientes afetados por insuficiência renal moderada ou grave devem receber dosagens ajustadas e ser monitorados de perto durante o tratamento. Interações medicamentosas são possíveis: DUL demonstrou ser um substrato e um inibidor moderado do CYP2D6 e, portanto, pode competir pelas mesmas isoenzimas com outros substratos, como ADTs, fenotiazinas e antiarrítmicos tipo 1C.[82,89]

De maneira semelhante a outros fármacos IRSNs, a DUL pode estar envolvida nas interações farmacodinâmicas de medicamentos. Particularmente, a combinação do fármaco com IMAOs é contraindicada, devido ao possível desenvolvimento de uma síndrome serotonérgica.

MIRTAZAPINA

A mirtazapina foi o primeiro antidepressivo a aumentar as concentrações de serotonina e noradrenalina, agindo não apenas no bloqueio da recaptação. É classificado como um antidepressivo noradrenérgico e específico serotonérgico (ANES). É rapidamente absorvida pelo trato GI, com pico plasmático atingido em duas horas. A absorção é um pouco mais lenta quando ingerida com alimentos. Idosos e mulheres apresentam maiores concentrações plasmáticas de mirtazapina quando comparados a homens jovens. A meia-vida é entre 20 e 40 horas, com estabilidade sérica atingida após seis dias.[90]

■ MECANISMO DE AÇÃO

O estímulo à neurotransmissão noradrenérgica se dá inicialmente pelo antagonismo junto aos receptores α2 adrenérgicos pré-sinápticos (autorreceptores). Esses receptores detectam a concentração de noradrenalina na fenda sináptica, regulando a sua liberação. O antagonismo faz esse mecanismo de regulação se perder, o que aumenta a liberação de noradrenalina por parte do neurônio.[91] Os receptores α2 adrenérgicos também existem nos neurônios serotonérgicos e podem ser estimulados por meio da noradrenalina – nesse contexto, denominados heterorreceptores –, cumprindo com a mesma função, que é regular/frear a liberação de serotonina. Desse modo, o antagonismo α2 adrenérgico exercido pela mirtazapina impede essa retroalimentação, promovendo também aumento na liberação de serotonina.[92] A desinibição inicial sobre os neurônios noradrenérgicos proporciona ainda que estes estimulem receptores α1 pós-sinápticos dos neurônios de serotonina localizados na rafe mesencefálica, aumentando ainda mais a neurotransmissão serotonérgica.[91]

O excesso de atividade serotonérgica poderia causar efeitos adversos, como insônia, elevação da ansiedade, disfunção sexual e diminuição do apetite. Contudo, a mirtazapina tem, entre seus efeitos farmacodinâmicos, o bloqueio sobre os receptores $5\text{-}HT_{2A}$ e $5\text{-}HT_{2C}$, inibindo justamente a ocorrência desses efeitos, com consequente melhora na ansiedade, no sono e não interferência na função sexual. Outrossim, o aumento da atividade serotonérgica irá estimular basicamente os receptores pós-sinápticos $5\text{-}HT_{1A}$, promovendo uma parte dos efeitos antidepressivos e ansiolíticos da molécula. A mirtazapina é também antagonista de $5\text{-}HT_3$, o que ameniza a ocorrência de efeitos adversos GI. Exerce ainda ação anti-histamínica em H_1, o que pode explicar também os efeitos sedativos e sobre o aumento no apetite.

■ USO CLÍNICO

A mirtazapina está disponível em comprimidos de 15, 30 e 45 mg. Os mesmos miligramas estão disponíveis em comprimidos de dissolução oral. É ingerida em dose única noturna. O bloqueio H_1 é mais potente na dose de 15 mg, o que proporciona o uso dessa dose na prática clínica para tratamento da insônia, evitando-se, assim, a prescrição de medicações com poder de causar dependência, como os benzodiazepínicos (BZDs).[93]

É eficaz para o tratamento da depressão, sendo elencada pelo Canadian Network for Mood and Anxiety Treatments (CANMAT) como opção de primeira linha.[57] Atua de forma benéfica sobre o sono, apetite, com boa tolerabilidade no que tange a efeitos colaterais da esfera sexual. É segura para uso em idosos e apresenta bom perfil de interação medicamentosa. Para tratamento da depressão, é recomendado que se inicie com 30 mg/dia, amenizando o risco de sonolência diurna (quando comparado com o efeito de 15 mg). A dose máxima é de 45 mg. Um estudo que comparou a associação de mirtazapina com ISRSs e ISRNs em casos de depressão resistente atendidos na atenção primária não identificou diferenças entre essa estratégia quando comparada com a adição de placebo.[94] Reanálise posterior desses dados identificou superioridade da adição de mirtazapina quando comparada ao placebo no controle dos sintomas de TAG. Alguns estudos mostraram boa eficácia da mirtazapina no tratamento de transtornos de ansiedade. Porém, como foram trabalhos sem grande acurácia metodológica, a mirtazapina segue ainda não sendo aprovada como tratamento para esse fim, em que pese o amplo uso *off-label*, especialmente no TAG.[95] Devido aos efeitos sobre o aumento do apetite e do sono, é comum o uso de mirtazapina para pacientes deprimidos acometidos de câncer.

EFEITOS ADVERSOS

A **Tabela 39.4** compila os principais efeitos adversos causados pela mirtazapina, em ordem de ocorrência. Estima-se que até 10% das pessoas tenham algum efeito adverso decorrente do uso, sendo os mais frequentes sonolência, boca seca, aumento do apetite, elevação do colesterol, constipação e ganho de peso.[96] A sedação excessiva pode causar interrupção do uso em 13% dos casos. Outro efeito que pode surgir é a síndrome das pernas inquietas – o que pode prejudicar o efeito benéfico sobre o sono e induzir a ocorrência de pesadelos.[93]

INTERAÇÕES MEDICAMENTOSAS

A mirtazapina tem bom perfil de interação medicamentosa. Recomenda-se que seja evitada a prescrição em conjunto com outras medicações com alto potencial sedativo, especialmente em idosos.[96]

TABELA 39.4
EFEITOS ADVERSOS ASSOCIADOS À MIRTAZAPINA

Efeito adverso	Percentual (%)
Sonolência	53
Boca seca	25
Aumento do apetite	17
Elevação do colesterol	15
Constipação	13
Ganho de peso	12

Fonte: Al-Majed e colaboradores.[90]

BUPROPIONA

A bupropiona faz parte do arsenal psicofarmacológico como antidepressivo desde 1989.[97] Trata-se de uma fenilaminocetona monocíclica, que apresenta uma estrutura que se assemelha à da anfetamina.[45] Seu mecanismo de ação é único e se baseia na inibição da recaptação de noradrenalina e de dopamina, sem atuar na recaptação de serotonina e de monoaminoxidase.[98]

Observou-se que a bupropiona pode diminuir a queima de neurônios noradrenérgicos e dopaminérgicos no tronco cerebral, havendo também uma diminuição das taxas de disparo de neurônios noradrenérgicos na região do *locus coeruleus*.[98]

A absorção da bupropiona ocorre rapidamente pela mucosa intestinal e é próxima de 100%, facilitada pelo baixo peso molecular e por sua liposolubilidade. A metabolização hepática acontece por meio da isoenzima CYP2B6, que promove reação de hidroxilação, convertendo a bupropiona em hidroxibupropiona, que é um metabólito ativo (tem a metade da potência antidepressiva em relação à bupropiona), além de dois metabólitos menos ativos: treo-hidrobupropiona e eritro-hidrobupropiona.[97,98] É considerado um inibidor fraco da isoenzima CYP2D6.[45,98]

O tempo para ser alcançado o pico plasmático para a apresentação de liberação imediata é de uma hora e meia a três horas, enquanto para a de liberação estendida é de cinco horas. A meia-vida de eliminação em indivíduos adultos é de 21 horas com variação, para mais ou para menos, de nove horas; a meia-vida do metabólito hidroxibupropiona é de 20 horas, com variação, para mais ou para menos, de cinco horas.[97] A estabilidade de concentração plasmática é atingida em oito dias.[98] A taxa de ligação a proteínas plasmáticas da bupropiona e da hidroxibupropiona é de até 84%. A maior parte do fármaco (em torno de 87%) e de seus metabólitos é eliminada pela via urinária como glicinas conjugadas. Menos de 1% é eliminado na sua forma inalterada.[97] Ocorre uma eliminação de apenas 10% pelas fezes.[45,98]

No Brasil, é comercializada em apresentações de comprimidos de liberação imediata de 150 mg e de liberação estendida de 150 e 300 mg. A versão de liberação estendida pode ser mais confortável para alguns pacientes, devido à melhor tolerabilidade a efeitos colaterais e à comodidade posológica, já que pode ser administrada apenas uma vez ao dia (enquanto a de liberação imediata, em doses superiores a 150 mg, deve ser administrada em duas tomadas diárias com intervalo de oito horas entre elas).[97] A dose de 450 mg/dia pode ser necessária para pacientes que não respondem à dose de 300 mg/dia após algumas semanas de uso, e não deve ser ultrapassada, devido principalmente à sua característica de diminuição do limiar convulsivo.[45,98]

Na abordagem do TDM, já foi avaliada em diversos estudos em comparações com outros antidepressivos ou inseridos em estratégias de combinações de antidepressivos. Uma metanálise evidenciou que, na maioria dos ensaios clínicos incluídos, a bupropiona foi superior ao placebo e teve eficácia comparável a outros antidepressivos. Também observaram que o acréscimo da bupropiona a um ISRS ou não ISRS poderia gerar resultados positivos, entretanto, os resultados dos estudos devem ser avaliados com certa cautela pelo reduzido número de ensaios clínicos e por questões metodológicas nas pesquisas existentes (ausência de grupo-controle, amostras reduzidas e carência de ensaios duplos-cegos).[99]

De acordo com o CANMAT e a International Society for Bipolar Disorders (ISBD), em relação à depressão bipolar, a bupropiona compartilha com os ISRSs o patamar dos antidepressivos com menor potencial de virada maníaca/hipomaníaca, quando utilizada em pacientes que não respondem adequadamente a outros agentes medicamentosos considerados mais seguros quanto a esse aspecto. No TB tipo I, a bupropiona (bem como os ISRSs) deve sempre ser administrada conjuntamente com esquema de prevenção de episódios maníacos, e os pacientes devem ser acompanhados criteriosamente para se averiguar o surgimento de indícios de uma virada. Esse uso deve ser evitado ou ser feito ainda mais cuidadosamente em caso de pacientes com história de mania/hipomania induzida por antidepressivo, episódio com características mistas ou ciclagem rápida recente. Os autores ainda trazem a possibilidade de emprego da bupropiona em monoterapia como tratamento de segunda linha para a depressão no TB tipo II.[100]

A bupropiona é considerada o antidepressivo com mais evidência científica em relação a não ocasionar efeito colaterais sexuais. Pode ser uma medicação de eleição para pacientes deprimidos e que sejam sexualmente ativos,[101] ainda mais se houver história pregressa desse tipo de queixa associado a tratamentos prévios com outros fármacos. Outrossim, existe a possibilidade de melhorar efeitos colaterais sexuais induzidos por ISRSs; nesse caso, pode ser producente associar a bupropiona ao ISRS já em uso, na tentativa de diminuir as queixas sexuais decorrentes deste.[99,101] A bupropiona em doses mais elevadas (300 mg/dia) mostrou resultados mais consistentes em relação à melhora de queixas sexuais.[102]

A bupropiona é aprovada pela FDA para a interrupção do tabagismo.[103] Informações mais detalhadas sobre este tema serão discutidas no tópico "Fármacos utilizados no tratamento dos transtornos por uso de substâncias".

É considerada de segunda linha para a abordagem do TDAH. A partir da avaliação de seis ensaios clínicos randomizados e controlados, verificou-se que ocasionou uma pequena melhora dos sintomas, sem gerar mais efeitos colaterais que o placebo. Desse modo, considera-se que pode ser uma alternativa para pacientes que têm algum impedimento para utilização de psicoestimulantes. A qualidade da evidência foi considerada baixa por limitações existentes nos ensaios clínicos.[102] É uma possibilidade terapêutica para o TDAH comórbido ao TB, com nível de evidência 4 (da mesma maneira que a lisdexanfetamina e a atomoxetina), estando o metilfenidato em nível 3.[100]

Em pacientes com insuficiência hepática leve a moderada, a dose deve ser diminuída (cirróticos devem receber dose máxima de 75 mg/dia); já em casos graves, deve ser considerado evitar o uso do fármaco.[97,98] Indivíduos com insuficiência renal devem ser submetidos à diminuição da frequência e da dose da medicação, devido ao risco de acúmulo da bupropiona e de seus metabólitos, já que a via de eliminação urinária é a mais importante.[98]

Devido ao risco de convulsões, existe contraindicação à prescrição da bupropiona em pacientes que têm maior risco desse tipo de evento: pessoas com quadros epilépticos, diagnóstico de anorexia ou bulimia nervosa, nas fases de interrupção de consumo de álcool, em pacientes que apresentam transtorno por uso dessa substância e nos que estão em procedimentos de retirada de BZDs, barbitúricos e anticonvulsivantes. Considerar contraindicação também para qualquer outra circunstância clínica que possa cursar com diminuição do limiar convulsivo: tumor ou infecções do SNC, AVE, traumatismo craniencefálico, entre outros.[98,104]

Costuma ser uma medicação bem tolerada, e alguns dos efeitos colaterais mais comuns, que acontecem principalmente no início do tratamento, são constipação, boca seca, náuseas, vômitos, cefaleia, agitação, nervosismo, insônia, tremor e perda de peso.[97,98] Os efeitos colaterais neuropsiquiátricos são os que mais ocasionam a interrupção do tratamento.[98]

TRAZODONA

A trazodona é uma molécula desenvolvida na década de 1960, mas com aprovação para uso na depressão ocorrendo apenas na década de 1990. Após ingestão, a trazodona de liberação imediata é bem absorvida, com pico de concentração plasmática ocorrendo entre 30 minutos a duas horas. A absorção ocorre de forma mais lenta quando ingerida junto com alimentos.[105] Tem metabolização hepática, pelo CYP3A4. A meia-vida é de 6,6 horas. A apresentação e a liberação prolongada apresentam pico plasmático de quatro horas e meia-vida de 12 a 14 horas.[106]

MECANISMO DE AÇÃO

Foi o primeiro antidepressivo a atuar de forma dual sobre a serotonina, promovendo antagonismo sobre os receptores $5\text{-}HT_{2A}$ e $5\text{-}HT_{2C}$, além de ser inibidor da recaptação de serotonina. O efeito sobre a recaptação de serotonina só ganha significado clínico em doses de 150 mg em diante, e parece ser a principal responsável pelos efeitos antidepressivos, culminando com o agonismo $5\text{-}HT_{1A}$.[107] Semelhante ao que ocorre com a mirtazapina, os antagonismos $5\text{-}TH_{2A}$ e $5\text{-}TH_{2C}$ promovem um melhor perfil de efeitos colaterais, amenizando o risco do surgimento de efeitos adversos associados ao aumento da estimulação serotonérgica, como piora da ansiedade, disfunção sexual e insônia. Doses inferiores a 100 mg têm antagonismo junto aos receptores de histamina, α_1 e α_2 adrenérgico, e tendem a ser mais sedativas, com o mínimo de propriedades anticolinérgicas.[105]

USO CLÍNICO

A trazodona está disponível em comprimidos de 50 e 100 mg na apresentação de liberação imediata, e de 150 mg de liberação prolongada. Há perspectiva de chegada no mercado brasileiro da apresentação de 300 mg – liberação prolongada –, mas, até a conclusão deste capítulo, ainda não estava disponível. Deve-se iniciar com 50 mg à noite, com aumento de 50 mg a cada três dias até se chegar à dose de 300 mg/dia, divididas em 12/12 horas, exceto na formulação de liberação prolongada, que permite dose única noturna e contempla início já com 150 mg/dia. Não há aparente diferença em termos de eficácia clínica entre as formas de liberação imediata e prolongada. As vantagens potenciais da liberação prolongada é que permite se chegar às doses terapêuticas com mais rapidez, evitando a sedação diurna, que pode ser comum no uso da trazodona de liberação imediata.[106]

Sua principal indicação clínica é no tratamento do TDM. Um ensaio clínico realizado com 412 pacientes tratados durante 12 semanas mostrou superioridade da trazodona em comparação ao placebo no tratamento do transtorno.[108] Outros ensaios mostraram equivalência da trazodona no tratamento da depressão quando comparada com outros antidepressivos.[106] Apresenta bom perfil de eficácia em pacientes depressivos com insônia, ansiedade, agitação, e não tão boa atuação para com pacientes que tenham hipersonia e alentecimento psicomotor.[105]

A trazodona é bastante usada para o tratamento de insônia. Uma revisão sistemática que se debruçou sobre esse tema identificou eficácia tanto em iniciar como em prolongar o sono, tanto em casos de insônia primária como em casos de insônia decorrentes de quadros depressivos.[109] Como mencionado anteriormente, as doses prescritas para este fim oscilam entre 25 e 100 mg/dia.

Quanto aos transtornos de ansiedade, a trazodona mostrou eficácia no tratamento do TAG. No transtorno de pânico, os achados são contraditórios. É indicada como tratamento de segunda linha no transtorno de estresse pós-traumático (TEPT), especialmente pela melhora no sono. Pode ter benefícios também no tratamento da fibromialgia.[105-107] Outra indicação *off-label* é o uso para melhora da libido quando sua diminuição é consequência do uso de ISRSs.

EFEITOS ADVERSOS

A trazodona costuma ser bem tolerada, tendo como efeitos adversos mais frequentes a sedação/sonolência, tontura, cefaleia, boca seca, náuseas, vômitos e diarreia. A sedação é o efeito mais comum, chegando a ocorrer em até 22% dos casos.[106] Tende a melhorar após a primeira semana de uso e é menos comum na apresentação de liberação prolongada. O antagonismo sobre receptores α_1 adrenérgicos pode causar hipotensão ortostática. Preocupa mais em idosos, mas tende também a ser temporária.[110]

A associação entre trazodona e priapismo é rara. Pode ocorrer nos primeiros 28 dias de uso e a partir de 150 mg/dia. Mesmo de ocorrência rara, o uso deve ser evitado em homens que tenham outro fator de risco para priapismo (mieloma múltiplo, leucemia, anemia falciforme, estados pró-trombóticos).[107] Deve-se também evitar o uso de trazodona concomitante a substâncias que prolonguem o intervalo QT, pois aumenta o risco de arritmias e torsade de pointes.[106]

INTERAÇÕES MEDICAMENTOSAS

Fármacos inibidores enzimáticos do CYP3A4 podem aumentar o nível sérico da trazodona, como cetoconazol, eritromicina e ritonavir. A carbamazepina pode diminuir as concentrações séricas da trazodona. A prescrição concomitante com ADTs, IMAOs e fluoxetina deve ser evitada, pois aumenta o risco de efeitos adversos cardiovasculares.[106] Devido ao efeito antagonista α_2, deve-se evitar a associação entre trazodona e anti-hipertensivos que tenham esse mecanismo de ação, como a clonidina.[107]

AGOMELATINA

A agomelatina é um psicofármaco que tem uma estrutura análoga à da melatonina e que promove uma ressincronização dos ritmos circadianos. Foi aprovada para uso clínico em 2009, na União Europeia, com indicação para tratamento do transtorno depressivo em adultos.[111] Até o momento, não obteve aprovação pela FDA. Trata-se do primeiro antidepressivo com um mecanismo de ação que vai além da neurotransmissão monoaminérgica.[112]

Comercializada em comprimidos de 25 mg, tem uma faixa terapêutica que varia entre 25 e 50 mg/dia.[112] É um agonista dos receptores melatonérgicos MT_1 e MT_2, promovendo a inibição da atividade do núcleo supraquiasmático, assim como acontece com a melatonina. Dessa forma, ocasiona um aumento do tempo total de sono e diminui despertares depois que o sono é iniciado. Alterações na periodicidade do ritmo circadiano e no ciclo sono-vigília são capazes de interferir significativamente no humor, portanto, manipulações do ritmo circadiano podem ter eficácia antidepressiva.[111]

Os receptores melatonérgicos são importantes na sincronização dos ciclos circadianos e, muitas vezes, se apresentam com seu funcionamento modificado em pacientes com TDM. Nesses indivíduos, os ciclos alterados podem ser decorrentes de uma desorganização intrínseca em nível do núcleo supraquiasmático e, também, de uma produção alterada de melatonina pela glândula pineal, o que pode desencadear alterações do padrão do sono e dos comportamentos que ocorrem na depressão.[112]

Adicionalmente, seu mecanismo de ação também se caracteriza por antagonismo em receptores serotonérgicos $5-HT_{2C}$, o que também está envolvido no efeito farmacológico da abordagem dos sintomas depressivos, já que essa ação está relacionada com regulação do estresse, sincronização circadiana e qualidade do sono.[111,112] Essa atuação sobre os receptores $5-HT_{2C}$ ocasiona desinibição e maior disponibilidade de noradrenalina e dopamina na região frontocortical. Ademais, a modulação em nível de neurônios GABAérgicos e a ação sobre receptores $5-HT_{2C}$ parecem ser as responsáveis pelas melhoras relatadas de sintomas ansiosos. Atua também sobre receptores $5-HT_{1A}$ e $5-HT_{2B}$, mas não parecem ser desencadeadores de resultados terapêuticos.[111]

Por não apresentar ações agonistas em receptores $5-HT_{2A}$, tem um perfil mais vantajoso de efeitos colaterais, com maior segurança quanto a disfunções sexuais, ganho de peso, desconfortos gastrintestinais e síndrome de descontinuação com suspensão rápida. Entretanto, existe a possibilidade de surgirem tontura, parestesia e visão borrada. É considerada uma droga segura, sem alterações em pressão arterial, frequência cardíaca, intervalo QTc e níveis hormonais.[111]

Em experimentos animais, a agomelatina já foi associada a aumento da expressão do fator neurotrófico derivado do cérebro (BDNF, do inglês *brain derived neurotrophic factor*), aumento da proliferação celular, neurogênese no hipocampo e melhora de prejuízos de memória induzidas pelo estresse.[111,112]

A agomelatina tem rápida absorção VO e atinge uma concentração plasmática máxima entre uma e duas horas. Cerca de 95% se ligam a proteínas plasmáticas.[111] Tem uma meia-vida plasmática de apenas uma a duas horas, mesmo após doses administradas repetidamente. A eficácia máxima na ressincronização e na propriedade de ligação é observada após uma hora da transição claro-escuro, quando ocorre a secreção da melatonina e a sensibilidade dos receptores atinge o seu pico.[112]

É metabolizada em sua maior parte pelas isoenzimas do citocromo P450 CYP1A2 (hidroxilação), e apenas 10% pela CYP2C9 (desmetilação). Em seguida, passa pelos processos metabólicos de conjugação e sulfonação. Até 80% da droga é eliminada pela via urinária como vários metabólitos inativos (ocorrem aumentos de 25% na concentração plasmática em situações de insuficiência renal).[111]

A agomelatina já foi comparada a outros antidepressivos, como sertralina, fluoxetina e venlafaxina, para o tratamento da fase aguda do TDM, e mostrou resultados clínicos semelhantes.[111] Existe uma carência de evidências robustas na prevenção de recaída em estudos de longo prazo.[113]

Uma metanálise que incluiu dois ensaios clínicos duplos-cegos e controlados por placebo encontrou taxas de resposta e remissão sintomática respectivamente de 54,3 e 18,3% (contra 29,4 e 9,5% no grupo-placebo), e resposta funcional de 52,9% (contra 34,3% no grupo-placebo), sendo que todas as comparações foram consideradas estatisticamente significativas.[114]

Um estudo de coorte com uma grande amostra europeia encontrou que houve melhora de aspectos da funcionalidade em termos de atividades diárias/trabalho, vida social e vida familiar.[115] Uma metanálise, que comparou eficácia e a tolerabilidade de 21 antidepressivos, considerou uma posição de destaque para a agomelatina, a partir de informações acerca de aceitabilidade e eficácia.[58]

Estudos abertos encontraram resultados animadores quanto ao emprego da agomelatina na depressão bipolar,[116,117] entretanto, um ensaio clínico duplo-cego, controlado por placebo, não conseguiu encontrar superioridade da agomelatina sobre o placebo, além de ter relatado casos de virada maníaca.[118]

Um pequeno estudo aberto que envolveu pacientes com transtorno afetivo sazonal e que estavam agudamente deprimidos apresentou taxas de resposta e remissão de 75,7 e 70,3%, entretanto, não existem outras pesquisas que tenham avaliado essa condição.[119]

Podem acontecer elevações transitórias dos níveis das aminotransferases, em especial quando administrada na dose de 50 mg/dia, mas apenas raramente chega a ser maior que 10 vezes os valores de referência. Destarte, monitoração das aminotransferases e da função hepática faz-se necessária.[111] Um estudo de coorte recente evidenciou aumentos das aminotransferases (> 3 vezes) em 0,8% dos pacientes submetidos à dose de 25 mg/dia e 1% para os que tiveram a dose progredida para 50 mg/dia.[115] A agomelatina é contraindicada para pacientes que têm doenças hepáticas, como cirrose.[111]

O tabagismo, por ser indutor da CYP1A2, diminui em três a quatro vezes a concentração plasmática do fármaco. A agomelatina não é considerada um indutor ou inibidor de isoenzimas do CYP450, mas sua concentração é aumentada se for utilizada junto com inibidores da CYP1A2 e CYP2C19, de modo que o uso combinado com potentes inibidores da CYP1A2 (p. ex., fluvoxamina e ciprofloxacina) é contraindicado.[111]

VORTIOXETINA

A vortioxetina foi aprovada em 2013 para tratamento do TDM.[120] Foi o primeiro antidepressivo denominado multimodal, por atuar para além do metabolismo das monoaminas, modulando outros sistemas neurotransmissores, como glutamato, ácido gama-aminobutírico (GABA), acetilcolina e histamina. A vortioxetina é absorvida lentamente, mas de forma plena, com pico de concentração plasmática ocorrendo entre sete e 11 horas. A biodisponibilidade é de 75%, sendo metabolizada no fígado pelos citocromos P450 (CYP) 2D6, 2C19, 3A4, 2C9 e 2B6. A meia-vida é em torno de 60 horas. A farmacocinética da vortioxetina não é afetada por raça, sexo, insuficiência renal ou insuficiência hepática leve a moderada.[121]

■ MECANISMO DE AÇÃO

A expressão multimodal se refere à atuação que ocorre de diferentes maneiras ou modos. No caso da vortioxetina, há três mecanismos principais: inibição da recaptação de serotonina; atuação nos receptores de serotonina acoplados à proteína G, seja como agonista, agonista parcial e antagonista; ação em receptores por meio da atuação via canal iônico ligante-dependente, especialmente no receptor 5-HT$_3$.[122] No que diz respeito à atuação nos receptores de serotonina, a vortioxetina age como agonista em 5-HT$_{1A}$, agonista parcial em 5-HT$_{1B}$, antagonista em 5-HT$_{1D}$ e 5-HT$_7$. O estímulo 5-HT$_{1A}$ no córtex pré-frontal e no hipocampo promove a inibição na liberação do GABA, o que – de forma secundária – causaria aumento na liberação de dopamina, noradrenalina, acetilcolina e histamina no córtex pré-frontal e no hipocampo. Efeito semelhante é atingido mediante o antagonismo no heteroreceptor 5-HT$_{1B}$.[123]

O cérebro apresenta um mecanismo de *feedback* negativo para liberação de serotonina quando na presença de um inibidor da recaptação. Esse mecanismo é exercido por receptores, como os 5-HT$_{1B}$ (autorreceptores), 5-HT$_{1D}$ e 5-HT$_7$. Ao sofrerem antagonismo por parte da vortioxetina, se desfaz esse *feedback*, permitindo maior liberação e concentração de serotonina na fenda plasmática. O bloqueio em 5-HT$_3$ também bloqueia a liberação de GABA, aumentando a liberação de glutamato e proporcionando de forma secundária as liberações sinápticas de serotonina, acetilcolina e noradrenalina.[124] Uma breve descrição do mecanismo de ação da vortioxetina é feita na **Tabela 39.5**.

■ USO CLÍNICO

Disponível nas apresentações em comprimidos de 5, 10 e 15 mg. As doses terapêuticas estão entre 10 e 20 mg/dia. Como nos primeiros dias o efeito adverso mais comum é a náusea, a recomendação é de que seja ingerida após alguma das refeições, independentemente de horário, já que não está associada a sonolência nem excesso de vigilância.[125] A ocupação do transportador de serotonina é dose-dependente, indo de 50% de ocupação com 5 mg, até atingir 80% com a dose de 20 mg.[126] É aprovada para tratamento do TDM, sendo uma das escolhas do CANMAT como primeira linha para tratamento da depressão.[94] Parece mostrar benefícios também no tratamento do TAG, mas os achados ainda são discretos.[127]

Um dos grandes diferenciais da vortioxetina diz respeito à atuação na melhora dos sintomas cognitivos em pacientes deprimidos, tanto em adultos como em idosos.[128] Um estudo multicêntrico atestou superioridade da vortioxetina quando comparada ao placebo no que tange a atenção, funções executivas e velocidade psicomotora.[129]

TABELA 39.5
MECANISMO DE AÇÃO DA VORTIOXETINA

Atuação farmacológica	Modulação dos neurotransmissores	Efeito secundário
Inibição da recaptação de serotonina	Aumento na oferta de serotonina	
Agonista 5-HT$_{1A}$	↓ liberação de GABA	↑ dopamina, noradrenalina, acetilcolina e histamina
Antagonismo 5-HT$_{1B}$ (heteroreceptor)	↑ liberação de GABA	↑ dopamina, noradrenalina, acetilcolina e histamina
Antagonismo 5-HT$_{1B}$ (autorreceptor)	↑ na liberação de serotonina	
Antagonismo 5-HT$_{1D}$	↑ na liberação de serotonina	
Antagonismo 5-HT$_7$	↑ na liberação de serotonina	
Antagonismo 5-HT$_3$	↓ na liberação do GABA e ↑ liberação de glutamato	↑ serotonina, acetilcolina e noradrenalina

GABA: ácido gama-aminobutírico; ↑ aumento, ↓ diminuição.

EFEITOS ADVERSOS

Os efeitos adversos mais frequentes relacionados à vortioxetina são náuseas e vômitos (duas vezes mais incidentes que no grupo-placebo). A náusea surge dentro das duas primeiras semanas, com intensidade de leve a moderada, e tem duração entre nove e 16 dias.[130] Outros efeitos colaterais comuns ao uso de antidepressivos, como dor de cabeça, constipação, boca seca, disfunção sexual, insônia ou sonolência, tiveram ocorrência semelhante entre o grupo-placebo e o grupo em uso de vortioxetina, tanto em estudos de curto prazo (seis a oito semanas), como de longo prazo (52 semanas).[130]

INTERAÇÕES MEDICAMENTOSAS

Deve-se ter cautela na administração concomitante de vortioxetina e bupropiona, pois a associação desta na dose de 150 mg duas vezes ao dia com 10 mg/dia de vortioxetina aumentou em três vezes a ocorrência de efeitos adversos, como náuseas, insônia, vômitos e dor de cabeça. Nesses casos, recomenda-se reduzir a dose – ao menos inicialmente – de vortioxetina para 5 mg/dia. Esse efeito se dá pela capacidade da bupropiona em inibir a enzima CYP2D6. Desse modo, a sugestão é cautela quando for se pensar na coadministração da vortioxetina com outros inibidores dessa mesma enzima, como paroxetina e fluoxetina. Quando administrada juntamente com diazepam ou álcool, a vortioxetina não potencializou a propriedade depressora do SNC dessas substâncias.[131]

EFEITOS ADVERSOS DOS ANTIDEPRESSIVOS

EFEITOS CARDIOVASCULARES

Os ISRSs foram inicialmente considerados fármacos mais seguros do que os ADTs, em termos de efeitos adversos cardíacos. Contudo, um alto risco para eventos cardiovasculares começou a ser observado com os ISRSs, a exemplo do potencial de induzir o prolongamento do intervalo QTc, e, portanto, aumentar o risco de arritmias.[132] Uma metanálise, que incluiu 16 estudos controlados, mostrou que os ISRSs causavam prolongamento do intervalo QTc significativamente maior do que o placebo da ordem de 6 milissegundos.[133]

O prolongamento do QTc também foi dependente da dose. Além disso, se mostrou ainda que os ADTs prolongavam o QTc mais do que os ISRSs. Entre os ISRS, o citalopram teve o maior efeito no prolongamento do QTc, o que levou a FDA a recomendar o cuidado com o fármaco em face de anormalidades do ritmo cardíaco.[134]

EFEITOS NEUROLÓGICOS

Os antidepressivos, especialmente os ADTs, podem causar tremores, sedação, dificuldades de memória, mioclonias, parestesias, dificuldade para encontrar palavras e gagueira, agitação e hiperestimulação paradoxal. Confusão mental (*delirium*) pode ocorrer, em especial em idosos. Podem ocorrer, ainda, convulsões (com doses elevadas, titulação rápida, principalmente com maprotilina e clomipramina), coreoatetose e acatisia. Os pacientes devem ser orientados para não operar máquinas perigosas, dirigir veículos, caso sonolentos, e evitar consumo de álcool.

HEPATOTOXICIDADE

Os ADTs e os IMAOs foram implicados como drogas antidepressivas com maior potencial para induzir danos ao fígado do que os ISRSs. O potencial para hepatotoxicidade grave associada à nefazodona e à amineptina levou à retirada dessas drogas do mercado. Outros dados apontam que, além da nefazodona, outros fármacos têm maior risco de causar dano hepático, como a bupropiona, a DUL e a agomelatina, enquanto o citalopram, o escitalopram, a paroxetina e a fluvoxamina apresentaram riscos mais baixos. Os especialistas acreditam que não é possível prevenir lesão hepática induzida por drogas, mas a gravidade da reação pode ser minimizada com o reconhecimento imediato e a retirada precoce do agente antidepressivo.[135]

■ DEPRESSÃO RESISTENTE AO TRATAMENTO

Cerca de 30-50% dos pacientes apresentam resposta inadequada à terapia com antidepressivos, e as opções de tratamento para esses indivíduos incluem otimizar a dose, potencializar a droga com outra terapia, mudar para um antidepressivo diferente, combinar antidepressivos e estratégias adjuvantes com antipsicóticos atípicos, buspirona, estimulantes, hormônio da tireoide e lítio.[136]

A depressão resistente ao tratamento (DRT) define um grupo de pacientes que não respondem às opções terapêuticas tradicionais e de primeira linha. Contudo, existem várias definições e gradações da DRT, e falta um consenso bem estabelecido. Um aspecto comum em várias definições diz respeito à resposta inadequada a pelo menos dois ensaios de farmacoterapia antidepressiva. Estratégias de potencialização farmacológica incluem o lítio, a tri-iodotironina e os ASGs. Outra estratégia consiste na troca de classe de antidepressivos. Há estratégias psicoterapêuticas e terapias somáticas representadas por várias modalidades de estimulação cerebral (eletroconvulsoterapia, estimulação magnética transcraniana repetitiva, terapia magnética convulsiva, estimulação do nervo vago e estimulação cerebral profunda). Novas terapêuticas, incluindo cetamina (aprovada nos Estados Unidos a cetamina nasal para DRT), psilocibina, anticolinérgicos de ação central, modulares GABAérgicos, anti-inflamatórios e novas abordagens estão em pesquisa.[137]

ESTABILIZADORES DO HUMOR

Os estabilizadores do humor representam uma classe dentro da psicofarmacologia utilizada principalmente no tratamento do TB. É composta pelo carbonato de lítio e alguns anticonvulsivantes (valproato, carbamazepina e lamotrigina).[130] Antipsicóticos atípicos também evidenciaram eficácia em monoterapia no TB, mas serão descritos em outra seção.

O estabilizador do humor padrão-ouro seria o psicofármaco que apresentasse benefícios terapêuticos tanto nas fases agudas do TB (fase depressiva e fase maníaca), como também efeitos profiláticos, evidenciados por ações protetivas contra novos episódios maníacos e/ou depressivos. Seguindo estritamente essa definição, a psicofarmacologia ainda não dispõe dessa molécula.[138]

De maneira geral, os estabilizadores do humor têm eficácia antimaníaca, mas com moderados resultados quanto ao tratamento da fase depressiva (aguda ou profilaxia). A lamotrigina é o estabilizador que apresenta maior eficácia para tratamento no polo depressivo, porém, com escassa eficácia ante o polo maníaco.[139]

A seguir, descreveremos os principais estabilizadores do humor em dois grupos separados: o lítio e os anticonvulsivantes, considerando farmacocinética, mecanismo de ação, uso clínico, efeitos adversos, além das principais interações medicamentosas.

LÍTIO

O lítio é um dos principais psicofármacos utilizados no tratamento do TB.[100,140] Apesar da clorpromazina ser frequentemente mencionada como o primeiro psicofármaco utilizado no tratamento psiquiátrico, tal primazia pertence ao carbonato de lítio, visto que, já em 1949, o psiquiatra australiano John Cade observou suas propriedades antimaníacas. Contudo, este só veio a ser comercializado na Europa quase 20 anos depois.[138] Provavelmente – e por este motivo –, a clorpromazina ainda se sobressaia nos relatos históricos como primeiro psicofármaco utilizado na medicina ocidental.

O lítio é completamente absorvido pelo trato GI após a ingestão oral. A meia-vida de eliminação gira entre 20 e 24 horas. A concentração máxima nas formulações de liberação imediata ocorre em uma a duas horas, e em cinco a seis horas nas formulações de liberação prolongada. Estima-se que a concentração cerebral de lítio seja metade da observada na corrente sanguínea. O equilíbrio nas concentrações séricas do lítio é atingido entre cinco e sete dias após início do uso. O lítio não é metabolizado, tendo sua excreção quase toda realizada pelos rins.[141]

■ MECANISMO DE AÇÃO

Em que pese o lítio ter sua eficácia bem estabelecida no tratamento de alguns transtornos mentais, seu mecanismo de ação ainda não é totalmente claro. Os achados científicos disponíveis apontam que o lítio pode atuar sobre a liberação de neurotransmissores, cascatas de segundos mensageiros, apoptose celular, fatores neurotróficos, metabolismo oxidativo e neuroplasticidade.[142]

O lítio apresenta efeito neuroprotetor por aumento na fosforilação da proteína glicogênio sintase quinase 3 beta (GSK-3β), inibindo a atuação de excitotoxicidade desta sobre o neurônio. Esse efeito inibe a apoptose celular e é correlacionado com a melhora dos sintomas tanto maníacos como depressivos.[143]

O BDNF é importante para os processos de maturação e plasticidade neuronal. Baixos níveis de BDNF estão associados ao surgimento de fases maníacas e depressivas. O lítio promove proteção contra a deterioração neuronal pela *up-regulation* desse fator. Em longo prazo, o lítio eleva a concentração de BDNF.[142]

Um dos efeitos terapêuticos do lítio se dá por sua atuação na disfunção mitocondrial que pode estar presente no TB, aumentando a capacidade desta em metabolizar o cálcio e melhorando a homeostase celular por inibição da enzima inositol monofosfatase e da proteína quinase C.[144]

Alterações em alguns circuitos de neurotransmissores têm sido associadas com a patogênese do TB, com evidências de excesso de atividade do glutamato e da dopamina. Pesquisas sugerem que o lítio tenha a capacidade de modular esses sistemas de neurotransmissores.[142]

■ USO CLÍNICO

Costuma ser iniciado em doses de 600 mg/dia, divididas em duas tomadas ou dose única na apresentação de 450 mg de liberação prolongada, com litemia solicitada após sete dias de uso. A dosagem do lítio deve ser feita preferencialmente 12 horas após o último comprimido ingerido, podendo oscilar entre 11 e 13 horas. A apresentação de liberação prolongada permite administração do fármaco em dose única e oferece litemias 10 a 20% maiores do que o lítio de liberação imediata.[141] Por comodidade quanto à realização do exame de litemia, recomenda-se que as formas de liberação prolongada sejam prescritas após o jantar ou antes de dormir. Contudo, pacientes que por qualquer motivo façam uso matinal deste, permanecem com prazo ideal de coleta de lítio 12 horas após sua ingestão diurna. É consensual entre os pesquisadores não haver diferenças quanto à eficácia clínica decorrente do uso do lítio de liberação padrão (imediata) ou prolongada.[142]

As diversas diretrizes sobre o tratamento do TB diferem nas recomendações no que tange às litemias eficazes para a fase aguda e profilaxia.[100,139,140] Diante desse impasse, Nolen e colaboradores[145] realizaram revisão sistemática da literatura sobre o tema e encontraram que a maioria dos estudos realizados sob adequada metodologia sugere que litemias entre 0,6 e 0,8 são suficientes para profilaxia, não havendo diferenças nesse efeito (profilático) para recorrências de mania, depressão, manias/depressões mistas, hipomanias ou cicladores rápidos. Para pacientes que cursem com efeitos colaterais em face desses patamares de litemia, o psiquiatra pode acatar litemia mínima de 0,4 mEq/L, especialmente em idosos. As litemias máximas recomendadas e mais comumente atingidas na fase aguda do tratamento (mania ou depressão) variam entre 1 e 1,2 mEq/L. Contudo, quanto maior a litemia, maior o risco de efeitos adversos, devendo haver equilíbrio entre eficácia clínica e tolerabilidade.[145]

Resumidamente, recomenda-se litemias de 0,8-1,2 para tratamento das fases agudas, e 0,6-0,8 para fase de manutenção. Doses diárias de 900 mg tendem a ser suficientes para se atingir níveis plasmáticos terapêuticos. Todavia, essa margem pode oscilar entre 600 até 1.800 mg/dia, a depender do indivíduo. Inicialmente, são necessárias dosagens semanais do lítio sérico, passando a mensais após estabilização do quadro clínico, trimestrais no primeiro ano e semestrais pelo resto do tempo em que se faça uso da medicação.[140]

TRANSTORNO BIPOLAR

Mania aguda ▶ O lítio é eficaz no tratamento da mania aguda, sendo considerado opção de primeira linha em monoterapia pelo CANMAT, ou em terapia combinada com alguns antipsicóticos atípicos (risperidona ou aripiprazol, ou QTP ou asenapina).[100] A despeito de haver outras moléculas elencadas como de primeira linha, recomenda-se, entre estas, que o lítio seja prescrito primeiro, exceto em situações específicas, como estados mistos e prévia ausência de resposta à substância. Após três a quatro semanas, metade dos pacientes em monoterapia apresenta considerável melhora clínica.[100]

Recente revisão do *guideline* da British Association for Psychopharmacology (BAP) sugere o lítio também como primeira opção, mas com preferência inicial de prescrição de antagonistas dopaminérgicos ou valproato para os quadros de mania aguda.[140]

Depressão aguda ▶ A eficácia do lítio também é observada na depressão bipolar aguda. Entre os fármacos de primeira linha, o CANMAT estabelece uma hierarquia para a prescrição, com base na qualidade dos estudos e tolerabilidade. Nessa hierarquia, apenas a QTP é recomendada como preferencial ao lítio.[100] A BAP não recomenda a prescrição de lítio para tratamento da depressão bipolar aguda.[140]

Profilaxia ▶ O lítio foi o primeiro fármaco a mudar sensivelmente o prognóstico do TB.[138] Observou-se redução na frequência de episódios maníacos, e consequente diminuição no número de internações hospitalares. É considerado o psicofármaco padrão-ouro para o tratamento de manutenção do TB, com magnitude de efeito maior para prevenção de episódios maníacos do que de depressão.[146] A taxa de recaída entre pacientes não tratados é quase 20 vezes maior quando comparados com o grupo que recebe tratamento. Há tendência a melhor resposta profilática nos indivíduos que cursam com a sequência de crises seguindo o padrão "mania-depressão-eutimia", história familiar de TB e ausência de comorbidades (uso de substâncias e transtornos de ansiedade).[146]

Recente metanálise avaliou a eficácia e a segurança do lítio quando usado na fase de manutenção. Houve superioridade sobre o placebo em reduzir as taxas de recaída em qualquer uma das fases do TB.[147] Apresenta, ainda, eficácia na prevenção de episódios depressivos, com diminuição nas taxas de suicídio quando comparados grupos de pacientes bipolares usando lítio *versus* pacientes que realizaram tratamento com outros estabilizadores do humor.[142]

A **Figura 39.1** propõe como manejar a litemia na fase de manutenção do TB.

■ EFEITOS ANTISSUICIDAS

Efeitos terapêuticos do lítio relacionados à redução nas taxas de suicídio foram descritos em estudo de metanálise que avaliou tanto essas taxas em pacientes com transtornos do humor (bipolares e depressão unipolar) quanto na redução do número de suicídios na população em geral.[148] Não ficou claro se esses efeitos são decorrentes de uma atuação antissuicida específica do lítio, ou se este diminui a frequência de recaídas e recorrências, melhorando o prognóstico, e por tabela tendo impacto benéfico sobre a redução no número de suicídios nesses grupos. Quanto à população em geral, os resultados apontaram reduções nas taxas de suicídio em diversos países (de diferentes continentes), onde há baixas doses de lítio na água.[148]

■ EFEITOS ADVERSOS

O lítio pode acarretar uma grande diversidade de efeitos colaterais, principalmente GIs, cardíacos, renais, neurológicos e endócrinos.[149] Entre 67 e 90% dos pacientes relatam ao menos um efeito colateral decorrente do uso de lítio. A maioria dos efeitos adversos é dose-dependente. Quando possível, é importante para o clínico tentar estabelecer a menor dose terapêutica eficaz, com atenção para o monitoramento regular da litemia e observância quanto às situações que podem influenciar nesses índices, como uso concomitante de outras medicações e pouca ingestão diária de líquidos.[141]

A seguir, são descritos os principais efeitos colaterais associados ao uso de lítio.

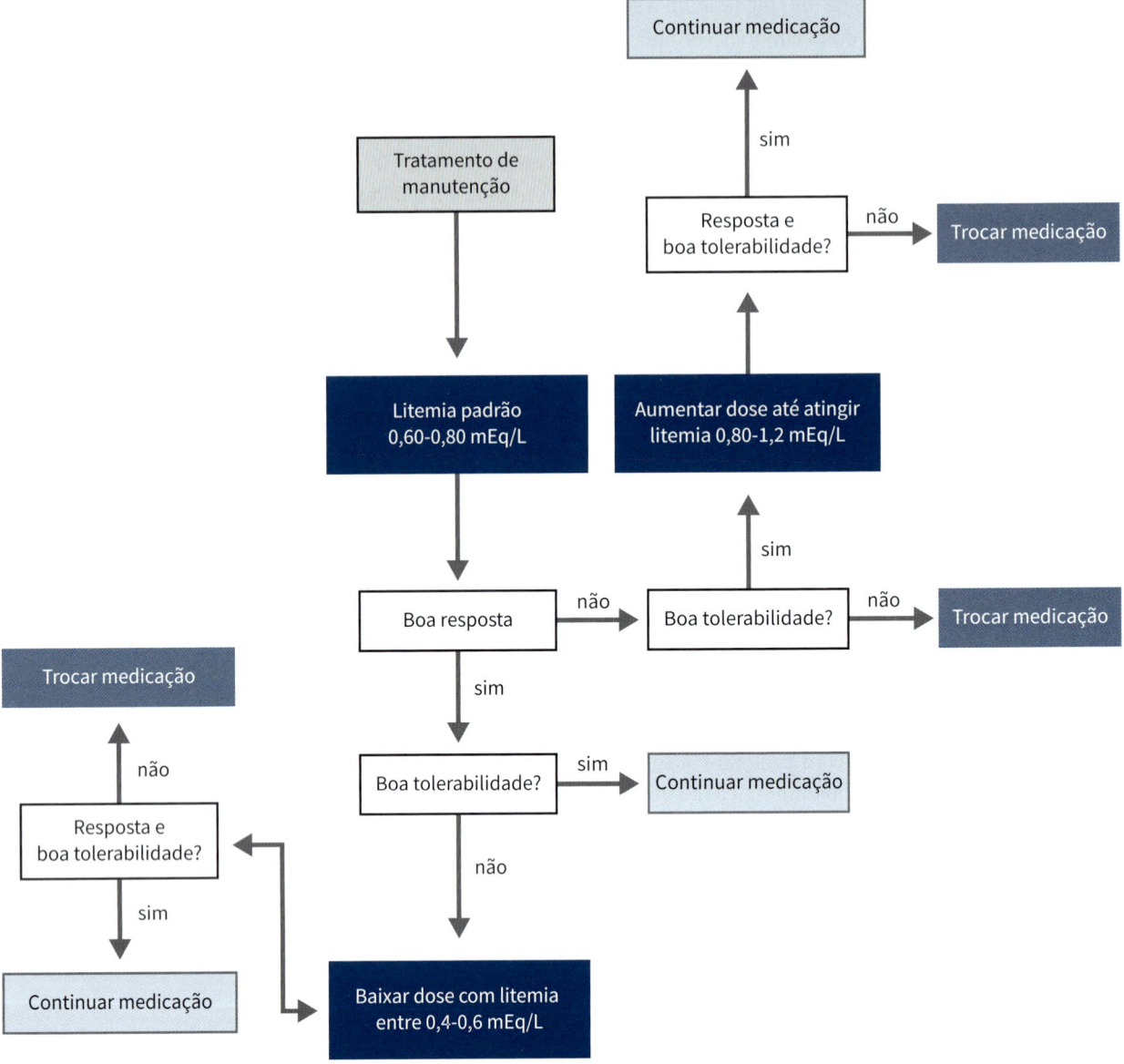

FIGURA 39.1

Litemia na fase de manutenção do TB.
Fonte: Nolen e colaboradores.[145]

Gastrintestinais ▶ Náusea e diarreia são os mais comuns. Dez a 20% dos pacientes podem ter náusea, mais comumente observada no início do tratamento, com tendência à adaptação. Ingerir o lítio após as refeições pode amenizar a ocorrência de náuseas. A diarreia é mais comum nos seis primeiros meses, parece ter relação com litemias superiores a 0,8 mEq/L e são mais frequentes na vigência do uso das apresentações de liberação prolongada.[149]

Neurológicos ▶ Tremor nas mãos é um dos efeitos colaterais mais frequentes. Não é influenciado pelo mecanismo de liberação do comprimido (imediata ou prolongada), mas guarda relação direta com os níveis de litemia. Ocorre em 25% dos casos. É comumente bilateral e surge no início do tratamento. Há dificuldade em distinguir do tremor essencial ou fisiológico. Tremores leves e moderados requerem medidas conservadoras, como diminuição da ingestão de cafeína ou da dose de lítio (quando possível). Tremores que gerem algum tipo de constrangimento ao paciente demandam intervenção e apresentam boa resposta ao uso de betabloqueadores.[149] Não há evidências incisivas acerca de o lítio causar ou não algum tipo de prejuízo cognitivo.[149]

Poliúria e polidipsia ▶ O lítio inibe a atuação do hormônio antidiurético, gerando excesso de volume urinário (poliúria) e, consequentemente, aumento da sede (polidipsia). A poliúria é definida pelo volume urinário maior que 3.000 mL em 24 horas. Pode ocorrer em até 50% dos casos e habitualmente é um efeito colateral benigno. Não está claro se o surgimento precoce de poliúria guarda relação com lesões renais crônicas causadas pelo lítio. Os principais fatores de risco para poliúria e polidipsia são: litemia elevada, uso concomitante de antipsicótico e duração do tratamento.[149]

Como ocorre com a maioria dos efeitos adversos relacionados ao uso de lítio, prevenção é o melhor tratamento. Medidas como dose única diária e manter litemia nos mínimos níveis terapêuticos costumam resolver. Se houver necessidade de intervenção farmacológica, amilorida 5 mg/dia ou hidroclorotiazida 50 mg/dia são eficazes. Caso o uso de hidroclorotiazida comece a causar aumento da litemia, a dose de lítio deve ser reduzida em um terço, e nova litemia precisa ser solicitada.[149]

Ganho de peso ▶ Uma revisão sistemática identificou que o uso de lítio pode ter associação com ganho de 7% do peso corporal nos primeiros dois anos, mas sem associação entre uso em longo prazo e ganho de peso.[147] Como pacientes em tratamento para TB comumente utilizam outras medicações, esse dado precisa ser levado em consideração ao se deparar com a queixa de ganho de peso associada ao lítio. O mecanismo relacionado ao ganho de peso não está claro, nem a associação entre litemia e ganho de peso. Recomenda-se investigar hipotireoidismo e realizar dieta e exercício físico regular. Para pacientes polimedicados, pode-se aventar a possibilidade de substituir um antipsicótico atípico que tenha associação com ganho de peso (olanzapina) por um de melhor perfil metabólico (lurasidona, aripiprazol).[149]

Endócrinos ▶ Alterações nas glândulas endócrinas estão elencadas entre os efeitos adversos tardios associados ao lítio.[149] Disfunção tireoidiana induzida pelo lítio pode ocorrer por inibição da glândula em liberar o hormônio tireoidiano, por interferir na captação de iodo por parte da tireoide ou pela inibição direta da síntese de hormônio tireoidiano.[149] A prevalência de hipotireoidismo clínico relacionado ao lítio varia entre 9 e 16%, com taxas para hipotireoidismo subclínico chegando a 23%. O principal fator de risco para hipotireoidismo induzido por lítio é a presença de anticorpos antitireoide. Os demais fatores são: história familiar de hipotireoidismo, sexo feminino e idade avançada.[149]

A presença do hipotireoidismo não justifica, em absoluto, a descontinuação do lítio. Recomenda-se o monitoramento do hormônio tireoestimulante (TSH, do inglês *thyroid-stimulating hormone*) após três a seis meses do início do uso de lítio e posteriormente a cada seis a 12 meses. TSH > 10 mU/L em ao menos duas diferentes aferições pode ser interpretado como indício de falha tireoidiana e deve ser feita reposição com levotiroxina. Índices de TSH entre 4 e 4,5 – 10 mU/L demandam reposição apenas se houver sintomas depressivos ou de hipotireoidismo.[149]

Estudos de metanálise realizados nos últimos anos têm associado o lítio a aumento do nível sérico de cálcio e do hormônio da paratireoide (PTH, do inglês *parathyroid hormone*). São achados ainda recentes e que precisam de melhor entendimento.[150] Contudo, parece-nos razoável dosar ao menos o nível sério de cálcio antes e ao longo do tratamento.

Cardiovasculares ▶ O lítio pode acarretar algumas alterações no ECG. O mecanismo envolvido decorre de modificações nos canais de sódio voltagem-dependentes do miócito, com diminuição do potássio intracelular, causando instabilidade elétrica no átrio e no ventrículo. Bradicardia sinusal é o achado de ECG mais frequente em pacientes fazendo uso de lítio.[151]

Em doses terapêuticas (litemias entre 0,6 e 1,2), depressões sem onda T e disfunção no nodo sinusal são comumente observadas. Trata-se de alterações benignas e assintomáticas. Litemias acima de 1,5 mEq/L podem causar atraso na condução intraventricular, bloqueio sinoatrial, supra e infra desnivelamento em ST, prolongamento do intervalo QT, atrasos na condução atrioventricular, podendo acarretar arritmia cardíaca, instabilidade ventricular e morte súbita. Essas alterações podem ser revertidas com baixa da litemia ou substituição do lítio por outro estabilizador do humor. Achados de ECG sem sintomas clínicos não necessitam de mudanças na dose de lítio. É desejável a realização de ECG a cada seis a 12 meses.[151]

Renais ▶ Uma das principais preocupações do uso de lítio em longo prazo diz respeito ao risco de perda da função renal. Um estudo recente de revisão da literatura identificou que 10% dos pacientes em uso de lítio há cinco anos preenchiam critério para doença renal crônica (DRC). No entanto, 13,2% faziam uso de lítio há mais de 20 anos e não tiveram qualquer achado que sugerisse DRC.[152] A incidência de DRC estágio 3 (definida por taxa de filtração glomerular menor que 60 mL/min) em pacientes em uso de lítio há pelo menos 10 anos foi de 0,012. Apesar de ser um número baixo, é 1,3 vezes maior do que o esperado para a população. Nesse estudo, a média da litemia foi 0,7mE/L, e não houve associação entre essas médias e o risco de DRC.[152]

Shine e colaboradores[150] também encontraram risco elevado de DCR estágio 3 em pacientes usando lítio. É importante frisar que esse estágio de DCR não implica declínio relevante da função renal, mas serve de alerta para monitoramento mais intensivo desses pacientes. Esse mesmo estudo apontou que mulheres jovens e com elevadas litemias têm maior risco para agravamento e sério dano na função renal. No entanto, os autores deixam claro que ainda não é possível firmar consenso sobre o tema e que parecem ser raros os danos renais irreversíveis associados ao uso crônico de lítio.[150]

Estratégias para minimizar os riscos de agravo renal envolvem dosagem regular de creatinina, medição da taxa de filtração glomerular (a cada seis a 12 meses), manutenção de níveis mínimos terapêuticos de lítio e apresentações que permitam dose única diária. Caso a creatinina ultrapasse 1,6mg/dL, é recomendado realizar avaliação com nefrologista. Havendo necessidade da descontinuação do lítio, um novo estabilizador do humor deve ser associado, e o lítio retirado lentamente entre quatro e oito semanas.[149]

Dermatológicos ▶ Os principais efeitos adversos de ordem dermatológica associados ao uso de lítio são o surgimento de acne e piora de psoríase preexistente. A ocorrência de acne associada ao lítio é mais frequente no sexo masculino. O manejo inicial pode ser feito com redução na dose. Lesões de pele de intensidade moderada a grave podem demandar a substituição do lítio por outro estabilizador do humor.[149]

Toxicidade ▶ O lítio apresenta um índice terapêutico estreito, com pouca distância entre a dose terapêutica e a dose tóxica, o que torna a intoxicação por esse psicofármaco um problema clínico relativamente comum. Trata-se de uma emergência médica com mortalidade estimada em 1%. Idosos são mais vulneráveis aos efeitos tóxicos do lítio. Os sintomas iniciais podem incluir tremores, leve ataxia, fraqueza, diarreia, náuseas e dificuldade de concentração. Com o agravamento, o paciente pode apresentar vômitos, letargia, confusão mental, piora do tremor e fala arrastada.[149]

A intoxicação por lítio pode ser acidental ou intencional. Um dos principais fatores de risco associados à *overdose* acidental de lítio é o uso concomitante de medicações que modificam a função renal, como inibidores da enzima conversora da angiotensina (IECAs), anti-inflamatórios não esteroidais (AINEs) e diuréticos tiazídicos, pois aumentam a reabsorção renal de lítio no túbulo proximal.[153] Qualquer condição médica que cause diminuição do volume circulatório pode contribuir com o aumento excessivo do nível sérico de lítio, como infecções que sejam acompanhadas de febre, diarreias e vômitos. Diante da *overdose* de lítio, o clínico sempre deve se indagar sobre a possibilidade de ter sido uma tentativa de suicídio.[149]

A abordagem inicial para casos de intoxicação por lítio segue um padrão semelhante a outros casos de envenenamento, com manutenção de via aérea pérvia (especialmente quando há alteração da consciência) e lavagem gástrica. Pode-se usar solução de polietileno glicol para remoção do lítio do trato GI, com maior capacidade de efeito se a substância ingerida tiver sido a de liberação prolongada.[153] Não é recomendado o uso de carvão ativado, pois este não é capaz de se ligar aos íons de lítio. Não havendo contraindicação, é sugerido fazer infusão de soro fisiológico para melhorar a hidratação. Hemodiálise deve ser iniciada em qualquer paciente com litemia maior que 4 mEq/L, independentemente do quadro clínico do paciente. Litemias maiores que 2,5 mEq/L e associadas a insuficiência renal, sinais neurológicos de grave intoxicação também podem demandar a realização de hemodiálise. Litemias maiores que 2,5 mE/L, mas com sintomas apenas moderados, requerem avaliação de cada caso individualmente.[153]

Dentro do quadro clínico de intoxicação por lítio, pode ainda ocorrer a síndrome por neurotoxicidade irreversível causada pelo lítio (SILENT). Trata-se de uma síndrome em que o paciente permanece com comprometimento neurológico mesmo após a suspensão do fármaco. A duração dessas sequelas pode ir de semanas a anos. Os principais sintomas são disfunção cerebelar, sintomas extrapiramidais e prejuízo cognitivo.[154]

■ INTERAÇÕES MEDICAMENTOSAS

As principais interações medicamentosas do lítio estão demonstradas na **Tabela 39.6**. Como mencionado anteriormente, qualquer medicação que modifique o funcionamento renal poderá alterar a concentração plasmática de lítio. Diuréticos tiazídicos e de alça aumentam a litemia, com risco maior de toxicidade por parte dos primeiros. Diuréticos osmóticos e metilxantinas podem acarretar súbita redução dos níveis de lítio. Os IECAs podem aumentar a litemia, com risco mais elevado entre os idosos. Outros fármacos que podem aumentar a concentração de lítio no plasma são os bloqueadores de receptores da angiotensina II (BRAS).[155]

Não parece haver interação medicamentosa significativa entre lítio e anticonvulsivantes, antipsicóticos e ISRSs, exceto por escassos relatos de síndrome serotonérgica (associada ao uso concomitante com ISRSs) e neurotoxicidade (concomitante ao uso de carbamazepina e antipsicóticos).[155]

VALPROATO

O ácido valproico foi sintetizado em 1881. À época, era usado apenas como solvente orgânico. Apenas em 1963 se estudaram as propriedades anticonvulsivantes do valproato e, em 1966, foram descritas suas propriedades como estabilizador do humor.[138] O primeiro grande ensaio clínico que mostrou os efeitos do valproato como estabilizador do humor foi publicado em 1994, atestando a superioridade da molécula no tratamento da mania aguda em relação ao placebo e eficácia semelhante à do lítio.[156] No ano seguinte, a FDA aprovou o valproato para tratamento da mania aguda.

O valproato é rapidamente absorvido pelo trato GI, com pico plasmático obtido três a quatro horas após a administração oral. É metabolizado por β-oxidação mitocondrial (40%), glicuronidação hepática (50%) e pelo citocromo P450 (CYP) mediante oxidação (10%). A meia-vida tem duração entre 12 e 16 horas. O valproato de liberação prolongada apresenta concentração plasmática 10 a 20% menor quando comparado ao valproato de liberação padrão.[157]

■ MECANISMO DE AÇÃO

Os efeitos farmacodinâmicos do valproato que ocasionam as propriedades estabilizadoras do humor ainda são motivo de investigação. O mais conhecido mecanismo de ação do valproato consiste no estímulo à transmissão GABAérgica (aumento da síntese e inibição da degradação). Apresenta ainda antagonismo sobre receptores

TABELA 39.6
INTERAÇÕES MEDICAMENTOSAS DO LÍTIO

Classe farmacológica	Efeitos sobre a concentração do lítio*	Repercussões
Diuréticos ■ Alça ■ Tiazídicos ■ Poupadores de K+ ■ Osmóticos ■ Metilxantina	 ↑ ↑↑ Sem efeito ↓↓↓ ↓↓↓	Aumento do risco para o surgimento de efeitos colaterais Perda na eficácia do lítio
IECAs	↑↑	
BRAS	↑	Aumento do risco para o surgimento de efeitos adversos
AINEs	↑	

AINES: antinflamatórios não esteroidais; BRAS: bloqueadores dos receptores da angiotensina II; IECA: enzima conversora da angiotensina.
* Impacto na concentração de lítio: ↑ (aumento de 10-20%); ↑↑ (20-40%); ↑↑↑ (40-60%); ↓↓↓ (diminuição de 40-60%).
Fonte: Finley.[155]

N-metil-D-aspartato (NMDA) de glutamato e bloqueio dos canais de sódio voltagem-dependentes.[157] Estudos *in vitro* evidenciam que, semelhante ao lítio, o valproato também aumenta a fosforilação na proteína GSK-3β, inibindo, assim, a sua atividade.[143]

■ USO CLÍNICO

O valproato é comercializado com diferentes apresentações: como ácido (ácido valproico), sal (valproato de sódio) e proporção ácido-sal 1:1 (divalproato de sódio). Este último formato apresenta liberação entérica, com pouca ocorrência de efeitos adversos gástricos. Há uma formulação do divalproato de sódio que possibilita a cápsula ser aberta e o conteúdo misturado com alimentos pastosos (apresentações de 125 mg).[157] No mercado brasileiro há apresentações de valproato de 125, 250, 300 e 500 mg, além de formulações em xarope (50 mg/mL). Recomenda-se iniciar com 250 mg/dia, com aumentos a cada três dias até se chegar à dose de 750 mg/dia. As doses terapêuticas oscilam entre 750 mg e 2.000 mg/dia. A apresentação de liberação imediata precisa ter as doses divididas em 12/12 horas, e as de liberação prolongada permitem dose única diária. A realização do exame para detecção da concentração de valproato sérico deve ocorrer 12 horas após a ingestão da última dose da medicação.[157]

TRANSTORNO BIPOLAR

Mania aguda ▶ O primeiro grande estudo que mostrou a eficácia do valproato na mania foi realizado em 1994, com 179 pacientes hospitalizados que preenchiam critérios para o diagnóstico de TB. O valproato se mostrou eficaz tanto na mania aguda como em cicladores rápidos.[156] O CANMAT recomenda o valproato como primeira linha no tratamento da mania aguda. Norteando-se pelo princípio do *guideline* que hierarquiza as moléculas não só de acordo com eficácia, mas levando em conta a capacidade de manutenção da melhora em longo prazo, segurança e tolerabilidade, o valproato fica atrás apenas do lítio e da QTP entre as moléculas de primeira linha.[100] Outros dois importantes *guidelines* também chancelam o valproato como fármaco de primeira linha para tratamento da mania aguda.[139,140] Diferentemente do que ocorre com o lítio, é pouco consensual na literatura a relação entre as concentrações séricas de valproato e a eficácia clínica.[158] Valores entre 50 e 125 μg/mL são habitualmente relatados, mas não há estudos com adequada metodologia que assegurem relação concreta entre valor e efeito estabilizador do humor. Todavia, parece haver uma relação mais estreita entre níveis séricos elevados e eficácia na mania aguda, o que não se confirma no que tange a prevenção de fases maníacas.[100] Níveis maiores que 125 μg/mL podem ser admitidos, mas com maior risco para o surgimento de tremores, náuseas e ganho de peso.[158] O valproato pode ser utilizado na mania também na forma de dose de ataque, com prescrição inicial equivalente a 30 mg/kg/dia no primeiro dia, em dose única, baixando para 20-25 mg/kg/dia do segundo ao sétimo dia, em doses divididas. É uma estratégia segura, bem tolerada e proporciona rápidas elevações no nível sérico do valproato.[100]

Depressão aguda ▶ Escassas evidências sugerem algum efeito do valproato na fase depressiva do TB. Pode ser utilizado em depressões não graves quando associada a elevada ansiedade.[139] Um ensaio clínico que comparou eficácia do valproato diante do placebo em bipolares depressivos mostrou eficácia modesta e em um número pequeno de participantes (n = 54).[159] É considerada uma droga de segunda linha para tratamento da depressão bipolar.[100]

Profilaxia ▶ O valproato tem sido amplamente utilizado na prática clínica como tratamento de manutenção para o TB. Esse uso é *off-label*, pois não houve ainda aprovação formal para esse fim. Essa prática se baseia em um princípio do tratamento que é manter na fase de manutenção medicações eficazes na mania aguda.[140] Como as evidências de eficácia do valproato na fase aguda são robustas, nada mais natural que mantê-lo na fase de manutenção.[100] A não aprovação do valproato pela FDA para tratamento da fase de manutenção no TB é provavelmente decorrente dos resultados de um amplo ensaio clínico randomizado, em que não houve superioridade do valproato, quando comparado ao placebo, em prevenir recaídas (depressão ou mania) nos pacientes bipolares.[160] Como não houve superioridade também do lítio sobre o placebo, alguns pesquisadores entendem que esse não foi um ensaio clínico negativo, mas sim um ensaio clínico falho, visto a eficácia do lítio para fase de manutenção ser algo sedimentado na literatura em psiquiatria.[100] Amparado nesta interpretação, o CANMAT considera o valproato primeira linha no tratamento de manutenção do TB. Em dois outros ensaios clínicos que avaliaram eficácia na fase de manutenção, o valproato diminuiu os riscos de recaída em 32%.[161] Assim como é postulado para a fase aguda, não há consenso sobre níveis séricos que seriam mais ou menos eficazes quanto à prevenção de recaída, sendo adotados intervalos entre 50 e 125 µg/mL. O monitoramento nos níveis de valproato guarda mais relação com verificação da adesão do que propriamente com a busca por índices considerados terapêuticos.

■ EFEITOS ADVERSOS

O valproato é uma medicação habitualmente bem tolerada. A maioria dos efeitos colaterais é reversível com a suspensão da medicação ou a redução da dose. Os mais frequentes são alterações neurológicas, hepáticas, GIs e sedação.[162] O controle dos níveis séricos e o uso da apresentação no formato divalproato de sódio são recursos importantes para amenizar a ocorrência de efeitos adversos.

EFEITOS NEUROLÓGICOS

Podem ocorrer tremor, cefaleia, dificuldades de memória, sedação e ataxia. Em geral, são passageiros e manejáveis com a redução da dose. Muito raramente, valproato pode induzir parkinsonismo medicamentoso, especialmente no grupo de pacientes idosos.[163]

EFEITOS GASTRINTESTINAIS E HEPÁTICOS

Os efeitos GIs mais comuns são redução no apetite, náuseas, constipação e dispepsia, podendo ocorrer em até 45% dos pacientes. O uso de divalproato de sódio e a administração após as refeições amenizam tais efeitos.[162] Em até 40% dos casos, houve elevação assintomática das enzimas hepáticas. Pode ocorrer falência hepática idiossincrática. Os fatores de risco associados a esse grave efeito adverso são raros no contexto do tratamento em psiquiatria, pois envolvem idade inferior a 3 anos, politerapia para epilepsia e atrasos do neurodesenvolvimento.[162] Assim como ocorre com as enzimas hepáticas, também pode haver aumento da amilase sérica de forma assintomática e transitória. Em raros casos, pode surgir pancreatite induzida por valproato, com risco maior de ocorrer nos primeiros três meses e em pacientes recebendo politerapia.[162]

EFEITOS HORMONAIS E SOBRE O PESO

Ganho de peso (acima de 10% do peso corporal) é um efeito adverso frequente e associado ao uso de valproato por muitos anos. Pode ocorrer em 50% dos pacientes utilizando valproato em monoterapia, associado também a ganho de adiposidade abdominal.[162]

O fármaco pode elevar as concentrações séricas de androgênio, causando acne, hirsutismo e alopecia em pacientes do sexo feminino. Esses efeitos tendem a ser transitórios e podem acometer entre 0,5 e 4% dos indivíduos. A incidência de síndrome dos ovários policísticos (SOP) é quase duas vezes maior em mulheres usando valproato do que na população em geral.[162] Essa incidência é maior em pacientes usando valproato para epilepsia quando comparada com o grupo que faz uso da medicação como estabilizador do humor, sugerindo que pode haver algum mecanismo envolvendo interação da molécula com eventual disfunção neuroendócrina de base e relacionada às crises convulsivas.[163]

EFEITOS TERATOGÊNICOS

A prescrição de valproato para mulheres em idade fértil deve ser feita com bastante cautela, pois este apresenta elevado potencial teratogênico, especialmente defeitos do tubo neural. Há ainda o risco de as crianças cursarem com redução de seis pontos no QI quando comparadas com mães expostas a outros anticonvulsivantes durante a gestação.[162]

■ INTERAÇÕES MEDICAMENTOSAS

A prescrição de valproato em psiquiatria ocorre mais frequentemente como tratamento no TB. São pacientes que comumente utilizam mais de um psicofármaco, o que torna relevante para o clínico conhecer as interações entre valproato e antipsicóticos, antidepressivos e outros estabilizadores do humor. A interação mais emblemática entre os estabilizadores do humor envolve o valproato e a lamotrigina. O primeiro pode aumentar em duas a três vezes as concentrações sérias da lamotrigina, podendo potencializar os efeitos adversos desta, elevando o risco da ocorrência se síndrome de Stevens-Johnson (SSJ).[164] Sertralina, isoniazida e cimetidina podem elevar o nível sérico de valproato. Pode ainda aumentar as concentrações de paroxctina, lorazepam e nortriptilina.[164]

CARBAMAZEPINA

A carbamazepina foi sintetizada no final dos anos 1950, e, por ter desenho molecular parecido com os ADTs, foi inicialmente utilizada como antidepressivo, mas sem êxito. As propriedades anticonvulsivantes foram descobertas em 1963. O uso desta molécula como estabilizador do humor foi feito inicialmente no Japão e de maneira quase que acidental, pois ainda não tinham acesso ao lítio – o que já ocorria na Europa – e, ao observar os efeitos sedativos em pacientes epilépticos que tinham comorbidade com TB, se teorizou que a carbamazepina também poderia ser eficaz nesse grupo de pacientes, o que foi primeiramente evidenciado em estudo publicado no início da década de 1970. A aprovação pela FDA para mania aguda ocorreu apenas em 2004.[138]

A carbamazepina é lentamente absorvida após administração oral, com biodisponibilidade oscilando entre 75 e 85%. É metabolizada no fígado, principalmente pelo CYP3A4. A meia-vida é de oito a 20 horas, com redução a um terço após três semanas, pois induz o próprio metabolismo, o que requer ajustes na posologia quando do uso das formulações de liberação imediata. Atinge o estado de equilíbrio após dois a quatro dias, com recomendação do nível sérico oscilando entre 4 e 12 mg/L para se conseguir efeitos anticonvulsivos. Para dosagem do nível sérico, recomenda-se coleta de sangue 12 horas após a ingestão do último comprimido. Ainda não há clara associação entre a concentração plasmática de carbamazepina e os efeitos na estabilidade do humor.[165,166]

■ MECANISMO DE AÇÃO

Semelhante ao que ocorre com outros anticonvulsivantes, a carbamazepina parece inibir principalmente canais de sódio, apresentando também modulação sobre canais de potássio e cálcio.[165] A inibição sobre os canais de cálcio diminuiria o edema celular, reduzindo a respiração mitocondrial. Este efeito pode ter relação com as propriedades estabilizadoras do humor.[144] Postula-se também que estimule os efeitos inibitórios do GABA e diminua a atuação excitatória do glutamato.[165]

■ USO CLÍNICO

Está disponível nas apresentações em comprimidos de 200 e 400 mg – tanto liberação imediata como prolongada – e suspensão oral (20 mg/mL). Inicia-se o uso com 200 mg/noite, aumentando a cada três dia até se atingir a dose mínima terapêutica, que é 600 mg/dia, com posologia de 12/12 horas para as apresentações de liberação imediata. As doses variam entre 600 e 1.800 mg/dia.[140]

TRANSTORNO BIPOLAR

Mania aguda ▶ A eficácia da carbamazepina para tratamento na mania aguda é bem consolidada na literatura médica. No entanto, apresenta pior tolerabilidade quando comparada ao lítio e ao valproato, motivo pelo qual o CANMAT a considera como segunda linha para tratamento da fase maníaca.[100] Os efeitos clínicos podem ser observados em torno da segunda semana. É usada em monoterapia especialmente em casos em que não houve reposta prévia ao lítio e/ou ao valproato.[140] Não está claro se a carbamazepina é mais eficaz que o lítio para os quadros mistos.[139]

Depressão aguda ▶ Revisão da literatura não identificou estudos que mostrem superioridade da carbamazepina quando comparada ao placebo para tratamento de depressão bipolar, o que é chancelado por alguns dos principais *guidelines* utilizados como diretriz clínica para tratamento do TB.[100,139,140,167]

Profilaxia ▶ Para tratamento de manutenção, a carbamazepina é considerada opção de segunda linha.[100] Um ensaio clínico com duração de dois anos realizado no Brasil comparou a eficácia do tratamento combinado lítio/valproato ao tratamento com lítio/carbamazepina. No que tange à melhora, não houve diferença estatisticamente significativa entre os grupos, com melhor tolerabilidade ocorrendo no grupo que recebeu a combinação de lítio com carbamazepina.[168]

■ EFEITOS ADVERSOS

Os efeitos adversos mais comumente associados ao início do uso de carbamazepina são tontura, náuseas e tremores. Têm caráter transitório e não demandam suspensão da medicação. Entretanto, a carbamazepina pode cursar com alguns graves efeitos adversos, sobre os quais discorreremos a seguir.[165]

HIPONATREMIA

Considera-se hiponatremia quando os níveis de sódio ficam inferiores a 135 mEq/L. Os principais fatores de risco para o desenvolvimento de hiponatremia em pacientes fazendo uso de carbamazepina são: altas dosagens, sexo feminino, uso concomitante de outros psicofármacos, ter sido submetido recentemente a algum procedimento cirúrgico e polidipsia (frequente em quem usa lítio). A hiponatremia é provavelmente decorrente da capacidade desta molécula em estimular receptores do hormônio antidiurético. É recomendada dosagem do sódio antes e depois do tratamento e o manejo consiste em ou remover fatores de risco, ou reduzir a dose da carbamazepina.[165]

REAÇÕES CUTÂNEAS

Os anticonvulsivantes causam reações adversas dermatológicas em cerca de 16% dos casos. Destes, a carbamazepina apresenta risco relativo de 11%. São reações provavelmente mediadas por dado celular causado diretamente pela molécula ou por alguma reação imune desencadeada após o início do uso. A manifestação mais comum é uma erupção eritematosa maculopapular em tronco, que pode se espalhar para o rosto, as mãos e as mucosas. Surge entre três e 14 dias após o início da droga, com melhora 10 dias após as lesões descamarem. As reações potencialmente mais graves são a síndrome DRESS (do inglês, *drug rash with eosinophilia and systemic symptoms*) e a SSJ. A primeira é caracterizada por erupção cutânea generalizada, exantematosa, linfadenopatia e eosinofilia. Surge 14 dias após o uso da carbamazepina e esta deve ser imediatamente descontinuada. A SSJ será mais bem descrita quando da descrição das reações adversas com o uso de lamotrigina.[165]

HEPATOTOXICIDADE

A carbamazepina pode induzir injúria hepática por três mecanismos distintos: alteração hepatocelular, colestática ou mista. Podem durar entre 30 e 90 dias. Comumente fazem parte de uma reação de hipersensibilidade à molécula. Elevações na gama-GT e alanina aminotransferase (ALT) podem decorrer dos efeitos indutores enzimáticos da carbamazepina e não necessariamente de lesão hepática, e, em geral, se normalizam com o tempo. É bastante rara a falência hepática induzida por carbamazepina.[165]

ALTERAÇÕES HEMATOLÓGICAS

Alterações hematológicas causadas por carbamazepina são raras, mas, quando presentes, são potencialmente graves. As mais bem descritas são anemia aplástica, agranulocitose e pancitopenia, com incidência oscilando entre 1:38,000 e 10,800. Não se sabe ao certo o mecanismo envolvido com as alterações hematológicas provenientes do uso de carbamazepina. Provavelmente, decorre de algum metabólito ativo que tenha efeito mielotóxico.[169]

OUTROS EFEITOS ADVERSOS

A carbamazepina pode acarretar prejuízos cognitivos, especialmente quanto a processamento das informações, desempenho em aritmética, atenção e concentração. Pode, ainda, reduzir o nível sério de vitamina D por alteração no metabolismo do cálcio e do fosfato. O risco de malformações congênitas, como defeitos no tubo neural e espinha bífida, é de 0,5-1%.[162]

■ INTERAÇÕES MEDICAMENTOSAS

Por ser um indutor enzimático, a carbamazepina pode diminuir o nível sérico de uma série de medicações, como se pode observar no **Quadro 39.2**. Fluoxetina, haloperidol, trazodona, metronidazol e fluconazol podem inibir o metabolismo da carbamazepina, aumentando, assim, o nível sérico.[170] O valproato não modifica o metabolismo da carbamazepina, mas pode elevar a concentração plasmática do seu metabólito ativo (carbamazepina-10,11-epóxido), aumentando o risco de toxicidade.[166]

LAMOTRIGINA

A lamotrigina foi sintetizada no início da década de 1980, em um programa que objetivava desenvolver novas moléculas anticonvulsivantes que apresentassem melhor tolerabilidade. Foi aprovada para uso na epilepsia em 1990, e como tratamento da profilaxia na depressão bipolar em 2003.[138]

É rapidamente absorvida após ingestão oral, com farmacocinética linear. É metabolizada pelo fígado e tem meia-vida oscilando entre 15 e 35 horas.[166]

■ MECANISMO DE AÇÃO

Apresenta bloqueio sobre os canais de sódio e cálcio voltagem-dependentes,, culminando com inibição da liberação sináptica de glutamato. Exerce discreto antagonismo em receptores 5-HT_3, o que proporciona melhora na transmissão sináptica serotonérgica. Semelhante ao que ocorre com outros anticonvulsivantes utilizados no tratamento do TB, não se sabe exatamente o papel desses mecanismos nos efeitos estabilizadores do humor da molécula. O efeito da lamotrigina como estabilizador do humor pode ter relação com a atuação contra os efeitos da excitotoxicidade mediada pelo glutamato.[171]

QUADRO 39.2
FÁRMACOS QUE TÊM O NÍVEL SÉRICO DIMINUÍDO PELA CARBAMAZEPINA

Antidepressivos	Amitriptilina, bupropiona, citalopram, clomipramina, imipramina, mirtazapina, nortriptilina e paroxetina
Antipsicóticos	Clorpromazina, clozapina, haloperidol, olanzapina, quetiapina, risperidona e ziprasidona
Benzodiazepínicos	Alprazolam, clobazam, clonazepam, diazepam e midazolam
Estabilizadores do humor	Lamotrigina

Fonte: Perucca.[170]

USO CLÍNICO

Está disponível em apresentações de 25, 50, 100 e 200 mg, comprimidos e comprimidos dispersíveis. Com o intuito de amenizar o risco de reações adversas, especialmente *rash* cutâneo, deve-se iniciar com 25 mg por dia (manhã ou noite), ajustando para 50 mg após duas semanas. Após a quarta semana, os ajustes podem ser de 50 mg a cada sete dias, até se atingir a dose desejada.[140] Como a meia-vida da lamotrigina oscila bastante, tanto pode ser administrada em tomada única como dividida em 12/12 horas. A dose máxima recomendada para o uso em psiquiatria é entre 200 e 400 mg/dia. Não há evidências que endossem eficácia da lamotrigina para o tratamento da mania aguda, tendo o uso basicamente sugerido para tratamento da depressão bipolar aguda e profilaxia contra episódios depressivos no TB.

TRANSTORNO BIPOLAR

Depressão aguda ▶ Mesmo não tendo sido superior ao placebo em alguns ensaios clínicos randomizados, a lamotrigina é elencada entre os fármacos de primeira linha para tratamento da depressão bipolar aguda.[100,139,140] Contudo, ficando atrás em ordem de preferência para moléculas como lurasidona, QTP e lítio, especialmente em pacientes graves devido à necessidade de titulação lenta até se atingir doses terapêuticas. O CANMAT argumenta que o desempenho modesto da lamotrigina em alguns ensaios clínicos pode ter decorrido da curta duração destes (oito semanas), associado ao fato de a droga precisar de mais tempo para atingir níveis mínimos terapêuticos, além de terem utilizado dose máxima de 200 mg/dia, o que se contrapõe às doses comumente utilizadas na prática clínica (> 200 mg).[100] Bahji e colaboradores[167] realizaram revisão sistemática sobre eficácia e tolerabilidade do tratamento farmacológico relacionado à depressão bipolar. A lamotrigina mostrou boa tolerabilidade e capacidade em promover resposta e remissão clínica, mas sem efeitos em casos de episódio depressivo grave.

Profilaxia ▶ Assim como ocorre na mania aguda, não há evidências científicas sólidas que assegurem a eficácia da lamotrigina na prevenção de fases maníacas no TB. Em contrapartida, a eficácia no que concerne a efeitos profiláticos sobre a depressão bipolar é evidente,[3,139,140] com aprovação por parte da FDA para esse fim. Pode ser usada em monoterapia para o TB, exceto em pessoas que tendem a ter fases maníacas de forma frequente. Há evidências de maior eficácia para o tratamento em longo prazo em pacientes com predominância do polo depressivo e comorbidade com ansiedade,[3] bem como para pacientes com TB tipo II.[161]

OUTRAS INDICAÇÕES

Há relatos na literatura do uso de lamotrigina para tratamento de outras condições psiquiátricas, como TOC, esquizofrenia e transtorno da personalidade *borderline*.[172]

EFEITOS ADVERSOS

As reações dermatológicas são os efeitos adversos mais preocupantes relacionados ao uso de lamotrigina. Cerca de 10% dos pacientes terão *rash* cutâneo benigno, sendo que entre 0,1 e 1% terão alguma reação mais grave.[173] O grande dilema do clínico passa por definir em qual momento a medicação deve ser suspensa, pois, de início, não há como saber se o *rash* será benigno ou sinal da SSJ. Presença de febre, dor na garganta, *rash* difuso ou presente em rosto e mucosas sugerem gravidade, e a medicação deve ser interrompida imediatamente.[140] O *rash* ocorre entre a primeira e a oitava semana de início do uso de lamotrigina, e a titulação lenta ameniza consideravelmente o risco do surgimento deste.

■ INTERAÇÕES MEDICAMENTOSAS

Carbamazepina diminui a concentração sérica de lamotrigina em 40 a 50%. Contraceptivos orais também diminuem o nível plasmático dessa molécula. O valproato eleva os níveis sanguíneos de lamotrigina em 50%, sendo necessárias doses menores para se atingir efeitos clínicos desejados e amainar o risco do surgimento de *rash* cutâneo.[166]

OUTROS ESTABILIZADORES DO HUMOR

Outras moléculas são utilizadas na prática clínica como estabilizadores do humor. São exemplos: oxcarbazepina, topiramato e gabapentina. De início, se pensou que a oxcarbazepina poderia trazer os efeitos clínicos positivos da carbamazepina nos problemas de interação medicamentosa. Contudo, não há sólidas evidências que atestem a eficácia da oxcarbazepina para o tratamento do TB, seja em fase aguda ou profilaxia. Até o fechamento deste capítulo, não houve estudos controlados que evidenciassem a eficácia do topiramato e da gabapentina como opção de uso em monoterapia no TB, seja para tratamento das fases agudas ou profilaxia.[100]

A seguir, a **Tabela 39.7** resume as características farmacocinéticas dos principais estabilizadores do humor.

Já a **Tabela 39.8** lista os efeitos colaterais, e a **Tabela 39.9**, dados sobre interações medicamentosas.

ANSIOLÍTICOS E HIPNÓTICOS

Denominam-se ansiolíticos os fármacos que têm capacidade de diminuir sintomas ansiosos; hipnóticos são eficazes para induzir o sono e comumente são utilizados próximo ao horário de dormir à noite.[174] As necessidades para o uso desse tipo de medicação podem surgir no cenário de um transtorno de ansiedade ou de distúrbios do sono, perante outros diagnósticos psiquiátricos ou até mesmo em circunstâncias transitórias consideradas não patológicas.

Este grupo é composto por medicamentos de classes farmacológicas distintas, estando agrupados devido aos seus efeitos e aos objetivos de sua utilização. No cenário brasileiro, destacam-se os BZDs, os hipnóticos GABAérgicos não BZDs (drogas-z) e os agonistas melatonérgicos, além dos barbitúricos e da buspirona.

BARBITÚRICOS

Os barbitúricos começaram a ser utilizados na prática clínca em 1904, com o ácido dietilbarbitúrico ou barbi-

TABELA 39.7
CARACTERÍSTICAS FARMACOCINÉTICAS DOS ESTABILIZADORES DO HUMOR

Estabilizador do humor	Tempo para atingir o estado de equilíbrio (dias)	Meia-vida (horas)	Ligação a proteínas plasmáticas (%)	Concentração plasmática de referência
Lítio	5-7	20-24	0	0,6-1,2 mEq/L
Valproato	2-4	12-16	74-93	50-125 mg/L
Carbamazepina	2-4	8-20	75	4-12 mg/L
Lamotrigina	3-8	15-35	66	2,5-15 mg/L

TABELA 39.8
EFEITOS COLATERAIS ASSOCIADOS AOS ESTABILIZADORES DO HUMOR

	Lítio	Anticonvulsivantes		
		Valproato	Carbamazepina	Lamotrigina
Cardíaco				
• Problemas cardíacos	+	+	+	
Dermatológicos				
• Acne	+	+		
• Queda de cabelo		++	+	+
• Psoríase	+			+
Endocrinológico				
• Hipertireoidismo	+			
• Hipotireoidismo	++	+	+	
• SOP		+		
Gastrintestinal				
• Diarreia	+	+		
• Náuseas	+	+		
• Vômitos	+	+		
Hematológicos				
• Anemia aplástica		+	+	
• Leucopenia		+	++	
• Trombocitopenia		+		
Hepatológico				
• ↑ Transaminases		++	+	
Imunológico				
• *Rash* grave				+
Metabólico				
• Ganho de peso	+	++		
Nefrológico				
• Hiponatremia	+		+	
Neurológico				
• Sedação		+	+	+
• Tremor	++	+		
Sexual				
• Diminuição da libido	+		+	
• Infertilidade		+	+	
• Teratogenicidade	+	++	++	+

+ efeito presente; ++ efeito muito presente.
Fonte: Murru e colaboradores.[162]

TABELA 39.9
PSICOFÁRMACOS QUE AUMENTAM O NÍVEL SÉRICO DOS ANTICONVULSIVANTES QUE ATUAM COMO ESTABILIZADORES DO HUMOR

Anticonvulsivante	Classe farmacológica	Psicofármacos
Carbamazepina	• Anticonvulsivantes • Antidepressivos	• Felbamato, valproato, valpromida • Fluoxetina, fluvoxamina, trazodona
Lamotrigina	• Anticonvulsivantes • Antidepressivos	• Valproato • Sertralina
Valproato	• Anticonvulsivantes • Antidepressivo	• Felbamato • Sertralina

Fonte: Perucca.[170]

tal.[175] Antes deles, os agentes com finalidade hipnótica tinham eficácia reduzida (álcool, hidrato de cloral, brometos, opiáceos, cânhamo, beladona, datura, etc.).[175,176] Com seu advento, os barbitúricos assumiram um papel importante na indução do sono, e assim se mantiveram durante a primeira metade do século XX. Passaram a ser utilizados para insônia, inclusive associada a quadros depressivos, e para tranquilizar pacientes com quadros agitados, como na mania.[175]

O fenobarbital foi sintetizado em 1911, e utilizado como hipnótico a partir de 1912. Com uma atuação farmacológica mais prolongada e mais potente, assumiu posição de destaque entre os componentes dessa classe farmacológica. Outros barbitúricos, como o secobarbital, amobarbital e pentobarbital, cujas ações são curtas ou intermediárias, também foram empregados na indução do sono.[175]

Na década de 1950, foram incorporados à farmacologia a clorpromazina e a carbamazepina e, em 1960, o clordiazepóxido.[175] Diante desses novos fármacos e da preocupação com os riscos associados aos barbitúricos (quadros de dependência e de *overdose* muitas vezes letais), estes começaram a perder espaço na prática médica.[175,176]

Os barbitúricos são compostos de cadeia fechada com um núcleo formado pela junção da ureia com o ácido malônico, a malonilureia.[175] Têm em comum uma estrutura pirimidina-2,4,6-triona.[177]

O mecanismo de ação se baseia em um aumento pós-sináptico do GABA, atuando nos receptores GABAA (subunidades α e β).[178] Essa ação desdobra-se em um aumento da conductância dos íons cloro pelo canal iônico, pelo aumento de tempo médio que este se mantém aberto, o que ocasiona inibição pós-sináptica.[177-179] Os barbitúricos conseguem aumentar o influxo dos íons cloreto mesmo em concentrações muito baixas de GABA.[177,178]

O fenômeno de tolerância é parcialmente decorrente do efeito de indução enzimática.[178] Possivelmente também decorre de uma dessensibilização e *down-regulation* dos receptores GABAA após uso crônico, gerando uma diminuição do incremento do influxo dos íons cloreto no canal pela ação dos barbitúricos.[177] A síndrome de abstinência é uma complicação quando acontece uma interrupção brusca ou diminuição da dose após um período longo de consumo e se caracteriza, no caso dos barbitúricos, por tremores, agitação, nervosismo, hipotensão, convulsões e *delirium*.[178]

O fenobarbital é um indutor das isoenzimas CYP1A2, 2B6, 2C19, 3A4 e 3A5, e diminui a concentração de medicamentos que são metabolizados por qualquer uma delas.[178]

Na psiquiatria clínica atual, o emprego dos barbitúricos é bastante inexpressivo. Ao longo de décadas, a importância dessa classe farmacológica na síndrome de abstinência alcoólica vem sendo avaliada, e alguns estudos identificaram alguns benefícios. O fenobarbital foi o mais envolvido nos estudos revisados, e os resultados mais confiáveis ocorreram quando o fenobarbital foi adicionado à terapêutica com BZD, gerando como resultados positivos menor necessidade de cuidados intensivos e diminuições do tempo em unidade de terapia intensiva (UTI), da necessidade e do tempo de ventilação mecânica e da necessidade de sedação contínua. Alguns resultados foram considerados animadores, mas ainda existem poucas pesquisas, e a maioria dos estudos apresenta limitações importantes, o que faz o nível de evidência ser baixo. Destarte, os barbitúricos podem ter seu emprego considerado, como adjuvante, em unidades de urgência/emergência para pacientes com síndromes de abstinência graves e refratárias aos BZDs em monoterapia, mas não assumem uma posição de tratamento de primeira linha.[179]

BENZODIAZEPÍNICOS

Quimicamente, os BZDs se caracterizam por uma estrutura composta por um anel benzênico ligado a um anel diazepínico, que compõem, juntamente com um grupamento 5-arila, o 5-aril-1,4-benzodiazepínico.[180]

O primeiro BZD introduzido no mercado foi o clordiazepóxido, em 1960. A partir daí, vários outros derivados foram sendo lançados, havendo, atualmente, no mundo, pelo menos 21 aprovados para o uso clínico.[181]

Exercem funções ansiolíticas e hipnótico-sedativas, que comumente são as mais importantes para a rotina da psiquiatria, entretanto, também têm propriedades anticonvulsivantes, relaxantes musculares e de indução de amnésia anterógrada.[181,182] Os BZDs diferem entre si em relação a quais dessas propriedades são predominantes, e a escolha de prescrição deve recair naquele que melhor se adequa às necessidades clínicas do paciente.[183]

Têm aplicabilidade em uma ampla gama de condições psiquiátricas e não psiquiátricas, e fazem parte da rotina do médico especialista ou generalista. Considerando suas ações, podem ser indicados em transtornos de ansiedade e fóbicos, agitação, agressividade, intoxicação por drogas estimulantes, síndrome de abstinência de álcool, acatisia, insônia, espasticidade, epilepsia (e outras condições que cursam com convulsões) e em procedimentos médicos que necessitam de sedação.[184-187]

Os receptores GABAA são estruturas pentaméricas transmembranas formadas por duas subunidades β, duas subunidades α (α1, α2 ou α3), e uma subunidade γ (γ2 ou γ3), e são alvo de ligação dos BZDs.[41,184] Estes promovem maior afinidade do receptor ao GABA, principal neurotransmissor inibitório do SNC. Consequentemente, a frequência de abertura nos canais dos íons cloreto é aumentada, e os efeitos inibitórios do GABA são intensificados.[181]

O maior fluxo dos íons cloreto para dentro do neurônio hiperpolariza a membrana celular, o que redunda em diminuição do disparo dos potenciais de ação do neurônio.[184] Essa ação dos BZDs não ocorre por um agonismo direto no receptor,[181] mas sim por um mecanismo de ligação a um sítio alostérico, que é um local de ligação diferente do agonista (GABA), fenômeno denominado modulação alostérica.[41] A maior permeabilidade iônica termina por diminuir o *turnover* de diversos neurotransmissores, a exemplo da serotonina e da noradrenalina, consequentemente, gerando impactos nos processos de expressão emocional.[174]

A ação ansiolítica acontece em consequência de um aumento da inibição pós-sináptica fásica em neurônios da amígdala e das alças corticoestriadotalamocorticais (CETC). Os receptores GABAA mais valiosos para a ansiólise dos BZDs são os que apresentam subunidade α do tipo α2 e/ou α3, enquanto, para a ação hipnótica, do tipo α1.[41]

Os BZDs são bem absorvidos pelo trato GI, com biodisponibilidade de 80 a 100%.[188] Uma exceção é o midazolam, que tem uma absorção menor por VO, e a sua biodisponibilidade por essa via é de 30 a 50%, sendo o restante eliminado pré-sistemicamente.[44]

Têm elevada lipossolubilidade, o que favorece a penetração no SNC.[186,189] O pico sérico ocorre entre 30 minutos e seis a oito horas, a depender do fármaco. Exceto para o midazolam e o lorazepam, os BZDs por via IM têm absorção errática, e essa forma de administração deve ser evitada.[188] Circulam na corrente sanguínea com elevadas taxas de ligação a proteínas plasmáticas, na ordem de 80 a 90%.[190]

A metabolização dos BZDs é prioritariamente hepática, envolvendo sobremaneira as isoenzimas CYP3A4 e 2C19,[44,186] mas também podem estar envolvidas as enzimas CYP3A5, 2B6, 2C9 e 1A2.[188] A maioria dos BZDs é metabolizada por mecanismos oxidativos (reações de fase I), geralmente sendo convertidos em metabólitos ativos e de meia-vida longa. Lorazepam, oxazepam e temazepam são conjugados por reações de glicuronidação (reações de fase II), não gerando metabólitos ativos, e têm meia-vida entre curta e intermediária, tornando-os mais seguros para idosos, já que o envelhecimento afeta menos a via metabólica de conjugação.[189] A eliminação dos metabólitos dos BZDs ocorre pela via renal.[191]

A eficácia dos BZDs é consagrada para tratamentos em curto prazo, e as indicações para uso por períodos prolongados são bem menos frequentes na prática médica – os dados sobre a eficácia nesse formato são escassos ou até mesmo desconhecidos.[187] Podem beneficiar pacientes em agudizações e no início do tratamento com antidepressivos, quando ainda não há eficácia terapêutica destes ou, até mesmo, quando acontece piora transitória da ansiedade.[61,192,193]

Para os transtornos de ansiedade, não são considerados de primeira linha,[61,183,193] e sua indicação, por exemplo, no transtorno de pânico, no TAG e no transtorno de ansiedade social, fica destinado para indivíduos que não toleram os efeitos colaterais dos medicamentos de primeira linha (antidepressivos).[183] Podem ser também considerados para utilização em associação, quando o antidepressivo como fármaco isolado não gera respostas satisfatórias em pelo menos três estratégias anteriores, envolvendo conduta medicamentosa e psicoterapia.[194]

Os BZDs correspondem ao padrão-ouro para o manejo da síndrome de abstinência alcoólica (SAA). A abordagem mais recomendada é a dirigida à intensidade dos sintomas, na qual uma dose (no caso do diazepam, equivale a 10 mg) deve ser administrada quando se verifica uma pontuação no instrumento Clinical Institute Withdrawal Assessment-Alcohol Revised (CIWA-Ar) superior a 8 ou 9. Também há a possibilidade de se utilizar um esquema fixo, em que uma dose é administrada a cada seis horas inicialmente, prolongando os intervalos com o passar dos dias.[195] Lorazepam e oxazepam devem ser escolhidos em caso de hepatopatas.

Em situações de agitação, os BZDs são preferíveis quando decorrem de uma intoxicação por drogas estimulantes ou quando a etiologia é desconhecida.[196] O lorazepam administrado por via parenteral (IM ou mesmo intravenoso [IV]) costuma ser o maior expoente para casos de agitação, entretanto, no Brasil, esse medicamento está disponível apenas para administração oral.

Os BZDs são potencialmente capazes de gerar efeito de reforço, e o uso prolongado (superior a três meses) pode ocasionar síndrome de dependência. Há uma carência de estratégias realmente eficazes para o manejo desse quadro, e, portanto, a melhor maneira de evitar danos é reduzir ao máximo sua utilização em longo prazo.[183,193] Entre indivíduos com transtorno por uso de substâncias (TUS) por outras substâncias, o risco de abuso e dependência de BZDs é ainda maior.[193]

Existe um perfil de efeitos colaterais que precisa ser considerado no momento da decisão prescritiva e há necessidade de que sejam monitorados continuadamente durante o período de uso, que, de preferência, não deve ser prolongado. Pode haver relatos de tontura, letargia, sonolência diurna, efeitos residuais de longa duração, déficits cognitivos (memória, concentração e atenção), ataxia, hipotonia, reação paradoxal, entre outros.[181,185]

Por essas alterações, os BZDs podem estar associados a prejuízos funcionais e aumento de risco de acidentes automobilístico, de quedas e de fraturas. Determinadas populações são especialmente mais vulneráveis a alguns desses inconvenientes, destacando-se os idosos.[181,185] Os mais jovens também merecem atenção para alguns desfechos negativos, como os acidentes de trânsito.[197] Apesar de ter sido levantada uma possível relação causal entre BZDs e demência de Alzheimer, análises mais recentes concluíram que não há evidências que sustentem essa relação entre o uso dessa classe medicamentosa (e das drogas-z) e o referido quadro demencial.[198]

DROGAS-Z

Alguns fármacos são classificados como hipnóticos que atuam no complexo BZD-GABA, sobremaneira no núcleo pré-óptico ventrolateral, mas não são BZDs.[199] Da mesma forma que estes, ligam-se aos receptores ionotrópicos GABAA, atuando como moduladores alostéricos.[200] As chamadas drogas-z correspondem a zolpidem, eszopiclona e zaleplon, e foram desenvolvidas a partir de 1989, recebendo aprovação da FDA para o tratamento da insônia, em 1993. Esses medicamentos surgiram em resposta a uma busca de tentativa de medicamentos hipnóticos que fossem mais seguros em relação aos BZDs.[200]

São mais seletivos que os BZDs em relação às subunidades do receptor, atuando preferencialmente nas subunidades α, de forma ainda mais importante na subunidade $\alpha 1$, resultando em uma ação hipnótica mais específica sem repercussão ansiolítica relevante.[201] Em decorrência dessa característica farmacodinâmica, ficou sugerido que podem ter menor incidência de efeito residual no dia seguinte, ocasionando menos fadiga e disfunções cognitivas e psicomotoras.[200,202]

■ ESZOPICLONA

É uma ciclopirrolona que recebeu aprovação da FDA para insônia inicial e de manutenção, pela sua capacidade em melhorar esses dois parâmetros. Também há dados evidenciando melhora da funcionalidade diurna em uso de até 12 semanas. Atua nas subunidades $\alpha 1$, $\alpha 2$, $\alpha 3$ e $\alpha 5$ do receptor GABAA. Em idosos, aumenta o tempo do estágio II do sono não REM, sem modificar os demais estágios. Entre os efeitos colaterais, cefaleia, gosto desagradável e nasofaringite são os mais comuns.[203]

A eszopiclona tem meia-vida mais prolongada que o zolpidem (de liberação imediata) e, portanto, é uma opção interessante para insônia de manutenção.[200]

ZOLPIDEM

É uma imidazopiridina que atua nas subunidades α1 e α5 do complexo GABAA. De modo mais relevante nos primeiros dias de uso (com tendência à diminuição com a continuidade), reduz a latência para iniciar o sono, diminui os despertares noturnos e aumenta a duração e a qualidade do sono; não modifica a arquitetura do sono em doses mais baixas e, em doses a partir de 10 mg, pode diminuir discretamente o sono REM.[203]

O zolpidem vem sendo amplamente prescrito, sendo o recordista do grupo na presença em receituário médico, e várias apresentações foram lançadas no mercado. Além dos comprimidos de liberação imediata por VO, também se encontram disponíveis os comprimidos de liberação controlada, mais indicados para as insônias intermediária e terminal. A apresentação sublingual adequa-se a uma forma de administração que concilia rápido início de ação, evitação do metabolismo de primeira passagem e ausência de necessidade de deglutição (p. ex., disfagia e dificuldade de deglutição podem ser frequentes em idosos). Esta última apresentação pode ser útil em situações de interrupção do sono no meio da madrugada, apesar de que, utilizado dessa forma, aumenta o risco de efeito residual no dia seguinte.[200]

Efeitos colaterais podem ocorrer, como cefaleia, sonolência diurna, tontura, náusea, mialgia e comportamentos complexos durante o sono. Existe preocupação com a possibilidade de consumo abusivo e até mesmo de dependência.[203]

ZALEPLON

É uma pirazolopirimidina com afinidade pelas subunidades α1, α2, α3, β2 e γ2, indicada para insônia inicial. Pode aumentar em alguns minutos a latência para o início do sono REM. Foi evidenciado que é capaz de gerar algum benefício para iniciar o sono e na qualidade do sono, mas não consegue ser eficaz na insônia de manutenção, já que sua meia-vida é curta.[203]

PRECAUÇÕES EM RELAÇÃO AO USO DAS DROGAS-Z

Apesar de inicialmente descritos como medicamentos mais seguros que os BZDs, o seguimento dos dados revelou que as drogas-z inspiram cuidados em relação a desfechos adversos.[202] Vem sendo verificado que esses medicamentos têm riscos de consequências negativas associadas aos efeitos sedativos, amnésia anterógrada, comportamentos complexos durante o sono (alimentar-se, deambular, dirigir, fazer compras, praticar sexo e até mesmo assumir condutas violentas) e prejuízos na marcha e equilíbrio.[200,203] Foram encontradas associações entre drogas-z e maior probabilidade de quedas, com aumento de fraturas de quadril, de modo que não parecem ser mais seguros quanto a esse aspecto se comparados aos BZDs.[204,205] Foram observadas associações entre zolpidem e maior risco de desenvolvimento de infecções e de determinados tipos de câncer,[206] além de aumento de taxa de acidentes automotivos.[203]

Uma aparente proteção em relação a abuso e critérios para dependência sofreram abalo a partir de relatos de problemas relacionados a um padrão danoso de uso. Têm sido feitas descrições de problemas, como insônia de rebote e sintomas de abstinência (p. ex., insônia, ansiedade, euforia, irritabilidade, tremor, inquietação, pico hipertensivo, convulsões e desorientação), e precauções devem ser tomadas, principalmente em indivíduos com história de TUS.[202]

O zolpidem tem sido o mais identificado em situações de conusmo impróprio, como autoadministração por via IV, em doses bastante elevadas e/ou associado a drogas recreativas, além de poder estar envolvido em quadros de dependência e *overdose*. O zaleplon tem sido descrito como o menos envolvido em padrões arriscados, entretanto, deve ser dada atenção a todas as drogas-z em relação a consumos problemáticos.[202]

RAMELTEONA

A ramelteona recebeu aprovação pela FDA em julho de 2005, para uso em indivíduos com dificuldade de iniciar o sono.[207] É um agonista altamente seletivo para os receptores melatonérgicos MT_1 e MT_2. A ação sobre MT_1 proporciona sonolência, enquanto atuando sobre MT_2 promove sincronização do relógio circadiano.[200,207,208] A afinidade sobre os receptores MT_3 é bastante fraca,[208] entretanto, esse fato não parece impactar sua eficácia terapêutica, haja vista que esses receptores não parecem estar implicados em ações hipnóticas e cronobióticas.[207]

Sua afinidade é oito vezes maior nos receptores MT_1 em relação aos MT_2. Comparada à melatonina, a ramelteona chega a ter 16 vezes mais afinidade por ambos os receptores.[201] Na realidade, a ramelteona é um análogo sintético da melatonina, que, por ter uma propriedade mais lipofílica, consegue atravessar mais facilmente a barreira hematoencefálica e atingir o SNC. A sua meia-vida também é maior que a da melatonina, ficando entre 0,83 e 1,9 hora e, por isso, promove melhor a manutenção do sono, apesar de os resultados mais bem-sucedidos serem para a facilitação do início do sono.[208] Medicamentos que atuam em MT_1 e MT_2 diminuem o tempo de indução do sono, mas não parecem interferir em um efeito mais amplo sobre o tempo total de sono e em sua arquitetura.[201]

MT_1 e MT_2 são receptores acoplados à proteína G, e estão em localizações que se relacionam de forma estreita com o sono. Receptores MT_1 se localizam no *locus coeruleus*, no núcleo dorsal da rafe e nas áreas CA2 e CA3 do hipocampo e do núcleo supraquiasmático. Os receptores MT_2 estão localizados no tálamo reticular, na *pars* reticulada da substância negra, no núcleo supraóptico, no núcleo vermelho e nas áreas CA2, CA3 e CA4 do núcleo supraquiasmático.[201]

A absorção por VO é rápida, mas uma refeição rica em lipídeos retarda a absorção.[207] Sofre intenso metabolismo de primeira passagem, o que repercute em uma baixa biodisponibilidade.[207,209] A metabolização ocorre principalmente pela isoenzima CYP1A2,[207,209] mas também, em menor magnitude, pelas CYP3A4 e pela subfamília CYP2C, por meio das quais sofre processos de hidroxilação e carboxilação. O metabólito M-II tem uma ação bem menos potente do que a ramelteona, mas, em compensação, a exposição sistêmica geral é 20 a 100 vezes maior que o composto original, sinalizando que deve participar de forma significativa no impacto terapêutico.[207] Cerca de 82% se ligam a proteínas plasmáticas. A maior parte é eliminada pela via urinária, e apenas uma pequena parcela por meio das fezes.[207] Não é recomendada para indivíduos com insuficiência hepática.[209]

O medicamento é comercializado em comprimidos de 8 mg, que devem ser tomados por VO 30 minutos antes do horário de deitar-se à noite. Costuma ser bem tolerado, mas algumas pessoas podem apresentar sonolência diurna, fadiga e cefaleia.[209] Diferentemente dos agonistas de receptores BZDs, a ramelteona parece não impactar negativamente as funções cognitivas e motoras.[207] Também não são esperados, de forma significativa, insônia de rebote, sintomas de abstinência e síndrome de dependência.[208]

A **Tabela 39.10** apresenta dados relevantes sobre os indutores do sono disponíveis no Brasil e que não são classificados como BZDs.

BUSPIRONA

A buspirona foi desenvolvida pela primeira vez em 1968 e patenteada em 1975.[210] É um psicofármaco ansiolíti-

TABELA 39.10
HIPNÓTICOS NÃO BENZODIAZEPÍNICOS E SUAS CARACTERÍSTICAS

Princípio ativo	Atuação em receptores	Posologia	Eficácia
Eszopiclona	GABAA (subunidades α1, α2, α3 e α5)	1 a 3 mg	Insônia inicial Insônia de manutenção
Zolpidem	GABAA (subunidades α1 e α5)	5 a 10 mg (até 12,5 mg se apresentação de liberação controlada)	Insônia inicial Interrupções do sono Insônia de manutenção (apresentação de liberação controlada)
Zaleplon	GABAA (subunidades α1, α2, α3, β2 e γ2)	5 a 20 mg	Insônia inicial
Ramelteona	MT_1 e MT_2 (MT_3 pouco expressiva)	8 mg	Insônia inicial

Fontes: Asnis e colaboradores,[200] Abad e Guilleminault,[203] Devi e Shankar[207] e Spadoni e colaboradores.[208]

co da classe de compostos da azaspirondecandiona. Inicialmente, foi desenvolvida como um antipsicótico, entretanto, foi considerada ineficaz nesse propósito, passando a ser descrita como uma medicação capaz de diminuir níveis de ansiedade.[210,211]

Atua de forma importante como agonista parcial em nível de receptores serotonérgicos 5-HT_{1A} e, dessa maneira, é proposto que desloca as proteínas G inibitórias. Apresenta uma fraca afinidade por receptores 5-HT_2.[210,211] Além disso, é um fraco antagonista nos autorreceptores (prioritário) e nos receptores pós-sinápticos dopaminérgicos D_2.[212]

A buspirona parece atuar em algum outro sítio da dopamina, que é capaz de aumentar o fluxo dopaminérgico na via nigroestriatal. Dessa forma, considera-se que o fármaco causa modificações substanciais na neurotransmissão das monoaminas.[211] Há relatos de que a buspirona é capaz de diminuir o metabolismo da serotonina no estriado sem gerar uma diminuição da atividade motora em doses de 1 mg/kg.[213] Aventa-se que efeito clínico sobre a ansiedade decorra do aumento da atividade serotonérgica na amígdala e em outras partes do circuito cerebral da ansiedade/medo, a partir de seu agonismo parcial em 5-HT_{1A}.[210]

Pela VO, consegue ser rapidamente absorvida quase em sua totalidade e sofre intenso metabolismo de primeira passagem.[211] Tem uma meia-vida curta, de apenas duas a três horas.[214] A metabolização do fármaco se dá por meio da isoenzima CYP3A4.[210]

Desde 1986, a FDA aprovou a buspirona para o tratamento do TAG, considerado o primeiro medicamento não BZD autorizado para essa finalidade. Além do TAG, indivíduos com outros quadros ansiosos podem se beneficiar, sendo necessária uma avaliação caso a caso. Comumente, é utilizada como fármaco de segunda linha, ficando os ISRSs com melhor respaldo. Seu uso combinado com ISRSs pode ser pensado tanto pela possibilidade de incrementar o êxito medicamentoso sobre o TAG quanto para reduzir os efeitos colaterais associados aos antidepressivos dessa classe.[210]

A buspirona não se equivale aos BZDs para estados de ansiedade aguda, pois, caracteristicamente, são necessárias de duas a quatro semanas para que sejam alcançadas as suas competências terapêuticas.[210]

É comercializada no Brasil em apresentações de comprimidos de 5 e 10 mg.[210] Recomenda-se que, para o tratamento do TAG, a dose inicial seja de 15 mg/dia, dividida em duas ou três tomadas, podendo ser feitos aumentos progressivos de 5 mg a cada dois ou três dias, até que se atinja o efeito terapêutico adequado, não devendo ultrapassar a dose diária de 60 mg. Na maioria das vezes, as doses de 20 a 30 mg/dia são as necessárias para o tratamento.[210,215]

Já houve investigação em relação à utilização da buspirona como adjuvante a antidepressivo para o tratamento do TDM, considerando uma ação antidepressiva independente da ação ansiolítica, entretanto, uma metanálise considerou que as evidências de que essa estratégia ocasiona resultados benéficos são insuficientes até o momento.[216]

Um estudo retrospectivo avaliou a buspirona entre pessoas com quadros demenciais e que apresentavam distúrbios comportamentais, como agressividade, e 68,6% dos pacientes apresentaram resposta, sendo que houve melhora moderada ou marcada em 41,8%.[217]

Na literatura, vinha sendo observado, em estudos com animais, que a buspirona associada a antipsicóticos típicos poderia diminuir os sintomas extrapiramidais decorrentes da utilização dessa classe medicamentosa.[218] Mais recentemente, um ensaio clínico triplo-cego, randomizado e placebo controlado que avaliou indivíduos com esquizofrenia crônica em uso de antipsicóticos típicos não encontrou melhoras estatisticamente significativas em relação aos sintomas extrapiramidais. Em contrapartida, evidenciou melhora nos sintomas negativos e gerais da doença.[219]

Uma aplicação que vem sendo adotada na prática clínica é a associação da buspirona com os ISRSs, na tentativa de aliviar os efeitos colaterais sexuais ocasionados pelos antidepressivos. Em 1999, Landén e colaboradores avaliaram dados de um ensaio clínico controlado por placebo que estudou indivíduos deprimidos que estavam sendo tratados com citalopram ou paroxetina. Entre os que apresentaram ao menos uma queixa sexual (diminuição da libido, disfunção ejaculatória e dificuldades de orgasmo), 58% demonstraram melhora desses incômodos no grupo que recebeu a associação do ISRS com a buspirona já na primeira semana de uso, enquanto o grupo que recebeu associação com placebo apresentou uma melhora de apenas 30%.[220] Outro ensaio clínico não conseguiu encontrar eficácia diferente do placebo na melhora de efeitos colaterais sexuais associados à fluoxetina entre mulheres.[221] Diante desses dados conflitantes e do fato de os ensaios terem amostras modestas, essa estratégia ainda carece de maiores evidências científicas e precisaria ser mais adequadamente estudada.[222]

Pacientes com insuficiência hepática podem apresentar biodisponibilidade da droga aumentada em até 14 vezes; já naqueles com insuficiência renal, esse aumento pode ser de quatro vezes.[210] Portanto, esse medicamento não é considerado ideal para indivíduos que padecem dessas condições clínicas; se for decidido o uso nessas circunstâncias, as doses devem ser menores.[214]

Diferentemente dos BZDs, a buspirona não apresenta propriedades sedativas, anticonvulsivantes ou de relaxamento muscular, bem como não ocasiona dependência química e comprometimentos cognitivo e psicomotor. Os efeitos colaterais mais comuns costumam ser tontura, cefaleia, náusea e parestesia,[211] e costumam ser aliviados com a continuidade do uso e com o aumento lento da dose até que se alcance a dose adequada para seus objetivos clínicos.[210]

FÁRMACOS UTILIZADOS NO TRATAMENTO DO TRANSTORNO POR USO DE SUBSTÂNCIAS

O manejo do TUS requer uma abordagem ampla, que conta com diversos aliados e ferramentas terapêuticas, envolvendo uma equipe multiprofissional. É fundamental que os pacientes tenham sido submetidos a intervenções não farmacológicas para avançar no campo motivacional e de prevenção de recaída.

Os psicofármacos não costumam ter grandes impactos sobre a motivação em si, mas podem ser benéficos para indivíduos que se encontram motivados para a interrupção do consumo. Isto posto, verifica-se que a conduta medicamentosa pode favorecer desfechos positivos em relação a variáveis relacionadas ao controle do uso. As evidências dos psicofármacos estão mais solidificadas para dependência de álcool, tabaco e opioides, carecendo ainda de respaldo científico mais robusto para as demais substâncias psicoativas. Não menos importante, assumem um papel fundamental na abordagem das comorbidades psiquiátricas que frequentemente existem associadas aos TUS.

Considerando todas essas informações, exige-se cautela para que médicos, usuários e familiares não alimentem um otimismo desmesurado em relação aos fármacos e negligenciem outras abordagens que devem compor uma estratégia integral e integrada.

NALTREXONA

A naltrexona tem uma estrutura química relacionada com a morfina, entretanto, não tem ação agonista opioide.[223] Recebeu aprovação da FDA em 1994 para o tratamento da dependência de álcool. É comercializada em comprimidos de 50 mg para administração oral.[224] Apesar de não ser disponível no Brasil, há também a formulação de depósito de 380 mg para administração IM, que assume uma relevante importância principalmente para os pacientes que têm baixa adesão.[225]

Tanto o fármaco quanto seu metabólito ativo 6β-naltrexol têm como mecanismo de ação o antagonismo em nível de receptores opioides, principalmente receptores μ, seguido pelos receptores κ e, em menor magnitude, receptores δ.[223,226] Por meio da ligação com os receptores supracitados, a naltrexona diminui a sensação de prazer associada ao consumo de álcool.[226] Consegue modular o controle opioide sobre o disparo dopaminérgico celular na área tegmentar ventral (ATV), evitando um aumento da atividade dessa monoamina.[227]

O álcool consegue liberar opioides endógenos que, atuando nos receptores μ, geram sensação de prazer associado ao consumo. A ativação em nível de receptores μ, por meio de uma via composta por neurônios GABAérgicos e dopaminérgicos na ATV, dispara a liberação de dopamina no *nucleus accumbens*. Já o antagonismo em nível desses receptores promovido pela naltrexona freia a liberação da dopamina, o que se desdobra em diminuição do efeito de recompensa e da busca pela bebida alcoólica.[223,228]

A naltrexona já foi implicada no amortecimento de estímulos emocionais negativos, provavelmente por meio da diminuição de estresses decorrentes do antagonismo em nível de receptores κ.[227]

É absorvida rapidamente pela VO, atingindo um pico sérico cerca de uma hora após a administração (o pico do 6β-naltrexol, o principal metabólito, ocorre duas horas após a ingesta). Sua metabolização é conduzida por intermédio de enzimas citosólicas, mas as isoenzimas do citocromo P450 parecem estar envolvidas nesse processo. A meia-vida plasmática da naltrexona é de cerca de quatro horas, e a do 6β-naltrexol, de cerca de 12 horas. Mesmo possuindo uma meia-vida razoavelmente curta, tem uma eficácia prolongada, devido ao fato de os receptores μ não voltarem inteiramente a ficarem desocupados pelo fármaco por um período superior a 100 horas. A apresentação IM de depósito (não disponível no Brasil) mantém níveis farmacologicamente ativos por um período superior a um mês.[223]

O que se observa clinicamente é uma diminuição das fissuras e da recorrência do consumo contabilizados pela quantidade de bebida ingerida e pelo número de dias em que houve consumo alcoólico.[226,228] Hendershot e colaboradores,[228] em uma metanálise, encontraram resultados que evidenciaram eficácia da naltrexona quando comparada ao placebo, a respeito de diminuição do consumo de álcool e da ocorrência de *craving*. Jonas e colaboradores,[229] por meio de outra metanálise, identificaram atuação protetiva do fármaco contra recaídas com consumo pesado (NNT, do inglês *number need to treat* = 12) entre aqueles que receberam naltrexona por VO.

Um ensaio clínico randomizado encontrou que os indivíduos que tiveram melhores resultados terapêuticos com a naltrexona foram aqueles que bebiam principalmente pelas ações recompensadoras e prazerosas do álcool, em vez de estarem tentando aliviar sofrimentos. Já nos pacientes que buscavam o álcool igual e fortemente motivados pelos efeitos reforçadores, bem como para alívio de sofrimentos, não houve resultados animadores. Apesar de esses achados poderem ser explicados pelo próprio mecanismo de ação de antagonismo opioide do fármaco, os autores conjecturam que pode decorrer do fato de que esse segundo grupo de pacientes pode ter padrões de dependência mais graves e, consequentemente, apresentam disfunções neurais mais generalizadas e com desregulações mais avançadas dos circuitos de recompensa e de controle cognitivo.[230]

Há espaço para a naltrexona na dependência de opioides. Alerta-se para o fato de que existem algumas ressalvas: não utilizá-la durante o período de consumo de opioides (devido ao risco de precipitação de uma síndrome de abstinência); a necessidade de esperar pelo menos uma semana após os sintomas da síndrome de abstinência terem sido superados; um risco potencial de *overdose* nos dependentes que interrompem a naltrexona e recaem no uso da droga (pela perda da tolerância após terem ficado longos períodos abstinentes); a adesão comumente é baixa.[231]

DISSULFIRAM

Em 1951, a FDA aprovou o dissulfiram (ou dissulfeto de tetraetiltiuram – um derivado do tiuram), uma medicação descoberta em 1920 para o tratamento da dependência do álcool. Foi o primeiro medicamento aprovado pelo órgão norte-americano para essa finalidade, e continua até a atualidade em uma posição de destaque na prevenção de recaída no consumo alcoólico.[226,232] Recentemente, tornou-se indisponível no Brasil após ter sua produção interrompida pelo único fabricante no País.

Não é considerado um agente antifissura e não muda mecanismos neurobiológicos associados à adição em si, mas promove um efeito aversivo quando combinado com o álcool. Essa reação recebe o nome de antabuse, e relaciona-se com a manutenção da abstinência, na medida em que promove o alerta ao paciente de que, se ingerir bebida alcoólica, será acometido por sensações desagradáveis, favorecendo a evitação da ingesta etílica.[233] Desse modo, funciona como um "freio externo".[44]

O efeito antabuse surge rapidamente após o consumo do álcool, caracterizando-se por um complexo de sintomas vegetativos que acometem vários sistemas biológicos. Entre os sintomas mais habituais, citam-se rubor torácico e facial, cefaleia, fraqueza, dispneia, dor torácica, palpitações, náuseas, vômitos, sudorese, sede, visão turva e estado confusional. Sintomas mais graves e potencialmente ameaçadores à vida podem surgir, como depressão respiratória, arritmias cardíacas, IAM, insuficiência cardíaca congestiva aguda, perda de consciência, convulsões, coma e morte.[226,232,233]

O dissulfiram é um inibidor da enzima acetaldeído desidrogenase mitocondrial, que catalisa a conversão do acetaldeído em acetato durante a metabolização hepática do álcool. Decorrente dessa inibição, ocorre acúmulo de acetaldeído, o que ocasiona as reações desagradáveis (antabuse).[226,232,233]

Os pacientes devem ser cuidadosamente orientados sobre como o medicamento age e sobre todas as reações e riscos, sendo coerente obter um consentimento informado por escrito.[233] É contraindicado ofertar a droga ao paciente sem que ele tenha conhecimento e/ou tenha dado autorização.[44]

Em relação às taxas de abstinência do consumo de álcool entre dependentes, uma metanálise encontrou superioridade terapêutica do dissulfiram comparado aos controles. Não se observou essa diferença quando foi feita análise apenas dos ensaios em que a utilização do fármaco não era supervisionada e também na análise apenas dos estudos duplos-cegos. Os autores julgam que talvez o desenho duplo-cego não seja o ideal para avaliar a eficácia do dissulfiram, considerando a maneira como atua sobre os pacientes com dependência de álcool.[234]

Deve ser iniciado após um intervalo de pelo menos 12 horas após o último consumo alcoólico, na dose de 500 mg/dia. Após duas semanas, pode ser utilizada uma dose de 250 mg/dia até o fim do tratamento, cujo tempo total deve ser definido levando em consideração a evolução do paciente.[235]

O dissulfiram, na sua ação farmacodinâmica, também inibe a dopamina β-hidroxilase, que catalisa a oxidação da dopamina em noradrenalina. Esse mecanismo acarreta elevação, por acúmulo, de dopamina e diminuição da noradrenalina e seus respectivos metabólitos, tanto em nível central quanto periférico.[223,226,232,233]

Apesar de não ter recebido aprovação formal para essa finalidade, o dissulfiram tem sido implicado como benéfico no tratamento da dependência de cocaína e, apesar de os mecanismos ainda não terem sido inteiramente compreendidos, acredita-se que maior disponibilidade da dopamina determinada pelo medicamento, em decorrência da inibição da dopamina β-hidroxilase, evita que as concentrações do neurotransmissor decaiam rapidamente e determinem fissura e anedonia.[232,236] Na vigência do uso da cocaína, uma concentração muito acentuada de dopamina decorrente da soma dos efeitos da cocaína e do dissulfiram pode estar associada a sensações desagradáveis.[232]

Um ensaio clínico randomizado e controlado encontrou diferença estatisticamente significativa em relação ao consumo de cocaína favorecendo o grupo que foi submetido ao dissulfiram. Além disso, pacientes que receberam o fármaco e tinham arcabouço genético para um maior nível de transportador de dopamina (DAT) obtiveram menores taxas de consumo de cocaína do que os que tinham menores níveis de DAT. Presumiu-se que os que obtiveram melhores desfechos alcançariam maior disponibilidade de dopamina em nível de sinapse e, entre eles, o dissulfiram conseguiria ser mais eficaz, na medida em que aumentaria mais eficazmente os níveis de dopamina.[236]

ACAMPROSATO

O acetil-homotaurinato de cálcio ou acamprosato, apesar de não estar disponível no Brasil, foi introduzido na prática clínica há mais de 30 anos. Foi o terceiro fármaco aprovado pela FDA para uso terapêutico na dependência de álcool (em estágio após resolução da síndrome de abstinência) em 2004, tendo um papel relevante quando associado a intervenções psicossociais.[237,238]

Age diminuindo a atividade glutamatérgica no sítio da glicina em nível de receptores NMDA e também no receptor 5 metabotrópico do glutamato, o mGlu5.[238] No receptor NMDA, age como antagonista fraco e, no sítio da poliamina do mesmo receptor, faz antagonismo parcial.[226] Acredita-se que a normalização dessa via de neurotransmissão consegue diminuir os sintomas da abstinência protraída, os quais contribuem para o risco de recaída.[237] Também, incrementa o sistema GABAérgico, por meio de uma modulação indireta na transmissão nos receptores GABAA, sem apresentar os efeitos aditivos do álcool. É considerado um "álcool artificial" ou "antagonista funcional do glutamato".[225,238]

A posologia habitual é constituída por dois comprimidos de 333 mg três vezes ao dia para indivíduos com mais de 60 kg de peso.[225] Em virtude de a excreção ocorrer pela via urinária, deve ser utilizado em dose menor para pacientes com insuficiência renal; diante de insuficiência renal grave com *clearance* de creatinina abaixo de 30 mL/min, é contraindicado.[238] É considerada uma droga segura para indivíduos com doença hepática grave, por não possuir metabolização hepática.[225,237] É um medicamento seguro em caso de *overdose* e costuma ser bem tolerado por apresentar um perfil de efeitos colaterais favorável, além de não ter maiores problemas com uso concomitante com outros fármacos (exceto por poder ocasionar algum aumento dos níveis sanguíneos de naltrexona).[237]

Uma metanálise que comparou a utilização de naltrexona oral e de acamprosato entre adultos com transtornos por uso de álcool (a maioria preenchia critérios para dependência) encontrou que não houve diferença estatisticamente significativa entre ambos no que diz respeito a retorno a qualquer consumo ou consumo pesado de bebida.[229] Outra metanálise identificou que, comparado ao placebo, o acamprosato significativamente diminuiu o risco de retorno ao consumo de bebida e aumentou a duração do período em que os participantes ficaram abstinentes; entretanto, não conseguiu encontrar diferença quanto ao beber pesado.[239]

NICOTINA

A terapia de reposição de nicotina (TRN) é uma estratégia de tratamento para indivíduos que têm motivação para interromper o hábito do tabagismo. A ideia é elaborar uma ocasião favorável para a manutenção das ações da nicotina, sem que o paciente seja exposto aos diversos produtos tóxicos resultantes da combustão associada ao fumo.[240,241]

A nicotina atua em receptores colinérgicos nicotínicos, causando a liberação de vários neurotransmissores (acetilcolina, noradrenalina, serotonina, dopamina, beta-endorfinas e glutamato) e a excitabilidade neuronal por meio da abertura de canais iônicos e subsequente influxo intracelular de Ca^{2+} e Na^+.[240,242] A nicotina leva a um aumento da liberação de dopamina no *nucleus accumbens* nos neurônios dopaminérgicos da ATV de forma indireta (mediado pela atuação nos receptores nicotínicos).[243,244]

Essas alterações desencadeiam sensação de prazer, excitação, euforia, diminuição da ansiedade e tensão, diminuição do apetite e melhora da capacidade de concentração e memória e são importantes para o elevado poder dependogênico da droga.[242]

As diversas formulações que compõem a TRN permitem que a substância seja absorvida por outras vias que não a pulmonar para atingir a corrente sanguínea. A nicotina utilizada pelas vias oral ou transdérmica apresenta desequilíbrio arteriovenoso menor e, assim, o aumento da sua concentração no tecido cerebral e em tecidos periféricos acontece mais lentamente. Desse modo, o risco de adição pela TRN é menor, comparado à nicotina obtida pelo tabagismo.[242]

A nicotina pode ser administrada terapeuticamente por meio de apresentações que podem ser utilizadas de forma isolada ou em associação entre elas:

- **Adesivo transdérmico**: é comercializado em diferentes dosagens (7, 14 e 21 mg), o que permite o ajuste de acordo com a quantidade de cigarros fumados a cada dia, além de facilitar a diminuição gradual da posologia no decorrer do tratamento. É a formulação de liberação mais lenta.[245] Para encontrar a dose, deve ser considerado 1 mg para cada cigarro por dia, podendo ser necessário utilizar dois adesivos de 21 mg para tabagistas de dois maços diariamente.[246]
- **Goma de mascar e pastilha**: são comercializadas em doses de 2 e 4 mg, e têm uma disponibilidade mais rápida comparadas aos adesivos. As dosagens podem ser tituladas pelo próprio paciente de acordo com a necessidade, e são estratégias relevantes para serem utilizadas como medicação de resgate para os momentos de fissura.[245]
- **Comprimido sublingual, inalador oral e *spray* nasal**: outras formulações de liberação aguda de nicotina que não são disponíveis no Brasil.[245]

As várias apresentações têm eficácia semelhante em relação à amenização dos sintomas da abstinência e às taxas de interrupção do tabagismo, devendo a escolha ser feita de acordo com preferência, disponibilidade e custos.[247,248] O tabagista precisa estar previamente motivado, e a evidência mais robusta é para indivíduos que fumam a partir de 10 a 15 cigarros por dia.[248] Há estudos que mostram que a associação de apresentações (adesivos + formulação de ação rápida) aumentam as chances de interrupção do tabagismo em longo prazo.[249,250]

BUPROPIONA

A bupropiona já foi mais extensivamente descrita no tópico dos antidepressivos. Além da sua aprovação para a abordagem da depressão, em 1989, posteriormente, nos anos 1997 (Estados Unidos) e 2000 (Reino Unido), também foi aprovada para o tratamento da dependência de nicotina.[104] Assim, foi o primeiro medicamento não nicotínico estabelecido para compor o arsenal terapêutico contra o tabagismo.[241,251]

Uma série de mecanismos de ação parecem se somar para gerar sua eficácia para essa indicação. A inibição da recaptação da noradrenalina e da dopamina produz efeitos estimulantes que mimetizam ou simulam os da nicotina. Também faz inibição não competitiva em receptores nicotínicos diversos, como α7, α4β2, α3β4 e outros.[241,251] Como a liberação da dopamina nos neurônios da ATV pela nicotina decorre da ação desta sobre os receptores nicotínicos, o bloqueio desses receptores pela bupropiona parece ter um papel importante na amenização do impacto do tabagismo sobre os mecanismos de recompensa.[243] A bupropiona pode atenuar a liberação de dopamina em resposta à presença da nicotina na região do estriado.[244]

Existe uma preocupação em pacientes com transtornos mentais sobre a possibilidade de eventos psiquiátricos adversos associados à bupropiona na condução da interrupção do tabagismo, considerando seu perfil de efeitos colaterais e seus mecanismos de ação. Entretanto, um estudo duplo-cego randomizado e controlado não encontrou maiores incidências desse tipo de evento adverso quando comparou a bupropiona com outras intervenções (vareniclina e TRN) e com placebo entre fumantes com transtornos psicóticos, de ansiedade ou do humor.[252]

VARENICLINA

A vareniclina foi aprovada em 2006 pela FDA para auxiliar na cessação do tabagismo.[240]

Cerca de um terço dos receptores nicotínicos α4β2 estão localizados nos neurônios dopaminérgicos da via mesolímbica, que recebe projeções dos neurônios da ATV, do *nucleus accumbens* e do córtex pré-frontal. Receptores α4β2 são considerados o principal substrato neural para a recompensa e o reforço relacionados à nicotina, consequentemente, para o processo de dependência desencadeado por essa substância.[240]

A vareniclina é um agonista parcial dos receptores α4β2 com elevada afinidade e seletividade (a atuação em outros receptores é importantemente menor), e, dessa forma, não gera a resposta máxima que seria decorrente de um agonista total (p. ex., nicotina). A ocupação dos receptores pelo fármaco faz a nicotina ter seus efeitos atenuados quando o paciente fumar (em situações de lapsos) e, na ausência da nicotina no SNC, funciona como um agonista, aliviando a síndrome de abstinência. Em relação à nicotina, a vareniclina desencadeia cerca de 45% da sua eficácia no receptor, e é 40 a 60% menos potente no aumento da liberação da dopamina no *nucleus accumbens*. À vista disso, trata-se de uma intervenção farmacológica capaz de mitigar a recompensa da nicotina, evitar os sintomas da abstinência e diminuir as fissuras e a chance da continuidade no hábito tabágico, com dados a favor de um baixo potencial de abuso.[240,241,253]

Seu pico de concentração plasmática ocorre cerca de três a quatro horas após a ingesta, e a estabilidade é atingida após quatro dias de uso. Tem meia-vida de 24 horas. A ligação a proteínas plasmáticas é menor que 12%. Menos de 10% da droga é metabolizada e não altera a atividade das enzimas do citocromo P450, o que contribui fortemente para que não tenham sido relatadas interações medicamentosas. A sua eliminação é realizada pela via renal, sendo que mais de 90% é excretada de forma inalterada.[240]

Em uma metanálise, o NNT para a vareniclina foi de 11. Aumentou de duas a três vezes a chance de interrupção do tabagismo comparado a fumantes que não estavam recebendo assistência, e as taxas de êxito foram maiores comparando com as da bupropiona e da TRN, com uma sugestão de que pode exercer um papel na prevenção de recaída.[254]

É possível ainda gerar resultados mais promissores, se associado com bupropiona, o que seria uma saída para os fumantes que não foram bem-sucedidos com a ação da vareniclina em monoterapia. Alerta-se para o fato de que os estudos não foram unânimes em mostrar benefícios adicionais em longo prazo decorrentes dessa estratégia.[255,256] Uma revisão encontrou que a associação de TRN com adesivos transdérmicos e vareniclina foi mais favorável em curto e longo prazos comparada à vareniclina em monoterapia, principalmente se os adesivos de nicotina foram iniciados antes da cessação do tabagismo.[257]

O efeito colateral mais comum é a náusea geralmente leve e moderada.[240,254,258] Também é possível haver queixas de insônia, sonhos anormais, cefaleia, tontura, boca seca e constipação, comumente transitórios.[240]

Em 2009, a FDA expressou grande preocupação acerca dos riscos de efeitos colaterais psiquiátricos graves, como alterações do humor, do comportamento e do pensamento, que poderiam decorrer da vareniclina. Em 2016, retirou o alerta (*boxed warning*), haja vista que a maioria das pessoas que apresentou essas reações não teve consequências mais graves. Mesmo assim, o órgão regulador ainda considera que existe um risco principalmente para indivíduos que sofrem de transtornos depressivos, ansiosos e esquizofrenia.[259]

A mudança de atitude da FDA coincide com os resultados do estudo EAGLES, um ensaio clínico randomizado e duplo-cego, que mostrou a ausência de eventos neuropsiquiátricos moderados a graves entre fumantes com ou sem transtornos psiquiátricos entre pacientes que foram submetidos a tratamento com vareniclina ou bupropiona. Uma limitação do estudo foi que não incluiu pacientes com quadros psiquiátricos instáveis, com risco iminente de suicídio e com dependência de outras substâncias.[260]

NORTRIPTILINA

Informações mais amplas sobre a nortriptilina foram exploradas na seção sobre ADTs.

A nortriptilina pode fazer parte da terapia de cessação do tabagismo. É uma estratégia de segunda linha, e sua aplicabilidade seria para fumantes que não obtiveram respostas às opções de primeira linha ou que têm dificuldade de acesso a estas.[74] Sua eficácia parece decorrer de um fraco antagonismo colinérgico em receptores nicotínicos ou mesmo da ação de inibição sobre as bombas da recaptação de serotonina e noradrenalina.[261]

Algumas pesquisas já conseguiram mostrar níveis de eficácia que podem ser semelhantes às da bupropiona e da TRN.[262] Limitantes em relação à nortriptilina nessa população é a precaução acerca do seu uso entre idosos e pessoas com condições cardiovasculares,[261] além da recomendação de que seja iniciada até quatro semanas antes da cessação do tabagismo.[246]

METADONA

A metadona foi desenvolvida na década de 1930.[263] Foi introduzida nos Estados Unidos em 1947 como um analgésico opioide.[264] Foi aprovada pela FDA para a dependência de opioides em 1972.[265] A metadona é uma agonista com elevada afinidade pelos receptores opioides μ. Também tem atividade antagonista não competitiva nos receptores glutamatérgicos NMDA e tem utilidade na dependência de opioides em uma estratégia de manutenção. Sua administração é feita por VO.[266]

Trata-se de uma mistura racêmica, em que o seu enântiômero R (levo-metadona ou l-metadona) é o que tem a maior afinidade pelos receptores opioides, de modo que é a este que são atribuídas as implicações terapêuticas, enquanto o enantiômero S (dextro-metadona ou d-metadona) relaciona-se mais habitualmente aos efeitos colaterais.[263,264,267]

A metadona sofre metabolização hepática predominantemente pela isoenzima CYP3A4, apesar de a CYP2D6, a CYP2B6 e a CYP2C19 também estarem implicadas.[264,267] É considerada um inibidor da CYP2D6, o que pode gerar interações medicamentosas com fármacos que são substratos para essa enzima.[267] Os metabólitos gerados são inativos; tanto eles quanto a metadona inalterada são excretados na bile e na urina.[264]

Tem uma meia-vida que varia entre 13 e 50 horas, e atinge o pico plasmático entre duas e quatro horas após a ingesta. A meia-vida longa permite que pacientes estáveis sejam tratados com dose única diária.[266,268] Seus níveis plasmáticos variam bastante entre indivíduos, e esse fato decorre de aspectos farmacocinéticos, como biodisponibilidade (p. ex., a biodisponibilidade oral pode variar entre 36 e 100%, a depender da ação da isoenzima CYP3A4 intestinal), ligação a proteínas plasmáticas, volume de distribuição, depuração corporal e meia-vida de eliminação. Essa variação de níveis plasmáticos pode ter impacto sobre os desfechos da terapia de manutenção, apesar de os dados ainda serem contraditórios.[267]

O tratamento com a metadona tem por objetivos a prevenção ou a atenuação dos sintomas da abstinência e da fissura, prevenção de recaída e reestabelecimento do funcionamento fisiológico e social perturbados pela adição.[263,264] Também tem por função amenizar os estados de euforia que acontecem com o uso dos opioides ilícitos, como um resultado da tolerância cruzada.[263,267,269] Como diminui a busca por drogas injetáveis, reduz as taxas de contaminação pelo vírus da imunodeficiência humana (HIV) e pelos vírus das hepatites B e C. Dados de metanálise mostraram também uma diminuição de escores de gravidade de depressão entre os aditos.[269]

A terapia de manutenção é a mais importante estratégia que envolve a metadona e vem sendo utilizada desde 1965.[264] Para gerar resultados exitosos, requer que a dose da metadona seja fornecida adequadamente, de modo que a dose diária seja a partir de 60 mg,[267,268] podendo ser necessário chegar até 120 mg/dia,[263,268,270] ou mesmo doses ainda maiores.[266] A recomendação é de que a administração se mantenha por período prolongado (vários meses a alguns anos), pois a redução precoce da dose promove diminuição da retenção dos usuários no tratamento e recaída no uso da droga ilícita.[264]

A metadona pode ser utilizada na abordagem da síndrome de abstinência, geralmente com uma primeira dose de 10-30 mg, e devem ser feitos ajustes de acordo com o padrão de consumo e da gravidade do quadro, com uma dose máxima de 40 mg para o primeiro dia. Para essa avaliação, o paciente precisa ser monitorado baseando-se nos sinais objetivos da síndrome.[271] Após a estabilização, o paciente é submetido a um plano de diminuição gradual em duas a três semanas ou mais.[231]

Os efeitos colaterais são semelhantes aos outros opioides, a exemplo de constipação, sudorese e insônia.[267] Pode estar associado a prolongamento do intervalo QTc ao ECG e risco de evolução para torsades de pointes, que parece ser mais frequente com doses acima de 60 mg/dia, entretanto, há uma série de outras variáveis envolvidas.[264]

BUPRENORFINA

A buprenorfina foi sintetizada pela primeira vez na década de 1960.[263] É um analgésico opioide semissintético derivado da tebaína,[272] que foi aprovado nos Estados Unidos para a terapia de manutenção para dependentes de opioides. Age como um agonista parcial nos receptores opioides μ. Dessa forma, na presença de outros opioides que promovem agonismo completo nos receptores μ, assume papel de antagonista competitivo. Ainda age como agonista nos receptores δ e nos receptores-1 semelhante a opioide e como antagonista nos receptores κ.[231] É uma medicação que não está disponível no Brasil.

A buprenorfina sofre um intenso metabolismo de primeira passagem, o que a torna um fármaco com muito baixa biodisponibilidade por VO e, por esse motivo, a via de administração mais factível é a sublingual. Atinge um pico plasmático entre 40 minutos e três horas e meia; 96% do fármaco se liga a proteínas plasmáticas. Uma reação de N-dealquilação catalisada pela CYP3A4 gera a norbuprenorfina como metabólito fracamente ativo. Os metabólitos decorrentes de reação de glicuronidação são inativos.[272] Tem uma meia-vida de eliminação bem variável, que pode chegar a 44 horas.[272] Mesmo podendo ser tão curta quanto três horas, não se dissocia facilmente dos receptores μ, o que lhe confere uma espécie de "meia-vida funcional" de longa duração (longa duração de ação). Essa característica é vantajosa para o tratamento de dependentes de opioides, inclusive permitindo que a administração seja menor do que uma vez ao dia sem que surja síndrome de abstinência.[231,272]

Pelo menos 70% do medicamento é excretado pelas fezes, e um percentual menor (10-30%), pela urina.[272] Não há necessidade de ajuste de dose em caso de insuficiência renal, mas, em pacientes com insuficiência hepática, o ajuste precisa ser considerado.[272]

Para indivíduos que apresentam prolongamento do intervalo QTc com o uso da metadona na fase de manutenção, a troca para a buprenorfina parece ser uma boa conduta, já que tem boa segurança cardíaca. Para essa troca, a metadona deve ter sido completamente suspensa pelo menos 24 horas antes da introdução da buprenorfina, para evitar a precipitação de uma síndrome de abstinência.[264] Outro ponto vantajoso da buprenorfina em relação à metadona é o menor risco de *overdose*, bem como menor inibição dos hormônios liberadores da gonadotropina, com menor taxa de diminuição da libido como efeito colateral.[264]

Mesmo tendo um potencial de abuso não elevado, essa utilização inadequada pode ocorrer. Pensando-se nisso, é também comercializado associado com a naloxona (antagonista opioide) em comprimidos sublinguais. Se for utilizado pela via adequada, a naloxona não é absorvida, e a buprenorfina age normalmente; caso o usuário utilize a via injetável, a naloxona exerce seu antagonismo, anulando a ação agonista da buprenorfina.[272]

Um estudo de metanálise não encontrou diferença de eficácia entre metadona e buprenorfina na manutenção para recaídas/lapsos no consumo ilícito de opioides avaliado tanto por autorrelato quanto por testes de detecção urinários.[273]

A buprenorfina, além da utilidade no tratamento de manutenção, pode ser uma opção também no curso da síndrome de abstinência. Por sua ação agonista opioide, diminui os sintomas da abstinência, com resultados semelhantes, porém, menos associada à depressão respiratória e à sedação.[231]

A **Tabela 39.11** lista as medicações mais consolidadas utilizadas no tratamento dos TUS, resumindo suas características principais e doses para uso clínico.

OUTROS FÁRMACOS PARA TRANSTORNO POR USO DE SUBSTÂNCIAS

Outros medicamentos, como topiramato, modafinila, baclofeno, nalmefeno, LAAM, ondansetrona, entre outros, vêm sendo estudados, entretanto, os resultados não são conclusivos, por serem de menor evidência e/ou contraditórios. Podem vir a ser promissores na medida em que novos estudos consigam identificar quais características individuais/ambientais e contextos terapêuticos determinam melhores respostas.

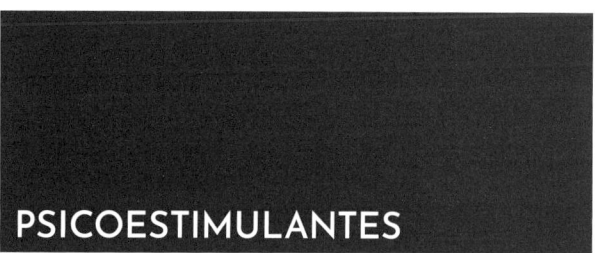

PSICOESTIMULANTES

Os psicoestimulantes apresentam íntima relação com o tratamento do TDAH e, de fato, há espaço nas estratégias de primeira linha na abordagem dessa condição psiquiátrica.[276] Outros transtornos podem se beneficiar dessa classe psicofarmacológica, como a narcolepsia e a sonolência excessiva diurna.

METILFENIDATO

O metilfenidato, ou o metil-2-fenil-2-(piperidina-2yl)acetato, pertence à classe dos derivados piperidínicos. Foi inicialmente sintetizado em 1944, e passou a ser comercializado em 1954, mantendo-se como a droga de escolha para o tratamento do TDAH por quase 50 anos.[276,277] Até a atualidade, persiste como medicamento de primeira linha para tratar o transtorno em adultos e crianças.[277] O fármaco foi responsável por uma grande repercussão na terapia e no diagnóstico de TDAH, além de ter importância em outros acometimentos do SNC.[276]

Apresenta, na sua estrutura química, dois centros quirais, o que permite a existência de quatro isômeros: D-(R,S)-eritro-metilfenidato, L-(S,R)eritro-metilfenidato, D-(R,R)-treo-metilfenidato e L-(S,S)-treo-metilfenidato. Os isômeros D/L-eritro não agem de forma satisfatória no SNC e estão associados à cardiotoxicidade, tendo sido, por esses motivos, excluídos das formulações.[278] Resta aos isômeros treo a desejada atividade estimulante em nível de SNC, sugerindo-se que o D-treo é o enantiômero mais ativo, já que é a forma que atravessa a barreira hematoencefálica em quantidades significativas.[279]

O metilfenidato promove inibição do transportador de dopamina (DAT), principalmente, e do transportador de noradrenalina (NET), o que diminui a recaptação dessas catecolaminas da sinapse e, consequentemente,

TABELA 39.11
MEDICAÇÕES PARA TRATAMENTO DOS TRANSTORNOS POR USO DE SUBSTÂNCIAS

Princípio ativo	Apresentações	Mecanismos de ação	Indicações clínicas	Doses recomendadas
Naltrexona	- Comprimido: 50 mg - Solução injetável:* 380 mg	Antagonismo em receptores opioides μ (principal), κ, δ	Álcool** Opioides**	50 mg/dia, VO (pode chegar a 100 mg/dia em alguns casos) 380 mg mensalmente, via IM
Dissulfiram*	- Comprimido: 250 mg	Inibição da acetaldeído desidrogenase mitocondrial Inibição da dopamina β-hidroxilase	Álcool** Cocaína***	250 mg/dia (primeiras 2 semanas), seguido de 500 mg/dia
Acamprosato*	- Comprimido: 333 mg	Antagonismo nos receptores glutamatérgicos NMDA e mGlu5 Modulação indireta no receptor GABAA	Álcool**	Peso corporal a partir de 60 kg: 666 mg 3 vezes ao dia (1.998 mg/dia) Peso corporal abaixo de 60 kg: 1.332 mg/dia
Nicotina	- Adesivo transdérmico: 7, 14 e 21mg - Goma de mascar: 2 e 4 mg - Pastilha: 2 e 4 mg - Comprimido sublingual:* 2 e 4 mg - Inalador oral:* 4, 10, 15 mg - Spray nasal:* 1 mg	Agonismo em receptores colinérgicos nicotínicos	Nicotina**	Adesivo transdérmico: 1mg/dia para cada cigarro fumado por dia Goma de mascar: até 24 unidades por dia (4 mg) e 30 unidades (2 mg) Pastilha: até 20 unidades por dia
Bupropiona	- Comprimido liberação imediata 150 mg - Comprimido: liberação estendida 150 e 300 mg	Inibição da recaptação de noradrenalina e de dopamina Inibição não competitiva de receptores nicotínicos: α7, α4β2, α3β4 e outros	Nicotina**	150 mg/dia nos primeiros 3 dias; 300 mg/dia a partir do 4º dia

TABELA 39.11
MEDICAÇÕES PARA TRATAMENTO DOS TRANSTORNOS POR USO DE SUBSTÂNCIAS

Princípio ativo	Apresentações	Mecanismos de ação	Indicações clínicas	Doses recomendadas
Vareniclina	- Comprimido: 0,5 e 1 mg	Agonismo parcial no receptor nicotínico α4β2	Nicotina**	Primeiro ao terceiro dia: 0,5mg 1 vez ao dia Quarto ao sétimo dia: 0,5 mg 2 vezes ao dia Oitavo dia em diante: 1 mg 2 vezes ao dia
Nortriptilina	- Cápsula: 10, 25, 50 e 75 mg	Antagonismo colinérgico em receptores nicotínicos Inibição sobre as bombas de recaptação da serotonina e noradrenalina	Nicotina***	Iniciar com 25 mg e realizar aumentos a cada 2 ou 3 dias, até chegar à dose entre 75 e 100 mg/dia
Metadona	- Comprimido: 5 e 10 mg	Agonismo no receptor opioide μ Antagonismo não competitivo no receptor glutamatérgico NMDA	Opioides**	Manutenção: 60 a 120 mg/dia Abstinência: 10 a 30 mg (máximo 40 mg/dia no 1º dia) Diminuição gradual em 2 a 3 semanas
Buprenorfina*	- Comprimido: 0,2 mg - Solução injetável: 0,3 mg/1mL	Agonismo parcial no receptor opioide μ Agonismo no receptor δ e no receptor-1 semelhante a opioide Antagonismo no receptor κ	Opioides**	Manutenção: 8mg/dia Abstinência: 1 a 3 mg em dias alternados

* Não disponível no Brasil.
** Aprovado para esta indicação.
*** Off-label.

Fontes: Garbutt,[223] Anton e colaboradores,[224] Kim e colaboradores,[225] Akbar e colaboradores,[226] Jonas e colaboradores,[229] Schuckit,[231] Weinshenker e Schroeder,[232] Mutschler e colaboradores,[233] Diehl e colaboradores,[235] Plosker,[238] Jordan e Xi,[240] Prochaska e Benowitz,[241] Germovsek e colaboradores,[242] Wadgave e Nagesh,[245] Presman e Gigliotti,[246] Kaur e colaboradores,[253] Bart,[263] Levran e colaboradores,[266] Fonseca e Torrens,[267] Lobmaier e colaboradores,[268] Ayanga e colaboradores,[270] Srivastava e colaboradores,[271] Castro[274] e Chapter 3C.[275]

aumenta suas disponibilidades em regiões cerebrais, incluindo o córtex e o estriado (regiões envolvidas nas funções executivas e atencionais). Também exerce agonismo no receptor serotonérgico 5-HT$_{1A}$ e ocasiona a redistribuição do transportador vesicular da monoamina 2 (VMAT-2).[277,280] Alguns estudos apontam que age diretamente em receptores adrenérgicos α2, determinando uma excitabilidade cortical.[280]

Como resultado dessas ações farmacodinâmicas, o metilfenidato aumenta as concentrações extracelulares de dopamina e noradrenalina.[280] Apesar de várias décadas de experiência com o fármaco, ainda não foram completamente elucidados todos os mecanismos de ação responsáveis pelos efeitos clínicos tanto da mistura racêmica quanto de cada um dos isômeros.[278]

Diversas foram as regiões encefálicas que sofreram interferência do metilfenidato nos estudos: estriado, córtex parietal e pré-frontal, ínsula, córtex cingulado posterior, putâmen, regiões para-hipocampal direita e esquerda, regiões cerebelares, córtex cingulado anterior, tálamo e giro pré-central.[280]

Pela VO, a absorção ocorre rápida e integralmente.[279] O pico de concentração plasmática é atingido cerca de duas horas (variando entre uma e três horas) após a administração de formulações de liberação imediata.[276,277] Para essa mesma apresentação, a meia-vida é de cerca de duas horas e meia em crianças, e três horas e meia em adultos. Por esse motivo, há necessidade de essa formulação ser administrada em duas a três tomadas diárias, para um adequado controle sintomático. Predispõe a flutuações nos picos e vales plasmáticos, o que favorece o surgimento de efeitos colaterais e má adesão. O metilfenidato tem baixo grau de ligação a proteínas plasmáticas e elevada lipossolubilidade, o que lhe confere uma rápida velocidade de distribuição.[279]

É principalmente metabolizado pelo retículo endoplasmático humano carboxilesterase 1 (CES1A1), por meio de uma hidrólise estereosseletiva, cuja via metabólica mais robusta é a desesterificação no fígado e no trato GI. O metabólito principal é o ácido ritalínico, que é inativo e substrato da CYP2D6.[44,279] A quase totalidade do fármaco é eliminada na forma do ácido ritalínico, predominantemente pela via urinária (78-97%) e menos significativamente pelas fezes (cerca de 1-3%).[277]

O Concerta® utiliza um sistema OROS[276] – 22% da droga está contida no revestimento externo e é liberada de imediato, enquanto o restante, que fica localizada no núcleo, vai sendo liberada lentamente no decorrer de 12 horas. A Ritalina LA® é formulada utilizando o sistema esferoidal de absorção oral da droga (SODAS®), no qual 50% apresentam-se em grânulos de liberação imediata, que gera um pico cerca de duas horas após a tomada, e os outros 50% estão contidos em grânulos entéricos de liberação prolongada, acarretando um segundo pico cerca de quatro horas depois.[44,279]

A escolha quanto à melhor maneira de administrar e a formulação adequada requerem avaliação médica e precisam ser individualizadas de acordo com as características, as necessidades e as preferências de cada paciente. Conhecer a farmacocinética de cada uma das formulações é essencial para essa adequação terapêutica.[276]

Os principais efeitos colaterais envolvidos com o metilfenidato são os prejuízos no sono e a diminuição do apetite, sem evidências de aumentar risco de eventos adversos graves.[279] Podem ser observados outros inconvenientes, como dor abdominal, diminuição do peso, tontura, irritabilidade, ansiedade, cefaleia, tiques, náuseas e vômitos, porém, é raro serem graves e frequentemente são transitórios, costumando responder bem a mudanças de dose e de formulações.[279]

Preocupações vêm surgindo em relação ao consumo abusivo do metilfenidato com finalidades instrumentais entre estudantes, além de outros contextos de uso impróprio, até mesmo recreativos. Ainda não está completamente esclarecido se as formulações de liberação prolongada têm menor potencial de abuso.

LISDEXANFETAMINA

O dimesilato de lisdexanfetamina é o primeiro estimulante de longa duração em forma de pró-fármaco (dexanfetamina ligada covalentemente ao aminoácido essencial lisina), o qual recebeu aprovação para tratamento do TDAH em crianças a partir dos 6 anos de idade e adolescentes, quando não houver resposta clínica adequada ao metilfenidato.[281-284] Também está recomendado para adultos.[281,282] Atingir esse patamar adveio da sua eficácia apresentada por meio de estudos randomizados e controlados que demonstraram taxas significativas de resposta terapêutica nessas faixas etárias. Adultos com TDAH obtiveram melhora das funções executivas e da qualidade de vida.[282]

O mecanismo de ação do fármaco sobre os sintomas do TDAH ainda não foi totalmente esclarecido,[282] mas, assim como o metilfenidato, a lisdexanfetamina age inibindo a recaptação da dopamina e da noradrenalina, acrescida de uma ação direta na liberação da dopamina.[284]

Sua administração é feita por VO. Na corrente sanguínea, em nível de glóbulos vermelhos, a ligação com a lisina é hidrolisada, liberando o componente ativo (esse processo é importante, pois, na forma ligada, não consegue se acoplar aos sítios encarregados pela recaptação das monoaminas).[282,284,285] A absorção parece requerer a participação de um sistema de alta capacidade, envolvendo o transportador de peptídeo 1 no intestino delgado.[282]

Não sofre metabolização pelas enzimas do CYP450. Seus metabólitos são a 4-hidroxianfetamina (a CYP2D6 está envolvida na sua formação), a norefedrina (que forma 4-hidroxinorefedrina por reação de oxidação) e a alfa-hidroxianfetamina. Esta última passa por desaminação para formar fenilacetona, que, por fim, é metabolizada em ácido benzoico e seus glicuronídeos e em glicina conjugada ao ácido hipúrico. A eliminação da lisdexanfetamina e de seus metabólitos acontece quase que em sua totalidade pela via urinária (apenas 0,3% é excretado pelas fezes).[282]

A lisdexanfetamina produz um pico plasmático de dexanfetamina baixo, porém, sustentado, sendo alcançado em cerca de três a seis horas após a administração. Por essas características, consegue se manter em níveis moderados e de longa duração, com pouca variabilidade farmacocinética, o que lhe confere um padrão de ação prolongada com boas previsibilidade e confiança. Em crianças, a eficácia clínica é de 13 horas, e em adultos, 14 horas. Por conseguinte, permite melhor comodidade posológica (dose única diária), facilitando a administração, a adesão e potencialmente reduzindo o uso com finalidades impróprias.[281,284]

Além do consagrado uso no tratamento do TDAH, em 2015, a lisdexanfetamina foi aprovada pela FDA para o transtorno de compulsão alimentar moderado a grave em adultos, sendo o único medicamento a alcançar esse respaldo pelo referido órgão regulatório. Foram encontrados dados que ressaltam, nessa população, tolerabilidade, segurança e diminuição nas frequências dos episódios de compulsão alimentar e nos pensamentos obsessivos, além de atenuar a incapacidade associados ao transtorno.[286]

Por possuir estabilidade em água, demanda processos muito elaborados para a alteração da molécula. Esse atributo combinado com o perfil de liberação lenta, a ausência de geração de prazer imediato e os efeitos de reforço amenizados concorrem para menor probabilidade de consumo abusivo.[285]

A partir de resultados de ensaios clínicos randomizados e duplos-cegos, verificou-se que alguns efeitos colaterais mais frequentemente observados foram diminuição do apetite, perda de peso (9,2-21,9% de crianças e adolescentes), anorexia (10,8% crianças/adolescentes e 5,1% adultos), insônia (11-19%), boca seca (25,7-31,6% adultos) e náusea (2,5-12,5%). Além destes, podem ocorrer cefaleia, nasofaringite, fadiga, sonolência, elevação da pressão arterial, aumento da frequência cardíaca, ansiedade, irritabilidade e tique.[281]

Mesmo com a possibilidade dessas sensações desagradáveis, geralmente o medicamento é bem tolerado, com descontinuação acontecendo em taxas de apenas 4,3-9,2% dos pacientes nos estudos comparativos com placebo e outros medicamentos para tratar TDAH. Dados sobre o impacto no crescimento de crianças são limitados, principalmente pela escassez de estudos de seguimento mais prolongados. Entretanto, foi reportado que pode haver prejuízo discreto e que é mais pronunciado no primeiro ano de tratamento e parece acometer mais as crianças de estatura mais elevada.[281]

Recomenda-se que não seja utilizada em pacientes com anormalidades cardíacas, cardiomiopatia, arritmias graves e coronariopatia. Grandes estudos não mostraram dados consistentes que sinalizem para uma preocupação quanto ao risco cardiovascular relacionado aos medicamentos para tratar TDAH, entretanto, deve-se ter em mente que muitos dos ensaios clínicos excluem pacientes com doenças cardiovasculares e podem não representar a prática clínica.[281]

MODAFINILA

A modafinila, ou 2-[(difenilmetil)-sulfinil]acetamida, é uma mistura racêmica composta por dois enantiômeros. Começou a ser produzida no início da década de 1990, e foi direcionada ao tratamento da sonolência excessiva diurna associada à narcolepsia, devido às suas propriedades de promover um estado de vigília. A FDA aprovou o fármaco para o quadro supracitado, bem como para a sonolência associada a transtorno do sono em trabalho em turnos e à apneia/hipopneia obstrutiva do sono. Do ponto de vista de estrutura molecular, das características farmacológicas e de seus efeitos, não se relaciona com a anfetamina.[287]

Ainda há muito desconhecimento acerca do seu mecanismo de ação. Atua no SNC ocasionando um aumento da atividade no sistema dopaminérgico (possivelmente também α1-adrenérgico cerebral).[288] Algumas regiões, como o estriado e o tálamo, parecem ser sedes mais proeminentes da atividade da modafinila. Secundariamente, também acarreta aumento dos níveis de serotonina, glutamato e histamina e diminuição dos níveis de GABA, a partir da ligação a receptores específicos desses sistemas de neurotransmissão,[287] além de ativar o sistema orexinérgico.[289]

A modafinila é absorvida por VO em uma taxa estimada de 40 a 65%, e o pico de concentração plasmática é atingido após duas a quatro horas da ingesta (o armodafinil – enantiômero R – alcança concentrações plasmáticas mais elevadas que a mistura racêmica)[287] – 60% do fármaco se liga a proteínas plasmáticas. Uma meia-vida de eliminação de 12 a 15 horas permite que seja administrada uma única tomada diária.[287,289]

A metabolização ocorre no fígado, principalmente por hidrólise de amida e secundariamente por oxidação promovida pelo CYP450. Os principais metabólitos, ácido modafinila e a sulfona modafinila, aparentemente não são ativos no sistema nervoso. Dados de estudos *in vitro* apontaram que a modafinila inibe de forma reversível a isoenzima 2C19 e que também acarreta indução da 1A2, 2B6 e 3A4; por fim, ainda inibe a 2C9. A excreção ocorre pela via urinária, sendo mais de 90% em sua forma biotransformada. Precauções devem ser tomadas em pacientes com insuficiência hepática ou renal.[287]

Os resultados positivos da medicação no manejo da sonolência excessiva diurna relacionada a alterações do sono, como apneia do sono e narcolepsia, são alicerçados positivamente por um conjunto de vários estudos que vêm sendo publicados. Também vêm sendo investigadas outras possíveis aplicabilidades, como fadiga e sonolência associadas à depressão e a outras condições neuropsiquiátricas e, até mesmo, a condições clínicas, como o câncer. Sua utilização também tem sido estudada no contexto da rotina de ambientes de operações militares.[290] Foi levantada a hipótese de que a modafinila pode melhorar funções cognitivas, como aprendizagem e memória de trabalho, entre indivíduos que não estejam em privação de sono, entretanto, os dados atuais mostram que, apesar de terem ocorrido diferenças significativas, os tamanhos de efeito foram pequenos, e a eficácia foi considerada limitada.[291]

Em relação ao TDAH em crianças e adolescentes, uma metanálise mostrou que a modafinila foi mais eficaz que o placebo, e pode ser considerada uma opção de tratamento. Entretanto, os resultados advêm de poucos ensaios clínicos de curta duração e precisam ser compreendidos criticamente[292] Segue como opção de segunda linha para o TDAH.

A modafinila foi investigada como uma ferramenta para o manejo da dependência de cocaína, porém, não foram encontradas evidências consistentes em relação ao aumento do tempo sem consumo da substância ou da persistência em tratamento.[293]

Tem um perfil favorável de efeitos colaterais, sendo considerada uma medicação bem tolerada e com baixa propensão para abuso, por seu baixo potencial de efeitos reforçadores.[290] Não desencadeia hipersonolência de rebote, o que é mais uma característica que a diferencia das anfetaminas.[287,289]

A **Tabela 39.12** sintetiza os principais dados sobre os psicoestimulantes e suas apresentações disponíveis no Brasil.

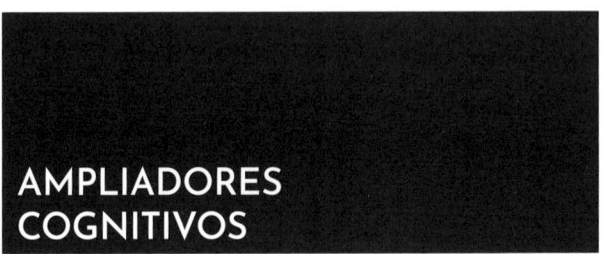

AMPLIADORES COGNITIVOS

Ampliadores cognitivos são um conjunto de medicações assim denominadas por atuarem nos sintomas cognitivos dos quadros demenciais. Há dois grupos principais: os inibidores da acetilcolinesterase (AChEs) – donepezila, galantamina, rivastigmina; e antagonista do receptor de NMDA – memantina. Os três primeiros partem da hipótese de que o declínio cognitivo na doença de Alzheimer (DA) é consequência da perda no funcionamento dos neurônios colinérgicos no SNC.[294] O antagonista NMDA parte da teoria de que o glutamato apresenta importante papel na neurodegeneração encontrada nos quadros demenciais.[295]

A donepezila foi aprovada para o tratamento de casos leves e moderados de DA em 1996. Após administração oral, o pico plasmático ocorre entre três e cinco horas. Apresenta alta ligação com proteínas plasmáticas. É metabolizada pelo citocromo P450 (CYP) 3A4 e 2D6. A estabilização dos níveis plasmáticos ocorre entre 14 e 21 dias após uso contínuo da medicação. A meia-vida oscila entre 60 e 70 horas.[296]

A rivastigmina é rápida e completamente absorvida após ingestão oral, com pico plasmático ocorrendo entre 0,8 e 1,7 hora, e meia-vida em torno de duas horas. A ingestão junto com alimentos alentece a absorção e diminui a concentração plasmática em 30%, mas reduz a frequência de efeitos adversos. Não é metabolizada pelas enzimas microssomais hepáticas. Apesar da meia-vida curta, a inibição enzimática (da colinesterase) ocorre rapidamente e permanece por até 12 horas. Por esse motivo, precisa ser administrada em duas tomadas diárias.[296]

A galantamina apresenta tempo máximo de concentração plasmática entre 0,5 e duas horas, com biodisponibilidade entre 85 e 100%. É metabolizada pelos CYP3A4,

TABELA 39.12
PSICOESTIMULANTES DISPONÍVEIS NO BRASIL

Princípio ativo	Apresentação e características farmacêuticas	Implicações farmacocinéticas	Uso clínico
Metilfenidato	Comprimidos de liberação imediata	Pico de concentração plasmática entre 1 e 3 horas Meia-vida de 2,5 a 3,5 horas	Efeito terapêutico curto Necessidade de 2 a 3 administrações diárias
Metilfenidato	Cápsulas com sistema esferoidal de absorção oral da droga (SODAS®)	50% em grânulos de liberação imediata (pico 2 horas após a ingesta) 50% em grânulos entéricos de liberação prolongada (segundo pico após 4 horas)	Efeito terapêutico mais longo, com possibilidade de 1 administração diária
Metilfenidato	Comprimidos com sistema de disponibilidade oral com propriedade de liberação osmótica (OROS)	22% liberados de imediato 78% liberados lentamente no decorrer de 12 horas	Possibilidade de administração única diária
Lisdexanfetamina	Dexanfetamina ligada covalentemente à lisina	Pico plasmático baixo, porém sustentado por longo período Eficácia clínica entre 13 e 14 horas de duração Pouca variabilidade farmacocinética	Administração única diária Boas previsibilidade e confiança
Modafinila	Estrutura molecular distinta da anfetamina	Meia-vida de eliminação longa (12 a 15 horas)	Possibilidade de administração única diária Considerado de segunda linha para o TDAH Aprovado para sonolência excessiva diurna associada à narcolepsia ou a transtorno do sono em trabalho em turnos ou à apneia/hipopneia obstrutiva do sono

Fonte: Cordioli e colaboradores,[45] Wenthur,[276] Shellenberg e colaboradores,[277] Childress e colaboradores,[279] Coghill e colaboradores,[281] Frampton,[282] Steer e colaboradores,[284] Minzenberg e Carter,[287] Ooi e colaboradores[289] e Wang e colaboradores.[292]

2D6 e pela enzima uridina difosfato glicuronosiltransferase (UGT). Tem meia-vida entre cinco e sete horas e, assim como ocorre com a rivastigmina, os alimentos reduzem sua absorção e a concentração plasmática, mas não modificam a quantidade total absorvida. A memantina tem tempo de concentração plasmática de três a oito horas, com meia-vida entre 60 e 70 horas. Tem excreção renal com mínima metabolização hepática.[297]

A **Tabela 39.13** descreve as principais características farmacocinéticas dos ampliadores cognitivos.

MECANISMO DE AÇÃO

A donepezila, a galantamina e a rivastigmina têm como mecanismo principal aumentar a transmissão colinérgica por bloqueio da enzima acetil colinesterase, o que promove elevação da concentração de acetilcolina. A donepezila é um inibidor específico da AChE e tem ação de curta duração (reversível). A rivastigmina é considerada um inibidor da AChE de duração intermediária (pseudo-reversível). Além da AChE, inibe também a butirilcolinesterase (BChE). Esta última hidrolisa diferentes colinas, tendo menor papel na degradação da acetilcolina e está presente mais na periferia do que no SNC. A galantamina é um inibidor seletivo da AChE e tem ação de curta duração.[296]

A memantina é um antagonista não competitivo dos receptores NMDA. Atua regulando a estimulação excessiva dos receptores de glutamato diante do cenário de elevada concentração glutamatérgica, mas sem interferir nas funções fisiológicas desse neurotransmissor.[298]

USO CLÍNICO

A donepezila está disponível em comprimidos de 5 e 10 mg. Pode ser administrada em dose única, noturna. Inicia-se com 5 mg por ao menos um mês, procedendo aumento para 10 mg caso não se observe melhora com a dose mínima. A dose máxima é de 23 mg/dia, mas raramente se consegue chegar nesse patamar devido aos efeitos adversos. A rivastigmina está disponível para uso oral em cápsulas de 1,5, 3, 4,5 e 6 mg, solução oral 2 mg/mL e adesivo transdérmico nas doses de 4,5, 9,5 e 13,3 mg. Inicia-se a apresentação em cápsulas com 1,5 mg, duas vezes ao dia. Caso haja boa tolerabilidade, pode-se proceder novo aumento a cada duas semanas até se chegar, caso haja necessidade, à dose máxima de 6 mg duas vezes ao dia. Para quem tem dificuldade em deglutir ou sensibilidade gástrica, a apresentação em adesivos transdérmicos vira a melhor opção, com dose inicial de 4,5 mg, dose única, com aumentos a cada quatro semanas se não houver resposta clínica. A dose habitual costuma ser entre 9,5 e 13,3 mg/24 horas. A galantamina está disponível nas apresentações de 8, 16 e 24 mg. As apresentações de liberação imediata devem ser iniciadas com 4 mg duas vezes ao dia. Havendo adequada

TABELA 39.13
PROPRIEDADES FARMACOCINÉTICAS DOS AMPLIADORES COGNITIVOS

Fármaco	Dose diária (mg)	Tempo para estabilidade sérica (dias)	Ligação a proteínas plasmáticas (%)	Concentração máxima (horas)	Meia-vida (horas)
Inibidores da colinesterase					
Donepezila	5-10, 23[a]	14-21	96	3-5	60-70
Rivastigmina	6-12	1	40	1 (cap)	1,5-2[b] (cap)
Galantamina	16-24	6	17	8 (patch)	3,4[b] (patch)
				1(IR), 4-5(ER)	6-8
Antagonista NMDA					
Memantina	10-20	11	45	3-8	60-70

[a] Dose máxima permitida, mas raramente utilizada;
[b] A meia-vida é curta, mas a ligação com a AChE pode durar até oito horas.
IR: liberação imediata; ER: liberação prolongada; NMDA: N-metil-D-aspartato.
Fonte: Noetzli e Eap.[298]

tolerabilidade, pode-se aumentar a cada quatro semanas para duas tomadas de 8 ou 12 mg duas vezes ao dia. As formulações de liberação prolongada permitem dose única diária.[299]

A memantina deve ser iniciada com dose de 5 mg/dia, podendo haver acréscimos de 5 mg a cada semana até se atingir a dose recomendada de 20 mg/dia. Está disponível em comprimidos de 10 mg.

Os inibidores da AChE são aprovados para uso em casos leves a moderados de DA. Apenas donepezila e galantamina (apresentação transdérmica) são aprovadas nos Estados Unidos – o que não ocorre na Europa – para casos graves de DA, com a donepezila sendo também aprovada no Japão para uso na demência com corpos de Lewy (DCL). A rivastigmina é aprovada também para uso na demência da doença de Parkinson (DDP).[300] Os principais parâmetros avaliados nos ensaios clínicos que atestaram eficácia dos AChE foram funcionamento global e cognitivo. Evidências dão suporte de que os três têm a mesma eficácia clínica, não havendo uma molécula com superioridade sobre as demais.[299,301,302] Sugere-se que uma vez sendo diagnosticada a DA, o início do tratamento com AChE ocorra o quanto antes para alentecer o progresso da doença e que a escolha envolva parâmetros como tolerabilidade, preço, comodidade posológica e experiência do médico com a molécula.[300]

Um estudo de revisão sistemática e uma metanálise que avaliou os efeitos dos inibidores da AChE em mais de 80 ensaios clínicos identificou que o subtipo de demência pode ter influência na eficácia clínica. Os resultados, no que tange a função cognitiva, foram melhores entre as DDP e DCL do que nos quadros de DA e demência vascular (DV).[301] Tishler e colaboradores confirmam a boa resposta dos inibidores da AChE sobre os quadros de DDP e DCL, além do uso na DV, mesmo sem aprovação oficial para esse fim.[302] Os inibidores da AChE também podem apresentar eficácia clínica sobre os sintomas comportamentais decorrentes dos quadros demenciais.[303] Não há evidências sólidas que chancelem o uso dos AChE nos quadros de demência frontotemporal (DFT).[304]

A memantina também mostrou maior eficácia nas demências DCL e DDP em detrimento da DA e DV em tratamentos de seis ou 12 meses, com doses baixas mostrando clara superioridade ao placebo.[301] É aprovada para uso em casos moderados a graves de DA. Os principais aspectos cognitivos que mostraram boa resposta com memantina foram comunicação funcional, linguagem e memória.[305] Ainda relacionado ao quadro clínico da DA, mostrou adequada eficácia sobre delírios, agitação psicomotora e irritabilidade. Não há evidências que deem suporte ao uso de memantina na DFT.[299]

O uso concomitante de memantina associada a um dos AChE tem mostrado benefício superior ao uso dos AChE em monoterapia para casos de DA moderados a graves. Esse efeito positivo se mostra tanto a curto como longo prazo.[306] Um estudo que avaliou a associação de donepezila com memantina em casos moderados a graves de DA evidenciou queda no declínio cognitivo e funcional após 24 semanas de uso.[307]

EFEITOS ADVERSOS

Os principais efeitos adversos causados pelos AChE guardam relação com o aumento da atividade colinérgica. Náuseas, diarreia, dor abdominal, perda de apetite, fraqueza muscular e vômitos são os mais comuns. A ocorrência dos efeitos GIs pode ser amenizada com ingestão da medicação após as refeições e titulação lenta no ajuste das doses. Podem ainda acarretar alterações cardíacas, como bradicardias e síncope, que são decorrentes do estímulo colinérgico sobre o nervo vago. Orienta-se que pacientes com alteração na condução cardíaca e síndrome do nó sinusal não recebam tratamento com anticolinérgicos.[300]

A memantina costuma ser mais bem tolerada do que os AChE, tendo como principais efeitos colaterais tontura, constipação, sonolência e vômito.

INTERAÇÕES MEDICAMENTOSAS

É relevante conhecer as principais interações medicamentosas dos AChE e da memantina, pois a faixa etária que costuma fazer uso dessas medicações tem mais chances de cursar com outras doenças crônicas e precisar do uso contínuo de outros fármacos. Antidepressivos inibidores do CYP34 e CYP2D6, como fluoxetina e paroxetina, aumentam o nível sérico de donepezila e galantamina em 30 e 40%, respectivamente, trazendo riscos quanto ao surgimento de efeitos colaterais, como sialorreia, diarreia e bradicardia.[308]

Por alterarem a eliminação renal de memantina, medicações como amantadina, hidroclorotiazida e cimetidina elevam o nível plasmático desta, podendo acarretar quadros confusionais e agitação.[308] Moléculas que tenham ação anticolinérgica devem ser evitadas, pois é provável que inibam os efeitos terapêuticos dos

AChE. Exemplos são amitriptilina, biperideno, warfarin, digoxina, prednisolona e codeína. Aumentam ainda o risco para ocorrência de *delirium* e alucinações. O uso de AChE e antipsicóticos (principalmente risperidona e haloperidol) pode interferir no equilíbrio químico entre dopamina e acetilcolina na via nigroestriatal, aumentando a possibilidade da ocorrência de efeitos extrapiramidais, como parkinsonismo medicamentoso, acatisia, distonia aguda e DT.[308]

A memantina não deve ser administrada conjuntamente com medicações que também exerçam antagonismo sobre receptores NMDA – como amantadina e cetamina –, sob risco de ocasionar sintomas psicóticos. O uso concomitante de memantina e AChE pode prolongar o intervalo PR no ECG.[308]

As **Tabelas 39.14** e **39.15** evidenciam as principais interações medicamentosas por meio da farmacocinética e da farmacodinâmica, respectivamente, dos ampliadores cognitivos.

QUETAMINA

A quetamina é uma arilciclo-hexilamina que tem sido usada na anestesia há várias décadas.[309,310] Sua síntese decorreu de uma busca por um derivado da fenciclidina, para finalidades anestésicas, que ocasionasse menos efeitos comportamentais (psicotomiméticos/psicodislépticos) e com menor potencial de abuso. Essa benesse não foi contemplada na sua totalidade, pois a quetamina também promove efeitos perturbadores de natureza dissociativa (de mais rápida duração) e também há potencial de abuso (menor que o da fenciclidina).[18,311] Além da finalidade anestésica, com o decorrer dos anos,

TABELA 39.14
INTERAÇÕES FARMACOCINÉTICAS DOS AMPLIADORES COGNITIVOS

Medicações para demência	Outros fármacos	Efeitos clínicos	Mecanismo envolvido
Donepezila	Fluoxetina, paroxetina	↑ donepezila, causando sialorreia, agitação, confusão mental, incontinência fecal	Inibição do CYP3A4 e 2D6
	Cetoconazol	↑ em 30% o tempo para estabilização no nível sérico da donepezila	Inibição do CYP3A4
Galantamina	Fluoxetina, paroxetina, cetoconazol e eritromicina	↑ a concentração de galantamina, causando sialorreia, diarreia, bradicardia	Inibição do CYP34A e 2D6 (fluoxetina), inibição 2D6 (paroxetina) e apenas de 3A4 (cetoconazol e eritromicina)
Memantina	Amantadina, cimetidina e hidroclorotiazida	↑ concentração plasmática de memantina, podendo acarretar agitação, confusão e *delirium*	Redução da eliminação renal de memantina

CYP: citocromo 450; ↑: aumento.
Observação: a rivastigmina, por não ser metabolizada pelo CYP, praticamente não tem interação farmacocinética com outras medicações, motivo pelo qual não consta nesta tabela.
Fonte: Caraci e colaboradores.[308]

TABELA 39.15
PERFIL DE INTERAÇÃO FARMACODINÂMICA DOS AMPLIADORES COGNITIVOS

Ampliadores cognitivos	Outros fármacos	Efeito clínico	Mecanismo proposto
Inibidores da colinesterase	Amitriptilina, biperideno, digoxina, warfarina, prednisolona, codeína	Redução da eficácia do AChE ↑ risco desenvolvimento de *delirium*, agitação e alucinações	Antagonismo entre AChE e efeito antimuscarínico das medicações citadas
Inibidores da colinesterase	Prometazina, clorpromazina e olanzapina	Redução da eficácia do AChE ↑ risco de *delirium* e SEP	Antagonismo entre AChE e os antipsicóticos que têm atividade antimuscarínica
Donepezila	Risperidona	↑ do risco para desenvolvimento de SEP	Aumento da atividade colinérgica e desequilíbrio no metabolismo entre dopamina e acetilcolina na via nigroestriada
Inibidores da colinesterase	Betabloqueadores, bloqueadores de cálcio, digoxina, amiodarona	↑ o risco para ocorrência de bradicardia	Potencializa os efeitos vagotônicos sobre o nó sinoatrial e atrioventricular
Inibidores da colinesterase + memantina	ISRS, IMAO, opioides, drogas colinérgicas e neurolépticas	↑ risco de convulsões	O uso concomitante de AChE e memantina com essas medicações baixam o limiar para convulsão

AChE: anticolinesterase; IMAO: inibidor da monoaminoxidase; ISRS: inibidor seletivo da recaptação de serotonina; SEP: sintomas extrapiramidais; ↑: aumento.

Fonte: Caraci e colaboradores.[308]

outras aplicabilidades em medicina passaram a surgir, em caráter *off-label*, como controle de quadros dolorosos e diminuição de estados de agitação e violência. Pode ser administrada por diferentes vias: intranasal, subcutânea, IM e IV.[312]

A quetamina tem ação antagonista nos receptores glutamatérgicos NMDA, por meio de ligação com o sítio alostérico da fenciclidina, realizando um bloqueio não competitivo.[311] Em administração subanestésica repetidamente, é possível que promova facilitação glutamatérgica.[312] O receptor NMDA é um canal de membrana que permite fluxo de íons cálcio. O bloqueio promovido pela quetamina não torna o cérebro globalmente hipoexcitável, em vez disso, as modificações na atividade cerebral (aumentos ou diminuições) ocorrem de forma regional.[310]

Os mecanismos de ação que explicam o efeito antidepressivo da quetamina ainda não estão completamente elucidados. Há sugestões de que o antagonismo sobre os receptores NMDA não seja envolvido nessa finalidade terapêutica ou, ao menos, não a explique por completo.[310,311] Há uma hipótese que defende que a quetamina determina um aumento da liberação e da concentração do glutamato extracelular, em decorrência de ação do fármaco sobre os receptores NMDA, preferencialmente nos interneurônios GABAérgicos e da consequente desinibição de céulas piramidais.[309]

É possível que o *up-regulation* dos receptores ácido α-amino-3-hidroxi-5-metil-isoxasol-4-propiônico (AMPA) e as vias de sinalização de neuroplasticidade tenham papel na função antidepressiva.[310,312] O resultado dessas ações nos receptores glutamatérgicos são efeitos neurotróficos, como liberação do BDNF, ativação do complexo 1 do alvo da rapamicina em mamíferos (mTORC1) e de cascatas de sinalização trófica.[309,313]

Ainda existem atuações em outros receptores e sítios de diversos sistemas de neurotransmissão, como canais iônicos, receptores (opioides, serotonérgicos, dopaminérgicos, colinérgicos e sigma [σ]) e canais controlados por nucleotídeo cíclico ativado por hiperpolarização.[18,311] Tem propriedade de corrigir marcadores inflamatórios ósseos que são encontrados alterados em pessoas com TDM (ação imunomoduladora).[311]

A quetamina é uma mistura racêmica 1:1 dos enantiômeros R e S. O isômero S (esquetamina) faz antagonismo no sítio da fenciclidina no receptor NMDA e agonismo no receptor opioide μ mais pronunciados e agonismo menos significativo no receptor σ. Tem menos propriedades psicotomiméticas, gera menos efeitos colaterais, como sonolência, letargia e prejuízo cognitivo, e tem maiores ações analgésicas e anestésicas. Estudos pré-clínicos sugeriram que o isômero R pode ter atuação antidepressiva mais duradoura e gerar maior neuroplasticidade.[314]

Apresenta elevada permeabilidade no SNC. A sua biodisponibilidade apresenta grande variação, a depender da via de administração, sendo 8-45% por via intranasal, 17% por VO, 93% por via IM e 100% por via IV.[309,310]

Sua metabolização se inicia por meio de reação de desmetilação de nitrogênio para formar a norquetamina pela ação das enzimas CYP3A4 e CYP2B6. Esse metabólito, por sua vez, é substrato para formar, por meio de reações de hidroxilação, hidroxinorquetaminas e dehidronorquetamina. Outras etapas do processo de metabolização decorrem da ação das referidas isoenzimas e também da CYP2A6, CYP3A5.[310,311]

A (S)-esquetamina consegue produzir maiores concentrações plasmáticas da quetamina comparada à mistura racêmica ou à (R)-quetamina. A meia-vida de eliminação é de duas a quatro horas. A quetamina e seus metabólitos, norquetamina e dehidronorquetamina, são excretados pela via renal, entretanto, é eliminada principalmente na forma de conjugados lábeis de ácido glucurônico de 6-hidroxiquetamina e hidroxinorquetamina (cerca de 80%) pelas vias urinária e biliar.[310,311]

Os metabólitos (2S,6S)-hidroxinorquetamina e (2R,6R)-hidroxinorquetamina não têm ação antagonista nos receptores NMDA, mas geram efeitos antidepressivos semelhantes aos que ocorrem com a quetamina, o que é um dos pontos que põem em questionamento se é a ação sobre os receptores NMDA o mecanismo que proporciona resultados antidepressivos à quetamina.[311] As experiências psicotomiméticas podem ser decorrentes da ação da esquetamina e sensações de relaxamento, da (R)-quetamina.[311]

Em doses subanestésicas, a quetamina demonstrou eficácia com rápido início de ação em episódios depressivos graves e até mesmo na depressão refratária. Caracteristicamente, as ações antidepressivas iniciam 40 minutos após a administração, atingem um pico no primeiro dia e desaparecem entre o décimo e o décimo segundo dia (resposta entre 40 minutos e o sétimo dia, e remissão entre 80 minutos e o terceiro ou quinto dia). Em pacientes com depressão resistente, por via endovenosa, conseguiu diminuir medidas relacionadas a suicídio, ainda que de forma transitória (uma semana), e pode aumentar taxas de eficácia quando associada a um antidepressivo.[310,312]

A esquetamina para uso intranasal tem se mostrado capaz de diminuir ideação suicida em pacientes deprimidos. Existem dados que identificaram que a quetamina também tem seu papel na depressão bipolar.[311] Em 2019, a esquetamina intranasal foi aprovada pela FDA para o tratamento de quadros depressivos resistentes. Ainda segue em avaliação regulatória em outros países, à espera de aprovação.[309] A apresentação disponível é um equipamento que disponibiliza dois *sprays*, um para cada narina, totalizando 32,3 mg de hidroclorido de esquetamina (equivale a 28 mg de esquetamina).[313]

A esquetamina tem uma potência maior que o enantiômero R e que a mistura racêmica em relação ao antagonismo em nível de receptor NMDA, com propriedades analgésicas e anestésicas mais vigorosas.[309,315] Existem dados conflitantes na literatura em relação ao perfil de efeitos colaterais da esquetamina.[309] Muller e colaboradores[315] listaram, entre as características da esquetamina (comparada à R-quetamina), menores desconfortos, como sonolência, letargia, prejuízos cognitivos, reações psicóticas e comportamento agitado.

Por continuar sendo utilizada como uma droga de abuso, existem preocupações na utilização da quetamina com finalidades psiquiátricas, requerendo monitoramento adequado.[18]

Mesmo em doses subanestésicas, sensações dissociativas e extracorpóreas podem acontecer, com relatos de distorções da sensopercepção, alucinações, alterações da autopercepção e alopercepção, desorganização conceitual, suspicácia, sensações de estranheza e irrealidade, alterações do conteúdo do pensamento, embotamento afetivo, retardo psicomotor, sonolência, entre outros. Alterações cognitivas também podem estar associadas à quetamina, incluindo prejuízos da concentração e da memória. Outras reações podem ser náusea, vômito, tontura, taquicardia, palpitação, elevação dos níveis pressóricos e visão turva. Em contexto clínico, de modo geral, esses efeitos são transitórios, manejáveis, dose-dependentes e não costumam ser motivos para interrupção das aplicações.[311,312]

CANABIDIOL

A planta *Cannabis sativa* tem histórico de uso medicinal descrito há milhares de anos. Um dos primeiros registros data de cinco mil anos atrás e relata o uso do extrato da planta, na China, para tratamento de constipação e dores articulares.[316] Contém mais de 421 componentes químicos, incluindo mais de 100 fitocanabinoides. Estes compõem um grupo de moléculas capazes de agir no sistema endocanabinoide do cérebro. Os dois mais estudados são o canabidiol (CBD) e o tetra-hidrocanabinol (THC), com o CBD tendo mostrado maior potencial quanto ao uso terapêutico em medicina.[317]

A absorção por VO – que corresponde à maioria das apresentações disponíveis no mercado brasileiro – ocorre de forma lenta, com pico de concentração plasmática entre uma e duas horas, com meia-vida em torno de 24 horas. O metabolismo é predominantemente hepático, sobretudo por CYP2C19 e 3A4.[318]

MECANISMO DE AÇÃO

O sistema endocanabinoide é formado por dois receptores de membrana ligados à proteína G, receptores CB1 e CB2, pelos ligantes endógenos destes receptores, a N-aracdonoil etanolamina (anandamida) e o glicerol 2 – aracdonoil (2-AG) e pelas enzimas N-acilfosfatidiletalonamina-seletiva e lipase sn-1-diacilglicerol-seletiva. Estas hidrolisam a anandamida e o 2-AG, respectivamente. O receptor CB1 é abundante no SNC, especialmente nos terminais nervosos pré-sinápticos, e o CB2 está presente em células dos sistemas GI, imunológico e micróglia.[319]

O CBD atua como agonista parcial dos receptores CB1 e CB2. Como o CBD tem baixa afinidade por CB1 e CB2, imagina-se que estimule a potencialização da neurotransmissão no sistema endocanabinoide por inibição da degradação da anandamida e/ou inibição da recaptação. O estímulo da anandamida sobre CB1 bloqueia a liberação de GABA e glutamato. Apresenta, ainda, efeito agonista sobre receptores 5-HT_{1A}.[320]

USO CLÍNICO

As principais apresentações disponíveis para o uso em psiquiatria são: cápsulas de 25 mg, solução oral nas concentrações de 20, 33,3, 50, 100 e 200 mg/mL. Há formulações com concentrações mínimas (até 0,3%) de THC. A Associação Brasileira de Apoio Cannabis Esperança (ABRACE), localizada em João Pessoa, na Paraíba, foi a primeira associação com autorização da justiça para cultivo de *Cannabis* para fins medicinais. Disponibiliza o óleo concentrado em CBD nas doses de 5, 10 e 15 mg/mL, com concentração de THC < 0,2%.

Uma revisão sistemática realizada por Hoch e colaboradores[321] identificou que a maioria dos ensaios clínicos randomizados realizados com CBD foi no tratamento da esquizofrenia. Um deles mostrou que a associação de CBD com antipsicótico melhorou os sintomas positivos quando comparado com o grupo que recebeu antipsicótico e placebo. Identificou-se melhora dos sintomas ansiosos em pacientes acometidos de TAG. Há estudos que mostram benefícios na ansiedade social, TEPT e nos transtornos do humor. As doses usadas variaram entre 200 e 1.500 mg/dia, sendo mais frequente doses entre 600 e 800mg/dia.[320,322]

EFEITOS ADVERSOS

Os efeitos adversos mais frequentes são sonolência, fadiga e letargia. Pode ocorrer ainda diminuição do apetite, diarreia, vômito, pirose e elevação benigna das aminotransferases.[323]

INTERAÇÕES MEDICAMENTOSAS

Antidepressivos metabolizados pelo CYP3A4 – e usados de forma concomitante com CBD – podem ter seu nível sérico aumentado e consequentemente maior ocorrência de efeitos adversos. Topiramato e carbamazepina podem baixar a concentração plasmática de CBD. O uso concomitante com fluvoxamina pode aumentar o nível plasmático do CBD e potencializar os efeitos adversos decorrentes deste.[322]

REFERÊNCIAS

1. Braslow JT, Marder SR. History of psychopharmacology. Annu Rev Clin Psychol. 2019;15:25-50.

2. Lehmann HE. Before they called it psychopharmacology. Neuropsychopharmacology. 1993;8(4):291-303.

3. Baumeister AA, Hawkins MF, López-Munoz F. Toward standardized usage of the word serendipity in the historiography of psychopharmacology. J Hist Neurosci. 2010;19(3):253-70.

4. Leucht S, Tardy M, Komossa K, Heres S, Kissling W, Salanti G, et al. Antipsychotic drugs versus placebo for relapse prevention in schizophrenia: a systematic review and meta-analysis. Lancet. 2012;379(9831):2063-71.

5. Kane J, Honigfeld G, Singer J, Meltzer H. Clozapine for the treatment-resistant schizophrenic. A double-blind comparison with chlorpromazine. Arch Gen Psychiatry. 1988;45(9):789-96.

6. Meltzer HY, Alphs L, Green AI, Altamura AC, Anand R, Bertoldi A, et al. Clozapine treatment for suicidality in schizophrenia: international suicide prevention trial (InterSePT). Arch Gen Psychiatry. 2003;60(1):82-91.

7. Chopko TC, Lindsley CW. Classics in chemical neuroscience: risperidone. ACS Chem Neurosci. 2018;9(7):1520-9.

8. Rainer MK. Risperidone long-acting injection: a review of its long term safety and efficacy. Neuropsychiatr Dis Treat. 2008;4(5):919-27.

9. Morris MT, Tarpada SP. Long-acting injectable paliperidone palmitate: a review of efficacy and safety. Psychopharmacol Bull. 2017;47(2):42-52.

10. Carpiniello B, Pinna F. Critical appraisal of 3-monthly paliperidone depot injections in the treatment of schizophrenia. Drug Des Devel Ther. 2016;10:1731-42.

11. Hough D, Gopal S, Vijapurkar U, Lim P, Morozova M, Eerdekens M. Paliperidone palmitate maintenance treatment in delaying the time-to-relapse in patients with schizophrenia: a randomized, double-blind, placebo-controlled study. Schizophr Res. 2010;116(2-3):107-17.

12. Ravenstijn P, Remmerie B, Savitz A, Samtani MN, Nuamah I, Chang C-T, et al. Pharmacokinetics, safety, and tolerability of paliperidone palmitate 3-month formulation in patients with schizophrenia: a phase-1, single-dose, randomized, open-label study. J Clin Pharmacol. 2016;56(3):330-9.

13. Schatzberg AF, DeBattista C. Manual de psicofarmacologia clínica. 8. ed. Porto Alegre: Artmed; 2017.

14. Markowitz JS, Brown CS, Moore TR. Atypical antipsychotics. Part I: pharmacology, pharmacokinetics, and efficacy. Ann Pharmacother. 1999;33(1):73-85.

15. DeVane CL, Nemeroff CB. Clinical pharmacokinetics of quetiapine: an atypical antipsychotic. Clin Pharmacokinet. 2001;40(7):509-22.

16. Oruch R, Pryme I, Fasmer O, Lund A. Quetiapine: an objective evaluation of pharmacology, clinical uses and intoxication. EC Pharmacol Toxicol. 2020;8:1-26.

17. Greenberg WM, Citrome L. Ziprasidone for schizophrenia and bipolar disorder: a review of the clinical trials. CNS Drug Rev. 2007;13(2):137-77.

18. Pereira VS, Hiroaki-Sato VA. A brief history of antidepressant drug development: from tricyclics to beyond ketamine. Acta Neuropsychiatr. 2018;30(6):307-22.

19. Juruena MF, Sena EP, Oliveira IR. Safety and tolerability of antipsychotics: focus on amisulpride. Drug Healthc Patient Saf. 2010;2:205-11.

20. Ishibashi T, Horisawa T, Tokuda K, Ishiyama T, Ogasa M, Tagashira R, et al. Pharmacological profile of lurasidone, a novel antipsychotic agent with potent 5-hydroxytryptamine 7 (5-HT7) and 5-HT1A receptor activity. J Pharmacol Exp Ther. 2010;334(1):171-81.

21. Corponi F, Fabbri C, Bitter I, Montgomery S, Vieta E, Kasper S, et al. Novel antipsychotics specificity profile: a clinically oriented review of lurasidone, brexpiprazole, cariprazine and lumateperone. Eur Neuropsychopharmacol. 2019;29(9):971-85.

22. Ward K, Citrome L. Brexpiprazole for the maintenance treatment of adults with schizophrenia: an evidence-based review and place in therapy. Neuropsychiatr Dis Treat. 2019;15:247-57.

23. Remington G, Addington D, Honer W, Ismail Z, Raedler T, Teehan M. Guidelines for the pharmacotherapy of schizophrenia in adults. Can J Psychiatry. 2017;62(9):604-16.

24. Leucht S, Crippa A, Siafis S, Patel MX, Orsini N, Davis JM. Dose-response meta-analysis of antipsychotic drugs for acute schizophrenia. Am J Psychiatry. 2020;177(4):342-53.

25. Paris G, Bighelli I, Deste G, Siafis S, Schneider-Thoma J, Zhu Y, et al. Short-acting intramuscular second-generation antipsychotic drugs for acutely agitated patients with schizophrenia spectrum disorders: a systematic review and network meta-analysis. Schizophr Res. 2021;229:3-11.

26. McGorry PD, Mei C, Hartmann J, Yung AR, Nelson B. Intervention strategies for ultra-high risk for psychosis: progress in delaying the onset and reducing the impact of first-episode psychosis. Schizophr Res. 2021;228:344-56.

27. Nguyen T, Seiler N, Maguire J, Sizer H, McGorry P, Brown E, et al. Reduction in the prescription of olanzapine as a first-line

treatment for first episode psychosis following the implementation of clinical practice guidelines. Schizophr Res. 2020;215:469-70.

28. Bourgeois FT, Murthy S, Pinto C, Olson KL, Ioannidis JP, Mandl KD. Pediatric versus adult drug trials for conditions with high pediatric disease burden. Pediatrics. 2012;130(2):285-92.

29. Lee ES, Kronsberg H, Findling RL. Psychopharmacologic treatment of schizophrenia in adolescents and children. Child Adolesc Psychiatr Clin N Am. 2020;29(1):183-210.

30. Pagsberg AK, Tarp S, Glintborg D, Stenstrøm AD, Fink-Jensen A, Correll CU, et al. Acute antipsychotic treatment of children and adolescents with schizophrenia-spectrum disorders: a systematic review and network meta-analysis. J Am Acad Child Adolesc Psychiatry. 2017;56(3):191-202.

31. Elkis H, Buckley PF. Treatment-resistant schizophrenia. Psychiatr Clin North Am. 2016;39(2):239-65.

32. Duma SR, Fung VS. Drug-induced movement disorders. Aust Prescr. 2019;42(2):56-61.

33. Lohr JB, Eidt CA, Alfaraj AA, Soliman MA. The clinical challenges of akathisia. CNS Spectr. 2015;20(Suppl 1):1-14.

34. Loonen AJ, Ivanova SA. Neurobiological mechanisms associated with antipsychotic drug-induced dystonia. J Psychopharmacol. 2021;35(1):3-14.

35. Caroff SN, Campbell EC. Drug-induced extrapyramidal syndromes: implications for contemporary practice. Psychiatr Clin North Am. 2016;39(3):391-411.

36. Caroff SN. Recent advances in the pharmacology of tardive dyskinesia. Clin Psychopharmacol Neurosci. 2020;18(4):493-506.

37. Tse L, Barr AM, Scarapicchia V, Vila-Rodriguez F. Neuroleptic malignant syndrome: a review from a clinically oriented perspective. Curr Neuropharmacol. 2015;13(3):395-406.

38. Borah AJ, Kalita A, Dutta SK. Clozapine-induced seizure. Indian J Pharmacol. 2019;51(6):410-2.

39. Wu CS, Tsai YT, Tsai HJ. Antipsychotic drugs and the risk of ventricular arrhythmia and/or sudden cardiac death: a nation-wide case-crossover study. J Am Heart Assoc. 2015;4(2):e001568.

40. Bellissima BL, Tingle MD, Cicović A, Alawami M, Kenedi C. A systematic review of clozapine-induced myocarditis. Int J Cardiol. 2018;259:122-9.

41. Sadock B, Sadock V, Sussman N. Manual de farmacologia psiquiátrica de Kaplan & Sadock. 6. ed. Porto Alegre: Artmed; 2015.

42. Stahl SM. Psicofarmacologia: bases neurocientíficas e aplicações práticas. 4. ed. Rio de Janeiro: Guanabara Koogan; 2019.

43. Biperiden. In: LiverTox: clinical and research information on drug-induced liver injury [Internet]. Bethesda: National Institute of Diabetes and Digestive and Kidney Diseases; 2017 [capturado em 6 jul. 2021]. Disponível em: http://www.ncbi.nlm.nih.gov/books/NBK548257/.

44. Collamati A, Martone AM, Poscia A, Brandi V, Celi M, Marzetti E, et al. Anticholinergic drugs and negative outcomes in the older population: from biological plausibility to clinical evidence. Aging Clin Exp Res. 2016;28(1):25-35.

45. Cordioli AV, Gallois CB, Isolan L, organizadores. Psicofármacos: consulta rápida. 5. ed. Porto Alegre: Artmed; 2015.

46. Zareifopoulos N, Panayiotakopoulos G. Treatment options for acute agitation in psychiatric patients: theoretical and empirical evidence. Cureus. 2019;11(11):e6152.

47. Naja W, Halaby A. Anticholinergic use and misuse in psychiatry: a comprehensive and critical review. J Alcohol Drug Depend. 2017;5(2):1-4.

48. Ulrich S, Ricken R, Adli M. Tranylcypromine in mind (part i): review of pharmacology. Eur Neuropsychopharmacol. 2017;27(8):697-713.

49. Thase ME. The role of monoamine oxidase inhibitors in depression treatment guidelines. J Clin Psychiatry. 2012;73(Suppl 1):10-6.

50. Peregrino A, Petribú K, Vasconcelos LP, Bastos O. Antidepressivos Heterocíclicos e Inibidores da Monoaminoxidase. In: Sena EP, Miranda-Scippa AMA, Quarantini LC, Oliveira IR, organizadores. Irismar: psicofarmacologia clínica. 3. ed. Rio de Janeiro: Medbook; 2011.

51. Dean L. Imipramine therapy and CYP2D6 and CYP2C19 genotype. In: Pratt VM, Scott SA, Pirmohamed M, Esquivel B, Kane MS, Kattman BL, et al., editors. Medical genetics summaries [Internet]. Bethesda: National Center for Biotechnology Information; 2017 [capturado em 6 jul. 2021]. Disponível em: http://www.ncbi.nlm.nih.gov/books/NBK425164/.

52. Moraczewski J, Aedma KK. Tricyclic antidepressants. In: StatPearls [Internet]. Treasure Island: StatPearls; 2020 [capturado em 6 jul. 2021]. Disponível em: http://www.ncbi.nlm.nih.gov/books/NBK557791/.

53. Hicks JK, Sangkuhl K, Swen JJ, Ellingrod VL, Müller DJ, Shimoda K, et al. Clinical pharmacogenetics implementation consortium guideline (CPIC) for CYP2D6 and CYP2C19 genotypes and dosing of tricyclic antidepressants: 2016 update. Clin Pharmacol Ther. 2017;102(1):37-44.

54. Moreno RA, Moreno DH, Soares MBM. Psicofarmacologia de antidepressivos. Rev Bras Psiquiatr. 1999;21(Suppl 1):24-40.

55. Gillman PK. Tricyclic antidepressant pharmacology and therapeutic drug interactions updated. Br J Pharmacol. 2007;151(6):737-48.

56. Kerr GW, McGuffie AC, Wilkie S. Tricyclic antidepressant overdose: a review. Emerg Med J. 2001;18(4):236-41.

57. Kennedy SH, Lam RW, McIntyre RS, Tourjman SV, Bhat V, Blier P, et al. Canadian Network for Mood and Anxiety Treatments (CANMAT) 2016 clinical guidelines for the management of adults with major depressive disorder. Can J Psychiatry. 2016;61(9):540-60.

58. Cipriani A, Furukawa TA, Salanti G, Chaimani A, Atkinson LZ, Ogawa Y, et al. Comparative efficacy and acceptability of 21 antidepressant drugs for the acute treatment of adults with major depressive disorder: a systematic review and network meta-analysis. Lancet. 2018;391(10128):1357-66.

59. Bighelli I, Castellazzi M, Cipriani A, Girlanda F, Guaiana G, Koesters M, et al. Antidepressants versus placebo for panic disorder in adults. Cochrane Database Syst Rev. 2018;(4):CD010676.

60. Stein M, Steckler T, Lightfoot JD, Hay E, Goddard AW. Pharmacologic treatment of panic disorder. Curr Top Behav Neurosci. 2010;2:469-85.

61. Bandelow B, Michaelis S, Wedekind D. Treatment of anxiety disorders. Dialogues Clin Neurosci. 2017;19(2):93-107.

62. Beaulieu AM, Tabasky E, Osser DN. The psychopharmacology algorithm project at the Harvard South Shore Program: an algorithm for adults with obsessive-compulsive disorder. Psychiatry Res. 2019;281:112583.

63. Del Casale A, Sorice S, Padovano A, Simmaco M, Ferracuti S, Lamis DA, et al. Psychopharmacological treatment of obsessive-compulsive disorder (OCD). Curr Neuropharmacol. 2019;17(8):710-36.

64. Otasowie J, Castells X, Ehimare UP, Smith CH. Tricyclic antidepressants for attention deficit hyperactivity disorder (ADHD) in children and adolescents. Cochrane Database Syst Rev. 2014;(9):CD006997.

65. Schoeman R, Liebenberg R. The South African Society of Psychiatrists/Psychiatry Management Group management guidelines for adult attention-deficit/hyperactivity disorder. South Afr J Psychiatry. 2017;23:1060.

66. Everitt H, Baldwin DS, Stuart B, Lipinska G, Mayers A, Malizia AL, et al. Antidepressants for insomnia in adults. Cochrane Database Syst Rev. 2018;(5):CD010753.

67. Katwala J, Kumar AK, Sejpal JJ, Terrence M, Mishra M. Therapeutic rationale for low dose doxepin in insomnia patients. Asian Pac J Trop Dis. 2013;3(4):331-6.

68. Ciaramella A. Psychopharmacology of chronic pain. Handb Clin Neurol. 2019;165:317-37.

69. Thour A, Marwaha R. Amitriptyline. In: StatPearls [Internet]. Treasure Island: StatPearls; 2020 [capturado em 6 jul. 2021]. Disponível em: http://www.ncbi.nlm.nih.gov/books/NBK537225/.

70. Rico-Villademoros F, Slim M, Calandre EP. Amitriptyline for the treatment of fibromyalgia: a comprehensive review. Expert Rev Neurother. 2015;15(10):1123-50.

71. Derry S, Wiffen PJ, Aldington D, Moore RA. Nortriptyline for neuropathic pain in adults. Cochrane Database Syst Rev. 2015;(1):CD011209.

72. Khouzam HR. Psychopharmacology of chronic pain: a focus on antidepressants and atypical antipsychotics. Postgrad Med. 2016;128(3):323-30.

73. Dhippayom T, Chaiyakunapruk N, Jongchansittho T. Safety of nortriptyline at equivalent therapeutic doses for smoking cessation: a systematic review and meta-analysis. Drug Saf. 2011;34(3):199-210.

74. Maan JS, Rosani A, Saadabadi A. Desipramine. In: StatPearls [Internet]. Treasure Island: StatPearls; 2021 [capturado em 6 jul. 2021]. Disponível em: http://www.ncbi.nlm.nih.gov/books/NBK470581/.

75. Sultana J, Spina E, Trifirò G. Antidepressant use in the elderly: the role of pharmacodynamics and pharmacokinetics in drug safety. Expert Opin Drug Metab Toxicol. 2015;11(6):883-92.

76. Wenthur CJ, Bennett MR, Lindsley CW. Classics in chemical neuroscience: fluoxetine (Prozac). ACS Chem Neurosci. 2014;5(1):14-23.

77. DeVane CL. Pharmacokinetics of the selective serotonin reuptake inhibitors. J Clin Psychiatry. 1992;53(Suppl):13-20.

78. Tulloch IF, Johnson AM. The pharmacologic profile of paroxetine, a new selective serotonin reuptake inhibitor. J Clin Psychiatry. 1992;53(Suppl):7-12.

79. Bang LM, Keating GM. Paroxetine controlled release. CNS Drugs. 2004;18(6):355-64.

80. De Vane CL, Liston HL, Markowitz JS. Clinical pharmacokinetics of sertraline. Clin Pharmacokinet. 2002;41(15):1247-66.

81. Hiemke C, Bergemann N, Clement HW, Conca A, Deckert J, Domschke K, et al. Consensus guidelines for therapeutic drug monitoring in neuropsychopharmacology: update 2017. Pharmacopsychiatry. 2018;51(1-2):9-62.

82. Spina E, Santoro V, D'Arrigo C. Clinically relevant pharmacokinetic drug interactions with second-generation antidepressants: an update. Clin Ther. 2008;30(7):1206-27.

83. Black K, Shea C, Dursun S, Kutcher S. Selective serotonin reuptake inhibitor discontinuation syndrome: proposed diagnostic criteria. J Psychiatry Neurosci. 2000;25(3):255-61.

84. Schoretsanitis G, Haen E, Hiemke C, Endres K, Ridders F, Veselinovic T, et al. Pharmacokinetic correlates of venlafaxine: associated adverse reactions. Eur Arch Psychiatry Clin Neurosci. 2019;269(7):851-7.

85. Scherf-Clavel M, Hommers L, Wurst C, Stonawski S, Deckert J, Domschke K, et al. Higher venlafaxine serum concentrations necessary for clinical improvement? Time to re-evaluate the therapeutic reference range of venlafaxine. J Psychopharmacol. 2020;34(10):1105-11.

86. Low Y, Setia S, Lima G. Drug-drug interactions involving antidepressants: focus on desvenlafaxine. Neuropsychiatr Dis Treat. 2018;14:567-80.

87. Muscatello MRA, Zoccali RA, Pandolfo G, Mangano P, Lorusso S, Cedro C, et al. Duloxetine in psychiatric disorders: expansions beyond major depression and generalized anxiety disorder. Front Psychiatry. 2019;10:772.

88. Lantz R, Gillespie T, Rash T, Kuo F, Skinner M, Kuan H, et al. Metabolism, excretion, and pharmacokinetics of duloxetine in healthy human subjects. Drug Metab Dispos. 2003;31(9):1142-50.

89. Sharma A, Goldberg MJ, Cerimele BJ. Pharmacokinetics and safety of duloxetine, a dual-serotonin and norepinephrine reuptake inhibitor. J Clin Pharmacol. 2000;40(2):161-7.

90. Al-Majed A, Bakheit AH, Alharbi RM, Aziz HAA. Chapter two: mirtazapine. In: Brittain HG, editor. Profiles of drug substances, excipients and related methodology. Cambridge: Academic; 2018. p. 209-54.

91. Boer T. The effects of mirtazapine on central noradrenergic and serotonergic neurotransmission. Int Clin Psychopharmacol. 1995;10(Suppl 4):19-23.

92. Nutt DJ. Tolerability and safety aspects of mirtazapine. Hum Psychopharmacol Clin Exp. 2002;17(Suppl 1):S37-41.

93. Wichniak A, Wierzbicka A, Walęcka M, Jernajczyk W. Effects of antidepressants on sleep. Curr Psychiatry Rep. 2017;19(9):63.

94. Kessler DS, MacNeill SJ, Tallon D, Lewis G, Peters TJ, Hollingworth W, et al. Mirtazapine added to SSRIs or SNRIs for treatment resistant depression in primary care: phase III randomised placebo controlled trial (MIR). BMJ. 2018;363:k4218.

95. Garakani A, Murrough JW, Freire RC, Thom RP, Larkin K, Buono FD, et al. Pharmacotherapy of anxiety disorders: current and emerging treatment options. Front Psychiatry. 2020;11:595584.

96. Jilani TN, Gibbons JR, Faizy RM, Saadabadi A. Mirtazapine. In: StatPearls [Internet]. Treasure Island: StatPearls; 2020 [capturado em 6 jul. 2021]. Disponível em: http://www.ncbi.nlm.nih.gov/books/NBK519059/.

97. Foley KF, DeSanty KP, Kast RE. Bupropion: pharmacology and therapeutic applications. Expert Rev Neurother. 2006;6(9):1249-65.

98. Schwasinger-Schmidt TE, Macaluso M. Other Antidepressants. Handb Exp Pharmacol. 2019;250:325-55.

99. Patel K, Allen S, Haque MN, Angelescu I, Baumeister D, Tracy DK. Bupropion: a systematic review and meta-analysis of effectiveness as an antidepressant. Ther Adv Psychopharmacol. 2016;6(2):99-144.

100. Yatham LN, Kennedy SH, Parikh SV, Schaffer A, Bond DJ, Frey BN, et al. Canadian Network for Mood and Anxiety Treatments (CANMAT) and International Society for Bipolar Disorders (ISBD) 2018 guidelines for the management of patients with bipolar disorder. Bipolar Disord. 2018;20(2):97-170.

101. Montejo AL, Prieto N, de Alarcón R, Casado-Espada N, de la Iglesia J, Montejo L. Management strategies for antidepressant-related sexual dysfunction: a clinical approach. J Clin Med. 2019;8(10):1640.

102. Taylor MJ, Rudkin L, Bullemor-Day P, Lubin J, Chukwujekwu C, Hawton K. Strategies for managing sexual dysfunction induced by antidepressant medication. Cochrane Database Syst Rev. 2013;(5):CD003382.

103. Wilkes S. The use of bupropion SR in cigarette smoking cessation. Int J Chron Obstruct Pulmon Dis. 2008;3(1):45-53.

104. Costa R, Oliveira NG, Dinis-Oliveira RJ. Pharmacokinetic and pharmacodynamic of bupropion: integrative overview of relevant clinical and forensic aspects. Drug Metab Rev. 2019;51(3):293-313.

105. Cuomo A, Ballerini A, Bruni AC, Decina P, Di Sciascio G, Fiorentini A, et al. Clinical guidance for the use of trazodone in major depressive disorder and concomitant conditions: pharmacology and clinical practice. Riv Psichiatr. 2019;54(4):137-49.

106. Fagiolini A, Comandini A, Catena Dell'Osso M, Kasper S. Rediscovering trazodone for the treatment of major depressive disorder. CNS Drugs. 2012;26(12):1033-49.

107. Khouzam HR. A review of trazodone use in psychiatric and medical conditions. Postgrad Med. 2017;129(1):140-8.

108. Sheehan DV, Croft HA, Gossen ER, Levitt RJ, Brullé C, Bouchard S, et al. Extended-release trazodone in major depressive disorder: a randomized, double-blind, placebo-controlled study. Psychiatry. 2009;6(5):20-33.

109. Jaffer KY, Chang T, Vanle B, Dang J, Steiner AJ, Loera N, et al. Trazodone for insomnia: a systematic review. Innov Clin Neurosci. 2017;14(7-8):24-34.

110. Karhu D, Gossen ER, Mostert A, Cronjé T, Fradette C. Safety, tolerability, and pharmacokinetics of once-daily trazodone extended-release caplets in healthy subjects. Int J Clin Pharmacol Ther. 2011;49(12):730-43.

111. Smeraldi E, Delmonte D. Agomelatine in depression. Expert Opin Drug Saf. 2013;12(6):873-80.

112. Konstantakopoulos G, Dimitrakopoulos S, Michalopoulou PG. The preclinical discovery and development of agomelatine for the treatment of depression. Expert Opin Drug Discov. 2020;15(10):1121-32.

113. Norman TR, Olver JS. Agomelatine for depression: expanding the horizons? Expert Opin Pharmacother. 2019;20(6):647-56.

114. Kennedy SH, Heun R, Avedisova A, Ahokas A, Olivier V, Picarel-Blanchot F, et al. Effect of agomelatine 25-50 mg on functional outcomes in patients with major depressive disorder. J Affect Disord. 2018;238:122-8.

115. Gorwood P, Benichou J, Moore N, Álvarez Martínez E, Mertens J, Aguglia E, et al. The safety of agomelatine in standard medical practice in depressed patients: A 26-week international multicentre cohort study. Hum Psychopharmacol. 2021;36(1):1-11.

116. Calabrese JR, Guelfi JD, Perdrizet-Chevallier C; Agomelatine Bipolar Study Group. Agomelatine adjunctive therapy for acute bipolar depression: preliminary open data. Bipolar Disord. 2007;9(6):628-35.

117. Fornaro M, McCarthy MJ, Berardis D, Pasquale C, Tabaton M, Martino M, et al. Adjunctive agomelatine therapy in the treatment of acute bipolar II depression: a preliminary open label study. Neuropsychiatr Dis Treat. 2013;9:243-51.

118. Yatham LN, Vieta E, Goodwin GM, Bourin M, Bodinat C, Laredo J, et al. Agomelatine or placebo as adjunctive therapy to a mood stabiliser in bipolar I depression: randomised double-blind placebo-controlled trial. Br J Psychiatry J Ment Sci. 2016;208(1):78-86.

119. Pjrek E, Winkler D, Konstantinidis A, Willeit M, Praschak-Rieder N, Kasper S. Agomelatine in the treatment of seasonal affective disorder. Psychopharmacology. 2007;190(4):575-9.

120. Garnock-Jones KP. Vortioxetine: a review of its use in major depressive disorder. CNS Drugs. 2014;28(9):855-74.

121. Spina E, Santoro V. Drug interactions with vortioxetine, a new multimodal antidepressant. Riv Psichiatr. 2015;50(5):210-5.

122. Stahl SM. Modes and nodes explain the mechanism of action of vortioxetine, a multimodal agent (MMA): modifying serotonin's downstream effects on glutamate and GABA (gamma amino butyric acid) release. CNS Spectr. 2015;20(4):331-6.

123. Stahl SM. Modes and nodes explain the mechanism of action of vortioxetine, a multimodal agent (MMA): enhancing serotonin

release by combining serotonin (5HT) transporter inhibition with actions at 5HT receptors (5HT1A, 5HT1B, 5HT1D, 5HT7 receptors). CNS Spectr. 2015;20(2):93-7.

124. Stahl SM. Modes and nodes explain the mechanism of action of vortioxetine, a multimodal agent (MMA): blocking 5HT3 receptors enhances release of serotonin, norepinephrine, and acetylcholine. CNS Spectr. 2015;20(5):455-9.

125. Jacobsen PL, Mahableshwarkar AR, Serenko M, Chan S, Trivedi MH. A randomized, double-blind, placebo-controlled study of the efficacy and safety of vortioxetine 10 mg and 20 mg in adults with major depressive disorder. J Clin Psychiatry. 2015;76(5):575-82.

126. Bang-Andersen B, Ruhland T, Jørgensen M, Smith G, Frederiksen K, Jensen KG, et al. Discovery of 1-[2-(2,4-dimethylphenylsulfanyl)phenyl]piperazine (Lu AA21004): a novel multimodal compound for the treatment of major depressive disorder. J Med Chem. 2011;54(9):3206-21.

127. Qin B, Huang G, Yang Q, Zhao M, Chen H, Gao W, et al. Vortioxetine treatment for generalised anxiety disorder: a meta-analysis of anxiety, quality of life and safety outcomes. BMJ Open. 2019;9(11):e033161.

128. McIntyre RS, Lophaven S, Olsen CK. A randomized, double-blind, placebo-controlled study of vortioxetine on cognitive function in depressed adults. Int J Neuropsychopharmacol. 2014;17(10):1557-67.

129. Mahableshwarkar AR, Zajecka J, Jacobson W, Chen Y, Keefe RSE. A Randomized, placebo-controlled, active-reference, double-blind, flexible-dose study of the efficacy of vortioxetine on cognitive function in major depressive disorder. Neuropsychopharmacol. 2015;40(8):2025-37.

130. Baldwin DS, Chrones L, Florea I, Nielsen R, Nomikos GG, Palo W, et al. The safety and tolerability of vortioxetine: analysis of data from randomized placebo-controlled trials and open-label extension studies. J Psychopharmacol. 2016;30(3):242-52.

131. Chen G, Højer A-M, Areberg J, Nomikos G. Vortioxetine: clinical pharmacokinetics and drug interactions. Clin Pharmacokinet. 2018;57(6):673-86.

132. Mago R, Tripathi N, Andrade C. Cardiovascular adverse effects of newer antidepressants. Expert Rev Neurother. 2014;14(5):539-51.

133. Beach SR, Kostis WJ, Celano CM, Januzzi JL, Ruskin JN, Noseworthy PA, et al. Meta-analysis of selective serotonin reuptake inhibitor-associated QTc prolongation. J Clin Psychiatry. 2014;75(5):441-9.

134. Wang SM, Han C, Bahk WM, Lee SJ, Patkar AA, Masand PS, et al. Addressing the side effects of contemporary antidepressant drugs: a comprehensive review. Chonnam Med J. 2018;54(2):101-12.

135. Voican CS, Corruble E, Naveau S, Perlemuter G. Antidepressant-induced liver injury: a review for clinicians. Am J Psychiatry. 2014;171(4):404-15.

136. Rafeyan R, Papakostas GI, Jackson WC, Trivedi MH. Inadequate response to treatment in major depressive disorder: augmentation and adjunctive strategies. J Clin Psychiatry. 2020;81(3):OT19037BR3.

137. Voineskos D, Daskalakis ZJ, Blumberger DM. Management of treatment-resistant depression: challenges and strategies. Neuropsychiatr Dis Treat. 2020;16:221-34.

138. López-Muñoz F, Shen WW, D'Ocon P, Romero A, Álamo C. A history of the pharmacological treatment of bipolar disorder. Int J Mol Sci. 2018;19(7):2143.

139. Fountoulakis KN, Yatham L, Grunze H, Vieta E, Young A, Blier P, et al. The International College of Neuro-Psychopharmacology (CINP) treatment guidelines for bipolar disorder in adults (CINP-BD-2017), part 2: review, grading of the evidence, and a precise algorithm. Int J Neuropsychopharmacol. 2017;20(2):121-79.

140. Goodwin GM, Haddad PM, Ferrier IN, Aronson JK, Barnes T, Cipriani A, et al. Evidence-based guidelines for treating bipolar disorder: revised third edition recommendations from the British Association for Psychopharmacology. J Psychopharmacol. 2016;30(6):495-553.

141. Wen J, Sawmiller D, Wheeldon B, Tan J. A review for lithium: pharmacokinetics, drug design, and toxicity. CNS Neurol Disord Drug Targets. 2019;18(10):769-78.

142. Won E, Kim YK. An oldie but goodie: lithium in the treatment of bipolar disorder through neuroprotective and neurotrophic mechanisms. Int J Mol Sci. 2017;18(12):2679.

143. Dandekar MP, Valvassori SS, Dal-Pont GC, Quevedo J. Glycogen synthase kinase-3β as a putative therapeutic target for bipolar disorder. Curr Drug Metabol. 2018;19(8):663-73.

144. Ľupták M, Hroudová J. Important role of mitochondria and the effect of mood stabilizers on mitochondrial function. Physiol Res. 2019;68(Suppl 1):S3-15.

145. Nolen WA, Licht RW, Young AH, Malhi GS, Tohen M, Vieta E, et al. What is the optimal serum level for lithium in the maintenance treatment of bipolar disorder? A systematic review and recommendations from the ISBD/IGSLI task force on treatment with lithium. Bipolar Disord. 2019;21(5):394-409.

146. Hui TP, Kandola A, Shen L, Lewis G, Osborn DPJ, Geddes JR, et al. A systematic review and meta-analysis of clinical predictors of lithium response in bipolar disorder. Acta Psychiatr Scand. 2019;140(2):94-115.

147. Bai Y, Yang H, Chen G, Gao K. Acceptability of acute and maintenance pharmacotherapy of bipolar disorder: a systematic review of randomized, double-blind, placebo-controlled clinical trials. J Clin Psychopharmacol. 2020;40(2):167-79.

148. Del Matto L, Muscas M, Murru A, Verdolini N, Anmella G, Fico G, et al. Lithium and suicide prevention in mood disorders and in the general population: a systematic review. Neurosci Biobehav Rev. 2020;116:142-53.

149. Gitlin M. Lithium side effects and toxicity: prevalence and management strategies. Int J Bipolar Disord. 2016;4:27.

150. Shine B, McKnight RF, Leaver L, Geddes JR. Long-term effects of lithium on renal, thyroid, and parathyroid function: a retrospective analysis of laboratory data. Lancet. 2015;386(9992):461-8.

151. Mehta N, Vannozzi R. Lithium-induced electrocardiographic changes: a complete review. Clin Cardiol. 2017;40(12):1363-7.

152. Van Alphen AM, Bosch TM, Kupka RW, Hoekstra R. Chronic kidney disease in lithium-treated patients, incidence and rate of decline. Int J Bipolar Disord. 2021;9(1):1.

153. Haussmann R, Bauer M, von Bonin S, Grof P, Lewitzka U. Treatment of lithium intoxication: facing the need for evidence. Int J Bipolar Disord. 2015;3:23.

154. Silva A, Ourique C, Martins F, Friões F. Síndrome de neurotoxicidade irreversível causada por lítio. Acta Médica Port. 2017;30(2):151-3.

155. Finley PR. Drug interactions with lithium: an update. Clin Pharmacokinet. 2016;55(8):925-41.

156. Bowden CL, Brugger AM, Swann AC, Calabrese JR, Janicak PG, Petty F, et al. Efficacy of divalproex vs lithium and placebo in the treatment of mania. JAMA. 1994;271(12):918-24.

157. Ayano G. Bipolar disorders and valproate: pharmacokinetics, pharmacodynamics, therapeutic effects and indications of valproate: review of articles. Bipolar Disord Open Access. 2016;2(2):1-5.

158. Haymond J, Ensom MHH. Does valproic acid warrant therapeutic drug monitoring in bipolar affective disorder? Ther Drug Monit. 2010;32(1):19-29.

159. Muzina DJ, Gao K, Kemp DE, Khalife S, Ganocy SJ, Chan PK, et al. Acute efficacy of divalproex sodium versus placebo in mood stabilizer-naive bipolar I or II depression: a double-blind, randomized, placebo-controlled trial. J Clin Psychiatry. 2010;72(6):813-9.

160. Bowden CL. A randomized, placebo-controlled 12-month trial of divalproex and lithium in treatment of outpatients with bipolar I disorder. Arch Gen Psychiatry. 2000;57(5):481-9.

161. Baldessarini RJ, Tondo L, Vázquez GH. Pharmacological treatment of adult bipolar disorder. Mol Psychiatry. 2019;24(2):198-217.

162. Murru A, Popovic D, Pacchiarotti I, Hidalgo D, León-Caballero J, Vieta E. Management of adverse effects of mood stabilizers. Curr Psychiatry Rep. 2015;17(8):603.

163. Nanau RM, Neuman MG. Adverse drug reactions induced by valproic acid. Clin Biochem. 2013;46(15):1323-38.

164. Zaccara G, Perucca E. Interactions between antiepileptic drugs, and between antiepileptic drugs and other drugs. Epileptic Disord. 2014;16(4):409-31.

165. Fricke-Galindo I, LLerena A, Jung-Cook H, López-López M. Carbamazepine adverse drug reactions. Expert Rev Clin Pharmacol. 2018;11(7):705-18.

166. Patsalos PN, Spencer EP, Berry DJ. Therapeutic drug monitoring of antiepileptic drugs in epilepsy: a 2018 update. Ther Drug Monit. 2018;40(5):526-48.

167. Bahji A, Ermacora D, Stephenson C, Hawken ER, Vazquez G. Comparative efficacy and tolerability of pharmacological treatments for the treatment of acute bipolar depression: a systematic review and network meta-analysis. J Affect Disord. 2020;269:154-84.

168. Missio G, Moreno DH, Demetrio FN, Soeiro-de-Souza MG, Fernandes FS, Barros VB, et al. A randomized controlled trial comparing lithium plus valproic acid versus lithium plus carbamazepine in young patients with type 1 bipolar disorder: the LICAVAL study. Trials. 2019;20(1):608.

169. Verrotti A, Scaparrotta A, Grosso S, Chiarelli F, Coppola G. Anticonvulsant drugs and hematological disease. Neurol Sci. 2014;35(7):983-93.

170. Perucca E. Clinically relevant drug interactions with antiepileptic drugs. Br J Clin Pharmacol. 2006;61(3):246-55.

171. Leng Y, Fessler EB, Chuang DM. Neuroprotective effects of the mood stabilizer lamotrigine against glutamate excitotoxicity: roles of chromatin remodelling and Bcl-2 induction. Int J Neuropsychopharmacol. 2013;16(3):607-20.

172. Naguy A, Al-Enezi N. Lamotrigine uses in psychiatric practice. Am J Ther. 2019;26(1):e96-102.

173. Wang X, Xiong J, Xu WH, Yu S, Huang X, Zhang J, et al. Risk of a lamotrigine-related skin rash: current meta-analysis and postmarketing cohort analysis. Seizure. 2015;25:52-61.

174. Lader M. Benzodiazepines revisited: will we ever learn? Addict. 2011;106(12):2086-109.

175. López-Muñoz F, Ucha-Udabe R, Álamo-González C. Un siglo de barbitúricos en neurología. Rev Neurol. 2004;39(8):767-75.

176. Norn S, Permin H, Kruse E, Kruse PR. On the history of barbiturates. Dan Med Arbog. 2015;43:133-51.

177. Ito T, Suzuki T, Wellman SE, Ho IK. Pharmacology of barbiturate tolerance/dependence: GABAA receptors and molecular aspects. Life Sci. 1996;59(3):169-95.

178. Skibiski J, Abdijadid S. Barbiturates. In: StatPearls [Internet]. Treasure Island: StatPearls; 2020 [capturado em 6 jul. 2021]. Disponível em: http://www.ncbi.nlm.nih.gov/books/NBK539731/.

179. Martin K, Katz A. The role of barbiturates for alcohol withdrawal syndrome. Psychosomatics. 2016;57(4):341-7.

180. Oga S, Camargo MM, Batistuzzo JA. Fundamentos da toxicologia. 4. ed. São Paulo: Atheneu; 2014.

181. Soyka M. Treatment of benzodiazepine dependence. N Engl J Med. 2017;376(12):1147-57.

182. Benzodiazepines. In: LiverTox: clinical and research information on drug-induced liver injury [Internet]. Bethesda: National Institute of Diabetes and Digestive and Kidney Diseases; 2017 [capturado em 6 jul. 2021]. Disponível em: http://www.ncbi.nlm.nih.gov/books/NBK548298/

183. Nielsen S. Benzodiazepines. Curr Top Behav Neurosci. 2017;34:141-59.

184. Bounds CG, Nelson VL. Benzodiazepines. In: StatPearls [Internet]. Treasure Island: StatPearls; 2020 [capturado em 6 jul. 2021]. Disponível em: http://www.ncbi.nlm.nih.gov/books/NBK470159/

185. Parsaik AK, Mascarenhas SS, Khosh-Chashm D, Hashmi A, John V, Okusaga O, et al. Mortality associated with anxiolytic and hypnotic drugs: a systematic review and meta-analysis. Aust N Z J Psychiatry. 2016;50(6):520-33.

186. Sordi AO, Kessler FHP, Rodrigues VCR, Saibro P, Hartmann T. Benzodiazepínicos, hipnóticos e ansiolíticos. In: Diehl A, Cordeiro

DC, Laranjeira R, organizadores. Dependência química: prevenção, tratamento e políticas públicas. 2. ed Porto Alegre: Artmed; 2019.

187. Takeshima N, Ogawa Y, Hayasaka Y, Furukawa TA. Continuation and discontinuation of benzodiazepine prescriptions: a cohort study based on a large claims database in Japan. Psychiatry Res. 2016;237:201-7.

188. Quarantini LC, Nogueira LB, Rocha M, Netto LR, Sena EP. Ansiolíticos benzodiazepínicos. In: Sena EP, Miranda-Scippa AMA, Quarantini LC, Oliveira IR, organizadores. Irismar: psicofarmacologia clínica. 3. ed. Rio de Janeiro: Medbook; 2011.

189. Ramos MG, Hara C, Rocha FL, Sena EP, Miranda-Scippa AMA, Quarantini LC, et al. Uso de psicofármacos em idosos: ansiolíticos e hipnóticos. In: Sena EP, Miranda-Scippa AMA, Quarantini LC, Oliveira IR, organizadores. Irismar: psicofarmacologia clínica. 3. ed. Rio de Janeiro: Medbook; 2011.

190. Sordi AO, Rodrigues VCR, Kessler FHP. Benzodiazepínicos, hipnóticos e ansiolíticos. In: Diehl A, Cordeiro DC, Laranjeira R, organizadores. Dependência química: prevenção, tratamento e políticas públicas. Porto Alegre: Artmed; 2011.

191. Eyler RF, Unruh ML, Quinn DK, Vilay AM. Psychotherapeutic agents in end-stage renal disease. Semin Dial. 2015;28(4):417-26.

192. Bandelow B, Sher L, Bunevicius R, Hollander E, Kasper S, Zohar J, et al. Guidelines for the pharmacological treatment of anxiety disorders, obsessive-compulsive disorder and posttraumatic stress disorder in primary care. Int J Psychiatry Clin Pract. 2012;16(2):77-84.

193. Quagliato LA, Freire RC, Nardi AE. Risks and benefits of medications for panic disorder: a comparison of SSRIs and benzodiazepines. Expert Opin Drug Saf. 2018;17(3):315-24.

194. Baldwin DS, Anderson IM, Nutt DJ, Allgulander C, Bandelow B, den Boer JA, et al. Evidence-based pharmacological treatment of anxiety disorders, post-traumatic stress disorder and obsessive-compulsive disorder: a revision of the 2005 guidelines from the British Association for Psychopharmacology. J Psychopharmacol. 2014;28(5):403-39.

195. Airagnes G, Ducoutumany G, Laffy-Beaufils B, Le Faou AL, Limosin F. Alcohol withdrawal syndrome management: is there anything new? Rev Med Interne. 2019;40(6):373-9.

196. Wilson MP, Pepper D, Currier GW, Holloman GH, Feifel D. The psychopharmacology of agitation: consensus statement of the american association for emergency psychiatry project Beta psychopharmacology workgroup. West J Emerg Med. 2012;13(1):26-34.

197. Gerlach LB, Strominger J, Kim HM, Maust DT. Discontinuation of chronic benzodiazepine use among adults in the United States. J Gen Intern Med. 2019;34(9):1833-40.

198. Salzman C. Do benzodiazepines cause alzheimer's disease? Am J Psychiatry. 2020;177(6):476-8.

199. Becker PM, Somiah M. Non-benzodiazepine receptor agonists for insomnia. Sleep Med Clin. 2015;10(1):57-76.

200. Asnis GM, Thomas M, Henderson MA. Pharmacotherapy treatment options for insomnia: a primer for clinicians. Int J Mol Sci. 2015;17(1):50.

201. Atkin T, Comai S, Gobbi G. Drugs for insomnia beyond benzodiazepines: pharmacology, clinical applications, and discovery. Pharmacol Rev. 2018;70(2):197-245.

202. Schifano F, Chiappini S, Corkery JM, Guirguis A. An insight into z-drug abuse and dependence: an examination of reports to the european medicines agency database of suspected adverse drug reactions. Int J Neuropsychopharmacol. 2019;22(4):270-7.

203. Abad VC, Guilleminault C. Insomnia in elderly patients: recommendations for pharmacological management. Drugs Aging. 2018;35(9):791-817.

204. Bakken MS, Engeland A, Engesæter LB, Ranhoff AH, Hunskaar S, Ruths S. Risk of hip fracture among older people using anxiolytic and hypnotic drugs: a nationwide prospective cohort study. Eur J Clin Pharmacol. 2014;70(7):873-80.

205. Donnelly K, Bracchi R, Hewitt J, Routledge PA, Carter B. Benzodiazepines, Z-drugs and the risk of hip fracture: A systematic review and meta-analysis. PLoS One. 2017;12(4):e0174730.

206. Kao CH, Sun LM, Liang JA, Chang SN, Sung FC, Muo CH. Relationship of zolpidem and cancer risk: a Taiwanese population-based cohort study. Mayo Clin Proc. 2012;87(5):430-6.

207. Devi V, Shankar PK. Ramelteon: a melatonin receptor agonist for the treatment of insomnia. J Postgrad Med. 2008;54(1):45-8.

208. Spadoni G, Bedini A, Lucarini S, Mor M, Rivara S. Pharmacokinetic and pharmacodynamic evaluation of ramelteon: an insomnia therapy. Expert Opin Drug Metab Toxicol. 2015;11(7):1145-56.

209. Ramelteon. In: LiverTox: clinical and research information on drug-induced liver injury [Internet]. Bethesda: National Institute of Diabetes and Digestive and Kidney Diseases; 2017 [capturado em 6 jul. 2021]. Disponível em: http://www.ncbi.nlm.nih.gov/books/NBK548437/.

210. Wilson TK, Tripp J. Buspirone. In: StatPearls [Internet]. Treasure Island: StatPearls; 2020 [capturado em 6 jul. 2021]. Disponível em: http://www.ncbi.nlm.nih.gov/books/NBK531477/.

211. Loane C, Politis M. Buspirone: what is it all about? Brain Res. 2012;1461:111-8.

212. Dhavalshankh AG, Jadhav SA, Gaikwad RV, Gaonkar RK, Thorat VM, Balsara JJ. Effects of buspirone on dopamine dependent behaviours in rats. Indian J Physiol Pharmacol. 2007;51(4):375-86.

213. Shireen E, Haleem DJ. Motor effects of buspirone: relationship with dopamine and serotonin in the striatum. J Coll Physicians Surg Pak. 2005;15(12):753-6.

214. Shmuts R, Kay A, Beck M. Buspirone: a forgotten friend. Current Psychiatry. 2020;19(1):5.

215. Fava M, Targum SD, Nierenberg AA, Bleicher LS, Carter TA, Wedel PC, et al. An exploratory study of combination buspirone and melatonin SR in major depressive disorder (MDD): a possible role for neurogenesis in drug discovery. J Psychiatr Res. 2012;46(12):1553-63.

216. Davies P, Ijaz S, Williams CJ, Kessler D, Lewis G, Wiles N. Pharmacological interventions for treatment‐resistant depression in adults. Cochrane Database Syst Rev. 2019;12(12):CD010557.

217. Santa Cruz MR, Hidalgo PC, Lee MS, Thomas CW, Holroyd S. Buspirone for the treatment of dementia with behavioral disturbance. Int Psychogeriatr. 2017;29(5):859-62.

218. Haleem DJ, Samad N, Haleem MA. Reversal of haloperidol-induced extrapyramidal symptoms by buspirone: a time-related study. Behav Pharmacol. 2007;18(2):147-53.

219. Sheikhmoonesi F, Zarghami M, Saravi SFB, Khalilian A, Ala S. A triple-blinded, randomized, placebo-controlled trial to examine the efficacy of buspirone added to typical antipsychotic drugs in patients with chronic schizophrenia. J Res Med Sci. 2015;20(2):140-5.

220. Landén M, Eriksson E, Agren H, Fahlén T. Effect of buspirone on sexual dysfunction in depressed patients treated with selective serotonin reuptake inhibitors. J Clin Psychopharmacol. 1999;19(3):268-71.

221. Michelson D, Bancroft J, Targum S, Kim Y, Tepner R. Female sexual dysfunction associated with antidepressant administration: a randomized, placebo-controlled study of pharmacologic intervention. Am J Psychiatry. 2000;157(2):239-43.

222. Rothmore J. Antidepressant-induced sexual dysfunction. Med J Aust. 2020;212(7):329-34.

223. Garbutt JC. The state of pharmacotherapy for the treatment of alcohol dependence. J Subst Abuse Treat. 2009;36(1):S15-23.

224. Anton RF, O'Malley SS, Ciraulo DA, Cisler RA, Couper D, Donovan DM, et al. Combined pharmacotherapies and behavioral interventions for alcohol dependence: the COMBINE study: a randomized controlled trial. JAMA. 2006;295(17):2003-17.

225. Kim Y, Hack LM, Ahn ES, Kim J. Practical outpatient pharmacotherapy for alcohol use disorder. Drugs Context. 2018;7:212308.

226. Akbar M, Egli M, Cho YE, Song BJ, Noronha A. Medications for alcohol use disorders: an overview. Pharmacol Ther. 2018;185:64-85.

227. Savulich G, Riccelli R, Passamonti L, Correia M, Deakin JFW, Elliott R, et al. Effects of naltrexone are influenced by childhood adversity during negative emotional processing in addiction recovery. Transl Psychiatry. 2017;7(3):e1054.

228. Hendershot CS, Wardell JD, Samokhvalov AV, Rehm J. Effects of naltrexone on alcohol self-administration and craving: meta-analysis of human laboratory studies. Addict Biol. 2017;22(6):1515-27.

229. Jonas DE, Amick HR, Feltner C, Bobashev G, Thomas K, Wines R, et al. Pharmacotherapy for adults with alcohol use disorders in outpatient settings: a systematic review and meta-analysis. JAMA. 2014;311(18):1889-900.

230. Witkiewitz K, Roos CR, Mann K, Kranzler HR. Advancing precision medicine for alcohol use disorder: replication and extension of reward drinking as a predictor of naltrexone response. Alcohol Clin Exp Res. 2019;43(11):2395-405.

231. Schuckit MA. Treatment of opioid-use disorders. N Engl J Med. 2016;375(4):357-68.

232. Weinshenker D, Schroeder JP. There and back again: a tale of norepinephrine and drug addiction. Neuropsychopharmacol. 2007;32(7):1433-51.

233. Mutschler J, Grosshans M, Soyka M, Rösner S. Current findings and mechanisms of action of disulfiram in the treatment of alcohol dependence. Pharmacopsychiatry. 2016;49(4):137-41.

234. Skinner MD, Lahmek P, Pham H, Aubin HJ. Disulfiram efficacy in the treatment of alcohol dependence: a meta-analysis. PloS One. 2014;9(2):e87366.

235. Diehl A, Cordeiro DC, Laranjeira R. Álcool. In: Diehl A, Cordeiro DC, Laranjeira R, organizadores. Dependência química: prevenção, tratamento e políticas públicas. 2. ed Porto Alegre: Artmed; 2019.

236. Kampangkaew JP, Spellicy CJ, Nielsen EM, Harding MJ, Ye A, Hamon SC, et al. Pharmacogenetic role of dopamine transporter (SLC6A3) variation on response to disulfiram treatment for cocaine addiction. Am J Addict. 2019;28(4):311-7.

237. Center for Substance Abuse Treatment. Incorporating alcohol pharmacotherapies into medical practice [Internet]. Rockville: Substance Abuse and Mental Health Services Administration; 2009 [capturado em 6 jul. 2021]. Disponível em: http://www.ncbi.nlm.nih.gov/books/NBK64041/.

238. Plosker GL. Acamprosate: a review of its use in alcohol dependence. Drugs. 2015;75(11):1255-68.

239. Rösner S, Hackl-Herrwerth A, Leucht S, Lehert P, Vecchi S, Soyka M. Acamprosate for alcohol dependence. Cochrane Database Syst Rev. 2010;(9):CD004332.

240. Jordan CJ, Xi ZX. Discovery and development of varenicline for smoking cessation. Expert Opin Drug Discov. 2018;13(7):671-83.

241. Prochaska JJ, Benowitz NL. The past, present, and future of nicotine addiction therapy. Annu Rev Med. 2016;67:467-86.

242. Germovsek E, Hansson A, Kjellsson MC, Ruixo JJP, Westin Å, Soons PA, et al. Relating nicotine plasma concentration to momentary craving across four nicotine replacement therapy formulations. Clin Pharmacol Ther. 2020;107(1):238-45.

243. Mansvelder HD, Fagen ZM, Chang B, Mitchum R, McGehee DS. Bupropion inhibits the cellular effects of nicotine in the ventral tegmental area. Biochem Pharmacol. 2007;74(8):1283-91.

244. Sadighparvar S, Tale F, Shahabi P, Naderi S, Pakdel FG. The response of ventral tegmental area dopaminergic neurons to bupropion: excitation or inhibition? Basic Clin Neurosci. 2019;10(4):281-304.

245. Wadgave U, Nagesh L. Nicotine replacement therapy: an overview. Int J Health Sci. 2016;10(3):425-35.

246. Presman S, Gigliotti A. Nicotina. In: Diehl A, Cordeiro DC, Laranjeira R, organizadores. Dependência química: prevenção, tratamento e políticas públicas. 2. ed Porto Alegre: Artmed; 2019.

247. Hajek P, West R, Foulds J, Nilsson F, Burrows S, Meadow A. Randomized comparative trial of nicotine polacrilex, a transdermal patch, nasal spray, and an inhaler. Arch Intern Med. 1999;159(17):2033-8.

248. Hartmann-Boyce J, Chepkin SC, Ye W, Bullen C, Lancaster T. Nicotine replacement therapy versus control for smoking cessation. Cochrane Database Syst Rev. 2018;(5):CD000146.

249. Leung MKW, Bai D, Yip BHK, Fong MY, Lai PMH, Lai P, et al. Combined nicotine patch with gum versus nicotine patch alone in smoking cessation in Hong Kong primary care clinics: a randomised controlled trial. BMC Public Health. 2019;19(1):1302.

250. Lindson N, Chepkin SC, Ye W, Fanshawe TR, Bullen C, Hartmann-Boyce J. Different doses, durations and modes of delivery of nicotine replacement therapy for smoking cessation. Cochrane Database Syst Rev. 2019;(4):CD013308.

251. Arias HR. Is the inhibition of nicotinic acetylcholine receptors by bupropion involved in its clinical actions? Int J Biochem Cell Biol. 2009;41(11):2098-108.

252. Evins AE, Benowitz NL, West R, Russ C, McRae T, Lawrence D, et al. Neuropsychiatric safety and efficacy of varenicline, bupropion, and nicotine patch in smokers with psychotic, anxiety and mood disorders in the EAGLES trial. J Clin Psychopharmacol. 2019;39(2):108-16.

253. Kaur K, Kaushal S, Chopra SC. Varenicline for smoking cessation: a review of the literature. Curr Ther Res Clin Exp. 2009;70(1):35-54.

254. Cahill K, Lindson-Hawley N, Thomas KH, Fanshawe TR, Lancaster T. Nicotine receptor partial agonists for smoking cessation. Cochrane Database Syst Rev. 2016;(5):CD006103.

255. Ebbert JO, Hatsukami DK, Croghan IT, Schroeder DR, Allen SS, Hays JT, et al. Combination varenicline and bupropion SR for tobacco-dependence treatment in cigarette smokers: a randomized trial. JAMA. 2014;311(2):155-63.

256. Rose JE, Behm FM. Combination varenicline/bupropion treatment benefits highly dependent smokers in an adaptive smoking cessation paradigm. Nicotine Tob Res. 2017;19(8):999-1002.

257. Chang PH, Chiang CH, Ho WC, Wu PZ, Tsai JS, Guo FR. Combination therapy of varenicline with nicotine replacement therapy is better than varenicline alone: a systematic review and meta-analysis of randomized controlled trials. BMC Public Health. 2015;15:689.

258. Crawford P, Cieslak D. Varenicline for smoking cessation. Am Fam Physician. 2017;96(5):Online.

259. U.S. Food & Drug Organization. FDA drug safety communication: FDA revises description of mental health side effects of the stop-smoking medicines Chantix (varenicline) and Zyban (bupropion) to reflect clinical trial findings [Internet]. Silver Spring: FDA; 2015 [capturado em 6 jul. 2021]. Disponível em: https://www.fda.gov/drugs/drug-safety-and-availability/fda-drug-safety-communication-fda-revises-description-mental-health-side-effects-stop-smoking.

260. Anthenelli RM, Benowitz NL, West R, St Aubin L, McRae T, Lawrence D, et al. Neuropsychiatric safety and efficacy of varenicline, bupropion, and nicotine patch in smokers with and without psychiatric disorders (EAGLES): a double-blind, randomised, placebo-controlled clinical trial. Lancet. 2016;387(10037):2507-20.

261. Elrashidi MY, Ebbert JO. Emerging drugs for the treatment of tobacco dependence: 2014 update. Expert Opin Emerg Drugs. 2014;19(2):243-60.

262. Hughes JR, Stead LF, Hartmann-Boyce J, Cahill K, Lancaster T. Antidepressants for smoking cessation. Cochrane Database Syst Rev. 2014;(1):CD000031.

263. Bart G. Maintenance medication for opiate addiction: the foundation of recovery. J Addict Dis. 2012;31(3):207-25.

264. Salsitz E, Wiegand T. Pharmacotherapy of opioid addiction: putting a real face on a false demon. J Med Toxicol. 2016;12(1):58-63.

265. Yarmolinsky A, Rettig RA. Federal regulation of methadone treatment [Internet]. Washington: National Academies; 1995 [capturado em 6 jul. 2021]. Disponível em: https://www.nap.edu/4899.

266. Levran O, Peles E, Randesi M, Shu X, Ott J, Shen P-H, et al. Association of genetic variation in pharmacodynamic factors with methadone dose required for effective treatment of opioid addiction. Pharmacogenomics. 2013;14(7):755-68.

267. Fonseca F, Torrens M. Pharmacogenetics of methadone response. Mol Diagn Ther. 2018;22(1):57-78.

268. Lobmaier P, Gossop M, Waal H, Bramness J. The pharmacological treatment of opioid addiction--a clinical perspective. Eur J Clin Pharmacol. 2010;66(6):537-45.

269. Mohammadi M, Kazeminia M, Abdoli N, Khaledipaveh B, Shohaimi S, Salari N, et al. The effect of methadone on depression among addicts: a systematic review and meta-analysis. Health Qual Life Outcomes. 2020;18(1):373.

270. Ayanga D, Shorter D, Kosten TR. Update on pharmacotherapy for treatment of opioid use disorder. Expert Opin Pharmacother. 2016;17(17):2307-18.

271. Srivastava AB, Mariani JJ, Levin FR. New directions in the treatment of opioid withdrawal. Lancet. 2020;395(10241):1938-48.

272. Elkader A, Sproule B. Buprenorphine: clinical pharmacokinetics in the treatment of opioid dependence. Clin Pharmacokinet. 2005;44(7):661-80.

273. Nielsen S, Larance B, Degenhardt L, Gowing L, Kehler C, Lintzeris N. Opioid agonist treatment for pharmaceutical opioid dependent people. Cochrane Database Syst Rev. 2016;(5):CD011117.

274. Castro LAPG. Opioides. In: Diehl A, Cordeiro DC, Laranjeira R, organizadores. Dependência química: prevenção, tratamento e políticas públicas. 2. ed Porto Alegre: Artmed; 2019.

275. Chapter 3C: naltrexone. In: Medications for opioid use disorder: for healthcare and addiction professionals, policymakers, patients, and families [Internet]. Rockville: Substance Abuse and Mental Health Services Administration; 2018 [capturado em 6 jul. 2021]. Disponível em: https://www.ncbi.nlm.nih.gov/books/NBK535266/.

276. Wenthur CJ. Classics in chemical neuroscience: methylphenidate. ACS Chem Neurosci. 2016;7(8):1030-40.

277. Shellenberg TP, Stoops WW, Lile JA, Rush CR. An update on the clinical pharmacology of methylphenidate: therapeutic efficacy, abuse potential and future considerations. Expert Rev Clin Pharmacol. 2020;13(8):825-33.

278. Bartl J, Palazzesi F, Parrinello M, Hommers L, Riederer P, Walitza S, et al. The impact of methylphenidate and its enantiomers on dopamine synthesis and metabolism in vitro. Prog Neuropsychopharmacol Biol Psychiatry. 2017;79(Pt B):281-8.

279. Childress AC, Komolova M, Sallee FR. An update on the pharmacokinetic considerations in the treatment of ADHD with long-acting methylphenidate and amphetamine formulations. Expert Opin Drug Metab Toxicol. 2019;15(11):937-74.

280. Faraone SV. The pharmacology of amphetamine and methylphenidate: Relevance to the neurobiology of attention-deficit/hyperactivity disorder and other psychiatric comorbidities. Neurosci Biobehav Rev. 2018;87:255-70.

281. Coghill DR, Caballero B, Sorooshian S, Civil R. A systematic review of the safety of lisdexamfetamine dimesylate. CNS Drugs. 2014;28(6):497-511.

282. Frampton JE. Lisdexamfetamine: a review in ADHD in adults. CNS Drugs. 2016;30(4):343-54.

283. Frampton JE. Lisdexamfetamine dimesylate: a review in paediatric ADHD. Drugs. 2018;78(10):1025-36.

284. Steer C, Froelich J, Soutullo CA, Johnson M, Shaw M. Lisdexamfetamine dimesylate: a new therapeutic option for attention-deficit hyperactivity disorder. CNS Drugs. 2012;26(8):691-705.

285. Najib J, Wimer D, Zeng J, Lam KW, Romanyak N, Morgan EP, et al. Review of lisdexamfetamine dimesylate in adults with attention-deficit/hyperactivity disorder. J Cent Nerv Syst Dis. 2017;9:1179573517728090.

286. Brownley KA, Berkman ND, Peat CM, Lohr KN, Cullen KE, Bann CM, et al. Binge-eating disorder in adults: a systematic review and meta-analysis. Ann Intern Med. 2016;165(6):409-20.

287. Minzenberg MJ, Carter CS. Modafinil: a review of neurochemical actions and effects on cognition. Neuropsychopharmacol. 2008;33(7):1477-502.

288. Libbs Farmacêutica. Stavigile modafinila [bula]. São Paulo: Libbs Farmacêutica; 2019.

289. Ooi T, Wong SH, See B. Modafinil as a stimulant for military aviators. Aerosp Med Hum Perform. 2019;90(5):480-3.

290. Murillo-Rodríguez E, Veras AB, Rocha NB, Budde H, Machado S. An overview of the clinical uses, pharmacology, and safety of modafinil. ACS Chem Neurosci. 2018;9(2):151-8.

291. Kredlow MA, Keshishian A, Oppenheimer S, Otto MW. The efficacy of modafinil as a cognitive enhancer: a systematic review and meta-analysis. J Clin Psychopharmacol. 2019;39(5):455-61.

292. Wang SM, Han C, Lee SJ, Jun TY, Patkar AA, Masand PS, et al. Modafinil for the treatment of attention-deficit/hyperactivity disorder: a meta-analysis. J Psychiatr Res. 2017;84:292-300.

293. Sangroula D, Motiwala F, Wagle B, Shah VC, Hagi K, Lippmann S. Modafinil treatment of cocaine dependence: a systematic review and meta-analysis. Subst Use Misuse. 2017;52(10):1292-306.

294. Terry AV, Buccafusco JJ. The cholinergic hypothesis of age and alzheimer's disease-related cognitive deficits: recent challenges and their implications for novel drug development. J Pharmacol Exp Ther. 2003;306(3):821-7.

295. Cacabelos R, Takeda M, Winblad B. The glutamatergic system and neurodegeneration in dementia: preventive strategies in alzheimer's disease. Int J Geriatr Psychiatry. 1999;14(1):3-47.

296. Jann MW, Shirley KL, Small GW. Clinical pharmacokinetics and pharmacodynamics of cholinesterase inhibitors. Clin Pharmacokinet. 2002;41(10):719-39.

297. Maekawa Y, Hasegawa S, Ishizuka T, Shiosakai K, Ishizuka H. Pharmacokinetics and bioequivalence of memantine tablet and a new dry syrup formulation in healthy japanese males: two single-dose crossover studies. Adv Ther. 2019;36(10):2930-40.

298. Noetzli M, Eap CB. Pharmacodynamic, pharmacokinetic and pharmacogenetic aspects of drugs used in the treatment of alzheimer's disease. Clin Pharmacokinet. 2013;52(4):225-41.

299. Arvanitakis Z, Shah RC, Bennett DA. Diagnosis and management of dementia: review. JAMA. 2019;322(16):1589-99.

300. Wong CW. Pharmacotherapy for dementia: a practical approach to the use of cholinesterase inhibitors and memantine. Drugs Aging. 2016;33(7):451-60.

301. Knight R, Khondoker M, Magill N, Stewart R, Landau S. A systematic review and meta-analysis of the effectiveness of acetylcholinesterase inhibitors and memantine in treating the cognitive symptoms of dementia. Dement Geriatr Cogn Disord. 2018;45(3-4):131-51.

302. Tisher A, Salardini A. A comprehensive update on treatment of dementia. Semin Neurol. 2019;39(2):167-78.

303. Kratz T. The diagnosis and treatment of behavioral disorders in dementia. Dtsch Arzteblatt Int. 2017;114(26):447-54.

304. Bang J, Spina S, Miller BL. Frontotemporal dementia. Lancet. 2015;386(10004):1672-82.

305. Wilkinson D. A review of the effects of memantine on clinical progression in alzheimer's disease. Int J Geriatr Psychiatry. 2012;27(8):769-76.

306. Glinz D, Gloy VL, Monsch AU, Kressig RW, Patel C, McCord KA, et al. Acetylcholinesterase inhibitors combined with memantine for moderate to severe Alzheimer's disease: a meta-analysis. Swiss Med Wkly. 2019;149:w20093.

307. Atri A, Molinuevo JL, Lemming O, Wirth Y, Pulte I, Wilkinson D. Memantine in patients with Alzheimer's disease receiving donepezil: new analyses of efficacy and safety for combination therapy. Alzheimers Res Ther. 2013;5(1):6.

308. Caraci F, Sultana J, Drago F, Spina E. Clinically relevant drug interactions with anti-alzheimer's drugs. CNS Neurol Disord Drug Targets. 2017;16(4):501-13.

309. Swainson J, Thomas RK, Archer S, Chrenek C, MacKay M-A, Baker G, et al. Esketamine for treatment resistant depression. Expert Rev Neurother. 2019;19(10):899-911.

310. Tyler MW, Yourish HB, Ionescu DF, Haggarty SJ. Classics in chemical neuroscience: ketamine. ACS Chem Neurosci. 2017;8(6):1122-34.

311. Zanos P, Moaddel R, Morris PJ, Riggs LM, Highland JN, Georgiou P, et al. Ketamine and ketamine metabolite pharmacology: insights into therapeutic mechanisms. Pharmacol Rev. 2018;70(3):621-60.

312. Andrade C. Ketamine for depression, 1: clinical summary of issues related to efficacy, adverse effects, and mechanism of action. J Clin Psychiatry. 2017;78(4):e415-9.

313. Salahudeen MS, Wright CM, Peterson GM. Esketamine: new hope for the treatment of treatment-resistant depression? A narrative review. Ther Adv Drug Saf. 2020;11:2042098620937899.

314. Andrade C. Ketamine for depression, 2: diagnostic and contextual indications. J Clin Psychiatry. 2017;78(5):e555-8.

315. Muller J, Pentyala S, Dilger J, Pentyala S. Ketamine enantiomers in the rapid and sustained antidepressant effects. Ther Adv Psychopharmacol. 2016;6(3):185-92.

316. Zuardi AW. History of cannabis as a medicine: a review. Braz J Psychiatry. 2006;28(2):153-7.

317. Amin MR, Ali DW. Pharmacology of medical cannabis. In: Bukiya AN, editor. Recent advances in cannabinoid physiology and pathology. Cham: Springer; 2019. p. 151-65.

318. Lucas CJ, Galettis P, Schneider J. The pharmacokinetics and the pharmacodynamics of cannabinoids. Br J Clin Pharmacol. 2018;84(11):2477-82.

319. Lu HC, Mackie K. An introduction to the endogenous cannabinoid system. Biol Psychiatry. 2016;79(7):516-25.

320. Khoury JM, Neves MCL, Roque MAV, Queiroz DAB, Freitas AAC, Fátima A, et al. Is there a role for cannabidiol in psychiatry? World J Biol Psychiatry. 2019;20(2):101-16.

321. Hoch E, Niemann D, von Keller R, Schneider M, Friemel CM, Preuss UW, et al. How effective and safe is medical cannabis as a treatment of mental disorders? A systematic review. Eur Arch Psychiatry Clin Neurosci. 2019;269(1):87-105.

322. Oberbarnscheidt T, Miller NS. The impact of cannabidiol on psychiatric and medical conditions. J Clin Med Res. 2020;12(7):393-403.

323. Brown JD, Winterstein AG. Potential adverse drug events and drug-drug interactions with medical and consumer cannabidiol (CBD) use. J Clin Med. 2019;8(7):989.

Para *quizzes* sobre o conteúdo do livro e casos clínicos complementares, acesse:

https://apoio.grupoa.com.br/tratadopsi/

40
TERAPIAS DE ESTIMULAÇÃO CEREBRAL NÃO INVASIVA

LAIS B. RAZZA
PEDRO SUDBRACK-OLIVEIRA
LEONARDO AFONSO DOS SANTOS
IZIO KLEIN
ANDRE RUSSOWSKY BRUNONI

As técnicas de estimulação cerebral são terapêuticas que alteram – ou modulam – a atividade do cérebro por meio da aplicação da eletricidade, seja pelo uso de uma corrente elétrica ou de indução eletromagnética. Elas são comumente divididas em três metodologias: invasivas, não invasivas e não invasivas, mas que geram crises convulsivas. Esses métodos se distinguem principalmente pelo fato de que as técnicas não invasivas não requerem aplicação de anestesia ou de cirurgia e são mais toleráveis que os métodos invasivos. No campo da psiquiatria, as técnicas cerebrais não invasivas que se destacam como tratamento para diversos transtornos psiquiátricos são a estimulação transcraniana por corrente contínua (ETCC), a estimulação magnética transcraniana (EMT) e a eletroconvulsoterapia (ECT).

Neste capítulo, portanto, focaremos nossos esforços em demonstrar as principais técnicas de estimulação cerebral não invasivas (ETCC, EMT e ECT), seus respectivos mecanismos de ação, eficácia e segurança nos transtornos psiquiátricos, embasados nas mais recentes evidências científicas e discutidos à luz da realidade brasileira.

O termo neuromodulação remete ao processo de regulação dos níveis de atividade de neurônios ou circuitos neuronais com objetivos específicos. Na psiquiatria, apesar de diferentes intervenções terem mecanismos de ação que estão direta ou indiretamente relacionados a modificações em circuitos neuronais, o termo é habitualmente utilizado quando fenômenos físicos (p. ex., eletricidade) são diretamente empregados para modificar a atividade do sistema nervoso com finalidade terapêutica. Nesse sentido, as técnicas de neuromodulação diferenciam-se da ação bioquímica nos sistemas neurotransmissores promovida pelos psicofármacos, bem como dos processos psicoterápicos.

As técnicas de neuromodulação podem ser divididas em três metodologias principais: invasivas, não invasivas que geram crises convulsivas e não invasivas que não geram crises convulsivas (**Fig. 40.1**). Na prática médica moderna, a partir da primeira metade do século XX, métodos invasivos de neuromodulação precederam o desenvolvimento de técnicas não invasivas. Inicialmente, no campo da neurocirurgia funcional, foram desenvolvidos tratamentos baseados em lesões seletivas de determinadas regiões do encéfalo (p. ex., leucotomia frontal para tratamento de alterações comportamentais nos mais variados transtornos, ablação dos núcleos da base para tratamento de doença de Parkinson, etc.).[1] Posteriormente, a partir dos anos 1980, ganharam destaque técnicas invasivas e não ablativas baseadas no implante encefálico de eletrodos ligados a um gerador externo, de onde pulsos elétricos intermitentes são conduzidos até as regiões-alvo. Tal abordagem é hoje conhecida como estimulação cerebral profunda (DBS, do inglês *deep brain stimulation*).[2]

Historicamente, o primeiro dos métodos não invasivos (ou seja, transcranianos) a ganhar espaço na psiquiatria foi a ECT, desenvolvida na Itália nos anos 1930. Os efeitos dessa técnica dependem da indução de crise epiléptica generalizada, ou seja, de uma verdadeira tempestade neuronal de grande intensidade e curta duração, envolvendo ambos os hemisférios cerebrais.

O desenvolvimento da EMT, por Barker e colaboradores em 1985, possibilitou a ativação indolor do córtex cerebral por meio de uma bobina magnética.[3] Apesar de ser uma técnica inicialmente desenvolvida como um teste neurofisiológico, o advento da estimulação magnética transcraniana na modalidade repetitiva (EMTr), nos anos 1990, permitiu a criação de protocolos clínicos eficazes no manejo de variados transtornos neuropsiquiátricos.

Já no alvorecer do século XXI, os estudos de Priori e colaboradores,[4] na Itália, e de Nitsche e Paulus,[5] na Alemanha, demonstraram de forma inequívoca que correntes elétricas de baixa intensidade (ou seja, insuficientes para elicitar potenciais de ação nos neurônios) eram capazes de modular a excitabilidade cortical quando aplicadas de forma contínua, apresentando tanto efeitos agudos durante a estimulação quanto efeitos mais duradouros, de minutos a horas após cessado o estímulo. Tal modalidade é hoje conhecida como ETCC, sendo atualmente o método de estimulação elétrica de baixa intensidade mais utilizado em pesquisa e na clínica psiquiátrica.

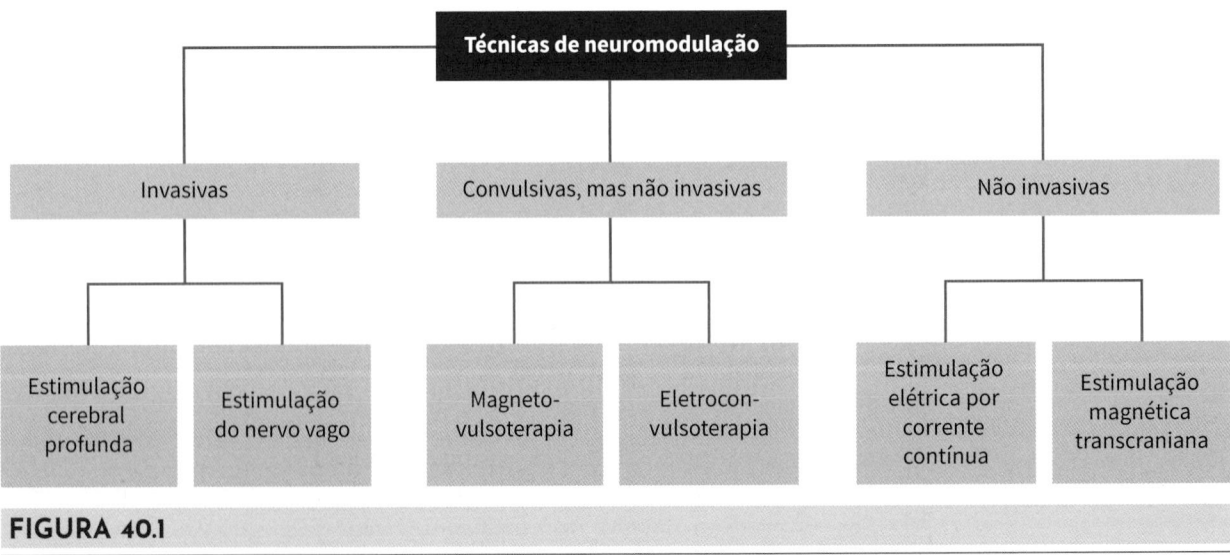

FIGURA 40.1

Técnicas de neuromodulação.

Abordaremos, a seguir, o tratamento de transtornos psiquiátricos com técnicas de neuromodulação não invasivas (ETCC, EMT, ECT; **Tab. 40.1**).

ESTIMULAÇÃO TRANSCRANIANA POR CORRENTE CONTÍNUA

MECANISMO DE AÇÃO

A ETCC é uma técnica de neuromodulação não invasiva que consiste em um dispositivo recarregável ou operado por baterias (de 9 volts) que gera uma corrente elétrica de baixa intensidade (< 4- miliampère [mA]) aplicada por meio de eletrodos sobre o escalpo. Em sua forma mais convencional, dois eletrodos são utilizados para a aplicação dessa corrente elétrica, que penetra pelo eletrodo de polo positivo (ânodo) e flui em direção ao de polo negativo (cátodo) (**Tab. 40.2**). A corrente atravessa o cabelo, a pele, tecidos subcutâneos, crânio e fluido cerebrospinal, atingindo o cérebro e sendo capaz de modular a excitabilidade cortical e suas redes neuronais subjacentes. Devido à resistência das estruturas cranianas, apenas cerca de 25% da intensidade da corrente inicial atinge a massa cinzenta, sendo insuficiente para produzir potenciais de ação por si só.[6]

Os exatos mecanismos de ação da ETCC ainda não foram totalmente elucidados. Entretanto, no estudo pioneiro da ETCC moderna em humanos, alterações na amplitude de potenciais evocados motores (PEMs) foram verificadas após estimulação anódica e catódica de 1 mA sobre o córtex motor.[5] O estudo demonstrou que sessões de estimulação anódica e catódica de cinco minutos aumentaram e diminuíram a excitabilidade cortical, respectivamente. Esses efeitos foram associados com a facilitação da despolarização neuronal sublimiar causada pela estimulação anódica e hiperpolarização da membrana neural gerada pela aplicação de estimulação catódica, que, respectivamente, facilitam e inibem a transmissão sináptica.[5]

Além desses efeitos agudos da ETCC, estudos demonstraram efeitos tardios da técnica após a aplicação de sessões superiores a três minutos de duração. Acredita-se

TABELA 40.1
TÉCNICAS DE ESTIMULAÇÃO CEREBRAL NÃO INVASIVA

Intervenção	Princípio de ação	Sedação
ETCC	Aplicação de corrente elétrica de baixa intensidade (< 4 mA) por meio de dois eletrodos posicionados sobre o escalpo. A corrente atravessa o cabelo, a pele, os tecidos subcutâneos, o crânio e o fluido cerebrospinal, atingindo o cérebro e sendo capaz de modular a excitabilidade cortical e suas redes neuronais subjacentes.	Sem necessidade
EMTr	Aplicação de estímulo elétrico sobre o escalpo por meio de uma bobina magnética. Em contato com meios condutores de eletricidade (p. ex., cérebro), a variação no tempo do campo magnético gera no córtex cerebral uma corrente elétrica secundária. Esta possui direção perpendicular ao campo magnético (p. ex., paralela à orientação da corrente da bobina) e, a depender da intensidade, é capaz de gerar despolarização neuronal e de elicitar potenciais de ação na população de neurônios localizada logo abaixo da bobina.	Sem necessidade
ECT	Uma corrente elétrica de alta intensidade é aplicada no escalpo por meio de eletrodos, que é capaz de induzir crise convulsiva com propriedades terapêuticas.	Necessária

ECT: eletroconvulsoterapia; EMTr: estimulação magnética transcraniana repetitiva; ETCC: estimulação transcraniana por corrente contínua.

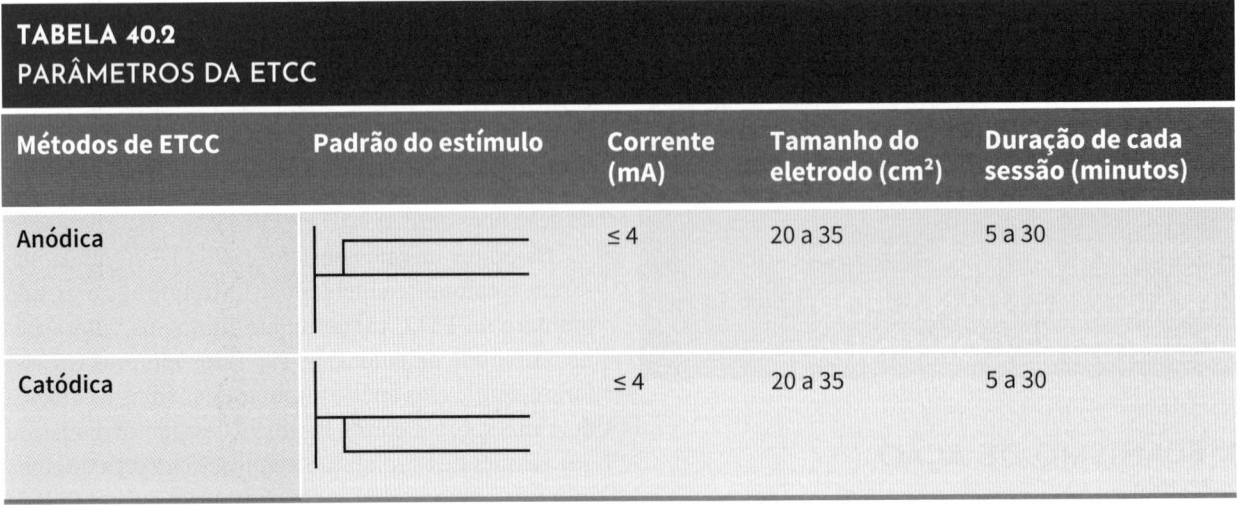

ETCC: Estimulação transcraniana por corrente contínua.

que essas mudanças duradouras sejam dependentes da reorganização cortical e dos efeitos neuromodulatórios na plasticidade sináptica, e que os efeitos anódicos se assemelham à potencialização de longo prazo (LTP, do inglês *long-term potentiation*), enquanto os efeitos catódicos se assemelham à depressão de longo prazo (TD, do inglês *long-term depression*).[7] Pesquisas apontam que os efeitos da ETCC produzem modificações no microambiente sináptico, interferindo nas atividades de receptores de glutamato (neurotransmissor excitatório) e de ácido gama-aminobutírico (GABA, neurotransmissor inibitório).

Pesquisas mais recentes, portanto, sugerem que os efeitos plásticos da ETCC são bem mais complexos do que os achados iniciais, e podem apresentar efeitos não lineares dependendo da intensidade e duração da sessão aplicada. Uma pesquisa conduzida por Batsikadze e colaboradores[8] mostrou que tanto a aplicação de ETCC anódica quanto catódica sobre o córtex motor com uma intensidade de 2-mA e 20 minutos de duração levaram ao aumento da excitabilidade cortical. Em contrapartida, um protocolo de ETCC catódica a 1-mA diminuiu a amplitude dos PEMs. Ademais, um estudo recente conduzido por Hassanzahraee e colaboradores[9] mostrou que aumentos graduais na duração da sessão de ETCC anódica foram associados a uma diminuição nos efeitos facilitadores e até mesmo a uma reversão da resposta excitatória em sessões mais longas. Tais efeitos não lineares podem ser em parte explicados por um aumento progressivo na concentração intracelular de Ca^{+2} induzido pela ETCC, o que pode alterar a direção da neuroplasticidade, transformando LTD em LTP e vice-versa. No entanto, esses feitos foram observados em córtex motor de sujeitos saudáveis, e ainda é desconhecido até que ponto eles podem ser traduzidos para outras regiões do cérebro ou em situações patológicas, como nos diversos transtornos neuropsiquiátricos.

EVIDÊNCIAS CLÍNICAS

■ TRANSTORNO DEPRESSIVO MAIOR

Do ponto de vista clínico, os efeitos da ETCC como tratamento para o transtorno depressivo maior (TDM) têm sido mais amplamente estudados em comparação a outros transtornos psiquiátricos. O fundamento neurobiológico que embasa a aplicação da ETCC na depressão está associado a estudos que evidenciaram assimetria funcional inter-hemisférica em sujeitos com quadro depressivo, apresentando hipoatividade no córtex pré-frontal dorsolateral (CPFDL) esquerdo e hiperatividade no CPFDL direito, quando comparados a sujeitos saudáveis.[10] Dessa forma, as montagens mais tradicionais de ETCC para depressão tendem a posicionar o ânodo sobre o CPFDL esquerdo, enquanto o cátodo é posicionado sobre o CPFDL direito (**Fig. 40.2A**).

Ao longo dos anos, tanto no campo da ETCC quanto no campo da EMT, várias regras foram utilizadas para a identificação da área que seria adjacente ao alvo cortical de interesse. No caso do CPFDL, a primeira regra aplicada foi a medição de cinco centímetros para frente da área primária motora; entretanto, esse método se apresentou

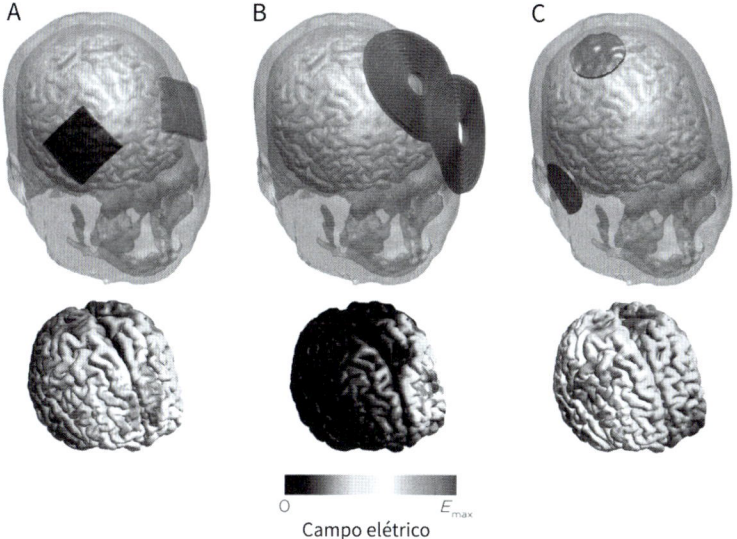

FIGURA 10.2

Exemplos de montagem das técnicas de estimulação cerebral não invasiva para o tratamento de depressão e seus respectivos campos elétricos subjacentes.
Fonte: Borrione e colaboradores.[11]

pouco exato. Nesse sentido, a neuronavegação corresponde ao padrão-ouro para esta definição, pois permite a visualização em tempo real do córtex cerebral a partir de um exame de neuroimagem. No entanto, sistemas de neuronavegação são caros, pouco práticos e não amplamente disponíveis. A identificação aproximada dessa região por meio do sistema internacional 10-20 do eletroencefalograma (EEG) é mais prática e acessível, pois são necessárias apenas três medidas craniométricas, a saber: diâmetro anteroposterior (medida que vai do násio ao inion), diâmetro látero-lateral (utilizando o tragus como ponto de referência) e a circunferência da cabeça. Nesse sistema, os pontos F3 e F4 correspondem, aproximadamente, às regiões do CPFDL esquerdo e direito, respectivamente. Ainda mais prática é a utilização de *software* desenvolvido para estimar as posições de F3 (ou F4) apenas a partir das três medidas craniométricas citadas,[12] amplamente utilizado na prática clínica da neuromodulação.

Na depressão, o primeiro ensaio clínico foi realizado seis anos após as primeiras evidências dos efeitos neurofisiológicos da ETCC moderna em humanos. Fregni e colaboradores conduziram um estudo-piloto aplicando ETCC bilateral (ânodo sobre CPFDL esquerdo e cátodo sobre área supraorbital direita) em 10 sujeitos diagnosticados com depressão.[13] O protocolo foi aplicado a 1-mA, com duração de 20 minutos, durante cinco dias consecutivos, e mostrou resultado significativamente superior para melhora do quadro clínico, se comparado ao grupo-placebo. Posteriormente, diversos outros estudos foram conduzidos com amostras maiores e parâmetros diversos. Por exemplo, em 2013, Brunoni e colaboradores[14] conduziram um estudo clínico de desenho fatorial com 120 sujeitos, em que avaliaram os efeitos da ETCC como monoterapia ou combinada com sertralina. Nesse estudo, os autores aplicaram um protocolo de 12 sessões de ETCC com ânodo sobre F3 e cátodo sobre F4, a 2-mA e 30 minutos de duração. Os resultados mostraram a ETCC sendo igualmente eficaz à dosagem de 50 mg/dia de sertralina, enquanto o grupo combinado (ETCC + sertralina 50 mg/dia) apresentou melhora clínica superior aos demais. Interessantemente, análises secundárias desse mesmo estudo apontaram que pacientes resistentes ao tratamento foram preditores de resposta clínica inferior. De fato, esses resultados foram semelhantes em estudos prévios que não encontraram eficácia clínica da ETCC para pacientes resistentes ao tratamento da depressão.

O maior estudo conduzido até o momento recrutou 245 pessoas e comparou a eficácia de um tratamento agudo de ETCC (ânodo F3/cátodo F4, 22 sessões, 2 mA e 30 minutos) com uma dosagem de 20 mg/dia de escitalopram. Os resultados mostraram que os efeitos antidepressivos da ETCC foram inferiores ao escitalopram, mas superiores ao placebo.[15] Divergindo desse resultado positivo da ETCC comparada com placebo, um estudo multicêntrico, conduzido com 130 sujeitos, não encontrou superioridade da ETCC (ânodo F3/cátodo F8, 20 sessões, 2,5 mA e 30 minutos) quando comparada com a melhora clínica no grupo que recebeu placebo. Em contrapartida, os estudos são mais preliminares para pacientes com depressão bipolar, mas apresentam resultados promissores.[16]

Uma metanálise de dados agregados mostrou que a técnica apresenta uma eficácia moderada para o tratamento da depressão. O estudo encontrou um tamanho de efeito médio para o desfecho contínuo (melhora no escore da escala clínica) (k = 25, Hedges's g = 0,46, 95% intervalo de confiança [IC]: 0,22-0,70 e k = 9) e resultados favoráveis, mas pequenos, para taxa de resposta (razão de chance [RC] = 2,28, 95% IC: 1,52-3,42) e remissão ([RC] = 2,12, 95% IC: 1,42-3,16).[17] Ademais, a metanálise não identificou pacientes resistentes ao tratamento, apresentando uma associação negativa com os desfechos.

Por fim, uma diretriz recente analisou diversos ensaios clínicos sobre o tema e considerou a montagem de ETCC anódica sobre o CPFDL esquerdo como sendo definitivamente eficaz (nível A de evidência) para a melhora do quadro depressivo (**Tab. 40.3**).[18] Entretanto, devido aos resultados heterogêneos encontrados nos ensaios clínicos da técnica para a depressão, sua aplicação tem sido cada vez mais explorada em combinação com outros métodos terapêuticos.

■ OUTROS TRANSTORNOS PSIQUIÁTRICOS

Os efeitos clínicos da ETCC vêm sendo cada vez mais investigados também para a esquizofrenia e o transtorno obsessivo-compulsivo (TOC).

Na esquizofrenia, observa-se que os sintomas negativos (anedonia, alogia) estão associados à hipoatividade do CPFDL esquerdo, enquanto os sintomas positivos (alucinações, delírios, confusão de pensamento) tendem a apresentar aumento de atividade cerebral na região da junção temporoparietal (TP3) esquerda.[19] A região TP3 é uma importante área associada com a percepção da fala e já foi implicada na fisiopatologia das alucinações verbais auditivas (AVAs), sintoma frequente desse transtorno. Assim, essas alterações observadas em estudos com neuroimagem tendem a guiar os protocolos convencionais de ETCC para a esquizofrenia, que aplicam ânodo sobre F3-FP1 e cátodo sobre TP3.

O primeiro ensaio clínico randomizado (ECR) investigando os efeitos da ETCC na esquizofrenia foi conduzido por Brunelin e colaboradores (2012).[20] Os pesquisadores recrutaram 30 sujeitos com diagnóstico de AVA e aplicaram ETCC de 2 mA, com duração de 20 minutos, durante

TABELA 40.3
EVIDÊNCIAS CLÍNICAS DA ETCC

Condição	Método de ETCC utilizado	Área de estimulação	Nível de evidência
Depressão	Anódica	CPFDL esquerdo	A (definitivamente eficaz)
Transtorno obsessivo-compulsivo	Anódica	pré-AMS bilateral	C (possivelmente eficaz)
Esquizofrenia (alucinações auditivas)	Catódica	CTP esquerdo	B (provavelmente eficaz)
	Anódica	CPFDL esquerdo	
Adição ao álcool	Anódica	CPFDL direito	B (provavelmente eficaz)
	Catódica	CPFDL esquerdo	

CPFDL: córtex pré-frontal dorsolateral; CTP: córtex temporoparietal; AMS: área motora suplementar.

cinco dias consecutivos (com duas sessões de ETCC por dia). Ânodo e cátodo foram posicionados sobre F3 e TP3, respectivamente. Tanto melhora clínica para sintomas de AVA quanto para sintomas negativos foram superiores quando comparadas ao grupo-placebo. Estudos subsequentes, com a mesma montagem de eletrodos, também confirmaram os resultados.[21] Em contrapartida, estudos que aplicaram ETCC bilateral sobre o CPFDL apresentaram resultados não significativos tanto para sintomas positivos quanto para negativos.[22]

Recentemente, o maior ensaio clínico conduzido até o momento investigou os efeitos da técnica para os sintomas negativos da esquizofrenia. Os pesquisadores recrutaram 100 pacientes com sintomas negativos estáveis e replicaram o protocolo de ETCC encontrado em Brunelin e colaboradores em 2012:[20] 2 mA, por 20 minutos e 10 sessões (duas sessões por dia durante cinco dias consecutivos). A posição do ânodo e cátodo foram F3 e T3P3, respectivamente, e o desfecho primário foi avaliação clínica após seis semanas do término do estudo. Os resultados mostraram tanto desfecho contínuo quanto taxa de resposta superiores no grupo ativo se comparado ao grupo-placebo.[23]

A diretriz mais atual sobre o tema considerou a montagem de ETCC com ânodo sobre CPFDL esquerdo e cátodo sobre junção temporoparietal esquerda como sendo provavelmente eficaz (nível B de evidência) para a redução dos sintomas de AVA (Tab. 40.3).[18] Porém, a diretriz não chegou a incluir o estudo de Valiengo e colaboradores em suas análises, o que levaria a classificação da ETCC para evidência de nível B também para os sintomas negativos.

Em pacientes diagnosticados com TOC, os eletrodos da ETCC têm sido aplicados em três áreas de interesse: F3, área supraorbital direita e área motora suplementar (AMS)/pré-AMS, pois estudos de neuroimagem propõem disfunções na atividade do circuito córtico-estriado-tálamo-cortical, que incluem o córtex orbitofrontal (COF), córtex cingulado anterior dorsal, gânglios da base, tálamo e AMS.[19]

A primeira utilização clínica da ETCC para o TOC foi em um caso clínico de um paciente do sexo masculino de 35 anos. Os pesquisadores aplicaram 10 sessões de ETCC com cátodo sobre F3 e ânodo sobre a base posterior do pescoço a 2 mA, com duração de 20 minutos. De modo interessante, as avaliações clínicas mostraram melhora dos sintomas de ansiedade e depressão, mas não dos sintomas de TOC. Posteriormente, outros estudos de casos clínicos aplicando ânodo sobre pré-AMS/AMS apresentaram redução dos sintomas de compulsão e obsessão.

Assim, o primeiro ECR para TOC foi conduzido aplicando ETCC anódica ou catódica por 10 dias (2 mA/20 minutos) sobre a área pré-AMS/AMS. Com esse desenho *crossover*, os pesquisadores conseguiram comprovar que a estimulação anódica sobre AMS, mas não a catódica, melhorou significativamente os sintomas de TOC.

Explorando diferentes áreas de aplicação, um ECR de 25 pacientes resistentes ao tratamento aplicou ETCC bilateral com ânodo sobre pré-AMS e cátodo sobre área supraorbital direita durante 20 sessões (2 mA; 20 minutos). Os resultados foram positivos para a melhora dos sintomas, quando comparado ao grupo-placebo.

O maior ensaio clínico até o momento, entretanto, aplicou cátodo sobre AMS e ânodo sobre deltoide esquerdo em 43 pacientes, ao longo de quatro semanas consecutivas (20 sessões; 2 mA/30 minutos). Houve redução significativa dos sintomas de TOC em pacientes no grupo ativo, o que não foi observado nos sintomas de ansiedade e depressão. Esse trabalho, entretanto, não foi incluído na diretriz mais recente sobre ETCC para o TOC, que identificou uma recomendação de nível C (possivelmente eficaz) para a aplicação anódica sobre AMS (Tab. 40.3).

Além desses, entre os transtornos relacionados ao abuso de substâncias, a aplicação bilateral de ETCC (ânodo sobre CPFDL direito e cátodo sobre CPFDL esquerdo) foi avaliada como provavelmente eficaz (nível B) para diminuir recaídas ou abuso de álcool (Tab. 40.3).

Por fim, embora numerosos ECRs já tenham sido conduzidos para avaliar a eficácia da ETCC em diversos transtornos neuropsiquiátricos, no Brasil, a técnica ainda é considerada um tratamento *off-label* na prática psiquiátrica. Entretanto, a intervenção apresenta algumas vantagens em relação a outras técnicas de neuromodulação não invasiva, como portabilidade, baixo custo e fácil aplicação.

SEGURANÇA E CONTRAINDICAÇÕES

A ETCC é considerada uma técnica segura, bem tolerada e que não produz efeitos adversos graves. Uma metanálise recente demonstrou que os efeitos adversos mais relatados durante e após a sua aplicação foram eritema cutâneo, prurido no local da aplicação, sensação de queimação, sonolência e cefaleia. Em contrapartida, episódios de mania e hipomania já foram relatados em ensaios clínicos com pacientes com diagnóstico de depressão uni ou bipolar. Na verdade, ainda é difícil predizer se esses sintomas foram causados pela técnica *per se* ou se foram ocasionados devido à história natural da doença. Entretanto, uma metanálise recente mostrou que sujeitos com depressão unipolar recebendo ETCC ativa apresentaram um risco mais elevado de virada maníaca quando comparados ao grupo-placebo.

Casos de lesões cutâneas (p. ex., queimadura) abaixo dos eletrodos também já foram reportados em alguns ensaios clínicos. As lesões são tipicamente reportadas em regiões frontais da cabeça, onde os eletrodos são aplicados diretamente na pele. As causas de fatores que podem intensificar o risco de queimadura ainda são desconhecidas, entretanto, os parâmetros da ETCC, posição dos eletrodos, alta impedância e problemas prévios de pele podem influenciar o surgimento desse efeito colateral.

Efeitos cognitivos nunca foram reportados na literatura. Na verdade, estudos aplicando ETCC tanto em população neuropsiquiátrica quanto em idosos ou jovens saudáveis apontam que a técnica também pode aprimorar a cognição nessas populações.

A ETCC não apresenta contraindicações absolutas, mas alguns casos devem ser cuidadosamente considerados: 1) evitar posicionar os eletrodos em regiões que apresentam problemas de pele, como dermatites, psoríase ou eczemas; 2) os eletrodos não devem ser aplicados sobre ou entre áreas de implantes metálicos, para evitar aquecimento ou dano ao tecido nervoso; 3) sujeitos com histórico neurológico (p. ex., epilepsia, neurocirurgia) e populações como crianças, idosos e grávidas.

ESTIMULAÇÃO MAGNÉTICA TRANSCRANIANA

MECANISMO DE AÇÃO

A EMT baseia-se no princípio de indução eletromagnética de Faraday, que dita que uma corrente elétrica com intensidade variável no tempo, quando atravessa um fio condutor de uma bobina, gera um campo magnético perpendicular (ou ortogonal) ao plano dessa corrente. Quando a bobina é posicionada sobre o escalpo, o campo magnético gerado é capaz de atravessar pele, crânio e meninges sem sofrer atenuação, atingindo o córtex cerebral. Como o tecido nervoso é um meio condutor de eletricidade, a variação no tempo do campo magnético gera no córtex cerebral uma corrente elétrica secundária. Esta possui direção perpendicular ao campo magnético (p. ex., paralela à orientação da corrente da bobina) e, a depender da intensidade, é capaz de gerar despolarização neuronal, preferencialmente no compartimento axonal, e de elicitar potenciais de ação na população de neurônios localizada logo abaixo da bobina.[24]

Em meados dos anos 1990, o desenvolvimento da modalidade repetitiva da técnica (EMTr), a partir da qual é possível gerar múltiplos pulsos em diferentes frequências, possibilitou pela primeira vez o emprego de protocolos estimulatórios capazes de induzir modificações duradouras na excitabilidade de neurônios do córtex cerebral. Classicamente, protocolos excitatórios, com frequência de estimulação igual ou superior a cinco pulsos por segundo (Hz), chamados de alta frequência (AF), geram efeitos excitatórios.[25] Já com o emprego de estimulação a 1 Hz ou menos, ou baixa frequência (BF), observa-se habitualmente inibição da atividade cortical (**Tab. 40.4**).[26]

Posteriormente, uma nova modalidade de EMTr foi desenvolvida, em um protocolo de estimulação padronizada que já havia demonstrado capacidade de induzir plasticidade neuronal em modelos animais. Essa estimulação padronizada é denominada *theta burst stimulation* (TBS)[27], que consiste no emprego de rajadas (séries de pulsos magnéticos) a cada 200 ms, o que equivale a uma frequência de 5 Hz (a frequência teta no EEG vai de 4 a 7 Hz, por isso a denominação *theta burst*). Cada rajada, por sua vez, é composta por um conjunto de pulsos, habitualmente em números de três, separados por um intervalo de 20 ms, o que equivale a uma frequência de 50 Hz (Tab. 40.4). Por meio dessa técnica, é possível induzir efeitos tanto excitatórios, por meio da TBS intermitente (iTBS), quanto inibitórios, por meio da TBS contínua (cTBS).[27] Sua principal vantagem é a possibilidade de gerar efeitos comparáveis àqueles observados em protocolos convencionais, porém, em um tempo mais curto, com sessões variando entre 40 segundos a 10 minutos. Vale atentar que a maior parte dos estudos que consolidaram as bases fisiológicas da EMTr, independentemente dos parâmetros utilizados, avaliou seus efeitos sobre o córtex motor primário, uma região mais facilmente estudada com técnicas neurofisiológicas (p. ex., EMT com pulsos simples ou pareados com registro eletromiográfico). Entretanto, estudos nos quais a EMTr foi aplicada em outras regiões corticais corroboram, ao menos em parte, os achados iniciais para o córtex motor.[28]

Postula-se que o principal mecanismo de ação da EMTr seja decorrente de modificações funcionais dura-

TABELA 40.4
PARÂMETROS DA EMT

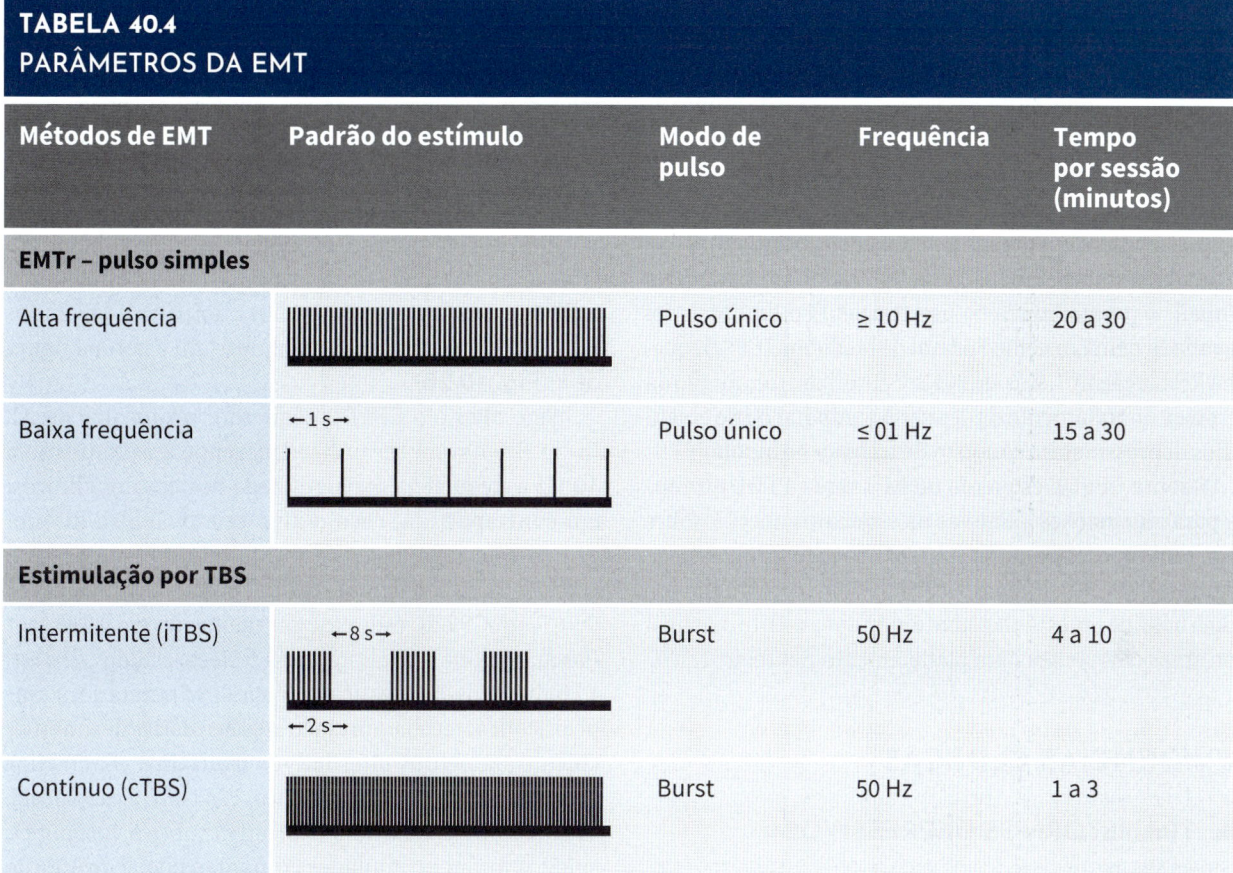

Métodos de EMT	Padrão do estímulo	Modo de pulso	Frequência	Tempo por sessão (minutos)
EMTr – pulso simples				
Alta frequência		Pulso único	≥ 10 Hz	20 a 30
Baixa frequência		Pulso único	≤ 01 Hz	15 a 30
Estimulação por TBS				
Intermitente (iTBS)		Burst	50 Hz	4 a 10
Contínuo (cTBS)		Burst	50 Hz	1 a 3

EMT: estimulação magnética transcraniana; EMTr: estimulação magnética transcraniana repetitiva; TBS: *theta burst stimulation*.

douras decorrentes da indução de plasticidade sináptica. Os protocolos de estimulação excitatórios promoveriam facilitação cortical a partir da indução de processo similar à LTP, enquanto os efeitos inibitórios decorreriam do processo oposto, chamado de LTD, ambos já discutidos anteriormente. Assim, o disparo sincrônico de dois neurônios promove LTP a partir da coativação de receptores glutamatérgicos dos subtipos tanto AMPA quanto NMDA, em sinapses ativadas com maior frequência e intensidade, com consequente aumento de receptores glutamatérgicos na membrana do neurônio pós-sináptico. Já nas sinapses pouco ativas, ocorreria o inverso, com endocitose de receptores glutamatérgicos e redução da eficácia sináptica.[29]

Para a aplicação da EMT, dois parâmetros são fundamentais: o alvo a ser estimulado e a intensidade da estimulação. A identificação dos pontos para a estimulação é semelhante à prática da ETCC e já foi previamente mencionada. Para a intensidade da estimulação, primeiro é determinado o ponto motor, ou *hotspot*, área do crânio onde os movimentos involuntários evocados na mão contralateral são mais vigorosos mediante estimulação de moderada intensidade com o emprego de pulsos únicos. Após determinado o ponto motor, estimula-se essa área em intensidades crescentes, com intervalos entre 4 e 6 segundos e incrementos de 5% da intensidade máxima da máquina (IMM) até a determinação de uma magnitude de estímulo que gere respostas consistentes em cada estimulação. Tais respostas podem ser determinadas a partir dos PEMs registrados na eletromiografia, sendo que estes devem ter amplitude mínima de 50 µV. Alternativamente e de forma mais prática, pode-se utilizar a visualização da contração de determinado grupo muscular, notando-se presença ou ausência de movimentação. Na prática clínica, é comum a observação do movimento de abdução do polegar. Subsequentemente, reduz-se a intensidade em passos de 1% da IMM, até que sejam registradas menos de 50% de respostas positivas (habitualmente, cinco respostas positivas em 10 testes). O valor encontrado somado a 1 corresponde ao limiar motor (LM) de repouso. Para protocolos tradicionais de EMTr (AF sobre F3 ou BF sobre F4), orienta-se estimular com intensidade entre 110 e 120% do LM.[30]

Desde o advento da EMTr, numerosos ECRs avaliaram sua eficácia para variados transtornos neuropsiquiátricos. Na década seguinte ao seu surgimento, o emprego da EMTr para o tratamento dos transtornos depressivos foi endossado pelas agências reguladoras no Canadá, Estados Unidos, Israel e União Europeia.[31] No Brasil, a possibilidade do uso terapêutico da EMTr foi avaliada pelo Conselho Federal de Medicina (CFM), que, na Resolução nº 1.986, de 2012,[32] autorizou o emprego da técnica no tratamento da depressão unipolar ou de episódios depressivos no contexto de transtorno bipolar (TB) (AF sobre CPFDL esquerdo ou BF sobre CPFDL direito) e para alucinações auditivas na esquizofrenia (BF sobre córtex temporoparietal esquerdo). No mesmo documento, autorizou-se também o uso da técnica com finalidade diagnóstica, particularmente o mapeamento cortical de áreas eloquentes para planejamento neurocirúrgico.

EVIDÊNCIAS CLÍNICAS

■ TRANSTORNOS DEPRESSIVOS

A observação de que a estimulação de AF sobre o CPFDL esquerdo pode levar a uma melhora de sintomas relativos ao humor em voluntários saudáveis foi acidental.[33] Entretanto, estava de acordo com os substratos neurobiológicos do transtorno depressivo inferidos a partir de exames de neuroimagem funcional.[34] Desde então, são dois os modelos fisiopatológicos que forneceram a base para o desenvolvimento de protocolos de EMTr para o tratamento dos transtornos depressivos. No primeiro deles, o transtorno e seus sintomas seriam resultantes da hipoatividade de áreas de um sistema dorsal composto por áreas envolvidas com o processamento cognitivo e a regulação emocional por mecanismos *top-down*, como o CPFDL, CPF dorsomedial, cíngulo anterior e hipocampo. De maneira complementar, a falência funcional das estruturas mencionadas estaria associada à hiperatividade de um sistema ventral composto pelo córtex pré-frontal ventromedial, ínsula e amígdalas, sendo estas estruturas mais relacionadas a funções como identificação da valência emocional de variados estímulos, regulação automática de estados afetivos e mediação de respostas autonômicas.[35] O segundo modelo leva em consideração a hipoatividade do CPFDL esquerdo e a hiperatividade do CPFDL direito, já mencionadas anteriormente.[10] Assim, os alvos preferenciais para EMTr são o CPFDL esquerdo, para protocolos excitatórios, o CPFDL direito, para protocolos inibitórios ou a combinação de ambos (EMTr bilateral). Existem evidências que atestam a eficácia de protocolos com bobinas que estimulam regiões mais amplas e relativamente mais profundas do CPFDL.[36] Entretanto, esses componentes são mais onerosos e não há, até o momento, evidência de superioridade em relação às bobinas em figura de 8, mais amplamente utilizadas. Assim, restringiremos a nossa abordagem aos protocolos de estimulação que utilizam a bobina figura de 8 (**Fig. 40.2B**).

Se o alvo é o CPFDL esquerdo, protocolos de AF (5-20 Hz) devem ser utilizados, sendo a estimulação a 10 Hz a frequência mais utilizada nos ensaios clínicos; em contrapartida, caso o alvo seja o CPFDL direito, utiliza-se estimulação de BF, habitualmente a 1 Hz. O primeiro ECR a demonstrar a eficácia da estimulação de AF em CPFDL esquerdo foi publicado em 1996, por Pascual-Leone e colaboradores.[37] Neste estudo *crossover*, 17 indivíduos diagnosticados com TDM refratário, subtipo psicótico, receberam cinco sessões diárias de um entre cinco tratamentos alternativos realizados (EMT ativa ou placebo sobre CPFDL direito; EMT ativa ou placebo sobre CPFDL esquerdo e EMT ativa sobre o vórtex). Os sujeitos foram estimulados com intensidade de 90% do LM, frequência de 10 Hz, em um total de 2.000 pulsos. Apenas ao final da estimulação sobre o CPFDL esquerdo foi observada redução significativa na pontuação da escala de depressão, com diminuição de 25,2 para 13,8 pontos ($p < 0,001$). Desde então, numerosos estudos atestaram a eficácia da EMTr de AF no tratamento agudo de episódios depressivos.

Entre os ECRs que contribuíram para a consolidação da técnica na prática psiquiátrica, destacam-se dois grandes ECRs multicêntricos que recrutaram pacientes com depressão unipolar resistente e livres de tratamento medicamentoso. No primeiro deles, realizado por O'Reardon e colaboradores[38] (n = 301), foi observada uma tendência de melhora do desfecho primário no grupo ativo ($p = 0,057$), quando comparado ao grupo-placebo em avaliação realizada na quarta semana. Como os grupos apresentavam diferenças na média dessas escalas já na avaliação basal, os autores excluíram seis pacientes com pontuação inferior a 20 na referida escala e realizaram uma análise secundária, que demonstrou significância estatística favorecendo o grupo ativo ($p = 0,038$). Diferenças significativas entre os grupos ao final do estudo foram também observadas em desfechos categóricos, com taxa de remissão cerca de duas vezes superior no grupo ativo (14,2% versus 5,2%).[38] Posteriormente, resultados concordantes foram encontrados em um segundo estudo multicêntrico (n = 199),[39] que mostrou uma proporção de 14,1 e 5,1% de pacientes com critérios de remissão para os grupos ativo e placebo, respectivamente. Os parâmetros de estimulação foram semelhantes em ambos os estudos: frequência de 10 Hz, intensidade de 120% do LM e 3.000 pulsos por sessão. Entretanto, no estudo de George e colaboradores,[39] foram realizadas 15 sessões, enquanto no estudo de O'Reardon e colaboradores,[38] foram realizadas ao menos 20 sessões.

Estudos que aplicaram intervenções de BF são mais escassos e mais heterogêneos do que aqueles com emprego de AF. Entretanto, uma metanálise que abarcou oito ECRs, com um total de 263 indivíduos com TDM, tanto a taxa de resposta (RC = 3,35; 95% IC = 1,4-8,02; p = 0,007) quanto de remissão (RC = 4,76; 95% IC = 2,13-10,64; p < 0,0001) foram superiores no grupo ativo em relação ao placebo.[40] Além disso, em análise de sensibilidade realizada pelos autores, melhores respostas foram associadas a maior quantidade de pulsos por sessão (> 1.200).

Diversas metanálises de ECRs corroboram a eficácia tanto de protocolos de AF em CPFDL esquerdo quanto BF em CPFDL direito. Destaca-se uma metanálise de redes publicada em 2017 por Brunoni e colaboradores.[41] A partir dos resultados de 81 ECRs que contemplaram mais de 4.000 participantes, os autores observaram que as modalidades de EMTr de AF, BF, bilateral, *theta burst* e *priming* foram superiores ao placebo. Ademais, as modalidades bilateral e *priming* (quando AF sobre o CPFDL direito imediatamente antes da aplicação de BF sobre o mesmo alvo, com a finalidade de potencializar os efeitos inibitórios) apresentaram uma tendência, porém, sem significância estatística, de superioridade em comparação com os outros tratamentos. Em uma publicação recente, o emprego de técnicas neuromodulatórias para o tratamento de episódios depressivos agudos foi avaliado em revisão guarda-chuva que incluiu metanálises de diferentes técnicas. Entre as variações de EMT, a evidência de maior qualidade foi observada para o uso de EMTr de AF e EMTr bilateral.[42] Além disso, a evidência científica até o momento aponta que a EMTr de AF sobre o CPFDL esquerdo tem tamanho de efeito moderado, comparável à resposta associada às medicações antidepressivas de primeira linha.

Uma das principais estratégias de uso da EMTr no tratamento dos transtornos depressivos consiste na realização de sessões de estimulação em pacientes que já estão em uso de antidepressivos, porém, obtiveram resposta terapêutica apenas parcial. Menos frequentes, mas também empregados, são os tratamentos combinados, quando a estimulação cortical é iniciada simultaneamente com outra modalidade terapêutica, em geral medicamentosa. Entretanto, ainda não há evidência suficiente que ateste para uma diferença de eficácia com uso isolado da EMTr ou em combinação com antidepressivos.[43] Assim, a EMTr pode ser uma intervenção empregada nos casos, não incomuns, de pacientes que apresentam baixa tolerabilidade a diversos esquemas antidepressivos.

Segundo a diretriz publicada pela *Canadian Network for Mood and Anxiety Treatments* (CANMAT),[30,44] a EMTr é considerada um tratamento de primeira linha para o TDM na ocorrência de falha a pelo menos uma medicação antidepressiva, tanto AF quanto BF (**Tab. 40.5**). No referido documento, há a recomendação de que, para o tratamento da fase aguda, sejam realizadas cinco sessões semanais até que sejam completadas 20-30 sessões (p. ex., 4 a 6 semanas de tratamento). Tratamentos de manutenção foram menos estudados, porém, a recomendação é de que a frequência das sessões seja estabelecida de forma individual, a partir da manutenção da resposta clínica. Quanto ao número total de pulsos, os ECRs de maior qualidade têm empregado entre 2.000-3.000 pulsos por sessão para AF sobre CPFDL esquerdo, e entre 600-1.200 pulsos para BF sobre CPFDL direito.[43,45]

Embora muitos dos ECRs que avaliaram a eficácia da EMTr no tratamento de episódios depressivos tenham incluído pacientes com variados fenótipos, poucos estudos avaliaram especificamente o efeito dessa técnica em diferentes subgrupos do transtorno. É possível que pacientes com diferentes subtipos de transtorno depressivo, como naqueles com características ansiosas, bem como no contexto do TB,[46] a estimulação de BF sobre o CPFDL direito poderia ser mais eficaz que a de AF à esquerda.

■ OUTROS TRANSTORNOS MENTAIS

As bases neurobiológicas para o uso da EMTr no tratamento da esquizofrenia partem do pressuposto de que os sintomas negativos estão associados com uma hipoatividade do CPFDL, e os sintomas positivos com uma hiperatividade de uma região do córtex temporoparietal esquerdo associado ao processamento da linguagem.[47] Dessa forma, os protocolos mais empregados nos ECRs foram aqueles de AF. Entretanto, resultados conflitantes foram observados, com alguns ensaios evidenciando efeitos "positivos" e outros, em número similar, evidenciando efeitos "negativos". Em uma metanálise recente, He e colaboradores observaram maior redução desses sin-

TABELA 40.5
EVIDÊNCIAS CLÍNICAS DAS TÉCNICAS DE EMT

Condição	Lateralidade	Método de EMT utilizado	Área de estimulação	Nível de evidência
Depressão	Unilateral	EMTr AF	CPFDL esquerdo	A (definitivamente eficaz)
	Unilateral	EMTr BF	CPFDL direito	B (provavelmente eficaz)
	Bilateral	EMTr BF	CPFDL direito	B (provavelmente eficaz)
		EMTr AF	CPFDL esquerdo	
	Bilateral	cTBS	CPFDL direito	B (provavelmente eficaz)
		iTBS	CPFDL esquerdo	
Estresse pós-traumático	Unilateral	EMTr AF	CPFDL direito	B (provavelmente eficaz)
Esquizofrenia (alucinações auditivas)	Unilateral	EMTr BF	CTP esquerdo	C (possivelmente eficaz)
Esquizofrenia (sintomas negativos)	Unilateral	EMTr AF	CPFDL esquerdo	C (possivelmente eficaz)

AF: alta frequência; BF: baixa frequência; CPFDL: córtex pré-frontal dorsolateral; CTP: córtex temporoparietal; EMTr: estimulação magnética transcraniana repetitiva (pulso simples); cTBS: *theta burst stimulation* contínua; iTBS: *theta burst stimulation* intermitente.

tomas no grupo ativo em comparação ao grupo-placebo após estimulação a 1 Hz, porém, a qualidade da recomendação foi considerada baixa devido ao pequeno número de estudos existentes, bem como risco de viés elevado em parte deles.[44] No caso dos sintomas negativos, os protocolos mais estudados foram aqueles que empregaram estimulação de AF sobre o CPFDL esquerdo, com diversos ECRs mostrando respostas positivas. Entretanto, no maior estudo até então, que recrutou 157 pacientes (76 estimulação ativa; 81 placebo), foi observada melhora similar em ambos os grupos. Assim, resta hoje apenas uma eficácia possível de tal abordagem (nível C de evidência), a favor do uso de BF em córtex temporoparietal esquerdo no tratamento das alucinações auditivas e de AF em CPFDL esquerdo no tratamento de sintomas negativos, de acordo com revisão recente por painel de *experts* europeus (Tab. 40.5).[43] Ressalta-se que o emprego da EMTr para o tratamento de AVAs na esquizofrenia é aprovado pelo CFM.

O alvo preferencial para o tratamento do transtorno de estresse pós-traumático (TEPT) tem sido o CPFDL direito, com preferência para protocolos de AF. O aumento da atividade nessa região pode ativar de maneira indireta o córtex pré-frontal ventromedial, além de estruturas subcorticais que se apresentam disfuncionais nesse transtorno, melhorando os sintomas.[48] Em revisão sistemática recente, classifica-se como B (eficácia provável) a estimulação de AF sobre o CPFDL direito. Já no TOC, a mesma revisão sustenta a eficácia possível (nível C) para o tratamento dessa condição com estimulação de BF sobre o CPFDL direito. Outra abordagem para o TOC seria a estimulação de AF (20 Hz), com uma bobina H direcionada ao córtex pré-frontal medial e cíngulo anterior, uma intervenção recentemente aprovada pela Food and Drug Administration (FDA), mas que ainda carece de replicação.[49] Ainda no patamar inferior de evidência (nível C), encontra-se o tratamento do vício tabágico, com efeitos positivos sobre sintomas de fissura quando empregados protocolos de AF sobre o CPFDL esquerdo (Tab. 40.5).[43] Para os demais transtornos psiquiátricos, a evidência ainda é escassa.

SEGURANÇA E CONTRAINDICAÇÕES

Contraindicações absolutas ao uso da EMTr incluem a presença de materiais metálicos na cabeça (exceto boca), como implantes cocleares e dispositivos intracranianos como eletrodos, *stents* e clipes de aneurisma. Considera-se que o estímulo magnético possa deslocar ou aquecer tais dispositivos, com risco de lesão neurológica. Contraindicações relativas incluem o uso de marca-passo cardíaco, antecedente de epilepsia ou presença de lesões encefálicas estruturais (neoplásicas, traumáticas, vasculares, entre outras).[50]

Os efeitos adversos mais frequentes com a EMTr são desconforto no local da aplicação, cefaleia e cervicalgia, que podem ocorrer em até 50% dos indivíduos, sendo desconforto no local da aplicação o efeito mais reportado. Entretanto, em geral têm leve intensidade, são bem tolerados e raramente levam à descontinuação do tratamento.[51] Além disso, quanto maiores a intensidade e a frequência de estimulação, mais desconforto é relatado. O efeito mais temido da EMTr sem dúvida é a crise convulsiva. Esses eventos já foram relatados em estudos que utilizaram pulsos únicos, pulsos pareados e EMTr. Todos os eventos registrados e reportados na literatura até o momento referem-se a eventos ictais ocorridos durante a estimulação. Ademais, ao menos em teoria, uma crise epiléptica poderia ocorrer em momento posterior à estimulação, mas ainda dentro da janela de efeitos neuroplásticos. Tais efeitos ainda não foram relatados e apontam para um risco mínimo ou ausente de crises epilépticas recorrentes e espontâneas em pessoas sem o diagnóstico de epilepsia.[50] Uma revisão recente da literatura mostrou que a incidência desses eventos é muito rara, inferior a 1%, mesmo quando são considerados estudos com amostras com doenças neurológicas. Além disso, a maior parte dos relatos ocorreu nos primeiros anos do uso da técnica, quando ainda estavam sendo estabelecidos os limites e parâmetros de segurança.[52] As crises convulsivas ocorrem predominantemente associadas à estimulação de AF. Esses protocolos devem ser realizados de forma intermitente, respeitando o intervalo mínimo de repouso entre as séries de estimulação, o que depende da intensidade e da frequência de estimulação. A duração de cada série, ou período ativo, também depende da frequência de estimulação e deve idealmente seguir os limites de segurança estabelecidos.[53] Caso opte-se por um protocolo que exceda os limites estabelecidos, recomenda-se o uso de monitoração neurofisiológica (p. ex., eletromiografia simultânea), de forma a possibilitar a interrupção da estimulação antes da propagação de eventual atividade epileptiforme.[50] Quanto ao risco de virada maníaca/hipomaníaca, não há evidência de que o tratamento ativo esteja associado com risco elevado desse desfecho.

ELETROCONVULSOTERAPIA

Embora a ECT seja o tratamento mais antigo entre todos aqui citados, esta técnica ainda é, provavelmente, a mais eficaz disponível para os transtornos depressivos, além de ter boa resposta em diversas outras condições neuropsiquiátricas.[54] O fato de ter sido criada em 1938, antes mesmo dos primeiros medicamentos antidepressivos ou antipsicóticos, fez ela ser amplamente utilizada nos anos seguintes, o que, de certa forma, a associou à imagética dos antigos hospitais e manicômios psiquiátricos pré-reforma, em que muitos abusos, maus-tratos e iatrogenias foram cometidos. Hoje, a ECT retoma sua posição como tratamento válido, seguro e eficaz entre as diversas técnicas de neuromodulação.[55,56]

MECANISMOS DE AÇÃO

A ideia da indução de crises convulsivas como terapêutica para transtornos mentais é antiga. Há registros de que Paracelsus já teria utilizado cânfora para produzir convulsões e "curar loucura" no século XVI.[57] Em 1934, Ladislau von Meduna aplicou óleo de cânfora em paciente esquizofrênico em catatonia com o intuito de produzir crise convulsiva, conseguindo inédita resposta terapêutica. Em 1937, ele publicou seu principal trabalho relatando a experiência da convulsoterapia em 110 pacientes esquizofrênicos, com resultados apontando para cerca de metade dos pacientes recuperados. Em 1938, os italianos Cerletti e Bini induziram crises por meio de estimulação elétrica, algo que se mostrou muito mais seguro que a indução por fármacos, inaugurando, assim, a era da ECT.[58]

A ECT é aplicada por meio de dois eletrodos, que podem ser posicionados basicamente de três formas distintas: posicionamento bitemporal – eletrodos centralizados cerca de 4 cm acima de uma linha imaginária entre a prega epicântica e o tragus; bifrontal – eletrodos centralizados cerca de 5 cm acima de uma linha perpendicular traçada a partir do ângulo lateral de cada órbita; unilateral à direita, ou posição d'Ellia – um eletrodo na têmpora direita e outro cerca de 3 cm ao lado direito do vértice do crânio. Esses eletrodos são capazes de gerar uma carga de até 1.152 milicoulombs (mC) na maioria dos aparelhos, ocasionando uma crise convulsiva generalizada intencional, de curta duração. Embora a ECT seja considerada uma técnica não invasiva, sua aplicação exige que o paciente seja sedado e monitorado.

Apesar dos mais de 80 anos de história, os reais mecanismos responsáveis pela eficácia da ECT ainda são pouco compreendidos. Diversas hipóteses foram formuladas, e algumas delas têm ganhado destaque nas últimas décadas, especialmente por se associarem às novas hipóteses fisiopatogênicas da própria depressão. A clássica Hipótese Monoaminérgica mostrou-se incompleta e incapaz de explicar todo o complexo processo que leva ao adoecimento psíquico na depressão. Entre as novas teorias, destacam-se as hipóteses neurotrófica, inflamatória e neuroendócrina.[59] Associado a essas teorias, dividiremos, portanto, esta parte em mecanismos neurofisiológicos, neurobioquímicos e neuroplásticos.[60]

■ MECANISMOS NEUROFISIOLÓGICOS

A convulsão generalizada ocasionada pela despolarização síncrona de grupos de neurônios pelo estímulo elétrico abrange estruturas cerebrais críticas, como córtex, subcórtex, tálamo, gânglios da base e sistema límbico. Algumas áreas são mais importantemente envolvidas do que outras. A ação nessas estruturas resultaria em alterações no fluxo sanguíneo cerebral regional (FSCr) e no metabolismo da glicose. Durante a crise, o FSCr tende a aumentar imediatamente nas áreas cerebrais com atividade convulsiva e segue o padrão de generalização das convulsões. Logo após a crise, ocorre um declínio do fluxo sanguíneo. Acredita-se que essa ação levaria a uma modulação e readequação do fluxo sanguíneo em longo prazo. Suwa e colaboradores[61] demonstraram, no período pós-ECT, uma redução do FSCr e do consumo de glicose no córtex (em especial nas regiões dorsolateral e córtex pré-frontal medial, regiões frontais superiores e córtex temporal), bem como aumento do FSCr nas regiões das amígdalas, giros para-hipocampais, ponte e outras estruturas límbicas/paralímbicas, em pacientes com depressão submetidos ao tratamento. No entanto, esses achados não foram replicados em estudos posteriores.

Outra possibilidade estaria relacionada à quebra da barreira hematoencefálica. Durante a fase ictal da crise convulsiva induzida pela ECT, pode ocorrer uma quebra na continuidade da barreira hematoencefálica transitoriamente. Durante esse processo, certos neuroquímicos podem ser liberados da circulação para o parênquima cerebral, o que estaria relacionado a alterações específicas (aumento dos níveis do fator neurotrófico derivado do cérebro [BDNF], angiogênese, neurogênese) no microambiente do cérebro.

■ MECANISMOS NEUROBIOQUÍMICOS

A ECT modula o processo de neurotransmissão e influencia a expressão e a liberação de uma grande variedade de neuroquímicos, incluindo fatores de transcrição, neurotransmissores, fatores neurotróficos e hormônios. Apesar de o processo pelo qual tal modulação ocorra na ECT não ser claro, experimentos em animais revelaram alteração da expressão de vários genes-alvo após aplicação de sequências de estímulos eletroconvulsivos. Esses genes podem codificar vários fatores de transcrição, proteínas estruturais, bem como neuropeptídeos cerebrais, podendo se associar a modificações epigenéticas.[62]

■ MECANISMOS NEUROPLÁSTICOS

Nos transtornos psiquiátricos, alterações no volume das estruturas cerebrais têm sido consistentemente relatadas. Estudos também demonstraram que a ECT desencadeia alterações globais no volume do cérebro, bem como em seus componentes, como massa cinzenta, substância branca e outras estruturas. As mudanças são mais pronunciadas em áreas com maior conexão com o córtex pré-frontal e outras estruturas límbicas envolvidas na regulação do humor.[63]

EVIDÊNCIAS CLÍNICAS

A ECT é um procedimento realizado sob anestesia geral. Dessa forma, deve ser executado somente em ambiente adequado, sob monitoração e com recursos, como desfibrilador, oxigênio e dispositivos para vias aéreas, disponíveis. A equipe deve contar minimamente com médico psiquiatra, anestesista, enfermeiro e técnicos de enfermagem.[64]

De modo geral, a indicação e a escolha dos parâmetros para aplicação da ECT resultam de um balanço entre eficácia clínica e efeitos adversos. Hoje, a maioria dos aparelhos atinge cargas de 16 a 1.152 mC. A corrente elétrica é mantida constante, geralmente em torno de 0,8 mA. O estímulo é administrado em pulsos de onda "quadrados" e não da forma sinusoidal, típica da corrente elétrica habitual. A frequência, a largura do pulso e o tempo do estímulo são manejáveis para atingir a carga desejada. Cargas maiores, pulso breve (largura de onda entre 0,5 e 1,5 ms) e posicionamento bilateral tendem a estar associados a maior eficácia, porém, com mais efeitos cognitivos. Em contraposição, cargas menores, pulso ultrabreve (< 0,5 ms) e posicionamento unilateral demonstram menos efeitos cognitivos e, em determinadas situações, se mostram ao menos estatisticamente semelhantes aos anteriores (**Tab. 40.6**). No caso da depressão, transtorno em que a ECT foi mais estudada e demonstra seus melhores resultados, o posicionamento unilateral já é preferência em praticamente todo o mundo no tratamento agudo, desde que realizado com cargas altas (em torno de seis vezes o limiar convulsivo) (**Fig. 40.2C**). Já o pulso ultrabreve ainda demonstra resposta um pouco abaixo, se comparado ao breve, sendo por isso ainda menos utilizado.

Na verdade, diversas diretrizes versam sobre as mais diferentes indicações de ECT nos transtornos mentais. Destacam-se as diretrizes britânicas da Royal College of Psychiatrists (RCPsych) e do National Institute for Health and Care Excellence (NICE),[55] as quais formalmente indicam para ECT para determinadas situações, como a depressão, o TB (mania e depressão), a esquizofrenia, a catatonia, os transtornos mentais severos na gestação e no puerpério e a síndrome neuroléptica maligna. No Brasil, a ECT é amplamente utilizada para tratamento de quadros depressivos, da esquizofrenia e de quadros maniformes em pacientes diagnosticados com TB. Na **Tabela 40.7**, descrevemos os protocolos e parâmetros para alguns dos transtornos que têm indicação formal do uso da ECT como tratamento.

Para a depressão, a ECT é indicada como tratamento de primeira linha para pacientes que apresentam necessidade de uma resposta definitiva e rápida para o tratamento de emergência, alto risco de suicídio, retardo psicomotor grave e problemas associados com alimentação ou ingesta hídrica comprometida e/ou deterioração física, que sofrem de depressão resistente ao tratamento e responderam à ECT em um episódio anterior da doença, grávidas com depressão grave e cuja saúde física ou a do feto está em sério risco e/ou que preferem essa forma de tratamento. Como segunda linha de tratamento, ela é indicada para casos de pacientes que apresentam depressão resistente ao tratamento e/ou experimentam efeitos colaterais graves da medicação.

Para o TB, a ECT é indicada para indivíduos que apresentam sintomas persistentes ou com grave risco de vida, ou episódios maníacos ou mistos prolongados em que há resposta inadequada ao tratamento de primeira linha. Para a esquizofrenia, o tratamento é utilizado em pacientes refratários à medicação, que têm intolerância ou recusa à clozapina. Por fim, para a catatonia com menor risco de vida, a ECT deve ser iniciada em casos de falha terapêutica após 72 horas de curso de tratamento

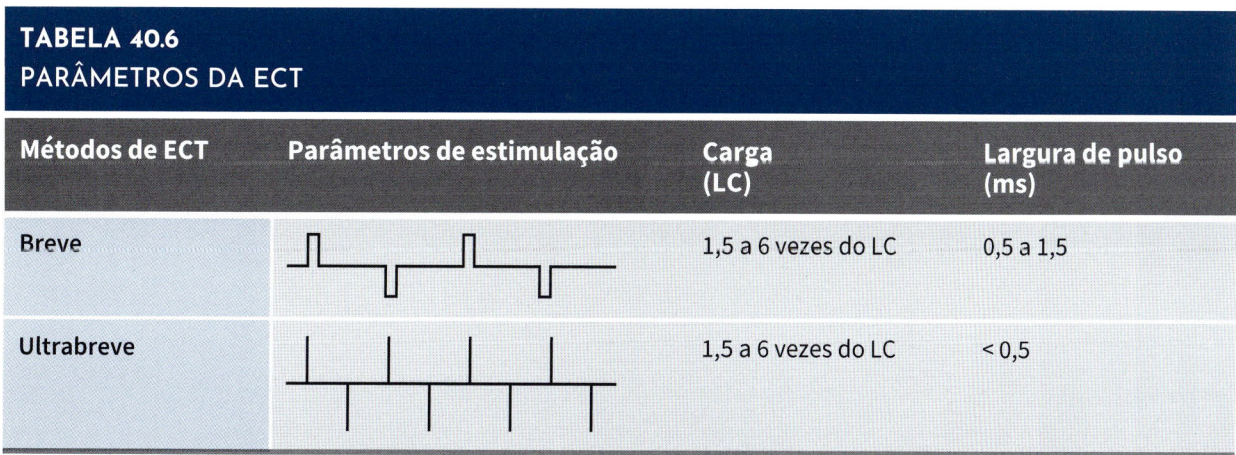

TABELA 40.6
PARÂMETROS DA ECT

Métodos de ECT	Parâmetros de estimulação	Carga (LC)	Largura de pulso (ms)
Breve		1,5 a 6 vezes do LC	0,5 a 1,5
Ultrabreve		1,5 a 6 vezes do LC	< 0,5

ECT: eletroconvulsoterapia; LC: limiar convulsivo.

TABELA 40.7
EVIDÊNCIAS CLÍNICAS DA ECT

Condição	Posicionamento	Carga	Largura de pulso	Frequência	Duração aproximada	Observações
Depressão (unipolar ou bipolar)	Unilateral à direita	6 vezes do LC	Pulso breve (0,5 a 1 ms) ou ultrabreve (0,3 ms)	2 sessões por semana	8 a 12 sessões	O uso de pulsos ultrabreves pode ser uma opção a pacientes com risco maior de efeitos cognitivos.
	Bitemporal	1,5 a 2,5 vezes do LC	Pulso breve (0,5 a 1 ms) ou ultrabreve (0,3 ms)	2 sessões por semana	8 a 12 sessões	
Transtorno – mania	Unilateral à direita	6 vezes do LC	Pulso breve (0,5 a 1 ms) ou ultrabreve (0,3 ms)	2 sessões por semana	8 a 12 sessões	Optar pelo posicionamento bitemporal quando a rapidez para resposta é crítica. O uso de pulsos ultrabreves pode ser uma opção a pacientes com risco maior de efeitos cognitivos.
	Bitemporal	1,5 a 2,5 vezes do LC	Pulso breve (0,5 a 1 ms) ou ultrabreve (0,3 ms)	2 sessões por semana	8 a 12 sessões	
Esquizofrenia	Bitemporal	1,5 a 2,5 vezes do LC	Pulso breve (0,5 a 1 ms) ou ultrabreve (0,3 ms)	3 sessões por semana	20 sessões	Duração mínima de 12 sessões para observar resposta, e de 16 se houver resposta parcial. Uma metanálise também mostrou equivalência no posicionamento unilateral. O uso de pulsos ultrabreves pode ser uma opção a pacientes com risco maior de efeitos cognitivos.
	Bifrontal	1,5 a 2,5 vezes do LC	Pulso breve (0,5 a 1 ms) ou ultrabreve (0,3 ms)	3 sessões por semana	20 sessões	
Catatonia leve	Bitemporal	1,5 a 2,5 vezes do LC	Pulso breve (0,5 a 1,0 ms) ou ultrabreve (0,3 ms)	3 sessões por semana	10 sessões	Não optar por unilateral como escolha inicial. O uso de pulsos ultrabreves pode ser uma opção a pacientes com risco maior de efeitos cognitivos.
	Bifrontal	1,5 a 2,5 vezes do LC	Pulso breve (0,5 a 1 ms) ou ultrabreve (0,3 ms)	3 sessões por semana	10 sessões	

TABELA 40.7
EVIDÊNCIAS CLÍNICAS DA ECT

Condição	Posicionamento	Carga	Largura de pulso	Frequência	Duração aproximada	Observações
Catatonia maligna	Bitemporal	1,5 a 2,5 vezes do LC	Pulso breve (0,5 a 1 ms) ou ultrabreve (0,3 ms)	diária	10 sessões	Não optar por unilateral como escolha inicial. O uso de pulsos ultrabreves pode ser uma opção a pacientes com risco maior de efeitos cognitivos.
	B frontal	1,5 a 2,5 vezes do LC	Pulso breve (0,5 a 1 ms) ou ultrabreve (0,3 ms)	diária	10 sessões	

com benzodiazepínicos em doses escalares. Para catatonia maligna, o tratamento com ECT deve ser iniciado imediatamente (tratamento inicial de escolha).

Como é possível observar, a ECT é uma técnica consolidada, porém, muito subutilizada no Brasil e no mundo. A reforma psiquiátrica que se iniciou com Franco Basaglia, na década de 1970, na Itália, impactou todo o mundo nos anos que se seguiram e, ainda que fosse claramente necessária, acabou tomando proporções radicais que levaram à desassistência nesse campo. Na Itália, onde nasceu, a aplicação do tratamento se limita, ainda hoje, a alguns pequenos centros no norte do país. O Brasil seguiu o modelo italiano, apresentando políticas públicas que até mesmo puniam os hospitais que realizassem tal procedimento, reduzindo o repasse de verbas. Os dados exatos da utilização da ECT no Brasil hoje são desconhecidos, mas, levando em consideração os dados da região da grande São Paulo, onde há uma população de cerca de 20 milhões de pessoas, apenas três centros registrados realizam o procedimento. É provável que em outras regiões os dados sejam ainda mais alarmantes. Em São Paulo, no Instituto de Psiquiatria do Hospital das Clínicas da Faculdade de Medicina da Universidade de São Paulo (IPq-HCFMUSP), funciona o maior serviço de ECT do País, atendendo cerca de 150 a 200 pacientes por mês, a maioria pelo Sistema Único de Saúde (SUS). Esses números se encontram muito abaixo de outros países, como a França, onde mais da metade dos hospitais públicos disponibiliza o tratamento, ou na Finlândia, onde todos os hospitais distritais utilizam o serviço.

SEGURANÇA E EFEITOS ADVERSOS

A despeito do estigma associado ao uso de corrente elétrica gerando crises convulsivas, a ECT é, de fato, um tratamento seguro. As taxas de mortalidade giram em torno de duas mortes a cada 100 mil procedimentos e são similares às associadas a pequenos procedimentos cirúrgicos com anestesia, mesmo a ECT sendo indicada frequentemente em idosos e pessoas com patologias clínicas de base.[65]

Entre os possíveis efeitos adversos graves, os cardiopulmonares são os mais comuns. Após a aplicação do estímulo elétrico na ECT, há uma descarga parassimpática de 10 a 15 segundos, seguida de um aumento na atividade simpática que pode elevar a pressão arterial sistólica em 30-40% e a frequência cardíaca em mais de 20%. O consumo miocárdico de oxigênio também aumenta.

Outros efeitos colaterais também são relativamente comuns, como cefaleia (30%), confusão pós-ictal (15%), dores musculares (12%), náuseas (8%), crises convulsivas prolongadas ou reentrantes (1-2%). No entanto, os mais importantes fatores adversos limitantes da prescrição e utilização da ECT são, de fato, os efeitos cognitivos.[66]

Pode-se considerar que a ECT afeta a cognição e a memória de três formas: a) pelo estado confusional agudo pós-ictal; b) disfunção de memória anterógrada – prejuízo no registro de memórias que se segue nos dias posteriores; c) disfunção de memória retrógrada – prejuízo na evocação de memórias pré-ECT, que causa maior preocupação aos pacientes. A amnésia retrógrada é o mais persistente déficit cognitivo na ECT e tende a se restabelecer em semanas a meses após o término do tratamento, embora haja controvérsias quanto a possibilidade de haver um prejuízo permanente ou em longo prazo nessa função.[56]

Formalmente, não existem contraindicações absolutas à ECT, embora haja contraindicações relativas e situações em que comumente opta-se por suspender ou adiar o tratamento. Talvez a mais importante seja a presença de processos expansivos intracranianos ou hipertensão intracraniana. Patologias cardiovasculares agudas ou crônicas descompensadas e coagulopatias também são contraindicações importantes. Alguns fármacos, como lítio, anticonvulsivantes e benzodiazepínicos podem influenciar nas crises ou nos efeitos adversos e, em casos específicos, pode-se optar por reduzi-los ou suspendê-los antes da intervenção.[57]

CONSIDERAÇÕES FINAIS

As terapias cerebrais não invasivas são diversas e apresentam diferentes perfis de eficácia e segurança. Embora a ETCC seja uma intervenção pouco dispendiosa, com alta tolerabilidade e evidências para o tratamento de diversos transtornos psiquiátricos, no Brasil, ela ainda é considerada uma técnica *off-label*. Em contrapartida, a EMTr e a ECT são intervenções que têm sua eficácia comprovada e uso regulamentado para alguns transtornos psiquiátricos no Brasil. A EMTr é uma técnica que ainda está em evolução em relação a parâmetros de uso, como local de estímulo, número de pulsos, intensidade de estímulo e número de sessões utilizadas para o tratamento de diversos transtornos psiquiátricos. A ECT, por sua vez, é a técnica mais antiga e apresenta seus efeitos consolidados principalmente para o tratamento da depressão. Entretanto, no Brasil, ainda é subutilizada, principalmente devido à desinformação de seus benefícios como tratamento psiquiátrico.

REFERÊNCIAS

1. Lunsford LD, Niranjan A. The history of movement disorder brain surgery. Prog Neurol Surg. 2018;33:1-12.

2. Miocinovic S, Somayajula S, Chitnis S, Vitek JL. History, applications, and mechanisms of deep brain stimulation. JAMA Neurol. 2013;70(2):163-71.

3. Barker AT, Jalinous R, Freeston IL. Non-invasive magnetic stimulation of human motor cortex. Lancet. 1985;325(8437):1106-7.

4. Priori A, Ciocca M, Parazzini M, Vergari M, Ferrucci R. Transcranial cerebellar direct current stimulation and transcutaneous spinal cord direct current stimulation as innovative tools for neuroscientists. J Physiol. 2014;592(16):3345-69.

5. Nitsche MA, Paulus W. Excitability changes induced in the human motor cortex by weak transcranial direct current stimulation. J Physiol. 2000;527(Pt 3):633-9.

6. Chhatbar PY, Kautz SA, Takacs I, Rowland NC, Revuelta GJ, George MS, et al. Evidence of transcranial direct current stimulation-generated electric fields at subthalamic level in human brain in vivo. Brain Stimul. 2018;11(4):727-33.

7. Monte-Silva K, Kuo M-F, Hessenthaler S, Fresnoza S, Liebetanz D, Paulus W, et al. Induction of late LTP-like plasticity in the human motor cortex by repeated non-invasive brain stimulation. Brain Stimul. 2013;6(3):424-32.

8. Batsikadze G, Moliadze V, Paulus W, Kuo MF, Nitsche MA. Partially non-linear stimulation intensity-dependent effects of direct current stimulation on motor cortex excitability in humans. J Physiol. 2013;591(7):1987-2000.

9. Hassanzahraee M, Nitsche MA, Zoghi M, Jaberzadeha S. Determination of anodal tDCS duration threshold for reversal of corticospinal excitability: an investigation for induction of counter-regulatory mechanisms. Brain Stimul. 2020;13(3):832-9.

10. Grimm S, Beck J, Schuepbach D, Hell D, Boesiger P, Bermpohl F, et al. Imbalance between left and right dorsolateral prefrontal cortex in major depression is linked to negative emotional judgment: an fMRI study in severe major depressive disorder. Biol Psychiatry. 2008;63(4):369-76.

11. Borrione L, Bellini H, Razza LB, Avila AG, Baeken C, Brem AK, et al. Precision non-implantable neuromodulation therapies: a perspective for the depressed brain. Braz J Psychiatry. 2020;42(4):403-19.

12. Beam W, Borckardt J. BA9 BA8 BA43 location system [Internet]. 2010 [capturado em 28 jun. 2021]. Disponível em: http://clinicalresearcher.org/F3/.

13. Fregni F, Boggio PS, Nitsche MA, Marcolin MA, Rigonatti SP, Pascual-Leone A. Treatment of major depression with transcranial direct current stimulation. Bipolar Disord. 2006;8(2):203-4.

14. Brunoni AR, Valiengo L, Baccaro A, Zanão TA, Oliveira JF, Goulart A, et al. The sertraline vs. electrical current therapy for treating depression clinical study: results from a factorial, randomized, controlled trial. JAMA Psychiatry. 2013;70(4):383-91.

15. Brunoni AR, Moffa AH, Sampaio-Junior B, Borrione L, Moreno ML, Fernandes RA, et al. Trial of electrical direct-current therapy versus escitalopram for depression. N Engl J Med. 2017;376:2523-33.

16. Loo CK, Husain MM, McDonald WM, Aaronson S, O'Reardon JP, Alonzo A, et al. International randomized-controlled trial of transcranial direct current stimulation in depression. Brain Stimul. 2018;11(1):125-33.

17. Razza LB, Palumbo P, Moffa AH, Carvalho AF, Solmi M, Loo CK, et al. A systematic review and meta-analysis on the effects of transcranial direct current stimulation in depressive episodes. Depress Anxiety. 2020;37(7):594-608.

18. Fregni F, El-Hagrassy MM, Pacheco-Barrios K, Carvalho S, Leite J, Simis M, et al. Evidence-based guidelines and secondary meta-analysis for the use of transcranial direct current stimulation (tDCS) in neurological and psychiatric disorders. Int J Neuropsychopharmacol. 2021;24(4):256-313.

19. Moffa AH, Brunoni AR, Nikolin S, Loo CK. Transcranial direct current stimulation in psychiatric disorders: a comprehensive review. Psychiatr Clin North Am. 2018;41(3):447-63.

20. Brunelin J, Mondino M, Gassab L, Haesebaert F, Gaha L, Suaud-Chagny MF, et al. Examining transcranial direct-current stimulation (tDCS) as a treatment for hallucinations in schizophrenia. Am J Psychiatry. 2012;169(7):719-24.

21. Mondino M, Haesebaert F, Poulet E, Suaud-Chagny MF, Brunelin J. Fronto-temporal transcranial Direct Current Stimulation (tDCS) reduces source-monitoring deficits and auditory hallucinations in patients with schizophrenia. Schizophr Res. 2015;161(2-3):515-6.

22. Jeon DW, Jung DU, Kim SJ, Shim JC, Moon JJ, Seo YS, et al. Adjunct transcranial direct current stimulation improves cognitive function in patients with schizophrenia: a double-blind 12-week study. Schizophr Res. 2018;197:378-85.

23. Valiengo LCL, Goerigk S, Gordon PC, Padberg F, Serpa MH, Koebe S, et al. Efficacy and safety of transcranial direct current stimulation for treating negative symptoms in schizophrenia: a randomized clinical trial. JAMA Psychiatry. 2020;77(2):121-9.

24. Hallett M. Transcranial magnetic stimulation: a primer. Neuron. 2007;55(2):187-99.

25. Pascual-Leone A, Valls-Solé J, Wassermann EM, Hallett M. Responses to rapid-rate transcranial magnetic stimulation of the human motor cortex. Brain. 1994;117(Pt 4):847-58.

26. Chen R, Classen J, Gerloff C, Celnik P, Wassermann EM, Hallett M, et al. Depression of motor cortex excitability by low-frequency transcranial magnetic stimulation. Neurology. 1997;48(5):1398-403.

27. Huang YZ, Edwards MJ, Rounis E, Bhatia KP, Rothwell JC. Theta burst stimulation of the human motor cortex. Neuron. 2005;45(2):201-6.

28. Eshel N, Keller CJ, Wu W, Jiang J, Mills-Finnerty C, Huemer J, et al. Global connectivity and local excitability changes underlie antidepressant effects of repetitive transcranial magnetic stimulation. Neuropsychopharmacology. 2020;45(6):1018-25.

29. Huganir RL, Nicoll RA. AMPARs and synaptic plasticity: the last 25 years. Neuron. 2013;80(3):704-17.

30. Milev RV, Giacobbe P, Kennedy SH, Blumberger DM, Daskalakis ZJ, Downar J, et al. Canadian Network for Mood and Anxiety Treatments (CANMAT) 2016 clinical guidelines for the management of adults with major depressive disorder: section 4. Neurostimulation treatments. Can J Psychiatry. 2016;61(9):561-75.

31. Brunoni AR, Teng CT, Correa C, Imamura M, Brasil-Neto JP, Boechat R, et al. Neuromodulation approaches for the treatment of major depression: challenges and recommendations from a working group meeting. Arq Neuro-Psiquiatr. 2010;68(3):433-51.

32. Conselho Federal de Medicina. Resolução CFM 1.986/2012. Reconhecer a Estimulação Magnética Transcrania na (EMT) superficial como ato médico privativo e cientificamente válido para utilização na prática médica nacional, com indicação para depressões uni e bipolar, alucinações auditivas nas esquizofrenia se planejamento de neurocirurgia. A EMT superficial para outras indicações, bem coma EMT profunda, continua sendo um procedimento experimenta. Brasília: CFM; 2012.

33. Pascual-Leone A, Catalá MD, Pascual APL. Lateralized effect of rapid-rate transcranial magnetic stimulation of the prefrontal cortex on mood. Neurology. 1996;46(2):499-502.

34. Kennedy SH, Javanmard M, Vaccarino FJ. A review of functional neuroimaging in mood disorders: positron emission tomography and depression. Can J Psychiatry. 1997;42(5):467-75.

35. Koenigs M, Grafman J. The functional neuroanatomy of depression: distinct roles for ventromedial and dorsolateral prefrontal cortex. Behav Brain Res. 2009;201(2):239-43.

36. Levkovitz Y, Isserles M, Padberg F, Lisanby SH, Bystritsky A, Xia G, et al. Efficacy and safety of deep transcranial magnetic stimulation for major depression: a prospective multicenter randomized controlled trial. World Psychiatry. 2015;14(1):64-73.

37. Pascual-Leone A, Rubio B, Pallardó F, Catalá MD. Rapid-rate transcranial magnetic stimulation of left dorsolateral prefrontal cortex in drug-resistant depression. Lancet. 1996;348(9022):233-7.

38. O'Reardon JP, Solvason HB, Janicak PG, Sampson S, Isenberg KE, Nahas Z, et al. Efficacy and safety of transcranial magnetic stimulation in the acute treatment of major depression: a multisite randomized controlled trial. Biol Psychiatry. 2007;62(11):1208-16.

39. George MS, Lisanby SH, Avery D, McDonald WM, Durkalski V, Pavlicova M, et al. Daily left prefrontal transcranial magnetic stimulation therapy for major depressive disorder: a sham-controlled randomized trial. Arch Gen Psychiatry. 2010;67(5):507-16.

40. Berlim MT, Van den Eynde F, Daskalakis ZJ. Clinically meaningful efficacy and acceptability of low-frequency repetitive transcranial magnetic stimulation (rTMS) for treating primary major depression: a meta-analysis of randomized, double-blind and sham-controlled trials. Neuropsychopharmacology. 2013;38(4):543-51.

41. Brunoni AR, Chaimani A, Moffa AH, Razza LB, Gattaz WF, Daskalakis ZJ, et al. Repetitive transcranial magnetic stimulation for the acute treatment of major depressive episodes: a systematic review with network meta-analysis. JAMA Psychiatry. 2017;74(2):143-52.

42. Razza LB, Santos LA, Borrione L, Bellini H, Branco LC, Cretaz E, et al. Appraising the effectiveness of electrical and magnetic brain stimulation techniques in acute major depressive episodes: an umbrella review of meta-analyses of randomized controlled trials. Braz J Psychiatry. 2020.

43. Lefaucheur JP, Aleman A, Baeken C, Benninger DH, Brunelin J, Di Lazzaro V, et al. Evidence-based guidelines on the therapeutic use of repetitive transcranial magnetic stimulation (rTMS): an update (2014-2018). Clin Neurophysiol. 2020;131(2):474-528.

44. He H, Lu J, Yang L, Zheng J, Gao F, Zhai Y, et al. Repetitive transcranial magnetic stimulation for treating the symptoms of schizophrenia: A PRISMA compliant meta-analysis. Clin Neurophysiol. 2017;128(5):716-24.

45. Lefaucheur JP, André-Obadia N, Antal A, Ayache SS, Baeken C, Benninger DH, et al. Evidence-based guidelines on the therapeutic use of repetitive transcranial magnetic stimulation (rTMS). Clin Neurophysiol. 2014;125(11):2150-206.

46. McGirr A, Karmani S, Arsappa R, Berlim MT, Thirthalli J, Muralidharan K, et al. Clinical efficacy and safety of repetitive transcranial magnetic stimulation in acute bipolar depression. World Psychiatry. 2016;15(1):85-6.

47. Zhang Z, Shi J, Yuan Y, Hao G, Yao Z, Chen N. Relationship of auditory verbal hallucinations with cerebral asymmetry in patients with schizophrenia: an event-related fMRI study. J Psychiatr Res. 2008;42(6):477-86.

48. Marin MF, Camprodon JA, Dougherty DD, Milad MR. Device-based brain stimulation to augment fear extinction: implications for PTSD treatment and beyond. Depress Anxiety. 2014;31(4):269-78.

49. Carmi L, Tendler A, Bystritsky A, Hollander E, Blumberger DM, Daskalakiset J, al. Efficacy and safety of deep transcranial magnetic stimulation for obsessive-compulsive disorder: a prospective multicenter randomized double-blind placebo-controlled trial. Am J Psychiatry. 2019;176(11):931-8.

50. Rossi S, Antal A, Bestmann S, Bikson M, Brewer C, Brockmöller J, et al. Safety and recommendations for TMS use in healthy subjects and patient populations, with updates on training, ethical and regulatory issues: expert guidelines. Clin Neurophysiol. 2021;132(1):269-306.

51. Machii K, Cohen D, Ramos-Estebanez C, Pascual-Leone A. Safety of rTMS to non-motor cortical areas in healthy participants and patients. Clin Neurophysiol. 2006;117(2):455-71.

52. Stultz DJ, Osburn S, Burns T, Pawlowska-Wajswol S, Walton R. Transcranial Magnetic Stimulation (TMS) safety with respect to seizures: a literature review. Neuropsychiatr Dis Treat. 2020;16:2989-3000.

53. Rossi S, Hallett M, Rossini PM, Pascual-Leone A; Safety of TMS Consensus Group. Safety, ethical considerations, and application guidelines for the use of transcranial magnetic stimulation in clinical practice and research. Clin Neurophysiol. 2009;120(12):2008-39.

54. UK ECT Review Group. Efficacy and safety of electroconvulsive therapy in depressive disorders: a systematic review and meta-analysis. Lancet. 2003;361(9360):799-808.

55. Ferrier IN, Waite J, editors. The ECT handbook. 4th ed. Cambridge: Cambridge University; 2019.

56. Weiss A. The electroconvulsive therapy workbook: clinical applications. London: Routledge; 2018.

57. Cretaz E, Rigonatti SP, Aratangy EW. Eletroconvulsoterapia. In: Miguel EC, Gentil V, Gattaz WF, editors. Clínica psiquiátrica. Barueri: Manole; 2011.

58. Abrams R. Electroconvulsive therapy. 4th ed. Oxford: Oxford University; 2002.

59. Jesulola E, Micalos P, Baguley IJ. Understanding the pathophysiology of depression: from monoamines to the neurogenesis hypothesis model: are we there yet? Behav Brain Res. 2018;341:79-90.

60. Singh A, Kar SK. How electroconvulsive therapy works? Understanding the neurobiological mechanisms. Clin Psychopharmacol Neurosci. 2017;15(3):210-21.

61. Suwa T, Namiki C, Takaya S, Oshita A, Ishizu K, Fukuyama H, et al. Corticolimbic balance shift of regional glucose metabolism in depressed patients treated with ECT. J Affect Disord. 2012;136(3):1039-46.

62. Li M, Yao X, Sun L, Zhao L, Xu W, Zhao H, et al. Effects of electroconvulsive therapy on depression and its potential mechanism. Front Psychol. 2020;11:80.

63. Abbott CC, Jones T, Lemke NT, Gallegos P, McClintock SM, Mayer AR, et al. Hippocampal structural and functional changes associated with electroconvulsive therapy response. Transl Psychiatry. 2014;4(11):e483.

64. Dunne RA, O'Neill-Kerr A, McLoughlin DM, Waite J. Practical aspects of ECT. In: Ferrier IN, Waite J, editors. The ECT handbook. 4th ed. Cambridge: Cambridge University; 2019. p. 183-201.

65. Waite J. Non-cognitive adverse effects of ECT. In: Ferrier IN, Waite J, editors. The ECT handbook. 4th ed. Cambridge: Cambridge University; 2019. p. 121-8.

66. Finnegan M, McLoughlin DM. Cognitive side-effects of ECT. In: Ferrier IN, Waite J, editors. The ECT handbook. 4th ed. Cambridge: Cambridge University; 2019. p. 109-20.

Para *quizzes* sobre o conteúdo do livro e casos clínicos complementares, acesse:

https://apoio.grupoa.com.br/tratadopsi/

41

RITELE HERNANDEZ DA SILVA
ALEXANDRE PAIM DIAZ
JOÃO QUEVEDO

TERAPIAS DE ESTIMULAÇÃO CEREBRAL INVASIVA

Ao longo da história da medicina, diversos relatos de procedimentos cirúrgicos cerebrais – ou, como também descritos na literatura, psicocirurgias –, com o intuito de tratar ou amenizar diversos transtornos psiquiátricos, foram construindo o legado do que pode ser chamado atualmente de terapias de estimulação cerebrais profundas ou invasivas.

O reconhecimento de que o cérebro e suas múltiplas funções também responderiam por sintomas psiquiátricos vem sendo alvo de discussões ao longo do tempo, e teve seu entendimento modificado conforme os tratamentos para os transtornos psiquiátricos evoluíram. É fato que as terapias medicamentosas na psiquiatria, implementadas na década de 1940, com diversas atualizações e acréscimos no arsenal ao longo do tempo, além das diversas técnicas psicoterapêuticas, têm demonstrado seu papel significativo no auxílio aos pacientes. Porém, uma parcela considerável dos indivíduos não é responsiva aos tratamentos disponíveis, o que impõe a necessidade de alternativas. Entre elas, os procedimentos invasivos para o tratamento dos transtornos psiquiátricos têm sido cada vez mais investigados, bem como sua potencial aplicabilidade clínica, demonstrada especialmente em ensaios clínicos abertos.

Este capítulo tem por objetivo apresentar, ainda que sucintamente, a história dos procedimentos invasivos na psiquiatria, bem como as principais técnicas utilizadas em vários transtornos psiquiátricos. Além disso, traz algumas questões e casos clínicos que buscam auxiliar o leitor na compreensão deste instigante tema.

HISTÓRIA

Embora os relatos sobre os procedimentos neurocirúrgicos, com o intuito de tratamento na psiquiatria, sejam mais recentes na história da medicina, a trepanação – incisão do couro cabeludo e corte de um orifício no crânio – é considerada o procedimento cirúrgico mais antigo já registrado, com a identificação de crânios trepanados datados de 5100 a.C. Uma hipótese é a de que esses procedimentos eram utilizados por cunho religioso, com o objetivo de "expulsar espíritos ou demônios" do corpo do paciente. Essa condição poderia relacionar a trepanação ao sofrimento mental vivenciado por esses indivíduos.[1,2]

Gottlieb Burckhardt, um psiquiatra suíço, é reconhecido por ser o primeiro a realizar um procedimento neurocirúrgico para doenças psiquiátricas, em 1888, mas o caso só seria publicado em 1891, em conjunto com outros cinco relatos. O médico, que tinha especial interesse pelas patologias do sistema nervoso central (SNC) e eletroterapias, percebendo a não evolução de pacientes institucionalizados – alternativa terapêutica na época –, realizou a ressecção cortical bilateral em seis pacientes com sintomas psiquiátricos graves e prognóstico reservado. Porém, as críticas pelos resultados não favoráveis em relação à resolução plena dos sintomas psicóticos, além de sérias complicações pós-operatórias, incluindo hematoma subdural, convulsão, hemiparesia e um óbito, o fizeram interromper as intervenções cirúrgicas.[1] Mesmo com os resultados insatisfatórios, Burckhardt identificou que a agressividade e as alucinações relatadas pelos pacientes foram atenuadas pela cirurgia, e concluiu que a psicose era o resultado de elementos patológicos em áreas específicas do cérebro.[2]

Outra questão que permeou a história dos procedimentos invasivos em psiquiatria foi a "localização dos sintomas". Possivelmente, um dos casos mais famosos, que sugeriu que lesões cerebrais em locais específicos podem alterar comportamentos, seja o de Phineas Gage. Um homem de 25 anos, de New Hampshire, em 1848, sofreu um acidente de trabalho em uma ferrovia em Vermont, quando uma barra de ferro de 1 m de comprimento atravessou seu crânio (**Fig. 41.1**), perfurando a maxila esquerda. A barra percorreu um trajeto medialmente, tendo seu orifício de saída anteriormente à sutura coronal próximo à linha média.[3]

Embora tenha se recuperado fisicamente do ferimento e algumas funções tenham se mantido sem prejuízos, como força e memória, sua personalidade apresentou uma brusca modificação. Ele se tornou um homem rude, agressivo com seus colegas e impulsivo em seus atos.[4]

Esse caso trouxe relevância para um tema que seria amplamente discutido ao longo do tempo e demonstra a extrema importância da necessidade dos conhecimentos em neuroanatomia funcional para realização de procedimentos invasivos. Quanto melhor o entendimento do cirurgião sobre as áreas cerebrais correspondentes aos sintomas-alvo, melhores serão os resultados das intervenções.

No início do século XX, experimentos com chimpanzés que apresentavam comportamento impulsivo pré-operatório, tiveram a agressividade significativamente

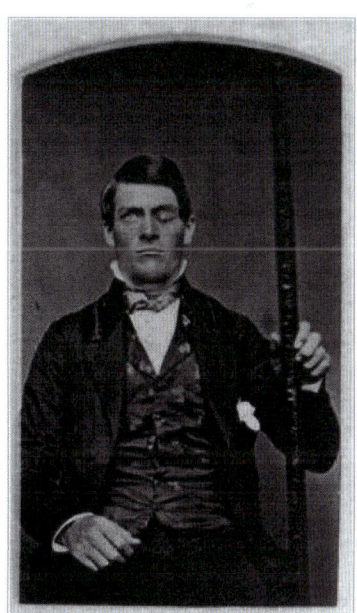

FIGURA 41.1

Phineas Gage segurando a barra de ferro que o feriu.
Fonte: Teles Filho.[4]

reduzida no pós-operatório. O procedimento consistia em lobectomia frontal. O neurologista português Egas Moniz ficou impressionado com a potencial aplicabilidade desse procedimento em humanos. Em colaboração com o neurocirurgião Almeida Lima, foi realizada a primeira leucotomia frontal em um paciente com esquizofrenia, em 1935.

O procedimento consistia na injeção de álcool na substância branca dos lobos frontais, destruindo os tratos que ligam estes ao restante do cérebro. Moniz acreditava que a técnica demonstrava seu valor terapêutico devido à interrupção das vias emocionais no cérebro. No entanto, a ablação alcoólica resultou em um afeto significativamente embotado e apatia nos indivíduos submetidos ao procedimento.[1]

Com o objetivo de diminuir o raio de atuação do álcool no tecido cerebral, Moniz desenvolveu o leucótono – um instrumento que poderia ser inserido no local-alvo do cérebro, que, então, implantaria um pequeno fio para cortar o tecido. Apesar da aparente ausência de resultados registrados em longo prazo dos pacientes submetidos ao procedimento, a leucotomia frontal tornou-se uma técnica amplamente utilizada, levando Moniz a receber o prêmio Nobel por esse trabalho, em 1949.[1]

Walter Freeman e James Watts desenvolveram uma alternativa aos procedimentos realizados por Moniz, recorrendo à injeção de um agente radiopaco iodado nas incisões do parênquima cerebral, o que permitia que o local da leucotomia fosse visualizado em um filme radiográfico simples.

Além disso, a intervenção passou a ser realizada por via transorbitária, o que facilitou o acesso ao método e possivelmente contribuiu para o seu uso indiscriminado. Vários relatos de eventos adversos graves associados à cirurgia acabaram contribuindo para seu declínio, somados ao surgimento dos psicofármacos[2] e de suas respostas favoráveis no tratamento dos transtornos psiquiátricos.

Outra técnica que parece ter surgido com a intenção de evitar os efeitos colaterais da leucotomia frontal foi a estereotaxia. Os pioneiros da neurocirurgia estereotáxica humana, Spiegel e Wycis, buscaram aprimorar os procedimentos invasivos com essa técnica, e as primeiras aplicações da neurocirurgia estereotáxica funcional foram na realização de talamotomias dorsomediais em pacientes com doenças psiquiátricas. Só mais tarde a técnica estereotáxica foi aplicada em pacientes com dores crônicas, transtornos do movimento e epilepsia.[5]

É fato que as dificuldades ao longo da história das cirurgias invasivas culminaram com a necessidade de aprimoramento da técnica, com consequente diminuição dos graves efeitos adversos, e, assim, abriram caminho para as atuais terapias de estimulação cerebral invasivas ou profundas.

As atuais *técnicas de eletroestimulação cerebral profunda (ECP)* tiveram início em 1948, quando o neurocirurgião Lawrence Pool, da Columbia University, descreveu a técnica de estimulação crônica terapêutica por meio de implantes de eletrodos subcorticais, mais precisamente no núcleo caudado, de uma paciente com história de transtorno depressivo e anorexia, com resultados favoráveis por várias semanas.[6]

Ao longo dos anos, diversos psiquiatras, neurocirurgiões e neurofisiologistas buscaram identificar quais as patologias que se beneficiariam da técnica, relacionando áreas cerebrais investigadas como alvo terapêutico e procedimentos adequados para tanto.

A era moderna da ECP teve início em 1987, quando o grupo de Benabid e Pollak, em Grenoble, França, publicou um trabalho com sua experiência com a técnica para o tratamento do tremor essencial (TE) e do tremor na doença de Parkinson (DP), com resultados positivos a partir da estimulação talâmica de forma crônica. No entanto, do ponto de vista histórico, alguns autores sugerem que a indicação da ECP para alterações do comportamento surgiu antes das indicações para o tratamento da dor, epilepsia e transtornos do movimento.[7]

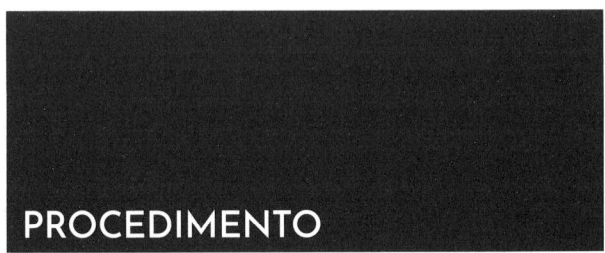

PROCEDIMENTO

De forma geral, a ECP pode ser definida como um procedimento neurocirúrgico para a implantação de eletrodos em regiões do cérebro predeterminadas, conforme a patologia a ser tratada. A área a ser estimulada é definida por mapeamento estereotáxico, por meio da combinação das figuras obtidas por exames de imagem. Após a implantação dos eletrodos, tem início a liberação dos estímulos elétricos. Conforme a resposta do paciente durante o ato cirúrgico, são realizados ajustes tanto em relação à intensidade dos estímulos quanto da localização da estimulação. Posteriormente, os eletrodos são ligados por fios a um gerador, fixado, geralmente, na região infraclavicular (**Fig. 41.2**).[8]

As características cruciais de um eletrodo incluem biocompatibilidade, durabilidade, inércia, estabilidade ao longo do tempo, viabilidade cirúrgica, boa condutivi-

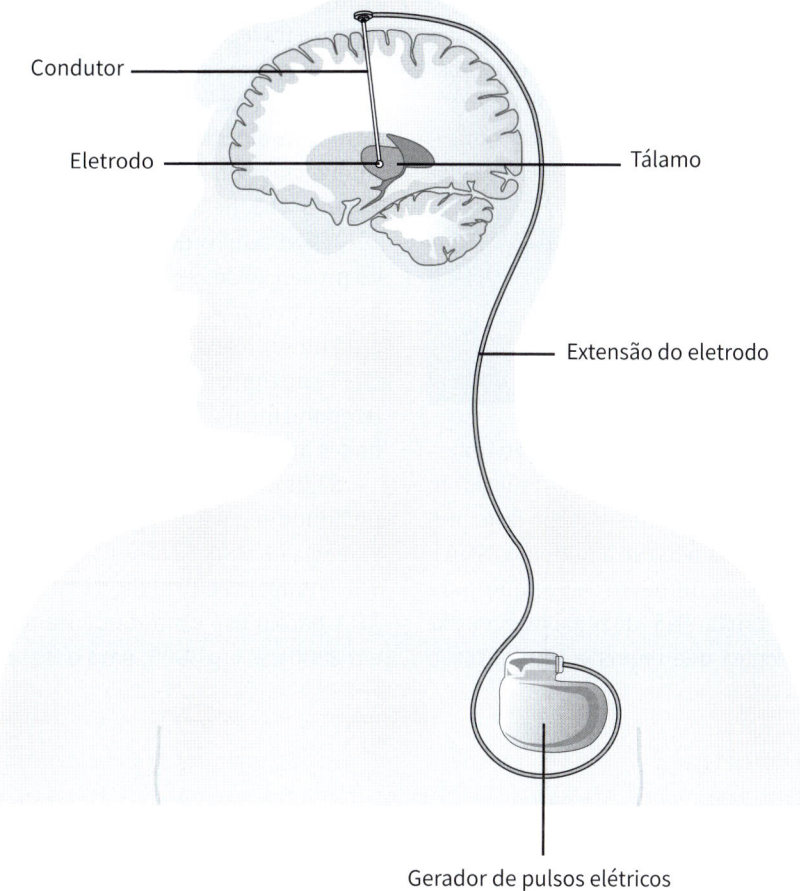

FIGURA 41.2

Desenho esquemático do eletrodo de estimulação cerebral invasiva implantado, a extensão do eletrodo e a localização infraclavicular no gerador.

dade, propriedades elétricas, fornecimento de corrente adequada, entre outras. A composição dos eletrodos inclui platina-irídio e conectores de liga de níquel envoltos em uma bainha de poliuretano. Platina-irídio é escolhida em função de sua toxicidade mínima e suas excelentes propriedades de condução.

A configuração padrão do eletrodo é quadripolar, com quatro contatos do eletrodo estimulador na ponta da sonda, que tem 1,27 mm de diâmetro. Cada contato cilíndrico tem 1,5 mm de comprimento, e os contatos são espaçados de 0,5 mm ou 1,5 mm. Essas configurações do eletrodo permitem que o campo elétrico seja moldado ao longo do eixo z do condutor por meio da programação de várias combinações de ânodos ou cátodos.[6]

O objetivo primário da ECP é o estímulo de áreas cerebrais relacionadas aos sintomas-alvo. No entanto, seu mecanismo de ação não está amplamente elucidado.

Algumas hipóteses sugerem que sua ação se daria em níveis iônicos, proteicos, celulares e da rede neuronal envolvida. Dessa forma, a ECP não só modularia a atividade neuronal local, mas também regiões distantes por meio dos circuitos neuronais relacionados.[9]

De fato, um estudo em modelo animal identificou alterações no córtex pré-frontal (CPF), local de aplicação de implantação do eletrodo, bem como em várias regiões distais, como o núcleo dorsal da rafe. Além disso, os autores também identificaram a presença de proteínas de atividade sináptica, como a sinapsina (marcador pré-sináptico) e o PSD-95 (pós-sináptico), no CPF dos animais submetidos a um modelo de estresse tratados com ECP, indicando, assim, a sinaptogênese como um dos mecanismos de ação associados à técnica.[10]

Atualmente, a ECP tem sua aprovação pela Food and Drug Administration (FDA) para o tratamento de TE, DP, distonia e transtorno obsessivo-compulsivo (TOC) – como intervenção "humanitária" (*humanitarian device exemption*) –, e experimental para outras doenças, incluindo o transtorno depressivo resistente ao tratamento (TDR).[6]

ESTIMULAÇÃO INVASIVA PELO NERVO VAGO

O nervo vago conecta vários órgãos viscerais com o tronco encefálico e o córtex, devido ao seu curso e distribuição em comparação aos demais nervos cranianos, além de ter um papel na regulação do sistema nervoso autônomo (SNA).

A estimulação invasiva do nervo vago, que para este capítulo usaremos a sigla VNS (do inglês *vagus nerve stimulation*), é uma técnica que requer a implantação cirúrgica de um pequeno gerador de pulso por via subcutânea na região torácica esquerda; eletrodos presos ao nervo vago cervical esquerdo são conectados ao gerador de pulsos por um eletrodo, que é canalizado sob a pele. Conforme a demanda do paciente, os parâmetros de estimulação podem ser programados externamente.[11] Na **Figura 41.3**, há um desenho esquemático do sistema.

A VNS tem como alvo os circuitos neuronais límbicos do prosencéfalo por estimulação das fibras ascendentes no nervo vago. A estimulação elétrica das fibras nervosas aferentes, projetando-se para o núcleo do trato solitário (NTS) no tronco encefálico, leva à estimulação do córtex temporal medial (CTM) e do CPF, possivelmente relacionados às emoções.[13]

Segundo alguns estudos, a VNS parece ser segura, incluindo seu uso em gestantes, e pode ser utilizada na vigência de tratamentos com psicotrópicos e eletroconvulsoterapia (ECT).[13] Em 1997, a VNS foi aprovada pela FDA para o uso no tratamento da epilepsia (no Brasil, em 2000), e, em 2005, para o tratamento do transtorno

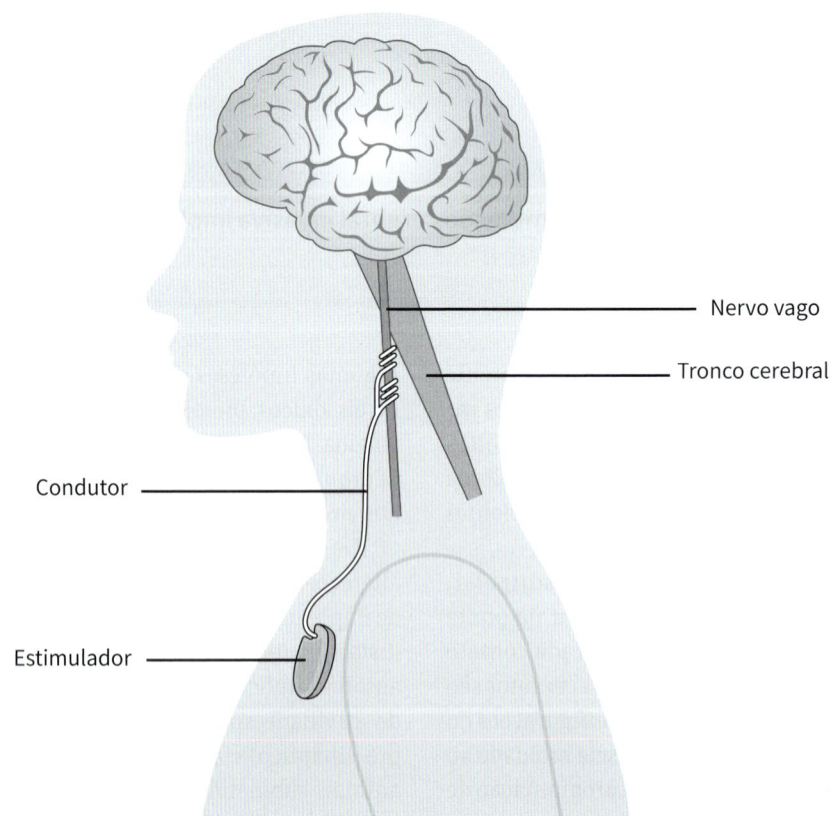

FIGURA 41.3

Desenho esquemático da VNS.

depressivo. Ao longo do tempo, a eficácia da VNS para TDR vem sendo evidenciada, porém, em função do alto custo do dispositivo e de sua implantação cirúrgica, bem como de discordâncias em relação à cobertura do procedimento por parte das seguradoras, a disponibilidade do procedimento é limitada nos Estados Unidos.[14,15]

PROCEDIMENTOS INVASIVOS COMO ALTERNATIVA TERAPÊUTICA

Como já abordado, apesar do aprimoramento dos tratamentos farmacológicos e psicoterapêuticos em psiquiatria, tanto em relação à eficácia quanto à segurança, alguns pacientes apresentam quadros psiquiátricos resistentes aos tratamentos convencionais. As terapias de estimulação invasivas, como a ECP e a VNS, parecem ser alternativas promissoras para essas situações. A seguir, serão discutidas a aplicabilidade dessas intervenções para o tratamento de alguns transtornos psiquiátricos.

TRANSTORNOS DEPRESSIVO MAIOR E RESISTENTE AO TRATAMENTO

De acordo com a Organização Mundial da Saúde (OMS), o transtorno depressivo maior (TDM) acomete em torno de 300 milhões de pessoas no mundo, sendo uma das doenças mais prevalentes na prática clínica.[16] O quadro clínico geralmente se manifesta com humor deprimido, anedonia, insônia, ideação suicida, entre outros sintomas. Embora a farmacoterapia seja eficaz na redução dos sintomas depressivos, cerca de 30% dos pacientes não respondem aos tratamentos propostos.

Mesmo com controvérsias em relação ao seu conceito, em geral, o TDR é conceitualizado como falha a pelo menos dois cursos de antidepressivos em tempo e dose adequados. Para esses pacientes, novas modalidades terapêuticas podem ser necessárias para controlar seus sintomas e auxiliar na melhora da qualidade de vida.[17]

Os procedimentos cirúrgicos, como a VNS e o ECP, têm sido cada vez mais investigados para o tratamento de TDR. Em um estudo observacional, prospectivo, aberto, não randomizado e de cinco anos de seguimento, que incluiu 795 pacientes em vigência de episódio depressivo (depressão unipolar ou bipolar) e não resposta a quatro ou mais tratamentos (incluindo ECT), os resultados com VNS foram promissores.[18] A VNS, além de ter se mostrado eficaz no tratamento da depressão, parece estar associada a menor risco cirúrgico em relação à ECP.[19]

Os principais efeitos adversos da VNS descritos na literatura incluem rouquidão, dispneia, náusea, dor e ansiedade. Porém, de acordo com um estudo, nenhum paciente interrompeu o tratamento devido à intolerabilidade,[20] o que demonstra seu papel promissor no arsenal contra o TDR.

No caso da ECP para pacientes com TDR, vários estudos têm apresentado resultados positivos com a implantação dos eletrodos em regiões associadas a sintomas psiquiátricos. Entre esses alvos, há estudos com estimulação no giro cingulado subgenual (GCS), *nucleus accumbens* (NAc), núcleo leito da estria terminal (NLET) estriado ventral (EV)/cápsula interna (CI), complexo habenular lateral (CHL), feixe prosencefálico medial (FPM) e pedúnculo talâmico inferior (PTI). Disfunções estruturais e funcionais abrangendo essas regiões têm sido relatadas em pacientes com depressão e, portanto, têm sido utilizadas como potenciais alvos para intervenções. De fato, a estimulação elétrica dessas regiões cerebrais tem demonstrado efeitos positivos nos sintomas dos pacientes com TDR.[21]

O objetivo primordial da ECP é estimular os tecidos cerebrais nos quais é aplicada sem lhes causar lesões. Um ponto interessante a se considerar é a potencial reversibilidade do procedimento, já que todo o dispositivo pode ser removido. Trata-se, portanto, de uma técnica modulável e com menos efeitos adversos comparada aos procedimentos ablativos tradicionais. Segue a discussão sobre os resultados de alguns estudos com estimulação em áreas cerebrais específicas, em busca do alvo ideal para a ECP no TDR.

ALVOS DA ELETROESTIMULAÇÃO CEREBRAL PROFUNDA

Estudos pré-clínicos com ECP no córtex pré-frontal medial ventral (CPFvm) (correspondente ao GCS do roedor) evidenciaram efeitos do tipo antidepressivo, somados a alterações nos níveis de noradrenalina no local da estimulação. A ECP parece ativar as áreas relacionadas à modulação das projeções neuronais pré-frontais, que estariam envolvidas na síntese e na liberação da noradrenalina.[22] Em um estudo duplo-cego, randomizado, com controle simulado e seis meses de seguimento em pacientes com diagnóstico de TDR submetidos à ECP no córtex cingulado anterior (CCA), quatro dos cinco pacientes apresentaram remissão dos sintomas, e nenhum deles apresentou recaída. Embora o estudo apresente uma amostra pequena, demonstrou resultados interessantes quando comparados ao grupo-controle.[23]

Uma recente metanálise identificou que a ECP, tendo como alvo o NAc, foi associada a efeitos terapêuticos antidepressivos na amostra estudada.[24] Outra área cerebral investigada é o EV, o qual está anatômica e funcionalmente conectado com outras regiões cerebrais, como o CPF, o hipocampo e a amígdala. De fato, alterações nessas áreas estão associadas a transtornos do humor.

Em um estudo com 25 pacientes com TDR submetidos à ECP na região anterior da CI, foi identificado efeito antidepressivo em 10 pacientes, além de boa tolerabilidade. Embora os resultados não tenham sido favoráveis em toda a amostra, os pesquisadores sugerem que a área cerebral escolhida apresenta uma alternativa de alvo de ação para ECP.[25]

O FPM tem sido alvo de estudos pré-clínicos e clínicos com ECP, com resultados positivos para o tratamento de sintomas depressivos. Isso pode estar relacionado com a localização do FPM, central à região associada ao sistema de recompensa. De fato, um estudo em modelo animal evidenciou aumento da atividade locomotora em animais submetidos à ECP com foco no FPM. Além disso, houve um aumento nos níveis de receptores de dopamina do tipo D2 e transportadores de dopamina (DAT) no CPF e no hipocampo, respectivamente.[26] Em um estudo de 12 meses com oito pacientes com TDR, seis responderam à estimulação no FPM, sendo que quatro alcançaram a remissão. Os resultados em longo prazo revelaram um efeito estável em até quatro anos. A eficácia antidepressiva foi acompanhada de melhora na avaliação global do funcionamento. Nenhuma alteração na cognição foi identificada.[27]

O CHL é considerado uma região cerebral determinante na regulação de humor, estresse, na percepção da dor, em comportamentos associados à recompensa e ao funcionamento sexual. Em um estudo pré-clínico com ECP nessa região, estimulação aguda de baixa frequência (5 Hz) esteve associada a um comportamento do tipo depressivo, enquanto a aplicação de estimulação de alta frequência (100 Hz) reduziu o comportamento do tipo ansioso.[28] Especial atenção precisa ser dada em relação ao trajeto escolhido na implantação do eletrodo, a fim de se evitar lesões em áreas subjacentes ao CHL, como os ventrículos e vasos relacionados ao tálamo, sendo necessário um planejamento individual, com o objetivo de se otimizar a segurança da técnica.[29]

O NLET é uma estrutura límbica envolvida nas respostas neuronais à ansiedade, em especial, ao medo condicionado, além de ser uma das principais regiões noradrenérgicas no SNC. Em um estudo com cinco pacientes com TDR que foram submetidos à ECP no NLET, foi evidenciada a remissão sustentada dos sintomas depressivos em dois desses cinco pacientes, bem como melhora importante dos sintomas em outros dois pacientes. Não houve complicações operatórias, e os efeitos colaterais relacionados à estimulação foram limitados e reversíveis com o ajuste da estimulação.[30]

Embora promissora, alguns eventos adversos associados à ECP são descritos na literatura, entre eles, cefaleia, visão turva/diplopia, piora dos sintomas depressivos, alterações do sono, sintomas ansiosos, dor ao redor do neuroestimulador, náusea, alterações de equilíbrio e marcha. Logo, há necessidade de avaliação dos riscos e benefícios ao indicar a técnica, especialmente em relação à cirurgia para colocação do eletrodo, o que requer mais estudos para observação em longo prazo.[31] O **Quadro 41.1** descreve os principais critérios de inclusão e exclusão dos pacientes com quadro depressivo para elegibilidade da ECP.

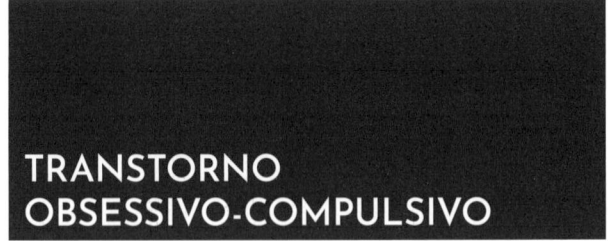

TRANSTORNO OBSESSIVO-COMPULSIVO

O TOC é caracterizado pela presença crônica de pensamentos, imagens e impulsos intrusivos recorrentes, que costumam causar ansiedade e/ou ações comportamentais ou mentais de repetição. O TOC está entre as 10 principais causas de incapacidade atualmente. Em torno de 10% dos pacientes obtêm resposta insatisfatória com os tratamentos convencionais.[33]

A ECP é indicada a pacientes com transtorno primário, evidenciando grave incapacidade, avaliado pela Escala Obsessivo-compulsiva de Yale-Brown (Y-BOCS,

QUADRO 41.1
CRITÉRIOS DE INCLUSÃO E EXCLUSÃO SUGERIDOS PARA ELEGIBILIDADE DE PACIENTES COM DEPRESSÃO PARA ECP

Critérios de inclusão	Critérios de exclusão
- Depressão unipolar grave crônica ≥ 24 meses, Escala de Depressão de Hamilton -17 ≥ 20 pontos ou recorrente (≥ 4 episódios) - Episódio depressivo atual (duração mínima de 12 meses) - Resistência a pelo menos 4 tratamentos – antidepressivos de classes distintas e terapia cognitivo-comportamental (TCC) - Não responsivo ou intolerante à ECT (mínimo de 6 sessões) - Idade entre 18 e 70 anos - Avaliação de funcionamento global ≤ 50 - Titulação de medicação estável ou sem medicação há 4 semanas	- Declínio cognitivo global (Miniexame do Estado Mental inferior a 27) - Risco de suicídio grave (plano ou intenção) - Histórico de abuso de substâncias nos últimos 12 meses - Doenças neurológicas que afetem funções motoras, cognitivas ou sensoriais - Doença cardiovascular - Contraindicações cirúrgicas - Gravidez ou intenção de engravidar

Fonte: Adaptado de Quevedo e Izquierdo.[32]

do inglês Yale-Brown Obsessive Compulsive Scale)[34] (**Quadro 41.2**) e resistente aos tratamentos farmacológicos em dosagens e tempo suficientes e adequados, bem como à TCC.[35]

Assim como nos demais transtornos psiquiátricos, os candidatos à neurocirurgia para tratamento do TOC devem atender aos critérios clínicos geralmente aceitos para gravidade, cronicidade, incapacidade e refratariedade ao tratamento (**Quadro 41.3**).

A ECP é uma abordagem terapêutica promissora para pacientes com TOC resistente ao tratamento, uma condição ligada a anormalidades na região ganglionar

QUADRO 41.2
ESCALA Y-BOCS RESUMIDA

Obsessões

1. Tempo ocupado pelos pensamentos obsessivos (ou obsessões)
2. Interferência gerada pelos pensamentos obsessivos
3. Sofrimento relacionado aos pensamentos obsessivos
4. Resistência às obsessões
5. Grau de controle sobre os pensamentos obsessivos

Compulsões

6. Tempo gasto com comportamentos compulsivos (compulsões ou rituais)
7. Interferência provocada pelos comportamentos compulsivos
8. Desconforto relacionado ao comportamento compulsivo
9. Resistência às compulsões
10. Grau de controle sobre as compulsões

As respostas são dadas em uma escala de 5 pontos, que varia entre 0 (sem sintomas) e 4 (muito grave), relativas ao tempo gasto, interferência com o funcionamento, incômodo subjetivo, resistência aos sintomas e controle sobre os sintomas do indivíduo.

QUADRO 41.3
CRITÉRIOS PARA CONSIDERAR TOC RESISTENTE AO TRATAMENTO

TOC farmacorresistente

Quando não há resposta com:

- Pelos menos dois tratamentos com inibidores seletivos da recaptação da serotonina (ISRSs) com dosagem máxima tolerada, por pelo menos três meses
- Três meses de tratamento com clomipramina
- Pelo menos uma tentativa de uso de antipsicótico atípico associado a ISRS ou clomipramina
- TCC (comprovada)

corticobasal.[36] Como já mencionado, a intervenção é autorizada pela FDA para uso em casos graves resistentes ao tratamento, como indicação humanitária (*humanitarian device exemption*) – autorização relacionada ao impacto negativo da doença, porém, com um número restrito de estudos que ampare sua ampla indicação. O procedimento típico é de alta frequência, entre 100 e 185 Hz, potência variando de 2 a 10 V, com pulso em um intervalo entre 60 e 150 μs.[37] As principais regiões-alvo são o corpo estriado ventral, NAc, núcleo subtalâmico, CI e parte do tálamo, sem evidências de diferença entre essas regiões em relação à eficácia.[38] A estimulação deve ser ajustada até que se tenha obtido uma resposta clínica significativa, com mínimos efeitos colaterais, o que pode levar de 3 a 12 meses.[38]

A ECP está associada à melhora dos sintomas mensurados, de acordo com a Y-BOCS, além de um potencial impacto positivo na qualidade de vida do paciente. Em sujeitos com TOC e depressão, a intervenção também pode auxiliar na redução dos sintomas depressivos, em especial com a estimulação na região do CEV.

Um estudo longitudinal mostrou melhora média de 90% na qualidade de vida dos indivíduos resistentes a tratamento e que fizeram uso de ECP.[33] A resposta foi significativa independentemente da melhora dos sintomas do TOC, tanto na pontuação geral quanto para os domínios físico, psicológico e ambiental.

Uma metanálise publicada em 2015 reuniu 31 estudos com 106 pacientes submetidos à ECP, em diferentes áreas-alvo. A taxa de resposta, considerada quando há redução de pelo menos 35% da pontuação da escala Y-BOCS, foi de 60%, resposta positiva especialmente nos pacientes com TOC de início tardio e sintomas obsessivos com temas relacionados à religião e à sexualidade.[39]

Os efeitos adversos da ECP estão relacionados a complicações cirúrgicas, funcionamento e migração do dispositivo. Outra questão importante é o potencial "efeito rebote", ou seja, uma piora dos sintomas de obsessão e compulsão com a interrupção abrupta do tratamento, os quais podem ser revertidos com o retorno da estimulação.[40] O efeito colateral mais importante é a hipomania transitória, que ocorre em mais de 65% dos casos, especialmente quando a estimulação acontece na região do CEV.[41]

O potencial terapêutico da estimulação do VNP também tem sido investigado. Em um estudo piloto,[42] pacientes submetidos ao procedimento obtiveram melhora em seus sintomas de forma aguda, com diminuição do escore da escala Y-BOCS e também da Escala de Depressão de Hamilton. Ao longo dos trimestres em que os pacientes foram acompanhados, houve melhora gradual nas pontuações das escalas, sendo observada resposta até quatro anos após o início da intervenção.

Pacientes com menos de 18 anos de idade com deficiência intelectual, gestantes, portadores de dispositivos de estimulação elétrica, ou com comorbidades que possam aumentar o risco de complicações durante a cirurgia são potencialmente contraindicados para a ECP.

ANSIEDADE

Os transtornos de ansiedade incluem ansiedade generalizada, fobia social, fobia específica, transtorno de pânico, agorafobia, transtorno de ansiedade de separação e mutismo seletivo. De forma geral, os pacientes apresentam uma série de sintomas que contribuem para diminuição de sua qualidade de vida.

O tratamento é feito preferencialmente com ISRSs e benzodiazepínicos (BZDs), associados à psicoterapia. Entretanto, alguns pacientes são resistentes a esses tratamentos, o que leva à busca de novas intervenções.

Devido a efeitos adversos, alto custo e possíveis complicações relacionados ao procedimento cirúrgico, as terapias de estimulação cerebral invasivas são pouco estudadas para o tratamento da ansiedade.[12] O que se sabe é que o nervo vago tem ligação com diversas áreas cerebrais responsáveis por sintomas da ansiedade, como o hipocampo e a amígdala, o que torna a VNS uma estratégia de tratamento potencial nesses casos.

Um estudo piloto mostrou melhora contínua e sustentada de sintomas ansiosos em pacientes com transtorno de pânico submetidos à VNS em quatro anos de seguimento. Os escores da ansiedade associados a outros transtornos, como TOC, também melhoraram após o procedimento.[42]

O uso do ECP, tendo como alvo a amígdala, também parece ser promissor, visto que a estimulação dessa região cerebral é potencialmente capaz de reverter e controlar sintomas relacionados aos transtornos de ansiedade, como o medo excessivo, por exemplo. De fato, novos estudos são necessários sobre os procedimentos invasivos para o tratamento dos transtornos de ansiedade.

ANOREXIA

A anorexia pode ser definida simplesmente como perda de apetite. Quando se trata de transtorno alimentar, a anorexia nervosa (AN) é definida pelo *Manual diagnóstico e estatísticos de transtornos mentais* (DSM-5) como restrição da ingesta calórica com consequente baixo peso corporal, somado ao medo intenso de ganho ponderal, comportamentos que impedem o ganho de peso, além de percepção distorcida do peso e da forma corporal, com persistente influência do tema na autoavaliação.

A AN é um transtorno de etiologia desconhecida, que tem a maior taxa de mortalidade entre os transtornos psiquiátricos.[43] O tratamento geralmente envolve reabilitação nutricional e psicoterapia; dependendo da gravidade, o manejo pode ser hospitalar. Quando não responsiva aos tratamentos convencionais, a ECP vem sendo estudada como alternativa terapêutica.

Até o momento, as estimulações usadas foram bilaterais na área subcalosa, no NAc e CEV. Os estudos indicam resultados positivos sobre o índice de massa corporal (IMC). Imagens de tomografia por emissão de pósitrons (PET, do inglês *positron emission tomography*) e tomografia computadorizada (TC) demonstraram a diminuição do hipermetabolismo patológico da glicose encontrada no hipocampo, CPF e núcleo lenticular (NL) de pacientes com AN.[43-45]

Em um estudo prospectivo,[44] 16 mulheres com AN resistente ao tratamento foram submetidas à ECP por um ano, na região subcalosa. Na avaliação do IMC, inicialmente, a média era menor que 14 e, ao final do estudo, mais de 17. Para aquelas que tinham transtornos associados, foi encontrado também melhora de comorbidades, especialmente depressão e ansiedade. Em diversas estruturas cerebrais, houve alterações no metabolismo cerebral em 6 e 12 meses após início do ensaio. Nos giros frontal superior e subcaloso, por exemplo, o metabolismo da glicose diminuiu, enquanto nos giros para-hipocampal e temporal médio, aumentou. Dessa forma, a ECP demonstra potencial para tratamento da AN, principalmente quando resistente a outros tratamentos.

Pacientes com epilepsia tratados com VNS relataram frequentemente mudanças no comportamento alimentar, com alteração nas preferências alimentares, o que motivou estudos sobre a atuação do nervo vago nas alterações de hábitos alimentares, principalmente obesidade. Infelizmente, os resultados positivos identificados em modelo animal não foram encontrados em estudos clínicos.[46]

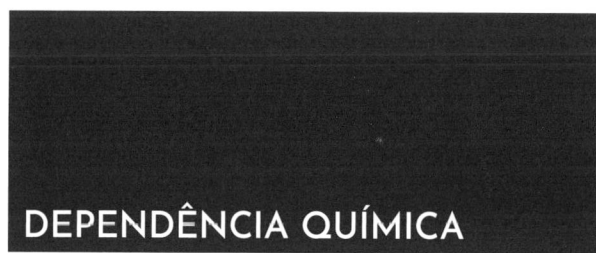

DEPENDÊNCIA QUÍMICA

A dependência química (DQ), transtorno crônico e recorrente, é caracterizada pela busca e ingestão compulsiva de drogas. Pode ser classificada de acordo com sua gravidade em leve, moderada ou grave, conforme os critérios do DMS-5. Atualmente, as terapias utilizadas apresentam altas taxas de recaída, e a ECP tem sido investigada como potencial tratamento alternativo. Os estudos, a maioria composta por relatos de caso, mostram redução do uso de drogas, melhora dos sintomas de abstinência, aumento do tempo de abstenção e diminuição dos episódios de recidivas com o uso de ECP, sendo o alvo principal o NAc.[47]

Apesar das limitações dos modelos animais para o estudo dos comportamentos associados à dependência química, vários pesquisadores encontraram redução do comportamento de busca por drogas, importante para a fase de abstinência. O alvo mais comum de estimulação também tem sido o NAc, uma estrutura-chave na via de recompensa mesolímbica. Além disso, um relativo hipofuncionamento do CPF parece estar associado à DQ, o que pode estar relacionado à diminuição do controle dos impulsos, característica da doença. Dessa forma, o CPF, assim como outros alvos envolvidos na DQ, como habênula lateral, hipotálamo, ínsula e núcleo subtalâmico (NS), também têm sido investigados em modelos animais, com resultados encorajadores.[48] Porém, os estudos em humanos são limitados, devido ao número pequeno das amostras.

A dependência de cocaína é uma condição grave que inclui distúrbios motivacionais e comportamentais, por disfunção do circuito de recompensa do cérebro, para os quais, até o momento, os tratamentos são limitados. Um relato de caso evidenciou reposta positiva com o uso da ECP em um paciente dependente de cocaína.[49]

Embora os estudos mostrem redução do uso de drogas com a ECP,[48] um ensaio duplo-cego obteve resultados que parecem indicar efeito placebo do procedimento, por não haver diferença significativa entre o grupo estimulado e o grupo simulado.[49]

O uso de terapias invasivas tem sido estudado para outras drogas, porém, a maioria dos trabalhos publicados se trata de relatos de casos. De qualquer forma, as pesquisas atuais direcionam para um uso promissor da ECP, apesar da necessidade de ensaios adicionais para determinar o papel da neuroestimulação invasiva no tratamento da DQ.

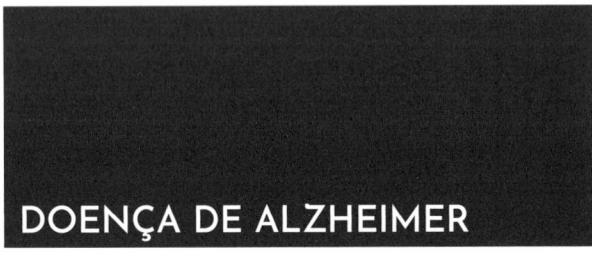

DOENÇA DE ALZHEIMER

A doença de Alzheimer (DA) é a forma mais comum de demência neurodegenerativa. Apresenta caráter crônico e prognóstico reservado. Os dados sobre a eficácia da ECP na DA ainda são limitados. Dois principais alvos potenciais foram propostos até agora: o núcleo basal de Meynert (NBM) e o fórnice. Os resultados de um estudo piloto em ECP incluindo seis pacientes com quadro leve a moderado de DA demonstraram que, após um ano de estimulação, foi observado um declínio cognitivo mais lento, e quatro pacientes foram considerados respondedores. Os sujeitos demonstraram boa tolerância ao tratamento e nenhum evento adverso grave foi relatado.[50]

Em outro estudo envolvendo 10 pacientes, o grau de atrofia do córtex fronto-parieto-temporal observado em neuroimagem foi proposto como um possível preditor de resposta à ECP no NBM para DA.[51] Assim, os estudos sobre a ECP na DA são incipientes, e novas evidências são necessárias para considerar sua aplicabilidade clínica para a doença.

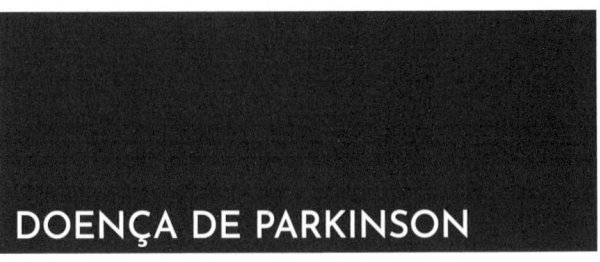

DOENÇA DE PARKINSON

A DP é um transtorno neurodegenerativo progressivo que acomete principalmente células produtoras de dopamina, principal neurotransmissor responsável pela modulação do movimento no sistema extrapiramidal. É a segunda doença neurodegenerativa mais comum (depois da DA), com taxas de incidência anual padronizadas por idade em países de alta renda de 14 por 100 mil pessoas na população total, e de 160 por 100 mil pessoas com 65 anos ou mais.[52]

A maioria dos pacientes com DP utilizará no seu tratamento o precursor de dopamina, a levodopa. Contudo, em alguns casos, após 5 a 10 anos do uso da medicação, a neurodegeneração limita a captação fisiológica e a liberação do neurotransmissor, prejudicando a resposta, o que é acompanhado de complicações motoras. Assim, alguns pacientes podem apresentar sintomas motores resistentes ao tratamento, não obtendo o mesmo benefício com o tratamento medicamentoso.[53] Além da levodopa, outros medicamentos disponíveis para o tratamento de sintomas motores relacionados à DP incluem anticolinérgicos, amantadina, inibidores da monoaminoxidase (IMAOs), agonistas da dopamina e istradefilina.[53]

Quando esses quadros afetam drasticamente a qualidade de vida do paciente, a ECP pode ser indicada. A avaliação é feita pelo neurologista e pelo neurocirurgião, que buscam indicativos da gravidade da doença e se há possíveis contraindicações para o procedimento, auxiliados por exames de neuroimagem.

Os dois principais alvos são o NS e o globo pálido interno (GPI), pois acredita-se que a depleção de dopamina culmine em uma superexcitação do primeiro e grande inibição do segundo, levando a uma redução da atividade talamocortical; a estimulação atuaria suprimindo a atividade neuronal e ativando fibras eferentes da região.[54]

Em um estudo que avaliou pacientes com DP em estágio inicial que foram submetidos à ECP em um ensaio piloto, os resultados de cinco anos de observação mostraram que aqueles que receberam a terapia invasiva bilateral precoce em comparação aos que receberam terapia padrão para DP, tiveram menor necessidade de aumento das doses de levodopa e outras medicações, além de obterem benefícios de longo prazo para sintomas motores, com menor chance de ocorrer tremores de repouso.[55]

No estudo INTREPID, multicêntrico, duplo-cego e randomizado, 121 pessoas com DP receberam ECP no NS. Houve aumento do tempo de resposta, melhorando os sintomas motores, principalmente discinesias, além da melhora importante na qualidade de vida,[56] reafirmando o NS como um alvo interessante para ECP na DP.

Habitualmente, os parâmetros são 130 Hz, 2 a 3,5 V de intensidade e 60 µs de intervalo de banda, mas isso deve ser ajustado individualmente. Além de possíveis complicações advindas da cirurgia e do gerador, podem aparecer de forma leve e temporária tonturas, contraturas faciais, parestesias, disartria, apraxia de abertura das pálpebras, hemibalismo, desequilíbrio da marcha e discinesia, o que é habitualmente resolvido reajustando o dispositivo.

Em uma recente revisão sistemática que realizou uma comparação entre as três diferentes terapias invasivas para DP avançada, ECP, infusão subcutânea contínua de apomorfina (ISCA) e infusão de gel intestinal de levodopa-carbidopa, os autores concluíram que as terapias auxiliadas por dispositivos (ISCA e ECP) são mais eficazes que o tratamento medicamentoso, mesmo quando ajustado na melhor dose e frequência de administração. Entretanto, em função do custo elevado, os procedimentos invasivos apresentam desvantagens na sua aplicabilidade.[57]

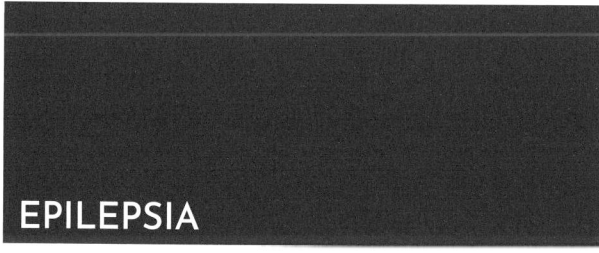

EPILEPSIA

A epilepsia é um transtorno cerebral crônico, caracterizada por crises epilépticas recorrentes, não decorrentes de disfunções metabólicas, febre ou efeito de drogas. A terapia é baseada em anticonvulsivantes e, quando há falha terapêutica com pelo menos três tratamentos farmacológicos, define-se o quadro como farmacorresistente. Como opção, a ECP ou a VNS podem ser alternativas úteis.

A ECP é indicada para indivíduos com mais de 18 anos, com crises parciais, com ou sem generalização, com frequência elevada de crises convulsivas, em geral, mais de seis episódios no período de um mês, por pelo menos três meses. Os alvos são os núcleos talâmicos anterior (NTA) e centromediano, subtalâmico, o caudado, o hipocampo e o cerebelo.

De forma aguda, as crises diminuem em média 40%, enquanto, com o passar dos anos, essa redução pode chegar a 75%.[58] O estudo SANTE,[59] que avaliou a eficácia em longo prazo da ECP no NTA em pacientes com epilepsia parcial, identificou que a taxa de resposta em um ano, considerada quando há redução de mais da metade nas frequências de crises, foi de 43%; em cinco anos, esse valor chegou a 68%. No tempo de acompanhamento do estudo, 16% dos indivíduos não apresentaram crises por pelo menos meio ano.

A VNS, utilizada como terapia adjuvante, é aprovada, na maioria dos países, sem restrições de idade ou tipo de epilepsia. Indivíduos com distúrbio de condução cardíaca têm contraindicação para o uso, bem como aqueles com apneia do sono, sendo necessária uma avaliação especializada antes da indicação da técnica.

Um estudo que avaliou o efeito de longo prazo da ECP em 56 pessoas que receberam o implante entre 4 e 17 anos de idade,[60] mostrou que houve diminuição de mais de 50% do número de convulsões em quase 10% dos indivíduos nos primeiros seis meses de terapia, alcançando 54% em cinco anos. No geral, 35 pacientes tiveram redução das crises, sendo que 11 pacientes não tiveram nenhuma crise durante todo o tempo de acompanhamento do estudo.

Os parâmetros utilizados são ajustados individualmente para ter o máximo de resposta terapêutica e menor chance de efeitos adversos, mas, geralmente, o início é com estímulo de 3 Hz por 30 segundos, com ciclos de cinco minutos. O tratamento tem raros efeitos adversos. Quando ocorrem, como rouquidão, por exemplo, tendem a ser leves e normalmente diminuem com mudanças na estimulação. Infecções são geralmente tratadas com antibioticoterapia.

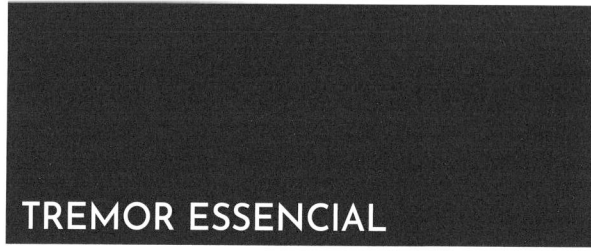

TREMOR ESSENCIAL

O TE se manifesta como tremor de ação, bem como antigravidade, em membros superiores, sendo lentamente progressivo e podendo afetar cabeça, voz, e raramente membros inferiores. A terapia é direcionada aos pacientes que têm prejuízo nas funções cotidianas e comprometimento de sua saúde mental associados ao TE. Geralmente, seu tratamento é feito com betabloqueadores e anticonvulsivantes, isolados ou combinados, como propranolol e primidona.

Quando não há resolução do quadro, o tratamento invasivo é válido nos casos sem risco cirúrgico. A preferência é pela ECP, em que o alvo é o núcleo ventral lateral do tálamo (NVLT), que pode ser unilateral para tratar as disfunções de membro superior contralateral, ou bilateral, visando também tremores de cabeça e voz.

A eficácia do procedimento para TE é considerável,[61] com limitações ao longo do tempo em decorrência da progressão da doença. Os efeitos adversos incluem parestesia de membros e face contralateral, que são autolimitadas, disartria, desequilíbrio, distonia e instabilidade da marcha, que melhoram com ajuste da estimulação.

Um trabalho que buscou relatar resultados em longo prazo da ECP com 98 pacientes diagnosticados com DP, TE e distonia,[61] revelou que aqueles com TE apresentaram melhora média de 66% dos sintomas em um ano, e 48% em 10 anos, sem perda significativa da resposta com o passar dos anos. Para DP, a melhora foi de 70% em um ano e 63% em 10 anos. Na distonia, a melhora de 41% não se manteve com o acompanhamento, reduzindo para 30% em cinco anos.

Outro estudo mais recente[62] mostrou que nos 97 pacientes com TE submetidos a ECP houve benefícios para o tremor nos primeiros cinco anos de avaliação, incluindo melhora na prática das atividades cotidianas por pelo menos dois anos.

DISTONIA

A distonia é um distúrbio em que há contrações musculares simultâneas das musculaturas agonista e antagonista, sendo sustentadas ou descontínuas, resultando em movimentos e postura anormais. A intervenção típica é com levodopa ou anticolinérgicos. Embora eficaz, alguns pacientes são resistentes às medicações, sendo aconselhado o uso de injeções de toxina botulínica.

Os casos que não respondem ou não toleram essas terapias são candidatos à ECP. A estimulação, em geral, é no GPI, tanto para crianças quanto para adultos, e positiva para a maioria dos subtipos da doença.[61] Um ensaio clínico randomizado que acompanhou por cinco anos indivíduos que fizeram ECP como tratamento para distonia primária, generalizada ou focal, encontrou que as pessoas que receberam a neuroestimulação tiveram melhora significativa da gravidade da doença em seis meses, evoluindo ainda mais dentro de três anos, o que se sustentou por pelo menos cinco anos.[63]

CONSIDERAÇÕES FINAIS

Ao longo deste capítulo foram apresentadas, ainda que sucintamente, a história da psicocirurgia, sua evolução e rumos atuais. Embora as aprovações dos procedimentos invasivos para o tratamento de transtornos psiquiátricos sejam limitadas (p. ex., VNS para TDR e ECP para TOC como recurso humanitário), a literatura parece demonstrar que essa é uma área que será cada vez mais explorada. Considerando que uma parcela considerável dos pacientes com transtornos psiquiátricos é resistente aos tratamentos convencionais, alternativas seguras e eficazes são necessárias, e as técnicas de terapias invasivas demonstram ter esse potencial.

Até o momento, os tratamentos invasivos demonstram ser capazes de auxiliar na redução dos sintomas e na melhora da qualidade de vida dos pacientes. Entretanto, é de grande valia ampliar o conhecimento sobre a fisiopatologia dos transtornos psiquiátricos, além do aprimoramento das técnicas, para, assim, otimizar a eficácia, segurança e tolerabilidade dessas intervenções. No Brasil, a ECP não é uma intervenção aprovada pelos órgãos reguladores, se tratando de técnica ainda experimental em psiquiatria. A possível indicação de ECP para o tratamento de transtornos psiquiátricos deve ser acompanhada, além de minuciosa justificativa clínica fundamentada nas melhores evidências científicas, de consulta aos conselhos que fiscalizam e normatizam a prática médica.

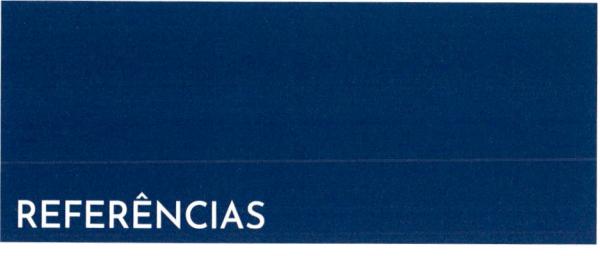

REFERÊNCIAS

1. Mahoney DE, Green AL. Psychosurgery: history of the neurosurgical management of psychiatric disorders. World Neurosurg. 2020;137:327-34.

2. Robison RA, Taghva A, Liu CY, Apuzzo MLJ. Surgery of the mind, mood, and conscious state: an idea in evolution. World Neurosurg. 2012;77(5-6):662-86.

3. Damasio H, Grabowski T, Frank R, Galaburda AM, Damasio AR. The return of Phineas Gage: clues about the brain from the skull of a famous patient. Science. 1994;264(5162):1102-5.

4. Teles Filho RV. Phineas Gage's great legacy. Dement Neuropsychol. 2020;14(4):419-21.

5. Rzesnitzek L, Hariz M, Krauss JK. The origins of human functional stereotaxis: a reappraisal. Stereotact Funct Neurosurg. 2019;97(1):49-54.

6. Krauss JK, Lipsman N, Aziz T, Boutet A, Brown P, Chang JW, et al. Technology of deep brain stimulation: current status and future directions. Nat Rev Neurol. 2021;17(2):75-87.

7. Hariz MI, Blomstedt P, Zrinzo L. Deep brain stimulation between 1947 and 1987: the untold story. Neurosurg Focus. 2010;29(2):E1.

8. Lyons MK. Deep brain stimulation: current and future clinical applications. Mayo Clin Proc. 2011;86(7):662-72.

9. Lozano AM, Lipsman N, Bergman H, Brown P, Chabardes S, Chang JW, et al. Deep brain stimulation: current challenges and future directions. Nature Rev Neurol. 2019;15(3):148-60.

10. Veerakumar A, Challis C, Gupta P, Da J, Upadhyay A, Beck SG, et al. Antidepressant-like effects of cortical deep brain stimulation coincide with pro-neuroplastic adaptations of serotonin systems. Biol Psychiatry. 2014;76(3):203-12.

11. Mandalaneni K, Rayi A. Vagus nerve stimulator. In: StatPearls. Treasure Island: StatPearls; 2020.

12. Rosa MA, Lisanby SH. Somatic treatments for mood disorders. Neuropsychopharmacology. 2012 Jan;37(1):102-16.

13. Freire RC, Cabrera Abreu C, Milev R. Neurostimulation in anxiety disorders, post-traumatic stress disorder, and obsessive-compulsive disorder. In: Kim YK, editor. Anxiety disorders: rethinking and understanding recent discoveries. Singapore: Springer; 2020. p. 331-46.

14. Sackeim HA, Dibué M, Bunker MT, Rush AJ. The long and winding road of vagus nerve stimulation: challenges in developing an intervention for difficult-to-treat mood disorders. Neuropsychiat Dis Treat. 2020;16:3081-93.

15. Cimpianu C-L, Strube W, Falkai P, Palm U, Hasan A. Vagus nerve stimulation in psychiatry: a systematic review of the available evidence. J Neural Transm. 2017;124(1):145-58.

16. Organização Pan-Americana da Saúde. Depressão [Internet]. Brasília: OPAS; 2021 [capturado em 19 jun. 2021]. Disponível em: https://www.paho.org/pt/topicos/depressao.

17. Ionescu DF, Rosenbaum JF, Alpert JE. Pharmacological approaches to the challenge of treatment-resistant depression. Dialogues Clin Neurosci. 2015;17(2):111-26.

18. Aaronson ST, Sears P, Ruvuna F, Bunker M, Conway CR, Dougherty DD, et al. A 5-year observational study of patients with treatment-resistant depression treated with vagus nerve stimulation or treatment as usual: comparison of response, remission, and suicidality. Am J Psychiatry. 2017;174(7):640-8.

19. McAllister-Williams RH, Bulmer S, Newton K, Heath K, Cousins DA, Currie A. Assessment for vagus nerve stimulation in patients with difficult-to-treat depression: a model from the Newcastle Regional Affective Disorders Service (RADS). J Affect Disord. 2021;280(Pt A):315-8.

20. Cristancho P, Cristancho MA, Baltuch GH, Thase ME, O'Reardon JP. Effectiveness and safety of vagus nerve stimulation for severe treatment-resistant major depression in clinical practice after FDA approval: outcomes at 1 year. J Clin Psychiatry. 2011;72(10):1376-82.

21. Dandekar MP, Fenoy AJ, Carvalho AF, Soares JC, Quevedo J. Deep brain stimulation for treatment-resistant depression: an integrative review of preclinical and clinical findings and translational implications. Mol Psychiatry. 2018;23(5):1094-112.

22. Torres-Sanchez S, Perez-Caballero L, Mico JA, Celada P, Berrocoso E. Effect of deep brain stimulation of the ventromedial prefrontal cortex on the noradrenergic system in rats. Brain Stimul. 2018;11(1):222-30.

23. Puigdemont D, Portella M, Pérez-Egea R, Molet J, Gironell A, Diego-Adeliño J, et al. A randomized double-blind crossover trial of deep brain stimulation of the subcallosal cingulate gyrus in patients with treatment-resistant depression: a pilot study of relapse prevention. J Psychiatry Neurosci. 2015;40(4):224-31.

24. Zhou C, Zhang H, Qin Y, Tian T, Xu B, Chen J, et al. A systematic review and meta-analysis of deep brain stimulation in treatment-resistant depression. Progress in Neuropsychopharmacol Biol Psychiatry. 2018;82:224-32.

25. Bergfeld IO, Mantione M, Hoogendoorn ML, Ruhé HG, Notten P, van Laarhoven J, et al. Deep brain stimulation of the ventral anterior limb of the internal capsule for treatment-resistant depression: a randomized clinical trial. JAMA Psychiatry. 2016;73(5):456-64.

26. Dandekar MP, Luse D, Hoffmann C, Cotton P, Peery T, Ruiz C, et al. Increased dopamine receptor expression and anti-depressant response following deep brain stimulation of the medial forebrain bundle. J Affect Dis. 2017;217:80-8.

27. Bewernick BH, Kayser S, Gippert SM, Switala C, Coenen VA, Schlaepfer TE. Deep brain stimulation to the medial forebrain bundle for depression- long-term outcomes and a novel data analysis strategy. Brain Stimul. 2017;10(3):664-71.

28. Jakobs M, Pitzer C, Sartorius A, Unterberg A, Kiening K. Acute 5 Hz deep brain stimulation of the lateral habenula is associated with depressive-like behavior in male wild-type Wistar rats. Brain Res. 2019;1721:146283.

29. Schneider TM, Beynon C, Sartorius A, Unterberg AW, Kiening KL. Deep brain stimulation of the lateral habenular complex in treatment-resistant depression: traps and pitfalls of trajectory choice. Neurosurgery. 2013 Jun;72(2 Suppl Operative):ons184-93.

30. Fitzgerald PB, Segrave R, Richardson KE, Knox LA, Herring S, Daskalakis ZJ, et al. A pilot study of bed nucleus of the stria terminalis deep brain stimulation in treatment-resistant depression. Brain Stimul. 2018;11(4):921-8.

31. Hitti FL, Yang AI, Cristancho MA, Baltuch GH. Deep brain stimulation is effective for treatment-resistant depression: a meta-analysis and meta-regression. J Clin Med. 2020;9(9):2796.

32. Quevedo J, Izquierdo I, organizadores. Neurobiologia dos transtornos psiquiátricos. Porto Alegre: Artmed; 2019.

33. Ooms P, Mantione M, Figee M, Schuurman PR, van den Munckhof P, Denys D. Deep brain stimulation for obsessive-compulsive disorders: long-term analysis of quality of life. J Neurol Neurosurg Psychiatry. 2014;85(2):153-8.

34. Goodman WK, Price LH, Rasmussen SA, Mazure C, Fleischmann RL, Hill CL, et al. The yale-brown obsessive compulsive scale. I. Development, use, and reliability. Arch Gen Psychiatry. 1989;46(11):1006-11.

35. Nuttin B, Wu H, Mayberg H, Hariz M, Gabriëls L, Galert T, et al. Consensus on guidelines for stereotactic neurosurgery for psychiatric disorders. Journal of neurology, neurosurgery, and psychiatry. J Neurol Neurosurg Psychiatry. 2014;85(9):1003-8.

36. Haber SN, Yendiki A, Jbabdi S. Four deep brain stimulation targets for obsessive-compulsive disorder: are they different? Biol Psychiatry. 2020.

37. Kohl S, Schönherr DM, Luigjes J, Denys D, Mueller UJ, Lenartz D, et al. Deep brain stimulation for treatment-refractory obsessive-compulsive disorder: a systematic review. BMC Psychiatry. 2014;14(1):214.

38. Denys D, Graat I, Mocking R, Koning P, Vulink N, Figee M, et al. Efficacy of deep brain stimulation of the ventral anterior limb of the internal capsule for refractory obsessive-compulsive disorder: a clinical cohort of 70 patients. Am J Psychiatry. 2020;177(3):265-71.

39. Alonso P, Cuadras D, Gabriëls L, Denys D, Goodman W, Greenberg BD, et al. Deep brain stimulation for obsessive-compulsive disorder: a meta-analysis of treatment outcome and predictors of response. PLoS One. 2015;10(7):e0133591.

40. Fayad SM, Guzick AG, Reid AM, Mason DM, Bertone A, Foote KD, et al. Six-nine year follow-up of deep brain stimulation for obsessive-compulsive disorder. PLoS One. 2016;11(12):e0167875.

41. Greenberg BD, Gabriels LA, Malone DA, Rezai AR, Friehs GM, Okun MS, et al. Deep brain stimulation of the ventral internal capsule/ventral striatum for obsessive-compulsive disorder: worldwide experience. Mol Psychiatry. 2010;15(1):64-79.

42. George MS, Ward HE, Ninan PT, Pollack M, Nahas Z, Anderson B, et al. A pilot study of vagus nerve stimulation (VNS) for treatment-resistant anxiety disorders. Brain Stimul. 2008;1(2):112-21.

43. Zhang HW, Li DY, Zhao J, Guan YH, Sun BM, Zuo CT. Metabolic imaging of deep brain stimulation in anorexia nervosa: a 18F-FDG PET/CT study. Clin Nucl Med. 2013;38(12):943-8.

44. Lipsman N, Lam E, Volpini M, Sutandar K, Twose R, Giacobbe P, et al. Deep brain stimulation of the subcallosal cingulate for treatment-refractory anorexia nervosa: 1 year follow-up of an open-label trial. Lancet Psychiatry. 2017;4(4):285-94.

45. Wu H, Van Dyck-Lippens PJ, Santegoeds R, van Kuyck K, Gabriëls L, Lin G, et al. Deep-brain stimulation for anorexia nervosa. World Neuros. 2013;80(3-4):S29.e1-10.

46. Val-Laillet D, Aarts E, Weber B, Ferrari M, Quaresima V, Stoeckel LE, et al. Neuroimaging and neuromodulation approaches to study eating behavior and prevent and treat eating disorders and obesity. NeuroImage Clin. 2015;8:1-31.

47. Spagnolo PA, Goldman D. Neuromodulation interventions for addictive disorders: challenges, promise, and roadmap for future research. Brain. 2016;140(5):1183-203.

48. Wang TR, Moosa S, Dallapiazza RF, Elias WJ, Lynch WJ. Deep brain stimulation for the treatment of drug addiction. Neurosurg Focus. 2018;45(2):E11.

49. Gonçalves-Ferreira A, Couto FS, Campos AR, Lucas Neto LP, Ferreira DG, Teixeira J. Deep brain stimulation for refractory cocaine dependence. Biol Psychiatry. 2016;79(11):e87-9.

50. Kuhn J, Hardenacke K, Lenartz D, Gruendler T, Ullsperger M, Bartsch C, et al. Deep brain stimulation of the nucleus basalis of Meynert in Alzheimer's dementia. Mol Psychiatry. 2015;20(3):353-60.

51. Baldermann JC, Hardenacke K, Hu X, Köster P, Horn A, Freund HJ, et al. Neuroanatomical characteristics associated with response to deep brain stimulation of the nucleus basalis of Meynert for alzheimer's disease. Neuromodulation. 2018;21(2):184-90.

52. Ascherio A, Schwarzschild MA. The epidemiology of parkinson's disease: risk factors and prevention. Lancet Neurol. 2016;15(12):1257-72.

53. Jankovic J, Tan EK. Parkinson's disease: etiopathogenesis and treatment. J Neurol Neurosurg Psychiatry. 2020;91(8):795-808.

54. Fasano A, Daniele A, Albanese A. Treatment of motor and non-motor features of Parkinson's disease with deep brain stimulation. Lancet Neurol. 2012;11(5):429-42.

55. Hacker ML, Turchan M, Heusinkveld LE, Currie AD, Millan SH, Molinari AL, et al. Deep brain stimulation in early-stage parkinson disease: five-year outcomes. Neurology. 2020;95(4):e393-401.

56. Vitek JL, Jain R, Chen L, Tröster AI, Schrock LE, House PA, et al. Subthalamic nucleus deep brain stimulation with a multiple independent constant current-controlled device in Parkinson's

disease (INTREPID): a multicentre, double-blind, randomised, sham-controlled study. Lancet Neurol. 2020;19(6):491-501.

57. Marsili L, Bologna M, Miyasaki JM, Colosimo C. Parkinson's disease advanced therapies: a systematic review: more unanswered questions than guidance. Parkinsonism Relat Disord. 2021;83:132-9.

58. Voelker R. Electrical stimulation for epilepsy. JAMA. 2018;319(21):2164.

59. Salanova V, Witt T, Worth R, Henry TR, Gross RE, Nazzaro JM, et al. Long-term efficacy and safety of thalamic stimulation for drug-resistant partial epilepsy. Neurology. 2015;84(10):1017-25.

60. Serdaroglu A, Arhan E, Kurt G, Erdem A, Hirfanoglu T, Aydin K, et al. Long term effect of vagus nerve stimulation in pediatric intractable epilepsy: an extended follow-up. Childs Nerv Syst. 2016;32(4):641-6.

61. Cury RG, Fraix V, Castrioto A, Pérez Fernández MA, Krack P, Chabardes S, et al. Thalamic deep brain stimulation for tremor in Parkinson disease, essential tremor, and dystonia. Neurology. 2017;89(13):1416-23.

62. Tsuboi T, Jabarkheel Z, Zeilman PR, Barabas MJ, Foote KD, Okun MS, et al. Longitudinal follow-up with VIM thalamic deep brain stimulation for dystonic or essential tremor. Neurology. 2020;94(10):e1073-84.

63. Volkmann J, Wolters A, Kupsch A, Müller J, Kühn AA, Schneider G-H, et al. Pallidal deep brain stimulation in patients with primary generalised or segmental dystonia: 5-year follow-up of a randomised trial. Lancet Neurol. 2012;11(12):1029-38.

Para *quizzes* sobre o conteúdo do livro e casos clínicos complementares, acesse:

https://apoio.grupoa.com.br/tratadopsi/

42

AMAURY CANTILINO
ADRIANO RESENDE LIMA
OSVALDO LUIZ SAIDE
MARCELO F. MELO

PSICOTERAPIAS

Sempre é bom termos consciência de que dentro de nós há alguém que tudo sabe [...]

Hermann Hesse, Demian, 1919

De origem grega, a palavra psicoterapia, *psykhé* (mente), e *therapeia* (ato de curar ou ato de restabelecer), designa uma terapia cuja finalidade é tratar questões e transtornos relacionados à mente. É um processo colaborativo baseado na relação entre um indivíduo (um casal, uma família ou um grupo) e um psicoterapeuta. Fundamentada normalmente em uma conversa, ela fornece um ambiente de apoio, uma vez que, diferentemente de um diálogo comum, permite que o sujeito fale abertamente com alguém que é neutro e que não estará inclinado a fazer julgamento repreensor.

Há inúmeras formas de psicoterapia, cada uma com um referencial teórico-doutrinário que resultará em uma composição estrutural peculiar. Assim, o *setting*, os temas, a atitude do psicoterapeuta, o número de encontros, o tempo e o arranjo de cada sessão vão variar de acordo com a abordagem psicoterápica seguida pelo terapeuta. Não surpreende que um paciente possa se adaptar mal a uma linha de psicoterapia, mas conseguir se adequar bem a outra.

Levando em consideração que a gênese dos transtornos mentais é composta de aspectos biológicos, mas também psicológicos e sociais, os tratamentos em psiquiatria tendem a acompanhar intervenções nas três áreas. Dessa forma, o psiquiatra deve entender os fundamentos das principais correntes psicoterápicas. Ademais, recomenda-se fortemente que considere um preparo formal em pelo menos um desses métodos, o que engrandecerá o seu fazer clínico. A seguir, de maneira resumida, este capítulo discorre sobre quatro das abordagens psicoterápicas mais praticadas e indicadas por psiquiatras.

PSICANÁLISE/PSICOTERAPIA PSICODINÂMICA

Entre múltiplas possibilidades entrevistas, além de método de investigação e tratamento, campo fértil de ressignificações do viver, diz-se que a psicanálise contribui para a busca da vitalidade psíquica: *nunca é tarde para se tornar a pessoa que você poderia ter sido*. Esse conceito é distinto daquele que costumeiramente surge como escopo psicanalítico: *nunca é tarde para se conhecer a pessoa que realmente se é*. Nota-se que não se trata de simples descoberta, mas, sobretudo, de descoberta em transformação e ressignificações que favoreçam a atualização das virtualidades do não ter sido. Não temos apenas saudades do que vivemos (memórias), temos também saudades do que ainda não vivemos (capacidades exploratórias).[1]

CONTEXTUALIZAÇÃO HISTÓRICA

O termo psicanálise, etimologicamente, significa quebra dos elementos psíquicos, cujo sentido fora extraído em alusão à química analítica, portanto, a quebra e análise da composição das substâncias e elementos químicos que a compõem. Desde sua criação, pelo médico Sigmund Freud – final do século XIX –, ela teve em seu vetor central não só a investigação analítica e pormenorizada do funcionamento psíquico, mas também método de tratamento. Neurologista de formação e estudioso das relações mente-corpo, Freud iniciou seus estudos a partir do exame de pacientes que sofriam de sintomas histéricos, juntamente com seu colega, Joseph Breuer, em que o método da hipnose fora associado à ab-reação (verbalização de sentimentos reprimidos). Inicialmente aplicado na paciente Bertha Pappenheim, nominada Anna O., deu-se início aos princípios da teorização psicanalítica original. Sintomas dissociativos e conversivos apresentavam correlação com fantasias sexuais reprimidas. Embora algumas das suas ideias iniciais, à luz das ulteriores descobertas do funcionamento cerebral, tenham sido revisadas pela psicologia experimental e pelas neurociências, alguns axiomas de seu pensamento mantêm-se atuais, tanto para a psiquiatria como para a prática psicoterápica. Vida mental inconsciente, determinismo psíquico e o papel das experiências precoces sobre a construção da personalidade e o desenvolvimento, são alguns exemplos desses axiomas. Sintomas, sentimentos, pensamentos e o comportamento em geral podem ser entendidos como a via final de processos inconscientes, relacionados ao campo das significações psíquicas.[2]

FUNDAMENTAÇÃO DA PSICOTERAPIA DE ORIENTAÇÃO PSICANALÍTICA/PSICANÁLISE

O arcabouço teórico inicial da teoria psicanalítica derivou-se de bases empíricas reconhecíveis, ou seja, longas, sucessivas e detalhadas entrevistas com o paciente. O modelo teórico engendrava uma dinâmica de eventos intrapsíquicos, somaticamente derivados, cujas bases inconscientes (instintos sexuais e agressivos) impunham demandas de satisfação ao aparelho psíquico. Em consequência, estratégias defensivas, socialmente adaptativas, seriam empregadas, cujo propósito final seria a equalização das tensões psíquicas. Inaugurava-se, portanto, a chamada metapsicologia freudiana, em seus aspectos dinâmico, estrutural e econômico.[3]

■ OBJETIVOS DA AÇÃO PSICANALÍTICA

Em época de pluralismo teórico, diferentemente de seus primórdios, a psicoterapia psicanalítica mantém suas ações centradas na elucidação de significados inconscientes, representados por afetos, desejos, sentimentos, pensamentos e memórias cujo resultado, além da própria ampliação do campo de consciência sobre si e a realidade circundante, também recai sobre o alívio de sintomas. Geralmente, as interpretações versam sobre conflitos e defesas advindos do mundo intrapsíquico (constituído por seus objetos internos) e de sua polissêmica relação com a realidade (objetos externos, passíveis de significações individuais).

■ MÉTODOS DE TRATAMENTO

A pedra fundamental sobre a qual se desenvolve o processo analítico é a livre associação de ideias do paciente (honestidade) e a atenção flutuante do psicanalista (atenção livre de pressupostos).

■ PROCESSO PSICANALÍTICO

O desenvolvimento do processo se constrói a partir de ferramentas clínicas bem estudadas e estabelecidas. Essas ferramentas constituem o eixo metodológico da prática terapêutica. A transferência é o termo destinado a todo sentimento ou atitude deslocados de situações passadas e projetados na figura do analista. A partir dela, forma-se um amálgama de ressonâncias entre relações pretéritas (memórias) e atuais (sala de análise). Embora Freud, originalmente, recomendasse certa abstinência emocional em relação ao paciente, a visão moderna do método recomenda a percepção dos próprios sentimentos do terapeuta para a formação do campo analítico. A partir do entendimento desse campo de ressonâncias empáticas e transferências, surge a interpretação, ponto central do processo. Os sentimentos experimentados pelo analista, dentro desse campo de trocas inconscientes, são denominados de contratransferência, cuja percepção pode representar relevante informação sobre o processo da análise, ou seja, dados sobre os próprios objetos internos do paciente.[4] Por se tratar de processo de intimidade terapêutica e de revelação de significados inconscientes, alguns destes censuráveis e/ou dolorosos para a tomada de consciência, surgem obstáculos ao processo de livre associação de ideias, denominados resistência. Esse processo de resistência terapêutica tende a ser reduzido em vínculos de afeto e confiança. Esses vínculos, chamados de aliança terapêutica, constituem uma das ferramentas analíticas mais poderosas para o êxito da investigação e do tratamento.

PRINCÍPIOS DO DETERMINISMO PSÍQUICO

Para a concepção freudiana do funcionamento mental, os processos inconscientes formariam o assoalho etiológico do determinismo psíquico. O fundamento central do seu princípio é que pouco ou praticamente nada na vida mental ocorre por acaso. Todo evento psíquico, procedural ou declarativo, seria determinado pelo evento que o precedeu. A relevância do conceito do determinismo psíquico não se aplica apenas à psicodinâmica, mas também à psicopatologia. Cada sintoma (psicopatologia), por mais estranho que seja ao paciente, não é estranho à mente inconsciente (psicodinâmica).

A despeito de avanços neurocientíficos e da medicina translacional, ainda não se sabe, com maior precisão, sobre as bases biológicas dos funcionamentos mentais observáveis. O entendimento dos mecanismos associativos de novas aprendizagens (comportamento observável), e das memórias procedurais (inconscientes) a ele relacionados, mostra-se como possível elo entre psicodinâmica (funcionamentos mentais) e psicopatologia (fenomenologia). Nesse sentido, cabe ressaltar o relevante estudo de Pavlov de 1927.[5] A pesquisa com modelo animal evidenciou, por via de comportamentos condicionados, os mecanismos reflexos relacionados à aprendizagem por associação, que traria um modelo explicativo entre estímulo e resposta, entre introspecção e comportamento manifesto.[5]

A partir do exposto, alguns pontos se mostram relevantes para o pensamento psicanalítico. Estudos sobre aprendizagens por associação revelam não apenas que um estímulo precede o outro, mas, sobretudo, que um estímulo surge justamente para predizer o outro. Ademais, pesquisas sobre condicionamento clássico poderiam servir de paradigma teórico, tanto para a compreensão de como um estímulo inconsciente move-se para se integrar à consciência quanto para o entendimento sobre a natureza de estímulos (aversivos ou exploratórios) e sua relação com a psicopatologia.[6]

A INTERPRETAÇÃO DOS SONHOS

A publicação desse relevante trabalho representou verdadeiro marco na teoria psicanalítica, não somente pela ideia pioneira de inconsciente, mas, mormente, pela tentativa de compreensão do funcionamento mental a serviço dessa vida psíquica inconsciente. Freud despertou seu interesse pelos sonhos, não apenas pela presença deles no trabalho clínico de associações livres dos pacientes, mas pela presença no material onírico e seu conjunto de símbolos relacionados a fantasias arcaicas reprimidas. As imagens oníricas seriam, portanto, *a via régia para o inconsciente*.[7] Ao sonhar, o indivíduo suprimiria a parte censora do aparelho psíquico, com subsequente emergência de desejos, pensamentos e fantasias inconscientes. O trabalho psíquico realizado ocorreria por três processos de produção de significados distintos e interligados: (a) condensação – diversos desejos, impulsos e sentimentos reunidos em uma imagem mental; (b) deslocamento – energia e intensidade pulsional associadas a um objeto, cuja representação de significado seria mais aceitável pela instância censora do ego; e (c) representação simbólica – associação e síntese de significados reunidos em uma imagem onírica. Freud distinguiu duas formas de conteúdos oníricos: conteúdo manifesto, representado pelos restos diurnos cotidianos e pelas necessidades viscerais orgânicas; e latente, representado pelas fantasias inconscientes reprimidas. Trabalho de fôlego, *A interpretação dos sonhos* foi o *landmark* de toda a construção da obra freudiana. Entre os seus axiomas, destacam-se as teorias topográfica e estrutural do aparelho psíquico, o estudo dos mecanismos de defesa e, talvez o ponto de maior relevância, toda a teoria dos instintos e seus desdobramentos sobre a clínica psicanalítica e psicopatológica.[7]

A TEORIA TOPOGRÁFICA DO APARELHO PSÍQUICO

Na primeira parte da obra de Freud, chamada de primeira tópica ou teoria topográfica, o aparelho psíquico era visto em três instâncias: inconsciente, pré-consciente e consciente. O inconsciente seria a fonte inicial do aparelho psíquico. Parte arcaica, conteria traços mnêmicos (lembranças primitivas). Nele, seria regido o princípio do prazer, descarga energética pulsional como forma de se obter satisfação/prazer. O pré-consciente, considerado por Freud como uma *barreira de contato*, serviria como filtro seletivo de impulsos oriundos do inconsciente para sua emergência à consciência. Nessa instância, onde a linguagem se estruturaria e, dessa forma, seria capaz de formar as *representações da palavra*, conjunto de inscrições mnêmicas advindas de representações infantis. O consciente seria a parte do aparelho psíquico responsável pelo contato com o mundo exterior. Nele, ocorreria o princípio da realidade, comportamento adaptado à realidade social. Freud percebia limitações na sua teoria topográfica, entre elas a percepção de que mecanismos de defesa utilizados para se proteger de desejos e fantasias censuráveis não eram acessíveis pela consciência. Ademais, a necessidade inconsciente de punição, demonstrada por pacientes em análise, levaria à busca de novas formas de entendimento do funcionamento psíquico. Portanto, haveria partes da consciência com representantes inconscientes.

A TEORIA DOS INSTINTOS

Após o desenvolvimento da teoria topográfica, Freud se viu diante da complexidade da teoria dos instintos. Originalmente, instintos seriam forças oriundas do *stratum* vital do corpo (fonte), que exerceriam estimulação contínua ao psiquismo (direção) e se destinariam a um objeto, para promover descarga da tensão pela satisfação obtida (objetivo). Fonte, direção, objetivo e objeto seriam os quatro elementos constitutivos da teoria dos instintos. Embora tenham ocorrido diversas revisões, à luz dos novos conhecimentos oriundos das neurociências e estudo com modelos animais, a teoria freudiana se mostrou dualística: instintos sexuais e instintos do ego, estes últimos ligados à agressividade e à autopreservação. Originalmente, Freud concebia a agressividade como pertencente aos instintos sexuais, representada na forma de sadismo. Posteriormente, após revisão crítica, verificou que ela apresentava origem na musculatura esquelética e tinha como objetivo a destruição.[8] A partir de 1920 e tendo verificado a agressividade como um instinto à parte dos sexuais, Freud separou a teoria pulsional em instintos de vida (forças que ligariam o indivíduo à vida e à formação de vínculos – *Eros*) e instintos de morte (forças que ligariam à destrutividade da vida e dos vínculos ligados a ela – *Tanatos*). Sua obra referencial dessa fase foi *Além do princípio do prazer*, de 1920.[9] Nela, o autor entendia a compulsão à repetição como sinal do instinto de morte. Com o advento de novos conhecimentos, entende-se que a própria agressividade e o seu uso em múltiplos contextos também estariam ligados às forças que impelem à vida, portanto, forças ligadas ao próprio instinto de vida. A teorização sobre a suposta existência do instinto de morte passa por diversas revisões e se mostra atualmente questionável.[9]

DESENVOLVIMENTO PSICOSSEXUAL

Relevante parte da teoria freudiana foi dedicada ao desenvolvimento psicossexual. Freud descreveu cinco fases distintas pelas quais a criança passaria em seu desenvolvimento. Cada uma foi definida pela região do corpo a que as pulsões se direcionam. Em cada fase, surgiriam novas exigências de satisfação. A forma como essas necessidades seriam satisfeitas suscita tendências na forma como o infante constrói suas relações objetais. A transição de uma fase para outra é biologicamente determinada, de tal forma que uma nova fase poderia se iniciar sem que os processos da anterior fossem concluídos.[10]

■ FASE ORAL

É a primeira fase do desenvolvimento, que se estende desde o nascimento até aproximadamente dois anos de vida, em que experiências de prazer (gratificação) e dor (frustração) seriam percebidas a partir da oralidade. Assim, a criança que suga, mastiga, come, morde e cuspe, vivencia seus correlatos simbólicos: vincular-se, introjetar, atacar, rejeitar. Portanto, uma satisfação insuficiente das pulsões orais poderia predispor à ansiedade e ao pessimismo; em contrapartida, excessiva satisfação poderia levar a dificuldades para se tolerar frustrações. O principal objeto dessa fase, o seio materno, seria visto como ambivalente – amor/ódio. Essa ambivalência caracteriza a maior parte dos relacionamentos humanos. O cerne desse período é a frustração/gratificação.

■ FASE ANAL

Na segunda fase, aproximadamente do primeiro ao terceiro ano de vida, a satisfação das pulsões se dirige ao controle dos esfíncteres intestinais, portanto, ao adiamento da satisfação imediata do desejo (fase oral). Da mesma forma, o desenvolvimento da personalidade seria influenciado por experiências oriundas dessa fase. O defecar imediato e descontrolado seria o protótipo dos ataques de raiva; já uma educação rígida com relação à higiene poderia suscitar tendência a uma organização compulsiva e traços anancásticos. Estímulos maternos em relação ao controle da atividade intestinal seriam predisponentes a temperamentos generosos, criativos e afetivos, ao passo que dificuldades para defecção e controle excessivo do ato intestinal poderia favorecer traços ligados a colecionadores e avaros. O cerne dessa fase é o controle.

■ FASE FÁLICA

Período que vai dos três aos cinco anos de vida, é caracterizado pela relevância da presença – ou, nas meninas, da ausência – do falo. Nessa fase, prazer e desprazer estariam centrados na região genital. Embora também presente no sexo feminino, Freud dedicou mais atenção à problematização existente no sexo masculino, em função da presença ativa do falo. Desejo pelo sexo oposto (mãe) e conflitos pelo medo de castração (falo paterno) constituem o ponto central dessa fase, nomeada de Complexo de Édipo, cuja resolução passaria pela aceitação e identificação com as características masculinas do genitor do mesmo sexo, no caso, o próprio pai. No sexo feminino, a rivalidade com a figura materna, nomeada de Complexo de Electra, seria menor. Segundo o autor, o conflito entre desejo e medo de castração, mormente no sexo masculino, é o ponto de maior relevância nessa fase do desenvolvimento infantil. O cerne desse período é a tolerância à exclusão.

■ PERÍODO DE LATÊNCIA

Fase que perdura da resolução do Complexo de Édipo/Electra até o início da puberdade, caracteriza-se pelo desinvestimento da libido sexual e, a partir da internalização de valores parentais e socioculturais, pelo deslocamento dela para a construção da identidade pessoal.

■ FASE GENITAL

Período que se inicia na adolescência e progride na vida adulta, marcado por retorno das pulsões sexuais e seu direcionamento às figuras de identificação sexual. Essas escolhas e identificações, com a própria identidade sexual e com o objeto de sua escolha, se baseiam, segundo a teoria da psicossexualidade freudiana, nas fases que a precederam. A fase genital seria, também, marcada pela forma como se estrutura a personalidade do indivíduo e sua relação com a realidade circundante. O cerne dessa fase é a escolha libidinal de objeto.

A TEORIA ESTRUTURAL

A partir de 1923, com a publicação de *Ego e o id*,[11] em substituição à teoria topográfica, Freud inaugura a chamada segunda tópica ou teoria estrutural, que representou a origem do que hoje se entende por psicologia do ego. As estruturas psíquicas, e suas funções, eram, respectivamente, compostas por: (1) *id* – operando sob a denominação de processo primário, seria composta pelos instintos originalmente inconscientes e por componentes inconscientes do próprio ego e superego; (2) *ego* – funcionando sob a nominação processo secundário, estrutura na qual operariam os pensamentos lógico e abstrato, a expressão verbal, bem como a tomada de consciência sobre si e o mundo circundante. O ego seria a instância onde atuariam os mecanismos de defesa – de início, na tentativa de equalização adaptativa entre a realidade externa e as demandas instintivas inconscientes e, posteriormente, na mediação de conflitos entre o id e o próprio ego; (c) *superego* – parte censora do aparelho psíquico, composta por componentes oriundos da resolução do complexo edípico, seria a parte regente do comportamento, segundo normas, valores e padrões culturais internalizados.

MECANISMOS DE DEFESA

Não é do escopo deste capítulo a descrição pormenorizada dos mecanismos de defesa, mas, sobretudo, de sua inserção no contexto da metapsicologia freudiana. Exigências pulsionais, em cada fase do desenvolvimento libidinal, suscitam mecanismos de defesa, operados pelo ego, dentro da sua função modulatória entre demandas pulsionais e adaptação à realidade externa. Os mecanismos defensivos podem ser agrupados, hierarquicamente, de acordo com o grau de funcionamento egoico. Nesse sentido, a ansiedade – em sua origem bifronte (instintos/adaptação) – exerce papel central. De forma geral, o grau de desenvolvimento do ego, em seus aspectos psicóticos, neuróticos e maduros, está relacionado com a intensidade da ansiedade e os mecanismos defensivos dela derivados.

Entre os principais mecanismos de defesa, encontram-se: (a) defesas psicóticas (cisão, projeção, negação e regressão); (b) defesas neuróticas (deslocamento, repressão, dissociação, conversão e formação reativa); e (c) defesas maduras: altruísmo, sublimação, senso de humor e antecipação.

BREVES NOTAS SOBRE OUTRAS CONTRIBUIÇÕES PSICANALÍTICAS

Diversos autores ofereceram contribuições relevantes para o corpo teórico da psicanálise. Entre eles, destacam-se nomes como Karl Abraham, Alfred Adler, Franz Alexander, Michael Balint, Wilfred Bion e John Bowlby, igualmente dignos de nota. Em meio a esse conjunto de contribuições, serão apresentadas breves notas sobre a psicologia analítica junguiana, a teoria objetal kleiniana e a teoria estruturalista de Lacan.

■ KARL GUSTAV JUNG (1875-1961)

Oriundo da mesma escola e discípulo admirado de Freud, Karl Gustav Jung fundou a chamada psicologia analítica, a partir da qual expandiu o conceito de inconsciente, até então centrado nos mecanismos intrapsíquicos, para o campo universal – também conhecido como inconsciente coletivo. Nesse novo conceito, o inconsciente, entendido como comum a toda a humanidade, seria o depositário de aspectos mitológicos e simbólicos, nos quais haveria a presença de constelações arquetípicas representativas de aspectos maternos, paternos, filiais, entre outros. O conflito, na teoria analítica de Jung, estaria na oposição entre a expectativa arquetípica e o encontro com o próprio objeto real.

■ MELANIE KLEIN (1882-1960)

Nascida em Viena e discípula de Abraham e Ferenczi, caracterizou-se pelo desenvolvimento do corpo teórico das relações objetais. A partir de seus estudos, o entendimento do funcionamento mental deriva do campo intrapsíquico, oriundo da teoria freudiana, para o interpsíquico, característico da teoria kleiniana. A partir do trabalho com crianças, notabilizou-se pelo estudo das fantasias infantis e seus desdobramentos sobre o funcionamento psíquico. Entendia as manifestações agressivas e seus derivativos clínicos, como sadismo, como expressões da pulsão de morte. Outro ponto de notável avanço para o desenvolvimento da psicanálise foi a concepção de posições e seus mecanismos de defesa: (a) posição esquizoparanóide (cisão) – marcada pela ameaça de aniquilamento e (b) posição depressiva (culpa) – marcada pela fantasia de dano ao objeto.

■ JACQUES LACAN (1901-1981)

Psiquiatra nascido em Paris, a partir de seu rompimento com a Internacional Psychoanalytical Association (IPA), Lacan fundou seu próprio instituto, a Escola Freudiana de Paris. Egresso do estruturalismo, seu trabalho central foi tentar integrar os conceitos intrapsíquicos da metapsicologia freudiana com aqueles relacionados a linguística e semiótica (estudo da linguagem e seus símbolos). Enquanto Freud entendia o inconsciente como terreno de instintos, desejos e necessidades, Lacan o via como linguagem que auxiliaria na estruturação do mundo circundante. O princípio fundamental da teoria lacaniana estaria no entendimento do inconsciente como linguagem. Para Lacan, a principal função do psicanalista seria interpretar o texto semiótico e o discurso narrativo subjacente à estrutura da personalidade.

PERSPECTIVAS

É inegável a existência do sofrimento humano e, dentro dele, a presença do sujeito. O campo de estudos sobre o funcionamento psíquico, e do sujeito que sofre, em sua singularidade, requer esforços multidisciplinares. Com o avanço das pesquisas sobre o funcionamento cerebral, ancorado por recentes descobertas das ciências básicas e neurociências, as investigações psicanalíticas passam por necessidade de ampliação de suas fronteiras. A aproximação da psicanálise à biologia, em geral, e às neurociências, em particular, traria benefícios incontestáveis, uma vez que, embora afastada de métodos científicos quantificáveis, a ciência psicanalítica – a investigação do sujeito – continua a representar uma forma intelectualmente bastante satisfatória de compreensão do funcionamento mental.

PSICOTERAPIAS HUMANISTA-EXISTENCIAIS

A psicoterapia humanista-existencial (PHE) não pretende ser a única forma de abordagem psicoterápica "correta", "justa", e se anuncia como não tendo a "ilusão" de ser científica. Ela se apoia em premissas filosóficas sobre a compreensão do ser e se propõe como forma possível de entender o indivíduo em sofrimento.

A PHE não tem purismos e, como é atécnica e antitecnicista, aceita associações de várias outras técnicas (psicofármacos, análise de sonhos, técnicas de relaxamento, etc.) o que a torna extremamente maleável em uma abordagem prática do doente. Sua preocupação central é a utilização da técnica em favor do doente e não ajustar o doente à técnica, e, nesse sentido, tem características humanistas.

Na relação terapêutica, a PHE se apoia essencialmente no que se denomina de *encontro* e não na *transferência*. Buber[12] considerava que a marca essencial de todo encontro autêntico é a relação de transcendência maior que pode ocorrer entre o psicoterapeuta e o seu paciente. É algo pré-reflexivo, portanto, e que brota repentinamente do confronto fortuito e inopinado de duas ou mais realidades humanas em presença. O ser humano não pode prescindir da presença do outro para a iluminação da fisionomia das coisas que constituem o mundo da coparticipação existencial. Ao psiquiatra importa, antes de tudo, saber de que maneira o seu paciente vê o mundo e nele se insere ou como se relaciona com o mundo e com a presença de seu semelhante. Assim, a psicoterapia vem a ser um trabalho artesanal, realizado pelo terapeuta e por seu paciente, cujo bom resultado, se houver, deve ser creditado a ambos. A psicoterapia, vista dessa forma, se apoia em uma ética e princípios filosóficos, assim, a técnica é utilizada em função do homem e não o contrário.

FUNDAMENTOS

Conforme mencionado, a PHE parte de uma concepção filosófica sobre o ser humano. Aos psiquiatras, isso não deve causar estranheza, pois a psicopatologia é uma disciplina básica na formação, e as suas bases vêm da utilização do método fenomenológico por Karl Jaspers.[13] Com ele, o psiquiatra começa a entender o *ser* doente mental e esse mesmo autor (Jaspers) evolui da concepção fenomenológica para o existencialismo na segunda parte da sua vida.

Se o método fenomenológico buscava as essências, com base em Husserl, foi natural o desdobramento da procura da essência para a própria existência. Assim, é previsível que, quanto mais se estuda psicopatologia utilizando o método fenomenológico, o indivíduo mais e mais se aproxima do existencialismo – para a observação metódica dos pacientes, a fenomenologia, para o acompanhamento psicoterápico, o existencialismo.[14]

Em psicoterapia, trabalha-se frequentemente com o que é compreensível, e existe uma distinção já tradicional e que nos foi legada por Jaspers[13] entre o compreender e o explicar. Por meio de um estudo de caso, pode-se compreender o paciente, mas nem sempre é possível explicar as razões de sua patologia, o que deixa o clínico frequentemente intrigado quanto a incompreensibilidade, o que o faz pensar que existem pontos de ruptura.

Esse ponto de ruptura fez com que Jaspers,[13] de forma genial, defendesse que existe uma base biológica para a esquizofrenia. De qualquer forma, mesmo sem considerar a ruptura biológica, é preciso ter em mente que o psiquiatra, ao trabalhar com o ser humano, tem uma área muito extensa de incompreensibilidade e precisa lidar com ela na psique. Não se pode ter a ilusão de que vamos compreender tudo e de que é possível explicar tudo. A vida humana contém absurdos, e é preciso viver com eles. Sartre comentava que a vida é um absurdo e a morte também.[15]

A exploração mais profunda na psicoterapia existencial significa mais que uma exploração do passado, a tentativa de eliminar as preocupações cotidianas para centrar-se na situação existencial. O passado, ou o que recordamos dele, importa somente na medida em que constitui a nossa existência atual. O tempo primordial da terapia existencial é o presente que se converte em futuro. Essa distinção entre o modelo evolutivo, dinâmico e analítico, por um lado, e o imediato, não histórico e existencial, por outro, tem profundas implicações na técnica psicoterápica.

O existencialismo é um desenvolvimento da própria fenomenologia. Ele é a base da compreensão inicial dos fenômenos psicopatológicos. O desdobramento desse método aparece em inúmeros trabalhos, como em Conrad (*A esquizofrenia incipiente*), Tellenbach (*A melancolia*), Von Gebsattel (*O mundo dos compulsivos*), etc. Todos esses clássicos evoluem do método fenomenológico para uma compreensão existencialista.[14] Assim também aconteceu com o psiquiatra Ludwig Binswanger, considerado um dos grandes idealizadores da PIIE, e depois muitos outros psicoterapeutas.[16]

A PHE parte de filósofos, como Kirkengaard, Heidegger e Sartre, mas o aprofundamento na leitura de um ou outro desses autores depende do interesse pessoal do psicoterapeuta. Para a prática da psicoterapia, será necessário colher desses pensadores o que mais importa para ajudar os pacientes em seu sofrimento.

Essencialmente, a PHE é a aplicação de certos conceitos existencialistas à psicoterapia. Como mencionado anteriormente, a psicoterapia existencialista, em vez do uso da transferência psicanalítica, pretere empregar outra experiência interpessoal, o *encontro*. Diz-se que, por meio dele, se revela algo totalmente novo, abrem-se novos horizontes, revê-se a concepção de mundo e da existência. Longe de ser a revivescência de uma antiga relação interpessoal, o *encontro* tem seu segredo precisamente na novidade. Em contrapartida, tampouco devemos confundi-lo com a identificação. O terapeuta necessita atuar como catalisador, diante de quem o paciente se dê conta de suas melhores qualidades latentes dentro de si e se decida a construir seu próprio eu (semelhante à ideia de Jung de *individualização*).

A análise existencial procura respeitar a forma do paciente se expressar e sua linguagem, considerando tudo que é dito por ele com absoluta seriedade. Para essa prática psicoterápica em si, pode ser prescindível a catalogação de sinais e sintomas. Com efeito, será preciso conhecer o todo do paciente e o seu modo de existência para se chegar a um diagnóstico completo do caso. Aqui, o conhecimento do caso é o conhecimento da pessoa pela sua biografia, pelas relações que estabelece com o mundo. Quanto mais se conhece sobre esse ser e suas reações, mais será possível ajudá-lo no seu desenvolvimento. O "*dasein*" está aí, e pode ser alcançado por transparência.[17] Mas é necessário chegar *ao ser* por meio de um processo de empatia.

A corrente chamada psicologia humanista compõe facilmente com o que se entende de PHE. Entre os autores importantes dessa corrente temos, entre outros, Gordon Allport, Henry Murray, Abraham Maslow, Carl Rogers e Rollo May. Os psicanalistas humanistas representam "amigos da família". Ernest Becker sublinhou a importância da vontade e da angústia diante da morte; para Karen Horney, o papel crucial da conduta corresponde ao futuro (o indivíduo está motivado por seus propósitos, ideais e metas e não determinado pelos acontecimentos de seu passado); Fromm esclareceu o papel e o temor da liberdade na conduta.[18]

QUESTÕES BÁSICAS

No desenvolvimento de uma psicoterapia de linha existencial-humanista, várias questões podem se apresentar. Elas são questões humanas comuns, mas que se revestem de significado próprio em cada caso concreto que analisamos. Entre elas, podemos citar a existência, a liberdade, a angústia, o sentido da vida, o ser-no-mundo, a transcendência, a morte, a solidão, o tédio e a culpa. São problemas de todos os humanos, mas cada um precisa dar sua resposta pessoal a essas questões. Muitas vezes, elas são mal respondidas e se transformam em fonte de problemas, adoecendo o indivíduo. Yalom considerava que todas elas se resumem a quatro grandes blocos: a *morte*, a *responsabilidade*, a *solidão* e o *sentido da* vida.[18]

■ MORTE

A vida e a morte são interdependentes; existem em forma simultânea e não consecutiva. Os estoicos diziam que a morte é o fato mais importante da vida. Aprender a viver bem é aprender a morrer bem, e vice-versa.

Com efeito, a morte é um fato da vida. Estamos morrendo desde o nascimento, o final está presente desde o princípio. Ainda que o fato físico da morte destrua ser humano, a ideia o salva. Martin Heidegger[17] comenta que o ser consciente dela atua como uma espoleta, que nos faz saltar de uma maneira de existir a outra superior. Heidegger[17] sustenta que há duas maneiras fundamentais de existir no mundo, um estado de descuido de si mesmo e outro de cuidado consigo próprio.

Quando se vive um estado de descuido do ser, o indivíduo se encontra submerso no mundo das coisas e na superficialidade da vida. No cuidado do ser, o indivíduo não se maravilha pela maneira de ser das coisas e sim pelo fato de que existem, se trata de uma contínua consciência de ser. Em geral, vivemos no primeiro estado. O descuido *do ser* é o modo de existência cotidiana. Heidegger[17] o qualifica de "inautêntico". Na autenticidade, *o ser* tem plena consciência de si como eu transcendental (constituinte), assim como do eu empírico (constituído). A morte é uma situação limite incomparável: é a condição que nos permite viver a vida de maneira autêntica. Seu reconhecimento nos empurra a viver, muda radicalmente nossa perspectiva vital.

O medo de morrer é permanente e de tal magnitude, que uma parte considerável da própria energia vital se consome na tarefa de negar a morte. Uma das preocupações básicas do ser humano é tentar transcendê-la. Argumenta-se que a predileção por diversões, a infatigável reverência ao mito do progresso, o impulso a avançar e o afã com que perseguimos uma fama duradoura, tudo isso tem como fim transcender a morte.

Os temores relativos a uma vida futura são uma tentativa de converter a morte em um fato não definitivo, mas o medo da "extinção do ser" é realmente o básico. A angústia da morte facilmente nos conduz ao medo. É frequente que haja aumento da ansiedade quando o medo a algo se compreende em seu verdadeiro sentido, ou seja, como angústia frente ao nada.

■ RESPONSABILIDADE/LIBERDADE

A responsabilidade confere sentido à existência. Sou eu quem cria minha própria experiência. Muito do que me recordo tem a ver com a minha maneira de ter participado dessa experiência. Em certo sentido, a escolha e a criação da experiência passada são minhas. Nesse sentido, Kant postula que o que proporciona a realidade em sua forma externa é a consciência humana. Heidegger[17] referiu-se ao indivíduo com a palavra "*dasein*": o indivíduo está aí, porém, forma parte do que está aí. O eu é "dois em um": o eu empírico e o eu transcendental que configura, que é responsável por si mesmo e pelo mundo.

A responsabilidade, assim enfocada, está intimamente ligada à liberdade. Minha vida é contingente, tudo o que existe poderia ser feito de outra maneira. Se bem que não modifico meu passado, o presente está aí e posso mudar tudo a partir de agora.[19] Tenho liberdade para tal e sou responsável pelo que acontece comigo. Por esse ponto de vista, cada um é responsável integralmente pela própria vida, não só as próprias ações, senão também pelos próprios fracassos. O que faço está dentro do terreno de minha responsabilidade. Mas tanto para configurar-se (ser responsável) por si mesmo e seu mundo, como para ser consciente da própria responsabilidade, é necessário um conhecimento de si mesmo muito profundo. Adquirir responsabilidade é uma condição prévia para mudança terapêutica.

As aparências estão a serviço da negação: constituímos o mundo de tal maneira que pareça independente de nosso trabalho como configuradores. O fato de deixar-se enganar por qualquer desses mecanismos que nos permite escapar de nossa liberdade é viver de maneira "não autêntica" (Heidegger) ou de "má fé" (Sartre). Nesse sentido, Sartre considerava que era necessário liberar os indivíduos de sua "má fé" e ajudar-lhes a assumir suas responsabilidades.[15]

Os casos mais surpreendentes são aqueles nos quais os pacientes sabem o que fazer para melhorar e se negam inexplicavelmente a dar os passos necessários. Essas pessoas parecem se adaptar a uma conduta patológica e temem o exercício da própria liberdade. Quando uma pessoa plenamente consciente deseja algo e toma uma decisão, ela se depara com sua responsabilidade. A vida de um indivíduo está constituída por suas escolhas. Postula-se que alguns permanecem inativos, no terreno dos desejos ou sentimentos, ou renunciam a seu direito de escolher, ou transferem a própria escolha a outros indivíduos, instituições ou circunstâncias externas. Dessa forma, o indivíduo acaba por abandonar a sua autenticidade.

■ SOLIDÃO

A solidão existencial é um processo de investigação mais profundo, que nos leva a reconhecer que somos finitos, que devemos morrer, que somos livres, que não podemos escapar de nossa liberdade. Também descobrimos que o indivíduo está inexoravelmente só.

No que consiste o isolamento existencial? Trata-se de um isolamento básico que pertence à existência. É o meu conhecimento de minha morte que me leva a compreender que ninguém morrerá comigo ou por mim. O ato de morrer segue sendo a experiência humana mais solitária. O processo de desenvolvimento é um processo de separação: nos leva a autonomia, autoconfiança, individuação, independência. Não se separar significa não crescer, porém, o preço que se paga pela separação e o crescimento é o isolamento. Converter-se em um indivíduo implica chegar a um isolamento completo. Temos de aprender a nos relacionar com os demais sem reduzir o outro ao papel de instrumento de defesa contra o isolamento, sem ceder ao desejo de escapar ao isolamento, sem nos convertermos em uma parte da outra pessoa.

Nenhuma relação pode eliminar o isolamento. Cada um de nós está só em sua existência. Porém, a solidão pode compartir-se de tal maneira que o amor compense a dor do isolamento. Mas o amor é possível em meio ao isolamento existencial de cada um?

Maslow considerava o amor como uma das necessidades inatas do ser humano. Erich Fromm diferencia a "união simbiótica" (uma forma de amor decadente) do amor "maduro". O amor maduro é uma união com a condição de preservar a própria integridade, a individualidade. O amor maduro implica ver no outro alguns elementos básicos: preocupação, responsabilidade, respeito e conhecimento. Assim, a presença do outro com amor é fator de desenvolvimento pessoal.[18]

■ O SENTIDO DA VIDA

A pergunta-chave é: se temos que morrer e nada é eterno, qual o sentido da vida? Muita gente morre, se mata ou, mais comumente, deixa a vida de lado porque não considera que vale a pena viver. Talvez a questão do significado da vida seja a mais intrigante de todas.

É Viktor Frankl o principal autor que defende a importância de um significado na vida como fundamental para o desenvolvimento pessoal. Ele é o criador da logoterapia, que denominava como a "terapia do sentido da vida".[20]

A questão se coloca dentro de uma contradição: de um lado, o ser humano necessita de um significado; de outro, o conceito existencial de liberdade nos diz que o único absoluto verdadeiro é que não há nada absoluto. Daí fica a questão: como pode um ser que necessita de um significado encontrá-lo em um mundo que não tem, que em si é um absurdo?

Ao analisar o significado cósmico, respostas prontas são encontradas nas religiões: a tarefa de todo o ser humano é cumprir a vontade de Deus, por exemplo. Embora essa ideia seja totalizante, ela pode não responder à questão individual do sentido pessoal da vida.

De qualquer forma, C. G. Jung considera a religião como uma "função psíquica", a qual se expressa em cada um de uma forma ou de outra. Às vezes, talvez de forma patológica, como acontece na dependência de drogas. Por isso, talvez essa seja uma patologia da "espiritualidade" em seu sentido amplo e, por isso, tantas recuperações ocorrem pela religião.[14]

Em tese, o significado da existência é inventado por cada um e reinventado ao longo da vida. A vida precisa de reinvenção de significados. O próprio Sartre sai de uma posição niilista para juntar-se à Resistência Francesa, e findada a guerra, com a derrocada nazista, ele se transforma em mestre e apóstolo do existencialismo, que divulga, principalmente, com suas obras ficcionais e de teatro. A vida pode não ter significado, mas o ser humano necessita inventá-lo.[15]

Viktor Frankl,[20] quando fala do desespero existencial, se refere ao que provém da carência de um sentido vital e, quando fala de terapia, alude ao processo de ajudar o paciente a encontrar o sentido vital. Para ele, o princípio do prazer freudiano é o princípio diretor da criança, o princípio do poder adleriano corresponde ao adolescente, e a vontade de significado é o princípio que guia o homem maduro.

FENOMENOLOGIA E ANÁLISE DA EXISTÊNCIA

Segundo Ellenberger,[21] em fenomenologia, há três métodos principais de observação de um fenômeno que se destacam:

- **Fenomenologia descritiva**: baseada na descrição que o paciente faz de suas experiências subjetivas.
- **Método genético-estrutural**: tenta encontrar o denominador comum, ou seja, o fator genético (gerador), de onde se pode entender e reconstruir o resto.
- **Análise categorial**: adota um sistema de coordenadas fenomenológicas para a análise. As mais importantes são o tempo (a temporalidade) e o espaço (a espacialidade).

A análise existencial coroa todo o resto, quando se chega à essência do ser que é sua própria existência. É o momento da compreensão mais profunda do ser e suas contradições. Heidegger[17] comenta que existem um contraste entre a existência característica das coisas e dos seres humanos (*Dasein*). Assim, existem modalidades autênticas e inautênticas da existência. A *Daseiseanalyse*, criada por Binswanger,[16] procura retirar o homem de uma situação inautêntica. Desse modo, a PHE procura trabalhar o desenvolvimento pessoal de cada um.

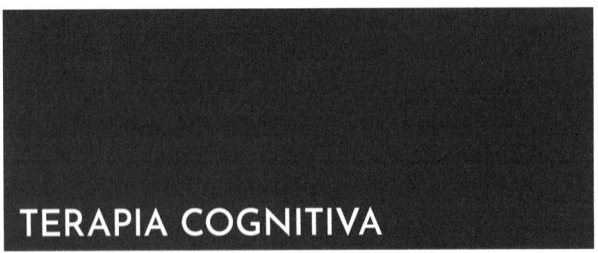

TERAPIA COGNITIVA

ASPECTOS HISTÓRICOS E FUNDAMENTAIS

Em 1956, Aaron Beck deu início a uma série de pesquisas na tentativa de validar algumas das proposições da psicanálise. Tendo passado por uma análise pessoal e preenchido os outros requisitos para admissão no Instituto Psicanalítico da Filadélfia, estava comprometido com a teoria e a terapia da psicanálise, mas sentia que, para a psicoterapia ser aceita pela comunidade científica mais ampla, seria necessária uma sólida base de evidências. Com base nessa conclusão, decidiu testar a proposição psicanalítica de que a depressão era causada pela hostilidade voltada contra si. Ou seja, se o paciente experimentasse uma raiva inaceitável de uma pessoa próxima, mas reprimisse essa raiva inaceitável, ela sairia na forma de autocrítica, expectativa negativa, desejos suicidas e humor deprimido.[22]

Por meio de um esforço de objetivar a hostilidade em sonhos em uma escala, para sua surpresa, observou que os pacientes com depressão mostraram menos hostilidade em seus sonhos do que os não deprimidos. Depois de examinar o conteúdo dos sonhos uma segunda vez, percebeu que aqueles dos pacientes com depressão retratavam consistentemente o sonhador ou a ação no sonho de forma negativa. Em contrapartida, esse achado não era evidente nos sonhos dos pacientes não deprimidos. Beck refere que a partir deste, entre outros experimentos, chegou a uma possível explicação para o conteúdo negativo dos sonhos: estes simplesmente representavam a maneira como o sonhador percebia a si mesmo. Em outras palavras, o conteúdo do sonho seria uma replicação da autoimagem dos indivíduos que foi atualizada no estado de vigília. Em seguida, deu continuidade a outro estudo, e concluiu que os sonhos retratavam o sonhador em imagens negativas, consistentes com a autoimagem negativa consciente.[22]

Já em 1963, em uma palestra na Academy of Psychoanalysis, intitulada *There is more on the surface than meets the eye*, tentou demonstrar que muitas das ideias dos pacientes que eram consideradas inconscientes eram, na verdade, conscientes. Foi nela que também descreveu o que acabou denominando *pensamentos automáticos*. Após uma ligeira mudança na abordagem terapêutica, inferiu que esses pensamentos, muitas vezes, constituíam uma ponte importante entre a situação de estímulo externo e a experiência emocional do indivíduo e seu comportamento. A partir de então, desenvolveu uma nova teoria e terapia da psicopatologia.[22]

■ PENSAMENTOS AUTOMÁTICOS E DISTORÇÕES COGNITIVAS

A ideia inicial foi treinar os pacientes a focalizar e reconhecer os pensamentos automáticos. Então, os indivíduos seriam orientados a examinar a validade dos pensamentos, que, muitas vezes, se constituem em interpretações errôneas ou sobrevaloradas de uma situação, as chamadas *distorções cognitivas*. A partir dos trabalhos de Beck e Ellis, somado aos de pesquisadores como Burns, Dryden e Leahy, o psiquiatra brasileiro Irismar Reis de Oliveira elaborou um questionário de distorções cognitivas que auxilia os pacientes nesse reconhecimento.[23] (Ver **Quadro 42.1**.)

Ao ensinar os pacientes a avaliar essas distorções, Beck foi influenciado pelo volume de Albert Ellis (1962) intitulado *Reason and emotion in psychotherapy*.[24] A premissa é de que quando os pacientes conseguem corrigir sua interpretação errônea por meio de procedimentos, como buscar evidências, considerar explicações alternativas ou avaliar a lógica das conclusões, eles começam a melhorar. Ellis também reconheceu a existência de pensamentos automáticos, que ele denominou *autoafirmações*, e reconheceu a diferença entre os pensamentos automáticos, frequentemente chamados de cognições quentes, e os pensamentos mais deliberados, reflexivos e conscientemente direcionados, às vezes rotulados de cognições frias.

QUADRO 42.1
QUESTIONÁRIO DE DISTORÇÕES COGNITIVAS

Questionário de Distorções Cognitivas – CD-Quest – Copyright© 2010 – Irismar Reis de Oliveira

Todos nós temos milhares de pensamentos durante o dia. Esses pensamentos são palavras, frases e imagens que passam por nossas cabeças à medida que fazemos as coisas. Muitos desses pensamentos são corretos, porém, muitos estão distorcidos. Por isso, eles são chamados de erros cognitivos ou distorções cognitivas.

Por exemplo, Paulo é um jornalista competente, cujo trabalho de umas 10 páginas foi revisado por João, o editor de um importante jornal local. João fez correções em um parágrafo e deu algumas sugestões de menor importância. Embora João tenha aprovado o texto de Paulo, este ficou ansioso e pensou: "Este trabalho está muito ruim. Se estivesse bom, João não teria corrigido nada."

Para Paulo, ou o trabalho está bom, ou está ruim. Esse tipo de erro de pensamento costuma ser chamado de pensamento dicotômico. Como o pensamento retornou à mente de Paulo várias vezes de sexta a domingo (três dias), e Paulo acreditou nele pelo menos 75%, ele fez um círculo em torno do número 4 na quarta coluna da grade a seguir.

1. Pensamento dicotômico (também denominado pensamento do tipo tudo ou nada, preto e branco ou polarizado): Vejo a situação, a pessoa ou o acontecimento apenas em termos de "ou uma coisa, ou outra", colocando-as em apenas duas categorias extremas em vez de em um contínuo.

EXEMPLOS: "Eu cometi um erro, logo meu desempenho foi um fracasso". "Comi mais do que pretendia, portanto, estraguei completamente minha dieta".

Exemplo de Paulo: Este trabalho está muito ruim. Se ele estivesse bom, João não teria feito qualquer correção.

Frequência Intensidade	Não (não ocorreu)	Ocasional (1-2 dias durante esta semana)	Boa parte do tempo (3-5 dias durante esta semana)	Quase todo o tempo (6-7 dias durante esta semana)
Acreditei...	0			
Um pouco (Até 30%)		1	2	3
Médio (31-70%)		2	3	4
Muito (Mais de 70%)		3	4	5

Por favor, vire a página e avalie seu próprio estilo de pensamento.

QUADRO 42.1
QUESTIONÁRIO DE DISTORÇÕES COGNITIVAS

Questionário de Distorções Cognitivas CD-Quest – Irismar Reis de Oliveira

Nome: .... Data:...............................

Por favor, faça um círculo em torno do número correspondente a cada opção a seguir, indicando os erros ou distorções cognitivos que você notou estar fazendo durante esta semana. Ao avaliar cada distorção cognitiva, por favor, indique quanto você acreditou nela no exato momento em que ocorreu (não o quanto você acredita agora) e com que frequência ela ocorreu durante esta semana. Por favor, dê seus próprios exemplos nos itens que você marcar 4 ou 5.

DURANTE ESTA SEMANA, PERCEBI QUE ESTAVA PENSANDO DA SEGUINTE FORMA:

1. Pensamento dicotômico (também denominado pensamento do tipo tudo ou nada, preto e branco ou polarizado): Vejo a situação, a pessoa ou o acontecimento apenas em termos de "uma coisa ou outra", colocando-as em apenas duas categorias extremas em vez de em um contínuo.

EXEMPLOS: "Eu cometi um erro, logo meu rendimento foi um fracasso.", "Comi mais do que pretendia, portanto estraguei completamente minha dieta.".

Frequência Intensidade	Não (não ocorreu)	Ocasional (1-2 dias durante esta semana)	Boa parte do tempo (3-5 dias durante esta semana)	Quase todo o tempo (6-7 dias durante esta semana)
Acreditei...	0			
Um pouco (Até 30%)		1	2	3
Médio (31-70%)		2	3	4
Muito (Mais de 70%)		3	4	5

2. Previsão do futuro (também denominada catastrofização): Antecipo o futuro em termos negativos e acredito que o que acontecerá será tão horrível que eu não vou suportar.

EXEMPLOS: "Vou fracassar e isso será insuportável.", "Vou ficar tão perturbado que não conseguirei me concentrar no exame.".

Frequência Intensidade	Não (não ocorreu)	Ocasional (1-2 dias durante esta semana)	Boa parte do tempo (3-5 dias durante esta semana)	Quase todo o tempo (6-7 dias durante esta semana)
Acreditei...	0			
Um pouco (Até 30%)		1	2	3
Médio (31-70%)		2	3	4
Muito (Mais de 70%)		3	4	5

QUADRO 42.1
QUESTIONÁRIO DE DISTORÇÕES COGNITIVAS

3. Desqualificação dos aspectos positivos: Desqualifico e desconto as experiências e acontecimentos positivos insistindo que estes não contam.

EXEMPLOS: "Fui aprovado no exame, mas foi pura sorte.", "Entrar para a faculdade não foi grande coisa, qualquer um consegue."

Frequência / Intensidade	Não (não ocorreu)	Ocasional (1-2 dias durante esta semana)	Boa parte do tempo (3-5 dias durante esta semana)	Quase todo o tempo (6-7 dias durante esta semana)
Acreditei...	0			
Um pouco (Até 30%)		1	2	3
Médio (31-70%)		2	3	4
Muito (Mais de 70%)		3	4	5

4. Raciocínio emocional: Acredito que minhas emoções refletem a realidade e deixo que elas guiem minhas atitudes e julgamentos.

EXEMPLOS: "Sinto que ela me ama, então deve ser verdade.", "Tenho pavor de aviões, logo, voar deve ser perigoso.", "Meus sentimentos me dizem que não devo acreditar nele."

Frequência / Intensidade	Não (não ocorreu)	Ocasional (1-2 dias durante esta semana)	Boa parte do tempo (3-5 dias durante esta semana)	Quase todo o tempo (6-7 dias durante esta semana)
Acreditei...	0			
Um pouco (Até 30%)		1	2	3
Médio (31-70%)		2	3	4
Muito (Mais de 70%)		3	4	5

5. Rotulação: Coloco um rótulo fixo, global e geralmente negativo em mim ou nos outros.

EXEMPLOS: "Sou um fracassado.", "Ele é uma pessoa estragada.", "Ela é uma completa imbecil.".

Frequência / Intensidade	Não (não ocorreu)	Ocasional (1-2 dias durante esta semana)	Boa parte do tempo (3-5 dias durante esta semana)	Quase todo o tempo (6-7 dias durante esta semana)
Acreditei...	0			
Um pouco (Até 30%)		1	2	3
Médio (31-70%)		2	3	4
Muito (Mais de 70%)		3	4	5

QUADRO 42.1
QUESTIONÁRIO DE DISTORÇÕES COGNITIVAS

6. Ampliação/minimização: Avalio a mim mesmo, os outros e as situações ampliando os aspectos negativos e/ou minimizando os aspectos positivos.

EXEMPLOS: "Consegui um 8. Isto demonstra o quanto meu desempenho foi ruim.", "Consegui um 10. Isto significa que o teste foi muito fácil.".

Frequência / Intensidade	Não (não ocorreu)	Ocasional (1-2 dias durante esta semana)	Boa parte do tempo (3-5 dias durante esta semana)	Quase todo o tempo (6-7 dias durante esta semana)
Acreditei...	0			
Um pouco (Até 30%)		1	2	3
Médio (31-70%)		2	3	4
Muito (Mais de 70%)		3	4	5

7. Abstração seletiva (também denominada filtro mental e visão em túnel): Presto atenção em um ou poucos detalhes e não consigo ver o quadro inteiro.

EXEMPLOS: "Miguel apontou um erro em meu trabalho. Então, posso ser despedido" (não considerando o retorno positivo de Miguel. "Não consigo esquecer que aquela informação que dei durante minha apresentação estava errada." (deixando de considerar o sucesso da apresentação e o aplauso das pessoas).

Frequência / Intensidade	Não (não ocorreu)	Ocasional (1-2 dias durante esta semana)	Boa parte do tempo (3-5 dias durante esta semana)	Quase todo o tempo (6-7 dias durante esta semana)
Acreditei...	0			
Um pouco (Até 30%)		1	2	3
Médio (31-70%)		2	3	4
Muito (Mais de 70%)		3	4	5

QUADRO 42.1
QUESTIONÁRIO DE DISTORÇÕES COGNITIVAS

8. Leitura mental: Acredito que conheço os pensamentos e intenções de outros (ou que eles conhecem meus pensamentos e intenções) sem ter evidências suficientes.

EXEMPLOS: "Ele está pensando que eu falhei.", "Ela pensou que eu não conhecia o projeto.", "Ele sabe que eu não gosto de ser tocada deste jeito."

Frequência / Intensidade	Não (não ocorreu)	Ocasional (1-2 dias durante esta semana)	Boa parte do tempo (3-5 dias durante esta semana)	Quase todo o tempo (6-7 dias durante esta semana)
Acreditei...	0			
Um pouco (Até 30%)		1	2	3
Médio (31-70%)		2	3	4
Muito (Mais de 70%)		3	4	5

9. Supergeneralização: Eu tomo casos negativos isolados e os generalizo, tornando-os um padrão interminável com o uso repetido de palavras como "sempre", "nunca", "todo", "inteiro", etc.

EXEMPLOS: "Estava chovendo esta manhã, o que significa que choverá todo o fim de semana.", "Que azar! Perdi o avião, logo, isto vai estragar minhas férias inteiras.", "Minha dor de cabeça nunca vai parar.".

Frequência / Intensidade	Não (não ocorreu)	Ocasional (1-2 dias durante esta semana)	Boa parte do tempo (3-5 dias durante esta semana)	Quase todo o tempo (6-7 dias durante esta semana)
Acreditei...	0			
Um pouco (Até 30%)		1	2	3
Médio (31-70%)		2	3	4
Muito (Mais de 70%)		3	4	5

QUADRO 42.1
QUESTIONÁRIO DE DISTORÇÕES COGNITIVAS

10. Personalização: Assumo que comportamentos dos outros e eventos externos dizem respeito (ou são direcionados) a mim, sem considerar outras explicações plausíveis.

EXEMPLOS: "Senti-me desrespeitado porque a moça do caixa não me agradeceu." (sem considerar que ela não agradeceu a ninguém). "Meu marido me deixou porque eu fui uma má esposa" (deixando de considerar que ela foi sua quarta esposa).

Frequência / Intensidade	Não (não ocorreu)	Ocasional (1-2 dias durante esta semana)	Boa parte do tempo (3-5 dias durante esta semana)	Quase todo o tempo (6-7 dias durante esta semana)
Acreditei...	0			
Um pouco (Até 30%)		1	2	3
Médio (31-70%)		2	3	4
Muito (Mais de 70%)		3	4	5

11. Afirmações do tipo "deveria" (também "devia", "devo", "tenho de"): Digo a mim mesmo que os acontecimentos, os comportamentos de outras pessoas e minhas próprias atitudes "deveriam" ser da forma que espero que sejam e não o que de fato são.

EXEMPLOS: "Eu devia ter sido uma mãe melhor.", "Ele deveria ter se casado com Ana em vez de Maria.", "Eu não devia ter cometido tantos erros.".

Frequência / Intensidade	Não (não ocorreu)	Ocasional (1-2 dias durante esta semana)	Boa parte do tempo (3-5 dias durante esta semana)	Quase todo o tempo (6-7 dias durante esta semana)
Acreditei...	0			
Um pouco (Até 30%)		1	2	3
Médio (31-70%)		2	3	4
Muito (Mais de 70%)		3	4	5

QUADRO 42.1
QUESTIONÁRIO DE DISTORÇÕES COGNITIVAS

12. Conclusões precipitadas (também conhecidas como inferências arbitrárias): Tiro conclusões (negativas ou positivas) a partir de nenhuma ou de poucas evidências que possam confirmá-las.

EXEMPLOS: "Logo que o vi, soube que ele faria um trabalho deplorável.", "Ele olhou para mim de um modo que logo concluí que ele foi o responsável pelo acidente.".

Frequência / Intensidade	Não (não ocorreu)	Ocasional (1-2 dias durante esta semana)	Boa parte do tempo (3-5 dias durante esta semana)	Quase todo o tempo (6-7 dias durante esta semana)
Acreditei...	0			
Um pouco (Até 30%)		1	2	3
Médio (31-70%)		2	3	4
Muito (Mais de 70%)		3	4	5

13. Culpar (outros ou a si mesmo): Dirijo minha atenção aos outros como fontes de meus sentimentos e experiências, deixando de considerar minha própria responsabilidade; ou, inversamente, responsabilizo-me pelos comportamentos e atitudes de outros.

EXEMPLOS: "Meus pais são os únicos culpados por minha infelicidade.", "É culpa minha que meu filho tenha se casado com uma pessoa tão egoísta e descuidada.".

Frequência / Intensidade	Não (não ocorreu)	Ocasional (1-2 dias durante esta semana)	Boa parte do tempo (3-5 dias durante esta semana)	Quase todo o tempo (6-7 dias durante esta semana)
Acreditei...	0			
Um pouco (Até 30%)		1	2	3
Médio (31-70%)		2	3	4
Muito (Mais de 70%)		3	4	5

QUADRO 42.1
QUESTIONÁRIO DE DISTORÇÕES COGNITIVAS

14. E se...?: Fico me fazendo perguntas do tipo "e se acontecer alguma coisa?".

EXEMPLOS: "E se meu caro bater?", "E se eu tiver um infarto?", "E se meu marido me deixar?".

Frequência / Intensidade	Não (não ocorreu)	Ocasional (1-2 dias durante esta semana)	Boa parte do tempo (3-5 dias durante esta semana)	Quase todo o tempo (6-7 dias durante esta semana)
Acreditei...	0			
Um pouco (Até 30%)		1	2	3
Médio (31-70%)		2	3	4
Muito (Mais de 70%)		3	4	5

15. Comparações injustas: Comparo-me com outras pessoas que parecem se sair melhor do que eu e me coloco em posição de desvantagem.

EXEMPLOS: "Meu pai prefere meu irmão mais velho a mim porque ele é mais inteligente do que eu.", "Não consigo suportar o fato de ela ter mais sucesso do que eu.".

Frequência / Intensidade	Não (não ocorreu)	Ocasional (1-2 dias durante esta semana)	Boa parte do tempo (3-5 dias durante esta semana)	Quase todo o tempo (6-7 dias durante esta semana)
Acreditei...	0			
Um pouco (Até 30%)		1	2	3
Médio (31-70%)		2	3	4
Muito (Mais de 70%)		3	4	5

Como bem lembra Hofmann,[25] embora Beck e Ellis recebam o devido crédito por seu trabalho pioneiro, a ideia básica que deu origem à nova abordagem de psicoterapia certamente não era recente. Pode-se até argumentar que se trata apenas de senso comum aplicado na prática. Talvez a primeira expressão da ideia da terapia cognitiva remonte a Epicteto, um filósofo grego estoico que viveu de 55 a 134 d.C. Atribui-se a ele a frase "Os homens são movidos e perturbados não pelas coisas, mas pelas opiniões que têm delas". Um pouco mais adiante, Marco Aurélio (121-180 d.C.) escreveu em *Meditações*: "Se estás aflito por alguma coisa externa, não é ela que te perturba, mas o juízo que dela fazes. E está em teu poder dissipar esse juízo". E William Shakespeare escreveu, em *Hamlet*: "Nada é bom ou mau, a não ser por força do pensamento".[25] Outros filósofos, artistas e poetas expressaram ideias semelhantes ao longo da história.

De fato, a noção fundamental da terapia cognitiva é simples. Trata-se da ideia de que nossas reações físicas, comportamentais e emocionais são fortemente influenciadas por nossas cognições (ou seja, pensamentos), as quais determinam como percebemos as coisas. Desse modo, apenas ficamos ansiosos, com raiva ou tristes se acreditamos que temos motivos para ficarmos ansiosos, com raiva ou tristes. Em outras palavras, não é a situação em si, mas nossas percepções, expectativas e interpretações (a avaliação cognitiva) de eventos que são responsáveis por nossos sentimentos.[25]

OS PENSAMENTOS PODEM SER QUESTIONADOS E FLEXIBILIZADOS

Ainda segundo Hofmann,[25] há uma concepção errônea comum de que a terapia cognitiva substitui o pensamento negativo por pensamento positivo, o que, então, miraculosamente, resolve os problemas psicológicos. Trata-se de uma ideia incorreta em vários aspectos. A terapia cognitiva não pode e não deve tentar tornar boa uma má situação. Ela não encoraja o paciente a pensar de forma positiva sobre eventos realisticamente aflitivos ou a ignorar uma tragédia ocorrida. Na verdade, o terapeuta ajuda o paciente a examinar de forma crítica se sua reação à situação se justifica. O paciente é convidado a tratar pensamentos como hipóteses, a se colocar no papel de observador das próprias cognições e conjecturas, em vez de vítima de suas psicopatologias. Para contestar esses pensamentos, o terapeuta e o paciente debatem as evidências a favor e contra uma pressuposição específica, o que pode ser obtido ao usar informações das experiências anteriores do paciente (p. ex., "Qual é a probabilidade com base em suas experiências anteriores?"), ao fornecer informações mais precisas (p. ex., "O que sabemos sobre o evento?"), ao reavaliar o resultado de uma situação (p. ex., "Qual a pior coisa que pode acontecer?"), e ao dar ao paciente a oportunidade de testar suas hipóteses ao expô-lo às atividades e situações evitadas.[25]

ESQUEMAS E CRENÇAS CENTRAIS

O próximo passo na evolução da terapia cognitiva foi o reconhecimento de que os indivíduos têm um sistema de crenças que, quando acionado por uma situação particular, produz a interpretação (ou má interpretação), geralmente na forma de um pensamento automático. Beck[22] utilizou o termo *esquema*, derivado do trabalho de Piaget, para descrever esse construto. Os *esquemas*, dessa forma, apresentam as seguintes características: permeabilidade/impermeabilidade, magnitude, conteúdo e carga. A permeabilidade/impermeabilidade indicam a receptividade à mudança, a magnitude é o tamanho do esquema em relação ao autoconceito geral da pessoa, e o conteúdo descreve o tema básico. Quando a carga do esquema é baixa, o esquema fica essencialmente desativado, mas é ativado novamente quando um estímulo congruente com o conteúdo do esquema surge. Em quadros psicopatológicos, o esquema é ativado em um grau maior durante o curso do episódio. Veja o modelo esquemático da terapia cognitiva na **Figura 42.1**.

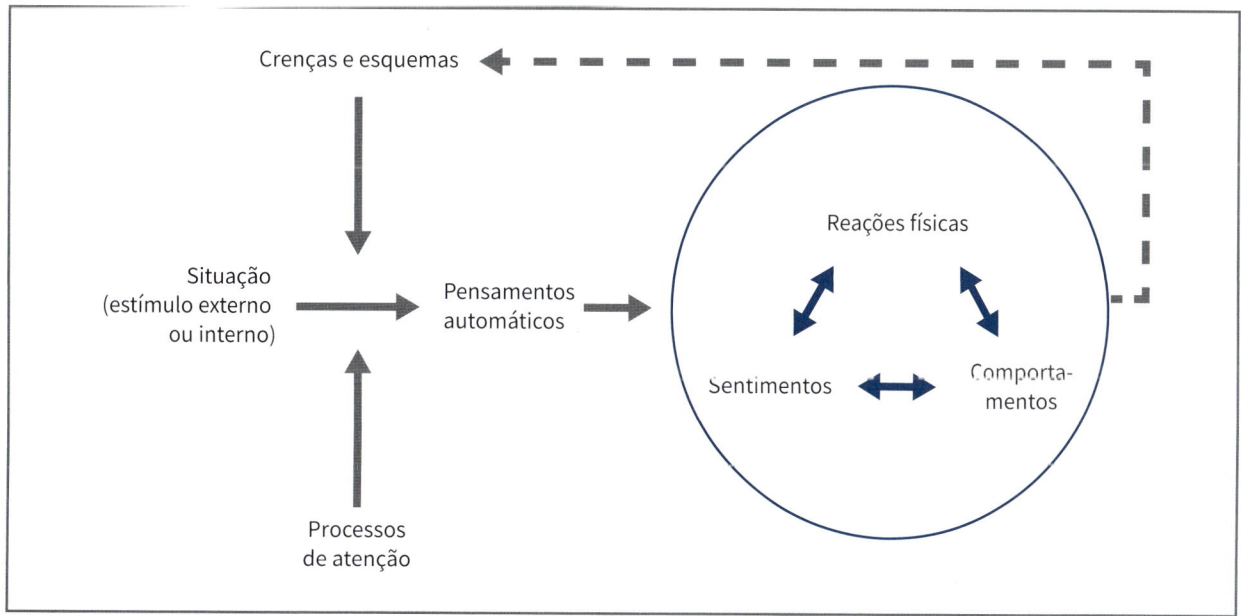

FIGURA 42.1

Modelo de terapia cognitivo-comportamental.

CARACTERÍSTICAS ESTRUTURADORAS

A terapia cognitiva não é um tratamento coringa. Há diferenças bem estabelecidas nas estratégias peculiares direcionadas a problemas específicos. Um traço marcante da terapia cognitiva é que, para cada transtorno psíquico, pesquisas de identificação de pensamentos e crenças desadaptativas são realizadas antes do desenvolvimento de protocolos de tratamento. Depois de ensaios clínicos randomizados bem-sucedidos, normalmente um livro ou artigo é preparado para que a terapia definida possa ser usada para replicar as descobertas iniciais e também fornecer material para os profissionais.

Wright e colaboradores,[26] no didático livro *Aprendendo a terapia cognitivo-comportamental: um guia ilustrado*, apontam para algumas características centrais da terapia cognitivo-comportamental (TCC). (Ver **Quadro 42.2**.)

INTEGRAÇÃO DE MODELOS E TÉCNICAS À TERAPIA COGNITIVA

Atualmente, as chamadas terapias cognitivo-comportamentais (TCCs) formam uma expressão abrangente, que inclui muitas terapias distintas com respaldo empírico e que compartilham seus princípios básicos. Apesar das diferenças nas conceitualizações da TCC e da abordagem terapêutica de diversos problemas psicológicos, as estratégias estão firmemente enraizadas no método básico da terapia cognitiva – ou seja, que as cognições mal-adaptativas estão vinculadas de forma causal a emoções, comportamentos e reações físicas, e que o manejo delas resulta no alívio do sofrimento causado pelos transtornos mentais e leva a maior bem-estar geral. Evidências científicas consistentes para esse modelo geral foram obtidas a partir da neurociência afetiva e de pesquisas sobre a regulação emocional.[25]

A TCC frequentemente faz uso de técnicas de outro tipo de terapia, chamada análise do comportamento (ou terapia comportamental). Nesse caso, essas técnicas são utilizadas para facilitar o processo de reestruturação do modo de pensar. Assim, por exemplo, para um paciente com fobia de agulhas e injeções, algumas técnicas de exposição gradual e dessensibilização sistemática podem ser extremamente eficazes para que ele tenha menos desconforto em tratamentos que exijam injetáveis ou repetidos exames. Para um médico com fobia social que tem dificuldades no trato com seus pacientes, por exemplo, treinamentos de habilidades sociais podem ser úteis para que consiga melhorar sua relação com as pessoas e ganhar a confiança necessária para uma boa condução terapêutica.[27] O equilíbrio entre os elementos cognitivos e comportamentais varia entre as diferentes terapias desse tipo, mas todas vêm sob a denominação de TCC.

QUADRO 42.2
CARACTERÍSTICAS CENTRAIS DA TERAPIA COGNITIVO-COMPORTAMENTAL

- Relação terapêutica empírica altamente colaborativa (há cooperação entre paciente e terapeuta para o atingimento dos objetivos e aprendizagem ativa do paciente a respeito das técnicas. O termo *empirismo colaborativo* é usado para descrever a relação entre paciente e terapeuta na TCC, os quais trabalham juntos como uma equipe investigativa, desenvolvendo hipóteses sobre a acurácia ou o valor de enfrentamento de uma série de cognições e comportamentos).
- Estruturação (as sessões individuais e em conjunto normalmente respeitam uma determinada agenda).
- Breve (aplicada normalmente em cerca de 20 sessões, embora possa requerer um número maior em casos mais complexos).
- Foco voltado para o problema (a atenção às questões atuais ajuda a estimular o desenvolvimento de planos de ação. Embora as intervenções de TCC normalmente se concentrem nos eventos, nos pensamentos, nas emoções e nos comportamentos presentes, ter uma perspectiva longitudinal – incluindo a consideração do desenvolvimento na primeira infância, histórico familiar, traumas, experiências evolutivas positivas e negativas, educação, história de trabalho e influências sociais – auxilia para entender melhor o paciente e planejar o tratamento).
- Conceitualização de caso individualizada.
- Aplicação hábil de métodos de questionamento socrático.
- Descoberta e modificação de esquemas.
- Uso de psicoeducação e ensaio comportamental para melhorar a aprendizagem.
- Evocação e modificação de pensamentos automáticos.
- Métodos comportamentais para reverter padrões de desamparo, comportamento autodestrutivo e evitação.
- O paciente desenvolve habilidades para ajudar a evitar a recaída.

Fonte: Elaborado com base em Wright e colaboradores.[26]

Mais recentemente, temos vivido o que se chama de terceira onda da TCC. Considera-se que a primeira onda surgiu a partir das tradições da teoria de aprendizagem de Pavlov e Skinner, ambos considerando as implicações da aprendizagem para a psicopatologia. Aplicações clínicas mais diretas de princípios da teoria da aprendizagem e comportamentais foram desenvolvidas por Mowrer, Watson e Rayner e, posteriormente, por Wolpe e outros.[28] Foi daí que surgiram conceitos e técnicas, como extinção (aprendizagem inibitória), condicionamento operante, reforço positivo, reforço negativo, habituação, aprendizagem social, autoeficácia, exposição, treinamento de habilidades sociais e de assertividade, solução de problemas, ativação comportamental, modificação de hábitos, administração de contingências, prevenção de respostas, modelagem, relaxamento e controle da respiração, entre outros.

A integração das noções de conceitos cognitivos com a terapia comportamental incluiu as contribuições de Ellis e Beck, levando à segunda onda. No entanto, é importante reforçar que, desde o início, embora a terapia cognitiva tenha sido construída sobre os princípios contidos na terapia comportamental, ela sempre deu mais ênfase na questão da correção de distorções cognitivas com técnicas argumentativas. A título de exemplo, podemos citar o já mencionado questionamento socrático, o registro de pensamentos, a rotulação das distorções cognitivas, o exame das evidências, a análise dos prós e contras, a modificação do estilo atributivo, a lista de pensamentos alternativos, etc.

Tem sido chamada de terceira onda novos modelos de TCC ainda mais integrativos. Entre eles, é válido mencionar alguns dos mais utilizados na clínica, baseado no livro de Melo:[29]

- **Terapia do esquema**: é uma ampliação da TCC para se adequar a pacientes com transtornos da personalidade. Integra modelos da psicodinâmica e da *gestalt* terapia, além de modelos construtivistas da personalidade e da teoria do apego. Conscientiza o paciente quanto às origens de suas dificuldades a partir de suas relações parentais, de seu temperamento e de seus estilos de enfrentamento. Enfatiza a ativação de memórias infantis, ligando-as às experiências atuais.
- **Terapia de aceitação e compromisso**: tem como princípio básico ajudar o paciente a aceitar aquilo que está fora do seu controle, ao mesmo tempo que se mantém comprometido com ações que tornem a sua vida mais significativa. Apoiada na teoria do quadro relacional, ainda incorpora elementos do *mindfulness*. Parte do pressuposto de que o sofrimento é resultado da inflexibilidade psicológica que, por sua vez, está relacionada à predominância do passado conceitual e de um futuro temido (ruminações e preocupações), à fusão cognitiva (pensamento e realidade tornam-se indistinguíveis) e à falta de clareza de valores (vida significativa só pode ser definida como tal a partir daquilo que é importante para a pessoa). A psicopatologia ocorreria quando o indivíduo deixa de buscar uma vida significativa para se esquivar de experiências desagradáveis. Assim, a inação, a impulsividade ou a persistência evitativa podem desviar o sujeito dos seus propósitos, uma vez que uma vida significativa depende daquilo que fazemos, das nossas ações.
- **Terapia comportamental dialética**: é um tratamento estruturado especificamente para pacientes com transtorno da personalidade *borderline*, embora tenha sido recentemente utilizado em outras populações. Parte da premissa de que a desregulação emocional levaria a distorções cognitivas e comportamentos disfuncionais. Divide elementos com sistemas psicodinâmicos, centrada no cliente, *gestalt* e estratégias paradoxais, *mindfulness* e a filosofia oriental.
- **Terapia cognitiva processual**: a ideia é promover a reestruturação cognitiva nos três níveis de conceituação (pensamentos automáticos, pressupostos subjacentes e crenças fundamentais) com técnicas que imitam um processo legal, no qual os pacientes são levados a assumir os papéis de réu, promotor, advogado de defesa e jurado, buscando evidências a favor e contra as suas crenças centrais. Aqui, esses pensamentos e crenças são qualificados como *autoacusações*. Utiliza técnicas de *role-play* e da *gestalt* terapia.

PSICOTERAPIA INTERPESSOAL

ASPECTOS HISTÓRICOS

A psicoterapia interpessoal (TIP) é uma forma de tratamento psicoterápico criada por um grupo de pesquisadores ligados ao departamento de psiquiatria da

Universidade de Harvard, liderados por Gerald Klerman e Myrna Weissman na década de 1970.[30] É uma psicoterapia breve, de curta duração (o tratamento, dependendo da adaptação, pode ter de 12 a 20 sessões), manualizada, desenvolvida inicialmente para depressão, e com adaptações posteriores para outras patologias. Em uma época em que a psiquiatria era fortemente influenciada pela psicanálise, ainda sem a explosão das neurociências, os autores já reconheciam as possibilidades do uso de medicamentos, mas não em detrimento do peso que o ambiente, por meio das relações interpessoais e dos eventos de vida, tem, não somente na determinação e manutenção dos quadros psiquiátricos, mas também em seu tratamento. Durante a condução de um ensaio clínico para avaliar a eficácia da imipramina no tratamento da depressão, os pesquisadores notaram que havia diferenças nos resultados relacionadas aos clínicos que atendiam os pacientes. Avaliando gravações das consultas, notaram que a diferença entre os médicos que tinham melhores resultados estava ligada ao fato de eles conversarem com os pacientes sobre eventos de vida e sobre suas relações interpessoais.

O treinamento de psicanalistas é extremamente longo e dispendioso, o que afastava muitos profissionais já em exercício da clínica. Outro aspecto relevante é que, como a psicanálise tem um modelo que não utiliza os diagnósticos médicos, pode não se adaptar facilmente à prática do psiquiatra clínico ou do médico generalista, muitas vezes desestimulando, inclusive, a associação de psicofármacos. Esses fatos com certeza estimularam os autores a desenharem uma terapia que pudesse ser acessível a médicos não especialistas para uso na clínica. É interessante que Klerman e Aaron Beck, criador da TCC, eram colegas de departamento e tinham propósitos parecidos, e de fato trocaram muitas informações durante esses períodos iniciais.[30]

Nessa proposta, a TIP tem um processo de formação fácil para profissionais com conhecimento clínico prévio. A própria aplicação da técnica também é facilitada por ser manualizada, com um passo a passo, que deve ser seguido pelos terapeutas. Ainda pelo fato de ter um manual, a TIP pode ser avaliada com relação a sua eficácia e adesão utilizando métodos empíricos. Como desde seu planejamento foi idealizada para ser avaliada empiricamente e ser acessível, encontrou suas potencialidades posteriormente com o fortalecimento da medicina baseada em evidências, que ratificou sua eficácia e efetividade em um amplo leque de transtornos mentais.

APLICAÇÕES

Para depressão, a TIP faz parte de várias diretrizes terapêuticas (*guidelines*) como a do National Institute for Health and Care Excellence (NICE), do Reino Unido, e dentro do programa inglês Improving Access to Psychological Therapies (IAPT). Também está nas diretrizes terapêuticas para os transtornos do humor da American Psychiatric Association, da American Psychological Association e da Royal Australian and New Zealand College of Clinical Psychiatrists (RANZCP).

A TIP foi adaptada para várias situações associadas à depressão, como o período perinatal,[31-33] em adolescentes[34] e para idosos[35], bem como para outros quadros, como transtorno bipolar (TB)[36] e transtornos alimentares, como a bulimia nervosa.[37] Existem adaptações para os transtornos de ansiedade, que ainda são preliminares e precisam de confirmações de sua eficácia, tanto para o transtorno de ansiedade social (fobia social) como para o transtorno de pânico.[38]

Outra promissora adaptação da TIP é para o transtorno de estresse pós-traumático (TEPT), já que a terapia de exposição, considerada padrão-ouro, tem alta taxa de abandono.[39] Existem estudos publicados da TIP para TEPT (TIP-TEPT), sendo alguns realizados no Brasil.[40-42]

Por fim, existem evidências robustas da eficácia da TIP individual para adultos, com mais de uma centena de ensaios clínicos controlados e randomizados, além de revisões sistemáticas da literatura.[43,44]

O MODELO DA TERAPIA INTERPESSOAL

A TIP tem várias adaptações para patologias, nas quais fatores psicossociais e interpessoais são relevantes e podem se beneficiar da estrutura básica da psicoterapia. É uma psicoterapia baseada no modelo médico, dessa forma, é necessário que o paciente tenha um diagnóstico psiquiátrico. Nas sessões iniciais, o terapeuta faz uma aliança terapêutica positiva, por meio de uma escuta cuidadosa e empática do paciente, eliciando a expressão dos afetos, ajudando o indivíduo a se sentir compreendido, pela identificação e nomeação dos sentimentos, por meio do suporte, encorajamento e psicoeducação sobre o diagnóstico e o tratamento. A anamnese feita nas primeiras sessões permitirá a confirmação do diagnóstico, que será revisado com o paciente. O terapeuta deverá, ainda, avaliar a necessidade de consultas psiquiátricas e médicas, bem como a necessidade do uso concomitante de medicações. Não há qualquer contraindicação na associação das medicações psiquiátricas com a TIP – pelo contrário, as evidências mostram que existe sinergia nos tratamentos, favorecendo o prognóstico do paciente.

Ao receber o diagnóstico, o paciente também receberá o papel de doente (sick-role). O indivíduo depressivo sente-se mal, e, muitas vezes, culpado pelos sintomas depressivos. Quando se dá o diagnóstico e na sequência o papel de doente, isso o exime dessa culpa, mas, ao mesmo tempo, abre uma perspectiva de que, por meio do tratamento, ele poderá agir de maneira a sair dessa condição de doente. Essa ação tem por si só um efeito terapêutico de alívio para o paciente, e uma visão de saída, que procurará com a ajuda do terapeuta por intermédio do trabalho psicoterápico.

Nas sessões iniciais, será realizada uma revisão dos problemas relacionais interpessoais atuais relacionados aos sintomas. Nessa fase, será realizada uma exploração do que está ocorrendo na vida social e familiar do paciente, que pode estar associado ao início dos sintomas. Essa exploração pode ser feita de modo mais sistematizado, por meio do uso de um inventário interpessoal, com perguntas mais dirigidas para a avaliação dos possíveis focos a serem trabalhados em psicoterapia nas sessões intermediárias.

Existem quatro focos ou áreas-problema que são trabalhados na TIP: o luto, os conflitos ou disputas interpessoais, as transições de papéis e o déficit interpessoal (ou sensibilidade interpessoal). O foco será determinado pela concordância entre terapeuta e paciente, para ser trabalhado nas sessões intermediárias. No momento em que se chega a esse consenso, é feito um contrato com o paciente, estabelecendo frequência, duração, manejo das faltas e férias, e tem início a fase intermediária.

As sessões intermediárias compreendem a maior parte da TIP. Nessas sessões, a área-problema vai ser trabalhada, sempre fazendo a ligação com os sintomas. A cada sessão se avalia a evolução dos sintomas, se existe melhora ou não, e como estão as questões relativas à área-problema. Nas sessões finais, se avaliam os progressos, reafirmando os ganhos, e se existem ainda sintomas residuais ou a necessidade de realizar sessões de continuação, ou encaminhamentos diversos.

AS ÁREAS-PROBLEMA (FOCOS)

O luto é relativo à perda real (morte) de uma pessoa próxima, quando o quadro depressivo se instala após uma reação de luto complicado. Em geral, em função de várias emoções e sentimentos conflituosos em relação à perda, há o desenvolvimento do quadro depressivo, que afeta ainda mais a resolução dos conflitos, e leva o indivíduo a um retraimento social. O trabalho consiste em promover a resolução do luto, encorajando o paciente a expressar seus sentimentos e pensamentos a respeito da perda e suas relações com o falecido. Além disso, procura-se restabelecer os interesses e os relacionamentos do paciente.

As disputas interpessoais são uma área-problema quando o paciente, em uma relação com uma pessoa significativa, apresenta divergências com relação às expectativas sobre esse relacionamento. As disputas são situações extremamente desgastantes, que podem gerar ou manter quadros depressivos. Quando o foco é uma disputa, deve-se, em primeiro lugar, determinar em que estágio se encontram os conflitos interpessoais, se em um estágio de renegociação, impasse ou de dissolução. Na renegociação, existem discussões, assim, os participantes estão em contato ativo sobre suas diferenças. O impasse ocorre quando terminam as comunicações entre o paciente e a outra pessoa. Existem aqui mágoas, ressentimentos e desesperança de mudanças. Por fim, a dissolução ocorre quando uma parte ativamente busca o término da relação, ou quando já não há mais possibilidades de um consenso.

Após a determinação do estágio e com isso a compreensão do problema, o paciente deve ter consciência de sua capacidade de influenciar na resolução do conflito, assim como dos sentimentos que estão envolvidos nessa relação. Junto com o terapeuta, procurará novas formas de comunicação entre as partes da disputa. O indivíduo depressivo tende a se colocar como culpado e sem perspectivas nesse processo, o terapeuta estimula a expressão dos sentimentos e faz um processo de normalização deles sem o viés depressivo. Nesse novo contexto, o indivíduo poderá fazer escolhas dentro da relação.

A transição de papéis é o foco mais amplo da TIP, e ocorre quando o paciente tem dificuldades em lidar com seus afetos e humor em certas transições da vida, que requerem modificações do comportamento ou mudanças em relações interpessoais significativas. Existem várias transições inerentes ao próprio ciclo da vida, como a adolescência, entrada na vida adulta, fim do ciclo reprodutivo, aposentadoria, desemprego, mudanças de cidade, de empregos, ou de posições de trabalho ou hierárquicas, para citar algumas. O foco da transição é usado em muitas adaptações para patologias crônicas, como a perda do *self*-saudável (p. ex., na adaptação para o TEPT ou para o TB). Nesse foco, serão trabalhados com o paciente abandonar o papel antigo, viver o luto desse papel, por meio da expressão dos sentimentos envolvidos, adquirir novas habilidades, aproveitar oportunidades para crescer com a mudança, desenvolver novos relacionamentos e grupos, e reconhecer os aspectos positivos do novo papel.

O déficit interpessoal, a solidão, o isolamento e a pobreza de vínculos são usados como foco quando não existem os demais. É o foco mais difícil de ser trabalhado no modelo breve de psicoterapia, devendo, nos casos mais crônicos, serem consideradas outras possibilidades terapêuticas, como a TCC, as formas psicodinâmicas clássicas e sempre o tratamento medicamentoso. São pacientes que se sentem incomodados com as situações interpessoais, não têm uma rede de suporte social que os protegem da depressão e têm poucas habilidades sociais. Nessa categoria há pacientes que são isolados e solitários, com dificuldades em ter relacionamentos; pacientes que têm relacionamentos, mas que são superficiais e que não se sustentam; pessoas com baixa autoestima; pacientes distímicos ou depressivos crônicos que não foram tratados; e sujeitos com fobia social. A tarefa desse foco é reduzir o isolamento social pela diminuição da ansiedade social e aumento da autoconfiança – ampliando o tempo de contato com outras pessoas, conversando e promovendo encontros sociais. O terapeuta pode usar relacionamentos passados como referências, ou até mesmo com a própria relação terapêutica para exercitar as expressões de afeto e formas comunicacionais, assim como reconhecer as dificuldades e qualidades do paciente.

CONSIDERAÇÕES FINAIS

As psicoterapias se mostram bastante úteis para o tratamento dos transtornos psiquiátricos. Evidentemente, nenhuma das abordagens de psicoterapia conseguirá abranger a totalidade dos problemas e a complexidade humana. Assim, o psiquiatra precisará entender quais os fundamentos básicos das diversas linhas psicoterápicas, no intuito de aplicar ou recomendar aquelas que têm o maior potencial de atender às necessidades clínicas do seu paciente em particular. O perfil de personalidade, a condição cognitiva, o diagnóstico nosológico e a preferência do paciente podem ser critérios de indicação para modelos diversos.

REFERÊNCIAS

1. Montagna P. Corpo vivo: finitude e transitoriedade. IDE. 2016;38(61):27-40.

2. Gabbard GO. Psychoanalysis. In: Sadock BJ, Sadock VA, editors. Kaplan & Sadock's comprehensive textbook of psychiatry. 7th ed. Baltimore: Lippincott Willians & Wilkins; 2000. v 1.

3. American Psychiatric Association. Manual diagnóstico e estatístico de transtornos mentais: DSM-IV-TR. 4. ed. Porto Alegre: Artmed; 2002.

4. Abend SM. Countertransference and psychoanalytic technique. Psychoanal Q. 1989;58(3):374-95.

5. Pavlov IP. Conditioned reflexes: an investigation of the physiological activity of the cerebral cortex. Oxford: Oxford University Press; 1927.

6. Kandel ER. Biology and the future of psychoanalysis: a new intellectual framework for psychiatry revisited. Am J Psychiatry 1999;156(4):505-24.

7. Freud S. O trabalho do sonho. In: Freud S. A interpretação dos sonhos: obras completas. Rio de Janeiro: Imago; 1972. v. V.

8. Katz AJ. The implication of revising the Freud's empiricism for drive theory. Psychoanal Contemp Thought 2001;24:253.

9. Freud S. Além do princípio de prazer. In: Freud S. Além do princípio do prazer, psicologia de grupo e outros trabalhos (1920-1922). Rio de Janeiro: Imago; 1977. p. 12-85.

10. Freud S. Three essays on the theory of sexuality. London: The Hogarth; 1905. p. 123-246.

11. Freud S. The ego and the id. New York: WW Norton; 1960.

12. Buber M. Eu e tu. 2. ed. São Paulo: Cortez; 1979.

13. Jaspers K. Psicopatologia geral. Rio de Janeiro: Atheneu; 1973. 2 t.

14. Saide OL. Psicoterapia existencial: aplicações a clínica psiquiátrica [tese]. Rio de Janeiro: UERJ; 1989.

15. Jolivet R. As doutrinas existencialistas: de Kirkengaard a Sartre. Porto: Livraria Tavares Martins; 1975.

16. Binswanger L. La escuela de pensamento de Análisis Existencial. In: May R, Angel E, Ellenberger HF, editores. Existencia: nueva dimension en psiquiatria y psicologia. Madrid: Editorial Gredos; 1977. p. 235-61.

17. Heidegger M. Sobre o humanismo. Rio de Janeiro: Tempo Brasileiro; 1967.

18. Yalom ID. Psicoterapia existencial. 2. ed. Barcelona: Herder & Herder; 2021.

19. May R. Liberdade e destino. Rio de Janeiro: Rocco; 1987.

20. Frank V. La psicoterapia al alcance de todos. Barcelona: Herder & Herder; 1983.

21. Ellenberger HF. Introducción clínica a la fenomenologia psiquiátrica y al analisis existencial. In: May R, Angel E, Ellenberger HF, organizadores. Existencia: nueva dimension em psiquiatria y psicologia. Madrid: Editorial Gredos; 1977. p. 123-60.

22. Beck AT. A 60-year evolution of cognitive theory and therapy. Perspect Psychol Sci. 2019;14(1):16-20.

23. Oliveira IR, Seixas C, Osório FL, Crippa JAS, Abreu JN, Menezes IG, et al. Evaluation of the psychometric properties of the Cognitive Distortions Questionnaire (CD-Quest) in a sample of undergraduate students. Innov Clin Neurosci. 2015;12(7-8):20-7.

24. Ellis A. Reason and emotion in psychotherapy. Oxford: Lyle Stuart; 1962.

25. Hofmann SG. Introdução à terapia cognitivo-comportamental contemporânea. Porto Alegre: Artmed; 2014.

26. Wright JH, Brown GK, Thase ME, Basco MR. Aprendendo a terapia cognitivo-comportamental: um guia ilustrado. 2. ed. Porto Alegre: Artmed; 2019.

27. Lima-Filho LE, Cantilino A. Terapia cognitivo-comportamental. In: Cantilino A, Monteiro DC, organizadores. Psiquiatria clínica: um guia para médicos e profissionais de saúde mental. Rio de Janeiro: MedBook; 2017.

28. Huppert JD. The building blocks of treatment in cognitive-behavioral therapy. Isr J Psychiatry Relat Sci. 2009;46(4):245-50.

29. Melo WV. Estratégias psicoterápicas e a terceira onda em terapia cognitiva. Novo Hamburgo: Sinopsys; 2014.

30. Weissman M, Markowitz J, Klerman G. The guide to interpersonal psychotherapy: updated and expanded edition. New York: Oxford University Press; 2018.

31. Spinelli MG, Endicott J. Controlled clinical trial of interpersonal psychotherapy versus parenting education program for depressed pregnant women. Am J Psychiatry. 2003;160(3):555-62.

32. Grote NK, Swartz HA, Geibel SL, Zuckoff A, Houck PR, Frank E. A randomized controlled trial of culturally relevant, brief interpersonal psychotherapy for perinatal depression. Psychiatr Serv. 2009;60(3):313-21.

33. Koszycki D, Bisserbe JC, Blier P, Bradwejn J, Markowitz J. Interpersonal psychotherapy versus brief supportive therapy for depressed infertile women: first pilot randomized controlled trial. Arch Womens Ment Health. 2012;15(3):193-201.

34. Mufson L, Weissman MM, Moreau D, Garfinkel R. Efficacy of interpersonal psychotherapy for depressed adolescents. Arch Gen Psychiatry. 1999;56(6):573-9.

35. Reynolds CF 3rd, Miller MD, Pasternak RE, Frank E, Perel JM, Cornes C, et al. Treatment of bereavement-related major depressive episodes in later life: a controlled study of acute and continuation treatment with nortriptyline and interpersonal psychotherapy. Am J Psychiatry. 1999;156(2):202-8.

36. Frank E. Treating bipolar disorder: a clinician's guide to interpersonal and social rhythm therapy. New York: Guildford; 2005.

37. Wilfley DE, Agras WS, Telch CF, Rossiter EM, Schneider JA, Cole AG, et al. Group cognitive-behavioral therapy and group interpersonal psychotherapy for the nonpurging bulimic individual: a controlled comparison. J Consult Clin Psychol. 1993;61(2):296-305.

38. Markowitz JC, Lipsitz J, Milrod BL. Critical review of outcome research on interpersonal psychotherapy for anxiety disorders. Depress Anxiety. 2014;31(4):316-25.

39. Markowitz JC. Interpersonal psychotherapy for posttraumatic stress disorder. New York: Oxford University Press; 2016.

40. Markowitz JC, Petkova E, Neria Y, Van Meter PE, Zhao Y, Hembree E, et al. Is exposure necessary? A randomized clinical trial of interpersonal psychotherapy for PTSD. Am J Psychiatry. 2015;172(5):430-40.

41. Proença CR, Markowitz JC, Prado EA, Braga R, Coimbra BM, Mello TF, et al. Attrition in interpersonal psychotherapy among women with post-traumatic stress disorder following sexual assault. Front Psychol. 2019;10:2120.

42. Campanini RF, Schoedl AF, Pupo MC, Costa ACH, Krupnick JL, Mello MF. Efficacy of interpersonal therapy-group format adapted to post-traumatic stress disorder: an open label add-on trial. Depress Anxiety. 2010;27(1):72-7.

43. Mello MF, Mari JJ, Bacaltchuk J, Verdeli H, Neugebauer R. A systematic review of research findings on the efficacy of interpersonal therapy for depressive disorders. Eur Arch Psychiatry Clin Neurosci. 2005;255(2):75-82.

44. Cuijpers P, Donker T, Weissman MM, Ravitz P, Cristea IA. Interpersonal psychotherapy for mental health problems: a comprehensive meta-analysis. Am J Psychiatry. 2016;173(7):680-7.

45. Kundera M. A insustentável leveza do ser. Rio de Janeiro: Nova Fronteira; 1985.

Para *quizzes* sobre o conteúdo do livro e casos clínicos complementares, acesse:

https://apoio.grupoa.com.br/tratadopsi/

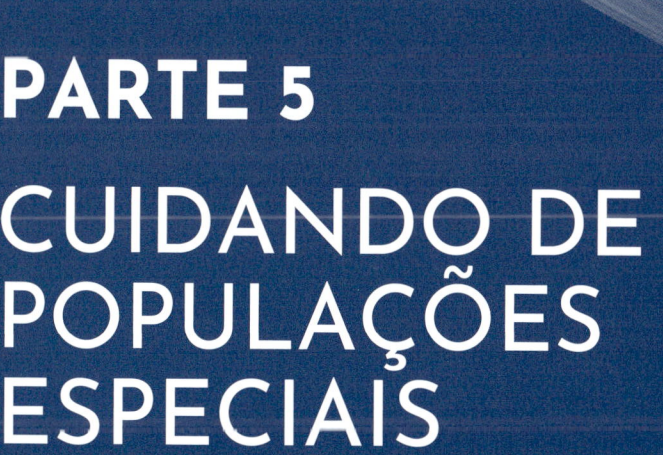

PARTE 5
CUIDANDO DE POPULAÇÕES ESPECIAIS

43

TRANSTORNOS PSIQUIÁTRICOS E MULHERES

JOEL RENNÓ JR.
RENAN ROCHA
ANTÔNIO GERALDO DA SILVA

Há uma progressiva ênfase médica no campo dos estudos científicos vinculados ao sexo feminino. De fato, esta perspectiva em psiquiatria tem se revelado apropriada e útil porque existem diferenças epidemiológicas, etiológicas, clínicas, prognósticas e terapêuticas entre os sexos. Outros importantes temas associados apresentam peculiaridades relevantes e têm implicações importantes e diversas na vida da mulher, dos familiares e da sociedade. Efetivamente, pesquisas nacionais e internacionais concluem que a mulher apresenta maiores prevalências de transtornos de ansiedade, depressivos, alimentares e de personalidade emocionalmente instável. Ainda, os estudos identificam que a mulher e o homem demonstram diferentes padrões de comorbidade. Assim, o conhecimento médico sobre as especificidades da saúde mental da mulher favorece ela mesma em suas demandas singulares. Lamentavelmente, a ausência ou fragilidade de tais fundamentos e competências médicas permite maiores riscos à ocorrência de equívocos, omissões, temores injustificados e incompreensão.

TRANSTORNO DISFÓRICO PRÉ-MENSTRUAL

Em 1987, foi publicado o primeiro artigo médico em periódico científico indexado a respeito do transtorno disfórico pré-menstrual (TDPM), cujo autor é o psiquiatra Roger Haskett, então vinculado à University of Michigan Medical School.[1] Em 1994, a quarta edição do *Manual diagnóstico e estatístico de transtornos mentais* (DSM-IV),[2] da American Psychiatric Association (APA), incluiu o TDPM como construto sob pesquisa e, em 2013, a quinta edição do Manual (DSM-5)[3] o colocou no grupo dos transtornos depressivos. Em 2019, o TDPM foi introduzido na 11ª edição da *Classificação internacional de doenças* (CID-11),[4] demonstrando critérios diagnósticos semelhantes aos da APA.

A faixa etária mais acometida pelo TDPM é a dos 25 aos 35 anos. Sua prevalência internacional em 12 meses oscila entre 3 e 8%. No Brasil, quatro estudos utilizaram os critérios da APA em amostras de mulheres jovens e constataram prevalências de 5 e 26% em Recife, 17% em São Paulo e 17% em Pelotas. Infelizmente, o diagnóstico muitas vezes é tardio, o que implica longos períodos de doença não tratada. O TDPM provoca quatro anos de vida perdidos por incapacidade ocupacional e causa um grau de prejuízos à qualidade de vida, semelhante ao do transtorno depressivo maior (TDM).[5]

O diagnóstico do TDPM é fundamentado em achados clínicos e estabelecido após a cuidadosa exclusão de outras doenças. Nesse sentido, deve-se atenção também a possíveis sintomas ginecológicos, alterações tireoidianas e anemia. Por meio da anamnese, o TDPM apresenta-se ao médico como um conjunto peculiar de sintomas recorrentes e cíclicos que singularmente iniciam na fase pré-menstrual, com duração de 5 a 15 dias. No período entre tais episódios, as manifestações clínicas tornam-se ausentes ou mínimas. Idealmente, esse período assim definido deve ser confirmado por avaliações prospectivas diárias durante pelo menos dois ciclos sintomáticos. Antes dessa confirmação, pode ser feito o diagnóstico provisório.[6]

Entre os critérios diagnósticos, encontram-se 11 grupos de manifestações, dos quais 10 são sintomas e sinais psiquiátricos. Regularmente, há uma exacerbação clínica máxima cerca de dois dias antes da menstruação e, a partir dela, inicia-se a redução da intensidade nosológica. São frequentes os sintomas ansiosos, depressivos e disfóricos, bem como as alterações nos padrões do sono e no comportamento alimentar. De modo marcante e predominante, a paciente com TDPM apresenta irritabilidade e ira. Principalmente durante a fase lútea, o transtorno prejudica significativamente o desempenho da memória de trabalho – responsável pela manutenção temporária de informações para a execução de processos mentais –, predispondo à piora do desempenho funcional e à irritabilidade. As manifestações disfóricas podem ser tão graves que, em alguns casos de homicídio na Inglaterra, o transtorno foi considerado um fator atenuante em sentenças judiciais. Embora rara, a psicose luteal registra-se em diversos relatos de casos.[5]

Retrospectivamente, considera-se a possibilidade do TDPM quando um conjunto de seus sintomas característicos está presente na maioria dos ciclos menstruais ao longo dos 12 meses mais recentes. De modo prospectivo, o uso de diário para o registro de sintomas durante pelo menos dois ciclos menstruais pode ser um valioso instrumento para o esclarecimento diagnóstico, como na suspeita concomitante de TDM, episódio de transtorno bipolar (TB) ou transtorno de personalidade emocionalmente instável. Entre os instrumentos psicométricos mais indicados, os principais disponíveis em português são o Rastreamento de Sintomas Pré-menstruais (PSST, do inglês *Premenstrual Symptoms Screening Tool*) e o Relato Diário da Gravidade dos Problemas (DRSP, do inglês *Daily Record of Severity of Problems*. O PSST deve ser considerado um instrumento de rastreamento no qual os casos positivos podem ser avaliados por DRSP para auxílio do processo diagnóstico. Ressalta-se a ocorrência de comorbidades psiquiátricas em até 70% das mulheres com TDPM. As mais prevalentes são TDM, transtorno por uso de substâncias (TUS) e transtornos de ansiedade. Pacientes com TB e transtorno de estresse pós-traumático (TEPT) apresentam um risco especialmente acentuado para TDPM.[7]

A etiopatogenia do TDPM é multifatorial, composta por elementos hormonais, neurológicos, genéticos e ambientais. Entre as hipóteses, salienta-se a que propõe que as mulheres com TDPM sofrem alterações serotonérgicas e anormalidades na estrutura da subunidade gama do receptor GABAérgico do tipo A em resposta às oscilações hormonais normais da fase lútea do ciclo menstrual, principalmente devido às flutuações dos níveis de allopregnanolona, metabólito neuroativo da progesterona. Foram identificados níveis reduzidos de serotonina e ácido gama-aminobutírico (GABA). Há evidências de polimorfismo do gene transportador de serotonina e variação de alelo relacionado ao receptor alfa de estrogênio. Observou-se maior volume e metabolismo na substância cinzenta cerebelar e, em resposta a estímulos afetivos, função amigdalar acentuada e função frontocortical reduzida. Ressonância magnética funcional (RMf) cerebral demonstrou alterações no conectoma e na sua topologia, especificamente hipoconectividade do lobo temporal anterior e hiperconectividade dos gânglios da base e tálamo.[6]

Os seguintes achados sustentam o entendimento de que o TDPM é uma condição nosológica distinta: a associação da duração dos sintomas com a fase lútea do ciclo menstrual; o componente genético distinto; os sintomas relacionados à função ovariana normal; a resposta terapêutica significativa a medicamentos serotonérgicos, mesmo com o uso intermitente; a resposta terapêutica a pequenas doses de medicamentos serotonérgicos e a recorrência dos sintomas logo após sua interrupção.[5]

O tratamento do TDPM compreende a psicoeducação sobre o transtorno, as atividades físicas e/ou esportivas regulares e compatíveis com a paciente, a reeducação alimentar (p. ex., possível redução de cafeína, sal, açúcar ou álcool), a terapia cognitiva com ênfase em crenças relacionadas à menstruação, a terapia comportamental que contemple experiências de relaxamento, e os medicamentos. Em uma metanálise de 19 estudos, fluoxetina, sertralina e paroxetina se destacaram por seus resultados positivos significativos, número de estudos de eficácia e segurança e número de sujeitos pesquisados em ensaios clínicos randomizados (ECRs), duplo-cegos e controlados por placebo.[8,9]

Uma revisão sistemática de artigos publicados até 2015 selecionou e avaliou especificamente 17 estudos randomizados, duplo-cegos e controlados por placebo, nos quais as mulheres com TDPM apresentavam ausência atual e anterior de outra doença psiquiátrica. Os autores concluíram que os tratamentos mais eficazes para TDPM sem comorbidade psiquiátrica presente e prévia são paroxetina, fluoxetina e a específica associação do progestagênio drospirenona com o estrogênio etinilestradiol. As doses com melhor relação de eficácia e tolerabilidade foram 20 a 25 mg para a paroxetina e 20 mg para a fluoxetina. Nessa revisão sistemática, foram discernidos três ensaios randomizados, duplo-cegos e controlados por placebo que demonstraram a eficácia de 3 mg de drospirenona com 0,02 a 0,03 mg de etinilestradiol. Essa associação hormonal é especialmente proposta para a mulher com TDPM que, de modo concomitante, deseja anticoncepção oral. Sua posologia é um comprimido diário por 24 dias, pausa de quatro dias e reinício do uso. Em 2012, a agência governamental Food and Drug Administration (FDA) emitiu alerta a respeito de risco aumentado de tromboembolismo associado a drospirenona. Antes do início e no seguimento do tratamento, devem ser feitas orientações e avaliações da pressão arterial sistêmica e de sintomas e sinais sugestivos de trombose venosa profunda ou embolia pulmonar.[10,11]

O tratamento do TDPM com os inibidores seletivos da recaptação de serotonina (ISRSs) pode ser contínuo, sistematicamente intermitente – na fase lútea – ou pontual, iniciado de acordo com a presença e/ou a intensidade das manifestações. Algumas pesquisas indicam que o uso contínuo é superior ao intermitente. Em casos nos quais predominam sintomas depressivos e somáticos, o uso contínuo é sugerido. Embora com menos evidências sobre sua eficácia, o uso pontual é uma opção para algumas mulheres, pois há melhora dos sintomas após 24 a 48 horas do início da administração do medicamento. As terapias aprovadas para o TDPM pela FDA são fluoxetina, sertralina, paroxetina e drospirenona com etinilestradiol. As doses diárias recomendadas são 20, 50, 12,5 e 3 com 0,02 mg, respectivamente.[5,8]

Em casos cujas respostas terapêuticas aos referidos medicamentos sejam claramente insatisfatórias, com persistência de manifestações severas do TDPM e a paciente não deseje engravidar, pondera-se zelosamente a respeito do uso de danazol, agonista do hormônio liberador de gonadotrofinas (p. ex., leuprolida) ou histerectomia com ooforectomia bilateral, esta geralmente como a última opção. As doses mais altas de danazol necessárias para o TDPM são causa de efeitos adversos relevantes (p. ex., hirsutismo, aumento de peso, acne, espasmos musculares nos membros inferiores) que desestimulam sua utilização. Devido aos riscos do estado hipoestrogênico induzido por agonista do hormônio liberador de gonadotrofinas, habitualmente é introduzido um estrogênio e, em razão deste, também um progestagênio ou tibolona; em poucos casos selecionados esse tratamento é prolongado por mais que seis meses. A histerectomia com ooforectomia bilateral é reservada geralmente para paciente com menos de 45 anos ou para a qual não se pode prever a menopausa natural dentro de cinco anos. Antes da cirurgia, deve ser realizado teste diagnóstico e terapêutico para confirmar que a supressão hormonal de fato reduz substancialmente as manifestações severas e resistentes do TDPM. Substâncias promissoras para o progresso no tratamento incluem acetato de ulipristal, dutasterida e sepranolona, que atuam na modulação de receptores da progesterona e na estabilização dos sinais regulatórios associados à alopregnanolona.[9,11]

DEPRESSÃO GESTACIONAL

De acordo com a Federação Brasileira das Associações de Ginecologia e Obstetrícia (Febrasgo), a gestante com depressão apresenta uma gravidez de alto risco. A depressão durante a gestação é um fator de risco independente para o comportamento suicida, e essa é uma das causas mais comuns de mortalidade materna. A mulher com depressão gestacional (DG) apresenta maior risco de pré-eclâmpsia, diabetes melito gestacional, tabagismo, uso de álcool, depressão pós-parto (DP), abortamento autoinduzido, habilidades de enfrentamento mal-adaptativas – como redução na busca por cuidados e na capacidade de reavaliação positiva –, alterações cerebrais e comportamentais na prole, crescimento intrauterino restrito, prematuridade e baixo peso ao nascer.[12]

No Brasil, pesquisas com métodos e participantes heterogêneos constataram prevalências entre 12 e 37% para a DG, e um estudo de corte transversal utilizando entrevista clínica semiestruturada apresentou prevalência de 14%. Entre os fatores de risco para DG, destaca-se o episódio depressivo prévio, que pode aumentar o risco em 10 vezes. Aproximadamente 50% das gestações brasileiras não são planejadas e demonstram forte associação com DG, sendo consideradas fatores de risco independentes. Outros fatores de risco relevantes são suporte social ausente, estar mãe solteira, violência doméstica, nível econômico inferior e nível educacional inferior.[12]

Muitas vezes, sintomas e sinais francamente depressivos durante a gravidez não são percebidos de maneira adequada pelas próprias gestantes e seus familiares, em função da expectativa de que a gestação deva ser um período de bem-estar mental e, portanto, supostamente protetor de doenças psiquiátricas. Assim, muitas grávidas sentem-se constrangidas por não estarem bem psiquicamente e, de modo paradoxal, isso pode afastá-las ainda mais da busca por ajuda médica. Nesse contexto cultural, acontece o estigma a pacientes, médicos e tratamentos especificamente envolvidos: a psicofobia perinatal.[13]

Um estudo realizado em hospital-maternidade da cidade de São Paulo constatou que 79% das mulheres que apresentavam depressão moderada a grave não foram diagnosticadas ao longo da rotina obstétrica pré-natal. Em outra pesquisa desenvolvida na capital paulista, gestantes de alto risco acompanhadas em programa pré-natal de hospital público universitário foram investigadas a respeito da presença de depressão moderada a grave. Constatou-se que 9% das mulheres participantes apresentavam a doença, porém, nenhuma delas utilizava tratamento com medicamentos para a depressão. De acordo com os pesquisadores, a carência terapêutica indica a provável ausência do diagnóstico. Estudos com desenhos semelhantes demonstraram resultados similares e, consequentemente, seus autores sugerem a pertinência do rastreamento de rotina para a DG, de preferência por meio do uso de instrumento psicométrico padronizado.[12]

A American Medical Association e o American College of Obstetricians and Gynecologists são duas entre diversas relevantes instituições médicas que formal e enfaticamente recomendam a prática rotineira do rastreamento para a depressão na gestante. Entretanto, existem alguns obstáculos para essa conduta, como a carência de tempo para o rastreamento, a psicofobia perinatal de pacientes e médicos e o treinamento insuficiente ou inadequado. As diretrizes a respeito da prevenção secundária da DG orientam que os médicos sejam ativos e realizem o rastreamento empregando instrumento padronizado e validado. Na gravidez, a Escala de Depressão Pós-parto de Edimburgo (EPDS, do inglês Edinburgh Postnatal Depression Scale) é o instrumento de rastreamento mais recomendado e utilizado. A EPDS é traduzida, adaptada e validada para brasileiros. Sua aplicação é relativamente rápida e simples. É de domínio público, portanto, gratuita, e pode ser reproduzida desde que a referência original seja citada em cada cópia.[12,14]

Alerta-se que a presença da DG pode ser subestimada devido à sobreposição de determinadas manifestações depressivas com certas queixas gestacionais típicas, principalmente fadiga, distúrbios do sono, alterações alimentares ou disfunções sexuais. Consequentemente, deve-se especial atenção a outros sintomas e sinais depressivos importantes, como a cardinal anedonia, entendida como uma sensibilidade claramente diminuída para responder com fruição a experiências francamente agradáveis ou como a franca redução na satisfação ao recordar vivências reconhecidamente prazerosas para a paciente.[14]

Estudos genéticos e de família indicam que um subgrupo de mulheres apresenta maior risco para a DG. Os exatos mecanismos ainda são pouco conhecidos, mas parecem estar vinculados às oscilações intensas dos hormônios sexuais e suas implicações em monoaminas.

Os hormônios esteroides femininos, estrogênio e progesterona, além de suas funções reprodutivas, têm potentes efeitos neurorreguladores em diversas funções mentais, incluindo o humor. Sobretudo no segundo e no terceiro trimestres de gestação, ocorrem mudanças endócrinas marcantes, com grande elevação nos níveis de estrogênio e progesterona. Em mulheres suscetíveis a tais oscilações, essas alterações hormonais compõem a etiopatogênese da DG.[13]

Outros fatores etiológicos incluem a desregulação tireoidiana, baixos níveis de melatonina, distúrbios no cortisol e em fatores imunológicos. A proeminência dos mecanismos inflamatórios na etiopatogenia da DG também é cada vez mais reconhecida: sintomas depressivos têm sido relacionados à elevação da expressão de certas citocinas pró-inflamatórias, como a interleucina 6, que ativa enzima metabolizadora de triptofano e, assim, reduz a disponibilidade de serotonina na sinapse e, concomitantemente, motiva a síntese de substâncias neurotóxicas.[13]

A terapia cognitivo-comportamental (TCC) e a terapia interpessoal apresentam resultados predominantemente favoráveis em estudos de eficácia e efetividade para DG. São tratamentos indicados geralmente como monoterapia nos casos de intensidade leve a moderada ou em associação com medicamentos nos casos de intensidade moderada a grave. Na análise da pertinência terapêutica de determinado medicamento com propriedades antidepressivas para a mulher com DG, é fundamental avaliar em conjunto com a paciente a relevância dos benefícios terapêuticos atuais ou prováveis, em curto e em longo prazos, principalmente quando as demais modalidades de tratamento são insatisfatórias ou indisponíveis. Nesse processo de tomada de decisão, são critérios essenciais as respostas individuais a tratamentos específicos e a intensidade das manifestações clínicas, prévia e atualmente.[15]

Deve-se ponderar também que, principalmente em comparação à gestante sem depressão, episódios depressivos não tratados estão associados a maior risco de importantes intercorrências obstétricas, puerperais e neonatais, com implicações negativas salientes no desenvolvimento da criança e nas relações familiares. Evitar o uso racional de medicamento antidepressivo durante a gestação devido à intenção de garantir uma gravidez livre de riscos é uma estratégia clínica frágil e contestável pois, infelizmente, até 5% dos neonatos podem apresentar malformação congênita maior, cuja etiologia é predominantemente idiopática ou cromossômica. Embora exista presença de risco em qualquer decisão, as evidências científicas permitem que as condutas mais adequadas para cada paciente possam ser identificadas.[15,16]

Entre os achados positivos de estudos originais e metanálises que investigaram os possíveis riscos do uso de antidepressivos durante a gravidez, apresentamos algumas associações:[16-20]

- Venlafaxina e defeitos do tubo neural; magnitude de medida de associação em 9 razão de chances (OR, do inglês *odds ratio*).
- Paroxetina e malformações cardiovasculares, principalmente defeitos septais; medidas de associação que oscilaram entre 1,5 e 2,5.
- ISRSs e hipertensão pulmonar persistente do neonato, estimada em 0,2 a 0,6% das grávidas expostas a antidepressivos; medida de associação em 1,2.
- ISRSs e antidepressivos tricíclicos (ADTs) e sinais heterogêneos de má adaptação neonatal aguda, uma síndrome de precária caracterização, estimada em 15 a 30% dos recém-nascidos de grávidas expostas a antidepressivos. Habitualmente, as manifestações são de intensidade leve a moderada e sem sequelas aparentes ao neonato.
- Sertralina e atresia anal, com magnitudes de medidas de associação que oscilaram entre 2,5 e 4,4.

Observam-se, entre essas associações, algumas magnitudes de efeito estimado que são particularmente notáveis. Tais resultados positivos contrastam com a ausência desses achados em outras pesquisas originais e metanálises. As características das amostras e dos métodos observacionais de tais estudos não permitem inferências definitivas a respeito de tais associações, que excepcionalmente se mostram consistentes ao criterioso escrutínio do leitor. As conclusões sobre a segurança reprodutiva de uma substância devem previamente considerar também os critérios de teratogenicidade humana de Sheperd e de Brent, referências reconhecidas para a avaliação de causalidade entre exposição e desfecho. São especulativas, se tanto, as tentativas de análises clínico-epidemiológicas de causalidade que desconheçam ou ignorem esses critérios.[20-22]

Por razões éticas e legais, as pesquisas sobre medicamentos durante a gravidez são restritas a estudos observacionais. Em psiquiatria, identifica-se somente um ECR controlado por placebo, com 54 gestantes que apresentavam diagnóstico de insônia e foram aleatoriamente designadas a um de três grupos de tratamento (trazodona, difenidramina ou placebo) a partir da 26 a 30ª semana, e acompanhadas até a 6ª semana após o parto, para então analisar se os tratamentos para insônia reduziriam e preveniriam significativamente o surgimento de sintomas de DP mensurados por EPDS. Os resultados confirmaram a hipótese.[23]

De modo marcante durante a gravidez, ocorrem intensas variações na atividade das enzimas hepáticas metabolizadoras do citocromo P450. Assim, alterações farmacocinéticas específicas podem causar sério impacto terapêutico durante o uso de determinado antidepressivo, de acordo com o trimestre gestacional, em função de frequentes e notáveis oscilações nos níveis séricos. Assim, deve-se estar vigilante para a necessidade de aperfeiçoamento da dosagem do antidepressivo.[24,25]

Recomenda-se que as seguintes condutas sejam consideradas no processo de manutenção ou no início de antidepressivo na gestação:[16,24,25]

- Investigar minuciosamente a história médica das respostas terapêuticas específicas.
- Se possível, evitar testes terapêuticos, substituições ou associações medicamentosas.
- Buscar e manter a dosagem mínima efetiva e estar atento para a necessidade de reduzir ou aumentar a dosagem em intensidade compatível com as peculiaridades farmacocinéticas de determinado antidepressivo conforme cada trimestre.
- Considerando-se que a DG é o principal fator de risco para a DP, a redução de dose ou suspensão de antidepressivo próximo ao parto é uma opção que deve ser muito bem analisada.

Deve haver diálogo e esclarecimentos médicos prévios à concepção para a mulher na menacme que apresenta ou apresentou manifestações depressivas ou que está em uso de medicamentos psiquiátricos. A conduta ideal é a realização de um planejamento terapêutico pré-concepcional que envolva obstetra e psiquiatra em mútua colaboração. No contexto da interface obstetrícia-psiquiatria, o *Manual de gestação de alto risco* de 2011, da Febrasgo, salienta que as suas recomendações para a DG "não substituem a participação do especialista em saúde mental que, à medida do possível, deve participar da tomada de decisões". Com efeito, a referência ao médico psiquiatra nesses casos tem sido conduta indicada com ênfase, baseada em evidências de melhores desfechos em pacientes de serviços de obstetrícia e ginecologia.[13,24]

Preconiza-se sempre uma conduta individualizada proveniente da análise minuciosa das particularidades de cada caso e oriunda do discernimento rigoroso na busca pelas melhores informações médicas disponíveis. O exame crítico de cada estudo original à luz do conhecimento em epidemiologia clínica perinatal é o trabalho insubstituível. Portanto, é equivocado e temeroso entreter a ideia de que existe um antidepressivo em especial que possa ser considerado a melhor opção para todas as gestantes com depressão.[15,25]

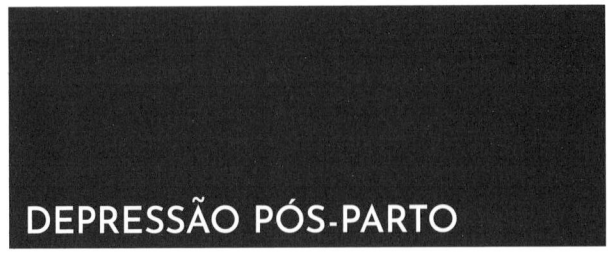

DEPRESSÃO PÓS-PARTO

A DP é uma entidade clínica heterogênea que geralmente se refere a um episódio depressivo maior ou de sintomas depressivos de intensidade moderada a grave, presente nos primeiros meses após o nascimento. De fato, a maior vulnerabilidade da mulher a sintomas e sinais depressivos persiste no mínimo por seis meses depois do parto. A DP está relacionada a maior risco de descontinuação da amamentação, conflitos familiares e negligência em relação às necessidades físicas e psíquicas da criança. A DP pode influenciar negativamente o relacionamento entre mãe e filho ao comprometer a capacidade da criação de vínculos saudáveis estáveis. Também ocorrem danos ao desenvolvimento psicomotor e à linguagem, possivelmente implicando prejuízos cognitivos e sociais relevantes.[26]

A DP pode dificultar que a mulher interprete adequadamente os comportamentos da criança, o que favorece que esta, ao longo do tempo, apresente respostas mal-adaptativas, tornando-se isolada ou inquieta ou manifestando distúrbios alimentares ou de sono. Essa escalada de eventos exacerba os sofrimentos de ambos. Consequentemente, observam-se reduções na frequência, duração e qualidade da amamentação. Algumas mães passam a temer, evitar ou suspender as mamadas, aumentando os riscos ao desenvolvimento físico e psíquico da criança. Com efeito, adolescentes e adultos cujas mães apresentaram DP demonstram maior risco para doenças psiquiátricas.[26]

No Brasil, amostras de base populacional e populações de unidades hospitalares terciárias demonstraram prevalência aproximada de 20% para DP, semelhante à recente metanálise que identificou prevalência de 20% para estudos que empregaram a EPDS. O único estudo brasileiro que investigou a prevalência de DP por meio de entrevista diagnóstica semiestruturada constatou prevalência de 7,2%.[26]

Entre os principais fatores de risco para a DP, distingue-se a DG. De fato, 60% das mulheres com DP já apresentavam a doença durante a gestação. Outros fatores significativamente associados são cesariana de emergência, estresse constante no cuidado filial, manifestações psiquiátricas ansiosas pré-natais e suporte social inadequado. Em mulheres com história de DP, há 25% de risco de recorrência na gestação subsequente.[26]

Atualmente, o rastreamento da DP por meio de instrumento psicométrico validado é recomendado pela American Medical Association e pela American Academy of Pediatrics, entre outras prestigiosas instituições. O rastreamento da DP demonstrou ser uma intervenção economicamente viável, na qual os benefícios são maiores que os custos. Nesse sentido, a EPDS é o instrumento de rastreamento mais recomendado e mais empregado em ambientes clínicos e de pesquisa. A escala é utilizada para triagem, portanto, não define o diagnóstico nem a gravidade da doença. Foi desenvolvida especificamente para evitar a identificação excessiva da DP, pois fadiga, alterações alimentares e distúrbios do sono são relativamente mais comuns no pós-parto. No entanto, também são sugestivos de DP. Por isso, a EPDS contempla principalmente sintomas cognitivos e afetivos. No Brasil, de acordo com dois dos principais estudos, o melhor ponto de corte para rastreamento foi o escore maior ou igual a 10.[27]

Concede-se especial observação à história pessoal ou familiar de depressão, psicose ou TB, principalmente se estiver associada ao período perinatal. A alta suspeição de TB é pertinente, e o médico deve estar muito atento para mania ou hipomania, pois o puerpério é fase de altíssimo risco para a manifestação do TB. O diagnóstico incorreto de depressão unipolar, quando há TB, pode levar a um tratamento inefetivo, induzir um episódio maníaco psicótico e aumentar o risco de suicídio.

Para uma mulher com transtorno depressivo, o pós-parto é o momento da vida com maior risco de surgimento do TB. Em mães no pós-natal com pontuação da EPDS maior ou igual a 10, cerca de 20% têm alto risco para TB. O diagnóstico diferencial entre o TB e a DP pode ser particularmente desafiador, e a avaliação médica requer anamnese especializada. Lamentavelmente, alguns médicos e pacientes desconhecem que a DP pode ser uma manifestação de TB. Não há recomendações formais para o rastreamento perinatal de manifestações maníacas ou hipomaníacas. Assim, de forma equivocada, episódios de TB no pós-parto têm sido diagnosticados como episódios de transtorno depressivo. As consequências da ausência do diagnóstico apropriado do TB podem ser fatais pois, proporcionalmente, o TB é a doença psiquiátrica mais associada ao suicídio e, no período pós-parto, o risco de hospitalização em virtude do transtorno aumenta em 23 vezes.[28]

Os elementos envolvidos na etiologia da DP incluem redução dos níveis de hormônios reprodutivos, como a allopregnanolona, alterações tireoidianas, disfunções no eixo hipotálamo-hipófise-adrenal e anormalidades do colesterol e ácidos graxos. Estudos com humanos e em roedores durante o período perinatal demonstram oscilações de estradiol, corticosterona, hormônio liberador corticotrópico e oxitocina. Durante a gestação, as taxas de progesterona são aproximadamente 20 vezes maior, e as de estradiol, 200 a 300 vezes superiores. Porém, concomitantemente à expulsão da placenta, progesterona e estradiol exibem abrupta queda, sugerindo a hipótese de que um "estado de retirada de estradiol" durante as primeiras semanas após o parto contribui para a DP.[29]

Há uma base genética para episódios psiquiátricos que começam sobretudo dentro de quatro semanas após o parto. Fatores genéticos explicam 38% da variância da DP, conforme estudo com gêmeos. Regiões dos cromossomos 1 e 9 e um gene em particular, o HMCN1, foram vinculados com a DP, porém, os achados necessitam ser replicados em amostras maiores. O HMCN1 é intensamente expresso no hipocampo, e, em um estudo animal, apresentou alteração relacionada à diminuição abrupta de estrogênio após o parto. De fato, algumas mulheres com DP apresentam uma elevada sensibilidade à sinalização de estrogênio. Ainda, o polimorfismo da região promotora do gene transportador de serotonina pode estar implicado na suscetibilidade à DP no período do pós-parto imediato.[29]

Em caso de diagnóstico psiquiátrico suspeito e confirmado de DP, a paciente deve ser informada e esclarecida sobre as modalidades de tratamento. A seleção terapêutica depende do histórico médico psiquiátrico, da singularidade do conjunto de sintomas e sinais específicos que a paciente apresenta, da gravidade de cada uma das manifestações e do seu impacto funcional, das preferências pessoais da mulher diante de diferentes características das opções de tratamento e do acesso da paciente a tais alternativas. O êxito terapêutico no pós-parto pode reduzir os riscos de desfechos adversos associados às doenças psiquiátricas nesse período.[30]

As evidências dos benefícios da amamentação para a criança incluem associação a maior coeficiente intelectual e menor risco de obesidade e diabetes melito.

Entretanto, a decisão de amamentar também requer uma análise cuidadosa da severidade da instabilidade do humor e do possível comprometimento do juízo crítico da mãe. Ainda, a amamentação pode causar privação de sono na mãe, que se trata de um fator de risco importante para precipitar ou exacerbar manifestações psiquiátricas graves. Portanto, a amamentação e suas rotinas devem ser muito bem pensadas e conduzidas diante do caso de uma mãe com particularidades psiquiátricas. Assim, em conjunto com a paciente e familiares, podem ser consideradas determinadas medidas destinadas a minimizar a interrupção do sono, incluindo auxílios para os cuidados noturnos da criança.[29]

Durante o pós-natal, a TCC e a terapia interpessoal apresentam resultados predominantemente favoráveis em estudos de eficácia e efetividade para depressão. São tratamentos geralmente indicados como monoterapia nos casos de intensidade leve a moderada ou em associação com medicamentos nos casos de intensidade moderada a grave. A respeito da eficácia de antidepressivos na DP, uma recente revisão sistemática do Grupo Cochrane identificou seis estudos que compararam ISRSs ao placebo, embora três deles tenham incluído psicoterapia, psicoeducação ou seguimento clínico em ambos os grupos. Foram selecionados quatro estudos e um total de 205 mulheres. Os autores concluíram que é baixa a certeza da evidência sobre um pequeno benefício dos ISRSs em comparação a placebo após 5 a 12 semanas, considerando taxas de remissão e respostas. Apresentamos, a seguir, sínteses de estudos originais relevantes:[29,31]

- Estudo multicêntrico, randomizado, duplo-cego, controlado por placebo, em amostra de 31 mulheres com DP, no qual a paroxetina apresentou eficácia para remissão e ausência de diferença em efeitos adversos em relação a placebo.
- Estudo randomizado, duplo-cego, controlado por placebo, em amostra de 36 mulheres com DP, no qual sertralina apresentou eficácia para remissão.
- Estudo randomizado, duplo-cego, controlado por placebo, em amostra de 59 mulheres com DP, no qual a sertralina não apresentou taxas de remissão ou resposta melhores que placebo.
- Dois estudos randomizados, duplo-cegos, controlados por placebo, em amostras de 42 e 162 mulheres com DP, nos quais os grupos sertralina e placebo receberam igualitariamente terapia psicodinâmica breve ou gerenciamento clínico. Nos dois estudos, não houve diferenças entre sertralina e placebo em taxas de remissão ou de resposta.
- Estudo randomizado, duplo-cego, controlado por placebo, em amostra de 59 mulheres com DP, nos quais os grupos fluoxetina e placebo receberam igualitariamente TCC. A fluoxetina foi significativamente superior ao placebo em todos os desfechos: EPDS, Clinical Interview Schedule-Revised e Hamilton Depression Rating Scale. A melhora clínica após uma semana de intervenção foi maior nas mulheres que usaram fluoxetina.
- Estudo randomizado em 109 mulheres com DP comparou sertralina e nortriptilina. Após quatro e oito semanas de tratamento, os dois grupos apresentaram a mesma efetividade em todos os desfechos e não houve diferença nas taxas de efeitos adversos.

A maioria dos estudos a respeito da segurança dos antidepressivos durante a lactação é de relatos de casos e séries de casos. Raras são as pesquisas que incluem um grupo-controle. As reações adversas agudas – quando ocorrem – são reversíveis, e o lactente apresenta geralmente episódio de irritabilidade, inquietude ou distúrbio do sono. Os estudos em neonatos são frequentemente complicados pela exposição pré-natal ao mesmo medicamento, o que pode incrementar o risco de efeito adverso. Poucas pesquisas investigaram a influência dos vieses de confusão associados à DP, como tabagismo, uso de álcool ou de outras substâncias. Estudos sobre o desenvolvimento em longo prazo da criança cuja mãe utilizou antidepressivo na lactação não identificaram associações robustas até o momento. Com o objetivo de reduzir a exposição da criança a medicamentos, ainda não está clara a evidência de benefício devido ao descarte de leite materno em picos séricos estimados de antidepressivos ou em função de amamentação ou retirada de leite imediatamente após a ingestão de antidepressivo.[32]

A exposição dos lactentes a antidepressivos maternos – incluindo-se ADTs – é geralmente cinco vezes menor em comparação a níveis uterinos. A maioria dos ISRSs e dos inibidores da recaptação da serotonina e norepinefrina (IRSNs) é transferida para o leite em uma dose inferior a 10% da dose infantil relativa (RID, do inglês *relative infant dose*), taxa compatível com uma quantidade marcadamente inferior à gestacional e considerada por especialistas como referência de segurança na lactação. Entretanto, tal percentagem é absolutamente arbitrária e sem significado clínico. Não obstante sua fragilidade, a RID de 10% tem sido utilizada como parâmetro para contundentes recomendações de medicamentos de primeira escolha para DP, subestimando-se à quase negligência outros aspectos clinicamente tão ou mais importantes para a tomada de decisão médica. Outro exemplo de recomendações questionáveis na literatura especializada é a severa contraindicação da doxepina, desde a publicação de um relato de caso de efeito adverso grave em lactente, enquanto se observa nenhum rigor para outros antidepressivos elencados à primeira escolha e aos quais também se registra relato de caso de efeito adverso grave.[32,33]

Os níveis séricos em recém-nascidos prematuros ou naqueles com insuficiência hepática e renal podem ser maiores e, portanto, a consulta com o pediatra também deve orientar as decisões nesses casos. De modo marcante durante o período perinatal, há grande e diversa oscilação nas atividades das enzimas hepáticas metabolizadoras do citocromo P450. Assim, alterações farmacocinéticas específicas podem causar grande impacto terapêutico para a mulher no pós-parto em uso de antidepressivo, em função de possíveis variações nos níveis séricos. Consequentemente, deve-se conceder atenção para a necessidade de aperfeiçoamento da conduta posológica perante as peculiaridades farmacocinéticas perinatais de certo antidepressivo.[30,32]

Não há antidepressivo materno livre de riscos para a criança durante a lactação. Um estudo recente constatou que o uso materno de sertralina e paroxetina estava associado a manifestações adversas em 13 e 11% dos lactentes, e os principais sinais foram insônia (88%) e inquietude motora (55%), respectivamente. Embora, em alguns casos, fluoxetina e citalopram possam exibir índices relativamente mais elevados de RID, eles têm sido predominantemente bem tolerados pelos lactentes, demonstrando associação a sinais adversos em 4 a 5% dos casos, respectivamente, nos quais predominam manifestações breves de irritabilidade.[32,33]

Apesar da variabilidade entre os antidepressivos em relação à passagem para o leite materno e aos seus níveis em lactentes, a introdução ou substituição de medicamento em função da lactação deve ser ponderada, considerando-se critérios, como os estudos de eficácia em DP e a efetividade deste para determinada paciente. Portanto, se pertinente, revisa-se especificamente as evidências de segurança reprodutiva na lactação a respeito de determinados antidepressivos aos quais a mãe tenha apresentado resposta terapêutica favorável. De modo ideal, deve haver diálogo e esclarecimentos médicos prévios ao período pós-parto para a gestante que apresenta ou apresentou manifestações psiquiátricas depressivas ou que está em uso de medicamentos psiquiátricos. Se possível, realiza-se um planejamento terapêutico pré-concepcional e pré-natal que envolva a colaboração entre psiquiatra, obstetra e pediatra. Não há um antidepressivo que possa ser considerado a melhor opção para todas as pacientes com DP.[25,29]

Em 2019, a FDA aprovou o primeiro medicamento específico para DP. A brexanolona funciona como um modulador alostérico positivo em receptores GABA tipo A. Atualmente, o medicamento está disponível somente por meio de um restrito programa terapêutico, em formulação para administração intravenosa contínua, em um total de 60 horas.[30]

TRANSTORNO BIPOLAR PERINATAL

A gestação é um período de maior vulnerabilidade para recorrência de episódios de TB, sobretudo em mulheres que apresentam história de tratamento psiquiátrico hospitalar, comorbidades psiquiátricas em curso ou suspensão do fármaco pertinente durante a gravidez. As gestantes que realizam suspensão abrupta dos medicamentos demonstram maior morbidade do transtorno. São fatores de risco para recorrência de episódios de TB na gravidez: gestação não planejada; idade jovem no início da doença; maior número de episódios por ano; episódio recente; uso de antidepressivos; uso de anticonvulsivantes como alternativa ao lítio. A comorbidade com transtornos de ansiedade e TUS é particularmente frequente.[34]

Independentemente da terapia medicamentosa, o TB na gestação está associado a maiores riscos de uso de álcool, tabaco e outras drogas; malformações congênitas (p. ex., microcefalia); prematuridade; baixo peso ao nascer; placenta prévia; hemorragias; prejuízos no desenvolvimento infantil (cognitivos, sociais, afetivos). A ausência ou a inadequação de tratamento medicamentoso estão associadas à maior chance de complicações obstétricas e neonatais, bem como são seguidas por um incremento da recorrência do TB no puerpério. Primiparidade e presença de episódio depressivo nas primeiras quatro semanas após o nascimento também indicam maior risco de episódio de TB pós-parto, durante o qual há maior risco de suicídio e infanticídio.[35,36]

A mulher com TB tem um alto risco de recorrência da doença no pós-parto. Em um estudo envolvendo mães com TB, cerca de 20% dos nascimentos foram seguidos por um episódio de mania ou depressão psicótica, e, em outros 25% dos nascimentos, houve episódio de depressão não psicótica. Em outra pesquisa, primíparas com episódio de TB na primeira gestação demonstraram 100% de recorrência da doença na segunda gravidez. O DSM-5 indica o uso do termo "especificador de início perinatal" para referência ao episódio de TB com início na gestação ou em até quatro semanas após o nascimento.[36]

Os seguintes elementos sugerem maior possibilidade de TB pós-parto:[28]

- início de manifestações depressivas imediatamente após o parto;
- pensamentos acelerados ou sintomas psicóticos;
- familiares de primeiro grau com história de TB;
- respostas atípicas a antidepressivos.

A psicose puerperal ocorre em torno de 0,2% dos partos. Embora rara, trata-se de uma gravíssima emergência psiquiátrica, cujo principal fator de risco é o TB e com o qual frequentemente está associada, em episódios depressivos, maníacos ou mistos. Os sintomas da psicose puerperal em geral se manifestam nas primeiras quatro semanas após o parto. Podem incluir delírio de homicídio altruísta, no qual a mãe acredita que essa atitude salvaria a criança de um destino ainda mais trágico. De maneira peculiar, a distinção entre delírios e pensamentos obsessivos pode ser uma tarefa difícil, porém, essencial para a conduta apropriada. Portanto, a manutenção ou mesmo o início de tratamento farmacológico de prevenção à recorrência de TB durante o período perinatal é uma conduta pertinente a ser considerada.[37]

Alguns estudos indicam que o uso do lítio durante a gravidez está associado a maior risco de malformações congênitas. Entre as alterações anatômicas associadas ao lítio, destaca-se a anomalia de Ebstein, um defeito congênito da valva tricúspide e do ventrículo direito, em que os anexos dos folhetos da válvula septal e posterior apresentam deslocamento apical. Embora o risco para malformações seja considerado pequeno ou mesmo ausente por alguns pesquisadores, à luz dos relevantes vieses de pesquisa dos estudos originais, recomenda-se critério no emprego da substância para a gestante, principalmente no primeiro trimestre, devido a alguns estudos que indicam um risco saliente nesse período. Assim, pondera-se a suspensão gradual do lítio e seu possível uso depois do período embrionário ou posteriormente ao primeiro trimestre, pois, a partir do início do segundo trimestre, malformações cardíacas não poderiam ser causadas.[38,39]

No entanto, a manutenção do lítio no primeiro trimestre é especialmente indicada em gestante que apresenta TB com manifestações atuais ou passadas moderadas a graves e com impactos funcionais intensos. Durante a lactação, a utilização da substância é repensada, devido à possibilidade de intoxicação e outros eventos adversos na criança que, no entanto, não são frequentes. Se houver necessidade médica e desejo esclarecido da paciente, preconiza-se o seguimento clínico e laboratorial do lactente de modo sistemático e relativamente frequente, incluindo-se monitoramento de litemia, sinais vitais e alterações comportamentais.[39]

A lamotrigina não tem sido associada a risco superior de malformações congênitas maiores. Em comparação com os principais estabilizadores do humor, demonstra um perfil de segurança na gestação mais favorável. Devido à alteração em seu metabolismo, ao longo da gravidez, os níveis séricos da lamotrigina usualmente diminuem e podem exigir incrementos de dosagem. Porém, logo após o parto, há importante elevação de seus níveis e consequente necessidade de uma redução atenta e gradual de doses, bem como monitoramento para prevenção de intoxicação. Seu uso na lactação apresenta maior risco de *rash* cutâneo à criança.[39,40]

Ácido valproico e carbamazepina são considerados substâncias teratógenas, notadamente por defeitos do tubo neural. Particularmente, o uso do ácido valproico na gravidez somente deve ser considerado em mulheres com TB francamente grave, cuja única resposta terapêutica satisfatória ocorreu apenas com esse fármaco. Ácido valproico e carbamazepina apresentam recomendações de segurança favoráveis durante a lactação em razão de eventos adversos infrequentes e geralmente discretos e baixos níveis lácteos.[40]

Estudos sobre a segurança reprodutiva da maioria dos antipsicóticos não têm identificado associação consistente com malformações congênitas maiores. Entre aqueles que favoravelmente se destacam, haloperidol, olanzapina e quetiapina são comumente referidos. Entre os antipsicóticos típicos ou de primeira geração de baixa potência mais disponíveis, a clorpromazina não demonstra associação significativa com malformações maiores. Outra fenotiazina disponível, a prometazina, é considerada de uso relativamente seguro durante a gestação. Durante a gravidez, alguns antipsicóticos podem ser considerados opções estratégicas para o TB em função de suas propriedades estabilizadoras do humor e de risco teratogênico inferior aos do ácido valproico e da carbamazepina. Em casos de manifestações psicóticas associadas a episódio depressivo grave, a quetiapina apresenta algumas características pertinentes: propriedades antidepressivas; medicamento adjunto de escolha em depressão refratária; menores níveis de passagem placentária que haloperidol, olanzapina e risperidona. Na lactação, antipsicóticos típicos, como o haloperidol, não foram vinculados a efeitos adversos frequentes ou graves nos lactentes. Entre os atípicos, a olanzapina difere-se em função de recentes estudos que demonstram efeitos adversos geralmente ausentes ou discretos, bem como pequena quantidade no leite materno.[39,41]

As pesquisas sobre a segurança reprodutiva dos benzodiazepínicos têm produzido alguns resultados divergentes e controversos. Em relação à fissura orofacial, novos estudos prospectivos e retrospectivos não identificaram associação de benzodiazepínicos com essa malformação específica. Particularmente ao lorazepam, embora apresente certas características farmacocinéticas e farmacodinâmicas relativamente favoráveis à segurança reprodutiva, duas pesquisas concluíram que haveria associação entre o seu uso na gravidez e atresia anal. Como regra geral a todos os benzodiazepínicos, recomenda-se que, caso exista indicação para o uso na gestante, seja utilizada a menor dosagem terapêutica pelo período mais breve possível, respeitando-se as peculiaridades médicas de cada caso. Durante a lactação, geralmente os efeitos sedativos dos benzodiazepínicos em crianças são mínimos ou ausentes. A literatura indica ausência de risco na gestação quando houver administração de uma única dose, uso intermitente ou terapia de curto prazo de até 72 horas.[42]

MEDICAMENTOS PSIQUIÁTRICOS NO PERÍODO PERINATAL: CONSIDERAÇÕES ESSENCIAIS

Lamentavelmente, a maioria das bulas farmacêuticas brasileiras exibe somente informações incipientes sobre a segurança das substâncias durante a gestação e a lactação. No entanto, gestantes e lactantes apresentam doenças para as quais o tratamento farmacológico é essencial, de modo que médico e paciente necessitam ponderar sobre o risco de uma terapia insuficiente para a mãe, o risco da toxicidade para seu filho e outras importantes questões relacionadas ao uso de medicamentos no período perinatal.[43]

Ao longo dos últimos 40 anos, houve um incremento de 60% na prescrição de fármacos no primeiro trimestre de gravidez. Atualmente, cerca de 80% das mulheres utilizam ao menos um medicamento durante a gravidez.

Concomitantemente, as graves consequências teratogênicas do uso da talidomida acentuaram de forma enfática a percepção de risco de malformações congênitas. Para auxiliar na prevenção de outros casos semelhantes ao da talidomida, em 1979, a FDA estabeleceu em suas bulas cinco categorias de risco de uso de medicamento na gravidez, identificadas pelas letras A, B, C, D e X. No entanto, certos medicamentos colocados em uma mesma categoria de risco tinham características de segurança reprodutiva bastante distintas, de acordo com as evidências científicas. Além disso, importantes peculiaridades clínicas estão ausentes nas bulas, e informações farmacológicas questionáveis e frágeis não têm sido substituídas pelas melhores evidências disponíveis.[43,44]

Em 2008, a FDA manifestou oficialmente uma contundente autocrítica a respeito das suas próprias categorias farmacológicas sobre a segurança reprodutiva dos medicamentos. Após anos de estudos e debates científicos, a própria Agência considerou que as suas classes são inadequadas (*not adequate*) e desatualizadas (*fails to provide up-to-date information*). Em 2009, o American College of Obstetricians and Gynecologists e a APA publicaram um documento conjunto intitulado *Managing depression in pregnancy*. Esse trabalho histórico buscou avaliar e atenuar os equívocos relacionados a uma confiança excessiva e simplista na classificação da FDA.[43]

Em 2014, a própria Agência estabeleceu uma nova regulamentação. Em síntese, as categorias A, B, C, D e X estão ausentes de todas as bulas desde 2018, e somente os medicamentos aprovados após 2001 registrarão em sua bula as informações pertinentes à segurança do uso na gravidez e na lactação, que no novo modelo são transmitidas por meio de um conteúdo científico narrativo apresentado em uma estrutura que dispõe um resumo dos riscos perinatais do medicamento, uma discussão das evidências pertinentes, uma síntese dos dados mais relevantes para a tomada de decisões na prescrição e orientações essenciais sobre a identificação de gravidez, contracepção e infertilidade. O objetivo final das novas normas é facilitar o processo de prescrição por meio do oferecimento de um conjunto de informações consistentes e bem estruturadas. No Brasil, a Agência Nacional de Vigilância Sanitária (Anvisa) tem utilizado a classificação da FDA como referência. De fato, percebe-se que as novas normas já implementadas nos Estados Unidos têm conduzido a algumas mudanças pontuais e relevantes no conteúdo das bulas brasileiras, fato cujas implicações serão expressivas na prática clínica dos médicos que trabalham com a segurança reprodutiva dos medicamentos.[43]

Embora as pesquisas em psiquiatria perinatal progridam, ainda não há respostas definitivas a diversas questões para as quais os estudos disponíveis são insuficientes, inconclusivos ou conflitantes. De fato, é muito difícil sustentar cientificamente a perfeita segurança de qualquer substância durante a gestação e a lactação. Em consequência, complexos dilemas clínicos, éticos e legais se apresentam e exigem do médico uma conduta. Médicos especialistas não psiquiatras costumam superestimar o risco reprodutivo relacionado a medicamentos psiquiátricos, enquanto médicos psiquiatras demonstram uma percepção em maior conformidade com o conhecimento concernente. Ambos, normalmente, deparam-se com as seguintes situações a respeito do uso de medicamentos psiquiátricos no período perinatal:[45-48]

- informações e recomendações divergentes na literatura médica especializada;
- possível viés de pesquisa contra a hipótese nula, ou seja, distorções direcionadas à confirmação da hipótese de existência de associação e/ou causalidade entre medicamentos psiquiátricos e desfechos obstétricos e pediátricos adversos;
- possível viés de pesquisa a favor da hipótese nula devido ao viés de seleção em estudos perinatais que consideram como desfecho somente as gestações de nascidos vivos;
- dificuldades na interpretação de importantes aspectos epidemiológicos, bioestatísticos e metodológicos concernentes aos estudos perinatais em psiquiatria;
- utilização da antiga classificação de risco farmacológico na gravidez da FDA, cuja própria Agência considerou insatisfatória e inadequada, por isso, substituindo-a e tornando-a obsoleta;
- informações incompletas ou incorretas nos meios de comunicação de massa;
- psicofobia perinatal em médicos e outros profissionais da saúde, pacientes e familiares;
- ansiedade antecipatória da paciente e familiares;
- conceitos ou condutas tecnicamente equivocados de médicos ou outros profissionais da saúde.

A pertinência do conhecimento profissional do médico sobre os possíveis riscos e benefícios da utilização de um medicamento durante a gravidez ou lactação demanda, necessariamente, constante dedicação à atualização científica. Nesse sentido, enfatiza-se que os resultados de estudos de associação perinatais devem ser recebidos com particular cautela, devido principalmente a vieses e elementos de confusão recorrentes, porém, muitas vezes subestimados, como fatores de risco sabida ou potencialmente relacionados aos desfechos. Para a compreensão mais clara dos resultados, deve-se avaliar os potenciais riscos de um medicamento, analisando-se, também, os números absolutos dos sujeitos pesquisados, as prevalências populacionais das condições médicas em estudo, a simulação em números absolutos da magnitude da estimativa de efeito (p. ex., OR) a partir daquelas prevalências e os critérios diagnósticos empregados para a investigação da severidade clínica dos desfechos.[46,49]

Ao fim do escrutínio clínico-epidemiológico para a identificação das melhores – e piores – evidências científicas, o significado médico dos achados de pesquisa somente poderá ser encontrado no trabalho com a realidade singular de cada paciente. A percepção de risco e os possíveis vieses cognitivos e éticos relacionados são fenômenos humanos complexos, e o médico psiquiatra também deve estar atento a essas influências na produção das pesquisas médicas, na comunicação dos seus dados e na prática do processo de tomada de decisão.[50,51]

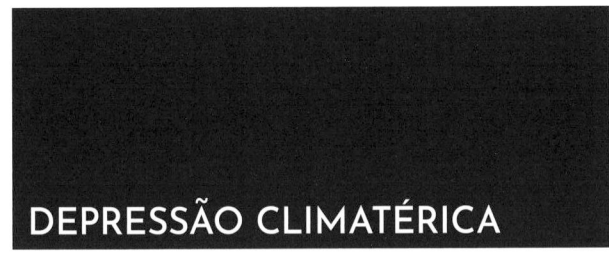

DEPRESSÃO CLIMATÉRICA

O climatério é um período de especial vulnerabilidade às manifestações psiquiátricas depressivas. Com efeito, a depressão tem associações significativas com condições ginecológicas e obstétricas, como endometriose, síndrome dos ovários policísticos, infertilidade, falência ovariana prematura e abortamento espontâneo recorrente. Devido à alta prevalência dos sintomas e sinais clínicos depressivos no sexo feminino, em especial no climatério, a alta suspeição diagnóstica é pertinente. Por isso, ginecologistas estão em posição profissional estrategicamente importante para a realização do rastreamento nas pacientes. Nesse sentido, propõe-se maior aproximação entre ginecologistas e psiquiatras, de modo que a disposição mútua possibilite um maior compartilhamento dos conhecimentos e das questões dessa interface médica.[52]

Concomitante ao declínio da função ovariana, o climatério é a longa transição para a vida não reprodutiva da mulher. Durante o climatério ocorre a perimenopausa, caracterizada por irregularidade menstrual e oscilações hormonais erráticas. A perimenopausa estende-se até um ano após a última menstruação – a menopausa, aos 51 anos de idade, aproximadamente –, enquanto a transição menopausal é o período iniciado a partir da irregularidade menstrual até a menopausa. Embora sua concentração varie significativamente durante tais períodos reprodutivos, o nível sérico do hormônio folículo-estimulante encontra-se, de modo característico, frequentemente elevado, principalmente quando mensurado entre o segundo e o quinto dia da fase menstrual folicular.[52]

Estudos transversais e prospectivos investigaram a relação entre climatério e manifestações depressivas, e constataram um aumento significativo – de até três vezes – no número de mulheres com sintomas e sinais depressivos durante esse período. Esse risco elevado foi identificado mesmo entre mulheres sem episódios depressivos anteriores. Resultados de metanálise apoiam a hipótese de uma associação entre as oscilações hormonais femininas e a depressão ao mostrar que o risco da doença após a menopausa está relacionado à idade da menopausa e à duração da menacme. Os autores da metanálise concluíram que uma exposição mais longa aos hormônios endógenos estava associada a um menor risco de depressão após a menopausa, consequência de um período reprodutivo mais duradouro e uma menopausa mais tardia.[53]

Deve-se estar atento à possível sobreposição de manifestações climatéricas e depressivas. Os principais sintomas e sinais compartilhados são a redução da atenção, a diminuição da energia, o desejo sexual hipoativo e as alterações do sono. Essa avaliação nosológica e seu diagnóstico diferencial podem ser auxiliados pelo Questionário da Saúde da Mulher e pela Escala Climatérica de Greene. Para o rastreamento de episódio de depressão, o Patient Health Questionnaire-9 mostrou-se um instrumento válido na população brasileira.[54]

A depressão apresenta, no sexo feminino, uma prevalência ao longo da vida de aproximadamente 20%, e o risco de sua manifestação na mulher é 1,5 a 3 vezes superior ao do homem. Durante a perimenopausa, especialmente, constata-se maior frequência e também maior gravidade nas manifestações depressivas. O surgimento ou a exacerbação de sintomas e sinais depressivos no climatério, principalmente na perimenopausa, poderiam ser secundários a distúrbios do ciclo sono-vigília oriundos do impacto das manifestações vasomotoras (fogachos e sudorese noturna) na mulher, sendo essa hipótese descrita como "efeito dominó". Com efeito, a perimenopausa é considerada por alguns autores como um fator de risco independente para a depressão, principalmente com a presença de fogachos e sudorese noturna. As manifestações vasomotoras foram identificadas como fatores preditivos independentes para a depressão na perimenopausa. Assim, sudorese noturna e principalmente fogachos durante o climatério são sinais de alerta para a pertinência do rastreamento da depressão e para a alta suspeição da doença. Os seguintes fatores também estão significativamente associados a um maior risco de depressão no climatério: TDPM prévio; expectativas e percepções negativas a respeito do climatério; doença crônica durante a menacme; obesidade mórbida; eventos estressores.[55]

O TB deve ser permanentemente considerado como um diagnóstico diferencial na mulher com depressão. Os poucos estudos a respeito do impacto do climatério no TB sugerem a exacerbação das suas manifestações psiquiátricas durante esse período da vida, com predomínio de sintomas e sinais depressivos. Um estudo longitudinal com 47 sujeitos investigou a taxa de recorrência de episódios de TB durante a transição menopausal, e constatou que 68% das pacientes apresentaram um novo episódio depressivo. Em outra pesquisa, 44 mulheres entre 40 e 60 anos com diagnóstico de TB e que apresentavam manifestações climatéricas participaram de um estudo observacional prospectivo. Os resultados indicaram que as manifestações psiquiátricas maníacas, hipomaníacas e depressivas foram significativamente mais intensas durante a perimenopausa.[56]

A maior vulnerabilidade da mulher para a depressão parece estar parcialmente associada a oscilações rápidas e intensas dos hormônios reprodutivos, que influenciam os sistemas serotonérgico e noradrenérgico. De fato, a partir da puberdade, é notável um incremento de episódios depressivos, o que sugere influências endócrinas relevantes. O estrogênio modula aspectos neurobiológicos associados à patogênese da depressão, como o eixo hipotálamo-hipófise-adrenal e os mecanismos de neuroplasticidade, incluindo a regulação do fator neurotrófico derivado do cérebro. Devido a seus efeitos monoaminérgicos, os polimorfismos e alterações em genes relacionados à síntese e ao metabolismo de estrogênio têm sido associados ao maior risco de sintomas e sinais depressivos.[54,55]

No climatério, os principais tratamentos para a depressão são os ISRSs, os IRSNs, a terapia hormonal e a psicoterapia. A psicoterapia pode ser especialmente benéfica para as mulheres que vivenciam com maior intensidade as questões vinculadas às modificações físicas, psicológicas e sociais peculiares a esse período da vida e aos conflitos íntimos relacionados a sentimentos de perda e medo. Estudos específicos sobre a eficácia da psicoterapia em mulheres com depressão na perimenopausa mostram resultados favoráveis à terapia cognitiva.[57]

Embora possa ser benéfica para algumas pacientes de modo particular, a terapia hormonal estrogênica para a depressão climatérica apresenta evidências científicas divergentes e controversas. A North American Menopause Society considera que os resultados dos estudos são insuficientes para a indicação da terapia hormonal como tratamento adjunto de depressão, de acordo com parecer científico publicado em 2017. Segundo as diretrizes do *Canadian network for mood and anxiety treatments* de 2016, a terapia hormonal poderia ser recomendada como tratamento de segunda escolha para mulheres sem contraindicações e que compreendessem bem os riscos adversos envolvidos. Nesses casos, quando a terapia com estrogênio é utilizada na perimenopausa, deve ser combinada com progestagênio em dose suficiente para suprimir a ovulação.[58]

A respeito do tratamento medicamentoso da depressão, algumas questões de eficácia e tolerabilidade persistem: 70% das pacientes seguem apresentando manifestação clínica relevante após tratamento com antidepressivo de primeira escolha; 50% delas abandonam o tratamento em função de efeitos adversos ou intoleráveis, como aumento de peso ou disfunção sexual. Uma das possíveis respostas para tais questões é a identificação de fatores preditores de maior eficácia e tolerabilidade, como sexo, idade ou manifestações clínicas específicas. Assim, pode-se aplicar essa abordagem para o aperfeiçoamento do tratamento no climatério. Questiona-se, portanto, a existência de antidepressivo que possa ser candidato à terapia de primeira escolha – eficaz e tolerável – para a depressão no climatério com manifestações vasomotoras, pois até 80% das mulheres relatam fogachos nesse período. Eles geralmente começam dois anos antes da menopausa, atingem pico um ano após e gradualmente diminuem ao longo de cerca de 10 anos. Estão associados com sintomas e sinais depressivos, distúrbios do sono e pior qualidade de vida e, por isso, o tratamento concomitante é pertinente.[59]

Portanto, selecionar de modo mais criterioso e específico a terapia antidepressiva é uma abordagem que pode resultar em benefícios relevantes às pacientes no climatério, pois características individuais podem ser referências estratégicas para escolhas terapêuticas mais eficazes, seguras e toleráveis. Considerando-se as peculiaridades da depressão da mulher no climatério e em função da qualidade dos estudos, destacam-se paroxetina, escitalopram e desvenlafaxina, entre as opções das terapias medicamentosas. Em 2013, a FDA aprovou paroxetina para o tratamento de fogachos. Nesse contexto terapêutico, apresenta-se com menor ênfase citalopram, duloxetina, mirtazapina, quetiapina e venlafaxina. Dos medicamentos mencionados, escitalopram e desvenlafaxina têm recebido maior atenção de pesquisadores e periódicos científicos. Um ECR comparou-os e concluiu que desvenlafaxina e escitalopram apresentam eficácia, segurança e tolerabilidade semelhantes para mulheres com depressão na pós-menopausa, com idade entre 40 e 70 anos.[57,59]

Em 1993, a National Institutes of Health, agência nacional de pesquisas médicas dos Estados Unidos, divulgou novos padrões de pesquisa por meio do documento *Revitalization Act*, no qual solicita aos investigadores científicos que considerem a inclusão do sexo feminino nos estudos e analisem seus desfechos. De fato, a literatura médica aponta diferenças entre os sexos em relação à farmacocinética e à farmacodinâmica, bem como sugere a influência do climatério na resposta terapêutica aos antidepressivos. No entanto, em 2007, ainda cerca de metade dos ECRs para tratamento de depressão identificados no banco de dados MEDLINE apresentava ausência de resultados para o sexo feminino. No mesmo ano, 99% dos ECRs para tratamento de depressão observados na base de dados *ClinicalTrials.gov* mostravam ausência de desfechos para as mulheres participantes. É lamentável que muitos estudos que incluem mulheres permaneçam sem investigar os resultados por sexo. Portanto, enfatiza-se que pesquisar as respostas terapêuticas específicas da mulher aos tratamentos antidepressivos é uma atitude científica fundamental para o contínuo aperfeiçoamento farmacológico, principalmente em períodos da vida associados a maior vulnerabilidade à depressão, durante os quais são imperativos os esforços médicos para a alta suspeição, o rastreamento, o diagnóstico e os tratamentos pertinentes.[54,57]

CONSIDERAÇÕES FINAIS

Durante o período perinatal, cada mulher responde de maneira própria às mudanças fisiológicas, afetivas e sociais desse momento. O estresse materno pode ocorrer associado a diversos fatores, como poucos recursos materiais, alta demanda ocupacional, responsabilidades domésticas intensas, relações familiares conflituosas e complicações obstétricas.

As reações da gestante estão vinculadas a alterações metabólicas, principalmente no eixo hipotálamo-hipófise-adrenal, que, de modo peculiar, podem influenciar o feto. Sua exposição a um ambiente uterino desfavorável tem sido associada ao aumento significativo de doenças na infância e na idade adulta, fenômeno denominado programação fetal. Esta envolve alterações epigenéticas associadas ao *imprinting* gênico, à metilação do DNA e a modificações na cromatina. Pesquisas recentes sugerem que a programação perinatal tem consequências crônicas, possivelmente vinculadas a manifestações comportamentais e psiquiátricas ao longo da vida.

Portanto, nesse contexto, todos os aspectos da saúde mental da mulher apresentados neste capítulo assumem progressiva importância para o indivíduo. De modo concomitante, apresentam-se também como oportunidades estratégicas para a sociedade que busca, finalmente, por melhor qualidade de vida.

REFERÊNCIAS

1. Haskett RF. Premenstrual dysphoric disorder: evaluation, pathophysiology and treatment. Prog Neuropsychopharmacol Biol Psychiatry. 1987;11(2-3):129-35.

2. American Psychiatric Association. Diagnostic and statistical manual of mental disorders: DSM-IV. 4th ed. Washington: APA; 1994.

3. American Psychiatric Association. Diagnostic and statistical manual of mental disorders: DSM-5. 5th ed. Washington: APA; 2013.

4. World Health Organization. ICD-11 for Mortality and morbidity statistics [Internet]. Geneva: WHO; 2021 [capturado em 28 jun. 2021]. Disponível em: https://icd.who.int/browse11/l-m/en.

5. Scalea TL, Pearlstein T. Premenstrual dysphoric disorder. Med Clin North Am. 2019;103(4):613-28.

6. Cirillo PC, Passos RB, López JR, Nardi AE. Will the DSM-5 changes in criteria for premenstrual dysphoric disorder impact clinical practice? Braz J Psychiatry. 2014;36(3):271.

7. Henz A, Ferreira CF, Oderich CL, Gallon CW, Castro JRS, Conzatti M, et al. Premenstrual syndrome diagnosis: a comparative study between the Daily Record of Severity of Problems (DRSP) and the Premenstrual Symptoms Screening Tool (PSST). Rev Bras Ginecol Obstet. 2018;40(1):20-5.

8. Shah NR, Jones JB, Aperi J, Shemtov R, Karne A, Borenstein J. Selective serotonin reuptake inhibitors for premenstrual syndrome and premenstrual dysphoric disorder: a meta-analysis. Obstet Gynecol. 2008;111(5):1175-82.

9. Carlini SV, Deligiannidis KM. Evidence-based treatment of premenstrual dysphoric disorder: a concise review. J Clin Psychiatry. 2020;81(2):19ac13071.

10. Sepede G, Sarchione F, Matarazzo I, Di Giannantonio M, Salerno RM. Premenstrual dysphoric disorder without comorbid psychiatric conditions: a systematic review of therapeutic options. Clin Neuropharmacol. 2016;39(5):241-61.

11. Pearlstein T. Treatment of premenstrual dysphoric disorder: therapeutic challenges. Expert Rev Clin Pharmacol. 2016;9(4):493-6.

12. Couto TC, Cardoso MN, Brancaglion MY, Faria GC, Garcia FD, Nicolato R, et al. Antenatal depression: prevalence and risk factor patterns across the gestational period. J Affect Disord. 2016;192:70-5.

13. Dagher RK, Bruckheim HE, Colpe LJ, Edwards E, White DB. Perinatal depression: challenges and opportunities. J Womens Health. 2021;30(2):154-9.

14. O'Connor E, Rossom RC, Henninger M, Groom HC, Burda BU. Primary care screening for and treatment of depression in pregnant and postpartum women: evidence report and systematic review for the US Preventive Services Task Force. JAMA. 2016;315(4):388-406.

15. Fumeaux CJF, Harari MM, Weisskopf E, Eap CB, Epiney M, Vial Y, et al. Risk-benefit balance assessment of SSRI antidepressant use during pregnancy and lactation based on best available evidence: an update. Expert Opin Drug Saf. 2019;18(10):949-63.

16. Mesches GA, Wisner KL, Betcher HK. A common clinical conundrum: Antidepressant treatment of depression in pregnant women. Semin Perinatol. 2020;44(3):151229.

17. Wang Z, Brauer R, Man KKC, Alfageh B, Mongkhon P, Wong ICK. Prenatal exposure to antipsychotic agents and the risk of congenital malformations in children: a systematic review and meta-analysis. Br J Clin Pharmacol. 2021.

18. Biffi A, Cantarutti A, Rea F, Locatelli A, Zanini R, Corrao G. Use of antidepressants during pregnancy and neonatal outcomes: An umbrella review of meta-analyses of observational studies. J Psychiatr Res. 2020;124:99-108.

19. Fitton CA, Steiner MFC, Aucott L, Pell JP, Mackay DF, Fleming M, et al. In utero exposure to antidepressant medication and neonatal and child outcomes: a systematic review. Acta Psychiatr Scand. 2020;141(1):21-33.

20. Wisner KL, Oberlander TF, Huybrechts KF. The association between antidepressant exposure and birth defects-are we there yet? JAMA Psychiatry. 2020;77(12):1215-6.

21. Ornoy A, Koren G. SSRIs and SNRIs (SRI) in pregnancy: effects on the course of pregnancy and the offspring: how far are we from having all the answers? Int J Mol Sci. 2019;20(10):2370.

22. Grzeskowiak LE, Gilbert AL, Morrison JL. Investigating outcomes following the use of selective serotonin reuptake inhibitors for treating depression in pregnancy: a focus on methodological issues. Drug Saf. 2011;34(11):1027-48.

23. Khazaie H, Ghadami MR, Knight DC, Emamian F, Tahmasian M. Insomnia treatment in the third trimester of pregnancy reduces

postpartum depression symptoms: a randomized clinical trial. Psychiatry Res. 2013;210(3):901-5.

24. Molenaar NM, Kamperman AM, Boyce P, Bergink V. Guidelines on treatment of perinatal depression with antidepressants: an international review. Aust N Z J Psychiatry. 2018;52(4):320-7.

25. McAllister-Williams RH, Baldwin DS, Cantwell R, Easter A, Gilvarry E, Glover V, et al. British Association for Psychopharmacology consensus guidance on the use of psychotropic medication preconception, in pregnancy and postpartum 2017. J Psychopharmacol. 2017;31(5):519-52.

26. Hahn-Holbrook J, Cornwell-Hinrichs T, Anaya I. Economic and health predictors of national postpartum depression prevalence: a systematic review, meta-analysis, and meta-regression of 291 studies from 56 countries. Front Psychiatry. 2018;8:248.

27. Levis B, Negeri Z, Sun Y, Benedetti A, Thombs BD; DEPRESsion Screening Data (DEPRESSD) EPDS Group. Accuracy of the Edinburgh Postnatal Depression Scale (EPDS) for screening to detect major depression among pregnant and postpartum women: systematic review and meta-analysis of individual participant data. BMJ. 2020;371:m4022.

28. Sharma V, Doobay M, Baczynski C. Bipolar postpartum depression: An update and recommendations. J Affect Disord. 2017;219:105-11.

29. Stewart DE, Vigod SN. Postpartum depression: pathophysiology, treatment, and emerging therapeutics. Annu Rev Med. 2019;70:183-96.

30. Amodeo G, Laurenzi PF, Santucci A, Cuomo A, Bolognesi S, Goracci A, et al. Advances in treatment for postpartum major depressive disorder. Expert Opin Pharmacother. 2020;21(14):1685-98.

31. Brown JVE, Wilson CA, Ayre K, Robertson L, South E, Molyneaux E, et al. Antidepressant treatment for postnatal depression. Cochrane Database Syst Rev. 2021;2:CD013560.

32. Anderson PO. Antidepressants and breastfeeding. Breastfeed Med. 2021;16(1):5-7.

33. Wieck A, Jones I. Psychotropic prescribing in pregnancy and lactation. In: Haddad PM, Nutt DJ, editors. Seminars in clinical psychopharmacology. 3rd ed. Cambridge: Cambridge University; 2020. p. 577-98.

34. Wesseloo R, Kamperman AM, Munk-Olsen T, Pop VJ, Kushner SA, Bergink V. Risk of postpartum relapse in bipolar disorder and postpartum psychosis: A systematic review and meta-analysis. Am J Psychiatry. 2016;173(2):117-27.

35. Rusner M, Berg M, Begley C. Bipolar disorder in pregnancy and childbirth: a systematic review of outcomes. BMC Pregnancy Childbirth. 2016;16(1):331.

36. Di Florio A, Gordon-Smith K, Forty L, Kosorok MR, Fraser C, Perry A, et al. Stratification of the risk of bipolar disorder recurrences in pregnancy and postpartum. Br J Psychiatry. 2018;213(3):542-7.

37. Perry A, Gordon-Smith K, Jones L, Jones I. Phenomenology, epidemiology and aetiology of postpartum psychosis: a review. Brain Sci. 2021;11(1):47.

38. Fornaro M, Maritan E, Ferranti R, Zaninotto L, Miola A, Anastasia A, et al. Lithium exposure during pregnancy and the postpartum period: a systematic review and meta-analysis of safety and efficacy outcomes. Am J Psychiatry. 2020;177(1):76-92.

39. Clark CT. Psychotropic drug use in perinatal women with bipolar disorder. Semin Perinatol. 2020;44(3):151230.

40. Albertini E, Ernst CL, Tamaroff RS. Psychopharmacological decision making in bipolar disorder during pregnancy and lactation: a case-by-case approach to using current evidence. Focus. 2019;17(3):249-58.

41. Sharma V, Sharma P, Sharma S. Managing bipolar disorder during pregnancy and the postpartum period: a critical review of current practice. Expert Rev Neurother. 2020;20(4):373-83.

42. Grigoriadis S, Graves L, Peer M, Mamisashvili L, Ruthirakuhan M, Chan P, et al. Pregnancy and delivery outcomes following benzodiazepine exposure: a systematic review and meta-analysis. Can J Psychiatry. 2020;65(12):821-34.

43. Freeman MP, Farchione T, Yao L, Sahin L, Taylor L, Huybrechts KF, et al. Psychiatric medications and reproductive safety: scientific and clinical perspectives pertaining to the US FDA pregnancy and lactation labeling rule. J Clin Psychiatry. 2018;79(4):18ah38120.

44. Howard LM, Khalifeh H. Perinatal mental health: a review of progress and challenges. World Psychiatry. 2020;19(3):313-27.

45. Ross LE, Grigoriadis S, Mamisashvili L, Koren G, Steiner M, Dennis CL, et al. Quality assessment of observational studies in psychiatry: an example from perinatal psychiatric research. Int J Methods Psychiatr Res. 2011;20(4):224-34.

46. Neophytou AM, Kioumourtzoglou MA, Goin DE, Darwin KC, Casey JA. Educational note: addressing special cases of bias that frequently occur in perinatal epidemiology. Int J Epidemiol. 2021;50(1):337-45.

47. Andrade C. Cause versus association in observational studies in psychopharmacology. J Clin Psychiatry. 2014;75(8):e781-4.

48. Grimes DA, Schulz KF. False alarms and pseudo-epidemics: the limitations of observational epidemiology. Obstet Gynecol. 2012;120(4):920-7.

49. Källén B. The problem of confounding in studies of the effect of maternal drug use on pregnancy outcome. Obstet Gynecol Int. 2012;2012:148616.

50. Rasmussen-Torvik LJ, Zumpf KB, Betcher HK, Ciolino JD. Interpreting the pharmacoepidemiology literature in obstetrical studies: a guide for clinicians. Semin Perinatol. 2020;44(3):151225.

51. Einarson A, Egberts TC, Heerdink ER. Antidepressant use in pregnancy: knowledge transfer and translation of research findings. J Eval Clin Pract. 2015;21(4):579-83.

52. Llaneza P, García-Portilla MP, Llaneza-Suárez D, Armott B, Pérez-López FR. Depressive disorders and the menopause transition. Maturitas. 2012;71(2):120-30.

53. Kruif M, Spijker AT, Molendijk ML. Depression during the perimenopause: a meta-analysis. J Affect Disord. 2016;206:174-80.

54. Soares CN. Depression and menopause: current knowled- ge and clinical recommendations for a critical window. Psychiatr Clin North Am. 2017;40(2):239-54.

55. Parry BL. Towards improving recognition and management of perimenopausal depression. Menopause. 2020;27(4):377-9.

56. Truong D, Marsh W. Bipolar disorder in the menopausal transition. Curr Psychiatry Rep. 2019;21(12):130.

57. Maki PM, Kornstein SG, Joffe H, Bromberger JT, Freeman EW, Athappilly G, et al. Guidelines for the evaluation and treatment of perimenopausal depression: summary and recommendations. J Womens Health. 2019;28(2):117-34.

58. Garay RP, Charpeaud T, Logan S, Hannaert P, Garay RG, Llorca PM, et al. Pharmacotherapeutic approaches to treating depression during the perimenopause. Expert Opin Pharmacother. 2019;20(15):1837-45.

59. Wu CK, Tseng PT, Wu MK, Li DJ, Chen TY, Kuo FC, et al. Antidepressants during and after menopausal transition: a systematic review and meta-analysis. Sci Rep. 2020;10(1):8026.

Para *quizzes* sobre o conteúdo do livro e casos clínicos complementares, acesse:

https://apoio.grupoa.com.br/tratadopsi/

44

PSIQUIATRIA DA INFÂNCIA E ADOLESCÊNCIA: PRINCÍPIOS GERAIS

FRANCISCO B. ASSUMPÇÃO JR.

A psiquiatria da infância e adolescência é uma especialidade recente, tendo obtido seu *status* acadêmico somente em 1938, com a criação, pelo Prof. Georges Heuyer, da primeira cátedra na Universidade de Paris. Ela engloba uma série de fenômenos com características biológicas, psicológicas e sociais,[1] imbricados de tal maneira que, habitualmente, se torna difícil a linearidade direta e a compreensibilidade sequencial de todos os quadros que estuda, em que pese a abordagem cada vez mais simplista, empírica e descritiva que a vem caracterizando.

Metodologicamente, a psiquiatria da infância e adolescência tem características ligadas ao modelo proveniente das ciências naturais, no qual o pensamento causal, de base analítico-dedutiva, é o ponto básico e central. Em consequência, os dados fornecidos pelas neurociências, naquilo que se refere a maior conhecimento dos mecanismos de neurotransmissão e das estruturas cerebrais, promovem um modelo explicativo cada vez maior das patologias psiquiátricas na infância e na adolescência, em que pesem os riscos da neurologização excessiva que a tem descaracterizado nos últimos anos.

As influências oriundas sobretudo da psicologia do desenvolvimento e, por que não dizer, da própria fenomenologia fazem com que se valha também de um pensamento analógico, no qual a dedução e a indução intervêm secundariamente, submetendo-se aos imperativos dominantes da analogia.[2] Dessa maneira, juntamente com todos os modelos psicotrápicos de base compreensiva, somam-se a ela os modelos pedagógicos e educacionais, que têm grande valor nesse contexto.

Tal fato traz em seu cerne uma crise devida ao predomínio de um objetivo dualista e explicativo, que divide o homem em alma (*res cogitans*) e corpo (*res extensa*). Isso faz a metodologia de base positivista, por seu poder e eficácia, abranger quase que exclusivamente o aspecto quantitativo e mensurável da *res extensa*, reduzindo o psíquico a epifenômeno do fisiológico. Dessa forma, incorre na possibilidade de reduzir os fenômenos psíquicos, esquecendo-se de que se pode explicar qualquer coisa sem compreendê-la, uma vez que se reduz o fenômeno àquilo que já estava antecipadamente pressuposto (a teoria subjacente), visto que, na explicação, a compreensão depende da realidade e da verdade da hipótese antecipada e, assim, o fenômeno é explicado e "compreendido como se...", fazendo a multiplicidade fenomênica ser reduzida a um esquema antecipado como chave interpretativa para a leitura dos fenômenos, o que aporta um problema dentro da concepção filosófica cartesiana segundo a qual a realidade se percebe em dois modos: sob o perfil da *res extensa* (do corpo) ou da *res cogitans* (do pensamento). Assim, e exatamente por isso, temos de pensar que o psiquismo de nosso objeto de estudo, a criança, necessita de duas visões: sobre o órgão físico (o cérebro) e sobre o cenário no qual se desenvolve a atividade (o ato consciente),[3] o qual vem sendo desconsiderado, passando-se a "tratar doenças" mais do que "tratar crianças", na repetição do antigo debate das escolas de Cós e Cnido.

Considerando-se a questão social e o estudo das famílias e suas influências (fundamentais no desenvolvimento e no crescimento da criança), a psiquiatria da infância e adolescência valoriza as inter-relações vividas, apoiando-se metodologicamente no processo analógico. Esse conhecimento envolve a formação da matriz de identidade social, sem a qual é praticamente impossível o trabalho com um ser heterônomo e dependente, como é a criança em seu processo de desenvolvimento.

Dessa forma, a psiquiatria infantil é uma especialidade com características singulares, com raízes na pediatria, na psiquiatria, na neurologia e na genética, apresentando, também, importantes interfaces com a psicologia do desenvolvimento, a pedagogia e os estudos sociais ligados à família, uma vez que consideramos que a criança não é um ser passível de generalização e, muito menos, de estudos transversais encarados de forma absoluta. A criança é, *a priori*, um ser em desenvolvimento, no qual as alterações (biológicas ou ambientais) interferem de maneira intensa, visto que modificam sua própria curva de desenvolvimento, fazendo com que se constitua de modo peculiar quanto ao estilo de funcionamento futuro.

Temos de pensá-la, portanto, sem opiniões preestabelecidas (não nos atendo somente ao modelo descritivo), a fim de atingir uma posição prévia a todas as posições teóricas possíveis, estabelecida pela própria intuição fenomenológica, para, assim, conhecer (e compreender) como a criança avaliada, em particular, vivencia seu mundo.

Dessa forma, é importante a compreensão de como o desenvolvimento infantil, com origem biológica (equipamento genético-constitucional), no contato com a experiência (investimento sociocultural), produz comportamentos, habilidades e motivações, não sendo suficiente somente o estudo da doença (na forma como é conhecida no indivíduo adulto e, consequentemente, de maneira estática). Seu método de estudo pode envolver duas abordagens,[4] sendo uma baseada em cortes transversais (nos quais se estudam crianças de um mesmo grupo, permitindo-se posteriormente a comparação com outros grupos), e outra, baseada nos estudos longitudinais (nos quais um mesmo grupo de crianças é estudado ao longo do tempo, para que as transformações decorrentes de seu processo de desenvolvimento possam ser observadas).

A psiquiatria da infância e da adolescência não é, portanto, uma psiquiatria menor, muito menos uma psiquiatria reducionista, que estuda os transtornos mentais que ocorrem nas diferentes etapas do desenvolvimento. Trata-se de uma psiquiatria que se preocupa com o sujeito durante seu desenvolvimento e com as alterações observadas durante esse processo.

É essa visão que nos permite ter as condições necessárias para compreender a criança com todas as suas particularidades, o que faz a expressão de sua doença ser peculiar, sendo algumas características decorrentes de determinados períodos do desenvolvimento e outras do ambiente que a cerca. Essa ideia corresponde ao contrário da sua visão como adulto miniaturizado, uma vez que tem como foco o estudo psicopatológico da criança como indivíduo único e irreproduzível, que caminha de maneira própria e constante para sua autonomia. E como tal ela deve ser estudada.

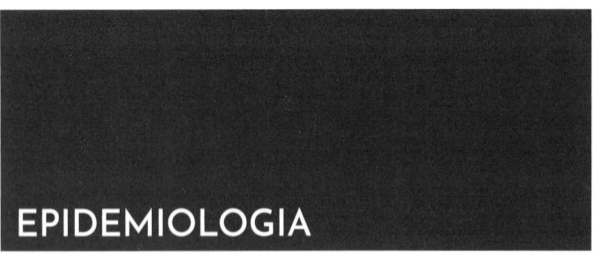

EPIDEMIOLOGIA

Conforme estimativas da Organização das Nações Unidas (ONU), crianças e adolescentes representam, aproximadamente, 30 e 14,2% da população mundial, sendo encontradas, nessas populações, altas taxas de prevalência de transtornos mentais, com média global de 15,8%, taxa que tende a aumentar proporcionalmente com a idade, sendo de 10,2% entre pré-escolares e de 16,5% entre adolescentes.[5]

Em nosso país, os estudos registraram taxas de prevalência entre 7 e 12,7%, dados que significam que um em cada quatro ou cinco crianças e adolescentes apresenta algum tipo de transtorno mental. Ainda conforme a ONU, há duas grandes categorias específicas de transtornos mentais na infância e adolescência: transtornos do desenvolvimento psicológico e transtornos de comportamento e emocionais. Os primeiros têm como características o início na primeira ou na segunda infância, com comprometimento ou retardo do desenvolvimento de funções estreitamente ligadas à maturação biológica do sistema nervoso central (SNC), e evolução contínua, sem remissões nem recaídas. Os transtornos de comportamento e emocionais incluem os transtornos hipercinéticos, como transtornos da atividade e da atenção e transtornos da conduta, correspondendo a um grupo cuja sintomatologia se inicia precocemente, durante os primeiros cinco anos de vida, e pode vir acompanhada de déficit cognitivo e atraso específico do desenvolvimento da motricidade e da linguagem.[5]

Um estudo realizado no interior do estado de São Paulo, cujo objetivo era identificar a prevalência de transtornos mentais em pacientes atendidos em ambulatório de psiquiatria infantil, encontrou predomínio de sexo masculino (77,98%) e apontou como principais quadros diagnosticados o transtorno de déficit de atenção/hiperatividade (TDAH; 54,12%), a deficiência intelectual (DI; 50,45%) e o transtorno da conduta (31,19%), sendo o TDAH o mais prevalente no sexo masculino e a deficiência intelectual no sexo feminino, sendo as comorbidades mais prevalentes a DI, o transtorno da conduta, o transtorno de oposição desafiante, o episódio depressivo e o transtorno de ansiedade.[6]

O perfil dos transtornos mentais mais prevalentes entre crianças e adolescentes corresponde a depressão, transtornos de ansiedade, TDAH, transtorno por uso de substâncias e transtorno da conduta, associados, principalmente, com fatores biológicos, genéticos e ambientais, como sexo masculino, história familiar de transtorno mental, violência familiar e comunitária e configuração familiar.

Entretanto, em que pese sua importância, poucos estudos de base populacional sobre transtornos mentais e fatores associados em crianças e adolescentes são identificados, embora sejam importantes para que se conheça a distribuição da exposição e do adoecimento, bem como as condições que influenciam padrões de risco em comunidades específicas. Tal fato aponta a extrema carência na atenção à saúde mental infantojuvenil.

Um estudo realizado em uma capital do Nordeste do País apresentou o TDAH como o transtorno mais prevalente, seguido dos transtornos do neurodesenvolvimento e do transtorno do espectro autista (TEA), sendo relatada a dificuldade no acesso aos profissionais de outras áreas da saúde no acompanhamento e tratamento dessas crianças, o que sobrecarrega a atenção psiquiátrica e os familiares. Assim, o conhecimento do perfil epidemiológico das crianças com os principais transtornos mentais na infância é importante para que se possa estruturar o atendimento em todos os níveis, bem como para que se consiga avaliar a qualidade da assistência prestada, fundamentando-se ações e programas, além de real acompanhamento e avaliação desses eventuais serviços.[7]

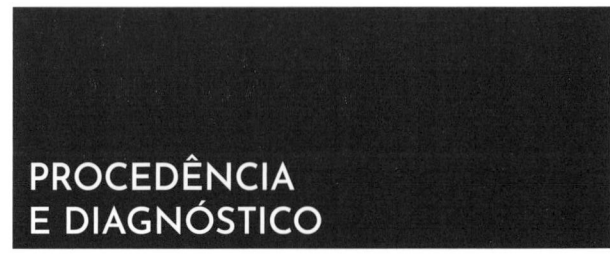

PROCEDÊNCIA E DIAGNÓSTICO

A criança, diferentemente do adulto, chega ao médico por meio de encaminhamento escolar (ou familiar), na maior parte das vezes a partir de duas queixas básicas: déficit de aprendizagem ou alterações da conduta. Nenhuma delas aponta, de forma obrigatória, para a presença de psicopatologia infantil, uma vez que a queixa é habitualmente estruturada em função de expectativas familiares, o que nos traz um primeiro problema, já que a anamnese é realizada por meio de informante, e hoje, muitas vezes, o próprio exame psíquico é negligenciado, sendo substituído por questionários ou *checklists* que se valem da informação proveniente de familiares ou cuidadores. Despreza-se, dessa forma, a informação trazida objetiva ou subjetivamente pela própria criança, o que acarreta, na melhor das hipóteses, uma visão distorcida, rasa e extremamente simplista da questão.

Feitas essas considerações e imaginando-se que a anamnese seja realizada adequadamente, assim como o exame psíquico, ponto capital na avaliação psiquiátrica da criança, podemos pensar de maneira esquemática (**Fig. 44.1**).

Pensando-se de maneira simplista, a partir do algoritmo apresentado na Figura 44.1 podemos perceber que uma parcela considerável dos quadros que demandam atenção, após uma avaliação inicial cuidadosa, não se trata de uma psicopatologia infantil, uma vez que a criança, quanto menor a sua idade, mais apresenta comportamentos de origem reativa ao ambiente, seja ele familiar, seja ele escolar. É importante frisar esse fato, tendo em vista que ele transcende a esfera do pedopsiquiatra, relacionando-se de maneira profunda a questões sociofamiliares, inalcançáveis por meio de modelos terapêuticos psiquiátricos, uma vez que demandam atuações mais amplas. Incorre-se aqui, muitas vezes, no erro da excessiva medicalização de sintomas que não se relacionam a questões psicopatológicas.

Considerando-se a complexidade de compreensão da criança a partir dos analisadores citados na primeira parte deste capítulo (analisadores biológicos, psicológicos e sociais), bem como a simplicidade da sintomatologia (lembrando-se sempre de que a psicopatologia na infância é uma psicopatologia pobre, constituída muito mais por sintomas e sinais deficitários do que por sintomas positivos), a preocupação fundamental deve ser com o bem-estar e com a qualidade de vida dessa criança (mais do que com o seu desempenho, visto geralmente de maneira pragmática pelas famílias e escolas).

Nessa perspectiva, deve-se procurar observar (e compreender) as maneiras pelas quais a criança e o

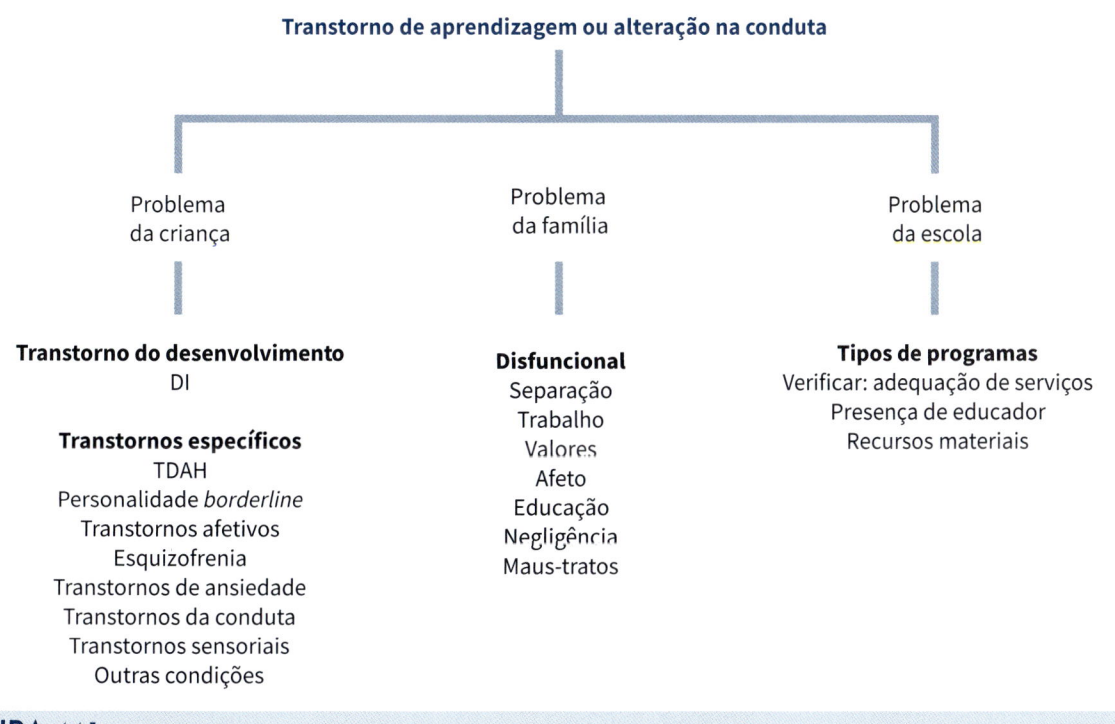

FIGURA 44.1

Algoritmo diagnóstico a partir do encaminhamento da criança.

adolescente reagem às pressões (associadas ou não a processos psicopatológicos), uma vez que, mais que a mera ausência de doença, a saúde comporta um estado de bem-estar biopsicossocial, que se constitui em um estado ativo para o qual confluem elementos físicos, familiares, sociais, pessoais, administrativos, escolares e outros que desembocam naquilo que, de modo simplista, poderíamos agrupar sob a denominação genérica de qualidade de vida da criança.

Mais do que simplesmente a ausência de doenças, a saúde corresponde a um estado físico e mental relativamente liberto da dor e do desconforto, que permite ao indivíduo funcionar o melhor possível durante a maior parte do tempo, em um ambiente no qual a casualidade ou a escolha o colocaram. No caso da criança, a casualidade torna-se mais importante, uma vez que, por sua autonomia restrita, ela tem menores e mais limitadas condições de escolha, tendo em vista que, quanto menor ela é, mais dependente do grupo familiar, principalmente da mãe, que se torna, de forma habitual (ou deveria se tornar) aquela que percebe todo e qualquer desvio nesse estado de bem-estar. Quando a criança cresce, a escola também passa a desempenhar esse papel, constituindo-se, juntamente com a família, no universo infantil.

Cabe lembrar, entretanto, que bem-estar relaciona-se diretamente com possibilidades reais e não imaginárias do próprio indivíduo, que deve ser confrontado com seus reais limites e possibilidades. Dessa maneira, o processo de desenvolvimento pressupõe o aprender a perceber e a lidar com limites e frustrações, fatos esses que permitirão à criança construir de maneira real sua própria noção do eu, em um mundo já constituído e que impõe limites físicos, interpessoais e sociais, o que caracterizará, assim, sua facticidade e sua finitude posteriores.

A doença mental na infância e na adolescência deve ser, então, visualizada a partir de diferentes fatores envolvidos que, por sua complexidade, devem ser considerados de maneiras diferentes:

- **Fatores predisponentes**: caracterizados pela vulnerabilidade biológica, características de personalidade, primeiras experiências, respostas ao estresse e influências socioculturais. Geralmente são limitações biológicas ou de desenvolvimento, de difícil abordagem e, assim, são difíceis de serem avaliadas de forma isolada, pois dependem do crescimento e do desenvolvimento da criança.
- **Fatores precipitantes**: correspondem aos acontecimentos estressantes e aos estímulos que ocasionam respostas emocionais desprazerosas. Cabe lembrar que as frustrações cotidianas auxiliam a criança a criar mecanismos de enfrentamento que lhe permitirão maior resiliência futura e, assim, não se deve confundir fatores precipitantes com frustrações usuais. A escola, por sua importância no universo infantil, tem papel fundamental na detecção e manipulação desses eventos.
- **Fatores perpetuadores**: são os estressores permanentes, correspondendo aos elementos temperamentais ligados à ansiedade, aos estímulos reforçadores de condutas inadequadas e às influências familiares, inclusive com seus estilos de educação e de cuidado. Nessa esfera, a escola tem papel fundamental. Esses estressores permanentes devem ser avaliados antes do tratamento médico, pois as condições de vida da criança podem justificar medidas de cunho social e judicial antes da instauração do tratamento médico propriamente dito.
- **Fatores protetores**: correspondem aos atributos temperamentais de adaptabilidade, relações intrafamiliares adequadas, rede de irmãos e suporte comunitário positivo. A escola pode fornecer parte desse suporte comunitário, sendo, mais do que fonte de informações e de avaliação pragmática de desempenho, ambiente favorecedor do crescimento e desenvolvimento da criança e do adolescente, com suas possibilidades e limitações.

Assim, o tratamento psiquiátrico na infância e na adolescência pressupõe solução prévia das situações de extrema carência, negligência, abandono ou abuso, uma vez que o desenvolvimento da criança demanda segurança física e psíquica e, portanto, o tratamento da saúde mental infantil requer o cuidado biológico anteriormente aos demais cuidados, visto que, por sua heteronomia, a criança por si só é incapaz de gerenciar seu próprio cuidado.

Considerando-se todas as necessidades da criança e do adolescente, o psiquiatra que atende esse público tem de pensar a atenção à saúde mental da população sob seus cuidados a partir de:

- escutar a criança e a família sobre o comportamento apresentado, contextualizando-o;
- evitar ver todas as manifestações como decorrentes da hereditariedade ou da carga biológica; da mesma forma, evitar desmerecê-las por meio da célebre frase "não é nada" ou "é normal";
- não dramatizar as situações quando os sintomas apresentam recorrência;

- procurar resolver as dificuldades no próprio ambiente da criança (antes de recorrer a programas de atenção secundária ou hospitais);
- evitar ameaças ou julgamentos depreciativos para a criança, animando-a a falar sobre seus comportamentos.

Estabelecidos esses cuidados básicos, procura-se aventar uma hipótese psicopatológica (uma vez que um bom diagnóstico é a base de qualquer projeto terapêutico), bem como sua gravidade e as alterações na dinâmica familiar envolvidas ou decorrentes, para que se possa estruturar um projeto terapêutico adequado que envolva todas as modalidades necessárias, sejam elas de cunho psicofarmacoterápico, psicoterápico ou de habilitação, esta última de fundamental importância quando se pensa em psiquiatria da infância.

Uma hipótese etiológica deve ser estabelecida a partir de um diagnóstico multiaxial que, ainda que desconsiderado pela 5ª edição do *Manual diagnóstico e estatístico de transtornos mentais* (DSM-5)[8] parece interessante como sistematização para aqueles que se iniciam na área e correm o risco de se perder em um diagnóstico puramente descritivo e sindrômico, de pequena eficácia na psiquiatria da infância e da adolescência.

Concomitantemente a ele, são importantes os diagnósticos cognitivos, referentes à personalidade e à linguagem, todos dependentes de outras abordagens profissionais e da utilização de instrumentos de avaliação padronizados, como testes psicométricos, de linguagem, entre outros. Para isso, é fundamental que o psiquiatra da infância conheça os métodos e os princípios dessas avaliações que, mesmo transcendendo sua área de atuação, influenciam de maneira considerável sua conduta médica.

Da mesma forma, o diagnóstico depende de recursos de outras áreas médicas (como a neuropediatria e a genética), bem como de propedêutica armada laboratorial, que são indispensáveis principalmente na abordagem dos transtornos do desenvolvimento.

O diagnóstico sociofamiliar, pouco valorizado em nosso meio, apesar da existência de instrumentos padronizados que verificam alguns riscos psicossociais (p. ex., o APGAR familiar),[9,10] é extremamente importante, posto que a família, como unidade fundamental de proteção ao desenvolvimento infantil, deve ser conhecida, avaliada e, muitas vezes, tratada para que o problema da criança possa ser cuidado.

Por fim, uma avaliação de funcionalidade é fundamental no estabelecimento de modelos de habilitação, embora seja pouco valorizada, em que pese a sugestão de utilização da Children's Global Assessment Scale (CGAS)[11] ou do Inventário de Avaliação Pediátrica de Incapacidade (PEDI).[12] A consideramos fundamental, pois, quando falamos em transtornos mentais, não falamos somente em descrições sintomatológicas, mas também em prejuízo adaptativo e funcional, sem os quais pode ser questionado o próprio diagnóstico.

Dessa maneira, diagnósticos meramente descritivos, baseados somente nas listagens sintomatológicas, são restritos e, na maioria das vezes, de pequena utilidade no cuidado para com a criança. Diagnosticar psicopatologia em crianças é, portanto, difícil. O diagnóstico deve ser realizado de maneira cuidadosa, e não de forma superficial e genérica (como temos observado nos últimos tempos).

Feitas essas considerações e pensando-se que este capítulo é uma breve apresentação da psiquiatria da infância e da adolescência, descreveremos (sucintamente) os quadros que consideramos que mais a caracterizam (os transtornos do neurodesenvolvimento) e que não derivam da nosologia do adulto, uma vez que a vemos como uma especialidade histórica e epistemologicamente muito diversa da psiquiatria de adultos, a despeito das tentativas constantes de aproximação, seja por desconhecimento, seja por interesses de ordem econômica ou social.

Temos, então, se considerarmos os transtornos do neurodesenvolvimento, conforme descreve o DSM-5,[8] "um grupo de condições com início no período de desenvolvimento". Os transtornos manifestam-se cedo no desenvolvimento, em geral antes de a criança ingressar na escola, sendo caracterizados por déficits no desenvolvimento que acarretam prejuízos no funcionamento pessoal, social, acadêmico ou profissional. Variam desde limitações muito específicas na aprendizagem ou no controle de funções executivas até prejuízos globais em habilidades sociais ou inteligência.

O **Quadro 44.1** lista os tipos de transtornos do neurodesenvolvimento.

PRINCIPAIS QUADROS CLÍNICOS E SUA ABORDAGEM

Mesmo que na seção anterior se sugira que o pensamento diagnóstico por meio do DSM-5[8] é mais fácil e sistematizado, no caso de crianças e adolescentes o diagnóstico deve ser feito sob uma ótica multiaxial, não se esquecendo de que a *Classificação internacional de doenças* (CID-10),[13] embora possa parecer dispensável, ainda é a classificação oficial que deve ser utilizada. O diagnóstico, então, deve ser realizado valendo-se das habilidades clínicas que consideramos imprescindíveis para o exercício da especialidade, e somente depois ser rotulado conforme o modelo classificatório utilizado.

TRANSTORNOS DO NEURODESENVOLVIMENTO

DEFICIÊNCIA INTELECTUAL

CONCEITO

A DI pode ser considerada como "[...] o funcionamento intelectual geral abaixo da média, que se origina durante o período de desenvolvimento e está associado a prejuízo no comportamento adaptativo [...]".[14] Nela, observamos, além das perturbações orgânicas, dificuldades na realização de atividades esperadas socialmente, bem como alterações no relacionamento com o mundo. Não corresponde a uma doença única, mas a um complexo de síndromes que têm como característica comum a insuficiência intelectual e, por isso, o indivíduo por ela afetado é incapaz de competir, em termos de igualdade, com os companheiros normais, dentro de seu grupamento social.[15]

No DSM-IV,[16] a DI era definida como um funcionamento mental significativamente inferior à média, acompanhado de limitações importantes no funcionamento adaptativo em pelo menos duas das seguintes áreas: comunicação, autocuidados, vida doméstica, habilidades sociais/interpessoais, uso de recursos comunitários, autossuficiência, habilidades acadêmicas, trabalho, lazer, saúde, segurança; com início antes dos 18 anos de idade, podendo ser visualizada como via final comum de diferentes processos patológicos que afetam o funcionamento cognitivo.

Segundo a definição da American Association on Intellectual and Developmental Disabilities (antes denominada American Association on Mental Retardation [AAMR]), a DI seria uma incapacidade originada antes dos 18 anos, caracterizada por limitações significativas em relação tanto ao funcionamento intelectual (também chamado de inteligência) como ao comportamento adaptativo, que abrange habilidades sociais e práticas da vida diária.[17]

Esse funcionamento intelectual abaixo da média é considerado a partir de um quociente intelectual (QI) abaixo de 70-75, avaliado com provas padronizadas, levando-se em consideração as diversidades cultural e linguística, bem como outros fatores de comportamento definidos pelo ambiente onde se encontra o indivíduo.

Em função desses conceitos, para seu diagnóstico, deve-se utilizar uma bateria de avaliações que possibilite o esclarecimento do funcionamento, da provável etiologia do quadro e do ambiente sociofamiliar no qual o indivíduo se insere, bem como de sua funcionalidade e

QUADRO 44.1 TRANSTORNOS DO NEURODESENVOLVIMENTO

Transtorno	Subtipos
DI	<ul><li>Leve</li><li>Moderada</li><li>Grave</li><li>Profunda</li></ul>
TEA	
TDAH	
Transtornos motores	<ul><li>Transtorno do desenvolvimento da coordenação</li><li>Transtorno do movimento estereotipado</li><li>Transtornos de tique</li></ul>
Transtornos específicos da aprendizagem	<ul><li>Com prejuízo na leitura</li><li>Com prejuízo na expressão escrita</li><li>Com prejuízo na matemática</li></ul>
Transtornos de comunicação	<ul><li>Transtorno da fala</li><li>Transtorno da comunicação social (pragmática)</li><li>Transtorno da fluência com início na infância (gagueira)</li></ul>

Fonte: American Psychiatric Association.[8]

prejuízo adaptativo. Seu diagnóstico é, portanto, extenso e trabalhoso, partindo de cuidadosa anamnese e exame físico, visando ao detalhamento de história gestacional e obstétrica que inclua informações como abortos maternos prévios, idade dos pais, saúde dos demais membros da família, considerando demais afetados.[18] Sua prevalência é, classicamente, citada como sendo de 1% entre a população jovem, embora alguns autores mencionem estimativas de 2 a 3%, com outros, ainda, falando de taxas de até 10%.[19]

Quanto ao exame físico, cabe a tentativa de caracterização de três ou mais sinais físicos, que são significativamente comuns em indivíduos com DI, assim como malformações primárias. Também é importante a pesquisa de infecções congênitas, pois cerca de 2% dos casos são por elas causadas, assim como as doenças progressivas (embora não tão frequentes) também são passíveis de investigação.[18]

A investigação diagnóstica é, portanto, complexa e custosa, embora deva ser realizada sempre que possível. Ela pode ser feita por etapas, conforme o **Quadro 44.2**.[19]

Cognitivamente, o retardo mental corresponde a um *continuum*, que vai do próximo ao normal ao francamente anormal, de acordo com o potencial adaptativo do indivíduo em questão, potencial representado pela sua capacidade intelectual. Avaliações padronizadas permitem que se estabeleça um índice que expressa "teoricamente" o nível de habilidade de um indivíduo, de acordo com as "normas" de sua idade, prevendo um desempenho futuro.

As mudanças propostas pelo DSM-5[8] destacam uma alteração de terminologia, com a utilização do termo transtorno do desenvolvimento intelectual, caracterizado pelo déficit nas habilidades mentais, como solução de problemas, planejamento, pensamento abstrato, julgamento, aprendizagem acadêmica e por experiência, situando-se seu QI ao menos dois desvios padrão abaixo da média, considerando-se também idade, grupamento social e o padrão de 70 (como média normal). Altera-se, assim, o termo anterior, considerado discriminatório e estigmatizante, esquecendo-se que essas questões são muito mais relativas ao momento histórico e à cultura em questão do que ao problema propriamente dito, bastando-se lembrar que o termo antigo "idiota" (ἰδιώτης-idióthis) tinha como significado "cidadão privado, individual", sendo usado para aqueles que não participavam da vida pública. Da mesma forma, a palavra "imbecil" (do latim *imbecillis*) tinha o significado literal de "sem bastão", sem nenhuma conotação negativa e representando alguém frágil, débil, vulnerável e até enfermiço. Deve-se, assim, ter em mente que as modificações

QUADRO 44.2
ETAPAS DA INVESTIGAÇÃO DIAGNÓSTICA DE DEFICIÊNCIA INTELECTUAL

Etapa 1	- Anamnese - Exames físico e neurológico com perímetro cefálico e pesquisa de dismorfias - Heredograma abrangendo, ao menos, três gerações - Revisão dos resultados dos testes de *screening* metabólico
Etapa 2	- Avaliação para TEA - Hemograma completo, níveis séricos de eletrólitos, ferro, cálcio, magnésio, fósforo e fosfatase alcalina - Triagem de deficiência auditiva e visual - Revisão de fotos e vídeos
Etapa 3	- Neuroimagem (tomografia computadorizada e/ou ressonância magnética com espectrofotometria de prótons) - Níveis séricos de homocisteína e amônia - Exames endócrinos (função tireoidiana) - TORCH, se pertinente - Cariótipo - X frágil, se pertinente - Exame oftalmológico - Testes neuropsicológicos (incluindo QI)
Etapa 4	- Gasometria arterial - Aprofundamento de pesquisa metabólica (aminoácidos, ácidos orgânicos urinários, lactato e piruvato em soro e líquido cerebrospinal) - Chumbo sérico - Creatinoquinase - Avaliação neuropediátrica e genética - Eletroencefalograma (EEG), em caso de epilepsia associada
Etapa 5	- Biópsia e exame histopatológico dos órgãos acometidos - Estudo de microdeleções (técnica FISH) - Estudos cromossômicos subteloméricos - Nível sérico de fenilalanina, em caso de a criança apresentar microcefalia - Sondas de DNA para mutações específicas (p. ex., MECP2 para síndrome de Rett)

semânticas correspondem muito mais a um modismo específico do que a uma mudança de caráter técnico e bases científicas.

Considerando-se o desenvolvimento e os déficits dessa população, as características da DI são apresentadas no **Quadro 44.3**.

■ TERAPÊUTICA

Grande parte das causas de DI não é acessível a tratamento, apesar de o conhecimento proporcionar à família a compreensão do diagnóstico e do prognóstico, bem como do risco de recorrência. Paralelamente, o objetivo

QUADRO 44.3
NÍVEIS DE DEFICIÊNCIA INTELECTUAL

Deficiência	QI	Descrição
Deficiência intelectual profunda	20 > QI	Condição originada durante o período de desenvolvimento, caracterizada por funcionamento intelectual e comportamento adaptativo quatro ou mais desvios padrão abaixo da média (menor que o percentil 0,03). Os indivíduos afetados exibem, frequentemente, limites muito grandes nas habilidades linguísticas e acadêmicas. Podem apresentar déficits motores e sensoriais e requerem suportes ambientais diários, com supervisão constante para os cuidados cotidianos. Transtornos intelectuais graves e profundos são diferenciados por meio de seu comportamento adaptativo, uma vez que os testes psicométricos apresentam baixa confiabilidade e especificidade abaixo do percentil 0,03.
Deficiência intelectual grave	20 < QI < 36	Condição originada durante o período de desenvolvimento, caracterizada por funcionamento intelectual e comportamento adaptativo quatro ou mais desvios padrão abaixo da média (menor que o percentil 0,03). Os indivíduos afetados exibem, frequentemente, limites consideráveis nas habilidades linguísticas e acadêmicas. Podem apresentar déficits motores e requerem suportes ambientais diários, com supervisão constante, embora possam adquirir condições de cuidados básicos após intenso treinamento. Transtornos intelectuais graves e profundos são diferenciados por meio de seu comportamento adaptativo, uma vez que os testes psicométricos apresentam baixa confiabilidade e especificidade abaixo do percentil 0,03.
Deficiência intelectual moderada	36 < QI < 50	Condição originada durante o período de desenvolvimento, caracterizada por funcionamento intelectual e comportamento adaptativo significativamente abaixo da média (entre os percentis 0,1 e 2,3). Os indivíduos afetados exibem, frequentemente, aquisição e compreensão de conceitos linguísticos complexos, bem como de padrões acadêmicos. Podem apresentar cuidados domésticos básicos, de autocuidado e de atividades práticas. Podem ter vida independente relativa e realizar atividades laborais quando adultos, porém, podem demandar suportes adequados para tal.
Deficiência intelectual leve	50 < QI < 70	Condição originada durante o período de desenvolvimento, caracterizada por funcionamento intelectual e comportamento adaptativo significativamente abaixo da média (entre os percentis 0,1 e 2,3). Os indivíduos afetados exibem, frequentemente, aquisição e compreensão de conceitos linguísticos complexos, bem como de padrões acadêmicos. Podem apresentar cuidados domésticos básicos, de autocuidado e de atividades práticas. Podem ter vida independente relativa e realizar atividades laborais quando adultos, porém, podem demandar suportes adequados para tal.

Fonte: World Health Organization.[20]

do tratamento passa a ser a abordagem dos problemas associados, aprimorando a qualidade de vida dessa população.

Esse processo terapêutico é predominantemente de habilitação, definindo as necessidades básicas para a implantação do atendimento, que vai determinar, de certa forma, o prognóstico da população envolvida. Esses serviços podem ser esquematizados da seguinte maneira, a partir das propostas da AAMR (**Quadro 44.4**).

Esse processo depende de uma avaliação diagnóstica em todos os eixos, assim como de recursos da comunidade na qual o indivíduo se insere. Dessa forma, não há a necessidade de intervenção psicofarmacológica sempre, uma vez que se atua somente sobre sintomas-alvo, com finalidades e objetivos muito bem determinados.

Os problemas comportamentais observados, representados na maioria das vezes por alterações da conduta, como irritabilidade, impulsividade, agressividade ou destrutibilidade (decorrentes de um prejuízo no controle de impulsos), são acessíveis a um modelo terapêutico variado, com uma gama de medicamentos utilizados, de fácil acesso (**Quadro 44.5**).

A questão psicofarmacológica, com o objetivo exclusivo de tratamento de condutas associadas, lança mão de diferentes drogas, embora os antipsicóticos sejam as mais frequentemente utilizadas (nas suas doses habituais) para os comportamentos abordados. Entretanto, seu uso deve ser realizado de maneira cuidadosa, visto que essa população apresenta algumas características peculiares. Assim, Frighi e colaboradores[22] destacam a maior presença de diabetes melito tipo II e obesidade em mulheres com DI, observando-se também hiperprolactinemia com hipogonadismo secundário (na população estudada em uso de neurolépticos).

TRANSTORNO DO ESPECTRO AUTISTA

■ CONCEITO

Descrito primitivamente por Kanner, destaca três padrões de comportamento alterados: a inabilidade no relacionamento interpessoal, o uso peculiar da linguagem e a tendência à mesmice. Posteriormente, Ritvo definiu autismo como um problema de desenvolvimento, frisando que muitos estudos se referiam aos autistas como pessoas com déficits cognitivos. Estudos subsequentes ressaltaram a contribuição importante de fatores biológicos associados ao autismo, incluindo que os indivíduos exibem, com maior frequência, anormalidades físicas e/ou neurológicas leves (*soft signs*), anormalidades eletrencefalográficas e maior tendência ao desenvolvimento de síndromes epiléticas, além da frequente associação com algumas condições clínicas (fenilcetonúria não tratada, rubéola congênita, esclerose tuberosa, etc.). Também é descrita a presença de fatores de risco pré e pe-

---

QUADRO 44.4
SERVIÇOS DE ATENDIMENTO DE ACORDO COM AS PROPOSTAS DA AAMR

A. Atenção primária

A.1. Medidas pré-natais
   A.1.a. Planejamento familiar
   A.1.b. Aconselhamento genético
   A.1.c. Pré-natal
   A.1.d. Diagnóstico pré-natal, feito a partir de amniocentese (12ª semana de gestação) ou pelo estudo de vilosidade coriônica (8ª semana de gestação).

A.2. Medidas perinatais
   A.2.a. Atendimento ao parto e ao recém-nascido
   A.2.b. *Screening* neonatal
   A.2.c. Diagnóstico precoce

A.3. Medidas pós-natais
   A.3.a. Serviços de puericultura
   A.3.b. Diagnóstico precoce
   A.3.c. Serviços de estimulação sensório-motora

B. Atenção secundária

B.1. Diagnóstico
B.2. Tratamento biomédico e cirúrgico
B.3. Serviços de apoio às famílias
B.4. Serviços de estimulação

C. Atenção terciária

C.1. Diagnóstico
C.2. Tratamento biomédico e cirúrgico
C.3. Serviços pré-escolares
C.4. Educação especial
C.5. Programas profissionalizantes
C.6. Programas residenciais

Fonte: American Association on Mental Retardation.[14]

QUADRO 44.5
MANEJO COMPORTAMENTAL

Reforço	Punição	Controle de estímulo e generalização	Modelagem
Pareamento de estímulos	*Time out*	(-)	(-)
Reforço diferencial	Supercorreção	(-)	(-)
Extinção	Estimulação aversiva a resposta	(-)	(-)

Fonte: Benson e Aman.[21]

rinatais, como marcos de história pregressa dos afetados, havendo maior presença de transtornos cognitivos e de linguagem entre os familiares dessas crianças, sugerindo a existência de um *continuum* de sintomas associado ao vínculo genético.[23] Destaca-se, ainda, a importância dos fatores genéticos em associação com o autismo.

Estima-se, atualmente, que a prevalência de autismo seja da ordem de 2 a 5 indivíduos por 10 mil, com a possibilidade de aumentar para 10 a 20 por 10 mil, caso se utilizem critérios mais amplos.[24,25]

Em realidade, podemos dizer que se criou um novo nome para a categoria, transtorno do espectro autista, que inclui transtorno autístico (autismo), transtorno de Asperger, transtorno desintegrativo da infância e transtorno global ou invasivo do desenvolvimento sem outra especificação. Retirou-se do grupo o diagnóstico de síndrome de Rett, em função do esclarecimento de sua etiologia ligada ao gene MECP2, localizado no cromossomo X. Desconsidera-se, entretanto, que a sintomatologia clínica continua sendo similar a dos quadros autísticos, continuando, assim, a se constituir como um diagnóstico diferencial importante.

Sugere-se que a diferenciação entre TEA, desenvolvimento típico/normal e outros transtornos "fora do espectro" seja feita com maior segurança e validade, entretanto, as distinções entre os transtornos têm se mostrado inconsistentes com o passar do tempo. Variáveis dependentes do ambiente, e frequentemente associadas a gravidade, nível de linguagem ou inteligência, parecem contribuir mais do que as características do transtorno.

Os três domínios anteriores se tornaram dois:

1. deficiências sociais e de comunicação;
2. interesses restritos, fixos e intensos e comportamentos repetitivos.

Isso porque os déficits na comunicação e nos comportamentos sociais são inseparáveis, tendo que ser avaliados mais acuradamente quando observados como um único conjunto de sintomas com especificidades contextuais e ambientais. Os atrasos de linguagem não são características exclusivas do TEA e nem universais dentro dele, mais influenciando em seus sintomas clínicos do que se constituindo em verdadeiros critérios diagnósticos.

O fato de o DSM-5[8] exigir que ambos os critérios (A e B) sejam completamente preenchidos parece melhorar a especificidade sem prejuízo da sensibilidade.

O DSM-5[8] sugere, ainda, que se forneçam exemplos a serem incluídos em subdomínios, para uma série de idades cronológicas e níveis de linguagem, aumentando-se, assim, a sensibilidade ao longo dos níveis de gravidade, de leve ao mais grave, o que, ao mesmo tempo, mantém a especificidade de quando usamos apenas dois domínios. Isso proporciona níveis de gravidade diferentes que aparecem na nova classificação, que frisa que, mesmo nos graus mais leves, se demandam sistemas de suporte para que se diminuam os prejuízos.

■ QUADRO CLÍNICO

O autismo é considerado uma síndrome comportamental, com etiologias múltiplas e curso de um transtorno de desenvolvimento,[26] caracterizado por um déficit social, apreensível pela inabilidade em se relacionar com o outro, geralmente combinado com déficits de linguagem e distúrbios motores.

O DSM-5[8] o inclui na categoria "transtornos do neurodesenvolvimento" e retira desse grupo a síndrome de Rett e os transtornos desintegrativos, colocando a síndrome de Asperger dentro de um "espectro autístico".

A sua sintomatologia, vinculada ao comprometimento cognitivo, pode ser compreendida a partir do quadro de gravidade seguinte (**Quadro 44.6**).

O **Quadro 44.7** nos permite uma visão mais detalhada, sob o ponto de vista de um diagnóstico diferencial, considerando-se os quadros que, mesmo não constando mais do DSM-5, mimetizam os quadros autísticos, com a síndrome de Asperger tendo deixado de existir como entidade nosográfica específica, e a síndrome de Rett não mais pertencendo ao grupo.

■ TERAPÊUTICA

O tratamento dos quadros de TEA é concebido multifatorialmente, não existindo um tratamento específico, e sua abordagem abrange um programa que interfere em diferentes áreas: comportamento, aprendizagem, relacionamento familiar, etc., sendo a abordagem farmacológica apenas parte de um esquema amplo a ser proposto ao paciente e à família, com o único intuito de controle de sintomas-alvo (hiperatividade, convulsões, autoagressividade, estereotipias, etc.). Utilizam-se praticamente todas as classes de psicotrópicos, anticonvulsivantes e vitaminas, com resultados nada homogêneos. Em nosso meio, privilegia-se o uso de neurolépticos, dada a redução de estereotipias, autoagressividade, comodidade da posologia, baixo custo e baixa incidência de efeitos colaterais significativos, excetuando-se a temida discinesia tardia.[27]

Uma visão global pode ser observada no **Quadro 44.8**, a seguir.

QUADRO 44.6
NÍVEL DE GRAVIDADE DOS QUADROS DE TEA

Gravidade do TEA	Comunicação social	Comportamentos e interesses restritos
Nível 3 – requer suporte muito grande	Graves déficits de comunicação verbal e não verbal que ocasionam severos prejuízos em seu funcionamento; interações sociais muito limitadas e mínima resposta ao contato social com outras pessoas.	Preocupações, rituais imutáveis e comportamentos repetitivos que interferem grandemente com o funcionamento em todas as esferas. Marcado desconforto quando rotinas e rituais são interrompidos, grande dificuldade em redirecionar interesses fixos ou retornar para outros rapidamente.
Nível 2 – requer suporte grande	Graves déficits de comunicação verbal e não verbal aparecendo sempre, mesmo que com suportes, em locais limitados e com respostas reduzidas ou anormais ao contato social com outras pessoas.	Preocupações ou interesses fixos aparecem frequentemente, sendo óbvios a um observador causal, interferindo muitas vezes em vários contextos. Desconforto e frustração são visíveis quando rotinas são interrompidas, dificultando o redirecionamento de interesses restritos.
Nível 1 – requer suporte	Sem suporte local, o déficit social ocasiona prejuízos. Existem dificuldades em iniciar relações sociais e demonstra claros exemplos de respostas atípicas e sem sucesso no relacionamento social com os outros. Pode se observar diminuído interesse pelas relações sociais.	Rituais e comportamentos repetitivos causam interferência significativa no funcionamento em um ou mais contextos. Resistência às tentativas de se interromper os rituais ou de se redirecionar seus interesses fixos.

Fonte: American Psychiatric Association.[8]

QUADRO 44.7
TRANSTORNOS INVASIVOS DO DESENVOLVIMENTO

Síndrome	Quadro clínico	CID-10
Síndrome de Asperger	Descrita primariamente por Asperger (1944) sob o nome de psicopatia autística, é caracterizada por déficit social, interesses circunscritos, alterações de linguagem e de comunicação. A relação com o autismo é discutível, com a possibilidade de enquadrá-la no espectro autístico, descrito por Wing (1988).	F84.5
Transtornos desintegrativos	Incluem condições nas quais ocorre um desenvolvimento normal (ou próximo ao normal) nos primeiros anos de vida, seguido por piora dos padrões sociais e de linguagem, conjuntamente com alterações nas emoções e no relacionamento interpessoal, acompanhada, após um breve intervalo, por estereotipias e hiperatividade. O comprometimento intelectual pode surgir, mas não é obrigatório.	F84.3
Síndrome de Rett	Associada a retardo mental profundo, afeta especificamente o sexo feminino, com o desenvolvimento de múltiplos déficits específicos, também após um período de desempenho normal durante os primeiros anos de vida. Surgem associadas estereotipias gestuais características, redução progressiva do desenvolvimento do perímetro cefálico e convulsões.	F84.2

Fonte: American Psychiatric Association.[16]

TRANSTORNOS ESPECÍFICOS DO DESENVOLVIMENTO

■ CONCEITO

Antes da década de 1940, crianças com dificuldades acadêmicas eram frequentemente diagnosticadas com quadros de retardo mental, com "problemas emocionais" ou, simplesmente, negligenciadas social e culturalmente. Surgiu então a ideia de que razões neurológicas poderiam ser a causa dos problemas acadêmicos, desenvolvendo-se o conceito de *lesão cerebral mínima*, que sugeria que lesões cerebrais, cuja detecção não era clinicamente possível, seriam as responsáveis pela dificuldade. Posteriormente, denominou-se essa condição de *disfunção cerebral mínima*, cogitando-se um funcionamento cerebral diferente do usual, uma vez que não eram encontradas, obrigatoriamente, lesões cerebrais concomitantes com os quadros descritos.

Inicialmente, detectava-se a dificuldade acadêmica pela habilidade primariamente prejudicada e, assim, surgiram os conceitos de *dislexia* (distúrbio da leitura), *disgrafia* (distúrbio da escrita) e *discalculia* (distúrbio das habilidades aritméticas). Por fim, cunhou-se o termo *transtorno da aprendizagem*, abrangendo todas essas condições. O DSM-IV[16] e o DSM-5[8] os classificam conforme a seguir.

TRANSTORNOS DO DESENVOLVIMENTO DA APRENDIZAGEM[16]

■ TRANSTORNOS DE APRENDIZAGEM

Transtorno da leitura ▶ Um "funcionamento acadêmico substancialmente abaixo do esperado, tendo em vista idade cronológica, medidas de inteligência e educação apropriadas à idade",[13] considerando-se confusão de grafemas cuja correspondência fonética é grande (p. ex., a-na; x-ch) ou cuja forma é similar (p – q; d – b), inversões (or – ro, cri – cir), omissões (bar – ba; árvore – arve) ou, ainda, adições ou substituições. Ao nível frasal, observa-se dificuldades no ritmo. A compreensão pode ser superior ao que se acharia viável, às vezes apreendendo-se toda a mensagem.

QUADRO 44.8
EVIDÊNCIAS CIENTÍFICAS DO USO DE PSICOFÁRMACOS NA INFÂNCIA E ADOLESCÊNCIA E EFEITOS ADVERSOS ENCONTRADOS

Droga	Sintoma-alvo, tipos de estudo e efeitos colaterais
Clozapina	Hiperatividade, inquietação, agressão. Poucos estudos realizados com poucas crianças dão suporte limitado ao uso.
Risperidona	Agressão, automutilação. Muitos estudos abertos, séries de casos, duplos-cegos, multicêntricos apontam para eficácia.
Olanzapina	Estudos de caso parecem mostrar eficácia. Observou-se diabetes induzida.
Quetiapina	Um ensaio aberto mostrou ineficácia e pouca tolerabilidade.
Ziprasidona	Comportamento mal-adaptativo. Estudo aberto e estudo retrospectivo apontaram resultados promissores que devem ser estudados.
Aripiprazol	Ensaio clínico aberto relata melhora de comportamento mal-adaptativo.
Clomipramina	Estereotipias e comportamentos repetitivos. Vários estudos abertos e cruzados mostram alguma eficácia. Retenção urinária, tontura, alterações de eletrocardiograma (ECG).
Fluoxetina	Comportamento repetitivo. Ensaios clínicos cruzados e estudos abertos não mostram ação relativa a uma melhora global. Hiperatividade, insônia e irritabilidade.
Fluvoxamina	Compulsões e agressões. Um estudo aberto e um duplo-cego parecem mostrar efetividade. Hiperatividade, insônia, agressão.
Sertralina	Agressão, automutilação e comportamentos repetitivos. Somente feitos estudos abertos que parecem mostrar efetividade. Agitação.
Paroxetina	Autoagressividade, irritabilidade. Dois relatos de caso e um estudo aberto mostram eficácia.
Citalopram	Ansiedade e humor. Revisão de 15 prontuários médicos parece mostrar melhora.
Mirtazapina	Agressão, autodestrutividade, irritabilidade, hiperatividade, ansiedade, depressão e insônia. Um ensaio clínico aberto com 26 crianças mostrou eficácia modesta.
Estimulantes	Agitação, hiperatividade, distratibilidade e comportamento disruptivo. Pesquisas comunitárias e clínicas indicam sua larga utilização, mostrando maiores efeitos adversos.
Estabilizadores do humor	Agressão e descontrole de comportamento. Estudos de caso e estudos abertos parecem mostrar eficácia. Reações cutâneas adversas.
Naltrexona	Hiperatividade. Estudos controlados mostram pouca eficácia.
Secretina	Ensaios clínicos randomizados, duplos-cegos e controlados. Sem eficácia.

Fonte: Nikolov e colaboradores.[28]

Dessa forma, temos:[16]

A O rendimento da leitura, medido por testes padronizados, individualmente administrados, de correção ou compreensão de leitura, estão acentuadamente abaixo do nível esperado, considerando a idade cronológica, a inteligência medida e a escolaridade apropriada à idade do indivíduo.
B A perturbação no Critério A interfere significativamente no rendimento escolar ou nas atividades da vida diária que exigem habilidades de leitura.
C Em presença de déficit sensorial, as dificuldades nas habilidades de leitura excedem aquelas habitualmente a este associadas.

Considerando-se a questão da leitura, o DSM-5[8] traz a sugestão de precisar-se a leitura de palavras, a velocidade ou fluência na leitura e a compreensão, referindo que dislexia corresponde a um termo alternativo referente a um padrão de dificuldades de aprendizagem caracterizado por problemas de reconhecimento preciso ou fluente de palavras, problemas de decodificação e dificuldades de ortografia.

Transtorno da matemática ▶ Pode ser conceituado como uma falha na aprendizagem dos primeiros elementos do cálculo, com dificuldades em realizar operações elementares. Em sua forma mais completa, denominada de síndrome de Gerstmann, associam-se transtornos na aquisição de cálculo, indistinção direita-esquerda, disgrafia e apraxia construtiva.

Parece ser frequente a associação entre uma discalculia e uma disgnosia digital (dificuldade motora de reconhecimento dos dedos, o que torna contar por meio deles difícil) e de uma apraxia construtiva. Observam-se dificuldades em todas as ordens de cálculo (ordinal, cardinal, operatividade matemática), com defasagem, às provas cognitivas, entre os testes verbais (melhores) e os de desempenho (ou de execução).

Temos então:[16]

A Capacidade matemática, medida por testes padronizados, individualmente administrados, está acentuadamente abaixo do nível esperado, considerando a idade cronológica, a inteligência medida e a escolaridade apropriada à idade do indivíduo.
B A perturbação no Critério A interfere significativamente no rendimento escolar ou nas atividades da vida diária que exigem habilidades de matemática.
C Na presença de um déficit sensorial, as dificuldades na capacidade matemática excedem aquelas habitualmente a este associadas.

Em relação à matemática, considera-se a necessidade da especificação do prejuízo em senso numérico, memorização de fatos matemáticos, precisão e fluência de cálculo e precisão no raciocínio matemático, referindo que o termo discalculia está ligado a um padrão de dificuldades no processamento de informações numéricas, aprendizagem de fatos aritméticos e realização de cálculos precisos e fluentes.

Transtorno da expressão escrita ▶ Como erros frequentes ao início da aprendizagem e similares aos observados na leitura: confusão, inversão, omissão, dificuldades na transcrição dos homófonos, confusão de gêneros e número, erros sintáticos grosseiros.

Assim, observamos:[16]

A As habilidades de escrita, medidas por testes padronizados, individualmente administrados, ou avaliações funcionais das habilidades de escrita, estão acentuadamente abaixo do nível esperado, considerando a idade cronológica, a inteligência medida e a escolaridade apropriada à idade do indivíduo.
B A perturbação no Critério A interfere significativamente no rendimento escolar ou atividades da vida diária que exigem a composição de textos escritos, frases corretas e parágrafos organizados.
C Em presença de um déficit sensorial, as dificuldades nas habilidades de escrita excedem aquelas habitualmente a este associadas.

Propõe-se ainda[8] a caracterização de precisão na ortografia, na gramática e na pontuação, bem como a clareza e organização da expressão escrita.

■ TRANSTORNOS DAS HABILIDADES MOTORAS

Correspondem à aquisição e à execução de habilidades motoras coordenadas abaixo do esperado e que interferem nas atividades cotidianas, com início precoce, sendo independentes do desenvolvimento intelectual ou de déficit visual.

Os transtornos de coordenação motora apresentam alterações em habilidades motoras grossas ou finas, inclusive de escrita manual. Não apresentam subtipos distintos e podem ter outras denominações, como dispraxia na infância, transtorno específico de função motora, síndrome da criança desajeitada.

Os transtornos do movimento estereotipado mostram presença de movimentos estereotipados que correspondem a um comportamento motor repetitivo, aparentemente direcionado e desproposital, que interfere em atividades sociais e acadêmicas, podendo ocasionar autolesões.

Tiques, englobando o transtorno de Tourette, o transtorno de tique motor ou vocal persistente e o transtorno de tique transitório, são conceituados por Shapiro e Shapiro como a contração involuntária de músculos agonistas e antagonistas em uma ou mais partes do corpo, caracterizando-se, clinicamente, como um movimento clônico, breve, rápido, súbito, inesperado, recorrente, estereotipado, sem propósito e irresistível.[29] São exacerbados por ansiedade e tensão emocional e atenuados pelo repouso e por situações que exijam concentração, podendo ser suprimidos pela vontade, por segundos ou horas, logo seguidos por exacerbações secundárias.

O transtorno de Tourette corresponde a um quadro clínico caracterizado por tiques motores e vocais e apresenta uma prevalência entre 0,4 a 3,8%,[30] embora sejam referidas dificuldades em função da diferenciação entre tiques e estereotipias no autismo, esquecendo-se que, psicopatologicamente, os tiques são caracterizados pela ocorrência abrupta de movimentos (tiques motores) ou emissão de sons (tiques vocais) repetitivos, sendo geralmente precedidos por uma sensação premonitória de urgência, tensão, desconforto ou outro fenômeno sensorial.[31]

■ TRANSTORNOS DA COMUNICAÇÃO

Incluem déficits de linguagem, na fala e na comunicação, caracterizando-se que a fala corresponde à produção expressiva de sons, incluindo articulação, fluência, voz e qualidade de ressonância, ao passo que a linguagem inclui forma, função e uso de sistema convencional de símbolos associado a um conjunto de regras para a comunicação. Consequentemente, a comunicação inclui comportamentos verbais e não verbais que influenciam comportamento, ideias ou atitudes de outro indivíduo.

Dessa forma, quando nos referimos a transtornos da linguagem, falamos de dificuldades na aquisição e no uso da linguagem por déficits na compreensão e/ou produção de vocabulário, estrutura frasal e discurso, evidentes na linguagem falada, escrita ou de sinais, considerando-se capacidade expressiva como a produção de sinais vocálicos, gestuais ou verbais, e capacidade receptiva como a capacidade de receber e compreender mensagens linguísticas.

Podemos, conforme o DSM-5,[8] subdividi-los em:

- transtornos da fluência com início na infância (gagueira);
- transtornos da comunicação social (pragmática).

Os transtornos da fluência correspondem a uma perturbação da fluência normal e no padrão temporal caracterizada por repetições frequentes ou prolongamentos de sons ou sílabas, ou por outros tipos de disfluências, incluindo-se palavras interrompidas, bloqueio audível ou silencioso, circunlocuções, que interferem no sucesso acadêmico ou profissional ou na comunicação social.

Os transtornos da comunicação social correspondem a uma dificuldade primária com a pragmática ou o uso social da linguagem e da comunicação evidenciado por dificuldades na compreensão e no seguimento de regras sociais de comunicação verbal e não verbal em contextos naturais, adaptando a linguagem conforme as necessidades do ouvinte ou da situação, seguindo regras para conversar e contar histórias.

A real prevalência dos transtornos da aprendizagem é ignorada, visto que, em função das diferentes definições que foram criadas ao longo das últimas décadas, a consistência dos dados obtidos em estudos de prevalência não pode ser sustentada. No entanto, pesquisadores na área estimam que 5 a 10% seria uma estimativa razoável.[32] A propalada maior frequência dessa condição em meninos é hoje considerada fruto de uma maior morbidade referida deste sexo, ou seja, os meninos são mais frequentemente encaminhados para os estudos por sua maior probabilidade de apresentarem comportamentos disruptivos que geram demanda de atendimento.[33] Para Lyon e colaboradores,[34] os transtornos de leitura apresentam prevalência de 10% e, para Marcelli e Braconnier,[35] as dificuldades motoras atingem cifras da ordem de 19,6%, enquanto as de linguagem chegam a 17,5%.

■ QUADRO CLÍNICO

As avaliações psicológicas e pedagógicas (também denominadas de abordagem psicoeducacional) envolvendo os transtornos da aprendizagem utilizam-se, para sua compreensão, do modelo cibernético ou de processamento de informações em nível cerebral, sendo o primeiro passo receber e assimilar a informação (*input*). Uma vez gravada, essa informação deve ser manipulada de modo a ser compreendida (integração). O terceiro passo é o armazenamento e a recuperação (memória). Por fim, a informação deve ser comunicada pelo próprio sistema (*output*). Desnecessário lembrar que alterações mais grosseiras, perceptivo-motoras (p. ex., deficiências visuais, auditivas e motoras), devem ser avaliadas conjuntamente.

No entanto, é frequente que a demanda de atendimento dessa população seja por problemas de comportamento, e o profissional, ao abordar uma criança ou um adolescente com dificuldades emocionais, sociais, familiares e acadêmicas, deve ser capaz de diferenciar entre causa e sintoma. O clínico deve inquirir sobre o histórico acadêmico e o desempenho em cada área de habilidade, retardo de desenvolvimento psicomotor, retardo de aquisição de linguagem, problemas da fala e prejuízo das habilidades cognitivas (refletido, inclusive, a partir do nível que sua capacidade de brincar atingiu em relação a sua idade cronológica). Os resultados da abordagem psicoeducacional devem estabelecer a presença ou ausência de um transtorno da aprendizagem.

■ TERAPÊUTICA

O tratamento de escolha é a educação, com abordagens específicas para cada condição (que fogem ao escopo desta publicação). Condições clínicas psiquiátricas outras, que surjam como comorbidades, ou problemas emocionais, sociais e/ou familiares devem ser detectados e adequadamente conduzidos, tanto do ponto de vista medicamentoso como do psicoterápico ou do educacional.

Temos, assim, que a terapia farmacológica é dirigida, com prescrição de droga específica, de forma clara e diretamente relacionada a sintomas específicos, devendo ser secundária aos programas de reabilitação relacionados à organização do ambiente escolar, principalmente quando consideramos a tendência atual de inclusão de crianças com dificuldades em ambientes sem qualquer adaptação. Isso inclui adaptação espacial (mesas para trabalho pessoal; permitir o deslocamento do professor por toda a classe; alunos-alvo localizados mais próximos do professor e longe de janelas ou corredores, limitando-se os estímulos visuais do ambiente; adequação de luminosidade), organização das atividades em classe (programas e rotinas claras; reforço na ordem do material utilizado; sistema de recompensas para os melhores trabalhos; índices auditivos e visuais para os exercícios; fragmentação das atividades; organização do tempo), organização das atividades em casa (reeducação psicomotora centrada na organização do esquema corporal; lugar tranquilo, com limitado número de estímulos e distratores; planificação das tarefas) e reeducação específica como nas discalculias, a diferenciação das gnosias digitais com posteriores movimentos de contagem, manipulação de seriações, agrupamento, correspondências ponto a ponto a partir de material concreto, que permitem que se atinja as operações abstratas.

TRANSTORNO DE DÉFICIT DE ATENÇÃO/HIPERATIVIDADE

■ CONCEITO

Descrito há 100 anos, é quadro de extrema importância, uma vez que se acredita não haver sob este rótulo uma única condição clínica, mas diversas subsíndromes que se interseccionam. Como diagnóstico, apesar de nomeado a partir da disfunção atencional, pode envolver também a presença de impulsividade e hiperatividade, que devem ocorrer em mais de um ambiente. Assim, a necessidade de dados fornecidos por observadores externos (pais e professores) dificulta sua avaliação. Parte da controvérsia sobre esse transtorno foi gerada pelas muitas mudanças em sua terminologia, influenciadas pelas tendências históricas na conceituação das várias etiologias ou de aspectos fundamentais. Isso acarretou dificuldades na análise dos diversos estudos realizados em diferentes países e épocas.

Trabalho importante por sua abrangência na investigação da prevalência do TDAH, o Estudo de Saúde Infantil de Ontário[36] resume 11 pesquisas, demonstrando que idade, tipo e tamanho da amostra, método de diagnóstico, razão entre os sexos, vida rural *versus* urbana e classe econômica, podem afetar sua prevalência. Detectou-se um pico de 8% entre os 6 e os 9 anos, com cifras menores para pré-escolares e adolescentes, sendo que a prevalência diferencial entre os sexos (9% para meninos e 3,3% para meninas) foi menor que a habitualmente descrita em outros estudos. O tamanho da amostra e a ampla faixa etária englobada, a multiplicidade de fontes de informação utilizadas para se estabelecer o diagnóstico e a inclusão de dados socioeconômicos, além de vida rural ou urbana, tornam esse estudo um marco na pesquisa do TDAH.[37]

Segundo o DSM-5,[8] o transtorno consiste em um padrão característico de comportamento e funcionamento cognitivo que se apresenta em diferentes ambientes e traz dificuldades para os desempenhos educacional, laboral e social. Consiste, assim, em um padrão persistente de desatenção e/ou hiperatividade/impulsividade que interfere no desenvolvimento, considerando-se desatenção a divagação em tarefas, falta de persistência, dificuldade em manter foco ou organização. A hiperatividade pode ser considerada como atividade motora excessiva, e a impulsividade como a estruturação de ações precipitadas, sem premeditação.

QUADRO CLÍNICO

A percepção dos pais quanto à presença do TDAH aumenta sensivelmente dependendo de seu contato com outras crianças de mesma idade, pois aquelas com o transtorno costumam se apresentar (desde muito cedo na vida) mais irritadiças, com choro fácil e sono agitado (e vários despertares noturnos). A partir do primeiro ano de vida, apresentam agitação psicomotora, necessitam de vigilância constante, pois quebram objetos com frequência e se desinteressam rapidamente por brinquedos ou situações. Os meninos, mais comumente, podem apresentar prejuízos no desenvolvimento da fala, com aquisição mais lenta e presença de trocas, omissões e distorções fonêmicas, além de ritmo mais acelerado (taquilalia). Essa condição pode propiciar maiores dificuldades e alterações no processo de alfabetização da criança. O quadro, *per se*, caracteriza-se por alterações de atenção a detalhes e de atenção sustentada, com dificuldades de planejamento e organização, sendo crianças com alto nível de distratibilidade, o que as leva à relutância em se engajarem em atividades que demandam esforço mental, bem como a perderem objetos ou esquecerem tarefas facilmente.[38]

Paralelamente, pode se observar hiperatividade intensa, e ainda são importantes a incoordenação motora e o retardo na aquisição de automatismos mais tardios (como amarrar um sapato ou utilizar um lápis), que se refletem em uma dispraxia em relação a outras crianças de mesma faixa etária. O desenvolvimento da noção temporoespacial é prejudicado, resultando em dificuldades com o desenho e incapacidade de diferenciar símbolos gráficos semelhantes, que se diferenciem apenas por sua disposição espacial (como as letras *b* e *d*). A coexistência de outros transtornos associados, decorrentes ou concomitantes (transtorno da conduta, depressão, abuso e dependência de substâncias, etc.) deve ser adequadamente detectada, para que a abordagem seja a mais eficiente.[39]

TERAPÊUTICA

Em 1937, Bradley descreveu o efeito do estimulante benzedrina em um grupo de crianças hospitalizadas e perturbadas, incluindo algumas que apresentavam a síndrome hiperativa.[37] Nas últimas décadas, numerosos estudos medicamentosos bem planejados e controlados por placebo estabeleceram a eficácia dos psicoestimulantes no TDAH,[40] embora também sejam utilizados os antidepressivos tricíclicos (ADTs) e o haloperidol, mas sua menor eficácia e seus efeitos colaterais mais deletérios limitam seu uso.

O tratamento deve incluir, mas não se restringir ao uso de medicamentos, porque a maioria dos pacientes apresenta um comprometimento mais extenso do que uma alteração da atenção ou a hiperatividade.[41] Desse modo, dependendo das manifestações clínicas e comorbidades, podem ser necessárias terapias fonoaudiológica, corporal, ludoterapia ou abordagens psicopedagógicas para melhora do desempenho e da conduta.[42]

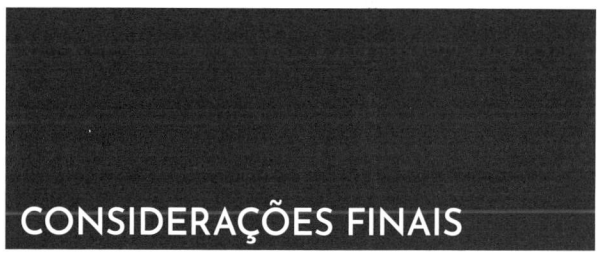

CONSIDERAÇÕES FINAIS

A psiquiatria da infância e adolescência engloba uma série de fenômenos que variam desde quadros biológicos e orgânicos até alterações psíquicas heterogêneas e problemas individuais ou coletivos de saúde mental. Sua extrema abrangência torna cada vez mais importante a colaboração entre diferentes áreas do conhecimento. O psiquiatra infantil deve ser alguém que, por sua formação específica em diferentes campos do conhecimento, é capaz de diagnosticar precocemente um grande número de problemas de saúde mental, bem como de orientá-los em nosso meio, carente de recursos humanos e materiais. Pensar na simples transposição da nosografia e da nosologia do adulto para a criança, como vem se fazendo de maneira sistemática nas últimas décadas, é, além de uma simplificação ingênua da área, um problema de grave magnitude, uma vez que delega o cuidado das futuras gerações a quem não tem embasamento para tal (atitude que consideramos, na melhor das abordagens, irresponsável).

Exatamente por todas essas características, vale lembrar do que diz Meyer[43] no prefácio da 1ª edição do livro de Kanner, *Psiquiatria infantil*:

> *Se tomó en cuenta que, evidentemente, había dos verdaderas dificultades que vencer: en primer lugar, el temor de las personas de mente científica de que el sentido común de la vida diaria fuera reemplazado, para estar sobre terreno firme, por métodos totalmente nuevos, los cuales demasiado a menudo tienden a limitarse a la física, a la química, a la fisiología y a la estadística rígida; y por otra parte, las supersistematizaciones amenazan los nuevos esfuerzos de la psicopatología estimulando una desestimación similar del sentido común, con su propaganda de salvación exclusiva por asombrosa novedad de conceptos y tópicos. Se creyó más prudente dar a la psiquiatria infantil todos los derechos y obligaciones del sentido común disciplinado, dispuesto a usar también la rápida acumulación de experiencia, pero en constante contacto con los pedíatras y determinado a mantener concepciones equilibradas. Los principios son los de la psiquiatría orientada psicobiológicamente. El objectivo es dar igual consideración a las cualidades normales y a los problemas especiales que surgen entre los hechos y factores de la vida del niño, prestar atención en proporción a la situación y a los órganos y funciones especiales que entran en el cuadro general, y dar a lo que aparece como susceptible de reajuste una situación preponderante en la perspectiva.**

Talvez por estar nos faltando um pouco dessa clareza e dessa capacidade de vermos a criança como um ser em desenvolvimento capaz de ser afetado por fatores internos e externos, uma vez que temos nos prendido a raciocínios simplistas e lineares, é que nos cabe procurar pensar de maneira cuidadosa o delicado campo da formação e da atuação dos profissionais nessa área de tamanha importância.

REFERÊNCIAS

1. Fernandes FA. Fundamentos de la psiquiatría actual. Madrid: Paz Montalvo; 1979.

2. Marchais P. Psychiatrie de synthése. Paris: Masson; 1973.

3. Galimberti U. Il dualismo psicofisico e la questione del método: introduzione. In: Galimberti U. Psichiatria e fenomenologia. Milano: Universale Economica Feltrineli; 2017.

4. Kagan J. Gale Encyclopaedia of Childhood & Adolescence. Detroit: Harvard University, 1998.

5. Thiengo DL, Cavalcante MT, Lovisi GM. Prevalência de transtornos mentais entre crianças e adolescentes e fatores associados: uma revisão sistemática. J Bras Psiquiatr. 2014;63(4):360-72.

---

* Livre tradução: Notou-se que havia duas dificuldades reais a superar: primeiro, o medo das pessoas de mentalidade científica de que o senso comum da vida cotidiana fosse substituído, para estar em terreno sólido, por métodos inteiramente novos, que muitas vezes tendem a se limitar a física, química, fisiologia e estatística rígida; e, por outro, as supersistematizações ameaçam os novos esforços da psicopatologia ao estimular uma subestimação semelhante do senso comum, com sua propaganda de salvação exclusiva para a surpreendente novidade de conceitos e tópicos. Julgou-se mais prudente dar à psiquiatria infantil todos os direitos e obrigações do bom senso disciplinado, disposta a utilizar também o rápido acúmulo de experiência, mas em constante contato com o pediatra e determinada a manter concepções equilibradas.

Os princípios são os da psiquiatria de orientação psicobiológica. O objetivo é dar igual consideração às qualidades normais e aos problemas especiais que surgem entre os fatos e fatores da vida da criança, prestar atenção em proporção à situação e aos órgãos e funções especiais que entram no quadro geral, e dar o que parece suscetível de reajuste é uma situação preponderante em perspectiva.

6. Machado CM, Luiz AMAG, Marques Filho AB, Miyazaki MCOS, Domingos NAM, Cabrera EMS. Ambulatório de psiquiatria infantil: prevalência de transtornos mentais em crianças e adolescentes. Psicol Teor Prat. 2014;16(2):5362.

7. Pachêco MVGM, Campos CNA, Barbosa LNF, Alves JS, Fernandes JR. Caracterização e perfil epidemiológico de um serviço de psiquiatria infantil no Recife. Rev SBPH. 2017;20(2):136-52.

8. American Psychiatric Association. Manual diagnóstico e estatístico de transtornos mentais: DSM-5. 5. ed. Porto Alegre: Artmed; 2014.

9. Smilkstein G. The family APGAR: a proposal for family function test and its use by physicians. J Fam Pract. 1978;6(6):1231-9.

10. Smilkstein G, Ashworth C, Montano D. Validity and reliability of the Family APGAR as a test of family function. J Fam Pract. 1982;15(2):303-11.

11. Shaffer D, Gould MS, Brasic J, Ambrosini P, Fisher P, Bird H, et al. A children's global assessment scale (CGAS). Arch Gen Psychiatry. 1983;40(11):1228-31.

12. Mancini MC. Inventário de avaliação pediátrica de incapacidade (PEDI). Belo Horizonte: UFMG; 2005.

13. Organização Mundial da Saúde. Classificação de transtornos mentais e de comportamento da CID-10: descrições clínicas e diretrizes diagnósticas. Porto Alegre: Artmed; 1993.

14. American Association on Mental Retardation. Mental retardation: definition, classification, and systems of supports. Washington: AAMR; 2002.

15. Krynski S. Deficiência mental. Rio de Janeiro: Atheneu; 1968.

16. American Psychiatric Association. Manual de diagnóstico e estatística de distúrbios mentais: DSM-IV. 4. ed. Porto Alegre: Artmed; 1995.

17. Schalock RL, Borthwick-Duffy SA, Bradley VJ, Buntinx WHE, Coulter DL, Craig EM, et al. Intellectual disability: definition, classification, and system of supports. 11th ed. Washington: AAIDD; 2010.

18. Newell SJ, Green SH. Diagnostic classification of the aetiology of mental retardation in children. Br Med J. 1987;294(6565):163-6.

19. Vasconcelos MM. Retardo mental. J Pediatr. 2004;80(2 suppl):571-82.

20. World Health Organization. ICD-11 for mortality and morbidity statistics [Internet]. Geneva: WHO; 2021 [capturado em 7 jul. 2021]. Disponível em: https://ic.who.int/ct11/icd11_mmg/en/release.

21. Benson BA, Aman MG. Disruptive behavior disorders in children with mental retardation. In: Quay HC, Hogan AE, editor. Handbook of disruptive behavior disorders. Dordrecht: Kluwer Academic; 1999. p. 559-78.

22. Frighi V, Stephenson MT, Morovat A, Jolley IE, Trivella M, Dudley CA, et al. Safety of antipsychotics in people with intellectual disability. Br J Psychiatry. 2011;199(4):289-95.

23. Bartak L, Rutter M, Cox A. A comparative study of infantile autism and specific developmental receptive language disorder. I. The children. Br J Psychiatry. 1975;126:127-45.

24. Wing L. The autistic continuum. In: Wing L, editor. Aspects of autism: biological research. London: Royal College of Psychiatrists & The National Autistic Society; 1988, p. 5-8.

25. Bryson SE, Clark BS, Smith TM. First report of a Canadian epidemiological study of autistic syndromes. J Child Psychol Psychiatry. 1988;29(4):433-45.

26. Gillberg C. Autism and pervasive developmental disorders. J Child Psychol Psychiatry. 1990;31(1):99-119.

27. Assumpção Jr. FB. Transtornos invasivos de desenvolvimento: relato de caso. Debates Psiquiatr. 2013;3:46-8.

28. Nikolov R, Jonker J, Scahill L. Autismo: tratamentos psicofarmacológicos e áreas de interesse para desenvolvimentos futuros. Rev Bras Psiquiatr. 2006;28(suppl I):S39-46.

29. Mattos JP, Rosso ALZ. Tiques e síndrome de Gilles de la Tourette. Arq Neuro-Psiquiatr. 1995;53(1):141-6.

30. Belardinelli C, Raza M, Taneli T. Comorbid behavioral problems and psychiatric disorders in autism spectrum disorders. J Child Dev Disord. 2016;2(2):11-9.

31. Jankovic J. Tourette's syndrome. N Engl J Med. 2001;345(16):1184-92.

32. Silver LB. Transtornos do desenvolvimento do aprendizado. In: Lewis M, organizador. Tratado de psiquiatria da infância e adolescência. Porto Alegre: Artes Médicas; 1995.

33. Berry CA, Shaywitz SE, Shaywitz BA. Girls with attention deficit disorder: A silent minority? A report on behavioral and cognitive characteristics. Pediatrics. 1985;76(5):801-9.

34. Lyon GR, Shaywitz SE, Shaywitz BA. A definition of dyslexia. Ann Dyslexia. 2003;53(1):1-14.

35. Marcelli D, Braconnier A. Adolescência e psicopatologia. 5. ed. Porto Alegre: Artmed; 2007.

36. Szatmari P, Offord DR, Boyle MH. Ontario child health study: prevalence of attention deficit disorder with hyperactivity. J Child Psychol Psychiatry. 1989;30(2):219-30.

37. Weiss G. Transtorno de déficit de atenção por hiperatividade. In: Lewis M, organizador. Tratado de psiquiatria da infância e adolescência. Porto Alegre: Artes Médicas; 1995.

38. Araújo APQC. Avaliação e manejo da criança com dificuldade escolar e distúrbio de atenção. J Pediatr. 2002;78(Suppl 1):S104-10.

39. Correia Filho AG, Rohde LAP. Árvore de decisão terapêutica do uso de psicofármacos no transtorno de déficit de atenção/hiperatividade e comorbidades em crianças. Infanto. 1998;6(2):83-91.

40. Coelho L, Chaves E, Vasconcelos S, Fonteles M, Sousa F, Viana G. Transtorno de déficit de atenção e hiperatividade (TDAH) na criança: aspectos neurobiológicos, diagnóstico e conduta terapêutica. Acta Med Port. 2010;23:689-96.

41. Powell SG, Thomsen PH, Frydenberg M, Rasmussen H. Long-term treatment of ADHD with stimulants: a large observational study of real-life patients. J Atten Disord. 2011;15(6):439-51.

42. Vilanova LCP. Distúrbios da atenção na infância e adolescência. In: Assumpção Jr. FB, organizador. Psiquiatria da infância e da adolescência. São Paulo: Santos; 1994.

43. Meyer A. Prefacio a la primera edición. In: Kanner L. Tratado de psiquiatria infantil. 2. ed. Santiago: ZIG-ZAG; 1951.

44. Charan SH. Childhood disintegrative disorder. J Pediatr Neurosci. 2012;7(1):55-7.

Para *quizzes* sobre o conteúdo do livro e casos clínicos complementares, acesse:

https://apoio.grupoa.com.br/tratadopsi/

45

TRANSTORNOS COGNITIVOS E DEMENCIAIS ASSOCIADOS AO ENVELHECIMENTO

GILBERTO SOUSA ALVES
LEONARDO CAIXETA
FELIPE KENJI SUDO

O aumento da expectativa de vida a partir do século XX, promovido, entre outros fatores, pelas melhorias das condições de vida, pelo maior acesso à saúde e pela redução das taxas de mortalidade, vem elevando globalmente o número de indivíduos idosos, especialmente a partir dos 60 anos.[1] Acompanhando a mudança no perfil etário populacional, houve o crescimento do número de doenças associadas ao envelhecimento humano, entre elas as demências, destacando-se a doença de Alzheimer (DA), a doença degenerativa cerebral mais comum no mundo.[2]

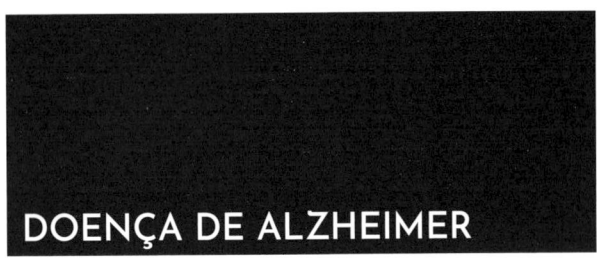

DOENÇA DE ALZHEIMER

Há mais de 100 anos, o psiquiatra alemão Alois Alzheimer apresentava, em uma mulher de meia-idade cujo nome era Augustine Deter, os sintomas e sinais clínicos do que mais tarde seria denominado "demência de Alzheimer".[3,4] Alois Alzheimer acompanhou Augustine até sua morte prematura aos 51 anos, em 1906, e então concentrou sua atenção em uma variedade de distúrbios em domínios funcionais em diferentes fases da doença (primeiro comprometimento de memória, seguido de delírios de adultério do marido e distúrbios do sono, depois deficiências em outros domínios cognitivos e na consciência). Alois Alzheimer necropsiou o cérebro de Augustine, descreveu alguns achados patológicos e os associou com a clínica. Estimulado por Emil Kraepelin, seu mentor e considerado um dos patronos da psiquiatria moderna, Alzheimer publicou os resultados de seu estudo sobre o caso Augustine, *Über eine eigenartige Erkrankung der Hirnrinde* ("Sobre uma doença peculiar do córtex cerebral", em tradução livre), no jornal *Allgemeinen Zeitschrift für Psychiatrie*.[3] Nele, descreveu as lesões mais características do processo neurodegenerativo ligado à doença, os emaranhados neurofibrilares e as placas senis, ainda hoje consideradas a assinatura patológica da DA.

Forma de demência mais comumente associada ao envelhecimento, correspondendo a 60 a 70% dos casos em idosos,[5] a DA caracteriza-se pelo processo degenerativo que acomete inicialmente a formação do hipocampo e áreas circunvizinhas, com posterior comprometimento de áreas corticais associativas e relativa preservação dos córtices primários. O quadro clínico é caracterizado por alterações cognitivas e comportamentais, sempre progressivas, de velocidade variável e com preservação dos funcionamentos motor e sensorial até fases mais avançadas da doença.[6]

A DA é uma das principais causas de dependência e necessidade de cuidados em idosos. Em 2010, o custo global com a demência foi de 604 bilhões de dólares, entre despesas com profissionais cuidadores, internações e medicamentos. Mundialmente, a cada ano 7,7 milhões de novos casos são registrados e estima-se que entre 2 e 8% da população com 60 anos ou mais passarão a manifestar demência.[5] Desse número, em torno de 60% terão características clínicas da DA. Em geral, há o crescimento do número de casos com a progressão da idade. Estima-se, desse modo, que a quantidade de pessoas com demência duplique a cada 20 anos, atingindo cerca de 135,5 milhões de indivíduos em 2050, sobretudo em virtude do aumento rápido da expectativa de vida nos países subdesenvolvidos (**Fig. 45.1**). No Brasil, a expectativa para 2020 era de um contingente de 29,8 milhões de pessoas idosas (acima de 60 anos) e de 4,7 milhões acima de 80 anos, representando, respectivamente, um acréscimo de 9,2 milhões e 1,7 milhão de indivíduos na faixa etária de 80 anos ou mais, em comparação com 2010.[7]

FISIOPATOLOGIA

Na atualidade, as doenças neurodegenerativas são consideradas "proteinopatias", isso porque na patogenia da maioria das demências neurodegenerativas o evento central é a agregação anormal de proteínas. Depósitos intracelulares e extracelulares de proteínas representam marcadores histopatológicos associados à neurodegeneração com deterioração cognitiva na idade avançada. Esses processos moleculares também envolvem outros mecanismos defeituosos na plasticidade neuronal, com respostas regenerativas aberrantes e redução dos níveis de neurotrofinas e aumento da vulnerabilidade neuronal.[9,10]

Os marcadores neuropatológicos da DA são as placas neuríticas (ou senis) e os emaranhados neurofibrilares (**Fig. 45.2**), mas, além destas, outras características neuropatológicas são representadas por perda neuronal e gliose, observadas em exames histopatológicos no *post mortem*. Placas neuríticas (ou senis) são lesões extracelulares, sendo seu principal componente a proteína amiloide β42 (Aβ42). Os emaranhados neurofibrilares são lesões intracelulares, em sua maioria compostos por proteína Tau hiperfosforilada. Apesar dos resultados controversos, a progressão da síndrome clínica de demência da DA segue o padrão da progressão dessas lesões no cérebro (**Fig. 45.3**).

Os oligômeros Aβ são considerados a forma mais tóxica do peptídeo β-amiloide. Eles interagem com os neurônios e as células gliais, levando a ativação das cascatas pró-inflamatórias, disfunção mitocondrial e aumento de estresse oxidativo, insuficiência de vias de sinalização intracelular e plasticidade sináptica, aumento da fosforilação da Tau, aumento da atividade da GSK-3β,

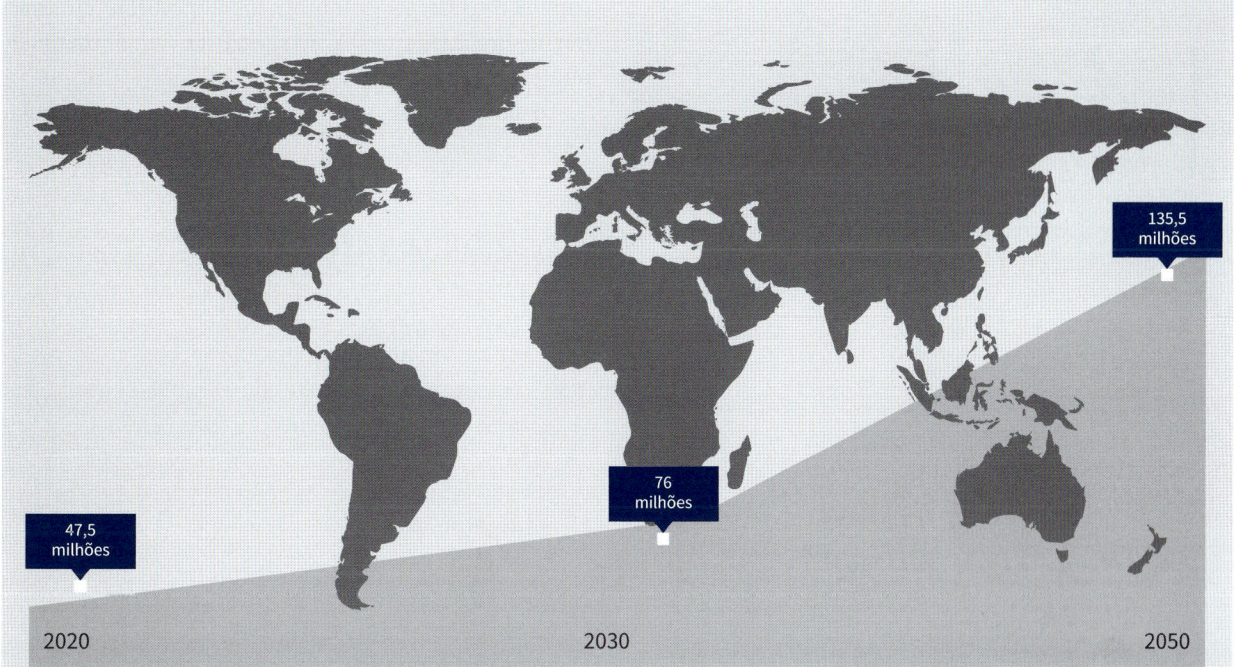

FIGURA 45.1

Estimativas para demência de Alzheimer ao longo do século XXI.
Fonte: Elaborado com base em Prince e Jackson.[8]

desregulamentação do metabolismo do cálcio, indução de apoptose neuronal e, por fim, morte celular.[10]

Estudos demonstraram que a hiperfosforilação reduz a capacidade da Tau de estabilizar os microtúbulos.[11] Isso compromete a dinâmica microtubular, afetando o transporte intraneuronal, resultando em efeitos deletérios sobre diversos processos celulares. Todos os defeitos na proteína Tau alteram o transporte axonal, fatores vitais e necessários para a manutenção da homeostase neuronal. A regulação da dinâmica dos microtúbulos (estabilização e desestabilização) é essencial para a preservação da morfologia e da função da célula nervosa, da qual depende a manutenção da viabilidade celular. A hiperfosforilação da Tau favorece a formação de agregados, bloqueando o tráfego intracelular de proteínas neurotróficas e outras proteínas funcionais, resultando em uma perda ou declínio no transporte axonal ou dendrítico nos neurônios.[11]

Apesar das fortes evidências que suportam o papel principal de peptídeos Aβ ou proteínas Tau hiperfosforiladas na etiopatogenia da DA, nenhuma hipótese é totalmente responsável por toda a gama de processos patológicos associados à doença.[10]

QUADRO CLÍNICO E PRINCIPAIS MANIFESTAÇÕES

Nos tópicos a seguir, faremos uma breve exposição dos critérios diagnósticos e principais manifestações clínicas da DA.

CRITÉRIOS DIAGNÓSTICOS E CURSO CLÍNICO DAS DEMÊNCIAS

A 5ª edição do *Manual diagnóstico e estatístico de transtornos mentais*, da American Psychiatric Association, o DSM-5, trouxe mudanças significativas na classificação das condições clínicas associadas à DA e aos transtornos cognitivos de forma geral (**Tab. 45.1**).[12] Uma delas foi a não exigência de prejuízo da memória como critério maior para codificação dos casos. Assim, o declínio de um ou mais domínios cognitivos – por exemplo, atenção complexa, função executiva, linguagem, percepção motora e cognição social, aprendizagem e memória e interferência nas atividades da vida diária – passou a ter peso equivalente ao das alterações da memória.[12] Outra mudança

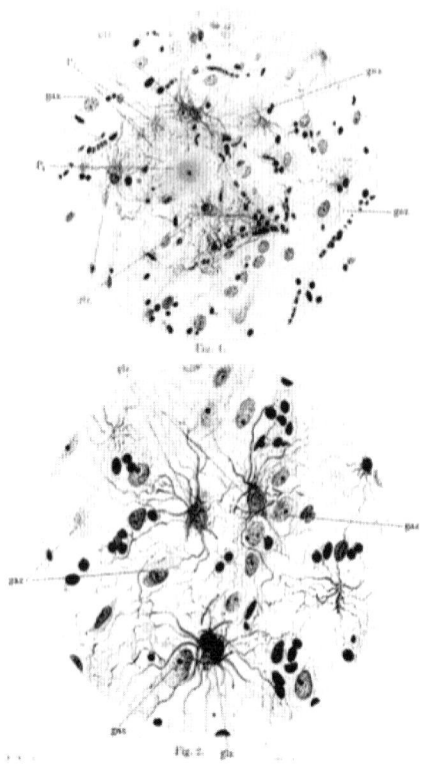

FIGURA 45.2

Desenho realizado pelo próprio Alois Alzheimer, evidenciando as "placas senis" extracelulares (figura superior) e os "emaranhados neurofibrilares" intracelulares (figura inferior).

Fonte: Alzheimer.[3]

paradigmática foi a adoção da terminologia transtorno neurocognitivo (TNC) em substituição ao termo "demência", considerado estigmatizante. O TNC pode ser classificado como "maior", no caso das alterações cognitivas com repercussão na funcionalidade, ou "menor", caracterizando indivíduos com prejuízo cognitivo leve, mas independentes quanto à funcionalidade.[12]

DIAGNÓSTICO DIFERENCIAL NAS DEMÊNCIAS

O diagnóstico diferencial entre os diversos fenótipos de TNCs envolve a exclusão de outras potenciais causas de demência, cuja ocorrência pode mimetizar as alterações encontradas na DA ou mesmo ser paralela a esta, caracterizando os quadros mistos. Diferentes agrupamentos de sintomas e as síndromes que eles representam (síndromes cognitivas, psiquiátricas e motoras) guiam o diagnóstico diferencial para formas de demência degenerativa específicas.[14]

Os diagnósticos potencialmente mais comuns são descritos a seguir.

■ DEMÊNCIA VASCULAR

A demência vascular (DV) é considerada a segunda causa mais comum de demência nos idosos com mais de 65 anos, com prevalência global de 15-20%, causada por variadas fisiopatologias, sendo as mais comuns:

- doença isquêmica de pequenos vasos subcortical crônica (doença de Binswanger);
- múltiplos acidentes vasculares cerebrais (AVCs) corticais ou córtico-subcorticais;
- lacunas e infartos estratégicos;
- angiopatia amiloide, isquemia de territórios de fronteira.

As duas primeiras fisiopatologias são, respectivamente, a primeira e a segunda mais comuns. Evidências a partir dos estudos neuropatológicos *post mortem* revelam que a maior parte dos casos de demências envolve lesões mistas degenerativas e vasculares (p. ex., microssangramentos cerebrais). Muitos infartos podem ser "silenciosos", isto é, não ocasionam alterações clínicas perceptíveis.[15,16]

A presença de DV se associa a diversos fatores de risco comuns às doenças cardiovasculares, como tabagismo, hipertensão, colesterol elevado e diabetes melito. O curso clínico costuma ser heterogêneo, podendo ser característica a evolução flutuante, com início abrupto e piora em degraus.[17,18]

O quadro clínico depende da fisiopatologia vascular associada:[19]

- **Doença de Binswanger**: apresenta-se com alterações cognitivas, comportamentais e motoras associadas ao comprometimento da substância branca encefálica, representando um protótipo de demência subcortical e de substância branca. Frequentemente os pacientes exibem a tríade de Hakin-Adams (ataxia da marcha, incontinência urinária e amnésia). Os exames sempre apontam algum grau de dilatação ventricular *ex-vacum*.
- **Demência por múltiplos infartos**: habitualmente a evolução é em degraus, ou seja, toda vez que ocorre um icto isquêmico, o paciente exibirá um conjunto de perdas cognitivas e agravos comportamentais. As

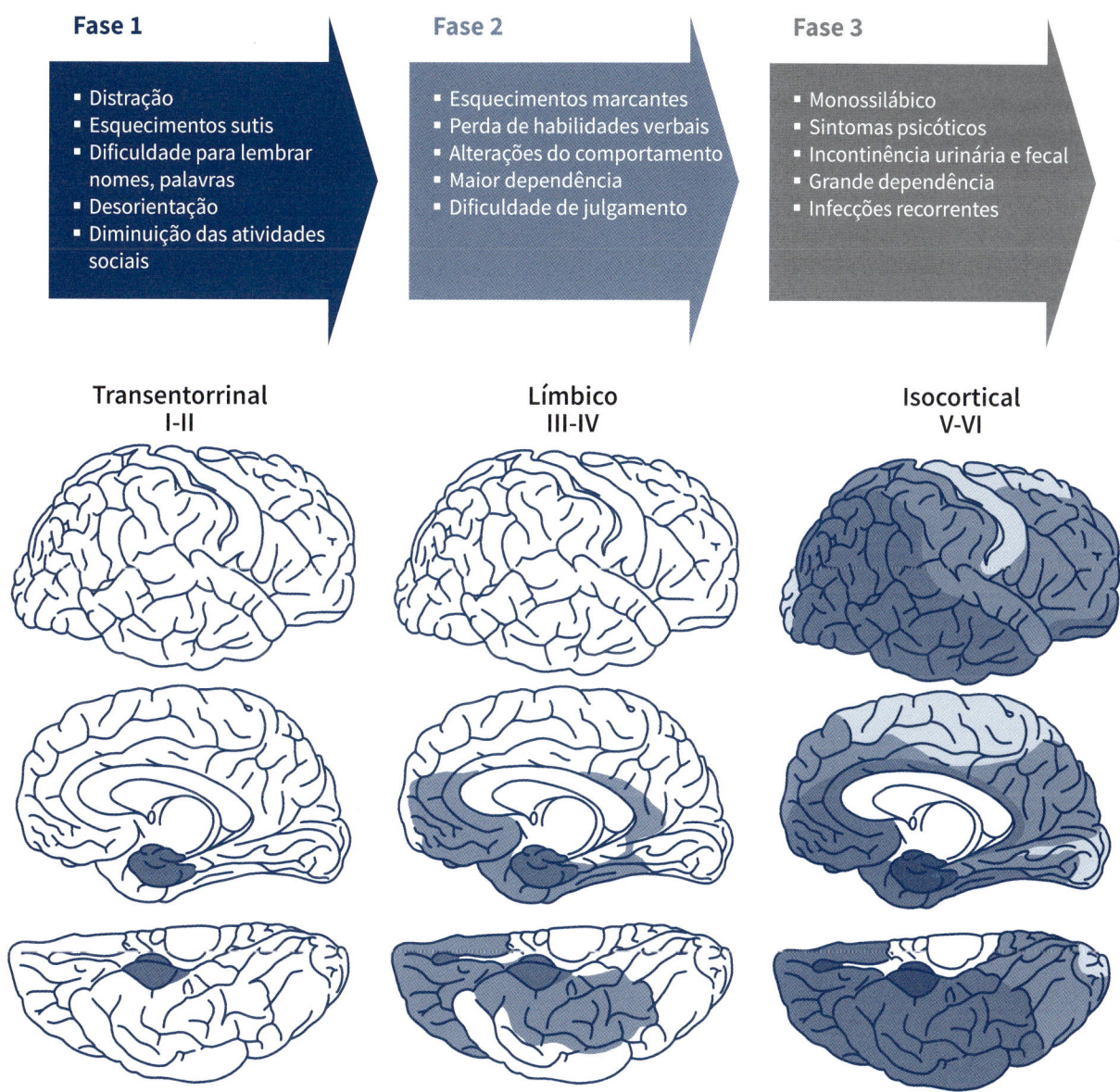

FIGURA 45.3

Padrões de distribuição de lesões da DA (emaranhados neurofibrilares) em diferentes fases da demência e respectivas alterações cognitivas que acompanham cada uma delas.

manifestações cognitivas e neurológicas dependerão das áreas corticais envolvidas no acidente vascular, mas geralmente o exame neurológico é exuberante em sintomas focais ou localizatórios.
- **Demência por infartos estratégicos**: nessa modalidade, a isquemia ocorre em alguma região crucial e estratégica para o processamento cerebral em larga escala (p. ex., tálamo, giro angular).

DEMÊNCIA FRONTOTEMPORAL

A demência frontotemporal (DFT) é um transtorno neurodegenerativo progressivo que acomete preferencialmente as regiões corticais anteriores (áreas pré-frontais, área temporal anterior, ínsula) e se apresenta com três fenótipos clínicos principais e sete padrões patológicos diferentes.

TABELA 45.1
COMPARAÇÃO ENTRE OS CRITÉRIOS DIAGNÓSTICOS DO DSM-IV E DO DSM-5 PARA DEMÊNCIA

Critérios para demência (DSM-IV)	Critérios para transtorno neurocognitivo maior (DSM-5) (previamente demência)
A1. Diminuição da memória. A2. Pelo menos um dos seguintes: afasia, apraxia, agnosia, perturbação do funcionamento executivo.	A. Evidência de declínio cognitivo significativo de um nível de desempenho anterior em um ou mais domínios cognitivos: aprendizagem e memória, linguagem, função executiva, atenção, percepção motora, cognição social.
B. Déficits cognitivos em A1 e A2 causam prejuízo significativo no funcionamento social ou ocupacional e representam um declínio significativo a partir de um nível anterior de funcionamento.	B. Déficits cognitivos interferem com a independência nas atividades cotidianas. No mínimo, a assistência deve ser exigida em atividades instrumentais complexas da vida diária, como pagamento de contas ou na gestão do uso de medicamentos.
C. Déficits cognitivos não ocorrem exclusivamente durante o curso do *delirium*.	C. Déficits cognitivos não ocorrem exclusivamente no contexto de um *delirium*.
	D. Déficits cognitivos não são mais bem explicados por outro transtorno mental (transtorno depressivo maior ou esquizofrenia, por exemplo).

Fonte: American Psychiatric Association.[12,13]

As três apresentações clínicas mais comuns são:

- variante comportamental;
- variante semântica da afasia progressiva primária (designada alternativamente como demência semântica ou variante temporal da DFT);
- variante não fluente/agramática da afasia progressiva primária (denominada também afasia progressiva não fluente).

A variante comportamental, por sua vez, pode se manifestar predominantemente com sintomas desinibidos ou apáticos. Suas principais manifestações clínicas envolvem mudanças na personalidade, no comportamento social (conduta irascível ou inapropriada), no plano volitivo (apatia, impulsividade, compulsão por alimentos ou gastos desenfreados), no plano afetivo (irritabilidade, sintomas depressivos), quase sempre precedendo as alterações cognitivas, as quais são dominadas por disfunção executiva e desatenção, em um cenário de preservação de funções como memória episódica e distúrbios visuoespaciais.[9]

A DFT é considerada por vários estudos a terceira forma mais comum de demência e se diferencia da DA por seu início mais precoce, em geral entre os 45 e os 60 anos de idade.

■ DEMÊNCIA COM CORPOS DE LEWY

A demência com corpos de Lewy (DCL) é considerada por alguns autores a terceira causa mais comum de demência associada ao envelhecimento. Do ponto de vista anatomopatológico, são característicos os achados de corpos de Lewy (agregados anormais de proteínas que se desenvolvem no interior das células nervosas) em estudos *post mortem*. A DCL tem prevalência variada e pode acometer de 4 a 30% dos indivíduos. Alucinações visuais complexas, com cenas aterrorizadoras para o paciente, parkinsonismo rígido, ausência de tremor proeminente e hipocinesia costumam compor as manifestações da doença. O diagnóstico é essencialmente clínico, exigindo habilidade e experiência do médico. Apesar disso, existem achados que podem aumentar a suspeição de DCL, como alterações no sono REM evidenciadas pela polissonografia. Em virtude da gravidade das manifestações clínicas e da menor resposta à terapêutica antidemencial, a DCL pode representar um fator de grande estresse para os cuidadores dos indivíduos acometidos pela doença.[20]

DEMÊNCIA NA DOENÇA DE PARKINSON

A doença de Parkinson (DP) é uma condição importante como diagnóstico diferencial, já que frequentemente evolui para demência. Estima-se que, por ano, até 14% dos pacientes com DP acima de 70 anos desenvolvem demência leve, com o diagnóstico de DP aumentando de 2 a 6 vezes o risco para demência.[21] A DP afeta um em cada 100 indivíduos acima de 60 anos.[22] O número de casos novos aumenta em faixas etárias avançadas, alcançando 14% de incidência acima dos 70 anos.[22]

O quadro clínico é caracterizado por alterações cognitivas e motoras, que incluem disfunção executiva e alteração da memória de evocação e atenção, bem como nas habilidades visuoespaciais e visuoconstrutivas.[22] A ocorrência de demência na DP pode estar ligada a fatores preditores, como delírios e alucinações visuais ou auditivas. Cerca de 61% dos pacientes com a doença exibem transtornos neuropsiquiátricos, sendo as alterações mais comuns os distúrbios do sono (60-90%) e alterações do humor, como ansiedade (40%) e depressão (38%); alucinações (27%) também são consideradas frequentes. Sintomas como idade avançada, histórico de depressão e transtorno do sono são considerados preditores de psicose. Ansiedade e depressão coexistem em até 40% dos casos.[22] Disfunção autonômica tende a ocorrer em estágios avançados da DP, com hipotensão ortostática, diminuição do trânsito gastrintestinal (disfagia, constipação) e disfunção vesical (urgência miccional e incontinência urinária).

Além disso, estados confusionais, alterações hormonais e uso inapropriado de medicação podem induzir erroneamente o diagnóstico de uma síndrome demencial, devendo ser cuidadosamente descartados (**Quadro 45.1**).

CURSO CLÍNICO E PRINCIPAIS MANIFESTAÇÕES

A apresentação clínica das demências envolve uma variedade de sintomas afetivos, comportamentais e cognitivos, descritos a seguir.

QUADRO 45.1
DIAGNÓSTICOS DIFERENCIAIS EM RELAÇÃO AOS QUADROS DEMENCIAIS

Transtorno depressivo e alteração do humor

Delirium (estados confusionais em decorrência de doença de base, uso de medicação, pós-operatório, entre outros)

Deficiência de vitamina B12 e ácido fólico

Estados de funcionamento cognitivo diminuído atribuíveis a fatores externos, como ambiente social empobrecido e educação limitada

Polifarmácia e uso de medicações com potencial para prejuízo na função cognitiva ou alteração comportamental

SINTOMAS NEUROPSIQUIÁTRICOS NAS DEMÊNCIAS

A progressão das demências varia conforme a etiologia base. O surgimento de alterações comportamentais precedendo o declínio cognitivo é um evento frequente, inclusive já em fases pré-clínicas.[23] Para alguns autores, as modificações comportamentais são conhecidas como "sintomas psicológicos e comportamentais da demência" (SPCDs). Do ponto de vista fenomenológico, os SPCDs representam alterações da regulação emocional, interpretação de situações sociais, resposta às contingências ambientais e interferem significativamente no curso evolutivo e na qualidade de vida do paciente e seus familiares.[23]

É comum que os SPCDs causem notável sofrimento ao paciente e importante sobrecarga emocional ao cuidador, sendo muitas vezes o principal motivo para a institucionalização precoce em entidades asilares, já que estão associados a uma taxa mais rápida de declínio cognitivo e maior comprometimento nas atividades da vida diária. Em um estudo realizado com idosos com demência em casas de repouso, 76% exibiam SPCDs e cerca de 40% demonstravam cinco ou mais comportamentos específicos. Outros estudos, por sua vez, estabelecem uma prevalência entre 50 e 100% de ao menos um SPCD no paciente com demência. Ou seja, dependendo do grupo analisado, a prevalência pode variar bastante, o importante é ter ciência de que se trata de uma condição bastante comum.[24]

Os SPCDs normalmente são registrados e acompanhados pelos cuidadores do paciente. Acredita-se que o processo de demência resulta em maior sensibilidade aos estímulos ambientais e limitação progressiva dos mecanismos de enfrentamento (*coping*); o ambiente pode tornar-se progressivamente mais estressante, resultando em ansiedade e comportamento inadequado. Os SPCDs têm uma correlação variável com a fisiopatologia da DA, representando clinicamente disfunção em circuitos límbicos, frontais e temporais, alterações volumétricas e funcionais cerebrais ou, simplesmente, uma perda da habilidade na regulação emocional. Entre os substratos neurobiológicos associados aos sintomas neuropsiquiátricos e à desregulação emocional observados na DA,[15,16] evidências mais recentes sugerem a ativação deficiente da *Salient Network*, cujo circuitos envolvem a ínsula, a amígdala, o estriado, o cíngulo anterior e o lobo frontal.[25]

Alguns dos comportamentos frequentemente presentes nos SPCDs (**Quadro 45.2**) são, por exemplo, gritar, resistir aos cuidados, distúrbios do sono, depressão, psicose e desinibição sexual. É importante lembrar que, antes de fechar o diagnóstico de SPCDs, deve-se fazer uma cuidadosa investigação, avaliando-se a história clínica e a saúde atual do paciente, uma vez que várias condições (retenção/infecção urinária, constipação e dor, ou até mesmo iatrogenia medicamentosa) podem estar envolvidas na manifestação dos sintomas comportamentais. O SPCD e o desgaste do cuidador podem ser avaliados utilizando-se o Inventário Neuropsiquiátrico (INP), instrumento validado que compreende 12 sintomas (delírios, alucinações, irritabilidade, desinibição, agitação, ansiedade, depressão, euforia, apatia, alterações psicomotoras, alimentares e do sono), cuja pontuação se baseia na frequência e na gravidade deles.[26]

INVESTIGAÇÃO CLÍNICA E DIAGNÓSTICA DO TRANSTORNO NEUROCOGNITIVO

A investigação clínica e o diagnóstico do TNC devem seguir um roteiro pormenorizado, contemplando anamnese, exames clínicos e complementares, exame neurocognitivo e avaliação funcional, além de entrevista com o familiar ou cuidador (**Quadro 45.3**); o histórico deve preferencialmente incluir a presença de um familiar que

QUADRO 45.2
PRINCIPAIS CARACTERÍSTICAS DOS SINTOMAS PSICOLÓGICOS E COGNITIVOS NAS DEMÊNCIAS (SPCDS)

Principais tipos de SPCDs	Características
Comportamento motor (24 a 48% dos casos)	Inquietação, reclamações, frases repetitivas, agressão verbal. Andar ou "vagar" sem propósito (*wandering*) pela casa (25%).
Distúrbios do humor	Depressão, ansiedade, medo, irritabilidade, raiva, apatia, com diminuição da iniciativa e motivação (70% dos indivíduos com DA nas etapas iniciais e mais de 90% dos pacientes nos estágios posteriores).
Mudança de personalidade	Indiferença, diminuição da espontaneidade e da interação social, aumento da inatividade, sensação de insegurança, inadequação e desinibição do comportamento.
Características psicóticas	Ideação paranoide (roubo, inveja, perseguição) e de ciúme, delírio hipocondríaco.
Outros sintomas	Gritos (25% dos pacientes) com recusa a submeter-se a higiene e banho; mudança do comportamento alimentar (maior predileção por doces) e problemas do sono.

> **QUADRO 45.3**
> **ROTEIRO DE INVESTIGAÇÃO PARA O DIAGNÓSTICO DE DOENÇA DE ALZHEIMER**
>
> **Roteiro clínico para o diagnóstico da DA**
>
> Exame neurológico, psiquiátrico e clínico-cardiológico
>
> Avaliação das funções cognitivas com testes de rastreio e avaliação neuropsicológica
>
> Exames laboratoriais, incluindo função da tireoide, função renal, dosagem de vitamina B12 e ácido fólico, anti-HIV 1 e 2 e VDRL (sífilis)
>
> Neuroimagem estrutural com ressonância magnética ou tomografia computadorizada do crânio
>
> Avaliação funcional das atividades de vida diária e atividades instrumentais
>
> Avaliação genética e punção de líquido cerebrospinal para os casos atípicos ou com suspeita de infecção do sistema nervoso central

esteja frequentemente com o paciente (no mínimo duas vezes por semana, por período de tempo substancial). A investigação deve ser dirigida à exploração das alterações cognitivas e comportamentais, bem como ao seu curso e a eventos importantes, como perda da consciência, quedas e alterações cardiológicas. Também deve-se investigar fatores de risco vasculares, já que hipertensão arterial, dislipidemia, diabetes melito e anemia falciforme estão frequentemente associadas à doença cerebrovascular (DCV). Por sua vez, a DCV é uma condição que costuma estar associada à DA, caracterizando a demência mista;[15,16,19] nível educacional e história familiar também são importantes. Hábitos de vida, incluindo o consumo de álcool e tabaco, assim como a dieta, estão fortemente associados com DCV e DA.[27]

A avaliação clínica deve, ainda, direcionar-se ao rastreamento de sintomas cognitivos, como alterações na recordação de eventos recentes, dificuldades na organização da agenda pessoal e planejamento de tarefas, fluência verbal reduzida e orientação espacial prejudicada.[28] Modificações do comportamento de início súbito ou insidioso, como irritabilidade, interesse geral reduzido e isolamento social, podem traduzir sintomas depressivos concomitantes. Além disso, mudanças na personalidade, visíveis em situações sociais em que o padrão comportamental foge ao habitual, podem denotar alterações do funcionamento cerebral. Um terceiro aspecto componente da anamnese é a avaliação funcional, que pode abordar o grau de autonomia para a resolução de tarefas dentro ou fora do domicílio, como fazer uma refeição, pagar uma conta e lidar com dinheiro.[28]

Para maior acurácia diagnóstica, é sempre desejável a presença de um acompanhante ao longo do exame, preferencialmente alguém de contato recorrente ou contínuo, considerando-se a possibilidade de comprometimento cognitivo do paciente.

O exame clínico neurológico minucioso, além de parte fundamental da avaliação, deve orientar-se pela investigação de comorbidades como hipertensão, fibrilação atrial, desidratação, infecção, *delirium*, número de medicações prescritas, alteração do controle esfincteriano, dificuldades motoras ou na articulação da fala, ocorrência de quedas e alterações súbitas do nível de consciência. A avaliação por ressonância magnética (**Fig. 45.4**) ou tomografia computadorizada de crânio é indispensável para a exclusão de outras causas de demência e para a correlação entre os achados estruturais clássicos de DA e as manifestações clínicas presentes.

ESTRUTURA BIOLÓGICA DA DOENÇA DE ALZHEIMER: SISTEMA DE CLASSIFICAÇÃO AT(N)

O reconhecimento dos eventos neuropatológicos a partir dos biomarcadores tem possibilitado a compreensão da evolução da DA como um *continuum* envolvendo diferentes estágios clínicos e patológicos, desde fases pré-clínicas e prodrômicas[29-31] até a doença clinicamente estabelecida. Assim, como um arcabouço biológico agrupando a deposição de β-amiloide, tau patológica e neurodegeneração, uma nova definição de DA foi estabelecida pelo Grupo de Pesquisa da Associação de Alzheimer (NIA-AA) (**Tab. 45.2**).[32] O objetivo do NIA-AA é o diagnóstico *in vivo*, isto é, não invasivo, da DA, a partir dos biomarcadores. No sistema de classificação AT(N), o PET amiloide e Aβ42 no líquido cerebrospinal (LCS) e a razão Aβ42/Aβ40 são apontados como biomarcadores amiloides, o PET tau e p-tau no LCS como biomarcadores Tau, e o PET [18F]FDG, t-tau no LCS e ressonância magnética (RM) anatômica como biomarcadores de neurodegeneração.

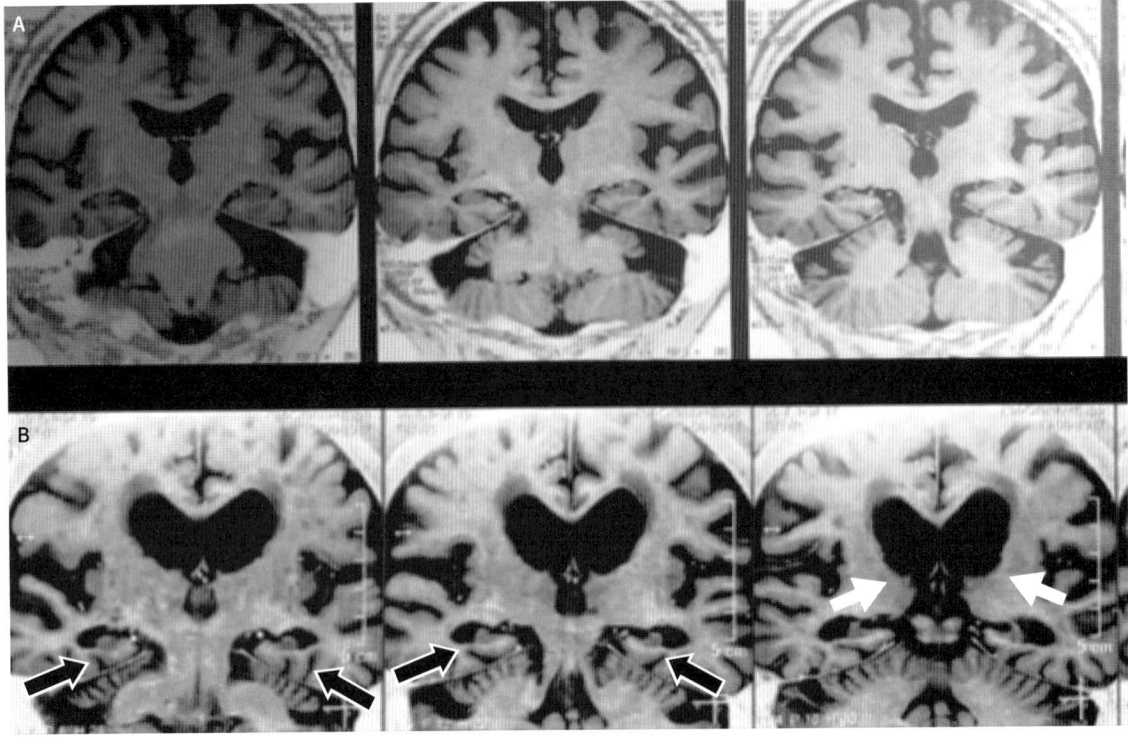

FIGURA 45.4

Aspecto da ressonância de crânio (imagens em T1, corte coronal) mostrando indivíduo saudável (a) e com DA (b); note as alterações presentes no hipocampo, com redução anatômica importante e ampliação das cissuras coróideas e cornos temporais (setas azuis) e a notável ampliação dos ventrículos laterais, compensatória à atrofia global do encéfalo (setas brancas).

APLICAÇÃO CLÍNICA DOS BIOMARCADORES DE DOENÇA DE ALZHEIMER

Clinicamente, o uso de biomarcadores de DA é amplamente discutido e deve ser solicitado apenas por especialistas, uma vez que envolve sérias questões éticas. A recomendação é considerá-los complementares à avaliação clínica, especialmente em casos de demência incertos, atípicos e/ou de início precoce, a fim de identificar ou excluir a DA como a etiologia do quadro clínico. Devido a essas recomendações e especificações, a aplicação clínica desses biomarcadores deve ser considerada somente na atenção terciária.

AVALIAÇÃO NEUROCOGNITIVA

A avaliação neurocognitiva (AN) realizada pelo psiquiatra tem como objetivo descrever e compreender alterações cognitivas, comportamentais e funcionais e a sua relação com áreas cerebrais que possam estar comprometidas. No paciente idoso, a AN engloba os grandes domínios cognitivos representados por: 1) atenção, 2) linguagem, 3) memória, 4) funções executivas, 5) gnosias, 6) praxias, 7) funções visuoespaciais, 8) funções visuoconstrutivas, 9) cálculo e 10) velocidade de processamento.[34,35]

A memória recente é um dos domínios cognitivos mais afetados nas fases iniciais da DA. O paciente pode repetir a mesma pergunta diversas vezes sem lembrar de já tê-la feito (p. ex., se já fez sua refeição ou se tem um encontro social). Algumas vezes, lacunas de memória são preenchidas por lembranças falseadas (p. ex., o paciente pode referir conhecer uma pessoa ao encontrá-la pela primeira vez, demonstrando intimidade e pode dar justificativas evasivas sobre como a conheceu, contando uma pequena "história"). Em psicopatologia, tal sintoma é conhecido como confabulação de memória. Por sua vez, as funções executivas (FEs) são responsáveis pela autorregulação, e o seu desenvolvimento representa um

TABELA 45.2
PRINCIPAIS ESCALAS VISUAIS NA INTERPRETAÇÃO DOS EXAMES DE NEUROIMAGEM

Região cerebral	Escala
Atrofia cortical global	• Atrofia cortical de Pasquier – 0 a 3 • GCA – variação de 0 a 3 (máximo – atrofia em canivete)
Atrofia mesial temporal	• MTA-Scheltens • Variação – 0 a 3
Hiperintensidades de substância branca	• Fazekas • Variação – 0 a 3
Formação hipocampal	• De Leon • Variação – 0 a 3
Escala de Koedam – atrofia parietal	• Variação – 0 a 3

importante marco da espécie humana, sendo essas habilidades de extrema relevância ante novas situações e demandas ambientais que exijam ajustamento, adaptação ou flexibilidade. No nível anatômico, as FEs implicam um sistema neural distribuído, sendo que o córtex pré-frontal (porção terciária do lobo frontal) desempenha um papel fundamental, mediando diferentes aspectos envolvidos no funcionamento executivo.[17,36] Pacientes com DA podem apresentar atrasos ou perda de compromisso ou deixar de cumprir tarefas rotineiras, como cozinhar a comida, pagar contas e fazer supermercado.

O exame clínico nos casos suspeitos de DA deve incluir testes de triagem de modo a tentar quantificar o grau de declínio cognitivo, sobretudo nos casos mais precoces, quando ainda não há comprometimento funcional e comportamental (**Quadro 45.4** e **Fig. 45.5**). O Miniexame do Estado Mental (MEEM) é um dos instrumentos mais comuns, utilizado por diferentes profissionais da área clínica e o Teste do Relógio (TDR) é muito empregado em casos de suspeita de demência ou de comprometimento cognitivo leve (CCL). Outros testes, como os de fluência verbal fonológica (FAS) e semântica (animais), Trail Making Test (TMT) e o Wisconsin Card Sorting Test, são usados muito frequentemente para a avaliação de idosos com suspeita de transtorno demencial, e os estudos demonstram alta confiabilidade nos seus resultados.[37]

Na suspeita de DA (e de outras formas de demência) é usada a Escala de Avaliação Clínica de Demência (CDR, do inglês Clinical Dementia Rating), com o objetivo de quantificar o grau de demência e os seus estágios, ou seja, avalia a gravidade do transtorno demencial a partir de seis domínios: memória, orientação, capacidade de julgamento, capacidade de resolver problemas, relação com o meio e cuidado pessoal.[38]

O TMT, ou Teste de Trilhas, um dos instrumentos usados na avaliação das demências, envolve diferentes habilidades, como a velocidade motora e a capacidade atencional. Trata-se de um teste de atenção dividida, sendo sensível ao declínio cognitivo progressivo provocado pelo processo demencial.[39] O Teste de Aprendizado Auditivo Verbal de Rey (RAVLT) foi desenvolvido em 1964 por Rey e avalia a memória imediata, a retenção da informação em curto e longo prazos na memória, assim como a capacidade de aquisição, retenção e resgate de novas informações verbais.[40]

O Teste Stroop, desenvolvido por John Ridley Stroop em 1935, é um dos instrumentos neuropsicológicos mais usados na avaliação da atenção seletiva e das funções executivas, por meio da flexibilidade cognitiva e da suscetibilidade a interferência. Esse teste é de extrema

QUADRO 45.4
PRINCIPAIS INSTRUMENTOS DE AVALIAÇÃO COGNITIVA NA DOENÇA DE ALZHEIMER E EM OUTROS TRANSTORNOS NEUROCOGNITIVOS

Miniexame do Estado Mental (MEEM)

Teste do Desenho do Relógio

Fluência verbal – categoria semântica (animais) e fonêmica (FAS)

Bateria cognitiva de avaliação breve: Addenbrooke (ACE-R); Escala de Avaliação da Demência e Moca

Teste das Trilhas A e B

Teste de Aprendizado Auditivo Verbal de Rey (Rey Auditorial Verbal Learning Test)

Wisconsin Card Sorting Test

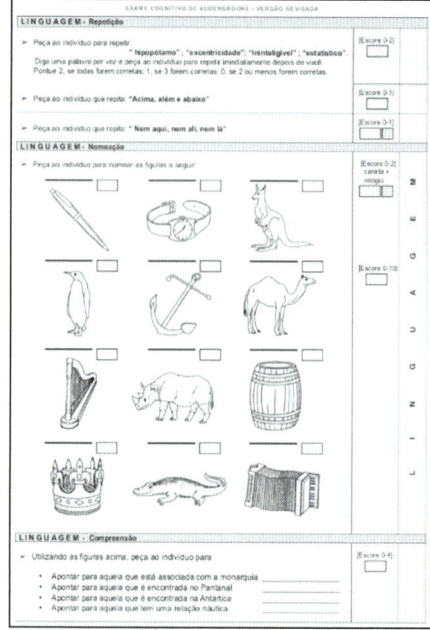

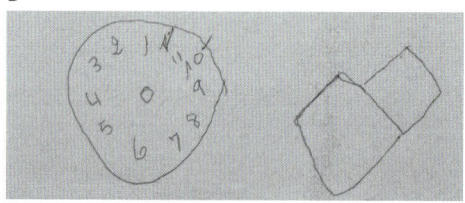 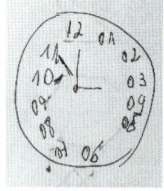 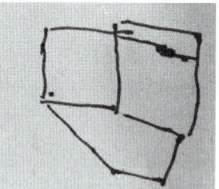

FIGURA 45.5

Bateria cognitiva breve de Addenbrooke para o rastreio das alterações cognitivas (A) e teste do desenho do relógio, cópia de figuras geométricas (pentágonos interseccionados e cubo) em paciente com estágio moderado da DA (B).

relevância, apesar de ainda existirem poucos dados normativos a seu respeito publicados no Brasil.[41]

A Escala de Avaliação de Demência (DRS, do inglês *Dementia Rating Scale*) é considerada um dos instrumentos que permite diferenciar os tipos de demência a partir da avaliação de diferentes áreas cognitivas agrupadas em cinco subescalas: atenção, iniciativa/perseveração, construção, conceituação e memória.[42]

As avaliações e os diagnósticos cujos resultados demonstram limitações na qualidade de vida do paciente, impossibilitando-o de utilizar suas habilidades comportamentais, cognitivas e psicossociais, devem ser acompanhados da indicação de propostas de intervenção especializadas e de programas de reabilitação, permitindo a continuação do processo de superação de dificuldades e limitações constatadas no percurso da avaliação cognitiva.[43]

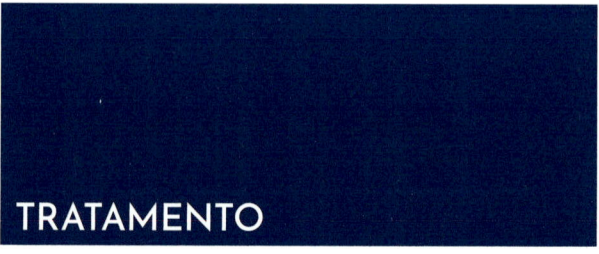

TRATAMENTO

O tratamento das demências pode ser didaticamente dividido em farmacológico e não farmacológico (**Quadro 45.5**). O primeiro envolve a intervenção medicamentosa a partir de diferentes estratégias neuroquímicas. Por sua

> **QUADRO 45.5**
> **MODALIDADES DE TRATAMENTO NA DOENÇA DE ALZHEIMER**
>
> Medicação: estratégias colinérgica, gabaérgica, serotonérgica e inibidores de receptor do glutamato (NMDA)
>
> Medicação: estratégias modificadoras da doença
>
> Reabilitação cognitiva
>
> Atividade física
>
> Terapia ocupacional

vez, o tratamento não medicamentoso inclui uma série de medidas, como reabilitação cognitiva, psicoeducação e atividade física.

TRATAMENTO FARMACOLÓGICO DO DECLÍNIO COGNITIVO E DA DEMÊNCIA

A abordagem terapêutica dos quadros de declínio cognitivo e demência deve abranger desde ações preventivas, visando ao controle efetivo de fatores de risco para neurodegeneração, até estratégias dirigidas ao quadro clínico instalado. As recentes evidências de que processos danosos ao funcionamento cerebral se iniciariam décadas antes das primeiras manifestações cognitivas enfatizaram a importância de políticas públicas para a assimilação de medidas potencialmente benéficas ao funcionamento cerebral pela população, bem como para o abandono de hábitos nocivos.[27] Por sua vez, os agentes farmacológicos mais utilizados para o tratamento de quadros demenciais se limitam ao manejo sintomático, atuando sobre as manifestações cognitivas e não cognitivas. Embora quase uma centena de ensaios clínicos com novos fármacos se encontrem em curso em todo o mundo, estratégias modificadoras de doença, isto é, com ação sobre a fisiopatologia dessas condições, possibilitando a efetiva prevenção da neurodegeneração e/ou a restauração do funcionamento cerebral normal, demonstraram poucos benefícios até o momento.[44,45]

A presente seção abordará os principais aspectos do tratamento medicamentoso do declínio cognitivo e da demência. Será organizada em subtemas, incluindo medidas preventivas, classes de medicamentos utilizados no tratamento sintomático das manifestações cognitivas e não cognitivas e perspectivas futuras.

■ TRATAMENTO SINTOMÁTICO

Uma vez constatada a existência de alterações cognitivas em um paciente, deve-se proceder o rastreio e o manejo de situações potencialmente associadas a déficits cognitivos agudos, como condições médicas gerais, traumatismos cranianos, eventos cerebrovasculares agudos, sintomas de humor, uso de substâncias com efeitos sobre a cognição, alterações do sono, entre outros. Após descartar causas tratáveis, e sendo estabelecido o diagnóstico de demência, definem-se as condutas para o tratamento sintomático da condição. Nessas, insere-se invariavelmente a combinação de estratégias não farmacológicas e farmacológicas.

INIBIDORES DA COLINESTERASE

Os agentes com atividade potencializadora sobre a neurotransmissão colinérgica constituem as principais estratégias farmacológicas disponíveis para o tratamento da DA e de outros quadros demenciais.[46] A acetilcolina (ACh), um éster de ácido acético e colina, é sintetizada a partir da transferência de um grupamento acetil da coenzima acetil-CoA para a colina, o que se deve à ação da enzima colina-acetil transferase. A ACh é, então, transportada em vesículas até os terminais sinápticos, de onde é secretada, sendo que a sua atividade pós-sináptica se dá por meio da ligação a receptores muscarínicos (metabotrópicos) e nicotínicos (ionotrópicos). A atuação da ACh é cessada pela atividade das enzimas acetil e butiril-colinesterases, que clivam a molécula novamente em seus componentes ácido acético e colina nas sinapses. A colina é, então, recapturada para dentro dos terminais pré-sinápticos por meio de proteínas transportadoras específicas.[47]

Os neurônios carreadores de ACh compõem os circuitos colinérgicos, que partem, entre outras regiões, do núcleo basal de Meynert, emitindo projeções para todo o córtex cerebral.[48] O hipocampo é densamente inervado por fibras colinérgicas, o que sugere a importante participação dessas vias em processos de aprendizagem e memória.[49] Consistentemente, em pacientes com DA, observa-se comprometimento primário dos neurônios colinérgicos pré-sinápticos situados no núcleo basal, com consequente degeneração anterógrada dos neurônios pós-sinápticos corticais – a abundância desses feixes nervosos nos hipocampos os torna especialmente acometidos nessa patologia.⁵⁰ De fato, a noção de que o dano às vias colinérgicas estaria implicado na DA se originou da observação dos efeitos negativos de agentes anticolinérgicos sobre o desempenho cognitivo em modelos animais e em amostras clínicas.⁵¹ Formulou-se, a partir desses experimentos, a hipótese colinérgica da DA, que forneceu as bases teóricas para a elaboração dos primeiros fármacos aprovados para seu tratamento.⁵² Na década de 1980, ensaios clínicos utilizando a tacrina, um inibidor da acetilcolinesterase, demonstraram melhorias em relação à cognição de pacientes com DA em comparação com o uso de placebo.⁵³

Nas décadas seguintes, outras drogas com efeitos inibitórios sobre as colinesterases foram formuladas. Atualmente, três fármacos dessa classe se encontram disponíveis no mercado e são considerados agentes de primeira linha no manejo da DA: a rivastigmina, a donepezila e a galantamina.⁵⁴,⁵⁵ A **Tabela 45.3** resume algumas características desses medicamentos.

EFEITOS ESPERADOS, ESCOLHA DO INIBIDOR DA COLINESTERASE, MANEJO CLÍNICO E MONITORIZAÇÃO

O uso de anticolinesterásicos se associou a melhoria discreta da cognição global em amostras com DA leve a moderada.⁵⁷⁻⁶⁰ Quanto à ação sobre a progressão dos déficits, de acordo com os ensaios clínicos disponíveis, apresentam efeitos reduzidos e de significado clínico incerto. A utilidade desses fármacos para o manejo das SPCDs é também questionável.⁵⁷,⁵⁸,⁶⁰

Embora classificados na mesma categoria farmacêutica, esses medicamentos constituem moléculas amplamente distintas. Não há evidências de diferenças quanto à efetividade de um fármaco em relação a outro, de modo que a escolha deve se basear em critérios como custo, tolerabilidade e risco de interações medicamentosas.⁵⁴,⁵⁵ A compreensão de que as três drogas são igualmente efetivas no manejo dos sintomas cognitivos das demências, porém diferem quanto à intensidade de efeitos adversos, suporta a orientação de que a substituição de um fármaco por outro só se justificaria pela intolerância ao medicamento, e não pela falta de resposta clínica.⁵⁴,⁵⁵

A disponibilidade como medicamentos genéricos, bem como seu fornecimento pelo programa de dispensação de medicação excepcional, facilitou o acesso ao tratamento.⁵⁴,⁵⁵ Quando há preocupação com a interação droga-droga, a rivastigmina pode apresentar melhor perfil de segurança pelo fato de não depender do CYP450 para a metabolização.⁶¹ De fato, pacientes com insuficiência hepática podem apresentar redução no *clearance* de donepezila e galantamina nas ordens de 20 e 30%, respectivamente. Por sua vez, não houve diferenças quanto à taxa de excreção renal da rivastigmina e da dozepezila em estudos com indivíduos apresentando insuficiência renal leve a moderada. Já a galantamina sofreu 38% de aumento na concentração plasmática em casos de insuficiência renal moderada e 67% em indivíduos com insuficiência renal grave.⁵⁶ Além disso, a galantamina parece ser a medicação mais bem tolerada, enquanto pacientes utilizando a rivastigmina podem apresentar a mais baixa adesão ao tratamento devido a efeitos adversos, sobretudo sintomas gastrintestinais. O uso da rivastigmina transdérmica parece reduzir, mas não abolir, as questões de tolerabilidade associadas ao fármaco.⁶²

A monitorização após início de um anticolinesterásico deve abranger mensurações periódicas da resposta cognitiva (p. ex., testes de rastreio cognitivo), assim como a checagem de potenciais efeitos adversos.⁵⁴,⁵⁵ O tempo de tratamento é objeto de ampla discórdia entre especialistas. As diretrizes brasileiras indicam a suspensão dos anticolinesterásicos em caso de progressão da demência para estágio grave.⁵⁴,⁵⁵ Por sua vez, outras diretrizes desaconselham a interrupção das medicações nesses casos, indicando risco de piora cognitiva com a retirada desses agentes.⁵⁵,⁶³

Por fim, como visto anteriormente, pequenas variações quanto às indicações dessas medicações podem ser encontradas em bulas. Por exemplo, entre os inibidores da colinesterase, a donepezila é o único que tem aprovação para o tratamento da DA em estágio grave.⁶⁴ No entanto, ensaios clínicos sugeriram que tanto a rivastigmina quanto a galantamina poderiam ser seguras e efetivas nesses pacientes.⁶⁵,⁶⁶ Além disso, o uso de rivastigmina para quadros demenciais na DP se encontra regulamentado,⁶⁷ indicando potenciais benefícios dos anticolinesterásicos nas α-sinonucleinopatias. Nesse sentido, o terceiro consenso da British Association for Psychopharmacology para o tratamento de demência recomendou o uso tanto da rivastigmina quanto da galantamina para a demência na DP e para a DCL.⁵⁵ Outrossim, embora a utilização da galantamina tenha mostrado benefícios sobre a cognição de indivíduos com DA associada à DCV, consensos de especialistas sugeriram que todos os três inibidores da colinesterase poderiam trazer melhorias discretas nesses casos.⁵⁵,⁶⁸ Por fim, destaca-se que o uso dessa classe de medicamentos não é indicado em pacientes com degeneração lobar frontotemporal.⁵⁵ Da mesma forma, a

TABELA 45.3
CARACTERÍSTICAS DOS INIBIDORES DA COLINESTERASE

Medicamentos	Formas farmacêuticas	Indicações	Farmacocinética	Farmacodinâmica
Donepezila	Comprimidos revestidos de 5 e 10 mg	DA leve, moderada e grave	*Absorção:* níveis plasmáticos máximos após 3-4 h da tomada *Distribuição:* taxa de ligação a proteínas plasmática de 95% *Metabolismo:* CYP450 2DC e 3A4, seguido de glucuronidação *Eliminação:* 79% renal; 21% biliar. Meia-vida de eliminação: 70-80 h	Inibição reversível, não competitiva e seletiva da acetilcolinesterase
Rivastigmina	• Cápsulas gelatinosas de 1,5; 3; 4,5 e 6 mg • Solução oral de 2 mg/mL • Adesivo transdérmicos de 5, 10 e 15 cm²	• DA leve a moderada • Demência na DP leve a moderada	*Absorção:* níveis plasmáticos máximos após 1 h da tomada (uso oral) e 10-16 h (uso transdérmico) *Distribuição:* taxa de ligação a proteínas plasmática de 40% *Metabolismo:* colinesterase *Eliminação:* renal. Meia-vida de eliminação: 1,5 h	Inibição reversível e seletiva da acetilcolinesterase e butirilcolinesterase
Galantamina	Cápsulas de liberação prolongada de 8, 16 e 24 mg	• DA leve a moderada • DA leve a moderada com DCV associada	*Absorção:* níveis plasmáticos máximos após 1,2 h da tomada *Distribuição:* taxa de ligação a proteínas plasmática de 17,7% *Metabolismo:* CYP450 2DC e 3A4, seguido de glucuronidação *Eliminação:* 90-97% renal; 2-6,7% biliar. Meia-vida de eliminação: 7-8 h	• Inibição reversível e seletiva da acetilcolinesterase • Agonista não competitivo de receptores nicotínicos

DA: doença de Alzheimer; DP: doença de Parkinson; DCV: doença cerebrovascular.
Fonte: Agência Nacional de Vigilância Sanitária.[56]

utilização de inibidores da colinesterase em indivíduos com CCL não é recomendada, visto que ensaios clínicos não demonstraram benefícios em relação ao placebo na melhoria de sintomas cognitivos.[69] Além disso, embora efeitos modestos tenham sido evidenciados nesses casos quanto à velocidade de progressão para a demência, o risco de efeitos adversos foi considerado mais expressivo do que os benefícios nas amostras avaliadas.[69]

MEMANTINA

A memantina é um antagonista não competitivo de receptores n-metil-D-aspartato (NMDA), sendo indicada para o tratamento da DA moderada a grave. Os receptores NMDA constituem canais catiônicos regulados por glutamato. Na DA, a atividade aumentada dessas proteínas levaria ao influxo excessivo de Ca^{+2} nos neurônios, o que induziria a disfunção mitocondrial e a formação de espécies reativas do oxigênio, com consequente disfunção sináptica e morte neuronal por apoptose.[70]

De acordo com ensaios clínicos randomizados, a utilização da memantina em monoterapia na DA moderada a grave, mas não em casos leves, proporcionaria benefícios discretos sobre sintomas cognitivos e na funcionalidade.[71] Com relação às demais etiologias de declínio cognitivo, o uso da memantina não se diferenciou do placebo no manejo da cognição na degeneração lobar frontotemporal e na demência vascular em estudos.[55] Nos casos de demência na DP, na DCL e no complexo demência-aids, embora haja resultados positivos sobre os sintomas cognitivos em ensaios clínicos, consideram-se as evidências pouco conclusivas.[55,71]

O uso concomitante de inibidores da colinesterase e memantina tem sido recomendado por consensos de especialistas no manejo de DA moderada a grave, considerando achados de ganhos adicionais sobre a cognição dos pacientes com a coadministração dos agentes.[55,72] Conforme essas diretrizes, uma vez que o indivíduo progrida para o estágio moderado a grave da condição, indica-se a introdução da memantina, mantendo-se o uso do inibidor da colinesterase.[72]

Quanto à farmacocinética da droga, a concentração plasmática máxima ocorre após 3 a 8 horas de ingestão do comprimido. Liga-se às proteínas plasmáticas na taxa de 45%. Não sofre metabolismo pelo CYP450, sendo que até 80% do medicamento ingerido é excretado inalterado pela urina. A meia-vida de eliminação é de 60 a 100 horas. Os efeitos adversos mais comuns são tonturas e cefaleia.[71] Em sujeitos com insuficiência renal moderada ou grave, recomenda-se redução em 50% da dosagem.

Não há necessidade de ajuste de dose em casos de insuficiência hepática.[56]

OUTROS AGENTES

Souvenaid® ▶ Este composto nutricional, produzido pela empresa Danone Ltda., foi registrado na Agência Nacional de Vigilância Sanitária (Anvisa) como um "alimento para suplementação de nutrição enteral ou oral". Consiste em uma combinação de macro e micronutrientes: uridina monofosfato, ácido docosa-hexaenoico (DHA), ácido eicosapentaenoico (EPA), colina, fosfolipídeos, ácido fólico, selênio e vitaminas B12, B6, C e E.[73]

Dois ensaios clínicos multicêntricos foram conduzidos pelo fabricante do produto. No primeiro, participantes com DA leve que receberam o suplemento alimentar por 12 semanas apresentaram melhora significativa na etapa de evocação tardia de tarefas que mediram memória episódica verbal.[74] O segundo estudo visou à avaliação dos efeitos do composto nutricional sobre o desempenho cognitivo de indivíduos com DA leve por 24 semanas. Aqueles que receberam o produto em análise apresentaram melhorias significativas em memória, mas não em medidas de cognição global.[75] Em ambos os estudos, o tamanho de efeito da intervenção foi considerado fraco.[76] Apesar desses resultados positivos, a presença de importantes limitações metodológicas nesses ensaios clínicos levou a Comissão Nacional de Incorporação de Tecnologias (Conitec) a não recomendar a inclusão do Souvenaid® para o tratamento da DA leve na rede pública de saúde.[73]

Um terceiro ensaio clínico multicêntrico foi realizado, incluindo pacientes com DA leve a moderada. Após 24 semanas de estudo, não houve diferenças significativas entre os grupos de intervenção e placebo com relação a cognição, funcionalidade ou impressão clínica global.[77] Diante dos resultados disponíveis na literatura, consensos de especialistas emitiram recomendações contrárias ao emprego desse composto nutricional para o tratamento de alterações cognitivas ou para a prevenção de declínio cognitivo futuro.[55,78-80]

Anti-inflamatórios não esteroidais ▶ Dados clínicos e pré-clínicos concordaram que indivíduos com DA apresentariam elevação da atividade inflamatória cerebral em comparação com idosos saudáveis.[81,82] No entanto, evidências de estudos prospectivos sobre os efeitos dos anti-inflamatórios não esteroidais na prevenção de demência se mostraram inconclusivas.[83] Da mesma forma, a hipótese de que a dor poderia contribuir para o surgimento e a manutenção de agitação em pacientes com demência grave não foi corroborada em um ensaio clínico que não detectou alterações comportamentais significativas com o uso de paracetamol em relação ao grupo-placebo.[84] Dessa forma, o emprego dessa classe de medicações visando à prevenção de déficits cognitivos e ao manejo de agitação não foi recomendado por um consenso de especialistas.[85]

PERSPECTIVAS FUTURAS

Oligomanato de sódio ▶ Em novembro de 2019, o oligomanato de sódio, um oligossacarídeo derivado de algas marinhas castanhas, foi aprovado para o tratamento de pacientes com DA leve a moderada por agência regulatória chinesa.[86] Essa substância – a primeira a receber tal validação por um órgão sanitário oficial desde 2003 – atuaria sobre múltiplos alvos do peptídeo β-amiloide, impedindo a sua agregação em oligômeros e placas, e dissolvendo agregados já formados.[45,87] Em modelos animais, mostrou efeito protetor da integridade sináptica e promotor de melhora cognitiva.[88] Nesses experimentos, observou-se também a correção da disbiose da microbiota intestinal nos sujeitos tratados.[89]

Como demonstrou um ensaio clínico randomizado, multicêntrico, de fase 3, a utilização do oligomanato de sódio se associou a significativas melhoras cognitivas em indivíduos com DA leve a moderada, em comparação com o grupo-placebo. A proporção de efeitos adversos, por sua vez, não se diferenciou entre os grupos, sugerindo boa tolerabilidade da substância.[90]

Em abril de 2020, a Food and Drug Administration (FDA) aprovou a realização, nos Estados Unidos, de um estudo de fase 3 para a investigação da efetividade da medicação em pacientes com DA leve a moderada. Tal ensaio clínico, patrocinado pela Shanghai Greenvalley Pharmaceutical Co. Ltda., encontra-se em fase de recrutamento de participantes naquele país.[91]

Imunoterapia antiamiloide ▶ Resultados de um ensaio clínico de fase 1B sugeriram que a infusão venosa mensal de aducanumabe, ao longo de um ano, levaria à redução dos níveis de β-amiloide em indivíduos com DA prodrômica ou leve.[92] O uso desse anticorpo monoclonal, que se liga seletivamente às fibrilas de β-amiloide, possibilitou também o alentecimento da progressão dos déficits cognitivos nesse estudo.[92] Edema cerebral vasogênico, com resolução em 4 a 12 semanas, foi o mais importante efeito adverso encontrado.[92] Entretanto, dois ensaios clínicos de fase 3 que investigavam os efeitos do aducanumabe sobre a cognição e a progressão da DA foram interrompidos, no ano de 2019, depois de análises interinas concluírem que os desfechos esperados não seriam atingidos.[93] Recentemente, dados de participantes que utilizaram o fármaco por longos períodos e em altas doses foram reanalisados, verificando-se que apresentaram redução nos níveis de tau-fosforilada no LCS e à cintilografia.[93] Em 7 de junho de 2021, a FDA aprovou o uso dessa droga para o tratamento da DA,[94] despertando críticas de especialistas que ressaltaram os resultados conflitantes quanto à efetividade da substância em ensaios clínicos.[95]

O lecanemabe (BAN2401) é um anticorpo monoclonal dirigido contra as protofibrilas de β-amiloide. O ensaio clínico de fase 2 demonstrou efeitos benéficos sobre a cognição e redutores de biomarcadores de tau e neurodegeneração em indivíduos com DA leve.[45,93]

Após a interrupção de um ensaio clínico por falha em atingir os efeitos esperados, um novo estudo de fase 3 foi iniciado, utilizando-se altas doses de gantenerumabe em participantes com DA prodrômica e leve.[45,93] Esse anticorpo se liga a um epítopo das fibrilas de β-amiloide, promovendo, segundo análises iniciais, redução nos níveis de biomarcadores de tau e neurodegeneração.[93]

Por fim, em janeiro de 2021, a farmacêutica Eli Lilly divulgou resultados interinos de um ensaio clínico de fase 2, utilizando o anticorpo monoclonal donanemabe em uma amostra com DA em estágio leve.[96] O uso desse agente por 76 semanas reduziu em 32% a velocidade de progressão dos déficits cognitivos e funcionais em comparação com o placebo.[96] Além disso, nos indivíduos tratados, observou-se diminuição nos níveis cerebrais de Aβ, conforme demonstrado por exames de PiB-PET.[96] O principal efeito adverso encontrado foi edema cerebral (27%), com 6% de incidência de casos sintomáticos.[96]

TRATAMENTO NÃO FARMACOLÓGICO

■ REABILITAÇÃO COGNITIVA

A reabilitação cognitiva fundamenta-se nas noções de plasticidade cerebral e reserva cognitiva. O sistema nervoso é extremamente plástico, mesmo em idades avançadas, assim, parte das perdas funcionais pode ser revertida por meio de estratégias de estimulação sensorial, cognitiva e motora que atuariam na construção da reserva cognitiva e induziriam a plasticidade existente no sistema nervoso. Esse tipo de intervenção tem como objetivo melhorar as funções cognitivas nas atividades de vida diária, compensar os déficits de memória, treinar as habilidades residuais e reduzir o isolamento social, melhorando os déficits cognitivos e funcionais dos pacientes, ampliando a sua capacidade de independência, reduzindo sintomas depressivos e promovendo espaços de integração social. Devem também ser propostas formas de intervenção junto aos familiares e cuidadores, auxiliando-os a lidar com os problemas emocionais e fornecendo-lhes subsídios para ajudar o paciente a lidar com suas dificuldades.[34,35]

De forma ampla, a reabilitação cognitiva é um processo ativo que visa capacitar as pessoas com déficits cognitivos causados por lesões adquiridas ou devido a transtornos do desenvolvimento, ou seja, neuropsiquiátricos, de forma a alcançarem o funcionamento social, físico e psíquico satisfatório.

A reabilitação cognitiva consiste no conjunto de processos terapêuticos utilizados para a estimulação sensorial aplicado a pacientes que apresentam algum comprometimento das funções cognitivas devido a um dano cerebral. As principais funções cognitivas incluem a percepção, a atenção, a memória, o raciocínio e a linguagem.

Para realizar a proposta de reabilitação cognitiva é necessário ter em conta a realidade do indivíduo, o contexto sócio-emocional-econômico em que se encontra, a natureza da lesão, o estilo de vida pré-mórbido e o tipo de déficit que apresenta no momento.

Entre as várias propostas de reabilitação cognitiva, encontram-se diferentes opções que permitem o seu direcionamento: restaurar a função perdida; estimular a reorganização anatômica; auxiliar o paciente a usar suas habilidades residuais de modo mais eficiente; ajudar o paciente a encontrar meios alternativos para a sua adaptação funcional; modificar o ambiente para contornar os problemas; ou usar uma combinação dessas abordagens. Dessa forma, o paciente, a família e o profissional devem trabalhar em equipe a fim de encontrar a melhor proposta para a demanda.[34,35]

Pode-se afirmar que as investigações empíricas complementares são imprescindíveis para compreender melhor a transição entre o envelhecimento cognitivo normal e o patológico, sendo ainda necessário realizar mais pesquisas sobre o assunto (no Brasil, ainda há poucos trabalhos específicos com dados normativos adaptados à população local). A reabilitação cognitiva tem mostrado resultados positivos, contribuindo para um equilíbrio biopsicossocial do indivíduo, proporcionando-lhe maior autonomia e qualidade de vida, mas deve ser sempre adaptada à realidade de cada pessoa, tendo em conta as suas habilidades e as suas dificuldades.[34,35]

PSICOEDUCAÇÃO

Treinamento específico para atender pacientes com sintomas neuropsiquiátricos é necessário, uma vez que enfermeiros que trabalham nesse setor comumente não receberam capacitações específicas e muitas vezes estão continuamente expostos aos SPCDs. Como o ambiente em si é mais exigente, o profissional deve ser preparado para minimizar as chances de exaustão e frustração. A organização pode se dar de diversas maneiras, como cursos, palestras ministradas por profissionais especializados e grupos nos quais possam debater sobre seus principais estressores cotidianos, aprendendo a lidar melhor com eles. Também é muito importante que o diálogo entre cuidadores, médicos, enfermeiros e outros profissionais responsáveis pela assistência ao paciente seja incentivado, haja vista que mudanças e reavaliações das condutas de cada profissional podem melhorar a relação entre cuidador e paciente, diminuindo a morbimortalidade. O profissional deve, na abordagem aos SPCDs, tentar, antes de intervenções medicamentosas, realizar abordagens comportamentais e alterar o ambiente que rodeia o paciente, visando a uma comunicação mais clara e direta e a uma redução de estímulos que podem ser interpretados como estressantes pelo indivíduo com DA.[34,35]

ATIVIDADE FÍSICA

Evidências a partir de estudos animais apontam os benefícios da atividade física na angiogênese, na sinaptogênese e na neurogênese cerebrais. Estudos populacionais têm confirmado tais achados ao demonstrar um papel favorável da atividade física na menor taxa de conversão para demência e na evolução mais benéfica.[9] Os benefícios parecem, inclusive, mais robustos para DA do que para DV.[9]

DIETA E SUPLEMENTAÇÃO

A maior ingesta de alimentos ricos em ácidos poli-insaturados e ômega-3, fibras, cereais e o consumo moderado de leite e seus derivados, carnes e ácidos graxos saturados têm sido associados à redução na conversão para o CCL e a DA. O consumo moderado de álcool, em cerca de um ou dois drinques (< 30 g/d), e o controle do peso adequado também tiveram efeito protetor no desenvolvimento de DA. Os mecanismos subjacentes a esse efeito seriam a redução do LDL, o aumento do HDL, a redução da resistência insulínica e da pressão arterial, a redução da agregação plaquetária e dos níveis séricos de fibrinogênio e homocisteína sérica e marcadores inflamatórios. O consumo aumentado de álcool, por sua vez, teria associação aumentada com risco de acidente vascular cerebral (AVC) isquêmico ou hemorrágico.

Outros pontos suscetíveis de divergência dizem respeito ao papel das estatinas na prevenção da demência, porém uma revisão recente da Cochrane não encontrou evidências significativas de benefício dessa classe de medicamento no tratamento da DA.[97] Igualmente, a utilização de probióticos das cepas de *Lactobacillus* e *Bifidobacterium* não se mostrou benéfica sobre desfechos cognitivos em indivíduos com DA.[98]

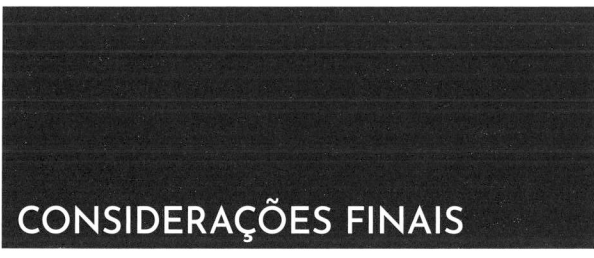

CONSIDERAÇÕES FINAIS

A DA se caracteriza por um conjunto de alterações cognitivas e comportamentais com prejuízo progressivo sobre o funcionamento e a independência do indivíduo. Representa a forma mais comum de demência e tem grande variação quanto à apresentação clínica e à evolução dos sintomas. Embora sua fisiopatologia não seja totalmente compreendida, parece englobar um conjunto de alterações (inflamatórias, genéticas, degenerativas, vasculares) fortemente associadas ao envelhecimento. Em virtude do crescimento mundial em larga escala da população acima de 60 anos, a DA representa um enorme desafio de saúde pública. No Brasil, há a necessidade de formulação de políticas públicas direcionadas à população idosa, sobretudo a implantação de um plano nacional de saúde que contemple as necessidades assistenciais desse grupo de risco. Esses esforços envolvem também medidas de incentivo a hábitos saudáveis de vida (alimentação, atividade física, consumo moderado de álcool) e educação para o reconhecimento de sintomas precoces da doença. Profissionais capacitados para o atendimento de pessoas com suspeita de demência (psiquiatras, neurologistas, geriatras, neuropsicólogos, enfermeiros, terapeutas ocupacionais, entre outros) devem estar atentos à qualidade de vida não só do paciente, mas do familiar ou cuidador responsável. Infelizmente, ainda não há tratamento efetivo para essa condição, mas um grande número de pesquisas em andamento oferece uma esperança de intervenções mais efetivas direcionadas ao controle e à interrupção dos processos patológicos característicos da doença.

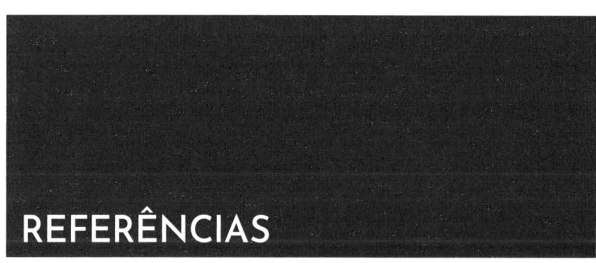

REFERÊNCIAS

1. United Nations. World population prospects 2019: highlights [Internet]. New York: United Nations; 2019 [capturado em 10 jul. 2021]. Disponível em: https://population.un.org/wpp/Publications/Files/WPP2019_Highlights.pdf.

2. Prince M, Wimo A, Guerchet M, Ali GC, Wu YT, Prina M, et al. World Alzheimer report 2015: the global impact of dementia: an analysis of prevalence, incidence, cost and trends [Internet]. Chicago: Alzheimer's Disease International; 2015 [capturado em 10 jul. 2021]. Disponível em: https://www.alzint.org/u/worldalzheimerreport2015summary.pdf.

3. Alzheimer A. Über eine eigenartige Erkrankung der Hirnrinde. Allgemeine Zeitschrift fur Psychiatrie und Psychisch-gerichtliche Medizin. 1907;64:146-8.

4. Caixeta L, Costa JNL, Vilela ACM, Nóbrega Md. The development of the dementia concept in 19th century. Arq Neuropsiquiatr. 2014;72(7):564-7.

5. Petretto DR, Carrogu GP, Gaviano L, Pili L, Pili R. Dementia and major neurocognitive disorders: some lessons learned one century after the first Alois Alzheimer's clinical notes. Geriatrics. 2021;6(1):5.

6. Kua EH, Ho E, Tan HH, Tsoi C, Thng C, Mahendran R. The natural history of dementia. Psychogeriatrics. 2014;14(3):196-201.

7. Vieira RT, Caixeta L, Machado S, Silva AC, Nardi AE, Arias-Carrión O, et al. Epidemiology of early onset dementia: a review of the literature. Clin Pract Epidemiol Ment Health. 2013;9:88-95.

8. Prince M, Jackson J, editor. World Alzheimer report 2009 [Internet]. Chicago: Alzheimer's Disease International; 2009 [capturado em 10 jul. 2021]. Disponível em: https://www.alz.org/national/documents/report_full_2009worldalzheimerreport.pdf.

9. Caixeta L. Demências do tipo não Alzheimer: demências focais frontotemporais. Porto Alegre: Artmed; 2010.

10. Cummings J, Pillai J. Neurodegenerative diseases: unifying principles. Oxford: Oxford University; 2016.

11. Iqbal K, Liu F, Gong CX, Grundke-Iqbal I. Tau in alzheimer disease and related tauopathies. Curr Alzheimer Res. 2010;7(8):656-64.

12. American Psychiatric Association. Diagnostic and statistical manual of mental disorders: DSM-5. Washington: APA; 2013.

13. American Psychiatric Association. Diagnostic and statistical manual of mental disorders: DSM-IV-TR. Washington: APA; 2000.

14. Devineni B, Onyike CU. Young-onset dementia epidemiology applied to neuropsychiatry practice. Psychiatr Clin North Am. 2015;38(2):233-48.

15. Alves GS, Carvalho AF, Carvalho LA, Sudo FK, Siqueira-Neto JI, Oertel-Knochel V, et al. Neuroimaging findings related to behavioral disturbances in alzheimer´s disease: a systematic review. Curr Alzheimer Res. 2017;14(1):61-75.

16. Alves GS, Carvalho LA, Sudo FK, Briand L, Laks J, Engelhardt E. A panel of clinical and neuropathological features of cerebrovascular disease through the novel neuroimaging methods. Dement Neuropsychol. 2017;11(4):343-55.

17. Sudo FK, Amado P, Alves GS, Laks J, Engelhardt E. A continuum of executive function deficits in early subcortical vascular cognitive impairment: a systematic review and meta-analysis. Dement Neuropsychol. 2017;11(4):371-80.

18. Sudo FK, Alves GS, Tiel C, Ericeira-Valente L, Moreira DM, Laks J, et al. Neuroimaging criteria and cognitive performance in vascular mild cognitive impairment: a systematic review. Dement Neuropsychol. 2015;9(4):394-404.

19. Engelhardt E, Tocquer C, André C, Moreira DM, Okamoto IH, Cavalcanti JLS. Vascular dementia: diagnostic criteria and supplementary exams: recommendations of the scientific department of cognitive neurology and aging of the Brazilian Academy of Neurology. Part I. Dement Neuropsychol. 2011;5(4):251-63.

20. McKeith IG, Boeve BF, Dickson DW, Halliday G, Taylor JP, Weintraub D, et al. Diagnosis and management of dementia with lewy bodies: fourth consensus report of the DLB consortium. Neurology. 2017;89(1):88-100.

21. Aarsland D, Andersen K, Larsen JP, Lolk A, Kragh-Sørensen P. Prevalence and characteristics of dementia in Parkinson disease: an 8-year prospective study. Arch Neurol. 2003;60(3):387-92.

22. Antonini A, Stoessl AJ, Kleinman LS, Skalicky AM, Marshall TS, Sail KR, et al. Developing consensus among movement disorder specialists on clinical indicators for identification and management of advanced Parkinson's disease: a multi-country delphi-panel approach. Curr Med Res Opin. 2018;34(12):2063-73.

23. Montero-Odasso M, Pieruccini-Faria F, Ismail Z, Li K, Lim A, Phillips N, et al. CCCDTD5 recommendations on early non cognitive markers of dementia: A Canadian consensus. Alzheimers Dement. 2020;6(1):e12068.

24. van der Linde RM, Stephan BC, Savva GM, Dening T, Brayne C. Systematic reviews on behavioural and psychological symptoms in the older or demented population. Alzheimers Res Ther. 2012;4(4):28.

25. Trzepacz PT, Yu P, Bhamidipati PK, Willis B, Forrester T, Tabas L, et al. Frontolimbic atrophy is associated with agitation and aggression in mild cognitive impairment and Alzheimer's disease. Alzheimers Dement. 2013;9(5 Suppl):S95-104.e1.

26. Stella F, Forlenza OV, Laks J, Andrade LP, Avendaño MAL, Sé EVG, et al. The brazilian version of the neuropsychiatric inventory-clinician rating scale (NPI-C): reliability and validity in dementia. Internat Psychogeriatr. 2013;25(9):1503-11.

27. World Health Organization. Risk reduction of cognitive decline and dementia [Internet]. Geneva: WHO; 2019 [capturado em 8 jul. 2021]. Disponível em: https://www.who.int/publications/i/item/risk-reduction-of-cognitive-decline-and-dementia.

28. Assis LO, Assis MG, Paula JJ, Malloy-Diniz L. O questionário de atividades funcionais de Pfeffer: revisão integrativa da literatura brasileira. Estud Interdiscip Envelhec. 2015;20(1):297-324.

29. Dubois B, Feldman HH, Jacova C, DeKosky ST, Barberger-Gateau P, Cummings J, et al. Research criteria for the diagnosis of alzheimer's disease: revising the NINCDS–ADRDA criteria. Lancet Neurol. 2007;6(8):734-46.

30. McKhann GM, Knopman DS, Chertkow H, Hyman BT, Jack CR, Kawas CH, et al. The diagnosis of dementia due to alzheimer's disease: recommendations from the National Institute on Aging-Alzheimer's Association workgroups on diagnostic guidelines for Alzheimer's disease. Alzheimers Dement. 2011;7(3):263-9.

31. Sperling RA, Aisen PS, Beckett LA, Bennett DA, Craft S, Fagan AM, et al. Toward defining the preclinical stages of alzheimer's disease: recommendations from the National Institute on Aging-Alzheimer's Association workgroups on diagnostic guidelines for alzheimer's disease. Alzheimers Dement. 2011;7(3):280-92.

32. Jack CR, Bennett DA, Blennow K, Carrillo MC, Dunn B, Haeberlein SB, et al. NIA-AA research framework: toward a biological definition of alzheimer's disease. Alzheimers Dement. 2018;14(4):535-62.

33. Amato-Filho ACS, Balthazar MLF. Neuroimagem nas Demências: como ela pode nos ajudar? In: Frota NAF, Siqueira Neto JI, Balthazar MLF, Nitrini R. Neurologia cognitiva e do envelhecimento: do conhecimento básico à abordagem clínica. São Paulo: Omnifarma; 2016. v.1.

34. Caixeta L, Ferreira SB. Manual de neuropsicologia: dos princípios à reabilitação. São Paulo: Atheneu; 2012.

35. Caixeta L, organizador. Doença de Alzheimer. Porto Alegre: Artmed; 2012.

36. Sudo FK, Alves GS, Ericeira-Valente L, Alves CE, Tiel C, Moreira DM, et al. Executive testing predicts functional loss in subjects with white matter lesions. Neurocase. 2015;21(6):679-87.

37. Araujo NB, Barca ML, Engedal K, Coutinho ESF, Deslandes AC, Laks J. Verbal fluency in alzheimer's disease, parkinson's disease, and major depression. Clinics. 2011;66(4):623-7.

38. Chaves MLF, Camozzato AL, Godinho C, Kochhann R, Schuh A, Almeida VL, et al. Validity of the clinical dementia rating scale for the detection and staging of dementia in Brazilian patients. Alzheimer Dis Assoc Disord. 2007;21(3):210-7.

39. Campanholo KR, Romão MA, Machado MAR, Serrao VT, Coutinho DGC, Benute GRG, et al. Performance of an adult Brazilian

sample on the trail making test and stroop test. Dement Neuropsychol. 2014;8(1):26-31.

40. Paula JJ, Malloy-Diniz L. Teste de aprendizagem auditivo-verbal de Rey (RAVLT): livro de instruções. São Paulo: Vetor; 2018.

41. Zimmermann N, Cardoso CO, Trentini CM, Grassi-Oliveira R, Fonseca RP. Brazilian preliminary norms and investigation of age and education effects on the modified wisconsin card sorting test, stroop color and word test and digit span test in adults. Dement Neuropsychol. 2015;9(2):120-7.

42. Foss MP, Carvalho VA, Machado TH, Reis GC, Tumas V, Caramelli P, et al. Mattis dementia rating scale (DRS): normative data for the Brazilian middle-age and elderly populations. Dement Neuropsychol. 2013;7(4):374-9.

43. Ascef BDO, Haddad JPA, Álvares J, Guerra Junior AA, Costa EA, Acurcio FA, et al. Health-related quality of life of patients of Brazilian primary health care. Rev Saúde Pública. 2017;51(suppl. 2):1-12.

44. Cummings JL. Defining and labeling disease-modifying treatments for alzheimer's disease. Alzheimers Dement. 2009;5(5):406-18.

45. Cummings J, Lee G, Ritter A, Sabbagh M, Zhong K. Alzheimer's disease drug development pipeline: 2020. Alzheimers Dement. 2020;6(1):e12050.

46. Campos C, Rocha NB, Vieira RT, Rocha SA, Telles-Correia D, Paes F, et al. Treatment of cognitive deficits in Alzheimer's disease: a psychopharmacological review. Psychiatr Danub. 2016;28(1):2-12.

47. Maurer SV, Williams CL. The cholinergic system modulates memory and hippocampal plasticity via its interactions with non-neuronal cells. Front Immunol. 2017;8:1489.

48. Mesulam MM. Cholinergic circuitry of the human nucleus basalis and its fate in alzheimer's disease. J Comp Neurol. 2013;521(18):4124-44.

49. Haam J, Yakel JL. Cholinergic modulation of the hippocampal region and memory function. J Neurochem. 2017;142(Suppl 2):111-21.

50. Sassin I, Schultz C, Thal DR, Rüb U, Arai K, Braak E, et al. Evolution of alzheimer's disease-related cytoskeletal changes in the basal nucleus of meynert. Acta Neuropathol. 2000;100(3):259-69.

51. Chen XQ, Mobley WC. Exploring the pathogenesis of alzheimer disease in basal forebrain cholinergic neurons: converging insights from alternative hypotheses. Front Neurosci. 2019;13:446.

52. Hampel H, Mesulam MM, Cuello AC, Farlow MR, Giacobini E, Grossberg GT, et al. The cholinergic system in the pathophysiology and treatment of Alzheimer's disease. Brain. 2018;141(7):1917-33.

53. Summers WK, Majovski LV, Marsh GM, Tachiki K, Kling A. Oral tetrahydroaminoacridine in long-term treatment of senile dementia, alzheimer type. N Engl J Med. 1986;315(20):1241-5.

54. Brasil. Ministério da Saúde. Portaria conjunta nº 13, de 28 de novembro de 2017. Aprova o Protocolo Clínico e Diretrizes Terapêuticas da Doença de Alzheimer. Brasília: MS; 2017.

55. O'Brien JT, Holmes C, Jones M, Jones R, Livingston G, McKeith I, et al. Clinical practice with anti-dementia drugs: a revised (third) consensus statement from the British Association for Psychopharmacology. J Psychopharmacol. 2017;31(2):147-68.

56. Agência Nacional de Vigilância Sanitária. Bulário eletrônico [Internet]. Brasília: ANVISA; 2020 [capturado em 19 jun. 2021]. Disponível em: https://www.gov.br/anvisa/pt-br/sistemas/bulario-eletronico.

57. Birks JS, Evans JG. Rivastigmine for alzheimer's disease. Cochrane Database Syst Rev. 2015;(4):CD001191.

58. Birks JS, Harvey RJ. Donepezil for dementia due to alzheimer's disease. Cochrane Database Syst Rev. 2018;6(6):CD001190.

59. Jiang D, Yang X, Li M, Wang Y, Wang Y. Efficacy and safety of galantamine treatment for patients with alzheimer's disease: a meta-analysis of randomized controlled trials. J Neural Transm. 2015;122(8):1157-166.

60. Kobayashi H, Ohnishi T, Nakagawa R, Yoshizawa K. The comparative efficacy and safety of cholinesterase inhibitors in patients with mild-to-moderate alzheimer's disease: a bayesian network meta-analysis. Int J Geriatr Psychiatry. 2016;31(8):892-904.

61. Haake A, Nguyen K, Friedman L, Chakkamparambil B, Grossberg GT. An update on the utility and safety of cholinesterase inhibitors for the treatment of Alzheimer's disease. Expert Opin Drug Saf. 2020;19(2):147-57.

62. Fisher A, Carney G, Bassett K, Dormuth CR. Tolerability of cholinesterase inhibitors: a population-based study of persistence, adherence, and switching. Drugs Aging. 2017;34(3):221-31.

63. National Institute of Health and Care Excellence. Dementia: assessment, management and support for people living with dementia and their carers [Internet]. London: NICE; 2018 [capturado em 10 jul. 2021]. Disponível em: https://www.nice.org.uk/guidance/ng97/chapter/Recommendations#pharmacological-interventions-for-dementia.

64. Adlimoghaddam A, Neuendorff M, Roy B, Albensi BC. A review of clinical treatment considerations of donepezil in severe Alzheimer's disease. CNS Neurosci Ther. 2018;24(10):876-88.

65. Burns A, Bernabei R, Bullock R, Jentoft AJC, Frölich L, Hock C, et al. Safety and efficacy of galantamine (Reminyl) in severe alzheimer's disease (the SERAD study): a randomised, placebo-controlled, double-blind trial. Lancet Neurol. 2009;8(1):39-47.

66. Farlow MR, Grossberg GT, Sadowsky CH, Meng X, Somogyi M. A 24-week, randomized, controlled trial of rivastigmine patch 13.3 mg/24 h versus 4.6 mg/24 h in severe alzheimer's dementia. CNS Neurosci Ther. 2013;19(10):745-52.

67. Emre M, Aarsland D, Albanese A, Byrne EJ, Deuschl G, De Deyn PP, et al. Rivastigmine for dementia associated with parkinson's disease. N Engl J Med. 2004;351(24):2509-18.

68. Smith EE, Barber P, Field TS, Ganesh A, Hachinski V, Hogan DB, et al. Canadian Consensus Conference on Diagnosis and Treatment of Dementia (CCCDTD)5: guidelines for management of vascular cognitive impairment. Alzheimers Dement. 2020;6(1):e12056.

69. Matsunaga S, Fujishiro H, Takechi H. Efficacy and safety of cholinesterase inhibitors for mild cognitive impairment: a systematic review and meta-analysis. J Alzheimers Dis. 2019;71(2):513-23.

70. Folch J, Busquets O, Ettcheto M, Sánchez-López E, Castro-Torres RD, Verdaguer E, et al. Memantine for the treatment of dementia: a review on its current and future applications. J Alzheimers Dis. 2018;62(3):1223-40.

71. R, Westby MJ, Roberts E, Minakaran N, Schneider L, Farrimond LE, et al. Memantine for dementia. Cochrane Database Syst Rev. 2019;3(3):CD003154.

72. Schmidt R, Hofer E, Bouwman FH, Buerger K, Cordonnier C, Fladby T, et al. EFNS-ENS/EAN guideline on concomitant use of cholinesterase inhibitors and memantine in moderate to severe alzheimer's disease. Eur J Neurol. 2015;22(6):889-98.

73. Brasil. Ministério da Saúde. Souvenaid® para melhora de memória em pacientes com doença de alzheimer na fase leve [Internet]. Brasília: MS; 2014 [capturado em 10 jul. 2021]. Disponível em: http://portalarquivos.saude.gov.br/images/pdf/2014/fevereiro/26/Relat--rio-Souvenaid-CP.pdf.

74. Scheltens P, Kamphuis PJGH, Verhey FRJ, Olde Rikkert MGM, Wurtman RJ, Wilkinson D, et al. Efficacy of a medical food in mild alzheimer's disease: a randomized, controlled trial. Alzheimers Dement. 2010;6(1):1-10.e1.

75. Scheltens P, Twisk JWR, Blesa R, Scarpini E, von Arnim CAF, Bongers A, et al. Efficacy of Souvenaid in mild alzheimer's disease: results from a randomized, controlled trial. J Alzheimers Dis. 2012;31(1):225-36.

76. Cummings J, Scheltens P, McKeith I, Blesa R, Harrison JE, Bertolucci PHF, et al. Effect size analyses of souvenaid in patients with alzheimer's disease. J Alzheimers Dis. 2017;55(3):1131-9.

77. Shah RC, Kamphuis PJ, Leurgans S, Swinkels SH, Sadowsky CH, Bongers A, et al. The S-Connect study: results from a randomized, controlled trial of souvenaid in mild-to-moderate alzheimer's disease. Alzheimers Res Ther. 2013;5(6):59.

78. Morley JE, Morris JC, Berg-Weger M, Borson S, Carpenter BD, Del Campo N, et al. Brain health: the importance of recognizing cognitive impairment: an IAGG consensus conference. J Am Med Dir Assoc. 2015;16(9):731-9.

79. National Health and Medical Research Council. Clinical practice guidelines and principles of care for people with dementia [Internet]. Sydney: NHMRC; 2016 [capturado em 10 jul. 2021]. Disponível em: https://cdpc.sydney.edu.au/wp-content/uploads/2019/06/CDPC-Dementia-Guidelines_WEB.pdf.

80. Volkert D, Chourdakis M, Faxen-Irving G, Frühwald T, Landi F, Suominen MH, et al. ESPEN guidelines on nutrition in dementia. Clin Nutr. 2015;34(6):1052-3.

81. Heneka MT, Carson MJ, Khoury JE, Landreth GE, Brosseron F, Feinstein DL, et al. Neuroinflammation in alzheimer's disease. Lancet Neurol. 2015;14(4):388-405.

82. Wang X, Zhu M, Hjorth E, Cortés-Toro V, Eyjolfsdottir H, Graff C, et al. Resolution of inflammation is altered in alzheimer's disease. Alzheimers Dement. 2015;11(1):40-50.e1-2.

83. Wongrakpanich S, Wongrakpanich A, Melhado K, Rangaswami J. A comprehensive review of non-steroidal anti-inflammatory drug use in the elderly. Aging Dis. 2018;9(1):143-50.

84. Chibnall JT, Tait RC, Harman B, Luebbert RA. Effect of acetaminophen on behavior, well-being, and psychotropic medication use in nursing home residents with moderate-to-severe dementia. J Am Geriatr Soc. 2005;53(11):1921-9.

85. Frederiksen KS, Cooper C, Frisoni GB, Frölich L, Georges J, Kramberger MG, et al. A European Academy of Neurology guideline on medical management issues in dementia. Eur J Neurol. 2020;27(10):1805-20.

86. Syed YY. Sodium oligomannate: first approval. Drugs. 2020;80(4):441-4.

87. Hu J, Geng M, Li J, Xin X, Wang J, Tang M, et al. Acidic oligosaccharide sugar chain, a marine-derived acidic oligosaccharide, inhibits the cytotoxicity and aggregation of amyloid beta protein. J Pharmacol Sci. 2004;95(2):248-55.

88. Fan Y, Hu J, Li J, Yang Z, Xin X, Wang J, et al. Effect of acidic oligosaccharide sugar chain on scopolamine-induced memory impairment in rats and its related mechanisms. Neurosci Lett. 2005;374(3):222-6.

89. Wang X, Sun G, Feng T, Zhang J, Huang X, Wang T, et al. Sodium oligomannate therapeutically remodels gut microbiota and suppresses gut bacterial amino acids-shaped neuroinflammation to inhibit Alzheimer's disease progression. Cell Res. 2019;29(10):787-803.

90. Xiao S, Chan P, Wang T, Hong Z, Wang S, Kuang W, et al. A 36-week multicenter, randomised, double-blind, placebo-controlled, parallel-group, phase 3 clinical trial of sodium oligomannate for mild-to-moderate alzheimer's dementia. Alzheimers Res Ther. 2021;13(1):62.

91. Shanghai Greenvalley Pharmaceutical Co. A study of sodium oligomannate (GV-971) in participants with mild to moderate alzheimer's disease (GREEN MEMORY) [Internet]. Shanghai: Shanghai Greenvalley Pharmaceutical Co; 2020 [capturado em 10 jul. 2021]. Disponível em: https://clinicaltrials.gov/ct2/show/NCT04520412?term=GV-971+OR+oligo-mannurarate&draw=2&rank=4.

92. Sevigny J, Chiao P, Bussière T, Weinreb PH, Williams L, Maier M, et al. The antibody aducanumab reduces Aβ plaques in alzheimer's disease. Nature. 2016;537(7618):50-6.

93. Tolar M, Abushakra S, Hey JA, Porsteinsson A, Sabbagh M. Aducanumab, gantenerumab, BAN2401, and ALZ-801-the first wave of amyloid-targeting drugs for alzheimer's disease with potential for near term approval. Alzheimers Res Ther. 2020;12(1):95.

94. Nisticò R, Borg JJ. Aducanumab for alzheimer's disease: a regulatory perspective. Pharmacol Res. 2021;171:105754.

95. Alexander GC, Karlawish J. The problem of aducanumab for the treatment of alzheimer disease. Ann Intern Med. 2021.

96. Lilly E. Lilly's donanemab slows clinical decline of alzheimer's disease in positive phase 2 trial [Internet]. Cision PR Newswire; 2021 [capturado em 9 jul. 2021]. Disponível em: https://www.

prnewswire.com/news-releases/lillys-donanemab-slows-clinical-decline-of-alzheimers-disease-in-positive-phase-2-trial-301204830.html.

97. McGuinness B, Craig D, Bullock R, Malouf R, Passmore P. Statins for the treatment of dementia. Cochrane Database Syst Rev. 2014;(7):CD007514.

98. Krüger JF, Hillesheim E, Pereira ACSN, Camargo CQ, Rabito EI. Probiotics for dementia: a systematic review and meta-analysis of randomized controlled trials. Nutr Rev. 2021;79(2):160-70.

LEITURAS RECOMENDADAS

Alves GS, O'Dwyer L, Jurcoane A, Oertel-Knöchel V, Knöchel C, Prvulovic D, et al. Different patterns of white matter degeneration using multiple diffusion indices and volumetric data in mild cognitive impairment and Alzheimer patients. PLoS One. 2012;7(12):e52859.

Alzheimer A, Stelzmann RA, Schnitzlein HN, Murtagh FR. An English translation of Alzheimer's 1907 paper, 'Uber Eine Eigenartige Erkankung Der Hirnrinde'. Clin Anat. 1995;8(6):429-31.

Angermeyer MC, Bull N, Bernert S, Dietrich S, Kopf A. Burnout of caregivers: a comparison between partners of psychiatric patients and nurses. Arch Psychiatr Nurs. 2006;20(4):158-65.

Buhr GT, White HK. Difficult behaviors in long-term care patients with dementia. J Am Med Dir Assoc. 2006;7(3):180-92.

Burlá C, Camarano AA, Kanso S, Fernandes D, Nunes R. Panorama prospectivo das demências no Brasil: um enfoque demográfico. Cien Saúde Coletiva. 2013;18(10):2949-56.

Caetano D. Prefácio à edição brasileira. In: Organização Mundial da Saúde. Classificação de transtornos mentais e de comportamento da CID-10: descrições clínicas e diretrizes diagnósticas. Porto Alegre: Artmed; 1993.

Caixeta L. Tratado de neuropsiquiatria: neurologia cognitiva e do comportamento e neuropsicologia. São Paulo: Atheneu; 2015.

Camargos EF, Souza AB, Nascimento AS, Morais-e-Silva AC, Quintas JL, Louzada LL, et al. Use of psychotropic medications by caregivers of elderly patients with dementia: is this a sign of caregiver burden? Arq Neuro-Psiquiatr. 2012;70(3):169-74.

Cassis SVA, Karnakis T, Moraes TA, Curiati JAE, Quadrante ACR, Magaldi RM. Correlação entre o estresse do cuidador e as características clínicas do paciente portador de demência. Rev Assoc Med Bras. 2007;53(6):497-501.

Engelhard E, Tocquer C, André C, Moreira DM, Okamoto IH, Cavalcanti JLS. Demência vascular: critérios diagnósticos e exames complementares. Dement Neuropsychol. 2011;5(1):49-77.

Galvin JE, Lee VM, Trojanowski JQ. Synucleinopathies: clinical and pathological implications. Arch Neurol. 2001;58(2):186-90.

Henderson AS, Jorm AF, Mackinnon A, Christensen H, Scott LR, Korten AE, et al. The prevalence of depressive disorders and the distribution of depressive symptoms in later life: a survey using Draft ICD-10 and DSM-III-R. Psychol Med. 1993;23(3):719-29.

Lipton A, Boxer A. Frototemporal dementia. In: Weiner MF, Lipton AM, editors. The American Psychiatric Publishing textbook of Alzheimer disease and other dementias. Arlington: APP; 2009.

Menza MA, Robertson-Hoffman DE, Bonapace AS. Parkinson's disease and anxiety: comorbidity with depression. Biol Psychiatry. 1993;34(7):465-70

Onyike CU. Psychiatric aspects of dementia. Continuum. 2016;22(2 Dementia):600-14.

Petretto DR, Carrogu GP, Gaviano L, Pili L, Pili R. Dementia and major neurocognitive disorders: some lessons learned one century after the first Alois Alzheimer's clinical notes. Geriatrics. 2021;6(1):5.

Rosdinom R, Zarina MZN, Zanariah MS, Marhani M, Suzaily W. Behavioural and psychological symptoms of dementia, cognitive impairment and caregiver burden in patients with dementia. Prev Med. 2013;57 Suppl:S67-9.

Souza LC, Teixeira AL. Neuropsicologia das demências. In: Fuentes D, Malloy-Diniz LF, Camargo CHP, Cosenza RM, organizadores. Neuropsicologia: teoria e prática. 2. ed. Porto Alegre: Artmed; 2014. p. 321-32.

Stelzmann RA, Norman Schnitzlein H, Reed Murtagh F. An English translation of alzheimer's 1907 paper, "uber eine eigenartige erkankung der hirnrinde". Clin Anat. 1995;8(6):429-31.

Truzzi A, Ulstein I, Valente L, Engelhardt E, Coutinho ESF, Laks J, et al. Patterns of neuropsychiatric sub-syndromes in Brazilian and Norwegian patients with dementia. Int Psychogeriatr. 2013;25(2):228-35.

Zendjidjian XY, Boyer L. Challenges in measuring outcomes for caregivers of people with mental health problems. Dialogues Clin Neurosci. 2014;16(2):159-69.

Para *quizzes* sobre o conteúdo do livro e casos clínicos complementares, acesse:

https://apoio.grupoa.com.br/tratadopsi/

46

PSIQUIATRIA FORENSE

LISIEUX E. DE BORBA TELLES
ALEXANDRE VALENÇA
ALCINA J. S. BARROS

A psiquiatria forense é uma área de atuação relativamente recente da psiquiatria, que atua na interface entre a medicina e o direito. Possui destacada atuação na assistência aos privados de liberdade, aos indivíduos com transtornos mentais que praticaram delito e aos pacientes de hospitais gerais vítimas ou atores de violência que apresentem vulnerabilidades, riscos ou necessitem da proteção da lei. Além disso, cumpre ao psiquiatra forense a realização de perícias nas áreas criminal, civil, trabalhista, administrativa e previdenciária, o ensino da especialidade desde o nível acadêmico, de especialização e pós-graduação, bem como a promoção da pesquisa na área. Entre as perícias, destacam-se, por sua prevalência e importância, a Avaliação da Imputabilidade Penal de pessoas que praticaram conduta delitiva e têm sua sanidade mental questionada, e a Avaliação da Capacidade Civil de pessoas com transtornos mentais.

Os resultados de avaliações de imputabilidade penal e de capacidade civil são expressos por meio de laudos e pareceres, e encaminhados à autoridade solicitante. A prática forense tem características especiais, tanto do ponto de vista ético como em relação ao sigilo quanto à alta possibilidade de ocorrência de simulação.

A atuação conjunta com os poderes Judiciário e Legislativo propicia a elaboração de leis mais adequadas à promoção da saúde, diminuição do estigma e proteção de pessoas com vulnerabilidades e transtornos mentais, bem como ajuda a interpretar os dispositivos legais de significado médico-psicológico.

A formação dos psiquiatras forenses no Brasil surgiu de maneira autodidata, com base nas práticas assistenciais conduzidas em manicômios judiciários e na realização das perícias.[1] A partir da década de 1990, a American Board of Medical Specialties, dos Estados Unidos, reconheceu a psiquiatria forense como subespecialidade psiquiátrica, e, em 1996, foi acreditada a primeira residência em psiquiatria forense naquele país.[2] No Brasil, o professor José Geraldo Vernet Taborda criou, em 2006, no Rio Grande do Sul, a residência com área de atuação em psiquiatria forense, realizada após o término da formação psiquiátrica geral.[1]

Progressivamente, foi observada a inserção dos conhecimentos da especialidade durante o curso médico, seguindo-se com a formação específica ao longo da residência em psiquiatria e, depois, nos programas específicos de residência em psiquiatria forense existentes atualmente nos Estados do Rio Grande do Sul, São Paulo, Rio de Janeiro e Minas Gerais.[1] A pós-graduação na área surgiu para capacitar a atuação na pesquisa e na docência.

Diante da inexistência de locais de formação especializada em todos os estados brasileiros, algumas sociedades de especialidades, como a Associação Brasileira de Psiquiatria (ABP), por meio do Departamento de Ética e Psiquiatria Legal, têm contribuído muito para a difusão de conhecimento e atualização dos profissionais em temas da psiquiatria forense. A ABP, em conjunto com a Associação Médica Brasileira, também realiza anualmente a prova para Título de Especialista em Psiquiatria: Área de Atuação Psiquiatria Forense.

A seguir, serão abordados os principais temas da psiquiatria forense que o médico psiquiatra deve estar familiarizado.

AVALIAÇÃO DA IMPUTABILIDADE PENAL

Sempre que houver dúvida sobre a sanidade mental de um indivíduo que cometeu qualquer tipo de delito, o juiz poderá instaurar o incidente de sanidade mental e encaminhar essa pessoa para Avaliação Pericial da Imputabilidade Penal.

O Código Penal Brasileiro[3] (Lei Substantiva Penal), em seu Título III (Da Imputabilidade Penal), trata dos casos de inimputabilidade, ou seja, daqueles que, embora tenham cometido um crime, não podem ser responsáveis por ele ou o são parcialmente, tendo, destarte, sua imputabilidade abolida, no primeiro caso, ou diminuída, no segundo.

Do ponto de vista jurídico, a imputabilidade pressupõe no agente, contemporaneamente à ação (delito) ou à omissão, a capacidade de entender o caráter criminoso do fato e a capacidade de determinar-se de acordo com esse entendimento. É possível, então, definir a responsabilidade como a existência dos pressupostos psíquicos pelos quais alguém é chamado a responder penalmente pelo crime que praticou. Nesse aspecto, dois conceitos importantes são o de *responsabilidade* e o de *imputabilidade*, significando esta a condição psíquica da punibilidade, enquanto aquela designaria a obrigação de responder penalmente ou de sofrer a pena por um fato determinado, pressuposta a imputabilidade. O conceito básico de imputabilidade seria a condição de quem tem aptidão para realizar com pleno discernimento um ato. Representa a imputabilidade uma relação de causalidade psíquica entre o fato e o seu autor.[4]

Ao cometer um delito, um indivíduo considerado responsável será submetido a uma pena. Ao inimputável, será aplicada uma medida de segurança. Segundo Paim,[5] entende-se por medida de segurança o ato jurídico que consiste na:

> [...] providência substitutiva ou complementar da pena, sem caráter expiatório ou aflitivo, mas de índole assistencial, preventiva e

recuperatória, e que representa certas restrições pessoais e patrimoniais (internação em manicômio, em colônia agrícola, liberdade vigiada, interdições e confiscos), fundada na periculosidade e não na responsabilidade do criminoso.

Taborda[6] ressalta que a medida de segurança persistirá enquanto o interno for considerado potencialmente perigoso. Uma vez esgotado o tempo de medida de segurança, o indivíduo passará por outra avaliação pericial, denominada de Exame de Verificação de Cessação de Periculosidade (EVCP). No caso de o perito concluir que a periculosidade do indivíduo não foi cessada, este fará novo EVCP anualmente. Alguns indivíduos podem permanecer muito tempo internados em hospitais de custódia, a depender do resultado desse exame. Diferentemente, na pena, o tempo de prisão é estabelecido.

Quanto à aplicação da medida de segurança, a lei presume a periculosidade dos inimputáveis, determinando a aplicação da medida de segurança àquele que cometeu o ilícito e se apresenta nas condições do artigo 26 do Código Penal Brasileiro,[3] em seu *caput* e parágrafo único:

> É isento de pena o agente que, por doença mental ou desenvolvimento mental incompleto ou retardado, era, ao tempo da ação ou omissão, inteiramente incapaz de entender o caráter criminoso do fato ou de determinar-se de acordo com este entendimento.
>
> Parágrafo único
>
> A pena pode ser reduzida de um a dois terços, se o agente, em virtude de perturbação da saúde mental ou por desenvolvimento incompleto ou retardado não era inteiramente capaz de entender o caráter ilícito do fato ou de determinar-se de acordo com este entendimento.[3]

Ao referir-se à "doença mental", "desenvolvimento mental incompleto ou retardado", "perturbação da saúde mental", o Código Penal identifica os requisitos de ordem biológica e psicológica. Quando se refere a "entender o caráter ilícito do fato", pressupõe o aspecto cognitivo (saber ajuizar o que é certo ou errado), e quando menciona "determinar-se de acordo com este entendimento", pressupõe o exercício do livre arbítrio (vontade). O termo "doença mental" se refere a casos de esquizofrenia, outras psicoses, transtorno bipolar com sintomas psicóticos, demência e *delirium*. "Perturbação da saúde mental" se refere a casos de transtornos da personalidade, transtornos do controle de impulsos, parafilias, neuroses graves e depressão moderada, entre outros. O "desenvolvimento mental incompleto" se refere a casos de surdos-mudos sem desenvolvimento adequado e silvícolas não aculturados.[7] Assim, por exemplo, um indivíduo com transtorno psicótico, que, durante um surto, agredisse uma pessoa, motivado por delírios e alucinações, e não apresentasse entendimento e determinação para o ato, poderia ser considerado inimputável. Já um indivíduo com transtorno da personalidade que perpetrasse o mesmo delito motivado por um impulso agressivo, poderia ser considerado imputável ou semi-imputável, se houvesse alteração da determinação e nexo de causalidade entre o delito e a referida perturbação da saúde mental.[8]

Na legislação brasileira, durante a fase de procedimento judicial, o departamento de justiça avalia a denúncia e indica como deseja prosseguir. É durante essa fase que o Exame de Imputabilidade Penal (Incidente de Insanidade Mental) ou o Exame de Dependência de Drogas (Laudo de Exame de Dependência de Substância Entorpecente ou Análoga) acontece, por solicitação das partes ou por instrução judiciária espontânea. Nesse caso, o processo é então interrompido até a realização do exame psiquiátrico. Posteriormente, recomeça seu curso, de forma independente da conclusão do exame, ou seja, mesmo se o acusado é considerado doente mental. Esse estágio termina com a sentença criminal, que se apresenta com três possibilidades: condenação (com ou sem substituição por medida de segurança), absolvição (após demonstração da inocência do agente) e absolvição baseada na inimputabilidade do agente, que, nesse caso, irá cumprir uma medida de segurança (internação em hospital de custódia ou tratamento ambulatorial).

O Incidente de Insanidade Mental é substanciado pela Perícia Psiquiátrica-Forense, realizada por perito oficial do Estado. É importante salientar que a avaliação pericial será de natureza retrospectiva, procurando identificar o funcionamento mental do autor do crime no momento em que ele ocorreu.

O Código Penal Brasileiro[3] vigente adotou o critério biopsicológico para a avaliação da responsabilidade penal. O método biopsicológico exige a averiguação da efetiva existência de um nexo de causalidade entre o estado mental anômalo e o crime praticado, isto é, que esse estado, contemporâneo à conduta, tenha privado parcial ou completamente o agente de qualquer das mencionadas capacidades psicológicas (seja a intelectiva ou a volitiva). Não basta diagnosticar apenas a doença mental, dependendo da responsabilidade do período ou grau de evolução da doença ou deficiência mental, da estrutura psíquica do indivíduo e da natureza do crime. É indispensável o exame psiquiátrico pericial sempre que houver dúvidas em relação à sanidade mental do acusado. Entretanto, cabe ao juiz a palavra final na decisão de aplicar pena ou medida de segurança. A conclusão positiva do laudo pericial não substitui a sentença judicial, que é soberana.

AVALIAÇÃO DO RISCO DE VIOLÊNCIA

A violência é um problema de saúde pública com amplo impacto para a justiça, a segurança pública, a economia e a saúde. É muito frequente que o psiquiatra se depare, em sua prática, com a avaliação e assistência aos diferentes atores desse fenômeno, sejam eles vítimas, agressores ou familiares.

A avaliação de risco de violência engloba situações diversas, como avaliação de violência doméstica, escolar ou institucional, avaliação de pacientes hospitalizados em unidades psiquiátricas, exames periciais de verificação de cessação de periculosidade, exame de cessação de dependência química, exame criminológico, parecer para troca de pena e exame para livramento condicional. Tais avaliações são realizadas em populações psiquiátricas, populações de presídios e de pacientes psiquiátrico-forenses.[9]

Historicamente, a avaliação costumava ser baseada nos seguintes critérios clínicos:

- **Quanto às fases do ciclo vital** – falta de aplicação escolar, abandono escolar, inconstância no trabalho, envolvimento com grupos sem atividades construtivas, dificuldades na manutenção de vínculos interpessoais, criminalidade precoce, reincidência rápida, distúrbios precoces da conduta, início precoce da doença.
- **Quanto à morfologia do crime** – crimes sem motivos psicológicos explicáveis, crimes contra a pessoa e costumes, crimes praticados com frieza de sentimentos, crimes praticados contra pessoas indefesas, crimes precipitados por falta de controle sobre os impulsos agressivos, crimes praticados com requintes de crueldade.
- **Quanto à vida prisional/manicomial** – necessidade de medidas restritivas, criminalidade na instituição, comportamento violento ou transgressor na instituição, deficiente ou nulo aproveitamento laborterápico/educacional/terapêutico, fugas e tentativas de fugas.
- **Quanto às intercorrências psiquiátricas** – agitação psicomotora, surtos psicóticos, crises de agressividade, necessidade de altas doses de psicofármacos, não aderência ao tratamento, pouca resposta terapêutica, uso de álcool ou drogas.
- **Quanto ao exame psíquico atual** – falta de crítica quanto a doença e/ou delito, ausência de planos para o futuro, presença de alucinação, delírio persecutório, falta de sentimento de culpa, egocentrismo de sentimentos, presença de transtorno da personalidade, reações psíquicas carregadas de fortes emoções (como hostilidade, humor explosivo, desconfiança e irritabilidade).
- **Quanto ao meio social/familiar** – avaliação da ligação afetiva do examinando com a família, probabilidade de desempenhar atividade ocupacional, situação econômica da família, interesse da família em recebê-lo.

A realização de anamnese objetiva com familiares confiáveis e membros da equipe de saúde, bem como o acesso a antecedentes criminais e documentos médico-legais (p. ex., prontuário médico) podem colaborar para um exame mais fidedigno em casos de avaliação de risco de violência.

É importante assinalar que a avaliação é dinâmica, e os preditores de comportamento violento diferem de acordo com o tipo de transtorno mental, situação e conduta violenta. Na população de pacientes internados, encontramos maior chance de ocorrência de conduta violenta entre pessoas com síndrome cerebral orgânica, deficiência intelectual e psicoses com leves sinais neurológicos. Na sociedade, os psicopatas representam o grupo com maiores taxas de crime violento, bem como reincidem mais rapidamente quando comparados ao grupo sem esse diagnóstico.[10]

A partir da década de 1980, ocorreram avanços científicos na sistematização da avaliação de risco de violência, com o desenvolvimento de instrumentos que a tornaram mais eficaz e objetiva, identificando fatores de risco relevantes e auxiliando na melhora da avaliação do prognóstico, no tratamento e na promoção de uma prevenção mais justa e menos restritiva de liberdade. A seguir, serão apresentados os principais instrumentos da avaliação de risco de violência.

ASSESSING RISK FOR VIOLENCE - VERSION 2 (HCR-20)

Pesquisadores da Simon Fraser University, na British Columbia, Canadá, desenvolveram o HCR-20, que busca apresentar de forma sistematizada os pontos essenciais da avaliação de risco.[11,12] O instrumento abrange diversas variáveis, as quais são agrupadas sob as denominações: *Itens Históricos*, *Itens Clínicos* e *Itens de Manejo de Risco*.

No Brasil, o HCR-20 foi validado por meio de estudo em população psiquiátrica forense.[13,14]

Os autores[11-14] sugerem que a avaliação final seja estimada em um de três níveis de risco: baixo (que inclui a ausência de risco), moderado ou alto, válido para um período de tempo e para um contexto. Além disso, deve-se ter em conta que as conclusões da avaliação não devem se restringir apenas ao escore total. Um único item pode indicar periculosidade relevante no indivíduo em exame. É pertinente relembrar que a combinação de diferentes itens pode determinar um acréscimo no risco. O instrumento é um importante guia de avaliação de risco (ver **Quadro 46.1**), sendo o resultado da soma útil também para fins de pesquisa e para avaliar a resposta terapêutica de alguma intervenção.[9]

Recentemente, foi lançada a terceira versão do HCR-20.[15]

HARE PSYCHOPATHY CHECKLIST - REVISED (PCL-R)

O PCL-R (do inglês *Psychopathy Checklist-Revised*) é uma escala criada por Robert Hare para servir como instrumento de pesquisa de psicopatia. O comportamento psicopático é aquele que revela tendência a práticas criminais, com padrão recidivista.[16]

O PCL-R está validado para uso no Brasil por Morana e colaboradores,[17] e o ponto de corte definido para a população brasileira foi de 23. Os 20 itens componentes da escala estão divididos entre quatro fatores: afetivo, interpessoal, comportamental e antissocial.

AVALIAÇÃO DA CAPACIDADE CIVIL

De acordo com Moraes,[18] a doutrina civil ensina que a capacidade civil pode ser subdividida em duas características fundamentais: a capacidade de direito, atribuída pela própria Lei, indistintamente, a todas as pessoas, como atributo natural do sujeito; e a capacidade de fato, que se refere a uma situação restritiva da capacidade de direito, em que existem algumas condições legais para o exercício pleno da capacidade civil. Verifica-se, assim, que há restritivos ao exercício da capacidade de fato, em razão de limitações legais, entre as quais poderão estar alguns transtornos mentais que alterem o discernimento ou a expressão plena da vontade do sujeito e a menor idade (menor de 16 anos).

No Código Civil de 2002,[19] indivíduos com transtornos mentais que não tivessem discernimento podiam sofrer interdição para todos os atos da vida civil, de acordo com a redação do artigo 3º:

> São absolutamente incapazes de exercer pessoalmente os atos da vida civil:
>
> – os que por enfermidade ou doença mental não tiverem o necessário discernimento para a prática desses atos;
> – os que mesmo por causa transitória, não puderem exprimir sua vontade.

Já o artigo 4º desse Código Civil[19] enquadrava indivíduos que podiam sofrer interdição parcial, de acordo com a seguinte redação:

> São incapazes, relativamente a certos atos ou à maneira de os exercer:
>
> – os ébrios habituais;
> – os viciados em tóxicos;
> – os que por deficiência mental tenham o discernimento reduzido.

QUADRO 46.1
FATORES DE RISCO CONSIDERADOS NA AVALIAÇÃO PARA COMPORTAMENTO VIOLENTO DO HCR-20

Itens históricos (passado)	• H1. Violência prévia • H2. Idade precoce no primeiro incidente violento • H3. Instabilidade nos relacionamentos • H4. Problemas no emprego • H5. Problema com uso de substâncias	• H6. Doença mental importante • H7. Psicopatia • H8. Desajuste precoce • H9. Transtorno da personalidade • H10. Fracasso em supervisão prévia
Itens clínicos (presente)	• C1. Falta de *insight* • C2. Atitudes negativas • C3. Sintomas ativos de doença mental importante	• C4. Impulsividade • C5. Sem resposta ao tratamento
Itens de manejo de risco (futuro)	• R1. Planos sem viabilidade • R2. Exposição a fatores desestabilizantes • R3. Falta de apoio pessoal	• R4. Não aderência às tentativas de tratamento • R5. Estresse

A Lei nº 13.146 de 2015,[20] que estabeleceu o Estatuto da Pessoa com Deficiência, trouxe grandes mudanças em relação à capacidade civil, como se vê na redação dos artigos 6º e 85:

> Art. 6º A deficiência não afeta a plena capacidade civil da pessoa, inclusive para:
>
> I – casar-se e constituir união estável;
> II – exercer direitos sexuais e reprodutivos;
> III – exercer o direito de decidir sobre o número de filhos e de ter acesso a informações adequadas sobre reprodução e planejamento familiar;
> IV – conservar sua fertilidade, sendo vedada a esterilização compulsória;
> V – exercer o direito à família e à convivência familiar e comunitária; e
> VI – exercer o direito à guarda, à tutela, à curatela e à adoção, como adotante ou adotando, em igualdade de oportunidades com as demais pessoas.
>
> [...]
>
> Art. 85 A curatela afetará tão somente os atos relacionados aos direitos de natureza patrimonial e negocial.
>
> § 1º A definição da curatela não alcança o direito ao próprio corpo, à sexualidade, ao matrimônio, à privacidade, à educação, à saúde, ao trabalho e ao voto.
> § 2º A curatela constitui medida extraordinária, devendo constar da sentença as razões e motivações de sua definição, preservados os interesses do curatelado.
> § 3º No caso de pessoa em situação de institucionalização, ao nomear curador, o juiz deve dar preferência a pessoa que tenha vínculo de natureza familiar, afetiva ou comunitária com o curatelado.[20]

É importante destacar que o conceito de deficiência da Lei nº 13.146/2015[20] é bastante amplo e pouco diferencia os quadros que observamos na prática forense:

> Considera-se pessoa com deficiência aquela que tem impedimento de longo prazo de

natureza física, mental, intelectual ou sensorial, o qual, em interação com uma ou mais barreiras, pode obstruir sua participação plena e efetiva na sociedade em igualdade de condições com as demais pessoas.

Entretanto, o Estatuto traduziu uma conquista social, ao inaugurar um sistema normativo inclusivo, que homageia o princípio da dignidade da pessoa humana em diversos níveis. Em verdade, o que o Estatuto pretendeu foi, homenageando o princípio da dignidade da pessoa humana, fazer a pessoa com deficiência deixar de ser "rotulada" como incapaz, para ser considerada – em uma perspectiva constitucional isonômica – dotada de plena capacidade legal, ainda que haja a necessidade de adoção de institutos assistenciais específicos, como a tomada de decisão apoiada e, extraordinariamente, a curatela, para a prática de atos na vida civil.

A partir de sua entrada em vigor, a pessoa com deficiência – aquela que tem impedimento de longo prazo, de natureza física, mental, intelectual ou sensorial, nos termos do seu artigo 2º – não deve ser mais tecnicamente considerada civilmente incapaz, na medida em que os arts. 6º e 84, do mesmo diploma, deixam claro que a deficiência não afeta a plena capacidade civil da pessoa.[20]

Ainda que, para atuar no cenário social, precise se valer de institutos assistenciais e protetivos, como a tomada de decisão apoiada ou a curatela, a pessoa deve ser tratada, em perspectiva isonômica, como legalmente capaz.

De acordo com a Lei de 2015,[20] são absolutamente incapazes de exercer os atos da vida cível apenas os menores de 16 anos, que serão representados legalmente por seus pais ou tutores. Dessa forma, é prevista a possibilidade de interdição apenas para bens e negócios, podendo o doente mental exercer seus direitos de cidadania em quaisquer outras situações. A interdição ou curatela parcial pode acontecer de acordo com o que se segue.

Lei nº 13.145/2015:[20] São incapazes, relativamente a certos atos ou à maneira de os exercer: os maiores de 16 e menores de 18 anos; os ébrios habituais e os viciados em tóxicos; aqueles que, por causa transitória ou permanente, não puderem exprimir sua vontade; os pródigos. A prodigalidade é um conceito jurídico-social, referindo-se àqueles indivíduos que delapidam o próprio patrimônio e o da família. Existem várias condições psiquiátricas que podem ser acompanhadas de prodigalidade: fase maníaca do transtorno bipolar, demências, deficiência intelectual, transtornos relacionados a uso de álcool e substâncias, jogo patológico e transtornos da personalidade.

No Brasil, os procedimentos processuais para interdição dos direitos civis têm início quando uma pessoa interessada e legítima apresenta ao juiz uma petição especificando os atos que a seu ver revelam a existência de uma anomalia psíquica no interditando e sua incapacidade para gerir sua pessoa e/ou seus bens. Diante desse pedido, o juiz mandará citar o paciente para uma audiência, na qual será interrogado acerca de sua vida, negócios e sobre qualquer outro fato que o juiz considerar relevante para avaliar o seu estado mental. Deferido o pedido, o juiz nomeará perito médico para proceder ao exame do interditando. Uma vez apresentado o laudo, o juiz marcará audiência de instrução e julgamento, em que comparecerá o representante do Ministério Público (órgão cuja atuação se faz presente ao longo de todo o processo). Decretada a interdição ou curatela, é nomeado curador ao interdito pela autoridade judicial.

Outra novidade da Lei de 2015[20] é a "tomada de decisão apoiada", processo pelo qual a pessoa com deficiência elege pelo menos duas pessoas idôneas, com as quais mantenha vínculos e que gozem de sua confiança, para prestar-lhe apoio na tomada de decisão sobre atos da vida civil, fornecendo-lhes os elementos e informações necessários para que possa exercer sua capacidade.

AVALIAÇÃO DE CAPACIDADES CIVIS ESPECÍFICAS

O médico perito também pode ser solicitado a avaliar algumas capacidades civis específicas, como as que se seguem:

- **Capacidade testamentária** – competência do indivíduo para elaborar um testamento. Nesse caso, a pessoa deve ter conhecimento da natureza e extensão dos seus bens, ter ciência de que estão fazendo um testamento e saber quem são seus beneficiários naturais, como cônjuge, filhos e outros parentes.[21]
- **Capacidade para decidir sobre tratamento** – nesse caso, o indivíduo deverá ter condições para entender a informação material, julgá-la em relação a seus valores, pretender certo resultado e comunicar,

de forma livre e coerente, seus desejos ao médico, dessa forma manifestando sua voluntariedade.[22]

- **Capacidade para votar** – a pessoa com deficiência tem direito à participação na vida política, de acordo com a Lei nº 13.146,[20] "garantia de livre exercício do direito ao voto e, para tanto, sempre que necessário e a seu pedido, permissão para que a pessoa com deficiência seja auxiliada na votação por pessoa de sua escolha".
- **Capacidade para contrair casamento** – em seu artigo 6º, a Lei nº 13.146[20] estabelece que a pessoa com deficiência pode casar-se ou constituir união estável. No caso de ser solicitado aferição dessa capacidade, o perito deve avaliar os motivos alegados pelo indivíduo para a realização desse ato e se compreende o significado dele, bem como se trata-se de um ato voluntário.
- **Capacidade de testemunhar** – a pessoa com deficiência é considerada como tendo capacidade de testemunhar. O parágrafo II do artigo 228 do Código Civil de 2002,[19] que afirmava não poderem ser admitidos como testemunha "aqueles que, por enfermidade mental, não tiverem o discernimento para a prática dos atos da vida civil", foi revogado. É claro que o perito pode ser solicitado a avaliar essa capacidade.
- **Capacidade de guarda de menores** – o indivíduo com deficiência pode ser capaz de guarda de menores. Entretanto, o médico perito pode ser solicitado a avaliar esse aspecto, no caso de haver suspeita de transtornos mentais que impeçam o exercício da paternidade, de forma a proteger os menores.

É possível que no Brasil, no período de pandemia da covid-19, haja um aumento de solicitações de interdição em virtude de complicações neuropsiquiátricas, como demência e outros transtornos neurocognitivos decorrentes da doença. Entretanto, é importante que os psiquiatras e outros profissionais da saúde atentem para o fato de que ainda não está bem estabelecido o curso, prognóstico e resposta ao tratamento dessas complicações, que, inclusive, podem ser reversíveis.[73]

Faz-se necessário uma boa avaliação clínica, psiquiátrica e realização de exames neuropsicológicos e de neuroimagem, de modo a propiciar uma correta medição de capacidades, como consentimento de tratamento, administração de bens e negócios jurídicos, e outros exercícios da vida civil. O laudo psiquiátrico influenciará a decisão judicial sobre esses casos. Certamente, é importante preservar nos indivíduos o exercício autônomo de seus direitos, dentro do seu universo de competências.

ÉTICA E PSIQUIATRIA FORENSE

A ética é um ramo da filosofia que se dedica ao estudo do bem e do mal, compreendendo princípios inspiradores e a crítica da conduta humana. Ao longo da história, todos os grupos sociais têm desenvolvido normas orientadoras de comportamento. Nas sociedades ocidentais e entre as profissões, a medicina foi a primeira a enunciar princípios éticos de conduta aos seus membros, os quais, na atualidade, encontram-se consolidados nos diversos códigos de ética médica.[24]

A ética baseada em princípios, também denominada principialismo, é um dos referenciais mais utilizados na ética e bioética contemporâneas, sendo estes beneficência, não maleficência, autonomia, justiça e equidade.[25]

Princípio da beneficência ▶ Envolve a maximização dos benefícios em relação aos riscos, ou seja, não basta não prejudicar, é preciso promover o bem. Aqui, se inclui o dever de instituir tratamento da melhor forma possível.

Princípio da não maleficência ▶ Envolve a garantia de que possíveis danos físicos ou psicológicos serão evitados, ou seja, de que jamais se usem os conhecimentos para prejudicar. Nos casos de pesquisa em psiquiatria, mesmo quando os danos físicos previstos sejam mínimos, as possíveis repercussões emocionais devem ser consideradas.

Princípio da autonomia ▶ Diz respeito ao direito de livre escolha, de autodeterminação do paciente. Aqui, entra a questão fundamental da obtenção do termo de consentimento livre e esclarecido de participação. Em psiquiatria, há a óbvia peculiaridade dos indivíduos vulneráveis ou com autonomia de decisão reduzida pela doença. Assim, para deliberação, é indispensável informação realmente apropriada, com adequação da linguagem, ausência de coerção e real competência para decidir.

Nos casos de perícia, o periciado tem o direito de recusar avaliação pericial baseado no princípio da autonomia e no princípio jurídico de que ninguém é obrigado a produzir prova contra si mesmo.[26]

Princípio da justiça e equidade ▶ Pressupõe a relevância social da pesquisa e sua destinação sócio-humanitária. Além disso, deve haver igual consideração dos interesses envolvidos, alocação de recursos sem qualquer tipo de discriminação e retorno igualitário dos benefícios decorrentes da pesquisa.

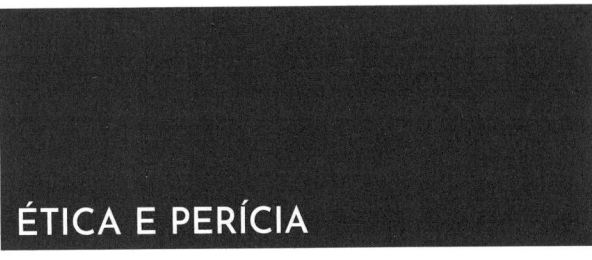

ÉTICA E PERÍCIA

No tocante aos princípios éticos essenciais a serem seguidos na perícia psiquiátrica, há concordância entre os principais autores de que o compromisso primordial do perito é com o sistema judicial.[27] Os princípios da veracidade (comprometimento com a verdade) e do respeito pela pessoa, entretanto, devem ser escrupulosamente observados.[24] Sá e colaboradores[28] acrescentam os seguintes princípios a serem seguidos em uma perícia psiquiátrica:

- **Princípio do sigilo profissional ou da confidencialidade** – na perícia médica, diferentemente da atividade clínica comum, qualquer que seja sua natureza ou objetivo, o médico perito deve advertir o periciado de que ali não existe sigilo comum, que ele terá que relatar o havido e suas interferências para a autoridade que o constituiu. O médico, na função de perito, não tem a responsabilidade do sigilo de informações relevantes para o caso com a elaboração do laudo, mas deverá manter a confidencialidade em relação a terceiros não envolvidos no caso e assuntos não relevantes.
- **Princípio da fidelidade** – na condição de perito, o médico deve valorizar primeiro os interesses da sociedade, depois os seus próprios e, por fim, os do periciado. Exatamente o contrário do que sucede na ética da atividade clínica. O perito é um auxiliar da justiça, portanto, não lhe incumbe fazer justiça, mas auxiliar em sua execução.
- **Princípio da imparcialidade e da justiça** – indica a neutralidade afetiva, imposição ao médico de jamais julgar moralmente o periciado. O médico não deve ter opinião pré-formada sobre o caso em julgamento, nem interesse objetivo ou subjetivo em seu desfecho.

Destaca-se também a necessidade de qualificação profissional. A prática pericial deve ser realizada por médico com:

- conhecimento na área médica e jurídica relativo ao tema da perícia;
- habilidade na condução da avaliação e na redação do documento médico legal resultante;
- treinamento adquirido por meio de formação na área;
- experiência na área assistencial e pericial para adequada compreensão do caso, conclusão diagnóstica e discussão dos aspectos médicos legais.

No Brasil, distingue-se a atuação do psiquiatra forense como perito, que atende às demandas judiciais, da atuação como assistente técnico, caso em que o trabalho está vinculado a uma das partes. O médico perito é a denominação que se dá ao agente técnico-profissional, tecnicamente capacitado e legalmente habilitado para exercer a medicina e, por isso, capaz de ser incumbido por uma autoridade judicial ou administrativa de realizar uma perícia. Os assistentes técnicos, de acordo com o Código de Processo Civil, em seu artigo 466,[29] são da confiança da parte, não estando sujeitos a impedimentos ou suspeições. Certamente, as duas atividades, de perito e assistente técnico, devem estar pautadas na honestidade e veracidade. Na atuação como perito, a imparcialidade do psiquiatra forense é uma característica fundamental, a qual não está presente, porém, na atuação como assistente técnico, o que se deve não somente à sua vinculação a apenas uma das partes, mas também ao objetivo de seu trabalho.[30]

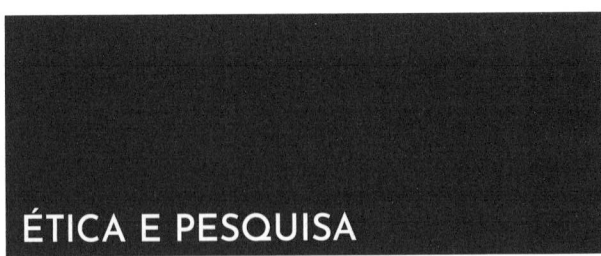

ÉTICA E PESQUISA

É importante salientar que, em pesquisa psiquiátrica, os pesquisadores devem proteger o sigilo dos participantes em todas as suas etapas: coleta de dados, análise, apresentação dos resultados e publicação em revistas científicas e congressos.

Um aspecto que merece destaque em ética e psiquiatria forense é a pesquisa com indivíduos presos. Nesse caso, os cuidados éticos que devem orientar tal prática devem ser incessantes, visto que os prisioneiros constituem um grupo extremamente vulnerável. Deve-se ter muito cuidado em evitar a compra da aceitação de participação do sujeito de pesquisa. Isso poderia se concretizar por recompensas, como melhor alimentação, transferência de alojamento, ou, mesmo, por vantagens explícitas (p. ex., redução de pena, cuidados médicos, pagamento). A pesquisa na população carcerária pode gerar benefícios a esses indivíduos, ao permitir que os problemas de saúde mais comuns sejam mais bem conhecidos. Além disso, o fato de estarem contribuindo para o bem comum pode fazê-los sentir-se melhor ao se identificarem como pessoas ainda úteis à sociedade. Para garantir o respeito à dignidade dos prisioneiros, exige-se dos Comitês de Ética em Pesquisa (CEPs) uma postura proativa, fiscalizando ativamente a execução do projeto.[24]

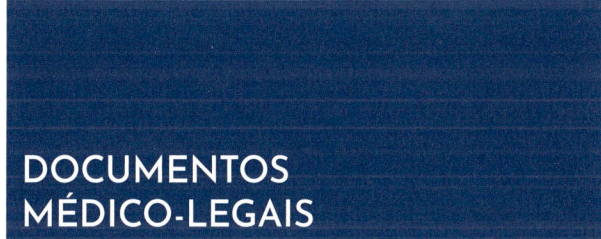

DOCUMENTOS MÉDICO-LEGAIS

No exercício profissional da psiquiatria, a redação de diversos tipos de documentos médico-legais é necessária, nos mais variados contextos, sejam eles assistenciais ou periciais. Segundo França:[31] "No campo médico-legal da prova, os documentos médico-legais são expressões gráficas, públicas ou privadas, que têm o caráter representativo de um fato a ser avaliado em juízo.". Esse autor cita que documentos, como notificações, atestados, prontuários, relatórios e pareceres podem ser de interesse da Justiça, e que outra forma de esclarecimento médico, não escrito, para tribunais, são os depoimentos orais.[31] Na perícia psiquiátrica-forense, prescrições do examinando, atuais ou pregressas, e resultados de determinados exames complementares também podem ser requisitados.

O médico psiquiatra precisa ter conhecimento sobre a adequada produção desses documentos e quais informações devem constar neles. Um ponto importante a ser considerado, inicialmente, é de quem parte a iniciativa para a geração do documento: médico, paciente, periciando, familiares, acompanhantes, representantes legais ou autoridades competentes (advogado, junta médica, juízes, etc.). O psiquiatra deve refletir sobre esse aspecto, antes da escrita de qualquer material, visto que a documentação produzida representará um registro técnico de algum momento da história médica do indivíduo ao qual irá se referir. Assim, pressa ou pressões externas (p. ex., ser mais prático e rápido entregar o atestado solicitado por um paciente que só foi atendido em uma primeira consulta, do que investigar melhor os usos e necessidades) são elementos que precisam ser observados e evitados.

Em 23 de abril de 2020, o Conselho Federal de Medicina (CFM), o Instituto Nacional de Tecnologia da Informação (ITI) e o Conselho Federal de Farmácia (CFF) lançaram uma ferramenta que permite que médicos brasileiros, por meio dos atendimentos por telemedicina, emitam com segurança atestados e receitas médicas usando meio eletrônico. Assim, o paciente pode receber suas prescrições e atestados diretamente no celular, sem uma via de papel, tendo, no caso de receitas, sua conferência via plataforma pelo farmacêutico.[32] Os documentos médico-legais produzidos remotamente, de modo digital, devem seguir o mesmo rigor informativo e ético dos documentos entregues presencialmente.

TIPOS DE DOCUMENTOS MÉDICO-LEGAIS

Os documentos médico-legais que fazem parte da prática psiquiátrica são atestados médicos, declarações médicas, notificações, receitas (em especial, de psicofármacos), relatórios médicos (laudos e pareceres), prontuários e solicitações de exames. Vejamos agora cada um deles.

ATESTADO MÉDICO

É um documento solicitado com certa frequência por pacientes em tratamento. Ele afirma, por escrito, a existência de um quadro clínico e as possíveis consequências, ou a verdade sobre um fato médico, ocorrência ou obrigação.[31] Trata-se de documento particular, sem compromisso prévio ou legal, redigido por qualquer médico exercendo regularmente a profissão.[31]

Deve ser elaborado de forma simples, em papel timbrado da entidade pública ou privada com a qual o médico está vinculado e contemplar: cabeçalho – dados sobre o médico, nome e idade do paciente; referência sobre a solicitação do requerente; finalidade; o fato médico; as consequências do fato, como tempo de repouso; local de emissão, data, assinatura do médico e carimbo com número de inscrição no seu Conselho Regional de Medicina (CRM).[31]

O atestado médico pode ser classificado, com relação ao seu conteúdo e veracidade, em idôneo, gracioso, imprudente e falso.[31] Assim, o médico psiquiatra deve garantir, por questões éticas e legais, que seus atestados sejam sempre idôneos. Sobre os tipos de atestados é importante saber que:[31]

- **Atestado idôneo** – o médico tem o dever de atestar a verdade, sob pena de violar aspectos éticos e legais.
- **Atestado gracioso, complacente ou de favor** – aquele emitido para agradar o paciente ou seu familiar, visando garantir ou aumentar a clientela, evitar potenciais desconfortos gerados pela necessidade de se explicar a determinado solicitante de que ele não se enquadraria naquela situação patológica, a qual potencialmente lhe determinaria certos benefícios.
- **Atestado imprudente** – fornecido de maneira irrefletida, frequentemente em favor de terceiros, embasado no discurso do solicitante.
- **Atestado falso** – tem caráter doloso (atestado emitido sabendo-se do seu mau uso), consistindo em falsificação ideológica, pois está fraudado em seu conteúdo. Se for emitido por um profissional não médico, será também uma falsidade material. Ao ser descoberto, pode resultar em penalidades ética (de acordo com os artigos do Código de Ética Médica [CEM], números 80: "Expedir documento médico sem ter praticado ato profissional que o justifique, que seja tendencioso ou que não corresponda à verdade";[33] e 81: "Atestar como forma de obter vantagem")[33] e criminal (artigo 302 do Código Penal, Decreto-lei nº 2.848/40).[3] Neste artigo, encontra-se descrita a penalidade ao médico pelo fornecimento de um atestado falso, a detenção de um mês a um ano, e, se o crime ocorrer para obtenção de lucro, será aplicada também a multa. O atestado piedoso é um subtipo de atestado falso, sendo solicitado com a finalidade de suavizar diagnóstico mais grave.[31]

O atestado médico é classificado, de acordo com sua procedência ou finalidade, em administrativo, judiciário e oficioso. O atestado administrativo atende aos interesses do serviço ou do servidor público. O atestado judiciário atende exigências da Justiça. O atestado oficioso, por sua vez, é o mais comum, fornecido no interesse das pessoas física ou jurídica de direito privado, entregue, geralmente, pelo médico assistente ao paciente e a pedido do próprio paciente.[31]

O conteúdo do atestado médico produzido por psiquiatras pode expressar o estado de sanidade mental do indivíduo avaliado, ou a vigência de transtornos mentais e as consequências.[31] Quando o documento tiver fins escolares, trabalhistas ou previdenciários, deverá especificar o tempo indicado de dispensa à atividade, necessário para a recuperação do paciente. O médico psiquiatra deve ter em mente as limitações de sua atuação quando na posição de médico assistente, evitando o uso de termos, como incapacidade e invalidez, os quais podem ser corretamente utilizados por médico perito psiquiatra, ou assistente técnico responsável por avaliação pericial e produção de parecer.

Sobre o sigilo profissional e a emissão do atestado médico, o psiquiatra necessita ter em mente que o diagnóstico de transtorno mental só poderá ser expresso, nominalmente ou por meio do código (preferencialmente os códigos da *Classificação internacional de doenças* [CID-10],[34] ou do *Manual diagnóstico e estatístico de transtornos mentais* [DSM-5][35]), quando existir justa causa, dever legal ou a autorização expressa do paciente ou de seus representantes legais.[31]

Outra questão é: um atestado emitido por não psiquiatra, sobre psicopatologias e quadros mentais, pode ser considerado válido? A resposta é sim. Se o médico emissor estiver regularmente inscrito no seu CRM e se considerar apto, detentor de conhecimento técnico suficiente, ele poderá praticar todos os atos inerentes à profissão.[31] Desse modo, quando o psiquiatra estiver exercendo a função pericial e receber de um examinando atestado produzido por outros especialistas (clínico geral da Unidade Básica de Saúde, cardiologista, neurologista, etc.), contemplando transtornos mentais, ele não deve imediatamente suspeitar da veracidade das informações, buscando, primeiramente, entender os motivos pelos quais aquele indivíduo não obteve o atestado de um especialista, avaliando as demais informações e o seu exame do estado mental.

O psiquiatra não deve negar o fornecimento de atestados médicos, se solicitados pelo paciente ou seu representante legal, respeitando, assim, o artigo 91 do CEM, que proíbe o médico de não atestar atos executados no exercício da profissão.[33]

■ DECLARAÇÃO MÉDICA

Corresponde ao relato de algo presenciado (testemunho), sendo diferente do atestado.[31] De acordo com França:[31] "No atestado, quem o firma, por ter fé de ofício, prova, reprova ou comprova.". O autor ainda indica: "Entendemos que, na área de saúde, apenas os profissionais responsáveis pela elaboração do diagnóstico são competentes para firmarem atestados.".[31] As declarações de comparecimento ou referentes aos tratamentos concomitantes (p. ex., psicoterapia individual ou familiar, conduzidas por psicólogos) podem ser fornecidas por outros profissionais da saúde não médicos.

DEPOIMENTO ORAL

O depoimento, ou esclarecimento oral, ocorre quando o juiz convoca os peritos para prestarem esclarecimentos, tomados ou não a termo, em audiências de instrução e julgamento, de determinadas passagens do laudo ou para explicarem assuntos de interesse legal.[31]

PRONTUÁRIO MÉDICO

O prontuário médico representa um importante documento, contemplando os registros padronizados e organizados temporalmente, relacionados aos cuidados médicos prestados, cuidados de outros membros da equipe de saúde envolvida no caso e documentos vinculados à assistência (resultados de exames complementares laboratoriais, de imagem, avaliação psicodiagnóstica, etc.). Tem diversas utilidades, como observação da evolução da doença, usos estatísticos e na pesquisa médica e defesa profissional.[31]

Faz-se essencial pontuar que o prontuário médico é propriedade do paciente, de modo permanente, sendo o direito de guarda tanto do médico quanto da instituição onde ele foi elaborado. Assim, o médico não pode negar ao paciente, ou a seu representante legal, acesso a esse documento, fornecendo-lhe cópia, se solicitado.[31,33] O CEM alerta que é proibido ao médico permitir o manuseio e conhecimento dos prontuários por pessoas que não estão obrigadas a manterem o sigilo profissional, liberar cópias do prontuário sob sua guarda, com exceção para o atendimento de ordem judicial, sua defesa ou autorizado pelo paciente, deixar de entregar cópia do prontuário de seu paciente quando requisitado pelo CRM. O CEM adverte, também, que o prontuário deve ser legível, contendo dados clínicos importantes para o adequado manejo do caso, contemplando, em cada avaliação, data, hora, assinatura e número do registro do médico no CRM.[33]

RECEITA MÉDICA

As receitas de psicofármacos devem ser preenchidas e emitidas de maneira cuidadosa. O tipo de receituário exigido para cada classe de medicamentos deve ser respeitado e nele constar os dados completos de identificação e endereço do psiquiatra emissor e do paciente. Os nomes dos remédios, vias de administração, frequência e duração do uso devem ser redigidos de modo claro, legível e de fácil compreensão pelo paciente e seus familiares. O psiquiatra deve considerar a existência de comportamentos de risco autolesivo pelo paciente, entre eles, o risco de suicídio, e ponderar se o paciente tem condições de gerir seu tratamento farmacológico sem se colocar em situações problemáticas e graves.

Por fim, o psiquiatra deve evitar a renovação e entrega de receitas sem o devido exame do paciente, com registro em prontuário médico, tendo em mente que sua redação o implica na responsabilidade por documento médico-legal.

Conforme previamente assinalado, o vigente serviço de emissão de receitas controladas *on-line*, por meio dos *sites* dos CRMs, permitiu o fornecimento remoto desse documento, devendo o médico psiquiatra manter os mesmos cuidados que teria na produção presencial. De modo ideal, essa modalidade de receita controlada deve ser fornecida após a realização de consulta médica por telemedicina.

RELATÓRIO MÉDICO-LEGAL

O relatório médico-legal é o documento que contempla informações detalhadas sobre o paciente, quando em contexto clínico, ou sobre o examinado, em *setting* pericial. O relatório psiquiátrico pode ser solicitado durante a internação psiquiátrica de um paciente, ou ao seu psiquiatra assistente prévio, para melhor conhecimento de um caso já em tratamento. Nesses casos, o paciente, ou seu responsável legal, deve autorizar a produção desse documento pelo psiquiatra que irá prestar as informações.

Na situação psiquiátrica-forense, o relatório descreverá detalhadamente a perícia, respondendo à solicitação de uma autoridade, podendo ser um laudo, um auto ou um parecer. O laudo é o documento produzido pelos peritos oficiais, após suas avaliações e revisões bibliográficas sobre o tema em questão. O exame, ditado de modo direto para o escrivão, diante de testemunhas, é chamado de auto. O parecer é o documento produzido pelo assistente técnico da parte contratante.[31]

O laudo psiquiátrico forense deve fornecer informações que auxiliem tecnicamente a decisão da autoridade solicitante. Necessita ser escrito de maneira que um profissional não psiquiatra o entenda, zelando pela completude, coerência e respaldo. Suas conclusões devem ser o resultado de uma linha de raciocínio previamente apresentada no corpo textual. O artigo 473 do Código de Processo Civil, de 2015, expõe que o laudo pericial deverá conter a descrição do objeto da perícia, a análise técnica ou científica feita pelo perito, a indicação do método, demonstrando ser aceito pelos especialistas da área do conhecimento, a fundamentação, mostrando quais elementos o conduziram a determinada conclusão e as respostas conclusivas a todos os quesitos.[29]

Descrevemos a seguir um roteiro que pode ser seguido para a redação de laudos periciais psiquiátricos, sejam eles cíveis ou criminais:[36]

- **1º tópico**: preâmbulo (apresentação do perito, com sua qualificação e vinculações profissionais).
- **2º tópico**: dados relacionados à perícia, como comarca, juízo, número do processo e nomes das partes.
- **3º tópico**: descrição das etapas na elaboração do documento, como leitura dos autos do processo e outros documentos de interesse psiquiátrico-forense, datas, número e duração das entrevistas, com a identificação dos entrevistados, exames solicitados, testes, etc.
- **4º tópico**: dados completos do municipiando (nome, idade, estado civil, escolaridade, nacionalidade, profissão, endereço, números de RG e CPF, telefone, *e-mail*, filiação, etc.).
- **5º tópico**: quesitos transcritos.
- **6º tópico**: anamnese do periciando.
- **7º tópico**: histórico psiquiátrico detalhado.
- **8º tópico**: antecedentes pessoais patológicos e legais.
- **9º tópico**: antecedentes patológicos e legais dos seus familiares.
- **10º tópico**: exame do estado mental completo e detalhado, abrangendo todas as funções psíquicas, desde a apresentação e aparência, até o juízo crítico da realidade.
- **11º tópico**: exame físico.
- **12º tópico**: exames complementares, testagens neuropsicológicas, escalas.
- **13º tópico**: discussão diagnóstica.
- **14º tópico**: comentários médico-legais – o perito descreve os achados psiquiátricos obtidos por meio da perícia e relacionados ao processo em questão, explicando suas implicações.
- **15º tópico**: conclusão.
- **16º tópico**: respostas dos quesitos.

Novos tópicos podem ser introduzidos, de acordo com a natureza da perícia. O perito psiquiatra pode estruturar seu laudo de maneira diversa à exposta, conquanto garanta uma exposição bastante precisa dos passos que seguiu para alcançar sua conclusão.

SOLICITAÇÃO DE EXAMES

A solicitação de exames por psiquiatras deve seguir o padrão das outras especialidades médicas: ser feita em papel timbrado, com as informações do médico solicitante, conter o nome e a idade do paciente, a indicação clínica (p. ex., dosagem dos níveis séricos de psicofármacos), data, local de emissão, nome, número de CRM e assinatura do psiquiatra.

SIMULAÇÃO

ASPECTOS GERAIS

A simulação representa um diagnóstico médico, no sentido de ser identificada pelo médico durante o exercício profissional e se encontrar descrita nos manuais diagnósticos médicos, contudo, não é um transtorno mental.[37] Ela sinaliza que um indivíduo, durante um exame médico, de modo intencional, produz falsas alegações ou demonstra um comportamento patológico não verdadeiro, motivado por incentivos externos.[35,37] É uma situação que merece ser considerada em contextos médicos assistenciais e, particularmente, periciais.

A psiquiatria, por ser uma especialidade médica cujo raciocínio diagnóstico tem como principal fonte de informações o relato do paciente (quando o psiquiatra atua na função de médico assistente) ou examinando (na situação pericial), exige do especialista cautela para a afirmação da existência de determinado quadro patológico e seu período de ocorrência.

Tendo como enfoque a realização da avaliação psiquiátrica forense, o perito psiquiatra deve escutar e observar o examinando com bastante atenção, buscando esclarecer a situação em análise. Queixas de sintomas psiquiátricos ocorrem com frequência em perícias administrativas, criminais, militares, previdenciárias, securitárias e trabalhistas. Simuladores podem estar buscando licenças para tratamento de saúde prolongadas, aposentadoria por invalidez, afastamento da responsabilização penal após cometerem crimes, benefícios militares, compensações financeiras por seguradoras, saídas do ambiente prisional para o hospitalar, entre outros ganhos secundários. Cabe ao perito investigar a consistência dos relatos, da apresentação clínica, a sobreposição entre o quadro psiquiátrico e a situação motivadora da perícia.

O profissional precisa ser cuidadoso, mesmo diante de indícios de simulação, visto que a indicação dessa situação pode representar uma injúria de caráter para o examinando ou lhe gerar estigma. Caso não tenha comprovação dos elementos que geraram o diagnóstico de simulação, o médico pode ser processado por erro médico.[3] A principal ferramenta do perito psiquiatra para detectar casos de simulação com segurança é seu conhecimento profundo acerca de como os transtornos mentais se apresentam, evoluem, respondem aos tratamentos, causas, comorbidades e prognóstico. As fontes colaterais de informações são, em geral, úteis nos contextos periciais, devendo-se pesquisar documentos médicos psiquiátricos prévios (sumários de alta hospitalar, atestados, receitas, exames), históricos educacional, previdenciário e militar, realizar entrevistas com familiares, colegas de estudos/ trabalho, ou obter outros meios que tenham relação com a questão pericial em tela.

Interessante notar que, mesmo não sendo um transtorno psiquiátrico, a simulação dispõe de códigos próprios nos manuais diagnósticos usados por psiquiatras, como a CID-10 (Z76.5)[34] e o DSM-5 (V65.2).[35] Diagnósticos de transtornos mentais verdadeiros não podem ser confundidos com casos de simulação, especialmente os transtornos factícios, conversivos e dissociativos. Outros diagnósticos diferenciais que merecem ser lembrados, quando diante de um autorrelato inverídico, são mentiras patológicas (mitomania, pseudologia fantástica), confabulação, síndrome de Ganser, transtornos da personalidade (antissocial, *borderline*, histriônica e narcisista) e quadros delirantes (**Quadro 46.2**).[36-42]

PREVALÊNCIA

Um estudo franco-suíço indicou que sintomas médicos inexplicáveis representavam 30% das consultas neurológicas, e que 16% de novos pacientes ambulatoriais eram diagnosticados com sintomas funcionais e psicológicos.[37] A real prevalência da simulação tem sido difícil de se determinar, havendo variações entre os estudos e alguns resultados, sinalizando para uma representação exagerada em populações forenses. Enquanto alguns autores descrevem uma estimativa de 15,7% na prevalência em ambientes forenses e 7,4% nos ambientes não forenses, outros observaram 30% em avaliações de incapacidade e números ainda maiores nos reclamantes de seguros sociais e acusados de crimes.[29,36]

SIMULAÇÃO NOS MANUAIS DIAGNÓSTICOS

Vejamos a seguir o que os principais manuais diagnósticos descrevem sobre a simulação.

A CID-10, em seu capítulo XXI, intitulado *Fatores influenciando o estado de saúde e contato com serviços de saúde*, codifica a simulação como Z76.5, trazendo o descritor "consciente" e incluindo "pessoas fingindo doenças com motivação óbvia".[34] O DSM-5,[35] por sua vez, inclui a simulação na categoria *Não adesão a tratamento médico*. Emprega o código V65.2, indicando que a principal característica da simulação é "[...] a produção intencional de sintomas físicos ou psicológicos falsos ou grosseiramente exagerados motivada por incentivos externos [...]".[35] Sinaliza, também, que "[...] a simulação pode representar comportamento de adaptação [...]",[35] como fingir estar doente quando "[...] em cativeiro inimigo em tempos de guerra [...]".[35] Esse manual alerta que uma forte suspeita de simulação deve existir em contextos médico-legais, quando os achados objetivos do exame forem muito diversos daquilo relatado pelo examinando, na falta de cooperação durante o exame, falta de adesão aos tratamentos propostos e na vigência de transtorno da personalidade antissocial. Por fim, pontua que existem diferenças entre a simulação e o transtorno factício, transtorno conversivo e outros transtornos mentais relacionados a sintomas somáticos. Nos casos de simulação, o DSM-5 destaca que a motivação para a produção intencional de sintomas é um incentivo externo, como ganhos financeiros, por exemplo, o que não ocorre no transtorno factício, cuja meta é assumir o papel de doente.[35] Como inexiste um

QUADRO 46.2
DIAGNÓSTICO DIFERENCIAL DE FALSAS AFIRMAÇÕES

Quadro patológico	Características
Simulação	Produção de falsas alegações ou demonstração de comportamento patológico não verdadeiro por um sujeito motivado por incentivos externos.
Pseudologia fantástica	Rara. Há o relato de histórias fantasiosas que tendem a engrandecer o sujeito e que não servem para outros propósitos.
Confabulação	Sinal infrequente de patologias neurológicas. Sujeito produz afirmações e ações, sem intenção, incongruentes com sua história, experiências e situações, presentes ou futuras.
Síndrome de Ganser	Rara. Ocorre a produção de respostas aproximadas a perguntas simples. Por exemplo, pergunta-se: "Quantas pernas tem um cavalo?". O examinando responde cinco, em vez de quatro. Outros sintomas são alteração de consciência, sintomas conversivos, alucinações, recuperação espontânea e repentina, amnesia subsequente para o episódio, experiência psicossocial traumática e/ou traumatismo craniencefálico leve pré-mórbidos. Descrita em prisioneiros.
Transtornos da personalidade (antissocial, borderline, histriônica e narcisista)	Investigar a ocorrência dos critérios diagnósticos desses transtornos nos sujeitos avaliados. Em geral, são encontrados problemas nas relações interpessoais e ocupacionais.
Transtornos conversivos e dissociativos	A produção de sintomas e a motivação são inconscientes.
Transtornos factícios	A produção de sintomas é consciente e a motivação é inconsciente.
Quadros delirantes	Os sujeitos tipicamente – e de modo profundo – não têm insight sobre suas crenças errôneas. No transtorno delirante, doença psicótica rara, os delírios não são bizarros, como na esquizofrenia, e são fisicamente possíveis, mas altamente improváveis, com ausência de pensamento desorganizado e sintomas negativos.

biomarcador que permita a certeza diagnóstica, o diagnóstico diferencial entre conversão, simulação e transtornos factícios baseia-se na experiência do profissional, testando os limites do médico psiquiatra, colocando-o no papel de detetive.[37]

Alguns autores, em contrapartida, questionam os critérios usados pelo DSM-5 para diagnosticar simulação, discutindo que o mero fato de uma avaliação ter um contexto médico-legal não é sinônimo de simulação. Múltiplos estudos não deram suporte à relação entre transtorno da personalidade antissocial ou psicopatia e simulação, e que a falta de cooperação de um examinando pode ter múltiplas razões não vinculadas à simulação.[43]

CLASSIFICAÇÃO

Casos de simulação de doença mental podem se apresentar como:[44]

- **Superssimulação** – o indivíduo está doente, mas exagera a gravidade dos sinais e sintomas ou cria novos, não consequentes à doença. Devem ser indicados o diagnóstico real e a ocorrência de simulação, delimitando cada um deles. Por exemplo: Paulo teve um episódio depressivo grave, sem sintomas psicóticos. Ficou afastado do trabalho, em licença para tratamento de saúde, por quatro meses. Está em acompanhamento especializado, com resposta ao tratamento e remissão parcial dos sintomas, atestados pelo psiquiatra assistente. Na perícia para retorno ao trabalho, queixa-se com mais intensidade dos mesmos sintomas da época do afastamento, porém, não exibe o emagrecimento, redução dos autocuidados e abatimento de antes. Inclusive refere que agora "ouve vozes toda noite, convidando-o para o túmulo".

- **Metassimulação** – o indivíduo teve um quadro psiquiátrico e se recuperou plenamente, porém, mantém, de modo intencional, o relato de queixas psiquiátricas. Para esse exemplo, Paulo já teria a remissão completa dos sintomas, mas, na perícia de retorno ao trabalho, se queixaria de ainda estar gravemente doente.
- **Pré-simulação** – ocorre quando o indivíduo premedita uma situação, simulando antecipadamente um transtorno mental para se beneficiar de uma ação que planeja executar futuramente. Nesse caso, Paulo, já com idade avançada, imitaria os sintomas de um amigo com demência, a fim de desviar rendimentos da empresa onde trabalha e depois utilizar essa justificativa para não ser responsabilizado criminalmente.
- **Dissimulação** – o indivíduo tem um transtorno mental e visa esconder os sintomas. Paulo teria uma síndrome de dependência ao álcool, com déficits cognitivos, mas negaria a ocorrência do transtorno e de sintomas, bem como negaria qualquer dificuldade na execução do trabalho relacionada à sua cognição.

AVALIAÇÃO PERICIAL PSIQUIÁTRICA DE CASOS SUSPEITOS DE SIMULAÇÃO

O perito psiquiatra deve buscar documentar a suspeita de simulação com evidências objetivas, isto é, aquelas que conduziriam outro profissional à mesma conclusão. A anamnese e o exame do estado mental devem ser minuciosos, esclarecendo-se pontos superficiais, contraditórios ou obscuros da história psiquiátrica e de sua relação com a causa em discussão. Se for possível, indica-se a realização de mais de uma entrevista pericial com o examinando, em momentos diferentes, visando-se observá-lo com melhor acurácia. O perito deve evitar ter excesso de confiança em uma única fonte de informações para a sua formulação da opinião clínica.[43]

Toda documentação psiquiátrica e em saúde mental merece ser revisada. Documentos formais relacionados à causa, sejam eles administrativos, militares ou jurídicos, devem ser analisados. Outras fontes colaterais de informações, como entrevistas com companheiros, familiares, amigos e colegas de trabalho, podem ser úteis, buscando-se entender as características do examinando e seu comportamento habitual. Um psicodiagnóstico pode ser solicitado e testes psicológicos aplicados por psicólogos treinados, cujos resultados podem respaldar os achados do exame pericial. Convém assinalar que a realização de testagem psicológica na ausência de informações colaterais conduz ao erro na acurácia da avaliação de simulação.[37] Em casos criminais, ou naqueles em que se suspeite de psicopatia, a escala de psicopatia de Robert Hare, versão revisada (PCL-R), já traduzida e adaptada no Brasil, é um interessante instrumento a ser usado.[45]

Os Estados Unidos dispõem de diversos instrumentos para a detecção de simulação de psicopatologias, como Minnesota Multiphasic Personality Inventory-2 Restructured Form (MMPI-2-R-F), Personality Assessment Inventory (PAI), Miller Forensic Assessment of Symptoms Test (M-FAST), Structured Interview of Reported Symptoms-2nd edition (SIRS/SIRS-2), Structured Inventory of Malingered Symptomatology (SIMS), Test of Memory Malingering (TOMM) e Rey 15-Item Memory Test (15-IMT), entre outros.[43] Assim, existe um potencial vasto campo de recursos estruturados que o perito psiquiatra brasileiro poderá usar. No presente, ele deve pesquisar quais desses testes já se encontram validados no Brasil e, se algum deles for de uso exclusivo de psicólogos treinados, solicitar a aplicação e interpretação por esse profissional.

Outras técnicas para detectar simulação em contextos médico-legais incluem vigilância secreta (p. ex., um presidiário que alegou sintomas psicóticos e foi transferido para avaliação em hospital de custódia e tratamento, podendo ser observado em seu dormitório por 24 horas, ou em momentos diversos daqueles da avaliação psiquiátrica) e observação de contas em mídias sociais.[46]

Se o perito não conseguir reunir provas objetivas e irrefutáveis (gravações, postagens em mídias sociais, relatos de pessoas que conviveram com o examinando e presenciaram sua higidez nos períodos alegados como gravemente doente, provas de que o examinando trabalhava em outro negócio particular enquanto estava de licença-saúde no serviço público por alegada doença mental grave, etc.), poderá descrever em sua conclusão todos os indicativos de incongruências entre o relato do examinando e o que foi observado em perícia médica, indicando a ausência completa de transtornos mentais, ou a existência de algum transtorno sem nexo causal com o processo, se houver.

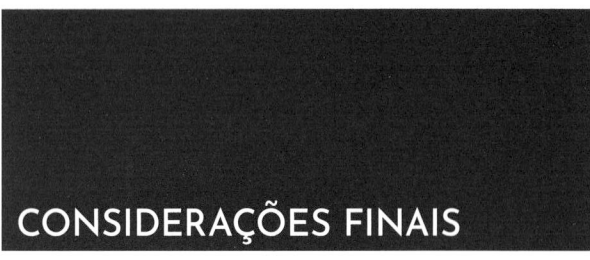

CONSIDERAÇÕES FINAIS

A psiquiatria forense cumpre amplo e importante papel na vida de pessoas com transtornos mentais e vulneráveis, bem como de seus familiares, por meio da assistência especializada a essa população, da realização de perícias e da promoção de pesquisa e legislação relacionadas a suas peculiaridades. Para fazer frente às diversas e complexas demandas, seus praticantes devem ter profundo conhecimento de medicina e direito, buscando um constante aperfeiçoamento para acompanhar a evolução da ciência e da sociedade.

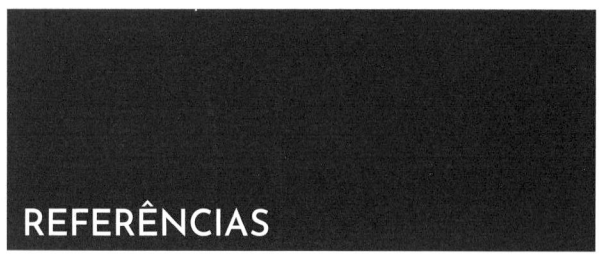

REFERÊNCIAS

1. Telles LEB, Abdalla-Filho E. Ensino da psiquiatria forense no Brasil. In: Abdala-Filho E, Chalub M, Telles LEB. Psiquiatria forense de Taborda. 3. ed. Porto Alegre: Artmed; 2016. p. 28-34.

2. Layde JB. Cross-cultural issues in forensic psychiatry training. Acad Psychiatry. 2004;28(1):34-9.

3. Brasil. Código Penal. 3. ed. São Paulo: Revista dos Tribunais; 1998.

4. Valença AM, Chalub M, Mendlowicz MV, Mecler K, Nardi AE. Conceito de responsabilidade penal em psiquiatria forense. J Bras Psiquiatr. 2005;54(3):248-52.

5. Paim I. Curso de psicopatologia. 4. ed. São Paulo: Ciências Humanas; 1979.

6. Taborda JG. Criminal justice system in Brazil: functions of a forensic psychiatrist. Int J Law Psychiatry. 2001;24(4-5):371-86.

7. Valença AM, Chalub M, Mendlowicz MV, Mecler K, Nardi AE. Responsabilidade penal nos transtornos mentais. J Bras Psiquiatr. 2005;54(4):328-33.

8. Valença AM, Moraes TM, Meyer LF, Petribú KCL, Nardi AE, Mendlowicz MV. Violent behavior by involuntarily committed female offenders with mental disorders: a population-based case series. J Forensic Sci. 2020;66(2):656-63.

9. Abdalla-Filho E, Telles LEB. Avaliação de risco de violência. In: Abdala-Filho E, Chalub M, Telles LEB. Psiquiatria forense de Taborda. 3. ed. Porto Alegre: Artmed; 2016. p. 181-200.

10. Telles LEB, Taborda JGV, Folino JO. Avanços na avaliação de risco de violência. Multijuris. 2010;5(9):36-43.

11. Webster CD, Eaves D, Douglas KS, Wintrup A. The HCR-20 scheme: the assessment of dangerousness and risk. Vancouver: Simon Fraser University; 1995.

12. Webster CD, Douglas K, Eaves D, Hart S. HCR-20: assessing risk for violence, version 2. Vancouver: Simon Fraser University; 1997.

13. Telles LEB, Day VP, Folino JO, Taborda JGV. Reliability of the Brazilian version of HCR-20 assessing risk for violence. Rev Bras Psiquiatr. 2009;31(3):253-6.

14. Telles LEB, Folino JO, Taborda JGV. Accuracy of the Historical, Clinical and Risk Management Scales (HCR-20) in predicting violence and other offenses in forensic psychiatric patients in Brazil. Int J Law Psychiatry. 2012;35(5-6):427-31.

15. Douglas KS, Hart SD, Webster CD, Belfrage H, Guy LS, Wilson CM. Historical-clinical-risk management-20, version 3 (HCR-20^{V3}): development and overview. Int J Forensic Ment Health. 2014;13(2):93-108.

16. Hare RD, Harpur TJ, Hakstian AR, Forth AE, Hart SD, Newman JP. The revised psychopathy checklist: reliability and factor structure. Psychol Assess. 1990;2(3):338-41.

17. Morana HCP, Arboleda-Flórez J, Câmara FP. Identifying the cutoff score for the PCL-R scale (psychopathy checklist-revised) in a Brazilian forensic population. Forensic Sci Int. 2005;147(1):1-8.

18. Moraes TM. Avaliação da capacidade civil. In: Brasil MAA, Botega NJ, editores. PEC: programa de educação continuada. Rio de Janeiro: Guanabara Koogan, 2004.

19. Brasil. Lei nº 10.406, de 10 de janeiro de 2002 [Internet]. Brasília: Presidência da República; 2002 [acesso em 18 abr. 2021]. Disponível em: http://www.planalto.gov.br/ccivil_03/leis/2002/L10406compilada.htm.

20. Brasil. Lei nº 13.146, de 6 de julho de 2015 [Internet]. Brasília: Presidência da República; 2015 [capturado em 18 abr. 2021]. Disponível em: http://www.planalto.gov.br/ccivil_03/_Ato2015-2018/2015/Lei/L13146.htm.

21. Barros DM, Teixeira EH, organizadores. Manual de perícias psiquiátricas. Porto Alegre: Artmed; 2015.

22. Telles LEB, Barros AJS, Costa GM. Psiquiatria forense. In: Silva AG, Nardi AE, Diaz AP, organizadores. Programa de educação continuada em psiquiatria (PEC-ABP). Porto Alegre: Artmed; 2021.

23. Valença AM, Telles LEB, Barros AJS, Silva AG. COVID-19, neurocognitive disorders, and civil capacity. Braz J Psychiatry. 2020:1-2.

24. Taborda JGV, Bins HDC. Ética em psiquiatria forense: antigos dilemas, novos desafios. Rev Bioética. 2009;17(2):191-201.

25. Alves LCA, coordenador. Ética e Psiquiatria. 2. ed. São Paulo: CREMESP; 2007.

26. Folino JO, Escobar-Córdoba F, Telles L. Latin American aspects of refusal to undergo court-ordered forensic psychiatric examination. Curr Opin Psychiatry. 2005;18(5):542-6.

27. Taborda JGV, Arboleda-Flórez J. Ética em psiquiatria forense: atividades pericial e clínica e pesquisa com prisioneiros. Rev Bras Psiquiatr. 2006;28(supl 2):S86-92.

28. Sá LSM, Bayardo EB, Bayardo G. Ética na perícia psiquiátrica. In: Moraes T. Ética e psiquiatria forense. Rio de Janeiro: IPUB-CUCA; 2001.

29. Brasil. Lei nº 13.105, de 16 de março de 2015 [Internet]. Brasília: Presidência da República; 2015 [acesso em 18 abr. 2021]. Disponível em: http://www.planalto.gov.br/ccivil_03/_ato2015-2018/2015/lei/l13105.htm.

30. Goldim JR, Almeida MR, Moreira CG, Abdalla-filho E. Ética em psiquiatria forense. In: Abdala-Filho E, Chalub M, Telles LEB. Psiquiatria forense de Taborda. 3. ed. Porto Alegre: Artmed; 2016. p. 115-130.

31. França GV. Medicina legal. 9. ed. Rio de Janeiro: Guanabara Koogan; 2011.

32. Conselho Federal de Medicina. Entra em funcionamento serviço que permite validar receitas médicas e atestados digitais [Internet]. Brasília: CFM; 2020 [capturado em 18 abr. 2021]. Disponível em: https://portal.cfm.org.br/noticias/entra-em-funcionamento-servico-que-permite-validar-receitas-medicas-e-atestados-digitais/.

33. Conselho Federal de Medicina. Código de Ética Médica: resolução CFM nº 2217 de 27/09/2018. Brasília: CFM; 2019.

34. World Health Organization. Classificação de transtornos mentais e de comportamento da CID-10: descrições clínicas e diretrizes diagnósticas. Porto Alegre: Artmed; 1993.

35. American Psychiatric Association. Manual diagnóstico e estatístico de transtornos mentais: DSM-5. 5. ed. Porto Alegre: Artmed; 2014.

36. Taborda JGV, Bins HDC. Exame pericial psiquiátrico. In: Abdala-Filho E, Chalub M, Telles LEB. Psiquiatria forense de Taborda. 3. ed. Porto Alegre: Artmed; 2016. p. 35-70.

37. Weiss KJ, van Dell L. Liability for diagnosing malingering. J Am Acad Psychiatry Law. 2017;45(3):339-47.

38. Dieguez S. Ganser syndrome. Front Neurol Neurosci. 2018;42:1-22.

39. Galli S, Tatu L, Bogousslavsky J, Aybek S. Conversion, factitious disorder and malingering: a distinct pattern or a continuum? Front Neurol Neurosci. 2018;42:72-80.

40. Grey JS, Durns T, Kious BM. Pseudologia Fantastica: an elaborate tale of combat-related PTSD. J Psychiatry Pract. 2020;26(3):241-5.

41. Barba GD, Brazzarola M, Marangoni S, La Corte V. Screening for confabulations with confabulation screen. Neuropsychol Rehabil. 2020;30(1):116-29.

42. Iannuzzi GL, Patel AA, Stewart JT. Aripiprazole and delusional disorder. J Psychiatr Pract. 2019;25(2):132-4.

43. Rosner R, Scott CL, editor. Principles and practice of forensic psychiatry. 3rd ed. Boca Raton: CRC Press; 2017.

44. Taborda JGV, Barros AJS. Simulação. In: Abdala-Filho E, Chalub M, Telles LEB. Psiquiatria forense de Taborda. 3. ed. Porto Alegre: Artmed; 2016. p. 567-584.

45. Hare RD, Morana H. Manual escala hare PCL-R: critérios para pontuação de psicopatia: revisados. São Paulo: Casa do Psicólogo; 2004.

46. Bass C, Wade DT. Malingering and factitious disorder. Pract Neurol. 2019;19(2):96-105.

Para *quizzes* sobre o conteúdo do livro e casos clínicos complementares, acesse:

https://apoio.grupoa.com.br/tratadopsi/

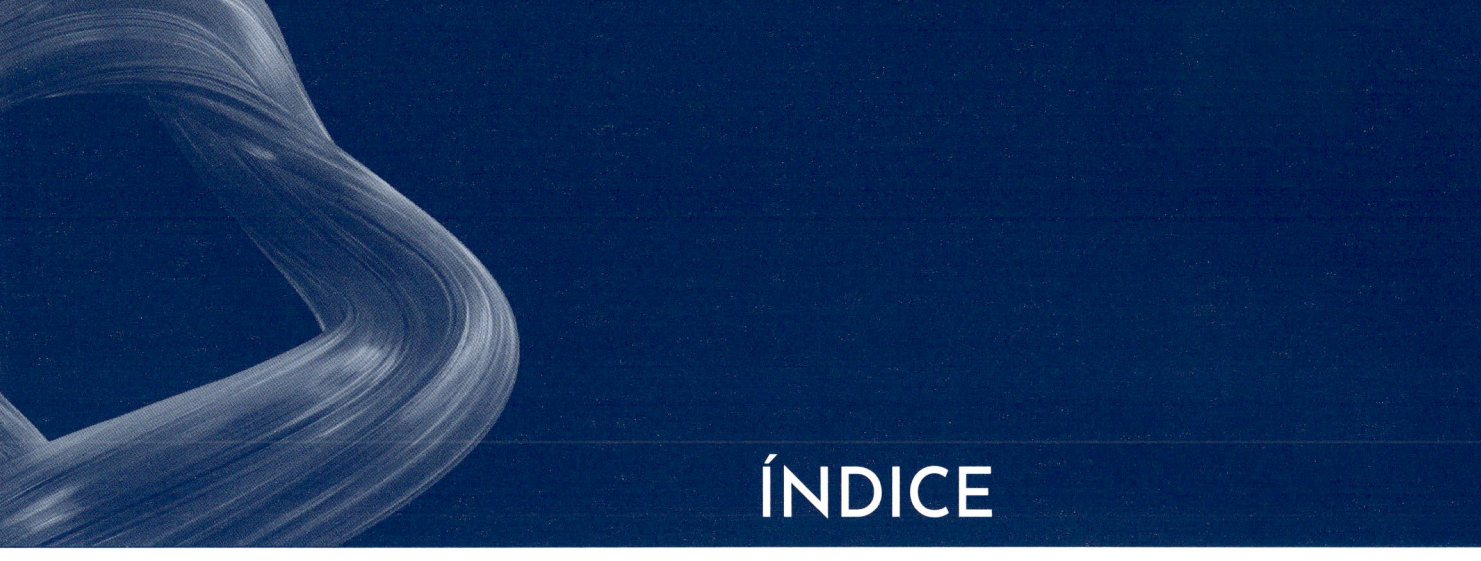

ÍNDICE

As letras f, q e t representam, respectivamente, figuras, quadros e tabelas.

A

Adolescente e criança, desenvolvimento normal, 132-149
Aspectos genéticos em psiquiatria, 150-162
   epigenética, 153
   expressão gênica, 153
   farmacogenética, 154
   farmacogenômica, 154
   implicações clínicas, 153
   interação gene-ambiente, 154
   neurodesenvolvimento, aspectos associados ao, 156
      adolescência, 156
      adultos, 157
         esquizofrenia, 157
         transtorno bipolar, 158
         transtorno depressivo maior, 158
      idosos, 158
      infância, 156
   pleiotropia, 153
   risco poligênico, 153
   testagem/aconselhamento genético, 154
      recomendações da ISPG, 155q
      testes genéticos para caracterizar risco, 154
      testes genéticos para diagnóstico, 154
   tipos de variação genética, 152
Avaliação neuropsicológica em psiquiatria, 246-253
   contexto forense, aplicações no, 251
   déficits adquiridos, 250
   demências, 251
   exame neuropsicológico em transtornos psiquiátricos específicos, 248
      impulsividade, 249
      raciocínio clínico, 249
      transtorno da linguagem, 249
      transtorno de déficit de atenção/hiperatividade, 249
      transtorno do desenvolvimento intelectual, 249
      transtorno do espectro autista, 250
      transtorno específico da aprendizagem, 249
      transtornos da comunicação, 249
   neurointoxicação, 250
   radioterapia, 250
   sequelas de quimioterapia, 250

B

Beneke, F. E., 8
Bleuler, Eugen, 11

C

Conhecimento psiquiátrico, 3-20
   classificações, 17
   constituição, 5
      alienistas, 6
      Bénédict-Augustin Morel, 9
      corrente fenomenológica, 12
      demência precoce, 10
      Emil Kraepelin, 10
      esquizofrenias, 11
      Eugen Bleuler, 11
      Kurt Schneider, 11
      modelo freudiano, 13
      modelos organicistas, 8
      psicopatologia, 11
      psiquiatria alemã, 7
         E. von Feuchtersleben (1806-1849), 8
         F. E. Beneke (1798-1845), 8
         H. W. Neumann (1814-1849), 8
         J. C. Heinroth (1883-1843), 7
         J. C. Reil (1759-1813), 7
         K. W. Ideler (1795-1860), 7
      teoria da degenerescência, 9
   história da psiquiatria (Brasil), 14
   modelos médico-filosóficos, 4
   noção moderna de doença, 5
   psicofarmacologia, 15
Consulta médica, contatos anteriores à, 195
   cumprimento de horário, 195
   primeiro contato, 195
   sala de atendimento médico, 195
   sala de recepção, 195
   tempo de duração da consulta, 196
Criança e adolescente, desenvolvimento normal, 132-149
   adolescência (12-18 anos), 141
      desenvolvimento cerebral, 143
      desenvolvimento cognitivo, 143
      impacto da puberdade, 144f
      puberdade, 143
   autores especiais, 145
      Erikson, 145, 145t
      Kohlberg, 145
      Piaget, 146
   estágios do desenvolvimento moral, 146q
   infância intermediária (6-11 anos), 138
      desenvolvimento cognitivo, 141
      desenvolvimento da linguagem, 141
      desenvolvimento motor, 140
      desenvolvimento pós-natal das funções básicas sociais, 142q
      desenvolvimento pós-natal das funções de linguagem, 142q
      desenvolvimento social, 140
      modelo bidimensional de estilos parentais, 140f
   níveis do desenvolvimento moral, 146q
   pré-escolares (3-5 anos), 137
      desenvolvimento cerebral, 137
      desenvolvimento cognitivo, 138
      desenvolvimento da linguagem, 138
      desenvolvimento emocional, 138
      desenvolvimento motor, 137
      desenvolvimento pós-natal humano, 139t
      desenvolvimento social, 137
      sinais de alerta, 137q
   recém-nascidos, lactentes e primeira infância (0-3 anos), 133
      desenvolvimento cerebral, 133
      desenvolvimento cognitivo, 135
      desenvolvimento da linguagem, 135
      desenvolvimento emocional, 134
      desenvolvimento motor, 133
      desenvolvimento social, 134
      medos, 136f
      reflexos neonatais, 134q
      temperamentos, 136q

D

Desenhos experimentais em psiquiatria, fundamentos e análise estatística de, 68-90
   ensaios clínicos adaptativos, 87
   ensaios clínicos controlados, 70, 73, 76
      com cruzamento de grupos, 73
      com grupos paralelos, 73
      controle da intervenção, 70
      crossover trial, 73
      ECC com crossover, 75f
      ECC com grupos paralelos, 74f
      fatorial, 73
      tipos, 83
         equivalência, 84, 86f
         não inferioridade, 85, 86f
         superioridade, 83, 86f
   ensaios clínicos explanatórios, 87
   ensaios clínicos pragmáticos, 87
   ensaios clínicos randomizados, 70
      medidas repetidas, 87f
      não adesão, 85
      não adesão ao protocolo, 87
         análise por intenção de tratamento, 87
         análise por protocolo, 87
         análise por tratamento recebido, 87
      perdas de seguimento, 85
      randomização, 70
   intervalo de confiança, 80, 81
   medidas de efeito mais comuns, 76
      diferença entre escores finais, 81t
      diferença entre escores iniciais, 81t
      diferença entre médias, 80
      eficácia, 76
      estimativas de Kaplan-Meier, 79f
      haloperidol, 77f
      interpretação visual da RRR, 78f
      número necessário para tratar, 77
      razão de chances, 78
      razão de riscos instantâneos, 78
      recaída por medicamento recebido, 76t
      recaída por medicamento recebido, 80t
      redução absoluta do risco, 77
      redução relativa do risco, 76
      risco relativo, 76, 77f
      risperidona, 77f
      tamanho de efeito, 81q

valores de d-Cohen, 81q
métodos de randomização e ocultamento, 71
   cegamento, 73
   mascaramento, 73
   ocultamento da randomização, 72
   randomização estratificada, 72, 72f
   randomização por blocos permutados, 71
   randomização simples, 71
   randomizações adaptativas, 72
regressão à média, 69f
teste de hipóteses, 80, 83
valor de P, 80, 82
Diagnóstico, 175-285
Diagnóstico, histórico e classificações atuais, 177-193
   confiabilidade, 183
   critérios diagnósticos operacionais, 184
      CID-10 (1992), 185
      CID-11 (2018), 186
      DSM-5 (2013), 185
      DSM-I (1952), 184
      DSM-II (1968), 184
      DSM-III (1980), 184
      DSM-III-R (1987), 184
      DSM-IV (1994), 185
      DSM-IV-TR (2000), 185
   hierarquia, 183
   perspectivas futuras, 186
      construtos, 188q
      domínios, 188q
      psiquiatria computacional, 189
      RDOC, 186
         diversos processos mentais, 187
         processos sociais, 187
         sistemas cognitivos, 187
         sistemas de valência negativa, 187
         sistemas de valência positiva, 187
         sistemas regulatórios, 187
         sistemas sensório-motores, 187
         vigília, 187
      taxonomia hierárquica, 188
   sistemas de classificação, evolução dos, 178
      baseada em sintomas, 181
      paradigma fisiopatológico, 182
      paradigma sindrômico de diagnóstico, 181
      psiquiatria moderna (Século XX), 180
   validade, 183
Disforia de gênero, 540-583, 565
   acompanhamento, 571
      adolescentes, 571
      adultos, 571
      crianças, 571
      psicoterapia, 572
      respostas às intervenções, 572
   assistência a indivíduos transgêneros, 573
   assistência de profissionais da saúde a gênero não conformes, 573
   assistência de profissionais da saúde a transgêneros, 573
   complicações, 573
   Conselho Federal de Medicina, 574q
   descrição, 566t
   diagnóstico, 567
      aspectos saúde mental, 567
      avaliação inicial, 570
      diagnóstico diferencial, 569
      específica da cultura, 568
      exames complementares, 570
      principais características em adolescentes, 569q
      principais características em adultos, 569q
      principais características em crianças, 568q
   etiologia, 570
      circuitos neurais, 571
      fatores genéticos, 570
   idade de início, 567
   incongruência de gênero, 566t
   prevalência, 566
   qualidade de vida, 573
   vulnerabilidades, 567
Disfunções sexuais, 540-583
   ciclo de resposta sexual, 541f
   classificação, 544q, 545q
   complicações, 554

critérios diagnósticos comuns, 547q
descrição, 542t
diagnóstico, 544
   diferencial, 547, 548q
   específicas da cultura, 547
exames complementares, 548
fisiopatologia, 549
   mecanismos neuroendócrinos, 549
   mecanismos neurológicos, 549
idade de início, 544
prevalência, 542
qualidade de vida, 554
recomendações para o tratamento, 550
   aconselhamento, 550
   anorgasmia feminina, 552t
   anorgasmia masculina, 553t
   desejo sexual hipoativo por deficiência androgênica, 553t
   desejo sexual hipoativo, 552t
   disfunção erétil, 553t
   dor genitopélvica, 552t
   dor penetração, 552t
   ejaculação precoce, 553t
   farmacologia, 551
   inibição da excitação, 552t
   orientação, 550
   psicoterapia, 550
   respostas ao tratamento, 551
vulnerabilidades, 544

E

Emergências psiquiátricas, 707-729
   agitação psicomotora, 709
      causas, 710q
      desescalada verbal, 710q
      medicações intramusculares, 712t
      medicações orais, 711t
      passos da contenção física, 713q
   aspectos éticos e legais, 726
   comportamento suicida, 713
      avaliação do paciente, 716
         apresentação atual de comportamento suicida, 716
         apresentação passada de comportamento suicida, 716
         doença mental, 716
         história familiar, 717
         história pregressa, 717
         pontos fortes, 717
         situação psicossocial, 717
         vulnerabilidades individuais, 717
      definições, 714
      escalas, 717
      fatores de proteção, 716
         comportamento suicida, 716q
      fatores de risco, 714
         antidepressivos, 716
         questionar o paciente, 716
         risco de suicídio, 715
         tentativas de suicídio, 715
      intervenção, 717
         comportamento suicida, 718
         cuidados durante internação, 718
         cuidados na emergência, 718
         intervenções, 720q
         neuromodulação, 721
         pacientes intoxicados e com comportamento suicida, 719
         posvenção, 721, 721q
         psicofármacos, 720
         psicoterapias, 719, 719q
         seguimento, 717
   delirium, 721
      abordagem, 723
      avaliação, 722
      fatores de risco, 722
      tratamento do *delirium*, 723q
   epidemiologia, 708
   estrutura física de um serviço, 709q
   prevenção, 721, 722q
   promoção da saúde, 722q, 721
   tipos de locais de atendimento, 708

uso e abuso de substâncias, 723
   sinais das intoxicações, 724q
   sinais de abstinências, 725q
   sintomas das intoxicações, 724q
   sintomas de abstinências, 725q
Entrevista psiquiátrica, 194-219, 196
   corpo da entrevista, 197
   entrevista inicial, 196
   entrevistas posteriores, 198
   fase de abertura, 197
   fase de fechamento (finalização), 197
   questões éticas, 206
   técnicas de entrevista psiquiátrica, 198
      atitudes que devem ser evitadas na entrevista psiquiátrica, 202
         anotações, 202
         aspectos psicodinâmicos da entrevista, 203
         atitude de "revide", 203
         atitude de irritação, 203
         distanciamento afetivo excessivo, 202
         posturas inflexíveis, 202
         posturas rígidas, 202
         reações exageradamente emotivas, 203
      confiabilidade dos dados da entrevista, 204
      entrevista em "situações difíceis", 203
         comportamento hostil, 203
         comportamento violento, 203
         ideação suicida, 204
         pacientes psicóticos, 203
      história clínica (anamnese), 205
         curva de vida, 206
         dados de identificação, 205
         duração, 205
         história da doença atual, 205
         história familiar, 206
         história patológica pregressa, 206
         personalidade pré-mórbida, 206
         queixa principal, 205
      populações especiais, 204
         crianças e adolescentes, 204
         idosos, 204
      técnicas de vínculo, 198
         aliança terapêutica, 199
         vínculo de autenticidade, 198
         vínculo de conhecimento, 198
         vínculo de empatia, 198
      técnicas facilitadoras, 200
         clarificação de termos, 200
         incentivos não verbais, 200
         incentivos verbais, 200
         motivação, 201
      técnicas de memória, 200
      técnicas para perguntas, 199
         perguntas abertas, 199
         perguntas fechadas, 199
         perguntas focadas, 199
      técnicas para temas sensíveis, 201
         atitudes que devem ser evitadas, 202
         exagero de sintomas, 201
         expectativa de sintomas, 201
         normalização, 201
         redução da culpa, 201
         técnicas na entrevista psiquiátrica, 202f
      técnicas para transição, 199
         transição anunciada, 200
         transição referida, 200
         transição suave, 199
Erikson, 145, 145t
Espectro da esquizofrenia e outros transtornos psicóticos, 305-320
   apresentação, 306
   critérios diagnósticos, 307
   diagnóstico diferencial, 307
   epidemiologia, 306
   esquizofrenia resistente ao tratamento, 316
      definição, 316
      esquizofrenia super-resistente, 318
      neurobiologia, 317
      prevalência, 316
      tratamento farmacológico, 317
   fisiopatologia, 309
      alteração da saliência, 309

ÍNDICE

fatores ambientais, 310
fatores genéticos, 310
hipótese inflamatória, 311
neuroimagem, 311
teoria da desconectividade, 310
teoria do neurodesenvolvimento, 310
teoria dopaminérgica, 309
teorias de neurotransmissores, 309
primeiro episódio psicótico, 312
principais características diagnósticas, 308q
pródromo, 312
psicopatologia, 306
recovery, 318
tratamento, 313
    abordagens psicossociais, 316
    algoritmo IPAP, 314f
    doses dos antipsicóticos, 315t
    efeitos colaterais dos antipsicóticos, 315t
    farmacológico, 313
    principais abordagens psicossociais, 316q
Estudos de imagem em psiquiatria, 268-285
    exames de neuroimagem, 272f
    imagem cerebral, 276q
    métodos de medicina nuclear, 270t
    neuroimagem, 269, 273, 274, 275, 277, 279, 281
    ressonância magnética, 270t
    tipos de desenho de estudo, 269
Ética na psiquiatria, 21-26
    códigos de ética, 22
    ética e emergência psiquiátrica, 24
    ética em psiquiatria da infância e adolescência, 25
    ética médica, 22
    ética na relação com a indústria farmacêutica, 25
    princípios éticos essenciais, 22
        autonomia, 22
        eneficência, 23
        justiça, 23
        não maleficência, 23
    sigilo médico, 23
    psiquiatria forense, 23
Exame clínico, 194-219, 214
    itens, 215
        estado geral (ectoscopia), 215
            aferição da pressão arterial sistêmica, 216
            frequência cardíaca, 216
            frequência respiratória, 216
            temperatura, 216
        exame sumário dos sistemas, 216
            cabeça, 216
            exame neurológico, 217
                coordenação, 218
                equilíbrio e marcha, 217
                motricidade, 217
                nervos cranianos, 217
                sensibilidade, 218
            olhos, ouvidos, nariz e garganta, 217
            sistema cardiovascular, 217
            sistema respiratório, 217
            trato gastrintestinal, 217
Exame do estado mental, 194-219, 207
    afetividade, 212
    aspecto geral e comunicação não verbal, 207
    atenção, 209
    consciência, 208
    críticas em relação aos sintomas (insight), 214
    inteligência, 212
    itens a serem avaliados no exame mental, 208q
    linguagem, 211
    memória, 209
    orientação, 209
    pensamento e juízo de realidade, 210
    psicomotricidade, 213
    sensopercepção, 210
    volição, 213
Exames de laboratório em psiquiatria, 254-267
    avaliação geral do paciente psiquiátrico, 255
        coagulograma, 255
        eletrólitos, 256
        fração beta da gonadotrofina coriônica humana, 257
        função hepática, 256
        função renal, 256
        função tireoidiana, 256
        hemograma com plaquetas, 255
        outros exames, 257
        perfil glicêmico, 256
        perfil lipídico, 256
        sorologias, 257
    diagnóstico diferencial em doenças clínicas, 260
        análise do líquido cerebrospinal, 261
        dosagem sérica de ácido fólico, 261
        dosagem sérica de outras vitaminas, 262
        eletrólitos, 260
        exame toxicológico, 261
        função renal, 260
        função tireoidiana, 261
        hemograma completo, 260
        hepática, 260
        neuroimagem, 262
        outros exames laboratoriais, 262
        provas inflamatórias, 260
        provas sorológicas, 260
    dosagens séricas de medicações em uso, 262
        carbamazepina, 265
        clozapina, 264
        lamotrigina, 265
        litemia, 263, 264
        valproatemia, 263
    exames gerais durante o tratamento medicamentoso, 257
        agomelatina (função hepática), 259
        antagonistas opioides (função hepática), 259
        anticonvulsivantes (função hepática), 259
        antipsicóticos, 258
            antidepressivos tricíclicos, 258
            antipsicóticos atípicos, 258
            funções metabólicas, 258
            prolactina, 258
        clozapina (função hepática), 259
            monitoramento da contagem de leucócitos, 259q
        hemograma em clozapina, 258
        lítio, 258
            função renal, 258
            função tireoidiana, 258
        outros exames, 260

F
Fundamentos (Parte 1), 1-173

H
Heinroth, J. C., 7

I
Ideler, K. W., 7
Instrumentos de avaliação em psiquiatria, 235-245
    psicometria e uso clínico de testes e escalas, 238
        normatização, 241
        padronização, 241
        precisão, 238
        validade, 239
    saúde mental (contexto brasileiro), 242
        ABIS-11, 242
        BIS-11, 242
        CFQ, 243
        EDPP, 243
        GADL, 242
        GDS-15, 242
        HAM-D, 242
        NPI, 242
        SRQ-20, 242
        SWLS, 243
        WHODAS 2.0, 242
        WHOQOL-BREF, 242
        YMRS, 243
    uso na prática clínica, 236
Interconsulta psiquiátrica, 691-706
    ação de fármacos, 704
    aspectos psicodinâmicos, 694
        abordagens comportamentais, 696q
        paciente agressivo, 696
        paciente diante da doença, 694
        paciente-problema, 695
        relação médico-paciente, 695
    breve histórico, 692
    efeitos colaterais psiquiátricos, 704
    epidemiologia, 693
    interação de fármacos, 704
    manifestações psiquiátricas secundárias a condições clínicas, 699
        delirium, 700, 703q
        formulação causal, 702f
        formulação diagnóstica inicial, 699
        interface com a cardiologia, 703
        interface com a endocrinologia, 703
        interface com a oncologia, 703
        interface com a reumatologia, 704
        níveis etiológicos, 701f
    psiquiatra, 693
    sintomas ou síndromes psiquiátricas comuns no hospital geral, 697
        agitação psicomotora, 698
        ansiedade, 699
        comportamento suicida, 697
        depressão, 697
        fatores estressantes, 699
        tentativa de suicídio, 697

J
Jung, Karl Gustav (1875-1961), 851

K
Klein, Melanie (1882-1960), 851
Kohlberg, 145
Kraepelin, Emil, 10

L
Lacan, Jacques (1901-1981), 851

M
Morel, Bénédict-Augustin, 9

N
Neumann, H. W., 8
Neuroanatomia funcional, 163-173
    neurodesenvolvimento, 165
    neurotransmissores e vias, 169
        acetilcolina, 169, 171f
        ácido gama-aminobutírico (GABA), 172
        dopamina, 169, 170f
            via mesocortical, 169
            via mesolímbica, 169
            via nigroestriatal, 169
            via túbero infundibular, 169
        glutamato, 172
        histamina, 172, 172f
        noradrenalina, 169, 170f
        serotonina, 169, 171f
    sistema nervoso central, 165
        lobo da ínsula, 167
        lobos frontais, 165
        lobos occipitais, 167
        lobos parietais, 167
        lobos temporais, 166
        sistema límbico, 167
            amígdala, 168
            giro do cíngulo, 168
            hipocampo, 168
            hipotálamo, 168

P
Parafilias e transtornos parafílicos, 540-583, 555
    avaliação diagnóstica, 560
    complicações, 564
    critérios diagnósticos, 559q
    descrição, 556t
    diagnóstico diferencial, 560, 561q
    diagnóstico, 558
    exames complementares, 560
    fisiopatologia, 562
    idade de início, 558
    prevalência, 558
    qualidade de vida, 564
    transtornos específicos da cultura, 559
    tratamento, 562
        farmacológico, 563

orientações, 564
psicoterapia, 562
respostas, 564
tratamentos combinados, 564
vulnerabilidades, 558
Piaget, 146
Populações especiais, cuidando de, 873-953
Psicofarmacologia, 733-808
  agomelatina, 756
  ampliadores cognitivos, 790
    efeitos adversos, 793
    interações farmacocinéticas, 794t
    interações medicamentosas, 793
    mecanismo de ação, 792
    perfil de interação farmacodinâmica, 795t
    propriedades farmacocinéticas, 792t
    uso clínico, 792
  ansiolíticos e hipnóticos, 771
    barbitúricos, 771
    benzodiazepínicos, 774
    buspirona, 777
    drogas-z, 775
      eszopiclona, 775
      precauções, 776
      zaleplon, 776
      zolpidem, 776
    ramelteona, 776
      hipnóticos não benzodiazepínicos, 777t
  anticolinérgicos e amantadina, 743
    amantadina, 744
    amantadina, 745q
    anticolinérgicos, 745q
    biperideno, 744
    prometazina, 744
    triexifenidil, 744
  antidepressivos, 745
    antidepressivos tricíclicos, 748t
    inibidores da monoaminoxidase, 745
    tricíclicos, 745
  antipsicóticos, 734
    amisulprida, 738
    antipsicóticos típicos, 734
    aripiprazol, 737
    brexpiprazol, 738
    clozapina, 734
    efeitos adversos, 742
      convulsões, 743
      discinesia tardia, 742
      distonias, 742
      miocardite, 743
      morte cardíaca súbita, 743
      síndrome neuroléptica maligna, 742
      transtornos do movimento, 742
    esquizofrenia em crianças e adolescentes, 741
    esquizofrenia resistente ao tratamento, 741
    lurasidona, 738
    medicamentos, 737t
    olanzapina, 736
    paliperidona, 736
    paliperidona injetável de ação prolongada, 736
    primeiro episódio psicótico, 741
    pródromos, 740
    quetiapina, 737
    risperidona, 735
    tratamento de episódios agudos, 738
    ziprasidona, 737
  bupropiona, 753
  canabidiol, 797
    efeitos adversos, 797
    interações medicamentosas, 797
    mecanismo de ação, 797
    uso clínico, 797
  estabilizadores do humor, 759
    carbamazepina, 767
      efeitos adversos, 768
        alterações hematológicas, 769
        hepatotoxicidade, 769
        hiponatremia, 768
        outros efeitos adversos, 769
        reações cutâneas, 769
      interações medicamentosas, 769
      mecanismo de ação, 768
      nível sérico diminuído, 770q
      uso clínico, 768
    efeitos adversos, 767
      efeitos gastrintestinais, 767
      efeitos hormonais, 767
      efeitos neurológicos, 767
      efeitos teratogênicos, 767
      hepáticos, 767
      peso, 767
    interações medicamentosas, 767
    lamotrigina, 769
      efeitos adversos, 770
      interações medicamentosas, 771
      mecanismo de ação, 769
      outras indicações, 770
      transtorno bipolar, 770
      uso clínico, 770
    lítio, 760
      efeitos adversos, 761
      efeitos antissuicidas, 761
      interações medicamentosas, 764, 765t
      litemia na fase de manutenção, 762f
      mecanismo de ação, 760
      transtorno bipolar, 761
      uso clínico, 760
    outros estabilizadores do humor, 771
      características farmacocinéticas, 771t
      efeitos colaterais, 772t
      nível sérico dos anticonvulsivantes, 773t
    valproato, 765
      mecanismo de ação, 765
      transtorno bipolar, 766
      uso clínico, 766
  inibidores da recaptação de serotonina e noradrenalina, 750
    desvenlafaxina, 751
    duloxetina, 751
    venlafaxina, 750
  inibidores seletivos da recaptação de serotonina, 747
    aspectos farmacocinéticos, 750t
    citalopram, 749
    escitalopram, 749
    fluoxetina, 747
    fluvoxamina, 747
    paroxetina, 748
    sertralina, 749
    síndrome de descontinuação, 749
  mirtazapina, 752
    efeitos adversos, 753
    efeitos adversos associados, 753t
    interações medicamentosas, 753
    mecanismo de ação, 752
    uso clínico, 752
  primeiros psicofármacos, 734
  psicoestimulantes, 785
    disponíveis no Brasil, 791t
    lisdexanfetamina, 788
    metilfenidato, 785
    modafinila, 789
  quetamina, 793
  transtorno por uso de substâncias, 779
    acamprosato, 781
    buprenorfina, 784
    bupropiona, 782
    dissulfiram, 780
    medicações, 786t
    metadona, 783
    naltrexona, 779
    nicotina, 781
    nortriptilina, 783
    outros fármacos, 785
    vareniclina, 782
  trazodona, 754
    efeitos adversos, 755
    interações medicamentosas, 755
    mecanismo de ação, 755
    uso clínico, 755
  vortioxetina, 757
    depressão resistente ao tratamento, 759
    efeitos adversos, 758
    efeitos adversos dos antidepressivos, 758
      efeitos cardiovasculares, 758
      efeitos neurológicos, 759
      hepatotoxicidade, 759
    interações medicamentosas, 758
    mecanismo de ação, 757, 758t
    uso clínico, 757
Psicopatologia geral, 220-234
  alteração da inteligência, 229
  alterações da afetividade, 231
  alterações da aparência, 222
  alterações da atenção, 224
  alterações da atitude5, 223
  alterações da conação, 229
  alterações da consciência (vigilância), 223, 224
  alterações da consciência de morbidade, 234
  alterações da consciência do eu, 232
  alterações da imaginação, 229
  alterações da linguagem, 226, 227
  alterações da memória, 225, 226
  alterações da orientação alopsíquica, 232
  alterações da prospecção, 233
  alterações da psicomotricidade, 230
  alterações da sensopercepção, 224, 225
  alterações do pensamento, 228
  alterações do pragmatismo, 231
  funções psíquicas, 222q
Psicoterapias, 846-871
  psicanálise/psicoterapia psicodinâmica, 847
    contextualização histórica, 847
    contribuições psicanalíticas, 851
      Jacques Lacan (1901-1981), 851
      Karl Gustav Jung (1875-1961), 851
      Melanie Klein (1882-1960), 851
    desenvolvimento psicossexual, 849
      fase anal, 850
      fase fálica, 850
      fase genital, 850
      fase oral, 850
      período de latência, 850
    fundamentação, 847
      métodos de tratamento, 848
      objetivos da ação, 847
      processo psicanalítico, 848
    interpretação dos sonhos, 848
    mecanismos de defesa, 851
    perspectivas, 852
    princípios do determinismo psíquico, 848
    teoria dos instintos, 849
    teoria estrutural, 850
    teoria topográfica do aparelho psíquico, 849
  psicoterapia interpessoal, 867
    aplicações, 868
    áreas-problema (focos), 869
    aspectos históricos, 867
    modelo da terapia interpessoal, 868
  psicoterapias humanista-existenciais, 852
    fenomenologia e análise da existência, 855
    fundamentos, 852
    questões básicas, 853
      liberdade, 854
      morte, 853
      responsabilidade, 854
      sentido da vida, 855
      solidão, 854
  terapia cognitiva, 856
    aspectos históricos e fundamentais, 856
      crenças centrais, 865
      distorções cognitivas, 856
      esquemas centrais, 865
      modelo de terapia, 865f
      pensamentos automáticos, 856
      pensamentos, 865
      questionário de distorções cognitivas, 857q
    características estruturadoras, 866
    características centrais, 866q
    integração de modelos e técnicas, 866
Psiquiatria da infância e adolescência, 892-912
  algoritmo diagnóstico, 895f
  epidemiologia, 894
  procedência e diagnóstico, 894
  quadros clínicos, 897
  transtornos do neurodesenvolvimento, 898, 898f
    deficiência intelectual, 898
      conceito, 898
      etapas da investigação diagnóstica, 899q
      manejo comportamental, 902q

ÍNDICE

níveis, 900q
serviços de atendimento, 901q
terapêutica, 900
transtorno de déficit de atenção/
hiperatividade, 908
conceito, 908
quadro clínico, 909
terapêutica, 909
transtorno do espectro autista, 901
conceito, 901
nível de gravidade, 903q
quadro clínico, 902
terapêutica, 903
transtornos invasivos do desenvolvimento, 904q
uso de psicofármacos e efeitos adversos encontrados, 905q
transtornos do desenvolvimento da aprendizagem, 904
quadro clínico, 908
terapêutica, 908
transtornos da comunicação, 907
transtornos das habilidades motoras, 907
transtornos de aprendizagem, 904
transtornos específicos do desenvolvimento, 904
conceito, 904
Psiquiatria forense, 936-953
avaliação da capacidade civil, 940
avaliação da imputabilidade penal, 937
avaliação de capacidades civis específicas, 942
avaliação do risco de violência, 939
assessing risk for violence, 940
fatores de risco considerados na, 941q
hare psychopathy checklist, 940
documentos médico-legais, 945
tipos, 945
atestado médico, 945
declaração médica, 946
depoimento oral, 947
prontuário médico, 947
receita médica, 947
relatório médico-legal, 947
ética e perícia, 944
ética e pesquisa, 944
ética e psiquiatria forense, 943
solicitação de exames, 948
simulação, 948
aspectos gerais, 948
avaliação pericial psiquiátrica, 951
classificação, 950
diagnóstico diferencial de falsas afirmações, 950q
manuais diagnósticos, 949
prevalência, 949
Psiquiatria no sistema de saúde, 91-110
ambulatórios, 101
assistência aos doentes mentais, 93
avaliação, 102
basaglia e a saúde mental no Brasil, 95
declaração de Caracas, 98
direitos humanos e a saúde, 92
eficiência, 103
hospitais, 101
intersetorialidade, 105
leis brasileiras, 97
PNASH-Psiquiatria, 102
profissionais da saúde, 94
psiquiatria comunitária, 105
atenção primária, 105
atenção secundária, 106
atenção terciária, 106
atendimento de emergência, 106
diretrizes da ABP, 105
proteção social, 106
psiquiatria hospitalar, 105
atenção primária, 105
atenção secundária, 106
atenção terciária, 106
atendimento de emergência, 106
diretrizes da ABP, 105
proteção social, 106
investir, 106
rede de cuidados integrais, 107

sistemas e redes de atenção à saúde, 92
atenção básica, 92
atenção primária, 92
atenção secundária, 93
atenção terciária, 93
prevenção quaternária, 93
prevenção secundária, 93
prevenção terciária, 93

R
Reil, J. C., 7
Religiosidade, espiritualidade e transtornos mentais, 27-42
aspectos históricos, 28
bem-estar, 33
como abordar na prática clínica, 33
aspectos éticos, 33
coping religioso-espiritual, 34
diálogo com comunidades, 34
diálogo com lideranças religiosas, 34
estratégias de CRES negativo, 36q
estratégias de CRES positivo, 36q
guia de entrevista para abordagem, 35q
história espiritual, 33
instrumento fica, 34q
definições, 28
diagnóstico diferencial com psicopatologia, 36
diretrizes para a avaliação do significado clínico, 38q
problemas religiosos e espirituais, 37q
diretrizes da wpa, 30q
epidemiologia e impacto, 29
fatores positivos, 33
mecanismos de ação, 30
fatores biológicos, 31
fatores comportamentais, 31
fatores individuais, 30
fatores interpessoais, 31
fatores sociais, 31
panorama atual das pesquisas, 31
esquizofrenia, 33
suicídio, 32
transtorno bipolar, 32
transtornos de ansiedade, 32
transtornos depressivos, 31
transtornos por uso de substâncias, 32
psicoterapia integrada, 38, 38q
qualidade de vida, 33
razões para abordar, 29

S
Schneider, Kurt, 11
Suicídio, 365-382
covid-19, 377
epidemiologia, 366
características no Brasil, 368t
conceitos relacionados, 367q
fatores de risco, 368
classificação, 369q
outros fatores de risco, 371
tentativa prévia, 370
transtornos psiquiátricos, 370
prevenção, 371
acesso aos meios, 372
intervenções breves, 373
intervenções diretas associadas a redução do suicídio, 374q
intervenções indiretas associadas a redução do suicídio, 374q
modelos de múltipla causalidade, 372f
plano de segurança, 375q
seguimento, 373
tratamento dos transtornos psiquiátricos, 373
tratamento, 376

T
Terapias de estimulação cerebral invasiva, 830-845
anorexia, 839
ansiedade, 838
dependência química, 839
depressão para ECP, 837q
desenho esquemático da VNS, 834f
distonia, 841

doença de Alzheimer, 840
doença de Parkinson, 840
eletrodo de estimulação cerebral invasiva implantado, 831f
eletroestimulação cerebral profunda, 835
epilepsia, 841
escala Y-BOCS resumida, 837q
estimulação invasiva pelo nervo vago, 834
história, 831
Phineas Gage, 831f
procedimento, 832
procedimentos invasivos como alternativa terapêutica, 835
TOC resistente ao tratamento, 838q
transtorno depressivo maior, 835
transtorno obsessivo-compulsivo, 836
tremor essencial, 841
Terapias de estimulação cerebral não invasiva, 809-829
eletroconvulsoterapia, 821
efeitos adversos, 826
evidências clínicas, 822
evidências clínicas da ECT, 824t
parâmetros da ECT, 823t
mecanismos de ação, 821
mecanismos neurobioquímicos, 822
mecanismos neurofisiológicos, 822
mecanismos neuroplásticos, 822
segurança, 826
estimulação magnética transcraniana, 816
contraindicações, 821
evidências clínicas, 818
evidências clínicas das técnicas de EMT, 820t
mecanismo de ação, 816
outros transtornos mentais, 819
parâmetros da EMT, 817t
segurança, 821
transtornos depressivos, 818
estimulação transcraniana por corrente contínua, 811
contraindicações, 815
estimulação cerebral não invasiva, 813f
evidências clínicas, 812
evidências clínicas da ETCC, 814t
mecanismo de ação, 811
outros transtornos psiquiátricos, 814
parâmetros da ETCC, 812t
segurança, 815
transtorno depressivo maior, 812
técnicas de estimulação cerebral não invasiva, 811t
técnicas de neuromodulação, 810f
Transtorno bipolar, 321-339
casos refratários, 336
comorbidades, 324
transtorno bipolar tipo I, 324
transtorno bipolar tipo II, 324
curso longitudinal, 325
curso neuroprogressão, 325
diagnóstico, 322
transtorno bipolar tipo I, 322
transtorno bipolar tipo II, 322
transtorno ciclotímico, 322
diagnóstico diferencial, 323
bipolaridade e a unipolaridade, 323t
sintomas maníacos e TDAH, 323t
epidemiologia, 322
fatores de risco, 324
ambientais, 324
genéticos, 324
psicoeducação, 337
tratamento, 326
avaliar, 326, 329
episódios depressivos, 327t, 329t
episódios maníacos, 331f, 331t, 333t
exames complementares, 326q
manutenção, 334f
períodos de manutenção, 334t, 335t
sintomas secundários, 327
status de medicação, 326, 329
transtorno bipolar tipo I, 327t
transtorno bipolar tipo II, 330t, 336t
Transtorno de déficit de atenção/
hiperatividade, 647-662
comorbidades, 653

diagnóstico, 654
DSM-5, 651q
epidemiologia, 648
etiologia, 648
    fatores ambientais, 649
    fatores genéticos, 648
    psicossociais, 649
    substrato neurobiológico, 649
evolução, 656
quadro clínico, 650
tratamento, 656
Transtorno obsessivo-compulsivo e transtornos relacionados, 400-419
    comorbidades, 404
    crianças e adolescentes, 412
    epidemiologia, 401
    fatores etiológicos, 405
        achados de neuroimagem, 406
        achados neuropsicológicos, 405
        genética, 406
    outros transtornos, 412
        principais características, 414t
        síndrome de referência olfatória, 413
            tratamento, 413
        tratamento, 413
            hipocondria, 415
            transtorno de acumulação, 415
            transtorno de ansiedade de doença, 415
            transtorno de escoriação (skin-picking), 415
            transtorno dismórfico corporal, 413
            tricotilomania, 415
    quadro clínico e diagnóstico, 401
        características clínicas associadas e especificadores, 404
        ataques de ansiedade, 404
        Dimensional Yale-Brown Obsessive-Compulsive Scale, 404
        insight, 404
        tiques, 404
        Yale-Brown Obsessive-Compulsive Scale, 404
    CID-11, 402q
    compulsões, 401
    dimensões de sintomas, 403q
    DSM-5, 402q
    obsessões, 401
    tratamento, 407
        estimulação encefálica profunda, 411
        estimulação magnética transcraniana, 410
        estimulação transcraniana por corrente contínua, 410
        ISRSS no tratamento do TOC, 409t
        neurocirurgias ablativas invasivas, 411
        neurocirurgias ablativas não invasivas, 411
        neuromodulação invasiva, 411
        neuromodulação não invasiva, 410
        neuromodulação, 410
        potencialização dos ISRSs com antipsicóticos, 410
        potencialização dos ISRSs com clomipramina, 409
        resposta parcial ou falta de resposta ao ISRS, 409
        tratamento farmacológico, 408
        tratamento psicoterápico, 407
Transtorno por uso de álcool, 483-515
    adolescência, 485
    algoritmo da avaliação inicial, 491f
    AUDIT, 511
    avaliação inicial do usuário, 488
    CAGE, 510
    CIWA-AR, 514
    clínica do transtorno, 489
    da tolerância à dependência, 489
    diagnóstico, 491f
    epidemiologia, 484
    evidências científicas sobre a investigação, 488q
    fatores de risco, 486
    hipótese de Himmelsbach, 492f
    mulheres, 487
    pandemia de covid-19, 485
    política do álcool, 503
        ações propostas no Brasil, 504
    principais comorbidades clínicas, 503
    principais comorbidades psiquiátricas, 501
        transtorno bipolar, 502
        transtorno da personalidade, 502

        transtorno de ansiedade generalizada, 501
        transtorno de ansiedade social, 502
        transtorno de déficit de atenção/hiperatividade, 502
        transtorno de estresse pós-traumático, 502
        transtorno de pânico, 502
        transtorno depressivo maior, 502
        transtorno hipersexual, 502
        transtorno obsessivo-compulsivo, 502
        transtornos alimentares, 502
        transtornos do controle de impulsos, 502
        transtornos psicóticos, 502
        tratamento da comorbidade, 503
    SADD, 513
    síndrome de abstinência alcoólica, 494
        algoritmo da intervenção, 498f
        bases neurobiológicas e sua sintomatologia, 495f
        convulsões, 495f
        critérios diagnósticos, 494q
        gravidade e duração dos sinais e sintomas, 496f
        hiperatividade, 495f
        manejo clínico e medicamentoso, 496
        nível I, 494, 497q
        nível II, 494, 497q, 499q
        tremores, 495f
        tratamento farmacológico, 499
        síntese do manejo, 500q
        síntese dos cuidados, 500q
    tratamento psicossocial, 501
    triagem, 491f
    unidades de álcool, 490t
Transtornos alimentares, 443-465
    anorexia nervosa, 448
        CID-11, 449q
        classificação, 448
        comorbidades psiquiátricas, 451
        complicações clínicas, 452, 452q
        DSM-5, 449q
        epidemiologia, 451
        etiologia, 451
        histórico, 448
        quadro clínico, 448
        tratamento, 453
        tratamento ambulatorial, 454
        tratamento hospitalar, 453
    bulimia nervosa, 454
        CID-11, 455q
        classificação, 454
        comorbidades psiquiátricas, 457
        complicações clínicas, 457
        DSM-5, 455q
        epidemiologia, 456
        etiologia, 457
        histórico, 454
        principais complicações clínicas, 458q
        quadro clínico, 456
        tratamento, 458
    DSM-5, 444f
    outros transtornos alimentares especificados, 462
        anorexia nervosa atípica, 463
        bulimia nervosa, 463
        síndrome do comer noturno, 463
        transtorno de compulsão alimentar, 463
        transtorno de purgação, 463
    PICA, 445
    transtorno alimentar restritivo/evitativo, 445
        DSM-5, 447q
        CID-11, 447q
    transtorno de compulsão alimentar, 459
        comorbidades psiquiátricas, 461
        complicações clínicas, 462
        critérios diagnósticos no DSM-5 e na CID-11, 460q
        epidemiologia, 459
        etiologia, 461
        histórico e classificação, 459
        quadro clínico, 459
        tratamento, 462
    transtorno de ruminação, 445
    transtornos alimentares não especificados, 463
Transtornos cognitivos e demenciais associados ao envelhecimento, 913-935
    doença de Alzheimer, 914

        aplicação clínica dos biomarcadores de doença de Alzheimer, 922
    avaliação neurocognitiva, 922
        exames de neuroimagem, 923t
        instrumentos de avaliação cognitiva, 923q
    critérios diagnósticos, 915
    curso clínico das demências, 915
    curso clínico e principais manifestações, 919
        sintomas cognitivos nas demências, 920q
        sintomas neuropsiquiátricos, 919
        sintomas psicológicos nas demências, 920q
    diagnóstico de doença de Alzheimer, 921q
    diagnóstico diferencial nas demências, 916
        demência com corpos de Lewy, 918
        demência frontotemporal, 917
        demência na doença de Parkinson, 919
        demência vascular, 916
        diagnósticos diferenciais, 919q
        DSM-5, 918t
        DSM-IV, 918t
    estimativas, 915f
    estrutura biológica da doença de Alzheimer, 921
    fisiopatologia, 914
    investigação clínica e diagnóstica, 920
    placas senis, 916f
    principais manifestações, 915
    quadro clínico, 915
    tratamento, 924
        atividade física, 930
        dieta e suplementação, 930
        modalidades, 925q
        psicoeducação, 930
        tratamento farmacológico, 925
        tratamento não farmacológico, 929
            reabilitação cognitiva, 929
        tratamento sintomático, 925
            características dos inibidores da colinesterase, 927t
            efeitos esperados, 926
            escolha do inibidor da colinesterase, 926
            inibidores da colinesterase, 925
            manejo clínico, 926
            memantina, 928
            monitorização, 926
            outros agentes, 928
            perspectivas futuras, 929
Transtornos da personalidade, 663-690, 666q
    avaliação clínica, 677
    breve histórico do conceito, 664
    comorbidades, 678
        antissocial, 681
        borderline, 681, 681t
        dependente, 681
        esquizoide, 678
        esquizotípica, 678
        evitativa, 681
        histriônica, 681
        narcisista, 681
        obsessivo-compulsiva, 681
        paranoide, 678
        risco de uso de álcool e drogas, 679f
    critérios diagnósticos atuais, 664
        CID-10, 665
        CID-11, 667, 670q
        DSM-5, 664, 665q
        funcionamento da personalidade, 666q
        modelo categorial, 664
        modelo dimensional, 665, 668q
        níveis de gravidade, 669q
        traços patológicos de personalidade, 667q
        transtornos da personalidade, 669q
    curso e prognóstico, 678
        prevalência conforme faixa etária acima dos 55 anos de idade, 680t
        prevalência na população ao longo da vida, 679t
    epidemiologia, 671
        distribuição do diagnóstico (banco de dados neozelandês), 673f
        prevalência, 672t
        prevalência na cidade de São Paulo, 672f
    etiopatogenia, 671
        outros transtornos da personalidade, 677
        taxas de herdabilidade, 674t

ÍNDICE

transtorno da personalidade antissocial, 674
transtorno da personalidade *borderline*, 675
transtorno da personalidade esquizotípica, 673
transtorno da personalidade antissocial, 688
transtorno da personalidade *borderline*, 688
transtorno da personalidade dependente, 690
transtorno da personalidade esquizoide, 687
transtorno da personalidade esquizotípica, 687
transtorno da personalidade evitativa, 689
transtorno da personalidade histriônica, 689
transtorno da personalidade narcisista, 689
transtorno da personalidade obsessivo-compulsiva, 690
transtorno da personalidade paranoide, 687
tratamento, 681
    abordagem farmacológica, 683
        transtornos da personalidade do *cluster* A, 683
        transtornos da personalidade do *cluster* B, 683
        transtornos da personalidade do *cluster* C, 684
    abordagem psicoterápica, 622
Transtornos de ansiedade, 383-399
  classificação, 384f
  complicações, 396
  descrição, 385t
  diagnóstico, 387
    cultura, 387
    diagnóstico diferencial, 388, 389t
    exames complementares, 389
    principais áreas envolvidas, 391f
    principais características, 387q
  epidemiologia, 385
    idade de início, 386
    prevalência e razão sexo feminino, 386f
    prevalência e razão sexo masculino, 386f
    prevalência, 385
    vulnerabilidades, 386
  fisiopatologia, 391
    circuitos neurais, 391, 392f
    eixo hipotálamo-hipófise-adrenal, 393
    fatores genéticos, 392
    interações gene-ambiente, 392
    neurotransmissores, 393, 394t
  qualidade de vida, 396
  tratamento, 393
    respostas ao tratamento, 396
    terapia cognitivo-comportamental, 395q
    tratamento farmacológico, 395
    tratamentos combinados, 396
    tratamentos psicológicos, 394
Transtornos depressivos, 340-364
  curso e prognóstico, 353
    recorrência da depressão, 354q
  diagnóstico, 348
    aspectos culturais, 351
    características, 349
    condições médicas gerais para diagnóstico diferencial, 352q
    descrição, 348q
    diagnóstico da depressão, 349
    diagnóstico diferencial, 351
    especificadores, 349
    heterogeneidade clínica, 349
    resumo dos especificadores, 352q
    transtorno depressivo maior, 350q
    transtorno depressivo persistente, 350q
    transtornos depressivos, 349f
  epidemiologia, 342
    comorbidades psiquiátricas, 343
    fatores de risco, 343q
    fatores protetores, 342
    idade de início, 342
    prevalência de depressão, 342f
    prevalência, 342
    vulnerabilidade, 342
  fisiopatologia, 343
    alterações funcionais, 347
    alterações neuroanatômicas, 347
    genética, 343
    neurobiologia, 344
        ácido gama-aminobutírico, 346

eixo hipotálamo-hipófise-adrenal, 345
glutamato, 346
inflamação, 346
monoaminas, 345
neuroimagem, 347
neuroplasticidade, 346
neurotrofismo, 346
marcos históricos, 341f
tratamento, 354
  abordagem medicamentosa, 356
    efeitos colaterais, 358t
    escolha de antidepressivo, 357q
    esquema antidepressivo, 357
  abordagem psicoterápica, 357
    evidência de eficácia, 360t
  atividade física, 359
  bem-estar, 361
  eletroconvulsoterapia, 358
  manejo clínico, 355
    depressão difícil de tratar, 356
    depressão resistente, 356
    episódios depressivos com sintomas atípicos, 356
    episódios depressivos com sintomas psicóticos, 356
    episódios depressivos graves, 355
    episódios depressivos leves, 355
    episódios depressivos moderados, 355
    princípios, 355q
  opções para depressão de difícil tratamento, 360
  princípios gerais, 354
  qualidade de vida, 361
Transtornos dissociativos, 466-476, 470
  diagnóstico, 470
    amnésia dissociativa, 470
    transtorno de despersonalização/desrealização, 471
    transtorno dissociativo de identidade, 471
  diagnóstico diferencial, 471
  epidemiologia, 470
  etiologia, 471
    neuroimagem, 471
    modelos etiológicos, 472f
  tratamento, 471
Transtornos do controle de impulsos, 605-616
  cleptomania, 610
    características clínicas, 610
    correlatos neurobiológicos, 611
    epidemiologia, 611
    tratamento, 612
  piromania, 612
    epidemiologia, 612
    tratamento, 613
  transtorno do comportamento sexual compulsivo, 609
    características clínicas, 609
    correlatos neurobiológicos, 610
    epidemiologia, 609
    tratamento, 610
  transtorno explosivo intermitente, 606
    características clínicas, 606
    correlatos neurobiológicos, 608
    epidemiologia, 607
    tratamento, 608
Transtorno do espectro autista, 289-304, 291
  curso 300
  definição, 291
  diagnóstico, 293
    avaliação complementar, 293
    avaliação diagnóstica, 293
    critérios diagnósticos, 294q
    diagnóstico em adultos, 297
    início dos sintomas, 297
    rastreamento, 293
    sinais precoces, 293
  epidemiologia, 291
  etiopatologia, 291
  neurobiologia, 292
  perspectivas da comunidade autista, 300
  prognóstico, 300
  tratamento, 298
    tratamentos farmacológicos, 299
    tratamentos psicológicos, 298
Transtornos do neurodesenvolvimento, 289-304, 290

abordagem clínica, 290
definição, 290
Transtornos do sono-vigília, 584-604
  classificação, 589f
  complicações, 602
  critérios comportamentais, 587q
  critérios fisiológicos, 587q
  descrição, 591q
  diagnóstico, 593
    aspectos clínicos relevantes, 594q
    avaliação do sono, 593q
  diagnóstico diferencial, 593, 596q
  epidemiologia, 589
    fases de sono atrasada, 592f
    fases de sono avançada, 592f
    fases de sono típica, 592f
    prevalência, 589
    vulnerabilidades, 589
  estágios NREM do sono, 588t
  estágios REM do sono, 588t
  exames complementares, 593
    actigrafia, 593
    polissonografia, 595
  fisiopatologia, 596
    sistemas de neurotransmissores rápidos, 597f, 598f
  hipnograma, 588f
  principais transtornos no DSM-5, 590q
  qualidade de vida, 602
  sono mal orientadas, 585
  tratamento, 599
    clínico e cirúrgico da apneia obstrutiva do sono, 600
    CPAP, 600
    elementos da TCC-I, 601q
    fototerapia com luz brilhante, 601
    diário do sono, 600f
    farmacológico, 601
    higiene do sono, 599
    terapia cognitivo-comportamental da insônia, 599
Transtorno factício, 466-476, 472
  diagnóstico, 473
  diagnóstico diferencial, 473
  epidemiologia, 472
  probabilidade, 474q
  etiologia, 473
    neuroimagem, 473
  tratamento, 474
Transtornos mentais, aspectos epidemiológicos dos, 43-67
  aumento na ocorrência, 62
  epidemiologia do tratamento, 57
  determinantes contextuais do uso de serviços, 60
  determinantes individuais do uso de serviços, 60
  motivos para não receber tratamento, 61t
  no Brasil, 58
  tratamento recebido, 59t
  uso de psicofármacos, 60
  futuro da epidemiologia psiquiátrica, 62
  grandes prevalências, 47
    ansiedade, 49
    curvas de Kaplan-Meier, 48f, 51f
    depressão, 47
    transtornos da personalidade, 52
    transtornos do controle de impulsos, 49
    transtornos por uso de álcool, 50
    transtornos por uso de drogas, 52
  histórico, 44
  impacto dos transtornos mentais, 55
    custos indiretos, 56
    impactos laborais, 56
  limites da epidemiologia psiquiátrica, 62
  principais estudos epidemiológicos, 45
  principais fatores de risco, 53
    adversidades na infância, 53
    cognições suicidas, 53
    influência de determinantes contextuais, 54
    transtornos psiquiátricos, 53
Transtornos mentais, estigma dos, 111-131
  autoestigma, 120
  círculo vicioso do estigma social, 125f
  conceito abrangente de estigma, 116
  tipos de estigma, 118t

contribuição negativa com o estigma, 120
estigma de cortesia, 122
estigma e psicofobia, 125
estigma e saúde mental, 116
    consequências, 117f
estigma e suicídio, 120
estigma entre os profissionais da saúde, 121
estigma no ambiente laboral, 119
estigma pelas visões biopolítica e social, 112
    construção social do estigma, 112f
    estigma e a saúde mental no tempo, 114f
    medindo o estigma relacionado à saúde, 113q
estratégias de intervenção, 126
estratégias de redução do estigma, 128
estratégias de redução do estigma social, 127
fatores que compõem a ISMI-BR, 127f
impacto do senso comum, 124
processo da internalização do estigma, 123f
recomendações de tratamento, 126
tamanho do problema, 118
Transtornos mentais secundários a doenças orgânicas, 477-482
    histórico, 478
    interconsulta psiquiátrica, 478
    intervenção terapêutica, 481
    reações psicológicas em pacientes clínicos, 479
        depressão em pacientes clínicos, 480
        sequelas neuropsiquiátricas da infecção por covid-19, 481
        sintomas psicóticos, 480
Transtornos neurocognitivos e demências, 617-626
    comprometimento cognitivo vascular, 628
        apresentação clínica, 629
            demência após acidente vascular encefálico, 629
            demência mista com doença cerebrovascular, 630
            demência multi-infartos, 629
            demência por infartos estratégicos, 629
            doença de pequenos vasos, 630
            doença isquêmica subcortical, 630
        aspectos epidemiológicos, 628
        critérios diagnósticos, 628
        terminologia, 628
        tratamento, 630
            tratamento farmacológico, 631
    degeneração lobar frontotemporal, 635
        apresentação clínica, 636
        aspectos epidemiológicos, 636
        circuitos frontais, 637q
        diagnóstico, 637
            avaliação neuropsicológica, 638
            neuroimagem, 638
        funções associadas, 637q
        genética e neuropatologia, 636
        prejuízos, 637q
        tratamento, 638
            antidopaminérgicos (antipsicóticos), 639
            inibidores da acetilcolinesterase, 639
            inibidores seletivos da recaptação de serotonina, 638
            intervenções não farmacológicas, 639
            moduladores de receptor nmda (glutamato), 639
            outras abordagens farmacológicas, 639
    demência com corpos de Lewy, 631
        aspectos epidemiológicos, 631
        biomarcadores, 633
            demência com corpos de Lewy, 633
            suporte para o diagnóstico da demência com corpos de Lewy, 633
        critérios diagnósticos, 631
            critérios centrais ou nucleares, 632
                alucinações visuais, 632
                flutuação da atenção, 632
                nível de consciência, 632
                parkinsonismo, 632
                transtorno comportamental do sono REM, 632
            critério obrigatório, 631
        fisiopatologia, 631
        sintomas que dão suporte ao diagnóstico, 632
            hipersensibilidade a neurolépticos, 632
            sintomas físicos, 633
            sintomas neuropsiquiátricos, 633
        tratamento, 634
            tratamento farmacológico, 634q
    investigação diagnóstica das demências, 618
        avaliação cognitiva, 618
        avaliação de funcionalidade, 620q
        exames complementares, 619
            biomarcadores, 620
            exames laboratoriais, 619
    transtorno neurocognitivo leve, 620
        aspectos epidemiológicos, 620
        classificação fenotípica, 621
        critérios diagnósticos originais, 621q
        critérios diagnósticos, 621
    transtornos neurocognitivos maiores, 622
        doença de Alzheimer, 622
            abordagem terapêutica, 625
            anticolinesterásicos donepezil, 626q
            apresentação clínica, 623
            aspectos epidemiológicos, 622
            avanços recentes, 623
            diagnóstico, 623
            galantamina, 626q
            memantina, 627q
            neuropatologia, 622
            rivastigmina, 626q
            tratamento, 624
            tratamento farmacológico, 626
            tratamento não farmacológico, 625
Transtornos por uso de substâncias, 516-539
    club drugs, 535
        ecstasy (MDMA), 535
        LSD, 536
        nomes mais comuns, 536q
    cocaína/crack, 517
        abstinência, 523
        diagnóstico, 520
        diagnóstico diferencial, 524
        diferenças farmacológicas, 520t
        diversas formas da cocaína, 519f
        efeitos colaterais, 521
            gravidez, 523
            pele e anexos, 522
            sistema cardiovascular, 522
            sistema gastrintestinal, 522
            sistema nervoso, 522
            sistema respiratório, 522
            sistemas hepático e renal, 522
        epidemiologia, 517
        exames complementares, 523
            intoxicação aguda por cocaína, 523q
            testes para detecção de cocaína, 524q
        farmacocinética da cocaína, 519q
        farmacologia, 518
        fatores de risco, 517
        forma molecular da cocaína, 518f
        formas de uso, 518
        mecanismo de ação, 520
        quadro clínico, 521
            efeitos agudos da cocaína, 521q
            intoxicação aguda, 521
        tratamento, 524
            abstinência, 524
            intoxicação aguda, 524
        tratamento da dependência, 525
            abordagens psicoterapêuticas/psicossociais, 526
            balança decisória, 527q
            entrevista motivacional, 526
            estágios de mudança do cliente, 527q
            terapia cognitivo-comportamental, 526
        farmacoterapia, 525
            anticonvulsivantes, 525
            antidepressivos, 526
            antipsicóticos, 526
            benzodiazepínicos, 526
            colinesterásicos, 526
            dissulfiram, 525
            modafinila, 525
            naltrexona, 526
            terapia de reposição com outros estimulantes, 525
            vacina, 526
        uso crônico, 521
    maconha, 528
        abordagens psicossociais, 531t
        avaliação, 528
        critérios diagnósticos, 529q
        diagnóstico, 528
        quadro clínico, 530
        transtorno por uso de cannabis, 529q
        tratamento, 531
        triagem, 528
Transtornos psiquiátricos, 287-729
Transtornos psiquiátricos e mulheres, 875-891
    depressão climatérica, 886
    depressão gestacional, 878
    depressão pós-parto, 880
    medicamentos psiquiátricos no período perinatal, 885
    transtorno bipolar perinatal, 883
    transtorno disfórico pré-menstrual, 876
Transtornos relacionados a trauma e a estressores, 420-442
    principais características clínicas, 421q
    transtorno de estresse pós-traumático, 421
        aspectos históricos, 421
        como diagnosticar, 432
            fisiopatologia, 433
            tratamento, 434
            tratamento psicoterápico, 434
            terapia de exposição prolongada, 435
            terapia do processamento cognitivo, 435
            terapia cognitiva, 436
            terapia por dessensibilização e reprocessamento, 436
            terapia de exposição narrativa, 437
        definição de evento potencialmente traumático, 423
        epidemiologia, 424, 426
        evolução dos critérios diagnósticos, 428
            DSM-5, 429, 430q
            CID-11, 432, 433q
        resiliência, 426, 427q
        risco condicional, 425
        tratamento farmacológico, 437
            principais drogas utilizadas, 438q
Transtornos somatoformes, ou transtorno de sintomas somáticos, 466-476, 467
    critérios diagnósticos, 468q
    diagnóstico, 467
    diagnóstico diferencial, 467
    epidemiologia, 467
    etiologia, 469
        genética, 469
        neuroimagem, 469
    subtipos, 468q
    tratamento, 469
Tratamentos, 731-871

V

von Feuchtersleben, E., 8